U0930118

2018—2019 第34卷

中国药学年鉴

CHINESE PHARMACEUTICAL YEARBOOK

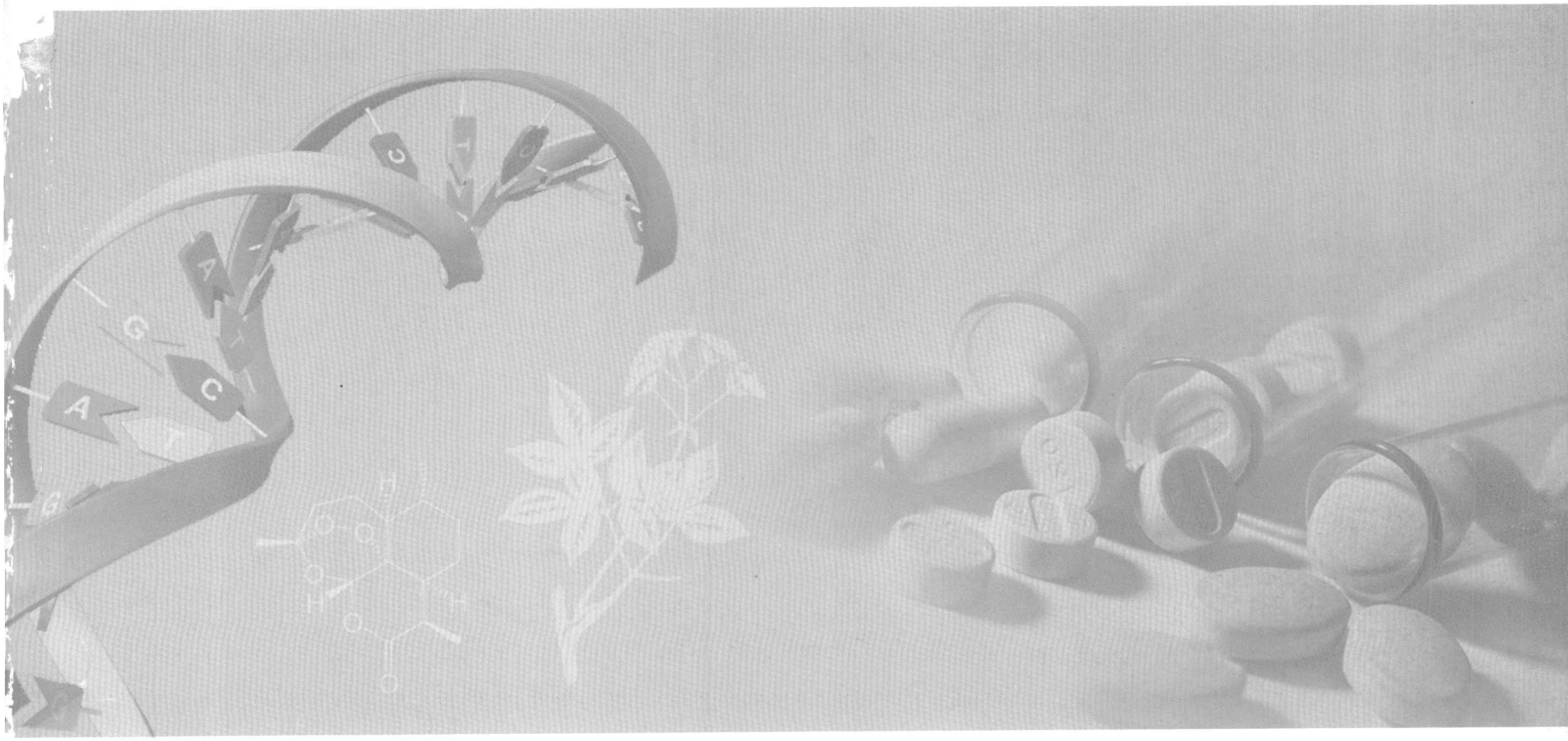

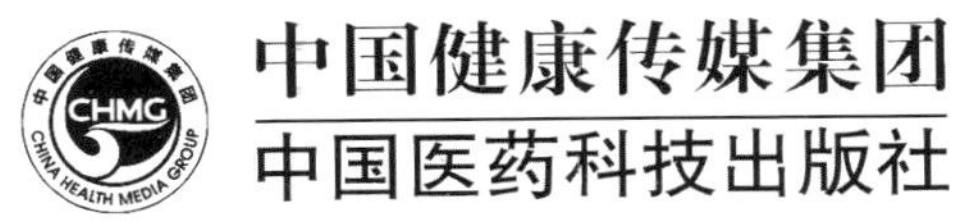
中国健康传媒集团
中国医药科技出版社

《中国药学年鉴》（2018—2019）编委会

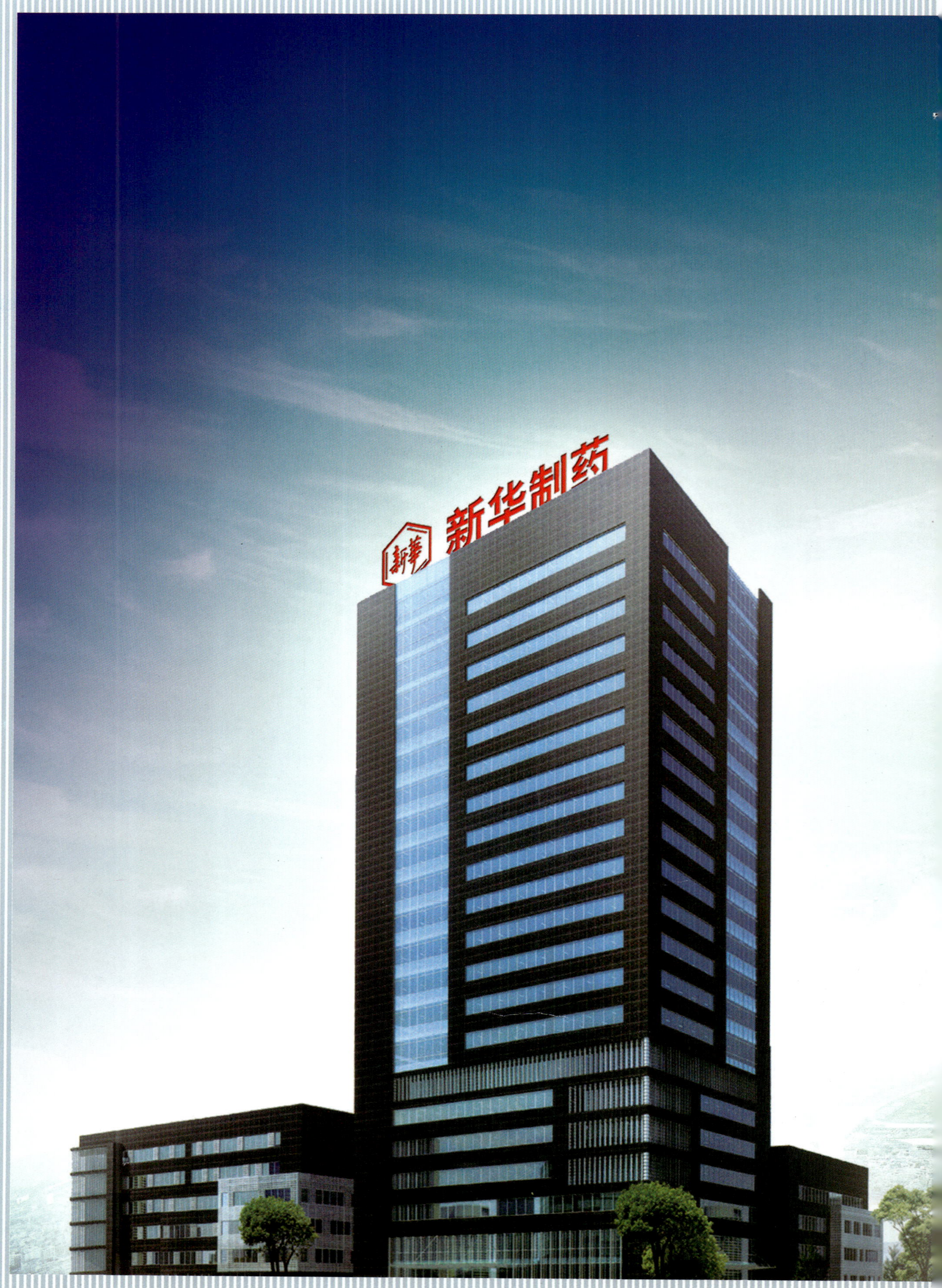
新华
新华制药

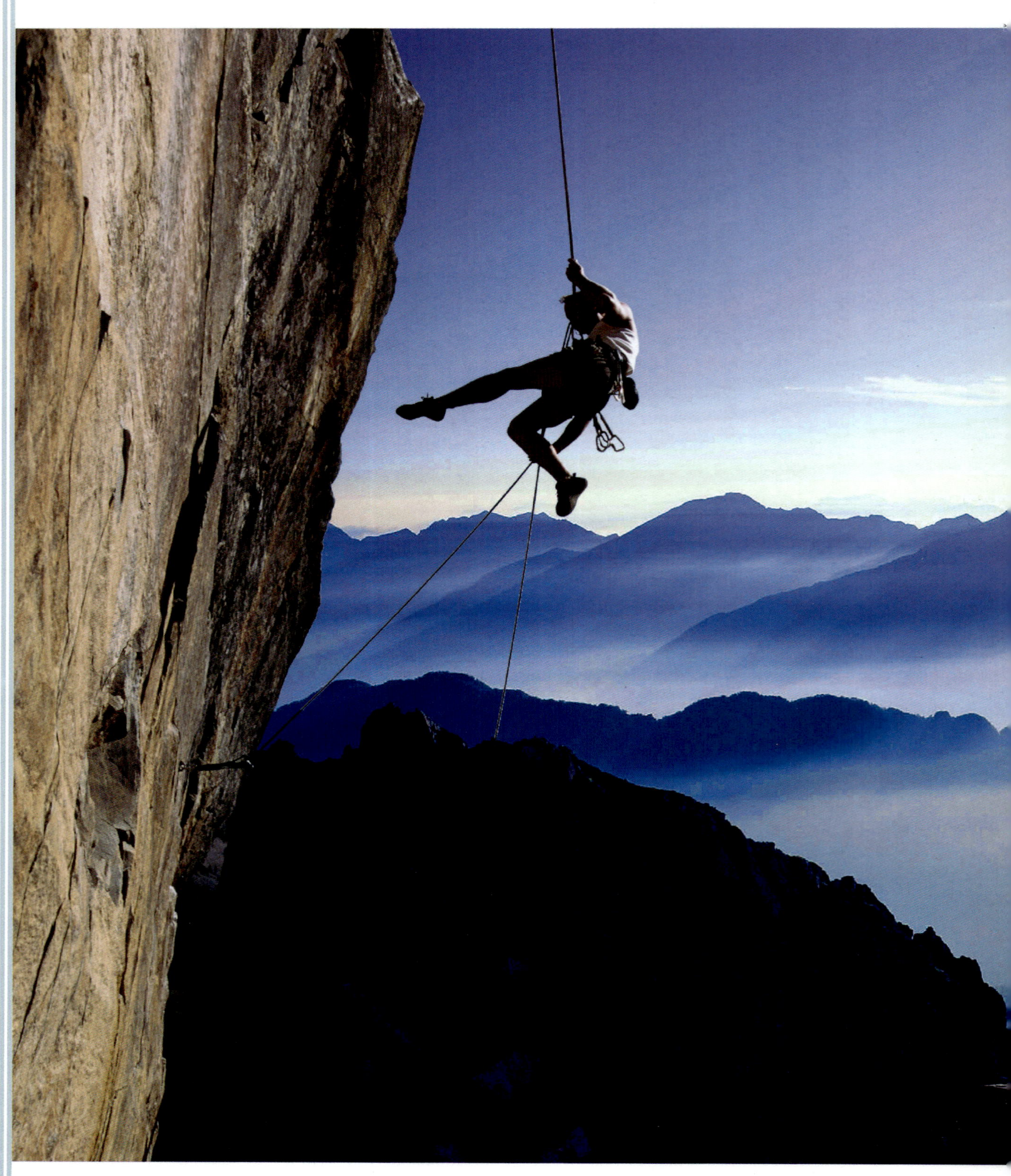

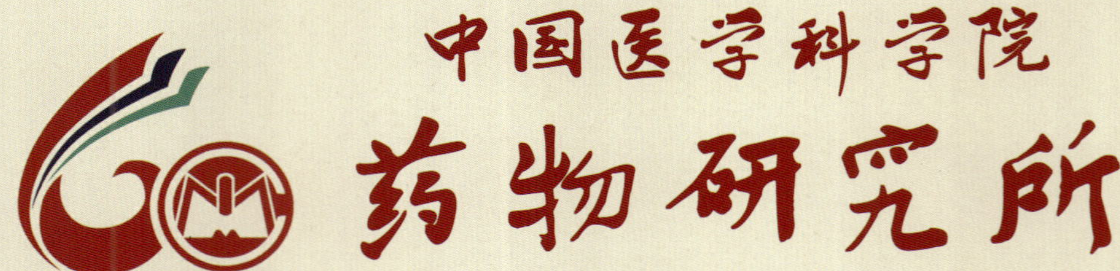

成立60周年

中国医学科学院药物研究所成立于1958年8月，隶属于中国医学科学院北京协和医学院。

药物所始终以寻找和研究严重危害人民健康的重大疾病防治药物为主要方向，坚持以创新药物为重点，以天然产物为特色，应用基础研究和创新药物研发并重，推进产学研一体化进程，走出了一条有中国特色的新药创制之路。

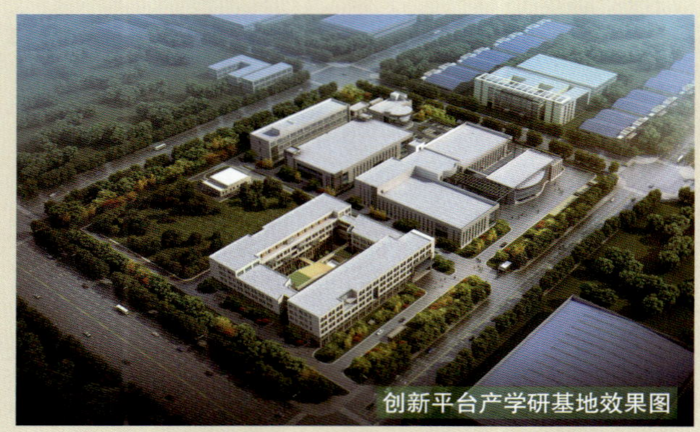
创新平台产学研基地效果图

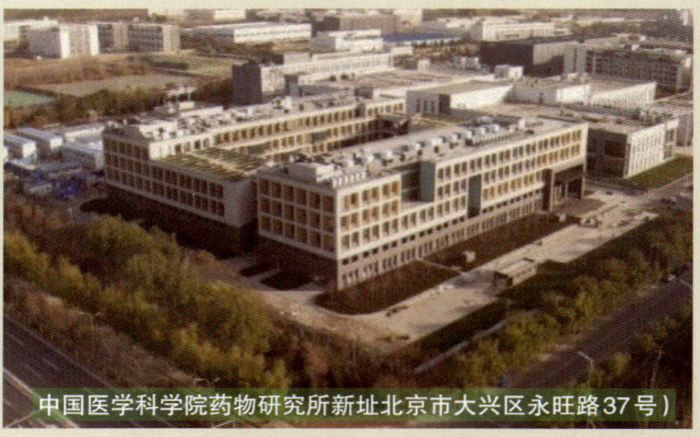
中国医学科学院药物研究所新址北京市大兴区永旺路37号）

药物所学科齐全，下设合成药物化学、天然药物化学、药理学、药物分析、生物合成、药物筛选、药物晶型、药物制剂、药物代谢、新药开发、安全评价等研究科室，具有很强的药物研发能力。近年来着重依靠平台建设推重夯实自身实力，现建有天然药物活性物质与功能国家重点实验室，国家药物及代谢产物分析研究中心、国家新药开发工程技术研究中心，7个省部级重点实验室，5个院校级重点实验室/中心，同时拥有7家所属企业，构建了完整的产学研用生态循环。

药物所重视人才培养，现有职工500余名，其中三分之一具有高级职称，先后拥有五名两院院士，以及近百名国家各级专家及人才称号获得者。

药物所是我国高级药学人才的培养基地。现已培养硕、博毕业生1 800余名。药学学科为国家教育部批准的一级重点学科，在2017年全国第四轮学科评估药学学科评估中名列榜首（A+），进入世界

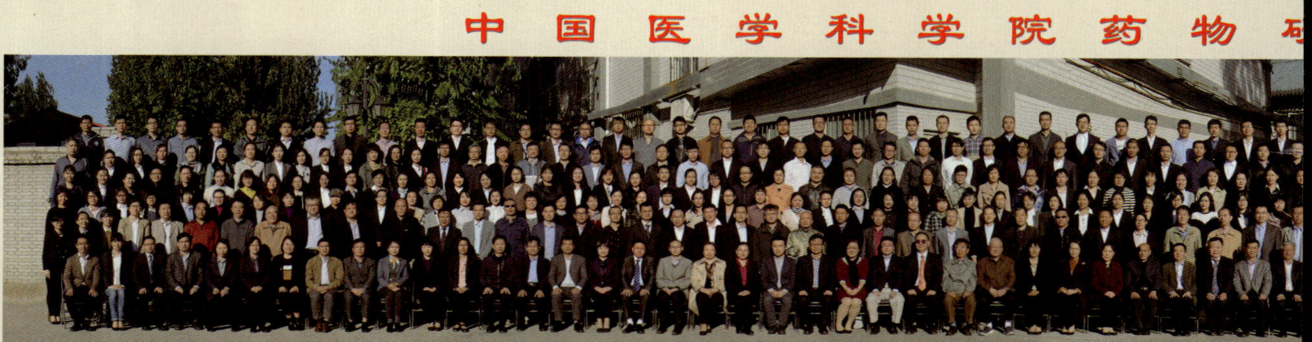

"一流学科"建设行列。

建所六十年来，药物所已研制上市新药百余种，获新药证书130项，其中以人工麝香、高三尖杉酯碱、联苯双酯、双环醇、丁苯酞、金水宝、艾瑞昔布、丹参多酚酸等为代表的原创新药21项。以药物所作为第一完成单位共获得科技成果奖励230余项，其中国家级奖项31项（国家科技进步一等奖3项）；持有的有效专利1 000余项，获得授权的国内外专利400余项；共编写著作350余本。

药物所主办学术期刊有《药学学报》、*Chinese Chemical Letters* (CCL，中国化学快报)、*Journal of Asian Natural Products Research* (JANPR，亚洲天然产物研究杂志)及*Acta Pharmaceutica Sinica B* (APSB，药学学报英文刊)，三本英文期刊均为SCI收录期刊。其中APSB是我国唯一被SCI收录的药学综合性期刊，首个影响因子6.014。《药学学报》是青蒿素诺贝尔奖获奖关键论文的发表期刊。

从"十一五"到"十三五"在国家持续推进"重大新药创制"科技重大专项的平台建设中，药物所作为国家队肩挑重担，充分展现了新药创制的综合实力，以及服务社会的家国情怀。风雨兼程一甲子，春华秋实六十年，药物所人将站在新的历史起点，继续以"献身、创新、求实、协作"的精神为指引，始终不忘为人民谋取健康福祉的初心，努力为我国医药卫生事业的持续发展贡献力量。

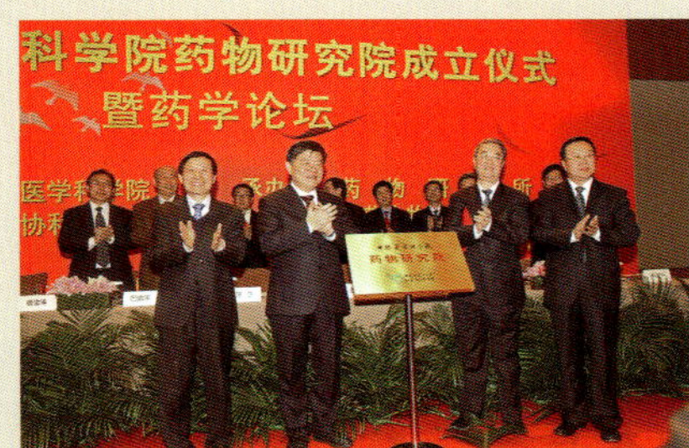

2012年12月药物研究院成立

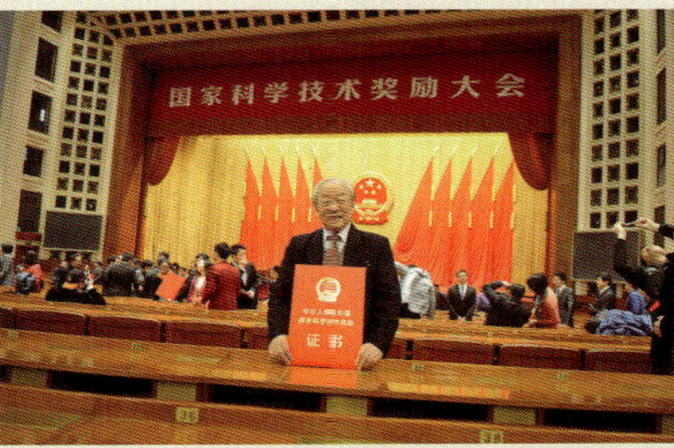

国家科技进步一等奖获得者一于德泉院士

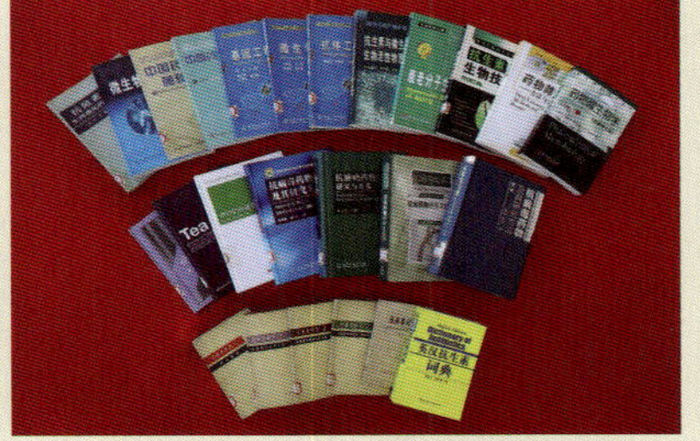
研究所主编出版的学术著作

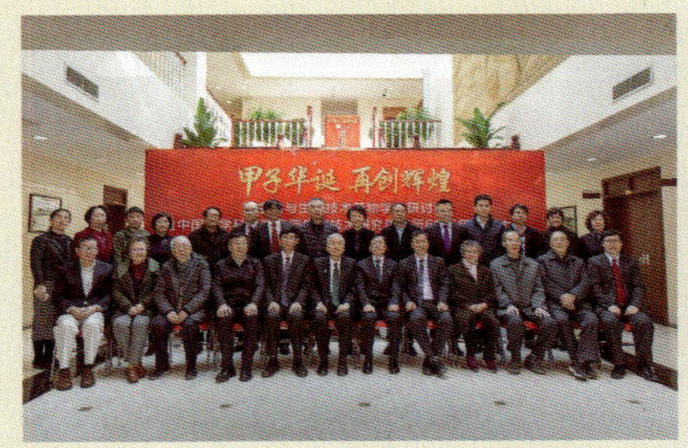
研究所建所60周年全国政协何维副主席与有关部门领导、研究所老专家和领导合影

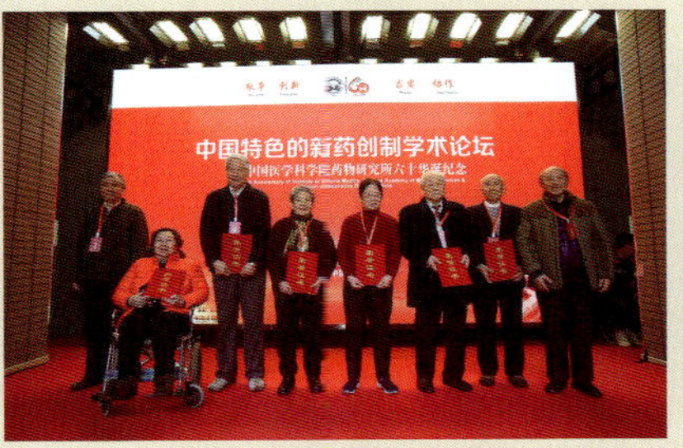

药物所成立60周年终身成就奖部分人员照片（鲁桂琛、郭宗儒、姜芸珍、冯亦璞、于德泉、韩锐）

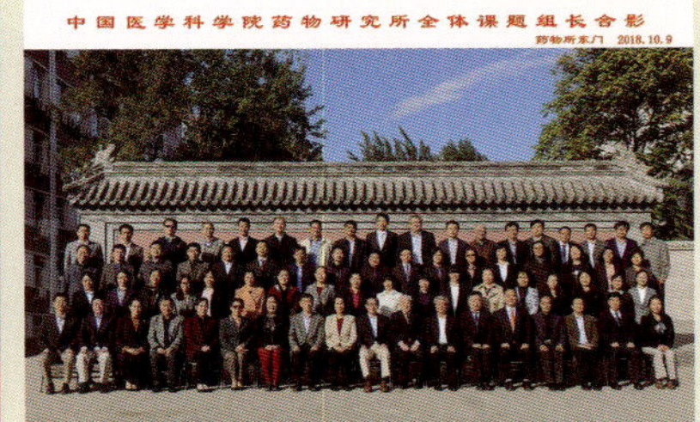

药物所课题组长合影2018年（85）

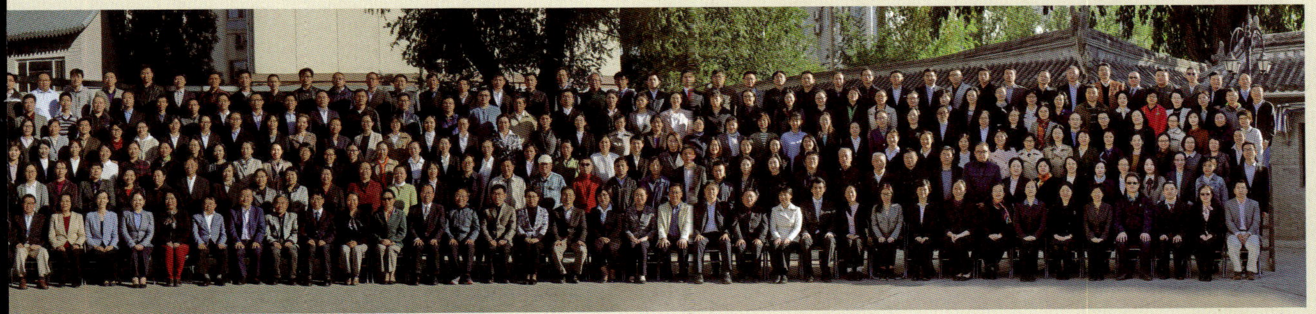

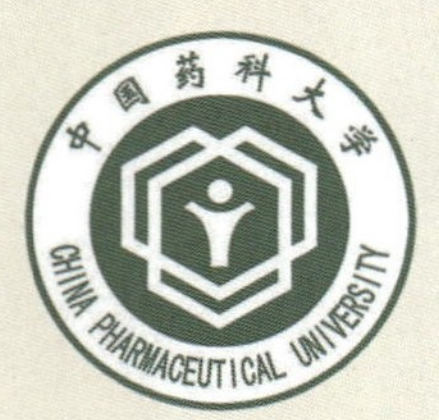

中国药科大学

CHINA PHARMACEUTICAL UNIVERSITY

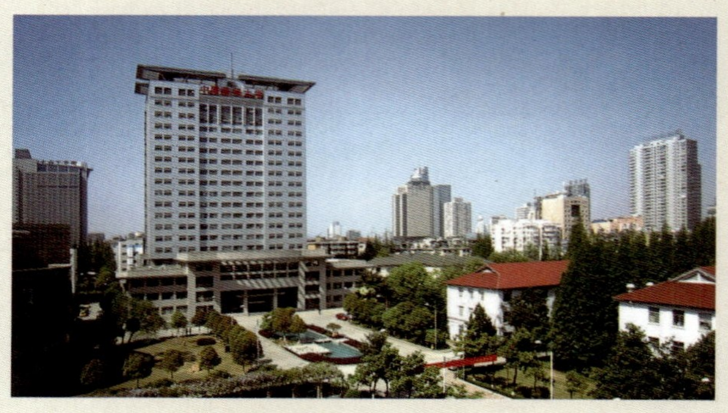

学校现有玄武门、江宁2个校区，占地2100余亩。设有16个院部，涵盖医学、理学、工学等7个学科门类，现有31个本科专业（类）、3个一级学科博士点（药学、中药学、生物学）、7个一级学科硕士学位授权点、2个博士后流动站。共有全日制在校生17969人，其中本专科生11576人、研究生5839人、留学生489人、预科生65人。在职教职工1726人，其中专任教师1074人。

学校坚持“学术第一、师生为本、共生共赢”的理念，培养造就药界英才。85年的办学历程中，先后培养了10万余名高素质药学专门人才，走出了10位院士和一大批药学领域著名专家学者。2000年以来，已4次获得我国教育领域政府类最高奖励——国家级教学成果奖（四年一届）一等奖。毕业生就业率长期位居教育部直属高校及江苏省高校前列。学校荟萃了医药领域众多知名专家，现有中国工程院院士1人、德国科学院院士1人，“国家杰出青年科学基金”获得者6人，享受国务院政府特殊津贴45人、“国家级教学名师”2人、“全国优秀教师”2人，以及一大批国家人才项目入选者。

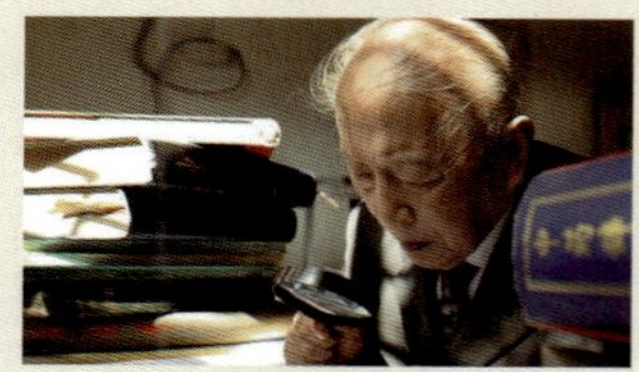

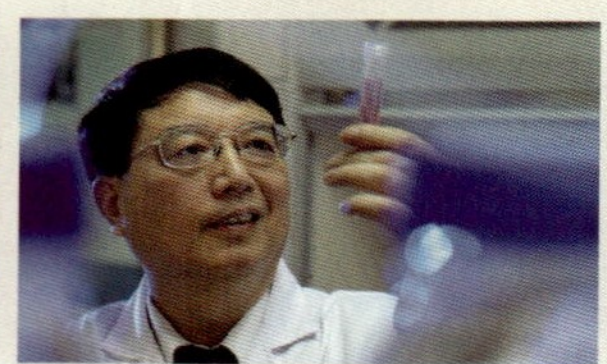

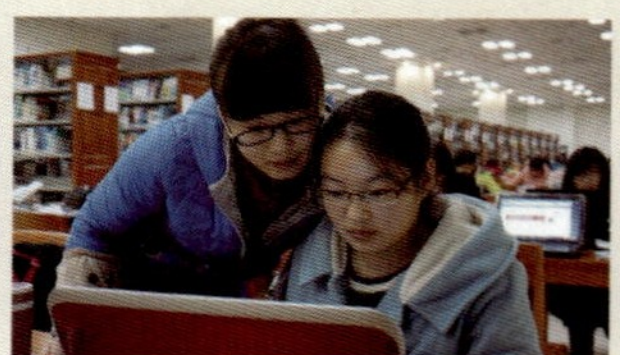

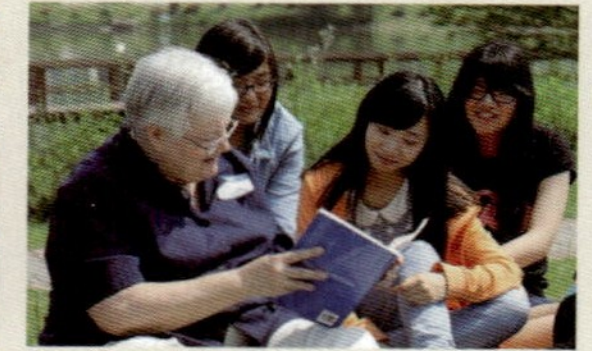

学校致力于构建多学科交叉融合的学科生态体系，以药学、中药学学科为龙头的药学学科群建设始终保持国内领先水平，国际影响力逐年大幅提升。在全国第四轮学科评估中，药学学科获评A+。中药学学科入选国家“双一流”建设学科。

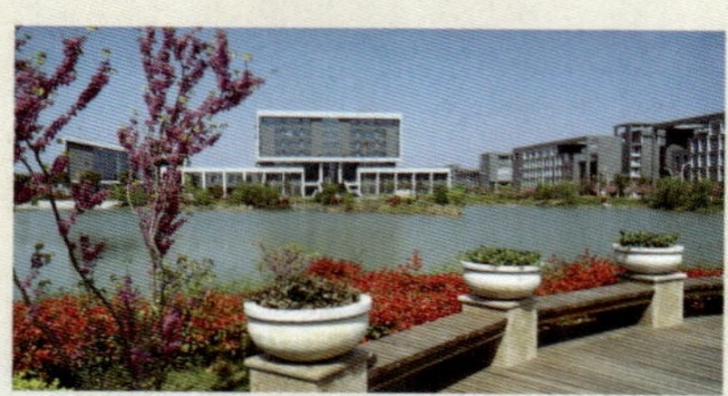

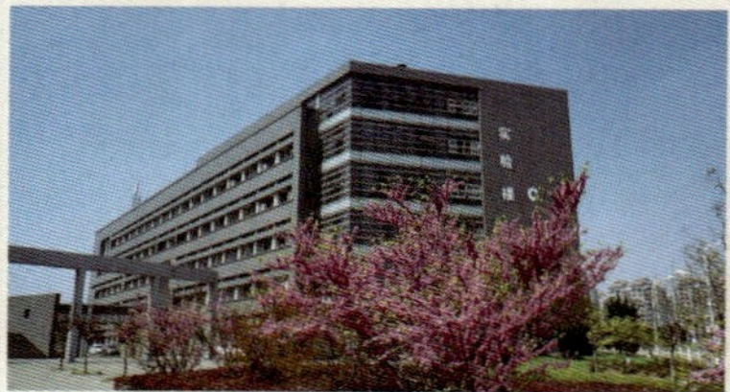

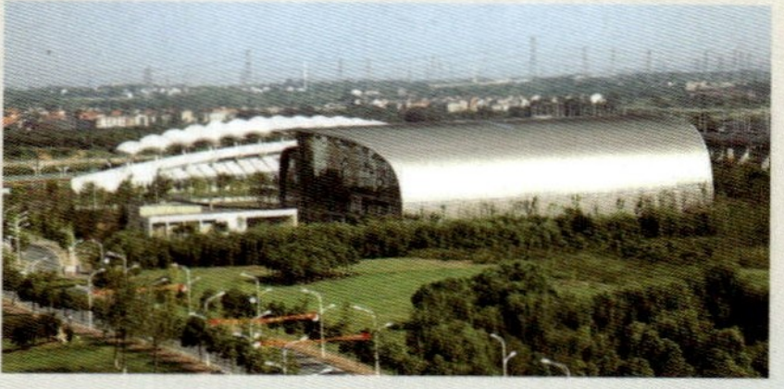

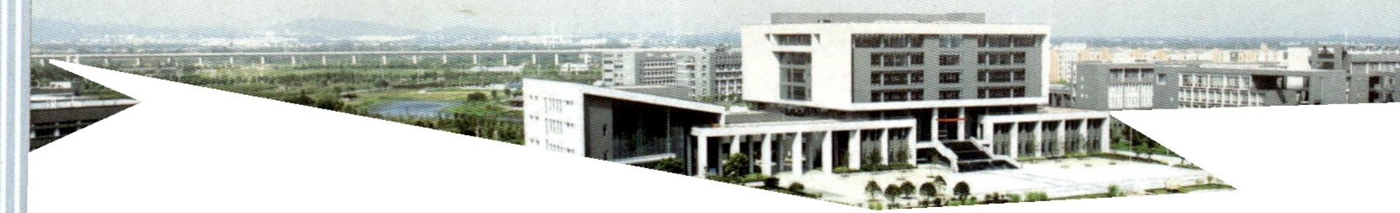

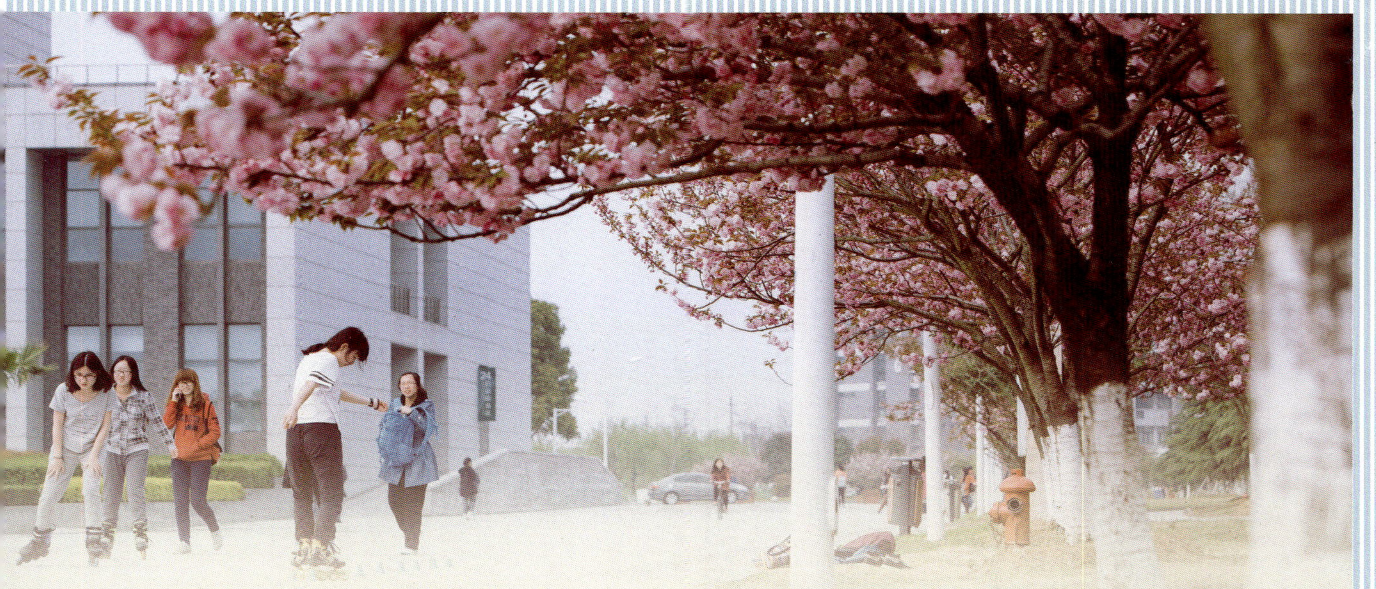

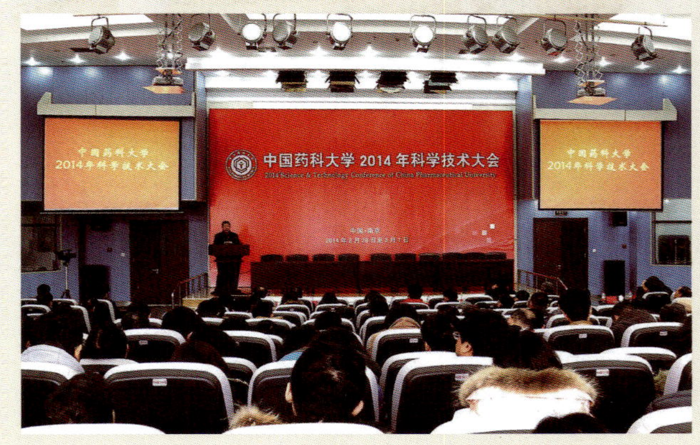

学校主动服务国家重大战略，不断提升新药研发自主创新能力。建有“天然药物活性组分与药效”国家重点实验室和省部级重点实验室、工程技术中心以及创新平台34个。与海外40多个国家和地区的院校及科研机构建立实质性学术合作关系。近年来，获国家科技进步二等奖4项、国家技术发明二等奖1项，获批国家“重大新药创制”科技重大专项项目数稳居全国高校之首。

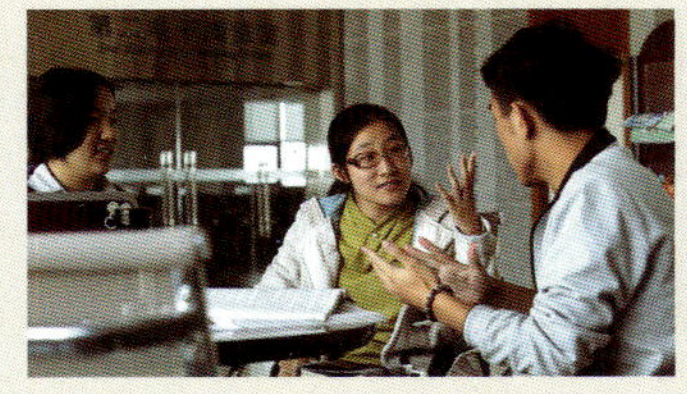

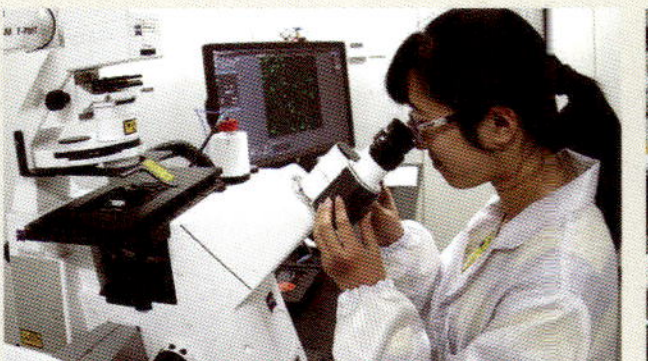

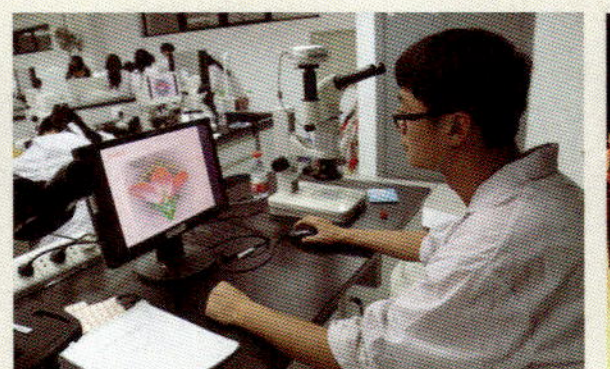

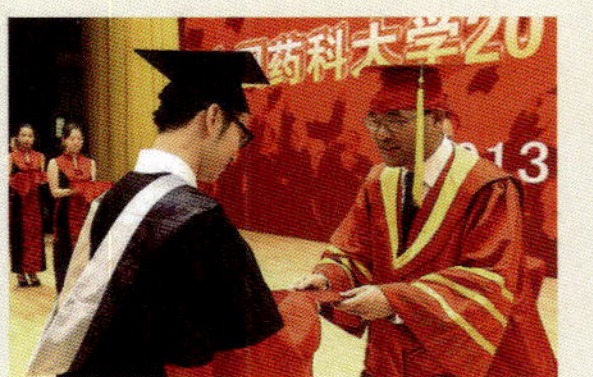

学校将始终坚持以习近平新时代中国特色社会主义思想为指导，坚持社会主义办学方向，落实立德树人根本任务，积极参与全球健康治理，以“培育药界精英、研发普惠良药、贡献幸福生活”为使命，朝着建设药学特色世界一流研究型大学的目标砥砺前行，为谱写全民健康新篇章不懈奋斗。

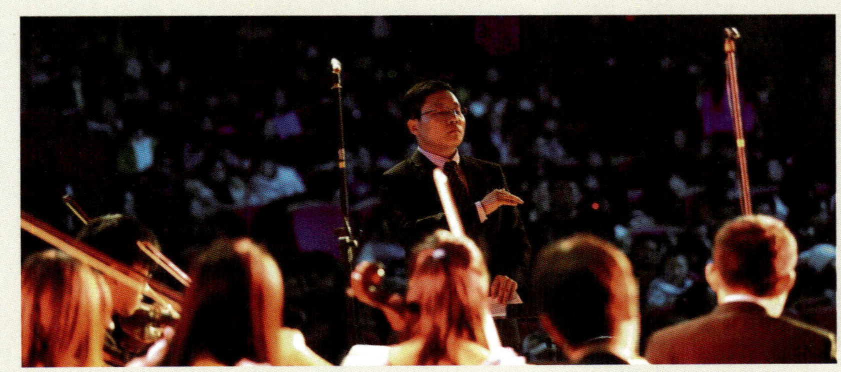

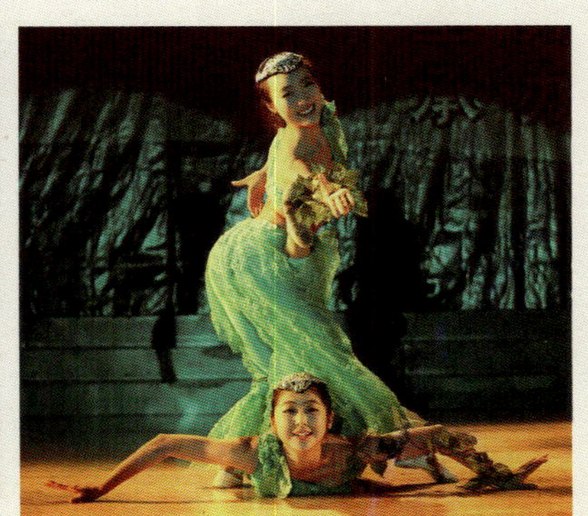

玄武门校区：南京市鼓楼区童家巷24号　　邮编：210009
江宁校区：南京市江宁区龙眠大道639号　　邮编：211198

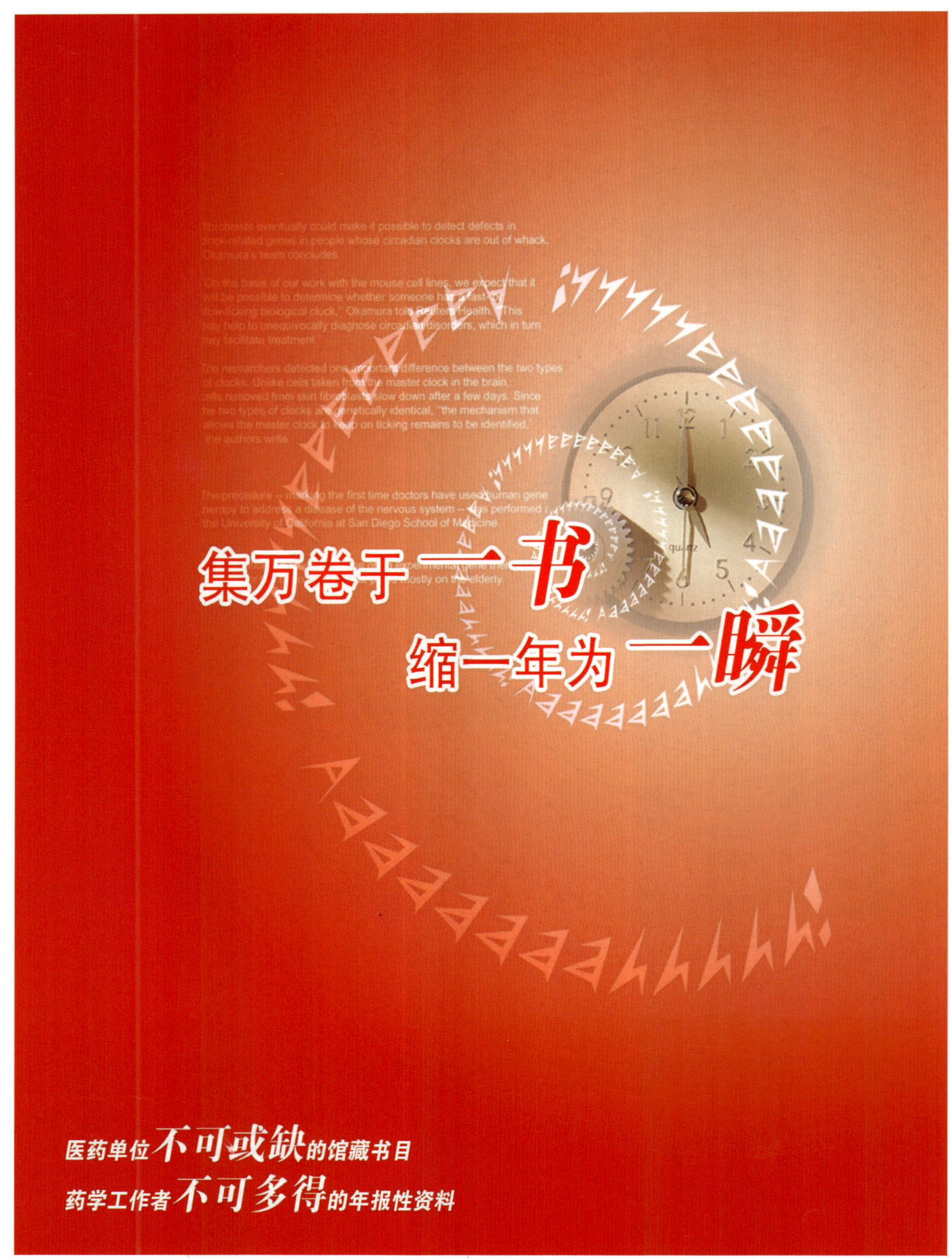
集万卷于一书
缩一年为一瞬
医药单位不可或缺的馆藏书目
药学工作者不可多得的年报性资料

目　次

专　论

药学研究

药学教育

药物生产与流通

医院药学

·2017 年·

药品监督管理

·2017 年·

药学人物

学会与学术活动

·2017 年·

·2018 年·

药学书刊

药学记事

·2017 年·

·2018 年·

附录

索引

彩页目次

MAIN CONTENTS

Review

Pharmaceutical Research

Pharmaceutical Education

Drug Production, Supply and Distribution

Hospital Pharmacy

Drug Supervision and Administration

Prominent Figures

Association and Academic Activities

Pharmaceutical Publications

Event

Appendix

Index

专论

Review

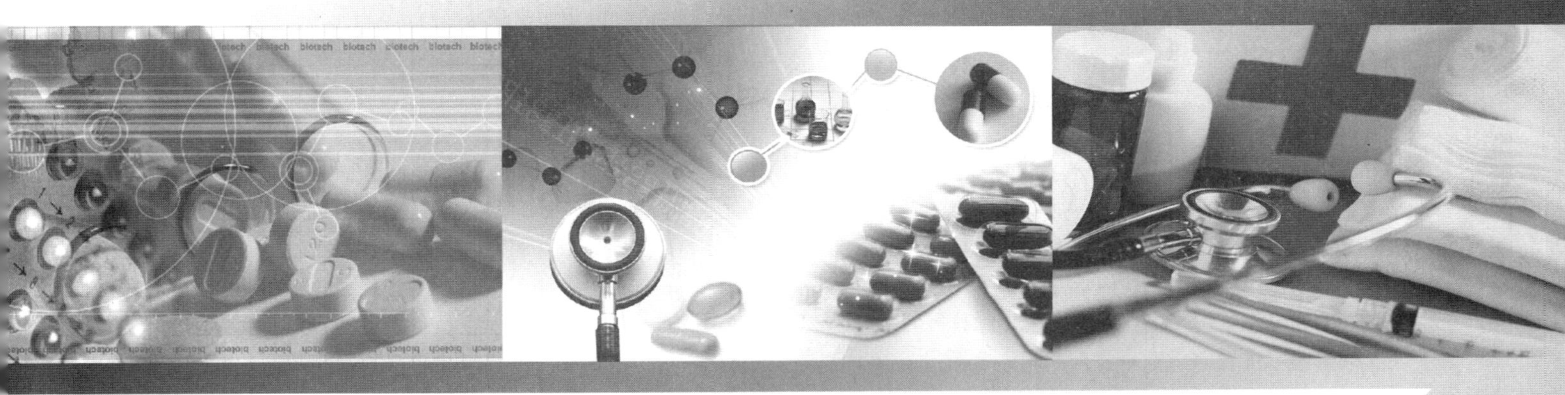

天然产物化学研究进展

杨国勋，熊　娟，胡金锋

（复旦大学药学院天然药物化学教研室，上海 201203）

摘要　本文综述我国学者于2017年在天然产物化学领域所取得的主要原创性研究成果。文中所选取的天然化合物具有较新颖的结构和（或）较显著的生物活性。据此，共选取本年度发表在国内外相关刊物共计122篇文献中的139个具有代表性的化合物，对它们的来源、结构特征和生物活性进行了介绍。

随着综合国力的日趋增长，我国在科技创新等方面的投入也大幅增加，部分研究领域近年得到了长足发展。就天然产物化学研究而言，我国科技工作者已成为该领域的中坚力量。从发表论文来看，中国学者的论文数量在本专业领域多个国际权威期刊中处于领先地位，如 *Journal of Natural Products*、*Phytochemistry*、*Organic Letters*、*Tetrahedron* 和 *Planta Medica* 等。以 *Journal of Natural Products* 为例，中国学者2017年在该刊上发表论文数量持续保持领先地位，共计116篇。可见中国学者近几年（特别是2015至2017年）每年在该刊发表论文数超过该刊所发表论文总数目的四分之一，论文数量连年排名第一。本文所选取的天然化合物均具有较新颖的结构和/或较显著的生物活性。现按照化合物的类型，对2017年度中国天然产物化学工作者的原创性研究进行综述，帮助读者了解该领域这一年的主要进展。

1　萜　类

1.1　单　萜

药用藤本植物香青藤（*Illigera aromatica*）与根围真菌 *Clonostachys rogersoniana* 一起发酵得到薄荷烷型单萜二聚体 dimericilligerate E（**1**）。化合物**1**对肝癌细胞SMMC-7721具有显著的细胞毒作用，IC_{50} 为（3.9 ± 0.2）μmol/L[1]。从山茱萸（*Cornus officinalis*）的果实中得到裂环环烯醚萜苷二聚体 cornuside C（**2**）。研究发现化合物**2**对HepG2细胞中IL-6诱导的STAT3的激活具有抑制作用，IC_{50} 为11.9μmol/L[2]。

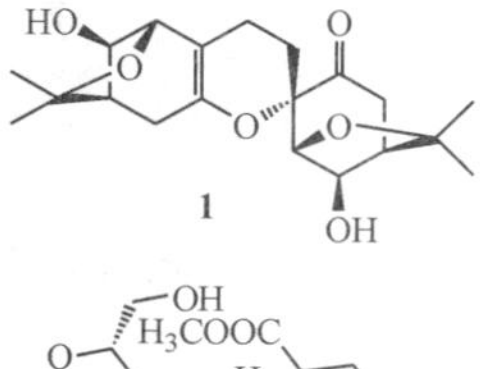

1.2　倍半萜

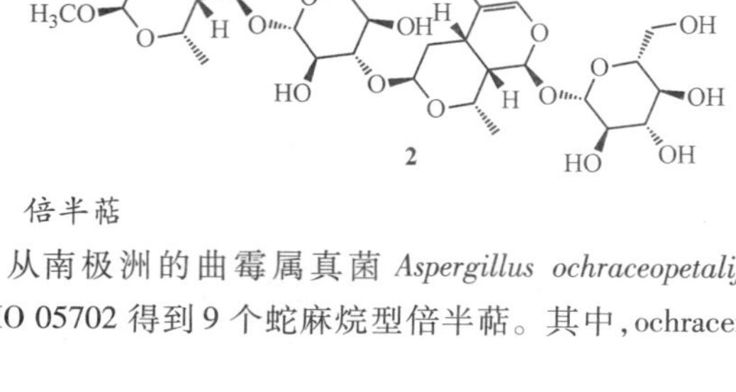

从南极洲的曲霉属真菌 *Aspergillus ochraceopetaliformis* SCSIO 05702得到9个蛇麻烷型倍半萜。其中，ochracenes A（**3**）和B（**4**）分别具有甲基位移和环开裂形成的新碳骨架类型。此外，化合物**4**对脂多糖（LPS）诱导RAW 264.7细胞中一氧化氮（NO）的生成具有抑制作用，IC_{50} 为（14.6 ± 0.5）μmol/L[3]。从多形炭角菌（*Xylaria polymorpha*）发酵物的乙酸乙酯提取物中分离到补身烷（drimane）型倍半萜 polymorphine B（**5**），该化合物具有乙酰胆碱酯酶（AChE）抑制作用及α-葡萄糖苷酶抑制作用[4]。Daphnauranin A（**6**）具有罕见的5/7氧杂环庚烷体系，分离自橙花瑞香（*Daphne aurantiaca*）的根部。它在1mmol/L浓度对果蝇拒食率为（46.2 ± 7.1）%[5]。Forkienin A（**7**）是从福建柏（*Fokienia hodginsii*）枝叶中分离得到的一个罕见的胡萝卜型（carotane）倍半萜[6]。Plebein A（**8**）是从荔枝草（*Salvia plebeia*）全草中发现的新骨架倍半萜[7]。Illisimonin A（**9**）具有全新的三环［5.2.1.$0^{1,6}$］癸烷骨架，是从野八角（*Illicium simonsii*）的果实分离得到。同时，化合物**9**对缺糖缺氧所致SHSY5Y细胞损伤具有保护作用，EC_{50} 为27.7μmol/L[8]。Aromaticane A（**10**）为独特的同时具有环丙烷和呋喃环的新型愈创木烷型倍半萜，是从郁金（*Curcuma aromatica*）的根中分离得到。该化合物对 H_2O_2 引起的PC12细胞氧化应激损伤具有显著保护作用[9]。Nicotabin A（**11**）具有5/6/5/5/5骈合环体系，分离自烟草（*Nicotiana tabacum*）叶。化合物**11**可以抑制LPS诱导RAW264.7细胞中NO的生成，IC_{50} 为22.1μmol/L[10]。Commiphorane C（**12**）分离自俗称没药的植物树脂中，具有独特的5/6/7三环骨架结构。生物活性研究显示化合物**12**可以显著减少TGF-β1引起的大鼠近端肾小管上皮细胞中纤连蛋白、I型胶原和α-平滑肌肌动蛋白（α-SMA）的过量生成[11]。

1.3　倍半萜二聚体

Fortunilide A（**13**）是从丝穗金粟兰（*Chloranthus fortunei*）中得到的乌药烷（lindenane）型倍半萜二聚体。化合物**13**在纳摩尔级浓度即对氯喹耐药的恶性疟原虫显示活性，IC_{50} 为（5.2 ± 0.6）nmol/L，活性与青蒿素相当（IC_{50} = 4.0 ± 4.2nmol/L）[12]。Fortunoid B（**14**）是从上述同一植物中发现的首例乌药烷型和桉烷型倍半萜杂合体，显示中等抗疟活性[13]。从蒌蒿（*Artemisia selengensis*）中得到的selengsisnin A（**15**）是一个愈创木烷型倍半萜二聚体[14]。Xylopiana A（**16**）则是从木瓣树（*Xylopia vielana*）叶子中得到的又一愈创木烷二聚体[15]。Artemisian B(**17**)为首例罕见的推测可能由1,10:4,5-二-断-愈创木内酯与愈创木内酯二烯经[4+2]Diels-Alder加成形成的二聚体，是从传统中药艾蒿(*Artemisia argyi*)中分离而来。化合物**17**通过诱导细胞凋亡和引起G2/M期停止从而对乳腺癌细胞株MDA-MB-468显示抗增殖作用，IC_{50}为3.2μmol/L[16]。

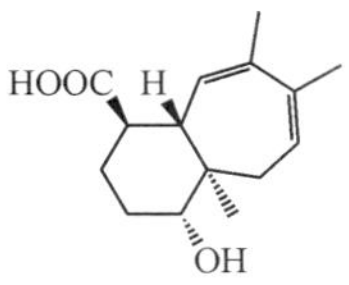

3 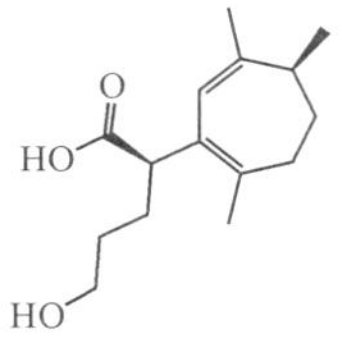 4 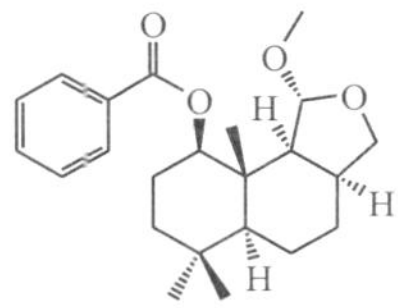 5 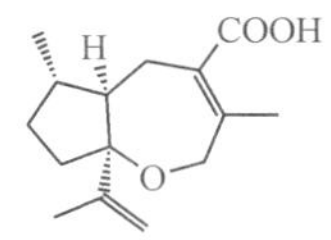 6 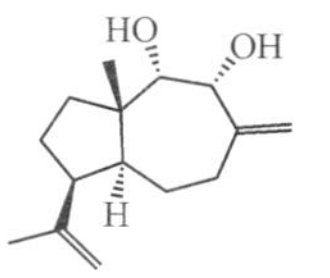 7

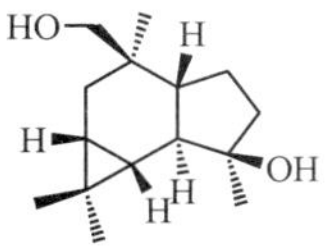

8 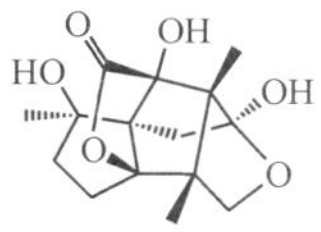 9 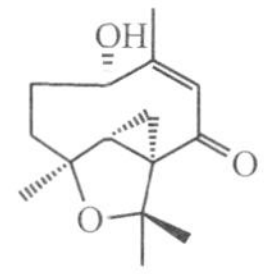 10 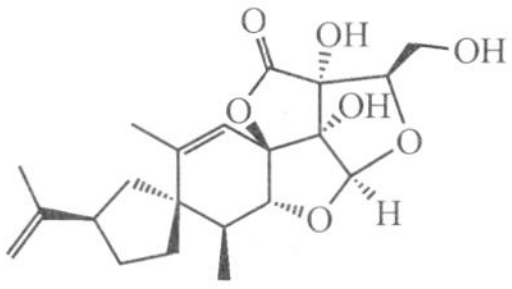 11 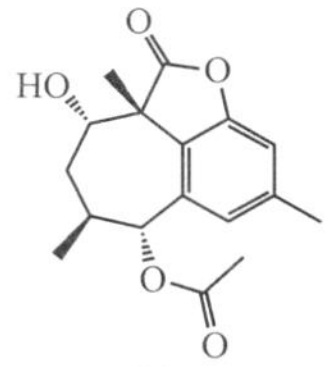 12

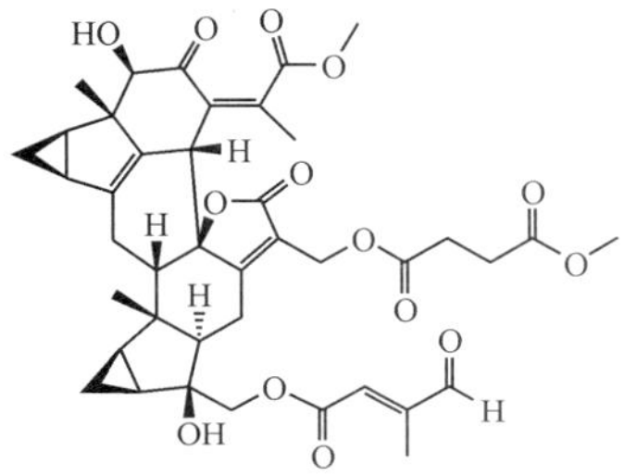

13 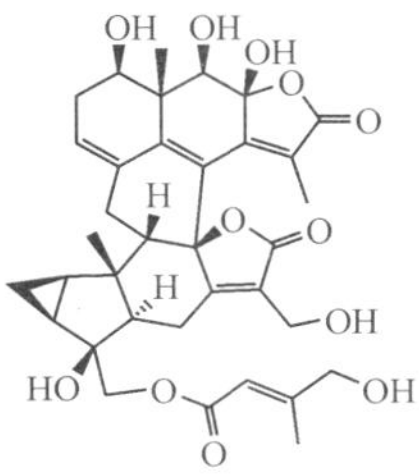 14 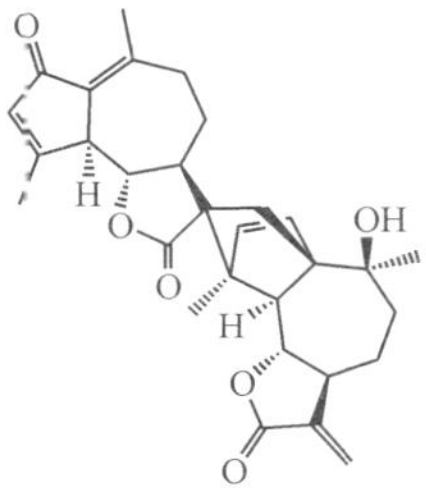 15 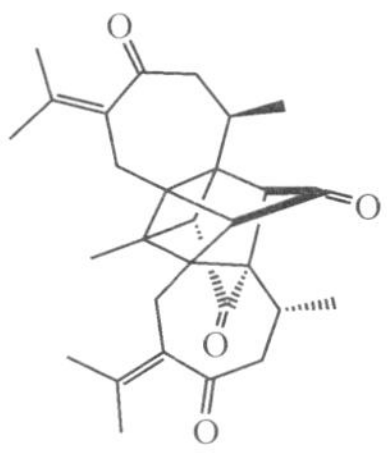 16 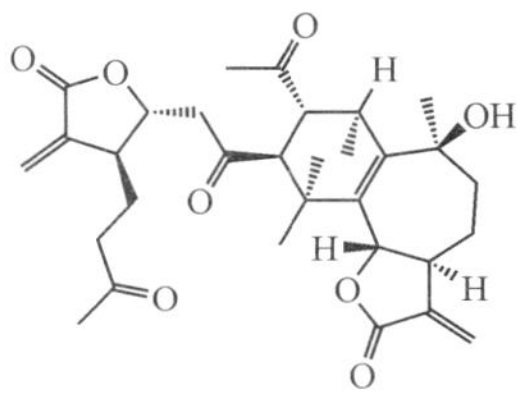 17

1.4 二 萜

从单花莸(*Caryopteris nepetaefolia*)全草中分离到nepetaefolin F(**18**)。经三磷酸腺苷-肿瘤体外药敏检测(ATP-TCA),发现化合物**18**对一种患者来源的非小细胞肺癌细胞显示比紫杉醇更强活性，IC_{50}为6.3μmol/L[17]。Pierisketolide A(**19**)是从美丽马醉木(*Pieris formosa*)根中分离得到的A-增-B-降-对映贝壳杉烷骨架二萜。其具有镇痛作用，与空白对照组比较，在10.0mg/kg剂量时对醋酸引发的扭体抑制率达到45%[18]。Scopariusol A(**20**)是第一个具有1,11-醚桥特征的对映贝壳杉烷类化合物，其与对映贝壳杉烷二聚体scopariusol I(**21**)同时从帚状香茶菜(*Isodon scoparius*)的地上部分分离得到[19]。Rhodomollacetal A(**22**)是从羊踯躅(*Rhododendron molle*)的树叶中分离得到的具有2,3:5,6-二-断-木藜芦烷(grayanane)碳骨架二萜[20]。Rhodomollanol A(**23**)则是从羊踯躅(*Rhododendron molle*)中得到的一个高度氧化的二萜，显示中等PTP1B抑制作用[21]。Cinnamomols A(**24**)和B具有笼状、刚性的六环结构，是从肉桂(*Cinnamomum cassia*)的树叶中分离而来。化合物**24**显示显著免疫刺激作用[22]。自海绵中分离的eleganstone A(**25**)对大肠埃希菌、枯草杆菌和金黄色葡萄球菌显示弱抗菌作用[23]。从蒿状大戟(*Euphorbia dracunculoides*)中得到的euphordraculoates A(**26**)和B(**27**)代表着两种碳骨架的巴豆烷(tigliane)型二萜。化合物**27**可以剂量、时间依赖性地抑制Wnt信号传导途径[24]。Xishacorene A(**28**)分离自西沙软珊瑚*Sinularia polydactyla*,它对刀豆蛋白A(ConA)诱导的T淋巴细胞增殖显示剂量依赖地提升作用[25]。

从鸡骨香(*Croton crassifolius*)根的70%丙酮提取物中得到8个新二萜成分。其中，crassin A(**29**)是B环重排的二萜，而crassin C(**30**)是A环重排的二萜[26]。Aphapolin A(**31**)是从山楝(*Aphanamixis polystachya*)中分离到的nemoralisin型二萜[27]。Vitepyrroloid A(**32**)为蔓荆(*Vitex trifolia*)叶子中分离的含有2-氰基取代吡咯环结构的半日花烷型二萜，它对鼻咽癌细胞CNE1显示细胞毒活性，IC_{50}为8.7μmol/L[28]。Cephanolide A(**33**)是从粗榧(*Cephalotaxus sinensis*)中分到的第一个A环缩环的cephalotane型降二碳二萜[29]。2β-Hydroxynagilactone L(**34**)是从竹柏(*Podocarpus nagi*)的种子中得到的降二碳二萜，它在低于2.5μmol/L浓度时对A2780和HEY两种肿瘤细胞显示细胞毒性[30]。从蹄叶橐吾(*Ligularia fischeri*)全草中分离到几个二萜，其中，fischericin A(**35**)是具有C_{18}骨架的15,16-降二碳erythroxylane型二萜；而fischericin B(**36**)是第一个6/6/6/6/5/5-六环对映贝壳杉烷二萜[31]。Vulgarisin B(**37**)是从药用植物夏枯草(*Prunella vulgaris*)中分得，它对A549细胞显示一定的细胞毒作用[32]。

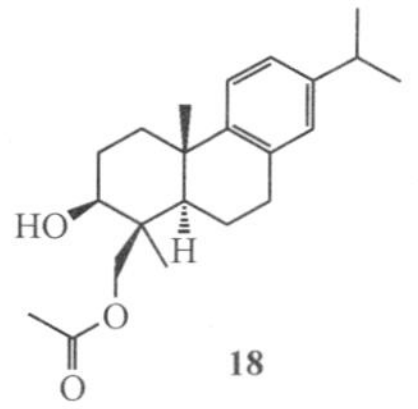

18

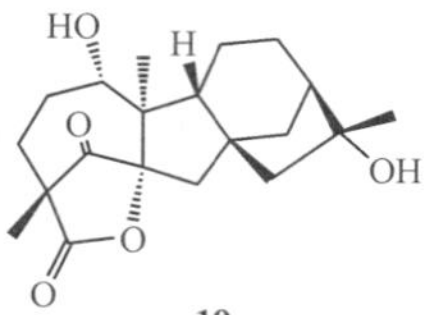

19

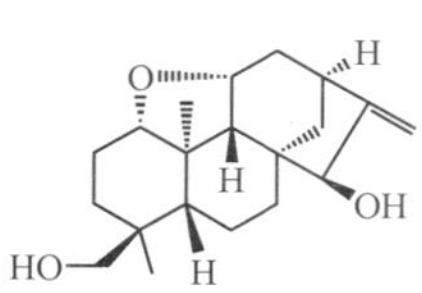

20

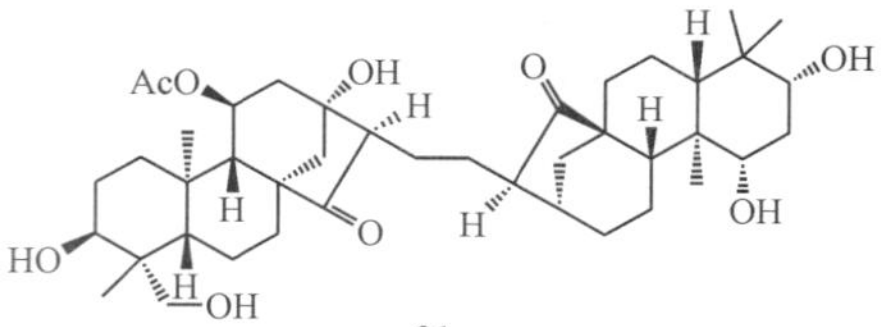

21

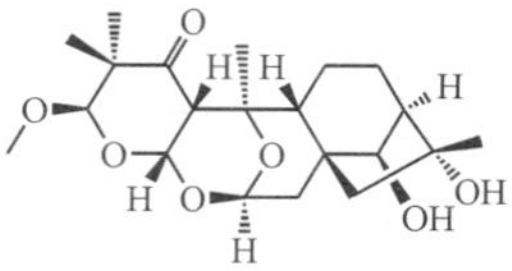

22

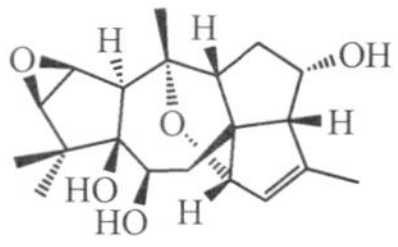

23

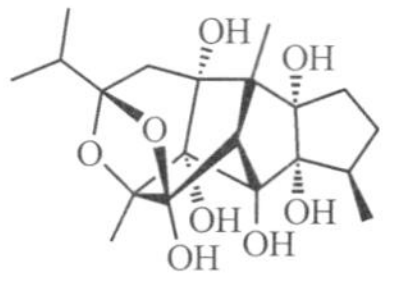

24

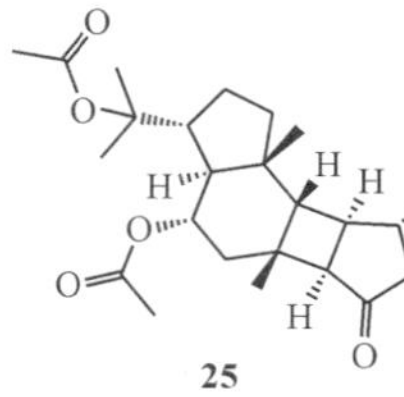

25

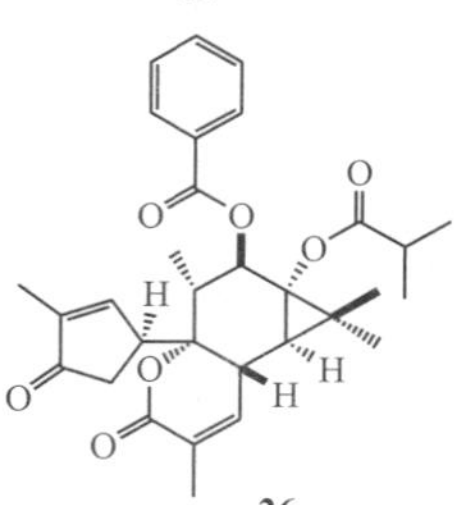

26

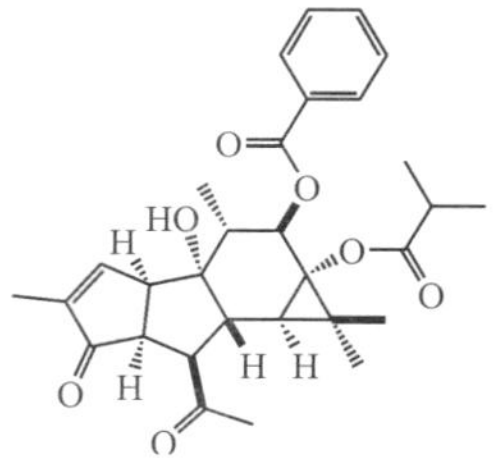

27

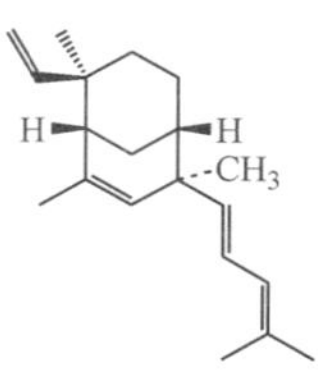

28

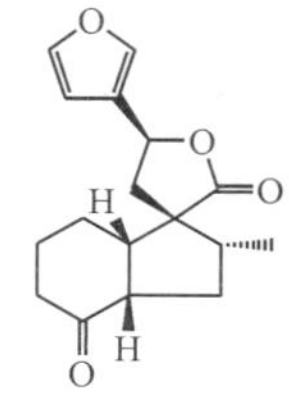

29

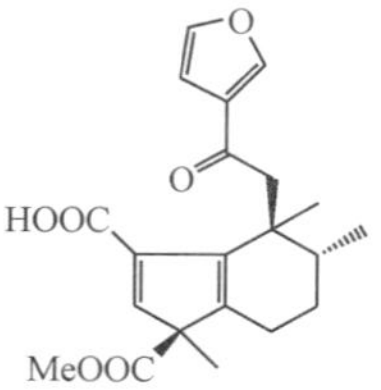

30

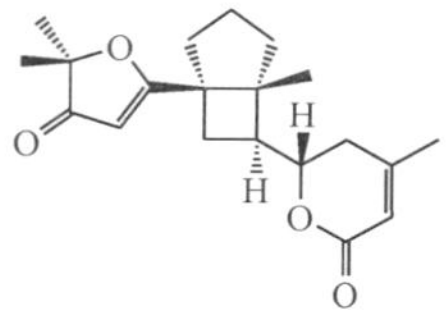

31

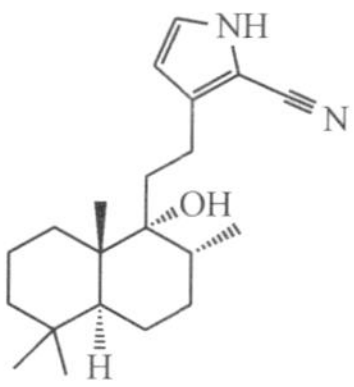

32

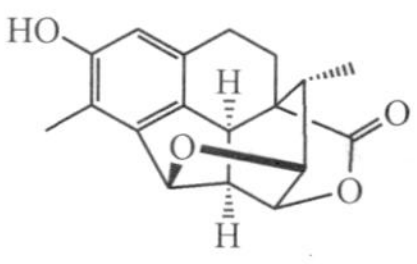

33

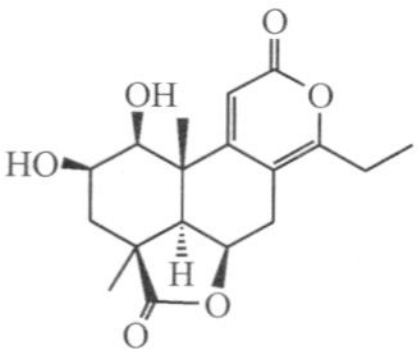

34

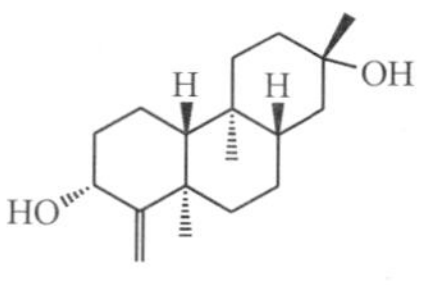

35

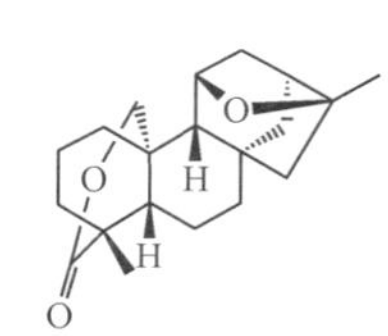

36

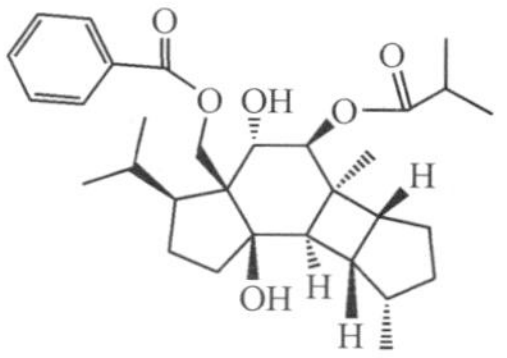

37

Taxodikaloid A(**38**)从池杉(*Taxodium ascendens*)的种子分离得到。该化合物具有全新的噁唑啉环连接两个松香烷单体的结构,并对 $A\beta_{25\text{-}35}$ 引起的人神经母细胞瘤细胞(SH-SY5Y)的细胞损伤具有保护作用[33]。从月腺大戟(*Euphorbia ebracteolata*)的根中分离得到的 eupractenoids A(**39**)和 B(**40**)属于杂合二萜二聚体,均包含松香烷内酯单元和降玫瑰烷单元。化合物 **39** 对葡萄糖苷酶显示一定抑制作用(IC_{50} = 7.9μmol/L),K_i 为 10.8μmol/L;而化合物 **40** 可以抑制肺结核新治疗靶点结核杆菌 GlmU(*Mycobacterium tuberculosis* GlmU)的乙酰基转移作用(IC_{50} = 41.8μmol/L)[34]。Neoglaucocalyxin(**41**)为稀有的具有环丁烷结构的对映贝壳杉烷二聚体,是从毛叶香茶菜(*Rabdosia japonica*)的地上部分分离得到[35]。Birhodomollein A(**42**)从羊踯躅的花中得到,其木藜芦烷片段出现少见的氯取代[36]。

1.5 二倍半萜

从中药獐牙菜(*Swertia bimaculata*)中发现 aspterpenacid C(**43**)。该化合物显示一定抑制 NO 生成(IC_{50} = 16.1μmol/L)及抑制 HIV-1 复制(EC_{50} = 1.4μmol/L)的作用[37]。Sesteralterin(**44**)是从海洋红藻 *Lomentaria hakodatensis* 表面分离到的链格孢(*Alternaria alternata* k21-1)的培养物中分离得到。该化合物是第一个真菌产生的 nitidasane 型二倍半萜[38]。(-)-Hippolide J(**45**)及其对映体是从中国南海采集的茸毛马海绵(*Hippospongia lachne*)中分离而来。二者对医院来源的三种致病真菌(*Candida albicans* SC5314、*Candida glabrata* 537 和 *Trichophyton rubrum* Cmccftla)显示强抗菌作用,MIC_{50} 为 0.1~0.3μg/mL[39]。

1.6 三萜

Euviscin A(**46**)分离自血见愁(*Teucrium viscidum*)的全草。它具有罕见的 7(8→9)-迁-9*R*-D:C-friedo-B′:A′-*neo*-gammacerane 骨架[40]。Spiroschincarin A(**47**)是从兴山五味子(*Schisandra incarnata*)的果实中分离到的化合物,具有独特 1-氧杂螺[6.6]十三烷主体结构[41]。Alismanin A(**48**)是

具有 C_{34} 骨架的芳香萜，是从东方泽泻(*Alisma orientale*)中分离得到。该化合物在 10nmol/L 对孕烷受体 X 具有显著激活作用[42]。从海南叶下珠(*Phyllanthus hainanensis*)中得到几个高度修饰的三萜。其中，phainanolide A(**49**)对 HL-60 细胞显示显著的细胞毒作用，IC_{50} 为 0.08μmol/L[43]。

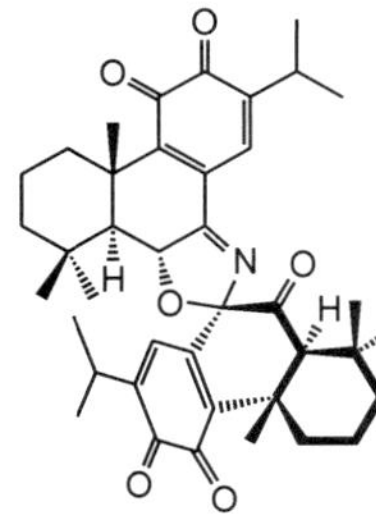

38 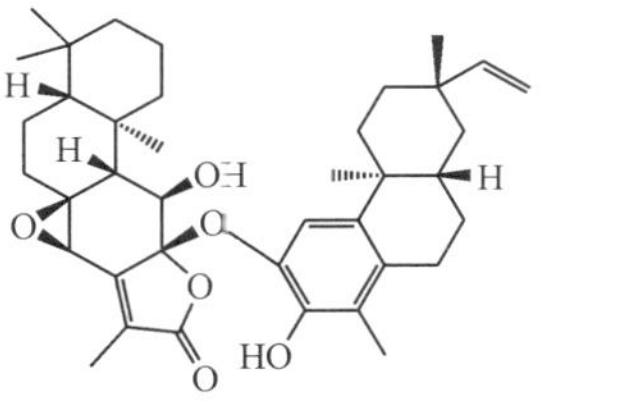 39 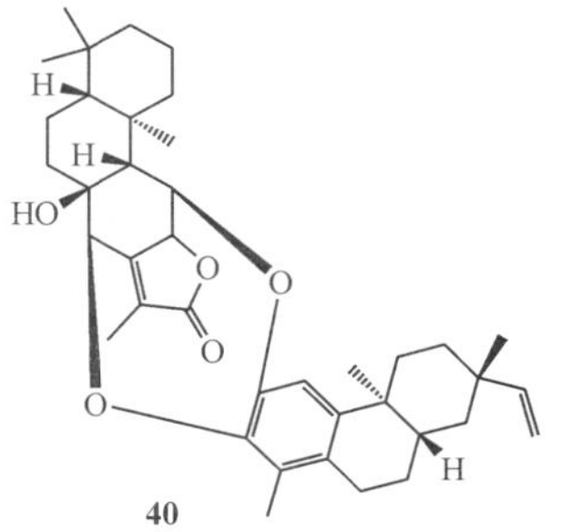 40 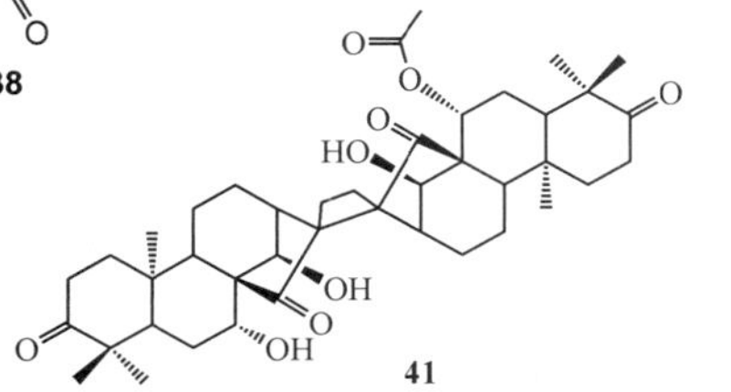 41 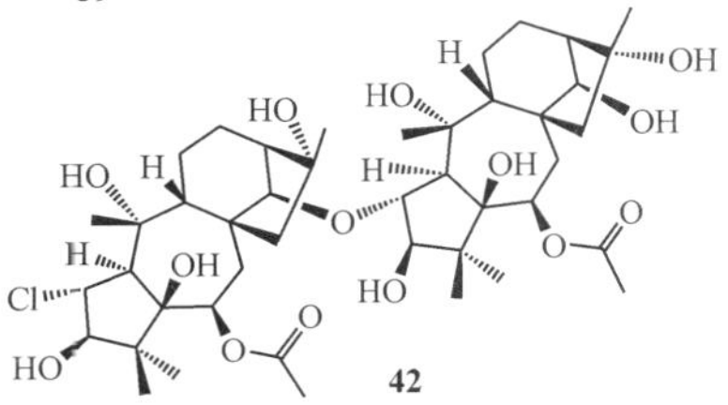 42 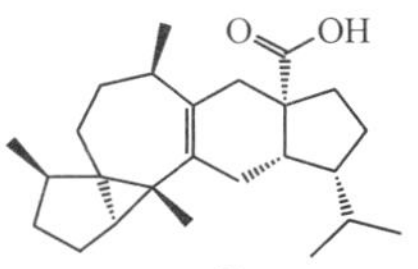 43 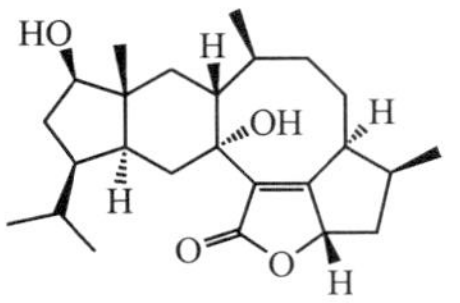 44 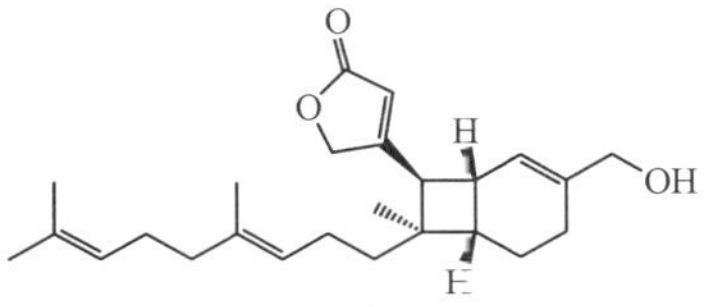 45 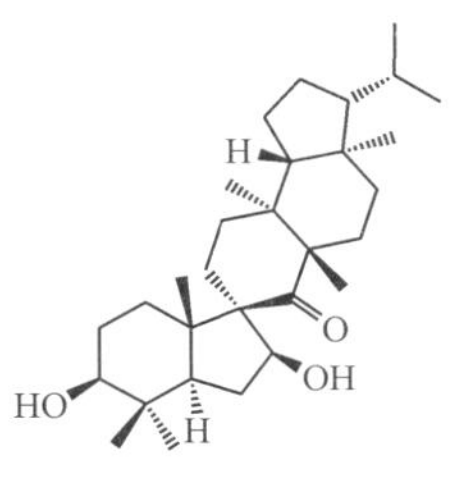 46 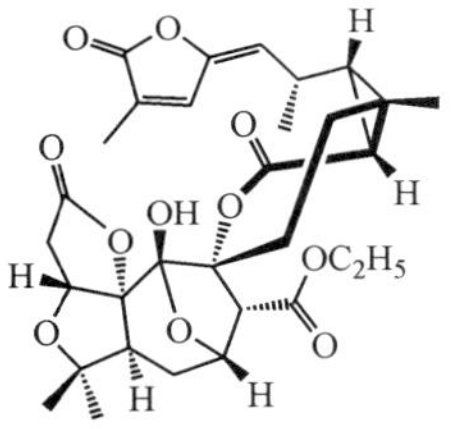 47 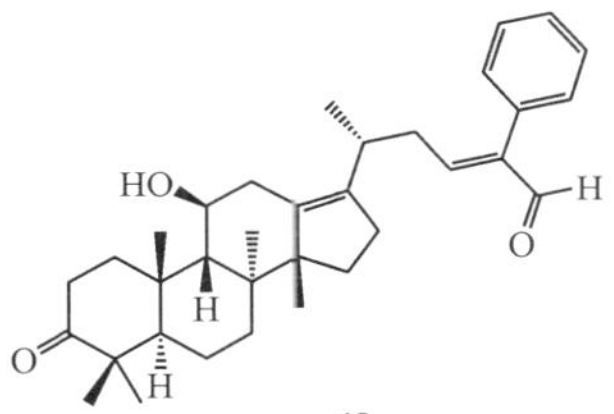 48 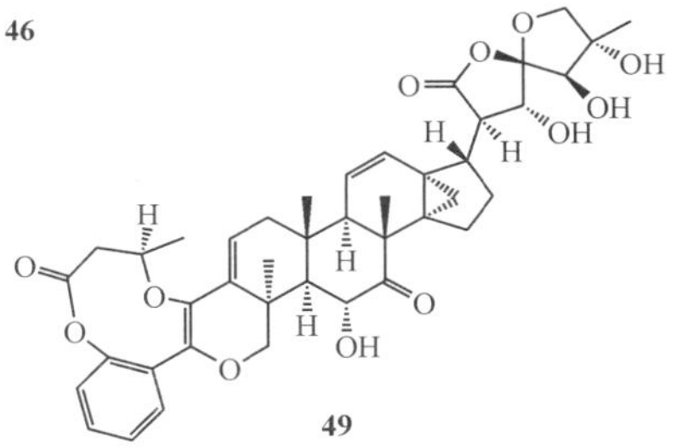 49

Walrobsin A(**50**)是从割舌树(*Walsura robusta*)的根皮中分离得到。它可显著抑制 LPS 诱导 RAW264.7 细胞中 NO 的生成，IC_{50} 为 7.8μmol/L，同时可以剂量依赖地抑制 iNOS 和 IL-1β 地表达[44]。Walsuronoid F(**51**)具有 18(13/14)-迁柠檬苦素特征，是从割舌树(*W. robusta*)的果实分离而来[45]。Triconoids A(**52**)和 D(**53**)具有重排的柠檬苦素骨架，是从采集自尼泊尔首都地区的鹧鸪花(*Trichilia connaroides*)的枝叶中分离得到[46]。Chukvelutilide Y(**54**)为一个 C-15 烯醇酯化 phragmalin 型柠檬苦素原酸酯，分离自麻楝(*Chukrasia tabularis*)种子的乙醇提取物[47]。Xylomexicanin I(**55**)为 B 环和 C 环桥连的降四碳三萜，是从中国红树木果楝(*Xylocarpus granatum*)的种子分离而来[48]。Krishnadimer A(**56**)为一个 C_2 对称的柠檬苦素二聚体，属于一类轴向手性非联苯天然产物，是从中国红树木果楝属植物 *Xylocarpus moluccensis* 的种子中分离而来[49]。

1.7 杂 萜

(+)-Rhodonoid C(**57**)和(-)-rhodonoid C 是从头花杜鹃(*Rhododendron capitatum*)的地上部分得到的一对杂萜对映体，是首次发现的含有 6/6/6/5 四环体系的杂萜。化合物 **57** 对 1 型单纯疱疹病毒(HSV-1)显示出体外拮抗作用[50]。(±)-rasumatranin A(**58**)为一对以双苄基为基础的杂萜对映体，是从附生的中国苔类植物 *Radula sumatrana* 中分离得到[51]。从芒果球座菌(*Guignardia mangiferae*)中得到 7 个含有螺环体系的单萜-莽草酸酯结合而成的杂萜。其中，manginoid A(**59**)为第 1 个具有桥连环己二酮片段的螺环杂萜；Manginoid E(**60**)是具有 2,4-二氧杂三环[3.3.1.0^{3,7}]壬烷片段杂萜。而且，化合物 **59** 对 1 型 11β-羟基类固醇脱氢酶(11β-HSD1)显示抑制作用，IC_{50} 为 0.8μmol/L[52]。Frutescone A(**61**)是从岗松(*Baeckea frutescens*)的地上部分得到的基于 tasmanone 的杂萜，显示中等细胞毒作用[53]。Chrysogenolide A(**62**)是从蛇足石杉(*Huperzia serrata*)内生菌产黄青霉(*Penicillium chrysogenum* MT-12)的固态培养物中分离得到[54]。

Ganoleucin A(**63**)是从西藏灵芝(*Ganoderma leucocontextum*)的子实体中分离而来，它对酵母菌和小肠黏膜来源的

α-葡萄糖苷酶具有强大非竞争性抑制作用[55]。Spiroaspertrione A(**64**)属于萜-聚酮杂合的螺环杂萜化合物，是从曲霉属真菌 *Aspergillus* sp. TJ23 的培养物中分离而来。它可以使苯唑西林对耐甲氧西林金黄色葡萄球菌(MRSA)的最小抑制浓度(MIC)从 32μg/mL 降低到 1μg/mL，显示强再致敏作用[56]。Chartarolide A(**65**)为苯基螺环补身烷衍生的杂萜，自海绵真菌 *Stachybotrys chartarum* WGC-25C-6 中得到分离。它对一小组人肿瘤细胞显示显著细胞毒作用，同时对与人肿瘤细胞相关的蛋白激酶 FGFR3、IGF1R、PDGFRb 和 TrKB 均显示强抑制作用[57]。

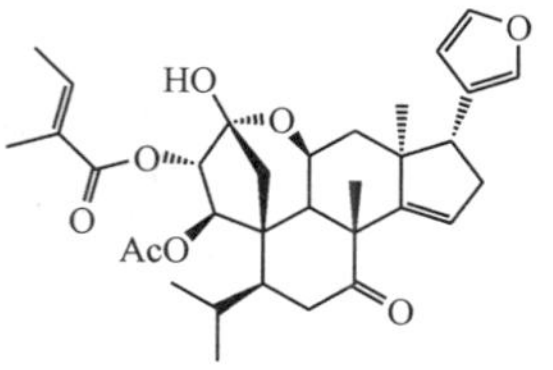

50

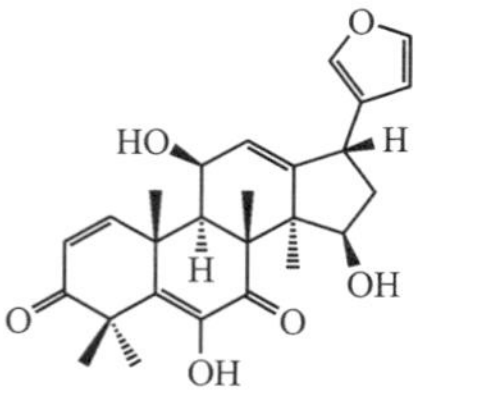

51

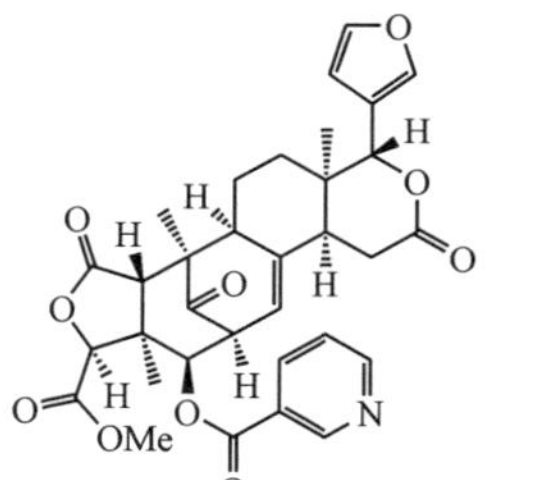

52

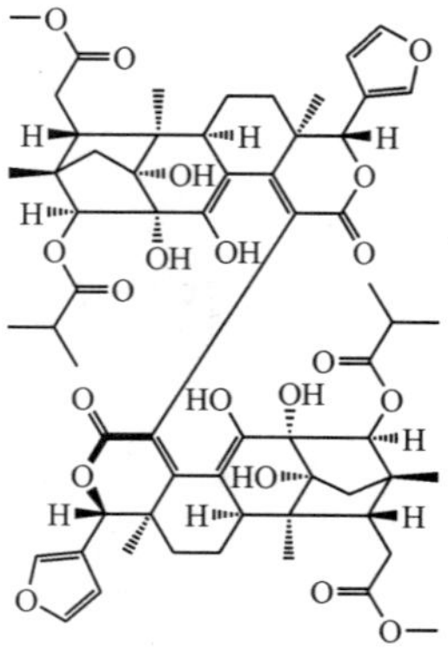

56

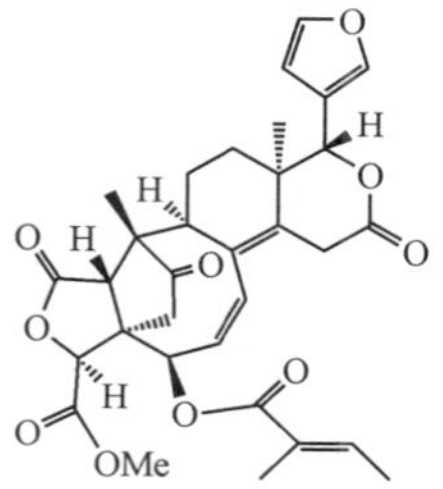

53

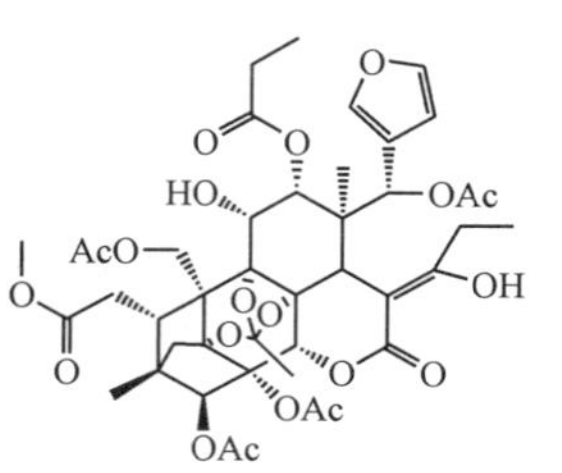

54

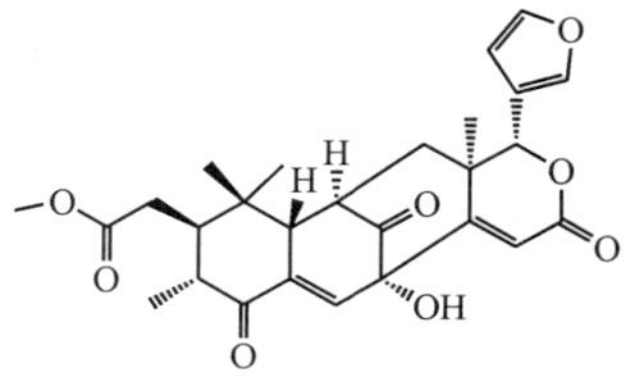

55

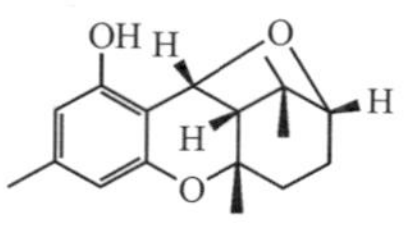

57

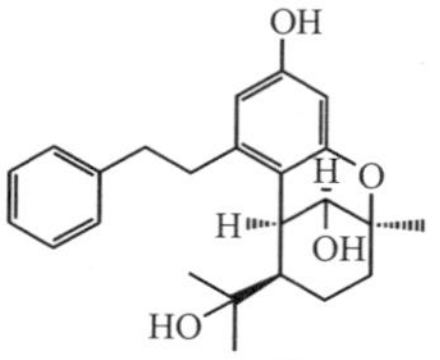

58

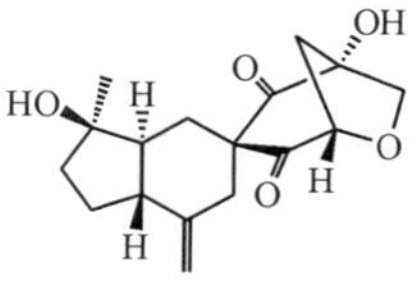

59

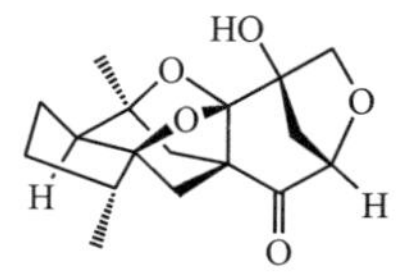

60

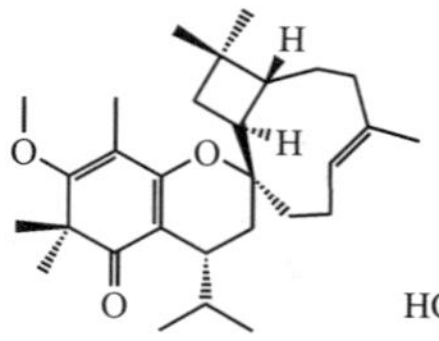

61

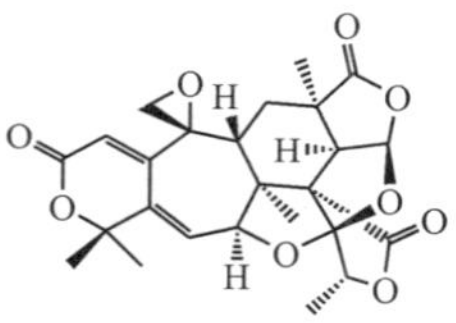

62

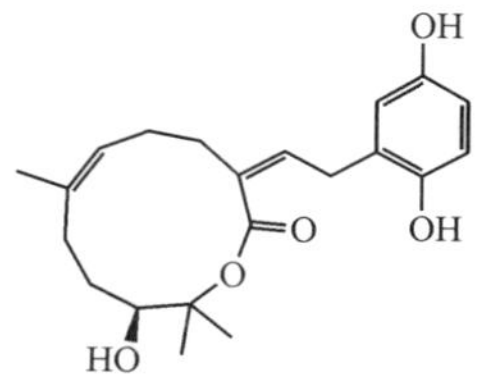

63

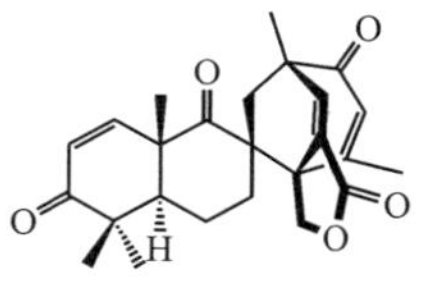

64

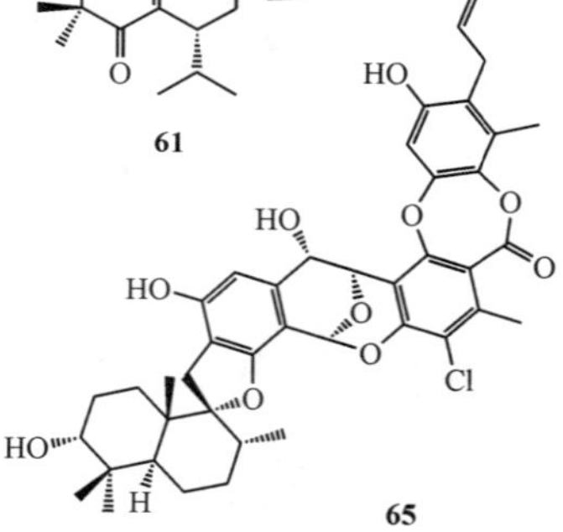

65

1.8 间苯三酚-萜加成物

Viminalin F(**66**)是分离自串钱柳(*Callistemon viminalis*)果实中的酰基间苯三酚和-水芹烯的杂合体，具有中等细胞毒作用[58]。Garciyunnanimine A(**67**)为多环多异戊烯基化的酰基间苯三酚亚胺，是从云南藤黄(*Garcinia yunnanensis*)中分离而来[59]。从桃金娘(*Rhodomyrtus tomentosa*)的叶子中得到数个杂萜。其中，tomentodione E(**68**)是首例基于 β-calacorene 的杂萜[60]。Dimericbiscognienyne A(**69**)为少见的二异戊烯基化的环己烷杂萜二聚体，是从苔藓 *Usnea mutabilis* 分离出的真菌 *Biscogniauxia* sp.(No.71-10-1-1)中分离而来[61]。从平盖灵芝(*Ganoderma applanatum*)的子实体中分离到三对光学对映杂萜二聚体，全部证实为 JAK3 的抑制剂。此外，光学对映体 applanatumine B(**70**)对盘状结构域受体 1 (DDR1)显示抑制作用，IC_{50} 分别为 8.2 和 6.9μmol/L[62]。

2 木脂素

Gastradefurphenol(**71**)是从天麻(*Gastrodia elata*)根茎的水提物中得到的具有新骨架的 9,9′-新木脂素[63]。Schibitubin B(**72**)是从瘤枝五味子(*Schisandra bicolor* var. *tuberculata*)的果实中分离得到。与阴性对照物相比，化合物 **72** 对 $A\beta_{25\text{-}35}$ 诱导的 SH-SY5Y 细胞损伤具有显著的保护作用[64]。从南烛(*Vaccinium bracteatum*)叶子中得到的化合物 **73** 是一个木脂素-裂环环烯醚萜糖苷二酯类化合物[65]。化合物 anisumic acid(**74**)为 δ-truxinate 衍生物，是从细叶黄皮(*Clausena anisum-olens*)中分离得到[66]。

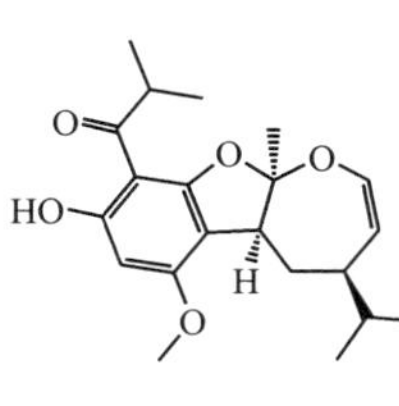

66 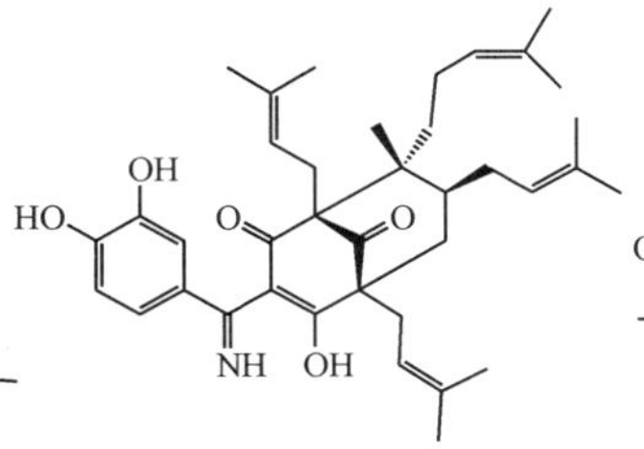 67 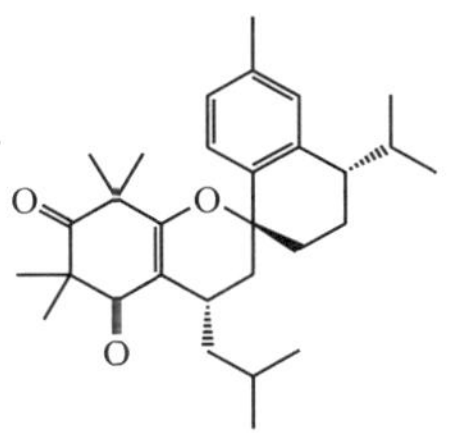 68 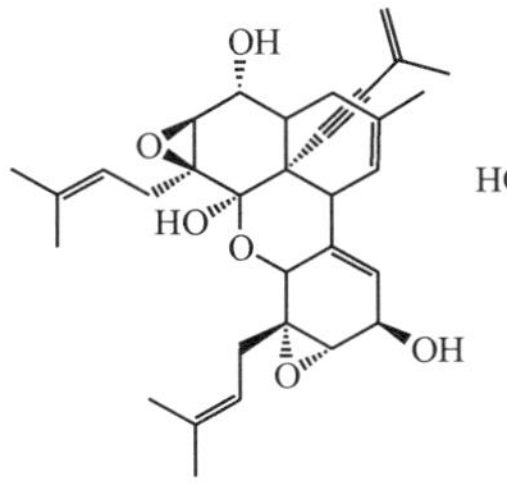 69 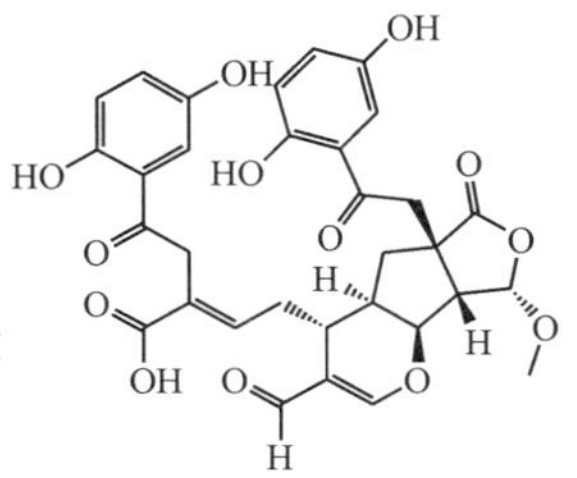 70

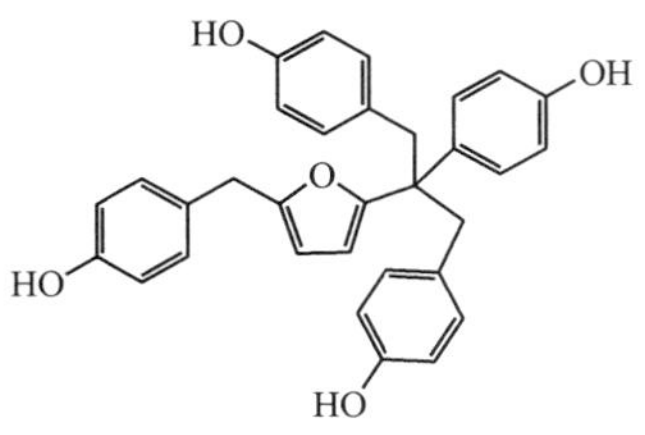

71 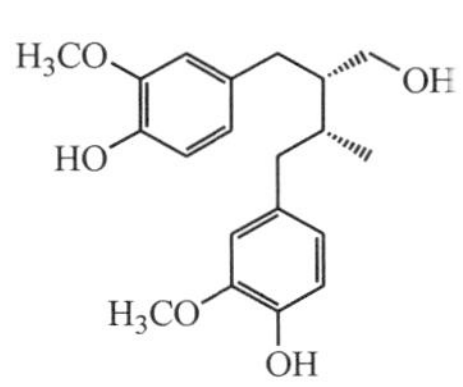 72 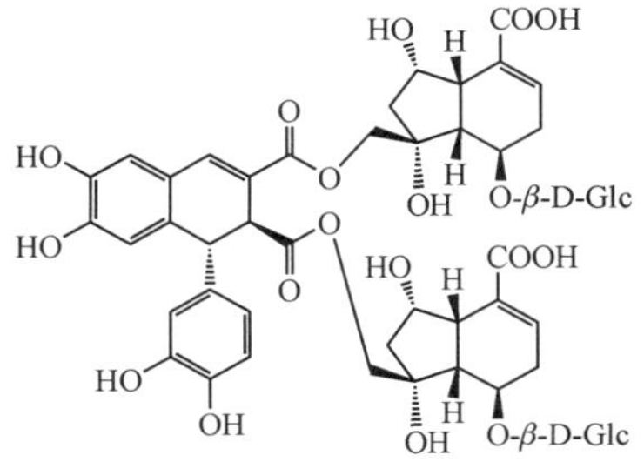 73 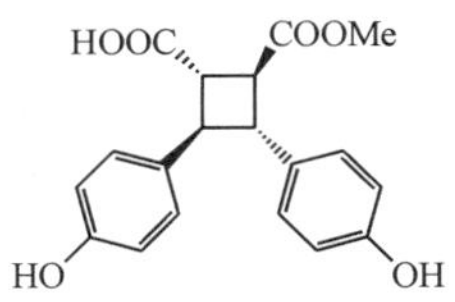 74

3 香豆素

Anisucoumaramide(**75**)是从细叶黄皮(*Clausena anisum-olens*)中分得。它对人单胺氧化酶的同工酶显示高度选择性,在纳摩尔浓度即显示抑制活性[66]。从蛇床(*Cnidium monnieri*)的果实中分离到消旋混合物(±)-cnidimonin A(**76**)。与对应的光学对映体相比,其消旋体对 HSV-1 显示更强的抗病毒作用,IC_{50}为 1.2μmol/L[67]。

4 黄 酮

Neobraclactone A(**77**)从大苞藤黄(*Garcinia bracteata*)的叶子中得到分离,其对白血病细胞 HL-60 和 K562 具有显著抑制作用,IC_{50}分别为 0.5 和 0.4μmol/L[68]。从黄瑞香(*Daphne giraldii*)的茎和根皮中得到 4 对异戊烯基化的黄烷对映异构体。分离物对肝癌细胞均显示选择性细胞毒作用。其中,(2*R*)-kazinol B(**78**)比其消旋体对 Hep3B 细胞显示更强的抑制作用[69]。Sophopterocarpan A(**79**)是从苦参(*Sophora flavescens*)的根中分离而来。它具有一定自吞噬激活作用并对 MCF-7 细胞显示细胞毒性[70]。Caesalpinnone A(**80**)为黄烷和查尔酮的杂合体,是从九羽见血飞(*Caesalpinia enneaphylla*)的茎和叶中得到分离。化合物 **80** 对 HL-60、SMMC-7721、A549、MCF-7 和 SW-48 5 种人肿瘤细胞显示较强细胞毒作用,IC_{50}范围为 0.5~0.9μmol/L[71]。(+)-Ascomlactone A(**81**)和(-)-ascomlactone A 为一对光学对映聚酮二聚体,是从红树内生菌 *Ascomycota* sp. SK2YWS-L 分离而来。两者对-葡萄糖苷酶都有强抑制作用,IC_{50}分别为 63.7 和 27.9μmol/L[72]。

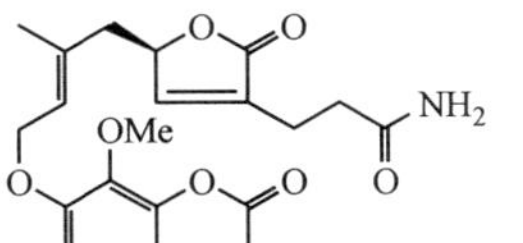

75 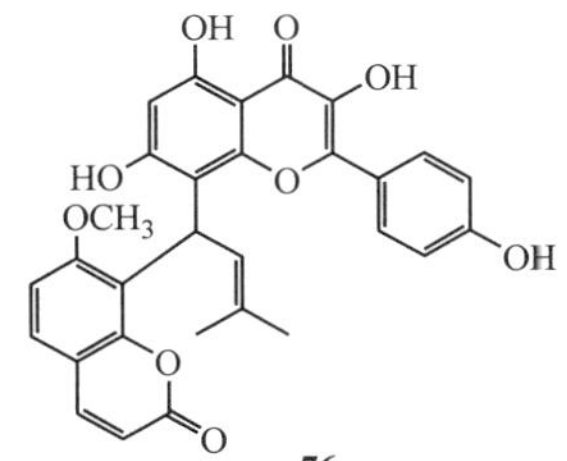 76 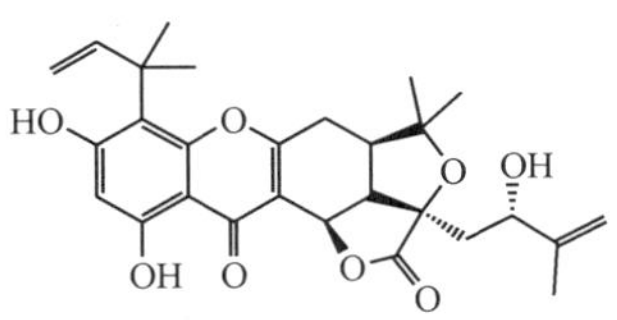 77 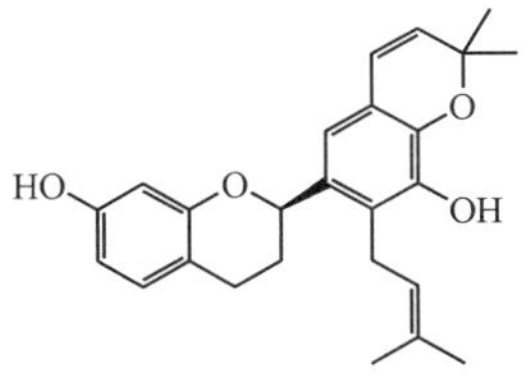 78

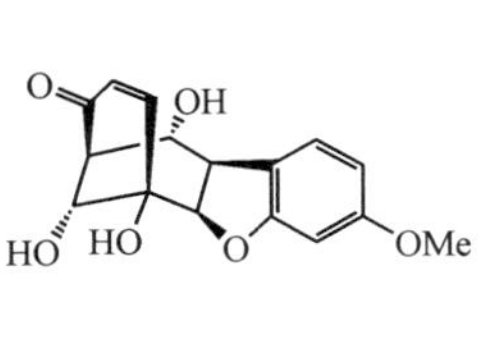

79 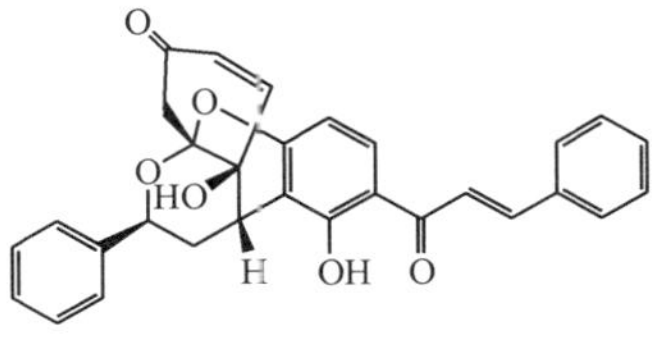 80 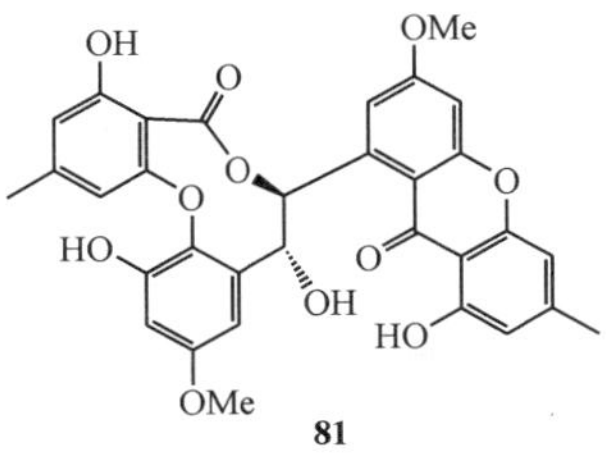 81

5 甾 体

Phomopsterones A(**82**)和 B(**83**)是从植物来源的拟茎点霉 *Phomopsis* sp. TJ507A 分离得到的两个麦角甾烷类化合物。化合物**82**是罕见的具有重排双环[3.3.1]壬烷片段的麦角甾醇。化合物**83**具有抗炎作用[73]。Ganotheaecolin A(**84**)是从茶病灵芝(*Ganoderma theaecolum*)的子实体中分得,为具有6/6/7/5-环合碳骨架的麦角甾醇[74]。

Bufospirostenin A(**85**)和 bufogargarizin C(**86**)为 A/B 环重排的甾体类化合物,是从中华大蟾蜍的胆汁和毒液中分离而得[75]。2′*S*-Arenobufagin-3-*O*-lactate(**87**)是从中华大蟾蜍(*Bufo bufo gargarizans*)的卵中分离而来,为首次发现的结合了乳酸的蟾毒内酯结构,其对人胃癌细胞 BGC-823 和人肺癌细胞 A549 显示强抑制作用,IC_{50}分别为 12.2 和 8.9nmol/L[76]。Aspafilisine(**88**)具有独特的 C(7)-C(14)连接的重排七元 B 环结构特征,是从羊齿天门冬(*Asparagus filicinus*)的根中分离而来[77]。Neocyclocitrinol E(**89**)是从蛇足石杉(*Huperzia serrata*)内生菌 *Chaetomium* sp. M453 的固相发酵物中分离到的罕见 C_{25} 甾体[78]。Ganoderin A(**90**)是从灵芝(*Ganoderma lucidum*)孢子油分离得到[79]。Aromaphysalin A(**91**)为睡茄素类(withanolide)化合物,具有异乎寻常的 C(11)-C(15)化学键以及4,9-环合的重排骨架,是从苦蘵(*Physalis angulata*)的茎叶中分离得来。此外,化合物**91**对 NO 生成具有抑制作用,IC_{50}为 51.6μmol/L[80]。Physalin X(**92**)和 aromaphysalin B(**93**)为两个酸浆苦素类(physalin)化合物,也是从苦蘵中分离而来。二者均具有抑制 LPS 诱导巨噬细胞中 NO 生成的作用,IC_{50}分别为 68.5 和 29.7μmol/L[81]。Withapubeside B(**94**)具有笼状结构片段和烯醇葡萄糖苷片段,是从毛酸浆(*Physalis pubescens*)中分离而来[82]。Matsutakone(**95**)具有全新的多环甾醇类化合物,是从松口蘑(*Tricholoma matsutake*)的子实体中分离得来,该化合物显示 AChE 抑制作用[83]。

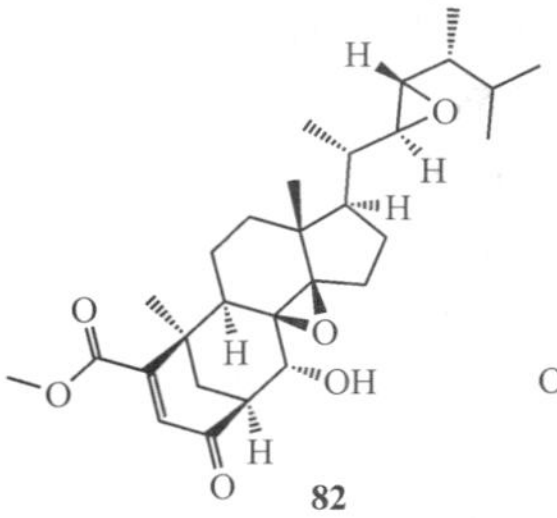

82 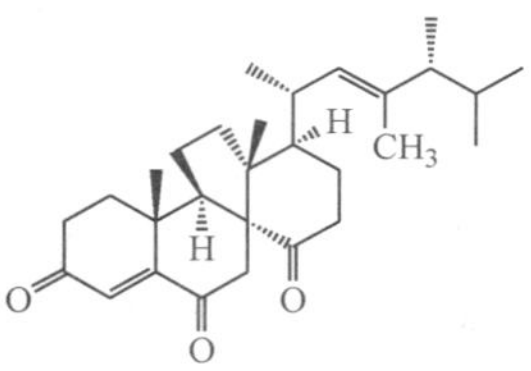 83 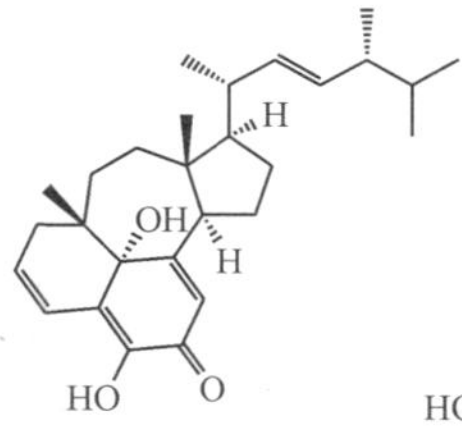 84 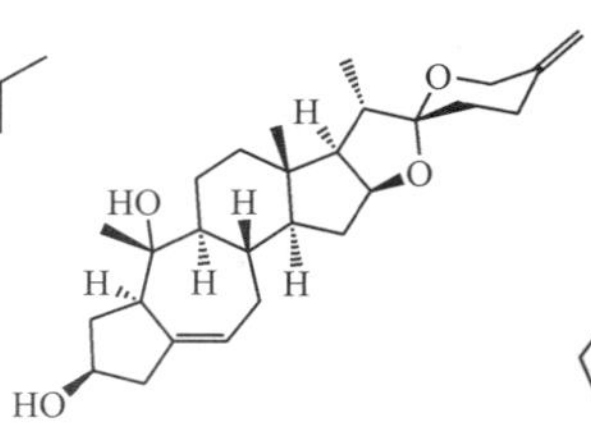 85 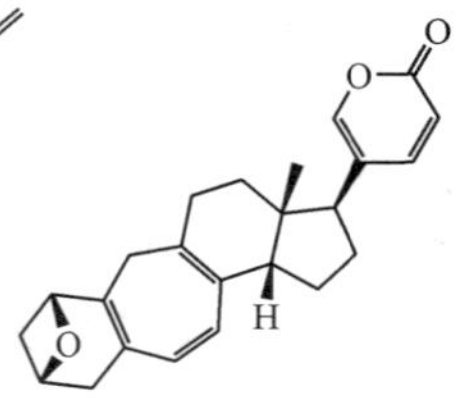 86

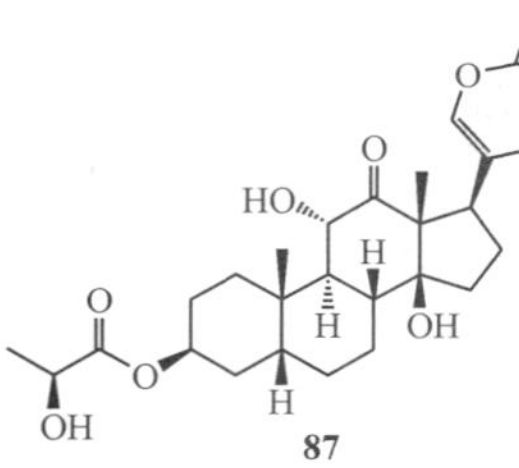

87 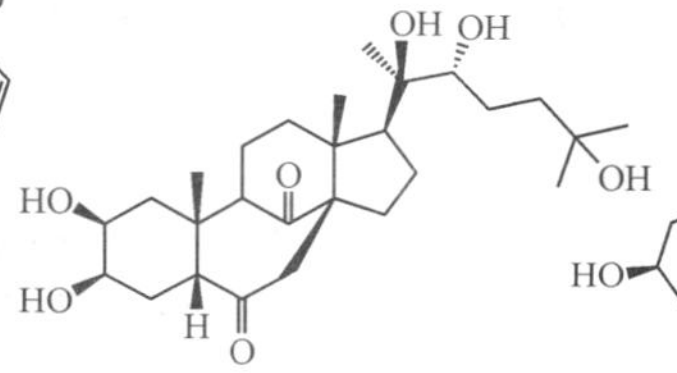 88 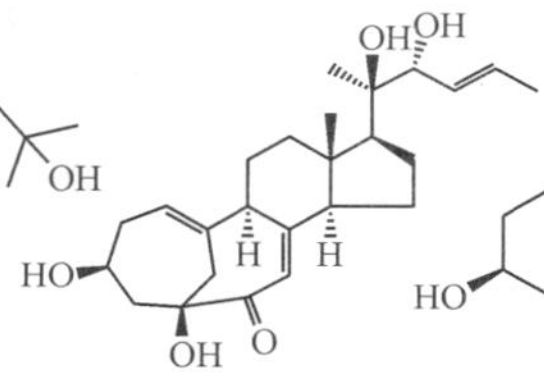 89 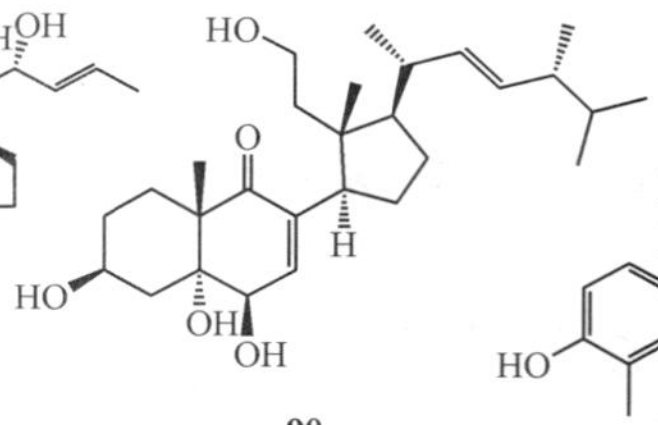 90 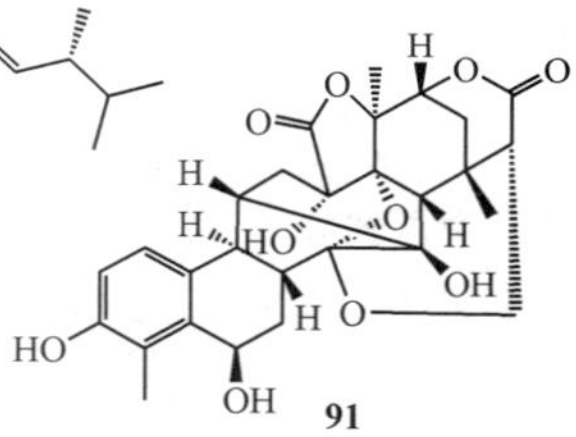 91

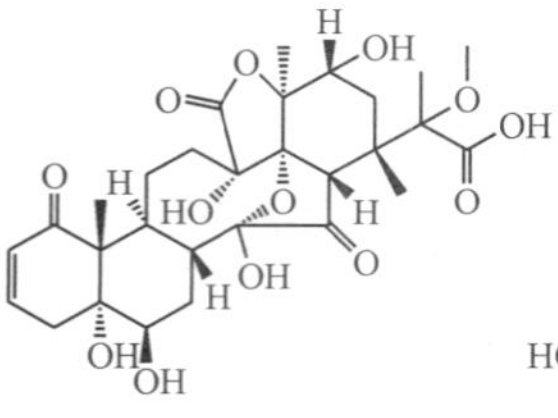

92 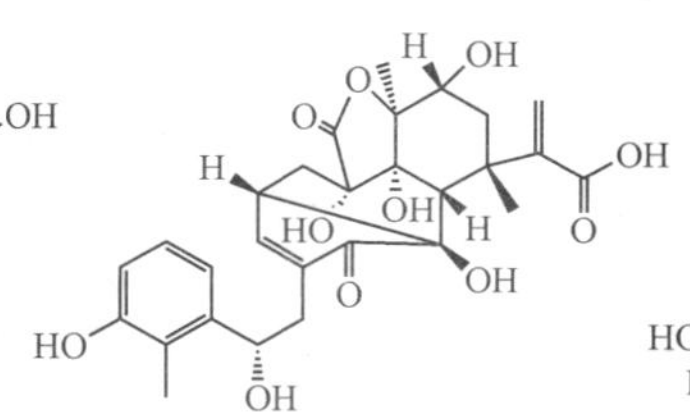 93 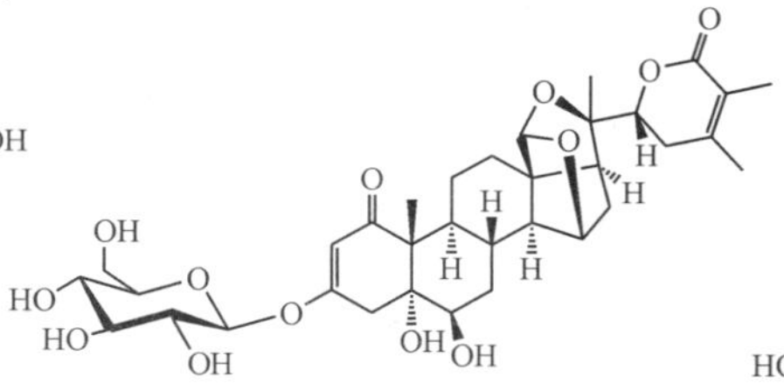 94 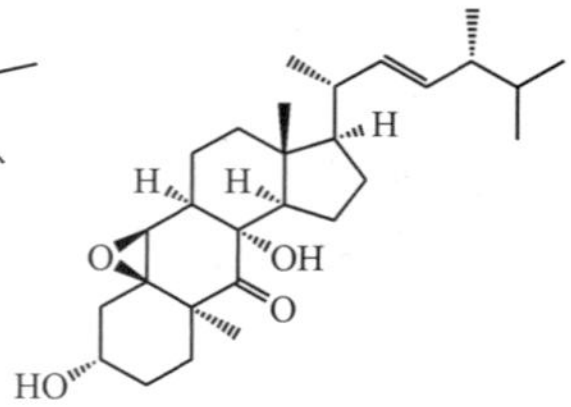 95

6 生物碱

从扁枝石松(*Lycopodium complanatum*)中分离得到的 lycoplanine A(**96**),是较强的 T 型钙离子通道 $Ca_v3.1$ 的拮抗剂,IC_{50}为 6.1μmol/L[84]。从苦豆子(*Sophora alopecuroides*)的种子中发现几个苦参碱型生物碱:sophalines A(**97**)和 B(**98**)分别具有全新 6/6/6/4 和 6/5/6/6 环系分子骨架;而 sophaline C(**99**)则是一个苦参碱-乙酰苯杂合生物碱。化合物**98**和**99**在 0.4mmol/L 无细胞毒作用浓度下显著抑制乙肝表面抗原(HBsAg)的分泌超过 50%,强于阳性对照物拉米夫定(拉米夫定在 1.0mmol/L 下抑制率为 31.5%)[85]。

Khasuanine A(**100**)是从景东山橙(*Melodinus khasianus*)的根中分离得到的一个单萜吲哚生物碱。它可以明显抑制 PC3 细胞增殖,IC_{50}为 0.5mol/L;并能够通过激活半胱天冬蛋白酶3(caspase 3)和p53,抑制Bcl-2而引起PC3细胞凋亡[86]。Versicoamide F(**101**)是从曲霉属真菌 *Aspergillus tennesseensis* 中分离得到,它对H460细胞显示弱的抗增殖作用[87]。单萜吲哚生物碱kopsinidine C(**102**)和11,12-methylenedioxychanofruticosinic acid(**103**)是从云南蕊木(*Kopsia officinalis*)的茎叶中得到分离[88]。Alstrostine G(**104**)是从盆架树(*Alstonia rostrata*)中分离到的含有全新的6/5/6/6/5/6-环系的化合物[89]。Rauvomine B(**105**)分离自催吐萝芙木(*Rauvolfia vomitoria*)的地上部分,是一个带有取代环丙烷的C_{18}降碳单萜吲哚生物碱。此外,化合物**105**具有显著抗炎作用[90]。

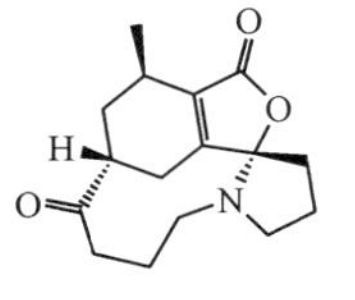

96 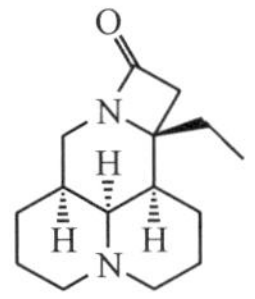 **97** 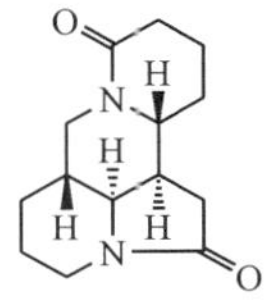 **98** 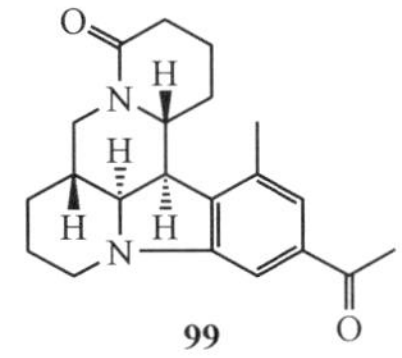 **99** 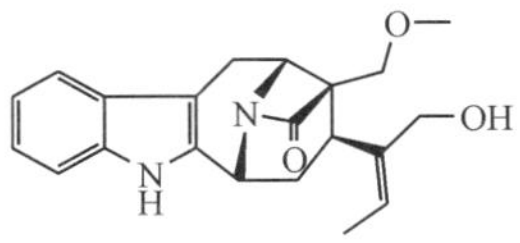 **100**

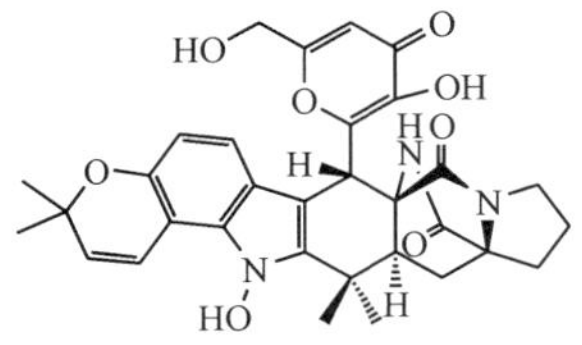

101 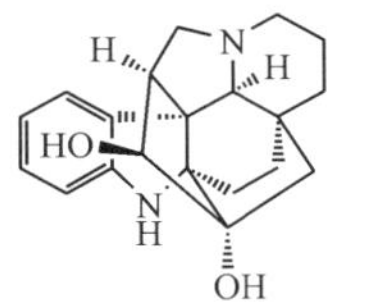 **102** 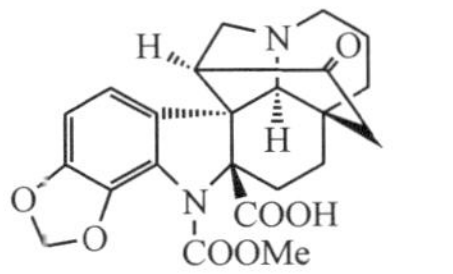 **103** 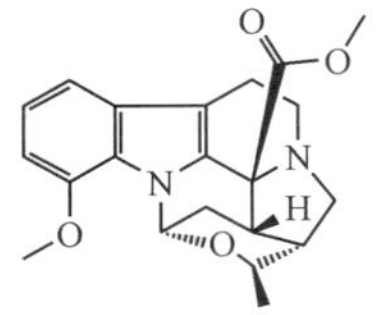 **104** 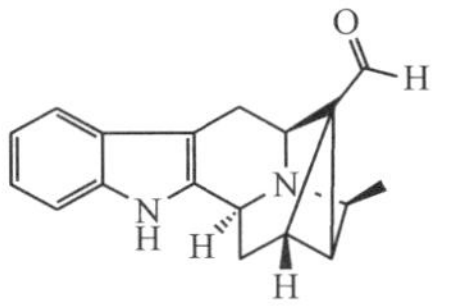 **105**

从红树内生菌 *Diaporthe* sp. SYSUHQ3中分离得到的生物碱diaporisoindole A(**106**)为异戊烯基取代的异吲哚类生物碱。它对结核杆菌蛋白酪氨酸磷酸酶B有抑制作用,IC_{50}为4.2μmol/L[91]。从海洋放线菌 *Streptomyces pratensis* KCB-132得到三对包含全新的螺环吲哚酮-萘并呋喃骨架的光学对映生物碱。其中,(±)-pratensilin A(**107**)对一小组肿瘤细胞显示中等细胞毒作用[92]。

Aconicarmicharcutinium A(**108**)属于稀有的arcutine型C_{20}二萜生物碱,是以季铵碱的形式从乌头(*Aconitum carmichaelii*)的侧根中分离得到[93]。Apetaldine A(**109**)是分离自空茎乌头(*Aconitum apetalum*)的C_{19}二萜生物碱[94]。Sinomontadine(**110**)为高乌头(*Aconitum sinomontanum*)中分离而来的C_{18}-二萜生物碱。它具有全新的A环为七元环的碳骨架[95]。Walujewines A(**111**)和C(**112**)属于异甾体生物碱,都是从新疆贝母(*Fritillaria walujewii*)的鳞茎中分离而得。此外,化合物**111**显示对AChE高度选择性抑制而化合物**112**则是强AChE-BChE双重抑制剂[96]。Scleronine(**113**)是从中国软珊瑚 *Scleronephthya* sp. 中分得的包含spinaceamine单元的孕甾烷。它具有显著抑制肿瘤细胞A549和B16迁移的作用[97]。

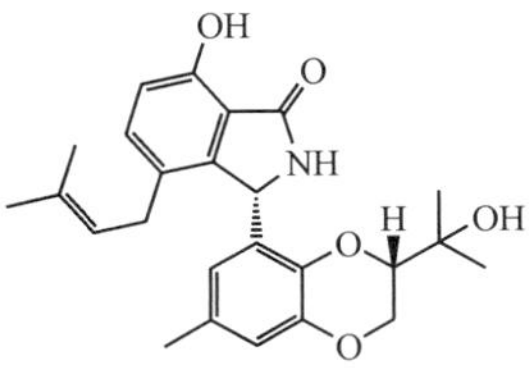

106 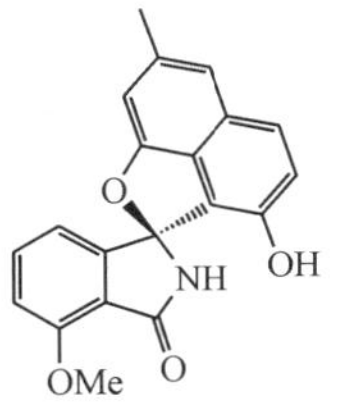 **107** 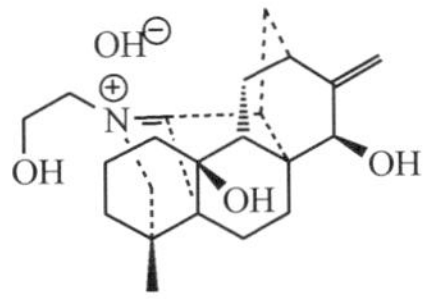 **108** 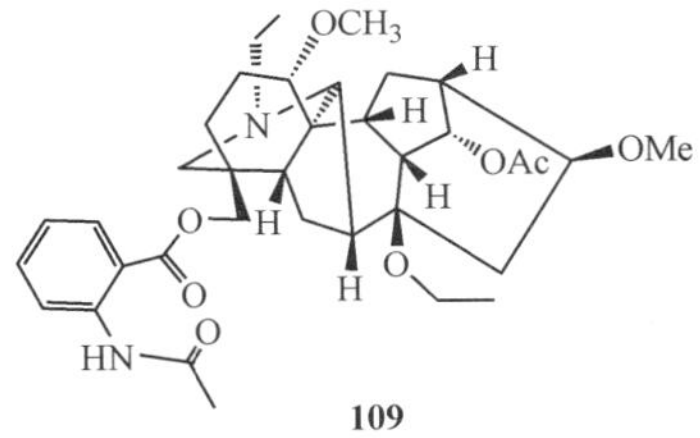 **109**

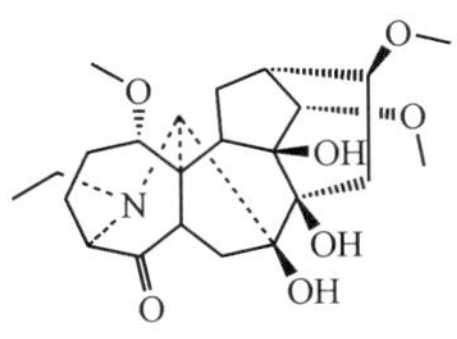

110 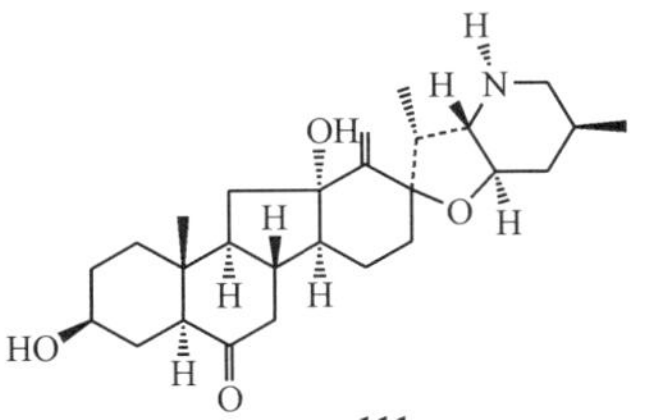 **111** 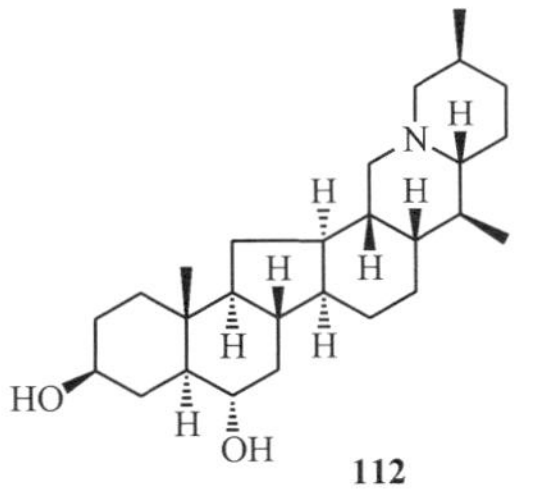 **112** 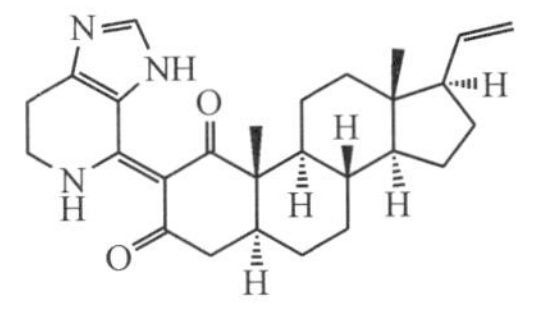 **113**

(+)-Tishaviolamine A(**114**)具有全新的6/5/5/6/5含氮杂环骨架特征,是从天山堇菜(*Viola tianschanica*)中分离得到[98]。Conipyridoin E(**115**)分离自真菌 *Coniochaeta cephalothecoides* 的固态培养物中,它对金黄色葡萄球菌及MRSA均有强抑制作用,MIC为1.0μmol/L[99]。Gunnilactam A(**116**)为大环四内酰胺类化合物,是从无性型古尼虫草(*Cordyceps gunnii*)的昆虫寄生真菌古尼拟青霉(*Paecilomyces gunnii*)的发酵物中分得。化合物**116**对前列腺肿瘤细胞C42B具有选择性细胞毒作用,IC_{50}为5.4μmol/L[100]。从海洋来源的异壁放线菌(*Actinoalloteichus cyanogriseus* WH1-

2216-6)的发酵物中得到一个5,5,6-多环含特特拉姆酸大环内酰胺(PTMs)的化合物16-hydroxymaltophilin(**117**),对一小组人肿瘤细胞显示抑制作用,IC_{50}为4.5~9.7μmol/L[101]。Dahurelmusin A(**118**)是一个肽-聚酮的杂合体,是从感染了内生菌*Epichloë bromicola*的披碱草(*Elymus dahuricus*)中分离。化合物**118**对稻麦蚜*Rhopalosiphum padi*及菜蚜*Brevicoryne brassicae*均具有杀灭作用,LC_{50}分别为0.1和0.3mmol/L[102]。

(+)-Nigegladine A(**119**)和(-)-nigegladine A为一对百里香醌二聚体的光学对映体,是从腺毛黑种草(*Nigella glandulifera*)的种子中分离得到。二者对缺氧/复氧引起的H9c2心肌细胞损伤显示显著保护作用[103]。(±)-Uncarilin B是从钩藤(*Uncaria rhynchophylla*)中分离而来的一对独特的具有对称四元核心结构的光学对映isoechinulin型二聚体。(-)-Uncarilin B(**120**)在0.25mmol/L浓度下对褪黑激素受体MT_1和MT_2显示竞争性结合作用,竞争结合率分别为11.3%和52.4%[104]。Tabercorymines A(**121**)和B为两个具有新骨架的vobasinyl-ibogan型双吲哚生物碱,是从伞房狗牙花(*Tabernaemontana corymbosa*)中分离而来。两者对包括长春新碱耐药的KB等几株人肿瘤细胞显示出较强的抗增殖作用[105]。Hunterizeyline F(**122**)是从仔榄树(*Hunteria zeylanica*)茎叶中得到的双吲哚类[106]。(±)-Peharmaline A(**123**)为罕见的-咔啉-鸭嘴花酮碱杂合的外消旋混合物,是从骆驼蓬(*Peganum harmala*)的种子中分离得到。它对肿瘤细胞HL-60、PC-3和SGC-7901具有抑制作用,IC_{50}分别为9.2、21.6和25.4μmol/L[107]。

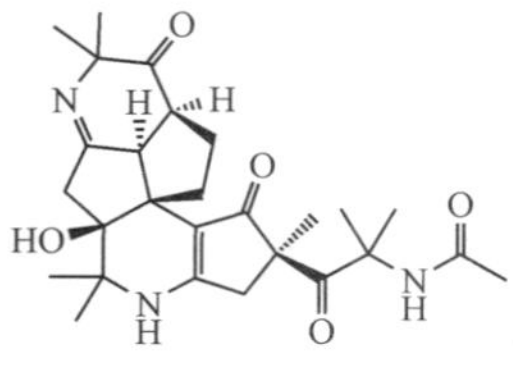

114 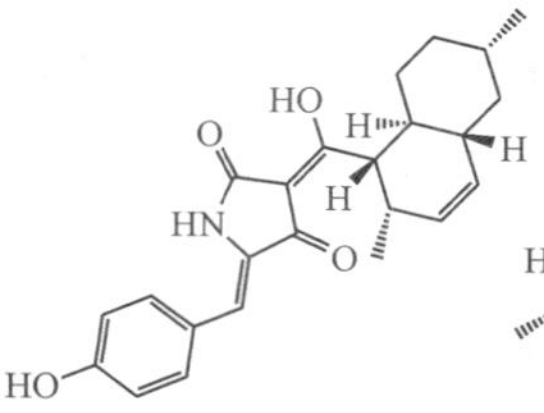　115 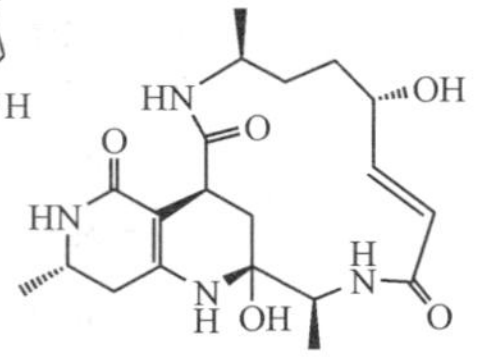　116 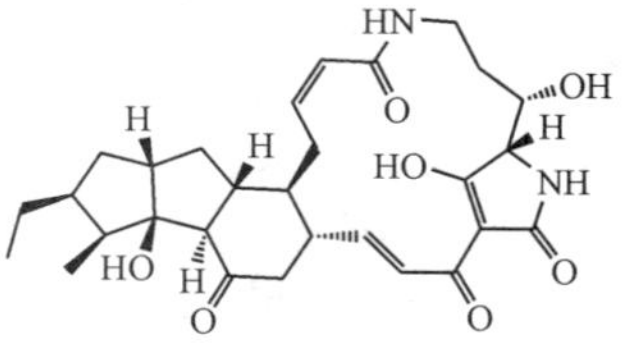　117 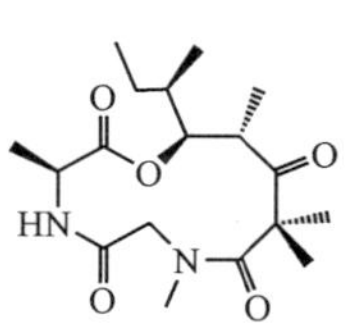　118

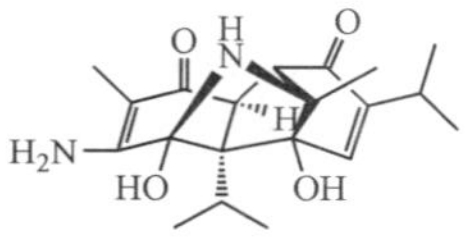

119 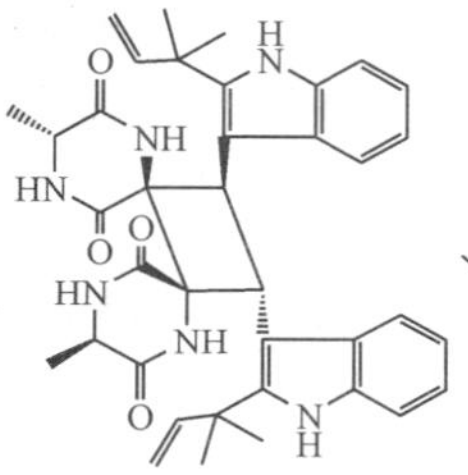　120 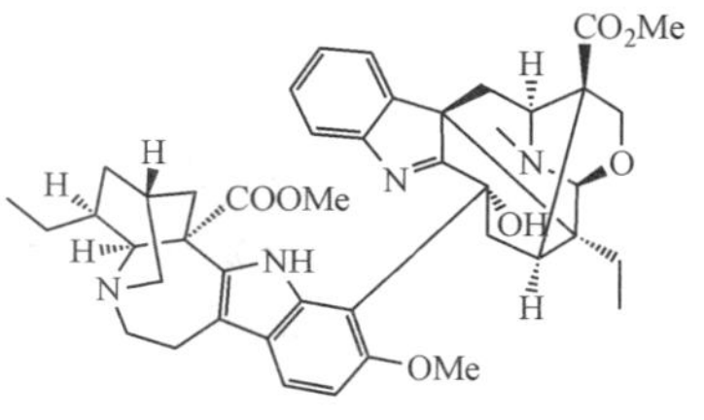　121 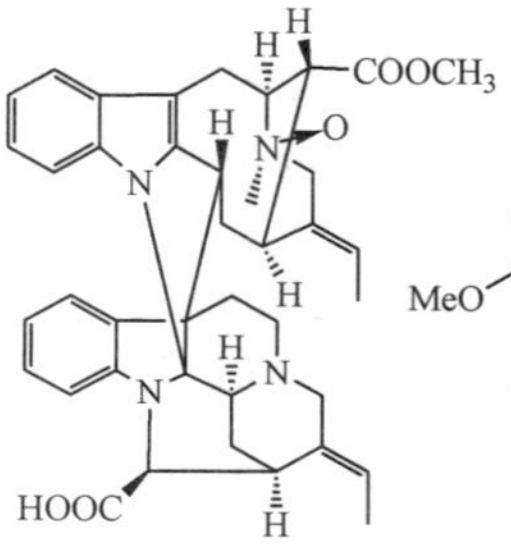　122 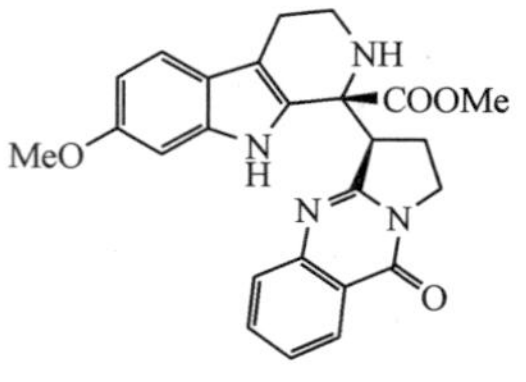　123

双吲哚生物碱Gelsekoumidine B(**124**)是从钩吻(*Gelsemium elegans*)根中得到的一对阻旋异构体(**124a/124b**)。化合物**124**代表着第1个裂环钩吻素子-钩吻定类型的二聚化生物碱。其对LPS诱导RAW 264.7细胞中NO的生成具有中等抑制作用,IC_{50}为33.2μmol/L[108]。

Penicisulfuranol A(**125**)是从红树内生菌微紫青霉(*Penicillium janthinellum* HDN13-309)分离而来的一个多硫代二酮哌嗪类生物碱。该化合物对肿瘤细胞HeLa和HL-60显示出细胞毒作用,IC_{50}分别为0.1和0.5μmol/L[109]。Streptopertusacin A(**126**)为一个独特的以两性离子存在的indolizinium生物碱,是从海藻来源的链霉菌*Streptomyces* sp. HZP-2216E的培养物中分得。它对MRSA显示中等抑制作用[110]。

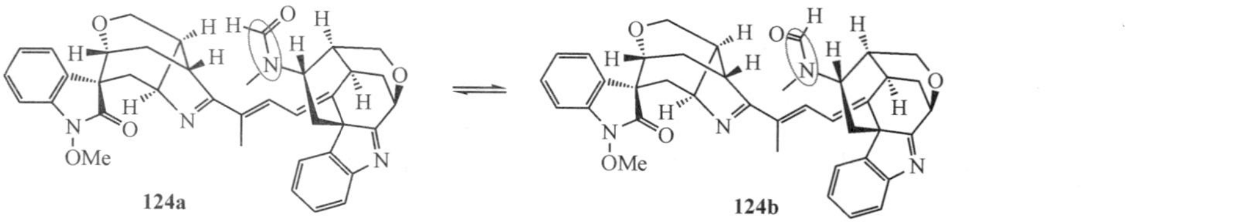

124a　124b

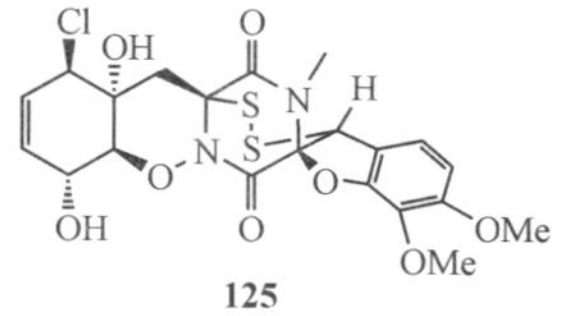

125 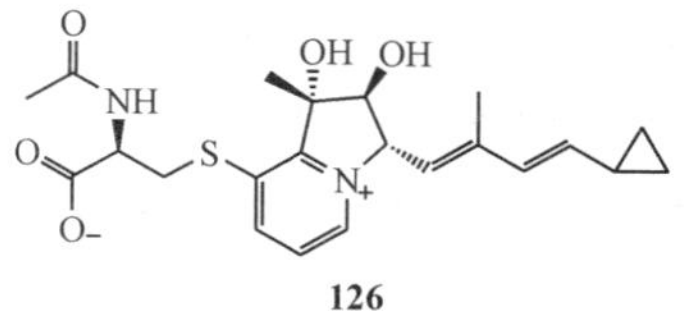　126

细胞松弛素(cytochalasan,亦称松胞素)类化合物通常是由真菌代谢产生。从黄柄曲霉(*Aspergillus flavipes*)的培养物中分离到一系列杂合松胞素。其中,aspergilasine A(**127**)具有全新的含环丁烷片段的笼状五环[7.2.0.$1^{4,11}$.$0^{2,7}$.$0^{5,0}$]十二烷骨架结构[111];asperflavipine A(**128**)具有两个松胞素单元和两个 epicoccine 单元,是已发现的首例松胞素杂四聚体;asperflavipine B(**129**)含一个松胞素单元和两个 epicoccine 单元。化合物 **128** 具有中等细胞毒作用,通过激活半胱天冬酶 3(caspase-3)以及降解多聚腺苷二磷酸核糖聚合酶(PARP)从而诱导 Jurkat、NB4 和 HL60 在内的肿瘤细胞凋亡[112]。从海洋等足动物 *Ligia oceanica* 肠道真菌 *Aspergillus* sp. 的培养物中发现的 aspochalazine A(**130**)是一个多环 aspochalasin 类松胞素型化合物。该化合物是第 1 个具有氮杂双环的 aspochalasin 衍生物[113]。

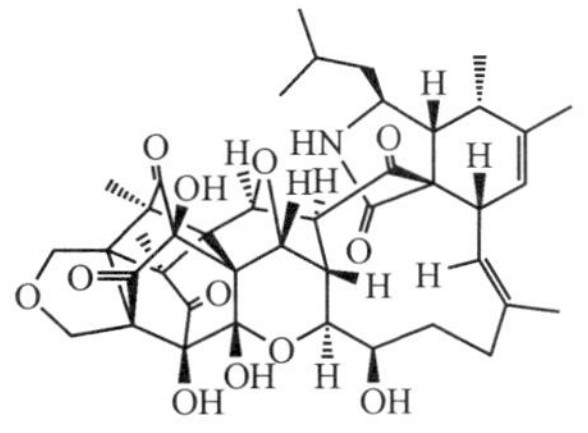

127 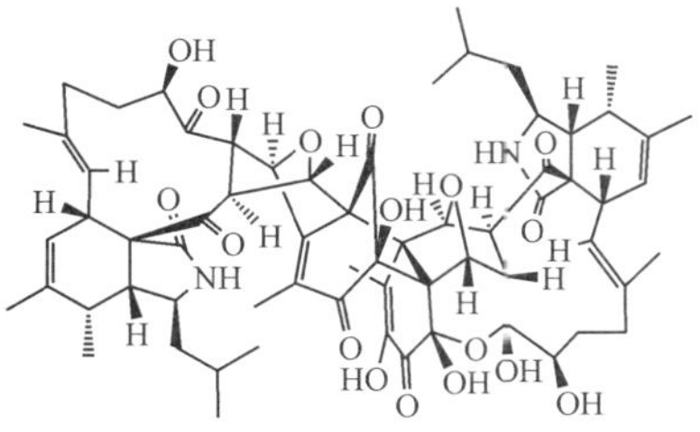 **128** 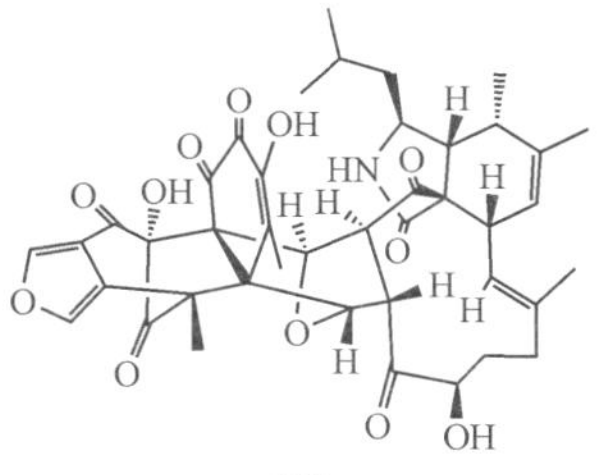 **129** 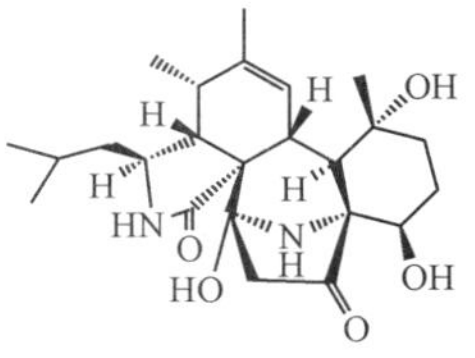 **130**

7 聚 酮

Libertalide D(**131**)是从珊瑚来源真菌 *Libertasomyces* sp. 发酵产物中分得。它可以显著诱导 $CD3^+$ T 细胞增殖[114]。通过生物活性引导分离从植物来源真菌 *Emericella* sp. TJ29 的培养物中得到化合物 varioxiranediol A(**132**),该化合物具有抑菌和杀菌作用[115]。

8 其 他

Citrifuran A(**133**)是蜈蚣肠道真菌 *Aspergillus* sp. 的代谢产物,其对 LPS 诱导 RAW264.7 细胞生成 NO 具有中等抑制作用,IC_{50} 为 18.3μmol/L[116]。Forsythenethoside A(**134**)从连翘(*Forsythia suspensa*)的果实中分得,它对撤除血清诱导的 PC12 细胞损伤显示强保护作用[117]。Rifamorpholine B(**135**)是从蝗虫相关的稀有放线菌 *Amycolatopsis* sp. HCa4 的培养物中分得,该化合物对 MRSA 具有强抑制活性,MIC 为 4.0μmol/L[118]。从灰黄青霉(*Penicillium griseofulvum* CPCC 400528)的发酵物中分离到 4′-demethoxy-4′-*N*-isopentylisogriseofulvin(**136**)。该化合物为灰黄霉素的衍生物,具有抗 HIV 作用,IC_{50} 为 33.2μmol/L[119]。Chrysanthemorimic acid A(**137**)是从杭白菊(*Chrysanthemum morifolium*)的花中分离而来,它在 10μmol/L 对 H_2O_2 引起的 SH-SY5Y 细胞损伤具有显著保护作用[120]。从苍术(*Atractylodes lancea*)的根茎分离得到化合物 **138**。该化合物在 10μmol/L 时对 α-葡萄糖苷酶及 PTP1B 显示微弱抑制作用[121]。对昆虫病原真菌 *Metarhizium robertsii* 进行表观遗传调控因子的广泛基因删除,发现由于组蛋白乙酰转移酶基因 *Hat*1 的破坏意外激活孤儿次生代谢产物基因。此研究最终导致包括 meromuside A(**139**)在内的 8 个类异香豆素的发现[122]。

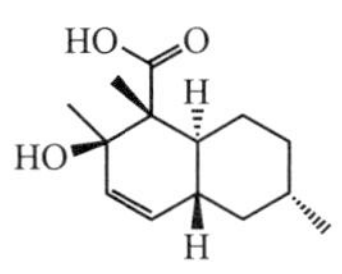

131 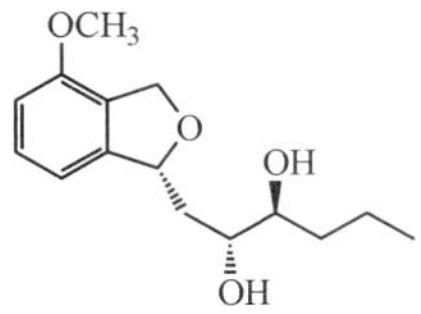 **132** 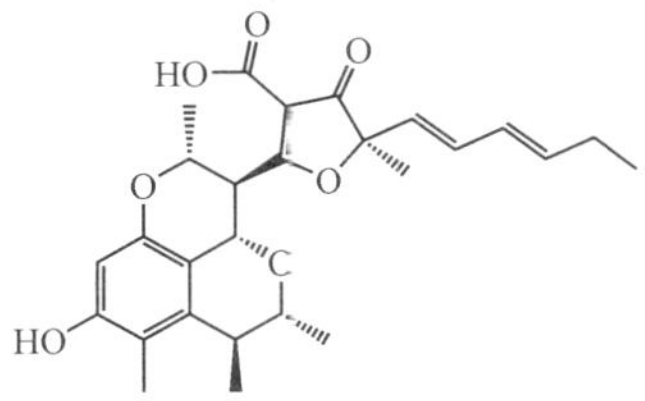 **133** 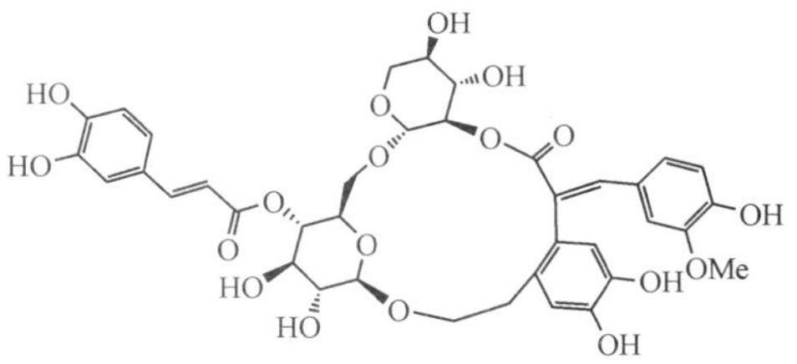 **134**

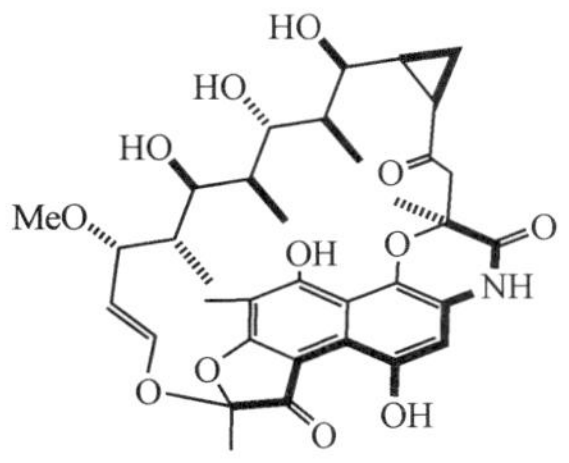

135 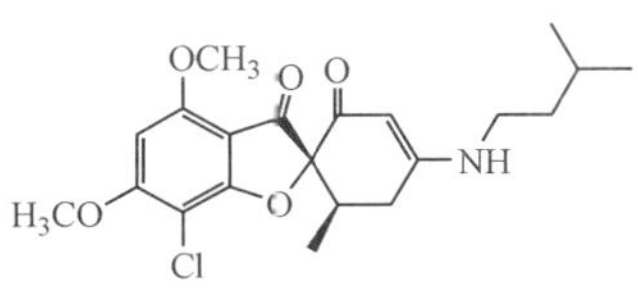 **136** 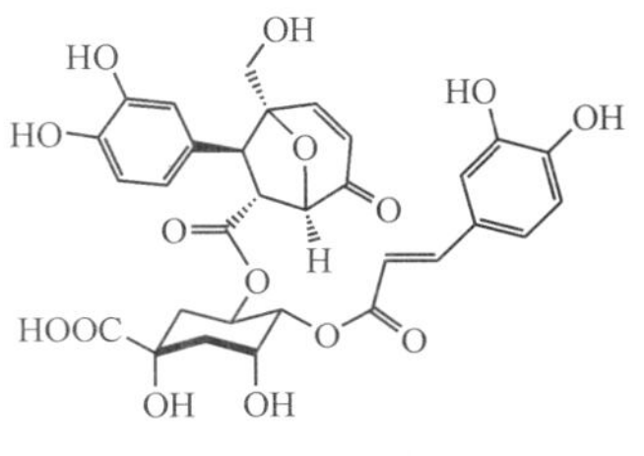 **137**

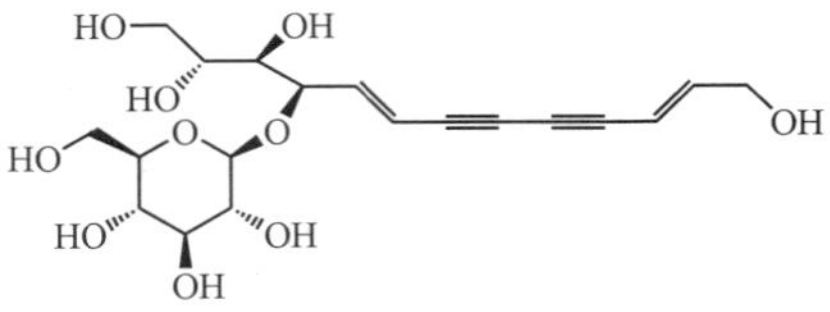

138

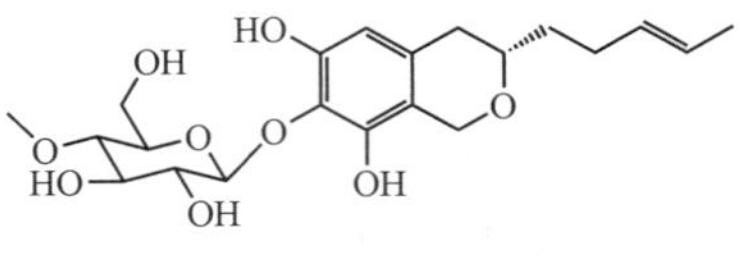

139

9 结 语

综上可见,2017 年我国天然产物化学工作者取得了许多重要成果,发现一批结构更加复杂和(或)生物活性更加突出的天然化学成分。受篇幅所限,部分相关研究成果未能在此得到归纳总结。特别需要指出的是,2017 年我国天然产物化学研究在高活性药物先导化合物的发现及复杂天然产物化学结构的解析等方面,均取得了较好成果。比如,所发现的乌药烷型倍半萜 fortunilide A 对氯喹耐受恶性疟的抑制作用与青蒿素作用相当,较有希望成为一个有别于氯喹/青蒿素分子骨架类型的新型抗疟先导化合物[12];二萜化合物 nepetaefolin F 在体外试验中具有媲美紫杉醇的抗肿瘤活性[17],前景可期;蟾毒内酯类衍生物 2′*S*-arenobufagin-3-*O*-lactate 对人胃癌细胞 BGC-823 和人肺癌细胞 A549 均有超强的细胞毒作用[76],值得关注;而黄柄曲霉(*Aspergillus flavipes*)中多个复杂的松胞素杂聚体的化学结构得到成功解析[111-112],展现出中国学者在复杂天然产物结构鉴定方面的研究能力和水平。

与欧美国家和日本相比,中国学者在天然产物化学研究领域的工作毫不逊色。在多种本领域国际刊物上,中国学者论文的数量不但稳居前列,而且研究内容的深度和广度也在明显提升:①分离方面,微量复杂成分的分离已成常态,光学对映体常常得到拆分;②结构解析方面,在综合运用波谱学技术解析分子平面结构及相对构型的基础上,往往结合化学衍生化、ECD 计算、X 射线单晶衍射等方法进一步确定天然产物的绝对构型;③生物活性研究方面,依靠生命科学日新月异的进步,广泛采用新方法、新药物靶标对天然成分进行生物学功能评价;④复杂天然产物的全合成方面,通过基因调控方法获得目标分子或寻找新类型化合物等方面的工作亦可圈可点。相关学科的进步、多学科交叉渗透极大地促进了天然产物研究的繁荣。新技术、新方法、新策略的引进,不断推进人类认识天然产物分子结构多样性、生物功能多样性及复杂生物体系分子间的相互作用的极限。

事实上,大自然仍旧是最好的化学家,她所提供的结构新颖和多样的天然产物是新化学实体(New Chemical Entity)的重要来源。随着分离和分析新技术的发展与应用,天然药物先导化合物研究的高成本和长周期等问题均得到较大改善,尤其体现在大型"类药性"天然产物样品库的建立、微量活性成分的分离和快速结构鉴定上[123-124]。众所周知,生物多样性是化学多样性的前提。研究和统计表明,珍稀濒危植物代谢所产生的天然产物的结构多样性及其成药性远高于一般植物的平均水平[125-126]。但由于人口增长、气候变化以及人类活动等影响,自然界物种灭绝导致生物多样性在不断减少。珍稀濒危植物往往处于极端或特殊的生长环境,它们能产生结构和/或活性特殊的新型化学生态功能分子;不仅如此,它们还富含复杂而又独特的微生物组(内生菌)。珍稀濒危植物宿主及其内生菌的次生代谢产物是发现具有新颖结构和独特作用机制的创新药物的重要来源,在国际上正引起高度重视[125-127]。目前,全球已知植物物种中至少有 13% 被视为处于渐危或濒危状态,这一情况在中国尤为严重[128-131]。濒危植物处于物种灭绝的边缘,因此,亟须对这些珍稀物种潜在的抗重大(或恶性)疾病的活性化合物进行系统研究(甚至抢救性研究);研究成果将积极促进对这些宝贵但相对比较脆弱的植物资源的科学保护和利用(乃至深度开发),以对抗人类未来可能持续出现的新型疾病。作者所在课题组近几年率先在这方面开展了一系列探索性研究工作[132],这些研究结果将为从我国特有珍稀濒危药用植物宿主及其内生菌中开发新型药物先导化合物奠定基础。

总之,结构新颖与多样的天然产物无论对化学生物学和有机化学学科的发展还是对药物研发均具有重要意义与独特价值。创新药物的研发不仅在于新靶标的发现与功能确证,亦取决于被筛化合物的结构新颖性和多样性。利用天然活性化合物作为小分子探针对恶性疾病相关基因/蛋白进行化学生物学等方面的深入研究,进一步发现与确证该基因/蛋白靶标的功能,探讨相关发病机制;同时为找到治疗该恶性疾病的药物先导化合物提供新的线索和科学依据,这也是后基因组时代创新药物研发的最新途径之一。

参 考 文 献

[1] Dong JW, Cai L, Li XJ, et al. Fermentation of *Illigera aromatica* with *Clonostachys rogersoniana* producing novel cytotoxic menthane-type monoterpenoid dimers[J]. RSC Adv, 2017, 7(62): 38956-38964.

[2] Ye XS, He J, Cheng YC, et al. Cornusides A-O, bioactive iridoid glucoside dimers from the fruit of *Cornus officinalis*[J]. J Nat Prod, 2017,80(12):3103-3111.

[3] Wang JF, He WJ, Kong FD, et al. Ochracenes A-I, humulane-derived sesquiterpenoids from the Antarctic fungus *Aspergillus ochraceopetaliformis*[J]. J Nat Prod,2017,80(6):1725-1733.

[4] Yang NN, Kong FD, Ma QY, et al. Chemical constituents from the cultures of fungus *Xylaria polymorpha*[J]. Chin J Org Chem(有机化学),2017,37(4):1033-1039.

[5] Huang SZ, Ma QY, Kong FD, et al. Daphnauranins A and B, two new antifeedants isolated from *Daphne aurantiaca* roots[J]. Fitoterapia, 2017, 122: 11-15.

[6] Wu XD, Zhong WW, Ding LF, et al. Sesquiterpenoids from the twigs and leaves of *Fokienia hodginsii*[J]. J Asian Nat Prod Res(亚洲天然产物研究), 2017, 19(7): 666-672.

[7] Zhang CG, Jin MR, Chou GX, et al. Plebeins A-F, sesquiterpenoids and diterpenoids from *Salvia plebeian*[J]. Phytochem Lett, 2017, 19: 254-258.

[8] Ma SG, Li M, Lin MB, et al. Illisimonin A, a caged sesquiterpenoid with a tricycle[5.2.1.0^{1,6}] decane skeleton from the fruits of *Illicium simonsii*[J]. Org Lett, 2017, 19(22): 6160-6163.

[9] Dong SJ, Li BC, Dai WF, et al. Sesqui- and diterpenoids from the radix of *Curcuma aromatica*[J]. J Nat Prod, 2017, 80(12): 3093-3102.

[10] Feng T, Li XM, He J, et al. Nicotabin A, a sesquiterpenoid derivative from *Nicotiana tabacum*[J]. Org Lett, 2017, 19(19): 5201-5203.

[11] Dong L, Cheng LZ, Yan YM, et al. Commiphoranes A-D, carbon skeletal terpenoids from *Resina commiphora*[J]. Org Lett, 2017, 19(1): 286-289.

[12] Zhou B, Wu Y, Dalal S, et al. Nanomolar antimalarial agents against chloroquine-resistant *Plasmodium falciparum* from medicinal plants and their structure-activity relationships[J]. J Nat Prod, 2017, 80(1): 96-107.

[13] Zhou B, Liu QF, Dalal S, et al. Fortunoids A-C, three sesquiterpenoid dimers with different carbon skeletons from *Chloranthus fortunei*[J]. Org Lett, 2017, 19(3): 734-737.

[14] Ma YL, Wang MJ, Yi ZC, et al. A new bis-sesquiterpenoid from *Artemisia selengensis*[J]. Chin Tradit Herb Drugs(中草药), 2017, 48(14): 2817-2819.

[15] Zhang YL, Zhou XW, Wang XB, et al. Xylopiana A, a dimeric guaiane with a case-shaped core from *Xylopia vielana*: structural elucidation and biomimetic conversion[J]. Org Lett, 2017, 19(11): 3013-3016.

[16] Xue GM, Han C, Chen C, et al. Artemisians A-D, diseco-guaianolide involved heterodimeric [4 + 2] adducts from *Artemisia argyi*[J]. Org Lett, 2017, 19(19): 5410-5413.

[17] Zhang CG, Chou GX, Mao XD, et al. Nepetaefolins A-J, cytotoxic chinane and abietane diterpenoids from *Caryopteris nepetaefolia*[J]. J Nat Prod, 2017, 80(6): 1742-1749.

[18] Niu CS, Li Y, Liu YB, et al. Pierisketolide A and pierisketones B and C, three diterpenes with an unusual carbon skeleton from the roots of *Pieris formosa*[J]. Org Lett, 2017, 19(4): 906-909.

[19] Jiang HY, Wang WG, Tang JW, et al. Structurally diverse diterpenoids from *Isodon scoparius* and their bioactivity[J]. J Nat Prod, 2017, 80(7): 2026-2036.

[20] Zhou JF, Sun N, Zhang HQ, et al. Rhodomollacetals A-C, PTP1B inhibitory diterpenoids with a 2,3:5,6-di-*seco*-grayanane skeleton from the leaves of *Rhododendron molle*[J]. Org Lett, 2017, 19(19): 5352-5355.

[21] Zhou JF, Zhan GQ, Zhang HQ, et al. Rhodomollanol A, a highly oxygenated diterpenoid with a 5/7/5/5 tetracyclic carbon skeleton from the leaves of *Rhododendron molle*[J]. Org Lett, 2017, 19(14): 3935-3938.

[22] Zhou L, Tuo YL, Hao Y, et al. Cinnamomols A and B, immunostimulative diterpenoids with a new carbon skeleton from the leaves of *Cinnamomum cassia*[J]. Org Lett, 2017, 19(11): 3029-3032.

[23] Yu HB, Gu BB, Wang SP, et al. New diterpenoids from the marine sponge *Dactylospongia elegans*[J]. Tetrahedron, 2017, 73(47): 6657-6661.

[24] Wang L, Yang J, Kong LM, et al. Natural and semisynthetic tigliane diterpenoids with new carbon skeletons from *Euphorbia dracunculoides* as a Wnt signaling pathway inhibitor[J]. Org Lett, 2017, 19(14): 3911-3914.

[25] Ye F, Zhu ZD, Chen JS, et al. Xishacorenes A-C, diterpenes with bicyclo [3.3.1] nonane nucleus from the Xisha soft coral *Sinularia polydactyla*[J]. Org Lett, 2017, 19(16): 4183-4186.

[26] Yuan QQ, Tang S, Song WB, et al. Crassins A-H, diterpenoids from the roots of *Croton crassifolius*[J]. J Nat Prod, 2017, 80(2): 254-260.

[27] Fang FH, Huang WJ, Zhou SY, et al. Aphapolins A and B: two nemoralisin diterpenoids isolated from *Aphanamixis polystachya* (Wall.) R. Parker[J]. Eur J Org Chem, 2017, 2017(30): 4429-4433.

[28] Luo P, Xia WJ, Morris-Natschke SL, et al. Vitepyrroloids A-D, 2-cyanopyrrole-containing labdane diterpenoid alkaloids from the leaves of *Vitex trifolia*[J]. J Nat Prod, 2017, 80(5): 1679-1683.

[29] Fan YY, Xu JB, Liu HC, et al. Cephanolides A-J, cephalotane-type diterpenoids from *Cephalotaxus sinensis*[J]. J Nat Prod, 2017, 80(12): 3159-3166.

[30] Feng ZL, Zhang LL, Zheng YD, et al. Norditerpenoids and dinorditerpenoids from the seeds of *Podocarpus nagi* as cytotoxic agents and autophagy inducers[J]. J Nat Prod, 2017, 80(7): 2110-2117.

[31] Gobu FR, Chen JJ, Zeng J, et al. Isolation, structure elucidition, and immunosuppressive activity of diterpenoids from *Ligularia fischeri*[J]. J Nat Prod, 2017, 80(8): 2263-2268.

[32] Lou HY, Jin L, Huang T, et al. Vulgarisins B-D, three novel diterpenoids with a rare skeleton isolated from *Prunella vulgaris* Linn[J]. Tetrahedron Lett, 2017, 58(5): 401-404.

[33] Huang XH, Tao LX, Ke CQ, et al. Taxodikaloids A and B, two dimeric abietane-type diterpenoids from *Taxodium ascendens* possessing an oxazoline ring linkage[J]. Org Lett, 2017, 19(3): 556-559.

[34] Wei YL, Wang C, Cheng ZB, et al. Heterodimeric diterpenoids isolated from *Euphorbia ebracteolata* roots and their inhibitory effects on-glucosidase[J]. J Nat Prod, 2017, 80(12): 3219-3224.

[35] Liu HC, Xiang ZB, Wang Q, et al. Monomeric and dimeric *ent*-kauranoid-type diterpenoids from *Rabdosia japonica* and their cytotoxicity and anti-HBV activities[J]. Fitoterapia, 2017, 118: 94-100.

[36] Zhou SZ, Tang CP, Ke CQ, et al. Three new dimeric diterpenes from *Rhododendron molle*[J]. Chin Chem Lett(中国化学快报), 2017, 28(6): 1205-1209.

[37] Dong M, Quan LQ, Dai WF, et al. Anti-inflammatory and anti-HIV compounds from *Swertia bimaculata* [J]. Planta Med, 2017, 83 (17): 1368-1373.

[38] Shi ZZ, Miao FP, Fang ST, et al. Sesteralterin and tricycloalterfurenes A-D: terpenes with rarely occurring frameworks from the marine-alga-epiphytic fungus *Alternaria alternata* k21-1 [J]. J Nat Prod, 2017, 80(9): 2524-2529.

[39] Jiao WH, Hong LL, Sun JB, et al. (±)-Hippolide J-a pair of unusual antifungal enantiomeric sesterterpenoids from the marine sponge *Hippospongia lachne* [J]. Eur J Org Chem, 2017, 2017 (24): 3421-3426.

[40] Li ZY, Qi FM, Zhi DJ, et al. A novel spirocyclic triterpenoid and a new taraxerane triterpenoid from *Teucrium viscidum* [J]. Org Chem Front, 2017, 4(1): 42-46.

[41] Song J, Liu Y, Zhou M, et al. Spiroschincarins A-E: five spirocyclic nortriterpenoids from the fruit of *Schisandra incarnata* [J]. Org Lett, 2017, 19(5): 1196-1199.

[42] Wang C, Huo XK, Luan ZL, et al. Alismanin A, a triterpenoid with a C_{34} skeleton from *Alisma orientale* as a natural agonist of human pregnane X receptor [J]. Org Lett, 2017, 19(20): 5645-5648.

[43] Fan YY, Gan LS, Liu HC, et al. Phainanolide A, highly modified and oxygenated triterpenoid from *Phyllanthus hainanensis* [J]. Org Lett, 2017, 19(17): 4580-4583.

[44] An FL, Sun DM, Li RJ, et al. Walrobsins A and B, two anti-inflammatory limonoids from root barks of *Walsura robusta* [J]. Org Lett, 2017, 19(17): 4568-4571.

[45] Zhang Y, An FL, Huang SS, et al. Diverse triterpenoids from the fruits of *Walsura robusta* and their reversal of multidrug resistance phenotype in human breast cancer cells [J]. Phytochemistry, 2017, 136: 108-118.

[46] Wang GC, Fan YY, Shyaula SL, et al. Triconoids A-D, four limonoids possess two rearranged carbon skeletons from *Trichilia connaroides* [J]. Org Lett, 2017, 19(8): 2182-2185.

[47] Yi L, Zhang HJ, Tian XM, et al. Four new limonoids from the seeds of *Chukrasia tabularis* A. Juss [J]. Phytochem Lett, 2017, 19: 12-17.

[48] Wu YB, Wang YZ, Ni ZY, et al. Xylomexicanins I and J: limonoids with unusual B/C rings from *Xylocarpus granatum* [J]. J Nat Prod, 2017, 80(9): 2547-2550.

[49] Li WS, Wu J, Li J, et al. Krishnadimer A, an axially chiral non-biaryl natural product: discovery and biomimetic synthesis [J]. Org Lett, 2017, 19(1): 182-185.

[50] Liao HB, Huang GH, Yu MH, et al. Five pairs of meroterpenoid enantiomers from *Rhododendron capitatum* [J]. J Org Chem, 2017, 82 (3): 1632-1637.

[51] Wang X, Li L, Zhu RX, et al. Bibenzyl-based meroterpenoid enantiomers from the Chinese liverwort *Radula sumatrana* [J]. J Nat Prod, 2017, 80(12): 3143-3150.

[52] Chen KL, Zhang XW, Sun WG, et al. Manginoids A-G: seven monoterpene-shikimate-conjugated meroterpenoids with a spiro ring system from *Guignardia mangiferae* [J]. Org Lett, 2017, 19 (21): 5956-5959.

53] Hou JQ, Guo C, Zhao JJ, et al. Frutescone A-G, tasmanone-based meroterpenoids from the aerial parts of *Baeckea frutescens* [J]. J Org Chem, 2017, 82(3): 1448-1457.

[54] Qi BW, Liu X, Mo T, et al. 3,5-Dimethylorsellinic acid derived meroterpenoids from *Penicillium chrysogenum* MT-12, an endophytic fungus isolated from *Huperzia serrata* [J]. J Nat Prod, 2017, 80 (10): 2699-2707.

[55] Wang K, Bao L, Ma K, et al. A novel class of-glucosidase and HMG-CoA reductase inhibitors from *Ganoderma leucocontextum* and the anti-diabetic properties of ganomycin I in KK-A^y mice [J]. Eur J Med Chem, 2017, 127: 1035-1046.

[56] He Y, Hu ZX, Sun WG, et al. Spiroaspertrione A, a bridged spirocyclic meroterpenoid, as a potent potentiator of oxacillin against methicillin-resistant *Staphylococcus aureus* from *Aspergillus* sp. TJ23 [J]. J Org Chem, 2017, 82(6): 3125-3131.

[57] Liu D, Li Y, Li XD, et al. Chartarolides A-C, novel meroterpenoids with antitumor activities [J]. Tetrahedron Lett, 2017, 58 (19): 1826-1829.

[58] Wu L, Zhang YL, Wang XB, et al. Viminalins A-O: diverse [3+2] hybrids of acylphloroglucinol and α-phellandrene from the fruits of *Callistemon viminalis* [J]. Tetrahedron, 2017, 73(8): 1105-1113.

[59] Zheng D, Zhang H, Zheng CW, et al. Garciyunnanimines A-C, novel cytotoxic polycyclic polyprenylated acylphloroglucinol imines from *Garcinia yunnanensis* [J]. Org Chem Front, 2017, 4 (11): 2102-2108.

[60] Zhang YL, Zhou XW, Wu L, et al. Isolation, structure elucidation, and absolute configuration of syncarpic acid-conjugated terpenoids from *Rhodomyrtus tomentosa* [J]. J Nat Prod, 2017, 80 (4): 989-998.

[61] Zhao H, Chen GD, Zou J, et al. Dimericbiscognienyne A: a meroterpenoid dimer from *Biscogniauxia* sp. with new skeleton and its activity [J]. Org Lett, 2017, 19(1): 38-41.

[62] Luo Q, Wang Z, Luo J, et al. (±)-Applanatumines B-D: novel dimeric meroterpenoids from *Ganoderma applanatum* as inhibitors of JAK3 [J]. RSC Adv, 2017, 7(60): 38037-38043.

[63] Zhou X, Guo QL, Zhu CG, et al. Gastradefurphenol, a minor 9,9′-neolignan with a new carbon skeleton substituted by two *p*-hydroxybenzyls from an aqueous extract of "tian ma" [J]. Chin Chem Lett(中国化学快报), 2017, 28(6): 1185-1189.

[64] Liu Y, Yu HY, Wang YM, et al. Neuroprotective lignans from the fruits of *Schisandra bicolor* var. *tuberculate* [J]. J Nat Prod, 2017, 80(4): 1117-1124.

[65] Ren YM, Ke CQ, Mándi A, et al. Two new lignan-iridoid glucoside diesters from the leaves of *Vaccinium bracteatum* and their relative and absolute configuration determination by DFT NMR and TDDFT-ECD calculation [J]. Tetrahedron, 2017, 73 (23): 3213-3219.

[66] Wang YS, Li BT, Liu SX, et al. Anisucoumaramide, a bioactive coumarin from *Clausena anisumolens* [J]. J Nat Prod, 2017, 80(4): 798-804.

[67] Su FY, Zhao Z, Ma SG, et al. Cnidimonins A-C, three types of hybrid dimer from *Cnidium monnieri*: structural elucidation and semisynthesis [J]. Org Lett, 2017, 19(18): 4920-4923.

[68] Niu SL, Li DH, Wang YT, et al. Neobraclactones A-C, three unprecedented chaise longue-shaped xanthones from *Garcinia bracteata*[J]. Org Biomol Chem,2017,15(22):4901-4906.

[69] Sun Q, Yao GD, Song XY, et al. Autophagy antagonizes apoptosis induced by flavan enantiomers from *Daphne giraldii* in hepatic carcinoma cells *in vitro*[J]. Eur J Med Chem,2017,133:1-10.

[70] Zhu H,Yang YN,Xu K,et al. Sophopterocarpan A,a novel pterocarpine derivative with a benzotetrahydrofuran-fused bicyclo [3. 3. 1] nonane from *Sophora flavescens*[J]. Org Biomol Chem, 2017,15(26):5480-5483.

[71] Zhang LJ,Bi DW,Hu JM,et al. Four hybrid flavan-chalcones,caesalpinnone A possessing a 10,11-dioxatricyclic [5. 3. 3. $0^{1,6}$] tridecane-bridged system and caesalpinflavans A-C from *Caesalpinia enneaphylla*[J]. Org Lett,2017,19(16):4315-4318.

[72] Liu ZM,Chen SH,Qiu P,et al. (+)-and (−)-Ascomlactone A:a pair of novel dimeric polyketides from a mangrove endophytic fungus *Ascomycota* sp. SK2YWS-L[J]. Org Biomol Chem,2017,15(48): 10276-10280.

[73] Hu ZX,Wu Y,Xie SS,et al. Phomopsterones A and B,two functionalized ergostane-type steroids from the endophytic fungus *Phomopsis* sp. TJ507A[J]. Org Lett,2017,19(1):258-261.

[74] Luo Q,Yang ZL,Yan YM,et al. Ganotheaecolin A,a neurotrophic conjugated ergosterol with a naphtho[1,8-*ef*]azulene scaffold from *Ganoderma theaecolum*[J]. Org Lett,2017,19(3):718-721.

[75] Tian HY,Ruan LJ,Yu T,et al. Bufospirostenin A and bufogargarizin C, steroids with rearranged skeletons from the toad *Bufo bufo gargarizans*[J]. J Nat Prod,2017,80(4):1182-1186.

[76] Zhou SW,Zheng QF,Huang XY,et al. Isolation and identification of L/D-lactate-conjugated bufadienolides from toad eggs revealing lactate racemization in amphibians[J]. Org Biomol Chem,2017,15 (26):5609-5615.

[77] Wang JP,Cai L,Chen FY,et al. A new steroid with unique rearranged seven-membered B ring isolated from roots of *Asparagus filicinus*[J]. Tetrahedron Lett,2017,58:3590-3593.

[78] Yu FX,Li Z,Chen Y,et al. Four new steroids from the endophytic fungus *Chaetomium* sp. M453 derived of Chinese herbal medicine *Huperzia serrata*[J]. Fitoterapia,2017,117:41-46.

[79] Ge FH,Duan MH,Li J,et al. Ganoderin A,a novel 9,11-secosterol from *Ganoderma lucidum* spores oil[J]. J Asian Nat Prod Res, 2017,19(12):1252-1257.

[80] Sun CP,Kutateladze AG,Zhao F,et al. A novel withanolide with an unprecedented carbon skeleton from *Physalis angulata* [J]. Org Biomol Chem,2017,15(5):1110-1114.

[81] Sun CP, Oppong MB, Zhao F, et al. Unprecedented 22,26-*seco* physalins from *Physalis angulata* and their anti-inflammatory potential[J]. Org Biomol Chem,2017,15(41):8700-8704.

[82] Xia GY, Yao T, Zhang BY, *et al.* Withapubesides A-D: natural inducible nitric oxide synthase (iNOS) inhibitors from *Physalis pubescens*[J]. Org Biomol Chem,2017,15(47):10016-10023.

[83] Zhao ZZ,Chen HP,Wu B,et al. Matsutakone and matsutoic acid, two (nor)steroids with unusual skeletons from the edible mushroom *Tricholoma matsutake*[J]. J Org Chem,2017,82(15):7974-7979.

[84] Zhang ZJ,Nian Y,Zhu QF,et al. Lycoplanine A,a $C_{16}N$ *lycopodium* alkaloid with a 6/9/5 tricyclic skeleton from *Lycopodium complanatum*[J]. Org Lett,2017,19(17):4668-4671.

[85] Zhang Y,Zhang X,Chen N,et al. Four matrine-based alkaloids with antiviral activities against HBV from the seeds of *Sophora alopecuroides*[J]. Org Lett,2017,19(2):424-427.

[86] Zhou J,Feng JH,Fang L. A novel monoterpenoid indole alkaloid with anticancer activity from *Melodinus khasianus*[J]. Bioorg Med Chem Lett,2017,27(4):893-896.

[87] Liu L,Wang L,Bao L,et al. Versicoamides F-H,prenylated indole alkaloids from *Aspergillus tennesseensis*[J]. Org Lett,2017,19(4): 942-945.

[88] Zeng T,Wu XY,Yang SX,et al. Monoterpenoid indole alkaloids from *Kopsia officinalis* and the immunosuppressive activity of rhazinilam[J]. J Nat Prod,2017,80(4):864-871.

[89] Zhong XH, Bao MF, Zeng CX, et al. Polycyclic monoterpenoid indole alkaloids from *Alstonia rostrata* and their reticulate derivation [J]. Phytochem Lett,2017,20:77-83.

[90] Zeng J, Zhang DB, Zhou PP, et al. Rauvomines A and B, two monoterpenoid indole alkaloids from *Rauvolfia vomitoria*[J]. Org Lett,2017,19(15):3998-4001.

[91] Cui H,Lin Y,Luo MC,et al. Diaporisoindoles A-C:three isoprenylisoindole alkaloid derivatives from the mangrove endophytic fungus *Diaporthe* sp. SYSU-HQ3 [J]. Org Lett, 2017, 19 (20): 5621-5624.

[92] Zhang SM,Yang Q,Guo L,et al. Isolation,structure elucidation and racemization of (+)-and (−)-pratensilins A-C: unprecedented spiro indolinone-naphthofuran alkaloids from a marine *Streptomyces* sp. [J]. Chem Commun,2017,53(72):10066-10069.

[93] Meng XH, Jiang ZB, Guo QL, et al. A minor arcutine-type C_{20}-diterpenoid alkaloid iminium constituent of "fu zi"[J]. Chin Chem Lett(中国化学快报),2017,28(3):588-592.

[94] Zhang JF,Chen L,Huang S,et al. Diterpenoid alkaloids from two *Aconitum* species with antifeedant activity against *Spodoptera exigua* [J]. J Nat Prod,2017,80(12):3136-3142.

[95] Zhang Q,Tan JJ,Chen XQ,et al. Two novel C_{18}-diterpenoid alkaloids,sinomontadine with an unprecedented seven-membered ring A and chloride-containing sinomontanine N from *Aconitum sinomontanum*[J]. Tetrahedron Lett,2017,58(18):1717-1720.

[96] Liu YM,Feng YD,Lu X,et al. Isosteroidal alkaloids as potent dual-binding site inhibitors of both acetylcholinesterase and butyrylcholinesterase from the bulbs of *Fritillaria walujewii*[J]. Eur J Med Chem,2017,137:280-291.

[97] Cheng W,Liu Z,Yu Y,et al. An unusual spinaceamine-bearing pregnane from a soft coral *Scleronephthya* sp. inhibits the migration of tumor cells[J]. Bioorg Med Chem Lett,2017,27(12):2736-2741.

[98] Chen QB,Aisa HA. Alkaloid constituents from *Viola tianschanica* [J]. Phytochemistry,2017,144:233-242.

[99] Han JJ,Liu CC,Li L,et al. Decalin-containing tetramic acids and 4-hydroxy-2-pyridones with antimicrobial and cytotoxic activity from the fungus *Coniochaeta cephalothecoides* collected in Tibetan Plateau (Medog)[J]. J Org Chem,2017,82(21):11474-11486.

[100] Zheng YB, Zhang JY, Wei LF, et al. Gunnilactams A-C, macrocyclic tetralactams from the mycelial culture of the entomogenous fungus *Paecilomyces gunnii* [J]. J Nat Prod, 2017, 80 (6): 1935-1938.

[101] Mei XG, Wang LP, Wang DY, et al. Polycyclic tetramate macrolactams from the marine-derived *Actinoalloteichus cyanogriseus* WH1-2216-6[J]. Chin J Org Chem (有机化学), 2017, 37 (9): 2352-2360.

[102] Song QY, Yu HT, Zhang XX, et al. Dahurelmusin A, a hybrid peptide-polyketide from *Elymus dahuricus* infected by the *Epichloë bromicola* endophyte[J]. Org Lett, 2017, 19(1): 298-300.

[103] Tian J, Han C, Guo WH, et al. Nigegladines A-C, three thymoquinone dimers from *Nigella glandulifera* [J]. Org Lett, 2017, 19 (23): 6348-6351.

[104] Geng CA, Huang XY, Ma YB, et al. (±)-Uncarilins A and B, dimeric isoechinulin-type alkaloids from *Uncaria rhynchophylla* [J]. J Nat Prod, 2017, 80(4): 959-964.

[105] Yuan YX, Zhang Y, Guo LL, et al. Tabercorymines A and B, two vobasinyl-ibogan-type bisindole alkaloids from *Tabernaemontana corymbosa*[J]. Org Lett, 2017, 19(18): 4964-4967.

[106] Bao MF, Zeng CX, Liu YP, et al. Indole alkaloids from *Hunteria zeylanica*[J]. J Nat Prod, 2017, 80(4): 790-797.

[107] Wang KB, Li SG, Huang XY, et al. (±)-Peharmaline A: a pair of rare β-carboline-vasicinone hybrid alkaloid enantiomers from *Peganum harmala* [J]. Eur J Org Chem, 2017, 2017 (14): 1876-1879.

[108] Zhang W, Xu W, Wang GY, et al. Gelsekoumidines A and B: two pairs of atropisomeric bisindole alkaloids from the roots of *Gelsemium elegans*[J]. Org Lett, 2017, 19(19): 5194-5197.

[109] Zhu ML, Zhang XM, Feng HM, et al. Penicisulfuranols A-F, alkaloids from the mangrove endophytic fungus *Penicillium janthinellum* HDN13-309[J]. J Nat Prod, 2017, 80(1): 71-75.

[110] Zhang XF, Chen L, Chai WY, et al. A unique indolizinium alkaloid streptopertusacin A and bioactive bafilomycins from marine-derived *Streptomyces* sp. HZP-2216E [J]. Phytochemistry, 2017, 144: 119-126.

[111] Wei GZ, Chen CM, Tong QY, et al. Aspergilasines A-D: four merocytochalasans with new carbon skeletons from *Aspergillus flavipes* QCS12[J]. Org Lett, 2017, 19(16): 4399-4402.

[112] Zhu HC, Chen CM, Tong QY, et al. Asperflavipine A: a cytochalasan heterotetramer uniquely defined by a highly complex tetradecacyclic ring system from *Aspergillus flavipes* QCS12 [J]. Angew Chem Int Edit, 2017, 56(19): 5242-5246.

[113] Li XY, Zhao ZH, Ding WJ, et al. Aspochalazine A, a novel polycyclic aspochalasin from the fungus *Aspergillus* sp. Z4 [J]. Tetrahedron Lett, 2017, 58(25): 2405-2408.

[114] Sun YZ, Kurtan T, Mandi A, et al. Immunomodulatory polyketides from a phoma-like fungus isolated from a Soft Coral [J]. J Nat Prod, 2017, 80(11): 2930-2940.

[115] He Y, Hu ZX, Li Q, et al. Bioassay-guided isolation of antibacterial metabolites from *Emericella* sp TJ29 [J]. J Nat Prod, 2017, 80 (9): 2399-2405.

[116] Yin GP, Wu YR, Yang MH, et al. Citrifurans A-D, four dimeric aromatic polyketides with new carbon skeletons from the fungus *Aspergillus* sp. [J]. Org Lett, 2017, 19(15): 4058-4061.

[117] Shao SY, Feng ZM, Yang YN, et al. Forsythenethosides A and B: two new phenylethanoid glycosides with a 15-membered ring from *Forsythia suspensa* [J]. Org Biomol Chem, 2017, 15 (33): 7034-7039.

[118] Xiao YS, Zhang B, Zhang M, et al. Rifamorpholines A-E, potential antibiotics from locust-associated actinobacteria *Amycolatopsis* sp. Hca4[J]. Org Biomol Chem, 2017, 15(18): 3909-3916.

[119] Zhang DW, Zhao LL, Wang LN, et al. Griseofulvin derivative and indole alkaloids from *Penicillium griseofulvum* CPCC 400528[J]. J Nat Prod, 2017, 80(2): 371-376.

[120] Yang PF, Feng ZM, Yang YN, et al. Neuroprotective caffeoylquinic acid derivatives from the flowers of *Chrysanthemum morifolium* [J]. J Nat Prod, 2017, 80(4): 1028-1033.

[121] Xu K, Feng ZM, Yang YN, et al. Two new compounds from rhizomes of *Atractylodes lancea*[J]. Chin J Org Chem (有机化学), 2017, 37(11): 3019-3023.

[122] Fan AL, Mi WB, Liu ZG, et al. Deletion of a histone acetyltransferase leads to the pleiotropic activation of natural products in *Metarhizium robertsii*[J]. Org Lett, 2017, 19(7): 1686-1689.

[123] Hu JF, Eldridge GR, Yu YH, et al. High-throughput natural product chemistry methods and the application of the capillary NMR probe[J]. Prog Chem (化学进展), 2008, 20(4): 429-440.

[124] Petkewich R. Taking the familiar route. Pharm still has room for natural products chemists. [J]. Chem Eng News, 2007, 85 (20): 56.

[125] Ibrahim MA, Na M, Oh J, et al. Significance of endangered and threatened plant natural products in the control of human disease [J]. Proc Natl Acad Sci U S A, 2013, 110(42): 16832-16837.

[126] Zhu F, Qin C, Tao L, et al. Clustered patterns of species origins of nature-derived drugs and clues for future bioprospecting[J]. Proc Natl Acad Sci U S A, 2011, 108(31): 12943-12948.

[127] Kharwar RN, Mishra A, Gond SK, et al. Anticancer compounds derived from fungal endophytes: their importance and future challenges[J]. Nat Prod Rep, 2011, 28(7): 1208-1228.

[128] Butchart SH, Walpole M, Collen B, et al. Global biodiversity: indicators of recent declines [J]. Science, 2010, 328 (5982): 1164-1168.

[129] Pitman NC, Jorgensen PM. Estimating the size of the world's threatened flora[J]. Science, 2002, 298(5595): 989.

[130] The IUCN Red List of Threatened Species 2015: e. T191503A 1986187. http://dx. doi. org/10. 2305/IUCN. UK. 2015-2. RLTS. T191503A 1986187. en.

[131] Fu LG, Jin JM. *China Plant Red Data Book: Rare and Endangered Plants* (中国植物红皮书:稀有濒危植物)[M]. Beijing: Science Press, 1992.

[132] Xiong J, Wang LJ, Qian J, et al. Structurally diverse sesquiterpenoids from the endangered ornamental plant *Michelia shiluensis* [J]. J Nat Prod, 2018, 81 (10): 2195-2204. doi: 10. 1021/acs. jnatprod. 8b00386.

药物作用靶点研究进展

江振洲[1],袁子航[1],孙丽新[1],吴启鹏[1],柴媛媛[1],李思佳[1],向　婷[1],喻琼娜[1],朱　英[1],张陆勇[1,2]

(1. 中国药科大学江苏省新药筛选重点实验室,南京 21009;2. 广东药科大学新药研发中心,广州 510006)

摘要　本文通过检索中国学者 2017 年在国内外学术期刊上发表的关于心脑血管疾病、自身免疫性疾病、恶性肿瘤、神经退行性疾病、精神障碍性疾病、感染性疾病、代谢类疾病等重大疾病治疗靶点的相关论文,综述这些重大疾病药物作用靶点研究的新进展,为新药研发及新治疗靶点的寻找提供参考和思路。

随着我国经济的快速发展、生活方式的改变以及人口老龄化问题的不断加剧,重大疾病如心脑血管疾病、自身免疫性疾病、恶性肿瘤、神经退行性疾病、精神障碍性疾病、感染性疾病、代谢类疾病等疾病的发病率呈上升态势,防控任务艰巨。寻找针对这些疾病的间接或直接治疗靶点,是新药开发的重要前期工作之一。

本文检索了中国学者 2017 年在心脑血管疾病、自身免疫性疾病等重大疾病作用靶点研究方向发表的相关文献,对已有成果进行总结分类综述,为新药研发以及治疗靶点的寻找提供参考和思路。

1　心血管疾病作用靶点

心血管疾病常见有高血压、心力衰竭、冠心病、动脉粥样硬化等。据《中国心血管病报告 2017》,我国现患心血管病约 2.9 亿人,心血管病死亡率占居民死亡构成 40% 以上,是中国居民的首位死亡原因。对心血管疾病的发病机制进行研究,明确其作用靶点对于预防和治疗不同类型心脏疾病有重大意义。

1.1　高血压作用靶点

1.1.1　高血压治疗相关的 miRNA 靶点

1.1.1.1　miR-34b　研究表明,miR-34b 能够通过抑制周期蛋白依赖性激酶 6(Cyclin-dependent kinase 6,CDK6)的表达来调控血管平滑肌的增殖。miR-34b 与其靶点 CDK6 之间存在负调控关系,可能为高血压治疗提供新的靶点[1]。

1.1.1.2　miR-34a　miR-34a 在高血压患者外周血中上调,过表达的 miR-34a 可能通过靶向转化生长因子 β 诱导因子同源框 2(Transforming growth factor β-induced factor homeobox 2,TGIF2)促进血管内皮损伤。因此,miR-34a 可能是临床诊断和治疗原发性高血压和血管损伤的潜在标志物[2]。

1.1.1.3　miR-142-3p　研究表明,血小板来源的 miR-142-3p 通过血小板微颗粒(Platelet-drived microparticles,PMPs)传递到内皮细胞中,可能调节靶基因 B 淋巴细胞瘤-2 样-1 基因(B cell lymphoma 2-like 1,*Bcl2l*1),从而调节高血压患者内皮细胞凋亡而表现出负功能[3]。

1.1.1.4　miR-16　miR-16 作为 miR-15 家族中的一员,在血管平滑肌(Vascular smooth muscle cells,VSMC)中高表达,并且参与了血管经张素Ⅱ介导的 VSMC 通路。血管紧张素Ⅱ(Angiotensin Ⅱ,Ang Ⅱ)能够下调 miR-16 在 VSMC 中的表达。慢病毒载体介导的 miR-16 敲除促进了 Ang Ⅱ诱导的细胞增殖与迁移。沉默 miR-16 能够增强 Ang Ⅱ诱导的细胞周期相关基因表达,且促进 Ang Ⅱ激活的细胞增殖通路细胞外信号调节激酶 1/2(extracellular signal-regulated kinases 1 and 2,ERK1/2)和 P38。研究证明了 miR-16 通过参与 Ang Ⅱ相关的多条信号通路,是潜在的治疗靶点[4]。

1.1.2　高血压治疗相关的蛋白与基因靶点

Rho 激酶　Rho 激酶属于丝氨酸/苏氨酸蛋白激酶,是一种三磷酸鸟苷结合蛋白。Rho 激酶是一种通过血清反应因子(serum response factor,SRF)/心肌蛋白信号来调节主动脉血管平滑肌僵硬度的新介质,为降低高血压患者主动脉硬化提供了治疗靶点[5]。

1.1.3　T 细胞盐皮质激素受体

T 细胞盐皮质激素受体(T-cell mineralocorticoid receptor,T-cell MR)可能与活化 T 细胞的核因子 1(Nuclear factor of activated T-cells 1,NFAT1)和激活蛋白-1 相互作用来调控干扰素-γ(Interferon-gamma,IFN-γ)的分泌,并调节靶器官损伤最终调节血压。靶向调控 T-cell MR 水平可能是治疗高血压的一种有效的方法[6]。

1.2　心律失常作用靶点

1.2.1　心律失常治疗相关的 miRNA 靶点

1.2.1.1　miR-3144-5p　研究报道,人心肌细胞(Human cardiac myocytes,HCM)中 miR-3144-5p 表达水平较低,用 miR-3144-5p 模拟物进行细胞转染后进行转录组测序并进行生物信息学分析。结果表明了 miR-3144-5p 通过调控 ISL LIM 同源框蛋白 1 基因(ISL LIM homeobox 1,*Isl1*)、神经调节蛋白 1 基因(Neuregulin 1,*Nrg1*)、C-C 基序趋化因子配体 21 基因(C-C motif chemokine ligand 21,*Ccl21*)和 v-Myc 禽类细胞瘤病毒致癌基因神经母细胞瘤衍生同源物(v-Myc acian myelocytomatosis viral oncogene neuroblastoma-drived homolog,*Mycn*)基因和 miRNA 转录因子(Transciption factor,TF)在 HCM 中发挥作用[7]。因而,miR-3144-5p 可能成为心律失常治疗的潜在靶点。

1.2.1.2　miR-1231　miR-1231 在心肌梗死后的人以及大鼠

的心脏中表达上升，此外 miR-1231 能够通过抑制缺血性心脏电压依赖性钙通道亚基 α2 -δ2（Voltage-dependent calcium channel subunit alpha2delta-2，CACNA2D2）加剧心律失常。抑制 miR-1231 的表达能够改善心肌梗死大鼠的心律失常，相反，过表达 miR-1231 会导致心律失常[8]。因而，miR-1231 可能成为心律失常治疗的潜在靶点。

1.2.2 心律失常治疗相关的蛋白与基因靶点

1.2.2.1 丝裂原激活激酶激酶-7 丝裂原活化激酶激酶-7（Mitogen-Activated Kinase Kinase-7）缺乏将降低组蛋白去乙酰化酶-2 磷酸化，使细丝蛋白-A 在细胞核中积累，与 Krüppel 样因子 4（Krüppel-like factor-4，KLF4）形成复合物。这种复合物导致多个关键钾通道基因（*Kv4.2*、*KChIP2*、*Kv1.5*、*Egr1* 和 *Kir6.2*）启动子区域的 KLF4 解离，并降低它们的转录水平，随后的复极延迟导致室性心律失常。在治疗方面，靶向 KLF4/组蛋白去乙酰化酶-2/细丝蛋白-A 与组蛋白去乙酰化酶-2 抑制剂丙戊酸的复合物的抑制作用可以恢复 K^+ 通道的表达，并且缓解病理心脏重塑的室性心律失常[9]。因而，Mitogen-Activated Kinase Kinase-7 可能成为心律失常治疗的潜在靶点。

1.2.2.2 成纤维细胞生长因子 13 细胞内成纤维细胞生长因子（Intracellular fibroblast growth factors，iFGFs），也称为成纤维细胞生长因子同源因子（Fibroblast growth factor homologous factors，FHFs）是成纤维细胞生长因子（Fibroblast growth factors，FGFs）亚家族，包含四个成员：FGF11-FGF14。iFGF 能够直接与心脏电压门控 Na^+ 通道结合，并调节其功能。研究表明，FGFA13 是关键的 Na^+ 心脏通道调节剂，并且 FGF13 敲除小鼠在 Na^+ 通道阻滞的情况下能够增加心律失常易感性[10]。因而，FGF13 可能成为心律失常治疗的潜在靶点。

1.3 心力衰竭作用靶点

1.3.1 心力衰竭治疗相关的 miRNA 靶点

高血压性心肌肥厚和心功能衰退是早期心力衰竭的主要特征。病理性心脏病条件下心肌细胞死亡是心衰和机体死亡的主要原因。研究发现，在 ANG Ⅱ 刺激下的心室肌细胞中，p53 激活导致 miR-18 在体内和体外的下调，从而触发热休克蛋白 2（Heat shock factor 2，HSF2）的表达以及胰岛素样生长因子Ⅱ型受体（Insulin-like growth factor type Ⅱ receptor，IGF-IIR）诱导心肌细胞肥大的激活。研究结果表明，p53-miR-18-HSF2-IGF-IIR 通路是体内外心肌细胞肥大的关键调控通路，提示 miR-18 可作为控制心功能和减轻高血压性心力衰竭的治疗靶点[11]。

1.3.2 心力衰竭治疗相关的蛋白与基因靶点

1.3.2.1 去乙酰化酶-6 SIRT6 是 NAD（+）依赖性Ⅲ类脱乙酰酶 sirtuin 家族的成员，在维持心血管稳态中起重要作用。端粒缩短是与年龄相关的疾病（包括心脏病）的风险因素。在横向主动脉缩窄（TAC）诱导的心力衰竭小鼠模型中，与假手术小鼠相比，TAC 小鼠中的 SIRT6，端粒酶反转录酶（Telomerase reverse transcriptase，TERT）和端粒重复结合因子（Telomere repeat binding factor，TRF）-1 显著下调。慢病毒载体介导的 SIRT6 过表达上调 TERT 和 TRF1，并增加 TAC 后小鼠的存活率。超声心动图和血流动力学测量以及组织学分析表明，SIRT6 过表达减弱 TAC 诱导的心脏功能障碍和减少 TAC 诱导的心脏炎症反应，减少心脏纤维化和减少梗死面积。因此，SIRT6 可以通过调节端粒来保护心肌免受损伤，防止心力衰竭，是潜在的治疗心力衰竭的药物靶点[12]。

1.3.2.2 内膜转位酶 50 内膜转位酶 50（Translocase of inner membrane 50，TIM50）是线粒体内膜转位酶复合物中的一种。研究表明 TIM50 主要通过减少氧化应激来减弱病理性心肌肥厚，TIM50 可作为预防和治疗心肌肥厚和心力衰竭的有效靶点[13]。

1.3.2.3 转录激活因子 3 高血压患者心肌重构是心力衰竭的一个重要原因。转录激活因子 3（Activating transcription factor 3，ATF3）在小鼠高血压心脏和人肥厚心脏中表达增加。研究表明 ATF3 在高血压刺激的心脏成纤维细胞中表达上调，这能够通过抑制丝裂原活化蛋白激酶 3（Mitogen-Activated Protein Kinase Kinase 3，Map2K3）表达以及 p38-TGF-β 信号来保护心脏。研究表明，正向调节心脏成纤维细胞 ATF3 的表达能够成为抗高血压心肌重构的全新的治疗靶点[14]。

1.3.2.4 ATP 酶抑制因子 1 线粒体 ATP 合成酶催化氧化磷酸化的耦合。ATP 酶抑制因子（ATPase inhibitory factor 1，IF1）是一种核编码的 ATP 合成酶相互作用蛋白，可选择性抑制 ATP 合成酶的水解活性，从而在缺血性心脏中发挥保护作用。研究发现，在肥大的心脏中抑制 IF1 不仅能够防止细胞因线粒体过度去极化而死亡，还可以激活 AMPK 信号增加自噬。因此，抑制 IF1 可作为治疗病理性心肌肥厚和心力衰竭的潜在治疗靶点[15]。

1.3.2.5 EphrinB2 心脏纤维化是左心室重构常见的特征，最终会导致心力衰竭。EphrinB2（Erythropoietin-producing hepatoma interactor B2）是哺乳动物体内普遍表达的一种重要的双向信号分子，在血管生成中发挥着重要作用。研究发现，EphrinB2 通过与转录激活因子（Signal transducer and activator of transcription 3，STATE3）和转化生长因子（Transforming growth factor-β，TGF-β）/Smad3（Mothers against decapentaplegic homolog 3）信号相互作用在心脏纤维化中发挥促纤维化的作用，为纤维化疾病和心力衰竭提供了一个有希望的治疗靶点[16]。

1.4 冠心病与心肌梗死作用靶点

1.4.1 冠心病与心肌梗死治疗相关的 miRNA 靶点

1.4.1.1 miR-20a 研究表明，miR-20a 的过表达降低了内皮素-1（Endothelin-1，ET-1）、血栓素 A2（Thromboxane A2，TxA2）、ANGII、同源性磷酸酶张力蛋白（Phosphatase and tensin homolog，PTEN）的表达水平，并增加了内皮型一氧化氮合酶（Endothelial nitric oxide synthase，eNOS）、环前列素

(Prostacyclin,PGI2)和血管内皮生长因子(Vascular endothelial growth factor,VEGF)的转录和翻译水平。miR-20a 特异性结合 PTEN 的 3′UTR,通过激活磷脂酰肌醇 3-激酶(phosphatidylinositol 3-kinase,PI3K)/丝氨酸/苏氨酸蛋白激酶(Protein kinase B,Akt/PKB)信号通路介导细胞存活和增殖[17]。因此,miR-20a 可能是冠心病治疗的潜在靶点。

1.4.1.2 miR-574-5p 研究表明,冠心病患者血清和 VSMCs 中 miR-574-5p 表达升高,miR-574-5p 通过抑制 *Zdhhc14* 基因表达促进细胞增殖并抑制细胞凋亡,提示 miR-574-5p 是一种与 CAD 相关的因子[18]。因此,miR-574-5p 可能是冠心病治疗的潜在靶点。

1.4.2 冠心病与心肌梗死治疗相关的蛋白与基因靶点

1.4.2.1 *ADAMTS7* *ADAMTS7* 是含Ⅰ型血小板结合蛋白基序去整合素金属蛋白酶-7。研究表明,其 G 等位基因使阻塞性冠心病(Coronary artery disease,CAD)的发生率降低 16% ~ 19%,对于多血管、左前降支和近端 CAD 有相似的效果,血管再生风险降低 23%,*ADAMTS7* 基因位点的遗传变异与几种互补的 CAD 表型有关,说明 *ADAMTS7* 在动脉粥样硬化中的新作用[19]。因此,*ADAMTS7* 可能是冠心病治疗的潜在靶点。

1.4.2.2 烟酰胺 N-甲基转移酶 研究表明,血清中的 N_1-甲基烟酰胺(N_1-methylnicotinamide,me-Nam)是烟酰胺 N-甲基转移酶活性的指标,冠心病患者血清 me-Nam 明显高于对照组。血清 me-Nam 与超敏反应 C 蛋白正相关,与高密度脂蛋白负相关。多元 Logistic 回归分析表明,与血清低 me-Nam 水平患者相比,血清高 me-Nam 患者 CAD 的风险最高[20]。血清 me-Nam 与冠心病的存在和严重程度密切相关,因此,烟酰胺 N-甲基转移酶可能是冠心病治疗的潜在靶点。

1.4.2.3 转化生长因子-β 受体Ⅲ 研究证明,在 H_2O_2 刺激下,转化生长因子-β 受体Ⅲ(Transforming growth factor-β receptor Ⅲ,TGFβR3)在心肌细胞中的过表达导致细胞凋亡和 p38 信号通路激活增加,而敲低 TGFβR3 则相反。研究表明,TGFβR3 通过 p38 通路相关机制促进心肌细胞凋亡,TGFβR3 缺失可减轻心肌梗死损伤[21]。因此,TGFβR3 可作为心肌梗死新的治疗靶点。

1.4.2.4 前列腺素 E_3 受体 研究发现,两个不同的单核细胞(Monocyte,Mo)/巨噬细胞(Macrophage,Mp)亚群($Ly6C^{low}$ 和 $Ly6C^{high}$)参与了心肌梗死的心脏恢复过程。前列腺素(Prostaglandin,PG)E_2 参与了 Mo/Mp 介导的炎症反应。研究发现 PEG_2/Ep3 通过激活 $Ly6C^{low}$ Mos/Mps 促进心肌梗死后心脏愈合[22]。表明前列腺素 E_3 受体(E-prostanoid 3 receptor,Ep3)受体激活可能是急性心肌梗死的一个治疗靶点。

1.4.2.5 *IL-37* 白细胞介素-1 家族在免疫和炎症反应中起着重要作用。CAD 是慢性炎症疾病。研究表明,*IL-37* 基因(rs3811047)中的单核苷酸多态性与 CAD 风险相关。rs3811047 等位基因 A 与 *IL-37* mRNA 表达水平降低有显著相关性,rs3811047 的小等位基因在两个独立种群中与 CAD 显著相关[23]。因此,*IL-37* 可能是冠心病治疗的潜在靶点。

1.4.2.6 $Tim-1^+$ B 细胞 调节性 B 细胞(Regulatory B cells,Bregs)具有通过 IL-10 维持外周耐受和抑制病原性炎症的基本功能。T 细胞免疫球蛋白黏蛋白分子-1(T-cell immunoglobulin and mucin domain 1,TIM-1)在 Bregs 上有所表达,并且是识别 IL-10 调节性 B 细胞的标志物之一。研究证明,CAD 患者的 $Tim-1^+$ B 细胞上调 IL-10 的能力受损,且 CAD 患者的 $Tim-1^+$ B 细胞不能抑制 IFN-γ 分泌,并且仅能极少地增加单纯 $CD4^+CD45RO^-$ T 细胞中的 Foxp3 表达;冠心病患者动脉粥样硬化病变中 $Tim-1^+$ B 细胞的数量与 IFN-γ 表达的 T 细胞的数量呈负相关;表明 CAD 患者在 Bregs 中表现出炎性紊乱[24]。因此,$Tim-1^+$ B 细胞可能是冠心病治疗的潜在靶点。

1.5 动脉粥样硬化作用靶点

1.5.1 动脉粥样硬化治疗相关的 miRNA 靶点

1.5.1.1 hsa-miR-148b 血管平滑肌细胞的异常增殖和迁移是动脉粥样硬化的重要病理过程。研究发现与 has-miR-148b 阴性对照组相比,has-miR-148b 转染细胞中 has-miR-148b 功能的恢复显著抑制了血管平滑肌细胞的增殖和迁移。研究发现在血管平滑肌细胞中,热休克蛋白 90(Heat shock protein 90,HSP90)是 has-miR-148b 的直接靶点。has-miR-148b 通过直接结合其 3′-非翻译区来抑制 HSP90 的表达。动脉粥样硬化患者斑块中 has-miR-148b 的表达与 HSP90 mRNA 水平呈负相关。HSP90 的过表达能部分消除 has-miR-148b 介导的对血管平滑肌细胞的增殖和转移的抑制作用。研究证实血管平滑肌细胞中的 has-miR-148b 可以靶向 HSP90 并发挥抗增殖和迁移的功能,其可能成为潜在的动脉粥样硬化治疗靶点[25]。

1.5.1.2 miR-155 血管对促动脉粥样硬化因子的反应是一个涉及内皮细胞(Eendothelial cells,ECs)、巨噬细胞(Macrophages,MAC)和平滑肌细胞(Smooth muscle cells,SMC)的多因素过程。研究发现 miR-155 在 Kurppel-like factor 5(KLF5)高表达的血管平滑肌细胞(Vascular smooth muscle cells,VSMC)中显著表达和分泌。miR-155 能够调节内皮靶向紧密连接蛋白的表达,是内皮屏障功能的有效调节因子。VSMCs 来源的外泌体介导 KLF5 诱导的 miR-155 从 SMCs 转移到 ECs,继而破坏紧密连接和内皮屏障的完整性,导致内皮通透性的增加以及动脉粥样硬化的增强。此外,miR-155 在 ECs 中过表达能够在体内外抑制内皮细胞的增殖/迁移和再内皮化,从而增加血管内皮通透性。阻断外泌体介导的 miR-155 在两种细胞之间的转移可作为动脉粥样硬化的治疗靶点[26]。

1.5.1.3 miR-17-5p 研究发现,动脉粥样硬化患者外周血淋巴细胞(Peripheral blood lymphocytes,PBLs)中 miR-17-5p 水平高于对照组,而 miR-17-5p 的预测靶点极低密度脂蛋白受体(Very low density lipoprotein receptor,VLDLR)水平低于对照组。高胆固醇饮食 ApoE$^{-/-}$小鼠显示出明显的动脉粥样硬化血管病变,经 miR-17-5p 拮抗治疗后,这些病变得到了改善。此外拮抗 miR-17-5p 能够部分恢复动脉粥样硬化小鼠的 VLDLR 水平。荧光素酶分析证实 VLDLR 是血管平滑肌细胞中 miR-17-5p 的直接靶点。前蛋白转化酶枯草溶菌素 9(Proprotein convertase subtilisin kexin 9,PCSK9)是一种分泌型蛋白酶能够结合并促进 VLDLR 的降解,其在动脉粥样硬化小鼠中的表达增强能够被 miR-17-5p 拮抗剂抑制。miR-17-5P 和 VLDLR 之间存在相互作用,提示 miR-17-5p 可能是动脉粥样硬化的潜在治疗靶点[27]。

1.5.1.4 miR-126 研究发现 miR-126 在动脉粥样硬化中发挥着作用,在高脂饮食喂养的 ApoE$^{-/-}$小鼠中,高脂肪饮食通过上调半胱胺酸天冬氨酸蛋白酶-3(cysteineaspartate-specificproteinase,caspase 3)活性来降低 miR-126 表达并诱导细胞凋亡。相比之下,给予高脂饮食喂养的 ApoE$^{-/-}$小鼠 miR-126 模拟物,能够减弱该模型下的内皮通透性和细胞凋亡,且 TGFβ 的下调可能参与了 miR-126 作用的分子机制。因此,miR-126 可能是治疗动脉粥样硬化的新的治疗靶点[28]。

1.5.1.5 miR-9 miR-9 参与动脉粥样硬化的炎症反应。研究发现,在所建体外模型中,miR-9 均能抑制白细胞介素-1β(Interleukin-1 beta,IL-1β)和 NLRP3 炎症小体激活。Janus 激酶 1(Janus kinase 1,JAK1)和基质金属蛋白酶 13(Matrix metalloproteinase 13,MMP-13)被鉴定为 miR-9 的靶基因。在 oxLDL 刺激的人源性巨噬细胞中,通过 siRNA 敲除 JAK1 可阻断信号转导子和转录激活子(Transcription 1,STAT1)的磷酸化,并模拟 miR-9 的作用。在同一模型中,JAK1 敲除能够阻断核内 NF-κB p65 的磷酸化以及胞质内 NF-κB IκBα 的磷酸化。研究表明,miR-9 可能通过 JAK1/STAT1 信号通路抑制 NOD 样受体蛋白 3(NOD-like receptor protein 3,NLRP3)炎症小体的激活并减轻动脉粥样硬化相关的炎症。因此,miR-9 可作为动脉粥样硬化的潜在治疗靶点[29]。

1.5.1.6 miR-182 巨噬细胞表达的脂蛋白脂酶(Lipoprotein lipase,LPL)在促进动脉粥样硬化的发生和发展中起着重要作用。研究显示,组蛋白脱乙酰酶 9(Histone deacetylase 9,HDAC9)是 miR-182 的靶基因。miR-182 可能通过靶向 HDAC9 上调 LPL 的表达,促进动脉粥样硬化病变中脂质的积累,增加促炎细胞因子的分泌,从而加速 ApoE$^{-/-}$小鼠的动脉粥样硬化形成[30]。因此 miR-182 可能是动脉粥样硬化的治疗靶点。

1.5.1.7 miR-210 研究发现,在高脂饮食小鼠和人动脉内皮细胞(Human aortic endothelial cells,HAECs)中 miR-210 上调水平与 3-磷酸肌醇依赖性蛋白激酶(3-phosphoinositide-dependent protein kinase-1,PDK1)水平呈负相关。抑制 miR-210 的表达能够显著降低 HAEC 细胞凋亡。更进一步的研究显示 PDK1 是 miR-210 的靶点,PDK1 过表达能够通过介导 P13K/Akt/mTOR 通路逆转 miR-210 的促凋亡作用。研究提示,miR-210 通过调节内皮细胞凋亡在动脉粥样硬化的进展中发挥作用,表明 miR-210 可能是治疗动脉粥样硬化的潜在靶点[31]。

1.5.1.8 miR-1185 研究发现,miR-1185 能显著促进内皮细胞凋亡,但是不能促进血管平滑肌细胞和巨噬细胞的凋亡。miR-1185 的靶点紫外线辐射耐受相关基因(Ultraviolet irradiation resistance-associated gene, *Uvrag*)和 *Krit1*(Krev interaction trapped gene 1)介导了 miR-1185 诱导的内皮细胞的凋亡。研究发现,miR-1185 还与动脉硬化相关。miR-1185 在原代人脐静脉内皮细胞(Primary human umbilical vein endothelial cells,pHUVECs)和 HUVSMCs 中诱导血管细胞黏附分子-1(Vascular cell adhesion molecule-1,VCAM-1)和 E-选择素表达水平显著上升。VCAM-1 和 E-选择素介导了 miR-1185 诱导的动脉硬化。miR-1185 能促进内皮细胞凋亡,可调节 VCAM-1 和 E-选择素的表达,促进动脉硬化,可作为动脉粥样硬化治疗的新靶点[32-33]。

1.5.2 动脉粥样硬化治疗相关的 lncRNA 靶点

研究发现,与正常健康人相比,动脉粥样硬化患者 LncRNA H19 的表达更高。LncRNA H19 在人脐静脉内皮细胞(Human umbilical vein endothelial cells,HUVEC)中过表达后,细胞增殖能力增强而凋亡能力抑制,且 p38 和 p65 的表达也有所升高。抑制 LncRNA H19 在体内的高表达,可作为动脉粥样硬化的潜在治疗靶点[34]。

1.5.3 动脉粥样硬化治疗相关的蛋白与基因靶点

1.5.3.1 腺苷酸激活蛋白激酶 CC 趋化因子受体 2(CC chemokine receptor 2,Ccr2)调节炎性 Ly6C^{hi}单核细胞从骨髓象血液循环系统的迁移,这是动脉粥样硬化过程中巨噬细胞积累的关键步骤。研究发现在 ApoE$^{-/-}$缺乏小鼠中,腺苷酸激活蛋白激酶(AMP-activated kinase,AMPK)激活能够通过抑制 Ccr2 的表达来减少动脉粥样硬化诱导的巨噬细胞的形成,从而防止 Ccr2 介导的 Ly6C^{hi}单核细胞从骨髓的迁移。因此,AMPK 可能是动脉粥样硬化治疗的一个很有前景的靶点[35]。

1.5.3.2 胃饥饿素 胃饥饿素(Ghrelin)是 1999 年发现的胃 28 种氨基酸肽激酶,存在于血管系统中。研究发现,高脂饮食 ApoE$^{-/-}$小鼠表现为动脉粥样硬化病变和主动脉内膜中层厚度(Intima-media thickness,IMT)增加,而 Ghrelin 可以改善这些症状。内质网应激(Endoplasmic reticulum stress,ERS)标记物的蛋白表达在动脉粥样硬化主动脉中上调,而在胃饥饿素治疗下可下调。Ghrelin 对动脉粥样硬化和 ERS 的有益作用能够被 ERS 诱导剂衣霉素阻断。在大鼠主动脉内皮细胞中,氧化型低密度脂蛋白和衣霉素能够触发 ERS,而用 Ghrelin 预处理可抑制 ERS。研究结果表明 Ghrelin 能够改善 ERS 激活,可能是动脉粥样硬化治疗的新的靶点和策略[36]。

1.5.3.3 Jmjd3 含 jumonji 结构域蛋白质(Jumonji domain-containing protein D3,Jmjd3)是组蛋白去甲基化酶家族的成员,在C端包含一个可识别的保守的Jumonji C域。研究发现,脂多糖(Lipopolysaccharide,LPS)能够促进人血管内皮细胞的Jmjd3的表达,增强Jmjd3的核积累。LPS能够增强Jmjd3的特征底物组蛋白H3赖氨酸27三甲基化(Histone H3 lysine 27 trimethylation,H3K27me3)的去甲基化。LPS诱导Jmjd3和NF-κB进入靶基因启动子区,增加Jmjd3与NF-κB协同激活靶基因的表达。研究揭示了LPS对NF-κB通路的表观遗传调控,并确定了Jmjd3能够作为NF-κB通路的关键调节器,是与NF-κB相关疾病包括动脉粥样硬化的潜在治疗靶点[37]。

1.5.3.4 CD137 血管钙化是动脉粥样硬化的特征之一,被认为是心血管风险的独立预测因子。研究显示,通过腹腔注射CD137激动抗体激活CD137信号通路增加了血管钙化的面积。CD137信号通路的激活同样也增加了动脉粥样硬化斑块中骨形态发生蛋白(Bone morphogenic protein 2,BMP2)和Runt相关转录因子2(Runt-related transcription factor 2,Runx2)的表达。在体外,CD137信号激活也使血管平滑肌钙化恶化,而封闭CD137信号能够减缓CD137激动剂诱导的血管平滑肌钙化。因此,CD137可作为动脉粥样硬化预防和治疗的全新靶点[38]。

1.5.3.5 CD146 研究发现,CD146能够在人和小鼠动脉粥样硬化中在巨噬细胞上表达,并且能够被氧化型低密度脂蛋白(Oxidizd low-density lipoprotein,oxLDL)上调。CD146通过在脂质摄取过程中驱动清道夫受体CD36的内化触发巨噬细胞的活化。在oxLDL存在的情况下,巨噬细胞对趋化因子CCL19和CCL21的迁移能力降低,而通过阻断CD146能够恢复这种能力。在高脂饮食的ApoE$^{-/-}$小鼠中,巨噬细胞CD146的基因缺失或CD146的抗体靶向都能导致载脂的巨噬细胞离开斑块,从而有助于抑制斑块的形成。研究提示,CD146是一种新的滞留信号能够捕获动脉壁内巨噬细胞,是动脉粥样硬化治疗中有前途的治疗靶点[39]。

1.5.3.6 *表皮生长因子受体* 表皮生长因子受体(Epidermal growth factor receptor,EGFR)参与巨噬细胞的血管病理生理和氧化应激的调节。研究发现抑制EGFR可防止氧化应激、巨噬细胞浸润,促炎细胞因子的诱导以及SMC在病变部位的增殖。研究进一步发现EGFR通过Toll样受体4激活。Toll样受体4或者EGFR通路的破坏将会导致炎症活性的降低以及泡沫细胞形成的减少。这些研究提供了EGFR在动脉粥样硬化发病机制中其关键作用的证据,提示EGFR可能成为预防动脉粥样硬化发展的潜在靶点[40]。

1.5.3.7 *血小板二磷酸腺苷受体亚基12* 血小板二磷酸腺苷受体亚基12($P2Y_{12}$)是在血小板上表达的受体,是噻吩并吡啶类抗血小板药物的作用靶点。然而,最近的证据表明$P2Y_{12}$能够在血管壁中表达,在动脉粥样硬化中发挥作用。研究发现,血管壁$P2Y_{12}$受体能够通过丝切蛋白去磷酸化来促进血管平滑肌细胞的迁移,在动脉粥样硬化的发展中起着至关重要的作用,可作为动脉粥样硬化的治疗靶点[41]。

1.5.3.8 *干扰素调节因子3* 干扰素调节因子3(Interferon regulatory factor 3,IRF3)是诱导促炎细胞因子和内皮细胞增殖所必需的。研究显示,IRF3在冠心病患者和高脂血症小鼠动脉粥样硬化斑块的内皮细胞和巨噬细胞中具有中强度的免疫反应作用。研究发现,IRF3$^{-/-}$ ApoE$^{-/-}$小鼠在整个主动脉、主动脉窦和头臂动脉中动脉粥样硬化病变显著减少。骨髓移植进一步表明,动脉粥样硬化的改善可能主要是由于内皮细胞和巨噬细胞缺乏IRF3所致。IRF3$^{-/-}$ ApoE$^{-/-}$小鼠能够增强动脉粥样硬化斑块的稳定性,减小坏死核尺寸,减少脂肪和巨噬细胞浸润。ApoE$^{-/-}$小鼠伴随着胶原蛋白和平滑肌细胞含量的增加。此外,多重促炎因子在IRF3$^{-/-}$ ApoE$^{-/-}$小鼠中显著减少。IRF3通过直接与细胞间黏附分子-1(intercellular adhesion molecule 1,ICAM-1)启动子结合抑制VCAM-1的分泌以及ICAM-1的表达,从而抑制巨噬细胞浸润。因此,IRF3可能是动脉粥样硬化发展的潜在治疗靶点[42]。

1.5.3.9 apelin-13 Apelin是一种脂肪因子,已被鉴定为孤儿受体血管紧张素受体AT1相关受体蛋白(Putative receptor protein related to the angiotensin receptor AT1,APJ)的内源性配体。虽然apelin/APJ系统主要是抗动脉粥样硬化的活性,但它也可以促进动脉粥样硬化的发展。Apelin-13主要由脂肪组织分泌,是apelin家族中最重要的成员。研究表明,apelin-13通过激活THP-1巨噬细胞来源的泡沫细胞中APJ/PKCα/miR-361-5p信号通路来下调LPL的表达,从而抑制脂质的积累和促炎性细胞因子的分泌。因此,研究认为apelin-13可能是动脉粥样硬化治疗的一个很有前景的靶点[43]。

1.5.3.10 *脂肪分化相关蛋白* 研究表明脂肪分化相关蛋白(Adipose differentiation-related protein,ADRP)与泡沫细胞形成和动脉粥样硬化进展有关。ADRP基因敲除可显著抑制血小板衍生生长因子(Platelet-derived growth factor,PDGF)诱导的血管平滑肌细胞活力的增加,导致细胞周期阻滞并且降低增殖细胞核抗原(Proliferating cell nuclear antigen,PCNA)表达。敲除ADRP能够通过降低基质金属蛋白酶(Matrix metalloproteinase,MMP)蛋白的表达和活性来抑制PDGF诱导的血管平滑肌细胞迁移。研究发现敲除ADRP能够抑制与PDGF相关的细胞外信号调节激酶(Extracellular signal-regulated kinase,ERK)和蛋白激酶B(Protein kinase B,Akt)信号通路。此外,给予体内敲低*ADRP*能够抑制小鼠模型中新生内膜的形成。因此,ADRP是动脉粥样硬化治疗的潜在靶点[44]。

1.5.3.11 *囊性纤维化跨膜转运调节体* 动脉粥样硬化是血管壁一种慢性炎症性疾病。囊性纤维化跨膜电导调节体(Cystic fibrosis transmembrane conductance regulator,CFTR)功能障碍可导致囊性纤维化患者的炎症反应。研究表明,CFTR通过抑制NF-κB和丝裂原活化蛋白激酶(mitogen-activated protein kinase,MAPK)激活来预防炎症和动脉粥样硬化的发生,提示 CFTR 可能为治疗血管炎症和动脉粥样硬化疾病的发展提供潜在的治疗思路[45]。

2 脑血管病作用靶点

脑血管病是指脑血管破裂出血或血栓形成,引起的以脑部出血性或缺血性损伤症状为主要临床表现的一组疾病。脑血管病死亡率高,致残率高,严重危害人类生命和健康。

2.1 脑血管病治疗相关的 miRNA 靶点

2.1.1 miR-195 研究证明,在大鼠脑中动脉缺血模型(Middle cerebral artety occlusion,MCAO)和缺氧诱导的人脐静脉血管内皮细胞(Human umbilical vein vascular endothelial cells,HUVECs)中,miR-195 显著下调。此外,miR-195 过表达抑制 HUVECs 体外侵袭能力和成管能力,而 miR-195 沉默增强了这些功能。此外,血管内皮生长因子 A(Vascular endothelial growth factor A,VEGFA)被鉴定为 miR-195 的直接靶点,与 miR-195 表达呈负相关。此外,通过抢救实验发现 VEGFA 的过表达逆转了 miR-195 过表达对 HUVECs 侵袭能力和成管能力的抑制作用[46]。因此,miR-195 可能是脑缺血治疗的潜在靶点。

2.1.2 miR-9-5p 慢性脑灌注不足与痴呆的认知障碍有关,如阿尔茨海默病(Alzheimer's disease,AD)和血管疾病(Vascular disease,VaD),这是老年人最常见的两种神经退行性疾病。miRNAs 是一种小的非编码 RNA,在许多神经系统疾病的表观遗传调控中起着重要作用。研究证明,VaD 患者血清及脑脊液中 miR-9-5p 升高,血管闭塞手术大鼠海马和皮质区 miR-9-5p 均升高。mir-9-5p 拮抗剂在 Morris 水迷宫和抑制性规避降压任务中均可减轻血管闭塞大鼠的记忆损伤[18]。因此,miR-9-5p 抑制可能是慢性脑灌注不足引起的记忆损害的潜在治疗靶点。

2.2 脑血管病治疗相关的蛋白与基因靶点

2.2.1 MALAT1 研究证明,在短暂的脑缺血损伤后,Krüppel 样转录因子 4(Krüppel-like family of transcription factor 4,KLF4)在大脑微血管内皮细胞(Microvascular endothelial cells,MECs)中显著上调,在培养的 B 细胞中显著上调。原代人脑微血管内皮细胞 b. End3 细胞模型中,KLF4 shRNA 显著增加了糖氧剥夺(oxygen-glucose deprivation,OGD)诱导的 caspase-3 活化,也增加了 b. End3 细胞死亡。KLF4 shRNA 显著增强了 OGD 诱导的 BCL-2 相互作用的细胞死亡介体(BCL-2-interacting mediator of cell death,Bim)BCL-2 相关 X 蛋白(BCL-2 associate X protein,BAX)在 mRNA 和蛋白水平上的表达,并加剧了 OGD 诱导的 E-选择素(E-selectin)、单核细胞趋化因子(Mono-cyte chemotactic protein,MCP-1)和白介素-6(Interleukin,IL-6)表达上调。肺癌转移相关转录本 1(Metastasis-associated lung adenocarcinoma transcript 1,MALAT1)启动子可能具有 KLF4 结合位点,KLF4 表达增加了 MALAT1 转录。从功能上讲,敲除 MALAT1 表型可以发挥 KLF4 shRNA 增强 OGD 诱导细胞凋亡和 OGD 诱导促凋亡因子和促炎性细胞因子上调的作用[47]。研究证明,OGD-R 后,MALAT1 的过表达增加了磷脂酰肌醇 3-激酶(Phosphatidylinositol 3-kinase,PI3K)的活性和 Akt 磷酸化的激活,减少了细胞凋亡和 caspase 3 的活性,并通过 PI3K 抑制剂渥曼青霉素成功地消除了这些活性。相反,MALAT1 的敲除降低了 PI3K 活性和 Akt 磷酸化的激活,增加了细胞凋亡和半胱胺酸天冬氨酸蛋白酶-3(Cysteineaspartate-specificproteinase,caspase 3)活性[48]。因此,MALAT1 可能是脑卒中治疗的潜在靶点。

2.2.2 葡萄糖-6-磷酸脱氢酶 研究证明,脑缺血/再灌注后,葡萄糖-6-磷酸脱氢酶(Glucose-6-phosphate dehydrogenase,G6PD)mRNA 和蛋白水平升高。在小鼠体内,慢病毒介导的 G6PD 过表达会显著降低缺血/再灌注损伤,而慢病毒介导的 G6PD 敲除使其加重。体外培养的原代神经元中 G6PD 的过表达降低了缺氧/葡萄糖剥夺/再氧(Oxygen and glucose deprivation/reoxygenation,OGD/R)条件下的神经元损伤,而 G6PD 的抑制则加重了损伤。G6PD 的过表达增加了烟酰胺腺嘌呤二核苷酸磷酸(triphosphopyridine nucleotide,NADPH)的水平,降低了谷胱甘肽(Rreduced form of glutathione,rGSH)的含量,改善了由活性氧类(Reactive oxygen species,ROS)引起的大分子损伤。相反,抑制 G6PD 在小鼠和原代神经元中的表达会产生相反的效果。外源性 NADPH 的补充减轻了 G6PD 敲低的不利影响,进一步证实了 G6PD 在缺血损伤中的有益作用。G6PD 通过增加戊糖磷酸盐通路(Pentose phosphate pathway,PPP)PPP 来保护缺血性脑损伤[49]。因此,G6PD 可能被认为是治疗缺血性脑损伤的潜在靶点。

2.2.3 15-脂氧合酶/15-羟二十碳四烯酸 研究表明,MCAO 以时间依赖性的方式上调 15-脂氧合酶(15-lipoxygenase,15-LO)的表达,特别是在卒中后的后期。我们证实卒中后脑梗死面积减少,神经功能障碍逐渐减弱,12/15 脂氧合酶敲除小鼠出现相反的效果。15-脂氧合酶以时间依赖性的方式增加了小鼠脑血管内皮细胞的增殖,而 12/15 脂氧合酶敲除阻断了这些作用。此外,15-羟二十碳四烯酸促进脑微血管内皮细胞(Brain microvascular endothelial cells,BMVECs)增殖和管形成。这些结果表明,15-脂氧合酶/15-羟二十碳四烯酸(15-hydroxyeicosatetraenoic acid,15-HETE)对缺血性脑卒中后血管生成和神经元恢复有积极影响。因此,15-LO/15-HETE 可能是血管生成和功能恢复的潜在靶点[50]。

2.2.4 组蛋白去乙酰酶 4 组蛋白去乙酰酶 4(histone deacetylases 4,HDAC4)在大脑中高度表达,神经元活动依赖于 HDAC4 的核质穿梭。研究显示,脑卒中后,HDAC4 的磷酸化显著上调,而阻断 HDAC4 磷酸化会可抑制脑卒中诱导的缺血性脑血管生成。在 ECs 缺氧模型中,HDAC4 的磷酸化水平也升高,而抑制 HDAC4 的磷酸化可抑制体外 ECs 的形成和迁移。此外,除了抑制血管生成外,阻断 HDAC4 磷酸化也抑制了低氧诱导因子(hypoxia inducible factor,HIF)-VEGF信号下游基因的表达。磷酸化的HDAC4可能是脑卒中诱导血管生成的重要调控因子。HDAC4磷酸化的保护机制与HIF-VEGF信号有关[51]。因此,磷酸化HDAC4在减轻缺血损伤后神经元损伤中具有保护作用,可能是脑卒中治疗的潜在靶点。

2.2.5 趋化因子受体5 趋化因子受体5(C-C chemokine receptor type 5,CCR5)是一种在T细胞上高度表达的趋化因子受体。研究证明,CCR5在脑缺血保护中发挥了不可或缺的作用。在脑缺血损伤后,CCR5与血液循环的中性粒细胞/巨噬细胞相互作用。脑缺血后,趋化因子配体5(C-C chemokine ligand 5,CCL5)在损伤内皮上的表达显著升高并诱导调节性T细胞(Regulatory T cells,Tregs)表达CCR5,使其通过上调程序化死亡配体1(Programmed death-ligand 1,PD-L1)表达来增加免疫抑制功能,进而抑制中性粒细胞衍生基质金属酶9对脑缺血损伤产生保护作用[52]。因此,CCR5可能是中风治疗的潜在靶点。

2.2.6 sigma-1受体 研究证明,缺血手术后,sigma-1受体(Sigma-1 receptor,σ1r)的激动剂PRE084显著改善了行为评价中的学习和记忆障碍,防止了野生小鼠脑源性神经营养因子(Brain-drived neurotrophic factor,BDNF)、N-甲基-D-天冬氨酸受体(N-methyl-D-aspartate 2A,NR2A)、钙调节蛋白依赖性蛋白激酶IV型(Calmodulin-dependent protein kinase type IV,CaMKIV)和环磷酸腺苷反应原件相关蛋白(Cyclic AMP response element-binding protein,CREB)活性调节转导子1(Transducer of regulated CREB activity 1,TORC1)表达的蛋白质下降。然而,σ1r激动剂PRE084对CaMKIV-TORC1-CREB和BDNF的影响,即使是对学习和记忆障碍的影响,也被NR2A拮抗剂PEAQX所抵消。所以,σ1r可以通过NR2A-CaMKIV-TORC1途径改善缺血再灌注模型中学习记忆障碍及BDNF的表达[53]。因此,σ1r可能是改善缺血再灌注模型中学习记忆障碍的潜在靶点。

2.2.7 血管内皮生长因子 血管内皮生长因子(Vascular endothelial growth factor,VEGF)是一种与血管生成相关的分泌有丝分裂原。VEGF一直被认为是脊髓神经元存活的一个强有力的神经营养因子。研究证明,VEGF165以VEGFR1依赖性的方式显著抑制MCAO诱导的清道夫受体A(Scavenger receptor class A,SR-A)上调。VEGF165抑制脂多糖(Lipopolysaccharide,LPS)诱导的促炎性细胞因子IL-1β、肿瘤坏死因子α(Tumor necrosis factor alpha,TNF-α)和一氧化氮合酶(inducible nitric oxide synthase,iNOS)。更重要的是,VEGF165抑制神经炎症的作用被SR-A过表达部分消除。SR-A进一步降低了VEGF165对缺血性脑损伤的保护作用。VEGF165通过抑制SR-A的表达来抑制神经炎症和缺血性脑损伤[54]。因此,VEGF可能是缺血性脑损伤的预防的潜在靶点。

2.2.8 脑活素 血管性痴呆(Vascular dementia,VaD)的发病率在过去几十年中迅速增加。虽然官方批准的治疗VaD的药物有限,但在一些临床试验中,CBL对VaD具有预防和治疗作用。研究证明,CBL显著增加了与可塑性相关的突触蛋白的表达,如突触后密度蛋白95(Postsynaptic density protein,PSD-95)、蛋白激酶Cγ亚基(Protein kinase C subunit gamma,PKCγ)、磷酸化cAMP反应元件结合蛋白(Phosphorylated cAMP response element binding protein,p-CREB),降低了海马凋亡相关蛋白的表达[55]。因此,CBL可能通过改善突触可塑性和减少凋亡来保护认知缺陷,成为治疗VaD的靶点。

2.2.9 血管生成素样4 血管生成素样4(Angiopoietin-like 4,ANGPTL4)是一种低氧分泌的蛋白,参与调控血管通透性。研究证明,ANGPTL4保护了溶栓损伤内皮细胞的完整性,保护缺血溶栓损伤血脑屏障的通透性。ANGPTL4抑制卒中后血管内皮细胞血管内皮生长因子(Vascular endothelial growth factor,VEGF)的上调,抑制VEGFR信号通路,降低下游Src信号通路,增加紧密连接稳定性,改善内皮细胞屏障完整性[56]。因此,ANGPTL4可能是溶栓治疗后血管保护的潜在靶分子。

3 自身免疫性疾病作用靶点

自身免疫性疾病是指机体对自身抗原发生免疫反应而导致自身组织损害所引起的疾病。自身免疫性疾病范畴极为庞大,常见的有类风湿关节炎(rheumatoid arthritis,RA)、系统性红斑狼疮(systemic lupus erythematosus,SLE)和多发性硬化(multiple sclerosis,MS)等。

3.1 类风湿关节炎作用靶点

RA是一种以关节滑膜慢性炎症病变和骨质破坏为主要特征的器质特异性自身免疫性疾病。

3.1.1 可溶性白细胞介素2受体 研究表明类风湿性关节炎患者中可溶性白细胞介素2受体(Soluble interleukin-2 receptor,sIL-2R)表达量明显高于健康体检组,且sIL-2R与白细胞介素-1β(Interleukin 1β,IL-1β)、白细胞介素-6(Interleukin 6,IL-6)、白细胞介素-8(Interleukin 8,IL-8)及C-反应蛋白(C-reactive protein,CRP)之间呈正相关。sIL-2R与IL-1β、IL-6、CRP存在中等强度相关,与IL-8存在强相关。sIL-2R一方面可能通过与白细胞介素2受体(Interleukin-2 receptor,IL-2R)竞争并直接调节Th17/Treg的比例,另一方面可能通过联合IL-1β、IL-6以及IL-8间接调节Th17/Treg的比例,进而促进RA的发生和发展。血清中sIL-2R的含量与RA的发病存在一定关系,可为寻找RA治疗靶点提供新的参考依据[57]。

3.1.2 T淋巴细胞免疫球蛋白黏蛋白3 T淋巴细胞免疫球蛋白黏蛋白3(T lymphocyte immunoglobulin mucin 3,Tim-3)是一种负向的免疫调节因子。研究表明RA患者中的调节性T细胞(Regulatory T cells,Tregs)出现了功能缺陷,这种缺陷与Tim-3的表达降低有关,Tim-3的上升对T细胞的抑制作用有利于保护RA患者的关节组织并缓解RA的病情。Tim-3可能是治疗类风湿性关节炎的靶点[58]。

3.2 系统性红斑狼疮作用靶点

SLE是一种可产生大量自身抗体并沉积在皮肤、关节和肾脏等部位的自身免疫性炎症性结缔组织病。

3.2.1 Toll样受体-4 Toll样受体(Toll-like receptors,TLRs)家族在天然免疫中起重要作用,其中TLR-4参与内毒素(Lipopolysaccharides,LPS)跨膜信号转导过程,当其接受LPS信号时激活多种转录因子分泌而导致多种免疫分子基因表达。SLE小鼠体内TLR-4水平增高的同时IL-6、IL-17和TNF-α等促炎因子升高,抑炎因子IL-2降低,进而导致感染,而感染时SLE患者极易发生感染,会导致多器官、系统损害免疫功能严重紊乱,同时SLE患者外周血多种促炎因子升高会损害血管内皮细胞并导致血管内皮通透性增加,有利于外源微生物的侵入。因此,TLR-4或可为SLE的治疗提供了靶点[59]。

3.2.2 B淋巴细胞刺激因子 研究发现SLE患者外周B淋巴细胞刺激因子(B lymphocyte stimulator,BLys)水平提高,BLys刺激B淋巴细胞活化增殖,可导致免疫复合物形成、补体介导细胞溶解、吞噬以及细胞毒作用,能够严重损伤免疫功能,可能是导致SLE发病的原因之一。BLys阻断剂可能是治疗SLE的药物研发方向之一[59]。

3.2.3 肿瘤坏死因子α诱导的蛋白3 肿瘤坏死因子α诱导的蛋白3(Tumor necrosis factor-alpha-induced protein 3,TNFAIP3)是通过调节核因子-κB(NF-kB)途径参与调节炎症反应的主要SLE易感蛋白之一。TNFAIP3在SLE患者的$CD4^+$T细胞中较低,这可能通过炎性细胞因子干扰素-γ(Interferon gamma,IFN-γ)和IL-17的过度产生而促成SLE的发病。TNFAIP3可作为临床实践中治疗SLE的有希望的靶标[60]。

3.2.4 血清颗粒蛋白前体和卵泡抑素样蛋白1 血清颗粒蛋白前体(Progranulin,PGRN)和卵泡抑素样蛋白1(Follostatin-like-protein 1,FSTL1)均参与了SLE患者的发病机制,并与疾病活动度相关。研究发现SLE患者血清PGRN、FSTL1血清表达水平显著高于健康者,治疗后两者血清表达水平有所下降但仍高于健康者,所以PGRN、FSTL1可能成为预测SLE患者疾病活动度的血清学标记物,并与其他实验室标志物进行综合的评估,有助于疾病的病情和预后评估[61]。

3.3 多发性硬化作用靶点

MS是一种以中枢神经系统白质脱髓鞘为主要病理特点的慢性炎性自身免疫性疾病。研究发现雷帕霉素能够缓解MS动物模型(小鼠实验性自身免疫性脑脊髓炎)的疾病症状,其发挥作用的机制可能是通过抑制哺乳动物雷帕霉素靶信号转导和转录激活因子3(The mammalian target of rapamycin signal transducer and activator of transcription 3,mTOR-STAT3)途径降低了Th1和Th17细胞的比例,并抑制Th1和Th17细胞分泌IFN-γ和IL-17的功能,进而促进了免疫抑制[62]。这为MS的治疗研究与新药开发提供了一项新的方向。

3.4 银屑病作用靶点

银屑病是一种常见的慢性T细胞介导的炎症性皮肤病,主要特征是角质形成细胞(Keratinocyte,KC)过度增生和异常分化,真皮乳头微血管增生扩张,复发率高。

3.4.1 miR-194 研究表明miR-194通过靶向Grainyhead样2基因(Grainyhead-like 2,GRHL2)抑制角质形成细胞的增殖同时促进其分化。银屑病皮损中miR-194表达的降低可能诱导GRHL2的高表达,这促进了银屑病的发病与进展,因此miR-194可作为银屑病治疗的新的潜在治疗靶标[63]。

3.4.2 角蛋白17 角蛋白17(Keratin,K17)是一种细胞骨架蛋白,在银屑病患者中过度表达。K17是一种自身抗原,可以激活T细胞增殖,如Th1细胞、Th17细胞以及产生IL-22的T细胞,活化的T细胞产生银屑病相关细胞因子IFN-γ、IL-17、IL-22等,这些细胞因子又可以激活KC表达K17,继而形成了一个反应环路再次激活T细胞增殖和银屑病相关细胞因子的产生,即K17/T细胞/细胞因子自身免疫环路。研究表明K17/T细胞/细胞因子自身免疫环路参与了银屑病的发生和发展,因此角蛋白17可能成为一个新的银屑病治疗靶点[64]。

3.4.3 富含半胱氨酸蛋白61 研究发现富含半胱氨酸的蛋白61(Cysteine-rich angiogenic inducer 61,Cyr61),也称为CCN1,是一种细胞外蛋白,是一种新型促炎因子,它能使角质形成细胞分泌更多的炎症细胞因子IL-1β,该作用机制可能为CCN1结合整合素α6β1受体后,激活下游p38 MAPK信号通路,从而诱导IL-1β的表达。此外,抑制银屑病小鼠模型中的CCN1功能后,小鼠体内IL-1β产生减少[65]。因此,这表明CCN1蛋白可调节银屑病中的炎症反应,可能成为一个新的靶点。

3.5 原发性免疫性血小板减少症相关靶点

原发性免疫性血小板减少症(Immune thrombocytopenia,ITP)是一种获得性自身免疫性疾病,又称为特发性血小板减少性紫癜,其特征为血小板减少,可引起广泛的皮肤黏膜及内脏出血。

3.5.1 miR-15a 研究发现miR-15a在ITP患儿外周血单个核细胞中的表达显著下降,miR-15a表达水平与IFN-γ和IL-2含量呈负相关,与IL-4和IL-10的含量呈正相关。在外周血单个核细胞中过表达miR-15a可显著抑制IFN-γ和IL-2的产生,促进IL-4和IL-10的产生。miR-15a可通过调控Th1/Th2细胞的失衡参与调控ITP的发展,Th1细胞主要分泌IFN-γ和IL-2,其可通过直接杀伤抗原递呈细胞或者活化杀伤性细胞等途径参与细胞免疫的调节;Th2细胞主要分泌IL-4和IL-10等,其可直接抑制杀伤性细胞或刺激B淋巴细胞分化增殖产生抗体,参与体液免疫。这提示miR-15a可作为 ITP 潜在的治疗靶点[66]。

3.5.2 TLR4 TLR4 在原发性免疫性血小板减少症患者的单核细胞中表达降低，而 TLR4 减少可能介导异常的 Treg 细胞分化，TLR4 可能在原发性免疫性血小板减少症的发病机制中具有保护作用，TLR4 可能作为治疗 ITP 的新靶点[67]。

3.5.3 CXCL16 CXC 趋化配体因子 16(Chemokine ligand 16,CXCL16)被证实与自身免疫疾病有关，研究表明原发性免疫性血小板减少症患者血浆中 CXCL16 增加，这种现象与 Th1/Th2 失衡有关，CXCL16 可以吸引和激活炎症组织中的 Th1 细胞和 Tc1 细胞，可能与 ITP 的发病机理有关，因此 CXCL16可作为治疗 ITP 的一个新靶点[68]。

3.5.4 非经典和中间单核细胞亚群 非经典和中间单核细胞亚群在原发性免疫性血小板减少症(ITP)的发病机制中发挥不同的作用。研究发现在 ITP 患者体内含有更多的非经典单核细胞亚群，治疗后含量下降。同样的，在 ITP 患者体内含有更多的中间细胞亚群，并含有较高水平的 TNF-α 及 IL-1β。除此之外，非经典单核细胞亚群以及中间细胞亚群的数量均与血小板计数呈负相关。因此，这可能为治疗原发性免疫性血小板减少症提供新的思路[69]。

4 抗肿瘤作用靶点

恶性肿瘤是由于机体细胞失去正常调控，过度增殖而引起的疾病，并可侵犯周围组织，可经多种途径转移到身体其他部分。针对肿瘤的治疗手段及疗效目前仍很有限。随着肿瘤基础研究的不断发展，分子靶向治疗以其疗效高、毒性低及特异性高等优势成为研究的热点，越来越多的肿瘤特异性分子靶点被发现。

4.1 胃癌作用靶点

4.1.1 胃癌治疗相关的蛋白与基因靶点

4.1.1.1 角蛋白 8 胃癌(gastric carcinoma,GC)是第四大常见的恶性肿瘤。越来越多的证据表明，角蛋白 8(Keratin8,KRT8)的异常表达与多种肿瘤进展和转移有关，KRT8 是中间纤维细胞骨架的主要成分，主要表达在上皮组织中。研究发现 KRT8 的 mRNA 及蛋白表达水平随着胃癌的进展和转移而上调，抑制 KRT8 能够有效抑制胃癌的增殖及转移。并且 KRT8 表达水平与胃癌患者总体生存率密切相关。另外，KRT8 的促癌效应是依赖于 Smad2/3 及 TGFβ 信号通路。这些结果表明 KRT8 可能成为一个潜在有效的治疗靶点或生物标记物[70]。

4.1.1.2 周围髓鞘蛋白 22 研究发现周围髓鞘蛋白(peripheral myelin protein-22,PMP22)是 Wnt/β-catenin 通路的靶基因，是在顺铂治疗后胃癌患者的组织中上调最明显的细胞表面蛋白。并且其在胃癌细胞中表达明显上调，随着胃癌细胞分化而下降。抑制 PMP22 能够显著提高顺铂化疗的敏感性。揭示了 PMP22 在胃癌干细胞样特性和化疗耐药中的作用，是一个复发性胃癌诊断和治疗的潜在靶点[71]。

4.1.2 胃癌治疗相关的 miRNAs 和 LncRNAs 靶点

4.1.2.1 miR-217 miRNAs 能够在转录及后转录水平调控基因的表达，在肿瘤的发生发展中起重要作用。在治疗癌症的新方法中 miRNAs 具有相当大的潜力。研究发现，miR-217 在胃癌组织中表达较低，miR-217 表达的增加明显抑制了细胞的转移和侵袭，并且揭示了 miR-217 通过调控 E-cadherin 的表达，诱导了蛋白质酪氨酸磷酸酶非受体 14 型(Protein Tyrosine Phosphatase Non-Receptor Type 14,PTPN14)的缺失，调控了 GC 细胞的上皮间充质转化的作用机制[72]，提示 miR-217 可能成为未来胃癌的新治疗靶点。

4.1.2.2 LncRNA CASC15 长链非编码 RNAs(LncRNAs)在基因组中大量转录的一段大于 200kb 的非编码 RNA，与多种包括癌症的疾病息息相关，是继 miRNA 后又一肿瘤相关研究的热点。研究发现，在 TCGA、GEO 数据库中癌症易感性候选基因 5(Cancer Susceptibility 15,CASC15)高表达于胃癌组织中，与患者总体生存率呈正相关。通过过表达 LncRNA CASC15 能够促进胃癌细胞增殖[73]。因此，LncRNA CASC15 有望成为胃癌预测、预后及治疗的靶点。

4.2 肺癌作用靶点

肺癌其发病率与死亡率一直占据癌症第一名，对人类死亡威胁最大的肿瘤之一。肺癌主要分为非小细胞肺癌(NSCLC)和小细胞肺癌。

4.2.1 肺癌治疗相关的蛋白与基因靶点

4.2.1.1 支架蛋白 WWC3 支架蛋白 WWCs(WW and C2 Domain containing protein family)通过 Hippo 信号通路调节细胞增殖。研究发现，在肺癌细胞及组织中 WWC3 表达均较低，与肺癌的恶性进展相关。WWC3 通过与蓬乱蛋白 Dsh 同源物 3(Dishevelled Segment Polarity Protein 3,Dvl3)的相互作用降低了 WWC3 与大肿瘤抑制因子 1(Large tumor suppressor kinase 1,LATS1)的相互作用，降低了 LATS1 磷酸化水平，增加了 Yes 相关蛋白(Yes-associated protein,YAP)的核输入，从而抑制了 Hippo 通路。因此过表达 WWC3 能够抑制肺癌细胞的增殖及侵袭能力。这为临床治疗肺癌提供了一个潜在的靶点[74]。

4.2.1.2 DDA1 DDA1(DET1- and DDB1-associated protein 1)与泛素-蛋白酶体通路相关，促进靶蛋白降解。在肺癌中 DDA1 表达明显高于正常细胞及组织。DDA1 通过促进 S 期包括 cyclin D1/D3/E1 在内的细胞周期蛋白的表达，促进肿瘤细胞的增殖。因此，DDA1 可能成为肺癌治疗的新靶点，也是肿瘤预后的生物标志物[75]。

4.2.2 关于肺癌的 miRNAs 研究发现 miR-124 在 NSCLC 组织和细胞系中显著下调。miR-124 是通过靶向 STAT3 增强 NSCLC 细胞放射敏感性[76]。有研究证明了 miR-106b-5p 在非小细胞肺癌肿瘤中相对于非癌旁组织表达增加，而 BTG 抗增殖因子 3(BTG Anti-Proliferation Factor 3,BTG3)表达减少。miR-106b-5p 通过下调 BTG3 表达，在 NSCLC 进展中发挥了致瘤作用[77]。以上显示，miR-124 和 miR-106b-5p 可能作为 NSCLC 新的具有潜力的治疗靶点。

4.2.3　肺癌治疗相关的 LncRNAs 靶点　研究发现肺腺癌（lung adenocarcinoma，LUAD）中 LncRNA DANCR 上调，以及 LncRNA DANCR 的下调抑制了肿瘤细胞的增殖、迁移和侵袭。并且证明了 miR-496 直接调节了 LncRNA DANCR，mTOR 是 miR-496 的靶点[78]。提示，LncRNA DANCR 可能是一种通过直接与 miR-496 结合来调控 mTOR 表达的致癌 lncRNA，可能成为肺腺癌的生物标志物或治疗靶点。

4.3　乳腺癌作用靶点

乳腺癌发病率高居女性肿瘤首位，成为我国女性健康的头号杀手，其治疗策略抑制备受关注。

4.3.1　乳腺癌治疗相关的蛋白与基因靶点

4.3.1.1　纤维鞘相互作用蛋白 1　纤维鞘相互作用蛋白 1（Fibrous sheath interacting protein 1，FSIP1）是一种精原相关睾丸抗原，在乳腺癌中大量表达，尤其是在过表达的人表皮生长因子受体-2（human epithelial growth factor receptor-2，HER2）中。研究发现 FSIP1 与 HER2 直接结合，促进乳腺癌的增殖和侵袭。由于其在正常乳腺组织低表达，FSIP1 可能成为乳腺癌治疗的潜在靶点[79]。

4.3.1.2　泛素蛋白连接酶 E3 成分 N-识别蛋白 5　三阴性乳腺癌（triple negative breast cancer，TNBC）是指癌组织免疫组织化学检查结果为雌激素受体、孕激素受体和原癌基因 HER-2 均为阴性的乳腺癌。其标准治疗后早期复发和转移的风险很高，迫切需要新的治疗方法。泛素蛋白连接酶 E3 成分 N-识别蛋白 5（Ubiquitin Protein Ligase E3 Component N-Recognin 5，UBR5）是在发育和癌症中折叠蛋白应激的关键调节蛋白。UBR5 在 TNBC 组织中 mRNA 与蛋白水平均高表达。UBR5 的缺失可导致肿瘤内血管生成受损，与细胞凋亡、坏死和生长停滞，以及通过下调 E-cadherin 导致肿瘤转移。并且 UBR5 的促肿瘤增殖作用是依赖于微环境中的免疫细胞。揭示了 UBR5 作为肿瘤生长、转移和免疫反应的一种新的关键调节因子，有望成为治疗乳腺癌的有效靶点[80]。

4.3.2　乳腺癌治疗相关的 miRNAs 和 LncRNAs 靶点

4.3.2.1　miR-129-5p 与 miR-125b　研究发现 miR-129-5p 在曲妥珠单抗耐药的人乳腺癌细胞（JIMT-1）中下调。MiR-129-5p 在曲妥珠单耐药乳腺癌细胞中靶向核糖体蛋白 S6（Ribosomal Protein S6，RPS6），通过降低 rpS6 的表达，增强了乳腺癌细胞对曲妥珠单抗的敏感性[81]。miR-125b 的过表达增加了 MCF-7/R 细胞对多柔比星的敏感性，并且这一效应依赖于 hax-1-线粒体通路[82]。以上提示 miR-129-5p 与 miR-125b 有望成为治疗乳腺癌的靶点。

4.3.2.2　LncRNA SUMO1P3　小泛素样修饰因子 1 伪基因 3（LncRNA SUMO1P3），已被证明在人类多种癌症中发挥作用。研究发现在乳腺癌组织中 SUMO1P3 的表达水平高于相邻正常组织，抑制 SUMO1P3 能够抑制乳腺癌进展。并且证实 SUMO1P3 与抑癌基因 miR-320a 结合，发挥其致癌作用。这表明 SUMO1P3 可能成为乳腺癌诊断和治疗的靶点[83]。

4.4　肝癌作用靶点

肝癌是病死率最高的肿瘤之一，我国每年肝癌死亡病例占全球的 51%。肝癌主要分为肝细胞癌（HCC，90%）、胆管上皮癌、混合性癌等。目前肝癌主要通过手术治疗，但易复发和转移。探索更为有效的方法是一个亟待解决的问题。

4.4.1　肝癌治疗相关的蛋白与基因靶点

4.4.1.1　锌指蛋白 2　小脑锌指蛋白 2（Zinc finger protein ZIC 2，ZIC2）在生物过程中功能与转录因子相同，对脊柱动物胚胎发育与癌症有重要作用。研究发现，ZIC2 可促进肿瘤细胞增殖和迁移，并且 ZIC2 通过与 P21（RAC1）活化激酶 4（P21（RAC1）Activated Kinase 4，PAK4）结合激活 Raf/MEK/ERK 通路介导肝癌的恶性进展。综上所述，ZIC2 可能作为 HCC 潜在的治疗靶点[84]。

4.4.1.2　阴阳 1　阴阳 1（Yin and yang 1，YY1）是一种 DNA 结合转录因子，据报道与癌症进展有关。组蛋白去乙酰酶抑制剂（HDACi）可以抑制肝癌细胞的增殖，促进细胞凋亡。研究发现，YY1 与 HDAC1 在肝癌细胞及组织中表达呈正相关。YY1 可与 HDAC1 相互激活，因此 YY1 可降低 HCC 细胞对 HDAC 抑制剂的敏感性，可能是 HCC 潜在的治疗靶点[85]。

4.4.2　肝癌治疗相关的 miRNAs 靶点　以往研究表明，乳腺癌转移抑制因子 1（breast metastasis suppressor gene1，BRMS1）在抑制多种癌症转移中的作用。研究发现 miR-423 通过特异性结合 BRMS1 mRNA 的 3′-UTR 显著抑制 BRMS1 蛋白的翻译。miR-423 的缺失显著增加 BRMS1 水平，抑制 HCC 细胞侵袭[86]。miR-29a-3p 在 HCC 患者中表达下调，导致生存率降低。miR-29a-3p 可直接靶向胰岛素样生长因子 1 受体（Insulin Like Growth Factor 1 Receptor，IGF1R），下调其表达。miR-29a-3p 是直接抑制参与肝癌微环境免疫调节的致癌基因 IGF1R[87]，提示 miR-423 和 miR-29a-3p 可能是肝癌治疗的潜在靶点。

4.4.2.1　肝癌治疗相关的 LncRNAs 靶点　研究发现 lncRNA HCAL，在 HCC 组织中高度表达。LncRNA *HCAL* 沉默能明显抑制 HCC 细胞在体内和体外的生长和转移。HCAL 直接与 miRNA 如 miR-15a、miR-196a 和 miR-196b 相互作用，并了调节溶酶体蛋白跨膜 4β（Lysosomal Protein Transmembrane 4 Beta，LAPTM4B）表达。lncRNA HCAL 可以成为 HCC 潜在的治疗靶点[88]。LncRNA HOTAIR 已被证实在几种癌症中显示致癌活性。HOTAIR 的敲除降低了 STAT3 活性和 ATP 结合盒 B 亚家族 1（ATP Binding Cassette Subfamily B Member 1，ABCB1）表达，增加了对顺铂的化学敏感性。因此，HOTAIR 可以作为逆转 HCC 多药耐药的新的潜在治疗靶点[89]。

4.5　胰腺癌作用靶点

胰腺癌是消化系统恶性程度最高的肿瘤之一，进展快、预后差，每年胰腺癌全球死亡人数超过20万，约90%为起源于腺管上皮的导管腺癌。因此，迫切需要有效的治疗方法对抗胰腺癌。

4.5.1 胰腺癌治疗相关的蛋白与基因靶点

4.5.1.1 YTH结构域家族蛋白2 YTH结构域家族蛋白2（YTH domain family 2，YTHDF2）优先于含有m(6)A的mRNA结合，调节结合mRNA的定位及稳定性。研究发现YTHDF2在胰腺癌组织中表达较正常组织在mRNA和蛋白水平上均上调，YTHDF2通过抑制YAP激活TGF-β/Smad信号通路，促进上皮间质转化（EMT）。YTHDF2可能是治疗胰腺癌的药理学靶标[90]。

4.5.1.2 G蛋白偶联受体87 G蛋白偶联受体87（G-protein coupled receptor 87，GPR87）在多种癌症中过度表达。研究发现在胰腺导管腺癌（pancreatic ductal adenocarcinoma，PDAC）细胞中的高表达，并且GPR87的表达与患者临床病理特征相关。GPR87能够促进细胞增殖、血管新生及吉西他滨依赖的凋亡耐受。另外，它通过激活NF-κB信号通路增强了胰腺癌的侵袭性。因此，GPR87可作为PDAC治疗的潜在治疗靶点[91]。

4.5.2 胰腺癌治疗相关的miRNAs和LncRNAs靶点 miR-7被认为可以调节各种胃肠道癌症的进展。研究发现，miR-7可以通过上调LKB1-AMPK-mTOR信号，直接靶向自噬诱导阶段和囊泡延长阶段，抑制细胞内葡萄糖对糖酵解代谢的供应，以抑制胰腺癌的进展[92]。miR-4656在胰腺癌中表达下调，通过直接靶向TrkA基因，发挥对胰腺癌的抑制作用。miR-4656可作为开发胰腺癌治疗药物的靶点[93]。

DNA损伤应答非编码RNA（Non-Coding RNA Activated By DNA Damage，*NORAD*）可能是一个潜在的致癌基因，这种LncRNA在缺氧时显著上调。研究发现，NORAD在胰腺癌组织中表达高，在缺氧条件下表达升高。NORAD通过与hsa-miR-125a-3p的竞争来调控小GTP结合蛋白RhoA的表达，促进EMT。阐明了LncRNAs在缺氧诱导EMT中的作用.并为胰腺癌提供一个潜在的新的诊断和治疗靶点[94]。以往研究表明，HOXA远端转录反义RNA（HOXA Distal Transcript Antisense RNA，HOTTIP）在PDAC中表达最多，促进癌细胞增殖和EMT。研究发现，同源框A9（Homeobox A9，HOXA9）通过与胰腺癌干细胞（PCSCs）中的WD重复域5（WD Repeat Domain 5，WDR5）结合来增强Wnt/β-catenin通路，促进胰腺癌干细胞干性，是开发胰腺癌治疗药物的潜在靶点[95]。

4.6 肾细胞癌作用靶点

4.6.1 肾细胞癌治疗相关的蛋白与基因靶点

4.6.1.1 真核翻译起始因子3亚基 真核翻译起始因子3亚基（Eukaryotic translation initiation factor 3 subunit B，EIF3b）是EIF3（EIFs最大核心）的主要支架蛋白。研究发现高水平EIF3b在肿瘤中的表达不仅与侵袭性肿瘤表型有关，而且对肾透明细胞癌（clear cell renal cell carcinoma，ccRCC）患者也具有独立的预后作用。EIF3b的敲除抑制了Akt通路的作用，从而通过破坏细胞周期和触发细胞凋亡来抑制细胞增殖。EIF3b既是预后的生物标志物，也是ccRCC患者潜在的治疗靶点[96]。

4.6.1.2 剪接因子3B亚基3 *EZH2*基因的解除或突变可导致多种肿瘤，包括ccRCC。*EZH2*外显子14变异不仅抑制了DAB2相互作用蛋白（DAB2 Interacting Protein，DAB2IP）和HOXA9，而且抑制了*EZH2*驱动的肿瘤发生。剪接因子3B亚基3（3Splicing factor 3B subunit 3，SF3B）刺激包含外显子14，并具有促增殖活性。结果提示，SF3B3作为*EZH2* pre-mRNA剪接的关键调控因子有望成为ccRCC新的预后因子和潜在治疗靶点[97]。

4.6.2 肾细胞癌治疗相关的miRNAs和LncRNAs靶点 miR-142-5p在RCC组织和细胞系中表达升高。过表达miR-142-5p可显著促进RCC 786-O细胞的增殖和集落形成，并可预防G1期阻滞。并且miR-142-5p通过靶向B细胞转位基因3（B-cel translocation gene 3，BTG3）促进RCC细胞的增殖和迁移。因此，miR-142-5p可能成为RCC治疗的靶点[98]。

研究发现，长链非编码RNA浆细胞瘤变异易位1（Plasmacytoma Variant Translocation 1，PVT1）在ccRCC组织中表达上调。PVT1表达升高与肿瘤TNM（Tumor-Node-Metastasis）高分期、组织学分级、生存率低相关。PVT1敲除促进细胞凋亡，抑制肾癌细胞增殖。PVT1通过促进mRNA的稳定性而增加了肾癌细胞中骨髓细胞白血病序列1（myeloid cell leukemia 1，MCL1）的mRNA水平。PVT1可能是治疗ccRCC的有效靶点[7]。

4.7 膀胱癌作用靶点

4.7.1 膀胱癌治疗相关的蛋白与基因靶点

4.7.1.1 赖氨酸特异性脱甲基酶1A 膀胱癌是泌尿系统最常见的肿瘤，以往研究表明赖氨酸特异性脱甲基酶3A（Lysine-specific demethylase 3A，JMJD1A）是一种专门去甲基化H3K9me1/2的组蛋白去甲基化酶，在包括膀胱癌（Bladder cancer，BCa）在内的多种癌症中过度表达。研究发现JMJD1A可通过协同激活HIF1α促进糖酵解从而促进膀胱癌进展，提示JMJD1A是膀胱癌治疗的潜在分子靶点[99]。

4.7.1.2 SOX2 研究发现，SOX2（SRY-like HMG box 2）是一种转录因子，并可作为干细胞的标记物，在小鼠和人类的膀胱癌中都被上调。在原发性侵袭性膀胱癌中，SOX2缺失可促进肿瘤消退，SOX2阳性细胞在调节膀胱癌恶性进展中有重要作用。SOX2是膀胱癌干细胞的一个标志物，表明它可能是膀胱癌治疗的潜在临床靶点[100]。

4.7.2 膀胱癌治疗相关的miRNAs和LncRNAs靶点 miR-203可显著降低细胞活力、侵袭、迁移和EMT，并增强细胞凋亡。并且miR-203可能通过负向靶向Twist1在BCa中发挥抑瘤microRNA的作用。miR-608在人BCa组织中下调并参与调控胞嘧啶-磷酸-鸟嘌呤（CpG）岛的甲基化[101]。BCa细胞中

miR-608 通过 AKT/FOXO3a 信号诱导 G1 期阻滞。此外，miR-608 可直接抑制脂阀结构蛋白 1(Flotillin 1，FLOT1)的表达。miR-608 是 BCa 潜在的肿瘤抑制因子与治疗靶点[102]。

研究发现 UCA1 参与 ADP-核糖基化因子样 2(ADP-Ribosylation Factor-Like 2，ARL2)诱导的线粒体活性，在线粒体功能中起重要作用。并 UCA1 通过 UCA1/miR-195/ARL2 轴在体外和体内增强了线粒体功能和细胞活力来促进膀胱肿瘤生长。UCA1 可作为 BCa 治疗的有效靶点[103]。

4.8 前列腺癌作用靶点

4.8.1 前列腺癌治疗相关的蛋白与基因靶点

4.8.1.1 自水解酶域蛋白 5

自水解酶域蛋白 5(Abhydrolase Domain Containing 5，ABHD5)是细胞内中性脂质的关键调控因子，最近被证实为结直肠癌的肿瘤抑制因子。研究发现 ABHD5 在已转移的去势难治性前列腺癌(Castration Resistant Prostate Cancer，CRPC)中下调。ABHD5 抑制上皮细胞向间充质转化，及糖酵解酶己糖激酶 2 和磷酸果激酶来抑制有氧糖酵解，同时上调呼吸链复合物 Ⅰ 和 Ⅲ 形成来促进线粒体呼吸。ABHD5 作为代谢肿瘤抑制因子阻止 EMT 和 Warburg 效应，有望成为对抗 PCa 的治疗靶点[104]。

4.8.1.2 卷曲受体 8 研究发现，卷曲受体 8(Frizzled-8，FZD8)在骨转移的 PCa 细胞系和组织中被明显上调。FZD8 高水平表达与临床肿瘤进展和骨转移显著正相关。FZD8 可以通过激活 Wnt/β-catenin 信号，促进体外 PCa 细胞迁移、侵袭和干细胞样表型。因此，FZD8 可能是前列腺癌骨转移的潜在治疗靶点[45]。

4.8.2 前列腺癌治疗相关的 miRNAs 和 LncRNAs 靶点 miR-588 在前列腺特异性抗原(prostatespecificantigen，PSA)阴性和 PAS 阳性的前列腺癌细胞以及前列腺癌肿瘤组织中均显著上调。显著上调的 miR-588 与 PCa 患者较差的临床结果和较短的术后总生存率密切相关。miR-588 下调可显著抑制体外和体内移植的前列腺癌细胞增殖[105]。miR-802 在前列腺癌组织和细胞系中显著下调。miR-802 通过靶向脂阀结构蛋白 2 (Flotillin 1，FLOT2)抑制前列腺癌细胞的 EMT、迁移和侵袭[106]。提示，miR-588 和 miR-802 是 PCa 潜在的靶点。

研究发现，生长阻滞剂特异性转录本 5 (Growth Arrest Specific 5，GAS5)在前列腺癌细胞中的表达明显下降。GAS5 的异位表达抑制了 G0-G1 期细胞增殖并诱导细胞周期阻滞，而 GAS5 的敲低促进了 G1-S 期转变。GAS5 与转录因子 E2F1 相互作用，增强了 E2F1 与 P27(Kip1)启动子的结合来调控细胞增殖。GAS5 可能是前列腺癌潜在的治疗靶点[107]。

4.9 结肠癌作用靶点

4.9.1 结肠癌治疗相关的蛋白与基因靶点

4.9.1.1 支架附着因子 B 支架附着因子 B(Scaffold attachment factor B1，SAFB)在结肠癌(colorectal cancer，CRC)组织中下调，SAFB 低表达与 CRC 患者的侵袭性表型和较差的生存率显著相关。SAFB 下调通过靶向 TAK1 启动子激活 NF-κB 信号促进 CRC 恶性进展。以上结果提示 SAFB 是干预 CRC 进展的治疗靶标[108]。

4.9.1.2 着丝粒蛋白 H 着丝粒蛋白 H(Centromere protein H，CENPH)是着丝粒复合体的基本成分，在各种实体肿瘤中过表达与预后不良相关。与正常结肠组织相比，CENPH 在结肠癌中表达水平升高，随着分期增加而减少。CENPH 抑制 CRC 恶性表型，通过调节高尔基磷酸化蛋白 3(GOLPH3)依赖的 mTOR 信号通路抑制对西罗莫司的敏感性。因此，CENPH 可作为西罗莫司敏感性的预测因子和治疗结肠癌的靶标[109]。

4.9.2 结肠癌治疗相关的 miRNAs 和 LncRNAs 靶点 miR-19b-3p 在结肠癌组织中其表达水平明显上调，并与结肠癌的临床分期、生存期相关。miR-19b-3p 促进结肠癌细胞增殖，通过 SMAD4 介导奥沙利铂基化疗耐药[110]。p53 突变和 microRNAs(miRs)是结直肠癌(CRC)5-FU 耐药的重要组成部分。研究发现，miR-338-3p 的表达与结肠癌细胞凋亡和 5-氟尿嘧啶(5-FU)耐药相关。抑制 miR-338-3p 具有克服 p53 突变结肠癌细胞 5-FU 耐药的潜力[111]。

结直肠肿瘤差异表达基因(Colorectal Neoplasia Differentially Expressed，CRNDE)位于人类 16 号染色体上，在包括结肠癌在内的多种癌症中被发现过表达。研究发现 lncRNA CRNDE 可以通过与 EZH2 的关键成分结合，在表观遗传学上抑制双重特异性磷酸酶 5(Dual Specificity Phosphatase 5，DUSP5)和细胞周期蛋白依赖性激酶抑制因子 1A(Cyclin Dependent Kinase Inhibitor 1A，CDKN1A)的表达，从而促进结肠癌的发展。LncRNA CRNDE 促进结肠癌的进展，是结肠癌的潜在治疗靶点[112]。

4.10 食管癌作用靶点

食管癌是常见的消化系统肿瘤，我国是发病率最高的地区之一。其可分为食管鳞状细胞癌(Esophageal squamous cell carcinoma，ESCC)和食管腺癌(Esophageal Adenocarcinoma carcinoma，EAC)。

4.10.1 食管癌治疗相关的蛋白与基因靶点

4.10.1.1 卵泡抑素样蛋白 1 研究发现，BMP 结合的卵泡抑素样蛋白(Follistatin-related protein 1，FSTL1)在 ESCCs 中过表达，FSTL1 可以促进 ESCC 细胞的增殖、克隆原性、迁移、侵袭、自我更新、体外顺铂耐药。其促癌作用是通过驱动 NF-κB 和 BMP 信号通路[113]。FSTL1 在促 ESCC 恶性进展具有重要意义，可作为 ESCC 潜在的治疗靶标。

4.10.1.2 活化 T 细胞核因子 1 越来越多的证据表明，活化 T 细胞核因子(NFAT1)在癌症的发生发展中起着重要的作用。研究发现 NFAT1 在人 ESCC 中过表达，这与晚期肿瘤和淋巴结转移密切相关。抑制 NFAT1 通过 MMP-3 抑制细胞的迁移和侵袭[114]。因此，NFAT1 可作为新的生物标志物和潜在的靶点。

4.10.2 食管癌治疗相关的 miRNAs 和 LncRNAs 靶点 miR539 通过下调碱性螺旋-环-螺旋转录因子 1(Twist Basic Helix-Loop-Helix Transcription Factor 1,TWIST1)抑制小鼠 B 淋巴细胞 TE3 细胞的 EMT,TWIST1 是 miR539 的靶点。miR539 可能调控了 ESCC 的进展[115]。miR375 是一种重要的癌症相关 RNA,在多种癌症中下调。与正常组织和 ESCC 细胞相比,miR375 在 ESCC 肿瘤组织和细胞中表达下调。此外,metattachin(MTDH)是 miR375 的直接靶点[116]。

研究发现,lncRNAATB 在 ESCC 组织和细胞系中表达高于正常细胞。ATB 敲除在体内外抑制细胞的增殖和迁移。失调的 miR200b/Kindlin-2 信号介导了 ATB 在 ESCC 中的致癌活性。提示 lncRNAATB 可能作为 ESCC 患者的潜在治疗靶点[40]。lncRNA H19 被认为是一种矛盾因子,在肿瘤发生过程中既是癌基因又是抑癌因子。H19 在 ESCC 样品和细胞系中均较正常细胞高表达。H19 的上调与 ESCC 临床分期及淋巴结转移密切相关。H19 的敲除不仅抑制了肿瘤在体外和体内的增殖,而且抑制了肿瘤的迁移和侵袭能力。lncRNA H19 是治疗 ESCC 患者的潜在治疗靶点[117]。

4.11 胶质母细胞瘤作用靶点

胶质母细胞瘤(Glioblastoma,GBM)是星形细胞瘤中恶性程度最高的肿瘤。

4.11.1 胶质母细胞瘤治疗相关的蛋白与基因靶点

4.11.1.1 三重基序蛋白 24 研究发现,三重基序蛋白 24(tripartite motif-containing 24,TRIM24)的表达水平在临床 GBM 标本中上调,是 EGFR 驱动的肿瘤发生所必需的。TRIM24 作为转录共激活因子和募集 STAT3,稳定 STAT3 与染色质相互作用和 STAT3 下游信号的后续激活,从而增强 EGFR 驱动的肿瘤发生。提示,TRIM24 作为与 EGFR 激活相关的 GBM 的潜在治疗靶点[118]。

4.11.1.2 *TUSC1* 研究发现,肿瘤抑制因子候选基因 1(Tumor suppressor candidate gene 1,*TUSC1*)在 GBM 组织和细胞系中显著减少。与 *TUSC1* 低水平患者相比,*TUSC1* 高水平患者的生存率显著提高。*TUSC1* 的外源表达通过下调 CDK4 抑制 GBM 细胞增殖,诱导 G1 期阻滞,是 GBM 潜在的药物靶点[119]。

4.11.2 胶质母细胞瘤治疗相关的 miRNAs 和 LncRNAs 靶点 越来越多的研究表明,miR-485 参与多种类型的人类癌症的发展和进展。研究发现,miR-485 在 GBM 组织标本和细胞系中均被下调。miR-485 可抑制 GBM 细胞增殖、菌落形成、迁移和侵袭,体外细胞凋亡增加,减少体内肿瘤的生长,其直接作用于 PAK4 并调控 AKT 和 ERK 信号通路[120]。miR-1179 在胶质瘤组织和细胞系中显著下调。miR-1179 通过靶向 E2F 转录因子 5(E2F5)抑制 GBM 细胞的增殖和细胞周期进程[121],提示,miR-485 和 miR-1179 可作为 GBM 治疗中的潜在靶点。

研究发现,长链非编码 RNA 肿瘤易感性基因 2(Cancer Susceptibility 2,CASC2)在胶质瘤组织和细胞系中表达下调,与临床病理特征和较短的生存时间有关。LncRNACASC2 通过直接抑制 miR181a 上调 PTEN,在胶质瘤对替莫唑胺(TMZ)的敏感性中发挥重要作用,可能成为癌症诊断和治疗的潜在靶点[122]。

5 代谢性疾病作用靶点

5.1 肥胖与血脂异常作用靶点

肥胖是由能量的摄入与消耗不平衡导致的慢性疾病,通常伴随心血管、内分泌和代谢等方面的并发症。随着现代人饮食结构和生活方式的改变,肥胖已经成为威胁公众健康的主要原因。血脂异常主要包括高甘油三酯血症、高胆固醇血症、空腹乳糜微粒血症和低 α 脂蛋白血症,前二者统称为高脂血症,血脂紊乱与冠心病、动脉粥样硬化的发生密切相关。

5.1.1 外周大麻素 1 型受体 大麻素 1 型受体(Cannabinoid type 1 receptor,CB1R)在机体中广泛表达,对外周 CB1R 作用进行研究发现,选择性 CB1R 拮抗剂利莫那班(Rimonabant)能改善高脂饮食下小鼠比目鱼肌中电压依赖性钙通道 $Ca_v1.1$ 和高电压激活钙离子通道(high voltage-activated Ca^{2+} channels,HVACCs)的表达下调,激活 Ca^{2+} 信号,从而影响骨骼肌细胞糖摄取过程,改善肥胖及其相关代谢紊乱[123]。这些结果显示外周 CB1R 可能是肥胖的潜在治疗靶点。

5.1.2 SIRT3/SOD2 母体肥胖能够增加后代患肥胖、高血压、心脏病疾病的风险,研究发现,高脂饮食饲养的肥胖雌性 ICR 小鼠卵母细胞染色体异位、活性氧含量升高,褪黑素可以通过 SIRT3/SOD2 途径缓解卵母细胞缺陷表型,提高早期胚胎的发育潜力,增强卵母细胞质量[124]。因此,干预 SIRT3/SOD2 途径可能缓解由母体肥胖导致的卵母细胞质量降低,减轻子代患肥胖风险。

5.1.3 白介素-17A

肠道菌群在肥胖及其相关代谢紊乱中起重要作用,并且会受到饮食、宿主表型、年龄以及免疫系统等多种因素影响。白介素-17A(Interleukin 17A,IL-17A)是重要的前炎症细胞因子。研究表明,在高脂饮食下,IL-17a$^{-/-}$小鼠与野生型小鼠相比体重更轻,肠道中条件性致病菌如 *Klebsiella pneumoniae*,*Clostridium ramosum* 含量减少,有益菌如 *butyrate-producing bacterium_SS3/4*,*Oscillibactervalericigenes* 含量增加,因此 IL-17A 可以通过改变肠道菌群的组成加重饮食诱导的肥胖和相关疾病[125],IL-17A 可能成为肥胖的潜在治疗靶点。

5.1.4 活化转录调节因子 4 活化转录调节因子 4(Activating transcription factor 4,ATF4)可以直接与自噬相关蛋白 5(Autophagy related5,ATG5)启动子区域结合抑制其表达,下调 ATG5 依赖的自噬泡形成,从而减少自噬介导的下丘脑 α-黑素细胞刺激素(α-melanocyte-stimulating hormone,α-MSH)的生成,使中枢性摄食增加,减少机体能量消耗水平。研究发现,特异性敲除阿黑皮素原(Pro-opiomelanocortin-alpha,

POMC）神经元中 ATF4 的小鼠可以抵抗高脂饮食诱导的肥胖[126]。因此 ATF4/ATG5 可能成为肥胖的潜在治疗靶点。

5.1.5 mH2A1.1 mH2A1.1（MacroH2A1.1）属于 macroH2A 型组蛋白变体，是染色质的组成成分之一，参与基因转录调节过程。白色脂肪组织（White adipose tissue，WAT）在机体的能量储存、内分泌信号和炎症反应中扮演重要角色，并参与调节机体能量稳态，与肥胖的发生密切相关。研究发现，mH2A1.1 在肥胖小鼠的 WAT 中明显增多，并且通过组蛋白-赖氨酸 N-甲基转移酶 2（EZH2）抑制 Wnt/β-canetin 通路，而后者参与下调脂质合成途径，因此 mH2A1.1 可能是治疗肥胖的一个新靶点[127]。

5.1.6 TRIP-Br2 棕色脂肪组织（Brown adipose tissue，BAT）参与人体基础和诱导性的能量消耗，进行适应性产热活动，通常认为肥胖与 BAT 功能障碍有关。TRIP-Br2（也称为 SERTA domain-containing protein 2，SERTAD2）属于细胞周期转录调控因子，但同时在机体的脂肪储存和能量代谢中发挥作用，研究发现，在肥胖雄性 C57BL/6J 小鼠中，肥胖诱导的炎症通过内质网应激途径在基因和蛋白水平上调棕色脂肪组织 TRIP-Br2 含量，而 TRIP-Br2 的升高会明显抑制棕色脂肪组织的产热活动，导致 BAT 功能障碍，加重肥胖病程。因此抑制 TRIP-Br2 可能减缓肥胖患病后的病程进展[128]。

5.1.7 DsbA-L 研究发现，脂肪组织特异敲除二硫键氧化还原酶类似蛋白（Disulfide Bond-Forming OxidoreductaseA-Like Protein，DsbA-L）导致线粒体功能障碍，促进 mtDNA 释放进入胞质，cGAS（cGMP-AMP synthase）感知细胞质中的 mtDNA，通过接头蛋白 STING（Stimulator of interferon genes protein）上调干扰素（Interferons，IFNs）表达，启动脂肪细胞下游的炎症反应。因此 DsbA-L 可能是肥胖及其相关的炎症反应的潜在治疗靶点[129]。

5.1.8 *中链脂肪酸* 高胆固醇血症是导致动脉粥样硬化的危险因素之一。研究发现，中链脂肪酸（MCFA）能够升高肠道中 ATP 结合盒转运体 ABCG5、ABCG8 和肝 X 受体 LXR 的表达，促进胆固醇粪便排泄，从而降低血浆中的胆固醇水平[130]。因此 MCFA 可能是高胆固醇血症的潜在药物开发点。

5.2 *非酒精性脂肪肝作用靶点*

非酒精性脂肪肝（Non-alcoholic fatty liver disease，NAFLD）是以肝脏过量脂质蓄积为特征的代谢性疾病[131]。随肝脏脂肪变性程度加深，可诱发非酒精性脂肪性肝炎（Non-alcoholic steatohepatitis，NASH）、肝硬化和肝癌。伴随生活方式和饮食结构的改变，非酒精性脂肪肝日益成为威胁公众健康、影响个人生活质量的重要因素。

5.2.1 miR-181b MicroRNA 参与调节 NAFL 以及其他代谢性疾病。研究发现，在高脂饮食诱导脂肪肝小鼠中可以观察到 miR-181b 的上调，miR-181b 直接与 SIRT1 3′-UTR 结合抑制其表达；抑制 miR-181b 在体内和体外均缓解肝细胞脂肪变性[132]。miR-181b 可能是非酒精性脂肪肝的潜在治疗靶点。

5.2.2 miR-194 miR-194 在肝细胞、肝星状细胞和库弗氏细胞中高度表达。研究发现，高脂饮食可以导致 miR-194 上调，miR-194 结合于法尼醇 X 受体（Farnesoid X receptor，FXR）3′-UTR，抑制 FXR 表达，从而导致肝脏脂肪变性[133]。因此 miR-194 可能是非酒精性脂肪肝的潜在治疗靶点。

5.2.3 HOTAIR HOTAIR（Homeoboxtranscript antisense RNA）属于长链非编码 RNA，研究发现，在 HepG2 细胞中，游离脂肪酸通过 NK-κB 途径上调 HOTAIR 表达，从而在转录和翻译水平抑制 PTEN；敲除 HOTAIR 缓解细胞脂质蓄积[134]。因此 HOTAIR 可能是 NAFLD 的潜在治疗靶点。

5.2.4 Dicer1 Dicer1 属于 RNase Ⅲ核酸内切酶，是肝脏中 miRNA 成熟过程的关键酶。研究发现，小鼠在甲硫氨酸胆碱缺乏饮食下饲喂三周肝脏游离胆固醇含量显著增加，Dicer1 和 miR29 含量减少；miR29 与胆固醇合成途径的关键酶—羟甲戊二酰辅酶 A 还原酶（3-hydroxy-3-methylglutaryl-coenzyme A reductase，HMGCR）3′-UTR 结合抑制其表达，从而下调肝脏中胆固醇合成；Dicer1/miR29/HMGCR 可能参与介导肝脏中过量的游离胆固醇蓄积，在 NAFLD 的发生发展过程中起到重要作用[135]。因此 Dicer1 可能是非酒精性脂肪肝的潜在治疗靶点。

5.2.5 PKCδ 研究发现，在棕榈酸（Palmitic acid，PA）诱导脂质蓄积细胞模型上，抑制 PKCδ 可以调节钙稳态和肌浆网 Ca^{2+}-ATP 酶（sarco/endoplasmic reticulum Ca^{2+}-ATPase，SERCA）活性，进而缓解内质网应激，抑制凋亡通路导致的肝损伤，提供细胞保护作用[136]。这提示 PKCδ 可能是缓解非酒精性脂肪肝疾病病程进展的潜在治疗靶点。

5.2.6 USP18 USP18（Ubiquitin-specific protease 18）属于脱泛素酶家族成员，研究发现，USP18 通过结合并脱泛素化 TAK1（TGFβ-activated kinase 1），抑制 TAK1 及其下游的 c-JNK 和 NF-KB 信号途径，达到改善肝脏脂肪变性的效果[137]。因此 USP18 可能是非酒精性脂肪肝治疗的潜在靶点。

5.2.7 HNF-1b HNF1b 属于肝富集转录因子同源结构域超家族，HNF1b 可直接与二肽基肽酶-4 和 NADPH 氧化酶 1 的启动子区域结合，降低细胞氧化压力和脂肪变性水平。研究发现，HNF1b$^{-/-}$ C57BL/6J 小鼠肝脏脂肪变性程度加重并产生胰岛素抵抗，而过表达 HNF1b 则可以导致相反结果[138]。所以，HNF1b 可能是非酒精性脂肪肝的潜在治疗靶点。

5.2.8 Plin5 Plin5（Perilipin5）属于脂围蛋白（Perilipin）家族成员，主要分布在脂滴表面和胞浆中，参与调节肝脏脂质蓄积和脂肪分解作用。研究发现，在高脂饮食条件下，阿托伐他汀显著降低肝脏甘油三酯（Triglyceride，TG）含量，激活激酶 A（protein kinase A，PKA）提高 Plin5 磷酸化水平，从而导致脂滴脂解作用以及线粒体脂肪酸氧化增强[139]。因此 PLIN5 可能成为非酒精性脂肪肝的潜在治疗靶点。

5.2.9 *消皮素 D-N* 过量的脂质蓄积启动肝脏炎症反应，诱导简单肝脏脂肪变性发展成为 NASH。消皮素 D（Gasdermin

D,GSDMD)参与介导炎症反应以及 IL-1β 的释放,研究发现,GSDMD 及其裂解产物 GSDMD-N 在 NAFLD 病人中上调,$GSDMD^{-/-}$ C57 小鼠与野生型小鼠相比,在转录水平上 *Srebp-1c* 下调,*Pparα*、*Aco*、*Lcad*、*Cyp4a10* 和 *Cyp4a14* 表达上调,脂肪变性程度更低[140]。因此,GSDMD 可能是非酒精性脂肪肝的潜在治疗靶点。

5.2.10 Tmbim1 Tmbim1 是一种主要存在于溶酶体和晚期胞内体的膜蛋白。研究发现,Tmbim1 通过内吞体分选转运复合体(Endosomal sorting complex required for transport, ESCRT)促进 TLR4 的溶酶体降解,从而抑制下游 NF-κB 和 MAPK,缓解炎症反应,改善肝脏脂质蓄积[141]。因此 Tmbim1 可能是非酒精性脂肪肝的潜在治疗靶点。

5.3 *糖尿病作用靶点*

糖尿病是以血糖过高为特征的代谢性疾病,主要并发症包括动脉粥样硬化、糖尿病肾病、糖尿病足,遗传、饮食结构和社会环境等多种因素都与糖尿病的发生密切相关。

5.3.1 miR-106b 研究发现,在糖尿病小鼠以及高葡萄糖处理的小鼠胰腺 β-细胞系 NIT-1 细胞中 miR-106b 以及 SIRT1 表达异常,且证实了 SIRT1 是 miR-106b 的靶基因。在 NIT-1 细胞中过表达 miR-106b 可以逆转药物对高糖诱导的氧化应激的保护作用[142]。因此,miR-106b 可能成为糖尿病的潜在治疗靶点。

5.3.2 miR-338 胰岛分泌功能影响机体血糖水平。研究发现,miR-338 直接结合于胰-十二指肠同源盒 1(Pancreatic and duodenal homeobox 1, Pdx1)3′-UTR 并抑制其表达,从而导致 ATP 的生成减少,胰岛分泌功能障碍[143]。因此 miR-338 可能成为糖尿病的潜在治疗靶点。

5.3.3 circWDR77 糖尿病引起血管平滑肌增殖紊乱,是导致动脉粥样硬化发生的重要危险因素之一。circRNA 是一种非编码共价环状闭合 RNA,研究发现,circWDR77 在高糖诱导的血管平滑肌细胞中表达上升,circWDR77 作为分子"海绵"吸收 miR-124,从而下调 FGF2 表达,抑制血管平滑肌细胞再生和转移[144],所以其可能成为糖尿病相关心血管并发症的潜在治疗靶点。

5.3.4 KLF14 KLFs(Krüppel-like factor 14)属于 Cys2/His2 锌指 DNA 结合蛋白,参与机体糖代谢过程。研究发现,KLF14 直接上调活化受体协同刺激因子 1α(Peroxisome proliferator-activated receptor-γcoactivator 1α, PGC1α)表达,从而激活糖异生的关键酶磷酸烯醇丙酮酸羧基激酶和葡萄糖-6-磷酸酶,增强肝脏糖异生作用[145]。因此 KLF14 参与调控糖异生,并可能成为糖尿病的潜在治疗靶点。

6 感染性疾病相关作用靶点

6.1 *病毒感染作用靶点*

日本乙型脑炎病毒(*Janpanese Encephalitis* Virus, JEV)是造成儿童腹泻的主要原因之一,JEV 能够导致神经损伤和患者死亡。研究发现,树突状细胞特异性细胞间黏附分子-3 结合非整合素因子(DC-SIGN)介导树突状细胞与 T 细胞交联,JEV 结合 C-SIGN 从而感染 T 细胞,向淋巴结转移并在机体内存留[146]。所以 DC-SIGN 可能是 JEV 感染的潜在治疗靶点。

Prion 蛋白(Prion protein, PrP)是一种存在于细胞表面的糖蛋白。研究发现,丙型肝炎体外复制模型中 PrP 表达上升,PrP 能与核酸结合,辅助 *HCV* 基因组复制,PrP 可能是 HCV 感染的潜在治疗靶点[147]。。

6.2 *真菌感染作用靶点*

白色念珠菌(*Candida albicans*)是一种常见的致病真菌,能够造成全身性真菌病,黏膜感染以及化脓性角化症。研究发现,感染白色念珠菌的人角膜上皮细胞中 ROS 含量显著上升,p38-AMPK 信号激活,在转录和翻译水平上血红素加氧酶 1(heme oxygenase 1, HMOX1)和环氧合酶(Cyclooxygenase, COX2)表达升高,抗氧化酶 SOD1、谷胱甘肽过氧化物酶 1(Glutathione peroxidase 1, GPx1)下调;使用 p38 抑制剂可以降低细胞内 ROS 水平,因此 p38-AMPK 信号参与真菌性角化病的发生并可能成为潜在的治疗靶点[148]。

6.3 *结核病作用靶点*

研究发现,结核病患者外周血单核细胞中 miR-218 表达下调,Dickkopf 相关蛋白(Dickkopf Related Protein 2, DKK2)表达上调;推测结核感染刺激巨噬细胞后,miR-218 靶向抑制 DKK2 作用减弱,导致 Wnt 通路活性降低,机体对抗结核感染的免疫应答减弱。因此 miR-218 可能成为抗结核病的潜在治疗靶点[149]。

6.4 *寄生虫感染作用靶点*

刚地弓形虫(*Toxoplasma gondii*)是一种人畜共患病的原生动物寄生虫,在侵入人体之后,可以释放蛋白质进入细胞调控宿主代谢,提高自身存活率。研究发现,*T. gondii* 释放的 TgROP16 可以与宿主细胞内的蛋白 Dnaja1(参与应激反应)和 Gabra(参与系统发育过程)结合[150]。因此,Dnaja1 和 Gabra4 可能是刚地弓形虫感染的潜在治疗靶点。

间充质干细胞在哺乳动物宿主防御系统中发挥重要作用。研究发现,IFN-γ 刺激的人类间充质干细胞对 *T. gondii* 的生长抑制作用显著增强,全基因组 RNA 测序(RNA-seq)分析显示 IFN-γ 的刺激增加了人类间充质干细胞中人类鸟苷酸结合蛋白(hGBP)p65 家族的表达,尤其是 hGBP1,且敲除 hGBP1 导致对 *T. gondii* 的抑制作用消失[151]。因此 hGBP1 可能是潜在的治疗靶点。

7 神经退行性疾病作用靶点

神经退行性疾病(Neurodegenerative disease),是一种大脑和脊髓的神经元逐渐退化(死亡)的慢性疾病。其中以阿尔茨海默病(AD)和帕金森病(PD)为代表。

7.1 *AD 的作用靶点*

AD 是一种中枢神经系统变性疾病,现研究发现,乙酰胆碱水平低,淀粉样蛋白(Aβ)的沉积,微管相关蛋白(Tau)聚集和氧化应激等都会造成AD。

7.1.1 miR-124 Aβ淀粉样前体蛋白裂解酶(β amyloid precursor protein cleaving enzyme 1,BACE1)一直是治疗AD的主要靶点之一,其在体内的功能为剪切淀粉样前体蛋白(Amyloid precursor protein,APP)使其转变为Aβ。现研究发现miR-124在AD患者中表达水平显著降低,而miR-124在体外可以通过直接靶向BACE1的mRNA上的3′UTR抑制BACE1的表达,从而导致Aβ水平降低,诱发了AD[152]。因此,miR-124可能是治疗AD的一个潜在靶点。

7.1.2 PDE 研究发现,磷酸二酯酶(Phosphodiesterase,PDE)能够水解环腺苷酸(Cyclic adenosine monophosphate,cAMP)和环磷酸鸟苷(Cyclic guanosine monophosphate,cGMP)。研究发现,抑制脑中的PDE,使cAMP和cGMP的水平升高,激活AC/cAMP/PKA或是NO/cGMP/PKG信号通路,使cAMP结合蛋白(cAMP-response element binding protein,CREB)增多,增强突触传递,改善认知障碍[153]。因此,降低PDE在脑中的表达水平可能是AD治疗的一个新药研发方向。

7.1.3 肠道微生物群 肠道微生物群能够影响中枢神经系统疾病。研究发现,肠道益生菌可以调节老化时大脑的可塑性和认知能力,通过食用乳酸菌也可以改善与衰老相关的认知功能减退[154]。因此,微生物群可以作为治疗AD的一个潜在靶点。

7.1.4 ABCA2 ATP结合盒(ATP-binding cassette protein,ABC)转运蛋白是最大的超级蛋白家族之一,有七个亚族。ABCA2是ABCA的亚型,在AD患者大脑中ABCA2的含量丰富,在顶叶、枕叶以及小脑区域内含量较低。在对ABCA2的表观遗传学研究中发现,AD中ABCA2 mRNA的表达显著上调,ROC(Receiver Operating Characteristic)分析表明ABCA2在所有数据库中都与AD相关,单变量和多变量分析也证实了这一点,ABCA2的过表达会增加淀粉样前体蛋白(Amyloid beta precursor protein,APP)的水平,从而促进AD的形成[30]。因此,ABCA2可以用作AD诊断的生物标志物,并且是AD的治疗靶点。

7.1.5 内体-自噬-溶酶体 内体是不含溶酶体酶的囊泡。内体-自噬-溶酶体(Endosomal-autophagic-lysosomal,EAL)途径的失调并损害淀粉样前体蛋白(Amyloid beta precursor protein,APP)加工,是AD早期会发生的变化之一。研究表明EAL途径的失调可能随着AD的进展而改变,并且在不同的大脑区域中变化。Rab7及其相关的Ⅲ类磷脂酰肌醇3-激酶(class III phosphatidylinositol 3-kinase,PI3KC3)复合物组分可能参与其中[155],这为通过靶向神经退行性疾病中的自噬来开发潜在的治疗方法提供了新的思路。

7.2 帕金森病作用靶点

帕金森病(Parkinson′s disease,PD)是由于中脑黑质中的多巴胺能神经元变性死亡,导致纹状体中多巴胺减少而引起的疾病。其他因素也会导致PD的发生,如氧化应激、环境毒素以及线粒体功能障碍等。PD多发生在60岁左右的老年人,青年发生PD较为少见。

7.2.1 瞬时受体电位香草素亚家族成员1 瞬时受体电位香草素亚家族成员1(Transient receptor potential vanilloid 1,TRPV1)是非选择性阳离子通道和TRP亚家族的离子通道,它不仅在感觉神经元中高度表达,也存在于各种脑区;TRPV1可显著减少氧化应激和脑梗死,并减少运动和认知功能的缺陷。研究发现使用辣椒素通过激活TRPV1抑制氧化应激,减少多巴胺能神经元的缺失,改善6-羟基多巴胺(6-OHDA)诱导的大鼠帕金森病行为[14]。所以TRPV1可能是PD的新型治疗靶点。

7.2.2 乙酰化组蛋白 锰神经毒性的特征是帕金森样症状,对锰神经毒性研究,可能有助于帕金森病(PD)机制的了解。研究发现,在大鼠肾上腺嗜铬细胞瘤(PC12)上使用组蛋白乙酰转移酶抑制剂(Anacardic acid)和组蛋白去乙酰化酶抑制剂曲古抑菌素A(Trichostatin A,TSA)预处理以下调组蛋白乙酰化水平,可以抑制锰诱导的Nrf2核转位,并进一步抑制锰激活的Nrf2/HO-1途径,这种下调还促进锰诱导的ROS增加和神经元中GSH的减少。这些结果表明,组蛋白乙酰化的下调可能在锰引起的神经毒性中起重要作用,并且可能为治疗锰诱导的帕金森综合征和PD提供新的思路[156]。

8 精神障碍性疾病作用靶点

精神障碍性疾病是一类以异常性精神活动为表现的疾病,包括精神分裂症、抑郁症和焦虑症等疾病。这类精神障碍性疾病随着生活中压力的增大,发生率逐渐增高。

8.1 精神分裂症的作用靶点

精神分裂症的临床表现多样,常发生于成年,表现分为阳性症状和阴性症状。阳性症状如兴奋、激越、焦虑、妄想和幻觉等;阴性症状包括思维贫乏、注意力不集中和记忆障碍等。

8.1.1 NR1 N-甲基-D-天冬氨酸受体1(N-methyl-D-aspartic acid receptor 1,NR1)与神经元的发生发展,突触的可塑性以及学习记忆能力紧密相关。研究发现,在MK-801导致的小鼠精神分裂模型中,NR1在海马颗粒细胞层的DG和CA1区显著增加,而在CA3区下降[157]。N-甲基-D-天冬氨酸(N-Methyl-D-aspartic acid,NMDA)可以逆转MK-801造成的精神分裂,并且NMDA可能调节NR1的表达,抑制精神分裂症样小鼠海马神经细胞的凋亡。因此,NR1可能是精神分裂症的一个潜在治疗靶点。

8.2 抑郁症的作用靶点

抑郁症在青年中较为常见,表现为心情低落等症状,具有高发病率、高复发率、高死亡率和高致残率[158]。造成抑郁症的原因有很多,如炎症因子、氧化应激以及环境因素等[159]。

8.2.1 PKA 研究显示,东莨菪碱可以促进 PKA 诱导的异恶唑丙酸受体(α-amino-3-hydroxy-5-methyl-4-isoxazole-propionate,AMPAR)GluA1-Ser845 磷酸化和 mTOR 途径激活,从而导致突触重塑和抗抑郁作用[160]。因此,PKA 可能是抑郁症的治疗靶点。

9 结语

随着生命科学技术的发展,国内外学者对于疾病的发生机制及作用靶点的研究不断推进。在肿瘤、心血管疾病、神经性疾病、自身免疫性疾病等影响人类健康的重大疾病的发生与发展过程中,常包含 DNA、mRNA、miRNA、LncRNA、受体、酶、细胞因子、离子通道等多个作用靶点。且近年来,随着研究不断深入,发现了许多新的靶点也与疾病有密切的关联,尤其包括许多 miRNA、LncRNA、细胞因子以及肠道菌群等等,为新药研发提供了更多新的思路与方向。然而,目前许多研究尚处于初步阶段,到最终开发出疗效确切的靶点药物,尚需大量的更加深入的研究作为铺垫。目前,我国医疗研究事业方兴未艾,各类疾病靶向药物的研发工作进展得如火如荼,相信在不久的将来,新型靶点药物的开发将会为这些重大疾病的防治做出重大贡献。

参考文献

[1] Yang F, Li H, Du Y, et al. Downregulation of microRNA34b is responsible for the elevation of blood pressure in spontaneously hypertensive rats[J]. Mol Med Rep,2017,15(3):1031-1036.

[2] Liu S, Yi F, Cheng W, et al. Molecular mechanisms in vascular injury induced by hypertension: Expression and role of microRNA-34a[J]. Exp Ther Med,2017,14(6):5497-5502.

[3] Bao H, Yao QP, Huang K, et al. Platelet-derived miR-142-3p induces apoptosis of endothelial cells in hypertension[J]. Cell Mol Biol (Noisy-le-grand),2017,63(4):3-9.

[4] Gu Q, Zhao G, Wang Y, et al. Silencing miR-16 expression promotes angiotensin II stimulated vascular smooth muscle cell growth[J]. Cell Dev Biol, 2017, 6 (1). Doi: 10. 4172/2168-9296. 1000181.

[5] Zhou N, Lee J J, Stoll S, et al. Rho kinase regulates aortic vascular smooth muscle cell stiffness via actin/SRF/myocardin in hypertension[J]. Cell Physiol Biochem,2017,44(2):701-715.

[6] Sun X N, Li C, Liu Y, et al. T-cell mineralocorticoid receptor controls blood pressure by regulating interferon-gamma[J]. Circ Res, 2017,120(10):1584-1597.

[7] Ruan L, Yang Y, Huang Y, et al. Functional prediction of miR-3144-5p in human cardiac myocytes based on transcriptome sequencing and bioinformatics[J]. Medicine (Baltimore), 2017, 96(32):e7539. Doi:10.1097/MD.0000000000007539.

[8] Zhang J, Wu L, Li Z, et al. miR-1231 exacerbates arrhythmia by targeting calciumchannel gene CACNA2D2 in myocardial infarction [J]. Am J Transl Res,2017,9(4):1822-1833.

[9] Chowdhury SK, Liu W, Zi M, et al. Stress-activated kinase mitogen-activated kinase kinase-7 governs epigenetics of cardiac repolarization for arrhythmia prevention[J]. Circulation, 2017, 135 (7): 683-699.

[10] Wang X, Tang H, Wei EQ, et al. Conditional knockout of Fgf13 in murine hearts increases arrhythmia susceptibility and reveals novel ion channel modulatory roles[J]. J Mol Cell Cardiol, 2017, 104: 63-74. Doi:10.1016/j.yjmcc.2017.01.009.

[11] Huang CY, Pai P Y, Kuo CH, et al. p53-mediated miR-18 repression activates HSF2 for IGF-IIR-dependent myocyte hypertrophy in hypertension-induced heart failure[J]. Cell Death Dis, 2017, 8 (8):e2990. Doi:10.1038/cddis.2017.320.

[12] Li Y, Meng X, Wang W, et al. Cardioprotective effects of SIRT6 in a mouse model of transverse aortic constriction-induced heart failure [J]. Front Physiol, 2017, 8: 394. Doi: 10. 1016/j. yjmcc. 2018. 08.013.

[13] Tang K, Zhao Y, Li H, et al. Translocase of inner membrane 50 functions as a novel protective regulator of pathological cardiac hypertrophy[J]. J Am Heart Assoc, 2017, 6 (4). Doi: 10. 1161/JAHA.116.004346.

[14] Zhao Z, Wang J, Wang L, et al. Capsaicin protects against oxidative insults and alleviates behavioral deficits in rats with 6-OHDA-induced parkinson's disease via activation of TRPV1[J]. Neurochem Res,2017,42(12):3431-3438.

[15] Yang K, Long Q, Saja K, et al. Knockout of the ATPase inhibitory factor 1 protects the heart from pressure overload-induced cardiac hypertrophy[J]. Sci Rep, 2017, 7 (1): 10501. Doi: 10. 1038/s41598-017-11251-8.

[16] Su SA, Yang D, Wu Y, et al. EphrinB2 regulates cardiac fibrosis through modulating the interaction of Stat3 and TGF-beta/Smad3 signaling[J]. Circ Res,2017,121(6):617-627.

[17] Wang D, Wang Y, Ma J, et al. MicroRNA-20a participates in the aerobic exercise-based prevention of coronary artery disease by targeting PTEN[J]. Biomed Pharmacother, 2017, 95: 756-763. 10. 1016/j.biopha.2017.08.086.

[18] Lai Z, Lin P, Weng X, et al. MicroRNA-574-5p promotes cell growth of vascular smooth muscle cells in the progression of coronary artery disease[J]. Biomed Pharmacother, 2018, 97: 162-167. Doi:10.1016/j.biopha.2017.10.062.

[19] Chan K, Pu X, Sandesara P, et al. Genetic variation at the ADAMTS7 locus is associated with reduced severity of coronary artery disease[J]. J Am Heart Assoc, 2017, 6 (11): Doi: 10. 1161/JAHA.117.006928.

[20] Liu M, Chu J, Gu Y, et al. Serum N1-methylnicotinamide is associated with coronary artery disease in chinese patients[J]. J Am Heart Assoc,2017,6(2):Doi:10.1161/JAHA.116.004328.

[21] Sun F, Li X, Duan WQ, et al. Transforming growth factor-beta receptor III is a potential regulator of ischemia-induced cardiomyocyte apoptosis[J]. J Am Heart Assoc, 2017, 6(6): Doi:10.1161/

JAHA. 116. 005357.

[22] Tang J, Shen Y, Chen G, et al. Activation of E-prostanoid 3 receptor in macrophages facilitates cardiac healing after myocardial infarction[J]. Nat Commun, 2017, 8: 14656. Doi: 10. 1038/ncomms14656.

[23] Yin D, Naji DH, Xia Y, et al. Genomic variant in IL-37 confers a significant risk of coronary artery disease[J]. Sci Rep, 2017, 7: 42175. Doi: 10. 1038/srep42175.

[24] Gu XL, He H, Lin L, et al. Tim-1(+) B cells suppress T cell interferon-gamma production and promote Foxp3 expression, but have impaired regulatory function in coronary artery disease[J]. APMIS, 2017, 125(10): 872-879.

[25] Zhang X, Shi H, Wang Y, et al. Down-regulation of hsa-miR-148b inhibits vascular smooth muscle cells proliferation and migration by directly targeting HSP90 in atherosclerosis[J]. Am J Transl Res, 2017, 9(2): 629-637.

[26] Zheng B, Yin WN, Suzuki T, et al. Exosome-mediated miR-155 transfer from smooth muscle cells to endothelial cells induces endothelial injury and promotes atherosclerosis[J]. Mol Ther, 2017, 25(6): 1279-1294.

[27] Tan L, Meng L, Shi X, et al. Knockdown of microRNA-17-5p ameliorates atherosclerotic lesions in ApoE(-/-) mice and restores the expression of very low density lipoprotein receptor[J]. Biotechnol Lett, 2017, 39(7): 967-976.

[28] Cheng XW, Wan YF, Zhou Q, et al. MicroRNA126 inhibits endothelial permeability and apoptosis in apolipoprotein Eknockout mice fed a highfat diet[J]. Mol Med Rep, 2017, 16(3): 3061-3068.

[29] Wang Y, Han Z, Fan Y, et al. MicroRNA-9 inhibits NLRP3 inflammasome activation in human atherosclerosis inflammation cell models through the JAK1/STAT signaling pathway[J]. Cell Physiol Biochem, 2017, 41(4): 1555-1571.

[30] Cheng HP, Gong D, Zhao ZW, et al. MicroRNA-182 promotes lipoprotein lipase expression and atherogenesisby targeting histone deacetylase 9 in apolipoprotein E-knockout mice[J]. Circ J, 2017, 82(1): 28-38.

[31] Li Y, Yang C, Zhang L, et al. MicroRNA-210 induces endothelial cell apoptosis by directly targeting PDK1 in the setting of atherosclerosis[J]. Cell Mol Biol Lett, 2017, 22: 3. Doi: 10. 1186/s11658-017-0033-5.

[32] Deng H, Chu X, Song Z, et al. MicroRNA-1185 induces endothelial cell apoptosis by targeting UVRAG and KRIT1[J]. Cell Physiol Biochem, 2017, 41(6): 2171-2182.

[33] Deng H, Song Z, Xu H, et al. MicroRNA-1185 promotes arterial stiffness though modulating VCAM-1 and E-selectin expression [J]. Cell Physiol Biochem, 2017, 41(6): 2183-2193.

[34] Pan JX. LncRNA H19 promotes atherosclerosis by regulating MAPK and NF-kB signaling pathway[J]. Eur Rev Med Pharmacol Sci, 2017, 21(2): 322-328.

[35] Hu C, Lv L, Peng J, et al. MicroRNA-375 suppresses esophageal cancer cell growth and invasion by repressing metadherin expression[J]. Oncol Lett, 2017, 13(6): 4769-4775.

[36] Ai W, Wu M, Chen L, et al. Ghrelin ameliorates atherosclerosis by inhibiting endoplasmic reticulum stress[J]. Fundam Clin Pharmacol, 2017, 31(2): 147-154.

[37] Yu S, Chen X, Xiu M, et al. The regulation of Jmjd3 upon the expression of NF-kappaB downstream inflammatory genes in LPS activated vascular endothelial cells[J]. Biochem Biophys Res Commun, 2017, 485(1): 62-68.

[38] Chen Y, Bangash AB, Song J, et al. Activation of CD137 signaling accelerates vascular calcification *in vivo* and *vitro*[J]. Int J Cardiol, 2017, 230: 198-203. Doi: 10. 1016/j. ijcard. 2016. 12. 174.

[39] Luo Y, Duan H, Qian Y, et al. Macrophagic CD146 promotes foam cell formation and retention during atherosclerosis[J]. Cell Res, 2017, 27(3): 352-372.

[40] Li Z, Wu X, Gu L, et al. Long non-coding RNA ATB promotes malignancy of esophageal squamous cell carcinoma by regulating miR-200b/Kindlin-2 axis[J]. Cell Death Dis, 2017, 8(6): e2888. Doi: 10. 1038/cddis. 2017. 245.

[41] Niu X, Pi SL, Baral S, et al. P2Y12 promotes migration of vascular smooth muscle cells through cofilin dephosphorylation during atherogenesis[J]. Arterioscler Thromb Vasc Biol, 2017, 37(3): 515-524.

[42] Liu H, Cheng WL, Jiang X, et al. Ablation of interferon regulatory factor 3 protects against atherosclerosis in apolipoprotein E-deficient mice[J]. Hypertension, 2017, 69(3): 510-520.

[43] Hu W, Lin X, Zhang H, et al. ATP binding cassette subfamily a member 2 (ABCA2) expression and methylation are associated with alzheimer's disease[J]. Medical Science Monitor, 2017, 23: 5851-5861. Doi: 10. 12659/msm. 905524.

[44] Zhao H, Han T, Hong X, et al. Adipose differentiationrelated protein knockdown inhibits vascular smooth muscle cell proliferation and migration and attenuates neointima formation[J]. Mol Med Rep, 2017, 16(3): 3079-3086.

[45] Li Q, Ye L, Zhang X, et al. FZD8, a target of p53, promotes bone metastasis in prostate cancer by activating canonical Wnt/beta-catenin signaling[J]. Cancer Lett, 2017, 402: 166-176. Doi: 10. 1016/j. canlet. 2017. 05. 029.

[46] Zhao WJ, Zhang HF, Su JY. Downregulation of microRNA-195 promotes angiogenesis induced by cerebral infarction via targeting VEGFA[J]. Mol Med Rep, 2017, 16(4): 5434-5440.

[47] Yang H, Xi X, Zhao B, et al. KLF4 protects brain microvascular endothelial cells from ischemic stroke induced apoptosis by transcriptionally activating MALAT1[J]. Biochem Biophys Res Commun, 2018, 495(3): 2376-2382.

[48] Xin JW, Jiang YG. Long noncoding RNA MALAT1 inhibits apoptosis induced by oxygen-glucose deprivation and reoxygenation in human brain microvascular endothelial cells[J]. Exp Ther Med, 2017, 13(4): 1225-1234.

[49] Cao L, Zhang D, Chen J, et al. G6PD plays a neuroprotective role in brain ischemia through promoting pentose phosphate pathway[J].

Free Radical Biology and Medicine, 2017, 112: 433-444. Doi: 10. 1016/j. freeradbiomed. 2017. 08. 011.

[50] Wang D, Liu Y, Chen L, et al. Key role of 15-LO/15-HETE in angiogenesis and functional recovery in later stages of post-stroke mice[J]. Sci Rep, 2017, 7: 46698. Doi: 10. 1038/srep46698.

[51] Liu J, Zhou X, Li Q, et al. Role of phosphorylated HDAC4 in stroke-induced angiogenesis[J]. Biomed Res Int, 2017, 2017: 2957538. Doi: 10. 1155/2017/2957538.

[52] Li P, Wang L, Zhou Y, et al. C-C chemokine receptor type 5 (CCR5)-mediated docking of transferred tregs protects against early blood-brain barrier disruption after stroke[J]. J Am Heart Assoc, 2017, 6(8): Doi: 10. 1161/JAHA. 117. 006387.

[53] Xu Q, Ji XF, Chi TY, et al. Sigma-1 receptor in brain ischemia/reperfusion: Possible role in the NR2A-induced pathway to regulate brain-derived neurotrophic factor[J]. J Neurol Sci, 2017, 376: 166-175. Doi: 10. 1016/j. jns. 2017. 03. 027.

[54] He L, Li C, Liu X, et al. Comparative study on the interaction between 3 CYP2C9 allelic isoforms and benzbromarone by using LC-MS/MS method[J]. J Chromatogr B Analyt Technol Biomed Life Sci, 2017, 1070: (97-103. Doi: 10. 1016/j. jchromb. 2017. 10. 051.

[55] Liu Z, Hu M, Lu P, et al. Cerebrolysin alleviates cognitive deficits induced by chronic cerebral hypoperfusion by increasing the levels of plasticity-related proteins and decreasing the levels of apoptosis-related proteins in the rat hippocampus[J]. Neurosci Lett, 2017, 651: 72-78. Doi: 10. 1016/j. neulet. 2017. 04. 022.

[56] Zhang B, Xu X, Chu X, et al. Protective effects of angiopoietin-like 4 on the blood-brain barrier in acute ischemic stroke treated with thrombolysis in mice[J]. Neurosci Lett, 2017, 645: 113-120. Doi: 10. 1016/j. neulet. 2017. 03. 001.

[57] 徐鑫鑫，褚福营，蔡花，等. 血清可溶性白细胞介素 2 受体在类风湿性关节炎患者中的表达分析[J]. 交通医学，2017，31(5)：422-424.

[58] Sun H, Gao W, Pan W, et al. Tim3(+) foxp3(+) treg cells are potent Inhibitors of effector T cells and are suppressed in rheumatoid arthritis[J]. Inflammation, 2017, 40(4): 1342-1350.

[59] 黄宁，谢文阁，柳卫芳，等. BLys 和 TLR-4 在系统性红斑狼疮转基因小鼠模型中的作用及可能机制[J]. 免疫学杂志，2017，33(9)：749-754.

[60] Zhao H, Wang L, Luo H, et al. TNFAIP3 downregulation mediated by histone modification contributes to T-cell dysfunction in systemic lupus erythematosus[J]. Rheumatology (Oxford), 2017, 56(5): 835-843.

[61] 安宏玉，余莲，田畔，等. 颗粒蛋白前体及卵泡抑素样蛋白 1 在系统性红斑狼疮患者血清中表达水平及临床意义[J]. 免疫学杂志，2017，33(7)：612-618.

[62] Hou H, Miao J, Cao R, et al. Rapamycin ameliorates experimental autoimmune encephalomyelitis by suppressing the mTOR-STAT3 pathway[J]. Neurochem Res, 2017, 42(10): 2831-2840.

[63] Yu X, An J, Hua Y, et al. MicroRNA-194 regulates keratinocyte proliferation and differentiation by targeting Grainyhead-like 2 in psoriasis[J]. Pathol Res Pract, 2017, 213(2): 89-97.

[64] 姚秋楠，魏志平. 角蛋白 17 与银屑病[J]. 中国麻风皮肤病杂志，2018，33(1)：62-64.

[65] Sun Y, Zhang J, Zhai T, et al. CCN1 promotes IL-1β production in keratinocytes by activating p38 MAPK signaling in psoriasis[J]. Sci Rep, 2017, 7(1): Doi: 10. 1038/srep43310.

[66] 冯媛，耿玲玲，李小青，等. MicroRNA-15a 在儿童原发性免疫性血小板减少症中的表达及其意义[J]. 中国实验血液学杂志，2017，25(6)：1772-1775.

[67] Hao YT, Li HY, Li Y, et al. Decreased TLR4 expression on monocytes may cause regulatory T cells abnormality in patients with primary immune thrombocytopenia[M]. Autoimmunity, 2017. Doi: 10. 1080/08916934. 2017. 1309034.

[68] Hao YT, Li Y, Li HY, et al. Increased plasma sCXCL16 levels may have a relationship with Th1 Th2 imbalance in primary immune thrombocytopenia[J]. Cytokine, 2017, 124-131. Doi: 10. 1016/j. cyto. 2017. 08. 024.

[69] Yang Y, Zhang X, Zhang D, et al. Abnormal distribution and function of monocyte subsets in patients with primary immune thrombocytopenia[J]. Clin Appl Thromb Hemost, 2017, 23(7): 786-792.

[70] Fang J, Wang H, Liu Y, et al. High KRT8 expression promotes tumor progression and metastasis of gastric cancer[J]. Cancer Sci, 2017, 108(2): 178-186.

[71] Cai W, Chen G, Luo Q, et al. PMP22 regulates self-renewal and chemoresistance of gastric cancer cells[J]. Mol Cancer Ther, 2017, 16(6): 1187-1198.

[72] Liu YP, Sun XH, Cao XL, et al. MicroRNA-217 suppressed epithelial-to-mesenchymal transition in gastric cancer metastasis through targeting PTPN14[J]. Eur Rev Med Pharmacol Sci, 2017, 21(8): 1759-1767.

[73] Yao XM, Tang JH, Zhu H, et al. High expression of LncRNA CASC15 is a risk factor for gastric cancer prognosis and promote the proliferation of gastric cancer[J]. Eur Rev Med Pharm Sci, 2017, 21(24): 5661-5667.

[74] Han Q, Lin X, Zhang X, et al. WWC3 regulates the Wnt and Hippo pathways via Dishevelled proteins and large tumour suppressor 1, to suppress lung cancer invasion and metastasis[J]. J Pathol, 2017, 242(4): 435-447.

[75] Cheng L, Yang Q, Li C, et al. DDA1, a novel oncogene, promotes lung cancer progression through regulation of cell cycle[J]. J Cell Mol Med, 2017, 21(8): 1532-1544.

[76] Wang M, Meng B, Liu Y, et al. MiR-124 inhibits growth and enhances radiation-induced apoptosis in non-small cell lung cancer by inhibiting STAT3[J]. Cell Physiol Biochem, 2017, 44(5): 2017-2028.

[77] Wei K, Pan C, Yao G, et al. MiR-106b-5p promotes proliferation and inhibits apoptosis by regulating btg3 in non-small cell lung cancer[J]. Cell Physiol Biochem, 2017, 44(4): 1545-1558.

[78] Lu Q,Rui Z,Guo Z,et al. Lnc RNA-DANCR contributes to lung adenocarcinoma progression by sponging miR-496 to modulate mTOR expression[J]. Cell Mol Med,2018,22(3):1527-1537.

[79] Liu T,Zhang H,Sun L,et al. FSIP1 binds HER2 directly to regulate breast cancer growth and invasiveness[J]. Proc Natl Acad Sci U S A,2017,114(29):7683-7688.

[80] Liao L,Song M,Li X,et al. E3 Ubiquitin Ligase UBR5 Drives the Growth and Metastasis of Triple-Negative Breast Cancer[J]. Cancer Res,2017,77(8):2090-2101.

[81] Lu X,Ma J,Chu J,et al. MiR-129-5p sensitizes the response of her-2 positive breast cancer to trastuzumab by reducing Rps6[J]. Cell Physiol Biochem,2017,44(6):2346-2356.

[82] Hu G,Zhao X,Wang J,et al. miR-125b regulates the drug-resistance of breast cancer cells to doxorubicin by targeting HAX-1[J]. Oncol Lett,2018,15(2):1621-1629.

[83] Liu J, Song Z, Feng C, et al. The long non-coding RNA SUMO1P3 facilitates breast cancer progression by negatively regulating miR-320a[J]. Am J Transl Res,2017,9(12):5594-5602.

[84] Lu SX, Zhang CZ, Luo RZ, et al. Zic2 promotes tumor growth and metastasis via PAK4 in hepatocellular carcinoma[J]. Cancer Lett, 2017,402:71-80. Doi:10.1016/j.canlet.2017.05.018.

[85] Dong S,Ma X,Wang Z,et al. YY1 promotes HDAC1 expression and decreases sensitivity of hepatocellular carcinoma cells to HDAC inhibitor[J]. Oncotarget,2017,8(25):40583-40593.

[86] Sun X,Wang M,Liu H,et al. MicroRNA-423 enhances the invasiveness of hepatocellular carcinoma via regulation of BRMS1[J]. Am J Transl Res,2017,9(12):5576-5584.

[87] Wang X,Liu S,Cao L,et al. miR-29a-3p suppresses cell proliferation and migration by downregulating IGF1R in hepatocellular carcinoma[J]. Oncotarget,2017,8(49):86592-86603.

[88] Xie CR,Wang F,Zhang S,et al. Long noncoding RNA HCAL facilitates the growth and metastasis of hepatocellular carcinoma by acting as a ceRNA of LAPTM4B[J]. Molecular Therapy-Nucleic Acids,2017,9:440-451. Doi:10.1016/j.omtn.2017.10.018.

[89] Zhou JJ,Cheng D,He XY,et al. Knockdown of long non-coding RNA HOTAIR sensitizes hepatocellular carcinoma cell to cisplatin by suppressing the STAT3/ABCB1 signaling pathway[J]. J Oncol Lett,2017,14(6):7986-7992.

[90] Chen J,Sun Y,Xu X,et al. YTH domain family 2 orchestrates epithelial-mesenchymal transition/proliferation dichotomy in pancreatic cancer cells[J]. Cell Cycle,2017,16(23):2259-2271.

[91] Wang L,Zhou W,Zhong Y,et al. Overexpression of G protein-coupled receptor GPR87 promotes pancreatic cancer aggressiveness and activates NF-kappaB signaling pathway[J]. Mol Cancer,2017, 16(1):61. Doi:10.1186/s12943-017-0627-6.

[92] Gu DN,Jiang MJ,Mei Z,et al. [J]. microRNA-7 impairs autophagy-derived pools of glucose to suppress pancreatic cancer progression[J]. Cancer Lett,2017,400:69-78. Doi:10.1016/j.canlet.2017.04.020.

[93] Weng X,He Y,Visvabharathy L,et al. Crosstalk between type II NKT cells and T cells leads to spontaneous chronic inflammatory liver disease[J]. J Hepatol,2017,67(4):791-800.

[94] Li H,Wang X,Wen C,et al. Long noncoding RNA NORAD,a novel competing endogenous RNA,enhances the hypoxia-induced epithelial-mesenchymal transition to promote metastasis in pancreatic cancer[J]. Mol Cancer,2017,16(1):169. Doi:10.1186/s12943-017-0738-0.

[95] Fu Z,Chen C,Zhou Q,et al. LncRNA HOTTIP modulates cancer stem cell properties in human pancreatic cancer by regulating HOXA9[J]. Cancer Lett,2017,410:68-81. 10.1016/j.canlet.2017.09.019.

[96] Zang Y,Zhang X,Yan L,et al. Eukaryotic translation initiation factor 3b is both a promising prognostic biomarker and a potential therapeutic target for patients with clear cell renal cell carcinoma [J]. J Cancer,2017,8(15):3049-3061.

[97] Chen K,Xiao H,Zeng J,et al. Alternative splicing of EZH2 pre-mRNA by SF3B3 contributes to the tumorigenic potential of renal cancer[J]. Clin Cancer Res,2017,23(13):3428-3441.

[98] Liu L, Liu S, Duan Q, et al. MicroRNA-142-5p promotes cell growth and migration in renal cell carcinoma by targeting BTG3 [J]. Am J Transl Res,2017,9(5):2394-2402.

[99] Wan W,Peng K,Li M,et al. Histone demethylase JMJD1A promotes urinary bladder cancer progression by enhancing glycolysis through coactivation of hypoxia inducible factor 1alpha[J]. Oncogene,2017,36(27):3868-3877.

[100] Zhu F,Qian W,Zhang H,et al. SOX2 Is a marker for stem-like tumor cells in bladder cancer[J]. Stem Cell Reports,2017,9 (2):429-437.

[101] Shen J,Zhang J,Xiao M,et al. miR-203 Suppresses bladder cancer cell growth and targets Twist1 [J]. Oncol Res, 2018, 26 (8): 1155-1165.

[102] Liang Z,Wang X,Xu X,et al. MicroRNA-608 inhibits proliferation of bladder cancer via AKT/FOXO3a signaling pathway[J]. Mol Cancer, 2017, 16 (1): 96. Doi: 10.1186/s12943-017-0664-1.

[103] Li HJ,Sun X M,Li ZK,et al. LncRNA UCA1 promotes mitochondrial function of bladder cancer via the MiR-195/ARL2 signaling pathway[J]. Cell Physiol Biochem,2017,43(6):2548-2561.

[104] Chen G, Zhou G, Aras S, et al. Loss of ABHD5 promotes the aggressiveness of prostate cancer cells[J]. Sci Rep,2017,7(1): 13021. Doi:10.1038/s41598-017-13398-w.

[105] Zhao N, Lin T, Zhao C, et al. MicroRNA-588 is upregulated in human prostate cancer with prognostic and functional implications [J]. J Cell Biochem,2017,Doi:10.1002/jcb.26417.

[106] Wang D,Lu G,Shao Y,et al. microRNA-802 inhibits epithelial-mesenchymal transition through targeting flotillin-2 in human prostate cancer [J]. Biosci Rep, 2017, 37 (2): Doi: 10.1042/BSR20160521.

[107] Luo G, Liu D, Huang C, et al. LncRNA GAS5 inhibits cellular proliferation by targeting P27(Kip1)[J]. Mol Cancer Res, 2017, 15(7):789-799.

[108] Jiao HL, Ye YP, Yang RW, et al. Downregulation of SAFB sustains the NF-kappaB pathway by targeting TAK1 during the progression of colorectal cancer[J]. Clin Cancer Res, 2017, 23(22):7108-7118.

[109] Wu W, Wu F, Wang Z, et al. CENPH inhibits rapamycin sensitivity by regulating GOLPH3-dependent mTOR signaling pathway in colorectal cancer[J]. J Cancer, 2017, 8(12):2163-2172.

[110] Jiang T, Ye L, Han Z, et al. miR-19b-3p promotes colon cancer proliferation and oxaliplatin-based chemoresistance by targeting SMAD4: validation by bioinformatics and experimental analyses[J]. J Exp Clin Cancer Res, 2017, 36(1):131. Doi:10.1186/s13046-017-0602-5.

[111] Han J, Li J, Tang K, et al. miR-338-3p confers 5-fluorouracil resistance in p53 mutant colon cancer cells by targeting the mammalian target of rapamycin[J]. Exp Cell Res, 2017, 360(2):328-336.

[112] Ding J, Li J, Wang H, et al. Long noncoding RNA CRNDE promotes colorectal cancer cell proliferation via epigenetically silencing DUSP5/CDKN1A expression[J]. Cell Death Dis, 2017, 8(8):e2997. Doi:10.1038/cddis.2017.328.

[113] Lau M C, Ng KY, Wong TL, et al. FSTL1 promotes metastasis and chemoresistance in esophageal squamous cell carcinoma through NFkappaB-BMP signaling cross-talk[J]. Cancer Res, 2017, 77(21):5886-5899.

[114] Chen P, Shan Z, Zhao J, et al. NFAT1 promotes cell motility through MMP-3 in esophageal squamous cell carcinoma[J]. Biomed Pharmacother, 2017, 86:541-546. Doi:10.1016/j.biopha.2016.12.050.

[115] Cao Z, Zheng X, Cao L, et al. MicroRNA-539 Inhibits the epithelial-mesenchymal transition of esophageal cancer cells by twist-related protein 1-mediated modulation of melanoma-associated antigen A4[J]. Oncol Res, 2018, 26(4):529-536.

[116] Hu CM, Lv L, Peng J, et al. MicroRNA-375 suppresses esophageal cancer cell growth and invasion by repressing metadherin expression[J]. Oncol Lett, 2017, 13(6):4769-4775.

[117] Tan D, Wu Y, Hu L, et al. Long noncoding RNA H19 is up-regulated in esophageal squamous cell carcinoma and promotes cell proliferation and metastasis[J]. Dis Esophagus, 2017, 30(1):1-9.

[118] Lv D, Li Y, Zhang W, et al. TRIM24 is an oncogenic transcriptional co-activator of STAT3 in glioblastoma[J]. Nat Commun, 2017, 8(1):1454. Doi:10.1038/s41467-017-01731-w.

[119] Zhang R, Yu W, Liang G, et al. Tumor suppressor candidate 1 suppresses cell growth and predicts better survival in glioblastoma[J]. Cell Mol Neurobiol, 2017, 37(1):37-42.

[120] Mao K, Lei D, Zhang H, et al. MicroRNA-485 inhibits malignant biological behaviour of glioblastoma cells by directly targeting PAK4[J]. Int J Oncol, 2017, 51(5):1521-1532.

[121] Xu X, Cai N, Zhi T, et al. MicroRNA-1179 inhibits glioblastoma cell proliferation and cell cycle progression via directly targeting E2F transcription factor 5[J]. Am J Cancer Res, 2017, 7(8):1680-1692.

[122] Liao Y, Shen L, Zhao H, et al. LncRNA CASC2 interacts with miR-181a to modulate glioma growth and resistance to TMZ through PTEN pathway[J]. J Cell Biochem, 2017, 118(7):1889-1899.

[123] Chen B, Hu N. Rimonabant improves metabolic parameters partially attributed to restoration of high voltage-activated Ca^{2+} channels in skeletal muscle in HFD-fed mice[J]. Braz J Med Biol Res, 2017, 50(6):e6141. Doi:10.1590/1414-431X20176141.

[124] Han L, Wang H, Li L, et al. Melatonin protects against maternal obesity-associated oxidative stress and meiotic defects in oocytes via the SIRT 3-SOD 2-dependent pathway[J]. J Pineal Research, 2017, 63(3):e12431. Doi:10.1111/jpi.12431.

[125] Bi Y, Li C, Liu L, et al. IL-17A-dependent gut microbiota is essential for regulating diet-induced disorders in mice[J]. Science Bulletin, 2017, 62(15):1052-1063.

[126] Xiao Y, Deng Y, Yuan F, et al. An ATF4-ATG5 signaling in hypothalamic POMC neurons regulates obesity[J]. Autophagy, 2017, 13(6):1088-1089.

[127] Wan D, Liu C, Sun Y, et al. MacroH2A1.1 cooperates with EZH2 to promote adipogenesis by regulating Wnt signaling[J]. Journal of molecular cell biology, 2017, 9(4):325-337.

[128] Qiang G, Kong HW, Gil V, et al. Transcription regulator TRIP-Br2 mediates ER stress-induced brown adipocytes dysfunction[J]. Sci Rep, 2017, 7:40215. Doi:10.1038/srep40215.

[129] Bai J, Cervantes C, Liu J, et al. DsbA-L prevents obesity-induced inflammation and insulin resistance by suppressing the mtDNA release-activated cGAS-cGAMP-STING pathway[J]. Proc Natl Acad Sci U S A, 2017, 114(46):12196-12201.

[130] Liu Y, Zhang Y, Zhang X, et al. Medium-chain fatty acids reduce serum cholesterol by regulating the metabolism of bile acid in C57BL/6J mice[J]. Food Funct, 2017, 8(1):291-298.

[131] 叶俊钊,钟碧慧.非酒精性脂肪肝的研究历程与展望[J].世界华人消化杂志,2017,25(35):3094-3103.

[132] Wang Y, Zhu K, Yu W, et al. MiR-181b regulates steatosis in nonalcoholic fatty liver disease via targeting SIRT1[J]. Biochem Biophys Res Commun, 2017, 493(1):227-232.

[133] Nie H, Song C, Wang D, et al. MicroRNA-194 inhibition improves dietary-induced non-alcoholic fatty liver disease in mice through targeting on FXR[J]. Biochim Biophys Acta Mol Basis Dis, 2017, 1863(12):3087-3094.

[134] Li W, Chen X, Lin M, et al. Up-regulated HOTAIR induced by fatty acids inhibits PTEN expression and increases triglycerides accumulation in HepG2 cells[J]. Food & Nutrition Research,

2017,61(1):Doi:10.1080/16546628.2017.1412794.

[135] Liu MX,Gao M,Li CZ,et al. Dicer1/miR-29/HMGCR axis contributes to hepatic free cholesterol accumulation in mouse non-alcoholic steatohepatitis[J]. Acta Pharmacol Sin,2017,38(5):660-671.

[136] Lai S,Li Y,Kuang Y,et al. PKCδ silencing alleviates saturated fatty acid-induced ER stress by enhancing SERCA activity[J]. Bioscience reports, 2017, BSR20170869. Doi: 10.1042/BSR20170869.

[137] An S,Zhao L P,Shen L J,et al. USP18 protects against hepatic steatosis and insulin resistance through its deubiquitinating activity [J]. Hepatology,2017,66(6):1866-1884.

[138] Long Z,Cao M,Su S,et al. Inhibition of hepatocyte nuclear factor 1b induces hepatic steatosis through DPP4/NOX1-mediated regulation of superoxide[J]. Free Radic Biol Med,2017,113:71-83. Doi:10.1016/j.freeradbiomed.2017.09.016.

[139] Gao X,Nan Y,Zhao Y,et al. Atorvastatin reduces lipid accumulation in the liver by activating protein kinase A-mediated phosphorylation of perilipin 5[J]. Biochim Biophys Acta Mol Cell Biol Lipids,2017,1862(12):1512-1519.

[140] Xu B, Jiang M, Chu Y, *et al.* Gasdermin D plays a key role as a pyroptosis executor of non-alcoholic steatohepatitis in humans and mice[J]. Journal of hepatology,2018,68(4):773-782.

[141] Zhu F,Qian W,Zhang H,et al. SOX2 is a marker for stem-like tumor cells in bladder cancer[J]. Stem Cell Reports,2017,9(2):429-437.

[142] Chen DL,Yang KY. Berberine alleviates oxidative stress in Islets of diabetic mice by inhibiting miR-106b expression and Up-regulating SIRT1[J]. J Cell Biochem,2017,118(12):4349-4357.

[143] Wei J,Ding D,Wang T,et al. MiR-338 controls BPA-triggered pancreatic islet insulin secretory dysfunction from compensation to decompensation by targeting Pdx-1[J]. FASEB J,2017,31(12):5184-5195.

[144] Chen J,Cui L,Yuan J,et al. Circular RNA WDR77 target FGF-2 to regulate vascular smooth muscle cells proliferation and migration by sponging miR-124[J]. Biochem Biophys Res Commun,2017,494(1-2):126-132.

[145] Wang L,Tong X,Gu F,et al. The KLF14 transcription factor regulates hepatic gluconeogenesis in mice[J]. J Biol Chem,2017,292(52):21631-21642.

[146] Wang P,Li M,Lu W,et al. DC-SIGN promotes Japanese encephalitis virus transmission from dendritic cells to T cells via virological synapses[J]. Virol Sin,2017,32(6):495-502.

[147] Zhang H,Gao S,Pei R,et al. Hepatitis C virus-induced prion protein expression facilitates hepatitis C virus replication[J]. Virol Sin,2017,32(6):503-510.

[148] Hua X,Chi W,Su L,et al. ROS-induced oxidative injury involved in pathogenesis of fungal keratitis via p38 MAPK Activation[J]. Sci Rep, 2017, 7(1): 10421. Doi: 10.1038/s41598-017-09636-w.

[149] 李引钰,尚孟乔,胡雪姣,等. miR-218 调控 DKK2 在结核感染机制中的初步研究[J]. 检验医学与临床,2017,14(23):3449-3452.

[150] Pan M,Zhou Y,Wang Y,et al. Screening and identification of the host proteins interacting with *Toxoplasma gondii rhoptry* protein ROP16[J]. Front in microbio,2017,8:2408. Doi:10.3389/fmicb.2017.02408.

[151] Qin A,Lai DH,Liu Q,et al. Guanylate-binding protein 1 (GBP1) contributes to the immunity of human mesenchymal stromal cells against *Toxoplasma gondii*[J]. Proc Natl Acad Sci U S A,2017,114(6):1365-1370.

[152] An F,Gong G,Wang Y,et al. MiR-124 acts as a target for Alzheimer's disease by regulating BACE1 [J]. Oncotarget,2017,8(69):114065. Doi:10.18632/oncotarget.23119.

[153] Zhang Y,He ML. Deferoxamine enhances alternative activation of microglia and inhibits amyloid beta deposits in APP/PS1 mice [J]. Brain Res,2017,1677:86-92. Doi:10.1016/j.brainres.2017.09.019.

[154] Chen D,Yang X,Yang J,et al. Prebiotic effect of fructooligosaccharides from morinda officinalis on Alzheimer's disease in rodent by Targeting the Microbiota-Gut-Brain Axis[J]. Front Aging Neurosci,2017,9:403. Doi:10.3389/fnagi.2017.00403.

[155] Ba L,Chen XH,Chen YL,et al. Distinct rab7-related endosomal-autophagic-lysosomal dysregulation observed in cortex and hippocampus in APPswe/PSEN1dE9 mouse model of Alzheimer's disease[J]. Chin Med J (Engl),2017,130(24):2941-2950.

[156] Zhang Z,Guo Z,Zhan Y,et al. Role of histone acetylation in activation of nuclear factor erythroid 2-related factor 2/heme oxygenase 1 pathway by manganese chloride[J]. Toxicol Appl Pharmacol,2017,336:94-100. Doi:10.1016/j.taap.2017.10.011.

[157] Ding J,Zhou HH,Ma QR,et al. Expression of NR1 and apoptosis levels in the hippocampal cells of mice treated with MK801[J]. Mol Med Rep,2017,16(6):8359-8364.

[158] 杨德爽,陈琪,陈光耀,等. 抑郁症与神经-免疫-内分泌网的关系以及归脾汤的治疗作用[J]. 河南中医,2017,37(5):800-802.

[159] 邓朔,张鸿燕. 抑郁症发病机制的神经免疫相关靶点研究现状[J]. 中国临床药理学杂志,2017,33(3):280-283.

[160] 喻锦成,李朝健,田朝阳,等. 脑源性神经营养因子,TNF-α 及巨噬细胞迁移抑制因子在抑郁症食蟹猴中枢边缘系统奖赏环路中的作用[J]. 中国老年学杂志,2017,37(19):4691-4693.

药物分析研究进展

李　娜，祝子坪，姜春筱，童应鹏，周　戚，胡金锋，王建新

（台州学院天然药物与建康产品研究所，台州 318000）

摘要　本文通过综述我国学者于2017—2018年在药物分析领域所取得的主要原创性研究成果，遴选了国内外相关刊物70余篇文献，从杂质分析、药物晶型分析、溶出度检测、中药分析、手性药物分析、手性药物分析、生物药物分析几个方面介绍我国在药物分析领域取得的主要研究成果。

本文综述2017—2018年我国学者在药物分析领域所取得的主要研究成果，重点对杂质分析、药物晶型分析、溶出度检测、中药分析、手性药物分析、手性药物分析、生物药物分析等领域的研究成果进行总结。

1　杂质分析

1.1　基因毒杂质分析

基因毒性杂质一般含量很低，建立灵敏有效的分析方法对工艺过程进行跟踪检测是保障药品安全的重要环节，近年来药品监管部门和药品生产企业高度重视基因毒性杂质的控制和检测。建立了LC-MS测定法可同时检测酒石酸伐尼克兰中6个微量类苯胺基因毒性杂质[1]，HPLC-MS/MS法分析氟胞嘧啶中痕量基因毒性杂质N，N-二甲基苯胺[2]，GC-MS/MS法测定富马酸替诺福韦二吡呋酯中基因毒性杂质溴乙烷[3]，顶空气相色谱法测定塞来昔布中硫酸二乙酯基因毒性杂质[4]。

1.2　杂质结构及来源解析

药物的杂质影响药物稳定性和疗效，杂质的分析和控制是保障用药安全有效的基础，准确地分析来源和进行有效的控制是药物质量研究的关键。建立了一种改进的离子对方法检测到卷曲霉素中4种杂质直接关系到药品的质量可控与安全性，用二维液相Q-TOF方法，实现了对这些杂质的高分辨率质谱分析，并确定了它们的结构。建立了亲水作用色谱方法，分离卷曲霉素4个主要成分，并借助此方法解析了杂质与主要成分之间的转化关系[5]。

采用LC-QTOF-MS法研究了酒石酸伐尼克兰杂质谱研究，对13种相关物质的形成机理进行了阐明和描述[6]。

建立了高效液相色谱法测定地奈德乳膏中杂质含量的方法，用2D LC-IT-TOF MS对乳膏中的4种杂质结构进行了表征[7]。

建立了LC-ESI-QTOF MS方法，对氯甘酸药物和滴眼液中的杂质和降解产物进行了分离鉴定，对2种未知杂质和6种未知降解产物进行了表征，并提出了形成降解产物的机制[8]。

采用高效液相色谱-傅立叶变换-离子回旋共振质谱（HPLC-FT-ICR-MS）方法测定商品制剂中有机杂质元素组成，并通过DI-FT-ICR-MS模式获得了杂质的同位素精细结构（IFSs），确定了所有杂质的元素组成[9]。研究了注射剂盐酸头孢替安的两种异构体杂质，并通过质谱和1D和2D NMR法测定了异构体的结构。还讨论了杂质的热异构化机理，预测了杂质的毒性作用[10]。

选择交沙霉素和半合成产物丙酸交沙霉素、醋酸交沙霉素这3种具有代表性的16元环大环内酯，总结大环内酯中杂质的结构特征和裂解规律，建立LC-ESI-MS/MS分离鉴定3种样品中杂质的方法，建立了QSRR模型，预测LC-MS法未检出杂质的保留时间[11]。

选择适宜的色谱柱依然被认为是药物杂质谱分析的关键。提出了一种基于HSM（疏水减法模型）的色谱柱选择方法，从数百个色谱柱中筛选出合适或最佳的色谱柱，以克拉霉素及其杂质为例，实验表明HSM能准确预测溶质的分离度，该方法为RPLC柱的优化设计提供了新的思路[12]。

1.3　无机元素的检测

环境重金属污染、中药饮片不规范炮制、成方制剂生产加工等均可造成中药中重金属及毒性元素的残留，重金属含量超标影响中药及制剂的质量和安全性。电感耦合等离子体质谱（ICP-MS）可以同时快速检测多种元素，检测下限低，分析速度快，干扰少，精度高，无需大量对照物质的重金属及毒性无机元素半定量快速分析方法，用于对于中药中所含未知元素的快速筛查和分析，在药物金属元素检测中的应用越来越广泛。采用微波消解-电感耦合等离子体质谱法，对16个不同产地黑果枸杞样品中铅、砷、镉、铜、锑5种元素含量进行测定[13]。采用ICP-MS半定量测定方式，选择扫描全谱范围内所有元素，测定了西洋参、甘草、川芎、黄连、紫苏叶、金银花、山楂、枸杞子、胖大海、陈皮、白花蛇舌草、水蛭、海藻等13种中药材中重金属及毒性元素[14]；建立ICP-MS法测定不同产地知母中5种重金属[15]；建立复方苦参注射液中铜、砷、镉、汞、铅5种元素残留量的测定方法[16]；建立测定生脉注射液中硼、镉、铜、镍、钯、铬、锰、砷、铝、铅、硒、钼、锡、锑14种元素含量的电感耦合等离子体-质谱（ICP-MS）测定方法[17]。采用三元流动相梯度洗脱，HPLC-CAD分析法，对天冬氨酸钾镁注射液的主要成分（K^+、Mg^{2+}和Na^+）和杂质（Na^+）同时进行检测[18]。

2 药物的晶型分析

化学固体药物晶型是影响药物疗效的重要因素，晶型检测和评价为药物的质量控制提供信息参考，在制剂生产过程中运用适宜的分析技术对晶型变化进行监控有利于确保药品质量。表征晶型的技术有光学显微镜技术、电子显微镜技术、热分析技术有热重分析法、差示扫描量热法、差热分析法、红外光谱、拉曼光谱、固态核磁共振技术、X 射线衍射技术等，几种技术共同表征可获得更详细晶信息。用 X 射线衍射和拉曼光谱法测定恩替卡韦多晶型化合物中的多晶杂质，开发分析 ENT-h 中杂质 ENT-a 的定量分析方法[19]。采用粉末 X 衍射分析法、红外光谱分析法、差示扫描量热法表征不同来源非洛地平原料药及其制剂的晶型，发现不同来源非洛地平原料药的晶型主成分虽然一致，但经制剂工艺制备后晶型状态明显发生改变，采用整体动物完成了其生物学评价，不同来源的非洛地平缓释片在主要药动学参数呈现显著差异[20]。采用 X 射线粉末衍射法、傅里叶变换红外光谱法、近红外光谱法、拉曼光谱法研究呋塞米的多晶型特征，发现便携式薄层色谱-拉曼光谱联用仪能快速鉴别呋塞米多晶型[21]。采用粉末 X 射线衍射分析法、差示扫描量热法、热重分析法和红外光谱法对多晶型米非司酮样品进行表征，筛选获得的一种溶解度好的新晶型[22]。

3 溶出度检测

根据药品的溶解度、渗透性、p*K*a 常数等理化性质，在参考相关文献和考察试验条件后，建立具有合适区分能力的溶出方法，可以监测出仿制药与原研药品在原辅料及生产工艺方面的差异，也可以通过批内、批间溶出结果差异的大小，考察制剂质量的稳定性，溶出曲线是药品的重要质控指标之一[23-25]。除了药典规定的 4 种溶出度测定方法，根据研究目的不同，其他的溶出度测定方法也会被采用。

凝胶膏剂释放度使用的检查装置大多为 Franc 扩散池，《中国药典》2015 年版要求对凝胶膏剂进行释放度的考察，目前很少有使用法定溶出装置对凝胶膏剂的质量控制方面的研究。研究人员建立了一种快速简便的吲哚美辛凝胶膏剂释放度测定方法光纤溶出法，能够快速便捷测得吲哚美辛凝胶膏剂的释放度[26]。

利用 UPLC-TQ/MS 方法同时测定乳香中 11 个化学成分，并进一步分析乳香、没药配伍后乳香中化学成分的溶出变化，溶出化学成分角度解释二者配伍协同增效的物质基础提供了科学依据[27]。

纸喷雾电离质谱（PSI-MS）是环境质谱技术之一，是为了表征药物在溶解介质中的含量而开发的。纸张的多孔结构可以有效地保留进入质谱仪的盐。PSI-MS 来表征了依那普利的含量和依那普利片的溶解度，结果与来自 HPLC 表征的结果相当，分析时间从 6 个样品 90min 缩短到 6min[28]。

4 中药分析

4.1 中药指纹图谱技术

中药指纹图谱是指药材、饮片、制剂等经处理后，采用一定的分析技术和方法可得到标示其化学的其他特征的图谱，用于药物质量评价和控制。色谱法是分析化学是建立中药指纹图谱最常用方法，常用的色谱指纹图谱技术有薄层色谱指纹图谱、液相色谱指纹图谱、气相色谱指纹图谱、高效毛细管电泳指纹图谱等。色谱指纹图谱结合化学计量为中药的质量控制的全面性、准确的依据。

通过采集 HPLC 特征指纹图谱，运用中药色谱指纹图谱相似度评价系统对样品进行相似度分析，之后结合化学计量学方法比较了不同年份的生川牛膝的化学成分特征差异[29]。

建立川楝子饮片的高效液相串联电雾式检测器（HPLC-CAD）指纹图谱，采用相似度评价、聚类分析及主成分分析等方法，对不同来源、不同产地的 20 批次饮片进行系统比较分析[30]。

非色谱法的中药指纹图谱研究可弥补色谱测定的局限性。通过遗传算法和逆传人工神经网络实现了^{1}H NMR 指纹特征分析，对掺假何首乌进行鉴别[31]。

利用 BrO_3^--$Ce(SO_4)_2$-H_2SO_4-丙二酸/酒石酸复合有机振荡反应体系，在考察各组分浓度对空白体系稳定性和特征参数影响的基础上，获得了 30 种中药的电化学指纹图谱，结果表明电化学指纹图谱可用于中药的识别、不同部位区分及道地性鉴定[32]。

通过结合形态、显微、多成分测定和指纹图谱的方法结合探索了牡丹皮的质量评价方法，为质量标准研究提供了参考[33]。

利用非线性化学指纹图谱技术研究西洋参和人参，提出鉴别两种参及西洋参产地溯源的新方法。收集 3 个不同产地西洋参和吉林人参样品，利用硫酸、硫酸锰、丙酮、溴酸钠和样品产生的非线性化学反应建立指纹图谱，结合图谱直观特征和系统相似度对不同种药材及不同产地西洋参进行鉴别评价[34]。

用 ICP-MS 法测定龟龄集胶囊中 14 种无机元素，绘制无机元素质量分数分布图，建立龟龄集胶囊无机元素指纹图谱，评价龟龄集胶囊产品质量均一性[35]。

4.2 中药的多组分同时检测技术

随着分析技术的发展，多种方法和技术的整合为以多组分为研究对象的中药物质基础研究提供了良好的解决方案，多组分同时分析的定性定量技术是重要的研究手段。利用^{1}H NMR 谱可以快速准确地同时定量测定中药地不容中 2 种主要成分荷包牡丹碱和青藤碱，可替代高效液相色谱法定量测定蒽醌类化合物，适用于地不容的质量控制[36]。

传统液相色谱质谱法快速鉴定中药粗提取物中的天然

化合物有一定局限性，特别是难以区分和识别结构异构体，结合典型的超高效液相色谱多维质谱方法和后处理 UNIFI 科学信息系统，用高分辨率分子质量、碎片离子和碰撞横截面值共鉴定出 121 种拉诺斯坦三萜酸，并明确地确定了 8 种三萜酸，报告了 3 种新化合物[37]。

利用高效液相色谱结合二极管阵列检测和高分辨率质（HPLC-DAD-HRMS），同时测定了茵陈蒿提取物和茵陈蒿草药 8 种有机酸成分，可作为评价茵陈蒿提取物和银陈药材质量评价的工具[38]。

利用高效液相色谱串联四级杆/飞行时间质谱仪（HPLC-QTOF/MS）对元胡止痛方的化学组成进行分析，共鉴定出元胡止痛方中 51 个化合物，包括 28 个生物碱类成分和 23 个香豆素类成分[39]。

基于 UFLC-MS/MS 系统的方法研究不同来源的红参和白参，同时量化 66 个皂苷及其 6 个苷元，在此基础上采用与基于代谢组学的稳定分析相结合的验证方法实现了评价红参的质量[40]。

利用双层固相萃取与超高效液相色谱串联质谱技术，一步法对喜树果实中的喜树碱类似物进行靶向积累、快速检测和鉴定，鉴定出 30 种喜树碱类似物，包括 15 种新化合物[41]。

建立了一个高灵敏度的 2LC-ECD 系统，可同时测定厚朴中七种厚朴苷的含量[42]。

建立了简便、高效的在线提取高效液相色谱-二极管阵列-四极杆飞行时间质谱法（OLE-HPLC-DAD-QTOFMS）快速提取和分离鉴定陈皮中黄酮类化合物，通过分析化合物的紫外谱图、色谱保留时间和质谱信息，共鉴定出 24 种黄酮类化合物[43]。

4.3 中药品质控制和鉴别技术

根据中药白芍炮制和贮藏过程中的标记物含量，评价了二氧化硫残留物、芍药素和芍药苷磺酸盐作为白芍炮制过程质量控制化学标记物的可行性[44]。

建立了一种快速灵敏的生物条码检测方法，以 DNA 修饰的金纳米粒子编码的多克隆抗体和单克隆抗体修饰的磁性微粒为基础，采用荧光定量聚合酶链反应检测方法对生物条码形式的扩增目标进行检测，用于检测中草药中的黄曲霉素 B1[45]。

通过代谢组学和生物谱筛选发现标记物，并鉴定出一系列蟾蜍苷作为癌细胞抑制的质量控制标记物，建立了蟾蜍毒质量一致性控制流程（MSQCC）[46]。

研究人员采用近红外光谱与化学计量学相结合鉴别不同产地三七，建立的 PLSDA 模型在训练集和测试集上均达到了 100% 的灵敏度和 100% 的特异性，可以作为快速判别三七产地的高效手段[47]。

采用亲水作用色谱柱串联四极杆-静电场轨道阱-线性离子阱三合一组合式高分辨质谱仪（HILIC/Orbitrap Fusion Lumos HRMS）建立了快速智能化鉴定瓜蒌皮注射液中化学成分的分析方法[48]。

5 手性药物的分析

手性药物对映体的生物活性存在较大差异，一个可能是有效成分，另一个可能是低效甚至有毒成分，目前药物手性分析的趋势集中主要在更快和更高的分离效率上。

采用正相高效液相色谱法测定枸橼酸托法替尼原料及片剂中对映异构体含量，方法专属性好，检测限和定量限分别为 0.08μg/mL 和 0.16μg/mL，并且作为检查对映异构体的残留方法订入质量标准[49]。

建立以手性填料色谱柱为固定相的高效液相色谱法，同时测定替格瑞洛片中替格瑞洛对映异构体和非对映异构体的含量，该方法也能够满足替格瑞洛片工业化生产中各异构体含量的检测要求[50]。

建立了毛细管区电泳方法，以链霉素为手性选择剂，分析了 5 种含手性苯基酸性药物化合物的对映体[51]。

将分子印迹聚合物膜修饰栅电极结合有机电化学晶体管设计成手性识别生物传感器，可以高选择和灵敏的识别 D/L-色氨酸和 D/L-酪氨酸，该方法为基于有机电化学晶体管的传感器在手性材料识别中的广泛应用提供了参考[52]。

超临界流体色谱（SFC）以超临界流体做流动相，在难以实现快速良好分离手性药物中有较大优势。研究人员建立了一种超临界流体色谱方法拆分调血脂药阿托伐他汀钙与其对映异构体杂质，并对对映异构体杂质进行含量测定[53]。用超临界流体色谱法手性分离 1,4-二氢吡啶类钙拮抗剂（1,4-DHPs），并基于超分子作用机制对其手性识别机制进行初步探讨[54]。

6 药物的生物检测方法

采用生物活性测定方法，通过生物反应的强度可较直观地反映药物的总体活性或效价，与理化分析方法相结合，达到全面综合地保证药品安全性、有效性和质量可控的作用。

建立了一种基于荧光素酶报告基因系统的 IL-6 受体拮抗剂药物生物学活性检测方法，与现有方法相比，具有耗时少、准确性高等优势[55]。

建立了一种治疗性单克隆抗体糖肽定量分析方法，采用平行反应监测模式，同时对单克隆抗体蛋白进行绝对定量。在血清和组织样品中，可以在 fmol 水平上检测和定量分析糖肽。该方法应用于单克隆抗体的药代动力学研究和生物标志物的发现[56]。

建立麝香体外抗凝血酶活性效价测定方法，采用凝血酶滴定法，考察不用品种和产地麝香供试品溶液浓度、纤维蛋白原浓度、凝血酶浓度、凝血酶滴定时间间隔对麝香抗凝血酶活性测定的影响，为麝香质量生物评价提供科学依据[57]。

建立了间接竞争性酶联免疫吸附试验，应用 ELISA 方法测定生物样品中的莪术胺（L-CDL），研究其在生物样品中的分布和药代动力学过程[58]。

采用G蛋白偶联受体X2细胞膜色谱模型，二维在线联用HPLC-ESI-IT-TOF-MS系统对苦地子注射液中抗过敏组分进行筛选鉴定，分子对接实验显示，潜在的过敏性成分与G蛋白偶联受体X2受体之间存在良好的相互作用[59]。

建立了一种体外筛选模型，用于判断某种药物对CYP1A1酶是否具有潜在的诱导作用以及对AhR受体是否具有潜在的激活作用，并以此进一步推测药物与药物代谢、药物与药物之间的相互作用，选取8种常见的人参皂苷对模型进行了验证[60]。

7　生物药的结构分析和活性评价

茜草科环肽（RAs）具有显著的生物活性，有望成为新型抗肿瘤药物，建立了超高效液相色谱-联用三联四极杆串联质谱（UPLC-QQ-MS/MS）方法，并对20株中国悬钩子属植物中的14种RAs进行了定性和定量分析[61]。

结合LC-MS/MS/RNA测序/生物信息分析解析中华蟾蜍分泌物中的蛋白和肽结构，并且通过比对转录组和肽组数据，分析了些蛋白和肽的功能[62]。

建立并验证用于检测注射用重组人促血小板生成素模拟肽-Fc融合蛋白（TMP-Fc）生物活性的MO7e细胞增殖法，该方法具有较好的专属性、准确度和精密度，可用于TMP-Fc的生物学活性评价和质量控制[63]。

建立了一种注射用骨肽生物效价检测方法，用CCK-8法以体外抑制单核巨噬细胞增殖作用来考察注射用骨肽的生物活性，采用量反应平行线法作为生物效价检测方法，重复性较好，样品检测结果均能通过可靠性检验，可以补充作为注射用骨肽生物评价的质控方法之一[64]。

以荧光素酶报告基因检测系统为平台，建立了灵敏、快速的测定抗Ⅰ型干扰素受体亚基Ⅰ单抗生物学活性的方法，对同类靶点抗体药物进行科学、有效的质量控制[65]。

8　其他检测技术

8.1　表面等离子共振

表面等离子共振（surface plasmom resonance SPR）生物传感技术是一种新兴的光学生物检测技术，与传统的生化分析方法相比，具有无标记、灵敏度高、可在线实时检测等优点，适用于监测生物分子之间的相互作用[66]。提出了一种利用SPR对G2-EPSPS蛋白活性浓度进行可追踪校准的分析方法[67]。以SPR传感器测定水样中脂多糖（LPS），可也可检测注射液中LPS，如临床级0.9%氯化钠静脉输注、复方乳酸钠静脉输注和胰岛素[68]。

8.2　人工智能感官技术

人工智能感官模拟人体真实感官的功能，可用于诸如中药定性定量鉴别、药品质量控制及炮制工艺评价等诸多领域。通过一评多测分析指标成分量，与电子眼和电子舌技术进行颜色与滋味测定的结合应用，优选出山茱萸最佳蒸制时间[69]。采用电子鼻技术，鉴别中药通关藤的真伪及其道地性[70]。采用经典人群口感评价法及电子舌探讨羟丙基-β-环糊精（HP-β-CD）等不同类型掩味剂在不同浓度时对苦味中药水煎液的抑苦效能及抑苦规律[71]。

9　结语

药物分析是药物安全性、有效性、质量稳定性的前提，随着分析技术的不断创新，药物分析学势必将得到更迅猛的发展，在新药研发、生产和临床应用等各个方面，药物分析学将发挥所长，解决更为关键的药学科学前沿问题。

参考文献

[1] 宋凡，宋晓妮，王磊.等.酒石酸伐尼克兰中个类苯胺基因毒性杂质的LC-MS法测定[J].药物分析杂志，2018，38（1）：130-134.

[2] 张云峰，钱建钦，王建. HPLC-MS/MS法分析氟胞嘧啶中痕量基因毒性杂质N，N-二甲基苯胺[J].药物分析杂志，2017，37（2）：265-271.

[3] 叶晓霞，吴静雯，乐健，等.富马酸替诺福韦二吡呋酯中基因毒性杂质溴乙烷的GC-MS/MS法测定[J].中国医药工业杂志，2018，（12）：1701-1704.

[4] 汪生，倪悦泠，陆宇婷，等.顶空气相色谱法测定塞来昔布中硫酸二乙酯基因毒性杂质[J].中国新药杂志，2018，27（20）：2437-2441.

[5] Liu GZ，Luan BaoL，Liang GT，et al. Isolation and identification of four major impurities in capreomycin sulfate[J]. J Chromatogr A，2018，1571：155-164.

[6] Lu YT, Sun XY, Song F, *et al.* Impurity profiling of varenicline tartrate by LC-QTOF massspectrometric techniques during drug development[J]. J Pharm Biomed Anal，2018，155：306-313.

[7] Wang J，Zheng SX，Xu Y，et al. Development of a novel HPLC method for the determination of theimpurities in desonide cream and characterization of its impurities by 2D LC-IT-TOF MS[J]. J Pharm Biomed Anal，2018，161：399-406.

[8] Zhu PXLu JX，Wang ZJ，et al. Characterization of impurities in sodium cromoglycate drug substanceand eye drops using LC-ESI-ion trap MS and LC-ESI-QTOF MS[J]. J Pharm Biomed Anal，2017，145：537-548.

[9] Li XT，Chu XW，Wang X，et al. An available strategy for elemental composition determination of organic impurities in commercial preparations based on accurate mass and peak ratio of isotopic fine structures（IFSs）by dual modecombined-FT-ICR-MS and fraction collection technology[J]. Anal Chim Acta，2018，1039：59-64.

[10] Tian Y，Wang YN，Han Y，et al. Isolation，identification and in silico toxicity predictions of two isomers from cefotiam hydrochloride[J]. J Pharm Biomed Anal，2018，158：425-430.

[11] Zhang X，Li J，Wang C，et al. Identification of impurities in macroli-

des by liquidchromatography-mass spectrometric detection and prediction ofretention times of impurities by constructing quantitativestructure-retention relationship (QSRR) [J]. J Pharm Biomed Anal,2017,145:262-272.

[12] Zhang X,Hu CQ. Selecting optimal columns for clarithromycin impurity analysisaccording to the quantitative relationship of hydrophobic subtractionmodel[J]. J Pharm Biomed Anal, 2017, 136: 162-169.

[13] 林丽,晋玲,高素芳,等. 微波消解-电感耦合等离子体质谱仪测定藏药黑果枸杞5种元素含量[J]. 2018,38(12):2135-2140.

[14] 左甜甜,李耀磊,李永鹏,等. 电感耦合等离子体质谱法半定量快速筛查13种中药材中重金属及毒性元素[J]. 药物分析杂志,2017,37(12):2238-2244.

[15] 谢莉. ICP-MS法测定不同产地知母中5种重金属[J]. 中成药,2018,40(9):2104-2106.

[16] 李耀磊,张志成,金红宇. ICP-MS法测定复方苦参注射液中铜、砷、镉、汞、铅元素的残留量[J]. 药物分析杂,2018,38(10):1781-1787.

[17] 黄小琴,钱保勇. 电感耦合等离子体-质谱法测定生脉注射液中14种元素含量[J]. 中国药业,2018,27(24):19-21.

[18] Li PP,Sun W,Zuo LM,et al. Fast simultaneous determination of main components and impuritysodium ion in PAMA injection by mixed-mode chromatography [J]. J Pharm Biomed Anal, 2018, 161:407-413.

[19] Kang YL,Shao ZY,Wang Q,et al. Quantitation of polymorphic impurity in entecavir polymorphic mixtures using powder X-ray diffractometry and Raman spectroscopy[J]. J Pharm Biomed Anal, 2018,158:28-37.

[20] 张娜,张雯,庾莉菊,等. 非洛地平及其制剂的晶型分析[J]. 中国药学杂志,2018,53(1):64-71.

[21] 黄蓉,叶晓霞,陆丹,等. 呋塞米多晶型研究[J]. 药物分析杂志,2018,38(8):1448-1456.

[22] 徐娟,胡彪,王慧萍. 米非司酮的无溶剂新晶型[J]. 中国新药杂志,2018,27(1):78-83.

[23] 金方方,尹婕,南楠. 化学口服固体制剂仿制药质量和疗效一致性评价研究思考[J]. 药物分析杂志,2018,38(4):575-581.

[24] 薛晶,南楠,许鸣镝. 浅析葡萄糖酸钙片的一致性评价方法[J]. 中国药学杂志,2018,53(20):1794-1798.

[25] 陈振阳,尹亮泉,倪宇,等. 仿制药双氯芬酸钠缓释片与原研药Votalren(R) Retard的体外释放曲线一致性评价[J]. 中国新药杂志,2018,27(22):2681-2685.

[26] 邢绍蓉,陈华,左宁. 光纤溶出法在吲哚美辛凝胶膏剂释放度检测中的应用[J]. 药物分析杂志,2017,37(5):771-776.

[27] 项想,潘承蓉,高茹梦,等. 基于UPLC-TQ/MS联用技术分析乳香配伍没药后对乳香中化学成分溶出的影响[J]. 药物分析杂志,2018,38(4):590-597.

[28] Yang Liu,Ning Liu,Ya-nan Zhou,et al. Rapid analysis of drug dissolution by paper spray ionization mass spectrometry[J]. J Pharm Biomed Anal,2017,136:106-110.

[29] 施崇精,刘小妹,程中琴. HPLC特征指纹图谱结合化学计量学比较不同生长年限川牛膝化学成分差异[J]. 中草药,49(22):5404-5409.

[30] 张春泥,王英姿,孙欣光. HPLC-CAD结合化学计量学的川楝子饮片指纹图谱研究[J]. 药学学报,2017,52(3):456? 461.

[31] Sun LL,Wang M,Ren XL,et al. Rapid authentication and differentiation of herbal medicine using 1HNMR fingerprints coupled with chemometrics[J]. J Pharm Biomed Anal,2018,160:323-329.

[32] 杜宝中,张桂月,樊花,等. 基于BrO_3^--Ce^{4+}-H^+-丙二酸/酒石酸振荡体系的中药电化学指纹图谱研究[J]. 中国中药杂质,2018,43(21):4288-4294.

[33] 王志强,陈勇,刘双双,等. 基于形态、显微、多成分测定和指纹图谱的牡丹皮质量评价系统研究[J]. 中国中药杂志,2018,43(14):2899-2906.

[34] 李金花,陈春楠,谷彩梅,等. 基于非线性化学指纹图谱技术鉴别西洋参和人参及西洋参产地[J]. 药学学报,2017,52(7):1150? 1156.

[35] 史静超,张俊杰,高晓霞,等. 龟龄集胶囊无机元素指纹图谱的建立及主成分分析[J]. 中草药,2018,49(15):3619-3624.

[36] Dong JW,Li XJ,Cai L,et al. Simultaneous determination of alkaloids dicentrine and sinomeninein Stephania epigeae by 1H NMR spectroscopy[J]. J Pharm Biomed Anal,2018,160:330-335.

[37] Feng GF,Zheng Y,Yufei Sun,et al. A targeted strategy for analyzing untargeted mass spectral data to identify lanostane-type triterpene acids in Poria cocos by integrating a scientific information system and liquid chromatographye tandem mass spectrometry combined with ion mobility spectrometry[J]. Anal Chim Acta,2018:1033:87-99.

[38] Yu FJ,Qian H,Zhang JY,et al. Simultaneous quantification of eight organic acid components in Artemisia capillaris Thunb (Yinchen) extract using high-performance liquid chromatography coupled with diode array detection and high-resolution mass spectrometry[J]. J Food Drug Anal,2018,26:788-795.

[39] 韩彦琪,许浚,龚苏晓,等. HPLC-QTOF/MS方法分析元胡止痛方的化学成分[J]. 药学学报,2017,52(1):132-138.

[40] Zhou QL, Zhu DN, Yang XW. Development and validation of a UFLC-MS/MS method forsimultaneous quantification of sixty-six saponins and their six aglycones:application to comparative analysis of red ginseng andwhite ginseng[J]. J Pharm Biomed Anal,2018, 159:53-165.

[41] Chen MH,Li Y,Xu DR,et al. One-step targeted accumulation and detection of camptothecin analogues from fruits of Camptotheca acuminata Decne using bilayer solid-phase extraction coupled with ultra-high-performance liquid chromatography-tandem mass spectrometry[J]. J Chromatogr A,2017,1524:37-48.

[42] Xue ZZ,Akira Kotania,Yang B,et al. Discrimination of magnoliae officinalis cortex based on thequantitative profiles of magnolosides by two-channel liquid chromatography with electrochemical detection[J]. J Pharm Biomed Anal,2018,158:166-173.

[43] 童超英,彭密军,施树云. 在线提取-高效液相色谱-二极管阵列检测-四极杆飞行时间质谱法快速鉴定陈皮中黄酮类化合物

[J]. 色谱,2018,36(3):278-284

[44] Xu YY, Fang LG, Zhang YQ, et al. Chemical markers for quality control of bran-fried sulfur-fumigated Paeoniae Radix Alba[J]. J Pharm Biomed Anal,2018,159:305-310.

[45] Yu YY, Chen YY, Gao X, et al. Nanoparticle based bio-bar code technology for trace analysis of aflatoxin B1 in Chinese herbs[J]. J Food Drug Anal,2018,26:815-822.

[46] Ma HY, Zhou, Guo HB, et al. A strategy for the metabolomics-based screening of active constituents and quality consistency control for natural medicinal substance toad venom [J]. Anal Chim Acta, 2018,1031:108-118.

[47] Chen H, Lin Z, Tan C. Fast discrimination of the geographical origins of notoginseng by near-infrared spectroscopy and chemometrics [J]. J Pharm Biomed Anal,2018,161:239-245.

[48] 张静娴,胡青,于泓,等. HILIC/ESI-Orbitrap HRMS 法结合 Compound Discoverer 软件快速智能化鉴定瓜蒌皮注射液中的化学成分[J]. 药学学报,2018,53 (10):1705-1712.

[49] 张霞,李宏,张华铃,等. 正相高效液相色谱法测定枸橼酸托法替尼原料及片剂中对映异构体[J]. 药物分析杂志,2017,37 (7):1291-1297.

[50] 倪静文,叶海英,张玫,等. 手性固定相 HPLC 法测定替格瑞洛片中替格瑞洛异构体含量[J]. 中国新药杂志,2018,27 (5): 515-520.

[51] Zhang XJ, Qi SH, Liu CY, et al. Enantiomeric separation of five acidic drugs via capillary electrophoresis using streptomycin as chiral selector[J]. J Chromatogr B,2017,1063:31-35.

[52] Zhang LJ, Wang GH, Xiong C, et al. Chirality detection of amino acid enantiomers by organic electrochemical transistor[J]. Biosens Bioelectron,2018,105:121-128.

[53] 张少敏,金薇,张晨晗,等. 超临界流体色谱法拆分阿托伐他汀钙及其对映异构体杂质[J]. 中国药学杂志,2018,53(21): 1856-1860.

[54] 戴慧雪,杨雪,林春绵. 1,4-二氢吡啶类钙拮抗剂在超临界色谱中的对映体分离[J]. 药物分析杂志,2017,37(8):1513-1519.

[55] 王自强,王灿,董闪闪,等. 利用 SIE 转录活性荧光素酶报告基因系统检测白细胞介素 6 受体拮抗剂的生物活性[J]. 药物分析杂志,2018,38(10):1755-1760.

[56] Cong YT, Hu LH, Zhang Z, et al. Analysis of therapeutic monoclonal antibody glycoforms by mass spectrometry for pharmacokinetics study[J]. Talanta,2017,165:664-670.

[57] 罗云,谭婷,梁新丽,等. 基于抗凝血酶活性效价的麝香质量生物评价方法研究[J]. 中国中药杂志,2018,43(10):2112-2117.

[58] Zhang HW, Gao L, Shu ML, et al. Development of a highly sensitive and specific ELISA method for the determination of l-corydalmine in SD rats with monoclonal antibody[J]. J Chromatogr B,2018, 1073:163-169.

[59] Lin YY, Lv YN, Fu J, et al. A high expression Mas-related G protein coupled receptor X2 cell membrane chromatography coupled with liquid chromatography and mass spectrometry method for screening potential anaphylactoid components in kudiezi injection [J]. J Pharm Biomed Anal,2018,159:483-489.

[60] 霍旺,张广平,孙佳,等. CYP1A1 体外诱导活性评价模型的建立及其在人参皂苷筛选中的应用[J]. 药物评价要求,2018,41 (10):1791-1797.

[61] Zhang XJ, Bi QR, Wu XD, et al. Systematic characterization and quantification of Rubiaceae-type cyclopeptides in 20 Rubia species by ultra performance liquid chromatography tandem mass spectrometry combined with chemometrics[J]. J Chromatogr A,2018,1581-1582:43-54.

[62] Huo YG, Xyu RX, Ma HY, et al. Identification of <10 KD peptides in the water extraction of *Venenum Bufonis* from *Bufo gargarizans* using Nano LC-MS/MS and *De novo* sequencing [J]. J Pharm Biomed Anal,2018,157:156-164.

[63] 常翠云,崔颖,杨靖清,等. MO7e 细胞增殖法检测注射用重组人促血小板生成素模拟肽-Fc 融合蛋白生物活性方法的建立和验证[J]. 药物分析杂志,2018,38(10):1740-1747.

[64] 张倩,韩淑娴,陈影,等. 基于抑制单核巨噬细胞增殖活性检测的注射用骨肽质量控[J]. 中国实验方剂学杂志,2018,24 (13):42-46.

[65] 李萌,于传飞,王兰. 基于报告基因的抗 IFNR1 单抗生物学活性测定方法的建立[J]. 药物分析杂志,2018,38(10): 1748-1753.

[66] 陈朗东,董中云,吕狄亚,等. 表面等离子共振技术在定量分析中的应用和研究[J]. 药学实践杂志,2018,36(1):18-23.

[67] Ping Su, Zhangjing He, Liqing Wu, et al. SI-traceable calibration-free analysis for the active concentration of G2-EPSPS protein using surface plasmon resonance[J]. Talanta,2018,178:78-84.

[68] Zhang JL, Imran Khan, Zhang QW. Lipopolysaccharides detection on a grating-coupled surface Plasmon resonance smartphone biosensor[J]. Biosensors and Bioelectronics,2018,99:312-317.

[69] 段金芳,肖洋,刘影,等. 一测多评法与电子眼和电子舌技术相结合优化山茱萸蒸制时间[J]. 中草药,2017,48(6): 1108-1116.

[70] 张冬月,吴浩善,李思雨,等. 电子鼻技术鉴别通关藤真伪及其道地性[J]. 中成药,2018,40(10):2228-2233.

[71] 李学林,康欢,田亮玉,等. 不同类型掩味剂对龙胆、苦参、穿心莲、莲子心 4 种中药水煎液的抑苦效能及抑苦规律评价[J]. 中草药,2018,49(22):5280-5290.

经皮给药系统研究进展

张　爽，吕慧侠

（中国药科大学药剂学教研室，南京 210009）

摘要　与传统的口服给药和注射给药相比，经皮给药系统具有局部药物浓度高、安全性强、患者顺应性好、可控释等特点，具有良好的研究价值和广阔的应用前景。本文重点检索 2017 年我国学者在国内外学术期刊上发表的相关论文，从新型载体、新型技术及新型材料三个方面，分类综述了我国科研工作者在经皮给药系统领域的研究进展。

经皮给药系统（trandermal drug delivery system，TDDS）是指以皮肤为给药途径，将药物递送至皮肤不同层次或全身血液循环，从而达到局部或全身的治疗作用。与普通口服制剂相比，TDDS 具有以下优势：1）可避免肝脏的首过效应和胃肠道的降解作用，从而减少用药的个体差异，可适用于不宜口服或注射的药物；2）可以达到缓控释药物的作用，延长药物的作用时间，减少给药次数，提高患者顺应性，为老人、儿童等不宜口服给药的病人提供了更易接受的给药方式；3）可维持恒定的血药浓度，避免药物浓度的峰谷现象，降低毒副反应；4）若发现不良反应，可立即中断给药，安全性好。

皮肤是人体最大的器官，由表皮层、真皮层和皮下组织三部分组成，同时皮肤内存在毛囊、汗腺、皮脂腺等附属器。皮肤表皮层中的角质层是由死亡的角质化细胞核纤维化蛋白组成，可保护人体免受外来伤害，但同时也是药物经皮吸收的主要生理屏障，仅有少量分子量、溶解度等性质适宜的药物能够较为容易透过角质层，因此，如何增加药物的经皮渗透是经皮给药系统研究的关键。虽然可以通过增加给药面积或加入经皮吸收促进剂等常规的方法来增加药物透皮吸收，但具有皮肤刺激性大或临床用药不顺应等缺点，因此通过研究更安全可靠的新剂型、新技术、新材料等方法来增加经皮渗透，已成为目前研究的热点。

1　新型载体

药剂学方法制备的经皮给药新型载体系统，可改变药物的物理特性，从而影响其吸收、分布、代谢和排泄等规律，增加药物的经皮渗透，新型的经皮给药载体可以实现智能化给药，使更多药物开发为经皮给药制剂成为可能。

1.1　脂质体

脂质体（liposomes）是由磷脂和胆固醇等材料组成的封闭的双分子层囊泡结构，其内部可包封亲水性药物或亲脂性药物，可增加难溶性药物的溶解性并避免药物的降解。脂质体可通过水合机制、融合机制及穿透机制等增加药物的经皮渗透，同时能够增加药物在皮肤局部的潴留，起到持续的药物释放作用。采用薄膜分散法制备包封率达 74% 的苦参总生物碱脂质体，体外释放结果显示，相较于苦参碱凝胶，苦参总生物碱脂质体凝胶的累积透皮量及在皮肤中的潴留量均显著提高。虽然传统脂质体具有良好的促透效果，但存在着体内外不稳定，药物易渗漏等问题，因此，通过改进传统脂质体衍生出了醇质体、传递体、非离子表面活性剂囊泡等性质更加优良的新型载体。

1.1.1　醇质体　醇质体（ethosomes）是由磷脂、高浓度醇及水组成的新型脂质体，相较于传统脂质体，其粒径小、流动性较高，易于变形穿透皮肤屏障。研究发现醇质体可通过毛囊途径及角质层途径穿透皮肤，在穿透过程中，囊泡破裂，磷脂保留在上表皮中，药物逐渐渗透，其优良的经皮渗透特性与其成分的协同作用有关。用乙醇注入法制备塞来昔布醇质体，离体透皮试验结果表明，塞来昔布醇质体凝胶的稳态渗透速率和 12h 皮肤滞留量分别为普通凝胶的 2. 35 倍和 2. 39 倍，是一种较有前景的经皮给药系统。

通过一定的方法将醇质体进行改进，可获得性质更加优良的醇质体载体，如加入丙二醇制备的二元醇质体可提高制剂稳定性，胆固醇的加入可增加醇质体的包封率等。制备半乳糖基化的壳聚糖修饰的阳离子醇质体（GCE）载体，流式细胞分析显示，与未修饰的醇质体相比，载有鸡卵清白蛋白（OVA）的 GCE 具有更高的摄取率并可诱导更高水平的白细胞介素-2，白细胞介素-6 和细胞内细胞因子-γ 的表达，这种新型 GCE 载体用于经皮免疫具有良好的潜力。

1.1.2　传递体　传递体（transfersomes）又称柔性纳米脂质体或弹性脂质体，是将表面活性剂如胆酸钠、去氧胆酸钠、吐温、司盘等加入到脂质体中制备而成，具有高度的变形能力，可通过比自身小数倍的孔道。通常认为传递体以完整形式顺角质层水合梯度进入皮肤，可递送小分子及大分子药物如多肽类或蛋白质等。以盐酸青藤碱为模型药物，采用乙醇注入法制备了聚乙二醇化传递体，体外透皮实验表明优化的传递体的青藤碱累积皮肤渗透量超过脂质体 3 倍，且皮肤渗透率较脂质体大得多，传递体明显增强了青藤碱的经皮吸收。采用反向蒸发法制备木瓜蛋白酶弹性脂质体（PEL），局部应用后，瘢痕高度指数，微血管密度和胶原纤维均有规律的下降，与模型组相比，TGF-β_1、P-Smad-3、P-NF-κBp65 和 P-IκBa 在增生性瘢痕中的表达显著下调，PEL 是一种新型用于治疗增生性瘢痕的局部制剂。

1.1.3 非离子表面活性剂囊泡 非离子表面活性剂囊泡简称囊泡(niosome)是用非离子表面活性剂代替传统脂质体中的磷脂制备而成,克服了磷脂易氧化变质的问题,成本低廉,稳定性好,易于储存。

1.2 微乳

微乳(microemulsion)是由水相、油相、表面活性剂、助表面活性剂组成的一种低黏度热力学稳定体系,通常粒径在 10~100nm,呈透明或半透明状。微乳可增加角质层脂质双分子层流动性,同时其粒径较小,易于穿过角质细胞间隙,从而可提高药物的透皮量。采用油酸乙酯、聚氧乙烯蓖麻油及 PEG-400 等为材料,吴茱萸碱和吴茱萸次碱为主药制备微乳,并加载到透明质酸基质的水凝胶中,与水凝胶对照相比,微乳的渗透增强作用使得吴茱萸碱和吴茱萸次碱实现高出 2.60 倍和 2.59 倍的透皮渗透量($P<0.01$)。通过组装两亲性透明质酸衍生物形成了 O/W 型 10,11-亚甲二氧基喜树碱纳米乳剂(M-HAN),M-HAN 为一种针对乳腺肿瘤的温和的非侵入性经皮给药系统,具有高柔性结构以及理想的人乳房皮肤穿透性,药物组织分布表明,M-HAN 改善了药物保留,减少了药物残留,增加了生物利用度和肿瘤积累。

微乳在贮存过程中会出现分层、絮凝等问题,因此可将微乳制备为自微乳系统进行解决,自微乳给药系统为一种浓缩微乳,可在临用前用水稀释或在给药部位遇水自发形成微乳,可避免微乳贮存过程中的问题,提高制剂稳定性。以薄荷油、聚山梨酯-80、无水乙醇为原料制备丹皮酚自微乳,丹皮酚自微乳加水乳化后,外观规整,分布均匀,12h 累积透皮量为 589.10μg/cm,性质稳定,透皮吸收效果较好[11]。

1.3 纳米粒

固体脂质纳米粒(solid lipid nanoparticles,SLNs)是指粒径在 10~1 000nm,由固态的类脂材料制成的固体微粒,应用于皮肤表面后可减少皮肤表面的水分损失,还可扩大角质细胞间隙,有利于药物的透皮吸收,但其载药量较低。纳米脂质载体(nanostructured lipid carriers,NLCs)是在 SLNs 类脂材料中引入液态的脂质材料发展而来,克服了 SLNs 载药量低、药物易渗漏的问题,是经皮给药系统的研究热点。采用超声乳化法制备光甘草定负载的纳米脂质载体(GL-NLCs),与常规乳状液相比,GL-NLCs 具有较好的缓释性,可增加药物的透皮渗透,并能显著改善药物在皮肤中的定位。

聚合物纳米粒是由人工合成聚合物或天然聚合物制备而成,具有包封率高、可控释性能好、易于在皮肤表面富集等优势,且其粒径越小,越有利于增加药物的经皮渗透。制备姜黄素纳米粒(Cur-NPs),体外研究表明 Cur-NPs 水凝胶表现出比普通姜黄素凝胶更慢的释放曲线,而不减少 Cur-NPs 的经皮渗透,Cur-NPs 水凝胶能够更大程度地抑制炎性细胞因子(TNF-α,NF-κB 和 IL-6)的表达。制备了平均粒径分别为 50nm 和 150nm 的姜黄素纳米粒,体外皮肤渗透结果显示,与载有药物混悬液的水凝胶相比,载有 Cur-NPs 的水凝胶,特别是 50nm 的 NPs 可使更多的药物渗透或储留在皮肤中。

1.4 凝胶

凝胶剂系指药物与适宜的凝胶基质制成的稠厚液体或半固体制剂,质量稳定,附着力强,可增加药物的透皮吸收。临床上应用较多的为水性凝胶,常用的水性凝胶基质一般为亲水性高分子材料如卡波姆、纤维素衍生物和海藻酸盐等。以卡波姆 940 为凝胶基质,N-甲基吡咯烷酮(NMP)为促透剂制备了 5-羟甲基托特罗定(5-HMT)水凝胶,药代动力学研究中显示 5-HMT 水凝胶的绝对生物利用度为 20.7%,与托特罗定片剂相比,5-HMT 水凝胶有效地避免了体内酶的代谢差异。制备了能够透皮递送桑黄素(3,5,7,2,4-五羟基黄酮)的水凝胶,体外透皮渗透数据显示,可显著增加桑黄素的透皮渗透量,可能为局部过敏性接触皮炎提供新的治疗方法。

随着制剂新技术的发展,一些复合型新型凝胶如脂质体凝胶、微乳凝胶等被研发应用于经皮给药系统,与普通凝胶剂相比,不仅提高了稳定性,而且具有更强的皮肤渗透能力。此外,一些智能水凝胶剂具有环境敏感性,能对温度、pH 等做出响应发生改变,有利于药物的释放及在皮肤中的潴留。制备了近红外触发定位药物释放的智能紫外交联壳聚糖水凝胶,可加快阿霉素的释放速率,比未照射的水凝胶高约 40 倍。

1.5 微针

微针(microneedles)给药系统是一种集皮下注射与经皮给药双重特点的新型经皮给药系统。其针的一般长度范围为几十微米至几毫米,针头具有足够的机械强度,可用于破坏角质层形成微型药物递送通道而不接触位于表皮和真皮中的神经纤维和血管,是一种有效的无痛自我给药方法。微针给药系统克服了传统皮下注射潜藏着感染风险的弊端,是用于促进药物特别是大分子药物的经皮渗透及透皮免疫研究的热点。

然而,微针系统也存在一定的问题,如以金属、硅等制备的固体微针无法定量给药[18],且硅微针脆性大,易断裂在皮肤内,一些金属微针易产生过敏等不良反应,包衣微针载药量较小,因此,如何改进完善微针给药系统是一个巨大的挑战。使用改性的海藻酸钠和透明质酸制备用于透皮递送胰岛素的聚合物微针贴剂,共聚焦显微镜图像显示,荧光素标记的胰岛素可以从穿刺部位逐渐扩散到更深的组织。药效学研究显示,来自微针贴片的胰岛素的相对药理可用性(RPA)和相对生物利用度(RBA)分别为(90.5±6.8)%和(92.9±7)%。先将左炔孕诺酮(LNG)包封在羟丙基 β-环糊精(HP-β-CD)中形成 LNG-HP-β-CD 包合物,然后使用壳聚糖和 β-甘油磷酸钠(β-GP)等通过两步成型工艺制备新型可溶性微针,该新型微针中(69.32±4.23)%可穿透皮肤并在最初的 2h 内溶解,这几乎是传统微针的 2 倍,同时,该新型微针系统能产生与口服给药后相似的药代动力学特征。

以硫酸钙和明胶为原料制备用于胰岛素透皮递送的可生物降解复合微针，经皮给药糖尿病大鼠后，可生物降解复合微针释放的胰岛素与皮下注射相比降糖作用时间更长，这种可生物降解复合微针在经皮治疗糖尿病方面具有潜在的应用前景。

1.6 其他

纳米晶体（nanocrystals）指纳米尺寸的晶体材料，或具有晶体结构的纳米颗粒，具有良好的局部给药和透皮特性。使用泊洛沙姆407和吐温80作为混合稳定剂，通过基于酸碱中和的纳米沉淀技术成功制备粒径为175nm的美洛昔康纳米晶体，与溶液和混悬液相比，纳米晶体增加了美洛昔康的透皮渗透，提高且延长血浆药物浓度，分别实现了$AUC_{0\to24h}$的2.58倍和4.4倍的增加。

将药物制备成β-环糊精（β-CD）包含物可增加药物的溶解性与稳定性，从而增加透皮吸收。制备了石榴鞣花酸-羟丙基-β-环糊精（PEA-HP-β-CD）包合物凝胶，与游离PEA相比，PEA包合物更容易通过角质层并在皮肤中滞留形成储库形式，但没有增加血液中的药物浓度，因此可以减少药物的副作用，实现药物的缓释。

采用疏水二氧化硅颗粒和非离子表面活性剂为稳定剂，通过两步乳化工艺制备了O/O/W芦丁预双乳剂，首先将内油相（甘油和芦丁的混合物）与外油相（月见草油）形成类似W/O乳液的O/O液滴，然后加入亲水性表面活性剂，其在水中可自乳化成O/O/W乳状液，与芦丁水溶液相比，O/O/W预双乳剂具有更高的增强芦丁皮肤渗透的能力，并且还显著增加了皮肤中的药物分布，这种新的O/O/W预双乳剂是一种有前景的经皮给药载体。

超饱和体系（supersaturated system）通过提高药物在溶剂中的热力学活度，增加药物的释放及透皮的驱动力，从而可达到促进药物经皮渗透的目的，具有安全性高、刺激性小、成本低廉等优势，但此时的药物处于亚稳定状态，易结晶，影响透皮效果，因此，常会加入结晶抑制剂，超饱和技术通常不单独使用，而是与其他方法联用达到协同促渗效果。

2 新型技术

经皮给药新型技术主要包括3D打印技术、离子对技术、超声导入技术、离子导入技术、电致孔技术等，这些技术可将药物导入皮肤，进入组织或血液循环，提高药物的经皮渗透能力。然而，其中部分技术可能需要一些专业设备或会改变角质层的厚度或结构，因此具有一定的局限性。3D打印技术、离子对技术的研究相对活跃，报道较多。

2.1 3D打印技术

3D打印（3D printing）是一种基于计算机辅助设计模型，依据“逐层打印，层层叠加”理念的快速成型技术。可制备具有特殊外形或复杂内部结构的物体，被广泛应用于航天、建筑、制造、医药等领域。由于3D打印具有精密度高、可提高药物疗效、降低毒副作用、实现个体化给药等优势，因此，通过3D打印技术制备的人工皮肤及微针已等被用于经皮给药系统。利用3D打印技术，通过空白胶原水凝胶和成纤维细胞逐层交替打印而成的简化人工皮肤模型，可用于快速鉴别纳米粒的经皮渗透能力。

2.2 离子对技术

离子对（ion-pair）技术作为一种简单而有效的方法，在经皮给药系统的药物渗透双向调节中起着重要的作用，一方面，对于皮肤渗透性较差的药物，形成离子对复合物可以增加其经皮吸收，从而提高其制剂的有效性；另一方面，对于皮肤渗透性极高的药物，可以通过形成离子对复合物将其渗透量下调至中等水平，从而制备长效制剂。采用离子对技术制备艾司西酞普兰缓释透皮贴片，通过加入有机酸与艾司西酞普兰形成离子对，改善了艾司西酞普兰在透皮贴片中皮肤渗透率过高，无法产生持续释放效应的问题。

3 新型材料

3.1 介孔二氧化硅

介孔二氧化硅（mesoporous silica）材料具有孔道结构高度有序、孔径尺寸可调节、可实现药物缓控释及表面结构易于功能化修饰等诸多优势特征，在药学领域中的应用尤为活跃，在经皮给药系统中的研究也取得了一定进展。制备了负载胰岛素二氧化硅纳米粒的新型微针给药装置，针体进入皮下组织的部分可快速溶解，释放出纳米粒子，随着葡萄糖进入纳米粒与葡萄糖氧化酶反应产生H_2O_2，胰岛素逐步释放，可达到较好的降血糖效果。

3.2 多孔碳纳米管

碳纳米管（CNT）是由sp2杂化碳原子以六边形排列而成的圆柱形大分子。CNT的壁可由一层或多层石墨烯片组成，因此可将这些材料分为单壁碳纳米管（SWCNT）和多壁纳米碳管（MWCNT）。CNT具有载药量大、稳定性高、易于跨膜、吸附性强等特征，可通过形成稳定共价键的方式将蛋白质、核酸和药物等运送至特定的组织或器官。其也可携带药物穿过角质层屏障，而提高药物的经皮渗透。制备了碳纳米管结合人参皂苷Rb1、Rb2纳米乳经皮给药系统，与模型组和纳米乳组相比，给药系统组小鼠皮肤组织中的SOD活性显著增加，碳纳米管对纳米乳具有很强的吸附作用，并可在表皮层形成药物储库，从而增加人参皂苷Rb1、Rb2的经皮渗透量，更好地发挥抗氧化活性。

3.3 纳米纤维

纳米纤维是指直径为纳米尺度而长度较大的具有一定长径比的线状材料，具有比表面积大、孔隙率高等优势，可作为药物、基因、活细胞以及生物分子等的载体材料，其在经皮给药领域的应用受到了极大的关注。纳米纤维的制备方法包括静电纺丝、拉伸法、模板合成、自组装、微相分离等。其中静电纺丝法以操作简单、生产效率相对较高等优点而被广泛应用。以纸浆为原料，在1-丁基-3-甲基咪唑氯离子溶液中通过静电纺丝法制备纤维素微/纳米纤维（CMF）基质，体外释放实验表明，80%模型药物在3h内释放，再生纤维素纳米纤维和微纤维因具有生物降解性、生物相容性、低毒、优异的力学性能和低成本等特点，是一种具有很大应用潜力的工程材料，从药物传递、创面敷料、生物传感器到组织工程支架都有良好的应用前景。

3.4 细胞穿透肽

传统的促进药物经皮吸收的物质主要为化学促渗剂，常用的有月桂氮䓬酮及其同系物，表面活性剂（如十二烷基硫酸钠、吐温-80等），有机溶剂（如乙醇、丙二醇、聚乙二醇、二甲亚砜等），有机酸及脂肪醇（如油酸、亚油酸、月桂醇等），萜烯类（如薄荷脑、樟脑等）等。近年来，细胞穿透肽（cell-penetrating peptides，CPPs）在促进药物经皮吸收等领域成为研究热点，细胞穿透肽为一类由5～30个氨基酸组成的短肽，具有细胞膜穿透能力，可携带生物活性物质如小分子药物、纳米颗粒、蛋白质及多肽等进入细胞内，而不会损伤细胞，是一种非常理想的经皮给药载体。通过使用重组技术，将四种细胞穿透肽与人表皮生长因子（hEGF）融合，细胞活力测定和体外划痕伤口愈合测定显示所有四种融合蛋白具有与基因重组人表皮生长因子（rhEGF）相似的活性，体外透皮实验遵循 EGF-Pep-1 > EGF-TAT > EGF-AA3H > rhEGF 的顺序。结果表明，选择适宜的CPPs与hEGF结合将成为比rhEGF更有前景的制剂。

4 结语

目前经皮给药制剂的研究已经取得了很大的进展，许多新技术及新载体被应用于促进药物经皮渗透的研究中，同时，多种促渗方法的联用也显示出了更好的透皮效果。但也仍存在一些问题，如中药制剂成分复杂，难以进行透皮动力学的研究，一些现有技术存在对皮肤产生刺激或损伤等弊端，都为经皮给药系统的研究工作带来了巨大的挑战。笔者相信，随着研究的不断深入，经皮给药系统会有更加广阔的发展前景。

参考文献

[1] 熊蕊，吴方建. 经皮给药系统中新型载体的应用[J]. 中国药师，2017，20(12)：2233-2237.

[2] 朱泠音，郑观涛，周昌妮，等. 苦参总生物碱脂质体凝胶的制备及释药机制研究[J]. 中国中医药信息杂志，2017，24(01)：77-81.

[3] Yang L, Wu L, Wu D, et al. Mechanism of transdermal permeation promotion of lipophilic drugs by ethosomes[J]. Int J Nanomed, 2017, 12: 3357-3364.

[4] 郝贵周，管圆圆，张贵民. 塞来昔布醇质体凝胶的制备及其透皮吸收研究[J]. 中国医药工业杂志，2017，48(06)：869-873.

[5] Yang X, Wang X, Yu F, et al. Galactosylated chitosan-modified ethosomes as a dendritic cell-targeted carrier for transcutaneous immunization[J]. J Controlled Release, 2017, 259: e157.

[6] Wang J, Wei Y, Fei Y R, et al. Preparation of mixed monoterpenes edge activated PEGylated transfersomes to improve the *in vivo* transdermal delivery efficiency of sinomenine hydrochloride[J]. Int J Pharm, 2017, 533(1): 266-274.

[7] Chen YY, Lu YH, Ma CH, et al. A novel elastic liposome for skin delivery of papain and its application on hypertrophic scar[J]. Biomed Pharmacother, 2017, 87: 82-91.

[8] 刘兵，刘兆明，张春燕，等. 叶绿素非离子表面活性剂囊泡的制备及其理化性质的表征[J]. 中国新药杂志，2017，26(20)：2472-2477.

[9] Zhang YT, Li Z, Zhang K, et al. Co-delivery of evodiamine and rutaecarpine in a microemulsion-based hyaluronic acid hydrogel for enhanced analgesic effects on mouse pain models[J]. Int J Pharm, 2017, 528(1-2): 100-106.

[10] Gao Y, Zhang W, Sun T. Local transdermal delivery of 10,11-methylenedioxycamptothecin by nanoemulsion for breast cancer prevention[J]. J Controlled Release, 2017, 259: e180-e181.

[11] Zhang C, Luo S, Zhang Z, et al. Evaluation of glabridin loaded nanostructure lipid carriers[J]. J Taiwan Inst Chem Eng, 2017, 71: 338-343.

[12] Mao KL, Fan ZL, Yuan JD, et al. Skin-penetrating polymeric nanoparticles incorporated in silk fibroin hydrogel for topical delivery of curcumin to improve its therapeutic effect on psoriasis mouse model[J]. Colloids and Surfaces B: Biointerfaces, 2017, 160: 704-714.

[13] Sun L, Liu Z, Wang L, et al. Enhanced topical penetration, system exposure and anti-psoriasis activity of two particle-sized, curcumin-loaded PLGA nanoparticles in hydrogel[J]. J Controlled Release, 2017, 254: 44-54.

[14] Liu W, Teng L, Yu K, et al. Design of hydrogels of 5-hydroxymethyl tolterodine and their studies on pharmacokinetics, pharmacodynamics and transdermal mechanism[J]. Eur J Pharm Sci, 2017, 96: 530-541.

[15] Yu J, Wan K, Sun X. Improved transdermal delivery of morin efficiently inhibits allergic contact dermatitis[J]. Int J Pharm, 2017, 530(1-2): 145-154.

[16] Wang L, Li B, Xu F, et al. UV-crosslinkable and thermo-responsive chitosan hybrid hydrogel for NIR-triggered localized on-demand drug delivery[J]. Carbohydr Polym, 2017, 174: 904-914.

[17] 黄颖聪，马凤森，占浩慧，等. 微针阵列用于生物大分子药物的递送[J]. 生物化学与生物物理进展，2017，44(09)：757-768.

[18] Ma G, Wu C. Microneedle, bio-microneedle and bio-inspired microneedle: A review[J]. J Controlled Release, 2017, 251: 11-23.

[19] Chen Y, Chen B Z, Wang Q L, et al. Fabrication of coated polymer microneedles for transdermal drug delivery[J]. J Controlled Release, 2017, 265: 14-21.

[20] Zhu DD, Chen BZ, He MC, et al. Structural optimization of rapidly separating microneedles for efficient drug delivery[J]. J Ind Eng Chem, 2017, 51: 178-184.

[21] Lau S, Fei J, Liu H, et al. Multilayered pyramidal dissolving

microneedle patches with flexible pedestals for improving effective drug delivery[J]. J Controlled Release,2017,265:113-119.

[22] 赵笑,李欣芳,张鹏,等. 聚合物微针介导经皮给药的研究[J]. 化学进展,2017,29(12):1518-1525.

[23] 黄乾峰,林华庆,彭炳新,等. 生物可降解经皮给药微针研究进展[J]. 国际药学研究杂志,2017,44(08):778-782.

[24] 沈瑞雪,朱壮志,章俊云,等. 可溶性微针在经皮给药系统中的开发进展[J]. 世界临床药物,2017,38(09):638-642.

[25] Yu W, Jiang G, Zhang Y, et al. Polymer microneedles fabricated from alginate and hyaluronate for transdermal delivery of insulin [J]. Mater Sci Eng C,2017,80:187-196.

[26] Yao G, Quan G, Lin S, et al. Novel dissolving microneedles for enhanced transdermal delivery of levonorgestrel: *In vitro* and *in vivo* characterization[J]. Int J Pharm,2017,534(1-2):378-386.

[27] Yu W, Jiang G, Liu D, et al. Fabrication of biodegradable composite microneedles based on calcium sulfate and gelatin for transdermal delivery of insulin[J]. Mater Sci Eng C,2017,71:725-734.

[28] Yu Q, Wu X, Zhu Q, et al. Enhanced transdermal delivery of meloxicam by nanocrystals: Preparation, *in vitro* and *in vivo* evaluation [J]. Asian J Pharm Sci,2017. 13(6):518-526.

[29] Fan G, Xu Z, Liu X. Preparation of pomegranate ellagic acid inclusion complex gel and its transdermal permeation *in vitro*[J]. Procedia Eng,2017,174:724-731.

30] Wang Q, Hu C, Zoghbi A, et al. Oil-in-oil-in-water pre-double emulsions stabilized by nonionic surfactants and silica particles: A new approach for topical application of rutin[J]. Colloids and Surfaces A: Physicochem Eng Aspects,2017,522:399-407.

[31] 边琼,罗华菲,张成豪,等. 超饱和体系在经皮给药中的应用[J]. 中国医药工业杂志,2017,48(03):427-433.

[32] 肖云芳,王博,林蓉. 3D 打印的个性化药物研究进展[J]. 中国药学杂志,2017,52(02):89-95.

[33] 张惠檄,游剑. 3D 打印阿司匹林速释缓释双层片[J]. 中国药学杂志,2017,52(04):298-302.

[34] Hou X, Liu S, Wang M, et al. Layer-by-layer 3D constructs of fibroblasts in hydrogel for examining transdermal penetration capability of nanoparticles[J]. SLAS Technology,2017,22(4):447-453.

[35] Zhao H, Liu C, Quan P, et al. Mechanism study on ion-pair complexes controlling skin permeability: Effect of ion-pair dissociation in the viable epidermis on transdermal permeation of bisoprolol[J]. Int J Pharm,2017,532(1):29-36.

[36] Wang W, Song T, Wan X, et al. Investigate the control release effect of ion-pair in the development of escitalopram transdermal patch using FT-IR spectroscopy, molecular modeling and thermal analysis [J]. Int J Pharm,2017,529(1/2):391-400.

[37] Xu B, Jiang G, Yu W, et al. H2O2-Responsive mesoporous silica nanoparticles integrated with microneedle patches for the glucose-monitored transdermal delivery of insulin[J]. J Mater Chem B, 2017,5:8200-8208.

[38] 曾臣红,王政,陈冲,等. 碳纳米管结合人参皂苷 Rb1、Rb2 纳米乳经皮给药系统的制备[J]. 中成药,2017,39(06):1161-1164.

[39] Liu Y, Nguyen A, Allen A, et al. Regenerated cellulose micro-nano fiber matrices for transdermal drug release[J]. Mater Sci Eng C,2017,74:485-492.

[40] 张楠,张宇佳,魏曼,等. 细胞穿透肽经皮促渗应用进展[J]. 医药导报,2017,36:62-66.

[41] Chen J, Li H, Chen J. Human epidermal growth factor coupled to different structural classes of cell penetrating peptides: A comparative study[J]. Int J Biol Macromol,2017,105(1):336-345.

抗感染药物研究进展

郝 群

(上海博志研新药物技术有限公司,上海 201203)

摘要 抗感染药物在临床应用十分广泛,本文选取我国学者近年在国内外发表的相关论文为素材,总结我国抗感染药物的主要研究进展,侧重选取活性较好且结构新颖的抗菌新药和抗真菌新药,记录药物的研发及合成工艺改进。

1 抗菌药物

以利奈唑胺为代表的噁唑烷酮类抗菌药具有抑制多种耐药革兰氏阳性菌的作用。Wu Yachuan 等[1]设计并合成了一系列含脒类片段的利奈唑胺类似物。抗菌活性研究表明,部分化合物对耐甲氧西林的金黄色葡萄球菌(MRSA)、甲氧西林敏感的金黄色葡萄球菌(MSSA)、耐万古霉素肠球菌(VRE)和利奈唑胺耐药的肠球菌(LREF)的抑制活性优于利奈唑胺。其中化合物 **1** 对 MRSA、MSSA、VRE 和 LREF 的抑制活性是利奈唑胺的 15 ~ 30 倍,且显示出与利奈唑胺相当的单胺氧化酶 A(MAO-A)抑制作用和在肝微粒体中适中的代谢水平,安全性良好。

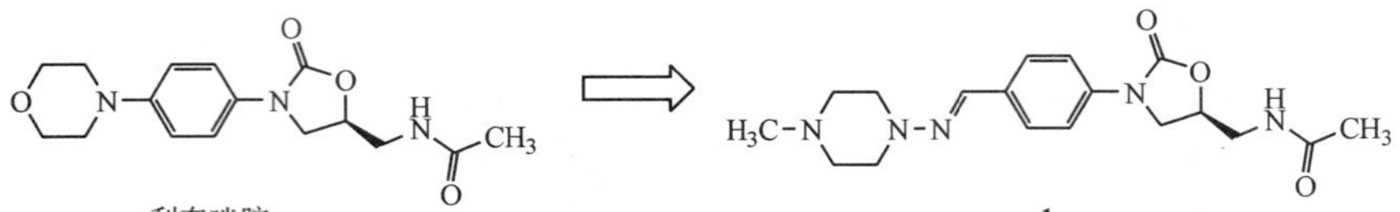

利奈唑胺　　1

Bai Pengyan 等[2]以利奈唑胺为先导化合物，在脱乙酰基利奈唑胺片段上连接阳离子型侧链设计并合成了一系列两亲性的利奈唑胺衍生物。多数化合物对药物敏感菌（革兰氏阳性和阴性菌）和耐药菌均显示出较强的活性。其中化合物**2**对多种菌株的最低抑制活性（MIC）达2～16μg/mL，优于阳性对照利奈唑胺（MIC：2～>64μg/mL）。进一步研究表明，化合物**2**通过对细菌膜的渗透和去极化起作用，且不易产生耐药，在哺乳动物血浆中稳定，显示出较好的活性。

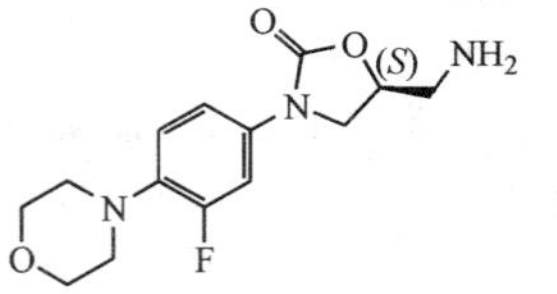

脱乙酰利奈唑胺(DL) 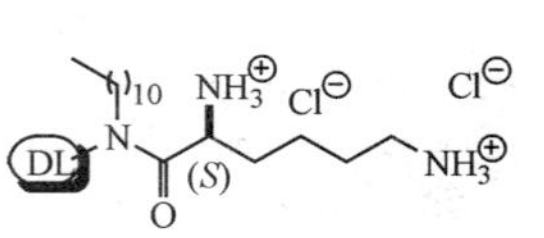　　2

由盟科医药自主研发的一类新药噁唑烷酮类抗生素contezolid（MRX-I）及其前药contezolid acefosamil（MRX-4），用于治疗由革兰氏阳性菌，包括MRSA和VRE导致的急性皮肤和皮肤组织感染，具有出色疗效和低血液毒性的优点，被美国FDA授予合格感染疾病产品资格并获得快速通道认定。一项在中国健康人群中的临床试验研究了MRX-I的安全性和药代动力学性质[22]，MRX-I在人体能快速地被吸收，并且2h内达最高血浆浓度，整个研究中未发现明显的血液毒性。MRX-I在50～1 800mg剂量下耐受性良好，无严重不良反应。

QinShangshang课题组研究了查尔酮和二烷基阳离子型拟肽类衍生物，得到一系列广谱抗菌素[3-4]。其中查尔酮衍生物**3**（MIC：金葡菌1μg/mL，MRSA 0.5μg/mL）和**4**（MIC：金葡菌0.5μg/mL，MRSA 0.25μg/mL）显示出较强的活性，不易产生耐药，且细胞毒性较小；二烷基衍生物**5**对各菌株的MIC达0.5～2μg/mL。

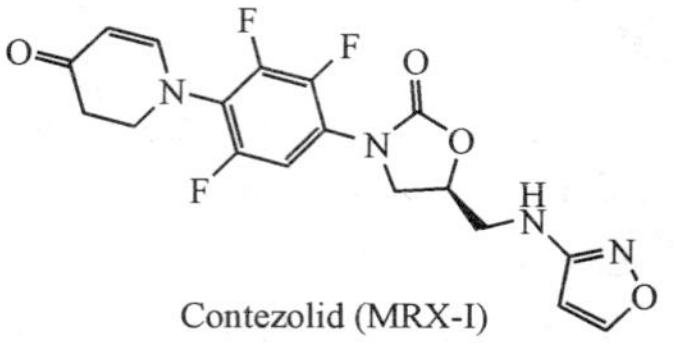

Contezolid (MRX-I) 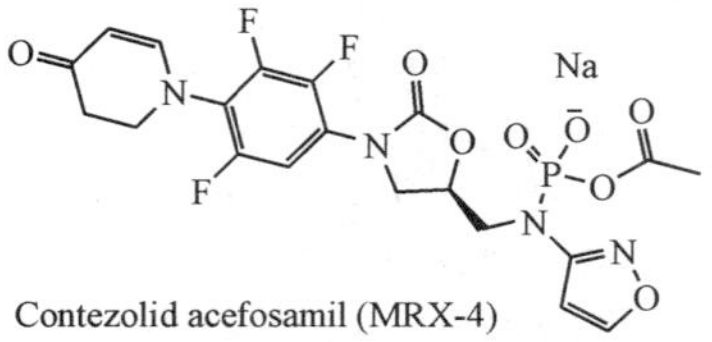　　Contezolid acefosamil (MRX-4)

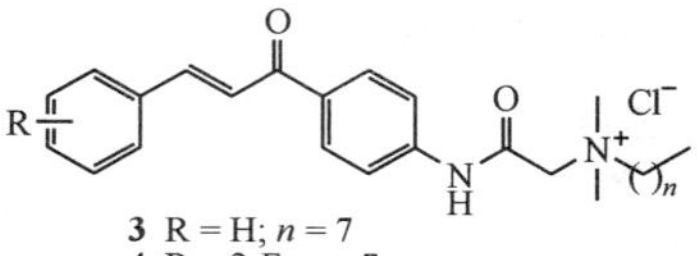

3 R = H; n = 7
4 R = 2-F; n = 7

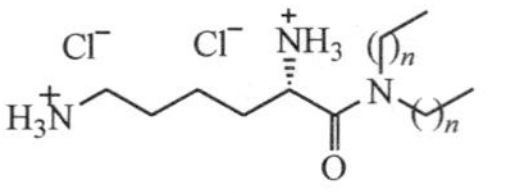

5 n = 8

丝状温度敏感蛋白（FtsZ）抑制剂可有效抑制细菌细胞分裂，MAShutao课题组研究了多种FtsZ抑制剂。利用计算机辅助药物设计软件，设计并合成了异噁唑-3-基-苯甲酰胺和异噁唑-5-基-苯甲酰胺类FtsZ抑制剂[5]。活性研究发现，化合物**6**和**7**对于多种革兰氏阳性菌和阴性菌（包括MRSA和耐青霉素金黄色葡萄球菌）具有较强的抑制作用，优于阳性对照环丙沙星和利奈唑胺。

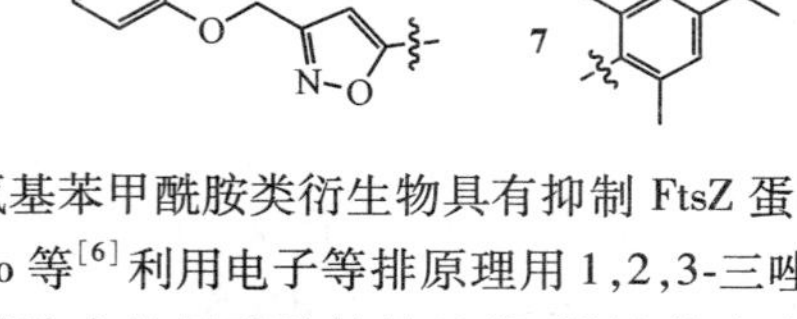

6　**7**

3-甲氧基苯甲酰胺类衍生物具有抑制FtsZ蛋白的活性，BI Fangchao等[6]利用电子等排原理用1，2，3-三唑代替3-甲氧基苯甲酰胺中的甲酰胺结构片段，设计并合成了一系列1H-1，2，3-三唑类衍生物。其中化合物**8**活性较好，为三唑环替代末端酰胺片段，从而调节化合物的生物活性提供了一定的指导意义。

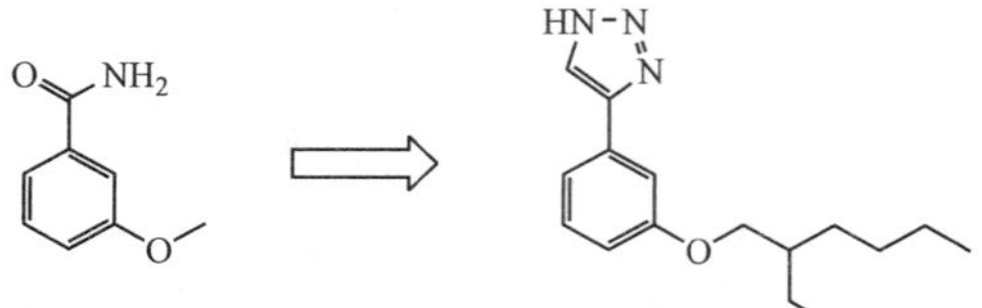

8

血根碱是一种天然提取的生物碱，含有吡啶季铵盐片段，有研究证明其具有FtsZ抑制活性。LIU Jingru等[7]在血根碱的基础上设计并合成了一系列5-甲基-2-苯基菲啶鎓FtsZ抑制剂。与血根碱、环丙沙星和苯唑西林钠相比，大多数化合物对敏感菌和耐药菌有较强的活性。其中化合物**9**、**10**和**11**活性最好（敏感菌MIC：0.06～2μg/mL；耐药菌MIC：0.25～4μg/mL）。进一步的动力学研究发现，化合物**9**对金葡菌ATCC25923的活性最强，其最小杀菌浓度（MBC）为16μg/mL。

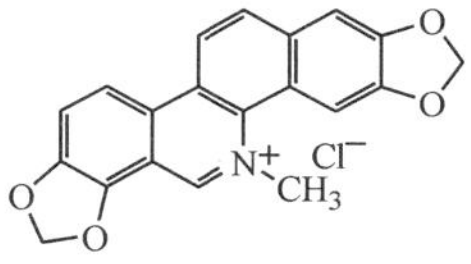

血根碱

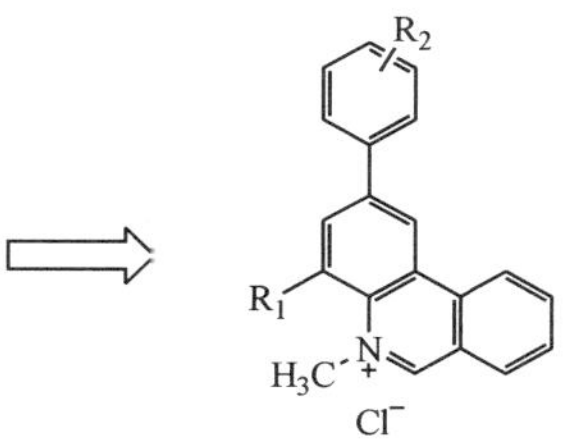

9 $R_1 = CH_3, R_2 = 4'-CF_3$
10 $R_1 = CH_3, R_2 = 4'-Ph$
11 $R_1 = CH_3, R_2 = 4'-OCF_3$

Ⅱ型脂肪酸合成酶(FASⅡ)催化合成的脂肪酸对于许多细菌性病原体的存活有着至关重要的作用,Ⅱ型脂肪酸合成酶已成为抗菌药物研究的新靶点。平板霉素(PTM)的发现是FASII抑制剂研究的里程碑,其对大多数革兰氏阳性菌有抑制作用,如MRSA和VRE。DENG等[8]以PTM为先导化合物,保留3-氨基-2,4-二羟基苯甲酸活性片段,利用Suzuki-Miyaura反应在PTM的C-6位引入芳环,合成了20个新型PTM衍生物。实验表明,6-芘基化合物**12**在体外对革兰氏阳性菌ATCC 29213、MSSA和MRSA有较好的抑菌活性,并且对MRSA感染的小鼠作用明显优于PTM。

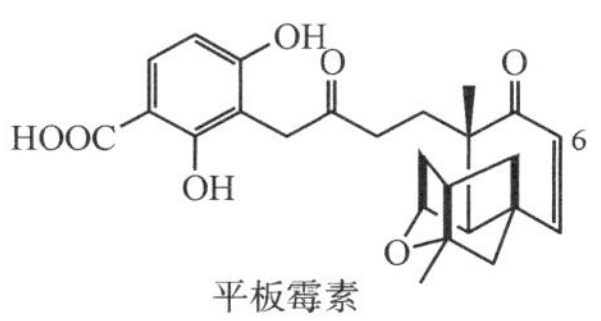

平板霉素

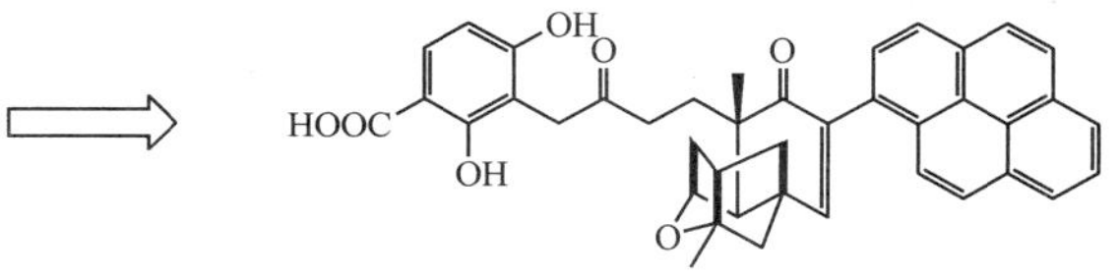

12

金黄色色素是决定金黄色葡萄球菌致病能力的重要因子,不仅能够帮助细菌抵御人体的免疫杀伤,还会加速人体器官和组织的坏死,因此通过阻断金黄色色素的合成和产生,能高效专一的治疗MRSA引起的感染和损伤。4,4′-脱氢鲨烯合酶(CrtM)和4,4′-脱氢鲨烯脱氢酶(CrtN)是金黄色色素合成途径中的关键酶,这两种酶的缺失或失活能够阻断金黄色色素的产生,使金葡菌的致病性大大降低。Li Baoli等[9]在前期研究的基础上,以化合物**13**为先导化合物,设计并合成了100多个CrtN抑制剂,其中化合物**14**在体内外对9种多重耐药的MRSA菌株包括万古霉素中间耐药的MSRA(VISR)和利奈唑胺耐药的MRSA(LRSA),均显示出较强的抑制作用,同时保持对hERG通路的弱抑制作用(IC_{50} > 30μmol/L,毒性较化合物**13**降低10倍)。

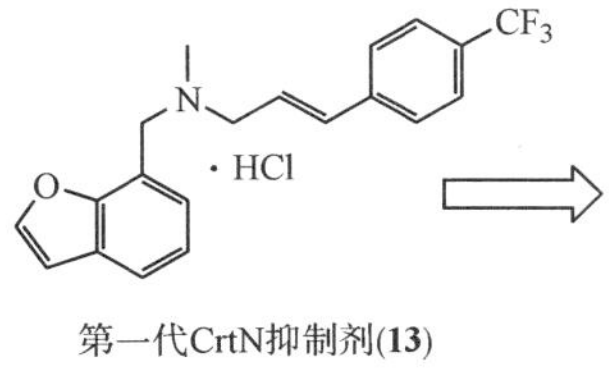

第一代CrtN抑制剂(**13**)

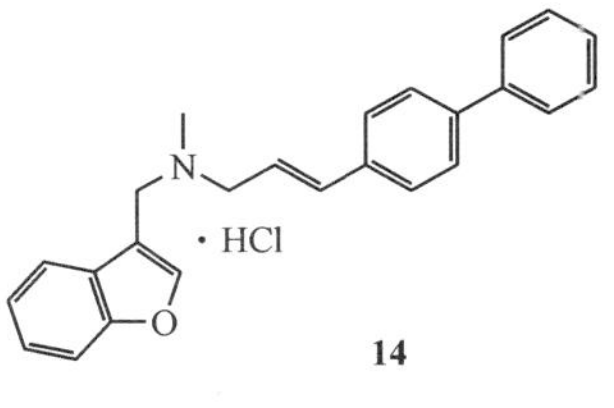

14

研究发现多种含有β-咔啉结构的天然生物碱具有抗菌活性,如Harman(**15**),Eudistomin U(**16**)和铁屎米-6-酮(**17**)(对金葡菌MIC分别为1 000,6.4和31.25μg/mL)。这类结构的化合物可以嵌入细菌DNA螺旋结构,从而阻止细菌DNA的复制。Wang Junru等[10-12]以β-咔啉环为母核,设计并合成了三类β-咔啉衍生物:①研究了季铵盐形式的Harman类似物,其中化合物**18**对MRSA的抑制活性是磷霉素钠和氨苄西林钠的4倍;②设计并合成了32个3,9-二取代的Eudistomin U衍生物,16个化合物显示出较强的抑菌活性,其中化合物**19**活性最强,对MRSA的抑制活性是环丙沙星的4倍,对清枯菌是丙森锌的16倍;③在铁屎米-6-酮的C-3,5,10位进行修饰或截断C环或D环,设计并合成了27个铁屎米-6-酮类似物。构效关系表明:C3-位苄基取代活性增强,5-位引入乙基活性明显下降,10-位活性甲氧基 > 丙炔氧基 > 羟基 > 三唑亚甲氧基;活性ABD环 > ABCD环 > ABC环。化合物**20**具有广谱的抑菌活性,优于阳性对照磷霉素钠和丙森锌。

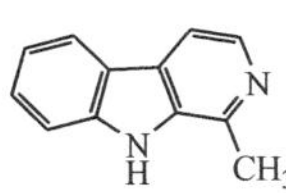

15 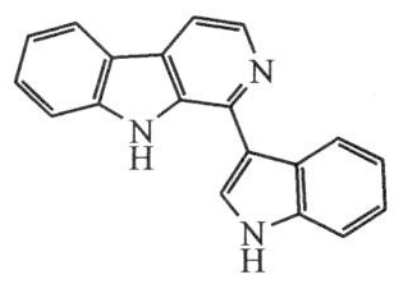 **16** 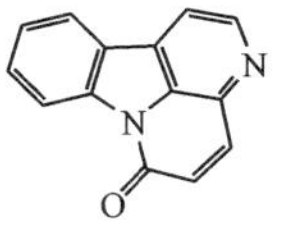 **17**

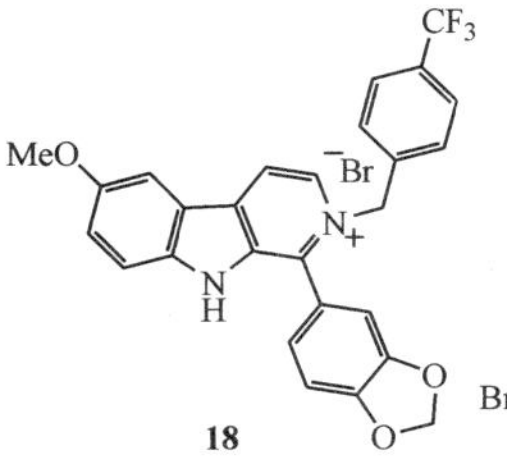

18 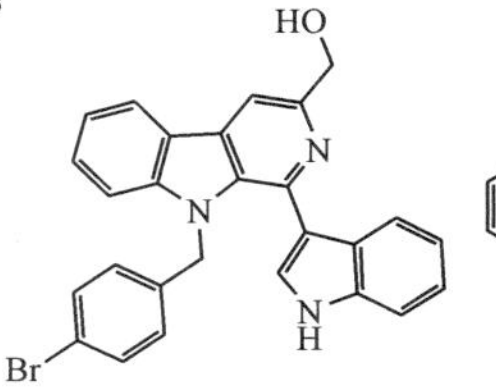 **19** 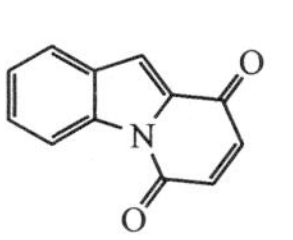 **20**

小檗碱具有优异的抗痢疾杆菌活性,临床上用于治疗腹泻。Fan Tianyun等[13]以环化小檗碱为先导化合物,参考之前的研究结果,设计并合成了一系列13-取代的环化小檗碱衍生物。其中化合物**21**和**22**显示出对MSSA和MRSA较强的抑制作用(MIC 1~4μg/mL),且小鼠静脉注射给药化合物**21**后,半数致死量(LD_{50})为65.6mg/kg,安全性良好。

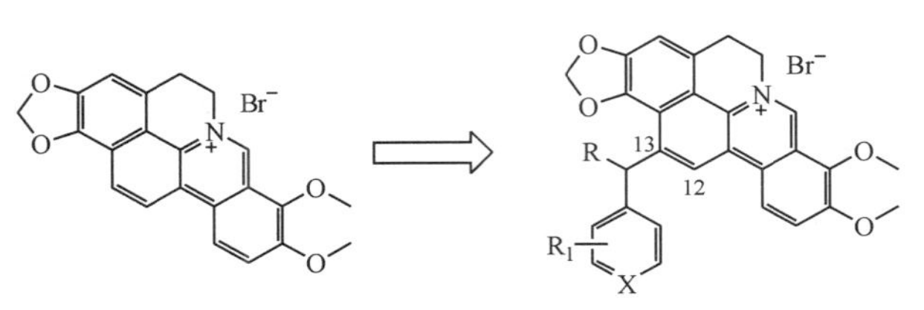

21 R = H, X = CH, R_1 = o-CH_3
22 R = CH_3, X = CH, R_1 = H

细菌生物被膜是细菌耐药性产生的一个重要原因。细菌生物被膜是由细菌及其产生的胞外大分子多聚物形成的一种特殊细菌群落，这种细菌群落具有特殊的空间结构，能产生很强的屏障作用，抵抗抗生素的杀菌作用，并且可以加强群落内细菌的交流，传递耐药基因。设计并合成了31个2-取代3-羟基-6-甲基-4*H*-吡喃-4-酮衍生物，铜绿假单胞菌生物被膜抑制活性研究表明，化合物 **23** 在 2.5μmol/L 和 20μmol/L 浓度下抑制率分别为30%和50%[14]。该课题组还以具有抗炎活性的罗格列酮为先导化合物[15]，在其结构中引入溴取代的呋喃酮片段，设计并合成了一系列4-芳基氨基苄基取代的5-溴亚甲基-2(5H)-呋喃酮类化合物。化合物 **24** 显示出较好的抑制细菌生物被膜和抗炎活性，且预先给药 **24** 的小鼠能显著抵御致命剂量的酯多肽引起的炎症。

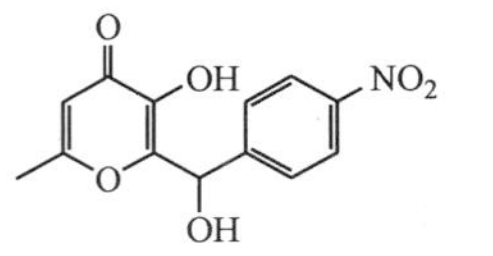

23 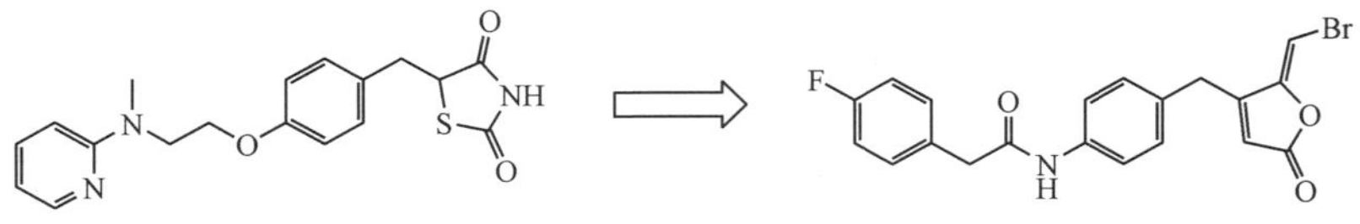　　罗格列酮　　**24**

金属β-内酰胺酶(MBLs)是细菌对β-内酰胺类抗生素产生耐药的重要因素之一。Zhang En 等[16-17]设计了一系列二硫代氨基甲酸酯和二硫代环状氨基甲酸酯类衍生物，并评估其与美罗培南联用的体外抗菌活性。其中化合物 **25**、**26** 和 **27** 能够最有效的恢复美罗培南活性，且具有低细胞毒性。

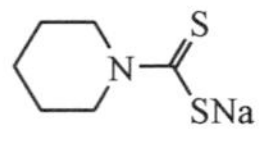

25 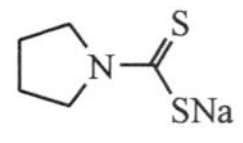　　**26** 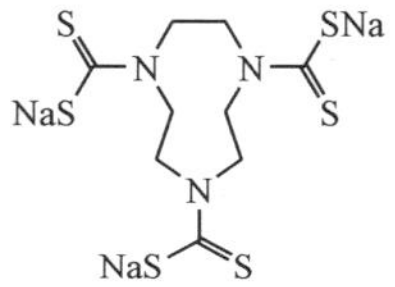　　**27**

以万古霉素为代表的糖肽类抗生素，是治疗革兰阳性菌尤其是耐甲氧西林金葡菌(MRSA)感染的首选药物，曾被誉为治疗MRSA严重感染的“最后一道防线”。Guan Dongliang 等[18]在万古霉素结构中引入亲脂性的取代基，同时在7^{th}-氨基酸的苯环上引入亲水性的单糖和二糖，调节化合物的药代动力学性质，合成了一系列的万古霉素类似物。研究显示，引入半乳糖胺、半乳糖、葡萄糖片段，体外抗MSSA、VISA和VRE的活性是万古霉素的128～1 024倍。引入糖环可以有效调节药代动力学性质，缩短了半衰期，解决了亲脂性万古霉素毒性累积副作用。

Ma Shutao 等[19-20]设计并合成了两类克拉霉素类似物：11-*O*-芳烷基氨基甲酰基-3-*O*-去克拉定糖克拉霉素衍生物和3-*O*-芳基烷基氨基甲酰基-3-*O*-去克拉定糖-9-*O*-(2-氯苄基)肟克拉霉素衍生物。大多数化合物对多种耐药菌有较强的活性。其中化合物 **28** 对三种耐红霉素的肺炎链球菌株的抑制活性是克拉霉素的8～32倍。化合物 **29** 对红霉素敏感的金黄色葡萄球菌ATCC25923，化脓性链球菌1和枯草芽孢杆菌ATCC9372的MIC分别为4、0.5和1μg/mL。

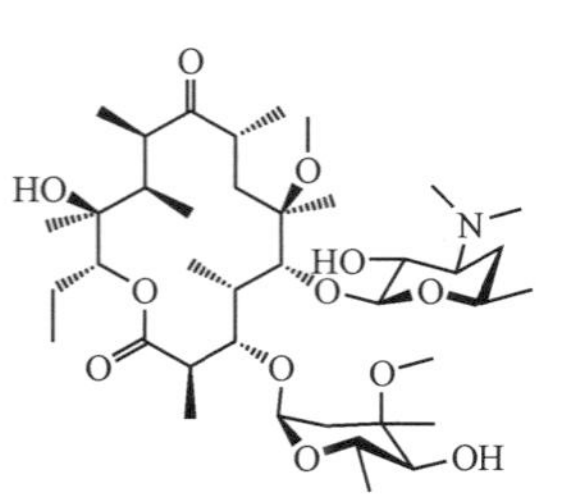

克拉霉素 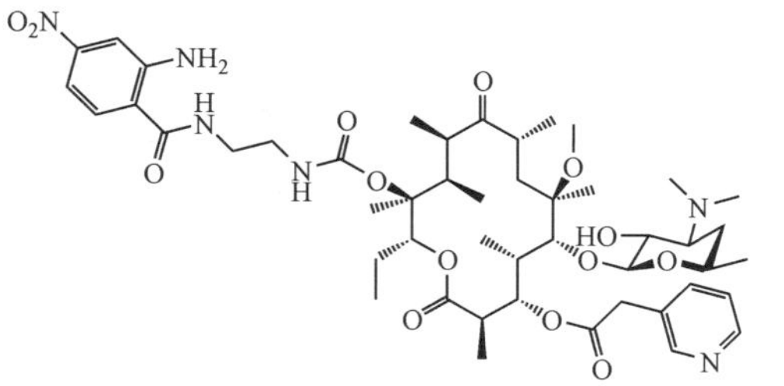　　**28** 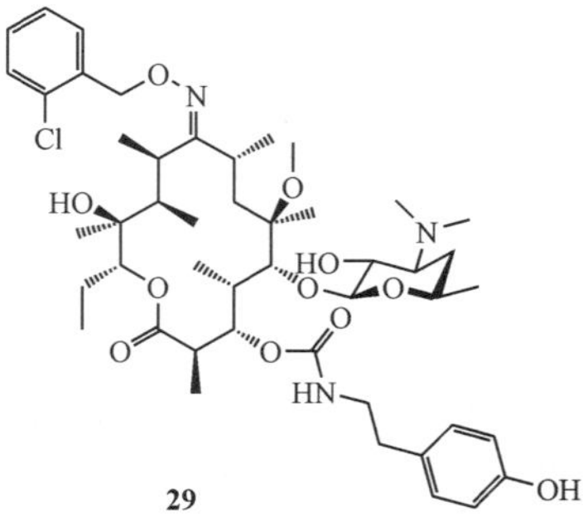　　**29**

Teixobactin 是近年来科学家发现的一种多肽类新型抗生素，对多种革兰阳性菌，如MRSA、VRE、结核杆菌有较好的活性，且不易诱发耐药性。ZongYu 等[21]用固相合成的方法，合成了一系列 Teixobactin 的类似物，化合物 **30** 在体外对多种革兰阳性菌均有较好的活性，且对肺炎链球菌败血症的小鼠模型显示出较高的活性。

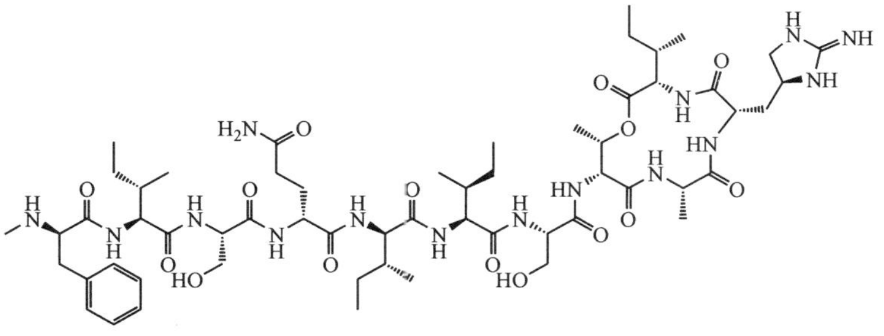

Teixobactin

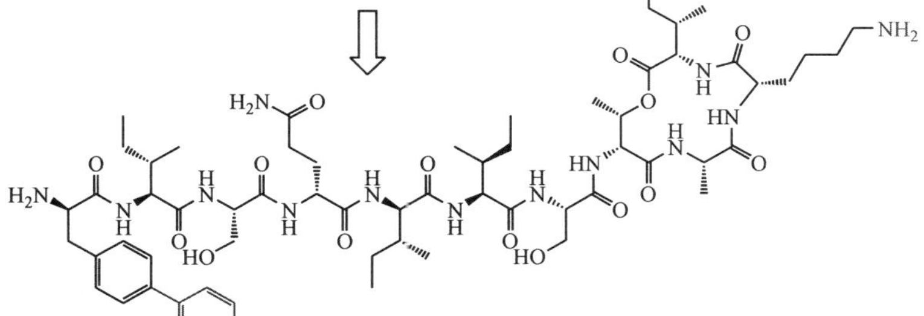

30

2 抗真菌药物

羊毛甾醇 14α-脱甲基酶(CYP51)是唑类抗真菌药物的主要靶标。Wu Junqi 等[23]设计并合成了一系列伏立康唑类似物。体外活性测试显示,绝大多数化合物的 MIC_{80} 均优于伏立康唑,其中化合物 **31** 对 10 种真菌病原体有较强的抑制活性。分子对接模拟表明,**31** 结构中的吗啉环与 CYP51 有强的氢键作用。

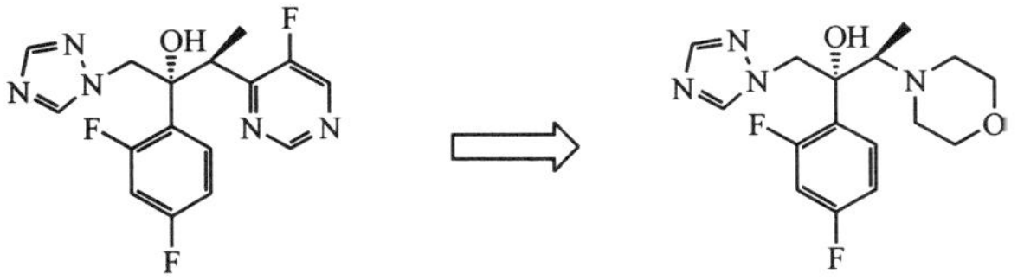

伏立康唑

31

Lyu Min 等[24]在之前研究的基础上,设计并合成了苯并三唑偶氮苯酚或苯胺类化合物。体外抗真菌活性测试显示,化合物 **32**,**33** 和 **34** 具有光谱的抗真菌活性,部分化合物的活性优于阳性对照多菌灵 1.8 ~3.5 倍。

N-烷基咔唑类化合物具有广泛的抗菌活性,Zhang Yuan 等[25]研究了咔唑-三唑类衍生物的抗真菌活性,发现 3,6-二溴咔唑基三唑化合物 **35** 对大多数测试的真菌菌株具有较强的活性(MIC 为 2 ~32μmol/L)。化合物 **35** 与氟康唑联用能显著增强抗菌活性,且不易产生耐药性。

Qian Anran 等[26]设计并合成了一系列同时含有 1-四唑和 4-吡啶基-1,2,4-三唑-3-酮的衍生物。构效关系研究发现,含有大基团和疏水侧链的化合物对念珠菌和新隐球菌显示出较强的活性,优于阳性对照氟康唑和消旋 VT-1161。其中化合物 **36** 和 **37** 对 VT-1161 耐药的小孢癣菌具有抑制作用,且对人 CYP3A4 无抑制作用,不易产生药物相互作用。

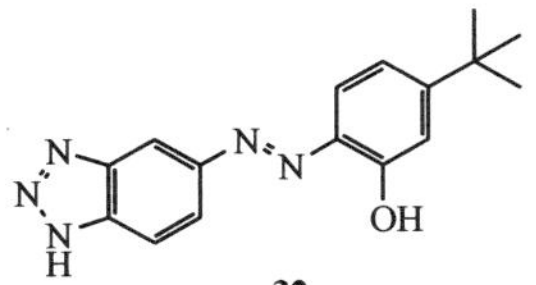

32 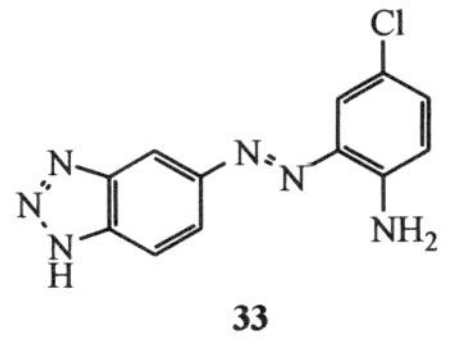 33 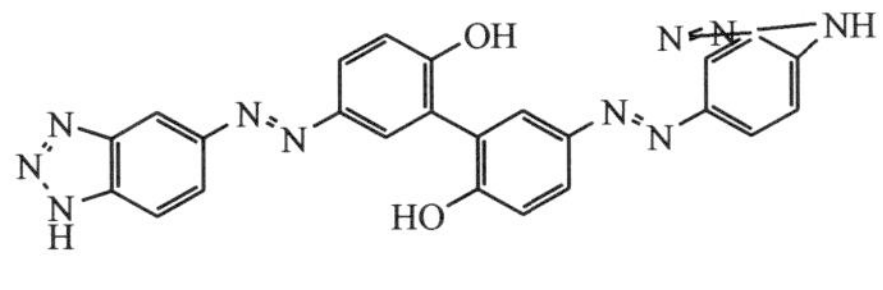 34

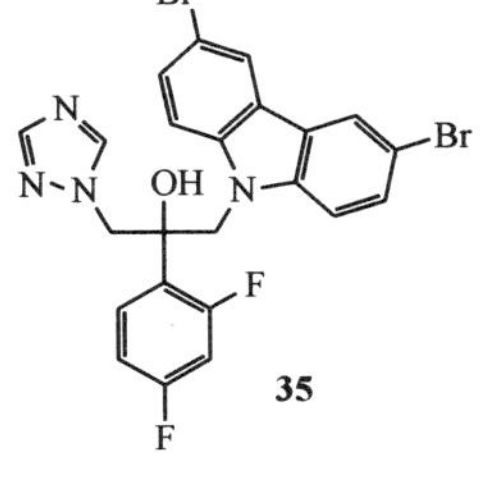

35 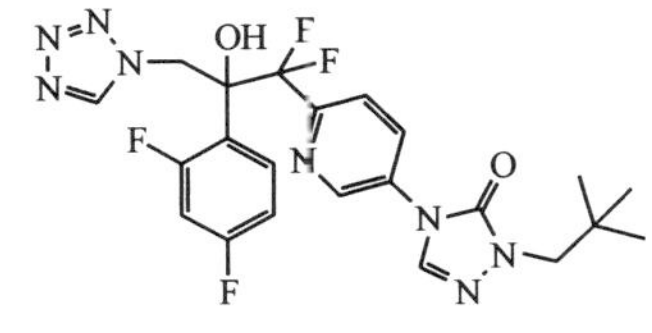 36 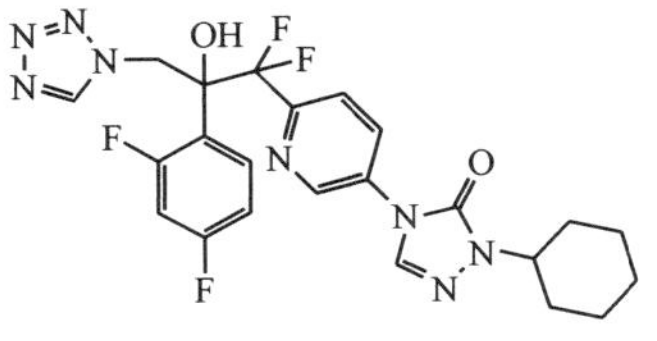 37

临床上，白血病患者易发生真菌感染。Huang Yahui 等[27]设计并合成了一系列 JAK2 和 HDAC 双重抑制剂，发现在治疗白血病的同时，可以与氟康唑协同发挥抗真菌活性。化合物**38**是一种高活性和选择性的 JAK2/HDAC6 双重抑制剂，在急性髓样白血病（AML）模型中显示出较好的体内抗肿瘤活性，同时可与氟康唑协同治疗耐药性白色念珠菌感染。

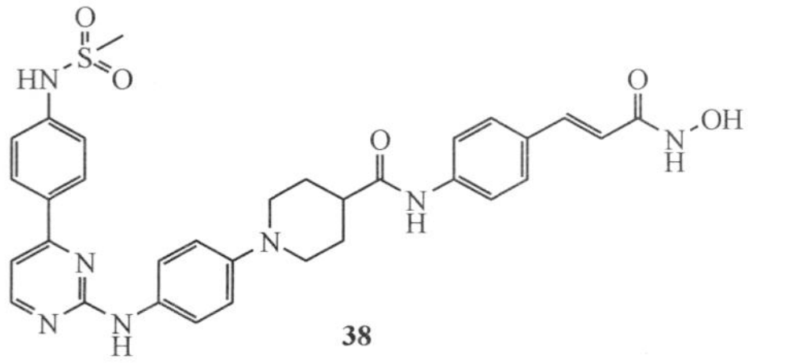

38

3 工艺研究

头孢洛林酯（Ceftaroline fosamil）是由日本武田制药开发的新型头孢类抗生素，2010 年 10 月首次在美国上市，用于治疗成人社区获得性细菌性肠炎和急性细菌性皮肤和软组织感染。郭新亮等[28]设计了一条新的合成路线，母核 7β-苯乙酰胺基-3-羟基-3-头孢烯-4-羧酸二苯甲酯，先经“一锅法”制得 7β-氨基-3-氯-3-头孢烯-4-羧酸二苯甲酯盐酸盐，然后 7-位氨基先与侧链 2-(5-二氯膦酰胺基-1，2，4-噻二唑-3-基)-(2*Z*)-乙氧亚氨基乙酰氯酰化，再与侧链 4-(4-吡啶基)-1，3-噻唑-2-硫醇反应，然后依次经甲基化、脱保护和成盐得头孢洛林酯乙酸盐一水合物，纯度 99.56%，总收率 34.8%。本工艺反应条件温和、操作简便，已经过中试验证。

克林霉素磷酸酯（Clindamycin phosphate）是克林霉素的前药，脂溶性及渗透性优于克林霉素，生物利用度高，临床主要用于治疗厌氧菌和敏感性革兰阳性菌引起的感染。李坚军等[29]以盐酸克林霉素醇化物为原料，在三氟甲磺酸二苯胺盐（DPAT）催化下，与原甲酸三乙酯反应制得关键中间体 3，4-异亚丙基克林霉素，收率大于 93%。工艺操作简单，反应条件温和，收率高，催化剂 DPAT 用量少并可循环套用，适合工业化生产。

头孢地尔（Cefiderocol）是日本盐野义公司开发的首个进入临床Ⅲ期的新型铁载体头孢菌素。2019 年 11 月，美国 FDA 正式批准其用于治疗 18 岁及以上患者的复杂尿路感染，包括由敏感革兰阴性菌引起的肾脏感染。唐志勇等[30]以(*Z*)-2-(2-氨基噻唑-4-基)-2-[[(1-叔丁氧羰基-1-甲基)乙氧]亚氨基]乙酸乙酯为起始原料，经叔丁氧羰基保护氨基，在 NaOH 溶液中经两次水解反应“一锅法”得头孢地尔总收率 74%，纯度 99.2%，收率高，操作简便，易于放大。

阿维巴坦（Avibactam）是目前最被看好的新型 β-内酰胺酶抑制剂，与其他已上市的 β-内酰胺酶抑制剂相比，具有长效和可逆共价结合，且不会诱导 β-内酰胺酶产生耐药的优点。阿维巴坦于 2015 年 2 月被美国 FDA 批准上市，为阿维巴坦钠和头孢他啶的复方，用于治疗复杂性腹腔内感染（cIAI）、医院获得性肺炎（HAP）和呼吸机相关性肺炎（VAP）。Wang Taobao 等[31]以商业化中间体 5-羟基-吡啶基-2-羧酸乙酯为起始原料，经 10 步反应制得阿维巴坦钠，总收率 23.9%。关键中间体(2S，5S)-5-羟基-吡啶基-2-羧酸乙酯通过脂肪酶 CALB 催化拆分制得。

伊曲康唑（Itraconazole）是由美国强生公司研发的一种真菌细胞膜色素 P450 氧化酶抑制剂，临床上主要用于治疗敏感念珠菌、曲霉菌等引起的真菌感染。何波等[32]设计了一种合成伊曲康唑关键中间体(4-[4-[4-(羟基苯基)-1-哌嗪基]苯基]-2，4-二氢-2-(1-甲基丙基)-3*H*-1，2，4-三唑-3-酮)的新方法：N^2-(2-丁基)甲酰肼与 4-[[4-(4-羟基苯基)-1-哌嗪基]苯基]-氨基甲酸苯酯直接环合得伊曲康唑关键中间体，收率 61.1%，纯度 99.7%。与文献方法相比，该方法酚羟基无需保护，减少了脱保护步骤，避免了强酸的使用，并且在构建三唑酮环之前引入仲丁基，避免了收率较低的丁基化反应。

硫酸艾沙康唑鎓（Isavuconazonium sulfate）是由巴塞利来和安斯泰来制药公司共同研发的三唑类抗真菌药，2015 年 3 月在美国上市，用于治疗成人侵袭性曲霉菌病和毛霉菌病。陈华等[33]改进了关键中间体 *N*-甲基-*N*-[3-[[(*N*-叔丁氧羰基-*N*-甲氨基)乙酰氧基]甲基]吡啶-2-基]氨基甲酸(1-氯乙基)酯的合成方法。2-氯烟酸与草酰氯反应得 2-氯烟酰氯，经酯化和亲核取代反应得 2-甲氨基烟酸叔丁酯。用硼烷代替四氢锂铝进行还原得 2-甲胺基-3-吡啶甲醇，安全高效；缚酸剂使用碳酸氢钠代替二异丙胺，与氯甲酸-1-氯乙酯在丙酮中室温反应后，与 *N*-叔丁氧羰基肌氨酸缩合得硫酸艾沙康唑鎓关键中间体。改进后的工艺条件温和、操作简便，总收率 64.2%。

艾氟康唑（Efinaconazole）是由加拿大 Valeant 制药研发用于治疗灰指甲的三唑类抗真菌药物。Zhu Fuqiang 等[34]开发了一种不使用重金属催化，高收率制备艾氟康唑的新方法。以环氧化合物**39**为原料，以 1.5 当量二叔丁氧基镁为碱，直接与 4-亚甲基哌啶盐酸盐（**40**）反应，开环氧环制得艾氟康唑。

啶氧菌酯是杜邦公司生产的农用杀菌剂。Li Jiawen 等[35]报道了乙缩醛或缩酮与重氮酯在六氟锑酸银的催化下合成三取代或四取代的 β-烷氧基丙烯酸酯的新方法。应用该方法，2-甲基苯甲醛二甲基缩醛与重氮乙酸甲酯缩合得啶氧菌酯关键中间体(*E*)-2-(2-甲基苯基)-3-甲氧基丙烯酸甲酯，再经溴化，与 2-羟基-6-三氟甲基吡啶取代制得啶氧菌酯，总收率 65%。

39 40 艾氟康唑

4 结语

我国在抗感染药学研究领域取得了一定的成果，在新药研究方面，围绕噁唑烷酮类、糖肽类、唑类等结构类型，发现了许多抗菌和抗真菌活性较好且结构新颖的化合物，有待进一步研究；在制药工艺方面，对头孢洛林酯、阿维巴坦和伊曲康唑等重大品种的合成路线及方法进行了优化改进，显示了产业化的潜力。

参考文献

[1] Wu Y, Ding X, Ding L, et al. Synthesis and antibacterial activity evaluation of novelbiaryloxazolidinone analogues containing a hydrazone moiety aspromising antibacterial agents[J]. Eur J Med Chem, 2018, 158: 247-258.

[2] Bai P Y, Qin S S, Chu C W, et al. Synthesis and antibacterial bioactivities of cationic deacetyl linezolidamphiphiles [J]. Eur J Med Chem, 2018, 155: 925-945.

[3] Chu W C, Bai P Y, Yang Z Q, et al. Synthesis and antibacterial evaluation of novel cationic chalconederivatives possessing broad spectrum antibacterial activity[J]. Eur J Med Chem, 2018, 143: 905-921.

[4] Zhang E, Bai P Y, Cui D Y, et al. Synthesis and bioactivities study of new antibacterial peptide mimics: The dialkyl cationic amphiphiles[J]. Eur J Med Chem, 2018, 143: 1489-1509.

[5] Bi F, Song D, Zhang N, et al. Design, synthesis and structure-based optimization of novelisoxazole-containing benzamide derivatives as FtsZ modulators[J]. Eur J Med Chem, 2018, 159: 90-103.

[6] Bi F, Ji S, Venter H, et al. Substitution of terminal amide with 1H-1,2,3-triazole: Identificationof unexpected class of potent antibacterial agents[J]. Bioorg Med Chem Lett, 2018, 28(5): 884-891.

[7] Liu JR, Ma RX, Bi FC, et al. Novel 5-methyl-2-phenylphenanthridium derivatives as FtsZ-targetingantibacterial agents from structural simplification of natural productsanguinarine[J]. Bioorg Med Chem Lett, 2018, 28(10): 1825-1831.

[8] Deng Y, Su M, Kang D, et al. Semisynthesis of platensimycin derivatives with antibiotic activitiesin mice via suzuki – miyaura cross-coupling reactions[J]. J Med Chem, 2018, 61: 11341? 11348.

[9] Li B, Ni S, Mao F, et al. Novel terminal bipheny-based diapophytoene desaturases (crtn) inhibitors as anti-mrsa/visr/lrsa agents with reduced hERGActivity[J]. J Med Chem, 2018, 61: 224? 250.

[10] Dai J, Dan W, Ren S, et al. Design, synthesis and biological evaluations of quaternization Harmananalogues as potential antibacterial agents[J]. Eur J Med Chem, 2018, 160: 23-36.

[11] Dai J, Dan W, Li N, et al. Computer-aided drug discovery: Novel 3,9-disubstituted eudistominU derivatives as potent antibacterial agents[J]. Eur J Med Chem, 2018, 157: 333-338.

[12] Dai J, Dan W, Zhang Y, et al. Design and synthesis of C^{10} modified and ring-truncated canthin-6-oneanalogues as effective membrane-active antibacterial agents[J]. Bioorg Med Chem Lett, 2018, 28(18): 3123-3128.

[13] Fan TY, Wang YX, Tang S, et al. Synthesis and antibacterial evaluation of 13-substitutedcycloberberine derivatives as a novel class of anti-MRSA agents[J]. Eur J Med Chem, 2018, 157: 877-886.

[14] Li YB, Liu J, Huang ZX, et al. Design, synthesis and biological evaluation of 2-substituted 3-hydroxy-6-methyl-4H-pyran-4-one derivatives as Pseudomonasaeruginosa biofilm inhibitors[J]. Eur J Med Chem, 2018, 158: 753-766.

[15] Xu XJ, Wang F, Zeng T, et al. 4-Arylamidobenzyl substituted 5-bromomethylene-2 (5*H*)-furanonesfor chronic bacterial infection[J]. Eur J Med Chem, 2018, 144: 164-178.

[16] Zhang E, Wang MM, Huang SC, et al. NOTA analogue: A first dithiocarbamate inhibitor ofmetallo-b-lactamases[J]. Bioorg Med Chem Lett, 2018, 28: 214-221.

[17] Wang MM, Chu WC, Yang Y, et al. Dithiocarbamates: Efficient metallo-β-lactamase inhibitors with good antibacterial activity when combined with meropenem[J]. Bioorg Med Chem Lett, 2018, 28(21): 3436-3440.

[18] GuanD, Chen F, Xiong L, et al. Extra sugar on vancomycin: new analogues for combating multidrug-resistant *staphylococcus aureus* and vancomycin-resistant *enterococci*[J]. J Med Chem, 2018, 61(1): 286-304.

[19] Jia L, Wang Y, Wang Y, et al. Synthesis and antibacterial evaluation of novel 11-*O*-aralkylcarbamoyl-3-*O*-descladinosylclarithromycin derivatives[J]. Bioorg Med Chem Lett, 2018, 28: 2471-2476.

[20] Qin Y, Qiang S, Ji S, et al. Synthesis and antibacterial activity of novel 3-*O*-arylalkylcarbamoyl-3-*O*-descladinosyl-9-*O*-(2-chlorobenzyl) oxime clarithromycin derivatives[J]. Bioorg Med Chem Lett, 2018, 28: 3324-3328.

[21] Zong Y, Sun X, Gao H, et al. Developing equipotent teixobactin analogues against drug-resistant bacteria and discovering a hydrophobic interaction between lipid II and teixobactin[J]. J Med Chem, 2018, 61: 3409-3421.

[22] Wu X, Li Y, Zhang J, et al. Short-term safety, tolerability, and phar-

macokinetics of mrx-i, an oxazolidinoneantibacterial agent, in healthy chinese subjects[J]. Clin Ther,2018,40(2):322-332.

[23] Wu J,Ni T,Chai X,et al. Molecular docking,design,synthesis and antifungal activity study ofnovel triazole derivatives[J]. Eur J Med Chem,2018,143:1840-1846.

[24] Lv M,Ma J,Li Q,et al. Discovery of benzotriazole-azo-phenol/aniline derivatives as antifungalagents[J]. Bioorg Med Chem Lett, 2018,28:181-187.

[25] Zhang Y,Tangadanchu VKR,Bheemanaboina RRY,et al. Novel carbazole-triazole conjugates as DNA-targeting membraneactive potentiators against clinical isolated fungi[J]. Eur J Med Chem, 2018,155:579-589.

[26] Qian A,Zheng Y,Wang R,et al. Design,synthesis,and structure-activity relationship studies of novel tetrazole antifungal agents with potent activity,broad antifungalspectrum and high selectivity[J]. Bioorg Med Chem Lett,2018,28:344-350.

[27] Huang Y,Dong G,Li H,et al. Discovery of janus kinase 2 (jak2) and histone deacetylase (hdac) dual inhibitors as a novel strategy for the combinational treatment of leukemia and invasive fungal infections[J]. J Med Chem,2018,61:6056-6074.

[28] 郭新亮,张乃华,鲍广龙等. 头孢洛林酯的合成新工艺[J]. 中国医药工业杂志,2018,49(11):1518-1523.

[29] 李坚军,许磊. 克林霉素磷酸酯关键中间体3,4-异亚丙基克林霉素的合成[J]. 中国医药工业杂志,2018,49(4):466-468.

[30] 唐志勇,阳学文,卢凯恺等. 头孢地尔侧链酸的合成[J]. 中国医药工业杂志,2018,49(11):1534-1537.

[31] Wang T,Du L,Wan D,et al. Use of lipase catalytic resolution in the preparation of ethyl (2*s*,5*r*)-5-((benzyloxy)amino)piperidine-2-carboxylate,a key intermediate of the β-lactamase inhibitor avibactam[J]. Org Process Res Dev,2018,22:1738-1744.

[32] 和波,黄火明,郝群等. 伊曲康唑重要中间体的合成新方法[J]. 中国医药工业杂志,2018,49(4):458-461.

[33] 陈华,杨森,姚凯等. 硫酸艾沙康唑鎓关键中间体的合成[J]. 中国医药工业杂志,2018,49(12):1673-1676.

[34] Zhu F,Xie Y,Zhang J,et al. A facile epoxide aminolysis promoted by $(t\text{-buo})_2$mg and itsapplication to the synthesis of efinaconazole [J]. Org Process Res Dev,2018,22:625-632.

[35] Li J,Qian B,Huang H. Silver-catalyzed olefination of acetals and ketals with diazoestersto β-alkoxyacrylates[J]. Org Lett,2018,20:7090-7094.

药物相互作用机制分析与评价研究进展

徐　卓,宿树兰,李佳晌,刘夏进,尚尔鑫,钱大玮,段金廒

(南京中医药大学江苏省方剂高技术研究重点实验室,江苏省中药资源产业化过程协同创新中心,
中药资源产业化与方剂创新药物国家地方联合工程研究中心,江苏 南京 210023)

摘要　随着药物研究的发展和合并疾病的普遍发生,联合用药是临床上常见的现象。本文分别从药物的药动学、药效学和药剂学相互作用,对我国学者在国内外期刊发表的与药物相互作用相关的研究进行归纳总结与分析评价,以期为药物相互作用研究及临床安全有效用药提供科学依据与参考。

药物相互作用(Drug interactions)是指两种及以上的药物同时或相继使用时,其中一种药物的作用大小、持续时间甚至性质受到另一种药物影响而发生明显改变的现象。随着社会人群基础疾病的普遍化、疾病治疗的复杂化和现代医药研究的深入化,多种药物联合使用在临床用药十分常见。联合用药或产生叠加、协同、增效作用,或产生拮抗作用,甚至产生毒副作用,因此开展多角度的药物相互作用研究十分必要。本文以2017—2018年我国学者对药物相互作用在药动学、药效学和药剂学三个方面的研究进行综述,以期为药物相互作用研究及临床安全用药提供科学依据。

1　基于药动学的药物相互作用

药物代谢动力学是研究药物在体内吸收、分布、代谢、排泄过程的学科,药物相互作用可能存在于药动学的各个过程。联合用药时,一种或几种药物可通过改变胃肠道pH值、药物的理化性质、作用部位的通透性等影响其他药物的吸收;通过改变人体屏障的通透性、与血浆蛋白结合情况、药物转运体等影响其他药物的分布;通过改变肝微粒体细胞色素P450(CYP450)等影响其他药物的代谢;通过改变肾小管重吸收、肾小球滤过、肾小球分泌、肝肠循环等功能影响其他药物的排泄。药物转运体遍布于体内各种组织细胞,广泛参与或影响药物的吸收、分布、代谢、排泄等多个过程。根据底物转运方向的不同,可以分为外排型和摄入型,P-糖蛋白(P-gp)、多药耐药相关蛋白(MRP)、多药耐药蛋白(MDR)等均属于前者,需要ATP提供能量,具有将细胞内药物转运至细胞外、降低细胞内药物浓度的作用;有机阴离子转运体

(OAT)、有机阴离子转运多肽(OATP)和有机阳离子转运体(OCT)等都属于摄入性转运体,具有将外源性物质摄入细胞内的作用,临床上常见药物与不同转运体抑制剂或诱导剂联合使用,以解决药物耐药性、毒性、药效较差等的问题。

1.1 吸收动力学的药物相互作用

对68例营养性缺铁性贫血患儿进行金双歧活性菌与富马酸亚铁联合用药治疗后发现,相较单独使用富马酸亚铁,两药联用后患儿肠道微环境得到改善,肠道pH值降低,胃肠道的吸收功能增强,更利于铁元素的吸收,改善贫血症状[1]。口服强效抗菌药利福平是抗结核的首选药,五倍子中的鞣质类成分同样具有抑菌抗菌作用,利福平与鞣质合用后生物利用度下降,推测由于鞣质是一种性质活泼的水溶性多酚类物质,易与利福平等生物碱类成分发生沉淀从而影响吸收,不建议两者合用[2]。肉桂中的肉桂油是常用的透皮吸收促进剂,桂皮醛是肉桂油中的活性单体,大鼠体外透皮吸收实验结果显示,肉桂油的透皮吸收促进作用显著优于桂皮醛单体,提示肉桂油中的其他共存成分与桂皮醛产生协同作用[3]。多种含砷类药物已被应用于治疗血液系统恶性肿瘤,雄黄和靛蓝是治疗白血病常用的药物组合,体外MDCK-MDR1细胞渗透性实验表明,两者联用可以显著增强细胞对砷的吸收和通透性,从而增强对血液系统恶性肿瘤的疗效[4]。阿托伐他汀钙用于防治冠心病和脑卒中,丹红注射液是治疗心血管疾病的中药注射剂,临床上常合用两者治疗冠心病、心绞痛等。药动学研究表明,两者联用后阿托伐他汀钙的药动学参数 c_{max}、$AUC_{0\text{-}24\ h}$、$AUC_{0\text{-}\infty}$ 均发生显著性增加,推测可能由于阿托伐他汀钙是P-gp的底物,而丹红注射液中的主要活性成分羟基丹参酮ⅡA、隐丹参酮等可能与P-gp发生竞争性抑制,导致阿托伐他汀钙在体内吸收量增加[5]。氯吡格雷能抗血小板聚集,体外Caco-2细胞模型结果显示,银杏叶提取物会对P-gp产生较强的抑制作用,氯吡格雷在十二指肠吸收的主要影响因素为P-gp,两者联合使用时会增加氯吡格雷在体内的吸收量[6]。补骨脂素和阿那曲唑常配伍应用于乳腺癌的治疗,体外研究表明,补骨脂素可以通过抑制P-gp的活性影响阿那曲唑在Caco-2细胞转运模型中的转运,进而增加阿那曲唑肠的吸收[7]。双氯芬酸和雷公藤红素一直联合用于治疗类风湿性关节炎,双氯芬酸通过诱导P-gp的活性减少雷公藤红素在肠道的吸收,从而降低雷公藤红素在大鼠体内的系统暴露[8]。

1.2 分布动力学的药物相互作用

二甲双胍是2型糖尿病的常用药,非选择性的β受体阻滞剂卡维地洛治疗高血压和慢性心力衰竭,两者合用可增加二甲双胍在肝脏和肾脏中的分布,长期服用后未见肝肾损伤,提示糖尿病合并高血压患者可推荐使用二甲双胍和卡维地洛[9]。三妙丸是临床治疗痛风的基本方,牛膝除具有强筋骨的作用外,还对三妙丸具有"引药下行"的作用。牛膝和三妙丸联用后可以增加小檗碱在膝关节中的分布,显著提高小檗碱的血浆浓度,改善发炎关节的血液供应[10]。左旋多巴用于治疗帕金森,β-细辛醚是一种易于透过血脑屏障,对中枢神经系统产生显著药理作用的药物,两者联用可一定程度地增加血脑屏障的通透性,进而增加模型大鼠纹状体中左旋多巴的含量,提高疗效[11]。氟康唑是真菌性脑膜脑炎的常用药,丙磺舒是一种MRP和OAT的抑制剂,基于微透析法研究发现,丙磺舒可通过抑制MRP和OAT显著提高氟康唑向血脑屏障的渗透能力,但由于不同屏障上转运蛋白亚型表达位点的不同,两者联用并未改变氟康唑向血-脑屏障的渗透能力[12]。瑞舒伐他汀是OATP1B1的高亲和底物,主要用于治疗原发性高胆固醇血症和混合血脂异常,瑞格列奈可以刺激胰腺β细胞释放胰岛素通道治疗2型糖尿病。分布实验结果表明,瑞舒伐他汀可以显著降低肝脏中瑞格列奈的浓度,瑞舒伐他汀也可以降低瑞格列奈的肝脏分布,推测可能发生了竞争性抑制OATP介导的肝脏摄取;此外,瑞舒伐他汀的全身暴露量随瑞格列奈剂量的增加而增加,提示瑞格列奈可能会堵塞更多的转运蛋白,从而抑制瑞舒伐他汀的肝脏吸收[13]。

药物入血后会与血浆蛋白结合形成结合型药物,然而游离型药物才能分布到机体各部位发挥药理作用。多种药物联合使用时,结合位点的竞争、药物浓度的差异、与血浆蛋白的亲和力都会影响各药物最终在各组织器官的分布情况。辛伐他汀与辣椒素联用时就可能会引起蛋白结合竞争,降低平均血浆蛋白结合率,使得游离的辛伐他汀血药浓度迅速增加,增强药物在靶器官的作用强度[14]。

1.3 代谢动力学的药物相互作用

CYP450酶是一种可广泛介导多种外源性和内源性物质代谢过程的Ⅰ相代谢酶。其家族庞大,根据氨基酸序列的同源程度划可分为不同的家族、亚族和酶个体,其中CYP2C19、CYP2C9、CYP3A4、CYP2D6等是代谢大部分市售药物的主要亚型和重要亚型。CYP450酶的诱导剂、抑制剂可以通过影响CYP450酶底物的代谢速率,从而导致药物相互作用的发生。研究表明,抗类风湿性关节炎常用药青藤碱在大鼠体内被CYP3A1/2和CYP2D1迅速代谢,洛伐他汀是CYP3A的代谢底物,能够竞争性地抑制CYP3A的活性,两者单剂量合用时可增加青藤碱的全身暴露并降低其清除率;而长期联用会在转录和翻译水平上增加CYP3A1和CYP3A2的表达,从而加速青藤碱的代谢并降低其全身暴露,提示辛伐他汀可以通过改变给药剂量和时间的改变双向调节CYP酶[15]。参芎葡萄糖注射液是一种广泛用于治疗心脑血管疾病的制剂,华法林是治疗和预防血栓的药物之一。研究表明,参芎葡萄糖注射液对大鼠CYP1A2、CYP2C19、CYP2D4、CYP2E1和CYP3A2酶活性无明显影响,但能通过抑制CYP2C11酶活性提高华法林的血药浓度,提示两者联用时需调整法华林剂量[16]。基于大鼠肝微粒体温育实验发现,补骨脂素可以通过抑制CYP3A4的活性来降低其在大鼠肝脏的代谢清除率,提示合用时应当调整剂量或注意监测血浆中的药物浓度[7]。在中国,雷公藤甲素和氨氯地平经常同时使用以减少肾脏移植后尿蛋白的排泄，研究表明，雷公藤甲素可以通过抑制大鼠肝脏中的CYP3A4活性，从而增加氨氯地平在大鼠中的系统暴露，建议两者合用时减少氨氯地平的剂量[17]。他克莫司是一线免疫抑制药物，用于异体器官移植术后降低器官排斥风险，但长期使用该药物会产生肝脏损伤，为此临床上常以五酯胶囊来减轻他克莫司的肝脏毒性。临床使用结果表明，虽然两者合用可以减少他克莫司的用量，但也有他克莫司浓度过高导致高血钾症的案例。基于生理学的药代动力学模型预测结果显示，五酯胶囊中的两种主要成分五味子酯甲和五味子甲素可通过抑制CYP3A4/5来抑制他克莫司的代谢，导致他克莫司浓度升高，提示应谨慎联合使用他克莫司与五酯胶囊[18]。

1.4 排泄动力学的药物相互作用

来氟米特可以显著提高甲氨蝶呤及其代谢物7-羟基甲氨蝶呤的血药浓度，降低胆汁排泄，增加肝脏和肾脏的累积[19]。大黄酸配伍甲氨蝶呤是类风湿性关节炎常用的组合药，研究发现，大黄酸在人血液循环中的主要代谢产物大黄酸酰基葡萄糖醛酸苷可以显著降低hOAT1和hOAT3的甲氨蝶呤的转运，从而影响甲氨蝶呤的排泄，导致其在人体血液循环中的积累[20]。研究表明，与哌拉西林合用后，他唑巴坦在血浆中的AUC显著增加，$t_{1/2\beta}$延长，血浆清除率、肾脏清除率和累积尿排泄量显著降低，这可能与OAT1/3的介导有关[21]。丹红注射液是活血化瘀类的中药注射剂，当其与阿司匹林联合使用时，可抑制肾脏OAT的基因表达和转运功能，进而减少水杨酸肾小管分泌，使水杨酸尿液排泄减少，最终导致水杨酸血药浓度的增加[22]。氨蝶呤是一种重要的免疫抑制剂，葛根素可以通过上调肾脏OAT1/3的表达，显著增加甲氨蝶呤的累积尿排泄，从而改善甲氨蝶呤诱导的肾脏毒性[23]。甲麻黄和附子是治疗类风湿性关节炎的经典组合，其中所含的麻黄和乌头生物碱主要分别通过尿液和粪便排出，两者联用后乌头生物碱的滞留时间延长且消除延迟，提示附子与麻黄配伍使用可能存在乌头生物碱中毒的风险[24]。

多种药物之间相互作用对药动学的影响往往是多方面的综合结果，有时可对药动参数产生协同影响；有时可产生拮抗影响，导致某些药动参数不发生明显变化。乙酰化白藜芦醇既可抑制P-gp的外排作用，从而增加沙奎那韦在小肠的吸收量；同时又可能通过对CYP450酶的诱导作用，促进沙奎那韦在体内的代谢，两者综合导致沙奎那韦生物利用度并没有明显变化[25]。对血瘀通模型大鼠联合使用血塞通分散片与阿司匹林，对其中有效成分人参皂苷Rg1、人参皂苷Rd、三七皂苷R1和水杨酸的药动学参数研究发现，相较于单独使用血塞通，两药联用后三七皂苷R1的$AUC_{0-\infty}$、$T_{1/2\beta}$、V/F和C_{max}均显著降低，而T_{max}和CL/F增加；人参皂苷Rg1的CL/F和人参皂苷Rd的T_{max}显著增加，而人参皂苷Rg1的$AUC_{0-\infty}$和人参皂苷Rd的V/F显著下降；水杨酸的药代动力学参数并未见明显变化[26]。研究发现，多种药物或成分联合使用时，药物相互作用对不同药物或成分的影响并不具有一致性。

2 基于药效学的药物相互作用

药效学相关的药物相互作用主要涉及协同、相加和拮抗等。药物协同作用是多种药物对同一疾病产生超过两者单用之和的疗效，与之等同则称为相加作用，但近年对呈相加结果的药物相互作用报道较少。当不同药物配伍后，其原有疗效降低甚至消失的，则认为该药物组合存在拮抗作用。

2.1 药物相互作用改变疗效的研究

舒芬太尼和丙泊酚为临床常用的麻醉药物，研究表明两者联用具有更强的协同作用，建议临床用药时以舒芬太尼在0.5mg/mL用量的基础上调整丙泊酚至有效剂量[27]。鲍曼不动杆菌是一种仅对非常有限数量的抗微生物剂敏感的菌，碳青霉烯类是治疗该菌引起的感染的首选抗生素，但由于该菌耐药性的提高，使得碳青霉烯类使用受限。有学者发现，大剂量替加环素和多黏菌素的组合可以协同预防在治疗多重耐药鲍曼不动杆菌（替加环素MIC < 2mg/L）感染期间产生耐药性[28]。依美西坦与大麻碱受体激动剂甲磺酸西地那非联用可显著增加大麻碱受体1高表达组织的肿瘤细胞系HepG2细胞凋亡率，并诱导HepG2细胞G2/M期阻滞的发生，从而协同增强抗肿瘤活性[29]。阿司匹林可抑制血小板的激活，阻止血栓形成，注射用丹参多酚酸具有改善微循环、抗血栓形成等作用，常用于心血管疾病的治疗，两者单次联用可以增强各自均具的抗血小板聚集作用，协同增效降低阿司匹林出血风险[30]。粉防己碱和甲基泼尼松龙均能明显抑制促炎细胞因子TNFα和IL-6的分泌，两者联合使用时显示出更强的抑制能力；且粉防己碱趋向于抑制促分裂原活化蛋白激酶的磷酸化，甲基泼尼松龙可增强这种作用，提示粉防己碱可与糖皮质激素联合来解决糖皮质激素抵抗问题[31]。长效β2-受体激动剂联合长效抗胆碱能药物对慢性阻塞性肺疾病具有显著的临床疗效，可有效改善患者呼吸功能，减少不良反应；其中β2-受体激动剂可通过结合β2受体活化腺苷酸环化酶，降低细胞内游离钙浓度，开放钾离子通道，松弛平滑肌从而消除或改善哮喘，而抗胆碱能药物通过阻断节后迷走神经传出支舒张支气管，通过抑制黏液腺体分泌，有效缓解支气管痉挛[32]。霉酚酸酯与他克莫司联合使用可有效升高狼疮性肾炎患儿体内血清补体水平，并降低血清肌酐水平，从而改善肾功能，其中霉酚酸酯可抑制淋巴细胞抗体合成发挥抗纤维化、抗炎作用，他克莫司发挥体液免疫及细胞免疫双重抑制作用[33]。H_2O_2可使肝母细胞瘤细胞HepG2细胞活力下降，经H_2O_2与衣霉素共同处理的细胞能影响自噬相关基因LC3II/LC3-I和p62的表达，降低caspase-3和caspase-9的水平，升高caspase-12的水平，提示H_2O_2和衣霉素可以协同增加抗瘤效果[34]。小白菊内酯和PKC抑制剂Enzastaurin对多种肿瘤有抑制生长和诱导凋亡的作用，两药

联用后人胃肠道间质瘤(GIST)的凋亡率明显高于两者单独给药[35]。阿帕替尼是一种新型的酪氨酸激酶抑制剂,用于治疗晚期胃癌,氯喹是一种抗炎类药物,一般用于治疗疟疾。两者共同给药,显著降低了Ki67和cd31的表达水平,氯喹明显增强了阿帕替尼中的抗肿瘤作用[36]。黄芪甲苷和阿托伐他汀联合用药增加PPAR-g活性,降低p-p38/p38信号通路表达,降低了促炎因子TNF-α、白细胞介素IL-18、IL-6等的表达,从而协同加强抗动脉粥样硬化作用[37]。紫杉醇和吉西他滨是治疗转移性乳腺癌的有效组合药物,对两者同时给药和顺序给药对转移性乳腺癌疗效的差别进行研究发现,两者在无进展生存期方面不存在显著性差异[38]。非诺贝特、辛伐他汀及小檗碱均为降脂药,但三者降脂机制不同,在高血脂患者中不免会存在叠加服药现象,小檗碱与其余两药非诺贝特和辛伐他汀一同服用时,会出现药效增加现象[39]。

2.2 药物相互作用改变不良反应的研究

阿片类麻醉药物会抑制患者呼吸水平,纳美芬的作用时间较长,经过静脉注射后,纳美芬对芬太尼类药物的呼吸抑制具有良好的拮抗作用,对吗啡所造成的患者瘙痒和呕吐有一定的缓解作用[40]。*Garciniamangostana*Linn.(Guttiferae)pericarp的乙醇提取物可保护胶原诱导的关节炎,并通过改善免疫微环境与甲氨蝶呤发挥协同作用,但在增效的同时毒性增加,提示在该组合方案虽可为类风湿关节炎患者带来益处,但需要深入研究确定合用的安全剂量[41]。脂必泰主要用于痰瘀互结、气血不利所致的高脂血症,阿托伐他汀可治疗各类因素所致高脂血症、部分高脂血症并发症冠心病、动脉粥样硬化等,较单独使用大剂量阿托伐他汀,脂必泰联合少量阿托伐他汀对高脂血症患者体内甘油三酯与低密度脂蛋白的降低作用更为显著,同时脂必泰单独给药所引起的肝功能不全、头痛或胃肠道不耐受等不良反应均有所缓解,发生率也显著降低[42]。

3 基于药剂学的药物相互作用

药剂学相关的药物相互作用,一方面发生在辅料与活性成分的理化反应,另一方面剂型种类和新型制剂对组合药物的最终疗效产生一定影响。

3.1 辅料与药物相互作用

对临床上由欧龙马滴剂与拉氧头孢相互作用导致患儿出现双硫仑样反应的案例报道分析发现,欧龙马滴剂中含有19%的辅料乙醇,而拉氧头孢因中的N-甲基四氮唑侧链则会抑制乙醇体内代谢途径中的乙醛脱氢酶,导致体内乙醛浓度升高发生双硫仑样反应,提示医师用药时应该考虑到含醇辅料对联合用药的影响[43]。

3.2 剂型与药物相互作用

对左氧氟沙星注射液不良反应的发生率进行统计分析发现,口服用药及局部用药左氧氟沙星注射液不良反应的发生率明显低于静脉给药,提示用药时需充分考虑病患实际情况,尽量不选择静脉滴注,减少不良反应的发生[44]。通过溶剂蒸发法得到的具有天然P-gp抑制剂杨梅素和多西紫杉醇的单相共晶形式,发现两者的共晶化可以提高多西紫杉醇的溶解度和可渗透性[45]。通过7pep(氨基酸序列为组氨酸-丙氨酸-异亮氨酸-酪氨酸-脯氨酸-精氨酸-组氨酸)修饰的雷帕霉素胶束和羟氯喹脂质体联合给药可医通过诱导细胞过度自噬发挥协同抗肿瘤作用[46]。罗氨酸激酶抑制剂索拉非尼是一种多功能多靶向的抗肿瘤药物,姜黄素是姜科植物姜黄中提取的具有抗肿瘤活性的多酚类化合物。采用三嵌段聚合物PCL-PEG-PCL作为载体,将索拉非尼和姜黄素联合制备成聚合物纳米胶束后,提高了两者的生物利用度,降低了索拉非尼的毒副作用,对肝癌细胞表现出更强的抑制作用[47]。

4 总结与展望

随着临床药物联用的普遍化,患者需要同时服用不同的药物以增加疗效缩短病程,不少由合用药导致副作用甚至产生毒性的事件被报道。另外,在缺乏药用专业知识的情况下,患多种疾病的个体也往往需要配合使用多种不同的对症药物,虽然遵医嘱可减少很多潜在的药物相互作用导致的损害,但仍不能完全避免。因此,药物相互作用的研究具有极大的重要性和必要性。

药物的相互作用可能涉及西药与西药、中药与中药、西药与中药的组合,其中,中药种类众多、成分复杂,不仅存在不同药味之间的互相作用,同一种中药中的不同成分之间也存在不可忽视的相互影响。当中药中某一成分与西药或其他中药成分配伍使用时,应当同时考虑该中药中其他共存成分的影响。我国学者对药物相互作用研究过程中,少见单次用药和多次用药的对比实验,对联合给药顺序的研究也较少,基于服药人群的复杂性和服药个体差异性,建议增加长期联合用药和给药次序的对比研究,以便更贴合实际用药情况。此外,药物相互作用存在很大的复杂性,对联合用药的研究通常仅限于对一、两个方面的影响,从药动学、药效学和药剂学等方面进行全面的研究,以便更好地指导临床安全有效用药。

参考文献

[1] 沙洁.金双歧活性菌联合富马酸亚铁治疗小儿营养性缺铁性贫血的临床疗效[J].医学理论与实践,2017,30(04):553-554.

[2] 王强,董姊怡,叶嘉超,等.体内外实验探究五倍子中鞣质类成分对利福平药代动力学的影响[J].中国中药杂志,2018,43(22):4528-4533.

[3] 李钰,姚俊宏,殳叶婷,等.肉桂油与桂皮醛体外透皮吸收促进作用比较研究[J].中国中药杂志,2018,43(17):3493-3497.

[4] Zhang Miao, Guo Lin, Lin Long-Fei, et al. Indigo naturalis absorption characteristics of combination medication of realgarand: transport across MDCK-MDR1 cells and pharmacokinetics in mice after oral administration[J]. Evid Based Complement Alternat Med, 2018, 2018: 6493630.

[5] 朱金燕,彭灿,胡容峰,等. 丹红注射液对阿托伐他汀钙在大鼠体内药动学的影响[J]. 中国药房,2018,29(24):3326-3330.

[6] 汪冬吟,黄秋玲,陈丽凤,等. 银杏叶提取物对氯吡格雷人体内药动学影响[J]. 武警医学,2018,29(12):1133-1137.

[7] Zhang YZ, Wu JJ, Zhou Y, et al. Effects of psoralen on the pharmacokinetics of anastrozole in rats [J]. Pharm Biol, 2018, 56: 433-439.

[8] Wang ZF, Chen DL, Wang ZW. Effects of diclofenac on the pharmacokinetics of celastrol in rats and its transport[J]. Pharm Biol, 2018,56:269-274.

[9] Ma YR, Wu YF, Duan YT, et al. Local drug interaction of metformin with carvedilol increases drug accumulation in the liver and kidney of rats[J]. J Chin Pharm Sci,2017,26(12):881-889.

[10] Wu J, Li JY, Li W, et al. Achyranthisbidentatae radix enhanced articular distribution and anti-inflammatory effect of berberine in Sanmiao Wan using an acute gouty arthritis rat model[J]. J Ethnopharmacol,2018,221:100-108.

[11] 黄丽平,马阮昕,冯真英,等. 石菖蒲挥发油有效成分联合左旋多巴对6-羟基多巴诱导帕金森病模型大鼠血脑屏障的影响[J]. 时珍国医国药,2017,28(01):59-62.

[12] Wang W, Zheng N, Zhang JT, et al. Effect of efflux transporter inhibition on the distribution of fluconazole in the rat brain[J]. Neurochem Res,2017,42:2274-2281.

[13] Zhang DJ, Chen KG, Zhang R. Study on the interactions of pharmacokinetics and liver distributions between rosuvastatin and repaglinide in rats[J]. J Chin Pharm Sci,2018,27(01):22-30.

[14] 汪难喜,张新林,翟学佳,等. 超滤法测定辣椒素对辛伐他汀血浆蛋白结合率的影响[J]. 中国药学杂志,2017,52(22):2018-2022.

[15] Wang Y, Jin Y, Yun XM, et al. Co-administration with simvastatin or lovastatin alters the pharmacokinetic profile of sinomenine in rats through cytochrome P450-mediated pathways[J]. Life Sci, 2018, 209:228-235.

[16] Jia S., Yuan L., Yueting L., et al. Influence of shenxiong glucose injection on the activities of six CYP isozymes and metabolism of warfarin in rats assessed using probe cocktail and pharmacokinetic approaches[J]. Molecules,2017,22(11):1994-.

[17] Zhang CY, Gao ZQ, Niu LJ, et al. Effects of triptolide on pharmacokinetics of amlodipine in rats by using LC-MS/MS [J]. Pharm Biol,2018,56:132-137.

[18] Zhang HY, Bu FJ, Li L, et al. Prediction of drug-drug interaction between tacrolimus and principal ingredients of Wuzhi capsule in Chinese Healthy Volunteers Using Physiologically-Based Pharmacokinetic Modelling[J]. Basic Clin Pharmacol Toxicol, 2018, 122: 331-340.

[19] Wang L, Ma LL, Lin YF, et al. αLeflunomide increases hepatic exposure to methotrexate and its metabolite by differentially regulating multidrug resistance-associated protein mrp2/3/4 transporters via peroxisome proliferator-activated receptor activation[J]. Mol Pharmacol,2018,93:563-574.

[20] Yuan Y, Yang H, Kong LH, et al. Interaction between rhein acyl glucuronide and methotrexate based on human organic anion transporters[J]. Chem Biol Interact,2017,277:79-84.

[21] Wen SJ, Wang CY, Duan YJ, et al. OAT1 and OAT3 also mediate the drug-drug interaction between piperacillin and tazobactam[J]. Int J Pharm,2018,537:172-182.

[22] 李建萍. 丹红注射液与阿司匹林药物相互作用特征与机制研究[D]. 南京中医药大学,2017.

[23] Liu Q, Liu ZH, Huo XK, et al. Puerarin improves methotrexate-induced renal damage by up-regulating renal expression of Oat1 and Oat3 in vivo and in vitro[J]. Biomed. Pharmacother, 2018, 103: 915-922.

[24] Ren MY, Song S, Liang DD, et al. Comparative tissue distribution and excretion study of alkaloids from HerbaEphedrae-Radix Aconiti Lateralis extracts in rats[J]. J Pharm Biomed Anal, 2017, 134: 137-142.

[25] 张敬茹,于小桐,孙宁,等. 桑黄素和乙酰化白藜芦醇对沙奎那韦在大鼠体内药代动力学的影响[J]. 中国药理学通报,2017,33(10):1414-1420.

[26] Dai GL, Jiang ZT, Bai YT, et al. Pharmacokinetic herb-drug interaction of Xuesaitong dispersible tablet and aspirin after oral administration in blood stasis model rats[J]. Phytomedicine, 2017, 26: 62-68.

[27] 卓睿卿,陈进华. 丙泊酚与舒芬太尼相互作用的药效学关系分析[J]. 中国实用医药,2018,13(31):116-117.

[28] Cai XJ, Yang Z, Dai JQ, et al. Pharmacodynamics of tigecycline alone and in combination with colistin against clinical isolates of multidrug-resistant Acinetobacterbaumannii in an *in vitro* pharmacodynamic model[J]. Int J Antimicrob Agents,2017,49:609-616.

[29] 贾新飞,李菲菲,魏爱丽,等. 大麻碱受体激动剂 WIN55212-2 与依西美坦协同抗肿瘤作用的发现[J]. 国际药学研究杂志,2018,45(09):670-680.

[30] 张文静,褚扬,刘万卉,等. 注射用丹参多酚酸对阿司匹林在大鼠体内的药动学与药效学影响[J]. 中国新药杂志,2018,27(07):761-766.

[31] Xu WC, Meng KH, Tu YC, et al. Tetrandrine potentiates the glucocorticoid pharmacodynamics via inhibiting P-glycoprotein and mitogen-activated protein kinase in mitogen-activated human peripheral blood mononuclear cells[J]. Eur J Pharmacol, 2017, 807:102-108.

[32] 陈爱民. 长效β2-受体激动剂联合长效抗胆碱能药物治疗慢性阻塞性肺疾病的效果观察[J]. 中外女性健康研究,2018(20):12-13+49.

[33] 张雪丽,刘翠华,厉洪江,等. 霉酚酸酯与他克莫司联合多靶点疗法对狼疮性肾炎患儿疾病活动度及血清 SCr、C3 水平变化的影响[J]. 海峡药学,2018,30(11):126-128.

[34] Wu ZM, Wang HG, Fang SY, et al. Roles of endoplasmic reticulum stress and autophagy on H_2O_2-induced oxidative stress injury in $HepG_2$ cells[J]. Mol Med Rep,2018,18:4163-4174.

[35] 李香丹,刘兰,方学森,等. 小白菊内酯增强 PKC 抑制剂诱导的

人胃肠道间质瘤细胞系凋亡[J]. 基础医学与临床,2017,37(02):202-205.

[36] Cheng X, Feng HR, Wu HX, et al. Targeting autophagy enhances apatinib-induced apoptosis via endoplasmic reticulum stress for human colorectal cancer[J]. Cancer Lett, 2018, 431:105-114.

[37] Sun B, Rui RP, Pan HY, et al. Effect of combined use of astragaloside IV (AsIV) and atorvastatin (AV) on expression of PPAR-γ and inflammation-associated cytokines in atherosclerosis rats[J]. Med Sci Monit, 2018, 24:6229-6236.

[38] Shao B, Song GH, Li HP, et al. Combination versus sequential paclitaxel plus gemcitabine as first-line chemotherapy for women with metastatic breast cancer: a prospective randomized phase II study[J]. J BUON, 2018, 23:1583-1590.

[39] Li GF, Zhao MM, Qiu F, et al. Pharmacokinetic interactions and tolerability of berberine chloride with simvastatin and fenofibrate: an open-label, randomized, parallel study in healthy Chinese subjects [J]. Drug Design Deve Ther, 2018, 13:129-139.

[40] 宋绍团. 评价纳美芬拮抗阿片类药物术后呼吸抑制的效果[J]. 海峡药学,2017,29(05):127-128.

[41] Zuo J, Yin Q, Wang L, et al. Mangosteen ethanol extract alleviated the severity of collagen-induced arthritis in rats and produced synergistic effects with methotrexate[J]. Pharm Biol, 2018, 56: 455-464.

[42] Xu DY, Hu JH, Wu QH, et al. Efficacy and safety of Zhibitai in combination with atorvastatin for lipid lowering in patients with coronary heart disease[J]. Oncotarget, 2018, 9:9489-9497.

[43] 许锦,蔡惠惠,刘彬,等. 欧龙马滴剂与拉氧头孢相互作用致儿童双硫仑样反应1例[J]. 中国药师,2017,20(11):2035-2036.

[44] 刘颖. 左氧氟沙星注射液致不良反应(ADR)发生及影响因素分析[J]. 临床医药文献电子杂志,2018,5(A4):138-139.

[45] Wei YF, Zhou SY, Hao TY, et al. Further enhanced dissolution and oral bioavailability of docetaxel by coamorphization with a natural P-gp inhibitor myricetin[J]. Eur J Pharm Sci, 2018.

[46] 梅冬,张晓燕,赵立波,等. 自噬调节剂雷帕霉素和羟氯喹纳米载体联合靶向耐药肿瘤细胞研究[J]. 中国新药与临床杂志,2018,37(10):571-580.

[47] 崔庆国. 基于计算药剂学的索拉非尼——姜黄素联合用药纳米胶束给药系统研究[D]. 辽宁大学,2017.

抗关节炎药物化学的研究进展

许 忻[1,2],覃 华[1,2],王 贯[1,2]

(1. 海华汇拓医药科技有限公司,上海 201203;2. 浙江华海药业股份有限公司,浙江 临海,317005)

摘要 通过对2017—2018年我国学者在国内外学术期刊上发表的论文进行检索发现,我国药物化学工作者在抗类风湿性关节炎、骨关节炎、痛风性关节炎等的研究领域开展了大量的研究和探索,设计和合成了一批具有新颖化学结构的小分子抑制剂。本文重点对活性优良,结构新颖的新化学结构的各种化合物进行归纳介绍,旨在为研究抗类风湿性关节炎、骨关节炎、痛风性关节炎等关节炎的药物分子开发研究提供参考。

1 抗类风湿性关节炎药物研究

类风湿性关节炎(Reumatoid arthritis, RA)是常见的系统性自身免疫性疾病,目前使用的RA治疗药物主要有:非甾体抗炎药(NSAIDs),如双氯芬酸、塞来昔布等;糖皮质激素类,可用于急性期病变,延缓RA早期关节破坏,改善关节功能;生物制剂,TNF-α嵌合性、融合性单克隆抗体等;靶向小分子药物,如托法替尼等。

1.1 Janus 激酶抑制剂

Janus激酶(Janus kinases, JAKs)是一种细胞内的非受体酪氨酸激酶,其通过与信号转导及转录激活蛋白(signal transducers and activators of transcription, STAT)之间的相互作用在细胞因子受体信号通路中发挥着重要作用。在类风湿性关节炎(rheumatoid arthritis, RA)的病理过程中,这些细胞因子通过不同途径激活JAKs/STATs信号通。JAKs家族在哺乳动物体内有4个不同的亚型,分别为:JAK1、JAK2、JAK3和酪氨酸激酶2(tyrosinekinase 2, TYK2)。目前的理论认为Jak2的抑制作用是治疗类风湿JAK抑制剂的主要不良反应的来源。

为提高药物的选择性,张大永和张天泰等[1]利用JAK3中特别的半胱氨酸(Cys909)残基可形成共价结合化合物这一特征,以1H-吡唑并[3,4-d]嘧啶-4-氨基为骨架,设计合成了一类新的高选择性的JAK3抑制剂。其中,化合物**1**对JAK3酶活性IC_{50}值达到6.3nmol/L,与其他亚型比较,有超过60倍的选择性。在细胞活性测试中,其免疫调节作用对IL-2刺激的T细胞增殖的IC_{50}值为9.4μmol/L。

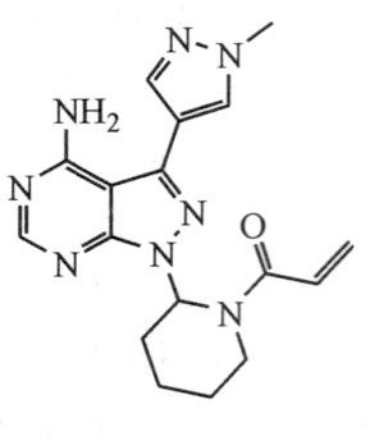

1

1.2 布鲁顿氏酪氨酸激酶(BTK)抑制剂

布鲁顿氏酪氨酸激酶(BTK)是B细胞抗原受体信号转导通路中的关键激酶，目前已成为治疗血液恶性肿瘤和自身免疫失调疾病的热门靶标。迄今为止，已研究报道了较多的小分子BTK抑制剂，包括不可逆(共价)和可逆(非共价)两大类。

为改善药代动力学特征和提高选择性能，陈俐娟等[2]以7H-吡咯并[2,3-d]嘧啶-4-胺为骨架设计合成了一系列化合物，其中化合物**2**对BTK激酶活性IC50值达到21.7nmol/L，在细胞水平能明显抑制BTK Y233的自磷酸化水平和PLCγ2 Y1217的磷酸化水平。此外，在hERG方面，和依鲁替尼($IC_{50}=0.97\mu mol/L$)相比，化合物**2**($IC_{50}= 11.1\mu mol/L$)有明显的优势，另外还具有良好的物理化学性质、药代动力学特征(F=49.15%)和适当的CYP450活性，在降低CIA小鼠的足爪厚度方面显示出有效的抗关节炎活性，并且具有与依鲁替尼相似的功效。

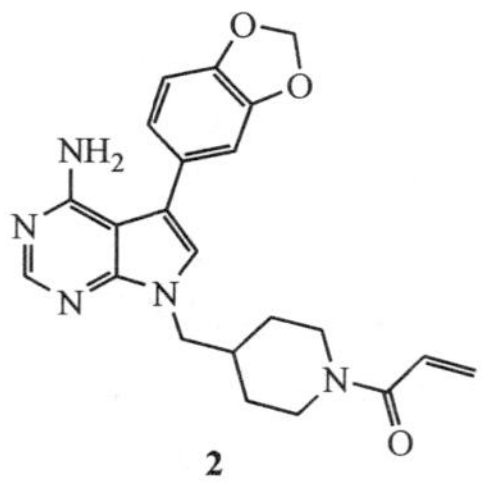

2

周伟澄等[3]设计合成了以3-取代的吡唑并嘧啶为骨架的化合物**3**，其对BTK酶的活性IC_{50}值为7.95nmol/L，对Ramos细胞和Raji细胞活性IC_{50}值分别为8.91μmol/L和1.80μmol/L。在保持伊布替尼活性的基础上，有效降低了化合物的脂溶性，具有更好的亲水性(ClogP=3.33)。

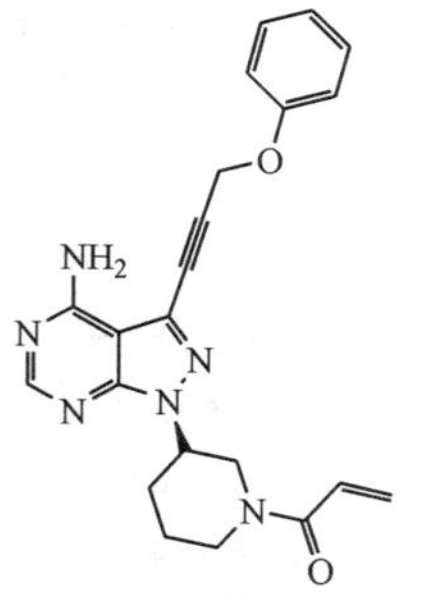

3

徐玉芳等[4]设计合成了一系列以N5-取代的6,7-二氧-6,7-二氢蝶啶为骨架的BTK抑制剂，其酶抑制活性IC_{50}范围为1.9nmol/L~236.6nmol/L。化合物**4**,**5**能显著抑制过表达BTK酶的Ramos细胞的增殖，以及Tyr233的自磷酸化，并且可以抑制下游信号分子PLCγ2的活化。

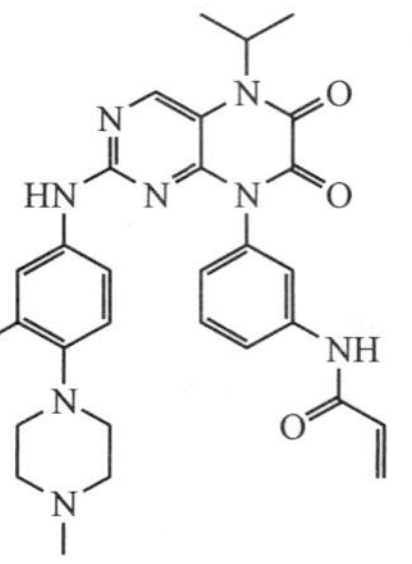

4 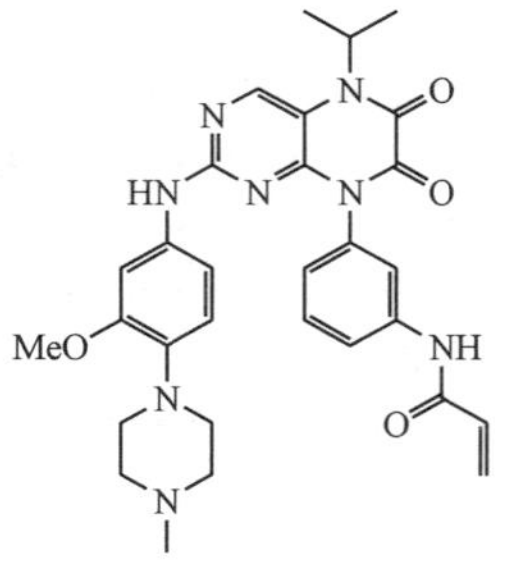　　5

孙丽萍等[5]在伊布替尼的结构基础上，将吡唑并[3,4-d]嘧啶组分合并成一类新的三环骨架，设计合成了一系列共价结合BTK抑制剂，其中化合物**6**对BTK酶活性结果IC_{50}值达到0.4nmol/L，对BTK以来的TMD8细胞，活性值达到16nmol/L。在B细胞受体信号通路中，与伊布替尼相比，化合物**6**具有更好的选择性和活性。在源自TMD8细胞的动物异种移植模型中，化合物**6**在15mg/kg QD剂量下相对肿瘤体积值(RTV 5.3)相比伊布替尼(25mg/kg QD，RTV 6.6)效果更佳。

Ge等[6]研究、鉴定几类嘧啶衍生物作为双重抑制剂，化合物**7**在1nmol/L的浓度显著抑制BTK和JAK3酶的磷酸化。与Ibrutinib相比，这些嘧啶衍生物对B细胞淋巴瘤细胞的抑制增殖活性更强，流式细胞结果和体内异种移植模型证实它们在治疗B细胞淋巴瘤方面的功效和低毒性，这些发现为B细胞淋巴瘤药物的开发提供了新的见解。BTK、JAK3都是治疗类风湿关节炎的相关靶点，这类双靶点抑制化合物对开发治疗RA有重要价值。

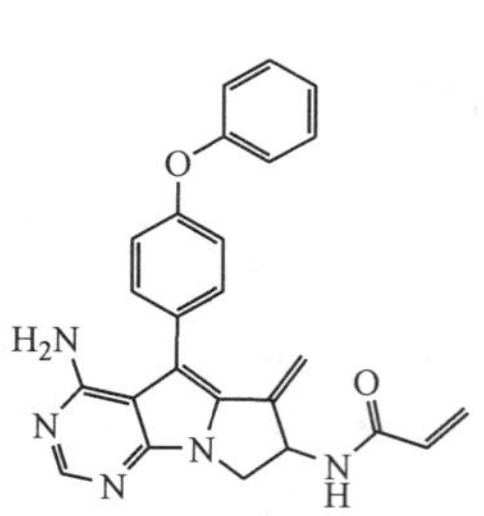

6 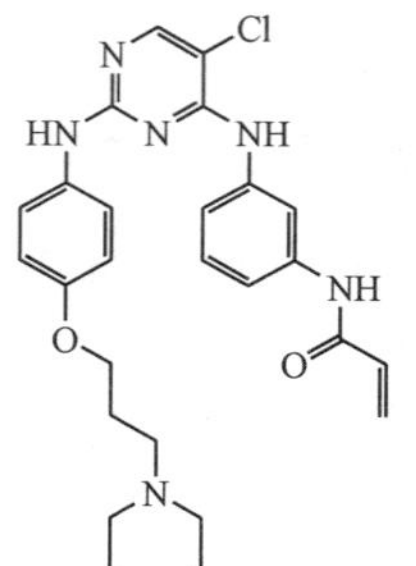　　7

2 抗骨性关节炎药物研究

2.1 环氧化酶-2(COX-2)抑制剂

黄刚良等[7]在塞来昔布(Celebrex)结构的基础上，设计和合成了一系列新的活性化合物**8**，对COX-2环氧酶具有更好的活性和选择性。其中最好的化合物对 COX-2 的活性 IC_{50}值为 0.049μmol/L，选择指数(SI) >1000 体内抗炎活性的实验结果表明它们具有良好的抗炎活性，并可以抑制 PGE-2 的释放。

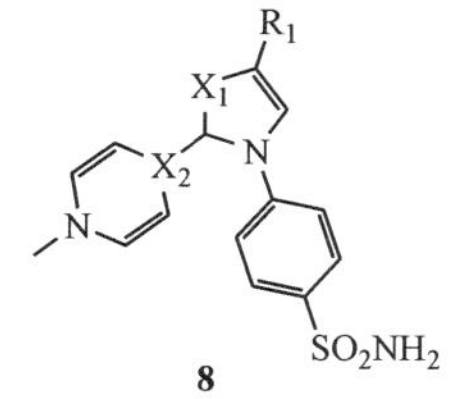

R_1: CH3,CF3, CCl3
X_1: N, O, S
X_2: C, N

8

3 抗痛风药物研究

3.1 黄嘌呤氧化酶(xanthine oxidase,XOD)抑制剂

胡庆华等[8]设计和合成了一系列苯并噁唑脱氧安息香肟衍生物，其中化合物(**9**)-1-(6-甲氧基苯并[d]噁唑-2-基)-2-(4-甲氧基苯基)乙酮肟通过调节 XOD，NLRP3 和 TLR4 显示出较好的抗尿酸和急性痛风性关节炎的活性。体外活性显示这些化合物不仅可以抑制 XOD 的活性，还可以阻断 NOD 样受体(NLRP3)的抗炎活性和 Toll-like 受体的信号传导。

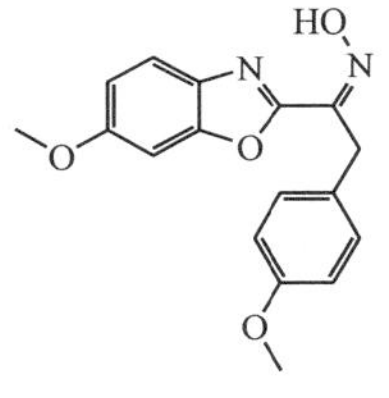

9

刘文涛等[9]发现化合物 4-(2-(4-氯苯基)-1-((4-氯苯基)氨基)乙基)苯-1,3-二醇 (**10**)具有 XOD 和 NLRP3 双抑制作用，可用来治疗痛风。在体外，**10** 明显抑制 XOD 活性，IC_{50}值为 3.87μmol/L，并且有效抑制 MSU 诱导的 THP-1 细胞中 NLRP3 炎性小体激活和 IL-1β 过度产生。此外，CBED 剂量依赖性降低血清尿酸水平抑制了含氧酸盐诱导的高尿酸血症小鼠的肝脏 XOD 活性。

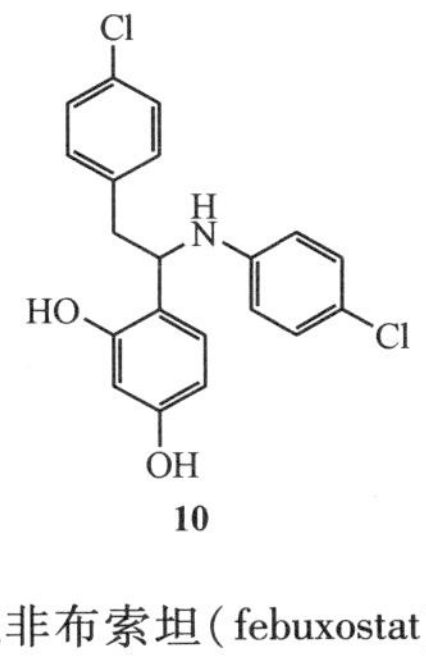

10

肖志艳等[10]以非布索坦(febuxostat)和托匹司他(topiroxostat)为模板，设计合成了 18 个酰胺类化合物 **11**，其中 6 个化合物在 10μmol/L 浓度下显示出一定的抑制 XOD 活性。分子对接研究初步阐明了此类化合物的作用模式，为后续结构优化提供了依据。

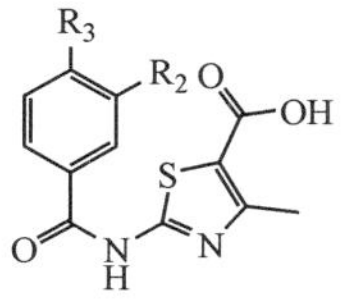

11

孟繁浩等[11]设计合成了一系列 N-(9,10-蒽醌-2-羰基)氨基酸衍生物作为 XOD 抑制剂，其中苯丙氨酸类 **12** 的活性 IC_{50}值为 3μmol/L，并利用分子模型研究就行了对接计算，以便进一步研究其构效关系。

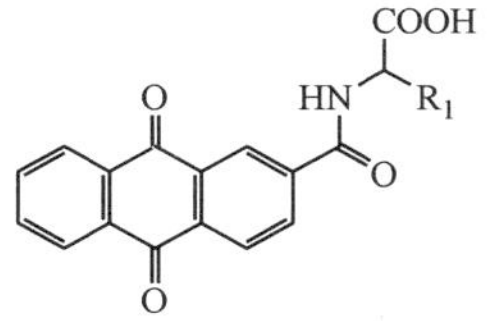

12

王绍杰等[12]设计合成了一系列以 1-羟基-2-苯基-4-吡啶基-1H-咪唑为母核的 XOD 抑制剂，其中活性最好化合物 **13** 的 IC_{50}值为 0.64μmol/L。构效关系分析显示在吡啶 4 位的 N 对活性起着关键作用，4′位异戊烷氧取代活性最好。

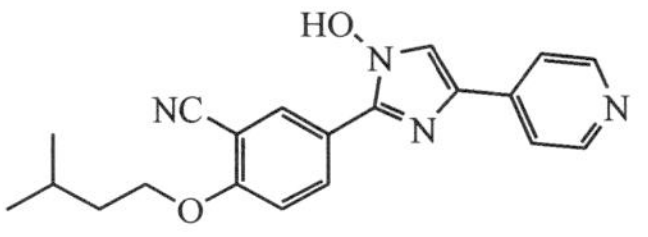

13

陈君等[13]设计并合成了一系列新型的 XOD 抑制剂，基于 2-芳基苯并[b]呋喃母核结构，最终得到活性化合物 **14**，其 IC_{50}值为 4.45μmol/L。利用牛乳黄嘌呤氧化酶对抑制剂进行稳态动力学测量，结果表明混合型抑制作用分别为 3.52mmol/L (Ki)和 13.14mmol/L(Kis)。

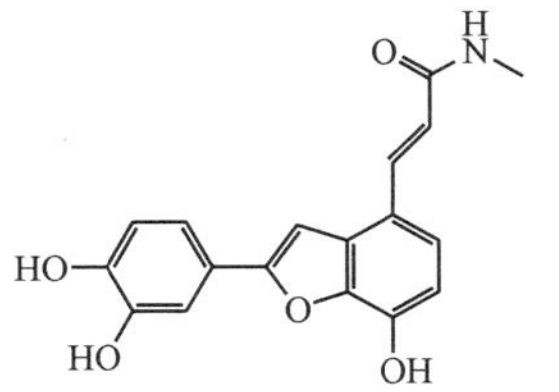

14

杜冠华等[14]发现芒果苷元衍生物 JPP945 对 XOD 有较好的抑制作用，在高尿酸血的小鼠模型中探讨了其抗高尿酸作用，并研究了可能的作用机理。其实验结果表明，30mg/kg 剂量的 J99745 可显著降低血清尿酸水平，提高尿酸的排泄率。实验结果还提示 J99745 可通过抑制 XOD 活性和 URAT1 表达发挥降尿酸作用，是一种有希望的抗高尿酸血症药物。

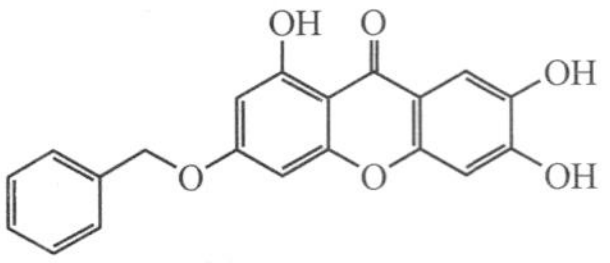

J99745

Ting-jian Zhang 等[15]研究发现异烟酰基苯胺类化合物 **15** 在黄嘌呤氧化酶的抑制活性较别嘌呤醇高 28.3 倍，该类结构具有进一步优化的价值。该研究小组研究的另一类结构 1-苯基-1,2,3-三氮唑-4 羧酸结构中，活性最强的化合物 **16** 活性较黄嘌呤醇提高 37 倍[16]。

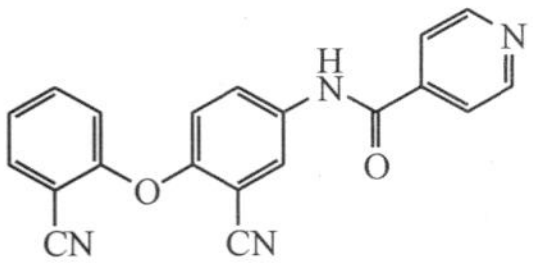

15 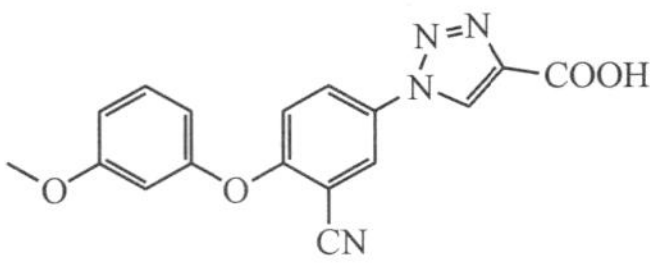 **16**

Jing Li 等[17]设计合成了系列苯基-吡唑-4-羧酸类黄嘌呤氧化还原酶抑制剂，通过体内、体外的生物评价确定化合物 **17** 具有与非布索坦类似的酶活和小鼠药效，并通过软件模拟了化合物 **17** 酶的结合方式，化合物 **17** 具有作为抗高尿酸症药物的进一步研究价值。

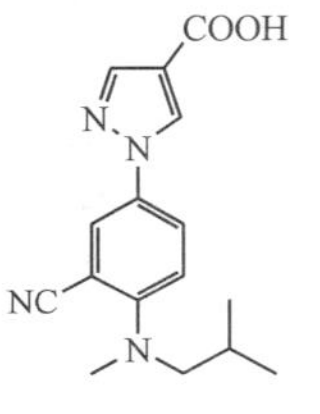

17

3.2 *尿酸转运体 1(URAT1)抑制剂*

含柔性萘三唑甲烷结构的尿酸转运体 1(URAT1)抑制剂是一类新型的用于痛风和高尿酸血症治疗的强效候选药物。为了进一步研究其构效关系，探究其分子结构中萘环和三唑环之间 CH_2 连接臂上取代基的空间位阻对候选药物的生物活性的影响，赵桂龙等设计并合成了 7 个含有大位阻结构的化合物 **2**-[(5-溴-4-取代-4H-1,2,4-三唑-3-基)硫]乙酸钠 **18**[18]。后续该研究小组又针对萘结构进行优化，设计合成系列化合物，其中当萘基被替换为噻吩的化合物 **19** 的活性 IC_{50} 达到了 35nmol/L，但在噻吩上引入取代基后活性又明显降低[19]。

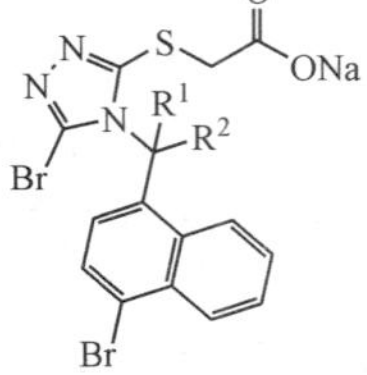

18 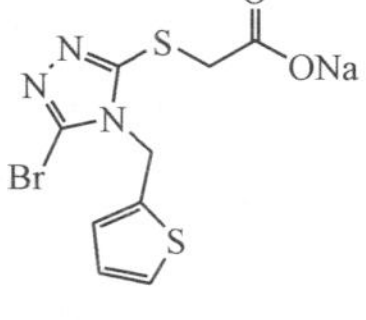 **19**

Yan Lin 等[20]根据中草药鼠曲草对治疗高尿酸症和痛风有效，对鼠曲草成分进行研究，发现黄酮类化合物 **20** 木犀草素和化合物 **21** 木犀草素-4′-O-葡萄糖苷可以增加尿酸排泄和恢复高尿酸损伤的肾功能，从而降低高尿酸模型小鼠的血尿酸水平和抑制黄嘌呤氧化，减轻小鼠足趾肿胀和尿酸钠导致的炎症，通过进一步的研究还发现木犀草素和木犀草素-4′-O-葡萄糖苷通过降低 IL-1β 和 TNF-α 来改善炎症症状。

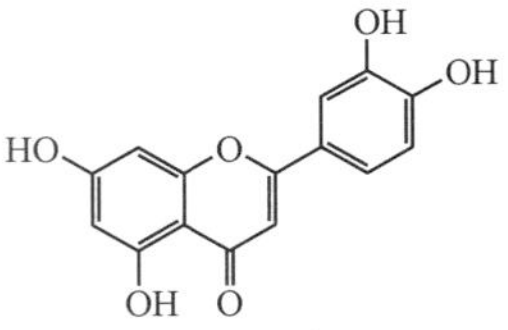

20

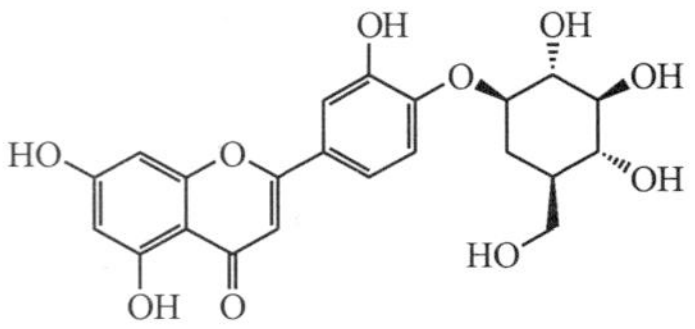

21

雷公藤是一种传统中草药，具有祛风湿、活血通络、消肿止痛、杀虫解毒的功效，常用于治疗风湿痹证等，其中的化合物包括 46 种二萜、20 种三萜、21 种生物碱类化合物，以及其他小分子物质，雷公藤红素(**22**,Celastrol)是从中提取出来的一种三萜类化合物，其含量丰富且具有临床应用前景[21]。目前，已有证明，雷公藤红素具有多种药理活性，可用于抗炎、糖尿病的治疗等[22-23]。雷公藤红素能够减弱 RA-FLS 的增殖和侵袭能力，并能够剂量依赖性地抑制促炎因子的表达，但对抗炎因子的表达没有显著影响[24]。

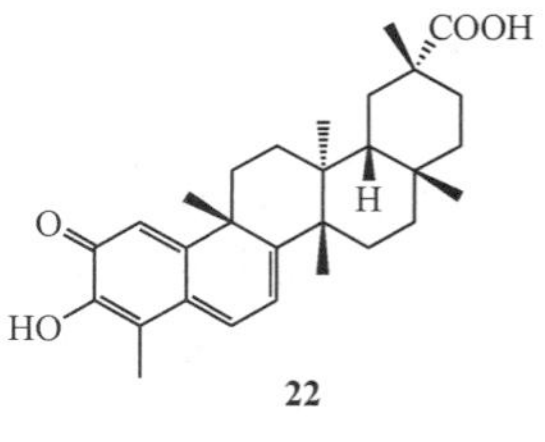

22

参考文献

[1] Yin Y,Chen CJ,Yu RN,et al. Structure-based design and synthesis of 1H-pyrazolo[3,4-*d*] pyrimidin-4-amino derivatives as Janus kinase 3 inhibitors[J]. Bioorg Med Chem,2018,26:4774-4786.

[2] He LH,Pei HY,Zhang CF,et al. Design,synthesis and biological evaluation of 7H-pyrrolo[2,3-*d*] pyrimidin-4-amine derivatives as selective Btk inhibitors with improved pharmacokinetic properties for the treatment of rheumatoid arthritis[J]. Eur J Med Chem,2018,145:96-112.

[3] Zheng N,Pan J,Hao Q,et al. Design,synthesis and biological eval-

uation of novel 3-substituted pyrazolopyrimidine derivatives as potent Bruton's tyrosine kinase (BTK) inhibitors[J]. Bioorg Med Chem,2018,26:2165-2172.

[4] Chen HY,Song P,Diao YY,et al,Discovery and Biological Evaluation of N5-substituted 6,7-Dioxo-6,7-dihydropteridine derivatives as Potent Bruton's Tyrosine Kinase Inhibitors[J]. Med Chem Comm,2018,9:694-704.

[5] Xue Y,Song P,Song ZL,et al. Discovery of 4,7-Diamino-5-(4-phenoxyphenyl)-6-methylene pyrimido[5,4-*b*] pyrrolizines as Novel Bruton's Tyrosine Kinase Inhibitors[J]. J Med Chem,2018,61:4608-4627.

[6] Ge Y,Wang C,Song S,et al. ,Identification of highly potent BTK and JAK3 dual inhibitors with improved activity for the treatment of B-cell lymphoma [J]. Eur J Med Chem, 2018. 143: p. 1847-1857.

[7] Zhou S,Yang S,Huang G,et al. Design,synthesis and bioactivities of Celecoxib analogues or derivatives[J]. Bioorg Med Chem,2017,25:4887-4893.

[8] Huang J,Zhou Z,Zhou M,et al. Development of benzoxazole deoxybenzoin oxime and acyloxylamine derivatives targeting innate immune sensors and xanthine oxidase for treatment of gout[J]. Bioorg Med Chem,2018,16:1653-1664.

[9] Zhou M,Li S,Song L,et al. 4-(2-(4-chlorophenyl)-1-((4-chlorophenyl)amino)ethyl)benzene-1,3-diol is a potential agent for gout therapy as a dual inhibitor of XOD and NLRP3[J]. Phytomedicine,2018,42:9-17.

[10] 张蕾,严定安,田金英,等,酰胺类黄嘌呤氧化酶抑制剂的设计合成及活性评价[J]. 药学学报,2017,52:952-958.

[11] Zhang T,Li S,Yan W,et al. Design,synthesis,and molecular docking studies of N-(9,10 - anthraquinone-2-carbonyl)amino acid derivatives as xanthine oxidase inhibitors[J]. Chemical Biology & Drug Design,2017,91:893-901.

[12] Zhang J,Lv Y,Lei Y,et al. Design,synthesis and biological evaluation of 1-hydroxy-2-phenyl-4-pyridyl-1H-imidazole derivatives as xanthine oxidase inhibitors[J]. Eur J Med Chem, 2018, 146: 668-677.

[13] Tang H,Li W,Zhou M,et al. Design,synthesis and biological evaluation of novel xanthine oxidase inhibitors bearing a 2-arylbenzo[b]furan scaffold[J]. Eur J Med Chem,2018,151:849-860.

[14] Qin Z,Wang S,Lin Y,et al. Antihyperuricemic effect of mangiferin aglycon derivative J99745 by inhibiting xanthine oxidase activity and urate transporter 1 expression in mice[J]. Acta Pharmaceutica Sinica B,2018,8:306-315.

[15] Zhang TJ,Li SY,Wang L,et al. Design,synthesis and biological evaluation of N-(4-alkoxy-3-cyanophenyl)isonicotinamide/nicotinamide derivatives as novel xanthine oxidase inhibitors. European Journal of Medicinal Chemistry,2017,141:362-372.

[16] Zhang TJ,Wu QX,Li SY. Synthesis and evaluation of 1-phenyl-1H-1,2,3-triazole-4-carboxylic acid derivatives as xanthine oxidase inhibitors. Bioorganic & Medicinal Chemistry Letters, 2017, 27: 3812-3816.

[17] Li J,Wu FP,Liu XG. Synthesis and bioevaluation of 1-phenyl-pyrazole-4-carboxylic acid derivatives as potent xanthine oxidoreductase inhibitors. European Journal of Medicinal Chemistry,2017,140:20-30

[18] 蔡文卿,刘巍,张硕,等,含大位阻结构的柔性尿酸转运体1(URAT1)抑制剂的设计、合成和生物活性研究[J]. 有机化学,2017,37:2303-2314。

[19] Cai WQ,Wu JW,Liu W. Systematic Structure-activity relationship (SAR) exploration of diarylmethane backbone and discovery of a highly potent novel uric acid transporter 1 (URAT1) inhibitor. Molecules 2018,23,252;

[20] Lin Y,Liu PG,Liang WQ. Luteolin-4'-O-glucoside and its aglycone,two major flavones of Gnaphalium affine D. Don,resist hyperuricemia and acute gouty arthritis activity in animal models. Phytomedicine,2018,41:54-61

21] 林君容,林兵,宋洪涛. 雷公藤甲素与雷公藤红素的体内药动学研究进展[J]. 中草药,2016,47(3):528-532.

[22] Zhang HJ,Zhang GR,Piao HR,et al. Synthesis and characterisation of celastrol derivatives as potential anticancer agents[J]. J Enzyme Inhib and Med Chem,2017,33(1):190-198.

[23] 张敏,颜苗,樊新荣,等. 雷公藤红素对糖尿病大鼠的肾脏保护作用[J]. 中医药导报,2018,24(24):85-87,91.

[24] Fang Z,He D,Yu B,et al. High-throughput study of the effects of celastrol on activated fibroblast-like synoviocytes from patients with rheumatoid arthritis[J]. Genes(Basel),2017,8(9):221.

单克隆抗体药物研究进展

何　苗[1,3]，张　瑱[2]，魏晓慧[3]，徐宇虹[1]

（1. 上海交通大学药学院，上海 200240；2. 浙江华海药业股份有限公司；3. 大理大学药学与化学学院，大理 671000）

摘要　单克隆抗体药物是目前治疗各类肿瘤、自身免疫性疾病、炎症疾病等的重要靶向生物药物，具有疗效好、效价高、专一性强等显著特点，已成为生物制药行业发展最热门的领域之一。本文回顾了 2018 年我国获批的单克隆抗体药物，并对中国学者在单克隆抗体药物方面的关键技术问题及研究进展进行综述，以期对相关研究人员有所启发。

单克隆抗体（monoclonal antibodies，mAbs，以下简称单抗）药物已有 40 多年的发展历史，是近年来发展迅猛的一类重要药物。单抗药物不仅在疾病诊断上有重要的应用，在治疗肿瘤、慢性免疫性疾病、感染性疾病等方面表现出突出的效果，具有纯度高、安全有效、特异性强、副作用小、临床研究失败风险低的优点，使其迅速成为具有广阔市场前景的药物。

1　研究总体情况

单克隆抗体是由单一 B 淋巴细胞克隆产生的高度均一、仅针对某一特异性抗原决定簇的抗体，由对称的 2 条重链及 2 条轻链组成，其中重链类型决定抗体亚型，抗原结合结构域（Fab）是重链和轻链的可变区组合形成的抗原结合位点。从最早的鼠源单抗到半人源、全人源化单抗，单抗获得了快速的工程化发展，较为成熟的全人源单抗制备技术包括人源化小鼠、噬菌体展示技术、酵母展示技术、哺乳动物细胞表面展示技术、单个 B 细胞分选技术等。单抗的优化改造策略包括优化单抗亲和力成熟技术、糖基化修饰、Fc 受体改造等[1,2]。

截至 2018 年底，全球已经有 55 个单克隆抗体药物上市（49 个单抗产品，6 个具有抗体功能的受体-Fc 融合蛋白）。我国的单抗药物研究起步较晚，1999 年才上市了第一个国产单抗药物——注射用抗人 T 细胞 CD3 鼠单抗，主要用于器官移植排斥反应。2017 年前，共有 10 个国产原创单抗药物（见表 1），2018 年底国家药品监督管理局又批准了 2 个单抗药物——君实生物的特瑞普利单抗、信达生物/礼来制药联合开发的信迪利单抗注射液（商品名：达伯舒）。其中，12 月 17 日获批的特瑞普利单抗是我国企业独立研发、具有完全自主知识产权的生物制品创新药品，也是国内批准的首款国产 PD1 单抗，可用于治疗既往标准治疗失败后的局部进展或转移性黑色素瘤。特瑞普利单抗注射液可以通过双重作用机制抑制肿瘤。12 月 27 日获批的信迪利单抗注射液是国内批准的第二款国产 PD1 单抗，针对的适应证是至少经过二线系统化疗的复发或难治性经典型霍奇金淋巴瘤的治疗。

表 1　2017 年前我国获批原创单抗药物汇总表

序列	名　称	企　业	获批时间	靶　点	适应证
1	注射用抗人 T 细胞 CD3 鼠单抗	武汉生物制品研究所	1999 年	CD3	器官移植排斥反应
2	抗人 IL-8 单克隆抗体乳膏	东莞宏逸士、大连天维	2005 年	IL-8	银屑病
3	注射用重组Ⅱ型 TNFR-抗体融合蛋白	三生国健	2005 年	Ⅱ型 TNFR	类风湿关节炎、强直性脊柱炎、银屑病
4	生碘（^{131}I）肿瘤细胞核人鼠嵌合单克隆抗体注射液	上海美恩	2006 年	肝癌	
5	碘（^{131}I）美妥昔单抗注射液	成都华神	2006 年	原发性肝癌	
6	尼妥珠单抗注射液	百泰生物	2008 年	EGFR	鼻咽癌
7	重组抗 CD25 人源化单克隆抗体注射液	三生国健	2011 年	CD25	移植排斥反应
8	注射用重组人Ⅱ型 TNFR-抗体融合蛋白	上海塞金	2011 年	Ⅱ型 TNFR	强直性脊柱炎
9	康柏西普	康弘药业	2013 年	VEGF-A、VEGF-B 多靶点	湿性年龄相关性眼底黄斑变性
10	注射用重组人Ⅱ型 TNFR-抗体融合蛋白	海正药业	2015 年	Ⅱ型 TNFR	类风湿关节炎、强直性脊柱炎、银屑病

2　主要研究进展

2.1　*肿瘤治疗领域*

2018 年诺贝尔医学奖颁给了免疫检查点 CTLA-4 和 PD-1 的发现及其在肿瘤免疫中的重要作用阻断剂疗法，被认为是肿瘤免疫治疗的里程碑事件。截至 2018 年底，美国食品药品监督管理局（FDA）已批准 5 个 PD-1/PD-L1 单克隆抗体药物上市用于临床治疗，我国国家药品监督管理局也于 2018 年

6 月批准 PD-1 抑制剂——纳武利尤单抗注射液（Nivolumab infection）在中国上市应用[3]。

2.1.1 HER2 人类表皮生长因子受体 2（human epidermal growth factorreceptor-2，HER2） 在各种恶性肿瘤中经常过表达，因此靶向 HER2 被认为是一种有效的、高选择性的抗肿瘤疗法。Qing Ou-Yang 等[4]将一种具有高亲和力和特异性的靶向 HER2 的鼠 scFve23sFv 人源化，通过基于噬菌体展示技术提高了人源化的 e23sFv 即 husFv 的亲和力且免疫原性大大降低。与 e23sFv-免疫脂质体相比，husFv-免疫脂质体在体外和体内均表现出更高的 HER2 靶向性和肿瘤杀伤能力，并能够对患者进行多个治疗周期的给药，从而提高了抗肿瘤功效。此外，husFvs 能特异性识别出独特的 HER2 表位，因此可以与曲妥珠单抗或帕妥珠单抗联合使用，以在 HER2 阳性恶性肿瘤中获得更大的协同抗肿瘤作用。

2.1.2 CD33 在所有人类癌症中，大约有三分之一归因于其两个负调控因子 MDM2 和 MDMX 对肿瘤抑制蛋白 p53 的功能抑制，从而使 MDM2 和 MDMX 的双特异性肽拮抗剂成为极具吸引力的抗肿瘤候选药物。Fan Niu 等[5]通过金属硫醇盐键将 MDM2 和 MDMX 的十二肽聚体拮抗剂 PMI 与镧系元素掺杂纳米颗粒（LDNp）共轭，再结合 CD33 靶向的人源化单克隆抗体从而制备为抗 CD33mAbs-LONp-PMI 纳米颗粒，实现了稳定的 PMI 在急性髓细胞白血病（AML）特异性细胞内递送。抗 CD33 mAb 在与 AML 细胞结合后会迅速内在化，是细胞内 PMI 传递的理想载体。该颗粒对正常细胞无影响，通过拮抗 MDM2 和/或 MDMX 激活 p53 途径，诱导了 AML 细胞株和从 AML 患者分离的原代白血病细胞的凋亡，不仅可用于 AML 的潜在治疗，而且有望用于 AML 跟踪和治疗反应监测。

2.1.3 CD40 CD40 是通常在 B 细胞和树突状细胞（DC）中表达的 I 型膜糖蛋白。作为免疫调节剂，CD40 和 CD40 配体（CD40L）在生理上广泛的全身免疫和炎症反应中提供共刺激信号，包括 DC 成熟、巨噬细胞因子分泌、T 细胞依赖性细胞免疫和体液反应。CD40 信号传导还可以增强肿瘤细胞对化学疗法和放射疗法的敏感性。X Liu 等[6]利用鼠抗人 CD40 抗体（CD40mAb）与聚乳酸（PLLA）电纺纤维通过多巴胺（PDA）基序结合，开发成为一种特异性免疫组织工程支架 PLLA-PDA-CD40mAb。免疫荧光染色试验证明，CD40mAb 成功地与电纺纤维支架表面结合，PLLA-PDA-CD40mAb 支架具有局部释放 CD40mAb 作用，识别 CD40 分子并通过 Bcl-2/Bax 依赖性途径诱导细胞凋亡来特异性消除 CD40 表达的肿瘤细胞，还能同时促进健康组织再生。这种免疫电纺支架作为肿瘤局部治疗的有力工具具有很好的开发潜力，这是该领域的首次报道。该技术有望用于癌症治疗的抗体递送系统，特别是用于局部靶向给药系统以促进肿瘤细胞死亡并避免手术后肿瘤复发。

2.1.4 其他免疫相关因子及蛋白 B7-1（CD80） 是为免疫球蛋白超家族成员，表达于抗原提呈细胞（antigen presenting cell，APC）表面及高表达于多种 B 细胞系恶性肿瘤细胞上，其与相应受体 CD28 结合介导 T 细胞活化的第二信号及多种细胞因子的分泌，促进 T 细胞增殖和分化，进而介导免疫应答。颜天铭等[7]获得特异性抗人 B7-1 单克隆抗体后，分析了其对高表达 B7-1 的人 B 细胞淋巴瘤 Daudi 细胞、Raji 细胞和人多发性骨髓瘤 8266 细胞等的生物学功能的影响，发现肿瘤细胞表面 B7-1 参与肿瘤的发生发展过程，且该抗体能通过结合部分 B 细胞系肿瘤细胞表面的 B7-1，阻断 B7-1 介导的信号转导，显著抑制肿瘤细胞体外生长增殖和迁移，并促进肿瘤细胞凋亡。提示该小鼠抗人 B7-1 单克隆抗体对高表达 B7-1 的 B 细胞系肿瘤具有潜在的抑瘤效应，研究结果为将来研究抗人 B7-1 单克隆抗体抑制肿瘤发生发展提供实验基础。

免疫卡控点分子 T 细胞免疫球蛋白粘蛋白 3（TIM-3）是 TIM 基因家族成员，由可变区（IgV 区）、糖基化黏蛋白域、跨膜区和胞内区组成。在慢性炎症过程中，TIM-3 的表达是耗竭性 T 细胞的标志，TIM-3$^+$ CD4$^+$ T 细胞或 CD8$^+$ T 产生的细胞因子的量明显下降且对抗原的反应性增殖减弱。因此，TIM-3 负性调控 T 细胞功能，且介导肿瘤免疫逃逸，近年来已成为肿瘤靶向治疗的热点分子。岳翠华等[8]纯化抗人 TIM-3 单克隆抗体 4E8，其有增强 CD4$^+$ T 细胞分泌 IFN-γ 的能力，但对 CD4$^+$ T 细胞的作用不依赖于阻断 TIM-3 与其配体磷脂酰丝氨酸（PtdSer）的结合。利用 TIM-3 抗体靶向阻断 TIM-3 介导的免疫抑制将为治疗肿瘤利用免疫卡控点阻断疗法提供新的手段。

程序性死亡受体（PD-1）一直是近年来的研究热点。Luo 等[9]使用计算机辅助设计结合哺乳动物细胞展示技术获得了一种新型的抗 PD-1 抗体 FV78，其能竞争性地识别与 nivolumab（一种抗人 PD-1 抗体）相互作用的 PD-1 表位并具有与 nivolumab 相当的亲和力，且在体内外具有同等的生物活性，凸显了 FV78 成为新的潜在抗体疗法的前景。

2.1.5 纳米技术抗体 Gui-Hua Yan 等[10]利用将天然抗体的互补决定区（CDR）移植到金纳米颗粒（AuNPs）并重建其“活性”构象的工程方法，开发了一种能特异性识别相应抗原的基于纳米颗粒的人工抗体，称为“金体”（glodbody）。该技术制备简单，可根据不同需求设计及合成金体，且具有较强亲和力和稳定性。该团队选择 7D12（仅重链抗体，该抗体与 EGFR（sEGFR）的胞外可溶部分的结构域Ⅲ结合）的 CDR3 嫁接到 AuNPs（3.6nm）上制备为抗 EGFR 金体，已证明能与细胞膜上的 EGFR 结合，且显著性抑制 EGF 诱导的细胞增殖。

2.1.6 基因及基因相关酶抗体 蔡瑞丽等[11]研究并制备高效价、高特异性的鼠抗人毛细血管形态发生基因 2（CMG2）单克隆抗体，并将其初步应用于胃癌组织和细胞系中 CMG2 表达的检测。RecQ 解旋酶是一种多功能 DNA 解旋酶，具有高度保守性，在损伤修复及维护基因组稳定性中起重要作用，是潜在的治疗癌症的新靶点。张荣红等[12]聚焦目前未见报道的抗 RecQ 解旋酶单克隆抗体的制备，使用纯化的重组大肠杆菌 RecQ 解旋酶免疫小鼠，利用杂交瘤技术制备抗 RecQ 解旋酶的 mAb，该抗体可特异性结合大肠杆菌 RecQ 解旋酶，并显著抑制 RecQ 解旋酶与 DNA 的结合，还能特异性识别 MDA-MB-231 人乳腺癌细胞中的 BLM、RecQ4 和 RecQ5 解旋酶，及可敏锐检测 K562 肿瘤细胞与肿瘤干细胞中 RecQ 解旋酶的表达，对下一步解析 RecQ 解旋酶与癌症、老化和相关遗传疾病的关系以及肿瘤的诊断和治疗具有十分重要的意义。

2.1.7 *双特异性抗体* MIC 基因属于跨越 MHC-Ⅰ类区域的非经典 HLA-Ⅰ(human leucocyte antigen-Ⅰ)类基因家族，它包括 MICA 至 MICF 6 个成员，MICA 和 MICB 是发挥功能的重要成员，二者是 NK 细胞和 $CD8^+$ T 细胞表面活化型受体 NKG2D 的重要配体。其中 MICA 在大多数肿瘤细胞如乳腺癌、肺癌及卵巢癌中有表达，被认为是肿瘤相关性抗原。Du Xiaodian 等[13]发现团队构建的双特异性抗体 mAb04-MICA 对 VEGFR2 和受体 NKG2D 均有良好的亲和力，并且在体外能够特异性地抑制 VEGF 诱导的人白血病细胞 K562 细胞的增殖；mAb04-MICA 与鼠源 VEGFR2 具有较高的结合能力；相同给药剂量下，双特异性抗体抑瘤作用显著优于母体单抗，且能延长荷瘤裸鼠生存期，其可通过特异性地阻碍瘤组织 VEGFR2 的磷酸化而控制瘤体新生血管的生成，在治疗白血病方面具有潜在的应用价值。

2.1.8 *抗体-药物偶联* 随着生物技术的发展，抗体-药物偶联(antibodydrug-conjugates，ADC)药物成为抗肿瘤药物研发的新方向，其作用机制是通过单克隆抗体的靶向作用特异性地识别肿瘤细胞表面抗原，利用细胞本身内吞作用使化学药物进入肿瘤细胞内发挥作用，杀死肿瘤细胞。Trastuzumabemtansine(曲妥珠单抗 emtansine，T-DM1)是目前国内外最新的抗乳腺癌 ADC 药物，其由曲妥珠单抗和细胞毒药物—美登素衍生物(DM1)组成，主要针对 HER2 过表达的患者。李芊芊等[14]临床前评价了 T-DM1 药物(HS630)对中枢神经系统的影响，发现其在一定剂量下可能会诱发神经毒性，但可逐渐恢复。LiuKe-Feng[15]基于新型合成的两亲性抗体-药物偶联物(抗体-4 臂-聚乙二醇-紫杉醇，mAb-4 臂-PEG-PS)，制造了一种负载了抗癌药物(10-羟基喜树碱，HCPT)的新型自主装 pH 敏感型靶向纳米颗粒(mAb-4arm-PEG-PS/HCPT 纳米颗粒(NPs))，该颗粒具有中等粒径(约 120 nm)、高药物抗体比(约 22.4)和相对较高的二元药物负载能力。此外，其在体外表现出增强的细胞内摄取(约是 mAb-4arm-PEG-PS 共轭物的 5 倍)和细胞毒性，能更有效地抑制肿瘤的生长。该技术具有将抗癌药物靶向共递送至实体瘤的巨大潜力。

2.2 *免疫性疾病治疗领域*

克罗恩病(CD)作为炎症性肠病(IBD)最主要的两种类型之一，是一种系统性自身免疫病，其发病机制较为复杂，一般认为是由环境因素激发的多种因素参与的免疫性炎症反应。刘建辉等[16]研究发现，CD52 单克隆抗体能有效治疗 IL-10 基因敲除克罗恩病模型小鼠结肠炎炎症，降低 Th1/17 相关炎性因子的表达，同时能增加结肠固有层调节性 T 细胞的比例及功能，提示其治疗作用的机制可能与抑制 Th1/17 介导的炎症及诱导调节性 T 细胞反应相关。

2.3 *病毒感染性疾病治疗领域*

岳磊等[17]构建了天然人源噬菌体抗体库，选用丙型肝炎病毒(hepatitis C virus，HCV)多表位混合多肽作为固定化抗原，初步筛选出针对 HCV 的单克隆重组噬菌体抗体，为治疗丙型肝炎的研究奠定基础。

朱文兵等[18]以灭活的肠道病毒 71 型(enterovirus A 71，EV71)为免疫原，制备 EV71 特异的鼠源性中和单克隆抗体，并对抗体的结合效价、特征及中和效应进行检测，发现其能够在小鼠体内有效抑制病毒增殖，为研发人源性抗 EV71 克隆抗体治疗手足口病奠定基础。

丁亚红等[19]以 H7N9 甲型流感病毒(A/Shanghai/2/2013)全病毒灭活疫苗原液为免疫原免疫 BALB/c 小鼠，采用杂交瘤技术制备抗甲型流感病毒 H7N9 血凝素(HA)的单克隆抗体，在预防性和治疗性实验中都可有效地抵抗 H7N9 流感病毒的感染，并显著降低肺部病毒滴度，对小鼠提供 100% 的保护。甲型流感病毒 H7N9 血凝素单克隆抗体的成功制备为进一步研究 H7N9 流感病毒血凝素的抗原表位及治疗诊断试剂、疫苗的开发奠定了基础。

呼吸道合胞病毒(human respiratory syncytial virus，hRsv 或 Rsv)是一种单股负链 RNA 病毒，属于副黏液病毒科肺炎病毒属，是引起全球范围内婴幼儿下呼吸道感染的病原体之一，也是引发儿童下呼吸道感染死亡的第三大病原体。向江艳等[20]通过对 Rsv 的 RNA 聚合酶 L 蛋白进行肽段展示成功制备特异性单克隆抗体，为 Rsv 感染的免疫和发病机制研究奠定基础。

登革病毒(dengue virus，DENV)是一种由雌性伊蚊传播的重要虫媒性病毒，全球每年约 100 万人感染，严重威胁热带和亚热带国家的公共卫生安全。DENV 是小型黄病毒，属于黄热病毒属，有 4 种血清型，其中Ⅱ型毒力最强。姜黎明等[21]研究发现，DENVⅡ前膜(presynaptic membrane，prM)抗体能够诱导抗体依赖增强假说(antibody dependent enhancement，ADE)现象的产生，即亚中和浓度同型抗体可抑制 DENV 在单核巨噬细胞 THP-1 细胞系上的复制，而较高和较低稀释度的同型抗体可诱发更高载量的病毒。提示 DENV 的 ADE 可能是一个复杂的致病机制，不能局限在二次异型感染上，为解决 DENV 疫苗及相关抗体药物研发瓶颈奠定了理论基础，但需经过更多的动物实验及临床研究进一步探讨。

2.4 *细菌感染性疾病治疗领域*

近年来，在铜绿假单胞菌引起的医源性感染疾病中，因细菌易形成生物被膜(biofilm)继而逃避免疫系统攻击,所以在慢性感染疾病中已成为棘手问题,严重威胁人类健康。牛佳丽等[22]通过噬菌体展示技术筛选并获得了全人源抗整合宿主因子(integrationhost factor,IHF)单克隆抗体 YG15,该抗体与生物被膜重要组成成分 IHFB 蛋白有较高亲和力,可靶向 IHFB 从而抑制铜绿假单胞菌生物被膜的形成,有望成为治疗铜绿假单胞菌诱发感染的新策略。

2.5 疼痛和瘙痒治疗领域

Na^+通道(Nav)亚型 Nav1.7 对于啮齿动物和人类的疼痛和瘙痒很重要。BangSangsu 等[23]在所在团队前期研究发现靶向 Nav1.7 的单克隆抗体(SVmab)可以降低小鼠的 Na^+电流以及疼痛和瘙痒反应的基础上,其又制备及纯化了重组靶向 Nav1.7 的单克隆抗体(命名为 rSVmab),研究发现 SVmab 和 rSVmab 对表达 Nav1.7 的 HEK293 细胞、小鼠 DRG 细胞和人 DRG 细胞中的 Na^+电流表现出不同但特定的阻断作用,两种抗体在化疗诱导的神经性疼痛模型中显示出不同的止痛作用,SVmab 的活性明显高于 rSVmab。

2.6 用于诊断

近红外二区(NIR-Ⅱ)荧光成像具有可以增加穿透深度并改善信噪比等显著优点,具有肾脏排泄能力和低组织积聚的明亮 NIR-Ⅱ荧光团对于体内分子成像应用非常有利,因为它们可使目标介导的分子成像过程易于区分。Hao Wan 等[24]采用了由程序化细胞死亡配体 1 单克隆抗体(PD-L1 mAb)和具有快速肾脏排泄功能的 NIR-Ⅱ分子荧光团(IR-BGP6)组成的探针,用于免疫检查点 PD-L1 的分子成像。通过分子优化,开发了具有快速肾脏排泄(通常在注射后 10 小时内约 91%通过尿排泄)的明亮 NIR-Ⅱ荧光团 IR-BGP6,成功分析了 PD-L1 表达并在体内实现了有效的非侵入性分子成像,使肿瘤与正常组织(T/NT)的信号比高达 9.5,成为潜在研究免疫疗法机制的有力工具。这项工作为设计肾脏分泌的 NIR-Ⅱ荧光团提供了理论依据,并说明了它们在体内分子成像中的优势。

胶质母细胞瘤是成年人最常见的原发性脑肿瘤,由于对靶向胶质母细胞瘤干细胞实现药物的有效递送一直是研究的难点,所以目前尚无有效疗法。基于胶质母细胞瘤干细胞 CSCs 的细胞膜标记抗原 CD133 与它的抗 CD133 单克隆抗体之间的特异性相互作用,WangXueqin 等[25]开发了一种用于靶向 CSCs 的分子成像的新型智能免疫磁纳米传感器——抗 CD133 mAb-nano-MSN,具有优异的生物相容性、无毒性和高特异性等特点,用该免疫兹纳米处理的胶质母细胞瘤 CSCs 显示出强烈的红色荧光信号以及较强的负对比度,有望用于在人脑肿瘤诊断和治疗中靶向 CSC 的分子成像。

2.7 制剂技术方面

新生儿 Fc 受体(FcRn)是异源二聚体,其包括跨膜 α 链和 $β_2$-微糖蛋白($β_2$m)。通过 Fc 工程优化 FcRn-IgG 相互作用是改善治疗性抗体的药代动力学(PK)或药效学(PD)性质的有效策略。在 pH 6.0 和/或 7.4 时,FcRn-IgG 相互作用的亲和力增加,导致体内抗体的终末期半衰期($t_{1/2}$)延长。KangCiming 等[26]在人源化的 HBV 的新型治疗性单克隆抗体 E6F6(huE6F6)上构建了 5 个已知的人 FcRn(hFcRn)与 CH_2 和/或 CH_3 结构域中突变结合的 Fc 突变体。所有 5 个突变体在 pH 6.0 时均显示出与 hFcRn 的结合增加了多达 60 倍。在小鼠和食蟹猴模型中,huE6F6 Fc 突变体 M252Y/S254T/T256E(huE6F6-YTE)的血清半衰期均比野生型抗体长得多,其中食蟹猴中的 Fc YTE 三重突变可显著延长血清半衰期,最高可达 300 小时,可增加半衰期、降低成本,降低剂量和减少给药频率,是第一款针对慢性 HBV 感染(CHB)的 Fc 修饰的人源化抗体,具有重要意义。

3 结语

单克隆抗体药物在生物技术制药中已经逐渐成为最重要的药物类型,甚至被称为治疗疾病的"生物导弹",已经成为生物医药领域发展的主要方向和研究热点。全球单克隆抗体药物市场规模约千亿美元,近 10 年来仍保持 10% 以上的增速,可见单克隆抗体已经是目前医药领域增长速度最快、最有前景的主流新秀。随着生物技术的进步,从靶点开发到工程化技术改进,单克隆抗体的范畴获得了极大的拓展,除了鼠源单抗、人源化单抗、全人源单抗以外,还有嵌合单抗、抗体偶联药物、多特异性抗体、抗体融合蛋白、小分子抗体(Fab、ScFv、VHHS)等新型单克隆抗体面世。2018 年是抗体药物里程碑式的一年,我国科研工作者聚焦单克隆抗体取得了一定的成果,越来越多的研究人员投身单克隆抗体的研究和应用,而且越来越有信心能用单克隆抗体这一类生物药物靶向或者协同治愈更多的疾病。

参考文献

[1] 赵晨曦,胡卓伟,崔冰. 单克隆抗体药物研究进展[J]. 药学学报,2017,52(06):837-847.

[2] 施蕾,林洁平,廖淑珍,等. 从鼠源到全人源单克隆抗体制备技术及改造策略的研究进展[J]. 中国实验动物学报,2018,26(04):528-532.

[3] 温铭杰,于明航,王玺. 癌症免疫治疗的利器——2018 年诺贝尔生理学或医学奖简介[J]. 首都医科大学学报,2018,39(05):765-769.

[4] Qing O, Yan B, Li A, et al. Construction of humanized anti-HER2 single-chain variable fragments (husFvs) and achievement of potent tumor suppression with the reconstituted husFv-Fdt-tBid immunoapoptotin[J]. Biomaterials, 2018, 178: 170-182.

[5] Niu F, Yan J, Ma B, et al. Lanthanide-doped nanoparticles conjugated with an anti-CD33 antibody and a p53-activating peptide for acute myeloid leukemia therapy[J]. Biomaterials, 2018, 167: 132-142.

[6] Liu X, Zhang H, Cheng R, et al. An immunological electrospun

scaffold for tumor cell killing and healthy tissue regeneration[J]. MATER HORIZ,2018,5(6):1082-1091.

[7] 颜天铭,王玉玉,孔永,等.小鼠抗人B7-1(CD80)单克隆抗体的制备及其对肿瘤细胞的抑制作用[J].细胞与分子免疫学杂志,2018,34(04):302-308.

[8] 岳翠华,孙润孜,陈建新,等.抗人TIM-3单克隆抗体的纯化及其体外生物学功能的研究[J].临床检验杂志,2018,36(05):375-379.

[9] Luo L,Wang S,Lang X,et al. Selection and characterization of the novel anti-human PD-1 FV78 antibody from a targeted epitope mammalian cell-displayed antibody library[J]. Cell Mol Immunol, 2018,15(2):146-157.

[10] Yan G,Wang K,Shao Z,et al. Artificial antibody created by conformational reconstruction of the complementary-determining region on gold nanoparticles [J]. ProcNatl AcadSci, 2018, 115 (1): e34-43.

[11] 蔡瑞丽,王帅,缪静雅,等.抗CMG2单克隆抗体的制备及其初步应用[J].免疫学杂志,2018,34(07):630-635.

[12] 张荣红,贾铁文,廉芳,等.抗RecQ解旋酶单克隆抗体的制备、鉴定及应用[J].细胞与分子免疫学杂志,2018,34(02):169-174.

[13] Du XD,Sun F,Yuan M,et al. Antitumor efficacy of bispecific antibody mAb04-MICA to human leukemia cell K562 in vitro and *in vivo*[J].中国药科大学学报,2018,49(1):117-124.

[14] 李芊芊,张颖丽,徐学鹏,等.抗体-药物偶联药物(ADC)HS630对大鼠中枢神经系统的安全性评价[J].药物分析杂志,2018,38(07):1189-1195.

[15] Liu K,Liu Y,Dai L,et al. A novel self-assembled pH-sensitive targeted nanoparticle platform based on antibody-4arm-polyethylene glycol-pterostilbene conjugates for co-delivery of anticancer drugs [J]. J Mater Chem B,2018,6(4):656-665.

[16] 刘建辉,李毅,朱维铭. CD52单克隆抗体通过抑制Th1/17介导的炎症及诱导调节性T细胞反应对克罗恩病模型小鼠结肠炎的治疗作用[J].中华内科杂志,2018,57(12):926-928.

[17] 岳磊,李华,杨婷,等.丙型肝炎病毒人源单克隆抗体的初步筛选[J].中国生物制品学杂志,2018,31(03):251-256.

[18] 朱文兵,严丽蔚,巩蔚,等.肠道病毒71型鼠源性中和单克隆抗体的制备[J].中国生物制品学杂志,2018,31(03):257-261.

[19] 丁亚红,李梅,舒祥,等.甲型流感病毒H7N9血凝素单克隆抗体的制备及保护性研究[J].科学通报,2018,63(11):1024-1034.

[20] 向江艳,詹炉停,赵敏,等.呼吸道合胞病毒L蛋白单克隆抗体的制备[J].中国免疫学杂志,2018,34(09):1354-1359.

[21] 姜黎明,杨佳佳,罗佳,等.Ⅱ型登革病毒前膜抗体对该病毒在THP-1细胞中复制能力的影响[J].中国生物制品学杂志,2018,31(02):125-128.

[22] 牛佳丽,王子玥,刘方杰,等.IHFB蛋白全人源单克隆抗体制备及对铜绿假单胞菌生物被膜形成影响的研究[J].军事医学,2018,42(07):533-538.

[23] Bang S,Yoo J,Gong X,et al. Differential inhibition of Nav1.7 and neuropathic pain by hybridoma-produced and recombinant monoclonal antibodies that target Nav1.7[J]. Neurosci Bull,2018,34(1SI):22-41.

[24] Wan H,Ma H,Zhu S,et al. Developing a bright NIR-II fluorophore with fast renal excretion and its application in molecular imaging of immune checkpoint PD-L1 [J]. Adv Funct Mater, 2018, 28 (180495650).

[25] Wang X,Li B,Li R,et al. Anti-CD133 monoclonal antibody conjugated immunomagnetic nanosensor for molecular imaging of targeted cancer stem cells[J]. Sensors and Actuators B:Chemical,2018, 255:3447-3457.

[26] Kang C,Xia L,Chen Y,et al. A novel therapeutic anti-HBV antibody with increased binding to human FcRn improves in vivo PK in mice and monkeys[J]. Protein Cell,2018,9(1SI):130-134.

药学研究

Pharmaceutical Research

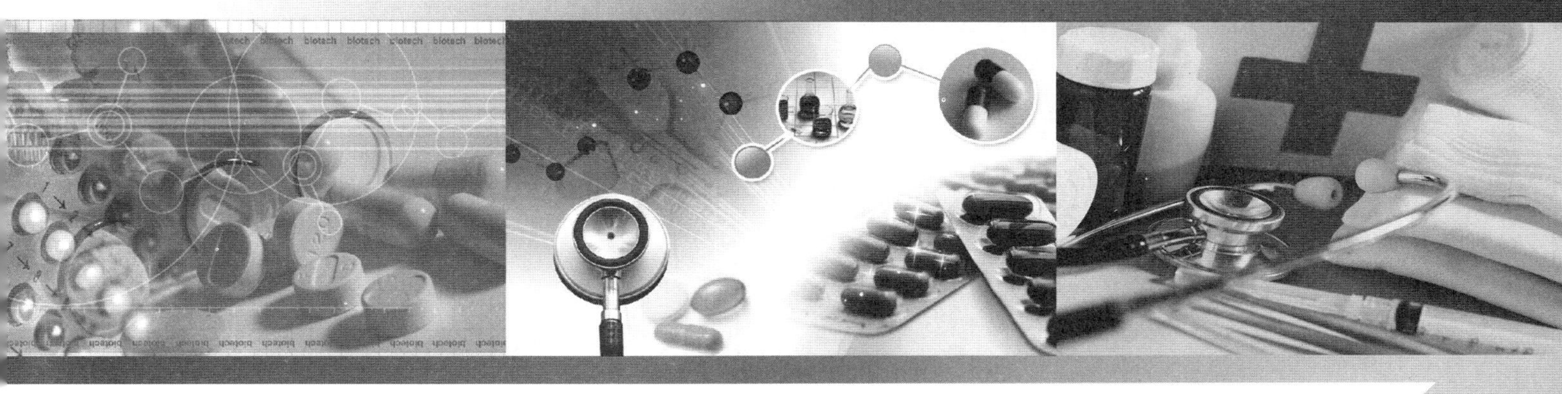

国家科技重大专项
重大新药创制

2017 年

"重大新药创制"重大专项十年回顾与展望 国家"重大新药创制"科技重大专项（以下简称"新药专项"）于 2008 年启动实施，迄今已近 9 年时间，取得了巨大成就。一是重大药品研发成果显著。针对严重危害我国人民健康的重大疾病，成功研发出一批创新药物，累计 94 个品种获得新药证书，其中 28 个一类化学和生物药新药，21 个中药新药。此外，针对临床用药需求以及部分药物依赖进口、药价格昂贵等问题，完成了 200 余个大品种药物技术改造，药品质量明显提升；二是药物研发创新体系逐步完善。基本建成了由综合性大平台、单元平台、资源平台、企业平台等构成的国家药物创新体系，形成了上中下游紧密衔接的网格化药物创新技术体系，使研发链和产业链逐步融合。一批药物临床前安全性评价（Goodlaboratory practice of drug，GLP）平台通过国际认证，达到国际先进水平。中国食品药品检定研究院成为发展中国家第一个世界卫生组织（World Health Organization，WHO）生物制品标准化和评价协作中心。建成了亚洲最大的化合物样品库；三是中药现代研究成效显著。研制出巴戟天寡糖胶囊、银杏二萜内酯葡胺注射液、龙血通络胶囊等一批中药新药。我国中药工业年产值从 2008 年的 1 965 亿元增长至 2015 年的 7 866 亿元，增长了 4 倍；四是国际化发展快速推进。地奥心血康胶囊、拉莫三嗪缓释片、比伐芦定注射剂、硫酸氢氯吡格雷片等一批国产药物在欧美国家获批上市。乙脑减毒活疫苗、流感病毒裂解疫苗通过 WHO 预认证，进入 WHO 采购名单。复方丹参滴丸在美国完成Ⅲ期临床试验，康莱特注射液、血脂康胶囊等中成药国际临床研究顺利推进；由我国专家研究制定的丹参等中药材标准进入美国药典，钩藤、虎杖等被列入欧盟药典；五是带动医药产业快速发展。对我国医药产业发展和企业创新发挥了巨大推动作用，促进规模以上医药工业增加值年均增长 13.4%，居各工业门类的前列。医药工业主营销售过百亿的企业由专项实施前的 2 家增至 2015 年的 16 家，其中三家企业突破 400 亿元。

老年痴呆症等神经退行性疾病防治药物研发是新药专项支持的重要领域之一。《柳叶刀》杂志于 2015 年 1 月 10 日发表了"1990 年—2013 年（基于 240 种死因）全球、地区和国家的特定年龄—性别全死因以及特定病因死亡率：2013 年全球疾病负担研究系统分析"的研究报告，该研究由华盛顿大学健康指标和评估研究所（Institute for Health Metrics and Evaluation，IHME）牵头，包括中国在内的全球超过 700 名研究人员参加，针对 188 个国家的具体人口死亡数据进行统计分析，并关注了中国所面临的健康挑战。研究发现，我国人群的疾病死亡谱发生了明显变化，心血管疾病、脑血管疾病、恶性肿瘤和慢性阻塞性肺病是当前威胁国人生命健康的四大主要疾病，慢性肾病和老年性痴呆症的死亡率大幅增加。与 1990 年相比，2013 年慢性肾病和老年痴呆症导致的死亡率分别上升了 147% 和 121%，说明我国防治老年痴呆症面临严峻的形势。老年痴呆症防治药物研发是世界新药研发领域的热点之一，但也是一个世界性难题。据 Adis R&D 统计，1998 至 2017 年各大药企先后推出 200 余种治疗老年痴呆症的药物，仅 3 个药物和一个固定剂量复方获得食品药品监督管理局（Food and Drug Administration，FDA）批准上市。但这些药物的疗效并不理想，仅能起到缓解部分症状的作用，不能对因治疗或逆转病程。据统计在 2002 年—2012 年十年间，治疗老年痴呆症药物研发的失败率是 99.6%。老年痴呆症发病机制复杂，目前还不清楚，因此给新药研发带来了极大困难和挑战。新药专项共支持了近 70 个处于不同研发阶段的抗老年痴呆症新药研发课题，有的品种前景看好。立足长远发展，大力支持和加强老年痴呆症相关基础研究，积极转化和应用基础研究的成果，为创制抗老年痴呆症新药提供丰富的知识供给；另一方面，积极发挥我国中医药的优势，从中药中发掘和创制防治老年痴呆症的新药和治疗方法，具有重要意义和广阔前景。

"十三五"是新药专项实施的最后五年和冲刺阶段。随着经济社会的不断发展和进步，维护健康、改善民生的需求更加强烈，更好更快地实施新药专项意义十分重大。"十三五"期间，新药专项全面落实创新驱动发展战略，按照聚焦发展的原则进一步凝练目标，突出重点，加快实施。在认真总结"十一五"和"十二五"实施经验和存在问题的基础上，根据国际新药研发的趋势和我国防治重大疾病及产业发展的需求，"十三五"期间新药专项以产品研发和关键技术攻关为主线，加强创新能力建设，围绕"三重"即研制重大产品、满足重要需求、解决重点问题部署研究任务，使目标更加聚焦、重点更加突出、任务更加明确。新药专项的实施，必将大幅度提升我国新药研发的综合能力和水平，有力推动我国药物研发与产业由仿制为主向创新为主的转变，为防治重大疾病、改善民生以及调整医药产业结构、转变发展方式和深化医改做出重大贡献，加速我国由"医药大国"向"医药强国"的发展。

（张永祥）

科技部重大专项办公室陈传宏主任带队赴上海调研 2017 年 1 月 15 日—17 日，科技部重大专项办公室陈传宏主任带队，会同卫生计生委科教司（重大新药创制专项实施管理办公室）、上海市科委赴上海交通大学附属瑞金医院、江苏恒瑞医药股份有限公司上海研发中心调研 GCP 平台建设和主要创新企业研发进展等重点任务执行情况。

调研组一行在瑞金医院听取了“糖尿病新药临床评价研究技术平台建设”和“血液恶性肿瘤新药临床评价研究技术平台和体系建设”两个课题进展情况汇报，现场参观并详细了解了血液病及糖尿病 GCP 平台建设情况，并对进一步提高 GCP 平台服务创新品种临床研究、加强人才队伍培养等方面提出了要求。在专项支持下，医院目前已建立了符合国际规范的创新药物临床试验设计技术平台，完善了药物临床试验安全性评价的中心实验室，并通过美国病理学家协会（CAP）、美国国家糖化血红蛋白标准计划（NGSP）、EQA 管理体系及世界卫生组织（WHO）SIDCER 人体伦理审查等相关认证。

在恒瑞研发中心，调研组深入了解了企业近年来在创新药物研发及产业化方面取得的主要成绩和未来发展规划。通过专项持续的支持，公司从最初的单一化学药品种生产企业转型为覆盖化学药和生物药的多品种研发、生产创新型药企，近年来已获得 2 个 1.1 类新药证书，3 个新药已申报生产，17 个新药获临床批件；2014 年上市的自主创新品种——阿帕替尼 2016 年销售收入即突破 10 亿大关；公司自主研发的生物创新药 PD-1 实现海外许可，标志其创新药全球化迈出重要一步。同时，调研组与企业管理团队就医药创新型企业研发平台建设、存在的困难开展了深入研究，并着重探讨了在“十三五”期间，如何进一步优化重大专项组织实施、加强政策配给，切实保障形成重大标志性成果等重点工作。

国家科技重大专项重大新药创制专项新闻发布会 2017 年 2 月 22 日，科技部在北京举行新闻发布会，新闻发布会由科技部重大专项办公室陈传宏主任主持。新药专项技术总师、中国工程院桑国卫院士，新药专项实施管理办公室主任、卫生计生委科教司秦怀金司长共同介绍了国家科技重大专项整体进展和系列新闻发布活动的情况，并与部分专家代表共同回答了记者提问。人民日报社、新华社等二十余家媒体参加了发布会。

科技部王志刚书记带队调研中国药科大学药物创新综合大平台建设 2017 年 2 月 24 日，科技部王志刚书记带队调研中国药科大学药物创新综合大平台建设，并主持召开现场工作会研究新药创制专项组织实施工作。科技部、卫生计生委有关司局主要负责同志、推进工作组成员，江苏省科技厅、卫计委有关负责同志及专项总体组专家、创新制药企业代表参加了会议。

科技部、国家卫生和计划生育委员会、四川省人民政府联手促国家科技重大专项成果落地 2017 年 6 月 20 日，科技部、国家卫生和计划生育委员会、四川省人民政府在成都签署关于共同推进重大新药创制国家科技重大专项成果转移转化试点示范的框架协议。

根据协议，三方将以“成都天府国际生物城”为依托，共同建设试点示范基地和国家级新药创制成果交易平台。四川省将集成现有国家级、省级新药创制技术平台优势，构建新药一站式公共技术服务平台。科技部、国家卫生计生委将鼓励和引导四川省内单位申报新药专项及相关其他国家科技计划，对符合条件的予以重点支持。

同时，四川省将制定并落实各项人才政策，吸引诺贝尔奖得主、两院院士、千人计划、万人计划等国内外高层次人才和创新团队入驻基地创新创业。科技部、国家卫生计生委将鼓励和支持基地内人才申报国家级人才支持计划。

科技部党组成员、科技日报社社长李平、国家卫生计生委副主任曾益新、四川省副省长杨兴平出席会议并签署协议。四川省省长尹力出席会议并讲话。

2017 年国家科技重大专项监督评估启动会在京召开 2017 年 6 月 20 日，科技部重大办组织召开 2017 年重大专项监督评估启动会，贯彻落实国务院对重大专项监督评估工作的统一要求和刘延东副总理在国家科技重大专项组织实施推进会上的指示精神，对 2017 年重大专项监督评估工作进行动员部署。

新药创制与重大传染病防治两个科技重大专项组织实施推进会在京召开 2017 年 7 月 21 日，国家卫生计生委和军委后勤保障部卫生局联合召开新药创制和重大传染病防治科技重大专项组织实施推进会，贯彻落实今年 6 月召开的国务院重大专项推进会议精神，加快部署“十三五”重点任务，确保圆满完成 2020 年战略目标。国家卫生计生委副主任曾益新出席会议并讲话。

驻科技部纪检组副组长贺振福赴山东调研新药创制重大专项 2017 年 9 月 13 日—14 日，驻科技部纪检组副组长贺振福同志会同科技部重大专项办公室主任陈传宏同志和科技评估中心主任王瑞军同志一行赴山东烟台、荣成等地，调研“重大新药创制”（以下简称新药创制专项）。调研组深入山东烟台绿叶制药集团有限公司和荣昌生物制药（烟台）有限公司科研生产一线，了解新药创制专项实施进展情况。调研期间，召开座谈会，听取有关单位主要负责人汇报，了解项目（课题）研究创新成果及产业化推进、组织管理、经费使用有关情况和存在的问题，重点围绕中央财政科研资金管理使用中落实中央“放管服”精神、科技部党组推进中央财政科技计划管理改革等决策部署落实情况，同与会高校、院所、企业的一线科研人员和管理人员进行了交流研讨。

2018 年

↗ 科技部重大专项办公室组织召开重大专项实施管理办公室主任会第一次会议 2018 年 1 月 16 日，科技部重大专项办公室组织召开今年第一次重大专项实施管理办公室主任会议。科技部重大专项办公室、发展改革委高技术司、财政部科教司相关负责同志，民口重大专项实施管理办公室主任、技术总师或副总师，国家科技评估中心负责同志，有关项目管理专业机构及重大专项推进组代表参加会议。科技部重大专项办公室副主任杨哲主持会议。

科技部重大专项办公室主任陈传宏传达了全国科技工作会议和科技部党组一号文件精神，并对重大专项 2018 年重点任务进行了部署。他指出，党的十九大对新时代科技创新工作做出了战略部署，全国科技工作会议和科技部党组一号文件对今年科技创新及重大专项工作提出了明确要求，2018 年工作要以习近平新时代中国特色社会主义思想为统领，坚持问题导向和目标导向，瞄准关键技术瓶颈，集中优势力量攻坚，深入推动重大专项成果应用和产业化，确保产出重大成果，保障重大专项战略目标顺利实现。陈传宏主任对做好今年工作提出五点具体要求：一是提高坚持党对重大专项领导的自觉性；二是紧扣核心关键问题，深入开展调研；三是强化监督执纪问责，确保工作落实见效；四是提升重大专项管理干部队伍素质；五是严守廉政和保密底线。

财政部相关负责同志在会上通报了 2017 年开展重大专项管理体制改革、简政放权等重点工作的完成情况，并对 2018 年重大专项概预算工作提出具体要求。

↗ 国家科技重大专项成果转化基金 2018 年度合伙人会议召开 2018 年 1 月 23 日，国家科技重大专项成果转化基金 2018 年度合伙人会议在北京召开。科技部重大专项办公室、资源配置与管理司、风险中心，上海市发改委、杨浦区政府，国投集团等单位负责同志，基金管理团队以及兴业基金、邮储银行、中国人寿等基金合伙人代表 40 余人参加会议。科技部重大专项办公室主任陈传宏出席会议并讲话。

↗ 科技部重大办组织召开重大专项实施管理办公室主任会 2018 年第二次会议 2018 年 4 月 8 日，科技部重大专项办公室组织召开重大专项实施管理办公室主任会 2018 年第二次会议。科技部重大专项办公室、发展改革委高技术司、财政部科教司相关负责同志，民口重大专项实施管理办公室主任，专项技术总师或副总师，有关项目管理专业机构负责同志，科技部评估中心和经费监管中心负责同志，重大专项成果转化基金负责同志等参加会议。重大专项办公室主任陈传宏主持会议。

会议深入学习贯彻党的十九大精神和习近平总书记在 2018 年全国“两会”期间的重要讲话精神，传达了刘鹤副总理视察科技部等部门的指示要求，通报了重大专项“十三五”中期评估、2020 年后接续发展战略研究、蹲点调研及任务推进、新闻宣传和成果转化基金等重点工作的进展，并对下一阶段工作做出部署。

↗ 国家卫生健康委员会科教司赴南京进行督导调研 2018 年 4 月 2 日—3 日，“重大新药创制”科技重大专项技术总师、中国工程院院士桑国卫，专项实施管理办公室主任、国家卫生健康委员会科教司司长杨青率队赴南京开展现场督导调研。

督导调研组召开新药专项 CAR-T 技术研发研讨会，听取相关项目研发进展汇报，并参观了南京传奇生物科技有限公司。督导调研组肯定了各项目承担单位的研发工作，指出 CAR-T 是近年国际研发热点，我国研究和国际同步，有良好前景；督导调研组要求各单位高度重视研究的规范性，加强工艺验证和质量控制，建立临床风险控制计划，并积极配合管理部门制定完善相关评价标准和规范，早日造福广大患者。督导调研组还前往中国药科大学，听取了该校整体发展情况和承担的新药专项课题进展，肯定了该校创新药物研究取得的成绩，希望充分发挥其综合优势，加快研发成果转移转化，产出具有国际影响力的新药。新药专项总体组专家和相关领域专家，专项实施管理办公室和专业机构的有关负责同志参加了督导调研。

↗ 我国首个反义核酸药物获准进入临床研究 2018 年 4 月 10 日，军事科学院军事医学研究院发布消息，国家食品药品监督管理总局近日批准了我国首个反义核酸药物“注射用 CT102”进入临床试验研究。我国是肝癌高发国家，而肝癌的治疗手段非常有限，注射用 CT102 有望为肝癌患者提供一种全新的基因靶向治疗手段。

据了解，军事医学研究院王升启研究员主持了“注射用 CT102”的研发，其带领的团队自 1990 年起在我国从零开始致力于反义核酸药物研究，先后在国家自然科学基金、国家“863”计划、国家重大新药创制专项等资助下，攻克了该类药物设计、规模化制备、质控等临床前研发关键技术瓶颈。2009 年，他们与杭州天龙药业合作开发 CT102 等抗肿瘤和抗病毒感染反义核酸药物。2012 年，经国家发改委和浙江省批准，双方合作建立了我国第一家核酸药物国家地方联合工程研究中心。CT102 是以 IGF1R 基因为靶的反义核酸药物，具有我国自主知识产权。

↗ 科技部重大办组织召开重大专项“十三五”中期评估专家组组长会 为了解和掌握重大专项“十三五”中期评估工作进展情况，保障中期评估工作顺利完成，2018 年 4 月 9 日，科技部重大专项办公室组织召开重大专项“十三五”中期评估专家组组长会。科技部重大专项办公室陈传宏主任和杨哲副主任、科技评估中心解敏主任和黄灿宏副主任、科技经费监管服务中心孙晓芸副主任，各重大专项中期评估专家组组长及有关工作人员参加会议。

会上，各重大专项中期评估专家组组长分别汇报了中期评估工作进展情况、存在的主要问题和下一步工作安排。科技经费监管服务中心负责同志重点介绍了绩效评估工作进展与存在问题。

会议要求，各专项评估组要以高度的责任感和使命感，坚持独立、客观、公正的原则，完成好评估工作任务，为党中央国务院的重大决策部署提供参考依据。下一阶段，要按照评估工作计划，抓紧做好后续工作，确保中期评估顺利完成。

治疗非小细胞肺癌新药盐酸安罗替尼胶囊获批上市 2018年5月9日，在重大新药创制国家科技重大专项支持下，正大天晴自主研发的一类创新药盐酸安罗替尼胶囊（福可维）通过国家药品监督管理局优先审评程序获准上市，用于治疗晚期或转移性非小细胞肺癌。

安罗替尼是目前晚期非小细胞肺癌抗血管生成靶向药物中仅有的单药有效的口服制剂，不良反应较轻，患者耐受性较好，有望成为晚期非小细胞肺癌患者三线治疗的标准用药。

新药创制国家科技重大专项成果"乐复能"获批上市 2018年6月7日，在重大新药创制国家科技重大专项支持下，北京杰华生物集团研发的生物新药——重组细胞因子基因衍生蛋白注射液（乐复能）获得国家药品监督管理局颁发的新药证书和药品注册批件，用于治疗慢性乙型肝炎。这标志着经过18年的实验室研发测试、临床前和临床研究、国家药监局的审评审批，乐复能终于获得批准上市。

"乐复能"是乙肝治疗药物中，除口服核苷类抗病毒药和人干扰素（普通和长效）两大类药物以外，30多年来研发成功的第一个全新种类乙肝治疗药物，并且该药价格为同类进口药物的50%左右。

全球首创长效抗艾滋病新药获批上市 2018年6月5日，前沿生物药业（南京）股份有限公司（以下简称"前沿生物"）发布消息，其自主研发的国家一类新药艾可宁（注射用艾博韦泰），获得国家药品监督管理局批准上市。艾可宁是全球第一个抗艾滋病长效融合抑制剂，由前沿生物完全自主研发，拥有全球原创知识产权。

艾可宁是一种全新长效HIV-1融合抑制剂，此次批准其用于与其他抗反转录病毒药物联合使用，治疗经抗病毒药物治疗仍有病毒复制的HIV-1感染患者。临床Ⅲ期试验中期数据分析显示，每周注射一次艾可宁联合洛匹那韦/利托那韦治疗"一线配方治疗失败的HIV感染者"，其疗效与世界卫生组织（WHO）推荐的二线配方（三药组合，对照组）相当或更优，与含有替诺福韦的对照组配方相比显示出有统计意义的更优肾脏安全性。艾可宁拥有全新的分子作用机制，对流行的HIV-1病毒以及耐药病毒均有效，并具有用药频率低（一周一次）、耐药屏障高、安全性高、副作用小等独特优势，可显著改善病人用药的依从性，提高生活质量。

"艾可宁历经16年研发，150多项研究，获得国家"十一五""十二五""十三五"重大新药创制专项的持续支持。"前沿生物董事长、首席科学家谢东博士介绍艾可宁是中国艾滋病领域的首个自主创新药物，为广大HIV感染者提供了新的治疗选择，有望打破我国治疗艾滋病缺少新药好药的局面，真正造福患者，挽救生命。

科技部重大办组织召开重大专项实施管理办公室主任会2018年第三次会议 2018年6月6日，科技部重大专项办公室组织召开重大专项实施管理办公室主任会2018年第三次会议。科技部重大专项办公室、发展改革委高技术司、财政部科教司相关负责同志，民口重大专项实施管理办公室主任或副主任，专项技术总师或副总师，有关项目管理专业机构负责同志，科技部评估中心和经费监管中心负责同志等参加会议。重大专项办公室主任陈传宏主持会议。

会议深入学习了习近平总书记在两院院士大会上的讲话精神，通报了全国人大调研、专项蹲点调研、"十三五"中期评估、科技计划项目随机抽查以及重大专项组织管理等近期重点工作的进展情况，并对下一阶段工作进行了重点部署，提出了工作要求。

会议指出，习近平总书记的重要讲话充分肯定了我国科技创新取得的重大成就，深入分析了全球科技创新发展大势，对新时期科技创新重大任务做出了重要部署、提出了明确要求，为我国科技创新事业发展指明了前进的方向。重大专项工作一定要以习近平新时代中国特色社会主义科技创新思想为统领，直面问题，迎难而上，勇挑重担，敢于担当，为建设世界科技强国做出应有的贡献。

会议要求，各专项牵头组织单位和责任专家要强化战略意识，坚持目标导向和问题导向，充分发挥基层党组织的战斗堡垒作用，努力提高政治站位，加强责任担当；要针对前期调研和中期评估所反映的突出问题，认真制定方案，建立督查台账，采取有力措施，从严加快整改，做到问题清零；要严守廉政规定，深入落实八项规定精神，筑牢思想防线。

我国首种原研丙肝新药达诺瑞韦获批上市 2018年6月11日，在"重大新药创制"科技重大专项支持下，由歌礼药业（浙江）有限公司研制的具有自主知识产权的丙肝新药达诺瑞韦，经国家药品监督管理局审批，获得新药证书正式上市，成为中国首个本土原研口服治疗丙型肝炎的一类新药。

达诺瑞韦在国内外开展了多个临床试验，研究结果表明，达诺瑞韦三联方案12周治疗非肝硬化中国基因1型丙肝患者的治愈率达到97%，超过部分国外同类产品91%的治愈率，且安全性和耐受性良好，并缩短一半疗程。我国原研丙肝新药达诺瑞韦的成功上市，不仅打破了国外垄断，填补了我国在丙肝治疗领域无自主新药的空白，而且以其优于国外产品的疗效及治疗周期的缩短为我国广大丙肝患者带来了福音。

重大新药创制科技重大专项任务再验收专家评审会名单公布 根据重大新药创制科技重大专项任务再验收工作安排，国家卫生健康委员会医药卫生科技发展研究中心于2018年7月18日—19日在北京召开重大新药创制科技重大专项任务再验收专家评审会。按照国家科技管理改革有关精神公布专家名单。

重大新药创制科技重大专项任务再验收专家名单
（按姓氏汉语拼音排序）

序号	姓名	职称	所在单位
1	戴　敏	教授	安徽中医药大学
2	龚朝辉	教授	宁波大学
3	郭　强	主任医师	上海交通大学
4	何金生	教授	北京交通大学
5	黄志纾	教授	中山大学
6	李　希	研究员	四川省中医药科学院中医研究所
7	李　燕	教授	中国医学科学院药物研究所
8	刘滨磊	教授	湖北工业大学
9	刘建勋	研究员	中国中医科学院西苑医院
10	刘　伟	教授	北京中医药大学
11	罗建光	教授	中国药科大学
12	马骁驰	教授	大连医科大学
13	茅益民	教授	上海交通大学医学院附属仁济医院
14	倪宝富	研究员	上海中信国健药业股份有限公司
15	沈　欣	研究员	中国中医科学院中药研究所
16	宋　军	研究员	中国中医科学院医学实验中心
17	田晓明	副研究员	国家知识产权局专利局
18	汪贻广	研究员	北京大学
19	王德才	教授	南京工业大学
20	王　英	研究员	中国疾病预防控制中心病毒病预防控制所
21	王佑春	研究员	中国食品药品检定研究院
22	王　忠	研究员	中国中医科学院中医临床基础医学研究所
23	叶艳平	主任医师	首都医科大学附属复兴医院
24	张爱华	研究员	中国医药集团总公司
25	张元兴	教授	华东理工大学
26	镇学初	教授	苏州大学
27	邹文俊	教授	成都中医药大学

攻克阿尔茨海默病迈出关键一步国产新药完成临床Ⅲ期试验 2018年7月17日，在重大新药创制国家科技重大专项支持下，由中国海洋大学、中国科学院上海药物研究所和上海绿谷制药联合研发的治疗阿尔茨海默病新药——甘露寡糖二酸（以下简称“GV-971”）顺利完成临床Ⅲ期试验。

该药物是从海藻中提取的海洋寡糖类分子。不同于传统靶向抗体药物，GV-971能够多位点、多片段、多状态地捕获β淀粉样蛋白（Aβ），抑制Aβ纤丝形成，使已形成的纤丝解聚为无毒单体。GV-971的临床Ⅲ期试验是一项在中国进行的随机双盲、安慰剂对照的36周研究。临床研究期间，患者口服药物450毫克/次，每日两次。临床结果显示，GV-971在认知功能改善的主要疗效指标上达到预期，未发现抗体药物常出现的淀粉样蛋白相关成像异常的毒副作用。通过研究发现，GV-971还通过调节肠道菌群失衡、重塑机体免疫稳态，进而降低脑内神经炎症，阻止阿尔茨海默病病程进展。

研发团队负责人介绍，GV-971顺利完成临床Ⅲ期试验是团队21年拼搏的结晶，早期研发源于中国海洋大学，进一步深度研发由上海药物研究所和绿谷制药接续完成。GV-971新颖的作用模式与独特的多靶作用特征，为阿尔茨海默病药物研发开辟了新路径，并有望引领糖类药物研发新的浪潮，对提升我国创新药物研究领域的国际地位具有深远意义。上海绿谷制药将按照流程，于年内向国家药品监督管理局提交GV-971用于治疗轻、中度阿尔茨海默病的上市申请许可。

科技部重大办组织召开重大专项实施管理办公室主任会2018年第四次会议 2018年7月31日，科技部重大专项办公室组织召开重大专项实施管理办公室主任会2018年第四次会议。科技部重大专项办公室和财政部科教司相关负责同志、民口重大专项实施管理办公室主任、专项技术总师或副总师、有关项目管理专业机构负责同志、科技部评估中心负责同志等参加会议。重大专项办公室主任陈传宏主持会议。

会议深入学习领会习近平总书记在中央财经委员会第二次会议上的重要讲话精神，传达落实近期国务院领导听取重大专项工作汇报提出的有关要求，研究部署重大专项深入评估、后续发展战略研究、研究提出产业化配套政策建议、建立责任机制、激发创新活力等重要任务，以及加强组织管理等下一阶段重点工作。

我国自主研发乳腺癌新药马来酸吡咯替尼片获批上市 2018年8月29日，国家药品监督管理局批准了恒瑞医药自主研发的治疗复发或转移性乳腺癌1类新药马来酸吡咯替尼片（艾瑞妮）上市。马来酸吡咯替尼片由“重大新药创制”国家科技重大专项支持，并通过优先审评审批程序获准上市。

马来酸吡咯替尼是不可逆性人表皮生长因子受体2（HER2）、表皮生长因子受体（EGFR）双靶点的酪氨酸激酶抑制剂。HER2分子是乳腺癌预后较差的独立预测因子，在靶向HRE2的药物问世以前，HER2阳性患者的生存期仅为HER2阴性患者的一半。马来酸吡咯替尼片为复发或转移性乳腺癌患者提供了新的治疗手段。

转移性结直肠癌治疗药物呋喹替尼胶囊获批上市

2018年9月5日，国家药品监督管理局批准了和记黄埔医药(上海)有限公司研发的治疗转移性结直肠癌Ⅰ类新药呋喹替尼胶囊(爱优特)上市。爱优特由“重大新药创制”国家科技重大专项支持，拥有全球自主知识产权，通过优先审评审批程序获准上市。

爱优特单药适用于既往接受过氟尿嘧啶类、奥沙利铂和伊立替康为基础的化疗，以及既往接受过或不适合接受抗血管内皮生长因子(VEGF)治疗、抗表皮生长因子受体(EGFR)治疗(RAS野生型)的转移性结直肠癌患者。呋喹替尼是喹唑啉类小分子血管生成抑制剂，通过作用VEGFR激酶家族来抑制血管内皮细胞的增殖、迁移和管腔形成，从而抑制肿瘤新生血管形成及肿瘤生长，为转移性结直肠癌患者提供新的治疗途径。

结直肠癌三期临床试验研究结果显示，呋喹替尼具有明显临床价值，且安全性良好、不良反应可控。同时，呋喹替尼未来具有与化疗、其他靶向疗法以及免疫治疗等疗法相联合的潜力，最终使得更多的患者能够从这款创新药中获益。

“人用皮卡狂犬病疫苗”获国家药监局临床批件 2018年10月12日，“重大新药创制”国家科技重大专项成果“人用皮卡狂犬病疫苗”获得国家药品监督管理局授予的临床批件。该疫苗通过激活Toll样受体3(TLR-3)，快速诱导细胞和体液免疫，保护机体免受狂犬病毒感染。与目前已上市的预防性疫苗相比，“人用皮卡狂犬病疫苗”属预防兼治疗性狂犬病疫苗，其采用的一周三次加速免疫规程大幅提升免疫人群依从性。

自2013年以来，人用皮卡狂犬病疫苗的研发获得“重大新药创制”国家科技重大专项的滚动支持。2016年，“人用皮卡狂犬病疫苗”获美国FDA授予的预防兼治疗狂犬病感染的孤儿药资质，并被世界卫生组织(WHO)疫苗专家组列入狂犬病防治指导文件中。目前，该疫苗已在海外成功完成一期和二期临床研究，免疫原性和安全性良好，现已启动国际多中心三期临床试验。

科技部重大办组织召开重大专项实施管理办公室主任会2018年第五次会议 2018年10月10日，科技部重大专项办公室组织召开重大专项实施管理办公室主任会2018年第五次会议。科技部重大专项办公室、发展改革委高技术司、财政部科教司相关负责同志，民口重大专项实施管理办公室主任或副主任，专项技术总师或副总师，有关项目管理专业机构负责同志，科技部评估中心负责同志等参加会议。科技部重大专项办公室主任陈传宏主持会议。

会议深入学习了习近平总书记近期对科技工作的重要指示精神，以及国务院刘鹤副总理对重大专项提出的明确要求。会议研究部署了重大专项深度评估、2019年任务安排、后续发展战略研究、深化管理改革、减轻科研人员负担、加强信息化建设等下一阶段重点工作。

会议组织学习了中科院上海药物所王逸平研究员的先进事迹。王逸平研究员承担新药创制重大专项任务，身患重病、只争朝夕，为百姓研发新药。他始终把党的要求，人民的需要作为自己的人生选择和奋斗目标，用自己的一生践行了鞠躬尽瘁为民做药的誓言，在平凡的科研岗位上彰显了伟大的情怀。会议号召各专项组织深入学习和宣传王逸平同志的先进事迹，并结合身边从事重大专项工作的科研工作者的典型案例，弘扬科学精神、奉献精神，聚焦重大专项战略目标和任务，激发干事创业的热情和动力，凝聚形成打赢重大专项攻坚战的宏大力量。

科技部重大办组织召开重大专项项目推进工作组考核工作启动会 2018年10月10日，科技部重大专项办公室组织召开重大专项项目推进工作组考核工作启动会。科技部重大专项办公室、科技评估中心主要负责同志，重大专项项目推进工作组(简称推进组)全体人员出席会议。

为进一步完善管理，客观评价推进组工作实际效果，激励和督促推进组工作同志勇于担当，履职尽责，科技部重大专项办公室近期制定了《国家科技重大专项项目推进工作组人员考核暂行办法》(简称《考核办法》)。会议对《考核办法》进行了解读，宣布了考核工作小组名单，并对推进组下一步工作提出了具体要求。

科技部重大专项办公室陈传宏主任指出，推进工作组是科技部、发改委、财政部协商并报国务院领导同意而设立的，是在重大专项原有管理框架不变的情况下，为协助专项牵头单位完成任务、实现目标、产出重大成果、顺利通过验收而建立的工作机制。当前是重大专项收官攻坚的关键时期，加强推进组管理、完善工作机制、激发创造力和战斗力尤为重要。一是要提高政治站位，坚定理想信念，激励担当作为；二是要完善推进工作机制，强化任务部署，激发创新活力；三是要加强推进组临时党支部建设，打造有凝聚力、有战斗力、能打仗、打胜仗的推进组工作团队。他强调，推进组全体同志要认真学习习近平总书记关于科技创新和重大专项工作的重要指示精神，切实把思想和行动统一到党中央国务院的决策部署上来，全力打好重大专项收官攻坚战，为实现重大专项2020年战略目标提供有力工作支撑。

首个国产PD-1抗体药物特瑞普利单抗注射液获批上市

2018年12月17日，国家药品监督管理局有条件批准首个国产PD-1(程序死亡性受体-1)单抗——特瑞普利单抗注射液(商品名：拓益)上市。该药受“重大新药创制”国家科技重大专项支持，是苏州众合生物医药股份有限公司独立研发、具有完全自主知识产权的生物制品创新药品，是首个国产以 PD-1 为靶点的单抗药物，用于治疗既往标准治疗失败后的局部进展或转移性黑色素瘤。

该药临床试验结果显示，治疗既往接受全身系统治疗失败的不可切除或转移性黑色素瘤患者的客观缓解率达 17.3%，疾病控制率达 57.5%，1 年生存率达 69.3%。

重大新药创制和重大传染病防治两科技重大专项总体专家组全体会议在京召开 2018 年 12 月 17 日，国家卫生健康委在京召开重大新药创制和重大传染病防治两科技重大专项总体专家组全体会议。国家卫生健康委主任马晓伟同志出席会议并讲话，国家卫生健康委副主任曾益新同志主持会议。两专项总体组共约 50 位专家参会。科技部重大专项司、国家卫生健康委科教司、军委后勤保障部卫生局、国家中医药局科技司、国家卫生计生委科技发展中心负责同志参会。

马晓伟在讲话中充分肯定了两专项在保障和改善民生、促进产业发展、支撑服务医改、应对突发疫情等方面发挥的重要作用，深刻分析了当前卫生健康科技创新所面临的形势，提出了下一阶段科研发展方向，鼓励总体组专家提高站位、凝心聚力、崇尚使命、甘于奉献、严于律己、勇做表率，为卫生健康科技创新做出更大贡献。曾益新宣布了两专项总体专家组调整决定，要求大家认真领会会议精神，抓紧完成 2020 年战略目标，提前谋划未来卫生健康领域重大专项布局。

总体专家组还分别对两专项下一阶段重点任务部署进行了研究。

科研成果获奖项目

2017 年

合成药物

1. 国家 1.1 类新药盐酸安妥沙星

（国家技术发明奖二等奖 2017）

中国科学院上海药物研究所 安徽环球药业股份有限公司

杨玉社 王 祥 蒋华良 陈凯先 张 沭 嵇汝运

中药与天然药物

2. 中药和天然药物的三萜及其皂苷成分研究与应用

（国家科学技术进步奖二等奖 2017）

暨南大学 中国药科大学 丽珠集团利民制药厂 广州康和药业有限公司

叶文才 王广基 吴晓明 范春林 王 英 张晓琦 张冬梅 汪 豪 刘东来 裴 红

3. 治疗代谢性疾病常用中药药效物质基础研究及作用机制分析

（高等学校科学研究科技进步奖二等奖 2017）

天津中医药大学

王 涛 张 祎 刘二伟 韩立峰 于海洋 常艳旭 何 俊 郝 佳 刘 虹

4. 生肌玉红膏及其复合改性后胶原蛋白促进慢性创面愈合系列研究

（中华中医药学会“康缘杯”科学技术奖二等奖 2017）

南京中医药大学附属医院 无锡贝迪生物工程股份有限公司 江南大学

姚 昶 任伟业 陈敬华 吴旭彤 许岩磊 程咏梅 王江涛 张晓清 应 语 王 聪

5. 遗传性视神经病变致病机制及中医药干预研究

（中华中医药学会“康缘杯”科学技术奖二等奖 2017）

河北省眼科医院 浙江大学遗传学研究所

张铭连 管敏鑫 解世朋 蒋萍萍 常永业 石慧君 张娟娟 毛爱玲 冀延春 王 浩

6. 急性心肌梗死再灌注后中医药干预研究

（中华中医药“康缘杯”科学技术奖二等奖 2017）

广州中医药大学第二附属医院 北京中医药大学东方医院 江苏柯菲平医药股份有限公司

张敏州 郭力恒 林 谦 祁建勇 王 磊 毛 帅 吴 旸 秦引林 苏 梅 周袁申

7. 解毒通络保肾法治疗糖尿病肾病的疗效观察及对脂联素调控炎症信号通路影响的机制研究

（中华中医药学会“康缘杯”科学技术奖二等奖 2017）

长春中医药大学附属医院

王秀阁 朴春丽 何 泽 王国强 陈 曦 米 佳 吴 巍 兰博雅

8. 利用血管新生评价体系探究活血化瘀科学内涵及其中药新药创制

（中华中医药学会“康缘杯”科学技术奖三等奖 2017）

南京中医药大学 南京大学模式动物研究所 常熟雷允上制药有限公司

陆 茵 狄留庆 陈文星 李 伟 王爱云 吴 皓 赵庆顺 卞慧敏

9. 山里红叶抗脂肪肝作用及药代动力学研究

（中华中医药学会“康缘杯”科学技术奖三等奖 2017）

辽宁中医药大学

英锡相 康廷国 张文洁 李海波 柴纪严 赵友林 吴成举 英哲铭

10. 基于病证结合的抗幽门螺杆菌中药研究

（中华中医药学会“康缘杯”科学技术奖三等奖 2017）

北京大学第一医院　北京大学国际医院
张学智　叶　晖　丰胜利　陈　瑶　于　靖　成　虹
刘　宇　李　宁

11. 藏药余甘子抗癌活性部位的开发与应用
（中华中医药学会“康缘杯”科学技术奖三等奖　2017）
辽宁中医药大学
王　飞　辛　哲　高　路　王宏英　李　坤　孟宪生
包永睿　孙　宁

12. 清瘟解毒口服液抗流感的机制研究
（中华中医药学会“康缘杯”科学技术奖三等奖　2017）
黑龙江省中医药科学院
江柏华　张碧海　蒋鹏娜　刘丽敏　谭莉君　金冠男
李　强　李配卓

13. 石菖蒲成分及其配伍对退行性脑病作用的自噬机制
（中华中医药学会“康缘杯”科学技术奖三等奖　2017）
广州中医药大学第一附属医院
方永奇　莫镇涛　薛中峰　方若鸣　宁百乐　王南卜
张　升　刘　林

14. 益气养阴、清热活血法治疗病毒性心肌炎疗效及作用机制研究
（中华中医药学会“康缘杯”科学技术奖三等奖　2017）
河南省中医院（河南中医药大学第二附属医院）
王振涛　吴　鸿　韩丽华　张会超　艾进伟　芮浩淼
鲁文涛　袁　彬

15. 珍稀濒危和大宗常用药用植物资源调查
（中国中西医结合学会科学技术奖一等奖　2017）
中国中医科学院中药资源中心　中国医学科学院药用植物研究所　辽宁中医药大学　贵阳中医学院　北京中医药大学　广西壮族自治区药用植物园　重庆市中药研究院　四川中医药研究科学院　福建中医药大学　广东药科大学
黄璐琦　邵爱娟　陈美兰　张本刚　周　涛　王　冰
刘春生　马小军　张小波　杨　光　林淑芳　钟国跃
方清茂　杨成梓　杨　全　冯学峰　赵润怀　王文全
晋　玲　余丽莹　冯成强　葛　菲　魏胜利　郭　靖
刘大会　钱大玮　盛　萍　刘　娟　钱子刚　孟繁蕴
王有为　陈　平　周建理　王喆之　陈蔚文　李顺祥
贾新岳　由金文　卫莹芳　马　琳　秦雪梅　方成武
陈科力　魏胜利　蒋舜媛　江维克　孟祥才　李翠芹
李旻辉　郑玉光　舒少华　刘佳明　王　瑛　姚振生
梁留科　陈仕江　施力军

16. 三七花有效组分心血管保护作用的发现及作用机制的研究
（中国中西医结合学会科学技术奖二等奖　2017）
上海中医药大学附属龙华医院　上海中医药大学　澳门大学　上海中医药大学附属岳阳医院　上海市徐汇区中心医院
周　端　王佑华　魏　莉　李铭源　曹　敏　符德玉
杨建梅　周　昕　苑素云　沈　岚　胡旭东　沈　艳
周　莉

17. 益气养阴活血消癥通络法对糖尿病肾病蛋白尿的干预及机制探讨
（中国中西医结合学会科学技术奖二等奖　2017）
河北省中医院
陈志强　张芬芳　张江华　王月华　李黎莉　郭　倩
白　璐　徐　晶　方　敬

18. 复方中药品种基于多学科组合技术的研究
（中国中西医结合学会科学技术奖二等奖　2017）
中山大学
苏薇薇　李沛波　王永刚　吴　忠　彭　维　刘　宏
生书晶　童　欣

19. 开心解郁方治疗血管性抑郁症的疗效及转化研究
（中国中西医结合学会科学技术奖二等奖　2017）
中国中医科学院广安门医院　中国中医科学院中医临床基础医学研究所
黄世敬　王永炎　潘菊华　王彦云　张　颖　吴　巍
陈宇霞　谭　赛　刘起华　崔翰明　陈　朝

20. 黄芪汤改善肾功能损伤的机制研究
（中国中西医结合学会科学技术奖三等奖　2017）
上海市普陀区中心医院（上海中医药大学附属普陀医院）
复旦大学药学院
彭　文　张雪梅　王云满　王　利　王　浩　曹爱丽
池杨峰　楚　霜　郭恒江　李泽争

21. 白花蛇舌草等清热解毒中药抗大肠癌的药效作用及其机制研究
（中国中西医结合学会科学技术奖三等奖　2017）
福建中医药大学
林久茂　彭　军　魏丽慧　沈阿灵　蔡巧燕　张　铃
徐　伟　刘丽雅　洪振丰　李　煌　林明和　叶　榕

22. 基于“补肾健骨”对于骨关节病论治及鹿茸复方制剂的应用研究
（中国中西医结合学会科学技术奖三等奖　2017）
长春中医药大学　通化金马药业集团股份有限公司
赵文海　赵长伟　荆　宇　崔镇海　周晓玲　金美英
闻　辉　刘　茜　冷向阳　刘柏龄

23. 基于方剂配伍环境的关黄柏药效物质基础研究
（中国中西医结合学会科学技术奖三等奖　2017）
黑龙江中医药大学
孙　晖　张爱华　王喜军　王慧玉　李先娜　闫广利
张　贺

24. 中药单体靶向血管内皮生长因子治疗缺血性心脏病的系列实验研究

（中国中西医结合学会科学技术奖三等奖　2017）
南京中医药大学附属医院（江苏省中医院）　江苏省人民医院
陈晓虎　杨志健　陈建东　史海波　王连生　俞　鹏
程嵩奕　王时光　周宁天

25. 鸡血藤抗乳腺癌新机制、新用途和新产品的系统研究
（中国中西医结合学会科学技术奖三等奖　2017）
香港大学中医药学院　广东省中医药科学院　中山大学药学院
陈建萍　王志宇　王冬梅　王　能　彭　成　彭　芙
高　飞　唐海林　沈剑刚　杨得坡

26. 从血管重构及胆固醇逆转运探讨活血化瘀方药（芎芍胶囊）抗动脉粥样硬化的作用机制
（中国中西医结合学会科学技术奖三等奖　2017）
中国中医科学院西苑医院
徐凤芹　张艳虹　徐　浩　陈可冀　张　萍　宋　芊
张　颖　童文新　符竣杰　张智芳

27. 中药单体靶向血管内皮生长因子治疗缺血性心脏病的系列实验研究
（中国中西医结合学会科学技术奖三等奖　2017）
南京中医药大学附属医院（江苏省中医院）　江苏省人民医院
陈晓虎　杨志健　陈建东　史海波　王连生　俞　鹏
程嵩奕　王时光　周宁天

生物药物及生物制品

28. 艾滋病病毒与宿主天然防御因子相互作用新机制的研究
（国家自然科学奖二等奖　2017）
吉林大学
于晓方　张文艳　杜　娟　于湘晖　赵　可

29. 人类重要胞内病原微生物感染、致病和免疫逃逸机制研究
（高等学校科学研究自然科学奖二等奖　2017）
武汉大学
章晓联　朱　帆　潘　勤　罗凤玲　刘　敏　李冬青
刘丽娟　陈　芳　刘　俊

30. 丙型肝炎病毒复制机制与抗病毒研究
（高等学校科学研究自然科学奖二等奖　2017）
北京协和医学院
杨　威　赵振东　张磊亮　黄　鹤　牛玉强　程　敏
刘秀英　迟晓静　王　蓓

31. 人脑胶质瘤干细胞的研究
（中华医学科技奖二等奖　2017）
苏州大学附属第二医院　苏州九龙医院
兰　青　董　军　王之敏　黄　强　沈云天　费喜峰
王爱东　陈延明　孙　超

32. 利用人多潜能干细胞研究和治疗神经系统疾病
（中华医学科技奖三等奖　2017）
华中科技大学同济医学院附属同济医院　中国科学院动物研究所　复旦大学
陈　红　钱　坤　马丽香　胡宝洋　王　柳　郝　捷
张苏明　黄晓琳

33. IDO 抑制剂类新药研发
（第十二届中国药学会科学技术奖三等奖　2017）
复旦大学　同济大学
杨　青　匡春香　贺巾超　杨　丹　张胜男

34. 无细胞百白破 b 型流感嗜血杆菌联合疫苗
（第十二届中国药学会科学技术奖三等奖　2017）
北京民海生物科技有限公司　江苏省疾病预防控制中心　中国食品药品检定研究院
郑海发　朱凤才　刘建凯　叶　强　杜伟民　李贵凡
胡月梅　李亚男　侯启明　孙晓东　张　炎　聂晓齐
刘　翠

药理、毒理

35. 细胞钙信号及分子调控
（国家自然科学奖二等奖　2017）
北京大学　北京大学第三医院
王世强　程和平　徐　明　魏朝亮　张幼怡　刘德培
李　蓬　隋森芳

36. 胶质细胞-神经元功能耦合与缺血脑保护
（国家自然科学奖二等奖　2017）
华中科技大学同济医学院附属同济医院　中国科学院上海生命科学研究院陕西师范大学
王　伟　段树民　韩　静　谢敏杰　张　旻　顾晓松
陈孝平　邬堂春

37. 脑卒中防治的药物新靶点及新策略
（高等学校科学研究自然科学奖一等奖　2017）
浙江大学　苏州大学
陈　忠　韩　峰　盛　瑞　胡薇薇　张翔南　卢应梅
韩　蓉

38. 肿瘤侵袭转移的信号网络调控失衡机制及新治疗靶点的研究
（高等学校科学研究自然科学奖一等奖　2017）
中山大学
黎孟枫　李　隽　曾木圣　康铁邦　王　晋　蔡俊超
管洪宇

39. 动脉粥样硬化干预靶点与机制研究
（高等学校科学研究自然科学奖二等奖　2017）
南开大学

韩际宏　张智松　段亚君　陈元利　杨潇潇　李小菊
孙　蕾

40. 靶向肿瘤缺氧微环境的抗肿瘤药物作用靶点发现
（高等学校科学研究自然科学奖二等奖　2017）
浙江大学
杨　波　何俏军　曹　戟　朱　虹　应美丹　翁勤洁
杨晓春

41. RAS 系统新成员与心血管疾病的关系及意义
（高等学校科学研究自然科学奖二等奖　2017）
山东大学
董　波　王双喜　于庆涛　林彦良　刘义庆　赵跃然
郝青青　张月辉　王　洁　郭　涛

42. 若干微小 RNA 和蛋白基因在髓系生成和白血病中的功能和机制研究
（高等学校科学研究自然科学奖二等奖　2017）
北京协和医学院　解放军第三〇三医院　解放军军事医学科学院附属医院
张俊武　余　佳　王　芳　王小爽　龚佳男　苏　瑞
朱　勇　彭　瀚　张新华　尹晓林　林海双　翟鹏飞
马艳妮　宁红梅

43. 代谢综合征内皮细胞功能紊乱的分子机制及药物靶点的研究
（高等学校科学研究自然科学奖二等奖　2017）
香港中文大学　北京大学　河北医科大学
黄　聿　黄永德　田小雨　刘利梅　陈振宇　董京辉
黄少玲　郑慧珊　刘　建　张　扬

44. 药物抗炎与致炎作用评价、机制研究及其应用
（高等学校科学研究科技进步奖二等奖　2017）
烟台大学　北京协和医学院药物研究所　山东绿叶制药有限公司
傅风华　杜冠华　张雷明　王洪波　许　卉　王　天
辛文妤　刘万卉　范华英　赵　烽

45. 益气活血法对脑缺血和体外培养胎鼠神经干细胞增殖分化影响及其作用机制研究
（中华中医药学会“康缘杯”科学技术奖三等奖　2017）
安徽中医药大学
胡建鹏　王　键　王丽娜　唐　巍　何　玲　李　净
江爱娟　徐　伟

46. 代谢物失调改变细胞信号通路促肿瘤发生的分子机制
（中华医学科技奖二等奖　2017）
复旦大学附属妇产科医院　上海交通大学　复旦大学
赵世民　徐　薇　叶　丹　麋　军　林　彦

47. 代谢物失调改变细胞信号通路促肿瘤发生的分子机制
（中华医学科技奖二等奖　2017）
复旦大学附属妇产科医院　上海交通大学　复旦大学
赵世民　徐　薇　叶　丹　麋　军　林　彦

48. 抗癌基因 PTEN 在维持基因组稳定性中的作用及其机制研究
（中华医学科技奖二等奖　2017）
北京大学
尹玉新　梁　会　王光熙　冯嘉汶　何世明　李　扬
孙　卓　陈铸鸿　朱明璐　张　重

49. 甲胎蛋白作为信号分子在肝癌发生发展中的作用
（中华医学科技奖三等奖　2017）
北京大学　海南医学院
李　刚　李孟森　王珊珊　李超英　张　超　朱明月
李　慧　蒋　卫

50. 铁调素防治铁相关神经退行性疾病的神经药理学研究
（中华医学科技奖三等奖　2017）
复旦大学
钱忠明

51. 2 型糖尿病的药物基因组学研究
（中华医学科技奖三等奖　2017）
中南大学湘雅医院
刘昭前　张　伟　尹继业　李　曦　龚志成　明广峰
范　岚　周宏灏

52. 血管紧张素 s-(1-7)/Ma 旁路保护缺血性卒中的机制研究
（中华医学科技奖三等奖　2017）
南京市第一医院　南京脑科医院
张颖冬　蒋　腾　周俊山　石静萍　陆　杰　高　丽
谢　薇　祝东林

53. 儿童呼吸道合胞病毒感染致病机制及防治研究
（中华医学科技奖三等奖　2017）
重庆医科大学
刘恩梅　罗征秀　符　州　臧　娜　任　洛　邓　昱
谢晓虹　牛　超

54. 非小细胞肺癌个体化诊治新分子靶标策略的研究
（中华医学科技奖三等奖　2017）
南京医科大学第一附属医院　南京医科大学第二附属医院
束永前　王朝霞　高　雯　郭人花　刘凌翔　徐　静
许佳丽　魏晨晨

55. 非酒精性脂肪性肝病的糖脂代谢病理及其综合防控的基础研究与应用
（中国中西医结合学会科学技术奖一等奖　2017）
广东药科大学　香港大学生物医药技术国家重点实验室
广州白云山和记黄埔中药有限公司
郭　姣　徐爱民　李楚源　叶得伟　何兴祥　苏政权
荣向路　贝伟剑　覃仁安　雷自立　朴胜华　罗朵生
范　辉　胡旭光　肖　雪　蔡金艳　李坤平　胡因铭

56. 糖尿病肾病发病机制的新探索及中西医结合多靶点防治

研究

（中国中西医结合学会科学技术奖一等奖　2017）

上海交通大学附属第六人民医院　南方医科大学珠江医院

汪年松　简桂花　魏连波　桂定坤　范　瑛　王　锋
李军辉　陈廷芳　程东生　王筱霞　盛晓华　杨绪枫
吴俊男　费　杨　闻洁君

57. 心室重构创新靶点与活性药物的研究与应用

（第十二届中国药学会科学技术奖二等奖　2017）

南京医科大学第一附属医院　上海大学

李新立　肖俊杰　张海锋　贝毅桦

58. 铁调素防治铁相关神经退行性疾病的神经药理学研究

（第十二届中国药学会科学技术奖二等奖　2017）

复旦大学　香港中文大学　河北师范大学

钱忠明　柯　亚　常彦忠

59. 缺血性心脏疾病干预靶点及活性药物研发

（第十二届中国药学会科学技术奖三等奖　2017）

哈尔滨医科大学

白云龙　单宏丽　杜伟杰　杜智敏　张　勇　许超千
王　宁　蒋雅楠

60. 微纳米尺度粒子毒理学效应的基础研究与应用

（中华预防医学会科学技术奖二等奖　2017）

解放军军事医学科学院卫生学环境医学研究所　东南大学　华中师范大学

袭著革　王大勇　李　睿　林本成　刘晓华　武秋立
杨　旭　林治卿　闫　峻　杨丹凤　等

新技术及应用

61. 以防控人感染 H7N9 禽流感为代表的新发传染病防治体系重大创新和技术突破

（国家科学技术进步奖特等奖　2017）

浙江大学医学院附属第一医院　中国疾病预防控制中心病毒病预防控制所　中国疾病预防控制中心　汕头大学　香港大学　复旦大学　中国科学院微生物研究所　上海市疾病预防控制中心　上海市第五人民医院　首都医科大学附属北京朝阳医院　浙江省疾病预防控制中心

李兰娟　舒跃龙　管　轶　冯子健　袁国勇　高　福
袁正宏　王　宇　余宏杰　王大燕　高海女　王　辰
郑树森　杨仕贵　杨维中　曹　彬　陈鸿霖　李　群
朱华晨　周剑芳　刘　翟　高荣保　吴南屏　胡芸文
姚航平　张　曦　俞　亮　郑书发　吴　凡　卢洪洲
王　嘉　夏时畅　崔大伟　白　天　梁伟峰　林赞育
武桂珍　揭志军　郭　静　杜启泓　盛吉芳　刁宏燕
向妮娟　杨益大　赵　翔　汤灵玲　邹淑梅　余　斐
朱丹华

62. 肺癌分子靶向精准治疗模式的建立与推广应用

（国家科学技术进步奖二等奖　2017）

广东省人民医院（广东省医学科学院）　香港中文大学　吉林省肿瘤医院　解放军南京军区南京总医院

吴一龙　莫树锦　程　颖　宋　勇　周　清　张绪超
钟文昭　杨衿记　杨学宁　聂　强

63. 内分泌肿瘤发病机制新发现与临床诊治技术的建立和应用

（国家科学技术进步奖二等奖　2017）

上海交通大学医学院附属瑞金医院　上海市内分泌代谢病研究所

王卫庆　叶　蕾　曹亚南　蒋怡然　苏颋为　周薇薇
姜　蕾　孙首悦　朱　巍　宁　光

64. 缺血性脑卒中防治的新策略与新技术及推广应用

（国家科学技术进步奖二等奖　2017）

解放军第三军医大学　重庆医科大学　香港中文大学　苏州大学　中华预防医学会　复旦大学附属华山医院　首都医科大学宣武医院

周华东　谢　鹏　黄家星　张永红　王陇德　王延江
陈康宁　付建辉　华　扬　张　猛

65. 红斑狼疮诊治策略及其关键技术的创新与应用

（国家科学技术进步奖二等奖　2017）

中南大学湘雅二医院　深圳市人民医院　北京大学人民医院

陆前进　赵　明　戴　勇　张建中　肖　嵘　吴海竞
龙　海　廖洁月　李亚萍　汤冬娥

66. 艾滋病诊断、治疗和预防产品的评价关键技术建立与推广应用

（国家科学技术进步奖二等奖　2017）

中国食品药品检定研究院　中国科学院昆明动物研究所

王佑春　郑永唐　黄维金　杨柳萌　许四宏　王睿睿
聂建辉　刘　强　罗荣华　宋爱京

67. 以疗效为导向的中药效应物质筛选平台关键技术及其应用

（高等学校科学研究科技进步奖二等奖　2017）

浙江中医药大学　浙江大学　天津中医药大学　正大青春宝药业有限公司

赵筱萍　王　毅　王小莹　张　晗　刘　雳　杨振中
沈培强　邵　青　毛浩萍　龚　婉　何江敏

68. 藏、傣和壮等民族药物的传承创新研究及其应用

（中华中医药学会"康缘杯"科学技术奖二等奖　2017）

中南民族大学　西藏奇正藏药股份有限公司　广西民族医药研究院　西藏甘露藏药股份有限公司　西双版纳傣族自治州民族医药研究所　湖南湘西土家族苗族自治州民族医药研究所

梅之南　杨光忠　陈维武　滕红丽　王肖飞　田华咏

洛桑多吉　赵应红　巴桑次仁　洪宗国

69. 中药吊篮式循环提取与 MVR 浓缩技术集成研究

（中华中医药学会“康缘杯”科学技术奖三等奖　2017）

江中药业股份有限公司

刘旭海　魏筱华　王谷洪　朱明辉　王桂华　罗晓健　钟志坚　乐渝宁

70. 阿尔茨海默病早期识别与中医药防治的理论技术创新及其应用

（2017 年度“亚宝杯”李时珍医药创新奖）

北京师范大学

张占军　王燕平　彭丹涛　贾建军　张华敏　林艳和　李　馨　李　鹤　张俊英　陈姚静　卫东锋　王　君　李　澎　王永炎　白卫国

71. 干细胞治疗心血管疾病临床转化的关键技术研究

（中华医学科技奖一等奖　2017）

苏州大学附属第一医院

沈振亚　胡士军　李杨欣　陈一欢　余云生　黄浩岳　胡雁秋　杨君杰　滕小梅　刘　盛　雷　伟

72. 解毒凉血健脾法提高慢加急性肝衰竭疗效的创新技术建立及推广应用

（中华医学科技奖二等奖　2017）

首都医科大学附属北京地坛医院

王宪波　王融冰　曾　辉　李　昂　江宇泳　杨志云　高方媛　刘慧敏　朱镠娈　王晓静

73. 异基因造血干细胞移植挽救性治疗难治性恶性血液病的关键技术建立与临床应用

（中华医学科技奖二等奖　2017）

上海市第一人民医院

王　椿　万理萍　姜杰玲　杨　隽　蒋　瑛　蔡　宇　朱　骏　秦尤文　白海涛　慧　霞

74. 天然产物成药性评价技术创新及应用

（中华医学科技奖三等奖　2017）

中国医学科学院药物研究所

杜冠华　王月华　方莲花　吕　扬　张　莉　杨秀颖　刘艾林　王守宝

75. 遏制细菌耐药临床实验室综合应对体系建立与应用

（中华医学科技奖三等奖　2017）

中国医学科学院北京协和医院　山东鑫科生物科技股份有限公司　北京浩辰星月科技有限公司

徐英春　杨启文　肖　盟　张小江　张　辉　程敬伟　刘亚丽　王　瑶

76. 阿尔茨海默病的发病新机制和诊治新技术

（中华医学科技奖三等奖　2017）

青岛市市立医院

谭　兰　郁金泰　张　伟　王会福　谭　琳　谭辰辰　徐　伟　李洁琼

77. 微透析技术在中医药研究中的应用与创新

（中国中西医结合学会科学技术奖三等奖　2017）

中国中医科学院医学实验中心

王丹巧　王　巍　雷　燕　焦　玥　张美玉　赵小亮　刘　洋　李　涛　王志国　李玉娟　姜宇懋

78. 我国大规模多中心心血管药物评价体系的构建和推广

（第十二届中国药学会科学技术奖一等奖　2017）

中国医学科学院阜外医院

蒋立新　刘佳敏　高　岩　严小芳　田　娜　侯丽波　李　佳　苏　萌　吴超群　朱志鸿　杨　皓　王思铭　胡　爽　白雪珂　许　巍

79. 重组甘精胰岛素大规模生产工艺优化及质量控制关键技术研究

（第十二届中国药学会科学技术奖一等奖　2017）

甘李药业股份有限公司　中国食品药品检定研究院　天津大学　中国科学院过程工程研究所

甘忠如　杨化新　王大梅　梁成罡　黄　鹤　苏志国　李　晶　张愫华　蔡莲芝　张　慧　胡玉华　金太河　李湛军　杨柏成　李　恒

80. 符合国际 GLP 标准的非临床安全评价的关键技术平台建设

（第十二届中国药学会科学技术奖二等奖　2017）

国家上海新药安全评价研究中心

马　璟　常　艳　李　华　汪溪洁　汤纳平　邱云良　宋　征　潘晓靓　陆　亮　王　征　等

81. 新型戊肝病毒的发现、人畜传播研究及检测新技术的建立和推广应用

（中华预防医学会科学技术奖一等奖　2017）

中国食品药品检定研究院　北京大学　河北大学　解放军军事医学科学院基础医学研究所　西北民族大学　长春理工大学

王佑春　庄　辉　王　玲　黄维金　赵晨燕　耿彦生　张贺秋　张　峰　马忠仁　于源华　周　诚　张　黎　田亚宾　蓝海云　宋爱京

82. 肠道病毒 71 型（EV71）灭活疫苗研发系列关键技术及应用

（中华预防医学会科学技术奖一等奖　2017）

国药中生生物技术研究院有限公司（原北京微谷生物医药有限公司）　中国食品药品检定研究院

沈心亮　王军志　李秀玲　毛群颖　张云涛　徐　苗　郝春生　张中洋　杨永娟　王一平　刘　宇　郭会杰　鲁卫卫　温智恒　卞莲莲

83. 遏制细菌耐药临床实验室综合应对体系建立与应用

（中华预防医学会科学技术奖二等奖　2017）

中国医学科学院北京协和医院　北京浩辰星月科技有限公司

徐英春 杨启文 肖 盟 陈民钧 张小江 张 辉
程敬伟 刘亚丽 王 瑶 范 欣 等

84. 中国新生儿乙肝疫苗预防接种关键技术的研究和应用

（中华预防医学会科学技术奖二等奖 2017）

中国疾病预防控制中心

梁晓峰 崔富强 杨维中 王 宇 王富珍 张国民
郑 徽 缪 宁 孙校金 尹遵栋 等

85. 传染病系列诊断试剂、重组抗原和检测技术的研发应用

（中华预防医学会科学技术奖二等奖 2017）

解放军南京军区军事医学研究所 解放军军事医学科学院放射与辐射医学研究所 北京贝尔生物工程有限公司 深圳市普瑞康生物技术有限公司 无锡市申瑞生物制品有限公司

李越希 王升启 王长军 郭四新 刘琪琦 齐 永
孙晓彦 潘 英 李素芹 陈乐如 陈红霞 盛青松
李佳萌 沈万鹏 饶继先

86. 艾滋病防治产品评价关键技术的建立与应用

（中华预防医学会科学技术奖三等奖 2017）

军事医学科学院微生物流行病研究所

李敬云 刘思扬 鲍作义 庄道民 李韩平 刘永健
李 林 王晓林 等

87. 中国疫苗上市后不良反应监测体系的建立和应用研究

（中华预防医学会科学技术奖三等奖 2017）

中国疾病预防控制中心

王华庆 刘大卫 李克莉 杨维中 武文娣 李 黎
许涤沙 梁晓峰 等

88. 水痘流行变化规律与疫苗免疫策略的研究和应用

（中华预防医学会科学技术奖三等奖 2017）

北京市疾病预防控制中心

卢 莉 索罗丹 庞星火 杨 帆 马 蕊 陈 萌
张铁钢 李 娟 等

新药产业化研究

89. 中药大品种三七综合开发的关键技术创建与产业化应用

（国家科学技术进步奖二等奖 2017）

中国医学科学院药用植物研究所 吉林省中医药科学院 中国科学院昆明植物研究所 天津中医药大学 文山苗乡三七股份有限公司 昆明圣火药业（集团）有限公司 昆药集团股份有限公司

孙晓波 孙桂波 徐惠波 杨崇仁 张颖君 王 涛
董方言 陈中坚 兰 锋 余育启

90. 坎地沙坦酯原料与制剂关键技术体系构建及产业化

（国家科学技术进步奖二等奖 2017）

迪沙药业集团有限公司 济南大学 上海医药工业研究院 威海迪素制药有限公司

高永吉 郑庚修 张福利 丛日刚 王 冠 邹元华
李宗文 刘炳朋 龙连清 李 靖

91. 氰烯菌酯杀菌剂新靶标的发现及产业化应用

（高等学校科学研究科技进步奖一等奖 2017）

南京农业大学 浙江大学 安徽省农业科学院 江苏省农药研究所股份有限公司

周明国 马忠华 陈 雨 侯毅平 王洪雷 杨荣明
郑兆阳 段亚冰 刁亚梅 陈长军 田如海 关成宏
楚桂芬 郑志天 李 斌

92. 可溯源优质中药饮片质量评价体系的构建及其产业化示范

（高等学校科学研究科技进步奖一等奖 2017）

南京中医药大学 南京海昌中药集团有限公司 安徽协和成药业饮片有限公司 九州天润中药产业有限公司 浙江中医药大学中药饮片有限公司

蔡宝昌 蔡 皓 秦昆明 李保明 朱志国 杜伟锋
李伟东 刘 晓 陆兔林 周金海 丁 斐 陶 益
殷放宙 金俊杰

93. 中药制剂共性技术——制粒关键技术及产业化应用

（高等学校科学研究科技进步奖-推广类二等奖 2017）

成都中医药大学 四川好医生药业集团有限公司 西华大学 成都泰合健康科技集团股份有限公司（原成都华神集团股份有限公司）

傅超美 董 艳 廖 婉 何 瑶 张 臻 赵 萱
刘 芳 李 玲 耿福昌 林大胜

94. 治疗乳腺增生新药丹鹿胶囊（克乳痛胶囊）开发研究

（中华中医药学会“康缘杯”科学技术奖三等奖 2017）

江苏省中医院 苏中药业

许芝银 卞卫和 唐仁茂 刘志辉 马朝群 许 毅
任晓梅 李 琳

95. 茯苓规范化种植基地优化升级及系列产品综合开发研究

（中华中医药学会“康缘杯”科学技术奖三等奖 2017）

湖北省中医院 武汉大学 华中农业大学 九州通医药集团股份有限公司 湖北中医药大学

赵映前 王有为 边银丙 王克勤 严宜昌 黄 鹤
刘焱文 徐智斌

96. 缺血性脑卒中治疗创新药物银杏二萜内酯葡胺注射液的研制及产业化

（中华中等医药学“康缘杯”科学技术奖一等奖 2017）

康缘药业股份有限公司

萧 伟 凌 娅 毕宇安 王振中 赵宾江 曹 亮
丁 岗 周恩丽 章晨峰 耿 婷 孙晓萍 刘 秋
周 军 曹泽彧 王团结

97. 肉苁蓉系统研究与产业化推广应用

（中华中医药学会“康缘杯”科学技术奖一等奖 2017）

北京大学　中国农业大学　内蒙古自治区阿拉善盟林业治沙研究所　上海交通大学　杏辉天（杭州）药业有限公司　和田帝辰生物医药科技有限公司　于田县林业站　内蒙古阿拉善苁蓉集团有限责任公司　和田天力沙生药物开发有限责任公司　内蒙古王爷地苁蓉生物有限公司

屠鹏飞　郭玉海　李晓波　田永祯　姜　勇　蒲小平　游能盈　游　林　杨太新　买提库尔班·玉素甫　祁成宏　魏　均　耿兴超　白　莹　王学武

98. 当归、红（黄）芪合剂的应用基础研究与产业化

（中国中西医结合学会科学技术奖三等奖　2017）

甘肃中医药大学附属医院　甘肃中医药大学　甘肃陇神戎发制药有限公司　兰州大学基础医学院　甘肃省肿瘤医院

李应东　赵信科　刘　凯　邢喜平　寇　炜　孙少伯　李淑玲　刘倍吟　任一杰　康海军　李　敏　王小虎

99. 一类新药益母草碱（SCM-198）的开发与产业化

（第十二届中国药学会科学技术奖二等奖　2017）

复旦大学

朱依谆　刘新华　杨　迪　吴伟军　龙　芬　黄蒙威

100. 抗风湿等六种优势病种特色维药研发及产业化

（第十二届中国药学会科学技术奖二等奖　2017）

新疆维吾尔自治区药物研究所　新疆维吾尔自治区维吾尔医药研究所　中国医学科学院药物研究所　新疆维吾尔药业有限责任公司　新疆银朵兰维药股份有限公司　新疆奇康哈博维药股份有限公司　新疆西部加斯特药业有限公司等

顾政一　斯拉甫·艾白　邢建国　杨伟俊　闫　明　李治建　吉腾飞　刘腊才　黄　磊　季志红　等

101. 汉防己甲素原药及制剂创新研究和产业化

（第十二届中国药学会科学技术奖三等奖　2017）

浙江金华康恩贝生物制药有限公司

陈冠华　金　鑫　蒋红梅　陆纪宏　应志洪　张　芳　林　琳　金轶俊　等

临床研究

102. 肝司疏泄的科学基础与临床应用

（高等学校科学研究科技进步奖一等奖　2017）

北京中医药大学　北京师范大学　广州中医药大学　解放军军事医学科学院基础医学研究所

王　伟　王庆国　王天芳　赵　燕　周仁来　徐志伟　赵　云　李成卫　薛晓琳　赵慧辉　敖海清　吴秀艳　陈建新　马雪玲　程发峰

103. 肾癌微创外科治疗和靶向药物治疗的临床与基础研究

（高等学校科学研究科技进步奖一等奖　2017）

第二军医大学　解放军南京军区南京总医院

王林辉　孙颖浩　刘　冰　杨　波　吴震杰　曲　乐　孙树汉　徐丹枫　崔心刚　肖　亮　张　超　杨　富　鲍　一　时佳子　王　杰

104. 治疗痴呆的中药新药临床试验的关键技术及其应用

（中华中医药学会“康缘杯”科学技术奖一等奖　2017）

北京中医药大学　解放军军事医学科学院　解放军总医院北京医院　中国中药协会

田金洲　时　晶　吴圣贤　胡良平　解恒革　秦　斌　王桂华　刘建平　倪敬年　魏明清　李　婷　张学凯　柳伟伟　王蓬文　苗迎春

105. 扶正解毒化瘀法防治癌性躯体痛的临床及基础研究

（中华中医药学会“康缘杯”科学技术奖二等奖　2017）

中国医学科学院肿瘤医院　中国中医科学院望京医院　北京市房山区中医医院

冯　利　殷玉琨　李　杰　周　磊　于建华　王宁军　王福庆　芦殿荣　何生奇　王　芳

106. 基于通腑降浊中药对 IBS-C 脑肠肽及胃肠动力的临床及基础研究

（中华中医药学会“康缘杯”科学技术奖二等奖　2017）

河北省中医院

杨　倩　李佃贵　刘建平　郎晓猛　张云凤　杜　姚　才艳茹　杜朋丽　赵润元　李博林

107. 中医药周期疗法治疗乳腺增生病的临床应用

（中华中医药学会“康缘杯”科学技术奖二等奖　2017）

广东省中医院

林　毅　司徒红林　陈前军　卓　睿　周劬志　许　锐　钟少文　刘晓雁　周若鹏　李东梅

108. 活血化瘀中药对青光眼视神经保护作用的基础与临床系列研究及新药研发

（中华中医药学会“康缘杯”科学技术奖二等奖　2017）

湖南中医药大学　中南大学湘雅二医院　湖南中医药大学第一附属医院　中国中医科学院眼科医院　湖南湘雅制药有限公司

彭清华　蒋幼芹　李建超　江　冰　彭　俊　张丽霞　姚小磊　谭涵宇　周亚莎　喻　娟

109. 温阳通络法治疗类风湿关节炎的研究及临床应用

（中华中医药学会“康缘杯”科学技术奖二等奖　2017）

云南中医学院第一附属医院　云南中医学院

彭江云　李兆福　万春平　汤小虎　狄朋桃　刘维超　吴晶金　吴　洋　普勇斌　周唯践

110. 肿瘤扶正解毒祛瘀法临床用药规律及综合疗效研究

（中华中医药学会“康缘杯”科学技术奖三等奖　2017）

天津中医药大学第一附属医院　天津医科大学肿瘤医院　天津市人民医院

贾英杰　李小江　于建春　杨佩颖　谢广茹　姚　嫱　张　莹　潘战宇

111. **“补肾生髓成肝”治疗肝脏病的基础与临床应用研究**
（中华中医药学会“康缘杯”科学技术奖三等奖　2017）
湖北省中医院　湖北中医药大学
李瀚旻　高　翔　沈　昕　晏雪生　辜建勋　盛国光
李晶津　张六通

112. **喜炎平注射液全链条临床风险控制技术**
（中华中医药学会“康缘杯”科学技术奖三等奖　2017）
中国中医科学院中医临床基础医学研究所　江西青峰药业有限公司
王志飞　范海伟　王连心　陈　晓　谢雁鸣　庄　严
常艳鹏　喻锦扬

113. **清热化湿祛瘀法干预慢性肾衰竭湿热证的研究**
（中华中医药学会“康缘杯”科学技术奖三等奖　2017）
安徽中医药大学第一附属医院
王亿平　金　华　胡顺金　吕　勇　程　皖　刘家生
茅燕萍　任克军

114. **健脾养正消癥方对晚期胃癌的临床应用和实验研究**
（中华中医药学会“康缘杯”科学技术奖三等奖　2017）
江苏省中医院
刘沈林　王瑞平　陈玉超　邹　玺　吴　坚　陈　敏
李　烜　邵　杰

115. **补肾益气活血法治疗慢性再生障碍性贫血的基础与临床研究**
（中华中医药学会“康缘杯”科学技术奖三等奖　2017）
浙江省中医院（浙江中医药大学附属第一医院）
叶宝东　吴迪炯　沈一平　邵科钉　高雁婷　周郁鸿
林圣云　武利强

116. **动脉粥样硬化性心血管病的机制研究和临床应用**
（中华医学科技奖三等奖　2017）
浙江大学　中国医学科学院基础研究所
王建安　王　婧　余路阳　项美香　谢小洁　陈晓锋
陈　涵　徐银川

117. **治疗难治性血细胞减少症中药新药派能达胶囊基础、临床研究及开发**
（中国中西医结合学会科学技术奖二等奖　2017）
浙江中医药大学附属第一医院（浙江省中医院）
高瑞兰　苗　青　肖鲁伟　郑智茵　尹利明　沈建平
余潇苓　林筱洁　庄海峰　赵燕娜　钱　松

118. **中药治疗功能性消化不良的基础与临床研究**
（中国中西医结合学会科学技术奖三等奖　2017）
中国医科大学附属盛京医院
李　岩　陈苏宁　孙思予　田　丰　郝　庆　王学清
肖　琳　李　卉　王　晓　王贺玲　关霜霜

119. **补肾活血法治疗男性不育症的作用机制和临床应用**
（中国中西医结合学会科学技术奖三等奖　2017）
东南大学附属中大医院　南京医科大学第一附属医院
金保方　孙大林　蔡　滨　张新东　崔毓桂　刘建国
赵红乐　谷亚龙　王志强　张华俊　高永金　黄宇烽

120. **经方三黄汤衍化方剂灌肠治疗溃疡性结肠炎临床应用及疗效机制研究**
（中国中西医结合学会科学技术奖三等奖　2017）
首都医科大学附属北京中医医院　北京中医医院顺义医院
陈　誩　周　滔　危北海　王继东　邱新萍　魏　青
王　帅

其他

121. **全国中药资源普查技术规范的研究和编制**
（中华中医药学会“康缘杯”科学技术奖一等奖　2017）
中国中医科学院中药资源中心　中国中药公司　中国医学科学院药用植物研究所　江西中医药大学　南京中医药大学　北京大学药学院　解放军三〇二医院　中国中医科学院
黄璐琦　郭兰萍　张小波　赵润怀　张本刚　陆建伟
孙丽英　马小军　钟国跃　段金廒　蔡少青　肖小河
王永炎　肖培根

122. **常用中药2000年临床用量流域研究**
（中华中医药学会“康缘杯”科学技术奖三等奖　2017）
北京中医药大学
傅延龄　张　林　宋　佳　倪胜楼　陶晓华　李家庚
周祯祥　焦拥政

123. **聚乙烯聚丙烯类药包材中掺假再生料的识别研究**
（第十二届中国药学会科学技术奖三等奖　2017）
中国食品药品检定研究院
孙会敏　谢兰桂　赵　霞　金少鸿　蔡荣　俞　辉

124. **《万古霉素治疗药物监测指南》等个体化用药指南的研发与制订**
（第十二届中国药学会科学技术奖三等奖　2017）
北京大学第三医院
翟所迪　叶志康　陈　垦　唐惠林　陈耀龙　门　鹏
王天晟　张相林　等

125. **《方药量效学》**
（“杏林杯”中华中医药学会学术著作奖一等奖　2017）
仝小林　赵林华　王跃生　傅延龄　连凤梅

126. **《中医药临床评价方法研究与实践》**
（“杏林杯”中华中医药学会学术著作奖一等奖　2017）
谢雁鸣　魏　戌　高凡珠　支英杰　张　科

127. **《病证结合动物模型拟临床研究思路与方法》**
（“杏林杯”中华中医药学会学术著作奖一等奖　2017）
刘建勋　林成仁　任建勋　任钧国　周文霞

128.《张仲景方证理论体系研究》
（“杏林杯”中华中医药学会学术著作奖二等奖 2017）
贾春华

129.《中药药性认知与辛热类药临床应用》
（“杏林杯”中华中医药学会学术著作奖二等奖 2017）
张 冰 黄建梅 林志健 金 锐 薛春苗

130.《中华道地药材》
（“杏林杯”中华中医药学会学术著作奖二等奖 2017）
彭 成 郭 力 李 敏 严铸云 王家葵

131.《滋补甘露方药》
（“杏林杯”中华中医药学会学术著作奖三等奖 2017）
李 林

132.《中国中医药学科史》
（“杏林杯”中华中医药学会学术著作奖三等奖 2017）
高文柱 刘 平 王旭东 王振国 刘 鹏

133.《中医中药角药研究》
（“杏林杯”中华中医药学会学术著作奖三等奖 2017）
朱富华 杨志春 樊 平 张砚敏 成 秋

134.《白血病的中医药诊治》
（“杏林杯”中华中医药学会学术著作奖三等奖 2017）
黄礼明 马武开

135.《临床中药学》第一版
（“杏林杯”中华中医药学会学术著作奖三等奖 2017）
高学敏 钟赣生 张建军 张德芹 白晓菊

136.《方药纵横——中药成方制剂用药规律分析》
（“杏林杯”中华中医药学会学术著作奖三等奖 2017）
杨洪军 唐仕欢 卢 朋 申 丹

137.《中药毒性理论与安全性评价》
（“杏林杯”中华中医药学会学术著作奖三等奖 2017）
赵军宁 叶祖光

（由张贵兴 万猛 李劲松 刘俊立 张莹 孙文虹提供资料 由司伊康 程桂芳 金听根整理）

2018年

中药与天然产物

1. 银杏二萜内酯强效应组合物的发明及制备关键技术与应用
（国家技术发明奖二等奖 2018）
中国药科大学 江苏康缘药业股份有限公司 南京医科大学 齐齐哈尔大学
肖 伟 楼凤昌 凌 娅 阿基业 胡 刚 马舒伟

2. 天然保肝药物及其制剂创新关键技术研究与应用
（高等学校科学研究优秀成果奖进步奖一等奖 2018）
江苏大学 正大天晴药业集团股份有限公司 江苏中兴药业有限公司 江苏天晟药业股份有限公司
徐希明 张喜全 季 浩 仰榴青 武俊明 余江南
张来芳 朱 源 刘 佳 董 平 童珊珊 曹 霞

3. 南方特色民族药资源调查鉴定、质量控制与规范化应用
（高等学校科学研究优秀成果奖进步奖二等奖 2018）
中南民族大学 湖北中医药大学 湖北省药品监督检验研究院 襄阳市中医医院 恩施土家族苗族自治州食品药品检验检测中心
万定荣 杨新洲 陈科力 葛月宾 聂 晶 焦 玉
林亲雄 吴绍敏

4. 2型糖尿病并发症“虚、瘀”病机实质及中医药干预的系列研究
（高等学校科学研究优秀成果奖进步奖二等奖 2018）
湖南中医药大学 湖南省中医药研究院
秦裕辉 喻 嵘 王宇红 吴勇军 孟 盼 张秀丽
杨 蕙 赵洪庆 王实强 李若存 张 熙 黄 丹
蔡 川

5. 情志致病理论指导下的中药药效评价体系的建立及应用
（高等学校科学研究优秀成果奖进步奖二等奖 2018）
暨南大学 广州白云山敬修堂药业股份有限公司 江苏康缘药业股份有限公司
何蓉蓉 李怡芳 高 昊 胡 丹 彭红英 肖 伟
江 涛 曹 亮 陈晓坚 陈河如 姚新生

6. 无公害中药材精细栽培关键技术与应用
（中华中医药学会科学技术奖一等奖 2018）
中国中医科学院中药研究所 中国医学科学院药用植物研究所 南京农业大学 盛实百草药业有限公司 上海市药材有限公司 深圳津村药业有限公司 文山苗乡三七股份有限公司 澳门大学中药质量研究国家重点实验室 四川川村中药材有限公司 成都恩威投资（集团）有限公司
陈士林 李西文 魏建和 李 刚 郭巧生 徐 江
董林林 刘玉德 杨成民 魏富刚 梁重恒 李 琦
沈 奇 叶 萌 向 丽

7. ZY-06基于毒-效-证三要素的有毒中药（何首乌）毒效机制研究与应用
（中华中医药学会科学技术奖三等奖 2018）
陕西中医药大学 成都中医药大学 陕西紫光辰济药业有限公司 西安岳达生物科技股份有限公司
卫培峰 张 琪 丁维俊 缪 峰 张晓梅 张 天
高 峰 焦晨莉

8. 基于高分辨“UPLC-MS”及分子网络数据分析技术的民族药新药发现及应用

（中国中西医结合学会科学技术奖二等奖）

中国医学科学院药用植物研究所　西南民族大学　成都中医药大学

黄林芳　曾　锐　瞿　燕　邹忠梅　任晓东　林余霖
李金花　张　翔　李燕芳　曹　雨　王雅平　李爱暖

9. 我国南海典型药源生物先导化合物的发现、结构与功能

（中国药学会科学技术奖二等奖　2018）

中国海洋大学

李国强　李平林　唐旭利

合成药物

10. 硒药物化学设计与肿瘤诊疗应用

（中华医学青年科技奖　2018）

暨南大学

陈填烽　贺利贞　黄妍瑜　刘　婷　常兖州

11. 新型蛋白激酶小分子抑制剂的设计、合成与抗肿瘤作用研究

（中国药学会科学技术奖三等奖　2018）

暨南大学

丁　克　陆小云　张　章　任小梅

药理、毒理

12. 基于药效团模型的原创小分子靶向药物发现

（国家自然科学奖二等奖　2018）

四川大学

杨胜勇　陈应春　魏于全

13. 炎症及相关疾病治疗的新靶点和新策略研究

（高等学校科学研究优秀成果奖自然奖一等奖　2018）

南京大学

徐　强　郭文洁　孙　洋　吴雪丰　吴兴新　罗　琼
沈　燕　刘　雯

14. 认知和情感障碍性疾病发病机制和药物靶点

（高等学校科学研究优秀成果奖自然奖一等奖　2018）

华中科技大学

陈建国　王建枝　王　芳　张勇慧　朱虎成　吴鹏飞
龙利红

15. 抑制细胞增殖与分化异常的新机制研究

（高等学校科学研究优秀成果奖自然奖一等奖　2018）

澳门科技大学　广州中医药大学　复旦大学

刘　良　沈晓燕　刘中秋　周　华　梁丽娴　范星星
罗　培　李　婷　谢　莹　萧文鸾　姚小军　黄锦伟
姜志宏　朱依谆　卢琳琳

16. 砷暴露所致肺和皮肤损害及肿瘤的分子机制研究

（高等学校科学研究优秀成果奖自然奖二等奖　2018）

南京医科大学

刘起展　李　远　徐　媛　凌　敏　罗　菲　王心如

17. 病毒性肝炎治疗新靶点、新策略

（高等学校科学研究优秀成果奖进步奖一等奖　2018）

吉林大学　北京凯因科技股份有限公司　正大天晴药业股份有限公司　广州海力特生物科技有限公司

牛俊奇　涂正坤　丁艳华　高沿航　金清龙　史继峰
李其德　潘　煜　何淑梅　迟秀梅　彭春梅　张　洪
王晓美　徐洪芹　吴瑞红

18. 自身免疫性肝病发病机制、临床诊疗和免疫调控新策略

（高等学校科学研究优秀成果奖进步奖一等奖　2018）

上海交通大学

马　雄　王绮夏　唐茹琦　苗　琪　邱德凯　华　静
肖　潇　虢灿杰　连　敏　盛　黎

19. JC-23 动脉粥样硬化性疾病进展的机制及基于中医“治未病”思想的中医药防治

（中华中医药学会科学技术奖一等奖　2018）

辽宁中医药大学

朱爱松　张　艳　陈文娜　吴景东　宫丽鸿　张冰冰
李　佳　王　梅　孙　鑫　张晓卿

20. 2 型糖尿病并发症“虚、瘀”病机实质及中医药干预的系列研究

（中华中医药学会科学技术奖二等奖　2018）

湖南中医药大学　湖南省中医药研究院

秦裕辉　喻　嵘　王宇红　吴勇军　孟　盼　张秀丽
成细华　王实强　李若存　张　熙

21. 自身免疫病发病机制和诊疗关键技术的创研和应用

（中华医学科技奖一等奖　2018）

中国医学科学院北京协和医院　中国医学科学院基础医学研究所　中日友好医院　香港大学　华南理工大学　上海交通大学医学院附属仁济医院南院

张　烜　何　维　崔　勇　吕力为　张奉春　朱朝晖
李永哲　叶　霜　廉哲雄　张建民　赵丽丹　陈　华
费允云　唐福林

22. 出血性脑卒中及继发脑损伤的新机制和防治新策略

（中华医学科技奖二等奖　2018）

中国人民解放军陆军军医大学第一附属医院

朱　刚　陈　志　冯　华　John H. Zhang　唐　俊
陈渝杰　胡　荣　谭　亮　陈前伟　陶一浩

23. 人类重大传染病动物模型体系的建立及应用

（中华医学科技奖二等奖　2018）

中国医学科学院医学实验动物研究所　香港大学　北京科兴生物制品有限公司

秦　川　袁国勇　尹卫东　鲍琳琳　高一村　高　虹
魏　强　张连峰　邓　巍　陈福和

24. 动脉粥样硬化干预靶点与机制研究

（中华医学科技奖三等奖　2018）
南开大学
韩际宏　段亚君　陈元利　杨潇潇　张智松　李小菊
赵步长　张爽

25. 花生四烯酸代谢产物、非编码 RNA 在肺动脉高压发病中的作用及基于潜在治疗靶点的药物研究
（中华医学科技奖三等奖　2018）
哈尔滨医科大学
朱大岭　马　翠　王志刚　王　爽　郑晓东　于秀峰
曲丽辉　邢　妍

26. 胰岛素抵抗的评估及其转化医学研究
（中华医学科技奖三等奖　2018）
重庆医科大学
李启富　李　希　肖晓秋　杨淑敏　胡金波　汪志红
程庆丰　青　华

27. 肾纤维化病证靶点和防治研究
（中国中西医结合学会科学技术奖一等奖）
中国人民解放军陆军军医大学第三附属医院（野战外科研究所）　中国人民解放军总医院
何娅妮　陈客宏　陈　佳　朱晗玉　戴欢子　杨　杰
肖　菲　杨国汉　张伟光　李开龙　胡　威　张湖海
蔡青利　蔡明玉　张建国　杨聚荣　林利容

28. 基于肝药酶 P450 酶代谢体系和转运体体系探索中药-西药药物相互作用
（中国中西医结合学会科学技术奖三等奖）
上海中医药大学附属曙光医院
王肖龙　沈智杰　裘福荣　王英杰　李益萍　林文勇
张海涛　张言玉

29. 成瘾性药物滥用致神经系统损伤的生物学标志物及其机制研究
（中国药学会科学技术奖二等奖　2018）
东南大学
姚红红　张　媛　白　莹　韩　冰　黄荣荣　杨　莉
沈　灵

30. 抗厌氧菌创新药物临床药理学评价体系的建立及应用
（中国药学会科学技术奖二等奖　2018）
复旦大学附属华山医院　南京圣和药业股份有限公司
张　菁　郭蓓宁　陈渊成　王　勇　胡佳丽　郁继诚
王志强　范亚新　武晓捷　曹国英　曹钰然　毋海兰
何高丽　吴　湜　吴菊芳

31. 中西药物相互作用的药物基因组学研究及其应用
（中国药学会科学技术奖三等奖　2018）
中南大学湘雅医院
张　伟　陈　尧　刘昭前　周宏灏　周　淦　王连生
范　岚　欧阳冬生　李　曦　郭　莹

药物制剂

32. 含黄酮类活性成分中药新型给药系统研究与推广应用
（中华医学科技奖三等奖　2018）
上海中医药大学　上海市中西医结合医院　苏州玉森新药开发有限公司　上海市黄浦区香山中医医院　上海玉森新药开发有限公司
谢　燕　季　光　李国文　玄振玉　袁秀荣　沈红艺
杨　骏　史秀峰

33. 携载人参皂甙 Rg3 缓释制剂的研制及治疗增生性瘢痕作用机制研究
（中国中西医结合学会科学技术奖二等奖）
上海交通大学医学院附属第九人民医院　上海交通大学医学院附属瑞金医院
孙晓明　程丽英　崔文国　张余光　唐梦遥　毛曦媛
张　路　金　蓉　张　英

生化药物及生物制品

34. 我国原创细胞生长因子类蛋白药物关键技术突破、理论创新及产业化
（国家科学技术进步奖二等奖　2018）
温州医科大学　珠海亿胜生物制药有限公司　安徽安科生物工程（集团）股份有限公司　暨南大学医药生物技术研究开发中心
李校堃　王晓杰　黄志锋　林　丽　肖　健　黄亚东
惠　琦　方海洲　宋礼华

35. 基于药物基因组学的高血压个体化治疗策略、产品与推广应用
（国家科学技术进步奖二等奖　2018）
中南大学湘雅医院　湖南宏灏基因生物科技有限公司
周宏灏　刘昭前　张　伟　李　清　陈小平　赵震宇
周　淦　刘　洁　李　智　尹继业

36. 多肽药物研发关键技术及多肽创新药物的研发
（高等学校科学研究优秀成果奖发明奖一等奖　2018）
南京大学　中国药科大学　常州南京大学高新技术研究院　南京师范大学　常州四药制药有限公司
华子春　徐寒梅　郑　珩　李家璜　张双全　孙永强

37. 成纤维细胞生长因子-21 治疗 2 型糖尿病关键技术创新与应用
（高等学校科学研究优秀成果奖发明奖二等奖　2018）
东北农业大学
李德山　任桂萍　高华山　王文飞　刘铭瑶

38. 全球消灭脊灰行动计划关键疫苗（国家Ⅰ类新药 sIPV 及 bOPV）的研发及应用
（中国药学会科学技术奖一等奖　2018）
中国生物技术股份有限公司　中国食品药品检定研究院

北京北生研生物制品有限公司
杨晓明　王军志　王　辉　李长贵　吴永林　魏树源
赵玉秀　王红燕　英志芳　杨云凯　王剑锋　张　晋
李爱灵　梁宏阳　于守智

中药方剂

39. 基于整体观的中药方剂现代研究关键技术的建立及其应用

（国家科学技术进步奖二等奖　2018）

中国人民解放军第二军医大学　上海和黄药业有限公司　复旦大学附属华山医院　江西青峰药业有限公司　健民药业集团股份有限公司　通化白山药业股份有限公司　云南生物谷药业股份有限公司
张卫东　周俊杰　施海明　柳润辉　詹常森　李　勇
姜　鹏　罗心平　谢　宁　林艳和

40. 紫朱软膏治疗糖尿病足的研究与推广应用

（中华中医药学会科学技术奖一等奖　2018）

上海中医药大学附属曙光医院
柳国斌　韩　强　胡啸明　李西林　李文惠　杨　晓
奚九一　王丽翔　张　磊　闫少庆　杨　婷　毛丽萍

41. 以榛花为君药的新药复方榛花舒肝胶囊的研发及产业化

（中华中医药学会科学技术奖二等奖　2018）

长春中医药大学　吉林省食品检验所　吉林省七星山药业有限公司
南　征　孙佳明　南劲松　南红梅　张　茁　吴　楠
杜延佳　李志成　李晶峰

42. 张仲景合方系列研究

（中华中医药学会科学技术奖二等奖　2018）

北京中医药大学中央民族大学承德医学院
贾春华　庞宗然　郭玉成　李静华　黄启福　李守拙

43. 中药五味子饮片生产质量关键技术体系构建及推广应用

（中华中医药学会科学技术奖二等奖　2018）

南京中医药大学　香港浸会大学中医药学院　吉林敖东世航药业股份有限公司　南京中山制药有限公司　吉林敖东延边药业股份有限公司
陆兔林　李　林　殷放宙　季　德　禹志领　许家胜
成　俊　张科卫　严国俊　许金国

44. 当归补血汤协同肌源性干细胞移植促受体造血重建的研究应用

（中华中医药学会科学技术奖二等奖　2018）

天津中医药大学
汪　涛　王晓玲　窦昊颖　冯　莉　王丽帆　刘志强
张美英

45. 山银花的作用评价、质量控制与产业链策划实施

（中华中医药学会科学技术奖三等奖　2018）

西南大学　重庆医药高等专科学校　重庆市农业研究院　重庆市中医院
徐晓玉　张继芬　陈　怡　陈伟海　薛　强　庞有伦
唐　清　刘　杨

46. 益气活血、寒热平调法对溃疡性结肠炎的影响及机制研究

（中华中医药学会科学技术奖三等奖　2018）

辽宁中医药大学
柳越冬　陶弘武　刘佃温　田振国　孟宪生　金　岩
赵　仑　于永铎

47. 化浊解毒法改善糖脂代谢紊乱及胰岛素抵抗的机制研究

（中华中医药学会科学技术奖三等奖　2018）

天津中医药大学第一附属医院
吴深涛　章清华　王　斌　周　静　王世伟　闫冬雪
节阳华　周　祥

48. 平性药药性本质及其调节机体平衡科学内涵研究

（中华中医药学会科学技术奖三等奖　2018）

广西中医药大学
邓家刚　郝二伟　覃洁萍　秦华珍　冯　旭　杜正彩
孙　冰　杨　柯

49. 芪参益气滴丸对心肌保护的作用途径及机制研究

（中华中医药学会科学技术奖三等奖　2018）

天津中医药大学　天士力医药集团股份有限公司
郭利平　闫凯境　樊官伟　任　明　张　磊　王　怡
李　岩　孙　晓

50. 祛瘀清热法调控IUD出血副反应子宫血管重塑及宫内缓控释给药应用

（中华中医药学会科学技术奖三等奖　2018）

山东中医药大学附属医院　辽宁省计划生育科学研究院
师　伟　杨立群　徐　丽　曹广尚　王　信　梁　娜
刘金星　李文明

51. 益气健脾法在慢性阻塞性肺疾病稳定期的优化方案

（中华中医药学会科学技术奖三等奖　2018）

浙江中医药大学附属第一医院　杭州市中医院　浙江省中西医结合医院
王　真　杨珺超　季聪华　楼雅芳　徐俭朴　洪辉华
陈瑞琳

52. 中药复方养荣润肠舒对慢传输型便秘大鼠的治疗作用机理研究

（中华中医药学会科学技术奖三等奖　2018）

辽宁中医药大学附属三院
张虹玺　王　莉　于永铎　隋　楠　陈　萌　庄　继
刘士君　刘铁龙

53. 祛风通络及其演变方药治疗急性缺血性卒中的神经血管单元保护作用与机制研究

（中国中西医结合学会科学技术奖一等奖）
复旦大学附属中山医院　上海中医药大学附属曙光医院
蔡定芳　俞晓飞　朱旭莹　杨云柯　向　军　张　雯
王国骅　孙　燕

54. 芪参益气滴丸补气活血的作用机理

（中国中西医结合学会科学技术奖一等奖）
北京大学　天士力医药集团股份有限公司
韩晶岩　闫凯境　贺　珂　崔元辰　闫　丽　李彦川
林色奇　李　琳　潘春水　李　泉　卫晓红　孙　凯
黄　娉　胡白和　常　昕　王传社

55. 创新中药制剂在肺癌临床综合治疗中的开发与应用研究

（中国中西医结合学会科学技术奖二等奖）
浙江省肿瘤医院　浙江大学　浙江康恩贝制药股份有限公司
毛伟敏　林能明　吴永江　方　罗　王如伟　马胜林
李清林　王跃珍　张爱琴　章红燕　黄　萍　胡江宁
吴　健　姚庆华　刘雪松　栾连军　洪　卫　徐洪明
来灿林　芦柏震

56. 补肾活血中药方对骨质疏松症相关细胞信号通路转导机制的系列研究

（中国中西医结合学会科学技术奖二等奖）
华中科技大学同济医学院附属协和医院
沈　霖　帅　波　杨艳萍　马　陈　徐晓娟　朱　锐
卢芙蓉　周樊华　王　松

57. 治疗心悸常用方剂抗心律失常作用机制

（中国中西医结合学会科学技术奖二等奖）
河南中医药大学第一附属医院
朱明军　王永霞　朱初麟　邢作英　高　原　余海滨
李　彬　刘红军　曹英杰　孙彦琴　胡宇才　陈　鹏
郑　佳

58. 基于“益肾消瘀”理念指导下中药方剂对于慢性肾脏病治疗机制的基础研究

（中国中西医结合学会科学技术奖二等奖）
苏州大学附属第一医院　南京中医药大学附属医院（江苏省中医院）　苏州市中医医院
魏明刚　何伟明　高　坤　成旭东　张　露　倪　莉
孙　伟

59. 昆明山海棠不同配伍治疗类风湿关节炎增效减毒的基础和应用研究

（中国中西医结合学会科学技术奖二等奖）
广州中医药大学第一附属医院
林昌松　刘清平　徐　强　关　彤　陈纪藩　陈光星
刘晓玲　雷旭杰　刘丽娟　刘明岭　张明英　刘敏莹
李　楠　潘东梅　姜玉宝　陈秀敏　林云斌　魏赈权

60. 固阳消瘀法防治糖尿病性黄斑水肿的研究与应用

（中国中西医结合学会科学技术奖二等奖）
中日友好医院
金　明　邓　辉　苑　维　邓婷婷　王志军　潘　琳
秦亚丽　訾迎新　刘海丹　冀美琦

61. 肝纤维化的血清代谢组学特征及中药复方的调节机制研究

（中国中西医结合学会科学技术奖二等奖）
上海中医药大学附属曙光医院
杨　涛　刘成海　郝　娟　陶艳艳

62. 黄芩汤治疗溃疡性结肠炎的作用机制研究

（中国中西医结合学会科学技术奖二等奖）
中国中医科学院中药研究所
杨伟鹏　王彦礼　周钟鸣　范妙璇　张会会　陈　立
庄帅星　王敦方　徐航宇　马旭冉

63. 基于胃肠转运规律的含黄酮类成分中药制剂技术平台构建及应用

（中国中西医结合学会科学技术奖三等奖）
上海中医药大学　上海市中西医结合医院　上海市黄浦区香山中医医院　上海玉森新药开发有限公司　上海中医药大学附属龙华医院
谢　燕　季　光　李国文　袁秀荣　沈红艺　杨　骏
玄振玉　史秀峰　孟倩超

64. 基于 CFH 多态性和 VEGF 相关因子介导的 AMD 发病机制及杞黄颗粒干预研究

（中国中西医结合学会科学技术奖三等奖）
天津中医药大学第一附属医院　广州中医药大学第二附属医院
梁凤鸣　王　燕　王　莉　黎红梅　张欣桐　孟　梁
王　璐　袁　远　王莹莹　关玉双　全　颖

65. 中药配伍组分调控非酶蛋白糖基化及 MAPK 细胞转导通路改善糖尿病血管病变的机制研究

（中国中西医结合学会科学技术奖三等奖）
中国中医科学院西苑医院
高　普　刘征堂　靳昭辉　宋光熠　靳　冰　孙其伟
宋　芊　相田园　王　锐

66. 中药抗菌作用研究方法及痰热清抗耐药菌示范研究

（中国中西医结合学会科学技术奖三等奖）
中国中医科学院医学实验中心
王　毅　李连达　杨伟峰　孙娅楠　马淑骅　李贤煜
孙　健　马琰岩　郭　娜　雷洪涛　刘长振　邢亚君

临床研究

67. 血栓性疾病的早期诊断和靶向治疗

（国家科学技术进步奖二等奖　2018）
华中科技大学同济医学院附属协和医院　上海交通大学

浙江大学　复旦大学
胡　豫　刘俊岭　梅　恒　胡德胜　胡　虎　唐　亮
庞志清　石　威　胡　波　郑传胜

68. 含重金属成分的祛腐生肌药临床应用的安全性及疗效评价的示范性研究

（中华中医药学会科学技术奖二等奖　2018）
中国中医科学院中药研究所　北京中医药大学第三附属医院　健民药业集团股份有限公司
李建荣　彭　博　裴晓华　徐　胜　王春晖　徐启华
贺　蓉　路艳丽　黄志军　赵　刚

69. 中医药在辅助生育技术中的临床应用与研究

（中华中医药学会科学技术奖二等奖　2018）
北京中医药大学
金　哲　贡　欣　刘艳霞　王树玉　鲁秋丹　周丽颖
苏　慧　张莉嘉　于妍妍　徐　彩

70. 中药生制饮片临床区分使用依据

（中华中医药学会科学技术奖二等奖　2018）
辽宁中医药大学
贾天柱　许　枬　史辑才谦　张振秋　李　群　窦志英
陈晓霞　单国顺　刘鸣昊

71. 酸甘生津法论治干燥综合征的临床及作用机制的系列研究

（中华中医药学会科学技术奖三等奖　2018）
上海中医药大学附属龙华医院
陈湘君　顾军花　茅建春　苏　励　邓予新　周　珺
陈晓云　匡　雨

72. 支气管哮喘（哮病）中医药诊治数据挖掘和辨证治疗研究

（中华中医药学会科学技术奖三等奖　2018）
安徽中医药大学第一附属医院　安徽医科大学第二附属医院　安徽中医药大学第二附属医院
李泽庚　张念志　方向明　朱慧志　童佳兵　王传博
鹿　林　杨　程

73. 健脾清化方防治 2 型糖尿病的临床疗效和机制

（中华中医药学会科学技术奖三等奖　2018）
上海中医药大学附属曙光医院
陆　灏　陶　枫　李俊燕　陈清光　徐隽斐　杨雪蓉
沈远东　姚　政

74. 耐药难治白血病诊治新策略与临床应用

（中华医学科技奖一等奖　2018）
中国人民解放军陆军军医大学第二附属医院　中国科学院动物研究所　徐州医科大学附属医院
张　曦　高　蕾　张　诚　刘　耀　孔佩艳　李忠俊
史春梦　胡宝洋　曾令宇　钟江帆　高　力　冯一梅
杨世杰　文　钦　陈幸华

75. 消化系统肿瘤分子标志物的发现及临床应用研究

（中华医学科技奖一等奖　2018）
中山大学附属肿瘤医院
徐瑞华　关新元　王　峰　骆卉妍　康铁邦　周志伟
贾卫华　鞠怀强　邱妙珍　邵建永　元云飞　张东生
王志强　王德深　鲁运新

76. 中药分期论治方案治疗儿童哮喘的随机对照研究

（中国中西医结合学会科学技术奖三等奖）
复旦大学附属儿科医院
汪永红　俞　建　时毓民　孙　雯　张亦群　胡　红
杜　慧　李素环

77. 益气活血清泄法抗肾间质纤维化的机制与临床应用

（中国中西医结合学会科学技术奖三等奖）
山东中医药大学附属医院　江苏省中医院
李　伟　孙　伟　姜月华　涂　玥　胡洪贞　王一川
周　乐　刘　红　王　雁　齐振强

78. 中西医结合多靶点防、诊、治非小细胞肺癌的研究与应用

（中国中西医结合学会科学技术奖三等奖）
山东中医药大学　山东省医学科学院　山东大学
郑　心　黄　伟　孟　雪　赵　粤　李士涛　曹玉凤
薛玉文　彭召云　闫璐玓　刘思远　代　龙

79. 前药 2-α 羟基戊基苯甲酸钾（PHPB）治疗脑缺血及痴呆的临床前和临床研究

（中国药学会科学技术奖三等奖　2018）
中国医学科学院药物研究所　云南生物谷创新药物投资有限公司
王晓良　杨靖华　李　彪　李　江　王　玲　陈毅园
杨　云　冯亦璞　彭　英　徐少锋　王伟平　冯　楠

新技术

80. 高端制药机器人视觉检测与控制关键技术及应用

（国家技术发明奖二等奖　2018）
湖南大学　湖南千山制药机械股份有限公司　湖南工业大学
王耀南　刘祥华　孙　炜　张昌凡　张　辉　毛建旭

81. 中药药代动力学关键技术研究及质量管理体系构建

（高等学校科学研究优秀成果奖进步奖二等奖　2018）
南京中医药大学
居文政　熊宁宁　蒋　萌　张　军　刘　芳　储继红
许美娟　吴　婷　刘史佳　邹　冲　殷俊刚　李长印
戴国梁　俞景梅　王晓骁

82. 中成药品质提升关键技术与方法的创新研究及其应用

（高等学校科学研究优秀成果奖进步奖-推广类二等奖　2018）
辽宁中医药大学　浙江大学　辽宁华润本溪三药有限公司　国家中成药工程技术研究中心　苏州泽达兴邦医药

科技有限公司

孟宪生　刘雪松　康廷国　谈　英　韩　凌　包永睿

袁际云　李页瑞　王　帅　杨欣欣　李天娇

83. **中药破壁饮片创新开发关键技术研究及产业化应用**

（中华中医药学会科学技术奖一等奖　2018）

中山市中智药业集团有限公司　中山市中智中药饮片有限公司

成金乐　赖智填　邓　雯　彭丽华　陈金梅　陈勇军

徐吉银　乔卫林　马宏亮　陈炜璇　唐　琳　梁燕玲

郑夏生　朱丹烨　李武毅

84. **中医药调控母胎免疫耐受与排斥关键技术及应用**

（中华中医药学会科学技术奖二等奖　2018）

山东省医学科学院基础医学研究所

李　霞　王东梅　马瑞萍　王云霞　黑国真　魏　然

张　振　赵　霖　赖楠楠　郭　强

85. **面向中药提取分离节能减排的特种膜技术集成体系创建与应用**

（中华中医药学会科学技术奖二等奖　2018）

南京中医药大学　江苏久吾高科技股份有限公司　太极集团重庆涪陵制药厂有限公司　通药制药集团股份有限公司

朱华旭　郭立玮　李　博　杨积衡　秦少容　彭文博

秦郁文　李晨阳　冯天炯　赵士明

86. **中药上市后质量与药效再评价核心关键技术研究及应用**

（中华中医药学会科学技术奖二等奖　2018）

中山大学

苏薇薇　李沛波　王永刚　刘　宏　姚宏亮

87. **道地药材玉竹关键栽培技术及种质评价研究**

（中华中医药学会科学技术奖三等奖　2018）

湖南中医药大学

刘塔斯　曾晓艳　龚力民　肖　岚　杨先国　李　钟

林丽美　刘应蛟

88. **结核病预防、诊断与治疗制品质量评价关键技术体系的建立与应用**

（中国药学会科学技术奖二等奖　2018）

中国食品药品检定研究院　重庆医科大学附属第一医院

王国治　徐　苗　赵爱华　陈保文　卢锦标　沈小兵

都伟欣　苏　城　杨　蕾　罗永艾　黎友伦　彭　丽

王　璞　周丽蓉　郭述良

89. **基于液质联用法的头发验毒关键技术体系的建立与推广应用**

（中国药学会科学技术奖三等奖　2018）

深圳市药品检验研究院（深圳市医疗器械检测中心）　香港科技大学

王铁杰　詹华强　鲁　艺　殷　果　闫　研　董婷霞

肖丽和　梁嘉荣

新药产业化研究

90. **中药资源产业化过程循环利用模式与适宜技术体系创建及其推广应用**

（国家科学技术进步奖二等奖　2018）

南京中医药大学　陕西中医药大学　山东步长制药股份有限公司　吉林省东北亚药业股份有限公司　延安制药股份有限公司　江苏天晟药业股份有限公司　淮安市百麦科宇绿色生物能源有限公司

段金廒　唐志书　王明耿　吴启南　权文杰　宿树兰

刘启明　郭　盛　季　浩　熊　鹏

91. **泮托拉唑钠及制剂关键技术研究与产业化**

（国家科学技术进步奖二等奖　2018）

浙江大学　杭州中美华东制药有限公司　浙江省食品药品检验研究院　杭州华东医药集团新药研究院有限公司

胡富强　姚忠立　袁　弘　洪利娅　张　昀　郑国钢

黄雪惠　徐仲军　方国林　鄢　丰

92. **激素药物屈螺酮中间体生物羟化合成关键技术及产业应用**

（高等学校科学研究优秀成果奖发明奖二等奖　2018）

江南大学，浙江仙居君业药业有限公司

许正宏　李　会　史劲松　李　恒　张峥斌　龚劲松

93. **中药加工炮制一体化与组方配伍关键技术体系构建及其产业化示范**

（中华中医药学会科学技术奖二等奖　2018）

浙江中医药大学　南京中医药大学　浙江中医药大学中药饮片有限公司　南京海昌中药集团有限公司

曹　岗　蔡　皓　傅惠英　蔡宝昌　寿旗扬　刘　晓

葛卫红　秦昆明　裴　科　段　煜

94. **民族医药创新与产业化技术平台的建设**

（中华中医药学会科学技术奖三等奖　2018）

广西中医药大学

朱　华　蒋才武　林　辰　卢汝梅　吴　林　姜建萍

秦华珍　蔡　毅

95. **现代中药制剂滑膜炎颗粒（胶囊）的研究及产业化**

（李时珍医药创新奖　2018）

神威药业集团有限公司　神威药业（张家口）有限公司

李振江　陈　钟　信蕴霞　刘铁军　曹菊林　张特利

屈云萍　张岩岩　王　娇　周永妍

96. **基于大数据的中药注射剂上市后再评价及方法学研究**

（中国药学会科学技术奖一等奖　2018）

北京中医药大学　兰州大学　中国中医科学院西苑医院　洛阳中科信息产业研究院

吴嘉瑞　商洪才　张　冰　田金徽　李贻奎　张金艳

赵　屹　张加余　曹卉娟　刘　欣　张晓朦　张　丹
王凯欢

97. 基于 5α-还原酶抑制剂作用机制的创新中药研发及产业化

（中国药学会科学技术奖三等奖　2018）

浙江康恩贝制药股份有限公司

王如伟　贾金铭　焦拥政　马卫国　胡江宁　罗少波
叶剑锋　何厚洪　吴　健　瞿　伟　吴华铃　姚建标
徐洪明　胡林水　王建方

98. 源于美洲大蠊的新药发现与创制及产业化示范

（中国药学会科学技术奖三等奖　2018）

大理大学　昆明赛诺制药股份有限公司　云南腾药制药股份有限公司　内蒙古京新药业有限公司　腾冲市福德生物资源开发有限公司

李树楠　彭　芳　郝振平　李筱玲　徐小军　吴绍良
杜一民　徐　溧　段宝忠　邵维在　刘光明　杨国安
胡　万　张华明　杨再康

新书

99.《清宫膏方精华》

（中华中医药学会学术著作奖一等奖　2018）

陈可冀　刘　玥　吴宝金　李艳彦　李　斌

100.《广西海洋药物》

（中华中医药学会学术著作奖一等奖　2018）

邓家刚　施学丽　黄克南　郝二伟　廖冬燕

101.《维吾尔药用植物 DNA 条形码集》

（中华中医药学会学术著作奖二等奖　2018）

李晓瑾　樊丛照　王果平　阿依别克·热合木都拉
朱　军

102.《方药量效关系研究系列丛书》

（中华中医药学会学术著作奖二等奖　2018）

傅延龄　张　林　宋　佳　徐晓玉　仝小林

103.《上海市基层中医药适宜技术操作指南》

（中华中医药学会学术著作奖三等奖　2018）

吴耀持　张　蓉　张峻峰　李　艳　黄承飞

104.《妊娠期中西药物用药禁忌》

（中华中医药学会学术著作奖三等奖　2018）

杜惠兰　马惠荣　闫　华　宋翠淼　魏影非

105.《心血管疾病中医药研究进展》

（中华中医药学会学术著作奖三等奖　2018）

刘红旭　尚菊菊　周　琦　田静峰　褚福永

106.《毛德西方药心悟》

（中华中医药学会学术著作奖三等奖　2018）

毛德西

107.《中国近代中医药期刊汇编》（含《提要卷》和《索引卷》）

（中华中医药学会学术著作奖三等奖　2018）

段逸山　任宏丽　王有朋

108.《中国壮药志》

（中华中医药学会学术著作奖三等奖　2018）

朱　华　滕建北　黄汉儒　黄海滨　谢凤凤

其他

109. 以碟脉灵苦碟子注射液为示范的中成药上市后安全性证据体评价

（中华中医药学会科学技术奖二等奖　2018）

中国中医科学院中医临床基础医学研究所　北京中医药大学东方医院　中国人民大学统计学院中国人民解放军海军总医院　通化华夏药业有限责任公司

廖　星　张允岭　支英杰　王连心　邹敬韬　庄　严
王志飞　阎博华　陈宝鑫　易丹辉

110. 上市后药物循证评价与应用

（中国药学会科学技术奖三等奖　2018）

北京大学第三医院

翟所迪　唐惠林　刘　芳　门　鹏　闫盈盈　易湛苗
李潇潇　王天晟　杨毅恒　赵荣生　张　弨　杨　丽

111. 我国药品拉曼光谱新型快检体系构建与推广

（中国药学会科学技术奖三等奖　2018）

中国人民解放军第二军医大学　山东省食品药品检验研究院　上海市食品药品检验所　上海迪亚凯特生物医药科技有限公司　上海医药集团股份有限公司　中央军委后勤保障部卫生局药品仪器检验所　上海交通大学　上海科哲生化科技有限公司　上海仪电分析仪器有限公司　华东师范大学

陆　峰　柴逸峰　李　军　杨永健　曹永兵　柳　艳
张中湖　柯　樱　邢俊波　黄梅珍　张建明　李　征
周爱民　吕狄亚　陆　丹

112. 中药中真菌毒素染毒机理及质量控制关键技术平台的研究及应用

（中国药学会科学技术奖三等奖　2018）

上海市食品药品检验所

季　申　王少敏　毛　丹　胡　青　毛秀红　苗　水
陆继伟　郑　荣　张　甦　许　勇　孙　健　刘贤贤
陈　钶　杜春晓　黄晓静

（由张桂兴　万　猛　刘俊立　李劲松　孙文虹　施克明提供资料，由司伊康　程桂芳　金听根搜集整理）

国家自然科学基金资助项目

2017 年面上项目(药学相关项目选录)

项目编号	项目名称	负责人	依托单位
81773814	胱氨酸及其 SLC7A11 转运体调控乳腺癌细胞 P-糖蛋白高表达耐药机制研究	阿基业	中国药科大学
81773762	新型 FGFR 候选新药 GF008 个性化特征研究-GF008 获得性耐药机制探讨	艾　菁	中国科学院上海药物研究所
81872943	孕期地塞米松暴露所致子代足细胞发育毒性的 miRNA 编程机制及干预靶标研究	敖　英	武汉大学
81872741	以脯氨酸羟化酶抑制剂非啰啉酮膦酸为基础的"前药"的设计、合成及抗肝纤维化作用的研究	柏　旭	吉林大学
81874368	基于 NLRP3 炎症小体的淫羊藿致免疫特异质肝损伤的多成分协同效应及其分子机制研究	柏兆方	解放军第三〇二医院
81773614	具有降糖降脂活性的灵芝杂萜类化合物构效关系及作用机制研究	宝　丽	中国科学院微生物研究所
81873072	基于"TF-miRNA-NP"途径在宿主对抗流感病毒中的作用探讨金柴抗病毒胶囊的作用机制	鲍岩岩	中国中医科学院中药研究所
81773940	基于 TLR4 相关的 MAPK/NF-κB 信号通路探讨茯苓多糖对肺癌免疫调节作用的分子机制	鲍依稀	重庆医科大学
81773563	Ocotillol 型 C-24 差向异构体分子探针化学构建及抗 MRSA 作用机制研究	毕　毅	烟台大学
81872865	靶向钠钾 ATP 酶治疗缺血性脑卒中的抗体研发及机制研究	卞劲松	苏州工业园区新国大研究院
81872813	无定形药物固体分散体的分子运动性和结晶动力学机制研究	蔡　挺	中国药科大学
81873004	白术芍药散"炮制增效"多靶点作用机制研究	蔡宝昌	南京中医药大学
81872857	circRNA-CRGL 调控心肌细胞增殖介导心梗后心肌再生的分子机制研究	蔡本志	哈尔滨医科大学
81872997	基于人参皂苷抗炎活性叠加作用的人参质量评价新体系构建	蔡少青	北京大学
81773900	基于 LGR4 靶点和在线定向捕获的"山茱萸-白芍"酒炙配伍治疗类风湿关节炎物质基础和作用机制研究	曹　岗	浙江中医药大学
81872885	WSB1 调控非同源末端连接修复在克服 PARP 抑制剂天然耐药中的机制研究	曹　戟	浙江大学
81872783	多功能活性蛋白复合物介导 CAR-T 细胞的抗肿瘤活性研究	曹　宇	北京大学深圳研究生院
81773666	基于微环境多层次响应和 Toll 样受体介导机制的肿瘤相关免疫细胞群靶向输送载体的构建和评价	曹德英	河北医科大学
81773631	基于结构的抗寨卡病毒靶向抑制剂研究	曹瑞源	解放军军事医学科学院
81872910	非整倍体介导白念珠菌对卡泊芬净耐药的分子机制研究	曹永兵	上海中医药大学
81774001	藏药矮紫堇治疗缺血性心脏病的药效物质基础与分子机制	柴兴云	北京中医药大学
81773786	新型芘醌类衍生物作为外排泵特异性抑制剂的逆转真菌耐药及作用机制研究	常文强	山东大学
81773833	丹参酮生物合成途径中结构修饰关键酶的结构与功能研究	常振战	北京大学
81773796	ciR-0001544 靶向调控 ZC3H4 在矽肺炎症和纤维化中的作用研究	巢　杰	东南大学
81773917	在分子动力学模拟指导下自组装构建可同时递释氢气的中药复方组分双重响应内耳给药系统及防治噪声性聋的研究	陈　钢	广东药科大学
81773816	血管内皮细胞与表皮细胞间通讯致索拉非尼手足皮肤反应的作用及机制研究	陈　建	浙江省人民医院
81773885	基于肠道菌群靶点和代谢组学方法探讨枇杷叶新颖倍半萜改善 T2DM 胰岛素抵抗的作用研究	陈　剑	江苏省中国科学院植物研究所
81773887	基于比较代谢组学研究二妙丸类方抗高尿酸血症整体作用机制与药效物质基础	陈　君	中国药科大学
81774005	基于代谢组学与血清药物化学整体辨识波棱瓜子抗胆汁淤积药效物质基础及其作用机制研究	陈　敏	西南大学
81773790	糖尿病新药靶-细胞背景钾电流 KCNK9(TASK3)的发现和验证	陈　伟	解放军军事医学科学院
81873016	靶向 CAFs 的中药脂质体构建及联用抗肝癌脂质微乳复合系统促渗增效作用研究	陈　彦	南京中医药大学
81872728	基于靶标结构设计丁酰胆碱酯酶抑制剂并评价其抗中、重度阿尔茨海默症的活性	陈　瑶	南京中医药大学
81773984	子宫内膜异位症上皮间质转化信号通路串话机制及"内异消"的抑制作用研究	陈　怡	西南大学
81773763	组蛋白甲基转移酶 G9α 影响结直肠癌发生发展分子机制研究	陈　奕	中国科学院上海药物研究所
81773945	酸浆内酯 B 抑制 IFNG-JAK-CEACAM1 通路阻断 TIM3 介导的胃癌 PD1 抗体治疗耐药的作用研究	陈　喆	浙江中医药大学
81872844	特异性敲除胆碱能神经元上组胺 H_1 受体诱发精神分裂症样阴性症状及其药物靶点的研究	陈　忠	浙江大学
81872820	多功能 TAM 靶向 STAT3-siRNA/CpG 递送系统调控 TAM(M2→M1)及其作用机制研究	陈大为	沈阳药科大学
81872775	新型多黏菌素衍生物 AL-6 抗鲍曼不动杆菌耐药自发突变株的作用机制研究	陈代杰	上海交通大学
81872977	清热类中药的抗补体活性多糖及其构效关系	陈道峰	复旦大学

（续表）

项目编号	项目名称	负责人	依托单位
81773610	菲啶类 Wnt/β-catenin 信号通路激动剂抗白癜风活性及其作用机制研究	陈铎之	中国科学院昆明植物研究所
81773866	基于 APP-appoptosin 通路及体内过程的土黄芪抗老年痴呆药效物质及其作用机制研究	陈海峰	厦门大学
81773759	ZNF750 调控 E2F2 抑制口腔鳞癌恶性进展的分子机制及靶点确认	陈海英	山东大学
81872841	M1 受体选择性激活和 Gαq-PKC 信号偏好的变构新位点发掘及调控机制研究	陈红专	上海交通大学
81773612	降血糖活性成分 J306 衍生物合成、构效关系及作用机制研究	陈纪军	中国科学院昆明植物研究所
81773869	獐牙菜属促胰岛功能修复与糖代谢作用的抗糖尿病小分子天然产物筛选与机制研究	陈家春	华中科技大学
81773638	针对多发性硬化症的 CB2 激动剂构效关系和生物学机制研究	陈建忠	浙江大学
81773952	吉祥草活性成分 RCE-4 选择性抗宫颈癌的分子作用机制研究	陈剑锋	三峡大学
81773594	茄科植物中靶向 HIF2α 和 TRAIL-DR5 抗肾癌的 withanolide 类特色成分的发现及作用机制研究	陈丽霞	沈阳药科大学
81872900	新一代促进微管降解并能克服多药耐药的微管降解剂 SKLB-2H 作用位点和抗耐药分子作用机制研究	陈俐娟	四川大学
81773849	丛枝菌根共生条件下 JA 介导防御反应中跨膜信号离子组的研究	陈美兰	中国中医科学院中药研究所
81773924	抗抑郁药物新靶标 Cx43 的功能解析及人参皂苷 Rg1 对其干预的机制研究	陈乃宏	中国医学科学院药物研究所
81873001	基于 VEGF-A 通路 PLCγ1-PI3K/Akt 反馈机制的蒲黄炭化瘀止血炮制机制研究	陈佩东	南京中医药大学
81773601	中药中靶向调控核受体 Nur77 清除受损线粒体苯酞成分的发现与结构优化	陈全成	厦门大学
81872834	中药注射剂过敏原的在线高效分离-鉴定-半抗原/类过敏检测系统的建立和致敏形成机制的研究	陈世忠	北京大学
81874353	雄黄有效成分硫化砷通过调控 NFATc3-RAG1-DSB 杀伤胃癌细胞的机制	陈思宇	上海交通大学
81872769	基于 PI3K/Akt/mTOR 通路抑制的鹅不食草中倍半萜内酯类抗鼻咽癌化合物的发现及作用机制研究	陈四保	中国医学科学院药用植物研究所
81874352	基于肠-肾轴 LPS-TLR4/Nrf2 信号通路研究铁皮石斛六妙方改善高尿酸伴高脂血症的尿酸排泄机制	陈素红	浙江工业大学
81773859	温中药山橿干预消化性胃溃疡的活性成分及其体内代谢机制研究	陈随清	河南中医药大学
81773988	基于“适配体捕获-磁分选”评价体系的中药抗肿瘤活性成分纳米脂质体的药动学研究	陈卫东	安徽中医药大学
81872776	基于羟基吡啶酮类铁螯合剂以 PqsR 为靶标的铜绿假单胞菌生物膜抑制剂研究	陈卫民	暨南大学
81874328	甜菜碱代谢通路基因遗传变异对 PCI 术后冠心病患者氯吡格雷疗效的影响及机制研究	陈小平	中南大学
81873085	基于“肠道菌群-代谢”特异性调控的壮药山绿茶多组分配伍防治 NAFLD 作用机制研究	陈筱清	首都医科大学
81874355	基于网络互作研究雷丸蛋白 pPeOp 调控 Cdc42/JAK/STAT3 信号通路抑胃癌作用机制	陈宜涛	浙江中医药大学
81773954	峨参提取物通过 STAT3 通路抑制结肠癌炎性微环境的作用及机制	陈玉英	重庆市中医研究院
81872901	ABCB6 介导三氧化二砷耐药及其机制的研究	陈哲生	广州医科大学
81773662	功能性自组装多肽药物结合物的设计及调控其自组装构建长效纳米药物的研究	陈志鹏	南京中医药大学
81872828	基于毛细管电泳/电色谱-质谱联用技术的药物分析新方法	陈子林	武汉大学
81773746	Kv1.3 钾通道新型抑制剂甲氨蝶呤的发现、作用机制和分子设计研究	陈宗运	湖北医药学院
81773558	新型抗动脉粥样硬化 TLR3 高选择性抑制剂的结构优化及作用机制研究	程　魁	南方医科大学
81773978	紫芝多糖 GSP-2 诱导调节性 T 细胞治疗过敏性哮喘的机制研究	程保辉	深圳大学
81872752	Gs 信号通路选择性 β2 受体激动剂的设计、合成及其抗心力衰竭活性研究	程卯生	沈阳药科大学
81773856	基于特征肽段智能识别的鹿茸及相关产品真伪鉴别系统研究	程显隆	中国食品药品检定研究院
81873028	川芎嗪刺激骨髓间充质干细胞分泌高表达 miRNA-486-5p 外泌体促进脑缺血后神经血管再生及机制研究	储利胜	浙江中医药大学
81873026	基于趋化素样因子 1 介导的中性粒细胞浸润解析人参皂苷 Rg1 治疗脑卒中的机制研究	楚世峰	中国医学科学院药物研究所
81874316	靶向 BCL6-TRIB3 相互作用抑制乳腺癌干性及转移的分子机制	崔　冰	中国医学科学院药物研究所
81872940	基于前期多项临床研究的 ADAMTS 家族蛋白血栓相关共同结构域发现及其非编码 SNP 功能的研究	崔一民	北京大学
81773976	基于肺泡屏障、肺内积液及肺细胞坏死为靶点的抗 IAV 中药筛选、归类及药效药理研究	代剑平	汕头大学
81773937	基于单核细胞外泌体中 miRNA-223 的调控探讨丹皮酚抗动脉粥样硬化血管内皮细胞炎症机制	戴　敏	安徽中医药大学
81773771	SMIP004/SMIP004-7 系列线粒体抑制剂作用机制及应用于去势抵抗性前列腺癌治疗的潜力研究	Dieter A. Wolf	厦门大学
81872881	抗类风关异喹啉类生物碱通过脂肪酸氧化促进 Treg 细胞生成的机制研究	戴　岳	中国药科大学
81773700	Annexin A2 在脑缺血后 VE-cadherin 复合体解离中的作用和机制研究	戴海斌	浙江大学
81773607	Periconia sp. F-31 中多样化聚酮-氨基酸杂合物骨架形成的酶学机制	戴均贵	中国医学科学院药物研究所

（续表）

项目编号	项目名称	负责人	依托单位
81872987	基于 COX 和 LOX 双靶点调控的滋肾丸治疗前列腺增生的物质基础及作用机制研究	戴荣华	沈阳药科大学
81773782	基于溶酶体途径下调免疫检查点 PD-L1 的莲心碱类新化合物 IMB-29 抗非小细胞肺癌作用及机制研究	邓洪斌	中国医学科学院医药生物技术研究所
81872957	基于合成生物学的丹参酚酸类成分基因尺度代谢网络调控机制研究	邓科君	电子科技大学
81874313	Rbpj 介导的超级增强子形成在 NK 细胞功能调控中的作用及机制研究	邓有才	解放军第三军医大学
81773693	基于新型杂合金属亲和色谱介孔材料的磷酸化蛋白质组定量新方法研究	狄　斌	中国药科大学
81773754	PARP 抑制剂调控核糖基化介导卵巢癌 CD47 表达增强的机制研究	丁　玲	浙江大学
81872981	基于胆红素代谢酶和转运体研究何首乌诱导高胆红素血症的物质基础及预测方法	丁　越	上海中医药大学
81773629	基于 PI3K/AKT/mTOR 和 ERK/MAPK 双信号通路探讨 PAP-2 抗肺癌机制研究	丁国芳	浙江海洋大学
81773961	五味子木脂素类靶向组织特异性核受体 FXR 调控糖脂代谢的作用机制研究	丁丽丽	上海中医药大学
81872822	PAAs 类聚合物作为基因载体的构建策略的研究	丁平田	沈阳药科大学
81872862	TREM2 受体在血小板中的表达及功能	丁忠仁	复旦大学
81773725	心肌线粒体氧化磷酸化功能减弱抑制 STAT3 信号-心肌肥厚向心衰转化的新机制	董德利	哈尔滨医科大学
81872742	高选择性 HDAC1 抑制剂的发现、优化和抗肿瘤活性研究	董国强	解放军第二军医大学
81773778	lncRNA-COL1A1-014 调控 CXCL12-CXCR4 及 TAMs 参与胃癌进程的作用及分子机制研究	董宪喆	解放军总医院
81773968	基于 TLR4 基因多态性研究蒲公英有机酸组分调控哮喘易感性作用及机制	董自波	南京中医药大学
81872967	基于代谢组学和转录组学的功能真菌 C39 发酵提高重楼药材甾体皂苷含量的生物转化机制研究	都晓伟	黑龙江中医药大学
81773858	基于“中药性（气）与能量代谢相关性”的人参类中药不良反应机制及物质基础研究	窦德强	辽宁中医药大学
81773981	丹参酚酸 A 通过激活 Sirt3 调控线粒体自噬防治酒精性肝病的作用机制研究	窦晓兵	浙江中医药大学
81872893	FTO 在蒽环类药物诱导的乳腺癌免疫性细胞死亡中的作用及机制	杜　彬	暨南大学
81774004	TRPV1 通道介导的蒙药诃子制草乌“减毒存效”炮制原理研究	杜　红	北京中医药大学
81872801	以局麻药毒性靶标 TASK 通道为导向的新型弱毒性局麻药开发	杜桂芝	四川大学
81872858	脑血管重构过程中 TMEM16A 参与脑血管平滑肌细胞迁移的机制及药物作用的研究	杜艳华	中山大学
81872744	新型 ERR-alpha 小分子反向激动剂的设计、合成及抗乳腺癌活性研究	杜永丽	齐鲁工业大学
81874302	基于羟基磷灰石和壳寡糖的纳米递药系统的类风湿关节炎的靶向治疗及骨再生研究	杜永忠	浙江大学
81874333	知母甾体皂苷生物合成关键基因的克隆及生化功能研究	段礼新	广州中医药大学
81872968	基于杂交测序原理构建的电化学冬虫夏草基因鉴别传感器的研究	樊　浩	江西中医药大学
81773824	MicroRNA-21 激活干扰素通路促进红斑狼疮皮损形成的分子机制及羟氯喹的逆转作用研究	范　岚	中南大学
81874370	基于“肠道菌群-炎症-胰岛”轴研究藏药小檗皮治疗“京尼萨库”病的药效物质及作用机制	范　刚	成都中医药大学
81874296	线粒体靶向性萜类 SIRT3 调节剂的制备及其选择性抗 NSCLC 作用研究	范培红	山东大学
81872854	延迟性慢性酸后处理对脑缺血后神经修复的促进作用及机制	范彦英	山西医科大学
81874288	新型 HDAC I 亚族选择性抑制剂的合理设计、合成及生物活性研究	方　浩	山东大学
81773665	分子间相互作用对经皮给药贴剂的释药特性及生物黏附性的影响机制及分子基础的研究	方　亮	沈阳药科大学
81773819	基于瘤内基质重塑的肿瘤靶向递药系统增效策略研究	方　罗	浙江省肿瘤医院
81773935	基于 Nrf2/ARE-HO-1 信号通路研究丹酚酸 A 治疗压力负荷诱导心肌重塑的作用机制	方莲花	中国医学科学院药物研究所
81773692	基于连续可变窗口采集技术的泊洛沙姆聚合物 LC-HR-MS/MS 分析方法研究与应用	冯　波	吉林医药学院
81872993	基于“效应成分集成致毒”假说的栀子厚朴汤潜在毒性机制研究	冯　芳	中国药科大学
81872805	谷氨酰胺驱动大分子药物自传递系统触发溶酶体途径的级联反应式抗非小细胞肺癌的作用与机制研究	冯　敏	中山大学
81872762	“口蘑三萜”的挖掘及其抗炎作用研究	冯　涛	中南民族大学
81773654	原位自组装缓控递释系统用于间质纤维化局部免疫治疗的研究	符　垚	四川大学
81872971	基于抑制 OA 软骨退行性病变研究威灵仙治疗风湿骨痹的物质基础协同显效机制	付　强	成都大学
81773730	PDE4 调控的心脏成纤维细胞 miR-1 应答高胰岛素血症在糖尿病心肌纤维化中的作用机制及干预研究	付　琴	华中科技大学
81773635	芳基氨甲基-哌啶/四氢萘类 μ/δ 阿片受体双重功效镇痛分子成药性研究	付　伟	复旦大学
81773595	具备类药性质的活性二萜——奇壬醇及衍生物的半合成和免疫药理活性研究	付宏征	北京大学
81873043	从血小板-肿瘤细胞相互作用探讨丹酚酸 B 对卵巢癌增殖的抑制作用及其作用机制	付剑江	江西中医药大学
81873013	中药提取液喷雾干燥过程中的多组分有序组合机制与调控方法研究	付廷明	南京中医药大学
81773689	基于 MIPs-DNA 适配体识别技术的甾体激素生产过程废液在线分析方法的建立与评价	傅　强	西安交通大学

（续表）

项目编号	项目名称	负责人	依托单位
81873039	安宫牛黄丸改善出血性中风神经功能障碍的"肠—脑"交互作用机制	傅风华	烟台大学
81773651	纳米粒形状对口服递药效率的影响及克服吸收屏障微观运动机制的研究	甘　勇	中国科学院上海药物研究所
81872756	天然双吲哚生物碱色素多靶点抗阿尔兹海默病的研究	甘礼社	浙江大学
81872781	海洋微生物沉默基因编码的新型抗阴性耐药菌先导分子的发现	甘茂罗	中国医学科学院医药生物技术研究所
81773830	雷公藤甲素环氧基团形成相关 CYP450 羟化酶基因克隆及功能研究	高　伟	首都医科大学
81872998	银丹心脑通软胶囊"心脑同治"质量控制指标选择与质控新模式探索研究	高　雯	中国药科大学
81873012	中药活性成分共晶及共无定形新物质基础设计与构建科学内涵的探索	高　缘	中国药科大学
81873066	基于 Th 细胞与嗜碱性粒细胞的相互作用研究连翘中有关成分的抗过敏机制	高　源	中国医学科学院药用植物研究所
81872806	以提高纳米载体跨血脑屏障转运为基础的阿尔茨海默症靶向递药系统构建和评价	高会乐	四川大学
81773897	以蟾酥为例探讨"TOE"思路下的动物药质量控制内涵研究	高慧敏	中国中医科学院中药研究所
81872956	基于大数据以食用性状为育种目标的水果类中药材药效的记忆与变异规律研究	高文远	天津大学
81872850	ERK1/2 介导糖基转移酶 GnT-III 调控内质网稳态在 AD 中作用及机制	高向东	中国药科大学
81773707	KCNQ4 通道作为新型内脏痛治疗靶点的研究	高召兵	中国科学院上海药物研究所
81773966	大黄素调节内质网应激介导的 NLRP3 活化对重症急性胰腺炎所致肺损伤的干预机制研究	高振明	大连医科大学
81773591	新型 beta-内酯化合物 strepenlactone 的生物合成研究	戈惠明	南京大学
81773687	UGT1A1 抑制剂高效筛选与评价方法的建立及其在中药安全性评价中的应用	葛广波	中国科学院大连化学物理研究所
81872988	基于 label-free 小分子探针技术研究刺五加叶重建神经元网络的物质基础和分子机制	葛跃伟	广东药科大学
81773609	赤芍和牡丹皮中褪黑素受体天然/类天然激动剂的发现及抗抑郁药效评价	耿长安	中国科学院昆明植物研究所
81872804	肿瘤细胞高尔基体靶向递药系统的构建及其抑制肿瘤转移的探索研究	龚　涛	四川大学
81873073	虎杖通过激活 MAPK 通路下调宿主蛋白 HNF4α 抗 HBV 新机制研究	龚道银	成都中医药大学
81773860	肠道微生态和黏膜免疫调节及其与代谢谱效相关的白芍总苷治疗类风湿性关节炎的机制研究	龚慕辛	首都医科大学
81872831	基于质谱新技术的 PEG-PLA 紫杉醇纳米胶束体内多形态成分的精准分析	顾景凯	吉林大学
81773721	血管平滑肌细胞 LRRC8A Cl-通道的生物学特性与功能及与 ClC-3 Cl-通道的关系和药物干预的研究	关永源	中山大学
81873019	基于蜂胶"解毒生肌"多组分原位液晶给药系统的构建及调控牙周炎症与组织修复研究	桂双英	安徽中医药大学
81873042	苦参碱通过 BDK/BCKDC 通路改善肿瘤恶病质骨骼肌萎缩的作用及机制	郭　澄	上海交通大学
81872897	基于 Ca^{2+}-calcineurin-NFAT2 和 IDO1-Kyn-AhR 双重信号抑制的小分子组合药物抗肿瘤疗效及肿瘤免疫机制研究	郭　磊	中国医学科学院基础医学研究所
81872847	Sigma-1 受体别构激动剂调控神经炎症抑制"癫痫发生"进程的研究	郭　琳	徐州医科大学
81872864	细胞焦亡在硫化氢抗心力衰竭中的作用机制研究	郭　薇	复旦大学
81773812	糖皮质激素编程子代 CYP3A 表达改变及其药代动力学意义	郭　喻	武汉大学
81773825	莫西沙星致肝损害的大样本信息化安全性评价及其发生机制中免疫应答和基因多态性的相关性研究	郭代红	解放军总医院
81872763	天然 PPARs 三重激动剂 Bavachinin 的结构优化与构效关系研究	郭夫江	上海中医药大学
81872832	基于网络药理学策略的多靶点阵列式亲和色谱技术在线筛选群体感应抑制剂的研究	郭嘉亮	佛山科学技术学院
81773983	黄葵四物方调控肠源尿毒素代谢途径和作用通路干预慢性肾病进展的机制研究	郭建明	南京中医药大学
81872909	脑膜炎奈瑟菌 CC4821 耐药优势克隆的形成机制与分子进化	郭庆兰	复旦大学
81773977	与流感病毒 NP 蛋白发生相互作用的宿主蛋白靶点辨识及栀子环烯醚萜苷的干预作用研究	郭姗姗	中国中医科学院中药研究所
81773647	一种新型多功能药物控释高分子食道支架及其介导局部磁热、化疗协同精准治疗食管癌	郭圣荣	上海交通大学
81872799	通过构象调控方法设计 MLL1-WDR5 蛋白-蛋白相互作用小分子抑制剂并探索其在血液肿瘤中的应用	郭小可	中国药科大学
81872959	应用转录组和蛋白组学技术挖掘名贵中药冬虫夏草侵染后形成子座的关键基因与蛋白质研究	国锦琳	成都中医药大学
81773889	马钱子生物碱诱导程序性细胞死亡的"效与毒"整合作用机制以及立体构效关系研究	韩　波	成都中医药大学
81773918	基于表面修饰的中药粉体亲水性调控工艺设计与系统评价：以青黛为例	韩　丽	成都中医药大学
81872953	响应内生菌深绿木霉促进丹参酮合成的关键转录因子及高含量毛状根体系的构建策略	韩　婷	解放军第二军医大学
81773727	Metformin 与 T0901317 联用防治动脉粥样硬化的机制研究	韩际宏	合肥工业大学

（续表）

项目编号	项目名称	负责人	依托单位
81873054	蒲公英提取物通过 CUEDC2 影响三阴乳腺癌干细胞干性抑制其恶性表型的分子机制	韩淑燕	北京市肿瘤防治研究所
81773949	消癌平注射液通过调控 PXR/CAR 增强紫杉醇抗卵巢癌的作用机制研究	韩永龙	上海交通大学
81773826	基于多西他赛药物性肝损伤和异甘草酸镁保肝双向机制的药动/毒效/药效关联研究及临床转化外推	郝　琨	中国药科大学
81773556	以流感病毒血凝素酶为靶点兼具免疫调节功能的新型抗禽流感病毒肽类化合物的研究	何　坚	南方医科大学
81773870	猪胆粉抗溃疡性结肠炎效应成分调节 CD4 + T 细胞亚群平衡的作用机制研究	何　姣	西北大学
81773658	高效原位瘤及淋巴转移瘤靶向的可变粒径纳米递药系统的研究	何　勤	四川大学
81872823	基于“药物-递送-药物”策略的黄芩素-pDNA 靶向纳米系统的构建及其抗肺动脉高压研究	何　伟	中国药科大学
81773965	灯盏花乙素对 NLRP3 炎症小体活化和细胞焦亡的抑制作用及其机制研究	何贤辉	暨南大学
81773592	基于神经炎症研究短柄枹栎中三萜类抗阿尔茨海默病活性成分及其作用机制	何祥久	广东药科大学
81872816	肿瘤微环境氧化还原双重响应型硫/硒键桥连紫杉醇前药自组装纳米粒的构建和评价	何仲贵	沈阳药科大学
81874362	基于 FimH 整合素 α3、β1FAK 介导的 UPEC 侵袭膀胱上皮细胞途径研究尿感方抗 UTI 的作用机制	贺　敏	上海中医药大学
81872868	昼夜节律基因 Clock/Bmal1 在拟胆碱药调控心力衰竭钙紊乱中的作用机制研究	贺　熙	西安交通大学
81773764	新一代 PARP 抑制剂的抗耐药作用及机制研究	贺金雪	中国科学院上海药物研究所
81773678	基于质谱成像代谢组学的体内微区药物效应分析新方法研究	贺玖明	中国医学科学院药物研究所
81773821	普萘洛尔联合维罗非尼通过抑制 MT1F 克服维罗非尼获得性耐药的机制研究	贺毅憬	中南大学
81773617	利用组合生物合成与体外酶催化的方法对必特螺旋霉素进行糖基化改造	赫卫清	中国医学科学院医药生物技术研究所
81872780	创新霉素的生物合成机制研究	洪　斌	中国医学科学院医药生物技术研究所
81773714	星形胶质细胞 CysLT1R 与抑郁症的相关性及机制研究	洪　浩	中国药科大学
81872829	基于体内生物屏障细胞模型-微流控芯片的中药与转运体相互作用的分析新方法研究	洪战英	解放军第二军医大学
81773720	转录共激活因子 Yap/Taz 活化导致糖尿病心肌损伤的分子机制研究	侯　宁	广州医科大学
81773632	新型 ROCK 抑制剂的设计和优化以及对脑出血治疗效果的研究	侯廷军	浙江大学
81872994	源于太子参抗 T2DM 均一多糖作用于胃肠道受体多维度吸收/调控机制研究	胡　娟	福建省中医药研究院
81773751	胞膜窖依赖的巨噬细胞再极化与溶瘤病毒的免疫协同作用及机制研究	胡　骏	中山大学
81773713	免疫治疗阻断 tau 朊样传播及其分子机制研究	胡　文	南通大学
81773673	基于 TLR4 信号轴的 Exosomes 仿生体构建及狼疮性肾炎治疗机制研究	胡　英	浙江医药高等专科学校
81773899	基于五子衍宗丸中药物盐炙前后分别组成五子衍宗丸来研究“盐炙入肾-肾主生殖”的机制	胡昌江	成都中医药大学
81872872	LOX-1 介导血小板-血管细胞相互作用在低氧诱导肺动脉高压肺血管重构中的作用及机制	胡长平	中南大学
81873052	姜黄素通过 Hedgehog/Gli 信号通路调控肿瘤干细胞干性及 EMT 抑制乳腺癌肺转移分子机制研究	胡晨霞	广州中医药大学
81773648	亚细胞结构靶向药物递释系统构建与评价	胡富强	浙江大学
81773659	仿病毒亲水富电表面介孔二氧化硅纳米粒的构建及其克服胰岛素口服吸收多重屏障的机制研究	胡海燕	中山大学
81773599	六种我国特有松科濒危植物萜类成分及其抗 2 型糖尿病活性研究	胡金锋	复旦大学
81873083	以肠道菌群为靶标的巴豆制霜减毒存效作用机制研究	胡　静	天津中医药大学
81773909	基于冰片开窍和姜黄素肿瘤微环境调控作用的多策略靶向纳米系统的构建及其抗脑干胶质瘤研究	胡凯莉	上海中医药大学
81773596	长春胺抗胰岛 beta 细胞凋亡作用机制及其构效关系研究	胡立宏	南京中医药大学
81773745	P2Y14R 对急性痛风性关节炎的调控作用及先导化合物的靶向干预机制研究	胡庆华	中国药科大学
81872739	双重靶向 CYP11B2 及盐皮质激素受体用以治疗充血性心衰	胡庆忠	广州中医药大学
81872743	神经胶质细胞调节剂 AD110 延缓阿尔茨海默氏症的作用及机制研究	胡文辉	广州医科大学
81872811	F19 携氧纳米辅助诊疗系统的构建及在肿瘤射频消融手术中的应用	胡一桥	南京大学
81872725	新型抗乙肝病毒哒嗪酮类小分子的优化及降解相关蛋白小分子探针的发现	胡有洪	中国科学院上海药物研究所
81773881	基于功能基因组学的人参属多药材多组分的药效和分子机制研究	胡宇慧	南方科技大学
81873044	中药松萝“松萝胺 A”抗肝癌作用及其分子机制研究	胡仲冬	北京中医药大学
81773781	TRIB3 抑制自噬促进结肠癌发生发展的作用和机制	胡卓伟	中国医学科学院药物研究所
81773604	骆驼蓬属植物中靶向 G-四链体的新颖生物碱类成分的发现及其抗肿瘤活性研究	华会明	沈阳药科大学
81873058	猪胆通过调控 Sirt6-内质网应激-瘦素信号通路减肥的机制研究	黄　诚	上海中医药大学

（续表）

项目编号	项目名称	负责人	依托单位
81773775	CypA/Nrf 2 复合物在非小细胞肺癌氨基酸代谢异常中的作用、机制研究及靶向药物发现	黄　瑾	华东理工大学
81773890	以配位化学关联手性结构特征探究中药熟地黄通过自噬-溶酶体途径治疗帕金森病的物质基础	黄　维	成都中医药大学
81872818	可促进药物经肠道细胞摄取和出胞的口服纳米递药系统的研究	黄　园	四川大学
81773831	构树-内生真菌在逆境适应中的互作机制及抗肿瘤次生代谢成分	黄宝康	解放军第二军医大学
81872944	UGT1 基因簇的三维染色质结构与转录调控相关机制研究	黄海燕	上海交通大学
81773811	α-突触核蛋白调控 uptake2 转运体：多巴胺受体激动剂抗帕金森降效机制研究	黄建耿	华中科技大学
81774014	基于代谢组学研究复方血栓通防治糖尿病视网膜病变的组方规律	黄建梅	北京中医药大学
81873074	从 miR-30 介导的异体自噬探讨广藿香醇抗侵入细胞内幽门螺杆菌的机制	黄　萍	广州中医药大学
81872733	具有 ABC 转运蛋白抑制功能的新型 EGFR 抑制剂的分子构建及作用机制研究	黄文龙	中国药科大学
81873090	民族药黄秦艽多组分交互作用干预糖尿病早期肝损伤的分子机制	黄先菊	中南民族大学
81872767	苦木和臭椿中靶向 Hsp90 蛋白抑制肝癌的生物碱类成分的快速发现及作用机制研究	黄肖霄	沈阳药科大学
81773992	雷公藤甲素影响线粒体脂肪酸 β-氧化致睾丸支持细胞毒性的机制研究	黄芝瑛	中山大学
81874323	具有代谢调控功能新型旁分泌生长因子 FGFs 的发现及降糖机制研究	黄志锋	温州医科大学
81872732	DNA 同源重组修复关键蛋白 BLM 新型小分子抑制剂的发现及其抗癌作用新机制研究	黄志纾	中山大学
81873046	基于 HDAC 和 HSP90 靶点的中药黄芩有效单体黄芩素抗 AML 的作用及机制研究	惠　慧	中国药科大学
81872870	Brg1 在心肌梗死电生理重构中的作用及其表观遗传学调控机制	霍　蓉	哈尔滨医科大学
81872770	作为 H2S 供体的天然活性 α，β-不饱和倍半萜内酯的 R-Sn-R（或 R′）型代谢物的发现与研究	霍长虹	河北医科大学
81773923	基于代谢组学的系统整合模式挖掘桂枝汤的药性配伍规律和性效关联的分子机制	霍海如	中国中医科学院中药研究所
81872867	P2Y5R 在动脉粥样硬化中的作用及先导化合物的靶向干预机制研究	季　晖	中国药科大学
81773641	增强摄取及促进内体释放的肿瘤靶向 siRNA 高效递释系统的设计及其药效学研究	季爱民	南方医科大学
81773608	靶向宿主细胞 CSGalNAcT-1 蛋白抗 HCV 药物先导物木豆素的化学蛋白质组学研究	季兴跃	中国医学科学院医药生物技术研究所
81872760	不同糖链的强心苷对 Na^+/K^+-ATP 酶 α2 亚型的选择性抑制作用研究	江仁望	暨南大学
81773827	他莫昔芬基于 SIRT1 调控 ERα 和 AMPK 信号通路致非酒精性脂肪肝的机制研究	江振洲	中国药科大学
81872830	基于高分辨液滴微流控技术的微型化 At-line 抗血栓毒素多肽筛选平台研究	江正瑾	暨南大学
81873069	基于宿主导向治疗（HDTs）研究穿心莲内酯对结核菌感染致炎症损伤的保护作用及机制	姜　昕	上海中医药大学
81773864	基于组学技术的多基原中药九里香一致性评价研究	姜　勇	北京大学
81874309	基于靶向脂质组学和蛋白组学的姜黄降脂作用机制研究	姜宏梁	华中科技大学
81873082	雄黄诱导中枢神经细胞 Nrf2 过表达的分子机制及其在学习记忆损伤中的作用研究	姜泓	中国医科大学
81773667	三位一体治疗 Leber 遗传性视神经病变的基因递送系统的理性设计与功效研究	姜虎林	中国药科大学
81773581	基于泛素 E3 连接酶 Keap1 发现靶向诱导 tau 蛋白降解缀合物及其阿尔兹海默症的治疗应用探索	姜正羽	中国药科大学
81872765	冬虫夏草鞘氨醇衍生物靶向慢阻肺 Cer-Sph-S1P 代谢通路的免疫调节机制研究	姜志宏	广州医科大学
81872808	靶向脑缺血再灌注病灶的胶束递药系统及其微环境调节神经保护机制研究	蒋　晨	复旦大学
81773559	全新烟酰胺磷酸核糖转移酶抑制剂：设计、合成及其抗肿瘤的机制研究	蒋　晟	中国药科大学
81874314	法尼酯 X 受体 FXR 介导 NSCLC 免疫治疗的增效作用研究	蒋捍东	上海交通大学
81773804	基于 OCTN2 调控机制的新型非典型抗精神病药物致脂代谢异常研究	蒋惠娣	浙江大学
81872923	基于肺泡毛细血管内皮屏障功能研究 S1P1/S1P3 在特发性肺纤维化中的调控机制及新型药靶鉴定	金　晶	中国医学科学院药物研究所
81872802	牢固附着中性磷脂表面膜的 Lipopolyplex 核酸载体的自组装及通用性考察	金　拓	上海交通大学
81872866	内源性多靶标活性分子 OEA 对动脉粥样硬化斑块形成及逆转的免疫调节机制研究	金　鑫	厦门大学
81773793	核受体 FXR 选择性募集辅激活因子的结构分子机制及其调控的生理功能	金利华	厦门大学
81774010	活络效灵丹诱导 MCPIP1 表达促进小胶质细胞 M2 型转换抗缺血性脑卒中血脑屏障损害及机制研究	金竹青	浙江中医药大学
81773996	小分子物质 5-HMF 及其二聚体 OMBF 作为变应原的毒性与机制研究	靳洪涛	中国医学科学院药物研究所
81872796	负载 HPN 多级靶向递药系统的构建及其对高原缺氧脑损伤的保护作用机制研究	景临林	解放军兰州军区兰州总医院
81773620	长效白细胞介素 22 治疗糖尿病肾病的作用及机制研究	鞠佃文	复旦大学
81873017	可靶向调控 TAMs 极化的灵芝酸 A 化学免疫给药系统用于乳腺癌联合治疗研究	瞿　鼎	南京中医药大学
81874338	以牛蒡子为例中药材质量标志物体系构建与机制研究	康廷国	辽宁中医药大学
81773908	基于活性氧的黄芩素光热化疗同步递药系统研究	柯　学	中国药科大学

（续表）

项目编号	项目名称	负责人	依托单位
81773685	氘代生物发光体系及其活体分析研究	柯博文	四川大学
81874319	奥利司他(orlistat)抑制 Wnt 信号通路和大肠癌的分子机制研究	柯细松	上海中医药大学
81773886	金丝桃属中药抗抑郁多异戊烯基酰基间苯三酚类有效成分及其作用机制研究	孔令义	中国药科大学
81873068	基于 RNase L 调控破骨细胞自噬探讨雷公藤甲素抗类风湿关节炎骨破坏的作用机制	孔祥英	中国中医科学院中药研究所
81773971	基于 NMMHC Ⅱ A-TLR4 相互作用探讨麦冬皂苷防治急性肺损伤的机制研究	寇俊萍	中国药科大学
81774007	整合序贯代谢与代谢组学的藏药小檗膏口服防治 DR 的组分协同研究	赖先荣	成都中医药大学
81872795	海洋真菌新颖生物碱代谢产物的发现及靶向 Wnt/β-catenin 信号通路的抗肿瘤作用研究	蓝文健	中山大学
81872890	BIRC6 在三阴性乳腺癌发生发展过程中的作用及其靶向策略研究	郎靖瑜	中国科学院上海生命科学研究院
81773951	云南藤黄中 Oblongifolin C 通过靶向 HSP70 和 TFEB 调控自噬的机制研究	劳远至	上海中医药大学
81872922	TGR5 激动剂对炎症性肠病的治疗作用及其机制研究	冷　颖	中国科学院上海药物研究所
81773873	基于质谱成像技术的远志干预阿尔茨海默病的组织特异性分布—脑代谢调控研究	李　彬	中国药科大学
81773912	基于"计算机仿真-界面相互作用"多尺度研究方法的中药膜过程中小分子药效物质透过规律及其机制探索	李　博	南京中医药大学
81773637	新型靶向抗肿瘤候选药物 TOPK 激酶抑制剂的筛选、设计和活性评价	李　华	华中科技大学
81874321	TRAF6/p62 复合物在糖尿病心肌细胞炎症反应和自噬中的调控作用机制研究	李　慧	北京大学
81773779	蛋白酪氨酸磷酸酶 SHP1 选择性别构激活剂的发现及抗血液肿瘤活性研究	李　佳	中国科学院上海药物研究所
81872747	基于维拉佐酮的多靶点活性化合物设计开发：靶向并发抑郁症的 AD	李　剑	华东理工大学
81873005	基于盐影响胶束缔合性质研究盐补骨脂-盐小茴香组成补骨脂丸增效机制	李　凯	河南中医药大学
81773756	针对 TERT 启动子突变的二苯甲酮类化合物 CL248 抗肝癌活性及机制研究	李　凯	四川大学
81872904	假性激酶 TRIB3 促进非霍奇金氏淋巴瘤发生发展的作用和机制	李　珂	中国医学科学院医药生物技术研究所
81872962	基于免疫"活性中心"寡糖片段筛选的黄芪多糖质量标志物研究	李　科	山西大学
81872845	TIGAR 调节磷酸戊糖途径在缺血性脑中风星形胶质细胞死亡中的作用和机制	李　梅	苏州大学
81773926	原阿片碱(Protopine)通过特异性抑制 HDAC6 用于治疗阿尔兹海默病的实验研究	李　敏	香港浸会大学深圳研究院
81872768	新颖的 millpuline A 型双黄酮基于调控 lncRNA-XIST 表达的肺癌化学预防作用研究	李　宁	沈阳药科大学
81874312	转录因子 AP-2α 调控 circRNA_102979 表达在他汀抑制 miR-133a 改善血管内皮功能中的作用	李　鹏	新乡医学院
81773783	新颖 USP7 抑制剂抑制肿瘤干细胞活性和作用机制研究	李　艳	中国科学院昆明植物研究所
81773962	基于肠道菌群研究古方千金黄连丸的配伍内涵和治消渴(糖尿病)机制	李彩娜	中国医学科学院药物研究所
81872790	靶向肿瘤 AGR2 微环境信号和 PD-1 免疫检查点的双特异抗体对肺部 AGR2 阳性肿瘤的靶向富集、药理活性及分子机制研究	李大伟	上海交通大学
81773719	代谢调控新因子 Irisin 延缓血管衰老的作用及机制研究	李冬洁	同济大学
81872771	基于基因组挖掘发现真菌中具有组蛋白去乙酰酶抑制活性隐秘环四肽	李二伟	中国科学院微生物研究所
81873014	价态调控三氧化二砷前药逐级递进靶向递药系统肝细胞癌胞内转运及其机制研究	李范珠	浙江中医药大学
81874357	毛钩藤碱通过激活 CAP1 调控的线粒体分裂选择性诱导肺癌细胞凋亡的分子机制研究	李国兵	解放军第三军医大学
81874291	具有胞内累积性的 MBL/SBL 双重抑制剂的设计、优化及抗碳青霉烯耐药菌活性研究	李国菠	四川大学
81874356	基于 SREBP1 通路探讨制何首乌对肝癌脂代谢的抑制机制	李洪亮	湖北医药学院
81873059	肝脏 Adora1 受体介导非酒精性脂肪肝形成与黄芪多糖的干预机制研究	李后开	上海中医药大学
81773993	中草药中含呋喃环化合物"结构-代谢活化-肝毒性"相关性研究	李会军	中国药科大学
81872836	基于质谱新技术的Ⅰ型组蛋白去乙酰酶抑制剂的作用机制研究	李惠琳	中山大学
81773618	建立一种基于抗原抗体共展示技术的膜蛋白抗体文库筛查系统	李京敬	上海交通大学
81872929	THP 选择性抑制背根神经节转运体减轻奥沙利铂神经毒性的研究	李丽萍	浙江大学
81773761	肿瘤 EMT 与 MET 动态转化的动物模型的建立及治疗策略研究	李琳娜	解放军军事医学科学院
81874336	"巴沙嘎"类蒙药材品种整理与品质评价研究	李旻辉	内蒙古科技大学包头医学院
81874308	基于腔肠素类似物的体内生物发光可视化分析研究	李敏勇	山东大学
81773640	慢性肾病新靶点 HIPK2 抑制剂的构效关系及作用机制研究	李乾斌	中南大学
81773672	双重手性纳米硅给药系统的构建及体内外生物学识别特征评价	李三鸣	沈阳药科大学
81773724	CRF-CRFR1 对小鼠脑血管通透性的影响及其机制研究	李胜男	南京医科大学
81872839	基于免疫调节发掘有毒动物来源天然多肽抗耐药胞内细菌感染	李盛安	中国科学院昆明动物研究所
81773902	基于"咸入肾"、"肾主骨"理论研究青娥丸中杜仲、补骨脂盐炙增效机制	李伟东	南京中医药大学
81773676	贴膏剂用热塑弹性体的设计、合成与适应性研究	李晓晖	大连理工大学
81773734	组织蛋白酶 Cathepsin L 促进 BMPR2 降解参与肺动脉高压内皮损伤的作用及机制	李晓晖	中南大学

（续表）

项目编号	项目名称	负责人	依托单位
81773742	线粒体稳态失衡在孕期炎症刺激致子代小鼠心脏损伤敏感性增加中的作用及机制研究	李晓辉	解放军第三军医大学
81773740	靶向抑制 flot-2 对破骨细胞生成和骨破坏的影响及分子免疫机制研究	李晓娟	南方医科大学
81874334	ABA 和 GA 调控三七种子脱水敏感性的分子机制研究	李晓琳	中国中医科学院中药研究所
81874318	肿瘤相关中性粒细胞和中性粒细胞弹性蛋白酶在肿瘤生长、转移中的作用及 ZX-1201 和西维来司钠的比较研究	李学军	北京大学
81874347	基于中医“扶正固本”与逐级靶向递药的“里应外合”抗肿瘤效应和机制研究	李学涛	辽宁中医药大学
81872772	靶向 miRNAs 信号途径提高白血病细胞对糖皮质激素敏感性的天然化合物作用机制研究	李艳梅	贵州医科大学
81872852	SCF/c-Kit 受体在药物依赖中神经生物学机制及作为治疗新靶点的研究	李艳琴	武汉大学
81773598	多环特特拉姆酸大环内酰胺家族新成员的挖掘与组合生物合成	李瑶瑶	山东大学
81773576	基于海洋聚酮 PM060184 的新一代微管蛋白抑制剂的研究	李英霞	复旦大学
81773990	以安全性为导向的香加皮强心苷类成分药代动力学研究	李鹰飞	中国中医科学院中药研究所
81773680	基于微流控传感技术的药物监测与药物性肝病快速诊断复合系统的研究	李迎春	哈尔滨工业大学
81872902	肿瘤相关巨噬细胞通过 G-CSF/CXCL5 正反馈循环介导套细胞淋巴瘤对伊布替尼耐药的机制研究	李志铭	中山大学
81872746	靶向 CDK9 的小分子抑制剂的结构优化及其在急性髓细胞白血病中的应用	李志裕	中国药科大学
81874325	应用蛋白质组学策略研究难治性癫痫患儿丙戊酸耐药的发生机制	李智平	复旦大学
81773585	新型低电荷低毒性高活性碱性多肽抗耐药菌化合物的合成与活性研究	李卓荣	中国医学科学院医药生物技术研究所
81773769	基于逆转癌乙酰化特征的 FBP 抗胶质瘤分子机制研究	连晓媛	浙江大学
81773705	分子伴侣 Hsp70 介导吗啡成瘾新的药理学机制	梁建辉	北京大学
81872835	基于微流控与水凝胶纤维技术的肾小球微器官芯片模型的构建与应用	梁琼麟	清华大学
81873022	基于脑肠互动和脑靶向分布研究痛泻要方中防风的脾经引经作用及机制	梁瑞峰	河南省中医药研究院
81773905	山楂“一药两性多效”的物质基础及量比限值方法质量控制研究	梁生旺	广东药科大学
81773723	Ca^{2+}-Calcineurin-NFAT4 信号抑制巨噬细胞泡沫化和动脉粥样硬化形成及机制研究	梁思佳	中山大学
81872745	新型不可逆 PI3Kγ 抑制剂的发现及其抗黑色素瘤的机制初探	梁小飞	中国科学院合肥物质科学研究院
81773768	突变 p53 通过 Egr-1/p300 介导电离辐射激活 Cathepsin L 的机制	梁中琴	苏州大学
81773622	小激活 RNA 脱靶效应机制及增强其靶向性的策略研究	梁子才	北京大学
81773835	丹参 SmMYB36 转录因子正负调控丹参酮和丹酚酸积累的差异机制	梁宗锁	浙江理工大学
81773625	季也蒙毕赤酵母尿酸酶和苛求芽孢杆菌尿酸酶最适 pH 影响因素的比较和应用	廖　飞	重庆医科大学
81773580	新型 TLR4 激动剂用于肿瘤相关糖抗原疫苗的构建与优化及其抗肿瘤免疫活性研究	廖国超	广州中医药大学
81872992	血府逐瘀汤活血功效和理气功效的物质基础研究	林　力	中国中医科学院西苑医院
81773589	赤芍中防治阿尔茨海默病强微量活性成分的发现与功能评价	林　生	中国医学科学院药物研究所
81773784	以 FtsZ/SepF 蛋白相互作用为靶标的新型特异抗结核活性化合物的发现与分子机制研究	林　媛	中国医学科学院药物研究所
81873091	藏药“嘎布得罗”抗肺纤维化药效物质及作用机制研究	林朝展	广州中医药大学
81872754	基于去乙酰化酶 SIRT3 和脂肪组织重塑，藤黄属中氧杂蒽酮治疗衰老相关胰岛素抵抗的作用及机制研究	林理根	珠海澳大科技研究院
81872793	抗 HBV 病毒新型海洋 briarane 萜类分子发现与作用机制研究	林文翰	北京大学
81873087	留兰香香蜂草苷对肝纤维化内质网应激——自噬通路的调控作用机制	林兴	广西医科大学
81773776	Granulin A 与 ENO1 的相互作用及其抑制肿瘤生长和转移的分子机制研究	林秀坤	西南医科大学
81872966	灵芝环状 RNA23316 以竞争性内源 RNA 方式结合 milRNA117 调控鲨烯环氧酶影响三萜类化合物合成的机制研究	刘　昶	中国医学科学院药用植物研究所
81872853	特异性 tau 单克隆抗体 77G 阻断 tau 病理及其传播的分子机制研究	刘　飞	南通大学
81773575	天然鹤草酚类似物干扰结核杆菌菌内 pH 值抗结核研究	刘　刚	清华大学
81773963	大黄酸对胰岛 β 细胞 Drp1-Pink1/Parkin 线粒体自噬通路的干预作用研究	刘　晶	解放军南京军区南京总医院
81872748	针对胃肠间质瘤激酶靶点 cKIT 耐药性突变 T670I 的高选择性Ⅱ型激酶抑制剂的发现及作用机制研究	刘　静	中国科学院合肥物质科学研究院
81872792	海洋来源新骨架蒽醌内酯 AS1041 靶向降解肿瘤融合蛋白 BCR-ABL 的分子机制研究	刘　明	中国海洋大学
81773615	嗜酸放线菌活性新骨架化合物的挖掘及其生物合成研究	刘　宁	中国科学院微生物研究所
81874346	皮肤菌群屏障对中药组分经皮渗透转运过程的影响及机制研究—“以丹参酮治疗痤疮为例”	刘　强	南方医科大学

（续表）

项目编号	项目名称	负责人	依托单位
81872912	基于氯法齐明的苯吩嗪类衍生物抗狂犬病毒活性与作用机制及化学基础	刘　强	中国食品药品检定研究院
81872969	“分子-细胞-动物”三维活性评价方法结合药物代谢组学技术研究车前子治疗痛风的药效物质基础及作用机制	刘　舒	中国科学院长春应用化学研究所
81773726	急性期蛋白 ORM 在心力衰竭中的正性肌力作用和机制研究	刘　霞	解放军第二军医大学
81873056	中药白术活性成分对虚证肿瘤恶病质的治疗作用及对外泌体介导的信号传导途径的干预机制研究	刘　璇	上海中医药大学
81872980	基于内环境动态平衡调控的中药苦参抗糖尿病视网膜病物质基础及机制研究	刘　怡	南方医科大学
81773913	基于抑制癌细胞侵袭迁移并调控微环境的结构可调性纳米载体联合中药药对抑制乳腺癌转移的研究	刘　颖	上海中医药大学
81773907	大黄生、制饮片活性组分对肠道泻、涩效应机制的研究	刘　颖	中国中医科学院中药研究所
81773728	自发性动脉压力感受性反射功能缺陷大鼠的发现与鉴定	刘爱军	解放军第二军医大学
81773969	基于 FXR-NLRP3 通路探讨京尼平甘酸抗胆汁淤积肝炎机制的研究	刘昌辉	广州中医药大学
81872947	北柴胡茉莉酸信号通路核心转录因子 BcMYC2 的克隆及其调控柴胡皂苷生物合成的功能研究	刘长利	首都医科大学
81773838	基于内生真菌“获得性”产生甘草酸合成能力新发现的甘草有效成分复杂基因功能挖掘研究	刘春生	北京中医药大学
81872965	滇鸡血藤药材的道地性成因研究	刘海涛	中国医学科学院药用植物研究所
81872946	孤独症相关的 SALM/LAR-RPTP 信号复合体的靶标确证	刘合力	北京大学
81773562	UBC12-DCN1 靶向小分子抑制剂的设计、合成及其在胃癌中对 NEDDylation 的调控机制研究	刘宏民	郑州大学
81873011	基于仿生学的靶向 DR5 外泌体介导雷公藤中药纳米给药系统的构建及抗恶性黑色素瘤作用研究	刘继勇	复旦大学
81773669	基于 AS 病灶血流动力与微环境调控的 rHDL 载药系统的构建及其递药机制的研究	刘建平	中国药科大学
81873050	光敏剂靶向内质网调控致死性自噬敏化癌细胞的作用及小檗碱干预的研究	刘建文	华东理工大学
81873041	肠道菌群代谢物诱导单核细胞亚群变化在 AS 中的意义与化痰祛瘀解毒通脉方的干预机制研究	刘建勋	中国中医科学院西苑医院
81872945	C 组 GPCR 孤儿受体配体鉴定及激活机制研究	刘剑峰	华中科技大学
81874324	转运体介导哌拉西林/他唑巴坦及亚胺培南/西司他丁发生增效减毒药物相互作用的分子药代动力学机制	刘克辛	大连医科大学
81872753	基于喹诺酮结构的双功能分子的设计、合成与抗耐多药结核分枝杆菌活性及其构-效关系研究	刘明亮	中国医学科学院医药生物技术研究所
81872860	组蛋白去甲基化酶 JMJD3 调控病理性心肌肥大的表观修饰机制研究	刘培庆	中山大学
81773777	曲西立滨选择性抑制 FLT3-ITD 阳性急性白血病的新作用靶点发现及作用机制研究	刘青松	中国科学院合肥物质科学研究院
81774006	基于多靶向筛选策略和促 NSC 迁移新机制的民族药白脉散 GEC 治疗 SN 的药理学研究	刘庆山	中央民族大学
81773892	基于多指标降维判别分析的中药药对配方颗粒汤剂与传统汤剂差异规律研究	刘瑞新	河南中医药大学
81773787	HSF1 作为新型 HIV 潜伏感染激活剂药物靶点的研究	刘叔文	南方医科大学
81773758	SIRT1-USP29-Twist1 轴诱导 EMT 调控乳腺癌肿瘤干细胞干性、转移及耐药的研究	刘同征	暨南大学
81773679	单克隆抗体药物核磁共振信号指认以及核磁技术在单抗高级结构上的应用研究	刘万卉	烟台大学
81874344	基于分子拓扑指数的中药宏观质量新模式研究	刘文龙	湖南中医药大学
81773630	蓖麻毒素 DNA 应急疫苗研究	刘文森	解放军军事医学科学院
81872930	肝损伤引起脑内药物转运体-药物代谢酶联盟失衡及其对脑内药物处置改变的贡献	刘晓东	中国药科大学
81773879	基于“CYP450-UGT”双重模式的吴茱萸致肝毒性和甘草炮制减毒的物质基础及机制研究	刘晓秋	沈阳药科大学
81872861	DOT1L 调控血管内皮功能在血管重构中的作用及表观机制研究	刘新华	复旦大学
81773930	基于线粒体调节的达玛烷三萜改善模拟航天失重认知损伤作用机制研究	刘新民	中国医学科学院药用植物研究所
81773574	多位点结合型流感病毒神经氨酸酶抑制剂的设计、合成与活性评价	刘新泳	山东大学
81773944	南蛇藤总萜通过调控细胞骨架重塑抑制胃癌侵袭转移的作用及机制研究	刘延庆	扬州大学
81872913	丝氨酸 β-内酰胺酶/金属 β-内酰胺酶双重抑制剂 IMB-XL5 作用机制的深入研究	刘忆霜	中国医学科学院医药生物技术研究所
81874327	circEIF3a 对肺癌铂类药物化疗反应的影响及机制研究	刘昭前	中南大学
81873009	基于胆汁酸代谢调控探索乳香醋炙促进乳香酸成分吸收的机制研究	刘振丽	中国中医科学院中医基础理论研究所
81773579	靶向 WT 及 V550M 突变体的新型 FGFR4 抑制剂及抗肝癌活性研究	刘志国	温州医科大学
81773690	中药 P-糖蛋白抑制剂的筛选及协同抗肿瘤机制的细胞代谢组学研究	刘志强	中国科学院长春应用化学研究所

（续表）

项目编号	项目名称	负责人	依托单位
81773806	基于机制的糖尿病血管内皮功能损伤代谢记忆疾病进程模型研究	柳晓泉	中国药科大学
81872849	能量信号分子 OEA 调控伏隔核区突触传递及可塑性对抑郁症的作用及机制	龙利红	华中科技大学
81874293	苔藓植物中贝壳杉烷类化合物的发现、结构多样性制备及靶向线粒体抗肿瘤作用研究	娄红祥	山东大学
81872935	结直肠癌中胆汁酸紊乱的药理机制及其预防和联合化疗研究	楼　燕	浙江大学
81872899	新型 FLT3 抑制剂 LT-171-861 抗急性髓系白血病的作用及潜在靶点的发现性研究	卢　娜	中国药科大学
81874367	山奈酚的细胞核内处置调控 DNA 甲基转移酶抑制结肠癌分子机制及对中药山奈药效的影响	卢琳琳	广州中医药大学
81773836	丹参特异 miR12112 在酚类化合物生物合成中的调控作用研究	卢善发	中国医学科学院药用植物研究所
81773706	星形胶质细胞多巴胺 D2 受体/β-arrestin2 非经典通路对帕金森病中神经炎症的调节及机制研究	鲁　明	南京医科大学
81873008	基于肠道菌群介导的五味子醋制增强收敛止泻效应机制研究	陆兔林	南京中医药大学
81773657	基于脑胶质瘤的长效靶向仿生纳米递药系统研究	陆伟跃	复旦大学
81874285	选择性 FGFR4 降解剂的设计合成及其抗肝癌活性研究	陆小云	暨南大学
81773627	海蛇蛇毒选择性 TNFR1 拮抗肽 Hydrostatin-SN10 的分子结构及其抗炎机制研究	陆一鸣	解放军第二军医大学
81872757	基于氧化应激进程探索“类天然”2-氨基吩嗪衍生物靶向 TrxR1 诱导 HepG2 凋亡及其与靶标形成稳定复合物机制研究	陆园园	中国药科大学
81873053	基于消退素调控炎症相关通路探讨片仔癀治疗肝癌的作用机制	吕爱平	香港浸会大学深圳研究院
81773896	基于化学成分敲除与活血化瘀功效定量的川芎质量评价研究	吕光华	成都中医药大学
81873036	基于“肠道-TLR4/NFκB-炎症”野菊花黄酮抗“过食肥甘醇酒”致代谢性高血压机制研究	吕圭源	浙江中医药大学
81773898	基于体内动态效应物质变化规律的酒当归炮制机制研究	吕洁丽	新乡医学院
81874303	基因编辑生物制剂的构建及其对乳腺癌干细胞逆分化研究	吕万良	北京大学
81872871	LncRNA-072211 通过调控 ERC1 参与心肌缺血再灌注损伤	吕延杰	哈尔滨医科大学
81873081	马兜铃酸物质基础与致癌毒性研究	栾　洋	上海交通大学
81773743	TGF-β 信号新调控蛋白 Act1 的药物靶标属性及 RA-ILD 新型药物研究	罗　琼	南京大学
81773947	基于 Wnt/β-catenin 通路探讨 Caudatin 调控内质网应激介导的肝细胞“炎-癌”转化作用机制	罗　毅	南京中医药大学
81872983	酸浆属清热解毒中药抗肿瘤睡茄内酯的发现及其作用靶点研究	罗建光	中国药科大学
81872869	经典 Wnt/β-catenin 通路激活致妊娠期糖尿病子代心肌肥厚的研究	罗健东	广州医科大学
81872941	赫赛汀诱导血管内皮细胞释放 PTX3 促心脏毒性的机制研究	罗沛华	浙江大学
81872794	α-芋螺毒素 LvIA 与 α3β2 乙酰胆碱受体相互作用分子机制研究	罗素兰	海南大学
81773802	睾丸支持细胞缝隙连接蛋白 Cx43 在糖尿病诱发生精功能障碍中的调控机制及桃叶珊瑚苷保护作用研究	马　博	南京工业大学
81773867	中药知母降糖的肠道菌群机制及活性成分研究	马百平	解放军军事医学科学院
81873078	基于细胞药代动力学与代谢组学的茵陈退黄机制与药效物质基础研究	马　国	复旦大学
81773874	基于何首乌固有肝毒性假说的物质基础及肝毒性作用机制研究	马双成	中国食品药品检定研究院
81773871	茵陈术附汤抗肝内胆汁淤积的物质基础和分子机制研究：从药动学和调控胆汁酸转运体/代谢酶-炎症通路解析	马越鸣	上海中医药大学
81873063	阿魏酸通过调节 NLRP3 炎症蛋白复合体减轻辐射引起的炎症反应	马增春	解放军军事科学院军事医学研究院
81872786	使用化学交联质谱和基因编辑技术解析“肝素钠合成体”的成分和组装	毛　洋	中山大学
81872789	靶向 FoxM1c 结合肽 P201 的优化及抗肝癌分子作用机制	茆灿泉	西南交通大学
81773760	靶向黄嘌呤氧化酶的抗肺腺癌研究	蒙凌华	中国科学院上海药物研究所
81873006	基于 TRP/凝血级联通路融合生物信息学的姜炭温经止血作用机制的研究	孟　江	广东药科大学
81773974	基于靶标网络-蛋白质组学的三黄泻心汤治疗热毒证配伍机制研究	孟宪丽	成都中医药大学
81874342	基于微流控细胞生物芯片技术的木蝴蝶抗肝肿瘤活性物质发现方法研究	孟宪生	辽宁中医药大学
81872738	新型 C 型凝集素 Dectin-1 小分子配体的发现、优化与抗炎活性研究	孟祥豹	北京大学
81773820	FXR-胆汁酸介导的吡嗪酰胺肝毒性新机制及临床意义	缪丽燕	苏州大学
81873030	肠道菌群影响阿片类成瘾行为的分子模拟机制及其人参皂苷抗成瘾的菌群重塑研究	莫志贤	南方医科大学
81874315	NK1 受体调控前列腺癌神经内分泌转分化及其作为新型抗肿瘤靶点的研究	牟凌云	兰州大学
81872942	热激对砷剂耐药 PML-RARα 蛋白降解作用及参与蛋白的发现	那仁满都拉	浙江大学
81873031	栝楼桂枝汤对缺血性脑卒中后神经元-小胶质细胞 crosstalk 的调控机制研究	南丽红	福建中医药大学
81773564	采用分子桥键化等策略构建高效稳定的 α-螺旋型抗菌肽构效关系研究	倪京满	兰州大学

（续表）

项目编号	项目名称	负责人	依托单位
81873064	中药活性成分吴茱萸碱增强微管蛋白乙酰化和炎症小体活化的药理作用及机制研究	欧阳东云	暨南大学
81874290	靶向 BRD4-AMPK 互作小分子化合物设计合成，结构优化和诱导三阴性乳腺癌自噬性细胞死亡分子机制研究	欧阳亮	四川大学
81872961	桑叶 DNJ 类多羟基生物碱生物合成关键酶基因挖掘和功能研究	欧阳臻	江苏大学
81773765	鸟苷酸交换因子 DOCK1 作为 EGFR-TKI 耐药 NSCLC 治疗靶点的确认及其抑制剂的研究	潘　燕	北京大学
81773929	黄连温胆汤调控神经胶质细胞免疫代谢的抗抑郁分子机制研究	潘　颖	南京大学
81872927	AhR 对于间充质干细胞体内动力学的影响及其机制研究	潘国宇	中国科学院上海药物研究所
81773670	基于 AS1411 与 NLS 的视网膜级联靶向非病毒基因载体构建及其抗 CNV 机制研究	潘卫三	沈阳药科大学
81872911	基于 MyD88 探讨新型 TIR 诱饵肽上调 LAP 作用保护脓毒症小鼠的作用机制	潘夕春	解放军第三军医大学
81872749	MAP3K7 激酶共价抑制剂的研究	潘峥婴	北京大学深圳研究生院
81773794	hURAT1 转运尿酸的活性位点识别及靶向 hURAT1 选择性抑制剂设计及降尿酸作用的分子机制	庞建新	南方医科大学
81773755	GM-CSF 介导结直肠癌转移和耐药的机制研究	彭　晖	解放军军事医学科学院
81872873	心肌缺血/再灌注损伤新机制：USP7 介导的心肌细胞凋亡和铁坏死	彭　军	中南大学
81872855	TIMP-2 对阿尔茨海默病血脑屏障损伤的保护作用及机制研究	彭　英	中国医学科学院药物研究所
81773813	苯溴马隆代谢活化致特异质肝毒性机制研究	彭　缨	沈阳药科大学
81773853	黄芪道地药材"金井玉栏"的科学内涵研究	彭华胜	安徽中医药大学
81872921	MiR-23a-5p 靶向 HSP20 和 PPARα 调控肠缺血再灌注损伤的分子机制及薯蓣皂苷的干预作用研究	彭金咏	大连医科大学
81874363	基于 TGF-β1/Smad 信号通路研究丹参调控 Ly6C（high）巨噬细胞与自然杀伤细胞关系的抗肝纤维化作用机制	彭　渊	上海中医药大学
81773788	特异性进入抑制剂 L0909 的抗 HCV 作用机制研究	彭宗根	中国医学科学院医药生物技术研究所
81774009	基于"药-靶-通路"关联网络的乌头汤治疗风湿痹症的作用机制研究	皮子凤	中国科学院长春应用化学研究所
81773980	基于肝窦内皮细胞外泌体和 SphK1-S1P-S1PRs 信号通路研究红景天苷抑制肝星状细胞迁移的抗肝纤维化机制	平　键	上海中医药大学
81872807	近红外光控 CRISPR-Cas9 基因编辑递送系统的构建及其对杜氏肌营养不良症的精准治疗研究	平　渊	浙江大学
81874330	ARRB1 介导 HNF4α 在神经激肽 1 受体调控色素合成中的作用及机制研究	平锋锋	南京医科大学
81872963	LjMYB1 响应干旱胁迫调控金银花类黄酮合成的分子机制研究	蒲高斌	山东中医药大学
81773991	仙灵骨葆胶囊线粒体毒性物质基础及肝损伤机制研究	朴淑娟	解放军第二军医大学
81872826	新型"水淬灭"近红外荧光探针的设计及其在纳米粒体内过程研究中的应用	戚建平	复旦大学
81773741	蛋白激酶 Akt2 调控巨噬细胞介导特发性肺纤维化的机制研究与新型药物靶标鉴定	钱　峰	上海交通大学
81773649	构建"mAb 物理药剂学分类系统"以指导 mAb 制剂的合理和高效设计	钱　锋	清华大学
81872734	新型糖尿病治疗药物（GLP-1R 和 FFAR1 双重激动剂）的分子构建、活性评估及作用机制研究	钱　海	中国药科大学
81872875	Sirt1 调控 tau 蛋白 O-GlcNAc 糖基化在阿尔茨海默 tau 病理性改变中的新机制	钱　慰	南通大学
81773731	神经肽 Y 及其受体调节通路-血压神经调控性别差异的新靶点	乔国芬	哈尔滨医科大学
81774015	宁夏枸杞-枸杞红瘿蚊-齿腿长尾小蜂三级营养间的化学通讯与识别机制研究	乔海莉	中国医学科学院药用植物研究所
81872931	基于肝癌患者 CYP2E1 活性增高研究 CYP2E1 特异性抑制剂	乔海灵	郑州大学
81872958	射干异黄酮类化合物生物合成途径下游通路关键酶基因的克隆、表达和功能研究	秦民坚	中国药科大学
81773818	抗结核药相关药物性肝损伤的基因标记及其遗传机制研究	秦胜营	上海交通大学
81872840	核糖体蛋白 S6 激酶 p85S6K 与 AMPA 受体 GluA1 亚基的相互作用及其对学习记忆的调控	邱　瑜	上海交通大学
81873079	含 α，β-不饱和羰基的中药有效成分"穿心莲内酯"和"酸浆苦素 A"磺酸化代谢的发生机制及种属差异研究	邱　峰	天津中医药大学
81872825	仿生自组装干扰素 γ 递送囊泡的构建及促抑瘤作用研究	邱利焱	浙江大学
81874364	基于 CAR/PXR 交叉谈话与 TLRs/NF-κB 信号通路茵陈甘草组方对胆汁淤积肝损伤的保护作用与机制研究	裘福荣	上海中医药大学
81872884	CXCR7/CXCR4 异二聚体（CXCR4/CXCR7 heterodimer）通过信号转导偏移促进组蛋白去甲基化：结直肠癌发病新机制研究及防治策略探索	曲显俊	首都医科大学
81773567	基于 Teixobactin 的新型抗耐药菌及抗耐药结核病药物研究	饶　燏	清华大学
81873086	基于类法尼醇 X 受体调控的藏药裸茎金腰逆转肝内胆汁淤积的药效物质及其构效关系和作用机制研究	任　刚	江西中医药大学

（续表）

项目编号	项目名称	负责人	依托单位
81773934	基于 FKN/Syk/p38MAPK 信号通路研究淫羊藿苷抗动脉粥样硬化作用及 microRNA 调控机制	任立群	吉林大学
81874284	新型选择性 Axl/Flt3 小分子双重抑制剂的设计、合成及生物活性研究	任小梅	暨南大学
81773893	基于功效多向性与谱-效灰色关联分析的中药黄芩药效物质基础辨识与质量控制研究	任永申	中南民族大学
81773939	中药天花粉蛋白促进小鼠肝癌 T 细胞免疫治疗的机制与应用研究	沙　鸥	深圳大学
81874331	治疗白癜风新靶点 TSPO 的研究	尚　靖	中国药科大学
81873060	巨噬细胞乙酰化修饰介导小檗碱抗炎效应和改善胰岛素抵抗的作用	尚文斌	南京中医药大学
81773616	新型芳亚胺基噻唑类化合物 KJ1371 多途径增效多黏菌素 B 抗鲍曼不动杆菌作用机制的研究	邵　雷	上海医药工业研究院
81774012	肠道菌介导的人参多糖肿瘤免疫治疗增效作用及机制研究	沈　红	南京中医药大学
81773748	磷酸甘油酸脱氢酶（PHGDH）在肺腺癌 EGFR-TKIs 耐药性产生中的作用及其代谢重编程调控机制	沈　瑛	上海交通大学
81874341	川芎干预糖尿病肾病的药效物质基础及作用机制	沈　涛	山东大学
81773744	靶向干预肠上皮细胞分选连接蛋白 10 对炎症性肠病的影响及分子机制	沈晓燕	复旦大学
81874326	"代谢-转运互作"介导槲皮素及其活性代谢物 Q3GA 调控 CsA 药动学的分子机制	师少军	华中科技大学
81773752	受体酪氨酸激酶对肿瘤靶向治疗耐药性进展过程调控机制研究	石虎兵	四川大学
81773739	石斛碱抗衰老作用及机制研究	石京山	遵义医学院
81874345	基于炮制化学-药效评价-代谢组学技术的酒苁蓉补肾阳作用增效机制研究	史　辑	辽宁中医药大学
81773842	沉香特征性成分 2-(2-苯乙基)色酮的生源途径解析及关键酶的鉴定	史社坡	北京中医药大学
81873062	二仙药对影响 miRNA-34/lncRNA PINK1-AS1 互作调控 BMP-2/Runx2 通路促进慢性骨髓炎骨修复的机制研究	寿　旦	浙江省中医药研究院
81873047	无柄灵芝调控 CCL2 分泌抑制乳腺癌微环境 Tregs 招募的抗肿瘤机制	寿旗扬	浙江中医药大学
81872948	甾醇氧乙酰基转移酶（SOAT）在茯苓酸生物合成途径中的功能解析	舒少华	华中农业大学
81873055	从抑制 HIF-1α 介导糖酵解角度探讨疏花蛇菰三萜组分抗肝癌作用及机制	宋　捷	南京中医药大学
81874339	基于 CCS 策略的中成药龙胆泻肝丸基原物种鉴定研究	宋经元	中国医学科学院药用植物研究所
81872766	黄瑞香中基于 YAP 蛋白的双环合异戊烯基黄烷 DGI 的结构改造及抗肝癌机制研究	宋少江	沈阳药科大学
81872821	逃逸肿瘤相关巨噬细胞识别的新型非病毒基因递送系统研究	宋相容	四川大学
81773875	基于代谢物组定量表征的胆类中药改善肝内胆汁淤积的药效物质及作用机制研究	宋月林	北京中医药大学
81872949	丹参酮合成途径中新基因簇的功能分析和分子调控机制研究	宋振巧	山东农业大学
81872833	复杂基质中新精神活性物质的快速预警筛查及结构鉴定新方法研究	苏梦翔	中国药科大学
81773709	μ 阿片受体与芬太尼类化合物作用的关键氨基酸位点及其参与信号传递和药理作用的机制研究	苏瑞斌	解放军军事医学科学院
81773828	FFA-FABP4-FABP3 介导的脂毒性参与阿霉素心血管损伤的分子细胞学机制	苏素文	河北医科大学
81773847	CRISPR/Cas9 基因组编辑技术研究沉香倍半萜合酶基因表达与调控	隋　春	中国医学科学院药用植物研究所
81873024	基于内源性代谢产物逆向追踪 TRPV1 通路后表征辛热（温）药性的生物分子网络和关键节点	隋　峰	中国中医科学院中药研究所
81773656	新型肠道 OCTN2 靶向的程序化生物激活的吉西他滨亲脂化载体前药的研究	孙　进	沈阳药科大学
81872892	基于微环境介导谷氨酰胺代谢重编程靶点 ASCT2 的 C118P 抗三阴乳腺癌转移作用及机制研究	孙　立	中国药科大学
81773997	基于柴胡降脂保肝与肝脂毒性的"毒-效-证-物"关联特性研究和脂质代谢网络构建	孙　蓉	山东省中医药研究院
81872894	CENPA 介导的表观遗传调控在乳腺癌进展及转移中的作用及机制研究	孙　霞	山东大学
81872814	靶向淋巴结内树突状细胞的疫苗递送系统用于类风湿性关节炎的治疗	孙　逊	四川大学
81873045	吴茱萸生物碱诱导细胞自噬影响卵巢癌顺铂耐药细胞株增殖的相关机制研究	孙　阳	福建省立医院
81872877	磷酸酶 SHP2 促进 IL-23 转录加剧银屑病发病的分子机制及潜在药靶研究	孙　洋	南京大学
81773560	日本血吸虫硫氧还蛋白谷胱甘肽还原酶（SjTGR）成靶性确认与基于该酶的抗血吸虫病药物先导化合物的发现	孙德群	山东大学
81773936	核受体 NR4A1/3 增敏胰岛素在糖尿病心肌病中的作用及三七皂苷的干预机制	孙桂波	中国医学科学院药用植物研究所
81872856	心肌肥厚发生的新机制-lncRNA Gm15834/miR-30b/ULK1/自噬调控网络参与心肌肥厚的作用及机制	孙宏丽	哈尔滨医科大学
81773987	痛经与Ⅱ相代谢酶：前药理论研究桂枝茯苓胶囊作用机制	孙建国	中国药科大学
81773704	靶向 VLGR1 治疗耳聋的药理学研究	孙金鹏	山东大学
81873084	基于 LncRNA 介导的肝窦内皮细胞线粒体功能障碍探讨吡咯里西啶生物碱的肝毒性机制	孙丽新	中国药科大学
81872817	构建"三元联动"重塑肿瘤免疫微环境的 ATP 超敏纳米凝胶用于胰腺癌化疗免疫联合治疗研究	孙敏捷	中国药科大学

（续表）

项目编号	项目名称	负责人	依托单位
81872759	以藁本内酯三聚体为先导物的靶向于 NLRP3 炎性小体抗炎药物的设计与合成	孙平华	暨南大学
81773938	三七茎叶皂苷调控 NAMPT 修复线粒体损伤治疗缺血性脑卒中的分子机制及药效物质基础研究	孙晓波	中国医学科学院药用植物研究所
81873057	香茶菜中 Isoforrestin A 联合 GSH 合成抑制剂逆转伊马替尼耐药的作用及机制	孙晓艳	南京中医药大学
81773701	鞘氨醇激酶 2 对缺血性脑卒中后小胶质细胞活化和极化的调节作用及机制	孙秀兰	南京医科大学
81873088	基于网络药理学和活性成分群理论的藏药旺拉 CE 抗 AD 的 PCB/RM 分子网络机制研究	覃筱燕	中央民族大学
81773677	基于线粒体识别的中药拮抗阿霉素心脏毒性"多组分-多靶标"关联分析的方法学研究	谭光国	解放军第四军医大学
81773602	新型天然抗 MRSA 先导化合物的发现、结构优化及作用机制研究	谭海波	中国科学院华南植物园
81872888	靶向泛素 E3 连接酶的抗肿瘤免疫调节剂的新底物和新机制研究	谭敏佳	中国科学院上海药物研究所
81773767	新型 Hedgehog 信号通路小分子抑制剂 SOMCL-15-631 的深入研究	谭文福	复旦大学
81872800	化合物成药性预测与优化方法研究	唐　赟	华东理工大学
81873021	以选择素相关因子为核心的黄芪、莪术配伍抗肿瘤转移机制研究	唐德才	南京中医药大学
81773955	糖尿病肾病系膜细胞源 Exosome 通过 TGFβ1-PI3K/AKT 通路影响足细胞的功能及小檗碱的作用	唐丽琴	安徽医科大学
81874322	选择性抑制 STAT3 通路促进白色脂肪细胞褐色化的抗肥胖症候选药物发现及调控机制研究	唐士兵	中国科学院广州生物医药与健康研究院
81773882	当归系列药对在新生化颗粒中配伍作用的物质基础与分子机制研究	唐于平	南京中医药大学
81773919	中药挥发油的"膜亲和-渗透性调控"过程强化机制及其特种分离膜设计原理研究	唐志书	陕西中医药大学
81873096	基于海马微环境与神经环路共调节探究栀子多组分协同抗抑郁作用机制	陶伟伟	南京中医药大学
81773967	疏风解毒胶囊调控 MiR-454/Pten/Nrf2/NF-κB 信号途径治疗急性肺损伤的机制研究	陶振钢	复旦大学
81873071	中药复方升降散通过 RIG1-JAK1-STAT1/2 信号通路调控流感病毒宿主固有免疫的药效机制及其物质基础研究	逄慧慧	广州医科大学
81872973	紫外诱导桑叶中 Diels-Alderase 合酶的分离纯化及其结构研究	田景奎	浙江大学
81872952	柴胡中基于 P-selectin 靶点治疗急性肺损伤的新型糖类先导化合物的发现与作用机制研究	佟海滨	温州大学
81873070	低浓度中药促进耐药质粒在异种菌株间接合转移的分子机制研究	童延清	长春中医药大学
81773832	肉苁蓉寄生信号物质及其调控分子机制研究	屠鹏飞	北京大学
81874366	基于药代学与药效学关联的丹参红花多组分（丹红注射液为例）抗脑缺血作用机制研究	万海同	浙江中医药大学
81773933	通窍活血汤调控 PI3K/Akt/mTOR 自噬信号通路修复脑微血管内皮细胞损伤的作用机制研究	汪　宁	安徽中医药大学
81872827	聚丙烯酸酯压敏胶中残留成分和微相结构对药物稳定性的影响及相关机制研究	汪　晴	大连理工大学
81773857	基于二维代谢调控网络的黄连解毒汤治疗脓毒症的功效物质基础研究	汪俊松	南京理工大学
81872938	RRM2B/Ca^{2+}/CaMKK2 调控 LdT 为代表的核苷类似物致慢乙肝患者 CK 升高的机制研究	王　斌	复旦大学
81872970	基于结核分枝杆菌细胞壁生物合成通路的中药"狼毒"抗结核活性物质及其作用机制研究	王　超	大连医科大学
81773582	以吡咯并噻唑啉为母核的新型结核分枝杆菌二氢叶酸还原酶选择性抑制剂的设计、合成与评价	王　昊	宁夏医科大学
81773628	深海来源微生物中 Siderophore 类化合物的发掘及生物合成研究	王　鸿	浙江工业大学
81873023	三种冰片调控脑缺血模型 TRPV1 联动 Notch 通路重塑 NVU 表达性效机制的研究	王　建	成都中医药大学
81773942	吴茱萸碱通过调控 ZMIZ1 基因影响 Notch 信号通路抑制舌鳞状细胞癌转移的研究	王　静	兰州大学
81773686	双标记纳米经皮给药可视化示踪系统的构建及其透皮机制研究	王　珂	西安交通大学
81872919	星形胶质细胞 hnRNPA1 选择性装载 microRNA-34a 入外泌体介导糖尿病海马神经元退行性变的作用及机制研究	王　珊	中南大学
81773994	痔血胶囊肝毒性的药物因素及机制研究	王　停	北京中医药大学
81874320	靶向病毒核蛋白的新喹啉酮生物碱衍生物抗甲型流感病毒作用机制研究	王　伟	中国海洋大学
81773808	CRISPR 构建人源化细胞色素 P450 基因大鼠模型及其在药物代谢中的研究	王　昕	华东师范大学
81874307	基于固定化磷脂酰丝氨酸多肽配体的细胞外囊泡的分离及人参皂苷 Rd 诱导肿瘤细胞凋亡分泌的细胞外囊泡的脂质学研究	王　彦	上海交通大学
81872933	内源性生物活性物质 β-咔啉类生物碱在动物体内的生物合成、转运和代谢机制研究	王长虹	上海中医药大学
81874300	基于质谱-分子网络策略的柳珊瑚来源真菌环肽活性先导物发现	王长云	中国海洋大学
81872785	"智慧型"双靶向 ADC 分子的构建与概念验证	王春河	中国科学院上海药物研究所
81872950	WRKY 转录因子调控地黄苯乙醇苷生物合成的机制研究	王丰青	河南农业大学
81872788	胸腺免疫抑制性五肽（TIPP）抗哮喘作用及机制研究	王凤山	山东大学

（续表）

项目编号	项目名称	负责人	依托单位
81872874	NAD 合成关键酶小分子激活剂的筛选及其作用机制和功能的研究	王戈林	清华大学
81773722	CFTR 与血管紧张素Ⅱ 1 型受体结合调控高血压血管重构及药物影响	王冠蕾	中山大学
81773931	芪参活血颗粒激活 MasR/PI3K-Akt-mTOR 抑制自噬改善脓毒症心肌损伤机制研究	王国兴	首都医科大学
81773791	低聚原花青素 Cinnamtannin D1 通过促进自噬保护胰岛 β 细胞的药理机制研究	王贺瑶	中国科学院上海药物研究所
81773650	具有酸敏反转结构特征的新型核酸药物递送系统的构建与表征	王坚成	北京大学
81872989	中药白英甾体生物碱凝集脂筏胆固醇调控肿瘤外泌体生成及功能的抗肿瘤机制研究	王建农	中国中医科学院西苑医院
81773911	基于缺血性脑卒中炎症反应构建白细胞介导的中药有效组分多级脑靶向递药系统	王建新	复旦大学
81773696	竹黄伴生细菌激活竹红菌素生物合成的研究	王剑文	苏州大学
81872995	多成分"代谢-暴露反应-质效关联"模式下的当归补血汤药效物质辨识与质量控制研究	王晶娟	北京中医药大学
81872891	核受体 RORgamma 在 AR 靶向治疗耐药性前列腺癌中的作用和机制研究	王军舰	中山大学
81773928	梓醇基于 PI3K/Akt-Nrf2/HO-1 信号通路双重调控 TrkB 和 COX-2 防治抑郁症的分子机制研究	王君明	河南中医药大学
81773603	两亲性 β-咔啉二聚体 DNA 嵌插剂的设计合成、抗肿瘤活性及作用机制	王俊儒	西北农林科技大学
81773586	基于分子杂合和多样性导向合成策略构建新型海洋溴酚杂合体库及靶向 eIF4E 抗肿瘤活性研究	王立军	中国科学院海洋研究所
81872972	基于 RAS 信号通路薏苡仁生物肽干预痰湿型高血压作用机制研究	王灵芝	北京中医药大学
81872964	MADS-lncRNA 天然反义转录本调控丹参开花的分子机制	王梅珍	中国医学科学院药用植物研究所
81773785	RHH 超家族转录因子对耐药质粒复制的调控机制研究	王明贵	复旦大学
81872915	松弛素家族多肽受体 4 的小分子配体发现和结构功能研究	王明伟	中国科学院上海药物研究所
81773733	circRNA 调控心肌梗死后心肌细胞焦亡的分子网络及干预研究	王　宁	哈尔滨医科大学
81773904	知母盐炙转化多糖与入肾经药效相关性及分子通路研究	王秋红	广东药科大学
81773569	与幼年型粒单细胞性白血病相关的 SHP2 突变体 E76K、D61G 选择性抑制剂的设计、合成及其活性研究	王润玲	天津医科大学
81872926	Circ_0062018 作为 ceRNA 调节甲氨蝶呤敏感性的机制研究	王淑梅	首都医科大学
81773884	基于代谢网络调控融合生物信息学的人参煎用于 2 型糖尿病胰岛素抵抗物质基础及作用机制研究	王淑美	广东药科大学
81872924	Ph + 慢性粒细胞白血病中原癌蛋白 SET 的 Neddylation 修饰与化学干预	王淑珍	中国药科大学
81874369	土家药鸡血七抗乳腺癌药效物质基础及 CyclinD1-CDK4/6-Rb 通路介导的作用机制研究	王　炜	湖南中医药大学
81773626	靶向泛素化降解 c-Myc 转录因子的多肽分子筛选及其抗肿瘤作用的评价	王孝举	浙江省医学科学院
81773964	仙灵骨葆通过雄激素信号通路增强骨骼肌功能的物质基础和作用机制研究	王新峦	中国科学院深圳先进技术研究院
81872809	基于上皮细胞内极化运输器设计纳米载体：出胞调控及其生物学效应	王学清	北京大学
81773841	基于 PSMBH 理论的丹参药材品质形成机制研究	王学勇	北京中医药大学
81872903	"SREBP2-胆固醇代谢-Treg 细胞分化"轴调控 IDO1 抑制剂对结肠癌的化学预防作用及机制研究	王亚菁	中国药科大学
81872908	VP22 或其他病毒蛋白经 TPPP1 抑制 HDAC6 促进微管乙酰化利于 HSV-1 胞内运输的机制研究	王一飞	暨南大学
81773921	钩吻-玉叶金花调控核受体 PXR/CAR 表达"相畏"减毒的分子机制研究	王英豪	福建中医药大学
81874287	用于癌症免疫治疗新型 RORγt 激动剂的设计合成与作用机制研究	王永辉	复旦大学
81773710	Kappa 受体激活介导谷氨酸转运体表达异常在社交逃避抑郁样行为中的作用及机制研究	王瑜珺	中国科学院上海药物研究所
81873032	麦冬皂苷 D 心血管保护作用分子靶点 CYP2J 的确证与药理机制研究	王宇光	解放军军事科学院军事医学研究院
81872880	Swiprosin-1 在脓毒症中调控 T 细胞免疫抑制的作用及机制研究	王志斌	解放军第二军医大学
81873029	黄芪皂苷抑制 HDAC/NF-κB/STAT3 阻止 NK 细胞浸润和活化保护脑缺血损伤的机制研究	王志菲	上海中医药大学
81873051	基于"线粒体动力学平衡-氧化代谢应激"交互信号揭示黄芩来源 PPARγ 天然激动剂的抗肝癌作用机制	魏立彬	中国药科大学
81872773	五种蕨类植物的内生真菌抗 MRSA 活性代谢产物的研究	魏孝义	中国科学院华南植物园
81873018	肠道菌群协同化瘀泄浊中药多成分多级释药微囊用于肾纤维化治疗研究	魏颖慧	浙江中医药大学
81773970	基于"PPARγ—脂肪酸氧化—Th17/Treg 平衡"途径揭示桑枝抗类风湿关节炎效应成分桑色素的作用机制	魏志凤	中国药科大学
81773584	新型 USP7 抑制剂的设计、合成与生物活性研究	温小安	中国药科大学
81773877	重楼地上部分通过 MAPK-线粒体动力学交互信号通路抗大肠肿瘤的物质基础及作用机制研究	闻晓东	中国药科大学

（续表）

项目编号	项目名称	负责人	依托单位
81872878	阻断 OPTN 抑制树突细胞功能缓解类风湿性关节炎的分子机制研究	翁勤洁	浙江大学
81773916	基于伪三元相图研究微观相态结构对中药脂质体质量和抗肿瘤药效的影响规律	邬瑞光	北京中医药大学
81873007	基于水液转运蛋白调控研究大戟属有毒中药醋制“毒-效”转化的共性机制	吴　皓	南京中医药大学
81874360	栀子苷双靶调控 SphK1-S1P-S1PR1 和 Ras-Erk1/2 信号转导干预类风湿性关节炎滑膜微环境炎症反应	吴　虹	安徽中医药大学
81773619	甲型副伤寒生物偶联多糖蛋白结合疫苗的研究	吴　军	解放军军事医学科学院
81874310	双重激动痛敏素受体/μ 阿片受体的镇痛与成瘾的特征及机制研究	吴　宁	解放军军事科学院军事医学研究院
81872906	基于 Src 通路研究 BPN 靶向 PTP1B 抑制神经胶质瘤生长的分子机制	吴　宁	中国科学院海洋研究所
81773915	基于炎癌转化机制的当归汤用于结直肠癌预防的有效物质确认与多元给药系统构建	吴　清	北京中医药大学
81872815	基于“药物/粒子”动力学差异分析的载体给药系统体内命运研究	吴　伟	复旦大学
81773999	基于“肠-肝轴”-脂质代谢信号通路的苗药赶黄草干预非酒精性脂肪肝药效物质和作用机制研究	吴　霞	首都医科大学
81773577	具有 GLUT1 主动转运、TDS“锁定”功能、葡萄糖和叶酸双重肿瘤识别的脑靶向磁性脂质体的制备及应用	吴　勇	四川大学
81773600	深海细菌 B5 及突变文库活性化合物的二维有序分离及核受体靶点生物学机制研究	吴　振	厦门大学
81773688	基于 HRMS/MSn 数据集挖掘技术的斑马鱼体内 ADME 分析策略的建立及其在中药降糖药效物质群快速筛选中的应用	吴彩胜	厦门大学
81773660	溶致液晶关节腔递药系统及其对关节保护机制的研究	吴传斌	中山大学
81773780	ALDH2 在微管蛋白抑制剂耐药过程中的作用、分子调控机制及化学干预研究	吴春福	沈阳药科大学
81773906	“雷公炮炙论”之僵蚕炮制的科学内涵研究	吴纯洁	成都中医药大学
81872727	吡咯色原酮类 PDE5 特异性抑制剂的设计、抗肺动脉高压活性及作用机制研究	吴德燕	中山大学
81873061	基于 AMPK-TFEB 通路研究高车前苷调控自噬改善糖尿病血管病变的作用机制	吴斐华	中国药科大学
81872925	Wnt 信号通路调节抑制剂治疗 ADPKD 的机制与靶点的确认研究	吴冠青	安徽医科大学
81773624	一种基于天然 α-螺旋肽自组装的新型靶向抗菌纳米的设计及构建	吴国球	东南大学
81873038	基于血管平滑肌细胞自噬探究“瓜蒌-薤白”药对抗动脉粥样硬化斑块形成的作用机制	吴鸿飞	安徽中医药大学
81872905	ZFAS1 靶向募集 NOP58 调控 rRNA 甲基化介导大肠癌细胞生物学特性的分子机制	吴慧哲	中国医科大学
81774013	地榆单体 TMEA 通过 c-kit/PI3K/Akt 途径促巨核细胞分化的分子机制	吴建明	西南医科大学
81773846	基于 DNA 条形码和 ^{1}H-NMR 代谢组学技术的福建特色药材金线莲的基原鉴定与亲缘关系研究	吴锦忠	福建中医药大学
81872898	RELA/LncRNA-uc002jit. 1/PARP1 形成环路调节 DNA 修复对 DNA 损伤药物清除白血病干细胞的影响	吴丽贤	福建医科大学
81872774	抗凝新药 LFG 的组成寡糖对内源性凝血途径选择性抑制的研究	吴明一	中国科学院昆明植物研究所
81773712	转运蛋白 SVCT2 依赖的维生素 C 稳态调控机制异常在抑郁症发病中的作用及药物干预研究	吴鹏飞	华中科技大学
81773854	芡实药材品质形成的相关基因克隆及分子机制研究	吴啟南	南京中医药大学
81773956	泽泻益生元对高脂诱导胰岛素抵抗小鼠的作用及其机制研究	吴水生	福建中医药大学
81873076	清肝活血方通过 LXR-LPCAT3 信号通路抑制内质网应激改善酒精性肝病的机制研究	吴　涛	上海中医药大学
81773611	具有抗糖尿病活性卡山烷二萜的发现与构效关系研究	吴兴德	中国科学院昆明植物研究所
81874317	小分子靶向 UPF1 激活免疫对抗转移性结直肠癌的作用机制研究	吴兴新	南京大学
81872916	胞浆脱氧鸟苷激酶介导巨噬细胞炎症的兴起与消亡调控 NAFLD 的进展与转归	吴旭东	南京大学
81773798	HMGB1-NETs 信号促发化疗所致肺纤维化及 obculactone 干预纤维化进程的分子机制研究	吴雪丰	南京大学
81773661	“可视化”温敏水凝胶缓释化疗药物/基因用于耐药性肝癌介入栓塞治疗的研究	吴云龙	厦门大学
81773914	基于系统建模的中药制药过程实时监测可靠性研究	吴志生	北京中医药大学
81872740	可克服 T790M 和 C797S 耐药的 EGFR 变构抑制剂的设计、合成及生物活性评价	伍小云	南方医科大学
81873003	构建“成分-效应-靶点”网络体系探讨岭南特色饮片制枳壳“存效减燥”的炮制机制	夏　荃	广州中医药大学
81773613	庆大霉素 C2 和 C2a 异构体形成机制及其应用研究	夏焕章	沈阳药科大学
81773789	Bexarotene 靶向睾丸孤核受体 4 治疗库欣病的分子机制研究	夏李群	浙江大学
81874361	基于固有免疫细胞 γδT17 抑制的积雪草抗结肠炎效应或分阻遏 CAC 的机制研究	夏玉凤	中国药科大学
81874286	基于 RCT 途径构建新型 PPARγ/LXRα 双靶点调血脂药物的研究	向　华	中国药科大学
81773691	整合动态生物网络与细胞代谢组学新策略研究大黄酸和姜黄素联用治疗肾纤维化的作用机制	向　铮	温州医科大学
81874335	板蓝根中落叶松脂素生物合成关键酶 IiPLR1 蛋白晶体结构解析、改造与功能评价	肖　莹	解放军第二军医大学

（续表）

项目编号	项目名称	负责人	依托单位
81773953	CircEphB4 抗肝癌新机制及白藜芦醇对其的调控研究	肖建勇	广州中医药大学
81773903	制首乌几种传统炮制方法的共性原理的科学内涵诠释	肖永庆	中国中医科学院中药研究所
81872932	基于细胞药代动力学的非酒精性脂肪肝中 P450s 代谢调控机制研究	谢　媛	中国药科大学
81872876	可溶性环氧化物水解酶作为治疗哮喘气道重塑新靶点的研究	谢强敏	浙江大学
81773872	基于“肺-肠”微生态-代谢-免疫轴的川贝母活性物质组治疗哮喘的作用机制研究	辛贵忠	中国药科大学
81773807	恶性疟原虫对青蒿素类药物代谢的影响及其参与青蒿素耐药的调节机制	邢　杰	山东大学
81773663	靶向结肠炎症部位巨噬细胞的口服给药系统的构建及评价	邢建峰	西安交通大学
81773572	组蛋白甲基化酶 NSD2 靶点确证及先导化合物发现研究	熊　兵	中国科学院上海药物研究所
81872991	基于 Sp1 调控 VEGFR2 基因转录及蛋白泛素化水平的益母草促血管生成药效物质与作用机制研究	熊　亮	成都中医药大学
81774011	基于数学建模研究中药联合化疗干预下肿瘤微环境多类细胞生长动力学的体内外相关性	熊　阳	浙江中医药大学
81873067	基于 caspase-1/11 介导的肠黏膜免疫系统细胞焦亡机制的大黄游离蒽醌治疗 SAP 时效研究	熊玉霞	西南医科大学
81773694	基于代谢组学的骨疏丹多组分、多靶点整合分析方法研究	熊志立	沈阳药科大学
81773747	miR-483-3p 调控上皮间质转化在非小细胞肺癌 EGFR TKI 获得性耐药和转移中的作用及机制	徐　璐	上海交通大学
81873033	益母草水苏碱下调 Noxs/ROS 阻断心肌纤维化生成轴正反馈作用的机制研究	徐　明	上海中医药大学
81773732	基于 ASMase/NLRP3 炎性小体的非经典炎症通路研究糖尿病性血管损伤机制及药物治疗	徐　明	中国药科大学
81872731	抗寄生虫药硝唑尼特的新用途——抗肿瘤作用靶标发现及机制研究	徐　萍	北京大学
81773851	土壤生态因子对肉苁蓉种子萌发与寄生的影响机制	徐　荣	中国医学科学院药用植物研究所
81773927	异甘草素通过调节 DUSP6 泛素化修饰阻断小胶质细胞 ERK1/2 通路改善阿尔茨海默病的机制研究	徐　颖	上海中医药大学
81773698	磷酸二酯酶 4 抑制剂抗阿尔茨海默病的新机制：调控小胶质细胞自噬介导的神经炎症	徐江平	南方医科大学
81874289	基于天然活性产物 XJP 的新型多靶点抗 AD 药物分子发现研究	徐进宜	中国药科大学
81773972	基于链接“糖代谢异常-炎症恶化”关键信号琥珀酸/GPR91 的白虎加桂枝汤“祛热痹”机制研究	徐世军	成都中医药大学
81773957	基于 SREBPs 的补骨脂降脂活性成分发现及机制研究	徐晓军	中国药科大学
81872737	基于诱导 Phe199 位移变化策略选择性抑制热休克蛋白内质网亚型 Grp94 蛋白的药物发现及其应用探索	徐晓莉	中国药科大学
81872750	选择性 IDO2 抑制剂的设计合成及抗类风湿性关节炎活性及作用机制研究	徐云根	中国药科大学
81873048	芫花提取物 PFP2 降解 IAP 遏制耐药肿瘤细胞免疫逃逸的功能机制研究	许　川	电子科技大学
81872975	基于整体观的熟地黄“九蒸九晒”质-效相关性研究	许　军	南京中医药大学
81773852	基于冰冻制片-显微切割-液质联用的牛蒡子药材发育过程牛蒡苷积累规律研究	许　亮	辽宁中医药大学
81872990	基于肠道微生态系统的泽泻提取物改善肥胖小鼠糖脂代谢的体内药效物质及作用机制研究	许　文	福建中医药大学
81773682	基于“多维组合衍生化”和“同步选择性提取”的宽覆盖靶向代谢组学 LC/MS 分析新方法研究	许风国	中国药科大学
81773894	层状纳米材料与功能核酸耦合传感新体系快速灵敏检测中药重金属的研究	许惠凤	福建中医药大学
81874359	生地-山茱萸调控巨噬与肾固有细胞的交互应答干预糖尿病肾病的作用机制	许惠琴	南京中医药大学
81773948	基于 YAP/TAZ-TEAD 三元复合物介导 Hippo-YAP 信号通路的冬凌草素抗肿瘤分子机制研究	绪广林	南京师范大学
81773863	具有 PCSK9 调控作用的天然产物的发现及其作用机制研究	宣利江	中国科学院上海药物研究所
81773803	基于组学和斑马鱼模型的缺氧关键代谢途径、调控网络及相关活性物质的分析表征和确证	薛　明	首都医科大学
81773891	基于临床代谢转化和 MGRG3 受体发现的双黄连注射液中绿原酸类成分致类过敏机制研究	鄢　丹	首都医科大学
81872812	T 细胞靶向稳定核酸脂质纳米粒用于体内产生白介素-6 分泌功能缺失的嵌合抗原受体 T 细胞（CAR-T）研究	闫志强	华东师范大学
81773848	当归根际微生态对药材品质形成的调控机制研究	严　辉	南京中医药大学
81773910	基于 3D 细胞生物电传感模型的中药复方固体制剂溶出、吸收与效应同步评价研究	严国俊	南京中医药大学
81773829	广藿香化学型形成的分子机制研究	严寒静	广东药科大学
81872723	催化不对称[3+3]环加成合成含三氟甲基哌啶化合物的研究及在药物活性分子合成中的应用	阎文锦	兰州大学

（续表）

项目编号	项目名称	负责人	依托单位
81872887	溶瘤病毒 M1 长期缓解恶性肿瘤的效应与机制研究	颜光美	中山大学
81773770	肿瘤血管靶向性凝血蛋白对原位肝癌动物模型的抗肿瘤活性与机制	颜江华	厦门大学
81872779	蒽醌骈合型烯二炔天然产物的生物合成途径研究	颜晓晖	中南大学
81773606	美洲大蠊促创面修复的药效物质解析及作用机制研究	晏永明	深圳大学
81773895	基于阿洛糖苯乙醇苷的厚朴“下气除满”的机制及其道地成因的研究	杨　滨	中国中医科学院中药研究所
81773868	基于生物亲和探针精准发现泽兰属三种中药中 MA'A 型新颖 STAT3 特异性抑制剂及分子靶向抗三阴性乳腺癌研究	杨　波	浙江中医药大学
81773753	缺氧调控肝癌 YAP 信号通路介导巨噬细胞 M2 型极化的机制研究	杨　波	浙江大学
81773855	基于特异蛋白发现的胶类中药专属性鉴定研究	杨　欢	江苏大学
81872937	DEC1 通过激活 NFATc-1 促进破骨细胞分化的作用及机制	杨　俭	南京医科大学
81872879	国家 1 类候选新药钩吻素子治疗类风湿关节炎作用机制的研究	杨　渐	福建医科大学
81773973	竹节参苷Ⅳa 丁酯抑制 IL-6 受体对类风湿关节炎的治疗作用研究	杨　杰	南京中医药大学
81773810	CYP1A1 与 CYP1A2 的催化差异性行为及其机制研究	杨　凌	上海中医药大学
81773750	轴突导向分子 SEMA6A 下调 PLGF 抑制肿瘤相关巨噬细胞 M2 型极化抗结直肠癌肝脏转移的机制研究	杨　敏	中国医学科学院药物研究所
81872928	外泌体介导 miR-23b 分选拮抗 Infliximab 治疗类风湿性关节炎的调控机制探索	杨　艳	吉林大学
81874354	Nrf2 与 Smad3 在肝纤维化-肝癌发展进程中的交互作用机制及黄芪甲苷的干预	杨　雁	安徽医科大学
81773583	多价氟代膦酸扎那米韦的合成、抗流感活性研究及在病毒快速检测中的应用	杨　杨	天津科技大学
81874348	基于肠道菌群与肠黏膜免疫对肠上皮细胞通透性的交互式调控研究汤剂微粒体系促活性成分吸收机制	杨　晔	安徽中医药大学
81773883	洋金花叶治疗银屑病药效物质基础及作用机制研究	杨炳友	黑龙江中医药大学
81872722	ERRα 反向激动剂的优化设计及抗肿瘤活性和机制研究	杨春皓	中国科学院上海药物研究所
81872979	基于 NF-κB 和 STAT3 通路的表观遗传调控的平贝母多糖的分离纯化和肺癌预防	杨春娟	哈尔滨医科大学
81874305	酶诱导配体呈递型纳米复合载体的构建及靶向 BCSCs 机制研究	杨春荣	佳木斯大学
81773792	基于受体蛋白结构信息阐释 GLP-1R 和 GCGR 受体选择性的分子机制	杨德华	中国科学院上海药物研究所
81872907	基于结构生物学的 Taccalonolide AN 衍生物的设计、合成及抗肿瘤活性研究	杨金亮	四川大学
81872954	阳春砂龙脑基二磷酸合酶功能优化及其在种子中特异表达的解析	杨锦芬	广州中医药大学
81872999	中药材中隐蔽型真菌毒素的产生规律及体内毒性释放机制研究	杨美华	中国医学科学院药用植物研究所
81773901	基于微生物菌群变化的半夏曲发酵炮制增效作用机制研究	杨鸣华	中国药科大学
81773950	基于肠道菌群及代谢组学解析白花蛇舌草干预结肠炎-癌转化作用机制	杨培民	山东中医药大学
81773633	特异性 PB2 抑制剂的设计、合成与抗流感病毒活性研究	杨胜勇	四川大学
81872996	基于“类结构同法表征”多技术集成的中药质量标准研究新模式	杨文志	天津中医药大学
81773653	肿瘤干细胞来源的载药微颗粒抗肿瘤作用及机制研究	杨祥良	华中科技大学
81872755	表观遗传修饰策略驱动的 11 株植物内生真菌中新型抗耐药菌活性分子合成潜能的挖掘	杨小龙	重庆大学
81872936	RIP3 去 Neddylation 修饰介导的程序性坏死在达沙替尼心脏毒性中的作用及机制研究	杨晓春	浙江大学
81774000	民族药石上柏作用于喉癌 COX-2 和 EGFR 多靶标的活性成分及作用机制研究	杨新洲	中南民族大学
81773865	基于体内过程的中药药对补骨脂-肉豆蔻、五味子-吴茱萸物质基础研究	杨秀伟	北京大学
81773568	Menin-MLL 相互作用小分子抑制剂的发现和结构优化	杨亚玺	中国科学院上海药物研究所
81773840	重金属铅对药用动物蚂蟥抗凝血活性影响的机制研究	杨瑶珺	北京中医药大学
81874301	新型 CRM1 抑制剂的设计和制备以及对 ENKTL 淋巴瘤治疗机制与效果的研究	杨永亮	大连理工大学
81872726	新型 DNA 解旋酶(GyrB)和拓扑异构酶 IV(ParE)双靶抑制剂的设计、合成与抗多药耐药菌活性研究	杨玉社	中国科学院上海药物研究所
81872782	Nystatin 糖基耦合机制阐述在新一代抗真菌药物发现中的应用	杨兆勇	中国医学科学院医药生物技术研究所
81873065	板蓝根源甾类化合物靶向调控流感诱导的固有免疫过度炎症的机制研究	杨子峰	广州医科大学
81773655	基于胰腺癌的“定位减压修复瘤内血管”纳米药物研究	姚　静	中国药科大学
81872883	新型人源化抗 RON 单克隆抗体-药物偶联物对胰腺癌及其肝转移的抗癌效应	姚航平	浙江大学
81773671	靶向调控外泌体分泌功能的杂化脂质体抗胰腺癌效应及机制研究	姚红娟	中国医学科学院医药生物技术研究所
81773799	p66Shc 在肝纤维化发病中的作用及 lncRNA-Mical2/miR-203a-3p 对其调控研究	姚继红	大连医科大学
81873040	基于 HIF-1α/Notch 信号通路探讨塞络通胶囊活化星形胶质细胞调控缺血性脑卒中后神经修复机制研究	姚明江	中国中医科学院西苑医院
81773880	基于痰证理论的中药经典方剂“栝蒌薤白半夏汤”治疗胸痹心痛的体内药效物质研究	姚志红	暨南大学

（续表）

项目编号	项目名称	负责人	依托单位
81874306	基于串联质谱和离子迁移质谱的手性药物识别机制和方法研究	姚钟平	香港理工大学深圳研究院
81872838	真实生物体系中靶蛋白-配体动态结合模式及结合位点的全景式研究	叶　慧	中国药科大学
81874297	基于胆固醇代谢调节促进效应T细胞抗肿瘤的崖豆藤中活性物质的发现，作用机制及构效关系研究	叶昊宇	四川大学
81873080	肠道菌群介导的内酯类组分C-位磺酸化代谢在穿心莲保肝利胆中的作用	叶　玲	南方医科大学
81872917	异甜菊醇通过PKC-β-SREBP1C-SCD1/GPAT通路改善非酒精性脂肪肝病脂质沉积的机制研究	易宏伟	东南大学
81872982	基于毒代动力学改变的朱砂-马钱子配伍降低神经毒性的物质基础和机制研究	殷　军	沈阳药科大学
81873002	基于PI3K-Akt通路探索炒川楝子治疗乳腺良恶性增生的炮制机制	殷放宙	南京中医药大学
81872984	基于Sirt1多通路协同改善非酒精性脂肪肝的青钱柳药效物质基础和作用机制研究	殷志琦	中国药科大学
81773711	糖酵解关键酶HK2在缺血性脑卒中中的神经元损伤新角色	银　巍	中山大学
81874340	基于PK-PD-代谢组学实时动态偶联的淫羊藿-川芎药对治疗骨关节炎的配伍机制研究	尹　华	浙江中医药大学
81773878	基于脂质代谢调控和质谱成像技术的栀子大黄汤抗肝损伤作用机制研究	尹　然	沈阳药科大学
81773985	基于“肠道菌群-SCFAs-GPCR/HDAC-mTOR”研究虫草多糖治疗慢性肾病的作用机制	尹鸿萍	中国药科大学
81773823	ITRS调控蒽环类抗生素耐药的机制与临床研究	尹继业	中南大学
81873093	经ERK1/2、STAT3互作通路干预失重下柚皮苷作用于T细胞介导的成骨细胞分化机制	尹文哲	哈尔滨医科大学
81773757	DJ-1二聚化介导的CBS蛋白糖化修饰调控肿瘤细胞铁死亡的机制研究	应美丹	浙江大学
81773639	基于蛋白-蛋白相互作用的物理化学行为设计和优化蛋白-蛋白相互作用抑制剂的研究	尤启冬	中国药科大学
81873089	基于miR-130b/MEOX2/Akt信号通路探讨维药骆驼蓬中生物碱类调节结肠癌自噬及转移作用机制	于海洋	天津中医药大学
81773570	新型核苷酸类肝靶向抗乙肝前药的设计、合成与生物活性评价	于文全	郑州大学
81773773	利用互斥频发突变的合成致死/致病效应靶向治疗葡萄膜黑色素瘤	余　乐	南方医科大学
81773795	阿托伐他汀通过“LXR-IDOL-LDLR”轴影响胰岛β细胞胆固醇代谢的机制	余　琦	西安医学院
81773623	高效口服脯氨酰内肽酶的合理化设计与发现及其机制研究	余　蓉	四川大学
81773695	基于免疫极化亲和色谱的中药多糖活性成分筛选研究	余江南	江苏大学
81773805	缺氧介导肾细胞癌中有机阳离子转运体OCT2表达抑制的机制及逆转耐药研究	余露山	浙江大学
81773716	抗神经病理性痛候选新药钩吻素子作为TSPO别构调节剂的研究	俞昌喜	福建医科大学
81773699	KCa3.1/Orai1信号复合物调控AD反应型星形胶质细胞内质网应激的机制研究	虞志华	上海交通大学
81874358	基于miR-34b/MET/β-catenin通路探讨四君子汤与达卡吧嗪合用抗黑色素瘤的机制	禹志领	香港浸会大学深圳研究院
81773642	多层次双细胞器靶向的新型顺铂载药体系构建及耐药研究	喻志强	南方医科大学
81773644	具有肿瘤内环境敏感释放与P-gp抑制功能的脂质纳米给药系统的研究	袁　弘	浙江大学
81873049	青蒿鳖甲汤通过mTOR自噬调控引起肺癌细胞“失巢凋亡”的机制研究	袁　强	浙江中医药大学
81773998	异常黏液质和黑胆质清除剂阿里红抗阿尔茨海默症的药效物质及作用机制研究	袁　涛	中国科学院新疆理化技术研究所
81773922	基于类风湿关节炎骨保护探究杜仲不同药用部位的性效机制	袁　颖	上海中医药大学
81773959	从miR-155/SOCS1/NF-κB信号通路研究竹节参总皂苷抑制高脂饮食诱导肥胖小鼠脂肪组织炎症的分子机制	袁成福	三峡大学
81873092	基于纳米粒整体吸收的提高藏药波棱瓜子中木脂素生物利用度的作用机制研究	袁海龙	解放军空军总医院
81773766	DT-13基于NMIIA-EGFR/C2GnT-M-HKII联合TPT调节肿瘤有氧糖酵解抗胃癌作用机制研究	袁胜涛	中国药科大学
81872951	短密木霉与白术根腐病菌的空间互作及相关蛋白的克隆与功能研究	袁小凤	浙江中医药大学
81872896	内质网蛋白RCN1通过调节选择性剪接促进肿瘤多药耐药的机制研究	苑辉卿	山东大学
81773925	基于脑-肠轴研究天麻新型四聚苄化合物对帕金森病模型保护作用的机制	苑玉和	中国医学科学院药物研究所
81872758	抗肿瘤粗榧烷二萜的发现与研究	岳建民	中国科学院上海药物研究所
81872920	基于甲基萘醌的肠道菌群共生机制及对糖尿病的影响	曾　强	解放军总医院
81773817	组蛋白乙酰化和miRNA介导的肾癌SLC22A2低表达的机制及应用研究	曾　苏	浙江大学
81773932	基于靶点“钩钓”策略的肉苁蓉苯乙醇苷抗脑缺血再灌注分子机制研究	曾克武	北京大学
81872751	具有抗心肌纤维化作用的ATX抑制剂的发现、优化与作用机制探索研究	翟　鑫	沈阳药科大学
81872939	PLA2G7 R92H基因多态性对药源性急性严重过敏反应的作用及机制研究	翟所迪	北京大学
81872784	抗体偶联药物的内吞和细胞内转运机制研究	詹金彪	浙江大学
81872777	NO给予体-aurovertins耦合体的设计合成及其抗三阴乳腺癌的协同作用和机制研究	占扎君	浙江工业大学
81773565	靶向转录因子Gli的新型Hedgehog信号通路抑制剂的设计、合成及抗肿瘤耐药性研究	张　翱	中国科学院上海药物研究所
81874349	辛热类有毒中药风险-效益阈与效毒机制研究	张　冰	北京中医药大学
81773664	中性粒细胞递药系统对肿瘤转移多个关键环节的特异性干预及机制研究	张　灿	中国药科大学

（续表）

项目编号	项目名称	负责人	依托单位
81872986	IRF7 介导的 TAM 糖脂代谢重编程在骨肉瘤外泌体构建促肺转移微环境中的作用及淫羊藿干预的药效物质基础研究	张　超	中国药科大学
81873010	基于"表里并重"动态关联"性效差异"的焦栀子饮片炒制过程质量传递动态变化规律及过程机制研究	张　村	中国中医科学院中药研究所
81773718	Drp1 介导的线粒体分裂异常引起突触功能损伤及认知障碍的机制研究	张　丹	中国医学科学院药物研究所
81773837	生态因子作用下基因组 DNA 甲基化对宁夏枸杞品质形成的调控机制研究	张　芳	南京中医药大学
81773797	五味子乙素结合 CB2 受体抗肝纤维化作用的分子机制研究	张　海	解放军第二军医大学
81872889	DDX5/p62 相互作用调控细胞自噬-炎症抑制非酒精性脂肪性肝炎相关肝癌进展的作用及机制研究	张　浩	中国药科大学
81773941	基于细胞热转移分析技术的蔓荆呋喃诱导宫颈癌细胞凋亡分子靶点研究	张　宏	上海中医药大学
81773979	黄芪汤干预 LncRNA/miR-663a/TGF-β/SMAD 信号通路抑制肝星状细胞活化的作用机制研究	张　辉	上海中医药大学
81773986	肠道菌群介导的人参皂苷改善动脉粥样硬化的作用和机制研究	张　军	南京医科大学
81874351	山茱萸环烯醚萜苷调节 Calpain 拮抗 Tau 蛋白异常过度磷酸化的机制研究	张　兰	首都医科大学
81872824	针对免疫复合物肾小球肾炎的 siRNA 靶向递释系统研究	张　凌	四川大学
81773652	基于"中和促肿瘤炎症"的新型化学免疫联合治疗策略构建多模式 pH 敏感"一箭三星"集成胶束用于前列腺癌治疗的研究	张　娜	山东大学
81774002	基于多靶点调控民族药三百棒抗类风湿性关节炎的活性成分及作用机制的研究	张　鹏	华中科技大学
81872764	以 sorcin 蛋白为靶点的天然产物小分子的发现、优化及其抗胰腺癌干细胞活性研究	张　泉	南开大学
81874332	PgWRKY2 转录因子靶向 SS3 和 PDR3 基因调控人参皂苷合成与积累的机制及优异种质构建	张　儒	湖南工程学院
81872837	基于 MRGPRX2/CMC-IT-TOF 的药物类过敏物筛选及质量控制方法基础研究	张　涛	西安交通大学
81773566	一种新型伤口愈合肽的设计及其在糖尿病足治疗中的应用研究	张　伟	兰州大学
81874329	linc00312 及其遗传变异在鼻咽癌治疗中的作用及机制研究	张　伟	中南大学
81872848	以 EX1 和 EX2 为靶标的 stargazin 和 AMPA 受体相互作用研究	张　炜	河北医科大学
81773646	靶向、多重响应的功能化纳米凝胶给药系统的构建及抗肿瘤转移机制	张　烜	北京大学
81874337	玉米-茅苍术间套作系统种间根际效应增加茅苍术生产力的机制研究	张　燕	中国中医科学院中药研究所
81773749	出核 NAC1 促肿瘤细胞侵袭转移的机制及其作为干预新靶点的研究	张　熠	苏州大学
81873035	基于抑制铁跨膜转运防治脑缺血再灌注损伤机制探讨黄芪"固护玄府"的微观基础	张　颖	河北中医学院
81773735	延缓衰老新靶标：血管内皮 lncRNA LINC00551	张　勇	哈尔滨医科大学
81874295	Aspidosperma-eburnea 类生物碱促溶酶体生成的构效关系与作用机制研究	张　于	中国科学院昆明植物研究所
81773844	基于 CRISPR/Cas9 技术解析白木香转录抑制因子 AsJAZ 对沉香倍半萜合成的调控机制	张　争	中国医学科学院药用植物研究所
81773982	罗汉果基于 AMPK-TLR4 信号标本兼治肺纤维化的物质基础和作用机制研究	张朝凤	中国药科大学
81872974	两种罂粟科植物镇痛活性成分的发现及作用机制研究	张春磊	中国药科大学
81872778	化学-酶催化法创制台勾霉素 B 的氟氯溴碘多样化取代衍生物	张海波	中国科学院南海海洋研究所
81773717	4-型磷酸二酯酶（PDE4）对饮酒行为的调节作用及其细胞内信号机制	张汉霆	泰山医学院
81872787	基于液滴微流控系统高通量筛选共刺激受体 OX40 的激动剂抗体	张宏恺	南开大学
81874311	脑中新发现的 Matrilin-3 抗缺血性脑中风作用及其依赖自噬的调节反应性星形胶质细胞的机制	张慧灵	苏州大学
81773645	结构药剂学理论研究：药物制剂的定量结构及其对药物释放的控制	张继稳	中国科学院上海药物研究所
81874350	从玛咖"性温味甘健脾"研究玛咖多糖促进能量代谢及免疫调控机制	张建军	北京中医药大学
81773675	共晶新辅料的设计、构建及其科学内涵的探索	张建军	中国药科大学
81773715	新化合物 YZG-331 镇静催眠作用机制的研究	张建军	中国医学科学院药物研究所
81773888	鸦胆子调控外泌体 miRNA 抑制非小细胞肺癌侵袭转移的药效物质基础及机制研究	张建业	广州医科大学
81773815	lnc-HNF1A/HNF1A 通路调控 CYP3A4 表达的分子机制	张莉蓉	郑州大学
81773708	基于调节 GABA/Glu 系统平衡研究 TSPO 配体 YL-IPA08 的抗 PTSD 作用机制	张黎明	解放军军事医学科学院
81872730	ANO1 蛋白抑制剂的设计与合成及镇痛作用研究	张亮仁	北京大学
81773995	雷公藤甲素诱导 Th17/Treg 失衡致肝毒性及肝毒易感性的分子机制研究	张陆勇	广东药科大学
81873075	百部汤多靶位改善肺泡微环境抑制肺纤维化的作用机制研究	张　勉	中国药科大学
81773738	ANO1/TMEM16A 在细胞外酸中毒引起冠状动脉收缩中的作用	张明升	山西医科大学
81773588	川芎中具有抗脑缺血损伤活性先导物的发现	张培成	中国医学科学院药物研究所
81873027	鞘脂代谢重编程驱动小胶质细胞极化及黄连解毒汤干预研究	张启春	南京中医药大学
81872978	中药钩藤抗帕金森病的体内药效物质及其多成分多途径调控机制	张庆英	北京大学

（续表）

项目编号	项目名称	负责人	依托单位
81872843	扩散性三叉神经病理性疼痛中 VPM 感觉传入环路重构及 HMGB1 的作用研究	张世红	浙江大学
81872761	狼毒大戟中杂萜类化合物调控炎症微环境防止肝癌转移的作用机制及构效关系研究	张维库	中日友好医院
81773703	TIGAR 在脑缺血复灌过程中经非酶途径激活线粒体自噬的保护作用及机制研究	张翔南	浙江大学
81773561	靶向 WNT 信号通路的豪猪蛋白抑制剂抗肿瘤药物的研发	张小虎	苏州大学
81773571	针对肿瘤高氧化应激水平的 NQO1 靶向 ROS 诱导剂的设计、合成与生物活性研究	张晓进	中国药科大学
81773800	靶向 TRIB3/p62 相互作用抑制肝纤维化的作用和机制	张晓伟	中国医学科学院药物研究所
81773975	基于 HIEs 模型的 HuNoV 内吞机制及涩肠止泻中药的干预作用研究	张绪富	南方医科大学
81773801	BK 通道在平滑肌细胞转型和基质小泡分泌介导的慢性肾脏病血管钙化中的作用和机制研究	张雪梅	复旦大学
81872918	抑制 TRAF6 缓解高糖诱导的炎症反应和糖尿病肾病的作用机制研究	张亚利	温州医科大学
81773772	TaD1822-7 对 ER 依赖的乳腺癌抑制作用及与 EphB4 关系研究	张彦民	西安交通大学
81773920	基于 βAR-cAMP-PKA/Epac 信号串扰的人参配伍环境对附子贝母反药组合减毒存（增）效的化学及生物学机制研究	张艳军	天津中医药大学
81773729	碘化 N-正丁基氟哌啶醇通过 JNK 调节线粒体 ROS 自持环路拮抗缺血再灌注心肌线粒体氧化应激	张艳美	汕头大学
81773573	有机小分子 NO_2-供体的设计、合成及抗缺血性脑卒中活性研究	张奕华	中国药科大学
81872851	基于 LC-MCH/MCHR1 系统的抑郁形成新机制及药物靶点确认	张永鹤	北京大学
81873020	具有中医特色的付罐经皮给药物理促渗新技术的系统研究	张永萍	贵阳中医学院
81872842	创新化学药物硝酮嗪清除 α-突触核蛋白和改善线粒体功能治疗帕金森病的机制研究	张在军	暨南大学
81874304	靶分子/蛋白药物/载体天然机制一体化制备的纳米递送系统基础研究	张振中	郑州大学
81872810	细胞衍生的生物矿化囊泡在急性肺损伤治疗中的研究	张志平	华中科技大学
81773587	肿瘤代谢多靶标策略的海洋微生物新型抗胶质瘤先导化合物的发现及生物活性的研究	张治针	浙江大学
81773861	基于色氨酸代谢通路调控的大承气汤治疗肠梗阻作用机制及网络药理学桥接的活性成分群发现研究	张尊建	中国药科大学
81773946	知母皂苷 AⅢ基于 miR375-PDE5A-cGMP 信号通路干预脑胶质瘤恶性增殖的机制研究	章丹丹	上海中医药大学
81773809	肝癌发生中芳香烃/雄甾烷核受体 AhR/CAR/CYP450 酶代谢通路表观遗传调控机制的研究	章国良	北京大学
81872859	咖啡酰白桦醇酯靶向 TRPV1/RIP3 通路的降温抗炎抗缺血调控机制研究	章海燕	中国科学院上海药物研究所
81773774	基于脑胶质瘤微环境中的间隙连接蛋白 Cx43 的千层纸素逆转耐药作用及机制研究	赵　丽	中国药科大学
81773876	中药鸦胆子降三萜类成分抗胰腺癌的构效关系及作用机制研究	赵　明	南京中医药大学
81872955	老鸦瓣属药用植物分子系统学与生物地理学研究	赵　群	皖西学院
81773958	柴黄益肾颗粒通过调节 OATs 减少肾小管上皮细胞尿毒素积聚治疗糖尿病肾病机制研究	赵　铁	中日友好医院
81874294	金属离子依赖性蛋白磷酸酶 PPM1B 特异性抑制剂的设计、合成及其在造血干细胞功能调节的分子机制研究	赵保兵	山东大学
81773960	基于蛋白质组学与代谢组学联用技术探讨桑叶治疗 2 型糖尿病作用机制及信号元件交互作用	赵保胜	北京中医药大学
81874292	来源于印度洋深海产黄青霉菌的硝基苯反式环氧酰胺类化合物促神经分化作用研究	赵冰心	暨南大学
81872729	基于结构的选择性 PAK4 抑制剂的设计、优化及抗肿瘤活性研究	赵冬梅	沈阳药科大学
81873077	从调节 ATF6/c-fos 信号通路研究淫羊藿苷改善衰老睾丸支持细胞功能衰退的分子机制	赵海霞	三峡大学
81774003	苗药蜘蛛香反向调节野生型和突变型 p53 介导乳腺癌细胞自噬和凋亡的作用及机制研究	赵华军	浙江中医药大学
81773737	FG-8mer 抑制内源性因子 X 酶的分子机制及其机制相关的抗凝活性特征	赵金华	中国科学院昆明植物研究所
81773578	PIM-1/MNKs 激酶双重抑制剂的设计合成与抗肿瘤活性研究	赵临襄	沈阳药科大学
81773668	集成靶向 TICs 胞内触发释放聚离子复合物胶束的构建及其机制研究	赵秀丽	沈阳药科大学
81874365	基于核受体 FXR 研究芍药苷治疗淤胆型肝炎的生物学机制	赵艳玲	解放军第三〇二医院
81872985	RAS 抑制剂茯苓皮三萜酸利尿及抗肾间质纤维化物质基础及作用机制研究	赵英永	西北大学
81773697	基于新靶点的蝎长链活性肽的抗菌机制研究	赵勇山	沈阳药科大学
81872724	设计合成新颖的 MAP3K14 激酶抑制剂和降解剂，研究其生物活性和成药性	赵玉军	中国科学院上海药物研究所
81873025	人参皂苷作用靶点 BB 型肌酸激酶在其抗应激致大鼠抑郁样行为中的作用研究	赵玉男	南京中医药大学
81873000	基于功效-证候-毒性关联模式的双黄连制剂质量控制标志物的辨识与评价模式的建立	赵云丽	沈阳药科大学
81773643	一种光/酶双重敏感的“特洛伊木马”式肿瘤靶向递药系统的构建与评价	赵子明	徐州医科大学
81773702	别构调节 Sigma-1 受体抗抑郁作用及其机制研究	镇学初	苏州大学

（续表）

项目编号	项目名称	负责人	依托单位
81773593	基于 pqs 系统调控的莲子心群感抑制活性化合物的发现及作用机制研究	郑俊霞	广东工业大学
81773634	针对组蛋白甲基转移酶 DOT1L 的选择性小分子抑制剂设计和优化研究	郑明月	中国科学院上海药物研究所
81773736	血管平滑肌细胞特异性自噬在烟酸姜黄素酯抗血管老化中的作用和机制	郑熙隆	湖南中医药大学
81872934	冠心病患者低三碘甲状腺原氨酸的 ADME 基因甲基化调控机制及其对生存预后的影响	钟诗龙	广东省人民医院
81872976	基于中药配位化学理论探究复方肝豆汤通过驱铜途径治疗肝豆状核变性的药效物质基础	周　安	安徽中医药大学
81773989	基于肿瘤内皮细胞代谢的参麦方调控肿瘤血管生成的药代动力学物质基础及机制研究	周　芳	中国药科大学
81872914	基于维生素 D 受体(VDR)研究青蒿琥酯增强机体抗组菌感染作用的分子机制	周　红	遵义医学院
81773597	黄柄曲霉产细胞松弛素二聚体黄柄霉素 A 的生物合成研究	周　渊	华中科技大学
81773557	靶向雌激素受体非核效应信号通路特异性小分子化合物的设计、合成及其对心血管的选择性保护作用研究	周海兵	武汉大学
81773684	复合 SERS 编码微球及其微阵列传感器对多组分肿瘤标志物高通量可视化检测	周海波	暨南大学
81773636	基于常山酮骨架的新型 AARS 抑制剂的设计及抗菌机制研究	周晖皓	中山大学
81872819	“干细胞纳米粒”神经修复给药系统的研究	周建平	中国药科大学
81872803	微环境溶蚀性胶束抗耐药骨转移瘤的作用及其机制研究	周四元	解放军第四军医大学
81773862	栀子豉汤通过肠道菌群-肠-脑轴介导的抗抑郁作用机制及其药效物质基础研究	周婷婷	解放军第二军医大学
81773605	抗阿尔兹海默症二萜生物碱的发现、合成与作用机制研究	周先礼	西南交通大学
81872736	基于实体瘤特异性酶释药的新型抗体偶联药物研究	周辛波	解放军军事科学院军事医学研究院
81773681	基于 DNA-银纳米簇新型分子信标的荧光传感系统及医学应用	周学敏	南京医科大学
81872863	抗心肌纤维化新靶点-Apelin 相关受体 APJ	周宇宏	哈尔滨医科大学
81872735	靶向 PDE4 的新型抗抑郁药物的设计、合成与作用机制研究	周中振	南方医科大学
81872895	Wnt 信号通路抑制剂调控肿瘤免疫微环境的机制研究	朱　棣	复旦大学
81872798	基于代谢组学的肿瘤标志物稳定识别新方法研究及实验验证	朱　峰	浙江大学
81872882	ALDH1 诱导非小细胞肺癌 EGFR-TKI 获得性耐药的 ROS-RCS 代谢重编程机制	朱　亮	上海交通大学
81874299	羊踯躅中木藜芦烷型微量镇痛活性成分生物合成基因挖掘与代谢途径在酿酒酵母中的重构	朱　平	中国医学科学院药物研究所
81873037	芪参方肠道滞留成分通过调节短链脂肪酸 Olfr78/Gpr41 肾脏-血管双感受器维系宿主血压平衡的作用机制	朱　彦	天津中医药大学
81873094	基于“肠道菌-短链脂肪酸-肝 NRF2”途径的人参缓解环磷酰胺肝毒性机制研究	朱　贺	南京中医药大学
81873015	中药废水资源化膜材料表面改性—微结构调变的专属膜反应器精准构筑机制研究	朱华旭	南京中医药大学
81773845	DcMYB1 和 DcbHLH5 协同调控海南龙血树类黄酮生物合成的分子机制	朱家红	中国热带农业科学院热带生物技术研究所
81773621	内含肽介导的多价多功能抗体及免疫杂合蛋白新型技术平台研究	朱建伟	上海交通大学
81874343	基于“化学-PD/PK”的附子质量标志物发现、确证及其调控毒效的分子机制研究	朱丽君	广州中医药大学
81872797	基于高效模拟设计的抗哮喘靶标蛋白 TG2 激动剂的发现优化	朱维良	中国科学院上海药物研究所
81872886	糖酵解/脂肪酸 β 氧化代谢模式转变驱动恶性胶质母细胞瘤的分化及其表观遗传学机制研究	朱文博	中山大学
81872846	海马犬尿氨酸代谢失衡在颞叶癫痫中的作用及其机制研究	朱新建	东南大学
81773943	青蒿素诱导垂体腺瘤细胞凋亡及其机制探讨	朱永红	中山大学
81773834	MYB 转录因子在调控老鸦瓣芽茎形成中的功能及作用机制研究	朱再标	南京农业大学
81773683	基于化学信息学的抗肝纤维化中药药效物质组与靶标群相互作用分析方法学研究	朱臻宇	解放军第二军医大学
81873034	地黄梓醇协控缺血脑区血管-神经新生偶联机制	祝慧凤	西南大学
81872791	东沙珊瑚共附生菌中程序性细胞坏死抑制剂的发现及靶点研究	庄春林	解放军第二军医大学
81773822	碘造影剂引起急性肾损伤的机制研究和实验性治疗	左笑丛	中南大学

2017 年重点项目(药学相关项目选录)

项目编号	项目名称	负责人	依托单位
81830109	基于临床真实世界证据的中药质量标志物的发现与确认	陈万生	解放军第二军医大学
81830105	AKR1C3 介导肿瘤耐药的新机制并发展先导化合物	郭青龙	中国药科大学
81830107	泛素化修饰介导的转录因子异常调控在肝癌耐药中的分子机制及治疗策略研究	何俏军	浙江大学
81830103	质粒介导多粘菌素耐药新机制 MCR-1 的传播和进化及抑制剂研究	田国宝	中山大学
81830101	多组学融合抗病毒药物宿主靶标辨识新技术研究	王升启	解放军军事科学院军事医学研究院
81830110	基于中医方证代谢组学的关黄柏质量标志物发现	王喜军	黑龙江中医药大学
81830108	耐药突变 EGFR 蛋白的调控及耐药非小细胞肺癌的治疗新策略	肖智雄	四川大学
81830111	基于"成分构成-靶标网络-生物效应"多维整合的中药质量标志物发现与确认	许海玉	中国中医科学院中药研究所
81830106	基于抗耐药真菌新先导物和新机制的药物发现研究	张大志	解放军第二军医大学
81830104	基于细胞色素 P450 酶介导的有毒呋喃萜类化合物肝损伤机制研究	郑　江	贵州医科大学
81830102	肝细胞癌靶向药物耐药新机制和治疗新策略的研究	周　俭	复旦大学

2017 年创新研究群体项目(药学相关项目选录)

项目编号	项目名称	负责人	依托单位
81721005	神经精神药物药理	陈建国	华中科技大学
81821005	抗肿瘤新药敏感群体和耐药机制研究	耿美玉	中国科学院上海药物研究所
81821004	基于内源性大分子精准修饰的生物药物创新	周德敏	北京大学

2017 年国际(地区)合作与交流项目(药学相关项目选录)

项目编号	项目名称	负责人	依托单位
81850410550	Metabolomics-driven Antibiotic Discovery from Chinese Microbial Isolates	Benjamin Clark	天津大学
81850410553	Anticancer Drug Lead Discovery from Chinese Sea Cyanobacteria	Benjamin Naman	宁波大学
81850410554	Transferrin decorated biopolymer-based prodrug micelles for redox-responsive cocktail drug delivery to non-small-cell lung cancer cells	Hriday Bera	沈阳药科大学
81820108029	盘状结构域受体 2(DDR2)选择性抑制剂及其生物活性研究	丁　克	暨南大学
81720108032	慢性肠炎进程中的胆汁酸免疫代谢调控	郝海平	中国药科大学
81811540416	肝纤维化的基因治疗	姜虎林	中国药科大学
81811530064	计算机辅助设计和鉴定靶向 HIV-1 gp120 蛋白中 CD4 结合位点的 N6 模拟分子及其与靶向 gp120 和 gp41 蛋白的 HIV-1 灭活剂联合的生物学评估	姜世勃	复旦大学
81811530284	中国南海软体动物中化学成分的发现,功能导向合成及肿瘤多靶点抑制活性的筛选	李序文	中国科学院上海药物研究所
81820108031	心脏重塑过程中 GPCR 偏向性激活 HIP-55 信号通路及分子机制	李子健	北京大学
81720108031	神经递质 GPCR 二聚体或多聚体作为药物新靶标的药理学意义	刘剑峰	华中科技大学
81720108033	肝肠三循环调控黄酮和含黄酮中药干预结肠癌的分子机制	刘中秋	广州中医药大学
81811530340	基于新型线粒体靶点的抗疟疾小分子药物研究	饶　燏	清华大学
81881220196	第二届中美传染病的生态学与演进(EEID)双边研讨会	徐　飚	复旦大学
81720108030	3D 仿生打印定位、梯度、长效释药系统及其修复脊髓损伤研究	徐希明	江苏大学
81820108030	海洋来源新型肿瘤免疫治疗活性小分子的发现及作用靶标研究	张　文	中国人民解放军第二军医大学
81861138004	靶向治疗类风湿性关节炎的核酸纳米抗体研究	赵永星	郑州大学

2017 年青年科学基金项目(药学相关项目选录)

项目编号	项目名称	负责人	依托单位
81803458	肿瘤微环境响应复合纳米囊的构建及其肿瘤深部渗透的研究	艾笑羽	南开大学
81803587	新颖 USP7 小分子抑制剂 Parthenolide 的抗肿瘤活性和作用机制研究	安　涛	中国科学院昆明植物研究所
81703388	基于 HPLC-DAD-MS 策略的新颖生物碱二聚体发现及其抗厌氧菌活性研究	安法梁	华东理工大学
81703670	基于"菌-肠-脑"轴与相关神经递质的远志抗抑郁效应组分和作用机制研究	巴寅颖	首都医科大学
81803530	NKX2-1 转录激活 XR_596950 双靶向调控 PAH 肺血管重构的分子机制	白　洋	中国医科大学
81803340	基于炎症上游靶点 CXCR4 的新型抗炎药物探索研究	白仁仁	浙江工业大学
81703469	基于共价有机框架新型毛细管电色谱柱的制备及在氨基酸类药物分析中的应用	包　涛	西安交通大学
81703761	产墩果酸皂苷 OAS-10 抑制 A1 和 A3 型腺苷受体介导的胶质瘤细胞增殖的分子机制	毕琳琳	解放军第四军医大学

（续表）

项目编号	项目名称	负责人	依托单位
81803716	基于特征肽类成分的动物药整体质量评价体系研究：以地龙为例	毕启瑞	中国药科大学
81803533	线粒体调控 NLRP3 炎症小体活性在阿托伐他汀抗高血压血管内皮损伤的机制研究	毕学苑	西安交通大学
81703347	基于细胞自组装蛋白水解靶向嵌合体策略设计新型 CDK9 小分子调控剂	卞金磊	中国药科大学
81803688	基于肠道微生态和代谢组学的丹参清心除烦功效物质基础与生物学机制研究	蔡红蝶	浙江医药高等专科学校
81703793	树豆内酯 A 调控 PXR/NF-κB 信号通路抗溃疡性结肠炎的作用机制研究	蔡佳仲	广州中医药大学
81803594	基于红细胞膜疟原虫诱生阴离子通道(PSAC)的青蒿素类药物抗疟机制研究	蔡维艳	中国中医科学院中药研究所
81703767	Sp1 参与调控 PUMA 介导的蜈蚣提取液对胆囊腺癌治疗作用研究	蔡文武	中南大学
81703815	畲药白山毛桃根治疗胃癌的药效物质和作用机制研究	蔡小军	温州医科大学
81803474	逐级 pH 响应 PEG 可脱落肿瘤靶向纳米给药系统的构建及作用机制研究	蔡晓青	山东中医药大学
81803444	基于肿瘤细胞膜的仿生纳米系统共输送氧气和声敏剂改善肿瘤治疗	曹海强	中国科学院上海药物研究所
81703776	基于体内过程和点击化学的小檗碱体内降糖活性形式及机制研究	曹世杰	天津中医药大学
81803656	铁皮石斛 GRAS 转录因子家族分析及其成员 DoSCL14 抗逆功能研究	曾　旭	中国医学科学院药用植物研究所
81703748	毛酸浆中活性迈克尔反应受体分子(PP31J)抑制 JAK/STAT3 途径逆转上皮性卵巢癌紫杉醇耐药的机制研究	曾文杰	浙江省人民医院
81703633	基于“分泌结构-萜类成分-基因表达”的关联性探讨茅苍术“起霜”的科学内涵	查良平	安徽中医药大学
81703709	基于 CD44 靶向和 P-gp 抑制双重作用载姜黄素新型透明质酸纳米混合胶束的构建与评价	陈　奋	辽宁中医药大学
81803669	基于转录因子 CtFRMYB1 的红花类黄酮调控机制解析及 SNP 功能标记研究	陈　江	成都中医药大学
81803806	基于 TLR9-pDCs-CD4$^+$CXCR3$^+$T 研究青蒿鳖甲药对配伍治疗 SLE 动脉粥样硬化的机制	陈　娟	浙江中医药大学
81703732	人参皂苷脑内作用靶点 14-3-3 蛋白的确证和阐释	陈　琳	南京中医药大学
81703411	海洋真菌 Penicillium janthinellum HK1-6 中 azaphilone 类化合物的挖掘及其抗耐药菌(MRSA)活性研究	陈　敏	扬州大学
81803344	非核苷类 HIV-1 反转录酶抑制剂 Stachybotrin D，Stachybotrysin G 及其类似物的全合成和构效关系研究	陈　平	中国海洋大学
81803580	特异靶向 FGFR2 膜外域的变构抑制肽抗胃癌活性与初步机制研究	陈　潜	温州医科大学
81703741	补阳还五汤调节中风后神经再生及脑内炎性微环境与信号通路作用	陈　曦	南方医科大学
81703789	STMN1 调控微管在慢性萎缩性胃炎伴肠化生中的作用及铁皮枫斗颗粒干预的研究	陈　璇	浙江省中医药研究院
81703435	仿生化皮肤黏附性纳米结构脂质载体离子液凝胶的皮内递药作用及机制研究	陈　阳	中国医科大学
81703351	基于 PI3K/HDAC6 双靶点的抑制剂设计、合成及抗实体瘤活性研究	陈　颖	南京中医药大学
81703545	HSP90 调控 MLKL 在慢性粒细胞白血病耐药中的作用及机制研究	陈　震	中山大学
81803640	ADCY1 及其多态调控非小细胞肺癌铂类化疗敏感性的机制研究及临床意义	陈　娟	中南大学
81703369	新颖具杂泛性 di-C-糖基转移酶 MiCGTb 催化机制及应用研究	陈大伟	中国医学科学院药物研究所
81703352	靶向作用于 FGFR1 膜外端结构域的新型小分子抑制剂及初步分子机制研究	陈高帜	温州医科大学
81803804	基于抑制 PI3K/AKT/mTOR 信号通路调控 CD4 + Foxp3 + Treg 探讨银屑灵优化方治疗银屑病的作用机制	陈海明	广州中医药大学
81803512	神经保护剂 T-006 调控线粒体促进神经元再生作用机制研究	陈海云	广东工业大学
81703627	VEGF/AKT/eNOS 通路在多壁碳纳米管致血管内皮功能障碍中的作用研究	陈基快	解放军第二军医大学
81703539	靶向组蛋白去乙酰化酶和 SGK1 的新型大黄酸衍生物 SYSUP007 多靶点抗胶质瘤作用研究	陈景考	中山大学
81703594	EGCG 调控 miR-344a/484 抗良性前列腺增生的作用和机制研究	陈镜楼	华中科技大学
81703345	具有缺氧可控释药功能和靶向性的光敏剂-酪氨酸激酶抑制剂及其联合抗癌研究	陈涓涓	福州大学
81803648	新型 α1A-AR 亚型选择性别构调节剂的设计及作用机制研究	陈军利	四川大学
81803657	广藿香 PatTPS 启动子功能及 DREB 转录因子介导的广藿香醇合成调控机制	陈立凯	广州中医药大学
81803814	基于化学蛋白组学技术研究青蒿素通过作用于宿主红细胞膜的抗疟机制	陈利娜	中国中医科学院中药研究所
81803595	ALCAT1 介导的心磷脂重塑在鱼油治疗宫内生长迟缓大鼠脂代谢紊乱中的作用和机制	陈联辉	福建医科大学
81803566	FAPα 酶激活式前药 Z-GP-DAVLBH 靶向 BM-MSCs 抑制三阴性乳腺癌肺转移作用及机制研究	陈敏锋	暨南大学
81803393	食药用真菌中羊毛甾烷型三萜抑制 α-葡萄糖苷酶的构效关系及其降血糖药效研究	陈少丹	广东省微生物研究所
81703723	葛花枳椇子配伍对急性酒精性肝损伤小鼠保护作用的实验研究	陈绍红	北京中医药大学
81703415	DNA 甲基转移酶 I 的动态调控机制及先导化合物发现研究	陈示洁	中国科学院上海药物研究所
81803417	苯甲酰芽子碱水解酶的设计制备及活性评价	陈侠斌	杭州师范大学
81803371	基于非组氨 H1 受体作用的多靶点抗精神分裂症化合物设计合成及活性研究	陈晓文	上海医药工业研究院

（续表）

项目编号	项目名称	负责人	依托单位
81703546	靶向 β-catenin/Lef-1 相互作用小分子抑制剂的发现及其抑制非小细胞肺癌转移的分子机制研究	陈云雨	皖南医学院
81703716	基于粒子设计原理的白头翁总皂苷结肠靶向微粒的研究	陈振华	江西科技师范大学
81703621	TP73 基因启动子甲基化对老年急性髓系白血病患者化疗敏感性和预后的影响及机制研究	成　瑜	中南大学
81703622	FoxM1/ASPM 轴上调在脑胶质瘤替莫唑胺化疗抵抗中的作用及机制研究	程　全	中南大学
81703492	新型神经营养因子 NF-α1 衍生肽抗抑郁作用的研究	程　勇	中央民族大学
81703361	偏向性 5-羟色胺 2C 受体激动剂的设计和研究	程建军	上海科技大学
81703417	以 2-硝基咪唑作为共价结合基团的非可逆抑制剂的研究	程伟彦	郑州大学
81803765	黄芪活性成分芒柄花素靶向 GSK-3β 蛋白调控巨噬细胞/小胶质细胞极化抗心梗合并抑郁的作用及分子机制	程媛媛	广州中医药大学
81803704	基于多 PK-PD 模型联合研究细梗香草抗肿瘤体内药效物质基础及其作用机制	程忠哲	潍坊医学院
81803429	新型炭疽芽孢杆菌双特异抗体的功能和机制研究	迟象阳	解放军军事科学院军事医学研究院
81703731	转位蛋白 18KDa 介导芍药苷抗创伤后应激性障碍作用机制研究	仇志坤	暨南大学
81803672	人参 bHLH 转录因子调控人参皂苷合成的分子机制研究	初　旸	中国中医科学院中药研究所
81803831	基于 Caco-2/HT29-MTX 细胞模型阐述桂枝“宜导诸药”的科学内涵	储晓琴	安徽中医药大学
81803850	基于肠道菌群与代谢组学的大黄防治肠缺血再灌注损伤的整体作用机制研究	代　蝶	华中科技大学
81803734	基于蜂蜜“NADES”特征研究黄芪蜜炙增效的炮制原理	代云桃	中国中医科学院中药研究所
81803709	基于芪类成分和 Akt/GSK-3β/β-catenin 通路研究白及诱导肺癌细胞自噬的物质基础及作用机制	戴　鸥	成都中医药大学
81803752	脊髓多巴胺 D1/D2 受体复合物调控神经病理性疼痛作用及机制研究	戴文玲	中国药科大学
81803627	香豆素类化合物抑制 CYP1A 亚型酶活性的构效关系及其机制研究	戴子茹	中国医学科学院药用植物研究所
81703771	基于 PARP1/SIRT1 信号通路介导的脂质代谢及线粒体氧化损伤探究鼠尾草酸抗酒精性肝病的作用机制	单　文	大连医科大学
81803726	基于“脑-肠-菌轴”的枳术丸中用生制白术的炮制机制研究	单国顺	辽宁中医药大学
81703707	基于“结构相似性分类-质谱可视化解析”的甘草制吴茱萸物质基础及减毒机制研究	单琪媛	浙江中医药大学
81703797	白藜芦醇对胎盘滋养细胞氧化应激损伤中 NLPR1 炎症小体-自噬信号的影响	党慧敏	西安交通大学
81703625	基于 SERCA 对内质网稳态的调控探讨维生素 D 缓解非典型抗精神病药致脂质代谢紊乱的机制研究	党瑞丽	济宁医学院
81803818	苦参甘草组方基于“肝脾同治”理论防治非酒精性脂肪性肝炎的作用及其机制研究	党学良	解放军第四军医大学
81803799	小檗碱通过负向调控 GS 修复受损肝糖原分子结构的作用及机制研究	邓　斌	华中科技大学
81803790	蟾皮活性成分沙蟾毒精经 EpCAM 通路调控肝癌干细胞生物学特性的机制研究	邓丽娟	暨南大学
81803475	血小板膜-自组装纳米递药系统构建及其诱导星型胶质细胞靶向直接重编程研究	邓纹纹	江苏大学
81703735	黄芩及黄芩苷基于 Rho/ROCK 调节线粒体动态改善糖尿病脑病的作用及机制研究	邓雪阳	中国药科大学
81703521	AMPK/NF-κB 通路失衡在孕期炎症刺激致子代大鼠高血压中的作用及机制研究	邓亚飞	解放军第三军医大学
81703635	人参皂苷合成关键酶-人参糖基转移酶(Glycosyltransferase)的研究	邸　鹏	吉林农业大学
81703393	肿柄菊内酯 C 诱导溶酶体生成分子探针的构建及分子作用机制研究	丁　骁	中国科学院昆明植物研究所
81803481	胍基修饰的抗菌高分子与抗生素的协同效应及其对细菌耐药性的影响	丁　鑫	中山大学
81703429	基于病毒结合肽的中枢神经系统双重靶向药物递送系统的构建及其抗乙脑病毒作用研究	丁晓然	解放军军事医学科学院
81803663	禾谷镰刀菌诱导海南龙血树血竭主要活性物质积累的分子机制	丁旭坡	中国热带农业科学院热带生物技术研究所
81703685	基于代谢组学技术及类风湿性关节炎大鼠模型的川乌白芍药对减毒增效机制研究	董　辉	黑龙江中医药大学
81803632	基于 OATs、DHP-I 和尿毒症毒素的 PBPK-PD 机制模型预测碳青霉烯类药物在慢性肾脏病状态下药动学研究	董　婧	解放军第二军医大学
81803491	双探针共载肿瘤渗透性纳米荧光检测系统的构建及其在乳腺癌 PDT 精准治疗中的应用	董　凯	西北工业大学
81703329	趋化因子受体拮抗剂的设计、合成及在慢性阻塞性肺病(COPD)治疗中的研究	董　毅	中国医学科学院药物研究所
81803599	肾衰病人磷酸盐滞留引起的衰老性疾病的蛋白质分子结构和功能研究	董　岳	中国科学院上海药物研究所
81803682	莪术多糖 CKAP-2 逆转髓源抑制细胞(MDSC)介导免疫功能抑制的作用机制研究	董彩霞	天津医科大学
81803662	黄芩绿变的机制及其控制	董红敬	山东省科学院
81703699	基于“纳米金-亲和素双重信号放大系统”的多元微流控 SPR 传感器在线检测中药中多农药残留	豆小文	中国医学科学院药用植物研究所
81703592	sRNA 调控毒力蛋白在幽门螺杆菌所致胃黏膜损伤及替硝唑治疗中的作用机制	杜　洁	中南大学

（续表）

项目编号	项目名称	负责人	依托单位
81703611	色瑞替尼联合 PD-L1 抑制剂在 ALK 阳性 NSCLC 脑转移模型中药动/药效学研究	杜　萍	首都医科大学
81703572	构效优化的新型抗菌肽 AaeAP1a 抗真菌作用与机制研究	杜　强	中国医科大学
81803460	化疗药物、基因共递送的新型 MRI 可视栓塞化疗系统的构建及其在耐药肝癌 TACE 治疗上的应用	杜玲然	广州医科大学
81803697	金莲花治疗缺血性脑卒中的药效物质基础及基于铁死亡（ferroptosis）的作用机制研究	段　莉	河北师范大学
81703340	哒嗪酮类新型 HDAC 与 BRD4 双重抑制剂的设计合成及生物活性研究	段文文	中国科学院上海药物研究所
81803409	表观遗传调控哈茨木霉中"沉默"化合物的激活及活性评价	范爱丽	北京化工大学
81803378	鱼腥草素杂合黄酮类抗单纯疱疹病毒活性成分的优选和机制研究	范红霞	暨南大学
81803529	细胞外囊泡通过调节 CD47 抑制巨噬细胞功能从而促进动脉粥样硬化的作用及其机制研究	范佳君	复旦大学
81703774	基于核受体-CYP7A1 通路的海棠果降胆固醇有效成分及机制研究	范圣洁	上海中医药大学
81803802	脱水淫羊藿素雌激素样效应调控 Hedgehog 信号通路影响易发肾虚型 PMOP 人群 hUiPSCs 骨向分化研究	方　霁	中国科学院广州生物医药与健康研究院
81803792	基于 GALR2/GLUT4 信号通路探讨黄芩苷干预胰岛素抵抗的作用及机制	方彭华	南京中医药大学
81703488	β-arrestins 调节小胶质细胞 M1/M2 表型转化及其在阿尔兹海默病进程中的作用	方吟荃	南京医科大学
81703543	异甘草素通过 Rac1-MEK1/Src 信号通路抑制卵巢癌转移的作用及机制研究	房冬冬	上海中医药大学
81803622	谷胱甘肽合成限速酶 GCLC 调控三阴性乳腺癌细胞铁死亡的代谢性分子机制研究	冯　冬	中国药科大学
81703660	基于 LAMP 和特异性 PCR 扩增技术沉香即时鉴定分子标志物谱的研究	冯　剑	中国医学科学院药用植物研究所
81803539	青黛中的 AhR 配体促进 IL-22 表达抑制炎症性肠病的作用机制研究	冯金红	山东省科学院
81703503	基于 SIRT1-LXR 通路的化合物 E4023 抗动脉粥样硬化的作用及机制研究	冯婷婷	上海交通大学
81703783	从 CaN/NFAT 信号通路探讨青藤碱抑制胶原诱导性关节炎 MDSCs 分化为 OCs 的机制	冯知涛	三峡大学
81803788	基于 Hsp90 信号通路探索菊花及其有效成分小白菊内酯抗黑色素瘤的作用机制	符秀琼	香港浸会大学深圳研究院
81703680	基于 EGFR 亲和-液质联用筛选系统的建立及其在虎杖等蓼科药材中抗肿瘤成分筛选中的应用	付　钰	河南中医药大学
81803463	基于细胞毒性药物 5-FU 在肿瘤局部产生原理的前药代谢酶基因 CDUPRT 脂质体用于乳腺癌靶向化疗	付纪军	广州医科大学
81703649	桑寄生顽拗性种子对低温敏感的响应机制研究	付金娥	广西壮族自治区药用植物园
81803845	蒙药肋柱花对高脂饮食诱导肥胖大鼠的减肥功效及其苦味机制研究	付明海	内蒙古民族大学
81703703	基于造血活性小肽的阿胶炮制原理研究	付英杰	济宁医学院
81703565	GD3s 的表达、调控及作用机制研究	富炜琦	中国医学科学院药物研究所
81803553	3-BrPA 通过自噬诱导 MCT1 表达异常影响 MYCN 扩增神经母细胞瘤代谢的分子机制研究	甘　蕾	苏州大学
81703570	新型 DprE1 酶抑制剂与利福平协同抗结核作用机制及新治疗方案研究	高　超	四川大学
81703500	TRPM7 通道介导的 Ca^{2+} 信号调控糖尿病血管内皮细胞凋亡及机制研究	高　旻	中山大学
81703676	虎杖抗痛风药效物质基础及作用机制研究	高方圆	解放军第二军医大学
81703667	基于转录组和代谢组学分析研究西红花苷生物合成相关 CYP450 基因及调控机制	高广春	嘉兴学院
81803807	基于影响 TLR4-NLRP3 炎症小体信号通路对总丹参酮治疗肺炎作用机制研究	高红伟	广西中医药大学
81703743	基于线粒体 SIRT3/CyPD/mPTP 通路研究丹参饮抗心肌缺血/再灌注损伤的作用机制	高俊杰	上海中医药大学
81803404	新型 Smo CRD 抑制剂的发现及抗髓母细胞瘤活性研究	高丽娟	浙江省医学科学院
81703374	FG 依赖 HC-II 的抗凝血酶活性的结构序列研究	高　娜	中南民族大学
81703377	基于 PAS 位点锁定与 Aβ 板片解聚机制金樱苷元芳基杂合体设计合成与抗阿尔茨海默症作用机制研究	高品一	沈阳化工大学
81822043	肿瘤免疫与多肽药物	高艳锋	郑州大学
81803590	靶向优化的新型抗菌肽 MS-PT1a 抗耐甲氧西林金黄色葡萄球菌的作用与机制研究	高艺恬	温州大学
81803641	lncRNA FOXD1-AS1 调控替莫唑胺耐药的机制及临床研究	高元峰	湖南中医药大学
81803537	基于线粒体自噬的二苯乙烯苷对老年小鼠造血干细胞淋系分化潜能的干预作用及其机制研究	部　丹	首都医科大学
81803624	SLC7A11 转运体调控结直肠癌细胞氧化-抗氧化平衡与卡培他滨临床耐药机制研究	葛　纯	中国药科大学
81703750	中药蟾蜍分泌物中的抗癌活性多肽的发现及其机制研究	葛立林	南京中医药大学
81803774	基于 mTOR/4E-BP1 介导的肿瘤能量代谢异常探讨祛风解表药苍耳子中苍耳亭抗癌的分子机制	耿亚迪	安徽医科大学

（续表）

项目编号	项目名称	负责人	依托单位
81803830	基于 Nrf2-MRP 通路探讨甘草对胆汁淤积型肝损伤的保护作用机制	龚　慧	中南大学
81703587	抑制热休克蛋白 90 活性激活 Wnt/β-catenin 信号在成骨细胞分化和骨量维持中的作用及机制研究	龚　莹	浙江医院
81703661	基于 SHR 及其主动脉 VEC 在剪切力环境下的杜仲降血压活性成分的 PK-PD 结合模型研究	巩仔鹏	贵州医科大学
81803598	FXR 与 ERS 信号交互作用介导白桦脂酸改善非酒精性脂肪肝的机制研究	顾　明	上海中医药大学
81803503	二甲基硫醚调节蛋氨酸亚砜还原酶 A 在阿尔茨海默病中的作用与机制研究	关鑫磊	华中科技大学
81822046	中药资源学	郭　娟	中国中医科学院中药研究所
81803685	基于炎症-免疫多靶标和代谢组学的穿山龙抗类风湿性关节炎主效成分群发现及作用机制研究	郭　龙	河北中医学院
81803723	基于衍生化的葛根治疗 2 型糖尿病的羰基化合物的分析技术研究	郭　宁	广东药科大学
81703522	HMGB-1-TLR4/RAGE 过度活化在孕期炎症刺激致子代肾盂肾炎易感性增强中的作用及机制研究	郭　薇	解放军第三军医大学
81703677	基于"多维谱效关系-目标成分敲出/敲入"策略的萆薢治疗糖尿病肾病有效成分（群）的发现研究	郭常润	中国药科大学
81703418	基于片段药物设计发现 B 族 β-内酰胺酶抑制剂	郭会芳	中国医学科学院医药生物技术研究所
81803725	基于适配体/小檗碱荧光体系的赭曲霉素 A 检测方法研究及在中药中的应用	郭丽敏	山西中医药大学
81703724	"甘草-马钱子"药对汤液相态差异与毒效消长相关性的研究	郭玉岩	黑龙江中医药大学
81803601	番荔枝内酯类似物 AA005 靶向 HADHA 抑制肥胖及其分子机制研究	韩　冰	复旦大学
81803695	基于"活性剪切"色谱分离技术探究三种活血化瘀中药抗肿瘤转移物质基础	韩　超	中国药科大学
81803525	基于 M2 型巨噬细胞极化探究神经营养因子 MANF 减轻脑缺血损伤的作用机制	韩　丹	南京大学
81703751	木犀草素（Luteolin）通过 miR-130/FZD6/β-catenin 通路调控前列腺癌细胞干性、EMT 和药物敏感性的分子机制研究	韩　坤	上海健康医学院
81703428	基于透明质酸和硫酸米诺地尔协同克服血-肿瘤屏障的脑转移瘤靶向纳米粒的研究	韩　亮	苏州大学
81803431	基于转录组分析的抗氧化应激损伤药物模式发现与药物重定位	韩　露	解放军军事科学院军事医学研究院
81803737	载中药双组分的功能化中空介孔二氧化硅递送系统的构建及抗肿瘤机制的研究	韩　宁	北京中医药大学
81703495	内质网 Ca^{2+} 通道调节蛋白 FKBP12.6 在条件性恐惧记忆中的作用及机制研究	韩仁文	南昌大学
81803691	基于 VEGF 相关信号通路的糖网明目颗粒治疗糖尿病视网膜病变物质基础及作用机制研究	郝　佳	天津中医药大学
81703517	CXCR7 在高脂小鼠动脉粥样硬化和心脏缺血再灌注损伤中的作用和机制研究	郝会峰	中国医学科学院阜外医院
81703432	RGERPPR 介导的 DOX/miRNA 靶向递送系统的构建及其对肿瘤异质性作用机制研究	郝堂娜	大连医科大学
81703441	基于蛋白质组学策略的纳米载体跨多级肠黏膜屏障转运的分子调控机制研究	何　冰	北京大学
81803534	HSF5/HSPB7 和 14-3-3η 交互作用与心肌损伤保护	何　欢	南昌大学
81803535	FAT10 化修饰 Lonp1 诱导线粒体未折叠蛋白反应介导 Apelin-13/APJ 促血管平滑肌细胞增殖	何　璐	南华大学
81803515	基于阻断内质网应激-炎症反应治疗抗精神病药所致肥胖的研究	何　梦	武汉理工大学
81803387	构巢裸胞壳抗 NDM-1 超级细菌新颖次生代谢产物研究	何　艳	华中科技大学
81703338	D3/D2/5-HT1A 受体多重激动剂的抗帕金森症作用研究	何　洋	中国科学院上海药物研究所
81703406	靶向脑胶质瘤的环状多肽氯毒素的识别机制及选择性修饰研究	何春茂	华南理工大学
81803350	靶向耐药肺癌的高选择性共价 Bmx 抑制剂的设计、合成及其生物活性研究	何林洪	广西医科大学
81803428	氯过氧化物酶降解化学战剂的机制及应用研究	和青昊	解放军军事科学院军事医学研究院
81803679	从肠道菌群-黏膜免疫探究芍药甘草汤治疗哮喘的作用机制和物质基础	贺　蕊	首都医科大学
81803495	基于 TRYP/CHT 双酶-氧化石墨烯修饰的整体柱毛细管电色谱手性药物分离新体系的构建	洪婷婷	中南大学
81703563	HIF-1α 调控循环肿瘤微栓子（CTM）形成的机制及相关干预新策略研究	侯　慧	中国药科大学
81803392	岗松混源萜类化合物的 TNF-α 抑制构效关系及作用机制研究	侯继芹	中国药科大学
81703588	核受体抑制子 NCoR 调节肠道上皮细胞核受体活性及胰岛素抵抗的作用研究	侯少聪	中国医学科学院药物研究所
81803485	葫芦脲基拉曼热点调控方法在药物-靶标作用上的研究	胡　驰	中国药科大学
81703687	基于斑马鱼代谢产物研究黄芪与当归主要成分间的相互作用	胡　光	重庆理工大学
81803522	瞬时电位受体 TRPM8 在血小板中的表达和功能	胡　亮	郑州大学

（续表）

项目编号	项目名称	负责人	依托单位
81803391	中氮茚型玫瑰石斛类生物碱立体选择性调控巨噬细胞 M1 极化的构效关系和作用机制研究	胡　杨	南京中医药大学
81803348	特异性靶向多聚端粒 G-四链体小分子配体的发现及其抗肿瘤分子机制研究	胡命豪	深圳大学
81703524	肿瘤坏死因子-α(TNF-α)对单核/巨噬细胞分化的调控：抗 TNF-α 治疗增加类风湿关节炎患者结核感染风险的免疫学机制	胡姗姗	安徽医科大学
81703561	转录因子 PLAGL2 负调控 CYP27A1 促进肝癌细胞增殖和迁移的机制研究	胡唯伟	中国药科大学
81803848	冬虫夏草抗菌肽的序列测定及其生物学功能研究	胡贤达	中国藏学研究中心
81803642	Gfi-1/MEL-18/HDAC 通路在长春新碱诱导的神经病理性疼痛中的作用研究	胡雅慧	南京医科大学
81703612	三七总皂苷协同增效氯吡格雷抗血小板作用及机制研究	胡云珍	浙江大学
81703820	基于 PPARγ 通路的藏药俄色防治“京尼萨库”病的分子机制研究	华　桦	四川省中医药科学院
81803597	GPR119/DPP4 双靶点创新化合物 HBK001 调节胰岛 α 细胞 GLP-1 旁分泌作用的机制研究	环　奕	中国医学科学院药物研究所
81703734	熊胆粉调节 FXR/糖皮质激素水平抗抑郁作用及机制研究	黄　菲	上海中医药大学
81803493	基于 MRM 靶向定量的蛋白分析技术在疾病生物标志物精准检测中的应用——以 chemerin 为例	黄　浩	赣南医学院
81703439	线粒体靶向的丝胶纳米药物载体同步递送吲哚青绿/顺铂逆转肿瘤顺铂耐药性的研究	黄　雷	华中科技大学
81703431	干粉吸入剂可控多孔化载体的成型机制及其增效机制研究	黄　莹	中山大学
81803646	内质网自噬介导孕期咖啡因暴露所致肝脂质氧化编程改变	黄鹤归	华中科技大学
81703652	细胞程序性死亡在半夏干旱倒苗中的作用及调控机制研究	黄文静	陕西中医药大学
81822041	一氧化氮供体型药物研究	黄张建	中国药科大学
81703472	基于适配体识别-刺激响应介孔材料信号放大的体内蛋白多肽类药物定量分析新方法的研究	纪顺利	中国药科大学
81803382	基于功能化离子液体靶向富集的甘草中异戊烯基黄酮的制备分离及其诱导自噬构效关系研究	季　帅	徐州医科大学
81803614	厄洛替尼与 Foretinib 双靶向调控 EGFR/MET 信号通路治疗 TNBC 及建立相应基于机制模型的研究	冀希炜	北京大学
81803673	基于 DNA metabarcoding 技术的中成药金嗓清音丸基原物种鉴定研究	贾　静	山东中医药大学
81803708	青钱柳抗 2 型糖尿病三萜类成分及 AMPK/mTOR 信号通路介导的作用机制研究	蒯雨青	湖南中医药大学
81703684	基于 PI3K-Akt 通路抑制作用的苍耳子中噻嗪类抗类风湿性关节炎成分及作用机制研究	姜　海	黑龙江中医药大学
81703823	基于药物代谢的参附注射液益气温阳功效相关效应成分研究	姜　丽	江西中医药大学
81803832	基于核受体 PXR-转运体 OATPs/MRPs-胆汁酸通路的苦参肝毒性机制研究	姜　鹏	中国科学技术大学
81803736	靶向 Legumain 激活的槲皮素递药系统调控乳酸代谢及肿瘤微环境的研究	姜继宗	中国科学院上海药物研究所
81803772	益气通络颗粒通过 cAPM、PI3K-Akt 和 MAPK/ERK 信号通路调控神经细胞凋亡对脑缺血再灌注损伤的保护机制	姜云耀	中国中医科学院西苑医院
81703653	人参属分子年龄标记物的识别与开发研究	蒋　超	中国中医科学院中药研究所
81703773	淫羊藿素通过下调雌激素缺失状态下的铁过载而调节骨 type I 胶原合成分泌与降解抗绝经后骨质疏松研究	蒋　俊	江苏大学
81803506	BOD1 影响突触功能诱发智力障碍的分子机制及调控研究	蒋　权	浙江大学
81703568	以 femA 为靶点探讨青蒿琥酯增强 β-内酰胺类抗生素抗 MRSA 机制研究	蒋为薇	重庆医科大学
81803524	lncRNA Kcnq1ot1 改善三氧化二砷心脏毒性的新机制	蒋雅楠	哈尔滨医科大学
81703384	莲子心中逆转 CML 伊马替尼耐药新颖苄基异喹啉类生物碱的发现与研究	蒋跃平	中南大学
81803835	以“有故无殒”理论结合方症-时量-效应关系研究配伍大黄的肝肾毒性	焦国正	泰山学院
81703401	靶向 Frizzled7 抗体融合蛋白的设计及其增强 NKG2D 途径免疫监视功能的研究	解　伟	上海健康医学院
81803450	金纳米粒通过自噬调控肿瘤相关巨噬细胞表型转化的研究	解方园	解放军第二军医大学
81803847	侗药血藤果的化学成分及雌激素样作用研究	金　岸	湖南医药学院
81703376	爵床抗 H5N1 禽流感病毒活性成分研究	金　虹	解放军军事医学科学院
81803339	新型选择性 CARM1 抑制剂的设计、合成及生物活性研究	金　甲	浙江理工大学
81803664	基于 CRISPR/Cas9 技术研究 LncRNA 靶向 IDI 基因调控茯苓新酸类化合物形成的分子机制	金　剑	湖南省中医药研究院
81803605	新型天然 TRPV1 激动剂 decumbensine 抗呕吐机制的研究	金　琳	复旦大学
81803489	羧酸酯酶调控剂的高通量高内涵筛选与评价体系及其应用	金　强	上海中医药大学
81803621	聚合物纳米胶束对淫羊藿黄酮类化合物代谢特征的影响及其抗肿瘤药效物质基础研究	金　滢	厦门大学

（续表）

项目编号	项目名称	负责人	依托单位
81803667	茯苓三萜类化合物合成中相关细胞色素 P450 基因的鉴定与功能研究	金文松	福建农林大学
81703740	基于外泌体调控的黄芪甲苷发挥治疗性血管新生作用的机制研究	金烨成	浙江大学
81703484	新型抗抑郁剂 ZY-1408 快速起效的 5-HT2C 受体机制	金增亮	首都医科大学
81803751	绿茶多酚抑制 CASP1 介导小胶质细胞表型转化的抗 AD 作用机制研究	靳　鑫	中国医科大学
81803563	组胺 H_2 受体在去势抵抗性前列腺癌多西他赛耐药中的作用及机制研究	景泰乐	浙江大学
81703453	肿瘤微环境响应型脂质复合物的构建及其抗乳腺癌转移的效应与机制研究	居瑞军	北京石油化工学院
81803435	基于结构的 L-氨基酸脱氨酶抑制剂的发现及其抗尿路感染病原菌的活性研究	鞠英辰	中山大学
81703700	基于工程化噬菌体纳米材料的中药材真菌毒素检测研究	鞠志刚	贵阳中医学院
81803684	基于 Nrf2-Keap1-ARE/NF-κB 通路互作研究 18β-甘草次酸壳聚糖微球抗皮肤光老化的作用机制	孔松芝	广东海洋大学
81703631	A2aR/Egr-1/Pdx-1 信号介导咖啡因所致的胎胰腺发育异常	寇　皓	武汉大学
81803780	薯蓣皂苷改变肿瘤相关巨噬细胞极性的作用及机制研究	寇　玉	扬州大学
81803443	靶向 $ATB_{0,+}$ 的 DOX/JPH203 纳米递送系统调控肿瘤氨基酸代谢协同化疗抗肿瘤研究	寇龙发	温州医科大学
81803767	基于 GAS5/miR-455-5p/DDAH1 信号途径探讨高良姜素抗动脉粥样硬化作用及机制研究	旷达彬	湖南师范大学
81803576	橘皮素调控缝隙连接蛋白 Cx43 提高 Sunitinib 对肾细胞癌的靶向作用及机制研究	赖永长	广州医科大学
81703341	抗 COPD 高选择性 PDE4 天然抑制剂的发现：Selaginpulvilin K 的结构优化和生物活性研究	赖增伟	中山大学
81703819	土家药白三七抗类风湿性关节炎血管新生作用物质基础及 TLR4-NF-κB 通路介导的作用机制研究	李　斌	湖南中医药大学
81803666	营养物质和蛋白磷酸化修饰在蜜环菌激发猪苓菌核萌发中作用的研究	李　兵	中国医学科学院药用植物研究所
81803760	基于肠源性 SCFAs-GPCR43/41 通路探讨铁皮石斛超微粉抗“肥甘醇酒”致代谢性高血压的机制	李　波	浙江工业大学
81703430	基于粉体的核壳型可溶微针构建及其经皮给药性能研究	李　博	浙江大学
81803661	基于稳定同位素和矿物元素指纹技术的艾叶产地溯源研究	李　超	南阳理工学院
81703394	嗜热地衣芽孢杆菌中丹参素非天然合成途径的构建及表达调控优化	李　超	同济大学
81803487	基于电化学筛选 PD-1/PD-L1 通路的天然小分子抑制剂的新方法研究	李　聪	北京大学
81803789	基于 PPARγ/CYP39A1 信号通路的蛇床子素抗肝细胞肝癌分子机制研究	李　丹	武汉大学
81803834	长链非编码 RNA H19 在何首乌致肝损伤中的作用及机制研究	李　丹	深圳大学
81703362	基于 GPR119 和 DPP-IV 双靶点化合物的设计、合成及抗糖尿病活性研究	李　刚	中国医学科学院药物研究所
81803813	木犀草素阻断 NS2B/NS3 蛋白的分子机制及其与 Furin 蛋白途径协同抑制登革病毒复制的研究	李　耿	广州中医药大学
81803784	雷公藤甲素通过 miR-125b-5p 下调雌激素受体 α 抗乳腺癌增殖的分子机制研究	李　菡	陕西科技大学
81703737	基于 Nrf2/HO-1 通路探讨双丹方促心肌缺血后血管新生作用的药效物质基础及分子机制	李　骅	解放军第四军医大学
81803518	木豆芪酸通过靶向抑制内脏脂肪功能紊乱干预心衰的作用及机制研究	李　吉	哈尔滨医科大学
81703380	基于 JAK-STAT 信号通路研究华中铁线莲抗 RA 物质基础及作用机制	李　娟	华中科技大学
81703673	基于多维超滤-谱效结合的西青果抗肺炎克雷伯菌药效物质筛选和多靶点作用机制研究	李　坤	辽宁师范大学
81803357	新型 PIM/AKT 双重抑制剂的设计、合成及抗前列腺癌活性研究	李　坤	郑州大学
81703403	具有抗补体活性硫酸软骨素的筛选及其通过调节补体系统治疗骨性关节炎的机制研究	李　连	山东大学
81703784	小檗碱作用于肠道菌群调节 LPS/JNK/IRS-1 通路改善多囊卵巢综合征胰岛素抵抗的机制研究	李　琳	中山大学
81703578	线粒体融合蛋白 2 抑制 2 型糖尿病胰岛 B 细胞去分化作用机制研究	李　璐	浙江大学
81703450	基于肿瘤相关成纤维细胞调控的双靶向程序性药物递释系统研究	李　曼	四川大学
81703468	基于 PET 成像研究沙利度胺对黑色素瘤血管生成拟态的抑制作用	李　淼	西安交通大学
81803453	肺光动力疗法联合肺吸入细胞靶向抗肿瘤药物纳米粒治疗原发性肺癌的研究	李　淼	解放军军事科学院军事医学研究院
81803717	基于脂质效应分子筛选泽泻三萜调节脂代谢紊乱的质量评价标志物	李　森	华中科技大学
81803735	“药辅协同”响应型黄芩苷复合超分子水凝胶局部给药系统研究	李　菀	湖北中医药大学
81703536	SPHK1 作为胶质母细胞瘤潜在治疗靶点的研究及其抑制剂筛选	李　婉	中国医学科学院药物研究所
81803746	基于代谢组学的黄连吴茱萸药对配伍药性变化机制研究	李　文	兰州大学

（续表）

项目编号	项目名称	负责人	依托单位
81803653	基于抗氧化胁迫响应的大黄传统烟熏干燥方法的科学内涵研究	李　霞	天津大学
81803433	基于警示结构的药物毒性预测专家系统	李　晓	北京市科学技术情报研究所
81803449	基于模板自组装法构建英夫利昔单抗纳米复合物及其口服治疗炎症性肠病研究	李　鑫	浙江大学
81803825	基于代谢调控和生理药动学模型预测的广金钱草总黄酮活性成分人体药代动力学研究	李　雪	上海中医药大学
81803413	细菌外膜囊泡在黏菌素耐药性传递中的作用机制研究	李　雪	中国医学科学院医药生物技术研究所
81703738	黄芪甲苷保护线粒体 HK-II 防止脑缺血损害中神经元 Parthanatos 死亡的研究	李　莹	郑州大学
81803341	基于双效 FFAR1 激动剂的新型糖尿病神经性疼痛药物的分子构建、活性评估及作用机制研究	李　政	广东药科大学
81803567	IAPs 拮抗剂调控肿瘤细胞自噬介导坏死性凋亡的分子机制	李　治	解放军军事科学院军事医学研究院
81803500	帕金森氏病潜在新靶点含黄素单氧化酶 1 的病理作用及 MAPK/Nrf2/ARE 相关机制研究	李博宇	首都医科大学
81803478	基于巨噬细胞极化靶向治疗类风湿性关节炎的仿生纳米递药系统研究	李春红	西南医科大学
81803396	Actein 的构效关系研究和治疗乳腺癌候选药物的发现	李大山	中国科学院昆明植物研究所
81803683	吴茱萸中抗肺癌干细胞先导分子发现及作用机制研究	李大伟	大连医科大学
81703378	柴胡皂苷靶向 DDX5 逆转 HER2 阳性乳腺癌妥珠单抗耐药的作用机制研究	李丹琦	沈阳化工大学
81803634	ABCB1 甲基化水平调控 T 淋巴细胞内 CsA 浓度引起 CsA 药效学差异的研究	李丹滢	南京大学
81703769	基于 IL-6/STAT3/miR-196a 轴介导的拟黑多刺蚁活性组分抑制乳腺癌发生发展的机制研究	李冬梅	广西壮族自治区中医药研究院
81803629	HDAC6 调控 Tau 蛋白磷酸化在七氟醚发育期神经毒性中的作用及机制	李国辉	上海交通大学
81703448	基于蛋白冠调控实现肿瘤靶向的阳离子基因传递系统研究	李寒梅	成都大学
81803718	基于体内存在形式和 PI3K/Akt 信号通路的黄芪黄酮类成分心肌保护作用研究	李洪福	北京大学
81803637	基于 JNK-IRS1 信号通路研究长期服用奥氮平诱导胰岛素抵抗的机制	李虎群	华中科技大学
81703422	急性胰腺炎微环境响应的腺泡细胞靶向纳米给药系统的构建及研究	李建波	郑州大学
81803795	基于未折叠蛋白应答（UPR）探究丹参-红花配伍对糖尿病心肌病的保护机制	李建萍	南京中医药大学
81803384	塞内加尔美登木降糖活性物质基础及作用机制研究	李金龙	南通大学
81703792	穿心莲内酯治疗肺纤维化的作用及分子机制研究	李京沛	广州医科大学
81703567	产 KPC 酶肺炎克雷伯菌中携带 fos 基因质粒特点及传播机制研究	李君杰	上海交通大学
81803451	干细胞来源微环境调节因子的脊髓局部递送：基于外泌体的新型生物载体的体内外研究	李黎明	浙江大学
81803738	不同药性芳香药促进不同机械强度纳米制剂经鼻入脑的多尺度研究	李鹏跃	北京中医药大学
81703569	天然旋孢腔菌醌衍生物 CoB1 激活细胞自噬-捕杀绿脓杆菌的分子机制研究	李荣鹏	江苏师范大学
81803437	基于蛋白质功能位点相似性的药物重定位新方法的开发及应用	李诗良	华东理工大学
81703547	SHP2 调控上皮间质转化相关细胞骨架重构参与肺癌耐药的分子机制研究	李硕敏	山东大学
81703364	靶向庚糖转移酶的新型抗耐药革兰阴性菌药物研究	李天磊	中国医学科学院药物研究所
81803405	新颖抗抑郁活性化合物 paeoveitol 作用靶点及结构优化研究	李天泽	中国科学院昆明植物研究所
81803623	吡咯里西啶生物碱反应性代谢产物形成 DNA-DNA&DNA-Protein 交联结合研究	李维维	贵州医科大学
81803465	基于中性粒细胞的抗原捕捉系统用于抑制术后肿瘤的复发和转移	李伟硕	中国药科大学
81703518	心肌成纤维细胞自分泌 CGRP 对心室重构的抑制性调节作用及机制研究	李文群	中南大学
81703498	膜联蛋白 A2 调控 Robo4-paxillin-ARF6 通路对创伤性血脑屏障损伤的保护作用及机制研究	李汶潞	浙江大学
81703562	TCF4 调控巨噬细胞表型极化介导慢性非可控炎症的机制研究	李娴静	中国药科大学
81703354	选择性 PTP1B 抑制剂的设计、合成、筛选和降血糖活性研究	李祥乾	中国科学院海洋研究所
81803555	磷酸甘油酸变位酶 1 抑制剂增敏 PI3K 抑制剂治疗乳腺癌机制研究	李小光	复旦大学
81703476	中北盐湖区内蒙古东部盐湖亚区放线菌资源勘探和新抗生素的发现	李小俊	河北北方学院
81703692	基于 Nrf2/ARE 信号系统的泽泻水提物降糖作用药效物质基础及作用机制研究	李小艳	福建中医药大学
81803801	大豆异黄酮染料木素的异戊烯基化以组织选择性的雌激素样作用方式抗骨质疏松症的机制研究	李晓莉	上海理工大学
81703398	杭肽霉素的生物合成机制研究	李星星	中国医学科学院医药生物技术研究所
81703602	基于芳香乙酰胺脱乙酰基酶（AADAC）的创新药物代谢机制研究	李秀立	中国科学院上海药物研究所
81703552	UTX/EGFR 正反馈环路在酪氨酸激酶抑制剂治疗非小细胞肺癌中的机制研究	李旸凯	华中科技大学

（续表）

项目编号	项目名称	负责人	依托单位
81703526	MASM 诱导耐受型树突状细胞的机制及其治疗类风湿关节炎的作用研究	李英华	解放军第二军医大学
81703710	基于热力学/分子动力学技术与 PK/PD 相结合的中药滴丸主/客体物相结构-药效相关性研究	李英鹏	天津中医药大学
81803785	木犀草素靶向调控 Hippo 信号通路抑制三阴性乳腺癌转移的作用及机制研究	李颖伟	广州中医药大学
81803714	基于质谱响应探针和纸基微流控的中药质量评价方法研究	李振皓	浙江大学
81703788	基于调节宿主干扰素信号通路的板蓝根 3-吲哚醛抗流感病毒机制研究	李征途	广州医科大学
81803492	基于肠-心多器官芯片的药物心肌毒性评价新方法研究	李中玉	中国科学院大连化学物理研究所
81803351	β-Arrestin 偏向型多巴胺 D3 受体选择性调节剂的发现及其抗精神分裂症作用研究	李忠堂	北京大学
81703475	药用蚰蜒抗菌肽基因的筛选鉴定与功能机制研究	李钟杰	河南科技大学
81703558	TRIM50 介导 HDAC6 负调控 p97 抑制保护性自噬作为胶质瘤耐药逆转的药理靶点研究	李宗阳	深圳大学
81803809	基于肠道菌群和代谢组学阐释麻黄多糖防治 PM2.5 诱导加重哮喘的作用机制	梁　军	黑龙江中医药大学
81803817	蚰蜒黄酮通过巨噬细胞对 COPD 调控的分子机制研究	梁　雪	广州医科大学
81803821	白芍总苷基于 JAK/STAT6 通路调控巨噬细胞 PD-L2 表达促进狼疮性肾炎免疫耐受的机制研究	梁春玲	广州中医药大学
81703537	甲羟戊酸通路调控分子 RHOQ 决定溶瘤病毒 M1 肿瘤靶向性的作用及机制研究	梁剑开	中山大学
81703387	新型抗肿瘤二萜生物碱长链脂肪酸酯衍生物的合成、构效关系及其抗肿瘤机制研究	梁晓霞	四川农业大学
81703574	和厚朴酚靶向线粒体呼吸链复合体Ⅰ核心亚基协助咪康唑拮抗白念珠菌持留菌的作用研究	廖　凯	东南大学
81803781	中药活性成分水飞蓟宾通过靶向 TrxR1 的抗卵巢癌药理机制的研究	林　风	温州医科大学
81803447	胰岛素长效智能释放给药系统研究	林　箐	四川大学
81803652	基于多组学技术研究 5′-核苷酸酶介导 3′-dAMP 去磷酸化调控菌类中药虫草素生物合成的机制	林　善	深圳大学
81803544	G 蛋白偶联受体 40 通过调控 Rho/ROCK 信号通路介导肥胖哮喘气道高反应性的研究	林西西	温州医科大学
81803759	葛根素抑制铁死亡抗心力衰竭的机制研究	刘　北	上海交通大学
81703516	小脑肽-2 促低氧性肺动脉高压大鼠肺血管重构的作用及机制研究	刘　斌	中南大学
81803468	基于药物皮肤滞留和渗透的经皮吸收生物药剂学分类系统的建立及分子机制研究	刘　超	沈阳药科大学
81803513	基于 Cx43 蛋白泛素化探讨缺血性脑中风发生后星形胶质细胞极化介导的神经系统保护作用及机制	刘　超	中国药科大学
81803680	人参皂苷 Rd 在心肌细胞肥大过程中对 P300 的 autoacetylation 下调的表观遗传调控机制研究	刘　达	长春中医药大学
81803828	基于代谢组学的知母皂苷抗抑郁作用与肠道菌群关系研究	刘　放	中国科学院上海药物研究所
81803610	靶向肠道菌群的丹参乙酸镁抗糖尿病肾病机制和代谢组学研究	刘　佳	中国科学院上海药物研究所
81703342	基于氨基酸突变耐药的新型 FGFR 抑制剂的设计、合成及作用机制研究	刘　健	南京中医药大学
81803822	三棱-莪术通过调控 FABP4 表达干预子宫内膜异位症的配伍机制研究	刘　姣	河北中医学院
81803703	基于电化学模拟技术的大川芎方治疗偏头痛的药效物质基础及作用机制研究	刘　洁	北京中医药大学
81803731	基于系统生物学方法研究五味子鲜果干燥过程中抑制采后生理对药材品质的影响	刘　磊	黑龙江中医药大学
81703812	基于谱效关系的苗药赶黄草抗脑缺血/再灌注损伤药效物质基础及其机制研究	刘　量	扬州大学
81703711	中药引经成分 β-细辛醚联合 R8、MOG-ab 修饰黄芪甲苷纳米粒的双级脑靶向递药系统的研究	刘　梅	上海中医药大学
81803635	巨噬细胞参与粒细胞集落刺激因子抑制骨髓红细胞生成过程导致机体贫血的作用及机制研究	刘　敏	山东大学
81803776	隐丹参酮下调 USP1 促 Smad4 泛素化降解阻断 TGFβ 诱导的胃癌转移侵袭的机制研究	刘　培	浙江中医药大学
81703494	Tau 蛋白磷酸化介导炎症小体激活在阿尔茨海默病神经元焦亡中的机制研究	刘　鹏	沈阳药科大学
81703573	新型脑靶向 HIV 进入/融合抑制剂的设计及初步评价	刘　奇	大理大学
81803852	宁夏枸杞两种瘿蚊致瘿差异及其机制研究	刘　赛	中国医学科学院药用植物研究所
81803514	N-亚油酰酪氨酸靶向脂肪酰胺水解酶诱导神经元自噬抗 AD 的作用及机制研究	刘　沙	成都医学院
81703681	下瘀血汤诱导肝星状细胞凋亡及逆转肝窦毛细血管化的抗肝纤维化药效物质基础研究	刘　伟	上海中医药大学
81803659	不同种源桃儿七中鬼臼毒素含量差异的分子机制	刘　伟	河南科技大学
81703817	黑果枸杞叶多糖免疫调节活性构效关系及作用机制研究	刘　洋	陕西省中医药研究院
81703809	融合体内外分析-靶标网络的藏药“达布班杂”治疗 HAPE 的药效物质及作用机制研究	刘　悦	成都大学

（续表）

项目编号	项目名称	负责人	依托单位
81703674	蓝萼香茶菜二萜类成分抗乳腺癌干细胞活性及作用机制研究	刘　悦	解放军第二军医大学
81803531	Bif-1 通过 Ca^{2+}/calcineurin 信号通路调控心肌肥大的作用和分子机制研究	刘　芸	广州医科大学
81703339	新型金刚烷胺类一氧化氮供体化合物的化学合成与构效研究	刘　正	广东工业大学
81803383	基于 Pictet-Spengler 反应调控川芎哚的结构多样性及其抗血小板聚集作用机制研究	刘呈雄	三峡大学
81803700	基于"成分-网络靶点-效应"的红草抗心肌缺血损伤有效成分群及作用机制研究	刘春花	贵州医科大学
81703714	基于固定化酶体内反应器的宝藿苷Ⅰ定向转化系统研究	刘聪燕	南京中医药大学
81703554	肿瘤相关成纤维细胞经自噬促进乳腺癌侵袭转移的作用机制研究	刘方兰	南昌大学
81803744	中药水提液膜法分离的微界面作用机制及其分离过程优化研究	刘红波	陕西中医药大学
81803712	智能"sweet"型 DNA 水凝胶的构建及其在脱氧雪腐镰刀菌烯醇便携式定量检测中的应用	刘洪美	北京市农林科学院
81703581	靶向非经典配体结合口袋的选择性 PPARγ 调节剂的药理机制研究	刘慧娟	天津国际生物医药联合研究院
81803403	潜在 NMDA 受体拮抗剂分子 Stachybocin A 生物合成研究	刘继梅	中国医学科学院药物研究所
81803625	肿瘤细胞代谢异质性与实体瘤内抗肿瘤药物 PK-PD 的关联研究	刘嘉莉	中国药科大学
81803424	基于光亲和小分子探针技术的海洋天然活性分子 Baculiferin 抗 HIV 作用机制研究	刘建荣	北京大学
81803811	盐酸青藤碱通过靶向巨噬细胞防治 IgA 肾病的机制研究	刘建新	湖南医药学院
81703659	基于 DNA 分子技术的中药传统散剂、丸剂处方成分动物源药材鉴定研究	刘金欣	中国医学科学院药用植物研究所
81703616	结直肠癌中核苷转运体 CNT2 表达抑制的表观遗传机制及逆转耐药研究	刘俊青	浙江大学
81703663	人参基于 Ca^{2+} 介导的 Drp1 信号途径调控线粒体稳态作用机制研究	刘美辰	长春中医药大学
81703795	基于"补虚泻实"理论探讨黄芪甲苷、大黄酸调控 PGC-1α/TGF-β/ROS 通路抗慢性肾衰竭的协同机制	刘美佑	解放军第四军医大学
81803618	脑多巴胺 D2 受体介导的 CYP/ciRS-7/miR-7 信号轴在 PD 模型中调控 α-SYN 聚集的作用及机制研究	刘明周	郑州大学
81703651	H_2O_2 调控白木香结香过程中细胞程序性死亡的机制	刘培卫	中国医学科学院药用植物研究所
81703466	PSMA-TAT 双靶点多模态成像探针的构建及其在前列腺癌诊断中的应用	刘瑞林	西安交通大学
81703813	藏医名方中有效单体挖掘及其诱导 EPCs 调控脑缺血后血管再生修复的研究	刘睿颖	西南交通大学
81803604	A20 在巨噬细胞调节肺纤维化发病中的作用和机制	刘姗姗	中国医学科学院药物研究所
81703493	Nur77 活化抑制星形胶质细胞激活及其保护帕金森病的分子机制研究	刘天雅	徐州医科大学
81703528	雌激素受体 α 和 β 在水飞蓟宾对抗中波紫外线皮肤损伤中的作用研究	刘伟伟	沈阳药科大学
81703337	新型 TrxR 抑制剂的设计、合成和抗肿瘤活性研究	刘武昆	南京中医药大学
81703811	Nrf2/ARE/HO-1 通路介导余甘子抗酒精性肝氧化损伤的机制研究	刘晓丽	广东工业大学
81703619	阿托伐他汀致 PAHSA 下调的作用及其与新发糖尿病的相关性研究	刘筱雪	苏州大学
81703678	基于"创面代谢轮廓"的过岗龙治疗糖尿病创面效/毒物质发现	刘新光	大连医科大学
81703502	以肠道菌群为靶点的老鹳草素调控 TMAO 生成及抗动脉粥样硬化的机制研究	刘新新	哈尔滨医科大学
81803705	附子中胺醇型 C19-二萜生物碱的体内代谢特征及抗心肌细胞凋亡的机制研究	刘秀秀	四川大学
81703655	基于发现和靶向蛋白质组学的 Harpin 蛋白调控欧洲花楸生物胁迫响应的机制研究	刘亚辉	中国中医科学院中药研究所
81703584	丹参素激活 HDAC 3 介导的软骨内成骨防治骨折延迟愈合的机制研究	刘衍志	广东医科大学
81803448	双前药共组装纳米靶向递药系统用于化疗联合免疫治疗肺癌的研究	刘艳华	宁夏医科大学
81803743	双重介导的中药藤黄酸智能响应纳米粒定向干预肝癌细胞凋亡作用研究	刘宇灵	中国中医科学院中药研究所
81703697	基于"组-效-动"三元定向关联的黄芪"益气建中'功效的质量标志物研究	刘月涛	山西大学
81803582	miR-155-JARID2 介导丙戊酸对神经胶质瘤替莫唑胺的化疗增敏作用及机制研究	刘铮铮	中南大学
81703416	靶向 RANKL-NFκB 通路的抗骨质疏松活性天然产物的发现及其机制研究	刘志红	中山大学
81803670	虎杖中一个新的 MYB 转录因子在白藜芦醇合成中的功能研究	柳忠玉	长江大学
81803373	黑色素瘤新靶点 CD147 拮抗剂的构效关系及作用机制研究	龙　菁	中南大学
81703694	基于"肾通于脑"理论和代谢组学技术研究左归降糖解郁方治疗糖尿病并发抑郁症的药效物质基础和作用机制	龙红萍	湖南中医药大学
81803713	基于多模式色谱-质谱的多基原秦皮溯源信息成分获取研究	龙华丽	中国科学院上海药物研究所
81703549	RARα 磷酸化修饰调控急性 T 淋巴细胞性白血病凋亡的机制研究	楼斯悦	浙江中医药大学
81703399	以脂多糖和 Stx 为靶标的产志贺毒素大肠埃希菌 O_{104}：H_4 新型结合疫苗的设计和研究	卢　曦	中国医学科学院医药生物技术研究所
81803593	半胱氨酸在结核分枝杆菌氧化还原稳态中的功能研究及靶标发现	卢　芸	中国医学科学院医药生物技术研究所
81803620	"UGT2B10 酶-外排转运体"通路调节生物碱代谢与处置的作用机制研究	卢丹逸	中国科学院深圳先进技术研究院
81803730	基于胃肠吸收的多维信息融合研究良附丸中药物炮制机制	卢君蓉	成都中医药大学

（续表）

项目编号	项目名称	负责人	依托单位
81703686	五味子醇甲对老年痴呆症痴呆前期色氨酸代谢调节作用研究	卢盛文	黑龙江中医药大学
81703810	基于与肠道菌群相互作用的壮药五指那藤皂苷治疗 RA 作用机制的研究	卢旭然	首都医科大学
81703555	基于一氧化氮通过改善血液微环境干预肿瘤血路转移的分子机制研究	卢余盛	福州大学
81803747	基于 β、M 受体信号串扰探讨附子与贝母反药配伍对肺心病大鼠的毒效表征及机制	卢志强	广东工业大学
81803374	基于靶向核仁素的适配子-雷公藤甲素偶合物的制备及其抗乳腺癌的作用研究	鲁　军	香港浸会大学深圳研究院
81803812	“祛邪扶正”一体化分析——中药金银花抗临床耐药铜绿假单胞菌生物被膜的药效物质及作用机制研究	鲁　兰	成都大学
81703600	基于三维细胞的人参皂苷 20(S)-Rh2 干预抗肿瘤药物靶向转运动力学及代谢性分子机制研究	鲁　萌	南京大学
81703739	基于钙和钙敏感受体通路，黄芪甲苷对心肌肥厚的防治作用研究	鲁美丽	锦州医科大学
81803467	基于星形聚赖氨酸的可溶性微针贴片构建及其用于高效治疗皮肤感染的研究	陆　超	中山大学
81822045	蛋白类抗感染药物药理	陆　路	复旦大学
81803606	川芎嗪通过 Sestrin2 调控自噬介导的肝细胞程序性坏死防治酒精性肝病的机制研究	陆春风	南通大学
81803363	基于生物正交反应快速发现靶向诱导 STAT3 蛋白降解缀合物及其在结直肠癌中的治疗应用探索	陆朦辰	中国药科大学
81803521	从 SNX3-Retromer 复合体对 STAT3 的调控角度研究心肌肥大的病理机制	路　静	中山大学
81703451	自增敏型 ROS 触发释药的卟啉-紫杉醇“光化一体”小分子前药自组装纳米递药系统的研究	罗　聪	沈阳药科大学
81703706	基于“健脾消食”功效的传统发酵红曲的物质基础及作用机制研究	罗　佳	成都中医药大学
81803728	基于化学物质组学及代谢组学整合肠道菌群的蒲黄“生行熟止”效应物质基础及作用机制研究	罗　兰	广东药科大学
81703785	黄芩汤修复微生物屏障及抑制 MDP-NOD2 炎症信号通路治疗炎症性肠病	罗　霞	广州中医药大学
81803578	五味子乙素调控结肠慢性非可控炎症抑制结肠癌起始细胞形成的机制研究	罗　艳	中国药科大学
81703745	基于 Sirt1/FoxO1 介导的自噬途径探讨七叶胆苷 XVII 保护糖尿病视网膜病 Müller 细胞损伤的分子机制	罗　云	中国医学科学院药用植物研究所
81703623	CDA 基因及其遗传变异在血压变化和 CCB 治疗中的作用	罗建权	中南大学
81803442	肿瘤微环境响应的空间靶向脂质体介导化学-免疫联合疗法对抗肺癌转移	罗秋华	中国医科大学
81703505	羟基积雪草苷通过调节 TLR4 受体介导的神经损伤/保护通路发挥抗脑缺血再灌注损伤作用机制研究	骆　媛	解放军军事医学科学院
81703606	黄酮类化合物抑制 UGT1A1 活性的构效关系及其机制研究	吕　侠	大连民族大学
81803545	基于“USP7-Foxp3 去泛素化-Treg 稳定”途径探讨天然化合物 cambogin 抗结肠炎的作用机制	吕　玥	上海中医药大学
81803389	基于双重光亲和标记策略的钩吻毒性成分作用靶标研究	麻　楠	暨南大学
81703758	靶向、示踪一体化中药纳米载药体系 PEG-PLGA-人参皂苷 Rg3@Ag 的构建及调控自噬对非小细胞肺癌放射增敏的机制研究	马　珺	南京中医药大学
81703725	艾片调控神经元线粒体 Ca^{2+}-MCU 通路的醒神回苏机制研究	马　骁	成都中医药大学
81803358	双向调控模式识别受体(PRRs)逆转肿瘤化疗抵抗的药物分子设计	马　瑶	中国医学科学院药物研究所
81703613	药物转运体基因 ABCB1 启动子核苷酸多态性结合 DNA 甲基化对难治性癫痫的影响及其分子机制研究	马春来	复旦大学
81803839	两种土家族药用植物靶向 STAT3 通路抗肿瘤活性成分及作用机制研究	马浩然	华中科技大学
81703782	MicroRNA-155 介导黄芪多糖调控 EAE 小鼠神经小胶质细胞 M1/M2 极化表型平衡的分子机制研究	马金昀	上海中医药大学
81703328	新型 LSD1/VEGFs 双靶点抑制剂的设计、合成及抗肿瘤活性评价	马立英	郑州大学
81703597	OAT 抑制剂合用核苷酸类抗病毒药物肾脏保护作用研究	马利萍	上海交通大学
81803591	构效优化的新型抗菌肽 MSI-1 抗耐甲氧西林金黄色葡萄球菌的机制研究	马菱蔓	中国药科大学
81803787	基于 KYN-AhR 通路调控 EMT 的柴胡皂苷抗乳腺癌转移作用及机制研究	马思静	湖南省中医药研究院
81803611	从蛋白结合型尿毒素中筛选肾小管 OATs-MRPs 通道功能评价的特异性标志物	马彦荣	兰州大学
81803528	R-spondin 对脑卒中后神经干细胞的调控作用与分子机制研究	马寅仲	中国科学院深圳先进技术研究院
81803612	非酒精性脂肪肝致 OAT2、ENT1 表达下调改变恩替卡韦抗 HBV 药效研究	马志媛	南京医科大学
81703593	Endophilin A2 参与肾脏纤维化调控及机制研究	麦晓仪	广州中医药大学
81803719	中药肉豆蔻中赭曲霉毒素 A 及其隐蔽型真菌毒素的感染机制及防控研究	毛　丹	上海市食品药品检验所
81803418	乳酸菌细菌样颗粒 BLPs 疫苗的构建及其诱导口服免疫耐受机制的研究	毛瑞峰	淮阴师范学院
81803412	以抗结核活性化合物 IMB-XMA0038 为探针研究天冬氨酸半醛脱氢酶作为抗结核药物靶标的可行性	蒙建州	中国医学科学院医药生物技术研究所

（续表）

项目编号	项目名称	负责人	依托单位
81703400	高通量筛选人源电压敏感钠通道相互作用多肽	孟　尔	解放军国防科学技术大学
81703410	关于一新型高效跨越血脑屏障的非嵌合药物输送载体 K16ApoE 的机制研究	孟　宇	温州肯恩大学（Wenzhou-Kean University）
81803647	肥大细胞 MRGPR 激活 PLC/STIM1/TRPC 通路介导吐温 80 致类过敏反应的机制研究	米燕妮	西安交通大学
81803770	基于 LC-MS 代谢组学技术探讨益气中药（人参、黄芪）对心气虚大鼠缺血心肌能量代谢障碍的调控机制	苗　兰	中国中医科学院西苑医院
81703768	Notch 信号通路在白头翁皂苷 B4 抑制肝癌发生和转移过程中的作用研究	苗　青	解放军第四○一医院
81703363	基于 CDDO 关键药效团设计 ROS 靶向活化型前药及其在急性肺损伤治疗应用探索	牟　伊	泰州学院
81703713	双重多肽介导三氧化二砷纳米粒靶向骨髓干细胞龛治疗慢性粒细胞白血病的研究	穆朝峰	浙江中医药大学
81703590	MicroRNA-802 调控缺氧诱导肝细胞自噬的分子机制研究	倪　敏	同济大学
81803602	基于 LncRNA-miRNA-mRNA 共表达调控网络调节足细胞损伤探讨小檗碱治疗糖尿病肾病的作用机制研究	倪伟建	安徽医科大学
81703752	FBXW7 介导的 AKT 蛋白泛素化降解在芍药苷抗胶质瘤作用中相关机制研究	聂小虎	浙江大学
81803497	PEAR1 基因多态性对蛋白表达及服用替格瑞洛患者的血小板聚集功能的影响	聂小燕	北京大学
81803617	CAR-HNF1A/HNF4A 调控网络对新生鼠苯巴比妥暴露诱导 II 相酶长期表达的作用及机制	聂亚莉	郑州大学
81803415	通过调控 FGFR4 二聚化拆分 FGF19 双重功能的分子设计及功能验证	牛建楼	温州医科大学
81703419	以微管蛋白和 PARP-1 为双靶点的新型抗肿瘤化合物的设计、合成及生物活性评价	牛淼淼	中国药科大学
81803347	靶向抗乙型肝炎病毒相关性肝细胞癌 NTCP 抑制剂的设计、合成与构效关系研究	潘大波	暨南大学
81703589	FGF21-Nrf2-ARE 信号轴抑制炎症反应改善高脂诱导肝脂肪变的作用机制研究	潘薛波	温州医科大学
81703777	基于 BMP2 和 Wnt 信号通路的续断-杜仲药对协同促进成骨的作用及机制研究	潘亚磊	陕西中医药大学
81803385	基于酶法生物转化技术探讨糖基化修饰对水仙环素型生物碱抗肝癌效应的影响	庞　旭	天津中医药大学
81703704	基于成分与归经关联的“活性化学成分群模拟炮制”探究川芎酒制治疗脑血栓的科学内涵	裴　科	山西中医学院
81703805	三羧酸循环代谢通路在人工牛黄配伍双氯芬酸钠、马来酸氯苯那敏片致肾毒性中的网络调控作用机制	彭　灿	安徽中医药大学
81803613	利用重组人蛋白工程菌治疗苯丙酮尿症的研究	彭　冉	中国医学科学院药物研究所
81703608	基于细胞 PK-PD 模型与双靶标作用机制探索普克鲁胺抗前列腺癌的药效优势	彭　英	中国药科大学
81803586	Ras 介导唑来膦酸衍生物 M4IDP 引起结肠癌细胞 ROS 增高的机制研究	彭　莹	江苏省原子医学研究所
81803739	基于 ACQ 荧光探针研究纳米尺度的黄芩苷-小檗碱复合物微粒“整体转运均衡释放”的口服吸收特性	皮佳鑫	天津中医药大学
81703760	葫芦素 B 抗肝癌血管新生新机制：miR-214-VEGFR2/Bcl-2 通路	朴贤美	哈尔滨医科大学
81703457	磷脂酰胆碱修饰的壳聚糖用于制备雌激素药物洗脱支架涂层材料的研究	戚宝文	成都大学
81803671	枸杞中二咖啡酰多胺类化合物生物合成途径关键酶 SHT 基因克隆及功能研究	钱　丹	中国中医科学院医学实验中心
81703756	黄连生物碱靶向 AKR1C3 调控胃癌细胞脂代谢的分子机制	钱　平	中国医科大学
81703712	壳聚糖表面修饰的芫花立方液晶纳米透皮给药系统抗黑色素瘤及其靶向机制研究	钱　帅	中国药科大学
81803477	构建放大肿瘤活性氧信号的光激活型纳米载体用于精准药物递送和增强抗肿瘤效果	钱程根	中国药科大学
81803600	髓样分化蛋白 2（MD2）特异性抑制剂 L6H21 通过激活 AMPK 缓解糖尿病心肌病的药理作用与机制研究	钱建畅	温州医科大学
81803505	溶酶体 ATP13A2 对帕金森病模型小鼠脑内 Caspase-1 介导的神经元焦亡的调控及机制研究	乔　晨	江苏大学
81803565	DHA 增强非小细胞肺癌 PC-9/GR 细胞对吉非替尼的敏感性的作用及其机制研究	乔　晨	中国药科大学
81703501	RIP1-RIP3 坏死小体通过自噬流途径介导 2 型糖尿病心肌纤维化的机制研究	乔世刚	南京医科大学
81703780	丹酚酸 B 抑制 LPA 诱导的输卵管起源卵巢癌发生发展进程的作用机制研究	秦崇臻	郑州大学
81803349	兼具 nNOS-Capon 解偶联和抗氧化活性的双重神经保护剂的设计、合成及生物活性评价	秦亚娟	南京医科大学
81703359	基于药效团融合的新型抗 HBV 药物的设计、合成及生物活性研究	邱净英	徐州医科大学
81803353	新型 2-氨基-4-苯氨基嘧啶类 JAK/HDAC 双靶点抑制剂的设计、合成与抗肿瘤活性研究	邱倩倩	盐城师范学院
81703757	中药活性成分芫花醇 A 抑制 Wnt 信号通路的分子机制研究	屈　袆	上海中医药大学
81703675	基于“PPARα 捕集-超滤质谱”平台探讨葛花治疗酒精性脂肪肝的“体内显效形式”及作用机制	曲佳琳	大连医科大学

（续表）

项目编号	项目名称	负责人	依托单位
81803608	法尼醇X受体介导的NLRP3炎症小体组装抑制途径在黄芪甲苷保护顺铂急性肾损伤中的作用机制研究	曲晓宇	吉林大学
81803466	基于增强增韧复合效应定向构建微针递药系统及其增效机制研究	权桂兰	中山大学
81803777	重楼皂苷诱导循环肿瘤细胞失巢凋亡抑制肺癌转移的作用及机制研究	阙祖俊	上海中医药大学
81803837	基于人类白细胞抗原HLA-B＊35:01的何首乌肝毒性物质基础研究	饶　泰	中南大学
81703336	抗非酒精性脂肪性肝炎新型先导化合物发现及作用机制研究	饶　勇	中山大学
81803439	超声-肿瘤微环境双级响应的NO/O_2共递送仿生纳米体系增效乳腺癌光动力治疗的研究	任　浩	南京工业大学
81703645	基于表观遗传学的甘草酸高效合成“记忆”机制解析研究	任广喜	北京中医药大学
81703591	尿素通道作为治疗肝硬化腹水药物靶点的确认及其抑制剂PU-48的药效学研究	任惠文	天津医科大学
81703426	靶向结直肠肿瘤的TK-VLPs递药系统的构建及其靶向机制的研究	任亚超	哈尔滨医科大学
81703596	不同糖基侧链的黄酮苷对OATP转运功能调节的机制研究	阮建清	苏州大学
81803476	树突细胞靶向的糖尿病微针分子设计研究	商　磊	沈阳医学院
81803519	内皮细胞SH3GL1在血管通透性调节中的作用和机制	商金艳	中山大学
81803356	基于两靶点设计的多核铂化合物的合成及其抗非小细胞肺癌多药耐药机制研究	邵　佳	南开大学
81803552	PML-RARα的Neddylation修饰对急性早幼粒白血病细胞分化调控的机制研究	邵雪晶	浙江大学
81803741	基于自识别系统的中药难溶性成分纳米晶体内行为研究-以槲皮素为例	沈成英	解放军空军总医院
81703443	克服胰岛素口服吸收多重屏障的新型纳米给药系统研究	盛剑勇	华中科技大学
81803452	基于尺寸效应与界面效应研究吸附水对介孔载药体系的影响	施　秦	中国药科大学
81803771	川芎-赤芍药对通过调控间充质干细胞向内皮分化影响血管新生及其机制研究	施伟丽	中国中医科学院西苑医院
81703698	基于经方黄芩汤的芍药基原考证及品质评价研究	石燕红	上海中医药大学
81803386	靶向TRPA1通道的香豆素类镇痛活性成分结构优化及作用机制研究	石韫韬	北京大学
81803561	CDK1/PLK1双靶点介导天然产物glucocappasalin诱导宫颈癌细胞自噬和凋亡分子机制研究	时　政	成都大学
81803540	甲氨蝶呤诱导滑膜成纤维细胞凋亡调控免疫耐受性DCs抗类风湿性关节炎的作用及免疫调节机制研究	史高娜	中国医学科学院药物研究所
81703607	基于Massall技术的从亚细胞到整体水平的PEG化吉西他滨药代动力学研究	史美云	大连理工大学
81703458	多功能纳米粒递送体系的构建及其口服抗肿瘤活性评价	史永利	新乡医学院
81803410	基于基因组信息定向发掘新型尿苷肽类化合物	侍媛媛	中国医学科学院医药生物技术研究所
81703557	长链非编码RNA DDX11-AS1在乳腺癌化疗耐药中的作用及机制	司鑫鑫	淮海工学院
81803797	基于雌激素受体介导抗氧化的宝藿苷I抗骨质疏松作用机制研究	宋　蕾	天津中医药大学
81803779	基于VEGFR2/ERK/AP-1/miRNA-21信号通路探讨雄黄微生物转化液抑制肿瘤血管形成的分子机制	宋　鹏	甘肃中医药大学
81703800	基于苦杏仁苷立体选择性吸收和脱氨代谢途径的麻黄-杏仁药对配伍减毒的机制研究	宋　帅	安徽医科大学
81803710	基于肠道菌群的肉苁蓉抗痴呆作用机制与药效物质基础研究	宋　玮	中国医学科学院北京协和医院
81803724	围绕“协同靶标组合”构建芪苈强心胶囊“一谱两效关联”的质量控制模式	宋慧鹏	中国药科大学
81803762	芒果苷调节谷氨酰胺分解代谢抑制心脏肌成纤维细胞活化的研究	宋军娜	河北中医学院
81803733	基于仿生手段界定“生熟异用”五味子中“五味”的特征成分群及功效关系	宋明杰	吉林农业大学
81803388	黄皮中咔唑生物碱的抗肿瘤作用机制与构效关系研究	宋卫武	周口师范学院
81703452	经皮给药系统中脂肪酸类促透剂进出角质层的动态行为及其机制研究	宋文婷	中国药科大学
81703791	基于ABHD15基因的中药复方降脂合剂调节非酒精性脂肪肝脂代谢的机制研究	宋雅楠	上海中医药大学
81703456	针对肿瘤早期的基于单核细胞递送唾液酸修饰脂质体重塑/清除M2型肿瘤相关巨噬细胞的靶向治疗策略	宋艳志	沈阳药科大学
81703327	靶向酪氨酸激酶ALK耐药突变G1202R的新型抑制剂的设计、合成及生物活性研究	宋子兰	中国科学院上海药物研究所
81803805	疏风解毒胶囊通过多途径多靶点治疗急性肺损伤的分子机制研究	苏　洁	上海科技大学
81703506	RKIP介导的神经细胞自噬调节对脑卒中的保护作用及机制	苏　笠	解放军第二军医大学
81703705	基于RNA-Seq转录组技术探讨豨莶草炮制减毒机制	苏　桃	香港浸会大学深圳研究院
81703386	新型肝纤维化保护剂的发现、作用机制和靶点以及构效关系研究	苏光悦	沈阳药科大学
81803547	α7nAChR作为石杉碱甲(HupA)治疗脓毒症药理作用新靶点的研究	苏经迁	福建师范大学
81803609	灵芝三萜在常染色体显性遗传多囊肾病中抑制肾脏囊泡发生和发展的作用机制研究	苏丽敏	徐州医科大学
81703544	新型选择性LSD1抑制剂的发现及抗MLL融合型白血病作用机制的研究	苏明波	中国科学院上海药物研究所

（续表）

项目编号	项目名称	负责人	依托单位
81703787	基于 Keap1/Nrf2 信号通路探索青蒿琥酯抗 RA 骨破坏的作用机制	苏晓慧	中国中医科学院中药研究所
81703770	昆丹优化方通过 AMPK-mTOR-ULK1 通路调节肝细胞自噬发挥治疗代谢综合征的机制研究	苏祖清	广州中医药大学
81703357	以角鲨烯环氧化酶、14α-去甲基酶为双靶点的抗真菌抑制剂筛选、设计、合成及活性研究	孙　彬	聊城大学
81703801	外排转运体影响中药酚性物质磺酸化代谢及作用机制研究	孙　华	河南大学
81803395	环二肽类天然产物为模板的新型铜基金属有机框架的合成及其缓释性能研究	孙　焕	中南民族大学
81803827	基于药物代谢酶调控的参芎葡萄糖注射液 PK-PD 相关性及配伍机制研究	孙　佳	贵州医科大学
81803560	巨胞饮诱导剂 UA17 在 RAS 突变型肺癌中的作用机制及联合用药的探索性研究	孙　琳	中国科学院上海有机化学研究所
81703333	靶向细菌 FtsZ 蛋白的 2,4,6-三取代嘧啶衍生物的设计合成及抗菌机制研究	孙　宁	广东工业大学
81703556	基于 SphK1/S1P/YAP 通路的黄芩苷对炎症相关性癌症的抑制作用及其机制研究	孙　阳	南京工业大学
81703520	Nrf2 在Ⅱ型糖尿病引起的阿尔茨海默症的发病和治疗中的作用和机制研究	孙　逸	中国药科大学
81703666	基于在线微透析技术的益智仁治疗 AD 入血/脑药效物质高通量识别与作用机制研究	孙　志	郑州大学
81703679	基于核受体 FXR 调控的中药泽泻逆转胆汁淤积的药效物质与作用规律研究	孙成鹏	大连医科大学
81703497	外侧隔核 TRPC4 通道调节焦虑等负性情绪的神经机制	孙华英	中国科学院昆明植物研究所
81703599	基于 Sirt1 脂质代谢调控的钩藤生物碱缝籽嗪甲醚抗缺血性脑中风的新机制	孙嘉鸿	中山大学
81803423	Nrf2 抑制因子的发现及其逆转肿瘤细胞多药耐药性机制的研究	孙坤来	浙江海洋大学
81703346	基于 GLP-1 代谢片段的新型减肥降糖多肽的分子构建及生物活性研究	孙李丹	嘉兴学院
81703601	基于支链氨基酸调控糖脂代谢通路的复方丹参滴丸抗心肌缺血药效成分及作用机制	孙润彬	中国药科大学
81703696	基于关键成分群构建"含量-基原-药效"关联的枸杞子质量评价体系研究	孙万阳	暨南大学
81703580	金线莲苷衍生物降糖活性和作用机制研究	孙伟光	华中科技大学
81803633	心肌成纤维细胞和 TGF-β1/Smads 信号通路在阿霉素心脏毒性中的作用及机制研究	孙习鹏	上海交通大学
81703656	外源物质对干旱胁迫下桔梗种子萌发的生理生化影响及分子机制研究	孙晓春	陕西中医药大学
81803562	PDGFD 的表观遗传学调控及其在肿瘤耐药中的作用	覃　莉	中国医学科学院
81703609	基于 TGF-βl 和 NOX 的五酯片抵抗他克莫司慢性肾毒性的作用及新机制研究	覃小玲	广东食品药品职业学院
81703629	DJ-1 介导 Cul3 Neddylation 修饰调控 Keap1/Nrf2 通路在卡培他滨致施万细胞损伤中的作用及机制研究	谭笔琴	南京医科大学
81703818	基于 miRNA-21 网络调控 ADMA 水平探讨藤茶二氢杨梅素对内皮损伤的保护机制研究	谭胜蓝	中南大学
81703693	蜘蛛香环烯醚萜"相使为用"抗结肠癌的物质基础研究及"同靶成分群"构效分析	谭玉柱	成都中医药大学
81703671	基于"糖毒大/小分子靶向垂钓"策略探讨补阳还五汤干预糖尿病周围神经病变的药效物质及机制	汤　丹	暨南大学
81703759	隐丹参酮调控 FoxO1 抑制非小细胞肺癌增殖的机制研究	汤　姝	郑州大学
81703586	蛋白磷酸酶 PPM1A 促进白色脂肪棕色化的效应与机制研究	汤　璇	长江大学
81703669	基于 CYP450 酶的参麦方配伍相互作用研究	汤响林	解放军军事医学科学院
81803584	MELK 作为肺癌潜在治疗靶点的研究及其抑制剂筛选	唐　琴	中国医学科学院药物研究所
81703551	长链非编码 RNA-HOTAIR 与 miR-214-3p 的表达调控以及相互作用介导澳洲茄边碱对肺腺癌生长抑制作用的机制研究	唐　青	广州中医药大学
81803398	药用狗牙花中抗成瘾重排 iboga 型生物碱的发现及作用机制和构效关系研究	唐本钦	顺德职业技术学院
81703821	侗药黄腊果皂苷类化合物促神经分化活性及其作用机制研究	唐根云	湖南医药学院
81803707	基于肠道菌群与肠肝轴相关性的决明子"清肝"物质基础与作用机制研究	唐力英	中国中医科学院中药研究所
81803369	基于 4-苯氧基吡啶结构的选择性 Flt3 抑制剂的分子构建及抗 AML 活性评价	唐启东	江西科技师范大学
81703512	ClC-3 氯通道作为甘油三酯代谢调控新靶点的机制研究	陶　婧	苏州大学
81803782	南蛇藤多萜靶向 APOBEC3C 介导的吉西他滨脱氨代谢逆转胰腺癌化疗耐药的作用研究	陶　丽	扬州大学
81703701	基于 RANK 调控及 μCT 成像技术的续断酒炙治疗骨质疏松症作用机制研究	陶　益	南京中医药大学
81703507	基于神经损伤和胶质炎症双重调控的蒲葵素甲靶向 Nrf2 通路的抗缺血性脑损伤作用机制研究	陶泠雪	中国科学院上海药物研究所
81803757	基于 PI3K/Akt/mTOR 通路介导的自噬探讨葛根素抗亚慢性乙醇脑损伤的保护作用及机制	田　华	齐齐哈尔医学院
81703717	基于薄荷醇"引药"/麦胚凝集素/穿膜肽 TAT 共修饰的姜黄素核-壳同载脂质纳米混悬的协同角膜促透及葡萄膜炎抑制作用机制	田宝成	滨州医学院

（续表）

项目编号	项目名称	负责人	依托单位
81703381	预知子中三萜类化合物抑制单胺递质再摄取的构效关系及其抗抑郁活性研究	田立文	南方医科大学
81803676	野花椒生物碱中选择性 JAK 激酶抑制剂的发现及抗胃癌机制研究	田永强	湖北中医药大学
81703688	基于靶标网络-印迹敲除技术研究西红花活性分子群的抗抑郁协同作用	童应鹏	浙江工业大学
81703421	多级响应性双硒交联纳米材料共载双靶点 siRNA 治疗三阴性乳腺癌的研究	万　旭	上海交通大学
81703508	MIF 通过调控 SIRT1 信号通路减轻心肌缺血再灌注损伤的作用及机制研究	汪　彬	汕头大学
81803422	尿促性素生物活性相关的糖基化研究	汪　泓	上海市食品药品检验所
81803756	基于 AMPK/ULK1 通路介导的自噬作用探究分心木多糖防治抑郁症的作用及机制	汪　晶	南京中医药大学
81803469	硫化氢响应型小分子自组装纳米药物载体的构建及应用	汪卫平	香港大学深圳研究院
81803472	基于肠道菌-Caco-2 细胞串联培养的口服吸收屏障模型的构建及其初步应用研究	汪小又	西南大学
81803631	获得性放疗抵抗诱导肺腺癌细胞中 FRα 表达下调致培美曲塞低敏的机制研究和应用	汪宇清	南京医科大学
81703395	高效抗耐药鲍曼不动杆菌人防御素 5 简化肽的设计、筛选及抗菌机制研究	王　成	解放军第三军医大学
81703585	维生素 D 受体作为分子开关在调节肝星状细胞活化中的作用及机制研究	王　聪	中国药科大学
81803479	用于动脉粥样硬化治疗的 microRNA 肝靶向纳米递送系统研究	王　丹	中国医学科学院医药生物技术研究所
81803626	肠上皮中的 PKM2 在炎症性肠病的作用及机制研究	王　东	中国药科大学
81803755	维吾尔族特色植物药西瓜中特征性成分 cucurbitacins 靶向 HIPK2 治疗帕金森病的机制研究	王　贯	四川大学
81703540	白桦脂酸结合 Siglec-7 增强 NK 细胞抗肺癌效应的分子机制研究	王　晗	大连医科大学
81703461	基于高分辨质谱 In-SourceCID 和 DIA 技术研究不同聚合度真菌多糖药代动力学	王　浩	东北师范大学
81803823	阿魏酸保护线粒体 ETFβ 防止糖尿病脂质沉积性肾损伤的研究	王　华	郑州大学
81703702	基于“炭药苦味-药效物质-止血效应”相关性的蒲黄炭炮制机制研究	王　晖	天津中医药大学
81703639	UGTPqs 基因在达玛烷型人参皂苷生物合成中的功能和催化机制研究	王　娟	天津大学
81803615	基于呋喃环代谢活化的乌药醚内酯引发 CYP2C9 机制性失活的机制研究	王　凯	天津中医药大学
81803579	基于干预 ufmylation 修饰的 DMAPT 抗肿瘤作用新机制	王　鲲	中国药科大学
81822042	天然药物化学	王　磊	暨南大学
81703610	甲氨蝶呤影响抗肿瘤坏死因子类单抗药物消除的作用机制及定量关系研究	王　磊	中南大学
81703470	基于器官芯片技术的抗抑郁药心肌毒性评价新方法研究	王　丽	中国科学院大连化学物理研究所
81703350	低氧靶向的抗胰腺癌天然产物 BE-43547A2 的构效关系研究	王　良	南开大学
81703509	新型丹参素衍生物通过调控线粒体生物合成保护阿霉素心脏毒性的机制研究	王　亮	广东工业大学
81703405	唾液酸路易斯寡糖修饰血栓调节蛋白活性片段在靶向治疗血栓性疾病中的作用及机制研究	王　琳	中国医科大学
81803570	基于 Mal 依赖的 IFNγR1/p38 MAPK/STAT1 通路诱导巨噬细胞极化探讨杨梅素抑制结肠癌的作用机制	王　潞	山东大学
81803490	酪氨酸激酶抑制剂化学结构、组织分布与抗肿瘤疗效的关系研究	王　璐	西安交通大学
81803686	防己中生物碱类成分治疗类风湿关节炎药效物质与作用机制研究	王　蒙	黑龙江中医药大学
81703764	Caveolin-1 介导自噬-溶酶体通路促进乳腺癌转移机制及地榆靶向抑制剂的功效研究	王　能	广州中医药大学
81703449	基于铝离子脂质卷构建的微针疫苗佐剂-传递系统	王　宁	合肥工业大学
81803826	基于 OATP1B3/MRPs 活性与 FXR-OATP1B3/MRPs 表达研究黄芩-黄连药对中黄连对黄芩黄酮转运过程影响机制	王　茜	安徽中医药大学
81803815	基于长链非编码 RNA-ROR/NF-κB 信号通路研究丹酚酸 B 抗肝纤维化的作用机制	王　蓉	上海交通大学
81703648	紫草素侧链 1′-OH 酯化修饰相关 CCLs 和 SATs 基因的克隆及功能分析	王　升	中国中医科学院中药研究所
81703560	NRF2 转录激活 CBR3-AS1 双靶向调控乳腺癌药物敏感性的分子机制	王　岩	中国医科大学
81822047	中药药效物质	王　毅	浙江大学
81703763	基于 CXCR4/CXCL12 轴调控的柴胡皂苷活性成分抗乳腺癌转移作用和机制研究	王　莹	上海中医药大学
81803542	基于调控 Nrf2/ARE 通路的胆固醇代谢关键因子在多发性硬化小胶质细胞活化中的作用及分子机制研究	王　莹	复旦大学
81703373	海洋真菌吲哚生物碱通过 STAT3 通路调控 Th17/Treg 平衡的分子机制	王　宇	中国医科大学
81703538	星形胶质细胞通过分泌 Shh 促进髓母细胞瘤的发生发展及其机制研究	王　媛	苏州大学
81803701	基于粪菌移植的麦冬多糖经肠道菌群-胆汁酸轴抗 NAFLD 起效机制研究	王　源	上海中医药大学
81703708	基于线粒体差异蛋白质组学结合脑微透析研究栀子不同饮片抗脑缺血的药效物质及作用机制差异	王　云	中国中医科学院中药研究所
81803496	同位素示踪代谢流分析技术研究银杏叶提取物心肌缺血保护作用的代谢机制和物质基础	王　喆	中国医学科学院药物研究所

（续表）

项目编号	项目名称	负责人	依托单位
81803366	针对乳腺癌靶点 HER2 激酶高活性高选择性抑制剂的发现研究	王傲莉	中国科学院合肥物质科学研究院
81803484	基于“MIPs 宽覆盖提取”和“衍生化特征峰识别”的甾体激素分析方法及其在慢性肝炎机制研究中的应用	王彩虹	温州医科大学
81703424	ATP/pH 双级响应多孔微球用于耐药肺癌的化药/基因联合治疗研究	王晨晖	重庆大学
81703744	基于神经递质假说研究苦碟子和灯盏细辛治疗缺血性脑卒中的共同分子机制	王春国	北京中医药大学
81703604	人羧酸酯酶与配体相互作用规律及其分子机制研究	王丹丹	上海中医药大学
81803607	莱菔硫烷通过 Sonic Hedgehog 信号通路调控白血病干细胞增殖的机制研究	王凡平	新乡医学院
81703816	瑶药别旁茶总苷抗溃疡性结肠炎药效生物标志物分析及机制研究	王凤云	广东药科大学
81803473	烷基糖苷介导的肾小管上皮细胞靶向新型纳米递送系统用于治疗糖尿病肾小管间质纤维化的研究	王凤珍	徐州医科大学
81703632	ndh 基因突变致结核分枝杆菌对氯法齐明耐药的分子机制研究	王桂荣	首都医科大学
81803706	基于 β2 和 M3 靶点-通路的莪术抗慢阻肺活性成分及整合作用机制研究	王纪霞	中国科学院大连化学物理研究所
81803769	基于 SIRT1/NF-κB 信号通路探讨丹酚酸 A 改善慢性肾病大鼠血管内皮损伤和炎症的调控机制	王佳虹	沈阳药科大学
81703806	基于 FXR 肝脏修复机制的补骨脂毒性研究	王佳颖	南京中医药大学
81803829	三角函数结合法对经方三黄泻心汤药效物质基础 PK-PD 临床运用“清热解毒法”的新阐释	王家龙	中国中医科学院广安门医院
81803342	基于老药 Sunitinib 的新型 FLT3 抑制剂的设计、合成及生物活性研究	王均伟	南京中医药大学
81703427	光热刺激响应性中空介孔碳载体在蛋白多肽类药物皮下精准释药中的研究	王可可	中国医科大学
81803421	新型 FGF2 拮抗肽衍生物抗卵巢癌活性与初步机制研究	王乐丹	温州医科大学
81703504	降血脂胡椒碱类化合物的筛选及药理学活性研究	王李梅	青岛大学
81803564	长链非编码 RNA LINC00857 介导非小细胞肺癌耐药的机制研究	王丽惠	广西医科大学
81703808	舒血宁注射液致敏组分的筛选及其诱导过敏样反应的分子机制研究	王连嵋	中国中医科学院中药研究所
81803498	间断 θ 节律刺激通过自噬对抗帕金森病的机制研究	王林晓	南京医科大学
81803548	5-去甲川陈皮素上调肠道 Muc2 表达对溃疡性结肠炎的防治作用及分子机制研究	王梅燕	天津商业大学
81703511	AMPK 调控血管周围白色脂肪米色化减轻动脉粥样硬化作用机制研究	王敏杰	内蒙古医科大学
81803749	乳香药效成分 β-乳香酸通过 PKCε/Nrf2 通路改善缺血性脑卒中的作用及机制研究	王明明	解放军第四军医大学
81703799	基于细胞色素 P450 酶代谢调控的补骨脂抗绝经后骨质疏松作用机制研究	王培乐	郑州大学
81803440	温敏凝胶/PLGA 微球共建多层缓释系统释药机制及其提高多肽/蛋白质生物利用度机制的研究	王璞修	中国医科大学
81703460	基于抗体 Fab 片段特异性识别多肽配基的体内 Infliximab 精准富集策略研究	王启钦	暨南大学
81803536	FoxO3a 转录因子调控 Neurochondrin 对软骨分化的作用及机制研究	王日康	江西中医药大学
81803502	缺血性脑损伤中组胺 H2 受体对小胶质细胞的调控作用及机制研究	王融溶	浙江大学
81703779	α7nAChR 作为异欧前胡素抗炎、镇痛药理作用新靶点的研究	王绍展	上海交通大学
81703749	基于代谢重编程探讨白花蛇舌草调控 Caveolin-1 抑制乳腺癌干细胞的分子机制和物质基础	王胜奇	广州中医药大学
81703605	多巴胺受体 D1 亚型介导的抗肿瘤机制及药物动力学/药效动力学研究	王思媛	北京大学
81803407	硫酸肝素寡糖类 FGF-2 抑制剂的构效关系及其对肿瘤糖酵解影响的研究	王苏妍	中国药科大学
81703618	基于靶细胞 PK/PD 模型研究伏立康唑预防侵袭性曲霉菌病的机制及给药方案优化	王陶陶	西安交通大学
81803846	基于滑膜液微透析-生物标志物的藏医药浴对 RA“干黄水”机制研究	王天虹	成都中医药大学
81703658	基于传统用法和成分组合研究胡桃楸的抗肿瘤有效成分组及其作用机制	王添敏	辽宁中医药大学
81703643	基于差异转录组分析和同源模拟技术的人参皂苷 C24-C25 双键水合酶的挖掘及催化机制研究	王伟楠	长春中医药大学
81703532	靶向 Cathepsin L 干预肺癌干细胞干性维持及其耐药的策略研究	王文娟	苏州大学
81803406	β-咔啉生物碱及其类似物的设计、合成及抗肿瘤活性研究	王晓娜	郑州大学
81803702	基于 Keap1-Nrf2/ARE 信号通路研究五味子-甘草配伍调节脂代谢作用机制	王晓艳	河南中医药大学
81703626	NKT 细胞经由 CD1d 和 TLR 调控活化在雷公藤甲素肝毒性中的作用机制研究	王欣之	中国药科大学
81703523	小分子 Destruxin A5 特异性调控表皮角质形成细胞中 IL-17A/TNF-α 炎症信号治疗银屑病的研究	王兴启	江苏师范大学
81803360	基于 GPR120 和 DPP-IV 双靶点抗糖尿病化合物的设计、合成及活性研究	王学堃	聊城大学
81703657	中药抗肿瘤成分薏苡仁甘油三酯在产油酵母代谢途径中的解析及酵母途径重构的研究	王雅南	中国中医科学院中药研究所
81803557	组蛋白甲基转移酶 EZH2 调控巨噬细胞极化的分子机制探究	王亚芳	中国科学院上海药物研究所
81803471	基于柔性调控构建的多功能纳米脂质体用于颅内肿瘤靶向的研究	王亚晶	常州大学

（续表）

项目编号	项目名称	负责人	依托单位
81703638	基于转录组测序的龙血树中龙血素 B 生物合成的关键酶基因分离鉴定	王延谦	中国医学科学院药用植物研究所
81803511	基于泛素-蛋白酶体途径研究 Hsp70 在 RGS4 介导的吗啡诱导行为敏化中的作用机制	王燕婷	中国医学科学院肿瘤医院
81803381	调控溶酶体 cathepsin B 在 DNA 损伤剂依托泊苷抗前列腺癌中的作用及机制研究	王燕燕	山东大学
81703753	丹参新酮调控 AP4-Lgr5 通路对胃癌化疗增敏的作用和机制研究	王亿平	浙江中医药大学
81803456	载药外泌体诱导生成多能干细胞用于治疗 AD 的研究	王宇彤	南京中医药大学
81703583	胰岛素对心肌细胞慢激活延迟整流钾电流(Iks)的直接调节作用及其机制	王玉红	中国医学科学院药物研究所
81803572	基于肿瘤细胞的异常脂代谢探讨植物环肽 RA-V 抗乳腺癌转移作用及分子机制	王玉荣	中国药科大学
81703553	基于结构生物学的 Tubulysin 衍生物的设计、合成及抗肿瘤活性研究	王誉熹	四川大学
81803399	新型松香烷型二萜抗 RA 的作用机制和构效关系研究	王振辉	河南理工大学
81703762	APE1 作为氧化苦参碱抗肿瘤作用的新靶点的研究	王志强	广东医科大学
81803401	基于二维亲和超滤色谱的金钱草中醛糖还原酶抑制成分的筛选及其活性研究	王志强	河北大学
81803483	基于质谱成像技术的糖尿病脑病生物标志物及其药物干预机制的研究	王中华	中央民族大学
81803550	环孢素 A 增强黑色素瘤 CD8 + T 细胞抗肿瘤活性机制研究	王自力	福建医科大学
81703491	帕金森病中 PKM2 激活 NLRP3 炎症小体促进神经炎症的机制研究	伟　尧	南京中医药大学
81703335	基于 Apoptosis/Ferroptosis 双重激活效应的天然产物 Albiziabioside A 的抗肿瘤作用机制研究及其结构改造	卫高菲	中山大学
81703579	天然咔唑生物碱类活性分子抗肥胖作用评价及机制研究	卫宁宁	青岛大学
81703413	新型双位点非季铵盐肟类重活化剂的构建及其解毒性能研究	魏　朝	解放军第四军医大学
81703529	基于 AMPK-mTOR-HIF-1α 信号通路调控巨噬细胞极化探讨小檗碱治疗实验性关节炎的作用机制	魏　芳	蚌埠医学院
81803841	基于药物代谢和网络药理学的翠绿针毛蕨抗肿瘤物质基础和作用机制研究	魏安华	华中科技大学
81703519	五味子醇甲靶向作用 Caspase-1 双向调控 AS-M1/M2 表型转化介导 AD 神经元保护作用的机制研究	魏斌斌	中国医科大学
81703690	基于多组分药代动力学和网络药理学的北豆根抗心肌缺血药效物质基础及作用机制研究	魏金霞	中国人民武装警察部队后勤学院
81803843	基于 IL-6/STAT3 信号通路探寻蒙药玉簪花抗前列腺癌活性成分与分子机制	魏荣锐	江西中医药大学
81703650	基于叶绿体基因组和植物代谢组学技术的南五味子药材基原分类与鉴定研究	魏雪苹	中国医学科学院药用植物研究所
81803773	基于 G-四链体靶分子识别的小檗碱及其生物代谢产物抗结肠癌协同作用机制研究	温丽娜	首都医科大学
81803411	Amicoumacin 衍生物的设计、合成及抗 MRSA 活性研究	邬　钢	中国医学科学院医药生物技术研究所
81803345	基于蛋白相互作用的 CD14 多肽类抑制剂的设计及其对脓毒血症的药理作用研究	吴　迪	温州医科大学
81703515	铁自噬促 SFXN1 依赖性线粒体铁超载介导 apelin-13 促心肌细胞肥大	吴　娣	南华大学
81703559	依鲁替尼衍生物 MM2-48 在急性髓细胞性白血病中的新靶点发现及作用机制初探	吴　宏	中国科学院合肥物质科学研究院
81703636	基于植物系统分类学中国东北地区蒲公英属种质资源评价与分类鉴定	吴　杰	锦州医科大学
81703404	以 DLL4 及 VEGF 为双靶点的双特异性抗体 + 的抗肿瘤活性及机制研究	吴　旻	中国药科大学
81703349	含硒铜(II)配合物调控 PTEN/AKT 信号通路抑制肝癌侵袭转移的作用机制	吴　琼	暨南大学
81803559	p53-SIP110 信号轴在新型天然产物 Avertin 05 调控肿瘤能量代谢中的作用及机制研究	吴　睿	浙江工业大学
81703722	基于脑-肠轴的芎附汤治疗偏头痛配伍增效机制研究	吴　莎	首都医科大学
81803592	CDDO-EA 抗乙型肝炎病毒的作用和机制	吴　硕	中国医学科学院医药生物技术研究所
81803558	汉黄芩素调节乳腺癌组蛋白乙酰化诱导细胞衰老的作用及机制研究	吴　忝	中国药科大学
81703483	星形胶质细胞表达的离子通道在缺血性中风时的功能性变化及其相关作用	吴　伟	南京中医药大学
81803840	基于 Nox-hedgehog 信号通路探讨畲药三叶青总黄酮抗肝纤维化药效物质基础及作用机制	吴　鑫	浙江中医药大学
81703531	Nr4a1 调控 Th17/Treg 平衡抑制溃疡性结肠炎的作用机制	吴　鑫	解放军第三军医大学
81703807	基于肠-肝轴探讨龙眼肉“上火”与游离糖过量摄入的关联性及对慢性非传染性肝病和炎性肠病的影响	吴　旭	西南医科大学
81703454	基于 tumor cord-PBPK 偶联模型的抗肿瘤药物药动学预测研究	吴春暖	天津医科大学
81703778	MiR-146a 调控 Langerhans 细胞分化的分子机制及银屑灵干预作用研究	吴钉红	广州中医药大学
81703615	OATs 与 MATEs 介导的吗啉硝唑及其代谢物转运机制研究	吴国兰	浙江大学
81803794	薜荔果多糖通过“肠道微生物-SCFAs-GPR41/43”途径改善糖脂代谢的作用及机制研究	吴建军	浙江中医药大学

（续表）

项目编号	项目名称	负责人	依托单位
81703803	Nrf2 信号通路介导葡萄糖醛酸化转移酶和外排转运蛋白调控的黄芪个体化用药的分子机制	吴锦俊	广州中医药大学
81803390	基于天然产物新型 α-葡萄糖苷酶抑制剂的发现及作用机制研究	吴盼盼	五邑大学
81703654	基于生物热力学角度阐释"紫油"厚朴产地初加工发汗机制研究	吴清华	成都中医药大学
81803414	针对 SFTS 的高效广谱中和纳米抗体的研发及鉴定	吴喜林	南京大学
81803650	IPP 转运影响雷公藤甲素累积的分子机制研究	吴晓毅	首都医科大学
81803543	基于巨噬细胞极化探究创新药物 SM934 治疗溃疡性结肠炎的作用机制	吴言为	中国科学院上海药物研究所
81703397	多导向快速筛选微生物来源的抑制肿瘤多药耐药性的大环内酯类化合物及构效关系的研究	吴莹莹	沈阳药科大学
81703765	组织凝血因子 III 启动血管生成开关对丹参抑制休眠肿瘤恶变的作用机制	吴媛媛	南京中医药大学
81803425	海洋来源土曲霉 terremide 类生物碱抗肥胖作用及杋制研究	吴长景	周口师范学院
81803379	一叶萩型生物碱类成分抑制神经炎症的作用机制和构效关系研究	吴振龙	暨南大学
81803441	物质分布与物质转移:微丸缓释片的 3D 释药机制	伍　丽	中国科学院上海药物研究所
81803619	炎症状态 TLR4/IL-1R1 介导伏立康唑致肝损伤机制研究	伍三兰	华中科技大学
81703499	巯基化 CaMKII 抵抗心力衰竭的机制研究	武　丹	同济大学
81803516	STAT3 调控胱硫醚-γ-裂解酶在硫化氢及其内源性供体治疗蒽环类药物心肌损伤中的作用及机制研究	武　剑	复旦大学
81703617	LncRNA-MEG3 调控 mTOR 介导的自噬在顺铂肾毒性中的作用及丹皮酚的干预机制	武　静	山东大学
81803721	酶抑制结合聚集诱导发光用于中药中有机磷农药快速检测研究	武晓丽	中国医学科学院药用植物研究所
81703577	基于自噬理论探讨黄芩苷改善肝脏胰岛素抵抗的作用及其作用机制研究	郗有丽	南京大学
81803571	天然化合物 Guttiferone K 调节线粒体核糖体蛋白选择性杀死静止期前列腺癌细胞的机制研究	席志超	上海中医药大学
81803816	泽泻醇 B-23-乙酸酯下调 LPS/TLR4-Nox1/ROS 通路减轻肠道屏障损伤所导致的非酒精性脂肪肝病的作用及机制	夏　凡	中山大学
81803693	全二维硼杂化整体柱亲和色谱导向的丫蕊花增敏吉非替尼抗耐药的药效物质发现研究	夏　黎	广东食品药品职业学院
81803397	基于 HPLC-MS-SPE-NMR 导向的三株赤芍内生真菌抑制 CDC25A/B 磷酸酶活性成分的发现	夏桂阳	中国医学科学院药物研究所
81703641	三七皂苷生物合成关键酶基因 PnSS、PnSE 转录调控的分子机制	夏鹏国	浙江理工大学
81803462	药辅一体的齐墩果酸仿生口服给药系统研究	夏晓静	浙江医药高等专科学校
81703754	基于 ATF4 和 GRP78 靶点研究酸浆中睡茄内酯类物质抑制人骨肉瘤化疗耐药发生的作用	夏元铮	中国药科大学
81803549	JMJD5 剪切组蛋白甲基化氨基末端调控 MMR 在非小细胞肺癌铂类化疗耐药中的作用与机制	相学平	浙江大学
81803400	新型 HIV-INI 二酮酸类似物 Des-D 的优化设计合成及机制研究	向　卓	解放军第四 O 一医院
81703365	基于优势骨架的片螺素类似物的设计、优化及抗肿瘤活性研究	向皞月	中南大学
81803639	慢性肾脏疾病状态下 1,25(OH)2D3 水平降低介导 P2Y12 受体抑制剂治疗后血小板高反应性的量效关系及机制研究	项玉霞	中南大学
81703620	遗传变异对 2 型糖尿病患者二甲双胍 PPK/PD 的影响及机制研究	肖　笛	中南大学
81803427	新型脑靶向 AMPAR 正向调节剂的设计、合成与广谱抗失能剂活性评价	肖　典	解放军军事科学院军事医学研究院
81803783	槲皮素调控 AMPK/mTOR 通路影响急性髓系白血病细胞线粒体功能诱导凋亡与自噬的机制研究	肖　洁	中山大学
81703642	基于肠道微生态调控的板蓝根蛋白抗流感病毒化学结构与免疫调节机制研究	肖　平	南京中医药大学
81803720	基于"代谢吡咯-DNA 加合物"致毒机制的电化学发光传感器的千里光安全性评价研究	肖　依	湖南师范大学
81803649	人参栽培对致病镰刀菌的趋化性影响及其互作机制	肖春萍	长春中医药大学
81703824	金(山)银花"异质等效"的超分子客体特征研究	肖美凤	湖南中医药大学
81703804	基于调控代谢酶和转运体活性的左旋延胡索乙素药效物质基础研究	萧伟斌	广州军区广州总医院
81803675	基于激光显微切割-质谱联用和 RNA-seq 技术的"公""母"前胡质量差异形成机制研究	谢　晋	安徽医科大学
81803677	基于抗补体活性研究青蒿治疗狼疮肾炎的物质基础与作用机制	谢欣辛	同济大学
81803596	绞股蓝皂苷元重塑肠道菌群及代谢综合征改善作用研究	谢治富	中国科学院上海药物研究所
81803352	新型特异性凝血因子XIa 抑制剂的设计、合成及抗血栓活性研究	谢周令	合肥工业大学
81803651	栝楼性别分化中功能 microRNAs 的鉴定及其作用机制的初步研究	辛　杰	临沂大学

（续表）

项目编号	项目名称	负责人	依托单位
81803546	基于 Hsp90-NLRP3 途径研究雷公藤红素治疗类风湿性关节炎的新机制	辛文妤	滨州医学院
81803568	cAMP 信号激动剂对恶性胶质瘤血管新生和血管正常化的影响及机制研究	邢　帆	中山大学
81803457	纳米分区递送重塑肿瘤代谢稳态促进经典疗法介导的肿瘤血管正常化研究	熊　慧	中国药科大学
81703513	骨髓间充质干细胞心肌保护的新机制：MyD88-HMGB1/STAT3 信号介导的旁分泌因子释放	徐　冰	大连医科大学
81803588	MmpS5-MmpL5 外排系统在结核分枝杆菌对贝达喹啉耐药中的作用及机制研究	徐　建	首都医科大学
81703382	基于 DYRK1A 信号通路多途径调控 AD 作用的苦木总生物碱体内药效物质及作用机制研究	徐　健	中国药科大学
81703571	HIV 病毒 NHR 区下游新靶点机制研究	徐　巍	复旦大学
81703576	新型大黄酸酰胺类破骨细胞抑制剂抗乳腺癌骨转移瘤活性评价及机制研究	徐　醒	上海交通大学
81703530	基于巨噬细胞极化研究天然产物 Smiglaside A 改善脓毒症的作用及机制	徐　渊	南京理工大学
81703480	精准调控海马下托谷氨酸能神经元对难治性颞叶癫痫的作用研究	徐层林	浙江大学
81703379	枳椇属黄酮碳苷抑制 RSV 病毒活性及其作用机制和构效关系	徐方方	广州中医药大学
81703766	五味子乙素靶向 MyD88 逆转胃癌卡培他滨耐药的活性和机制研究	徐海能	温州医科大学
81703479	肥大细胞 IKKβ 通路在脑缺血损伤中的作用研究	徐慧敏	浙江大学
81803354	NLRP3 炎症小体靶向抑制剂的发现、设计、合成及其对非可控性炎症相关疾病治疗的探索	徐莉莉	中国药科大学
81703527	漆黄素纳米粒抑制 iRhom2/NF-κB 信号通路改善 PM2.5 导致的中枢炎症研究	徐敏轩	重庆第二师范学院
81703348	抗肿瘤活性天然产物冬凌草甲素的成药性优化及作用靶点探索研究	徐盛涛	中国药科大学
81803715	牛黄解毒片全方及方中其他中药对雄黄配伍减毒机制的研究	徐文峰	北京医院
81803798	人参皂苷通过羧酸酯酶调控脂质代谢缓解胆汁淤积性肝损伤的机制研究	徐艳娇	华中科技大学
81803681	基于功能代谢组学黄连解毒汤抗特应性皮炎原理研究	徐煜彬	台州学院
81803430	新型 MIF 抑制剂的分子设计及其在脑缺血再灌注损伤炎症反应中的作用机制研究	许　磊	江苏理工学院
81803454	利用肿瘤微环境逐级响应型 siRNA 层释系统双重阻断基于 CXCR4/CXCL12 信号轴的肿瘤转移	许伯慧	南通大学
81703463	基于糖蛋白糖基差异化分析的不同分子分型乳腺癌标志物筛选和个性化药物治疗评价方法研究	许华容	沈阳药科大学
81703459	新型介孔分子筛固相萃取-液质联用中药五环三萜皂苷类成分鉴定新体系的构建	许慧君	河北医科大学
81803551	靶向 CREB1-TGFβ2-ERK 信号通路的欧前胡素在食管癌侵袭转移中的作用及机制研究	许雯雯	暨南大学
81703542	基于 JAK2/STAT5 通路的骨髓微环境诱导 CML CD34 + 细胞耐药机制研究	许学芬	南京中医药大学
81803375	小黏膜藻及其内生真菌次级代谢产物的化学多样性和 PTP1B 抑制活性研究	绪　扩	中国科学院海洋研究所
81803603	基于 GLP-1 激活肠-脑-肝轴通路研究水飞蓟宾抗糖尿病作用及机制	续繁星	沈阳药科大学
81803628	基于 PKPD 理论机制研究肠道菌群及维生素 K 对华法林抗凝作用的定量影响	薛　领	苏州大学
81803665	小热激蛋白 PtsHSP 启动子甲基化在半夏响应高温胁迫中的功能研究	薛　涛	淮北师范大学
81803507	TSPO-P47phox/P22phox-NF-κB 轴调节小胶质细胞表型转化及其在帕金森疾病中的作用研究	薛　雪	南京医科大学
81803630	冠心病患者 PCI 术后西洛他唑替代疗法的可行性及药理机制研究	薛　颖	复旦大学
81703747	益气通络颗粒及主要单体通过调节 cAMP/PKA/Complex I 通路治疗气虚血瘀证脑梗死的机制研究	薛冰洁	中国中医科学院西苑医院
81703420	靶向 CXCL12/CXCR4 轴的 AMD3100 修饰纳米递药系统调控肿瘤微环境抗卵巢癌的作用及机制研究	薛继杨	同济大学
81703566	绿原酸调节 LAG3 逆转肿瘤免疫耐受的分子机制研究	薛妮娜	中国医学科学院药物研究所
81803748	VIPR2 介导越鞠丸快速抗抑郁机制研究	薛文达	南京中医药大学
81703490	尿酸通过激活 Nrf2-Notch 通路改善缺血性脑卒中脑微血管周细胞损伤和微循环障碍的研究	亚白柳	济宁医学院
81703640	基于同位素溯源和示踪技术的中药板蓝根和大青叶产地溯源方法及营养转运模式的研究	闫　峻	核工业北京地质研究院
81803645	PXR-lncRNA H19 通路在利福平致肝细胞脂质代谢紊乱中的作用及机制	闫　良	郑州大学
81703334	2′位修饰的阿奇霉素衍生物的制备和药理作用研究	闫　蜜	山东大学
81803480	基于可降解的二维超薄纳米片载体构建协同抑菌药物及其活性研究	严　砺	成都大学
81703462	基于色谱保留多元统计模型的复方中药 HPLC 分析方法高效构建模式研究	严斌俊	浙江中医药大学
81803696	基于靶点"钩钓"策略的连翘苯乙醇苷类抗黑色素瘤药理靶点鉴定和抑制剂的快速发现研究	阎新佳	哈尔滨商业大学

（续表）

项目编号	项目名称	负责人	依托单位
81803583	S100A11 介导脑胶质瘤替莫唑胺耐药的机制研究	颜　晗	中南大学
81803758	基于 CREB/PGC-1α 通路探讨石菖蒲挥发油调节犬尿氨酸途径缓解抑郁症的作用及机制	颜　露	江苏省中国科学院植物研究所
81703772	铁皮石斛“厚肠胃”改善高糖高脂饮食诱导胰岛素抵抗大鼠 IETM 的作用及机制研究	颜美秋	浙江中医药大学
81803844	基于 L-kyn/AhR 通路调控的维药香青兰抗缺血性脑卒中活性成分及作用机制研究	颜仁杰	上海医药工业研究院
81703478	M1 毒蕈碱型胆碱信号途径对 AMPA 受体 GluA2 运输的调控及其在突触可塑性中的作用	颜颖慧	苏州大学
81703482	脑及骨骼肌 PGC1α-FNDC5-BDNF 信号通路在 R-氯胺酮抗抑郁中的作用及机制	杨　春	华中科技大学
81703343	清除癌症干细胞天然产物 JBIR-141 的全合成与构效关系研究	杨　光	南开大学
81803638	GLI-UGT1A 通路基因多态性与 AML 患者阿糖胞苷化疗敏感性及机制研究	杨　晶	郑州大学
81803761	基于 LOX-1/NF-κB/NLRP3 信号轴探讨铁皮石斛叶黄酮类化合物抗动脉粥样硬化的药效物质基础及分子机制	杨　科	浙江工业大学
81803690	基于 Dkk-1 抑制作用的牛膝抗骨质疏松症的药效物质基础研究	杨　柳	黑龙江中医药大学
81703595	雷公藤内酯酮抑制淋巴瘤原癌基因 Lyn 转录的机制研究	杨　萍	南通大学
81803501	莫沙必利抗抑郁作用及其与谷氨酸转运体相关的机制研究	杨　思	浙江大学
81703446	氧化还原敏感性可降解多功能介孔硅纳米粒的构建及其抑制肿瘤干细胞逆转肿瘤耐药的作用研究	杨　坦	华中科技大学
81703614	基于质谱的药物蛋白质组学研究血清生物标志物与赫赛汀疗效相关性及其分子机制	杨　婷	南京大学
81803722	基于代谢物群动态变化的清开灵注射液致过敏反应的寡肽物质基础及其作用机制研究	杨　维	中国中医科学院中药研究所
81803434	新型化学小分子表征方法及其在人工智能驱动的药物发现中的应用	杨　欣	四川大学
81703781	基于 PPARγ 和 Th17 细胞探讨槲皮素抗类风湿关节炎的机制	杨　艳	西南交通大学
81703344	新型选择性组蛋白去乙酰化酶 6(HDAC6)抑制剂的设计、合成及体内外抗肿瘤活性研究	杨　壮	四川大学
81703634	浙江常用中药圆锥铁线莲多酚氧化酶响应紫外诱导催化香豆素生物合成的机制研究	杨丙贤	浙江大学
81703487	基于自噬溶酶体通路研究一种小分子化合物用于治疗帕金森氏病的实验研究	杨传彬	香港浸会大学深圳研究院
81703729	山茱萸环烯醚萜苷对 tau 蛋白寡聚体的影响及与 JNK1/Beclin-1/PI3KC3 自噬调控通路相关的作用机制	杨翠翠	首都医科大学
81703360	抗肿瘤转移 HDAC/TDG 双靶点抑制剂的设计、合成及其构效关系研究	杨飞飞	济南大学
81703665	基于多靶点作用特征的中药何首乌抗糖尿病假说的药效物质基础研究	杨建波	中国医学科学院药物研究所
81703444	光门控递药脂质体的构建及其调控肿瘤免疫微环境的研究	杨林洁	北京大学
81703355	新型选择性 SIRT2 变构抑制剂的设计、合成、生物活性及作用机制研究	杨羚羚	西华大学
81703746	基于 AMPK-SREBP-1c 和 LPL 通路研究粗壮女贞单萜苷治疗高甘油三酯血症的作用机制	杨润梅	中国医学科学院药用植物研究所
81703473	基于红外和拉曼光谱的晶型含量预测多种模型的构建及对比分析研究	杨世颖	中国医学科学院药物研究所
81803698	基于 Nur77 靶点探讨荨麻活性成分 DVTF 对糖尿病性腺功能减退症的作用及机制	杨文娟	陕西科技大学
81803517	抑制血管钙化-DNA 拓扑异构酶 II 抑制剂抗动脉粥样硬化新机制	杨潇潇	合肥工业大学
81703822	杜仲丸对胎动、骨痿“异病同治”的药效物质群-症-症关联性规律研究	杨小林	南京中医药大学
81803655	杭白菊 MicroRNA156 参与介导 UV-B 诱发黄酮合成的调控机制研究	杨燕君	杭州师范大学
81703786	肝癌协定方逆转 NK 细胞功能低下治疗乙肝相关肝癌的机制研究	杨银莉	天津医科大学
81703682	基于 TLC-生物自显影-DART-MS-自动分离纯化系统集成的天然脂肪酶抑制剂的分离分析新策略	杨颖博	上海中医药大学
81703353	基于 β 分泌酶靶点的天然产物 Asperterpene A 的全合成及其构效关系研究	杨占涛	安阳师范学院
81803575	甲硫达嗪逆转胃癌赫赛汀耐药的作用和分子机制	杨争艳	河南大学
81703331	新型铁载体-抗生素靶向偶联物的设计合成及抗多重耐药革兰阴性菌活性评价	杨志衡	郑州大学
81803753	基于多靶点调控神经元和小胶质细胞功能的中药骨碎补抗阿尔茨海默病物质基础及作用机制的研究	杨志友	广东海洋大学
81803364	Smad3 磷酸化抑制剂 SIS3 的构效关系及抗肿瘤靶标探索	杨忠金	广州医科大学
81803509	大鼠 FRRS1L 蛋白晶体结构及其对 AMPA 受体动力学影响的研究	杨祖晓	河北医科大学
81803459	pH/H_2O_2 双级响应金纳米棒用于脑胶质瘤的联合治疗研究	仰浈臻	北京大学
81803796	基于 PPARγ/NF-κB 介导的巨噬细胞活化探讨人参皂苷类成分抑制肥胖诱导胰岛素抵抗的分子机制	姚　帆	长春中医药大学

（续表）

项目编号	项目名称	负责人	依托单位
81803486	磁性离子液体双水相体系拆分外消旋氨基酸/氨基硼酸类化合物的方法建立及系统评价	姚 田	四川大学
81703385	珊瑚树中作用于耐药突变型 EGFR 受体的 vibsane 型二萜类成分的研究	姚国栋	沈阳药科大学
81803362	双螺环新分子骨架化合物的设计、合成及其抑制恶性疟原虫的构效关系和分子靶点研究	姚宏亮	中山大学
81703534	BET 抑制剂 JQ1 在结肠癌细胞中通过 GSK3 下调 c-FLIP 诱导凋亡的机制研究	姚伟龙	首都医科大学
81703390	普洱茶中预防和改善肥胖作用微生物代谢产物的快速发现及其作用机制研究	叶 静	华侨大学
81803678	盐肤木治疗冠心病活性三萜的分离筛选及其作用机制研究	叶 森	福建中医药大学
81703330	新型选择性 sigma-1 受体别构调节剂的设计、合成及活性研究	叶 娜	苏州大学
81703486	联合 CRISPR/Cas9 技术的 piggyBac 定点转座用于神经精神疾病模型基因组编辑研究	叶露鹏	浙江大学
81703455	基于多巴胺过表达调节的分子印迹-固相生物催化型给药系统的构建及评价	叶田田	沈阳药科大学
81703442	“高渗序贯-均质逆转”治疗肿瘤耐药	殷婷婕	中国药科大学
81803446	超快速同步辐射动态断层扫描成像技术解析缓控释制剂的释放机制	殷宪振	中国科学院上海药物研究所
81703402	超电荷聚多肽介导的 Cas9 蛋白选择性递释及其在治疗非小细胞肺癌中的应用	尹 骏	中国药科大学
81703647	新穿心莲内酯糖基转移酶的鉴定	尹青岗	中国中医科学院中药研究所
81803654	转录因子 SmNAC2 在丹酚酸生物合成过程中的作用及其机制研究	尹小建	中国药科大学
81703715	金属有机骨架材料缓释药物个体化设计模式构建及作用机制研究	尹兴斌	北京中医药大学
81803775	去氢丹参新酮调控 SHP-1/STAT3 通路阻断 CD47 介导的 CML 干细胞免疫逃逸的作用研究	尹一飞	浙江中医药大学
81803527	前列腺素 E2 受体 EP4 通过 AMPK 调控线粒体自噬在减轻糖尿病心肌病损伤中的作用及机制研究	应 凡	广州医科大学
81703409	基于分子印迹技术降低糖蛋白药物中 Neu5Gc 型唾液酸水平的方法研究	尤祥宇	湖北工业大学
81803727	基于化学信息、整合 PK-PD 相关性的茅苍术“生燥熟补”麸炒机制研究	于 艳	辽宁中医药大学
81803577	孕甾烷生物碱衍生物 QN66 抑制乳腺癌细胞转移及血管生成的作用靶点及分子机制研究	于 阳	天津医科大学
81703445	一种基于分子内交联的 PEG 化尿酸氧化酶及其免疫原性的研究	于卫立	中国科学院过程工程研究所
81703326	新型肺癌靶向的组蛋白赖氨酸特异性去甲基化酶 LSD1 抑制剂和降解剂的设计、合成及其抗肿瘤活性评价	余 斌	郑州大学
81703668	蓝桉叶中 DNA 拓扑异构酶 I 催化型抑制剂的发现及抗肿瘤活性研究	余 茜	中山大学
81803526	SENP1 调控脂肪干细胞分化方向的作用及机制研究	余蓓信	中山大学
81703440	HP1γ 介导靶向常染色质的基因传递系统的研究	余润坤	中国医科大学
81703564	MIF 上调 PD-L1 促进肺癌免疫逃逸的作用和机制	余娇娇	中国医学科学院药物研究所
81803851	基于 GIS 和语义发掘的高原病藏医古籍文献诊疗知识可视化发现研究	俞 佳	成都中医药大学
81703467	新型阳离子环糊精衍生物手性固定相的制备及其在手性药物拆分中的应用研究	俞 嘉	沈阳药科大学
81803819	基于胆固醇逆转运-跨肠胆固醇排泄的陈皮降脂作用机制研究	俞静静	浙江中医药大学
81803445	基于人工智能技术的高效口服递药载体的形状设计及其提高药物吸收机制的研究	俞淼荣	中国科学院上海药物研究所
81703434	基于整体识别的靶向抗原提呈细胞纳米乳经皮免疫及机制研究	喻 琴	同济大学
81803589	磷霉素联合多黏菌素 E 对产 KPC 酶肺炎克雷伯菌的协同杀菌作用及其机制研究	喻 玮	杭州医学院
81703548	UGT1A7 功能新解：调控乳腺癌曲妥珠单抗耐药及分子机制的研究	袁 渊	南京医科大学
81703367	新型双位点 CETP 抑制剂的设计、合成及生物活性研究	袁浩亮	中国药科大学
81703396	基于氧化还原酶作用的柔红霉素生物合成负调控机制研究	袁天杰	南京中医药大学
81803636	DNA 甲基转移酶 DNMT3A R882 突变等位负荷对 AML 化疗敏感性和预后的影响及机制研究	袁小青	中山大学
81803689	基于 Galectin-3 调控胰岛素抵抗的青钱柳黄酮治疗非酒精性脂肪肝炎物质基础研究	袁中文	广州医科大学
81703407	胸腺素 β4 上调长链非编码 RNA-MALAT1 促进缺血心肌血管新生的分子机制研究	苑 媛	解放军第四军医大学
81803426	海绵来源 PTP1B 抑制剂类降血糖先导化合物的发现与作用机制研究	战凯璇	辽宁中医药大学
81803803	Trib1 调控脂肪棕色化抑制肥胖的机制及三七皂苷 R2 的干预作用	张 彬	中国医学科学院药用植物研究所
81803674	基于免疫层析技术的大黄真伪优劣同步快速分析方法研究	张 波	临沂大学
81803464	基于同时靶向肿瘤细胞和 CAFs 策略构建特异触发式共载脂质体用于结直肠癌治疗的研究	张 波	潍坊医学院
81803380	杂肽聚酮化合物兰杀菌素生物合成及相关酶功能研究	张 博	南京大学
81803419	可控断裂的双功能连接臂介导的 CAR-T 细胞可“开关”型调控及应用研究	张 博	中国医学科学院北京协和医院
81803538	B 细胞活化因子在类风湿关节炎 FLS 炎性变中作用与机制研究	张 凤	安徽医科大学

（续表）

项目编号	项目名称	负责人	依托单位
81703598	雷公藤红素通过上调 BBB 上 GLUT1 改善肥胖所致认知功能障碍的机制研究	张　基	郑州大学
81703485	G 蛋白偶联雌激素受体调控 alpha-synuclein 清除参与帕金森病的机制研究	张　吉	南京医科大学
81803377	川山橙中白坚木类生物碱诱导肿瘤细胞凋亡的作用机制和构效关系研究	张　建	暨南大学
81803368	基于 LpxC 和 NO 双靶点的抗菌先导物的设计、合成与活性研究	张　剑	潍坊医学院
81703383	基于 Na/K ATP 酶信号通路研究鹊肾树中强心苷对 Epstein-Barr 病毒早期抗原表达的影响及肿瘤预防和抑制的作用机制	张　杰	中国药科大学
81703437	聚酰胺-胺树状大分子表面电荷对其肿瘤细胞外排的影响及其外排机制的研究	张　洁	嘉兴学院
81803365	靶向去乙酰化酶 SIRT3 抗三阴性乳腺癌的新型激动剂的设计合成及机制研究	张　瑾	四川大学
81803482	基于 TGF-β1/Smads 通路调控 PAI-1 表达及谱效关系的黄芪三七配伍组分治疗慢性肾小球肾炎质量标志物研究	张　靖	广州中医药大学
81803508	基于 CRISPR/Cas9 技术的抑郁症中 14-3-3η 调控糖皮质激素受体介导海马成体神经发生的机制研究	张　阔	沈阳药科大学
81803402	苦马豆素的生物合成研究	张　乐	中国医学科学院药物研究所
81803343	靶向三阴性乳腺癌肿瘤干细胞的 HDAC3 选择性抑制剂设计、合成及活性研究	张　磊	潍坊医学院
81803573	基于靶点蛋白 NR4A1 三维结构的新型结直肠癌药物研究	张　磊	河南大学
81803764	黄连解毒汤阻断 Neu-1/TLR4 信号通路改善心肌缺血损伤机制研究	张　蕾	中国药科大学
81703425	环境响应型聚谷氨酸/脂质复合纳米囊载体递送双硫仑抑制 ALDH(+)乳腺肿瘤干细胞的研究	张　玲	中国医科大学
81803750	基于 SREBPs 的金钗石斛抗阿尔茨海默氏症生物碱类活性成分发现与作用机制研究	张　沐	南京医科大学
81703465	基于离子液体手性选择剂的毛细管电泳手性药物分离体系研究	张　琪	江苏大学
81803692	基于抑制小胶质细胞活化的石菖蒲抗阿尔茨海默病的物质基础及作用机制研究	张　倩	广东药科大学
81803687	不同基源钩藤中生物碱类化合物抗脑缺血再灌注损伤的作用和构效关系研究	张　薇	北京中医药大学
81803644	五羟色胺 2C 受体激动剂对 2 型糖尿病小鼠 β 细胞功能的影响及机制研究	张　伟	南京医科大学
81803359	CRM1 非共价抑制剂的发现、设计、合成与抗白血病的机制研究	张　霞	四川大学
81803763	基于 NF-κB 通路与 GATA-2 去泛素化调控间 crosstalk 探究红景天苷对单核-内皮细胞黏附的影响机制	张　栩	成都中医药大学
81803754	基于靶标鉴定研究黄芩素抗帕金森病作用的分子机制	张　雪	上海中医药大学
81803808	淫羊藿总黄酮调控 MITF/Rab27A 依赖的破骨细胞外泌体分泌促进慢性骨髓炎抗感染后的骨修复机制研究	张　扬	浙江省中医药研究院
81803793	基于自噬相关 PI3K/Akt/mTOR 信号通路探索五味子总木脂素降肝脂作用及作用机制	张　翼	北京中医药大学
81703496	巨噬细胞迁移抑制因子(MIF)在帕金森病中的作用及机制研究	张　瑜	湖北医药学院
81703790	基于 FXR 的补骨脂对溃疡性结肠炎肠黏膜屏障的保护作用及机制研究	张　玥	天津中医药大学
81703624	基于斑马鱼模型研究炎症状态下异烟肼经内质网应激-自噬通路诱发肝毒性的作用机制	张　云	山东省科学院
81803742	基于“丸剂特征-整合药动-机体应答”的附子理中丸“去性存用”作用机制研究	张　臻	成都中医药大学
81803455	精准操控脂质体蛋白冠中载脂蛋白结构和功能的新型脑靶向递药系统	张　醉	复旦大学
81703646	磷调控丹参根系形态结构建成和次生代谢的作用机制	张辰露	陕西理工大学
81803745	基于苦味成分“隐形修饰”的中药儿童药剂抑苦掩味机制研究	张定堃	成都中医药大学
81703392	5 种中国麻风树属植物新型硫氧还蛋白还原酶抑制剂的快速识别及定向分离研究	张东博	陕西中医药大学
81803510	PDE4s-cAMP 信号通路对神经病理性痛的调控作用	张芳芳	泰山医学院
81803660	青蒿激酶 APK2 通过磷酸化修饰 bZIP1 和 bHLH2 调控青蒿素生物合成的分子机制研究	张芳源	西南大学
81803346	基于肿瘤乏氧分子靶向治疗的 pH 响应光敏剂的设计合成及联合抗癌作用研究	张凤玲	浙江中医药大学
81703366	新型 LpxC 抑制剂的设计合成及抗革兰阴性菌的构效关系研究	张国宁	中国医学科学院医药生物技术研究所
81703695	基于核酸适配体和 DNA 扩增放大技术的中药材中黄曲霉素 B1 电化学生物传感器的研究	张红艳	福建中医药大学
81703802	基于“效-构-量”导向的疏风解毒胶囊体内过程研究	张洪兵	天津药物研究院有限公司
81803711	基于“血清药化-药代动力学-代谢组学”的柴胡-白芍药对抗抑郁的药效物质及机制研究	张洪财	黑龙江中医药大学
81703356	基于嘧啶与三嗪母核的 PI3Kα/mTOR 双靶点抑制剂的设计、合成及生物活性研究	张吉泉	贵州医科大学
81803432	抗耐药肿瘤特异性细胞穿膜肽-蛋白酶体抑制剂结合物的设计、合成及生物学评价	张建康	浙江大学城市学院
81803838	斑蝥素致肾毒性的生物标志物及毒理机制研究	张建永	遵义医学院

（续表）

项目编号	项目名称	负责人	依托单位
81703375	抗糖尿病肾病的 cyperane 型倍半萜的发现及作用机制研究	张教真	山东大学
81703433	基于表面性质智能转变、高效穿透黏液和上皮细胞屏障的口服纳米粒构建及研究	张金洁	郑州大学
81803791	丹酚酸 A 通过抑制 GRP78 分泌调控微环境逆转肿瘤耐药的分子机制	张立超	山西大学
81703755	人参皂苷 Rg3 抑制肝癌细胞侵袭迁移的作用靶点研究	张莉君	上海中医药大学
81703510	LncRNA-n285613 作为 ceRNA 参与心肌纤维化调控的功能及机制研究	张明宇	哈尔滨医科大学
81703489	p53 调控星形胶质细胞自噬及其与抑郁症的相关性	张青玉	南京中医药大学
81703358	选择性 SSRI/5-HT1A/5-HT7 多靶点活性分子设计合成及抗抑郁作用研究	张庆伟	上海医药工业研究院
81703814	断节参中 C21 甾苷类成分的分离鉴定及其肿瘤耐药逆转活性研究	张容容	广州中医药大学
81803541	肠上皮 Metrnl 在溃疡性结肠炎中的作用及其自噬机制研究	张赛龙	解放军第二军医大学
81703541	以 Flavokawain A 为先导的 NEDDylation 抑制剂的设计、合成及作用机制研究	张赛扬	郑州大学
81703662	基于 NF-κB 通路的蒲桃种子酚类化合物改善胰岛素抵抗的分子机制和构效关系研究	张声源	嘉应学院
81703728	基于 GSK-3β 途径探索人参及其有效成分促进神经干细胞增殖和分化治疗老年痴呆症的机制	张世卿	香港浸会大学深圳研究院
81703525	链接蛋白 MyD88 调控 PM2.5 诱导急性气道炎症的分子机制	张水娟	浙江中医药大学
81703423	新型铁磁性纳米材料改良的间充质干细胞作为多功能肿瘤靶向传递载体的研究	张添源	浙江大学
81803355	基于 Asn768 亚口袋的新型黄嘌呤氧化酶抑制剂的设计合成、活性评价及机制研究	张廷剑	中国医科大学
81703730	调节肠道菌群及其发酵产物 SCFAs 的巴戟天寡糖抗抑郁作用机制研究	张亭亭	解放军军事医学科学院
81703533	基于 SHP-2 通过 PI3K/AKT 和 Erk 调控 ZEB1-miR-200 反馈环的前神经元型高度恶性胶质瘤个体化治疗策略初探	张伟伟	上海交通大学
81703719	基于钠离子/牛磺胆酸共转运多肽介导丁香苦苷肝细胞内抗乙肝病毒主动靶向递药系统构建及评价	张喜武	黑龙江中医药大学
81822044	神经药理学	张翔南	浙江大学
81703720	基于“温控-聚结-气浮”油水分离的中药挥发油去乳化调控机制研究	张小飞	陕西中医药大学
81803643	NLRP3 炎症小体/IL-1β/AR 通路在多壁碳纳米管致睾丸毒性中的作用研究	张晓芳	解放军第二军医大学
81803523	新型丹参素衍生物促进线粒体生物合成抗心肌缺血损伤机制研究	张晓静	广东工业大学
81703371	鹅不食草中倍半萜内酯类化合物抑制流感病毒 RNP 出核的作用机制和构效关系研究	张晓丽	暨南大学
81703389	绞股蓝中抗乳腺癌新型达玛烷衍生物的发现及其 Wnt/β-catenin 信号通路调控机制	张晓书	沈阳药科大学
81703332	有抗肿瘤和抗炎双重活性的 p97/VCP 抑制剂研究	张筱宜	首都医科大学
81803370	新型 FGFR/EGFR 双靶点不可逆抑制剂的设计、合成及生物活性研究	张艳敏	中国药科大学
81703474	基于核酸扩增的胰腺癌相关磷脂酰肌醇聚糖-1 外泌体检测新方法研究与临床应用评价	张晏洁	解放军南京军区南京总医院
81703644	PgGH 介导原人参二醇型皂苷和次级苷的转化提高人参品质的机制研究	张迎春	西南大学
81803800	Txnip 和 GnT-IVa 与京尼平苷调节葡萄糖转运体内吞的相关性研究	张永兰	重庆理工大学
81703447	基于肠道 PEPT1 转运体的口服高效环糊精包合物的构建及转运机制研究	张又夕	中国医科大学
81803376	新颖苦豆子生物碱的发现及其抗 HBV 构效关系和作用机制研究	张玉波	暨南大学
81803768	基于 Notch 信号通路调控小胶质细胞极化的栝楼桂枝颗粒抗缺血性脑卒中的作用机制研究	张玉琴	福建中医药大学
81803554	精氨酸甲基转移酶 1 选择性抑制剂的优化、药效学评价及其作用机制研究	张元元	中国科学院上海药物研究所
81703691	基于 TGF-β/Smad 通路和脂质代谢探讨大黄抗肾纤维化的药效物质基础及作用机制	张之昊	西北大学
81803372	基于 EGFR 变构位点的 PROTAC 设计、合成及其克服耐药机制研究	张智敏	浙江省医学科学院
81803820	苦碟子雾化吸入溶液抗慢性阻塞性肺病的效应特点及作用机制	张钟秀	中国中医科学院中药研究所
81803810	基于中医“脾统血”理论探讨紫苏叶抗再生障碍性贫血的物质基础及作用机制	张梓倩	中国医学科学院药物研究所
81703718	甘草“药性调和”介导雷公藤甲素肝靶向智能递药系统增效减毒机制研究	章津铭	成都中医药大学
81803361	GRP94 选择性抑制剂的发现、优化和抗肝癌转移活性研究	赵　超	中山大学
81703391	红大戟中新颖 PTP1B 变构抑制活性成分的发现与研究	赵　峰	滨州医学院
81703368	Aurovertins 抗三阴乳腺癌构效关系及抗转移作用研究	赵　虹	浙江中医药大学
81803408	炭皮属真菌来源杂萜抗阿尔茨海默症活性成分及作用机制研究	赵　欢	暨南大学
81703726	中药葛根有效成分葛根素抗抑郁和止痛的双效作用及机制研究	赵　佳	香港大学深圳医院
81703414	基于 PTC 病毒技术的高致病性禽流感病毒应急疫苗研究	赵　磊	解放军军事医学科学院
81803488	正交生物学方法对四君子汤与丝裂霉素 C 联用降低化疗毒性机制研究	赵　旻	沈阳药科大学
81803504	GSK3β 调控 D1 受体功能及其影响药物成瘾的分子机制研究	赵　瑞	苏州大学
81703798	基于小肠 M 细胞内吞作用探讨醋柴胡多糖吸收机制	赵　亚	广州中医药大学

（续表）

项目编号	项目名称	负责人	依托单位
81803461	基于双重配体/受体结合效应靶向淋巴结 DCs 的肿瘤疫苗构建及机制研究	赵　妍	中国医科大学
81803532	抑制 NNMT 对脂肪棕化的影响以及通过此途径改善动脉粥样硬化的研究	赵　云	厦门大学
81803786	甘草次酸通过调控 lncRNA-CRNDE/mTOR 介导的细胞自噬增强肝癌细胞化疗敏感性的机制研究	赵博欣	南方医科大学
81703477	多氮掺杂碳量子点（mN-CQDs）抗菌活性和抗菌机制及其生物毒性和生物分布的研究	赵成飞	莆田学院
81703742	景颇族传统昆虫药物胡蜂蜂毒对大鼠 MCAO/R 后 BBB 的保护作用及其潜在机制探索	赵海荣	大理大学
81703464	基于二维整体亲和色谱的天然 TDP2 抑制剂的快速筛选及其活性评价	赵海燕	中南民族大学
81703794	巴西苏木素通过调节 TLR4/NF-κB 和 NLRP3/Caspase-1 通路改善急性肾损伤的作用机制研究	赵瑾怡	解放军第四军医大学
81803494	基于“血清药效成分群”和“逐项敲除法”的左金丸药效物质基础分析方法研究	赵娟娟	滨州医学院
81803499	阿尔茨海默病中 M1 受体解偶联对 AMPA 受体介导突触可塑性与认知功能的调控机制	赵兰雪	上海交通大学
81703664	红芪多糖对大鼠骨质疏松的治疗作用及其机制的研究	赵良功	兰州大学
81703628	基于代谢通路的多标记物代谢平衡模型动态预警戸戊酸肝毒性	赵明明	中国医科大学
81803766	二氢丹参酮 I 调控 RIP3 介导的易损斑块形成的药效及机制	赵文文	青岛大学
81803470	借助热海绵纳米载体调谷胱甘肽含量以抑制青蒿素耐药性的研究	赵永丹	山西医科大学
81703637	前胡香豆素生物合成中关键异戊烯基转移酶的功能验证及催化机制研究	赵玉成	中国药科大学
81803732	基于“毒-效”整合分析的制天南星炮制“减毒增效”机制研究	赵重博	陕西中医药大学
81703733	甘麦大枣汤联合间充质干细胞在抑郁症治疗中的效应研究	郑　劼	南京中医药大学
81803842	基于血清谱效学和 PK-PD 模型的苗药云实皮抗炎药效物质基础研究	郑　林	贵州医科大学
81803556	SIRT2 介导 AKR1C1 去乙酰化修饰抑制肺癌转移的机制研究	郑　琳	浙江大学
81803836	雷公藤甲素通过孕烷 X 受体抑制 CYP3A4 表达协同促进底物药物肝毒性	郑　楠	解放军军事科学院军事医学研究院
81703582	基于自噬-NLRP3 炎症小体途径研究红景天苷参与改善胰岛素抵抗的作用机制	郑　涛	西安交通大学
81703603	基于 OATPs-Pgp/Mrps 转运通路探究阿奇霉素治疗儿童支原体肺炎疗效个体差异的机制	郑　义	山东大学
81803616	胆固醇合成抑制剂协同 SMO 拮抗剂治疗 SHH 型髓母细胞瘤的机制与应用研究	郑超湳	苏州大学
81703721	基于 cAMP/PKA 通路探讨麻黄-桂枝药对配伍“减毒增效”的作用机制	郑芳昊	广州中医药大学
81803778	荜茇酰胺靶向抑制 CPSF7 延长 WWP2 mRNA 3 端非编码区长度的抗肝癌机制研究	郑丽云	浙江大学
81703471	天然药物靶标发现的化学蛋白质组学新技术	郑秋凌	中国药科大学
81703825	基于动态蛋白网络探讨川乌抗类风湿关节炎的作用机制	郑世超	成都中医药大学
81803574	RAP1 在结肠癌 MEKi 和 PI3K/mTORi 双药耐药中的代偿调控机制研究	郑晓博	四川大学
81803394	抗脓毒症天然活性先导化合物地骨皮乙素的结构优化研究	郑新川	解放军第三军医大学
81803420	靶向性跨血脑屏障自组装蛋白质纳米粒的设计与构效关系研究	郑永祥	四川大学
81803585	PML X 亚型招募 P62 入核介导砷剂诱导 PML-RARα 融合蛋白降解的机制研究	钟里科	浙江省肿瘤医院
81703630	他克莫司通过抑制 Reg3 表达及其介导的 β 细胞再生致移植术后新发糖尿病的作用及机制研究	周　红	华中科技大学
81703481	人参皂苷 Compound-K 通过 LXR 信号对脑出血后神经干细胞神经发生的影响及机制研究	周　丽	解放军第三军医大学
81703535	免疫调节药物结合蛋白 cereblon 调控 p53 核质分布及其影响多发性骨髓瘤细胞增殖的机制研究	周　亮	苏州大学
81703514	欧前胡素衍生物 OW1 对血管重塑与舒张功能双向调节作用研究	周　楠	西安交通大学
81803833	Notch1 介导的心肌细胞重塑在乌头碱慢性心肌毒性中的作用	周　维	解放军军事科学院军事医学研究院
81803694	基于整合 AUC 与代谢组学的栀子-连翘药对配伍协同增效机制研究	周　伟	中国药科大学
81803668	基于高分辨率原位代谢组与转录组解析菘蓝中木脂素苷糖基转移酶及功能研究	周　洵	解放军第二军医大学
81803367	新型 BuChE-IDO1 双靶标抑制剂的设计、合成及其抗阿尔茨海默症活性研究	周　游	西南大学
81803824	从 NLRP3 炎症小体介导细胞焦亡探讨急性肾损伤纤维化进展的机制及丹酚酸 B 的干预	周　园	广州中医药大学
81703370	基于天然 PPAPs 类化合物的免疫检测点 PD-L1 阻断剂的设计、发现与抗肿瘤研究	周斌华	中山大学
81803699	基于“脑-肠-肠道菌群”轴的银杏酮酯和多奈哌齐治疗阿尔茨海默病联用增效的作用机制研究	周桂生	南京中医药大学

（续表）

项目编号	项目名称	负责人	依托单位
81703736	基于中枢炎症小体活化调节探索芍药苷、芍药内酯苷缓解神经病理性疼痛共痛诱发精神障碍的机制	周剑宇	承德医学院
81803436	基于 QM/MM 方法对中药提取物中的 DXR 抑制剂的优化	周经纬	广州中医药大学
81703412	特异性抑制人疼痛相关离子通道 Nav1.8 的芋螺多肽的筛选、改造及镇痛作用研究	周茂军	中南大学
81803849	中药单体 β-榄香烯通过 miR-372-3p 调控肿瘤相关基因表达治疗恶性黑色素瘤的机制研究	周昕欣	辽宁中医药大学
81803658	Ca^{2+} 信号在药用植物丹参与共生菌、病原菌互作中的作用机制研究	周修腾	中国中医科学院中药研究所
81703727	二苯乙烯苷通过调控 NMDA 受体保护次声性脑损害的机制研究	周暄宣	解放军第四军医大学
81703796	葛根对选择性毒蕈碱 M3 受体拮抗剂治疗膀胱过度活动症的增效减毒机制	周雪林	解放军第三〇二医院
81803729	姜“炒炭存性”超分子客体“印迹模板”变化规律的研究	周逸群	湖南中医药大学
81703550	基于 AKT/mTOR/HIF-1α 通路调控细胞异常代谢机制的 FV-429 增强肿瘤化疗敏感性研究	周煜新	中国药科大学
81803581	tRNA 羧甲基修饰酶 Elongator 在肺腺癌有丝分裂中的作用与分子机制研究	周兆丽	上海健康医学院
81703372	枸杞亚精胺及类似物抗阿尔茨海默病活性成分的优选与机制研究	周正群	暨南大学
81703438	聚乙二醇在难溶性药物共晶合成中的作用及其溶解机制研究	周政政	南方医科大学
81803520	巨噬细胞外泌体在 Urocortin 保护糖尿病冠脉内皮功能中的作用机制研究	朱　超	南京医科大学
81803569	FOXD3 通过 DRAP1/p53 信号通路增强结直肠癌细胞对 5-FU 敏感性的机制研究	朱　婧	重庆医科大学
81703408	基于 EpCAM 纳米抗体的新型免疫毒素在肿瘤靶向治疗中的研究	朱　敏	中国科学院上海药物研究所
81703683	基于 SWATH-MS 和质谱成像技术的栀子厚朴汤治疗抑郁症的药效物质基础研究	朱鹤云	吉林医药学院
81703672	中药芫花中 Reg3A 抑制剂的发现、结构修饰及构效关系研究	朱建勇	上海中医药大学
81803438	新型选择性蛋白精氨酸甲基转移酶 5(PRMT5)双位点抑制剂的发现与抗肿瘤活性研究	朱孔凯	济南大学
81703775	基于 RAGE 靶标研究牡丹皮萜苷组分调控食源性 AGEs 诱导肾系膜代谢紊乱的自噬作用与机制	朱毛毛	南京市产品质量监督检验院
81703575	靶向阻断 BAM 复合体蛋白相互作用的新型抗革兰阴性菌先导化合物的发现与药理学研究	朱宁屿	中国医学科学院医药生物技术研究所
81703436	高效突破胃肠道上皮细胞双侧质膜吸收屏障的智能化前体药物的设计与研究	朱全垒	中国科学院上海药物研究所
81703689	风轮菜中双重调控 NF-κB 和 Nrf2 的新颖混源萜及其抗心肌缺血再灌注损伤作用研究	朱寅荻	温州医科大学
81803740	近红外光响应的榄香烯智能门控肝靶向纳米载体的研究	祝侠丽	河南中医药大学
81803416	预警素对新型生物纳米抗原载体介导的肝癌免疫治疗作用研究	左冰峰	天津医科大学

2017 年地区科学基金项目(药学相关项目选录)

项目编号	项目名称	负责人	依托单位
81860741	朝药榛子雄花活性成分的分离及肝保护机制研究	安仁波	延边大学
81760778	基于调控巨噬细胞极化的恰玛古多糖抗肿瘤分子机制研究	安熙强	新疆维吾尔自治区药物研究所
81860755	民族药老瓜头抗类风湿性关节炎关键药效成分及其分子机制研究	白长财	宁夏医科大学
81760748	蒙药德都红花七味丸调控 miR-23a/DAPK1/PVT1 轴的抗肝癌机制研究	包立道	内蒙古医科大学
81860766	基于多靶点的刺山柑提取物抗类风湿关节炎作用机制及药效物质基础的研究	包晓玮	新疆农业大学
81860644	莱姆关节炎中关节细胞因子微环境失调的机制及雪胆甲素的调节作用研究	宝福凯	昆明医科大学
81860677	不同前茬对当归产量品质及根际微生物群落的调控机制探究	蔡子平	甘肃省农业科学院
81860704	基于“微生物群-化学成分-毒性”整体关联性的化风丹药母发酵减毒作用研究	曹国琼	贵阳中医学院
81760676	苯并(a)芘对热休克蛋白 90 介导的肺癌细胞自噬的分子机制探讨	常福厚	内蒙古医科大学
81860641	Corilagin 干预动脉粥样硬化易损斑块作用及分子机制研究	陈　鹏	昆明医科大学
81760698	三七多糖抗肿瘤药效物质基础及痊愈小鼠再次免疫应答的抗肿瘤分子机制研究础	陈　彤	昆明医科大学
81760663	莪术醇通过核仁素调控 PI3K/Akt 信号通路诱导自噬在抗鼻咽癌中的作用及机制研究	陈　旭	桂林医学院
81860648	基于 GPR30/HIF-1α 信号通路调控有氧糖酵解的黄芩素逆转他莫昔芬耐药的研究	陈　妍	贵州医科大学
81860617	基于光偶联探针研究栀子成分肝保护及肠道菌药效机制	陈　阳	遵义医学院
81860736	TSPO-神经甾体-GABA(A)受体通路介导钩吻的中枢神经毒性作用	陈超杰	梧州学院
81760752	濒危藏药红花绿绒蒿种子萌发的限制因子及解除方法研究	陈红刚	甘肃中医药大学
81860676	动态光源下阴生药用植物三七基于光能和电子流分配驱动的光保护机制	陈军文	云南农业大学
81860720	白头翁皂苷通过调控肿瘤微环境中 TAMs 表型 M1/M2 的转化干预结直肠癌发生发展的机制研究	陈兰英	江西中医药大学

（续表）

项目编号	项目名称	负责人	依托单位
81760717	白芍调控 P-gp 介导生物碱类成分血脑屏障转运机制研究	陈丽华	江西中医药大学
81760652	基于微透析和代谢组学研究高乌甲素镇痛的神经化学机制	陈荣祥	遵义医学院
81860705	基于“鼻通脑络”理论研究猪牙皂经鼻给药“通关开窍”物质基础及作用机制	陈晓兰	贵阳中医学院
81760763	基于 NF-κB/HIF-1a 信号通路交叉对话的朝药泽兰改善糖尿病心肌病的作用机制研究	崔昊震	延边大学
81760693	三七黑斑病抗性相关基因挖掘及其抗病机制研究	崔秀明	昆明理工大学
81860659	氧化苦参碱舒张肺动脉抑制肺动脉高压的机制及其联合用药研究	戴贵东	凯里学院
81860717	氯化两面针碱基于 miR-125b-2-3p/IER3 调控轴抗 HCC 作用的机制研究	党裔武	广西医科大学
81860732	基于 CX3CL1/CX3CR1 轴研究人参皂苷 Re 抗肺纤维化的分子作用机制	邓　江	遵义医学院
81760742	基于 CX3CR1 介导的小胶质细胞激活研究异钩藤碱抗脑缺血再灌注损伤的作用及机制	邓媛媛	遵义医学院
81760641	温度控释溶栓药物纳米制剂的构建与过热溶栓研究	丁星伟	南昌大学
81860623	娄地青霉中新颖活性化合物的发现及其产生的化学机制研究	丁中涛	云南大学
81860624	化学表观遗传学修饰法激活植物内生真菌沉默基因挖掘抗 MRSA 感染新天然产物探究	杜　刚	云南民族大学
81760651	灵芝酸 A 受体介导的调节神经免疫和神经可塑性的抗抑郁药物机制	杜　静	云南大学
81860701	构建中药材中植物生长调节剂检测的石墨烯电化学传感新方法研究	杜海军	贵州民族大学
81760766	基于代谢组学的“汗渍法”炮制苗药了哥王减毒机制研究	冯　果	贵阳中医学院
81860633	功能化纳米复合材料 hCEs SERS 探针的构建及在血清与细胞中检测羧酸酯酶活性的应用研究	冯　军	广西科技大学
81760702	基于“基因表达-靶向组分-肠道菌群”关联性分析探讨复方杏香兔耳风对宫颈炎微环境的影响	冯育林	江西中医药大学
81760732	乳浆大戟提取成分通过抑制 P-糖蛋白和促进凋亡而拮抗人胃癌细胞多药耐药的研究	符兆英	延安大学
81860708	甘草“生凉炙温”的科学内涵	付雪艳	宁夏医科大学
81860739	藏药无尾果基于 NF-κB 通路抗类风湿性关节炎物质基础及作用机制研究	高燕萍	江西中医药大学
81860734	基于“有故无殒”理论建立民族药羊耳菊抗炎活性成分的 PK-PD 结合模型	巩仔鹏	贵州医科大学
81860628	基于层状铁氧体结构的磁性荧光粒子构建与细胞转运及光学示踪研究	苟国敬	宁夏医科大学
81860721	贝母素乙逆转胃癌多药耐药的分子机制及应用基础研究	顾政一	新疆维吾尔自治区药物研究所
81860687	基于花色苷/类胡萝卜素组成、比例、呈色的硫黄熏蒸枸杞子增色作用机制研究	郭　涛	兰州理工大学
81760647	基于转录组挖掘的家蝇新抗菌肽(MD-APMs-17)的功能及其抗真菌机制研究	国　果	贵州医科大学
81760756	基于没食子有效部位设计组装抗溃疡性结肠炎的诊疗一体化药物载体	韩　博	石河子大学
81760777	基于药物动力学及多靶标的新疆雪菊抗抑郁作用机制及药效物质基础研究	韩海霞	新疆农业大学
81860635	用晶格 Boltzmann 方法研究功能性微气泡生成机制	何　冰	广西师范大学
81860665	YY1-ACE2-MasR 介导孕期地塞米松暴露所致子代肝脏发育不良及其表遗传编程机制	何　波	昆明医科大学
81860748	基于转录组的维药新塔花黄酮类成分生物合成途径研究及功能基因发掘	何　江	新疆维吾尔自治区药物研究所
81860694	“苗族打药”马桑狗帮的抗炎药效物质及机制研究	何　康	贵阳中医学院
81860765	基于巨噬细胞 M1/M2 分布格局动态变化研究彝药美洲大蠊调控 UC 癌变发展的机制	何　苗	大理大学
81860679	三七稳定同位素指纹的环境响应机制及产地溯源地理尺度研究	何忠俊	云南农业大学
81760624	去甲斑蝥素含氟衍生物的合成以及抗肿瘤活性的研究	贺春阳	遵义医学院
81760709	基于炎症、NF-κB 和 MAPK 信号通路硬尖神香草抗肺癌药效物质基础及作用机制研究	贺金华	新疆维吾尔自治区药物研究所
81860682	基于碳基纳米复合材料放大信号的电化学中药材基因高灵敏鉴别传感器的研究	洪　年	江西中医药大学
81760762	肉蔻五味丸对抑郁症大鼠海马神经再生的调控作用及机制研究	呼日乐巴根	内蒙古医科大学
81860745	基于维吾尔医治疗肝病方剂配伍的菊苣作用的药效物质基础研究	胡君萍	新疆医科大学
81760714	川芎调控脑血瘤屏障上转运蛋白“引药入瘤”的作用及机制研究	胡鹏翼	江西中医药大学
81860770	DNA 条形码技术在藏药洪连基原鉴定及成药质量控制中的应用研究	胡文军	西藏藏医学院
81860637	Rab10 介导 GABA 能神经元 GABABR 上膜异常在药物成瘾中的作用及机制	胡贞贞	南昌大学
81760674	枫蓼肠胃康经 IL-6/STAT3-PXR 双向通路增效 5-FU 治疗结肠炎相关性结肠癌的作用及机制研究	黄　凌	海南医学院
81760675	热淋清颗粒与喹诺酮类抗生素联用产生药物相互作用的药代动力学机制	黄　勇	贵州医科大学

（续表）

项目编号	项目名称	负责人	依托单位
81760634	基于胞外诱捕网理念制备的 CpG ODN 胞外修饰肿瘤全细胞疫苗研究	黄风迎	海南医学院
81860658	异槲皮苷介导 miRNA-29 调控靶基因改善胰岛素抵抗的作用机制	黄桂红	桂林医学院
81760665	杨桃根 DMDD 靶向干预 TLR4 信号通路治疗糖尿病肾病的作用及机制	黄仁彬	广西医科大学
81860669	三七自毒物质降解菌的特性和作用机制研究	黄荣韶	广西大学
81860709	二苯乙烯苷对阿尔茨海默病 tau 蛋白异常磷酸化的干预机制	黄忠仕	右江民族医学院
81760726	九龙藤总黄酮通过 lncRNA MIAT/miR-384-5p/Beclin1 调控自噬抗急性心肌梗死	简　洁	桂林医学院
81760724	基于 miR-124/NF-κB/AMPAR 轴探讨钩藤碱抗甲基苯丙胺认知损伤的作用及机制	江明金	南昌大学
81860620	基于胰岛素增敏作用的两种巴豆属药用植物的活性物质(群)与初步作用机制	江志勇	云南民族大学
81760646	云南分心木品质与安全性及治疗肾虚相关病症基础研究	姜　北	大理大学
81860761	基于核受体 FXR 相关胆汁酸代谢及炎症通路的藏药“松蒂”类药材抗胆汁淤积活性物质及作用机制研究	蒋　伟	江西中医药大学
81860751	朝鲜大蓟中紫杉叶素基于 HMGB1-NLRP3 炎症小体信号轴调控酒精性脂肪性肝炎中炎性损伤的机制研究	金　泉	延边大学
81760749	基于“肺肾同源”论研究阿那其根醇提取物治疗咳嗽变异性哮喘作用机制	金小越	新疆医科大学
81860673	基于药效/成分指数(ECI)构建中药品质区划评价模型-以秦艽抗类风湿关节炎(RA)为例	晋　玲	甘肃中医药大学
81760754	益生菌 E. faeciumL3 联合溃结安治疗溃疡性结肠炎的相关分子机制研究	卡思木江·阿西木江	新疆医科大学
81860727	神香草调控支气管哮喘免疫失衡改善气道炎症作用机制研究	康雨彤	新疆维吾尔自治区药物研究所
81760743	绿原酸通过 c-di-GMP 信号通路调控铜绿假单胞菌生物被膜感染的作用及机制研究	孔晋亮	广西医科大学
81860692	基于 SREBPs 的柳穿鱼降脂黄酮活性成分、作用机制和靶点研究	兰　洲	江西科技师范大学
81860733	基于 AMPK/SIRT1/HIF1a 信号通路探讨金钗石斛多糖改善糖尿病大鼠睾丸生精功能的作用及机制研究	雷小灿	遵义医学院
81860773	基于 PPARγ 通路的管花肉苁蓉“异病同治”效应物质发现及作用机制研究	李　飞	新疆医科大学
81760627	虫草素衍生物防治败血症并发急性肝功能衰竭作用机制及构效关系研究	李　镐	延边大学
81860667	赤霉素和脱落酸协同调控太子参块根形态建成及次生代谢产物积累的分子机制解析	李　军	贵阳中医学院
81860660	基于 miR-378b-p110α-PI3K/Akt 通路甲基阿魏酸改善糖脂代谢抗 ALD 的机制研究	李　丽	桂林医学院
81860657	基于 NLRP3 炎症小体信号通路研究 α-倒捻子素对尿酸性肾病的肾脏保护作用及机制研究	李　玲	昆明医科大学
81860760	民族药白背叶楤木基于 ILC2 干预小鼠哮喘的作用及机制研究	李宝晶	云南中医学院
81760708	窄叶鲜卑花中萜类物质的分子印迹聚合物制备及定向分离研究	李　斌	江西中医药大学
81860683	基于代谢组学的土壤无机元素影响红芪质量的机制研究	李成义	甘肃中医药大学
81860638	基于 Dectin-1/TLR4/GSK3β 信号轴协同调控神经免疫和突触可塑性改善学习记忆的药理新机制	李宏亮	云南大学
81760660	尼克氨酸诱导脑胶质母细胞瘤细胞凋亡的机制研究	李杰晶	云南省第一人民医院
81760654	GSS 通过 α7nAChR/JAK2/STAT3 胆碱能抗炎通路发挥对脑缺血的保护作用	李良东	赣南医学院
81860689	基于代谢组学的海州常山抗人白血病 K562 细胞增殖的药效物质基础及机制研究	李林珍	贵州医科大学
81860713	黑灵芝多糖通过甘露糖受体(MR)调控单核巨噬细胞抗动脉粥样硬化的作用研究	李文娟	南昌大学
81860636	LncRNA NONRATG022419 调控 PRG-1 的表达在糖尿病脑损伤中的作用及机制研究	李先辉	吉首大学
81760673	高原低氧环境中药物转运体的表达和功能及其对药物吸收的影响	李向阳	青海大学
81760746	基于谱效关系和代谢组学研究斑蝥肝毒性的毒效物质组成及致毒机制	李晓飞	遵义医学院
81760739	从外排泵基因调控作用研究半夏泻心汤提取液逆转幽门螺杆菌多重耐药的机制	李晓华	右江民族医学院
81860615	五种西部地区产血桐属植物的化学成分及其抗肿瘤活性研究	李晓莉	云南大学
81860724	解表方调控 JAK/STAT 蛋白激酶信号通路增强鼻黏膜屏障的作用机制研究	李秀芳	云南中医学院
81760784	运用系统药理学方法探索追风伞对关节滑膜疾病的治疗潜能及相关机制	李煦照	贵阳中医学院
81760761	血清药理学结合血清药物化学研究藏药八味沉香散抗心肌缺血再灌注损伤的作用机制及药效物质基础	李永芳	青海大学
81760669	基于 NOX4-ROS-AMPK/ASK1 信号通路研究甲基阿魏酸抗酒精性肝病的作用及机制	李勇文	桂林医学院
81860626	三株西沙软珊瑚共附生真菌抗肿瘤活性成分发现及其作用机制研究	李云秋	桂林医学院
81860768	唐古特红景天干预高原性肺动脉高压药效物质及多靶点作用机制研究	李占强	青海大学
81860621	基于 TLC 和 iTRAQ 技术进行地蚕中抗金黄色葡萄球菌环肽的发现和其作用机制研究	梁成钦	桂林医学院
81760640	肿瘤细胞与炎性微环境双靶向响应性纳米载药系统的构建及其用于肿瘤联合治疗的研究	梁德胜	南昌大学

（续表）

项目编号	项目名称	负责人	依托单位
81860690	基于黄嘌呤氧化酶抑制作用的金雀花根抗痛风物质基础及其构效关系研究	廖尚高	贵州医科大学
81760621	新型[1,2,4]噁二唑杂环化合物的制备及其基于纳米探针的生物作用机制研究	林　军	云南大学
81760783	藏药材西北沼委陵菜抗 HIV-1 病毒物质基础及其作用机制研究	林鹏程	青海民族大学
81860618	苦参发挥抗流感及流感引起的炎性损伤作用的物质基础及分子机制研究	刘　丹	昆明理工大学
81860700	基于有效部位群-血清药物化学-质量标志物-有效对照提取物模式的苗药黑骨藤质量评价研究	刘　刚	贵阳中医学院
81760653	蛋白磷酸酶 PP2A 调控血小板活化和血栓形成的作用及机制研究	刘　刚	贵州医科大学
81860742	基于 IL-6/JAK/STAT3/SOCS3 及 EGF/EGFR 信号通路研究彝药美洲大蠊调控溃疡性结肠炎黏膜免疫及修复的机制	刘　衡	大理大学
81760662	吲哚酰肼类化合物 IHZ-1 抑制蛋白质翻译的抗肝癌机制研究	刘　静	昆明理工大学
81860706	胃溃疡靶向给药系统的构建及评价——以左金“有效组分”为例	刘　文	贵阳中医学院
81760713	含促渗剂低共熔物的纳米载体用于改善难溶性药物经皮渗透的性能与机制研究	刘　晨	宁夏医科大学
81760706	基于 MLKL 靶点的江西地产苍耳 necroptosis 天然小分子抑制剂的发现及作用机制研究	刘　华	江西中医药大学
81860686	基于代谢组学与琥珀酸/HIF-1α/VEGF 炎症信号通路的雷公藤煨制“除剧毒、强疗效”科学性研究	刘建群	江西中医药大学
81760685	宁夏苦豆子氧化苦参碱合成关键酶 SaLDC 基因功能研究	刘　萍	宁夏大学
81760671	基于新型肾功能标志物的中国儿童万古霉素群体药物动力学模型的建立与给药方案的优化	刘滔滔	广西医科大学
81760699	基于 PI3K-Akt 通路的参芎葡萄糖注射液抗氧化应激的药效物质基础研究	刘　亭	贵州医科大学
81760774	基于 IL-1β/COX-2 信号通路探讨苗药吉祥草抑制 COPD 气道黏液高分泌的分子机制研究	刘　炜	贵阳中医学院
81760738	参附注射液扶阳固脱调控核内高迁移率族蛋白 B1 与 NF-κB 结合的分子机制研究	刘　霞	贵阳中医学院
81760625	Chartelline 和 Chartellamide 骨架化合物新合成方法研究及其抗肿瘤活性、构效关系与机制评价	刘雄利	贵州大学
81860712	基于巨噬细胞内质网应激-自噬-凋亡的调控探讨补阳还五汤稳定动脉粥样硬化易损斑块的机制	刘玉晖	江西中医药大学
81860711	基于 G 蛋白偶联受体相关通路的隐丹参酮抗血小板聚集机制研究	刘振杰	广西中医药大学
81760677	TRPV1 与 CaMKII 相互调控在局麻药神经毒性中的作用与机制	卢　俊	南昌大学
81860750	基于 GLUT4 靶点的壮药“勾瓢更”抗Ⅱ型糖尿病药效物质基础及作用机制研究	卢汝梅	广西中医药大学
81860718	艾迪注射液和阿霉素的协同作用及其机制研究	陆　苑	贵州医科大学
81760678	基于 AMPK-FXR-BSEP 介导的齐墩果酸所致胆汁淤积性肝损伤作用机制研究	陆远富	遵义医学院
81860715	淫羊藿次苷Ⅱ通过 RelA-LncRNA H19 途径调控 VSMC 功能抑制血管负性重塑的机制研究	吕俊远	遵义医学院
81860664	LncRNA ZEB1-AS1/eIF4AIII/miRNA-214-3p 调控网络影响胶质瘤中替莫唑胺药物敏感性的机制研究	吕巧莉	江西省肿瘤医院
81860653	整合素介导的蒽酮类抗生素 zunyimycin C 抗肝癌效应机制研究	吕玉红	遵义医学院
81860642	TRPV1/SIRT1 介导膳食辣椒素抗糖尿病血管老化作用研究	罗　丹	南昌大学
81860710	基于 AMPK 下游通路探讨淫羊藿有效成分治疗 AD 的作用机制	罗　勇	遵义医学院
81860764	3 种黔产鼠刺属民族药中抗肝癌活性成分及其作用机制的研究	罗国勇	贵阳中医学院
81860639	屏状核及其神经通路在全身麻醉药致意识消失作用的机制研究	罗天元	遵义医学院
81760711	基于成分群与药效相关性探讨银翘散“香气大出即取服”的科学内涵	罗　云	江西中医药大学
81760730	原癌基因 PAGE4 调控胃癌发生及影响藏红花素联合顺铂的药敏性机制研究	骆玉霜	青海大学附属医院
81860695	民族药地稔抗妇科恶性肿瘤药效物质基础研究	麻秀萍	贵阳中医学院
81760670	PKC 亚型异常表达介导慢性粒细胞白血病对酪氨酸激酶抑制剂耐药的机制研究	马　丹	贵州医科大学
81760657	ZFP91 参与调控经典和非经典炎症小体活化及侧金盏花 E 干预机制研究	马　娟	延边大学
81860688	特色民族药鞣质成分体内活性化产物的结构和活性研究	马超美	内蒙古大学
81860680	奥克梯隆型皂苷生物合成关键酶 UGT 基因克隆与功能分析	马春花	云南农业大学
81860746	鹰嘴豆芽异黄酮通过调控骨重建防治骨质疏松症的机制研究	马海蓉	新疆医科大学
81760770	硫酸高乌甲素诱导肿瘤细胞凋亡的分子机制研究	马君义	西北师范大学
81760690	野三七与三七皂苷成分差异的分子机制研究	马晓惠	云南中医学院
81760753	基于“成分-效应-靶点”的代谢网络技术研究维药药桑抗 DM 的多靶标活性成分及作用机制	马晓丽	新疆医科大学
81860753	基于“组分-代谢标志物-效应”关系研究回药蜜煎菖蒲方配伍规律	马学琴	宁夏医科大学

（续表）

项目编号	项目名称	负责人	依托单位
81860610	选择性作用于组蛋白去乙酰化酶亚型的新型小分子抑制剂的构建和作用机制研究	麦　曦	南昌大学
81860616	基于PTP1B靶点的新型T2DM抑制剂-江西两种刺桐属植物中特异性异戊烯基化紫檀烷类成分及构效关系和作用机制研究	毛水春	南昌大学
81860629	多靶点复合杯芳烃金纳米粒在阿尔茨海默症的诊断治疗作用及分子机制研究	莫靖欣	桂林医学院
81760723	基于内质网应激探讨淫羊藿苷调控缺血性中风炎症反应的作用机制	莫镇涛	遵义医学院
81760740	基于IL-23/Th17炎症轴探讨苗药黑骨藤提取物治疗类风湿关节炎的分子机制	宁乔怡	贵阳中医学院
81760666	基于TGF-β1/Smads信号通路研究芒果苷元对尿酸性肾病肾纤维化的影响	牛艳芬	昆明医科大学
81860726	基于NF-κB信号通路探索青蒿琥酯对伴糖尿病牙周炎炎症反应及成骨调控的效应和机制研究	农晓琳	广西医科大学
81760755	基于Aβ通路研究阿里红多糖对老年性痴呆的干预及其机制	帕丽达·阿不力孜	新疆医科大学
81860672	基于miRNA和蛋白质组的桑寄生顽拗性种子脱水敏感性分子机制研究	潘丽梅	广西壮族自治区药用植物园
81760721	基于中药配伍理论的南天竹组分配伍对抗肿瘤药三氧化二砷减毒机制研究	彭财英	江西中医药大学
81760768	基于CX3CL1/CX3CR1/BDNF通路介导小胶质细胞活化研究慢性心理应激神经元损伤的分子机制与枸杞多糖的干预作用	彭晓东	宁夏医科大学
81760707	人参皂苷Rb1对化疗脱发的保护作用及其分子机制	皮龙泉	延边大学
81860651	黄芩素介导miR-7/FAK/Akt信号通路抑制胃癌演进的分子机制研究	朴英实	延边大学
81860707	麝香酮和适配体级联修饰多烯紫杉醇脑靶向递送系统抗胶质瘤作用及机制的研究	齐　娜	桂林医学院
81760773	化合物Q-1抗类风湿性关节炎的作用及机制研究	钱海兵	贵阳中医学院
81860730	基于炎症微环境NF-κB和MAPK信号通路的新疆软紫草抗肝癌药效物质基础及作用机制研究	秦冬梅	石河子大学
81760720	3味山姜属中药的性效与活性成分相关性研究	秦华珍	广西中医药大学
81760744	基于黏液分泌机制探讨清肺化痰汤治疗COPD研究	屈　飞	江西中医药大学
81860743	降糖孜亚比提片通过影响肠道菌群改善糖调节受损的机制研究	热比亚·努力	新疆医科大学
81860631	基于层状双氢氧化物/胶束的多功能纳米诊疗剂的构建及其可视化肿瘤靶向功能研究	任　锦	九江学院
81860632	新型核/壳型手性固定相评价体系的建立及其在氨基酸衍生物药物对映体分离与质量控制中的应用	沈报春	昆明医科大学
81760725	糖尿病血管内皮损伤PPAR-γ/NF-κB调控机制及艳山姜挥发油干预作用的实验研究	沈祥春	贵州医科大学
81860759	以活性导向为基础的新疆特有民间药用植物-天山假狼毒中瑞香烷二萜靶向抗胃癌活性物质基础研究	石磊岭	新疆维吾尔自治区中药民族药研究所
81760782	基于活性追踪和代谢组学的蒙古扁桃抗肺纤维化的药效物质基础和作用机制研究	石松利	内蒙古科技大学包头医学院
81760703	基于AMPK调控通路和谱效整合技术定向捕获江西地产凤尾蕨属植物中抗糖尿病活性的蕨素类成分及构效关系研究	舒积成	江西中医药大学
81860702	卫气与神经-免疫-内分泌调节对酒五味子促睡眠的节律调控作用研究	苏　丹	江西中医药大学
81760769	民族药地椒对缺血性心脑血管疾病的效应物质基础和作用机制研究	隋　宏	宁夏医科大学
81860772	基于TGF-β1-PI3K/AKT信号通路的新疆沙枣树叶促进伤口愈合作用机制研究	孙　芸	新疆医科大学
81760700	基于体内过程的苗药隔山消抗功能性消化不良药效物质基础研究	孙　佳	贵州医科大学
81860630	基于PEPT1和氨基肽酶N的3-溴丙酮酸胰腺癌靶向前药的研究	孙勇兵	江西中医药大学
81760775	民族药鸭嘴花中物质基础及其对特应性皮炎作用机制的研究	孙　赟	云南中医学院
81760729	小剂量雷公藤多苷对人上皮性耐药卵巢癌抑制作用及机制研究	谭布珍	南昌大学
81860650	3′-epi-12β-hydroxyfroside诱导自噬抑制肿瘤细胞免疫原性死亡机制研究	谭光宏	海南医学院
81760747	基于Nrf2/ARE信号通路探讨甘草抵御雷公藤肝毒性的“异类相制”减毒机制研究	谭亲友	桂林医学院
81860614	基于CE1靶标的新疆特色药用植物中降血脂候选药物的发现及其作用机制研究	唐　辉	石河子大学
81760759	木姜子和忍冬藤“公药”、“母药”相配改善哮喘ASMC病变和气道重塑的机制研究	唐汉庆	右江民族医学院
81860744	新疆维药疏花蔷薇果调节脂质代谢的药效物质基础及作用机制研究	田　莉	新疆医科大学
81860613	硒矿区真菌抗肿瘤活性次级代谢产物的发现及优化	田从魁	湖北民族学院
81860652	大麻二酚抗白血病的机制研究---应用CRISPRi文库解析多靶点药物作用	万　方	内蒙古农业大学
81760643	基于双敏感纳米递药系统的肿瘤靶向化疗与热疗联合治疗基础研究	汪祖华	贵阳中医学院
81860697	基于TLR4/NF-κB信号通路探寻石上柏双黄酮类抗心肌缺血再灌注损伤成分及其作用机制研究	王　刚	遵义医学院
81760637	基于legumain的双靶向去氢骆驼蓬碱前药系统构建及其抗肝肿瘤活性研究	王　梅	新疆医科大学

（续表）

项目编号	项目名称	负责人	依托单位
81860640	钙调素抑制剂 DY98 抑制 NLRP3 炎症小体活化和细胞焦亡改善血管性痴呆认知功能的研究	王　锐	宁夏医科大学
81860643	基于青蒿琥酯与靶标蛋白 NLRP3 结合在动脉粥样硬化血管炎性损伤中的抗炎作用及机制研究	王　燕	遵义医学院
81860670	DEELA 蛋白介导赤霉素调节山药块茎膨大的分子机制	王爱勤	广西大学
81760642	新型经皮促渗剂氨基酸酯类离子液体的设计及其促渗机制研究	王承潇	昆明理工大学
81760626	卷柏属瑶药中新型 PDE4/MMPs 双靶点抑制剂的协同抗肿瘤耐药机制	王恒山	广西师范大学
81760765	基于蒙医“精华与糟粕分解”理论的连翘-4 抗肝损伤基因组学和蛋白组学作用机制研究	王　欢	内蒙古民族大学
81760683	干旱影响党参生长发育和药效物质代谢的生理及分子机制研究	王惠珍	甘肃中医药大学
81860666	去氢骆驼蓬碱及其衍生物通过抑制 Topo Ⅱ 活性抗囊型包虫病机制的研究	王建华	新疆医科大学
81760779	基于“多靶点筛选-成分组整合”研究藏药罗堆多吉颗粒抗痛风物质基础与作用机制	王聚乐	西藏大学
81760745	基于视黄酸对 CD103 + DC 功能的调控作用揭示白背叶楤木总皂苷抗溃疡性结肠炎的机制	王　亭	云南中医学院
81860722	基于 TGF-β/Smad/CTGF 信号通路研究羽扇豆醇防治 2 型糖尿病肾病的作用及机制	王祥培	贵阳中医学院
81760686	基于药用植物亲缘学的蒙药达格沙的“有效性-物质基础-质量标记物”研究	王晓琴	内蒙古医科大学
81860747	香青兰总黄酮调控 AMPK/SIRT1/PGC-1α 信号通路抗心肌缺血再灌注损伤作用机制的研究	王新春	石河子大学
81760661	抗菌肽 merecidin 通过 JNK 信号途径抑制非小细胞肺癌的分子机制研究	王秀青	宁夏医科大学
81760780	蒙药苏格木勒-3 汤通过 calumenin 调控心肌肥厚钙稳态失衡/抑制 ERS 机制研究	王　羽	内蒙古民族大学
81760758	基于药物靶点的苗药榜佳腔皂苷元和三萜衍生物抗艾滋病活性研究	危　英	贵阳中医学院
81860678	三倍体罗汉果种子败育分子机制研究	韦荣昌	广西壮族自治区药用植物园
81760635	具有抗乙肝病毒活性肟衍生物的设计、合成和筛选及构效关系研究	韦万兴	广西大学
81760757	白花丹醌调控 HIF-1α/EMT 抑制肝癌侵袭转移机制研究	韦燕飞	广西中医药大学
81760620	选择性识别 G-四链体的新先导：结构优化、生物活性及作用机制研究	魏涌标	广西医科大学
81860684	基于补体途径的鸦胆子治疗急性肺损伤药效物质及其作用机制研究	温　泉	江西中医药大学
81860661	肝癌组织 OATP1B1 的表达与调控对其介导药物转运功能及药物疗效影响的研究	温金华	南昌大学
81760762	藏药十八味诃子利尿丸对糖尿病脑病大鼠多靶点抗炎护脑机制的研究	吴　穹	青海大学
81760679	党参应对干旱胁迫的生理机制与水分利用策略研究	吴发明	遵义医学院
81860737	基于 NF-κB 信号通路研究羽扇豆醇防治 2 型糖尿病肾病的作用及机制	吴红梅	贵阳中医学院
81860634	云南干热地区地衣放线菌新结构次级代谢产物及其生物活性的研究	吴少华	云南大学
81760704	矮地茶抗病毒和免疫调控协同治疗乙肝的药效物质基础及作用机制研究	吴　卫	桂林医学院
81760667	EGCG 通过胰岛素受体辅助降血糖的分子机制研究	吴晓云	云南农业大学
81760668	紫檀芪基于肝脏微环境调控 NK-HSCs 相互作用改善肝纤维化进程的研究	吴艳玲	延边大学
81860681	广藿香转录组文库的构建及响应连作障碍的 miRNAs 鉴定与分子机制	吴友根	海南大学
81860740	基于 IL-31-TRPV1 轴的蛇床子素抗 AD 慢性瘙痒作用机制研究	伍冠一	广西中医药大学
81760716	基于“传热传质-边界层效应”的中药丸剂干燥机制与工艺调控规律研究	伍振峰	江西中医药大学
81760750	蒙药黑冰片的药效物质基础及其对胃寒性“协日”病的作用机制研究	武世奎	内蒙古医科大学
81760672	基于药效物质组及肝肾转运体排泄网络研究生脉方“君臣佐”配伍理论的药动学机制	夏春华	南昌大学
81860656	基于氧化苦参碱上调 Id2 表达抑制糖尿病肾小管上皮细胞转分化的作用及机制研究	肖　瑛	贵州医科大学
81760622	基于 Nrf2 激活和 AChE 抑制的多靶点查尔酮衍生物的设计、合成和抗阿尔茨海默病活性研究	谢赛赛	江西中医药大学
81760681	汉防己遗传差异与品质 SSR 评价	谢阳姣	广西中医药大学
81760688	冠突散囊菌对三七和金银花成分的转化作用及机制研究	辛健康	贵州师范大学
81860699	基于“广义质控组分”和“七情对照谱效关联追踪”的三棱质量评价研究	熊　英	江西中医药大学
81860771	江西地产芳香性中药材干燥“保油-脱水-节耗”多维评价及工艺调控规律研究	熊耀坤	江西中医药大学
81760623	马蹄金素氟代二肽模拟物的设计合成及抗 HBV 活性研究	徐必学	贵州省中国科学院天然产物化学重点实验室
81860674	活性氧物质（ROS）调控滇重楼种子萌发成苗的分子机制研究	徐福荣	云南中医学院
81760719	基于谱效关系、提取动力学结合化学计量学综合评价中药微波提取与传统提取的差异性	徐　剑	贵阳中医学院
81860668	灵芝中钙调磷脂酶/Crz 信号对灵芝酸生物合成的影响及其机制研究	徐军伟	昆明理工大学
81760760	基于蒙药“阿拉嘎-斑布”定向非小细胞肺癌的输送系统的研究	徐鹏程	内蒙古医科大学

（续表）

项目编号	项目名称	负责人	依托单位
81860756	基于整合药理学的蒙药方剂塔布森-2 治疗骨质疏松症的药效物质基础和分子作用机制研究	薛培凤	内蒙古医科大学
81860729	P2X7R 和 TLR4 信号交互调控 NLRP3 炎症小体在哮喘气道重塑中的作用及机制	延光海	延边大学
81860646	溃疡性结肠炎中介导短链脂肪酸激活自噬抗炎的作用机制研究	羊忠山	云南中医学院
81860649	微环境 CAFs 源性外泌体调控非小细胞肺癌 EGFR-TKI 耐药及其机制	阳　洁	广西医科大学
81760655	TRPC5 在糖尿病性心肌病发生发展中的作用及其机制研究	杨　淬	云南民族大学
81860693	高粱根抗凝药效物质基础及作用机制研究	杨　娟	贵州医科大学
81860725	蝉蜕中乙酰多巴胺二聚体改善紫癜性肾炎活性及其作用机制研究	杨　璐	新疆林业科学院
81860647	基于 CaN/NFAT 信号通路-肺动脉重构研究蛇床子素抗肺动脉高压作用机制	杨丹莉	遵义医学院
81860611	基于依鲁替尼耐药机制的新型 BTK 及 AKT 抑制剂的设计、合成及生物活性评价	杨德志	遵义医学院
81760722	基于辛润理论和水通道蛋白的蚕沙"和胃化湿"机制研究	杨华生	江西中医药大学
81860735	苯乙醇苷纳米乳经鼻给药的脑内递药特性及抗 AD 药效学研究	杨建华	新疆医科大学
81760705	基于多酶靶标亲和超滤偶联 LC-MS 联用技术靶向筛选三种常用半枫荷类药用植物抗类风湿性关节炎的物质基础及作用机制研究	杨　丽	江西中医药大学
81760692	灯盏花 Exo70A1 与 ARC1 互作调控自交不亲和信号转导途径的机制研究	杨生超	云南农业大学
81860627	双重位点抑制人体原卟啉原氧化酶的光动力学治疗药物的设计、合成及抗肿瘤活性研究	杨盛刚	贵州医科大学
81760680	中药枳壳"道地性"研究	杨武亮	江西中医药大学
81860609	吡咯烷酮-2 类化合物的设计、合成及快速起效抗抑郁活性评价	杨小生	贵州医科大学
81760648	新型促皮肤创面愈合活性多肽的发现、结构、功能与机制研究	杨新旺	昆明医科大学
81760734	前胡醇当归脂通过 Slit2/ACE2 调控糖尿病动脉粥样硬化中脂质紊乱的机制研究	杨　莹	云南省第二人民医院
81860619	青藏高原引种树莓多糖抗肿瘤免疫活性及其构效关系研究	杨永晶	青海大学
81860758	凉山彝药火草中新型倍半萜内酯二聚体的发现、结构鉴定及生物活性研究	杨勇勋	西昌学院
81760629	瑶山南星抑制结核杆菌生物膜的成分和机制研究:缩短结核治疗时间的新思路	杨再昌	贵州大学
81760764	基于 TGF-β/smads 与 Ras/ERK 信号通路探讨黄根东莨菪内酯抗肝纤维化的作用机制	杨增艳	广西国际壮医医院
81760689	基于转录组学的牛大力块根形成与膨大的机制研究	姚绍嫦	广西壮族自治区药用植物园
81860671	越南槐根内生真菌生态功能及其与宿主药材品质相关性研究	姚裕群	广西科技大学
81760712	基于"姜制温散"理论的建昌帮天麻炮制的"药性-药效-效应成分"关联的炮制作用变化机制研究	叶喜德	江西中医药大学
81760731	AMPK 介导的 14-3-3σ/Bax 交互作用在川芎嗪抗胃癌作用中的机制研究	易　波	江西省肿瘤医院
81860731	参苓白术散通过抑制内质网应激调控肠上皮细胞自噬-凋亡治疗炎症性肠病的机制研究	游　宇	南昌大学
81860769	基于 RNAseq 和 iTRAQ 等系统生物学技术的蒙药苏格木勒-3 汤治疗大鼠心肌肥厚作用机制研究	于丽君	内蒙古民族大学
81860757	三百棒有效成分群通过 PI3K/Akt/mTOR 信号通路调控 RA 成纤维细胞自噬与滑膜增殖的作用机制	袁　林	湖北民族学院
81860698	枳壳质量标志物与"陈久者良"科学内涵的研究	袁金斌	江西中医药大学
81760644	灯台叶总生物碱纳米复合材料研究	袁明龙	云南民族大学
81860728	基于 TGF-β/Smad/MAPK 诱导的上皮-间质转化研究黄芪甲苷促进 UC 黏膜屏障修复机制	臧凯宏	甘肃中医药大学
81860685	基于谱-效关系及肠道菌转化的桔梗总皂苷镇咳祛痰药效物质阐释研究	曾金祥	江西中医药大学
81860645	基于抑制破骨细胞生成的 antago-miR-483-5p 抗类风湿性关节炎骨破坏的作用及机制研究	曾祥周	海南医学院
81760658	柚皮素调控 NLRP3 炎症小体对帕金森病的保护机制研究	张　锋	遵义医学院
81860654	线粒体自噬 NIX 和 Pink1 信号交互作用对索拉非尼治疗肝癌的影响及干预研究	张　国	广西壮族自治区人民医院
81760639	基于 TJ/AJ 蛋白分布特性差异促角膜透过、晶状体上皮层胞内释药的双重膜修饰非对称脂质双层基因传递系统及机制研究	张　婧	江西中医药大学
81860752	贵州省民族药苦参主要成分氧化苦参碱调节 IFN-γ 改善致死性人呼吸道合胞病毒感染小鼠的实验研究	张　科	贵州医科大学
81860622	真菌次级代谢产物茯苓酸的结构修饰改造与抗肿瘤活性研究	张　磊	遵义医学院
81860719	红景天苷通过下调调节性 T 细胞的 Foxp3 表达调控肿瘤微环境的作用机制及应用研究	张　敏	西藏民族大学
81860723	苗药头花蓼通过调控 ZAC 抑制 CLIC4/NLRP3 炎症小体活化介导胃上皮保护的分子机制研究	张　姝	贵州医科大学

（续表）

项目编号	项目名称	负责人	依托单位
81760633	基于分子系统发育分析发掘青藏高原极端生境放线菌聚酮和聚肽天然产物	张本印	青海大学
81860662	姜黄素纳米粒子调控ABC转运体抑制癫痫耐药性的作用和机制研究	张春波	南昌大学
81760776	蒙药芯芭降糖活性物质基础及作用机制研究	张春红	内蒙古科技大学包头医学院
81760691	三七素生物合成关键酶基因克隆与功能分析	张广辉	云南农业大学
81760684	滇龙胆对环境变化的异速生长响应机制研究	张　霁	云南省农业科学院
81860625	RABVL/CCL5双特异核酸适配体-RVG29-9R短肽嵌合体的构建及其抗狂犬病活性研究	张金阳	昆明理工大学
81760772	基于口腔病菌的两种民族药物质基础及其抑菌机制研究	张敬杰	贵阳中医学院
81860749	基于Nrf2/ARE通路的黎药-高良姜改善IR药效物质基础及机制研究	张俊清	海南医学院
81860612	木豆源芪类化合物及其衍生物靶向PKM2抗癌的作用和机制研究	张嫩玲	贵州医科大学
81860763	蒙药古日古木-13及其成分红花黄色素对视网膜光损伤的保护作用和机制研究	张天资	内蒙古民族大学
81760718	OCTN转运体介导的中药有效成分生物粘附性口服胶束的构建及作用机制	张　玮	桂林医学院
81860663	基于CHaC功能化修饰的姜黄素脑靶向转运体胶束的构建及其抗阿尔茨海默病研究	张文萍	宁夏医科大学
81760628	潺槁木阿朴菲生物碱类PTP1B抑制剂的发现及其改善胰岛素抵抗作用机制研究	张小坡	海南医学院
81760728	STAT-3介导人参皂苷CK诱导肝癌细胞凋亡的内质网应激作用机制的研究	张学武	延边大学
81760736	氧化苦参碱调节"Tfr/Tfh-IL-21-GCB细胞"轴治疗RA的机制研究	张艳丽	宁夏医科大学
81760710	基于中红外光谱技术的短瓣金莲花抗氧化谱-物、谱-效关系及抗氧化水平快速分析方法的研究	张艳玲	内蒙古大学
81760741	基于IL-33/ST2信号通路的瑞香素调控特应性皮炎小鼠肥大细胞活化的机制研究	张　祎	云南中医学院
81860754	基于PI3K/AKT/mTOR/自噬通路研究回药药对"胡椒+荜茇"干预缺血性脑卒中的作用机制	张义伟	宁夏医科大学
81760696	基于NF-κB/MAPK信号通路探寻延龄草甾体皂苷类抗心肌缺血再灌注损伤的"有效成分-可识别指纹图谱-候选药物-效应靶点"的分子机制研究	张忠立	江西中医药大学
81760767	比较研究鞣花酸及其代谢产物UrolithinA通过启动线粒体自噬重塑胰岛B细胞功能的作用及信号机制	张鲞之	新疆医科大学
81860716	基于诱导细胞凋亡与自噬机制的灰树花多糖D组分联合维生素C体内抗肿瘤作用研究	赵　霏	西北民族大学
81860696	基于组学数据库和药理活性数据筛选中药蜈蚣药效分子的研究	赵　锋	普洱学院
81760631	睡莲花有效成分抗肝纤维化作用及其作用机制研究	赵　军	新疆维吾尔自治区药物研究所
81860691	基于肝脏糖异生AMPK信号通路阐释三叶苷纠正2型糖尿病糖代谢紊乱的分子机制	赵立春	广西中医药大学
81760632	三七活性成分诱导下的三七内生菌新颖活性代谢产物及其功能研究	赵立兴	云南大学
81860774	基于NGS发现滇重楼中新的负链RNA病毒及致病性鉴定	赵明富	云南农业大学
81760735	基于代谢组学和肠道微生态的核桃多酚降脂物质基础及作用机制研究	赵声兰	云南中医学院
81760694	灯盏花转录因子EbP1调控灯盏乙素生物合成的分子机制研究	赵　艳	云南农业大学
81760687	基于钾调控的麻黄质量响应机制研究	赵云生	宁夏医科大学
81760682	宁夏枸杞果皮细胞壁差异蛋白表达及糖蛋白相关基因克隆	郑国琦	宁夏大学
81860703	从"成分-代谢-生物效应"关联变化探讨建昌帮阴附片、阳附片作用差异及炮制机制	钟凌云	江西中医药大学
81860655	海洋生物来源天然小分子生物碱抗HIV-1机制研究	周　波	广西医科大学
81860675	续断药材发汗加工过程的酶促作用和化学反应机制研究	周　涛	贵阳中医学院
81860738	苗药杠板归抗化学性肝损伤药效学过程评价及基于MALDI-IMS脂质组学的作用机制研究	周　欣	贵州师范大学
81760701	基于ABC转运蛋白高表达细胞株模型研究山慈菇中逆转肿瘤多药耐药的活性成分及作用机制	周　斌	江西科技师范大学
81860714	天麻酚性成分介导反应性星形胶质细胞重编程促进脑缺血后神经修复的作用及机制研究	周宁娜	云南中医学院
81760664	亚抑制浓度庆大霉素通过抑制SDH-延胡索酸-fliA信号轴降低大肠杆菌丛动性的机制研究	周树勤	喀什地区第一人民医院
81760656	基于胶原型关节炎大鼠模型比较蛋白质组学的维药榅桲果藤作用机制及靶点研究	周晓涛	新疆医科大学
81860767	基于PPARγ/TGF-β1/Samds通路探讨鼠李柠檬素改善多囊卵巢综合征（PCOS）大鼠卵巢纤维化的分子机制	周燕园	桂林医学院
81760751	基于TLR4/NF-κB信号通路研究三叶香茶菜抗肝纤维化作用机制	周至品	广西中医药大学
81760649	蛇足石杉内生真菌中结构多样性AChEI的发现及构效关系	朱　笃	江西科技师范大学

2017 年海外及港澳学者合作研究基金（药学相关项目选录）

项目编号	项目名称	负责人	依托单位
81728021	大黄素静电纺丝纳米纤维经皮给药治疗皮肤基底细胞癌的系统构建及评价	SUYING WEI	南方医科大学
81828013	中药靶向 T 淋巴细胞调节肿瘤代谢重塑抗肿瘤免疫的分子机制	梁丽娴	广州中医药大学
81828014	尖尾芋多糖激活巨噬细胞与调节肠道菌群产生免疫协同抗肿瘤作用的机制研究	史　珏	南方医科大学
81728020	基于靶向抑制 Skp2 表达的抗肿瘤活性化合物的发现与作用机制研究	颜春洪	烟台大学
81728022	强心苷联合化疗药的“以毒攻毒”抗癌新机制研究	张有为	暨南大学
81828012	蛋白与多肽类药物异天冬氨酸（isoAsp）的形成机制及检测方法研究	周朝晖	温州医科大学
81728019	钙库释放诱发的钙离子通道阻滞剂类免疫调节剂的研究	周育斌	山东大学

2017 年优秀青年科学基金项目（药学相关项目选录）

项目编号	项目名称	负责人	依托单位
81822043	肿瘤免疫与多肽药物	高艳锋	郑州大学
81822046	中药资源学	郭　娟	中国中医科学院中药研究所
81822041	一氧化氮供体型药物研究	黄张建	中国药科大学
81822045	蛋白类抗感染药物药理	陆　路	复旦大学
81822042	天然药物化学	王　磊	暨南大学
81822047	中药药效物质	王　毅	浙江大学
81822044	神经药理学	张翔南	浙江大学

（袁兴胡）

国家自然科学基金资助项目

2018 年面上项目（药学相关项目选录）

项目编号	项目名称	负责人	依托单位
81872943	孕期地塞米松暴露所致子代足细胞发育毒性的 miRNA 编程机制及干预靶标研究	敖　英	武汉大学
81872741	以脯氨酸羟化酶抑制剂非啰啉酮膦酸为基础的“前药”的设计、合成及抗肝纤维化作用的研究	柏　旭	吉林大学
81874368	基于 NLRP3 炎症小体的淫羊藿致免疫特异质肝损伤的多成分协同效应及其分子机制研究	柏兆方	解放军总医院
81873072	基于“TF-miRNA-NP”途径在宿主对抗流感病毒中的作用探讨金柴抗病毒胶囊的作用机制	鲍岩岩	中国中医科学院中药研究所
81872865	靶向钠钾 ATP 酶治疗缺血性脑卒中的抗体研发及机制研究	卞劲松	苏州工业园区新国大研究院
81872813	无定形药物固体分散体的分子运动性和结晶动力学机制研究	蔡　挺	中国药科大学
81873004	白术芍药散“炮制增效”多靶点作用机制研究	蔡宝昌	南京中医药大学
81872857	circRNA-CRGL 调控心肌细胞增殖介导心梗后心肌再生的分子机制研究	蔡本志	哈尔滨医科大学
81872997	基于人参皂苷抗炎活性叠加作用的人参质量评价新体系构建	蔡少青	北京大学
81872885	WSB1 调控非同源末端连接修复在克服 PARP 抑制剂天然耐药中的机制研究	曹　戟	浙江大学
81872783	多功能活性蛋白复合物介导 CAR-T 细胞的抗肿瘤活性研究	曹　宇	北京大学深圳研究生院
81872910	非整倍体介导白念珠菌对卡泊芬净耐药的分子机制研究	曹永兵	上海中医药大学
81872920	基于甲基萘醌的肠道菌群共生机制及对糖尿病的影响	曾　强	解放军总医院
81873016	靶向 CAFs 的中药脂质体构建及联用抗肝癌脂质微乳复合系统促渗增效作用研究	陈　彦	南京中医药大学
81872728	基于靶标结构设计丁酰胆碱酯酶抑制剂并评价其抗中、重度阿尔茨海默症的活性	陈　瑶	南京中医药大学
81872844	特异性敲除胆碱能神经元上组胺 H1 受体诱发精神分裂症样阴性症状及其药物靶点的研究	陈　忠	浙江大学
81872820	多功能 TAM 靶向 STAT3-siRNA/CpG 递送系统调控 TAM（M2→M1）及其作用机制研究	陈大为	沈阳药科大学
81872775	新型多黏菌素衍生物 AL-6 抗鲍曼不动杆菌耐药自发突变株的作用机制研究	陈代杰	上海交通大学
81872977	清热类中药的抗补体活性多糖及其构效关系	陈道峰	复旦大学
81872841	M1 受体选择性激活和 Gαq-PKC 信号偏好的变构新位点发掘及调控机制研究	陈红专	上海交通大学
81872900	新一代促进微管降解并能克服多药耐药的微管降解剂 SKLB-2H 作用位点和抗耐药分子作用机制研究	陈俐娟	四川大学
81873001	基于 VEGF-A 通路 PLCγ1-PI3K/Akt 反馈机制的蒲黄炭化瘀止血炮制机制研究	陈佩东	南京中医药大学

（续表）

项目编号	项目名称	负责人	依托单位
81872834	中药注射剂过敏原的在线高效分离-鉴定-半抗原/类过敏检测系统的建立和致敏形成机制的研究	陈世忠	北京大学
81874353	雄黄有效成分硫化砷通过调控 NFATc3-RAG1-DSB 杀伤胃癌细胞的机制	陈思宇	上海交通大学
81872769	基于 PI3K/Akt/mTOR 通路抑制的鹅不食草中倍半萜内酯类抗鼻咽癌化合物的发现及作用机制研究	陈四保	中国医学科学院药用植物研究所
81874352	基于肠-肾轴 LPS-TLR4/Nrf2 信号通路研究铁皮石斛六妙方改善高尿酸伴高脂血症的尿酸排泄机制	陈素红	浙江工业大学
81872776	基于羟基吡啶酮类铁螯合剂以 PqsR 为靶标的铜绿假单胞菌生物膜抑制剂研究	陈卫民	暨南大学
81874328	甜菜碱代谢通路基因遗传变异对 PCI 术后冠心病患者氯吡格雷疗效的影响及机制研究	陈小平	中南大学
81873085	基于“肠道菌群-代谢”特异性调控的壮药山绿茶多组分配伍防治 NAFLD 作用机制研究	陈筱清	首都医科大学
81874355	基于网络互作研究雷丸蛋白 pPeOp 调控 Cdc42/JAK/STAT3 信号通路抑胃癌作用机制	陈宜涛	浙江中医药大学
81872901	ABCB6 介导三氧化二砷耐药及其机制的研究	陈哲生	广州医科大学
81872828	基于毛细管电泳/电色谱-质谱联用技术的药物分析新方法	陈子林	武汉大学
81872752	Gs 信号通路选择性 β2 受体激动剂的设计、合成及其抗心力衰竭活性研究	程卯生	沈阳药科大学
81873028	川芎嗪刺激骨髓间充质干细胞分泌高表达 miRNA-486-5p 外泌体促进脑缺血后神经血管再生及机制研究	储利胜	浙江中医药大学
81873026	基于趋化素样因子 1 介导的中性粒细胞浸润解析人参皂苷 Rg1 治疗脑卒中的机制研究	楚世峰	中国医学科学院药物研究所
81874316	靶向 BCL6-TRIB3 相互作用抑制乳腺癌干性及转移的分子机制	崔　冰	中国医学科学院药物研究所
81872940	基于前期多项临床研究的 ADAMTS 家族蛋白血栓相关共同结构域发现及其非编码 SNP 功能的研究	崔一民	北京大学
81872881	抗类风关异喹啉类生物碱通过脂肪酸氧化促进 Treg 细胞生成的机制研究	戴　岳	中国药科大学
81872987	基于 COX 和 LOX 双靶点调控的滋肾丸治疗前列腺增生的物质基础及作用机制研究	戴荣华	沈阳药科大学
81872957	基于合成生物学的丹参酚酸类成分基因尺度代谢网络调控机制研究	邓科君	电子科技大学
81874313	Rbpj 介导的超级增强子形成在 NK 细胞功能调控中的作用及机制研究	邓有才	解放军第三军医大学
81872981	基于胆红素代谢酶和转运体研究何首乌诱导高胆红素血症的物质基础及预测方法	丁　越	上海中医药大学
81872822	PAAs 类聚合物作为基因载体的构建策略的研究	丁平田	沈阳药科大学
81872862	TREM2 受体在血小板中的表达及功能	丁忠仁	郑州大学
81872742	高选择性 HDAC1 抑制剂的发现、优化和抗肿瘤活性研究	董国强	解放军第二军医大学
81872967	基于代谢组学和转录组学的功能真菌 C39 发酵提高重楼药材甾体皂苷含量的生物转化机制研究	都晓伟	黑龙江中医药大学
81872893	FTO 在蒽环类药物诱导的乳腺癌免疫性细胞死亡中的作用及机制	杜　彬	暨南大学
81872801	以局麻药毒性靶标 TASK 通道为导向的新型弱毒性局麻药开发	杜桂芝	四川大学
81872858	脑血管重构过程中 TMEM16A 参与脑血管平滑肌细胞迁移的机制及药物作用的研究	杜艳华	中山大学
81872744	新型 ERR-alpha 小分子反向激动剂的设计、合成及抗乳腺癌活性研究	杜永丽	齐鲁工业大学
81874302	基于羟基磷灰石和壳寡糖的纳米递药系统的类风湿关节炎的靶向治疗及骨再生研究	杜永忠	浙江大学
81874333	知母甾体皂苷生物合成关键基因的克隆及生化功能研究	段礼新	广州中医药大学
81872968	基于杂交测序原理构建的电化学冬虫夏草基因鉴别传感器的研究	樊　浩	江西中医药大学
81874370	基于“肠道菌群-炎症-胰岛”轴研究藏药小檗皮治疗“京尼萨库”病的药效物质及作用机制	范　刚	成都中医药大学
81874296	线粒体靶向性萜类 SIRT3 调节剂的制备及其选择性抗 NSCLC 作用研究	范培红	山东大学
81872854	延迟性慢性酸后处理对脑缺血后神经修复的促进作用及机制	范彦英	山西医科大学
81874288	新型 HDAC I 亚族选择性抑制剂的合理设计、合成及生物活性研究	方　浩	山东大学
81872993	基于“效应成分集成致毒”假说的栀子厚朴汤潜在毒性机制研究	冯　芳	中国药科大学
81872805	谷氨酰胺驱动大分子药物自传递系统触发溶酶体途径的级联反应式抗非小细胞肺癌的作用与机制研究	冯　敏	中山大学
81872762	“口蘑三萜”的挖掘及其抗炎作用研究	冯　涛	中南民族大学
81872971	基于抑制 OA 软骨退行性病变研究威灵仙治疗风湿骨痹的物质基础协同显效机制	付　强	成都大学
81873043	从血小板-肿瘤细胞相互作用探讨丹酚酸 B 对卵巢癌增殖的抑制作用及其作用机制	付剑江	江西中医药大学
81873013	中药提取液喷雾干燥过程中的多组分有序组合机制与调控方法研究	付廷明	南京中医药大学
81873039	安宫牛黄丸改善出血性中风神经功能障碍的“肠-脑”交互作用机制	傅风华	烟台大学
81872756	天然双吲哚生物碱色素多靶点抗阿尔兹海默病的研究	甘礼社	浙江大学
81872781	海洋微生物沉默基因编码的新型抗阴性耐药菌先导分子的发现	甘茂罗	中国医学科学院医药生物技术研究所

（续表）

项目编号	项目名称	负责人	依托单位
81872998	银丹心脑通软胶囊“心脑同治”质量控制指标选择与质控新模式探索研究	高　雯	中国药科大学
81873012	中药活性成分共晶及共无定形新物质基础设计与构建科学内涵的探索	高　缘	中国药科大学
81873066	基于Th细胞与嗜碱性粒细胞的相互作用研究连翘中有关成分的抗过敏机制	高　源	中国医学科学院药用植物研究所
81872806	以提高纳米载体跨血脑屏障转运为基础的阿尔茨海默症靶向递药系统构建和评价	高会乐	四川大学
81872956	基于大数据以食用性状为育种目标的水果类中药材药效的记忆与变异规律研究	高文远	天津大学
81872850	ERK1/2介导糖基转移酶GnT-III调控内质网稳态在AD中作用及机制	高向东	中国药科大学
81872988	基于label-free小分子探针技术研究刺五加叶重建神经元网络的物质基础和分子机制	葛跃伟	广东药科大学
81872804	肿瘤细胞高尔基体靶向递药系统的构建及其抑制肿瘤转移的探索研究	龚　涛	四川大学
81873073	虎杖通过激活MAPK通路下调宿主蛋白HNF4α抗HBV新机制研究	龚道银	成都中医药大学
81872831	基于质谱新技术的PEG-PLA紫杉醇纳米胶束体内多形态成分的精准分析	顾景凯	吉林大学
81873019	基于蜂胶“解毒生肌”多组分原位液晶给药系统的构建及调控牙周炎症与组织修复研究	桂双英	安徽中医药大学
81873042	苦参碱通过BDK/BCKDC通路改善肿瘤恶病质骨骼肌萎缩的作用及机制	郭　澄	上海交通大学
81873095	金银花蚜虫寄主转换化学生态机制研究	郭　昆	中国医学科学院药用植物研究所
81872897	基于Ca^{2+}-calcineurin-NFAT2和IDO1-KynAhR双重信号抑制的小分子组合药物抗肿瘤疗效及肿瘤免疫机制研究	郭　磊	中国医学科学院基础医学研究所
81872847	Sigma-1受体别构激动剂调控神经炎症抑制“癫痫发生”进程的研究	郭　琳	徐州医科大学
81872864	细胞焦亡在硫化氢抗心力衰竭中的作用机制研究	郭　薇	复旦大学
81872763	天然PPARs三重激动剂Bavachinin的结构优化与构效关系研究	郭夫江	上海中医药大学
81872832	基于网络药理学策略的多靶点阵列式亲和色谱技术在线筛选群体感应抑制剂的研究	郭嘉亮	佛山科学技术学院
81872909	脑膜炎奈瑟菌CC4821耐药优势克隆的形成机制与分子进化	郭庆兰	复旦大学
81872799	通过构象调控方法设计MLL1-WDR5蛋白-蛋白相互作用小分子抑制剂并探索其在血液肿瘤中的应用	郭小可	中国药科大学
81872959	应用转录组和蛋白组学技术挖掘名贵中药冬虫夏草侵染后形成子座的关键基因与蛋白质研究	国锦琳	成都中医药大学
81872953	响应内生菌深绿木霉促进丹参酮合成的关键转录因子及高含量毛状根体系的构建策略	韩　婷	解放军第二军医大学
81873054	蒲公英提取物通过CUEDC2影响三阴乳腺癌干细胞干性抑制其恶性表型的分子机制	韩淑燕	北京大学
81872823	基于“药物-递送-药物”策略的黄芩素-pDNA靶向纳米系统的构建及其抗肺动脉高压研究	何　伟	中国药科大学
81872816	肿瘤微环境氧化还原双重响应型硫/硒键桥连紫杉醇前药自组装纳米粒的构建和评价	何仲贵	沈阳药科大学
81874362	基于FimH\整合素α3、β1\FAK介导的UPEC侵袭膀胱上皮细胞途径研究尿感方抗UTI的作用机制	贺　敏	上海中医药大学
81872868	昼夜节律基因Clock/Bmal1在拟胆碱药调控心力衰竭钙紊乱中的作用机制研究	贺　熙	西安交通大学
81872780	创新霉素的生物合成机制研究	洪　斌	中国医学科学院医药生物技术研究所
81872829	基于体内生物屏障细胞模型-微流控芯片的中药与转运体相互作用的分析新方法研究	洪战英	解放军第二军医大学
81873083	以肠道菌群为靶标的巴豆制霜减毒存效作用机制研究	胡　静	天津中医药大学
81872994	源于太子参抗T2DM均一多糖作用于胃肠道受体多维度吸收/调控机制研究	胡　娟	福建省中医药研究院
81873052	姜黄素通过Hedgehog/Gli信号通路调控肿瘤干细胞干性及EMT抑制乳腺癌肺转移分子机制研究	胡晨霞	广州中医药大学
81872739	双重靶向CYP11B2及盐皮质激素受体用以治疗充血性心衰	胡庆忠	广州中医药大学
81872743	神经胶质细胞调节剂AD110延缓阿尔茨海默氏症的作用及机制研究	胡文辉	广州医科大学
81872811	F19携氧纳米辅助诊疗系统的构建及在肿瘤射频消融手术中的应用	胡一桥	南京大学
81872725	新型抗乙肝病毒哒嗪酮类小分子的优化及降解相关蛋白小分子探针的发现	胡有洪	中国科学院上海药物研究所
81872872	LOX-1介导血小板-血管细胞相互作用在低氧诱导肺动脉高压肺血管重构中的作用及机制	胡长平	中南大学
81873044	中药松萝“松萝胺A”抗肝癌作用及其分子机制研究	胡仲冬	北京中医药大学
81873058	猪胆通过调控Sirt6-内质网应激-瘦素信号通路减肥的机制研究	黄　诚	上海中医药大学
81873074	从miR-30介导的异体自噬探讨广藿香醇抗侵入细胞内幽门螺杆菌的机制	黄　萍	广州中医药大学
81872818	可促进药物经肠道细胞摄取和出胞的口服纳米递药系统的研究	黄　园	四川大学
81872944	UGT1基因簇的三维染色质结构与转录调控相关机制研究	黄海燕	上海交通大学
81872733	具有ABC转运蛋白抑制功能的新型EGFR抑制剂的分子构建及作用机制研究	黄文龙	中国药科大学
81873090	民族药黄秦艽多组分交互作用干预糖尿病早期肝损伤的分子机制	黄先菊	中南民族大学

（续表）

项目编号	项目名称	负责人	依托单位
81872767	苦木和臭椿中靶向 Hsp90 蛋白抑制肝癌的生物碱类成分的快速发现及作用机制研究	黄肖霄	沈阳药科大学
81874323	具有代谢调控功能新型旁分泌生长因子 FGFs 的发现及降糖机制研究	黄志锋	温州医科大学
81872732	DNA 同源重组修复关键蛋白 BLM 新型小分子抑制剂的发现及其抗癌作用新机制研究	黄志纾	中山大学
81873046	基于 HDAC 和 HSP90 靶点的中药黄芩有效单体黄芩素抗 AML 的作用及机制研究	惠　慧	中国药科大学
81872870	Brg1 在心肌梗死电生理重构中的作用及其表观遗传学调控机制	霍　蓉	哈尔滨医科大学
81872770	作为 H2S 供体的天然活性 α,β-不饱和倍半萜内酯的 R-Sn-R（或 R′）型代谢物的发现与研究	霍长虹	河北医科大学
81872867	P2Y6R 在动脉粥样硬化中的作用及先导化合物的靶向干预机制研究	季　晖	中国药科大学
81872760	不同糖链的强心苷对 Na^+/K^+-ATP 酶 α2 亚型的选择性抑制作用研究	江仁望	暨南大学
81872830	基于高分辨液滴微流控技术的微型化 At-line 抗血栓毒素多肽筛选平台研究	江正瑾	暨南大学
81873082	雄黄诱导中枢神经细胞 Nrf2 过表达的分子机制及其在学习记忆损伤中的作用研究	姜　泓	中国医科大学
81873069	基于宿主导向治疗（HDTs）研究穿心莲内酯对结核菌感染致炎症损伤的保护作用及机制	姜　昕	上海中医药大学
81874309	基于靶向脂质组学和蛋白组学的姜黄降脂作用机制研究	姜宏梁	华中科技大学
81872765	冬虫夏草鞘氨醇衍生物靶向慢阻肺 Cer-SphS1P 代谢通路的免疫调节机制研究	姜志宏	广州医科大学
81872808	靶向脑缺血再灌注病灶的胶束递药系统及其微环境调节神经保护机制研究	蒋　晨	复旦大学
81874314	法尼酯 X 受体 FXR 介导 NSCLC 免疫治疗的增效作用研究	蒋捍东	上海交通大学
81872923	基于肺泡毛细血管内皮屏障功能研究 S1P1/S1P3 在特发性肺纤维化中的调控机制及新型药靶鉴定	金　晶	中国医学科学院药物研究所
81872802	牢固附着中性磷脂表面膜的 Lipopolyplex 核酸载体的自组装及通用性考察	金　拓	上海交通大学
81872866	内源性多靶标活性分子 OEA 对动脉粥样硬化斑块形成及逆转的免疫调节机制研究	金　鑫	厦门大学
81872796	负载 HPN 多级靶向递药系统的构建及其对高原缺氧脑损伤的保护作用机制研究	景临林	解放军联勤保障部队第九四〇医院
81874338	以牛蒡子为例中药材质量标志物体系构建与机制研究	康廷国	辽宁中医药大学
81874319	奥利司他（orlistat）抑制 Wnt 信号通路和大肠癌的分子机制研究	柯细松	上海中医药大学
81873068	基于 RNase L 调控破骨细胞自噬探讨雷公藤甲素抗类风湿关节炎骨破坏的作用机制	孔祥英	中国中医科学院中药研究所
81872795	海洋真菌新颖生物碱代谢产物的发现及靶向 Wnt/β-catenin 信号通路的抗肿瘤作用研究	蓝文健	中山大学
81872890	BIRC6 在三阴性乳腺癌发生发展过程中的作用及其靶向策略研究	郎靖瑜	中国科学院上海生命科学研究院
81872922	TGR5 激动剂对炎症性肠病的治疗作用及其机制研究	冷　颖	中国科学院上海药物研究所
81874321	TRAF6/p62 复合物在糖尿病心肌细胞炎症反应和自噬中的调控作用机制研究	李　慧	北京大学
81872747	基于维拉佐酮的多靶点活性化合物设计开发：靶向并发抑郁症的 AD	李　剑	华东理工大学
81873005	基于盐影响胶束缔合性质研究盐补骨脂-盐小茴香组成补骨脂丸增效机制	李　凯	河南中医药大学
81872904	假性激酶 TRIB3 促进非霍奇金氏淋巴瘤发生发展的作用和机制	李　珂	中国医学科学院医药生物技术研究所
81872962	基于免疫“活性中心”寡糖片段筛选的黄芪多糖质量标志物研究	李　科	山西大学
81872845	TIGAR 调节磷酸戊糖途径在缺血性脑中风星形胶质细胞死亡中的作用和机制	李　梅	苏州大学
81872768	新颖的 millpuline A 型双黄酮基于调控 lncRNA-XIST 表达的肺癌化学预防作用研究	李　宁	沈阳药科大学
81874312	转录因子 AP-2α 调控 circRNA_102979 表达在他汀抑制 miR-133a 改善血管内皮功能中的作用	李　鹏	新乡医学院
81872790	靶向肿瘤 AGR2 微环境信号和 PD1 免疫检查点的双特异抗体对肺部 AGR2 阳性肿瘤的靶向富集、药理活性及分子机制研究	李大伟	上海交通大学
81872771	基于基因组挖掘发现真菌中具有组蛋白去乙酰酶抑制活性隐秘环四肽	李二伟	中国科学院微生物研究所
81873014	价态调控三氧化二砷前药逐级递进靶向递药系统肝细胞癌胞内转运及其机制研究	李范珠	浙江中医药大学
81874357	毛钩藤碱通过激活 CAP1 调控的线粒体分裂选择性诱导肺癌细胞凋亡的分子机制研究	李国兵	解放军第三军医大学
81874291	具有胞内累积性的 MBL/SBL 双重抑制剂的设计、优化及抗碳青霉烯耐药菌活性研究	李国菠	四川大学
81874356	基于 SREBP1 通路探讨制何首乌对肝癌脂代谢的抑制机制	李洪亮	湖北医药学院
81873059	肝脏 Adora1 受体介导非酒精性脂肪肝形成与黄芪多糖的干预机制研究	李后开	上海中医药大学
81872836	基于质谱新技术的Ⅰ型组蛋白去乙酰酶抑制剂的作用机制研究	李惠琳	中山大学
81872929	THP 选择性抑制背根神经节转运体减轻奥沙利铂神经毒性的研究	李丽萍	浙江大学
81874336	“巴沙嘎”类蒙药材品种整理与品质评价研究	李旻辉	内蒙古科技大学包头医学院
81874308	基于腔肠素类似物的体内生物发光可视化分析研究	李敏勇	山东大学
81872928	外泌体介导 miR-23b 分选拮抗 Infliximab 治疗类风湿性关节炎的调控机制探索	李全顺	吉林大学
81872839	基于免疫调节发掘有毒动物来源天然多肽抗耐药胞内细菌感染	李盛安	昆明医科大学

（续表）

项目编号	项目名称	负责人	依托单位
81874334	ABA 和 GA 调控三七种子脱水敏感性的分子机制研究	李晓琳	中国中医科学院中药研究所
81874318	肿瘤相关中性粒细胞和中性粒细胞弹性蛋白酶在肿瘤生长、转移中的作用及 ZX-1201 和西维来司钠的比较研究	李学军	北京大学
81874347	基于中医“扶正固本”与逐级靶向递药的“里应外合”抗肿瘤效应和机制研究	李学涛	辽宁中医药大学
81872772	靶向 miRNAs 信号途径提高白血病细胞对糖皮质激素敏感性的天然化合物作用机制研究	李艳梅	贵州医科大学
81872852	SCF/c-Kit 受体在药物依赖中神经生物学机制及作为治疗新靶点的研究	李艳琴	武汉大学
81872902	肿瘤相关巨噬细胞通过 G-CSF/CXCL5 正反馈循环介导套细胞淋巴瘤对伊布替尼耐药的机制研究	李志铭	中山大学
81872746	靶向 CDK9 的小分子抑制剂的结构优化及其在急性髓细胞白血病中的应用	李志裕	中国药科大学
81874325	应用蛋白质组学策略研究难治性癫痫患儿丙戊酸耐药的发生机制	李智平	复旦大学
81872835	基于微流控与水凝胶纤维技术的肾小球微器官芯片模型的构建与应用	梁琼麟	清华大学
81873022	基于脑肠互动和脑靶向分布研究痛泻要方中防风的脾经引经作用及机制	梁瑞峰	河南省中医药研究院
81872745	新型不可逆 PI3Kγ 抑制剂的发现及其抗黑色素瘤的机制初探	梁小飞	中国科学院合肥物质科学研究院
81872992	血府逐瘀汤活血功效和理气功效的物质基础研究	林　力	中国中医科学院西苑医院
81873087	留兰香香蜂草苷对肝纤维化内质网应激——自噬通路的调控作用机制	林　兴	广西医科大学
81873091	藏药“嘎布得罗”抗肺纤维化药效物质及作用机制研究	林朝展	广州中医药大学
81872754	基于去乙酰化酶 SIRT3 和脂肪组织重塑，藤黄属中氧杂蒽酮治疗衰老相关胰岛素抵抗的作用及机制研究	林理根	珠海澳大科技研究院
81872793	抗 HBV 病毒新型海洋 briarane 萜类分子发现与作用机制研究	林文翰	北京大学
81872966	灵芝环状 RNA23316 以竞争性内源 RNA 方式结合 milRNA117 调控鲨烯环氧酶影响三萜类化合物合成的机制研究	刘　昶	中国医学科学院药用植物研究所
81872853	特异性 tau 单克隆抗体 77G 阻断 tau 病理及其传播的分子机制研究	刘　飞	南通大学
81872748	针对胃肠间质瘤激酶靶点 cKIT 耐药性突变 T670I 的高选择性Ⅱ型激酶抑制剂的发现及作用机制研究	刘　静	中国科学院合肥物质科学研究院
81872792	海洋来源新骨架蒽醌内酯 AS1041 靶向降解肿瘤融合蛋白 BCR-ABL 的分子机制研究	刘　明	中国海洋大学
81874346	皮肤菌群屏障对中药组分经皮渗透转运过程的影响及机制研究——“以丹参酮治疗痤疮为例”	刘　强	南方医科大学
81872912	基于氯法齐明的苯吩嗪类衍生物抗狂犬病毒活性与作用机制及化学基础	刘　强	中国食品药品检定研究院
81872969	“分子-细胞-动物”三维活性评价方法结合药物代谢组学技术研究车前子治疗痛风的药效物质基础及作用机制	刘　舒	中国科学院长春应用化学研究所
81873056	中药白术活性成分对虚证肿瘤恶病质的治疗作用及对外泌体介导的信号传导途径的干预机制研究	刘　璇	上海中医药大学
81872980	基于内环境动态平衡调控的中药苦参抗糖尿病视网膜病物质基础及机制研究	刘　怡	南方医科大学
81872965	滇鸡血藤药材的道地性成因研究	刘海涛	中国医学科学院药用植物研究所
81872946	孤独症相关的 SALM/LAR-RPTP 信号复合体的靶标确证	刘合力	北京大学
81873011	基于仿生学的靶向 DR5 外泌体介导雷公藤中药纳米给药系统的构建及抗恶性黑色素瘤作用研究	刘继勇	复旦大学
81873050	光敏剂靶向内质网调控致死性自噬敏化癌细胞的作用及小檗碱干预的研究	刘建文	华东理工大学
81873041	肠道菌群代谢物诱导单核细胞亚群变化在 AS 中的意义与化痰祛瘀解毒通脉方的干预机制研究	刘建勋	中国中医科学院西苑医院
81872945	C 组 GPCR 孤儿受体配体鉴定及激活机制研究	刘剑峰	华中科技大学
81874324	转运体介导哌拉西林/他唑巴坦及亚胺培南/西司他丁发生增效减毒药物相互作用的分子药代动力学机制	刘克辛	大连医科大学
81872753	基于喹诺酮结构的双功能分子的设计、合成与抗耐多药结核分枝杆菌活性及其构-效关系研究	刘明亮	中国医学科学院医药生物技术研究所
81872860	组蛋白去甲基化酶 JMJD3 调控病理性心肌肥大的表观修饰机制研究	刘培庆	中山大学
81874344	基于分子拓扑指数的中药宏观质量新模式研究	刘文龙	湖南中医药大学
81872930	肝损伤引起脑内药物转运体-药物代谢酶联盟失衡及其对脑内药物处置改变的贡献	刘晓东	中国药科大学
81872861	DOT1L 调控血管内皮功能在血管重构中的作用及表观机制研究	刘新华	复旦大学
81872913	丝氨酸 β-内酰胺酶/金属 β-内酰胺酶双重抑制剂 IMB-XL5 作用机制的深入研究	刘忆霜	中国医学科学院医药生物技术研究所
81872947	北柴胡茉莉酸信号通路核心转录因子 BcMYC2 的克隆及其调控柴胡皂苷生物合成的功能研究	刘长利	首都医科大学
81874327	circEIF3a 对肺癌铂类药物化疗反应的影响及机制研究	刘昭前	中南大学

（续表）

项目编号	项目名称	负责人	依托单位
81873009	基于胆汁酸代谢调控探索乳香醋炙促进乳香酸成分吸收的机制研究	刘振丽	中国中医科学院中医基础理论研究所
81872849	能量信号分子 OEA 调控伏隔核区突触传递及可塑性对抑郁症的作用及机制	龙利红	华中科技大学
81874293	苔藓植物中贝壳杉烷类化合物的发现、结构多样性制备及靶向线粒体抗肿瘤作用研究	娄红祥	山东大学
81872935	结直肠癌中胆汁酸紊乱的药理机制及其预防和联合化疗研究	楼　燕	浙江大学
81872899	新型 FLT3 抑制剂 LT-171-861 抗急性髓系白血病的作用及潜在靶点的发现性研究	卢　娜	中国药科大学
81874367	山奈酚的细胞核内处置调控 DNA 甲基转移酶抑制结肠癌分子机制及对中药山奈药效的影响	卢琳琳	广州中医药大学
81873008	基于肠道菌群介导的五味子醋制增强收敛止泻效应机制研究	陆兔林	南京中医药大学
81874285	选择性 FGFR4 降解剂的设计合成及其抗肝癌活性研究	陆小云	暨南大学
81872757	基于氧化应激进程探索"类天然"2-氨基吩嗪衍生物靶向 TrxR1 诱导 HepG2 凋亡及其与靶标形成稳定复合物机制研究	陆园园	中国药科大学
81873081	马兜铃酸物质基础与致癌毒性研究	栾　洋	上海交通大学
81872983	酸浆属清热解毒中药抗肿瘤睡茄内酯的发现及其作用靶点研究	罗建光	中国药科大学
81872869	经典 Wnt/β-catenin 通路激活致妊娠期糖尿病子代心肌肥厚的研究	罗健东	广州医科大学
81872941	赫赛汀诱导血管内皮细胞释放 PTX3 促心脏毒性的机制研究	罗沛华	浙江大学
81872794	α-芋螺毒素 LvIA 与 α3β2 乙酰胆碱受体相互作用分子机制研究	罗素兰	海南大学
81873053	基于消退素调控炎症相关通路探讨片仔癀治疗肝癌的作用机制	吕爱平	香港浸会大学深圳研究院
81873036	基于"肠道-TLR4/NFκB-炎症"野菊花黄酮抗"过食肥甘醇酒"致代谢性高血压机制研究	吕圭源	浙江中医药大学
81874303	基因编辑生物制剂的构建及其对乳腺癌干细胞逆分化研究	吕万良	北京大学
81872871	LncRNA-072211 通过调控 ERC1 参与心肌缺血再灌注损伤	吕延杰	哈尔滨医科大学
81873078	基于细胞药代动力学与代谢组学的茵陈退黄机制与药效物质基础研究	马　国	复旦大学
81873063	阿魏酸通过调节 NLRP3 炎症蛋白复合体减轻辐射引起的炎症反应	马增春	解放军军事医学研究院
81872786	使用化学交联质谱和基因编辑技术解析"肝素钠合成体"的成分和组装	毛　洋	中山大学
81872789	靶向 FoxM1c 结合肽 P201 的优化及抗肝癌分子作用机制	茆灿泉	西南交通大学
81873006	基于 TRP/凝血级联通路融合生物信息学的姜炭温经止血作用机制的研究	孟　江	广东药科大学
81874342	基于微流控细胞生物芯片技术的木蝴蝶抗肝肿瘤活性物质发现方法研究	孟宪生	辽宁中医药大学
81872738	新型 C 型凝集素 Dectin-1 小分子配体的发现、优化与抗炎活性研究	孟祥豹	北京大学
81873030	肠道菌群影响阿片类成瘾行为的分子模拟机制及其人参皂苷抗成瘾的菌群重塑研究	莫志贤	南方医科大学
81874315	NK1 受体调控前列腺癌神经内分泌转分化及其作为新型抗肿瘤靶点的研究	牟凌云	兰州大学
81872942	热激对砷剂耐药 PML-RARα 蛋白降解作用及参与蛋白的发现	那仁满都拉	浙江大学
81873031	栝楼桂枝汤对缺血性脑卒中后神经元-小胶质细胞 crosstalk 的调控机制研究	南丽红	福建中医药大学
81873064	中药活性成分吴茱萸碱增强微管蛋白乙酰化和炎症小体活化的药理作用及机制研究	欧阳东云	暨南大学
81874290	靶向 BRD4-AMPK 互作小分子化合物设计合成，结构优化和诱导三阴性乳腺癌自噬性细胞死亡分子机制研究	欧阳亮	四川大学
81872961	桑叶 DNJ 类多羟基生物碱生物合成关键酶基因挖掘和功能研究	欧阳臻	江苏大学
81872927	AhR 对于间充质干细胞体内动力学的影响及其机制研究	潘国宇	中国科学院上海药物研究所
81872911	基于 MyD88 探讨新型 TIR 诱饵肽上调 LAP 作用保护脓毒症小鼠的作用机制	潘夕春	解放军第三军医大学
81872749	MAP3K7 激酶共价抑制剂的研究	潘峥婴	北京大学深圳研究生院
81872873	心肌缺血/再灌注损伤新机制：USP7 介导的心肌细胞凋亡和铁坏死	彭　军	中南大学
81872855	TIMP-2 对阿尔茨海默病血脑屏障损伤的保护作用及机制研究	彭　英	中国医学科学院药物研究所
81874363	基于 TGF-β1/Smad 信号通路研究丹参调控 Ly6C(high)巨噬细胞与自然杀伤细胞关系的抗肝纤维化作用机制	彭　渊	上海中医药大学
81872921	MiR-23a-5p 靶向 HSP20 和 PPARα 调控肠缺血再灌注损伤的分子机制及薯蓣皂苷的干预作用研究	彭金咏	大连医科大学
81872807	近红外光控 CRISPR-Cas9 基因编辑递送系统的构建及其对杜氏肌营养不良症的精准治疗研究	平　渊	浙江大学
81874330	ARRB1 介导 HNF4α 在神经激肽 1 受体调控色素合成中的作用及机制研究	平锋锋	南京医科大学
81872963	LjMYB1 响应干旱胁迫调控金银花类黄酮合成的分子机制研究	蒲高斌	山东中医药大学
81874298	特殊生境植物内生真菌中新颖活性天然产物的挖掘	普建新	中国科学院昆明植物研究所
81872826	新型"水淬灭"近红外荧光探针的设计及其在纳米粒体内过程研究中的应用	戚建平	复旦大学
81872734	新型糖尿病治疗药物(GLP-1R 和 FFAR1 双重激动剂)的分子构建、活性评估及作用机制研究	钱　海	中国药科大学

（续表）

项目编号	项目名称	负责人	依托单位
81872875	Sirt1 调控 tau 蛋白 O-GlcNAc 糖基化在阿尔茨海默 tau 病理性改变中的新机制	钱　慰	南通大学
81872931	基于肝癌患者 CYP2E1 活性增高研究 CYP2E1 特异性抑制剂	乔海灵	郑州大学
81872958	射干异黄酮类化合物生物合成途径下游通路关键酶基因的克隆、表达和功能研究	秦民坚	中国药科大学
81873079	含 α,β-不饱和羰基的中药有效成分“穿心莲内酯”和“酸浆苦素 A”磺酸化代谢的发生机制及种属差异研究	邱　峰	天津中医药大学
81872840	核糖体蛋白 S6 激酶 p85S6K 与 AMPA 受体 GluA1 亚基的相互作用及其对学习记忆的调控	邱　瑜	上海交通大学
81872825	仿生自组装干扰素 γ 递送囊泡的构建及促抑瘤作用研究	邱利焱	浙江大学
81874364	基于 CAR/PXR 交叉谈话与 TLRs/NF-κB 信号通路茵陈甘草组方对胆汁淤积肝损伤的保护作用与机制研究	裘福荣	上海中医药大学
81873017	可靶向调控 TAMs 极化的灵芝酸 A 化学免疫给药系统用于乳腺癌联合治疗研究	瞿　鼎	南京中医药大学
81872884	CXCR7/CXCR4 异二聚体（CXCR4/CXCR7 heterodimer）通过信号转导偏移促进组蛋白去甲基化：结直肠癌发病新机制研究及防治策略探索	曲显俊	首都医科大学
81873086	基于类法尼醇 X 受体调控的藏药裸茎金腰逆转肝内胆汁淤积的药效物质及其构效关系和作用机制研究	任　刚	江西中医药大学
81874284	新型选择性 Axl/Flt3 小分子双重抑制剂的设计、合成及生物活性研究	任小梅	暨南大学
81874331	治疗白癜风新靶点 TSPO 的研究	尚　靖	中国药科大学
81873060	巨噬细胞乙酰化修饰介导小檗碱抗炎效应和改善胰岛素抵抗的作用	尚文斌	南京中医药大学
81874341	川芎干预糖尿病肾病的药效物质基础及作用机制	沈　涛	山东大学
81874326	“代谢-转运互作”介导槲皮素及其活性代谢物 Q3GA 调控 CsA 药动学的分子机制	师少军	华中科技大学
81874345	基于炮制化学-药效评价-代谢组学技术的酒苁蓉补肾阳作用增效机制研究	史　辑	辽宁中医药大学
81873062	二仙药对影响 miRNA-34/lncRNA PINK1-AS1 互作调控 BMP-2/Runx2 通路促进慢性骨髓炎骨修复的机制研究	寿　旦	浙江省中医药研究院
81873047	无柄灵芝调控 CCL2 分泌抑制乳腺癌微环境 Tregs 招募的抗肿瘤机制	寿旗扬	浙江中医药大学
81872948	甾醇氧乙酰基转移酶（SOAT）在茯苓酸生物合成途径中的功能解析	舒少华	华中农业大学
81873055	从抑制 HIF-1α 介导糖酵解角度探讨疏花蛇菰三萜组分抗肝癌作用及机制	宋　捷	南京中医药大学
81874339	基于 CCS 策略的中成药龙胆泻肝丸基原物种鉴定研究	宋经元	中国医学科学院药用植物研究所
81872766	黄瑞香中基于 YAP 蛋白的双环合异戊烯基黄烷 DGI 的结构改造及抗肝癌机制研究	宋少江	沈阳药科大学
81872821	逃逸肿瘤相关巨噬细胞识别的新型非病毒基因递送系统研究	宋相容	四川大学
81872949	丹参酮合成途径中新基因簇的功能分析和分子调控机制研究	宋振巧	山东农业大学
81872833	复杂基质中新精神活性物质的快速预警筛查及结构鉴定新方法研究	苏梦翔	中国药科大学
81873024	基于内源性代谢产物逆向追踪 TRPV1 通路后表征辛热（温）药性的生物分子网络和关键节点	隋　峰	中国中医科学院中药研究所
81872892	基于微环境介导谷氨酰胺代谢重编程靶点 ASCT2 的 C118P 抗三阴乳腺癌转移作用及机制研究	孙　立	中国药科大学
81872894	CENPA 介导的表观遗传调控在乳腺癌进展及转移中的作用及机制研究	孙　霞	山东大学
81872814	靶向淋巴结内树突状细胞的疫苗递送系统用于类风湿性关节炎的治疗	孙　逊	四川大学
81873045	吴茱萸生物碱诱导细胞自噬影响卵巢癌顺铂耐药细胞株增殖的相关机制研究	孙　阳	福建省立医院
81872877	磷酸酶 SHP2 促进 IL-23 转录加剧银屑病发病的分子机制及潜在药靶研究	孙　洋	南京大学
81872856	心肌肥厚发生的新机制-lncRNA Gm15834/miR-30b/ULK1/自噬调控网络参与心肌肥厚的作用及机制	孙宏丽	哈尔滨医科大学
81873084	基于 LncRNA 介导的肝窦内皮细胞线粒体功能障碍探讨吡咯里西啶生物碱的肝毒性机制	孙丽新	中国药科大学
81872817	构建“三元联动”重塑肿瘤免疫微环境的 ATP 超敏纳米凝胶用于胰腺癌化疗免疫联合治疗研究	孙敏捷	中国药科大学
81872759	以藁本内酯三聚体为先导物的靶向于 NLRP3 炎性小体抗炎药物的设计与合成	孙平华	暨南大学
81873057	香茶菜中 Isoforrestin A 联合 GSH 合成抑制剂逆转伊马替尼耐药的作用及机制	孙晓艳	南京中医药大学
81873088	基于网络药理学和活性成分群理论的藏药旺拉 CE 抗 AD 的 PCB/RM 分子网络机制研究	覃筱燕	中央民族大学
81872888	靶向泛素 E3 连接酶的抗肿瘤免疫调节剂的新底物和新机制研究	谭敏佳	中国科学院上海药物研究所
81872800	化合物成药性预测与优化方法研究	唐　赟	华东理工大学
81873021	以选择素相关因子为核心的黄芪、莪术配伍抗肿瘤转移机制研究	唐德才	南京中医药大学
81874322	选择性抑制 STAT3 通路促进白色脂肪细胞褐色化的抗肥胖症候选药物发现及调控机制研究	唐士兵	中国科学院广州生物医药与健康研究院

（续表）

项目编号	项目名称	负责人	依托单位
81873096	基于海马微环境与神经环路共调节探究栀子多组分协同抗抑郁作用机制	陶伟伟	南京中医药大学
81873071	中药复方升降散通过 RIG1-JAK1-STAT1/2 信号通路调控流感病毒宿主固有免疫的药效机制及其物质基础研究	逄慧慧	广东药科大学
81872973	紫外诱导桑叶中 Diels-Alderase 合酶的分离纯化及其结构研究	田景奎	浙江大学
81872952	柴胡中基于 P-selectin 靶点治疗急性肺损伤的新型糖类先导化合物的发现与作用机制研究	佟海滨	温州大学
81873070	低浓度中药促进耐药质粒在异种菌株间接合转移的分子机制研究	童延清	长春中医药大学
81874366	基于药代学与药效学关联的丹参红花多组分(丹红注射液为例)抗脑缺血作用机制研究	万海同	浙江中医药大学
81872827	聚丙烯酸酯压敏胶中残留成分和微相结构对药物稳定性的影响及相关机制研究	汪　晴	大连理工大学
81872938	RRM2B/Ca^{2+}/CaMKK2 调控 LdT 为代表的核苷类似物致慢乙肝患者 CK 升高的机制研究	王　斌	复旦大学
81872970	基于结核分枝杆菌细胞壁生物合成通路的中药“狼毒”抗结核活性物质及其作用机制研究	王　超	大连医科大学
81873023	三种冰片调控脑缺血模型 TRPV1 联动 Notch 通路重塑 NVU 表达性效机制的研究	王　建	成都中医药大学
81872919	星形胶质细胞 hnRNPA1 选择性装载 microRNA-34a 入外泌体介导糖尿病海马神经元退行性变的作用及机制研究	王　珊	中南大学
81874320	靶向病毒核蛋白的新喹啉酮生物碱衍生物抗甲型流感病毒作用机制研究	王　伟	中国海洋大学
81874369	土家药鸡血七抗乳腺癌药效物质基础及 CyclinD1-CDK4/6-Rb 通路介导的作用机制研究	王　炜	湖南中医药大学
81874307	基于固定化磷脂酰丝氨酸多肽配体的细胞外囊泡的分离及人参皂苷 Rd 诱导肿瘤细胞凋亡分泌的细胞外囊泡的脂质学研究	王　彦	上海交通大学
81872785	“智慧型”双靶向 ADC 分子的构建与概念验证	王春河	中国科学院上海药物研究所
81872950	WRKY 转录因子调控地黄苯乙醇苷生物合成的机制研究	王丰青	河南农业大学
81872788	胸腺免疫抑制性五肽(TIPP)抗哮喘作用及机制研究	王凤山	山东大学
81872874	NAD 合成关键酶小分子激活剂的筛选及其作用机制和功能的研究	王戈林	清华大学
81872989	中药白英甾体生物碱凝集脂筏胆固醇调控肿瘤外泌体生成及功能的抗肿瘤机制研究	王建农	中国中医科学院西苑医院
81872995	多成分“代谢-暴露反应-质效关联”模式下的当归补血汤药效物质辨识与质量控制研究	王晶娟	北京中医药大学
81872891	核受体 RORgamma 在 AR 靶向治疗耐药性前列腺癌中的作用和机制研究	王军舰	中山大学
81872972	基于 RAS 信号通路薏苡仁生物肽干预痰湿型高血压作用机制研究	王灵芝	北京中医药大学
81872964	MADS-lncRNA 天然反义转录本调控丹参开花的分子机制	王梅珍	中国医学科学院药用植物研究所
81872915	松弛素家族多肽受体 4 的小分子配体发现和结构功能研究	王明伟	中国科学院上海药物研究所
81872926	Circ_0062018 作为 ceRNA 调节甲氨蝶呤敏感性的机制研究	王淑梅	首都医科大学
81872924	Ph^+ 慢性粒细胞白血病中原癌蛋白 SET 的 Neddylation 修饰与化学干预	王淑珍	中国药科大学
81872809	基于上皮细胞内极化运输器设计纳米载体:出胞调控及其生物学效应	王学清	北京大学
81872903	“SREBP2-胆固醇代谢-Treg 细胞分化”轴调控 IDO1 抑制剂对结肠癌的化学预防作用及机制研究	王亚菁	中国药科大学
81872908	VP22 或其他病毒蛋白经 TPPP1 抑制 HDAC6 促进微管乙酰化利于 HSV-1 胞内运输的机制研究	王一飞	暨南大学
81874287	用于癌症免疫治疗新型 RORγt 激动剂的设计合成与作用机制研究	王永辉	复旦大学
81873032	麦冬皂苷 D 心血管保护作用分子靶点 CYP2J 的确证与药理机制研究	王宇光	解放军军事医学研究院
81872933	内源性生物活性物质 β-咔啉类生物碱在动物体内的生物合成、转运和代谢机制研究	王长虹	上海中医药大学
81874300	基于质谱-分子网络策略的柳珊瑚来源真菌环肽活性先导物发现	王长云	中国海洋大学
81872880	Swiprosin-1 在脓毒症中调控 T 细胞免疫抑制的作用及机制研究	王志斌	解放军第二军医大学
81873029	黄芪皂苷抑制 HDAC/NF-κB/STAT3 阻止 NK 细胞浸润和活化保护脑缺血损伤的机制研究	王志菲	上海中医药大学
81873051	基于“线粒体动力学平衡-氧化代谢应激”交互信号揭示黄芩来源 PPARγ 天然激动剂的抗肝癌作用机制	魏立彬	中国药科大学
81872773	五种蕨类植物的内生真菌抗 MRSA 活性代谢产物的研究	魏孝义	中国科学院华南植物园
81873018	肠道菌群协同化瘀泄浊中药多成分多级释药微囊用于肾纤维化治疗研究	魏颖慧	浙江中医药大学
81872878	阻断 OPTN 抑制树突细胞功能缓解类风湿性关节炎的分子机制研究	翁勤洁	浙江大学
81873007	基于水液转运蛋白调控研究大戟属有毒中药醋制“毒-效”转化的共性机制	吴　皓	南京中医药大学
81874360	栀子苷双靶调控 SphK1-S1P-S1PR1 和 RasErk1/2 信号转导干预类风湿性关节炎滑膜微环境炎症反应	吴　虹	安徽中医药大学

（续表）

项目编号	项目名称	负责人	依托单位
81874310	双重激动痛敏素受体/μ 阿片受体的镇痛与成瘾的特征及机制研究	吴　宁	解放军军事医学研究院
81872906	基于 Src 通路研究 BPN 靶向 PTP1B 抑制神经胶质瘤生长的分子机制	吴　宁	中国科学院海洋研究所
81873076	清肝活血方通过 LXR-LPCAT3 信号通路抑制内质网应激改善酒精性肝病的机制研究	吴　涛	上海中医药大学
81872815	基于“药物/粒子”动力学差异分析的载体给药系统体内命运研究	吴　伟	复旦大学
81872727	吡咯色原酮类 PDE5 特异性抑制剂的设计、抗肺动脉高压活性及作用机制研究	吴德燕	中山大学
81873061	基于 AMPK-TFEB 通路研究高车前苷调控自噬改善糖尿病血管病变的作用机制	吴斐华	中国药科大学
81873038	基于血管平滑肌细胞自噬探究“瓜蒌-薤白”药对抗动脉粥样硬化斑块形成的作用机制	吴鸿飞	安徽中医药大学
81872905	ZFAS1 靶向募集 NOP58 调控 rRNA 甲基化介导大肠癌细胞生物学特性的分子机制	吴慧哲	中国医科大学
81872898	LncRNA-uc002jit. 1/PARP1 形成环路调节 DNA 修复对 DNA 损伤药物清除白血病干细胞的影响	吴丽贤	福建医科大学
81872774	抗凝新药 LFG 的组成寡糖对内源性凝血途径选择性抑制的研究	吴明一	中国科学院昆明植物研究所
81874317	小分子靶向 UPF1 激活免疫对抗转移性结直肠癌的作用机制研究	吴兴新	南京大学
81872916	胞浆脱氧鸟苷激酶介导巨噬细胞炎症的兴起与消亡调控 NAFLD 的进展与转归	吴旭东	南京大学
81872740	可克服 T790M 和 C797S 耐药的 EGFR 变构抑制剂的设计、合成及生物活性评价	伍小云	南方医科大学
81873003	构建“成分-效应-靶点”网络体系探讨岭南特色饮片制枳壳“存效减燥”的炮制机制	夏　荃	广州中医药大学
81874361	基于固有免疫细胞 γδT17 抑制的积雪草抗结肠炎效应成分阻遏 CAC 的机制研究	夏玉凤	中国药科大学
81874286	基于 RCT 途径构建新型 PPARγ/LXRα 双靶点调血脂药物的研究	向　华	中国药科大学
81874335	板蓝根中落叶松脂素生物合成关键酶 IiPLR1 蛋白晶体结构解析、改造与功能评价	肖　莹	解放军第二军医大学
81872932	基于细胞药代动力学的非酒精性脂肪肝中 P450s 代谢调控机制研究	谢　媛	中国药科大学
81872876	可溶性环氧化物水解酶作为治疗哮喘气道重塑新靶点的研究	谢强敏	浙江大学
81872991	基于 Sp1 调控 VEGFR2 基因转录及蛋白泛素化水平的益母草促血管生成药效物质与作用机制研究	熊　亮	成都中医药大学
81873067	基于 caspase-1/11 介导的肠黏膜免疫系统细胞焦亡机制的大黄游离蒽醌治疗 SAP 时效研究	熊玉霞	西南医科大学
81873033	益母草水苏碱下调 Noxs/ROS 阻断心肌纤维化生成轴正反馈作用的机制研究	徐　明	上海中医药大学
81872731	抗寄生虫药硝唑尼特的新用途——抗肿瘤作用靶标发现及机制研究	徐　萍	北京大学
81874289	基于天然活性产物 XJP 的新型多靶点抗 AD 药物分子发现研究	徐进宜	中国药科大学
81872737	基于诱导 Phe199 位移变化策略选择性抑制热休克蛋白内质网亚型 Grp94 蛋白的药物发现及其应用探索	徐晓莉	中国药科大学
81872750	选择性 IDO2 抑制剂的设计合成及抗类风湿性关节炎活性及作用机制研究	徐云根	中国药科大学
81873048	芫花提取物 PFP2 降解 IAP 遏制耐药肿瘤细胞免疫逃逸的功能机制研究	许　川	电子科技大学
81872975	基于整体观的熟地黄“九蒸九晒”质-效相关性研究	许　军	南京中医药大学
81872990	基于肠道微生态系统的泽泻提取物改善肥胖小鼠糖脂代谢的体内药效物质及作用机制研究	许　文	福建中医药大学
81874359	生地-山茱萸调控巨噬与肾固有细胞的交互应答干预糖尿病肾病的作用机制	许惠琴	南京中医药大学
81872812	T 细胞靶向稳定核酸脂质纳米粒用于体内产生白介素-6 分泌功能缺失的嵌合抗原受体 T 细胞(CAR-T)研究	闫志强	华东师范大学
81872723	催化不对称[3+3]环加成合成含三氟甲基哌啶化合物的研究及在药物活性分子合成中的应用	阎文锦	兰州大学
81872887	溶瘤病毒 M1 长期缓解恶性肿瘤的效应与机制研究	颜光美	中山大学
81872779	蒽醌骈合型烯二炔天然产物的生物合成途径研究	颜晓晖	天津中医药大学
81872937	DEC1 通过激活 NFATc-1 促进破骨细胞分化的作用及机制	杨　俭	南京医科大学
81872879	国家 1 类候选新药钩吻素子治疗类风湿关节炎作用机制的研究	杨　渐	福建医科大学
81874354	Nrf2 与 Smad3 在肝纤维化-肝癌发展进程中的交互作用机制及黄芪甲苷的干预	杨　雁	安徽医科大学
81874348	基于肠道菌群与肠黏膜免疫对肠上皮细胞通透性的交互式调控研究汤剂微粒体系促活性成分吸收机制	杨　晔	安徽中医药大学
81872722	ERRα 反向激动剂的优化设计及抗肿瘤活性和机制研究	杨春皓	中国科学院上海药物研究所
81872979	基于 NF-κB 和 STAT3 通路的表观遗传调控的平贝母多糖的分离纯化和肺癌预防	杨春娟	哈尔滨医科大学
81874305	酶诱导配体呈递型纳米复合载体的构建及靶向 BCSCs 机制研究	杨春荣	佳木斯大学
81872907	基于结构生物学的 Taccalonolide AN 衍生物的设计、合成及抗肿瘤活性研究	杨金亮	四川大学
81872954	阳春砂龙脑基二磷酸合酶功能优化及其在种子中特异表达的解析	杨锦芬	广州中医药大学
81872999	中药材中隐蔽型真菌毒素的产生规律及体内毒性释放机制研究	杨美华	中国医学科学院药用植物研究所
81872996	基于“类结构同法表征”多技术集成的中药质量标准研究新模式	杨文志	天津中医药大学

（续表）

项目编号	项目名称	负责人	依托单位
81872755	表观遗传修饰策略驱动的11株植物内生真菌中新型抗耐药菌活性分子合成潜能的挖掘	杨小龙	中南民族大学
81872936	RIP3去Neddylation修饰介导的程序性坏死在达沙替尼心脏毒性中的作用及机制研究	杨晓春	浙江大学
81874301	新型CRM1抑制剂的设计和制备以及对ENKTL淋巴瘤治疗机制与效果的研究	杨永亮	大连理工大学
81872726	新型DNA解旋酶（GyrB）和拓扑异构酶IV（ParE）双靶抑制剂的设计、合成与抗多药耐药菌活性研究	杨玉社	中国科学院上海药物研究所
81872782	Nystatin糖基耦合机制阐述在新一代抗真菌药物发现中的应用	杨兆勇	中国医学科学院医药生物技术研究所
81873065	板蓝根源甾类化合物靶向调控流感诱导的固有免疫过度炎症的机制研究	杨子峰	广州医科大学
81872883	新型人源化抗RON单克隆抗体-药物偶联物对胰腺癌及其肝转移的抗癌效应	姚航平	浙江大学
81873040	基于HIF-1α/Notch信号通路探讨塞络通胶囊活化星形胶质细胞调控缺血性脑卒中后神经修复机制研究	姚明江	中国中医科学院西苑医院
81874306	基于串联质谱和离子迁移质谱的手性药物识别机制和方法研究	姚钟平	香港理工大学深圳研究院
81872838	真实生物体系中靶蛋白-配体动态结合模式及结合位点的全景式研究	叶　慧	中国药科大学
81873080	肠道菌群介导的内酯类组分C-位磺酸化代谢在穿心莲保肝利胆中的作用	叶　玲	南方医科大学
81874297	基于胆固醇代谢调节促进效应T细胞抗肿瘤的崖豆藤中活性物质的发现，作用机制及构效关系研究	叶昊宇	四川大学
81872917	异甜菊醇通过PKC-β-SREBP1C-SCD1/GPAT通路改善非酒精性脂肪肝病脂质沉积的机制研究	易宏伟	东南大学
81872982	基于毒代动力学改变的朱砂-马钱子配伍降低神经毒性的物质基础和机制研究	殷　军	沈阳药科大学
81873002	基于PI3K-Akt通路探索炒川楝子治疗乳腺良恶性增生的炮制机制	殷放宙	南京中医药大学
81872984	基于Sirt1多通路协同改善非酒精性脂肪肝的青钱柳药效物质基础和作用机制研究	殷志琦	中国药科大学
81874340	基于PK-PD-代谢组学实时动态偶联的淫羊藿川芎药对治疗骨关节炎的配伍机制研究	尹　华	浙江中医药大学
81873093	经ERK1/2、STAT3互作通路干预失重下柚皮苷作用于T细胞介导的成骨细胞分化机制	尹文哲	哈尔滨医科大学
81873089	基于miR-130b/MEOX2/Akt信号通路探讨维药骆驼蓬中生物碱类调节结肠癌自噬及转移作用机制	于海洋	天津中医药大学
81874358	基于miR-34b/MET/β-catenin通路探讨四君子汤与达卡吧嗪合用抗黑色素瘤的机制	禹志领	香港浸会大学深圳研究院
81873049	青蒿鳖甲汤通过mTOR自噬调控引起肺癌细胞"失巢凋亡"的机制研究	袁　强	浙江中医药大学
81873092	基于纳米粒整体吸收的提高藏药波棱瓜子中木脂素生物利用度的作用机制研究	袁海龙	解放军第四军医大学
81872951	短密木霉与白术根腐病菌的空间互作及相关蛋白的克隆与功能研究	袁小凤	浙江中医药大学
81872896	内质网蛋白RCN1通过调节选择性剪接促进肿瘤多药耐药的机制研究	苑辉卿	山东大学
81872758	抗肿瘤粗榧烷二萜的发现与研究	岳建民	中国科学院上海药物研究所
81872751	具有抗心肌纤维化作用的ATX抑制剂的发现、优化与作用机制探索研究	翟　鑫	沈阳药科大学
81872939	PLA2G7 R92H基因多态性对药源性急性严重过敏反应的作用及机制研究	翟所迪	北京大学
81872784	抗体偶联药物的内吞和细胞内转运机制研究	詹金彪	浙江大学
81872777	NO给予体-aurovertins耦合体的设计合成及其抗三阴乳腺癌的协同作用和机制研究	占扎君	浙江工业大学
81874349	辛热类有毒中药风险-效益阈与效毒机制研究	张　冰	北京中医药大学
81872986	IRF7介导的TAM糖脂代谢重编程在骨肉瘤外泌体构建促肺转移微环境中的作用及淫羊藿干预的药效物质基础研究	张　超	中国药科大学
81873010	基于"表里并重"动态关联"性效差异"的焦栀子饮片炒制过程质量传递动态变化规律及过程机制研究	张　村	中国中医科学院中药研究所
81872889	DDX5/p62相互作用调控细胞自噬-炎症抑制非酒精性脂肪性肝炎相关肝癌进展的作用及机制研究	张　浩	中国药科大学
81874351	山茱萸环烯醚萜苷调节Calpain拮抗Tau蛋白异常过度磷酸化的机制研究	张　兰	首都医科大学
81872824	针对免疫复合物肾小球肾炎的siRNA靶向递释系统研究	张　凌	四川大学
81873075	百部汤多靶位改善肺泡微环境抑制肺纤维化的作用机制研究	张　勉	中国药科大学
81872764	以sorcin蛋白为靶点的天然产物小分子的发现、优化及其抗胰腺癌干细胞活性研究	张　泉	南开大学
81874332	PgWRKY2转录因子靶向SS3和PDR3基因调控人参皂苷合成与积累的机制及优异种质构建	张　儒	湖南工程学院
81872837	基于MRGPRX2/CMC-IT-TOF的药物类过敏物筛选及质量控制方法基础研究	张　涛	西安交通大学
81874329	linc00312及其遗传变异在鼻咽癌治疗中的作用及机制研究	张　伟	中南大学
81872848	以EX1和EX2为靶标的stargazin和AMPA受体相互作用研究	张　炜	河北医科大学
81874337	玉米-茅苍术间套作系统种间根际效应增加茅苍术生产力的机制研究	张　燕	中国中医科学院中药研究所

（续表）

项目编号	项目名称	负责人	依托单位
81873035	基于抑制铁跨膜转运防治脑缺血再灌注损伤机制探讨黄芪"固护玄府"的微观基础	张　颖	河北中医学院
81874295	Aspidosperma-eburnea 类生物碱促溶酶体生成的构效关系与作用机制研究	张　于	中国科学院昆明植物研究所
81872974	两种罂粟科植物镇痛活性成分的发现及作用机制研究	张春磊	中国药科大学
81872778	化学-酶催化法创制台勾霉素 B 的氟氯溴碘多样化取代衍生物	张海波	中国科学院南海海洋研究所
81872787	基于液滴微流控系统高通量筛选共刺激受体 OX40 的激动剂抗体	张宏恺	南开大学
81874311	脑中新发现的 Matrilin-3 抗缺血性脑中风作用及其依赖自噬的调节反应性星形胶质细胞的机制	张慧灵	苏州大学
81874350	从玛咖"性温味甘健脾"研究玛咖多糖促进能量代谢及免疫调控机制	张建军	北京中医药大学
81872730	ANO1 蛋白抑制剂的设计与合成及镇痛作用研究	张亮仁	北京大学
81873027	鞘脂代谢重编程驱动小胶质细胞极化及黄连解毒汤干预研究	张启春	南京中医药大学
81872978	中药钩藤抗帕金森病的体内药效物质及其多成分多途径调控机制	张庆英	北京大学
81872843	扩散性三叉神经病理性疼痛中 VPM 感觉传入环路重构及 HMGB1 的作用研究	张世红	浙江大学
81872761	狼毒大戟中杂萜类化合物调控炎症微环境防止肝癌转移的作用机制及构效关系研究	张维库	中日友好医院
81872918	抑制 TRAF6 缓解高糖诱导的炎症反应和糖尿病肾病的作用机制研究	张亚利	温州医科大学
81872851	基于 LC-MCH/MCHR1 系统的抑郁形成新机制及药物靶点确认	张永鹤	北京大学
81873020	具有中医特色的付罐经皮给药物理促渗新技术的系统研究	张永萍	贵州中医药大学
81872842	创新化学药物硝酮嗪清除 α-突触核蛋白和改善线粒体功能治疗帕金森病的机制研究	张在军	暨南大学
81874304	靶分子/蛋白药物/载体天然机制一体化制备的纳米递送系统基础研究	张振中	郑州大学
81872810	细胞衍生的生物矿化囊泡在急性肺损伤治疗中的研究	张志平	华中科技大学
81872859	咖啡酰白桦醇酯靶向 TRPV1/RIP3 通路的降温抗炎抗缺血调控机制研究	章海燕	中国科学院上海药物研究所
81872955	老鸦瓣属药用植物分子系统学与生物地理学研究	赵　群	皖西学院
81874294	金属离子依赖性蛋白磷酸酶 PPM1B 特异性抑制剂的设计、合成及其在造血干细胞功能调节的分子机制研究	赵保兵	山东大学
81874292	来源于印度洋深海产黄青霉菌的硝基苯反式环氧酰胺类化合物促神经分化作用研究	赵冰心	暨南大学
81872729	基于结构的选择性 PAK4 抑制剂的设计、优化及抗肿瘤活性研究	赵冬梅	沈阳药科大学
81873077	从调节 ATF6/c-fos 信号通路研究淫羊藿苷改善衰老睾丸支持细胞功能衰退的分子机制	赵海霞	三峡大学
81874365	基于核受体 FXR 研究芍药苷治疗淤胆型肝炎的生物学机制	赵艳玲	解放军总医院
81872985	RAS 抑制剂茯苓皮三萜酸利尿及抗肾间质纤维化物质基础及作用机制研究	赵英永	西北大学
81872724	设计合成新颖的 MAP3K14 激酶抑制剂和降解剂，研究其生物活性和成药性	赵玉军	中国科学院上海药物研究所
81873025	人参皂苷作用靶点 BB 型肌酸激酶在其抗应激致大鼠抑郁样行为中的作用研究	赵玉男	南京中医药大学
81873000	基于功效-证候-毒性关联模式的双黄连制剂质量控制标志物的辨识与评价模式的建立	赵云丽	沈阳药科大学
81872934	冠心病患者低三碘甲状腺原氨酸的 ADME 基因甲基化调控机制及其对生存预后的影响	钟诗龙	广东省人民医院
81872976	基于中药配位化学理论探究复方肝豆汤通过驱铜途径治疗肝豆状核变性的药效物质基础	周　安	安徽中医药大学
81872914	基于维生素 D 受体（VDR）研究青蒿琥酯增强机体抗细菌感染作用的分子机制	周　红	遵义医科大学
81872819	"干细胞纳米粒"神经修复给药系统的研究	周建平	中国药科大学
81872803	微环境溶蚀性胶束抗耐药骨转移瘤的作用及其机制研究	周四元	解放军第四军医大学
81872736	基于实体瘤特异性酶释药的新型抗体偶联药物研究	周辛波	解放军军事医学研究院
81872863	抗心肌纤维化新靶点-Apelin 相关受体 APJ	周宇宏	哈尔滨医科大学
81872735	靶向 PDE4 的新型抗抑郁药物的设计、合成与作用机制研究	周中振	南方医科大学
81872895	Wnt 信号通路抑制剂调控肿瘤免疫微环境的机制研究	朱　棣	复旦大学
81872798	基于代谢组学的肿瘤标志物稳定识别新方法研究及实验验证	朱　峰	浙江大学
81873094	基于"肠道菌-短链脂肪酸-肝 NRF2"途径的人参缓解环磷酰胺肝毒性机制研究	朱　贺	南京中医药大学
81872882	ALDH1 诱导非小细胞肺癌 EGFR-TKI 获得性耐药的 ROS-RCS 代谢重编程机制	朱　亮	上海交通大学
81874299	羊踯躅中木藜芦烷型微量镇痛活性成分生物合成基因挖掘与代谢途径在酿酒酵母中的重构	朱　平	中国医学科学院药物研究所
81873037	芪参方肠道滞留成分通过调节短链脂肪酸 Olfr78/Gpr41 肾脏-血管双感受器维系宿主血压平衡的作用机制	朱　彦	天津中医药大学
81873015	中药废水资源化膜材料表面改性——微结构调变的专属膜反应器精准构筑机制研究	朱华旭	南京中医药大学
81874343	基于"化学-PD/PK"的附子质量标志物发现、确证及其调控毒效的分子机制研究	朱丽君	广州中医药大学
81872797	基于高效模拟设计的抗哮喘靶标蛋白 TG2 激动剂的发现优化	朱维良	中国科学院上海药物研究所

（续表）

项目编号	项目名称	负责人	依托单位
81872886	糖酵解/脂肪酸β氧化代谢模式转变驱动恶性胶质母细胞瘤的分化及其表观遗传学机制研究	朱文博	中山大学
81872846	海马犬尿氨酸代谢失衡在颞叶癫痫中的作用及其机制研究	朱新建	东南大学
81873034	地黄梓醇协控缺血脑区血管-神经新生偶联机制	祝慧凤	西南大学
81872791	东沙珊瑚共附生菌中程序性细胞坏死抑制剂的发现及靶点研究	庄春林	解放军第二军医大学

2018 年重点项目（药学相关项目选录）

项目编号	项目名称	负责人	依托单位
81830101	多组学融合抗病毒药物宿主靶标辨识新技术研究	王升启	解放军军事医学研究院

2018 年重大项目（药学相关项目选录）

项目编号	项目名称	负责人	依托单位
81891014	中药道地性环境成因	郭兰萍	中国中医科学院中药研究所
81891013	中药道地性的遗传成因	黄璐琦	中国中医科学院
81891010	中药道地性研究	黄璐琦	中国中医科学院
81891012	中药道地性"性-效"关系研究	彭　成	成都中医药大学
81890994	基于血液肿瘤细胞异质性的治疗策略探索	王侃侃	上海交通大学
81891011	中药道地性的物质基础研究	叶　敏	北京大学
51890891	生物体内液体/颗粒的流动与迁移及调控机制	张欣欣	北京科技大学
51890890	面向靶病灶精准诊疗的生物热物理基础问题研究	张欣欣	北京科技大学

2018 年重大研究计划（药学相关项目选录）

项目编号	项目名称	负责人	依托单位
91859106	应用多模态影像技术监控由药靶活性改变和代谢重编程介导的肿瘤对 c-Met 靶向治疗耐药的研究	黄锐敏	中国科学院上海药物研究所
91859118	血小板靶向/荧光多功能纳米药物构建及其抗乳腺癌转移作用研究	李素萍	国家纳米科学中心
91859203	基于影像组学智能预测晚期非小细胞肺癌 EGFR-TKI 靶向治疗耐药的研究	李为民	四川大学
91859116	多模态诊疗一体化纳米探针用于 HER-2 阳性乳腺癌转移灶受体定量、成像监测与克服耐药的研究	凌代舜	浙江大学
91853111	定点修饰的生物正交反应在基因编辑技术中的应用	刘　涛	北京大学
91853127	特异性调控 PP2C 蛋白去磷酸化分子探针的设计及分子机制	杨光富	华中师范大学
91853118	DNA 去甲基化途径关键酶 Tet2 的先导化合物发现及其化学干预	张　良	上海交通大学
91859120	基于靶向细胞周期依赖性激酶 CDK4/6 的多模态分子影像技术监测乳腺癌抗肿瘤药物疗效的研究	张国君	厦门大学
91846106	基于自然语言处理的内分泌常用药物不良反应监测数据库的构建	张化冰	中国医学科学院北京协和医院

2018 年国家杰出青年科学基金（药学相关项目选录）

项目编号	项目名称	负责人	依托单位
51825302	生物医用材料表界面	蔡开勇	重庆大学
81825021	离子通道药理学	高召兵	中国科学院上海药物研究所
81825020	药物设计方法与应用	李洪林	华东理工大学
51825202	无机非金属类生物材料	刘绍琴	哈尔滨工业大学
81825023	中药学	齐炼文	中国药科大学
81825007	神经病学	王伊龙	首都医科大学
31825010	G 蛋白偶联受体的结构生物学研究	吴蓓丽	中国科学院上海药物研究所
31825012	短肽水凝胶的可控制备及生物医疗应用	杨志谋	南开大学
81825009	精神分裂症的遗传易感性研究	岳伟华	北京大学

2018 年创新研究群体项目（药学相关项目选录）

项目编号	项目名称	负责人	依托单位
81821005	抗肿瘤新药敏感群体和耐药机制研究	耿美玉	中国科学院上海药物研究所
81821092	精神疾病的神经可塑性机制	陆　林	北京大学
81821004	基于内源性大分子精准修饰的生物药物创新	周德敏	北京大学

2018 年国际(地区)合作与交流项目(药学相关项目选录)

项目编号	项目名称	负责人	依托单位
81861168035	靶向乙肝病毒表面抗原(HBsAg)天然药物的筛选:九头狮子草核心单体成分抗乙肝病毒药效学研究	陈　娟	重庆医科大学
81811530389	蛋白修饰的硫化铅量子点的体内生物安全评价研究	陈　俊	复旦大学
81861148030	儿童和青少年高危急性淋巴细胞白血病发病机制和靶向治疗的研究	陈赛娟	上海交通大学
81861148019	抗结核药物新靶标发现的研究平台	陈士云	中国科学院武汉病毒研究所
81861138046	针对重要耐药菌感染的多元复合治疗策略探索	邓旭明	吉林大学
81861138050	华东地区环境中抗菌药物残留对细菌耐药和人群健康的影响及干预策略研究	付朝伟	复旦大学
81861138047	靶向细菌关键的调控系统开发新型的抗菌活性物质	韩爱东	厦门大学
81861138040	靶向 LRP1 的碳纳米点跨越血脑屏障递送小分子或蛋白药物入脑	黄容琴	复旦大学
81881340655	精准医疗背景下创新药物的发现与研发	孔德新	天津医科大学
81820108025	细胞膜相关的长非编码 RNA 在肺癌发生发展中的生物学作用与调控机制	黎孟枫	中山大学
81861138053	肠杆菌科细菌广泛耐药株/耐药基因在健康人群及社区环境的传播及危害研究	李　娟	中国疾病预防控制中心传染病预防控制所
81861168039	活血化瘀经典药对治疗血管性痴呆的"协同成分组合"发现与"神经-内分泌-免疫网络"调控机制研究	李　萍	中国药科大学
81811530751	他克莫司单个核细胞内药物浓度监测在肾移植受者中的应用	李　壹	四川大学
81811530284	中国南海软体动物中化学成分的发现,功能导向合成及肿瘤多靶点抑制活性的筛选	李序文	中国科学院上海药物研究所
81861148027	CDYL 调控赖氨酸巴豆酰化在 DNA 损伤及肿瘤发生发展中的作用机制研究	梁　静	北京大学
21861142006	抗多重耐药病原菌和生物膜新型海洋天然产物发现及分子机制研究	林文翰	北京大学
81861148028	病原性烟曲霉的抗真菌药物耐药机制研究	刘　伟	北京大学
21861162010	抗菌肽-尼龙 3 聚合物混杂体抗菌活性及在脑部感染中的治疗作用研究	刘润辉	华东理工大学
81861130368	激活 p53 以增加上皮细胞癌对三氧化二砷的治疗敏感性	卢　敏	上海交通大学
51861145310	Antiparasitic drug delivery system	孟凤华	苏州大学
81820108032	Na^+/K^+-ATPase α1 作为肝细胞癌治疗靶点的机制研究及天然药物筛选	孟志强	复旦大学
81861138042	嘌呤 2X 受体通道:中药发挥镇痛作用的新型靶标	聂　红	暨南大学
31820103004	基于铁代谢调控的吉西他滨纳米药物抗胰腺癌的机制研究	聂广军	国家纳米科学中心
81811530340	基于新型线粒体靶点的抗疟疾小分子药物研究	饶　燏	清华大学
51881260608	2018 年未来核心水技术研究与应用学术研讨会	盛国平	中国科学技术大学
21811540027	脑中促智药及代谢过程的电化学分析研究	田　阳	华东师范大学
81861138049	抗菌药物使用协同优化干预方案设计与评价	王德斌	安徽医科大学
81881230720	中英抗菌药物耐药研讨会	王国庆	吉林大学
81820108014	重症肌无力靶向非编码 RNA 风险通路的药物识别及机制研究	王丽华	哈尔滨医科大学
81881230744	中英抗菌药物耐药研讨会	王明贵	复旦大学
81861148020	发展克服金属 β-内酰胺酶相关细菌耐药的新方法	谢贺新	华东理工大学
81881220196	第二届中美传染病的生态学与演进(EEID)双边研讨会	徐　飚	复旦大学
31881230740	中英抗菌药物耐药研讨会	徐　海	山东大学
31881230754	中瑞可再生能源、生物技术会议研讨会	徐　健	中国科学院青岛生物能源与过程研究所
31881240045	参加第十届希望会议	阎锡蕴	中国科学院生物物理研究所
31861143049	医院废水中耐药基因与病原菌的环境传播机制与控制原理	杨　敏	中国科学院生态环境研究中心
81881260664	2018 年 NSFC-FDCT 联合科研资助基金项目评审会	杨秀伟	北京大学
21881340654	第七届中泰天然产物与药物发现双边学术讨论会	姚祝军	南京大学
81861138054	碳青霉烯耐药鲍曼不动杆菌传播及耐药机制研究	俞云松	浙江大学
81861138045	基于中草药发现抗耐药菌活性物质	岳建民	中国科学院上海药物研究所
81881230743	中英抗菌药物耐药研讨会	曾谷城	中山大学
81861138052	重要肠杆菌科细菌广泛耐药株/耐药基因在医院及相关环境中的传播及危害研究	张　嵘	浙江大学
31861163002	水稻和拟南芥花药发育中主要脂类代谢及其基因调控网络研究	张大兵	上海交通大学
81861148018	基于 GPCR 偏向性信号结构的新型低副作用偏向性药物研究	张海涛	浙江大学
11811530640	生物合成的磁性多药纳米粒子用于低氧环境下高穿透深度和高效率的肿瘤靶向治疗	张秀娟	苏州大学
31881230717	中英抗菌药物耐药研讨会	赵国屏	中国科学院上海生命科学研究院
81861138048	基于真实世界数据的中国细菌耐药负担测算及抗菌药物管理干预措施成本效益分析研究	郑　波	北京大学
81861138056	碳青霉烯耐药大肠埃希菌传播及耐药机制研究	卓　超	广州医科大学
81861138055	碳青霉烯耐药肺炎克雷伯菌传播及耐药机制研究	宗志勇	四川大学

2018 年联合基金项目(药学相关项目选录)

项目编号	项目名称	负责人	依托单位
U1804283	新型抗 HIV 嘌呤核苷的设计、合成、生物活性及作用机制研究	常俊标	河南师范大学
U1804188	用于食管癌早期诊断的新型 F-18 标记的靶向 EGFR 的小分子放射性药物研究	方　煜	安阳师范学院
U1812403	喀斯特地区特色民族医药若干基础问题研究	郝小江	贵州医科大学
U1804182	基于网络药理学的瑶药岗松抗类风湿性关节炎 RA 的药效物质基础及作用机制研究	贾贝西	郑州大学
U1803122	基于维药阿里红的急性髓系白血病靶向精准治疗药物发现	李　华	华中科技大学
U1803282	抗包虫先导化合物结构优化及活性筛选平台的建立	李　军	新疆医科大学
U1833129	含阿片药物致民航安全敏感岗位人员毒品检测假阳性的快速识别研究	李清艳	民航总医院
U1802287	富含偏诺甾体皂苷药用植物资源发掘与持续利用的基础研究	刘海洋	中国科学院昆明植物研究所
U1804172	NASP 介导 UHRF1/DNMT1 促胶质瘤进展及耐药的机制探究	刘献志	郑州大学
U1802281	选择性抑制肿瘤干细胞的甾体皂苷结构功能与药理机制	罗晓东	中国科学院昆明植物研究所
U1804176	茄呢醇衍生物的合成及其胶束作为活性药物载体的协同抗肿瘤作用	宋仕永	河南大学
U1803283	宫颈癌多靶点精准控释给药及其作用机制研究	孙世国	石河子大学
U1802286	中缅边境恶性疟原虫对哌喹抗药性的分子机制研究	杨照青	昆明医科大学
U1805234	海洋产黄青霉淬灭耐药性细菌群体感应的“动态”分子机制研究	朱虎福	建师范大学

2018 年青年科学基金项目(药学相关项目选录)

项目编号	项目名称	负责人	依托单位
81803458	肿瘤微环境响应复合纳米囊的构建及其肿瘤深部渗透的研究	艾笑羽	南开大学
81803587	新颖 USP7 小分子抑制剂 Parthenolide 的抗肿瘤活性和作用机制研究	安　涛	中国科学院昆明植物研究所
81803530	NKX2-1 转录激活 XR_596950 双靶向调控 PAH 肺血管重构的分子机制	白　洋	中国医科大学
81803716	基于特征肽类成分的动物药整体质量评价体系研究:以地龙为例	毕启瑞	中国药科大学
81803533	线粒体调控 NLRP3 炎症小体活性在阿托伐他汀抗高血压血管内皮损伤的机制研究	毕学苑	西安交通大学
81803688	基于肠道微生态和代谢组学的丹参清心除烦功效物质基础与生物学机制研究	蔡红蝶	浙江医药高等专科学校
81803594	基于红细胞膜疟原虫诱生阴离子通道(PSAC)的青蒿素类药物抗疟机制研究	蔡维艳	中国中医科学院中药研究所
81803474	逐级 pH 响应 PEG 可脱落肿瘤靶向纳米给药系统的构建及作用机制研究	蔡晓青	山东中医药大学
81803444	基于肿瘤细胞膜的仿生纳米系统共输送氧气和声敏剂改善肿瘤治疗	曹海强	中国科学院上海药物研究所
81803669	基于转录因子 CtFRMYB1 的红花类黄酮调控机制解析及 SNP 功能标记研究	陈　江	成都中医药大学
81803806	基于 TLR9-pDCs-CD4$^+$CXCR3$^+$T 研究青蒿鳖甲药对配伍治疗 SLE 动脉粥样硬化的机制	陈　娟	浙江中医药大学
81803640	ADCY1 及其多态调控非小细胞肺癌铂类化疗敏感性的机制研究及临床意义	陈　娟	中南大学
81803580	特异靶向 FGFR2 膜外域的变构抑制肽抗胃癌活性与初步机制研究	陈　潜	温州医科大学
81803804	基于抑制 PI3K/AKT/mTOR 信号通路调控 CD4 + Foxp3 + Treg 探讨银屑灵优化方治疗银屑病的作用机制	陈海明	广州中医药大学
81803512	神经保护剂 T-006 调控线粒体促进神经元再生作用机制研究	陈海云	广东药科大学
81803648	新型 α1A-AR 亚型选择性别构调节剂的设计及作用机制研究	陈军利	四川大学
81803657	广藿香 PatTPS 启动子功能及 DREB 转录因子介导的广藿香醇合成调控机制	陈立凯	广州中医药大学
81803814	基于化学蛋白组学技术研究青蒿素通过作用于宿主红细胞膜的抗疟机制	陈利娜	中国中医科学院中药研究所
81803595	ALCAT1 介导的心磷脂重塑在鱼油治疗宫内生长迟缓大鼠脂代谢紊乱中的作用和机制	陈联辉	福建医科大学
81803566	FAPα 酶激活式前药 Z-GP-DAVLBH 靶向 BMMSCs 抑制三阴性乳腺癌肺转移作用及机制研究	陈敏锋	暨南大学
81803393	食药用真菌中羊毛甾烷型三萜抑制 α-葡萄糖苷酶的构效关系及其降血糖药效研究	陈少丹	广东省微生物研究所
81803417	苯甲酰芽子碱水解酶的设计制备及活性评价	陈侠斌	杭州师范大学
81803765	黄芪活性成分芒柄花素靶向 GSK-3β 蛋白调控巨噬细胞/小胶质细胞极化抗心梗合并抑郁的作用及分子机制	程媛媛	广州中医药大学
81803704	基于多 PK-PD 模型联合研究细梗香草抗肿瘤体内药效物质基础及其作用机制	程忠哲	潍坊医学院
81803429	新型炭疽芽孢杆菌双特异抗体的功能和机制研究	迟象阳	解放军军事医学研究院
81803672	人参 bHLH 转录因子调控人参皂苷合成的分子机制研究	初　旸	中国中医科学院中药研究所
81803831	基于 Caco-2/HT29-MTX 细胞模型阐述桂枝“宣导诸药”的科学内涵	储晓琴	安徽中医药大学
81803850	基于肠道菌群与代谢组学的大黄防治肠缺血再灌注损伤的整体作用机制研究	代　蝶	华中科技大学
81803734	基于蜂蜜“NADES”特征研究黄芪蜜炙增效的炮制原理	代云桃	中国中医科学院中药研究所
81803709	基于芪类成分和 Akt/GSK-3β/β-catenin 通路研究白及诱导肺癌细胞自噬的物质基础及作用机制	戴　鸥	成都中医药大学
81803752	脊髓多巴胺 D1/D2 受体复合物调控神经病理性疼痛作用及机制研究	戴文玲	中国药科大学

（续表）

项目编号	项目名称	负责人	依托单位
81803627	香豆素类化合物抑制 CYP1A 亚型酶活性的构效关系及其机制研究	戴子茹	中国医学科学院药用植物研究所
81803726	基于“脑-肠-菌轴”的枳术丸中用生制白术的炮制机制研究	单国顺	辽宁中医药大学
81803818	苦参甘草组方基于“肝脾同治”理论防治非酒精性脂肪性肝炎的作用及其机制研究	党学良	解放军第四军医大学
81803799	小檗碱通过负向调控 GS 修复受损肝糖原分子结构的作用及机制研究	邓　斌	华中科技大学
81803790	蟾皮活性成分沙蟾毒精经 EpCAM 通路调控肝癌干细胞生物学特性的机制研究	邓丽娟	暨南大学
81803475	血小板膜-自组装纳米递药系统构建及其诱导星型胶质细胞靶向直接重编程研究	邓纹纹	江苏大学
81803481	胍基修饰的抗菌高分子与抗生素的协同效应及其对细菌耐药性的影响	丁　鑫	中山大学
81803663	禾谷镰刀菌诱导海南龙血树血竭主要活性物质积累的分子机制	丁旭坡	中国热带农业科学院热带生物技术研究所
81803632	基于 OATs、DHP-I 和尿毒症毒素的 PBPK-PD 机制模型预测碳青霉烯类药物在慢性肾脏病状态下药动学研究	董　婧	解放军第二军医大学
81803491	双探针共载肿瘤渗透性纳米荧光检测系统的构建及其在乳腺癌 PDT 精准治疗中的应用	董　凯	西北工业大学
81803599	肾衰病人磷酸盐滞留引起的衰老性疾病的蛋白质分子结构和功能研究	董　岳	中国科学院上海药物研究所
81803682	莪术多糖 CKAP-2 逆转髓源抑制细胞（MDSC）介导免疫功能抑制的作用机制研究	董彩霞	天津医科大学
81803662	黄芩绿变的机制及其控制	董红敬	山东省科学院
81803460	化疗药物、基因共递送的新型 MRI 可视栓塞化疗系统的构建及其在耐药肝癌 TACE 治疗上的应用	杜玲然	广州医科大学
81803697	金莲花治疗缺血性脑卒中的药效物质基础及基于铁死亡（ferroptosis）的作用机制研究	段　莉	河北师范大学
81803409	表观遗传调控哈茨木霉中“沉默”化合物的激活及活性评价	范爱丽	北京化工大学
81803378	鱼腥草素杂合黄酮类抗单纯疱疹病毒活性成分的优选和机制研究	范红霞	广东工业大学
81803529	细胞外囊泡通过调节 CD47 抑制巨噬细胞功能从而促进动脉粥样硬化的作用及其机制研究	范佳君	复旦大学
81803802	脱水淫羊藿素雌激素样效应调控 Hedgehog 信号通路影响易发肾虚型 PMOP 人群 hUiPSCs 骨向分化研究	方　霁	中国科学院广州生物医药与健康研究院
81803622	谷胱甘肽合成限速酶 GCLC 调控三阴性乳腺癌细胞铁死亡的代谢性分子机制研究	冯　冬	中国药科大学
81803539	青黛中的 AhR 配体促进 IL-22 表达抑制炎症性肠病的作用机制研究	冯金红	山东省科学院
81803788	基于 Hsp90 信号通路探索菊花及其有效成分小白菊内酯抗黑色素瘤的作用机制	符秀琼	香港浸会大学深圳研究院
81803463	基于细胞毒性药物 5-FU 在肿瘤局部产生原理的前药代谢酶基因 CDUPRT 脂质体用于乳腺癌靶向化疗	付纪军	广州医科大学
81803845	蒙药肋柱花对高脂饮食诱导肥胖大鼠的减肥功效及其苦味机制研究	付明海	内蒙古民族大学
81803553	3-BrPA 通过自噬诱导 MCT1 表达异常影响 MYCN 扩增神经母细胞瘤代谢的分子机制研究	甘　蕾	苏州大学
81803807	基于影响 TLR4-NLRP3 炎症小体信号通路对总丹参酮治疗肺炎作用机制研究	高红伟	广西中医药大学
81803404	新型 Smo CRD 抑制剂的发现及抗髓母细胞瘤活性研究	高丽娟	杭州医学院
81803590	靶向优化的新型抗菌肽 MS-PT1a 抗耐甲氧西林金黄色葡萄球菌的作用与机制研究	高艺恬	温州大学
81803641	lncRNA FOXD1-AS1 调控替莫唑胺耐药的机制及临床研究	高元峰	湖南中医药大学
81803537	基于线粒体自噬的二苯乙烯苷对老年小鼠造血干细胞淋系分化潜能的干预作用及其机制研究	郜　丹	首都医科大学
81803624	SLC7A11 转运体调控结直肠癌细胞氧化-抗氧化平衡与卡培他滨临床耐药机制研究	葛　纯	中国药科大学
81803774	基于 mTOR/4E-BP1 介导的肿瘤能量代谢异常探讨祛风解表药苍耳子中苍耳亭抗癌的分子机制	耿亚迪	安徽医科大学
81803830	基于 Nrf2-MRP 通路探讨甘草对胆汁淤积型肝损伤的保护作用机制	龚　慧	中南大学
81803598	FXR 与 ERS 信号交互作用介导白桦脂酸改善非酒精性脂肪肝的机制研究	顾　明	上海中医药大学
81803503	二甲基硫醚调节蛋氨酸亚砜还原酶 A 在阿尔茨海默病中的作用与机制研究	关鑫磊	华中科技大学
81803685	基于炎症-免疫多靶标和代谢组学的穿山龙抗类风湿性关节炎主效成分群发现及作用机制研究	郭　龙	河北中医学院
81803723	基于衍生化的葛根治疗 2 型糖尿病的羰基化合物的分析技术研究	郭　宁	广东医科大学
81803725	基于适配体/小檗碱荧光体系的赭曲霉素 A 检测方法研究及在中药中的应用	郭丽敏	山西中医药大学
81803601	番荔枝内酯类似物 AA005 靶向 HADHA 抑制肥胖及其分子机制研究	韩　冰	复旦大学
81803695	基于“活性剪切”色谱分离技术探究三种活血化瘀中药抗肿瘤转移物质基础	韩　超	中国药科大学
81803525	基于 M2 型巨噬细胞极化探究神经营养因子 MANF 减轻脑缺血损伤的作用机制	韩　丹	南京大学
81803431	基于转录组分析的抗氧化应激损伤药物模式发现与药物重定位	韩　露	解放军军事医学研究院
81803737	载中药双组分的功能化中空介孔二氧化硅递送系统的构建及抗肿瘤机制的研究	韩　宁	北京中医药大学
81803691	基于 VEGF 相关信号通路的糖网明目颗粒治疗糖尿病视网膜病变物质基础及作用机制研究	郝　佳	天津中医药大学

（续表）

项目编号	项目名称	负责人	依托单位
81803534	HSF5/HSPB7 和 14-3-3η 交互作用与心肌损伤保护	何　欢	南昌大学
81803535	FAT10 化修饰 Lonp1 诱导线粒体未折叠蛋白反应介导 Apelin-13/APJ 促血管平滑肌细胞增殖	何　璐	南华大学
81803515	基于阻断内质网应激-炎症反应治疗抗精神病药所致肥胖的研究	何　梦	武汉理工大学
81803387	构巢裸胞壳抗 NDM-1 超级细菌新颖次生代谢产物研究	何艳华	中科技大学
81803428	氯过氧化物酶降解化学战剂的机制及应用研究	和青昊	解放军军事医学研究院
81803679	从肠道菌群-黏膜免疫探究芍药甘草汤治疗哮喘的作用机制和物质基础	贺　蕊	首都医科大学
81803495	基于 TRYP/CHT 双酶-氧化石墨烯修饰的整体柱毛细管电色谱手性药物分离新体系的构建	洪婷婷	中南大学
81803392	岗松混源萜类化合物的 TNF-α 抑制构效关系及作用机制研究	侯继芹	中国药科大学
81803485	葫芦脲基拉曼热点调控方法在药物-靶标作用上的研究	胡　驰	中国药科大学
81803522	瞬时电位受体 TRPM8 在血小板中的表达和功能	胡　亮	郑州大学
81803391	中氮茚型玫瑰石斛类生物碱立体选择性调控巨噬细胞 M1 极化的构效关系和作用机制研究	胡　杨	南京中医药大学
81803848	冬虫夏草抗菌肽的序列测定及其生物学功能研究	胡贤达	中国藏学研究中心
81803642	Gfi-1/MEL-18/HDAC 通路在长春新碱诱导的神经病理性疼痛中的作用研究	胡雅慧	南京医科大学
81803713	基于多模式色谱-质谱的多基原秦皮溯源信息成分获取研究龙	华　丽	中国科学院上海药物研究所
81803597	GPR119/DPP4 双靶点创新化合物 HBK001 调节胰岛 α 细胞 GLP-1 旁分泌作用的机制研究	环　奕	中国医学科学院药物研究所
81803493	基于 MRM 靶向定量的蛋白分析技术在疾病生物标志物精准检测中的应用——以 chemerin 为例	黄　浩	赣南医学院
81803646	内质网自噬介导孕期咖啡因暴露所致肝脂质氧化编程改变	黄鹤归	华中科技大学
81803382	基于功能化离子液体靶向富集的甘草中异戊烯基黄酮的制备分离及其诱导自噬构效关系研究	季　帅	徐州医科大学
81803614	厄洛替尼与 Foretinib 双靶向调控 EGFR/MET 信号通路治疗 TNBC 及建立相应基于机制模型的研究	冀希炜	北京大学
81803673	基于 DNA metabarcoding 技术的中成药金嗓清音丸基原物种鉴定研究	贾　静	山东中医药大学
81803708	青钱柳抗 2 型糖尿病三萜类成分及 AMPK/mTOR 信号通路介导的作用机制研究	蒯雨青	湖南中医药大学
81803832	基于核受体 PXR-转运体 OATPs/MRPs-胆汁酸通路的苦参肝毒性机制研究	姜　鹏	中国科学技术大学
81803736	靶向 Legumain 激活的槲皮素递药系统调控乳酸代谢及肿瘤微环境的研究	姜继宗	中国科学院上海药物研究所
81803772	益气通络颗粒通过 cAMP、PI3K-Akt 和 MAPK/ERK 信号通路调控神经细胞凋亡对脑缺血再灌注损伤的保护机制	姜云耀	清华大学
81803506	BOD1 影响突触功能诱发智力障碍的分子机制及调控研究	蒋　权	浙江大学
81803524	lncRNA Kcnq1ot1 改善三氧化二砷心脏毒性的新机制	蒋雅楠	哈尔滨医科大学
81803835	以“有故无殒”理论结合方症-时量-效应关系研究配伍大黄的肝肾毒性	焦国正	泰山学院
81803450	金纳米粒通过自噬调控肿瘤相关巨噬细胞表型转化的研究	解方园	解放军第二军医大学
81803847	侗药血藤果的化学成分及雌激素样作用研究	金　岸	湖南医药学院
81803664	基于 CRISPR/Cas9 技术研究 LncRNA 靶向 IDI 基因调控茯苓新酸类化合物形成的分子机制	金　剑	湖南省中医药研究院
81803605	新型天然 TRPV1 激动剂 decumbensine 抗呕吐机制的研究	金　琳	复旦大学
81803489	羧酸酯酶调控剂的高通量高内涵筛选与评价体系及其应用	金　强	上海中医药大学
81803621	聚合物纳米胶束对淫羊藿黄酮类化合物代谢特征的影响及其抗肿瘤药效物质基础研究	金　滢	厦门大学
81803667	茯苓三萜类化合物合成中相关细胞色素 P450 基因的鉴定与功能研究	金文松	福建农林大学
81803751	绿茶多酚抑制 CASP1 介导小胶质细胞表型转化的抗 AD 作用机制研究	靳　鑫	中国医科大学
81803563	组胺 H2 受体在去势抵抗性前列腺癌多西他赛耐药中的作用及机制研究	景泰乐	浙江大学
81803435	基于结构的 L-氨基酸脱氨酶抑制剂的发现及其抗尿路感染病原菌的活性研究	鞠英辰	中山大学
81803684	基于 Nrf2-Keap1-ARE/NF-κB 通路互作研究 18β-甘草次酸壳聚糖微球抗皮肤光老化的作用机制	孔松芝	广东海洋大学
81803780	薯蓣皂苷改变肿瘤相关巨噬细胞极性的作用及机制研究	寇　玉	扬州大学
81803443	靶向 ATB0，+ 的 DOX/JPH203 纳米递送系统调控肿瘤氨基酸代谢协同化疗抗肿瘤研究	寇龙发	温州医科大学
81803767	基于 GAS5/miR-455-5p/DDAH1 信号途径探讨高良姜素抗动脉粥样硬化作用及机制研究	旷达彬	湖南师范大学
81803576	橘皮素调控缝隙连接蛋白 Cx43 提高 Sunitinib 对肾细胞癌的靶向作用及机制研究	赖永长	广州医科大学
81803666	营养物质和蛋白磷酸化修饰在蜜环菌激发猪苓菌核萌发中作用的研究	李　兵	中国医学科学院药用植物研究所

（续表）

项目编号	项目名称	负责人	依托单位
81803760	基于肠源性 SCFAs-GPCR43/41 通路探讨铁皮石斛超微粉抗"肥甘醇酒"致代谢性高血压的机制	李　波	浙江工业大学
81803487	基于电化学筛选 PD-1/PD-L1 通路的天然小分子抑制剂的新方法研究	李　聪	北京大学
81803789	基于 PPARγ/CYP39A1 信号通路的蛇床子素抗肝细胞肝癌分子机制研究	李　丹	武汉大学
81803834	长链非编码 RNA H19 在何首乌致肝损伤中的作用及机制研究	李　丹	深圳大学
81803813	木犀草素阻断 NS2B/NS3 蛋白的分子机制及其与 Furin 蛋白途径协同抑制登革病毒复制的研究	李　耿	广州中医药大学
81803784	雷公藤甲素通过 miR-125b-5p 下调雌激素受体 α 抗乳腺癌增殖的分子机制研究	李　菡	陕西科技大学
81803518	木豆芪酸通过靶向抑制内脏脂肪功能紊乱干预心衰的作用及机制研究	李　吉	哈尔滨医科大学
81803453	肺光动力疗法联合肺吸入细胞靶向抗肿瘤药物纳米粒治疗原发性肺癌的研究	李　淼	解放军军事医学研究院
81803717	基于脂质效应分子筛选泽泻三萜调节脂代谢紊乱的质量评价标志物	李　森	华中科技大学
81803746	基于代谢组学的黄连吴茱萸药对配伍药性变化机制研究	李　文	兰州大学
81803653	基于抗氧化胁迫响应的大黄传统烟熏干燥方法的科学内涵研究	李　霞	天津大学
81803433	基于警示结构的药物毒性预测专家系统	李　晓	山东大学
81803449	基于模板自组装法构建英夫利昔单抗纳米复合物及其口服治疗炎症性肠病研究	李　鑫	浙江大学
81803825	基于代谢调控和生理药动学模型预测的广金钱草总黄酮活性成分人体药代动力学研究	李　雪	上海中医药大学
81803413	细菌外膜囊泡在黏菌素耐药性传递中的作用机制研究	李　雪	中国医学科学院医药生物技术研究所
81803567	IAPs 拮抗剂调控肿瘤细胞自噬介导坏死性凋亡的分子机制	李　治	解放军军事医学研究院
81803500	帕金森氏病潜在新靶点含黄素单氧化酶 1 的病理作用及 MAPK/Nrf2/ARE 相关机制研究	李博宇	首都医科大学
81803478	基于巨噬细胞极化靶向治疗类风湿性关节炎的仿生纳米递药系统研究	李春红	西南医科大学
81803396	Actein 的构效关系研究和治疗乳腺癌候选药物的发现	李大山	中国科学院昆明植物研究所
81803683	吴茱萸中抗肺癌干细胞先导分子发现及作用机制研究	李大伟	大连医科大学
81803634	ABCB1 甲基化水平调控 T 淋巴细胞内 CsA 浓度引起 CsA 药效学差异的研究	李丹滢	南京大学
81803629	HDAC6 调控 Tau 蛋白磷酸化在七氟醚发育期神经毒性中的作用及机制	李国辉	上海交通大学
81803718	基于体内存在形式和 PI3K/Akt 信号通路的黄芪黄酮类成分心肌保护作用研究	李洪福	北京大学
81803637	基于 JNK-IRS1 信号通路研究长期服用奥氮平诱导胰岛素抵抗的机制	李虎群	华中科技大学
81803795	基于未折叠蛋白应答(UPR)探究丹参-红花配伍对糖尿病心肌病的保护机制	李建萍	南京中医药大学
81803384	塞内加尔美登木降糖活性物质基础及作用机制研究	李金龙	南通大学
81803451	干细胞来源微环境调节因子的脊髓局部递送:基于外泌体的新型生物载体的体内外研究	李黎明	浙江大学
81803738	不同药性芳香药促进不同机械强度纳米制剂经鼻入脑的多尺度研究	李鹏跃	北京中医药大学
81803437	基于蛋白质功能位点相似性的药物重定位新方法的开发及应用	李诗良	华东理工大学
81803405	新颖抗抑郁活性化合物 paeoveitol 作用靶点及结构优化研究	李天泽	中国科学院昆明植物研究所
81803735	"药辅协同"响应型黄芩苷复合超分子水凝胶局部给药系统研究	李菀湖	北中医药大学
81803623	吡咯里西啶生物碱反应性代谢产物形成 DNADNA&DNA-Protein 交联结合研究	李维维	贵州医科大学
81803465	基于中性粒细胞的抗原捕捉系统用于抑制术后肿瘤的复发和转移	李伟硕	中国药科大学
81803555	磷酸甘油酸变位酶 1 抑制剂增敏 PI3K 抑制剂治疗乳腺癌机制研究	李小光	复旦大学
81803801	大豆异黄酮染料木素的异戊烯基化以组织选择性的雌激素样作用方式抗骨质疏松症的机制研究	李晓莉	上海理工大学
81803785	木犀草素靶向调控 Hippo 信号通路抑制三阴性乳腺癌转移的作用及机制研究	李颖伟	广州中医药大学
81803714	基于质谱响应探针和纸基微流控的中药质量评价方法研究	李振皓	浙江大学
81803492	基于肠-心多器官芯片的药物心肌毒性评价新方法研究	李中玉	中国科学院大连化学物理研究所
81803809	基于肠道菌群和代谢组学阐释麻黄多糖防治 PM2.5 诱导加重哮喘的作用机制	梁　军	黑龙江中医药大学
81803817	蛞蝓黄酮通过巨噬细胞对 COPD 调控的分子机制研究	梁　雪	广州医科大学
81803821	白芍总苷基于 JAK/STAT6 通路调控巨噬细胞 PD-L2 表达促进狼疮性肾炎免疫耐受的机制研究	梁春玲	广州中医药大学
81803781	中药活性成分水飞蓟宾通过靶向 TrxR1 的抗卵巢癌药理机制的研究	林　凤	温州医科大学
81803447	胰岛素长效智能释放给药系统研究	林　箐	四川大学
81803652	基于多组学技术研究 5′-核苷酸酶介导 3′-dAMP 去磷酸化调控菌类中药虫草素生物合成的机制	林　善	深圳大学
81803544	G 蛋白偶联受体 40 通过调控 Rho/ROCK 信号通路介导肥胖哮喘气道高反应性的研究	林西西	温州医科大学
81803759	葛根素抑制铁死亡抗心力衰竭的机制研究	刘　北	上海交通大学
81803468	基于药物皮肤滞留和渗透的经皮吸收生物药剂学分类系统的建立及分子机制研究	刘　超	沈阳药科大学

（续表）

项目编号	项目名称	负责人	依托单位
81803513	基于 Cx43 蛋白泛素化探讨缺血性脑中风发生后星形胶质细胞极化介导的神经系统保护作用及机制	刘　超	中国药科大学
81803680	人参皂苷 Rd 在心肌细胞肥大过程中对 P300 的 autoacetylation 下调的表观遗传调控机制研究	刘　达	长春中医药大学
81803828	基于代谢组学的知母皂苷抗抑郁作用与肠道菌群关系研究	刘　放	中国科学院上海药物研究所
81803610	靶向肠道菌群的丹参乙酸镁抗糖尿病肾病机制和代谢组学研究	刘　佳	中国科学院上海药物研究所
81803822	三棱-莪术通过调控 FABP4 表达干预子宫内膜异位症的配伍机制研究	刘　姣	河北中医学院
81803703	基于电化学模拟技术的大川芎方治疗偏头痛的药效物质基础及作用机制研究	刘　洁	北京中医药大学
81803731	基于系统生物学方法研究五味子鲜果干燥过程中抑制采后生理对药材品质的影响	刘　磊	黑龙江中医药大学
81803635	巨噬细胞参与粒细胞集落刺激因子抑制骨髓红细胞生成过程导致机体贫血的作用及机制研究	刘　敏	山东大学
81803776	隐丹参酮下调 USP1 促 Smad4 泛素化降解阻断 TGFβ 诱导的胃癌转移侵袭的机制研究	刘　培	浙江中医药大学
81803852	宁夏枸杞两种瘿蚊致瘿差异及其机制研究	刘　赛	中国医学科学院药用植物研究所
81803514	N-亚油酰酪氨酸靶向脂肪酰胺水解酶诱导神经元自噬抗 AD 的作用及机制研究	刘　沙	成都医学院
81803659	不同种源桃儿七中鬼臼毒素含量差异的分子机制	刘　伟	河南科技大学
81803531	Bif-1 通过 Ca^{2+}/calcineurin 信号通路调控心肌肥大的作用和分子机制研究	刘　芸	广州医科大学
81803383	基于 Pictet-Spengler 反应调控川芎哚的结构多样性及其抗血小板聚集作用机制研究	刘呈雄	三峡大学
81803700	基于"成分-网络靶点-效应"的苗草抗心肌缺血损伤有效成分群及作用机制研究	刘春花	贵州医科大学
81803744	中药水提液膜法分离的微界面作用机制及其分离过程优化研究	刘红波	陕西中医药大学
81803403	潜在 NMDA 受体拮抗剂分子 Stachybocin A 生物合成研究	刘继梅	中国医学科学院药物研究所
81803625	肿瘤细胞代谢异质性与实体瘤内抗肿瘤药物 PK-PD 的关联研究	刘嘉莉	中国药科大学
81803424	基于光亲和小分子探针技术的海洋天然活性分子 Baculiferin 抗 HIV 作用机制研究	刘建荣	北京大学
81803811	盐酸青藤碱通过靶向巨噬细胞防治 IgA 肾病的机制研究	刘建新	湖南医药学院
81803618	脑多巴胺 D2 受体介导的 CYP/ciRS-7/miR-7 信号轴在 PD 模型中调控 α-SYN 聚集的作用及机制研究	刘明周	郑州大学
81803604	A20 在巨噬细胞调节肺纤维化发病中的作用和机制	刘姗姗	中国医学科学院药物研究所
81803705	附子中胺醇型 C19-二萜生物碱的体内代谢特征及抗心肌细胞凋亡的机制研究	刘秀秀	四川大学
81803448	双前药共组装纳米靶向递药系统用于化疗联合免疫治疗肺癌的研究	刘艳华	宁夏医科大学
81803743	双重介导的中药藤黄酸智能响应纳米粒定向干预肝癌细胞凋亡作用研究	刘宇灵	中国中医科学院中药研究所
81803582	miR-155-JARID2 介导丙戊酸对神经胶质瘤替莫唑胺的化疗增敏作用及机制研究	刘铮铮	中南大学
81803670	虎杖中一个新的 MYB 转录因子在白藜芦醇合成中的功能研究	柳忠玉	长江大学
81803593	半胱氨酸在结核分枝杆菌氧化还原稳态中的功能研究及靶标发现	卢　芸	中国医学科学院医药生物技术研究所
81803620	"UGT2B10 酶-外排转运体"通路调节生物碱代谢与处置的作用机制研究	卢丹逸	暨南大学
81803730	基于胃肠吸收的多维信息融合研究良附丸中药物炮制机制	卢君蓉	成都中医药大学
81803747	基于 β、M 受体信号串扰探讨附子与贝母反药配伍对肺心病大鼠的毒效表征及机制	卢志强	广东工业大学
81803374	基于靶向核仁素的适配子-雷公藤甲素偶合物的制备及其抗乳腺癌的作用研究	鲁　军	成都中医药大学
81803812	"祛邪扶正"一体化分析——中药金银花抗临床耐药铜绿假单胞菌生物被膜的药效物质及作用机制研究	鲁　兰	成都大学
81803467	基于星形聚赖氨酸的可溶性微针贴片构建及其用于高效治疗皮肤感染的研究	陆　超	中山大学
81803606	川芎嗪通过 Sestrin2 调控自噬介导的肝细胞程序性坏死防治酒精性肝病的机制研究	陆春风	南通大学
81803521	从 SNX3-Retromer 复合体对 STAT3 的调控角度研究心肌肥大的病理机制	路　静	中山大学
81803545	基于"USP7-Foxp3 去泛素化-Treg 稳定"途径探讨天然化合物 cambogin 抗结肠炎的作用机制	吕　玥	上海中医药大学
81803728	基于化学物质组学及代谢组学整合肠道菌群的蒲黄"生行熟止"效应物质基础及作用机制研究	罗　兰	广东药科大学
81803578	五味子乙素调控结肠慢性非可控炎症抑制结肠癌起始细胞形成的机制研究	罗　艳	中国药科大学
81803442	肿瘤微环境响应的空间靶向脂质体介导化学-免疫联合疗法对抗肺癌转移	罗秋华	中国医科大学
81803389	基于双重光亲和标记策略的钩吻毒性成分作用靶标研究	麻　楠	暨南大学
81803839	两种土家族药用植物靶向 STAT3 通路抗肿瘤活性成分及作用机制研究	马浩然	华中科技大学
81803591	构效优化的新型抗菌肽 MSI-1 抗耐甲氧西林金黄色葡萄球菌的机制研究	马菱蔓	中国药科大学
81803787	基于 KYN-AhR 通路调控 EMT 的柴胡皂苷抗乳腺癌转移作用及机制研究	马思静	湖南省中医药研究院
81803611	从蛋白结合型尿毒素中筛选肾小管 OATsMRPs 通道功能评价的特异性标志物	马彦荣	兰州大学
81803528	R-spondin 对脑卒中后神经干细胞的调控作用与分子机制研究	马寅仲	中国科学院深圳先进技术研究院

（续表）

项目编号	项目名称	负责人	依托单位
81803612	非酒精性脂肪肝致 OAT2、ENT1 表达下调改变恩替卡韦抗 HBV 药效研究	马志媛	浙江大学
81803719	中药肉豆蔻中赭曲霉毒素 A 及其隐蔽型真菌毒素的感染机制及防控研究	毛　丹	上海市食品药品检验所
81803418	乳酸菌细菌样颗粒 BLPs 疫苗的构建及其诱导口服免疫耐受机制的研究	毛瑞峰	淮阴师范学院
81803412	以抗结核活性化合物 IMB-XMA0038 为探针研究天冬氨酸半醛脱氢酶作为抗结核药物靶标的可行性	蒙建州	中国医学科学院医药生物技术研究所
81803647	肥大细胞 MRGPR 激活 PLC/STIM1/TRPC 通路介导吐温 80 致类过敏反应的机制研究	米燕妮	西安交通大学
81803770	基于 LC-MS 代谢组学技术探讨益气中药（人参、黄芪）对心气虚大鼠缺血心肌能量代谢障碍的调控机制	苗　兰	中国中医科学院西苑医院
81803602	基于 LncRNA-miRNA-mRNA 共表达调控网络调节足细胞损伤探讨小檗碱治疗糖尿病肾病的作用机制研究	倪伟建	安徽医科大学
81803497	PEAR1 基因多态性对蛋白表达及服用替格瑞洛患者的血小板聚集功能的影响	聂小燕	北京大学
81803617	CAR-HNF1A/HNF4A 调控网络对新生鼠苯巴比妥暴露诱导Ⅱ相酶长期表达的作用及机制	聂亚莉	郑州大学
81803415	通过调控 FGFR4 二聚化拆分 FGF19 双重功能的分子设计及功能验证	牛建楼	温州医科大学
81803385	基于酶法生物转化技术探讨糖基化修饰对水仙环素型生物碱抗肝癌效应的影响	庞　旭	天津中医药大学
81803792	基于 GALR2/GLUT4 信号通路探讨黄芩苷干预胰岛素抵抗的作用及机制方	彭　华	南京中医药大学
81803613	利用重组人蛋白工程菌治疗苯丙酮尿症的研究	彭　冉	中国医学科学院药物研究所
81803586	Ras 介导唑来膦酸衍生物 M4IDP 引起结肠癌细胞 ROS 增高的机制研究	彭　莹	江苏省原子医学研究所
81803739	基于 ACQ 荧光探针研究纳米尺度的黄芩苷-小檗碱复合物微粒“整体转运均衡释放”的口服吸收特性	皮佳鑫	天津中医药大学
81803671	枸杞中二咖啡酰多胺类化合物生物合成途径关键酶 SHT 基因克隆及功能研究	钱　丹	中国中医科学院医学实验中心
81803477	构建放大肿瘤活性氧信号的光激活型纳米载体用于精准药物递送和增强抗肿瘤效果	钱程根	中国药科大学
81803600	髓样分化蛋白 2（MD2）特异性抑制剂 L6H21 通过激活 AMPK 缓解糖尿病心肌病的药理作用与机制研究	钱建畅	温州医科大学
81803505	溶酶体 ATP13A2 对帕金森病模型小鼠脑内 Caspase-1 介导的神经元焦亡的调控及机制研究	乔　晨	江苏大学
81803565	DHA 增强非小细胞肺癌 PC-9/GR 细胞对吉非替尼的敏感性的作用及其机制研究	乔　晨	中国药科大学
81803353	新型 2-氨基-4-苯氨基嘧啶类 JAK/HDAC 双靶点抑制剂的设计、合成与抗肿瘤活性研究	邱倩倩	盐城师范学院
81803608	法尼醇 X 受体介导的 NLRP3 炎症小体组装抑制途径在黄芪甲苷保护顺铂急性肾损伤中的作用机制研究	曲晓宇	吉林大学
81803466	基于增强增韧复合效应定向构建微针递药系统及其增效机制研究	权桂兰	暨南大学
81803777	重楼皂苷诱导循环肿瘤细胞失巢凋亡抑制肺癌转移的作用及机制研究	阙祖俊	上海中医药大学
81803837	基于人类白细胞抗原 HLA-B＊35：01 的何首乌肝毒性物质基础研究	饶　泰	中南大学
81803439	超声-肿瘤微环境双级响应的 NO/O_2 共递送仿生纳米体系增效乳腺癌光动力治疗的研究	任　浩	南京工业大学
81803476	树突细胞靶向的糖尿病微针分子设计研究	商　磊	沈阳医学院
81803519	内皮细胞 SH3GL1 在血管通透性调节中的作用和机制	商金艳	中山大学
81803356	基于两靶点设计的多核铂化合物的合成及其抗非小细胞肺癌多药耐药机制研究	邵　佳	南开大学
81803552	PML-RARα 的 Neddylation 修饰对急性早幼粒白血病细胞分化调控的机制研究	邵雪晶	浙江大学
81803741	基于自识别系统的中药难溶性成分纳米晶体内行为研究-以槲皮素为例	沈成英	解放军第四军医大学
81803452	基于尺寸效应与界面效应研究吸附水对介孔载药体系的影响	施　秦	中国药科大学
81803771	川芎-赤芍药对通过调控间充质干细胞向内皮分化影响血管新生及其机制研究	施伟丽	中国中医科学院西苑医院
81803386	靶向 TRPA1 通道的香豆素类镇痛活性成分结构优化及作用机制研究	石韫韬	北京大学
81803561	CDK1/PLK1 双靶点介导天然产物 glucocappasalin 诱导宫颈癌细胞自噬和凋亡分子机制研究	时　政	成都大学
81803540	甲氨蝶呤诱导滑膜成纤维细胞凋亡调控免疫耐受性 DCs 抗类风湿性关节炎的作用及免疫调节机制研究	史高娜	中国医学科学院药物研究所
81803410	基于基因组信息定向发掘新型尿苷肽类化合物	侍媛媛	中国医学科学院医药生物技术研究所
81803797	基于雌激素受体介导抗氧化的宝藿苷 I 抗骨质疏松作用机制研究	宋　蕾	天津中医药大学
81803779	基于 VEGFR2/ERK/AP-1/miRNA-21 信号通路探讨雄黄微生物转化液抑制肿瘤血管形成的分子机制	宋　鹏	甘肃中医药大学
81803710	基于肠道菌群的肉苁蓉抗痴呆作用机制与药效物质基础研究	宋　玮	中国医学科学院北京协和医院
81803724	围绕“协同靶标组合”构建芪苈强心胶囊“一谱两效关联”的质量控制模式	宋慧鹏	辽宁中医药大学
81803762	芒果苷调节谷氨酰胺分解代谢抑制心脏肌成纤维细胞活化的研究	宋军娜	河北中医学院
81803733	基于仿生手段界定“生熟异用”五味子中“五味”的特征成分群及功效关系	宋明杰	吉林农业大学

（续表）

项目编号	项目名称	负责人	依托单位
81803388	黄皮中咔唑生物碱的抗肿瘤作用机制与构效关系研究	宋卫武	周口师范学院
81803805	疏风解毒胶囊通过多途径多靶点治疗急性肺损伤的分子机制研究	苏　洁	上海科技大学
81803547	α7nAChR 作为石杉碱甲(HupA)治疗脓毒症药理作用新靶点的研究	苏经迁	福建师范大学
81803609	灵芝三萜在常染色体显性遗传多囊肾病中抑制肾脏囊泡发生和发展的作用机制研究	苏丽敏	徐州医科大学
81803395	环二肽类天然产物为模板的新型铜基金属有机框架的合成及其缓释性能研究	孙　焕	中南民族大学
81803827	基于药物代谢酶调控的参芎葡萄糖注射液 PKPD 相关性及配伍机制研究	孙　佳	贵州医科大学
81803560	巨胞饮诱导剂 UA17 在 RAS 突变型肺癌中的作用机制及联合用药的探索性研究	孙　琳	中国科学院上海有机化学研究所
81803423	Nrf2 抑制因子的发现及其逆转肿瘤细胞多药耐药性机制的研究	孙坤来	浙江海洋大学
81803633	心肌成纤维细胞和 TGF-β1/Smads 信号通路在阿霉素心脏毒性中的作用及机制研究	孙习鹏	上海交通大学
81803562	PDGFD 的表观遗传学调控及其在肿瘤耐药中的作用	覃　莉	中国医学科学院
81803584	MELK 作为肺癌潜在治疗靶点的研究及其抑制剂筛选	唐　琴	中国医学科学院药物研究所
81803398	药用狗牙花中抗成瘾重排 iboga 型生物碱的发现及作用机制和构效关系研究	唐本钦	顺德职业技术学院
81803707	基于肠道菌群与肠肝轴相关性的决明子"清肝"质基础与作用机制研究	唐力英	中国中医科学院中药研究所
81803782	南蛇藤多萜靶向 APOBEC3C 介导的吉西他滨脱氨代谢逆转胰腺癌化疗耐药的作用研究	陶　丽	扬州大学
81803757	基于 PI3K/Akt/mTOR 通路介导的自噬探讨葛根素抗亚慢性乙醇脑损伤的保护作用及机制	田　华	齐齐哈尔医学院
81803676	野花椒生物碱中选择性 JAK 激酶抑制剂的发现及抗胃癌机制研究	田永强	湖北中医药大学
81803422	尿促性素生物活性相关的糖基化研究	汪　泓	上海市食品药品检验所
81803756	基于 AMPK/ULK1 通路介导的自噬作用探究分心木多糖防治抑郁症的作用及机制	汪　晶	南京中医药大学
81803469	硫化氢响应型小分子自组装纳米药物载体的构建及应用	汪卫平	香港大学深圳研究院
81803472	基于肠道菌-Caco-2 细胞串联培养的口服吸收屏障模型的构建及其初步应用研究	汪小又	西南大学
81803631	获得性放疗抵抗诱导肺腺癌细胞中 FRα 表达下调致培美曲塞低敏的机制研究和应用	汪宇清	南京医科大学
81803479	用于动脉粥样硬化治疗的 microRNA 肝靶向纳米递送系统研究	王　丹	中国医学科学院医药生物技术研究所
81803626	肠上皮中的 PKM2 在炎症性肠病的作用及机制研究	王　东	中国药科大学
81803755	维吾尔族特色植物药西瓜中特征性成分 cucurbitacins 靶向 HIPK2 治疗帕金森病的机制研究	王　贯	四川大学
81803823	阿魏酸保护线粒体 ETFβ 防止糖尿病脂质沉积性肾损伤的研究	王　华	郑州大学
81803615	基于呋喃环代谢活化的乌药醚内酯引发 CYP2C9 机制性失活的机制研究	王　凯	天津中医药大学
81803579	于干预 ufmylation 修饰的 DMAPT 抗肿瘤作用新机制	王　鲲	中国药科大学
81803570	基于 Mal 依赖的 IFNγR1/p 38MAPK/STAT1 通路诱导巨噬细胞极化探讨杨梅素抑制结肠癌的作用机制	王　潞	山东大学
81803490	酪氨酸激酶抑制剂化学结构、组织分布与抗肿瘤疗效的关系研究	王　璐	西安交通大学
81803686	防己中生物碱类成分治疗类风湿关节炎药效物质与作用机制研究	王　蒙	黑龙江中医药大学
81803826	基于 OATP1B3/MRPs 活性与 FXROATP1B3/MRPs 表达研究黄芩-黄连药对中黄连对黄芩黄酮转运过程影响机制	王　茜	安徽中医药大学
81803815	基于长链非编码 RNA-ROR/NF-κB 信号通路研究丹酚酸 B 抗肝纤维化的作用机制	王　蓉	上海交通大学
81803542	基于调控 Nrf2/ARE 通路的胆固醇代谢关键因子在多发性硬化小胶质细胞活化中的作用及分子机制研究	王　莹	复旦大学
81803701	基于粪菌移植的麦冬多糖经肠道菌群-胆汁酸轴抗 NAFLD 起效机制研究	王　源	上海中医药大学
81803496	同位素示踪代谢流分析技术研究银杏叶提取物心肌缺血保护作用的代谢机制和物质基础	王　喆	中国医学科学院药物研究所
81803366	针对乳腺癌靶点 HER2 激酶高活性高选择性抑制剂的发现研究	王傲莉	中国科学院合肥物质科学研究院
81803484	基于"MIPs 宽覆盖提取"和"衍生化特征峰识别"的甾体激素分析方法及其在慢性肝炎机制研究中的应用	王彩虹	温州医科大学
81803607	莱菔硫烷通过 Sonic Hedgehog 信号通路调控白血病干细胞增殖的机制研究	王凡平	新乡医学院
81803473	烷基糖苷介导的肾小管上皮细胞靶向新型纳米递送系统用于治疗糖尿病肾小管间质纤维化的研究	王凤珍	徐州医科大学
81803706	基于 β2 和 M3 靶点-通路的莪术抗慢阻肺活性成分及整合作用机制研究	王纪霞	中国科学院大连化学物理研究所
81803769	基于 SIRT1/NF-κB 信号通路探讨丹酚酸 A 改善慢性肾病大鼠血管内皮损伤和炎症的调控机制	王佳虹	沈阳药科大学
81803829	三角函数结合法对经方三黄泻心汤药效物质基础 PK-PD 临床运用"清热解毒法"的新阐释	王家龙	中国中医科学院广安门医院

（续表）

项目编号	项目名称	负责人	依托单位
81803342	基于老药 Sunitinib 的新型 FLT3 抑制剂的设计、合成及生物活性研究	王均伟	南京中医药大学
81803421	新型 FGF2 拮抗肽衍生物抗卵巢癌活性与初步机制研究	王乐丹	温州医科大学
81803564	长链非编码 RNA LINC00857 介导非小细胞肺癌耐药的机制研究	王丽惠	广西医科大学
81803498	间断 θ 节律刺激通过自噬对抗帕金森病的机制研究	王林晓	南京医科大学
81803548	5-去甲川陈皮素上调肠道 Muc2 表达对溃疡性结肠炎的防治作用及分子机制研究	王梅燕	天津商业大学
81803749	乳香药效成分 β-乳香酸通过 PKCε/Nrf2 通路改善缺血性脑卒中的作用及机制研究	王明明	解放军第四军医大学
81803440	温敏凝胶/PLGA 微球共建多层缓释系统释药机制及其提高多肽/蛋白质生物利用度机制的研究	王璞修	中国医科大学
81803536	FoxO3a 转录因子调控 Neurochondrin 对软骨分化的作用及机制研究	王日康	江西中医药大学
81803502	缺血性脑损伤中组胺 H2 受体对小胶质细胞的调控作用及机制研究	王融溶	浙江大学
81803407	硫酸肝素寡糖类 FGF-2 抑制剂的构效关系及其对肿瘤糖酵解影响的研究	王苏妍	中国药科大学
81803846	基于滑膜液微透析-生物标志物的藏医药浴对 RA“干黄水”机制研究	王天虹	成都中医药大学
81803406	β-咔啉生物碱及其类似物的设计、合成及抗肿瘤活性研究	王晓娜	郑州大学
81803702	基于 Keap1-Nrf2/ARE 信号通路研究五味子-甘草配伍调节脂代谢作用机制	王晓艳	河南中医药大学
81803360	基于 GPR120 和 DPP-IV 双靶点抗糖尿病化合物的设计、合成及活性研究	王学堃	聊城大学
81803557	组蛋白甲基转移酶 EZH2 调控巨噬细胞极化的分子机制探究	王亚芳	中国科学院上海药物研究所
81803471	基于柔性调控构建的多功能纳米脂质体用于颅内肿瘤靶向的研究	王亚晶	常州大学
81803511	基于泛素-蛋白酶体途径研究 Hsp70 在 RGS4 介导的吗啡诱导行为敏化中的作用机制	王燕婷	中国医学科学院肿瘤医院
81803381	调控溶酶体 cathepsin B 在 DNA 损伤剂依托泊苷抗前列腺癌中的作用及机制研究	王燕燕	山东大学
81803456	载药外泌体诱导生成多能干细胞用于治疗 AD 的研究	王宇彤	南京中医药大学
81803572	基于肿瘤细胞的异常脂代谢探讨植物环肽 RA-V 抗乳腺癌转移作用及分子机制	王玉荣	中国药科大学
81803399	新型松香烷型二萜抗 RA 的作用机制和构效关系研究	王振辉	河南理工大学
81803401	基于二维亲和超滤色谱的金钱草中醛糖还原酶抑制成分的筛选及其活性研究	王志强	河北大学
81803483	基于质谱成像技术的糖尿病脑病生物标志物及其药物干预机制的研究	王中华	中央民族大学
81803550	环孢素 A 增强黑色素瘤 $CD8^+$ T 细胞抗肿瘤活性机制研究	王自力	福建医科大学
81803841	基于药物代谢和网络药理学的翠绿针毛蕨抗肿瘤物质基础和作用机制研究	魏安华	华中科技大学
81803843	基于 IL-6/STAT3 信号通路探寻蒙药玉簪花抗前列腺癌活性成分与分子机制	魏荣锐	江西中医药大学
81803773	基于 G-四链体靶分子识别的小檗碱及其生物代谢产物抗结肠癌协同作用机制研究	温丽娜	首都医科大学
81803411	Amicoumacin 衍生物的设计、合成及抗 MRSA 活性研究	邬　钢	中国医学科学院医药生物技术研究所
81803558	汉黄芩素调节乳腺癌组蛋白乙酰化诱导细胞衰老的作用及机制研究	吴　焘	中国药科大学
81803345	基于蛋白相互作用的 CD14 多肽类抑制剂的设计及其对脓毒血症的药理作用研究	吴　迪	温州医科大学
81803559	p53-SIP110 信号轴在新型天然产物 Avertin 05 调控肿瘤能量代谢中的作用及机制研究	吴　睿	浙江工业大学
81803592	CDDO-EA 抗乙型肝炎病毒的作用和机制	吴　硕	中国医学科学院医药生物技术研究所
81803840	基于 Nox-hedgehog 信号通路探讨畲药三叶青总黄酮抗肝纤维化药效物质基础及作用机制	吴　鑫	浙江中医药大学
81803425	海洋来源土曲霉 terremide 类生物碱抗肥胖作用及机制研究	吴长景	周口师范学院
81803794	薜荔果多糖通过“肠道微生物-SCFAsGPR41/43”途径改善糖脂代谢的作用及机制研究	吴建军	浙江中医药大学
81803390	基于天然产物新型 α-葡萄糖苷酶抑制剂的发现及作用机制研究	吴盼盼	五邑大学
81803414	针对 SFTS 的高效广谱中和纳米抗体的研发及鉴定	吴喜林	南京大学
81803650	IPP 转运影响雷公藤甲素累积的分子机制研究	吴晓毅	首都医科大学
81803543	基于巨噬细胞极化探究创新药物 SM934 治疗溃疡性结肠炎的作用机制	吴言为	中国科学院上海药物研究所
81803379	一叶萩型生物碱类成分抑制神经炎症的作用机制和构效关系研究	吴振龙	暨南大学
81803441	物质分布与物质转移：微丸缓释片的 3D 释药机制	伍　丽	中国科学院上海药物研究所
81803619	炎症状态 TLR4/IL-1R1 介导伏立康唑致肝损伤机制研究	伍三兰	华中科技大学
81803516	STAT3 调控胱硫醚-γ-裂解酶在硫化氢及其内源性供体治疗蒽环类药物心肌损伤中的作用及机制研究	武　剑	复旦大学
81803721	酶抑制结合聚集诱导发光用于中药中有机磷农药快速检测研究	武晓丽	中国医学科学院药用植物研究所
81803571	天然化合物 Guttiferone K 调节线粒体核糖体蛋白选择性杀死静止期前列腺癌细胞的机制研究	席志超	上海中医药大学
81803816	泽泻醇 B-23-乙酸酯下调 LPS/TLR4-Nox1/ROS 通路减轻肠道屏障损伤所导致的非酒精性脂肪肝病的作用及机制	夏　凡	中山大学

（续表）

项目编号	项目名称	负责人	依托单位
81803693	全二维硼杂化整体柱亲和色谱导向的丫蕊花增敏吉非替尼抗耐药的药效物质发现研究	夏　黎	广东食品药品职业学院
81803397	基于 HPLC-MS-SPE-NMR 导向的三株赤芍内生真菌抑制 CDC25A/B 磷酸酶活性成分的发现	夏桂阳	中国医学科学院药物研究所
81803462	药辅一体的齐墩果酸仿生口服给药系统研究	夏晓静	浙江医药高等专科学校
81803549	JMJD5 剪切组蛋白甲基化氨基末端调控 MMR 在非小细胞肺癌铂类化疗耐药中的作用与机制	相学平	浙江大学
81803400	新型 HIV-INI 二酮酸类似物 Des-D 的优化设计合成及机制研究	向　卓	解放军海军第九七一医院
81803639	慢性肾脏疾病状态下 1,25(OH)2D3 水平降低介导 P2Y12 受体抑制剂治疗后血小板高反应性的量效关系及机制研究	项玉霞	中南大学
81803427	新型脑靶向 AMPAR 正向调节剂的设计、合成与广谱抗失能剂活性评价	肖　典	解放军军事医学研究院
81803783	槲皮素调控 AMPK/mTOR 通路影响急性髓系白血病细胞线粒体功能诱导凋亡与自噬的机制研究	肖　洁	中山大学
81803720	基于"代谢吡咯-DNA 加合物"致毒机制的电化学发光传感器的千里光安全性评价研究	肖　依	湖南师范大学
81803649	人参栽培对致病镰刀菌的趋化性影响及其互作机制	肖春萍	长春中医药大学
81803675	基于激光显微切割-质谱联用和 RNA-seq 技术的"公""母"前胡质量差异形成机制研究	谢　晋	安徽医科大学
81803677	基于抗补体活性研究青蒿治疗狼疮肾炎的物质基础与作用机制	谢欣辛	同济大学
81803596	绞股蓝皂苷元重塑肠道菌群及代谢综合征改善作用研究	谢治富	中国科学院上海药物研究所
81803352	新型特异性凝血因子Ⅺa 抑制剂的设计、合成及抗血栓活性研究	谢周令	合肥工业大学
81803651	栝楼性别分化中功能 microRNAs 的鉴定及其作用机制的初步研究	辛　杰	临沂大学
81803546	基于 Hsp90-NLRP3 途径研究雷公藤红素治疗类风湿性关节炎的新机制	辛文好	滨州医学院
81803568	cAMP 信号激动剂对恶性胶质瘤血管新生和血管正常化的影响及机制研究	邢　帆	中山大学
81803457	纳米分区递送重塑肿瘤代谢稳态促进经典疗法介导的肿瘤血管正常化研究	熊　慧	中国药科大学
81803588	MmpS5-MmpL5 外排系统在结核分枝杆菌对贝达喹啉耐药中的作用及机制研究	徐　建	首都医科大学
81803354	NLRP3 炎症小体靶向抑制剂的发现、设计、合成及其对非可控性炎症相关疾病治疗的探索	徐莉莉	中国药科大学
81803715	牛黄解毒片全方及方中其他中药对雄黄配伍减毒机制的研究	徐文峰	北京医院
81803798	人参皂苷通过羧酸酯酶调控脂质代谢缓解胆汁淤积性肝损伤的机制研究	徐艳娇	华中科技大学
81803681	基于功能代谢组学黄连解毒汤抗特应性皮炎原理研究	徐煜彬	台州学院
81803430	新型 MIF 抑制剂的分子设计及其在脑缺血再灌注损伤炎症反应中的作用机制研究	许　磊	江苏理工学院
81803454	利用肿瘤微环境逐级响应型 siRNA 层释系统双重阻断基于 CXCR4/CXCL12 信号轴的肿瘤转移	许伯慧	南通大学
81803551	靶向 CREB1-TGFβ2-ERK 信号通路的欧前胡素在食管癌侵袭转移中的作用及机制研究	许雯雯	暨南大学
81803375	小黏膜藻及其内生真菌次级代谢产物的化学多样性和 PTP1B 抑制活性研究	绪　扩	中国农业科学院烟草研究所
81803603	基于 GLP-1 激活肠-脑-肝轴通路研究水飞蓟宾抗糖尿病作用及机制	续繁星	沈阳药科大学
81803628	基于 PKPD 理论机制研究肠道菌群及维生素 K 对华法林抗凝作用的定量影响	薛　领	苏州大学
81803665	小热激蛋白 PtsHSP 启动子甲基化在半夏响应高温胁迫中的功能研究	薛　涛	淮北师范大学
81803507	TSPO-P47phox/P22phox-NF-κB 轴调节小胶质细胞表型转化及其在帕金森疾病中的作用研究	薛　雪	南京医科大学
81803630	冠心病患者 PCI 术后西洛他唑替代疗法的可行性及药理机制研究	薛　颖	复旦大学
81803748	VIPR2 介导越鞠丸快速抗抑郁机制研究	薛文达	南京中医药大学
81803645	PXR-lncRNA H19 通路在利福平致肝细胞脂质代谢紊乱中的作用及机制	闫　良	郑州大学
81803480	基于可降解的二维超薄纳米片载体构建协同抑菌药物及其活性研究	严　砺	成都大学
81803696	基于靶点"钩钓"策略的连翘苯乙醇苷类抗黑色素瘤药理靶点鉴定和抑制剂的快速发现研究	阎　新	佳哈尔滨商业大学
81803583	S100A11 介导脑胶质瘤替莫唑胺耐药的机制研究	颜　晗	中南大学
81803758	基于 CREB/PGC-1α 通路探讨石菖蒲挥发油调节犬尿氨酸途径缓解抑郁症的作用及机制	颜　露	江苏省中国科学院植物研究所
81803844	基于 L-kyn/AhR 通路调控的维药香青兰抗缺血性脑卒中活性成分及作用机制研究	颜仁杰	上海医药工业研究院
81803638	GLI-UGT1A 通路基因多态性与 AML 患者阿糖胞苷化疗敏感性及机制研究	杨　晶	郑州大学
81803761	基于 LOX-1/NF-κB/NLRP3 信号轴探讨铁皮石斛叶黄酮类化合物抗动脉粥样硬化的药效物质基础及分子机制	杨　科	浙江工业大学
81803690	基于 Dkk-1 抑制作用的牛膝抗骨质疏松症的药效物质基础研究	杨　柳	黑龙江中医药大学

（续表）

项目编号	项目名称	负责人	依托单位
81803501	莫沙必利抗抑郁作用及其与谷氨酸转运体相关的机制研究	杨　思	浙江大学
81803722	基于代谢物群动态变化的清开灵注射液致过敏反应的寡肽物质基础及其作用机制研究	杨　维	中国中医科学院中药研究所
81803434	新型化学小分子表征方法及其在人工智能驱动的药物发现中的应用	杨　欣	四川大学
81803698	基于 Nur77 靶点探讨荨麻活性成分 DVTF 对糖尿病性腺功能减退症的作用及机制	杨文娟	陕西科技大学
81803517	抑制血管钙化-DNA 拓扑异构酶Ⅱ抑制剂抗动脉粥样硬化新机制	杨潇潇	合肥工业大学
81803655	杭白菊 MicroRNA156 参与介导 UV-B 诱发黄酮合成的调控机制研究	杨燕君	杭州师范大学
81803575	甲硫达嗪逆转胃癌赫赛汀耐药的作用和分子机制	杨争艳	河南大学
81803753	基于多靶点调控神经元和小胶质细胞功能的中药骨碎补抗阿尔茨海默病物质基础及作用机制的研究	杨志友	广东海洋大学
81803364	Smad3 磷酸化抑制剂 SIS3 的构效关系及抗肿瘤靶标探索	杨忠金	广州医科大学
81803509	大鼠 FRRS1L 蛋白晶体结构及其对 AMPA 受体动力学影响的研究	杨祖晓	河北医科大学
81803459	pH/H2O2 双级响应金纳米棒用于脑胶质瘤的联合治疗研究	仰浈臻	北京大学
81803796	基于 PPARγ/NF-κB 介导的巨噬细胞活化探讨人参皂苷类成分抑制肥胖诱导胰岛素抵抗的分子机制	姚　帆	长春中医药大学
81803486	磁性离子液体双水相体系拆分外消旋氨基酸/氨基硼酸类化合物的方法建立及系统评价	姚　田	四川大学
81803362	双螺环新分子骨架化合物的设计、合成及其抑制恶性疟原虫的构效关系和分子靶点研究	姚宏亮	广东省生物资源应用研究所
81803678	盐肤木治疗冠心病活性三萜的分离筛选及其作用机制研究	叶　淼	福建中医药大学
81803446	超快速同步辐射动态断层扫描成像技术解析缓控释制剂的释放机制	殷宪振	中国科学院上海药物研究所
81803654	转录因子 SmNAC2 在丹酚酸生物合成过程中的作用及其机制研究	尹小建	中国药科大学
81803775	去氢丹参新酮调控 SHP-1/STAT3 通路阻断 CD47 介导的 CML 干细胞免疫逃逸的作用研究	尹一飞	浙江中医药大学
81803527	前列腺素 E2 受体 EP4 通过 AMPK 调控线粒体自噬在减轻糖尿病心肌病损伤中的作用及机制研究	应　凡	广州医科大学
81803727	基于化学信息、整合 PK-PD 相关性的茅苍术“生燥熟补”麸炒机制研究	于　艳	辽宁中医药大学
81803577	孕甾烷生物碱衍生物 QN66 抑制乳腺癌细胞转移及血管生成的作用靶点及分子机制研究	于　阳	天津医科大学
81803526	SENP1 调控脂肪干细胞分化方向的作用及机制研究	余蓓信	中山大学
81803851	基于 GIS 和语义发掘的高原病藏医古籍文献诊疗知识可视化发现研究	俞　佳	成都中医药大学
81803819	基于胆固醇逆转运-跨肠胆固醇排泄的陈皮降脂作用机制研究	俞静静	浙江中医药大学
81803445	基于人工智能技术的高效口服递药载体的形状设计及其提高药物吸收机制的研究	俞淼荣	中国科学院上海药物研究所
81803589	磷霉素联合多黏菌素 E 对产 KPC 酶肺炎克雷伯菌的协同杀菌作用及其机制研究	喻　玮	杭州医学院
81803636	DNA 甲基转移酶 DNMT3A R882 突变等位负荷对 AML 化疗敏感性和预后的影响及机制研究	袁小青	中山大学
81803689	基于 Galectin-3 调控胰岛素抵抗的青钱柳黄酮治疗非酒精性脂肪肝炎物质基础研究	袁中文	广州医科大学
81803656	铁皮石斛 GRAS 转录因子家族分析及其成员 DoSCL14 抗逆功能研究	曾　旭	中国医学科学院药用植物研究所
81803426	海绵来源 PTP1B 抑制剂类降血糖先导化合物的发现与作用机制研究	战凯璇	辽宁中医药大学
81803803	Trib1 调控脂肪棕色化抑制肥胖的机制及三七皂苷 R2 的干预作用	张　彬	中国医学科学院药用植物研究所
81803674	基于免疫层析技术的大黄真伪优劣同步快速分析方法研究	张　波	临沂大学
81803464	基于同时靶向肿瘤细胞和 CAFs 策略构建特异触发式共载脂质体用于结直肠癌治疗的研究	张　波	潍坊医学院
81803380	杂肽聚酮化合物兰杀菌素生物合成及相关酶功能研究	张　博	南京大学
81803419	可控断裂的双功能连接臂介导的 CAR-T 细胞可“开关”型调控及应用研究	张　博	中国医学科学院北京协和医院
81803538	B 细胞活化因子在类风湿关节炎 FLS 炎性变中作用与机制研究	张　凤	安徽医科大学
81803377	川山橙中白坚木类生物碱诱导肿瘤细胞凋亡的作用机制和构效关系研究	张　建	暨南大学
81803368	基于 LpxC 和 NO 双靶点的抗菌先导物的设计、合成与活性研究	张　剑	潍坊医学院
81803365	靶向去乙酰化酶 SIRT3 抗三阴性乳腺癌的新型激动剂的设计合成及机制研究	张　瑾	四川大学
81803482	基于 TGF-β1/Smads 通路调控 PAI-1 表达及谱效关系的黄芪三七配伍组分治疗慢性肾小球肾炎质量标志物研究	张　靖	广州中医药大学
81803508	基于 CRISPR/Cas9 技术的抑郁症中 14-3-3η 调控糖皮质激素受体介导海马成体神经发生的机制研究	张　阔	沈阳药科大学
81803402	苦马豆素的生物合成研究	张　乐	中国医学科学院药物研究所
81803343	靶向三阴性乳腺癌肿瘤干细胞的 HDAC3 选择性抑制剂设计、合成及活性研究	张　磊	潍坊医学院

（续表）

项目编号	项目名称	负责人	依托单位
81803573	基于靶点蛋白 NR4A1 三维结构的新型结直肠癌药物研究	张　磊	河南大学
81803764	黄连解毒汤阻断 Neu-1/TLR4 信号通路改善心肌缺血损伤机制研究	张　蕾	中国药科大学
81803750	基于 SREBPs 的金钗石斛抗阿尔茨海默氏症生物碱类活性成分发现与作用机制研究	张　沐	南京医科大学
81803692	基于抑制小胶质细胞活化的石菖蒲抗阿尔茨海默病的物质基础及作用机制研究	张　倩	广东药科大学
81803687	不同基源钩藤中生物碱类化合物抗脑缺血再灌注损伤的作用和构效关系研究	张　薇	北京中医药大学
81803644	五羟色胺 2C 受体激动剂对 2 型糖尿病小鼠 β 细胞功能的影响及机制研究	张　伟	南京医科大学
81803359	CRM1 非共价抑制剂的发现、设计、合成与抗白血病的机制研究	张　霞	四川大学
81803763	基于 NF-κB 通路与 GATA-2 去泛素化调控间 crosstalk 探究红景天苷对单核-内皮细胞黏附的影响机制	张　栩	成都中医药大学
81803754	基于靶标鉴定研究黄芩素抗帕金森病作用的分子机制	张　雪	上海中医药大学
81803808	淫羊藿总黄酮调控 MITF/Rab27A 依赖的破骨细胞外泌体分泌促进慢性骨髓炎抗感染后的骨修复机制研究	张　扬	浙江省中医药研究院
81803793	基于自噬相关 PI3K/Akt/mTOR 信号通路探索五味子总木脂素降肝脂作用及作用机制	张　翼	北京中医药大学
81803742	基于"丸剂特征-整合药动-机体应答"的附子理中丸"去性存用"作用机制研究	张　臻	成都中医药大学
81803455	精准操控脂质体蛋白冠中载脂蛋白结构和功能的新型脑靶向递药系统	张　醉	复旦大学
81803745	基于苦味成分"隐形修饰"的中药儿童药剂抑苦掩味机制研究	张定堃	成都中医药大学
81803510	PDE4s-cAMP 信号通路对神经病理性痛的调控作用	张芳芳	山东第一医科大学
81803660	青蒿激酶 APK2 通过磷酸化修饰 bZIP1 和 bHLH2 调控青蒿素生物合成的分子机制研究	张芳源	西南大学
81803346	基于肿瘤乏氧分子靶向治疗的 pH 响应光敏剂的设计合成及联合抗癌作用研究	张凤玲	浙江中医药大学
81803711	基于"血清药化-药代动力学-代谢组学"的柴胡白芍药对抗抑郁的药效物质及机制研究	张洪财	黑龙江中医药大学
81803432	抗耐药肿瘤特异性细胞穿膜肽-蛋白酶体抑制剂结合物的设计、合成及生物学评价	张建康	浙江大学城市学院
81803838	斑蝥素致肾毒性的生物标志物及毒理机制研究	张建永	遵义医科大学
81803791	丹酚酸 A 通过抑制 GRP78 分泌调控微环境逆转肿瘤耐药的分子机制	张立超	山西大学
81803541	肠上皮 Metrnl 在溃疡性结肠炎中的作用及其自噬机制研究	张赛龙	解放军第二军医大学
81803355	基于 Asn768 亚口袋的新型黄嘌呤氧化酶抑制剂的设计合成、活性评价及机制研究	张廷剑	中国医科大学
81803643	NLRP3 炎症小体/IL-1β/AR 通路在多壁碳纳米管致睾丸毒性中的作用研究	张晓芳	解放军第二军医大学
81803523	新型丹参素衍生物促进线粒体生物合成抗心肌缺血损伤机制研究	张晓静	广东工业大学
81803370	新型 FGFR/EGFR 双靶点不可逆抑制剂的设计、合成及生物活性研究	张艳敏	中国药科大学
81803800	Txnip 和 GnT-IVa 与京尼平苷调节葡萄糖转运体内吞的相关性研究	张永兰	重庆理工大学
81803376	新颖苦豆子生物碱的发现及其抗 HBV 构效关系和作用机制研究	张玉波	暨南大学
81803768	基于 Notch 信号通路调控小胶质细胞极化的栝楼桂枝颗粒抗缺血性脑卒中的作用机制研究	张玉琴	福建中医药大学
81803554	精氨酸甲基转移酶 1 选择性抑制剂的优化、药效学评价及其作用机制研究	张元元	中国科学院上海药物研究所
81803372	基于 EGFR 变构位点的 PROTAC 设计、合成及其克服耐药机制研究	张智敏	杭州医学院
81803820	苦碟子雾化吸入溶液抗慢性阻塞性肺病的效应特点及作用机制	张钟秀	中国中医科学院中药研究所
81803810	基于中医"脾统血"理论探讨紫苏叶抗再生障碍性贫血的物质基础及作用机制	张梓倩	中国医学科学院药物研究所
81803361	GRP94 选择性抑制剂的发现、优化和抗肝癌转移活性研究	赵　超	中山大学
81803408	炭皮属真菌来源杂萜抗阿尔茨海默症活性成分及作用机制研究	赵　欢	暨南大学
81803488	正交生物学方法对四君子汤与丝裂霉素 C 联用降低化疗毒性机制研究	赵　旻	沈阳药科大学
81803504	GSK3β 调控 D1 受体功能及其影响药物成瘾的分子机制研究	赵　瑞	苏州大学
81803461	基于双重配体/受体结合效应靶向淋巴结 DCs 的肿瘤疫苗构建及机制研究	赵　妍	中国医科大学
81803532	抑制 NNMT 对脂肪棕化的影响以及通过此途径改善动脉粥样硬化的研究	赵　云	厦门大学
81803786	甘草次酸通过调控 lncRNA-CRNDE/mTOR 介导的细胞自噬增强肝癌细胞化疗敏感性的机制研究	赵博欣	南方医科大学
81803494	基于"血清药效成分群"和"逐项敲除法"的左金丸药效物质基础分析方法研究	赵娟娟	滨州医学院
81803499	阿尔茨海默病中 M1 受体解偶联对 AMPA 受体介导突触可塑性与认知功能的调控机制	赵兰雪	上海交通大学
81803766	二氢丹参酮 I 调控 RIP3 介导的易损斑块形成的药效及机制	赵文文	青岛大学
81803470	借助热海绵纳米载体调谷胱甘肽含量以抑制青蒿素耐药性的研究	赵永丹	山西医科大学
81803732	基于"毒-效"整合分析的制天南星炮制"减毒增效"机制研究	赵重博	陕西中医药大学
81803842	基于血清谱效学和 PK-PD 模型的苗药云实皮抗炎药效物质基础研究	郑　林	贵州医科大学
81803556	SIRT2 介导 AKR1C1 去乙酰化修饰抑制肺癌转移的机制研究	郑　琳	浙江大学
81803836	雷公藤甲素通过孕烷 X 受体抑制 CYP3A4 表达协同促进底物药物肝毒性	郑　楠	解放军军事医学研究院

（续表）

项目编号	项目名称	负责人	依托单位
81803616	胆固醇合成抑制剂协同 SMO 拮抗剂治疗 SHH 型髓母细胞瘤的机制与应用研究	郑超滴	苏州大学
81803778	荜茇酰胺靶向抑制 CPSF7 延长 WWP2 mRNA 3 端非编码区长度的抗肝癌机制研究	郑丽云	浙江大学
81803574	RAP1 在结肠癌 MEKi 和 PI3K/mTORi 双药耐药中的代偿调控机制研究	郑晓博	四川大学
81803394	抗脓毒症天然活性先导化合物地骨皮乙素的结构优化研究	郑新川	解放军第三军医大学
81803420	靶向性跨血脑屏障自组装蛋白质纳米粒的设计与构效关系研究	郑永祥	四川大学
81803585	PML X 亚型招募 P62 入核介导砷剂诱导 PMLRARα 融合蛋白降解的机制研究	钟里科	浙江省肿瘤医院
81803833	Notch1 介导的心肌细胞重塑在乌头碱慢性心肌毒性中的作用	周　维	解放军军事医学研究院
81803694	基于整合 AUC 与代谢组学的栀子-连翘药对配伍协同增效机制研究	周　伟	中国药科大学
81803668	基于高分辨率原位代谢组与转录组解析菘蓝中木脂素苷糖基转移酶及功能研究	周　洵	解放军第二军医大学
81803367	新型 BuChE-IDO1 双靶标抑制剂的设计、合成及其抗阿尔茨海默症活性研究	周　游	西南大学
81803824	从 NLRP3 炎症小体介导细胞焦亡探讨急性肾损伤纤维化进展的机制及丹酚酸 B 的干预	周　园	广州中医药大学
81803699	基于"脑-肠-肠道菌群"轴的银杏酮酯和多奈哌齐治疗阿尔茨海默病联用增效的作用机制研究	周桂生	南京中医药大学
81803436	基于 QM/MM 方法对中药提取物中的 DXR 抑制剂的优化	周经纬	广州中医药大学
81803849	中药单体 β-榄香烯通过 miR-372-3p 调控肿瘤相关基因表达治疗恶性黑色素瘤的机制研究	周昕欣	辽宁中医药大学
81803658	Ca^{2+} 信号在药用植物丹参与共生菌、病原菌互作中的作用机制研究	周修腾	中国中医科学院中药研究所
81803729	姜"炒炭存性"超分子客体"印迹模板"变化规律的研究	周逸群	湖南中医药大学
81803581	tRNA 羧甲基修饰酶 Elongator 在肺腺癌有丝分裂中的作用与分子机制研究	周兆丽	上海健康医学院
81803520	巨噬细胞外泌体在 Urocortin 保护糖尿病冠脉内皮功能中的作用机制研究	朱　超	南京医科大学
81803569	FOXD3 通过 DRAP1/p53 信号通路增强结直肠癌细胞对 5-FU 敏感性的机制研究	朱　婧	重庆医科大学
81803438	新型选择性蛋白精氨酸甲基转移酶 5(PRMT5)双位点抑制剂的发现与抗肿瘤活性研究	朱孔凯	济南大学
81803740	近红外光响应的榄香烯智能门控肝靶向纳米载体的研究	祝侠丽	河南中医药大学
81803416	预警素对新型生物纳米抗原载体介导的肝癌免疫治疗作用研究	左冰峰	天津医科大学

↗ 2018 年地区科学基金项目（药学相关项目选录）

项目编号	项目名称	负责人	依托单位
81860773	基于 PPARγ 通路的管花肉苁蓉"异病同治"效应物质发现及作用机制研究		新疆医科大学
81860741	朝药榛子雄花活性成分的分离及肝保护机制研究	安仁波	延边大学
81860755	民族药老瓜头抗类风湿性关节炎关键药效成分及其分子机制研究	白长财	宁夏医科大学
81860766	基于多靶点的刺山柑提取物抗类风湿关节炎作用机制及药效物质基础的研究	包晓玮	新疆农业大学
81860644	莱姆关节炎中关节细胞因子微环境失调的机制及雪胆甲素的调节作用研究	宝福凯	昆明医科大学
81860704	基于"微生物群-化学成分-毒性"整体关联性的化风丹药母发酵减毒作用研究	曹国琼	贵州中医药大学
81860641	Corilagin 干预动脉粥样硬化易损斑块作用及分子机制研究	陈　鹏	昆明医科大学
81860648	基于 GPR30/HIF-1α 信号通路调控有氧糖酵解的黄芩素逆转他莫昔芬耐药的研究	陈　妍	贵州医科大学
81860617	基于光偶联探针研究栀子成分肝保护及肠道菌药效机制	陈　阳	遵义医科大学
81860736	TSPO-神经甾体-GABA(A)受体通路介导钩吻的中枢神经毒性作用	陈超杰	梧州学院
81860676	动态光源下阴生药用植物三七基于光能和电子流分配驱动的光保护机制	陈军文	云南农业大学
81860720	白头翁皂苷通过调控肿瘤微环境中 TAMs 表型 M1/M2 的转化干预结直肠癌发生发展的机制研究	陈兰英	江西中医药大学
81860705	基于"鼻通脑络"理论研究猪牙皂经鼻给药"通关开窍"物质基础及作用机制	陈晓兰	贵州中医药大学
81860659	氧化苦参碱舒张肺动脉抑制肺动脉高压的机制及其联合用药研究	戴贵东	凯里学院
81860717	氯化两面针碱基于 miR-125b-2-3p/IER3 调控轴抗 HCC 作用的机制研究	党裔武	广西医科大学
81860732	基于 CX3CL1/CX3CR1 轴研究人参皂苷 Re 抗肺纤维化的分子作用机制	邓　江	遵义医科大学
81860623	娄地青霉中新颖活性化合物的发现及其产生的化学机制研究	丁中涛	云南大学
81860624	化学表观遗传学修饰法激活植物内生真菌沉默基因挖掘抗 MRSA 感染新天然产物探究	杜　刚	云南民族大学
81860701	构建中药材中植物生长调节剂检测的石墨烯电化学传感新方法研究	杜海军	贵州民族大学
81860633	功能化纳米复合材料 hCEs SERS 探针的构建及在血清与细胞中检测羧酸酯酶活性的应用研究	冯　军	广西科技大学
81860708	甘草"生凉炙温"的科学内涵	付雪艳	宁夏医科大学
81860739	藏药无尾果基于 NF-κB 通路抗类风湿性关节炎物质基础及作用机制研究	高燕萍	江西中医药大学
81860734	基于"有故无殒"理论建立民族药羊耳菊抗炎活性成分的 PK-PD 结合模型	巩仔鹏	贵州医科大学

（续表）

项目编号	项目名称	负责人	依托单位
81860628	基于层状铁氧体结构的磁性荧光粒子构建与细胞转运及光学示踪研究	苟国敬	宁夏医科大学
81860721	贝母素乙逆转胃癌多药耐药的分子机制及应用基础研究	顾政一	新疆维吾尔自治区药物研究所
81860687	基于花色苷/类胡萝卜素组成、比例、呈色的硫黄熏蒸枸杞子增色作用机制研究	郭　涛	兰州理工大学
81860665	YY1-ACE2-MasR 介导孕期地塞米松暴露所致子代肝脏发育不良及其表遗传编程机制	何　波	昆明医科大学
81860748	基于转录组的维药新塔花黄酮类成分生物合成途径研究及功能基因发掘	何　江	新疆维吾尔自治区药物研究所
81860694	"苗族打药"马桑狗帮的抗炎药效物质及机制研究	何　康	贵州中医药大学
81860765	基于巨噬细胞 M1/M2 分布格局动态变化研究彝药美洲大蠊调控 UC 癌变发展的机制	何　苗	大理大学
81860682	基于碳基纳米复合材料放大信号的电化学中药材基因高灵敏鉴别传感器的研究	洪　年	江西中医药大学
81860745	基于维吾尔医治疗肝病方剂配伍的菊苣作用的药效物质基础研究	胡君萍	新疆医科大学
81860770	DNA 条形码技术在藏药洪连基原鉴定及成药质量控制中的应用研究	胡文军	西藏藏医学院
81860637	Rab10 介导 GABA 能神经元 GABABR 上膜异常在药物成瘾中的作用及机制	胡贞贞	南昌大学
81860658	异槲皮苷介导 miRNA-29 调控靶基因改善胰岛素抵抗的作用机制	黄桂红	桂林医学院
81860669	三七自毒物质降解菌的特性和作用机制研究	黄荣韶	广西大学
81860709	二苯乙烯苷对阿尔茨海默病 tau 蛋白异常磷酸化的干预机制	黄忠仕	右江民族医学院
81860620	基于胰岛素增敏作用的两种巴豆属药用植物的活性物质（群）与初步作用机制	江志勇	云南民族大学
81860761	基于核受体 FXR 相关胆汁酸代谢及炎症通路的藏药"松蒂"类药材抗胆汁淤积活性物质及作用机制研究	蒋　伟	江西中医药大学
81860751	朝鲜大蓟中紫杉叶素基于 HMGB1-NLRP3 炎症小体信号轴调控酒精性脂肪性肝炎中炎性损伤的机制研究	金　泉	延边大学
81860673	基于药效/成分指数（ECI）构建中药品质区划评价模型-以秦艽抗类风湿关节炎（RA）为例	晋　玲	甘肃中医药大学
81860727	神香草调控支气管哮喘免疫失衡改善气道炎症作用机制研究	康雨彤	新疆维吾尔自治区药物研究所
81860692	基于 SREBPs 的柳穿鱼降脂黄酮活性成分、作用机制和靶点研究	兰　洲	江西科技师范大学
81860733	基于 AMPK/SIRT1/HIF1a 信号通路探讨金钗石斛多糖改善糖尿病大鼠睾丸生精功能的作用及机制研究	雷小灿	遵义医科大学
81860667	赤霉素和脱落酸协同调控太子参块根形态建成及次生代谢产物积累的分子机制解析	李　军	贵州中医药大学
81860657	基于 NLRP3 炎症小体信号通路研究 α-倒捻子素对尿酸性肾病的肾脏保护作用及机制研究	李　玲	昆明医科大学
81860760	民族药白背叶楤木基于 ILC2 干预小鼠哮喘的作用及机制研究	李宝晶	云南中医药大学
81860683	基于代谢组学的土壤无机元素影响红芪质量的机制研究	李成义	甘肃中医药大学
81860638	基于 Dectin-1/TLR4/GSK3β 信号轴协同调控神经免疫和突触可塑性改善学习记忆的药理新机制	李宏亮	云南大学
81860660	基于 miR-378b-p110α-PI3K/Akt 通路甲基阿魏酸改善糖脂代谢抗 ALD 的机制研究	李丽桂	林医学院
81860689	基于代谢组学的海州常山抗人白血病 K562 细胞增殖的药效物质基础及机制研究	李林珍	贵州医科大学
81860713	黑灵芝多糖通过甘露糖受体（MR）调控单核巨噬细胞抗动脉粥样硬化的作用研究	李文娟	南昌大学
81860636	LncRNA NONRATG022419 调控 PRG-1 的表达在糖尿病脑损伤中的作用及机制研究	李先辉	吉首大学
81860615	五种西部地区产血桐属植物的化学成分及其抗肿瘤活性研究	李晓莉	云南大学
81860724	解表方调控 JAK/STAT 蛋白激酶信号通路增强鼻黏膜屏障的作用机制研究	李秀芳	云南中医药大学
81860626	三株西沙软珊瑚共附生真菌抗肿瘤活性成分发现及其作用机制研究	李云秋	桂林医学院
81860768	唐古特红景天干预高原性肺动脉高压药效物质及多靶点作用机制研究	李占强	青海大学
81860621	基于 TLC 和 iTRAQ 技术进行地蚕中抗金黄色葡萄球菌环肽的发现和其作用机制研究	梁成钦	桂林医学院
81860690	基于黄嘌呤氧化酶抑制作用的金雀花根抗痛风物质基础及其构效关系研究	廖尚高	贵州医科大学
81860618	苦参发挥抗流感及流感引起的炎性损伤作用的物质基础及分子机制研究	刘　丹	昆明理工大学
81860700	基于有效部位群-血清药物化学-质量标志物-有效对照提取物模式的苗药黑骨藤质量评价研究	刘　刚	贵州中医药大学
81860742	基于 IL-6/JAK/STAT3/SOCS3 及 EGF/EGFR 信号通路研究彝药美洲大蠊调控溃疡性结肠炎黏膜免疫及修复的机制	刘　衡	大理大学
81860706	胃溃疡靶向给药系统的构建及评价——以左金"有效组分"为例	刘　文	贵州中医药大学
81860686	基于代谢组学与琥珀酸/HIF-1α/VEGF 炎症信号通路的雷公藤煨制"除剧毒、强疗效"科学性研究	刘建群	江西中医药大学
81860712	基于巨噬细胞内质网应激-自噬-凋亡的调控探讨补阳还五汤稳定动脉粥样硬化易损斑块的机制	刘玉晖	江西中医药大学
81860711	基于 G 蛋白偶联受体相关通路的隐丹参酮抗血小板聚集机制研究	刘振杰	广西中医药大学
81860750	基于 GLUT4 靶点的壮药"勾瓢更"抗Ⅱ型糖尿病药效物质基础及作用机制研究	卢汝梅	广西中医药大学

（续表）

项目编号	项目名称	负责人	依托单位
81860718	艾迪注射液和阿霉素的协同作用及其机制研究	陆　苑	贵州医科大学
81860715	淫羊藿次苷Ⅱ通过 RelA-LncRNA H19 途径调控 VSMC 功能抑制血管负性重塑的机制研究	吕俊远	遵义医科大学
81860664	lncRNA ZEB1-AS1/eIF4AIII/miRNA-214-3p 调控网络影响胶质瘤中替莫唑胺药物敏感性的机制研究	吕巧莉	江西省肿瘤医院
81860653	整合素介导的蒽酮类抗生素 zunyimycin C 抗肝癌效应机制研究	吕玉红	遵义医科大学
81860642	TRPV1/SIRT1 介导膳食辣椒素抗糖尿病血管老化作用研究	罗　丹	南昌大学
81860710	基于 AMPK 下游通路探讨淫羊藿有效成分治疗 AD 的作用机制	罗　勇	遵义医科大学
81860764	3 种黔产鼠刺属民族药中抗肝癌活性成分及其作用机制的研究	罗国勇	贵州中医药大学
81860639	屏状核及其神经通路在全身麻醉药致意识消失作用的机制研究	罗天元	遵义医科大学
81860695	民族药地稔抗妇科恶性肿瘤药效物质基础研究	麻秀萍	贵州中医药大学
81860688	特色民族药鞣质成分体内活性化产物的结构和活性研究	马超美	内蒙古大学
81860680	奥克梯隆型皂苷生物合成关键酶 UGT 基因克隆与功能分析	马春花	云南农业大学
81860746	鹰嘴豆芽异黄酮通过调控骨重建防治骨质疏松症的机制研究	马海蓉	新疆医科大学
81860753	基于“组分-代谢标志物-效应”关系研究回药蜜煎菖蒲方配伍规律	马学琴	宁夏医科大学
81860610	选择性作用于组蛋白去乙酰化酶亚型的新型小分子抑制剂的构建和作用机制研究	麦　曦	南昌大学
81860616	基于 PTP1B 靶点的新型 T2DM 抑制剂——江西两种刺桐属植物中特异性异戊烯基化紫檀烷类成分及构效关系和作用机制研究	毛水春	南昌大学
81860629	多靶点复合杯芳烃金纳米粒在阿尔茨海默症的诊断治疗作用及分子机制研究	莫靖欣	桂林医学院
81860726	基于 NF-κB 信号通路探索青蒿琥酯对伴糖尿病牙周炎炎症反应及成骨调控的效应和机制研究	农晓琳	广西医科大学
81860672	基于 miRNA 和蛋白质组的桑寄生顽拗性种子脱水敏感性分子机制研究	潘丽梅	广西壮族自治区药用植物园
81860651	黄芩素介导 miR-7/FAK/Akt 信号通路抑制胃癌演进的分子机制研究	朴英实	延边大学
81860707	麝香酮和适配体级联修饰多烯紫杉醇脑靶向递送系统抗胶质瘤作用及机制的研究	齐　娜	桂林医学院
81860730	基于炎症微环境 NF-κB 和 MAPK 信号通路的新疆软紫草抗肝癌药效物质基础及作用机制研究	秦冬梅	石河子大学
81860743	降糖孜亚比提片通过影响肠道菌群改善糖调节受损的机制研究	热比亚·努力	新疆医科大学
81860631	基于层状双氢氧化物/胶束的多功能纳米诊疗剂的构建及其可视化肿瘤靶向功能研究	任　锦	九江学院
81860632	新型核/壳型手性固定相评价体系的建立及其在氨基酸衍生物药物对映体分离与质量控制中的应用	沈报春	昆明医科大学
81860759	以活性导向为基础的新疆特有民间药用植物-天山假狼毒中瑞香烷二萜靶向抗胃癌活性物质基础研究	石磊岭	新疆维吾尔自治区中药民族药研究所
81860702	卫气与神经-免疫-内分泌调节对酒五味子促睡眠的节律调控作用研究	苏　丹	江西中医药大学
81860772	基于 TGF-β1-PI3K/AKT 信号通路的新疆沙枣树叶促进伤口愈合作用机制研究	孙　芸	新疆医科大学
81860630	基于 PEPT1 和氨基肽酶 N 的 3-溴丙酮酸胰腺癌靶向前药的研究	孙勇兵	江西中医药大学
81860650	3′-epi-12β-hydroxyfroside 诱导自噬抑制肿瘤细胞免疫原性死亡机制研究	谭光宏	海南医学院
81860614	基于 CE1 靶标的新疆特色药用植物中降血脂候选药物的发现及其作用机制研究	唐　辉	石河子大学
81860744	新疆维药疏花蔷薇果调节脂质代谢的药效物质基础及作用机制研究	田　莉	新疆医科大学
81860613	硒矿区真菌抗肿瘤活性次级代谢产物的发现及优化	田从魁	湖北民族大学
81860652	大麻二酚抗白血病的机制研究——应用 CRISPRi 文库解析多靶点药物作用	万　方	内蒙古农业大学
81860697	基于 TLR4/NF-κB 信号通路探寻石上柏双黄酮类抗心肌缺血再灌注损伤成分及其作用机制研究	王　刚	遵义医科大学
81860640	钙调素抑制剂 DY98 抑制 NLRP3 炎症小体活化和细胞焦亡改善血管性痴呆认知功能的研究	王　锐	宁夏医科大学
81860643	基于青蒿琥酯与靶标蛋白 NLRP3 结合在动脉粥样硬化血管炎性损伤中的抗炎作用及机制研究	王　燕	遵义医科大学
81860670	DEELA 蛋白介导赤霉素调节山药块茎膨大的分子机制	王爱勤	广西大学
81860666	去氢骆驼蓬碱及其衍生物通过抑制 TopoⅡ活性抗囊型包虫病机制的研究	王建华	新疆医科大学
81860722	基于 TGF-β/Smad/CTGF 信号通路研究羽扇豆酮防治 2 型糖尿病肾病的作用及机制	王祥培	贵州中医药大学
81860747	香青兰总黄酮调控 AMPK/SIRT1/PGC-1α 信号通路抗心肌缺血再灌注损伤作用机制的研究	王新春	石河子大学
81860684	基于补体途径的鸦胆子治疗急性肺损伤药效物质及其作用机制研究	温　泉	江西中医药大学
81860661	肝癌组织 OATP1B1 的表达与调控对其介导药物转运功能及药物疗效影响的研究	温金华	南昌大学

（续表）

项目编号	项目名称	负责人	依托单位
81860762	藏药十八味诃子利尿丸对糖尿病脑病大鼠多靶点抗炎护脑机制的研究	吴　穹	青海大学
81860737	基于NF-κB信号通路研究羽扇豆酮防治2型糖尿病肾病的作用及机制	吴红梅	贵州中医药大学
81860634	云南干热地区地衣放线菌新结构次级代谢产物及其生物活性的研究	吴少华	云南大学
81860681	广藿香转录组文库的构建及响应连作障碍的miRNAs鉴定与分子机制	吴友根	海南大学
81860740	基于IL-31-TRPV1轴的蛇床子素抗AD慢性瘙痒作用机制研究	伍冠一	广西中医药大学
81860656	基于氧化苦参碱上调Id2表达抑制糖尿病肾小管上皮细胞转分化的作用及机制研究	肖　瑛	贵州医科大学
81860699	基于"广义质控组分"和"七情对照谱效关联追踪"的三棱质量评价研究	熊　英	江西中医药大学
81860771	江西地产芳香性中药材干燥"保油-脱水-节耗"多维评价及工艺调控规律研究	熊耀坤	江西中医药大学
81860674	活性氧物质（ROS）调控滇重楼种子萌发成苗的分子机制研究	徐福荣	云南中医药大学
81860668	灵芝中钙调磷脂酶/Crz信号对灵芝酸生物合成的影响及其机制研究	徐军伟	昆明理工大学
81860756	基于整合药理学的蒙药方剂塔布森-2治疗骨质疏松症的药效物质基础和分子作用机制研究	薛培凤	内蒙古医科大学
81860729	P2X7R和TLR4信号交互调控NLRP3炎症小体在哮喘气道重塑中的作用及机制	延光海	延边大学
81860646	溃疡性结肠炎中介导短链脂肪酸激活自噬抗炎的作用机制研究	羊忠山	云南中医药大学
81860649	微环境CAFs源性外泌体调控非小细胞肺癌EGFR-TKI耐药及其机制	阳　洁	广西医科大学
81860693	高粱根抗凝药效物质基础及作用机制研究	杨　娟	贵州医科大学
81860725	蝉蜕中乙酰多巴胺二聚体改善紫癜性肾炎活性及其作用机制研究	杨　璐	新疆林业科学院
81860647	基于CaN/NFAT信号通路-肺动脉重构研究蛇床子素抗肺动脉高压作用机制	杨丹莉	遵义医科大学
81860611	基于依鲁替尼耐药机制的新型BTK及AKT抑制剂的设计、合成及生物活性评价	杨德志	遵义医科大学
81860735	苯乙醇苷纳米乳经鼻给药的脑内递药特性及抗AD药效学研究	杨建华	新疆医科大学
81860627	双重位点抑制人体原卟啉原氧化酶的光动力学治疗药物的设计、合成及抗肿瘤活性研究	杨盛刚	贵州医科大学
81860609	吡咯烷酮-2类化合物的设计、合成及快速起效抗抑郁活性评价	杨小生	贵州医科大学
81860619	青藏高原引种树莓多糖抗肿瘤免疫活性及其构效关系研究	杨永晶	青海大学
81860758	凉山彝药火草中新型倍半萜内酯二聚体的发现、结构鉴定及生物活性研究	杨勇勋	西昌学院
81860671	越南槐根内生真菌生态功能及其与宿主药材品质相关性研究	姚裕群	广西科技大学
81860731	参苓白术散通过抑制内质网应激调控肠上皮细胞自噬-凋亡治疗炎症性肠病的机制研究	游　宇	南昌大学
81860769	基于RNAseq和iTRAQ等系统生物学技术的蒙药苏格木勒-3汤治疗大鼠心肌肥厚作用机制研究	于丽君	内蒙古民族大学
81860757	三百棒有效成分群通过PI3K/Akt/mTOR信号通路调控RA成纤维细胞自噬与滑膜增殖的作用机制	袁　林	湖北民族大学
81860698	枳壳质量标志物与"陈久者良"科学内涵的研究	袁金斌	江西中医药大学
81860728	基于TGF-β/Smad/MAPK诱导的上皮-间质转化研究黄芪甲苷促进UC黏膜屏障修复机制	臧凯宏	甘肃中医药大学
81860685	基于谱-效关系及肠道菌转化的桔梗总皂苷镇咳祛痰药效物质阐释研究	曾金祥	江西中医药大学
81860645	基于抑制破骨细胞生成的antago-miR-483-5p抗类风湿性关节炎骨破坏的作用及机制研究	曾祥周	海南医学院
81860654	线粒体自噬NIX和Pink1信号交互作用对索拉非尼治疗肝癌的影响及干预研究	张　国	广西壮族自治区人民医院
81860752	贵州省民族药苦参主要成分氧化苦参碱调节IFN-γ改善致死性人呼吸道合胞病毒感染小鼠的实验研究	张　科	贵州医科大学
81860622	真菌次级代谢产物茯苓酸的结构修饰改造与抗肿瘤活性研究	张　磊	遵义医科大学
81860719	红景天苷通过下调调节性T细胞的Foxp3表达调控肿瘤微环境的作用机制及应用研究	张　敏	西藏民族大学
81860723	苗药头花蓼通过调控ZAC抑制CLIC4/NLRP3炎症小体活化介导胃上皮保护的分子机制研究	张　姝	贵州医科大学
81860662	姜黄素纳米粒子调控ABC转运体抑制癫痫耐药性的作用和机制研究	张春波	南昌大学
81860625	RABVL/CCL5双特异核酸适配体-RVG29-9R短肽嵌合体的构建及其抗狂犬病活性研究	张金阳	昆明理工大学
81860749	基于Nrf2/ARE通路的黎药-高良姜改善IR药效物质基础及机制研究	张俊清	海南医学院
81860612	木豆源芪类化合物及其衍生物靶向PKM2抗癌的作用和机制研究	张嫩玲	贵州医科大学
81860763	蒙药古日古木-13及其成分红花黄色素对视网膜光损伤的保护作用和机制研究	张天资	内蒙古民族大学
81860663	基于CHaC功能化修饰的姜黄素脑靶向转运体胶束的构建及其抗阿尔茨海默病研究	张文萍	宁夏医科大学
81860754	基于PI3K/AKT/mTOR/自噬通路研究回药药对"胡椒+荜茇"干预缺血性脑卒中的作用机制	张义伟	宁夏医科大学
81860716	基于诱导细胞凋亡与自噬机制的灰树花多糖D组分联合维生素C体内抗肿瘤作用研究	赵　霏	西北民族大学

（续表）

项目编号	项目名称	负责人	依托单位
81860696	基于组学数据库和药理活性数据筛选中药蜈蚣药效分子的研究	赵　锋	普洱学院
81860691	基于肝脏糖异生 AMPK 信号通路阐释三叶苷纠正 2 型糖尿病糖代谢紊乱的分子机制	赵立春	广西中医药大学
81860774	基于 NGS 发现滇重楼中新的负链 RNA 病毒及致病性鉴定	赵明富	云南农业大学
81860703	从"成分-代谢-生物效应"关联变化探讨建昌帮阴附片、阳附片作用差异及炮制机制	钟凌云	江西中医药大学
81860655	海洋生物来源天然小分子生物碱抗 HIV-1 机制研究	周　波	广西医科大学
81860675	续断药材发汗加工过程的酶促作用和化学反应机制研究	周　涛	贵州中医药大学
81860738	苗药杠板归抗化学性肝损伤药效学过程评价及基于 MALDI-IMS 脂质组学的作用机制研究	周　欣	贵州师范大学
81860714	天麻酚性成分介导反应性星形胶质细胞重编程促进脑缺血后神经修复的作用及机制研究	周宁娜	云南中医药大学
81860767	基于 PPARγ/TGF-β1/Samds 通路探讨鼠李柠檬素改善多囊卵巢综合征（PCOS）大鼠卵巢纤维化的分子机制	周燕园	桂林医学院

2018 年海外及港澳学者合作研究基金（药学相关项目选录）

项目编号	项目名称	负责人	依托单位
51829301	基于天然多糖-多肽偶联体构建新型重大疾病治疗体系	程　钢	北京化工大学
81828013	中药靶向 T 淋巴细胞调节肿瘤代谢重塑抗肿瘤免疫的分子机制	梁丽娴	广州中医药大学
81828010	利用患者来源的异种移植性肿瘤 PDX 模型和淋巴干细胞 LCLs 模型结合组学数据探讨吉西他滨对胰腺癌药效分子标签的研究	汪列维	中国医学科学院医药生物技术研究所

2018 年国家重大科研仪器研制项目（药学相关项目选录）

项目编号	项目名称	负责人	依托单位
31827801	单细胞拉曼耐药性快检仪	徐　健	中国科学院青岛生物能源与过程研究所

2018 年优秀青年科学基金项目（药学相关项目选录）

项目编号	项目名称	负责人	依托单位
81822025	针对肿瘤治疗的自组装基因、疫苗和药物载体	巩长旸	四川大学
51822207	纳米生物材料	谷战军	中国科学院高能物理研究所
81822046	中药资源学	郭　娟	中国中医科学院中药研究所
81822022	超声增效的肿瘤纳米药物递送系统	梁晓龙	北京大学
31822019	纳米递送系统	凌代舜	浙江大学
21822802	生物化工	刘惠玉	北京化工大学
31822040	食品安全检测	刘慧琳	北京工商大学
81822031	消化道肿瘤	卢瑗瑗	解放军第四军医大学
31822058	低抗和无抗控制水产耐药菌的应用基础研究	彭　博	中山大学
81822007	遗传性肾脏疾病的分子机制	饶　佳	复旦大学
81822024	DNA 智能载药系统	宋　杰	上海交通大学
81822042	天然药物化学	王　磊	暨南大学
81822047	中药药效物质	王　毅	浙江大学
81822049	中医药防治缺血性心脏病的基础研究	王　勇	北京中医药大学
61822503	生物光子学	王著元	东南大学
81822048	中西医结合防治冠心病	项耀祖	同济大学
51822302	高分子纳米药物载体	杨显珠	华南理工大学
81822017	药物成瘾	袁逖飞	上海市精神卫生中心
81822044	神经药理学	张翔南	浙江大学

2018 年应急管理项目（药学相关项目选录）

项目编号	项目名称	负责人	依托单位
81842005	基于临床的"有毒"中药安全性及配伍减毒策略战略研讨会	张伯礼	天津中医药大学
31842032	第二届中日韩肺炎球菌学术论坛	张敬仁	清华大学

（吴　进）

科研机构简介

天然药物活性物质与功能国家重点实验室 天然药物活性物质与功能国家重点实验室是以中国医学科学院药物研究所为依托单位，于 2011 年 3 月经科技部批准建设的，2013 年 12 月通过验收。现任实验室主任是庾石山研究员，实验室学术委员会名誉主任由中国工程院院士于德泉研究员担任，学术委员会主任由中国工程院院士杨宝峰研究员担任。

实验室现有固定人员 86 名，其中研究员 52 名，副研究员 16 名。45 岁以下的青年科研骨干占 40%。实验室现有中国工程院院士 1 名，教育部"长江学者"特聘教授 3 名，国家杰出青年基金获得者 4 名，国家优秀青年基金获得者 3 名，"新世纪百千万人才工程"国家级人选 6 名，国家"万人计划"科技创新领军人才 2 名，"求是杰出青年学者奖"获得者 1 名，科技部"中青年科技创新领军人才"获得者 1 名，"北京高等学校卓越青年科学家"获得者 1 名，北京市杰出青年科学基金获得者 1 名，教育部新世纪优秀人才计划入选者 5 名。现有博士生导师 46 名，硕士生导师 20 名，在读博士生 148 名，在读硕士生 120 名，在站博士后 5 名。人员涵盖了药物研究领域的多个学科，如药物化学、药理学、药物分析学、药剂学、生药学等。

实验室科研用房面积达 40 000m^2。新增 30 万元以上大型仪器设备 131 台，价值约 1.5 亿元，其中包括 800MHz 全数字化超导核磁共振谱仪、组合式超高分辨活性天然产物靶标发现系统、活细胞显微成像工作站等一批国际先进仪器设备。实验室可享用药物研究所互联网系统及资料资源，现有中外文图书 6 000 余册，中外文期刊 100 余种，电子期刊 4 500 余种，电子图书 60 余种，药学数据库 30 余种。

实验室聚焦国家重大需求，紧密围绕制约天然药物活性物质与功能研究的三个不可分割的关键科学问题，即活性物质的发现、成药性和新技术新方法等，以防治肿瘤、心脑血管疾病、神经精神类疾病、糖尿病、感染性疾病、炎症与免疫性疾病等重大疾病的药物创制为重点，开展基于天然药物活性物质的创新药物研究，力争走出中国特色的新药创制之路，为我国重大疾病的防治和具有国际影响力的新药创制提供源头创新和技术支撑。为此实验室建立和完善了 5 个关键技术研究平台，包括天然药物活性物质的发现及其结构表征研究平台、天然药物活性物质的优化及成药性研究平台、天然药物活性物质作用的分子机制研究平台、天然药物活性物质的体内过程研究平台、天然药物活性物质及其功能发现的新技术和新方法研究平台。2011 年以来，实验室牵头承担国家级项目 181 项，省部级项目 61 项，批准经费数达 10.18 亿元。实验室学术带头人蒋建东在依托单位药物研究所牵头组织实施的国家重大科技任务（"十三五"重大专项课题：天然产物来源创新药物新品种研发及其关键创新技术体系）中，以任务为纽带构建了一个高效的创新药物研究群体，有力地提升了实验室的科研水平并，力求解决国家重大需求。

实验室成立以来，已获得新药证书 1 项（注射用丹参多酚酸），处于不同临床试验研究阶段的原创新药共 17 个，其中，完成Ⅲ期临床试验并已申报新药证书及生产批件的药物 2 项（桑枝总生物碱及片剂、去甲乌药碱）正在进行Ⅱ期临床试验的药物 7 项（匹诺塞林及注射剂、羟戊基苯甲酸钾及片剂等），正在进行Ⅰ期临床试验的药物 8 项（人工熊胆粉、吡法齐明及片剂等），另有 10 个候选药物处于临床前研究阶段，实验室在基于天然药物的新药创制领域处于国内领先地位。另有 16 个创新药物成功实现了成果转化，转让给了我国的制药企业，总计转让金额 12 余亿元人民币，为企业的创新提供了动力，取得了巨大社会效益、生态效益和经济效益。

实验室成立以来共发表论文 1 735 篇，其中 SCI 收录论文 1 256 篇，IF >5 的论文 195 篇，IF >10 的论文 27 篇，尤其是在 *Cell*，*Cancer Cell*，*Gastroenterology*，*Nat Chem Biol* 等国际著名刊物上发表了多篇重要论文。获得国际授权专利 38 项，国内授权专利 173 项。获得国家科技进步奖一等奖 1 项、二等奖 2 项，省部级科技奖励 11 项；重要获奖成果包括："人工麝香研制及其产业化"2015 年获得国家科学技术进步奖一等奖；"中草药微量活性物质识别与获取的关键技术及应用"2014 年获得国家科学技术进步奖二等奖；"化学药物晶型关键技术体系的建立与应用"2016 年获得国家科学技术进步奖二等奖；"若干重要中草药中微量活性物质的研究"2013 年获得北京市科学技术奖一等奖；"TLRs 介导的免疫-自噬调节纤维化和肿瘤发生发展的机制及药靶发现"2016 年获得北京市科学技术奖三等奖。

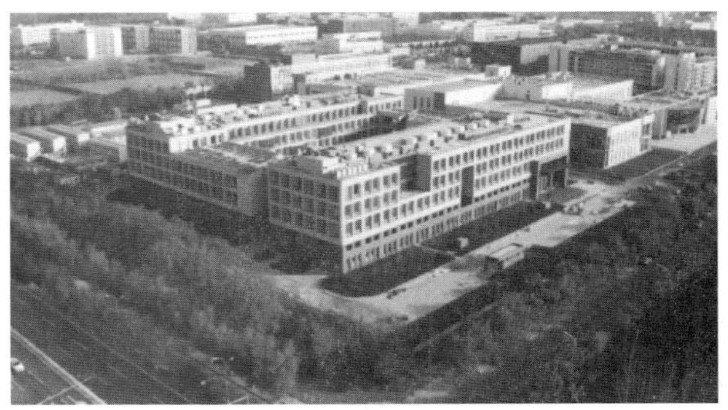

中国医学科学院药物研究所新址

地址：北京市西城区南纬路甲 2 号　邮编：100050

电话：010-63165326，83162679　传真：010-63017757

E-mail：yushishan@imm.ac.cn

（庾石山）

国家新药开发工程技术研究中心 1996年科技部以中国医学科学院药物研究所为依托，组建了“国家新药开发工程技术研究中心。经过四年的运行与实施，于2000年通过验收。工程中心宗旨为：探索药物研发中技术与市场结合的新途径；加强科研与产业化的衔接；构建与国际接轨的新药研发技术平台；为全国医药行业提供服务。并确定了4个主要研究方向：自主知识产权的创新药物的工程化研究；药物研究开发中关键技术的研究；化学三类新药工程化研究；4、工程化相关技术服务。

中心本着“诚信、创新、合作、求索”的企业精神，吸引国内外药学专业人士加盟，目前已经拥有一支高素质的新药研发和管理团队。中心现有员工60名，其中从事技术研发的工作人员近50名。本科以上学历达95%，硕士以上学历达30%。同时，还成立了新药工程中心顾问委员会和新药工程中心技术委员会，其中顾问委员会由两名院士领衔及五名知名药物研究领域的专家组成。工程技术委员会由32名药学领域专家组成，专业领域涉及药物化学、药理学、药物制剂、药物分析、生物化学、制药工程专业。工程中心技术委员会还陆续吸纳了8名不同领域的留学归国博士加入，为中心注入了国际领先的药物研发新思想和新活力。

中心现有3 000余平方米的实验室和800m^{2}的中试车间，并配备有较为完备的药物研发与工程化研究所需的仪器设备。拥有近20台高效液相色谱仪、气相色谱仪、手性旋光检测仪等检测设备；配备有溶出仪、冻干机、滴丸机、压片机、灌封机、粒径测定仪、包衣机在内的制剂研发设备和30L、50L玻璃反应釜、中试CC系列层析设备在内的189台套，总价值730万元。除了中心自有设备外，通过依托单位及首都科技条件平台，还实现了中心及基地内仪器设备的开放共享。药物研究所涵盖了新药工程化研究全部重点领域方向的所有仪器设备对中心都是无条件开放。这些完备的基础设施与现代化设备，为中心创新药物的研究提供了必要的物质基础保证。

中心从1996年至今，以药物研究所为依托，以企业形式独立运作，一套人马，两块牌子，形成了集新药研发、技术转让、技术服务、中试研发于一体的新格局。多年来，按照“政府引导、市场化运作、企业化管理”的经营模式，走市场化路子，通过自主经营、自负盈亏、自我约束、实现做大做强，自我发展。中心形成了董事会领导下的总经理负责制。建立了与现代企业制度适应的完善的董事会议事制度和规则，还建立了总经理办公会制度，实行重大事项集体讨论、总经理决策的议事机制。

从中心建立以来，始终积极开展对外开放交流活动，包括：①承担国内企事业单位委托服务；②作为研究平台，吸收外部人员，开展合作研究；③拥有多个中试基地，根据不同项目各自开放共享资源并独立开展工作；④中心服务辐射全国，为国内外多家研究机构、制药企业提供全方位的技术服务。中心的分析实验室，通过了中国合格评定委员会(CNAS)实验室认可，提高了中心研发设施对外开放的程度和技术服务质量，服务范围辐射除青海、西藏外的全国各省份的生物医药企、事业单位。

中心共拥有7个中试基地，均运转良好。基地的建设为中心研发多个新药提供了非常关键的技术指标，使中心在手性药物的规模化生产方面具备了很高的能力，技术水平达到国内先进水平，同时基地的建设也推动基地所在地区的产业化水平的提高，如“新疆维族药研发中试基地”推动了维吾尔药产业化进程，也为西部和偏远民族地区培养专业技术人才贡献了自己的力量。中心在以下四个方面对我国医药产业化产生了一定的影响。①解决新药研发中共性问题，提升行业整体技术水平；②联合技术攻关，突破行业中的关键核心技术；③推动行业产、学、研结合；④提升行业竞争力。

另外，工程中心充分发挥自身科研实力、依托单位科技资源、多年来积累的项目运营经验等各种优势，积极拓展国际合作渠道，将国际先进的技术、成果源源不断地向基地内进行转移与转化。中心内的相关人员多次赴欧洲、美国进行考察，与相关企业、研究机构进行接触并就合作模式进行洽谈，与欧洲LP公司、奥地利G. L公司、美国Rainbow Pharma Tech公司、美国布什家族、奥地利科学院分子生物学研究所(IMBA)等机构搭建了国际合作渠道。

近五年来，中心从事创新药物工程化、研发百余项，共有27个项目实现成果技术转让，签订技术转让合同28份，总合同金额达9 780.50万元。公司到目前为止参与了11个创新药的研发，其中已有6个创新药进入Π期临床，2个创新药进入Ⅰ期临床；推动了52个3类药的研发并获得25个药物临床批件，实现32个项目的成功转让，获得技术转让收入达2亿元。自中心成立以来，共申请专利53项，获得授权27项，其中发明专利26项，实用新型专利1项。2006年被授予北京市专利试点单位，2016年被授予北京市专利示范单位及全国知识产权优势企业称号。2014年参与研究的项目“若干重要中草药中微量活性物质的研究”获北京市科学技术奖一等奖；“中草药活性物质快速识别与获取新型技术体系的建立及其在微量活性物质研究中的应用”获中华医学会科学技术进步奖二等奖；“中草药微量活性物质获取关键技术研究及其应用”获教育部科学技术进步奖二等奖；“中草药微量

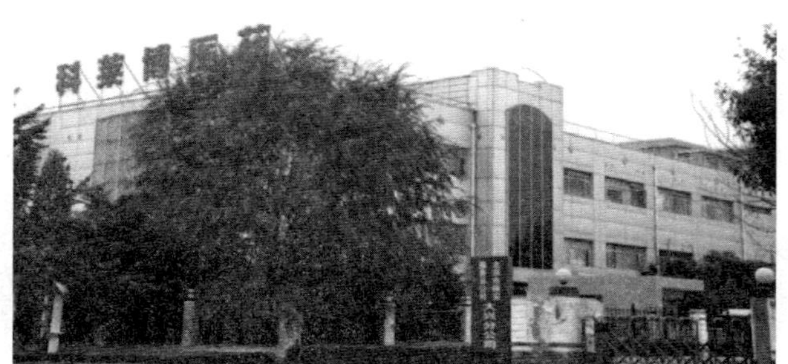

研究中心

活性物质识别与获取的关键技术及应用”获国家科技进步奖二等奖。

地址:北京大兴工业开发区广茂大街16号　邮编:102600
电话:010-61273597　传真:010-61273627
E-mail:88788892@ qq. com

（张　猛）

中国医学科学院医药生物技术研究所　中国医学科学院医药生物技术研究所是我国重要的药物研究机构之一，创建于1958年，原名为抗菌素研究所。该所主要是从事抗感染、抗肿瘤、微生物和生物技术药物的研发，为我国抗生素的研发、高端人才培养及产业发展起到了奠基作用，在我国感染性疾病控制中做出了突出贡献。1987年该所更名为医药生物技术研究所（药生所）。

药生所现有职工约300名。包括中国工程院院士、长江学者特聘教授、国家杰出青年科学基金获得者、国家优秀青年基金获得者、国家“万人计划”领军人才、优秀青年拔尖人才，“百千万人才工程”国家级人选、国家或部级“有突出贡献中青年专家”，教育部新（跨）世纪人才，政府特贴专家；协和学者、协和讲座教授、协和新星。药生所拥有国家自然基金委创新群体、科技部重点领域创新团队、协和创新团队，以及省部级重点实验室和研究中心，是我国药物研究、研究生培养和生物技术产业化的核心基地之一。北京协和医学院“药学学科”（药生所为该学科组成单位之一），在第四轮全国学科评估中，获得A+（全国仅有2家）。依托药生所的“微生物与生化药学”学科，现有博士生导师27名、硕士生导师45名，在读研究生165名。诺贝尔奖获得者大村智教授资助创建的“五四青年论文报告会”，已连续主办33届，成为研究所的品牌和青年才俊展示自己的舞台。

药生所具备一流的科研设备和条件。拥有普通、SPF级和生物安全Ⅱ级实验动物室，拥有现代化分析仪器及设备，如气相色谱仪，气-质联用仪，液-质联用仪，毛细管电泳仪，紫外可见分光光度计，核磁共振仪，圆二色谱仪，全自动多肽合成仪，冷冻干燥仪，高分辨质谱仪，MicroCal VP-ITC，X-射线四元衍射仪，超低温冰箱，SGI图形工作站，自控摇床和NBS BioFlo Ⅲ自动发酵罐等。

药生所目前拥有新药（微生物）筛选、肿瘤学、病毒学、药理学、微生物化学、化学生物学、生物工程、代谢工程、生物化学、免疫学、药剂学实验室，以及分析测试中心等。此外，该所还有国家药学微生物菌种保藏中心，卫健委抗生素生物工程重点实验室，抗感染药物研究北京市重点实验室，中国医学科学院抗病毒药物研究重点实验室和药物合成生物学重点实验室。新药研发体系涵盖了药用微生物资源、药物靶点发现与鉴定、高通量筛选、生物技术与合成生物学、微生物代谢工程、药物化学、化学生物学、药理学（抗菌、抗病毒、抗肿瘤、心血管疾病等）、药剂学、发酵工程与中试技术等，形成了较完整的创新药物研发体系。

目前研究所正在集中力量，以抗耐药和应对新发、突发传染性疾病药物研发为重点，进行抗感染药物、肿瘤靶向治疗药物、合成生物学技术与微生物药物研究，还在抗代谢综合征、心血管系统疾病及生物技术药物领域开展更广泛的研究。药生所“我国抗感染药物临床前药效评价平台关键技术的建立及应用”2011年获得国家科技进步奖二等奖；“小檗碱纠正高血脂的分子机制、化学基础、及临床特点”2012年获得国家自然科学奖二等奖。

2018年，药生所喜迎建所60周年，主办了隆重而热烈的“微生物与生物技术药物学术研讨会暨中国医学科学院医药生物技术研究所建所60周年纪念大会”。游雪甫、彭宗根研究员2018年分别获得中组部“第三批万人计划人选人才”科技创新领军人才（创新团队负责人）和科技领军人才。中国医学科学院病原微生物菌（毒）种保藏中心药用微生物相关菌（毒）种保藏分中心参加卫健委组织的认定工作，使中国医学科学院病原微生物菌（毒）种保藏中心获批为国家级保藏中心。

药生所已与“一带一路”国家建立了长期的学术交流关系。2018年，有蒙古、俄罗斯、巴基斯坦、马来西亚、印度尼西亚5国学者来所进行学术交流，有3国学生来所交流、学习和培养；药生所学者和学生也前往蒙古、俄罗斯、巴基斯坦、马来西亚4国开展学术交流，样品采集或合作。

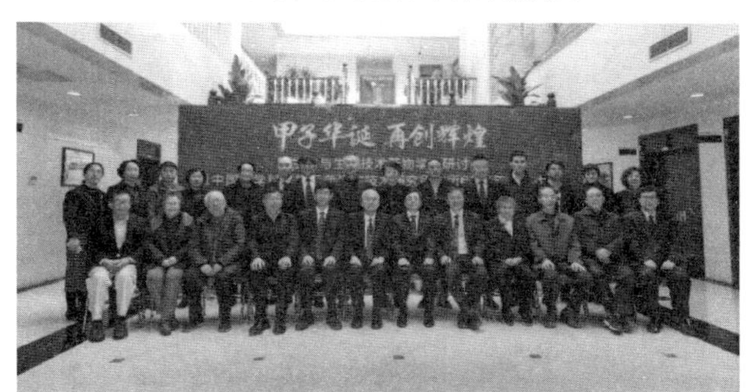

研究所建所60周年全国政协何维副主席与有关部门领导、研究所老专家和领导合影

地址:北京市东城区天坛西里1号　邮编:100050
电话:010-63013808　传真:010-63013808
E-mail:yss@ imb. pumc. edu. cn

（盛丰年　邵荣光）

天津市临床药物关键技术重点实验室　天津市临床药物关键技术重点实验室2011年由天津市科委、天津市教委批准成立（津科基[2011]113号），以天津医科大学药学院为依托，属医药科学领域。

重点实验室建立了学校与医院密切衔接的教研合作机制，旨在解决和突破临床药物在治疗重大疾病中的关键技术问题，促进基础研究技术成果向临床应用的转化。实验室历任、现任学术委员会主任委员为中国工程院院士郝希山教授和中国工程院院士王静康教授，副主任委员为四川大学张志荣教授和北京大学张强教授。为了加快事业发展，2011 年初学校聘任美国密西根大学终身教授杨志民博士为天津医科大学校长助理、药学院院长，杨志民博士已入选教育部“长江学者讲座教授”、国家“千人计划”创新人才，为天津市直属高校引进海外高层次人才中担任国外知名学府终身教授第一人，他还任重点实验室主任，刘阳平教授和贺慧宁教授为实验室副主任。

重点实验室已形成了以领域资深专家做引领，年轻教师为骨干；以优化专业结构为核心，兼顾知识和经验融合，结构优化的人才梯队。重点实验室现有国家“千人计划”1 人，教育部“新世纪人才”1 人，天津市“千人计划”4 人，天津市“特聘教授”3 人，天津市高校“学科领军人才培养计划”2 人，天津市“131 创新型人才培养工程”第一层次人选 1 人，天津市高校“中青年骨干创新人才培养计划”4 人，天津市青年人才托举工程入选者 1 人，天津市创新人才推进计划“青年科技优秀人才”2 人，天津市党外人才“325 培养计划”2 人等。

该实验室具有功能完善的实验条件，基本建立了与国际接轨的先进技术平台和管理机制。科研用房 3 000m^2，拥有核磁共振仪、液质联用色谱仪、气质联用色谱仪、原子吸收光谱仪、高效液相色谱仪等大型仪器设备 38 台套，大型仪器总价值约 1 500 万元，能够满足开展高水平科学研究的需要。

实验室建设目标为研发关键技术，解决临床药物在治疗重大疾病方面的问题。首期计划将着重于老年疾病，肿瘤疾病和糖尿病三个方向，建立学校、医院与企业密切衔接的产学研合作机制，率先发展药物向临床治疗的成果转化。以此重点实验室为骨干，整合天津市医药资源，建立“大天津医药联盟”。凝聚天津市在药学领域领先和具有优势的单位，配合滨海新区开发开放战略，按照天津市“十二五”科技发展规划的要求，在五年内申报国家重点实验室，共同推进天津市生物医药科学与产业发展，以确立天津市在全国医药研发领域的领军地位。

重点实验室自建立以来至 2018 年底，共获国家自然科学基金重大国际合作项目、国家重点研发计划、政府间科技合作专项等 53 项国家级纵向科研项目，34 项省部级纵向科研项目及 18 项横向科研项目的资助，科研经费总额超过 3 831 余万元。获省部级科技奖励 2 项：2013 年天津市国际科学技术合作奖，天津市 2013 年度自然科学奖二等奖，获授权专利 47 项。发表科研论文 320 余篇，其中 SCI 收录论文数达 280 多篇。

实验室秉承资源共享及对外开放原则，已资助开放课题 14 项，累计资助金额达 49 万元。实验室一直注重与国内外兄弟院校、科研机构的交流与合作，目前已与美、日、韩等多个国家和地区的科研机构建立了良好的国际合作伙伴关系。

地址：天津市和平区气象台路 22 号　邮编：300070

电话：022-83336658　传真：022-83336658

E-mail：tmuctd@ tmu. edu. cn

（杨志民）

地产中药功效物质研究与利用山西省重点实验室　地产中药功效物质研究与利用山西省重点实验室由山西大学与广誉远国药有限公司合作申报，于 2016 年 7 月获山西省科技厅批准组建，是山西省重点实验室联盟理事单位。重点实验室依托单位为山西大学中医药现代研究中心。

重点实验室以我国最具原始创新潜力的中医药为研究领域，通过对其系统性和复杂性等关键问题的突破，将对生物医学、生命科学乃至整个现代科学的发展产生重大影响，将会促进多学科的融合与新学科的产生，使人类对生命和疾病的认识得到进一步提高和完善。

重点实验室从应用基础研究入手，汇聚高校与企业的优秀人才，协同创新阐明我省优势中药的功效物质基础，从而制订显示山西中药特点与优势的药品质量标准，特别是药材商品规格标准，掌握市场定价权。重点实验室可促进山西大学学科交叉与融合，提高学科建设水平及人才培养质量。通过共建重点实验室，为企业培养高层次专业人才，举办高水平学术交流会议，申请专利和制定药品标准，申报高新技术企业认定等，从而提高提升广誉远国药企业科技创新能力和影响力。

实验室现有固定人员 46 人（其中依托单位山西大学 30 人，合作共建单位山西广誉远国药有限公司 16 人），包括天然药物化学，药理学、药物分析、中药学、药物制剂等专业人才。其中，研究人员占 63%，技术开发人员 35%，管理人员占 2%；研究人员中，教授 7 人，副教授及高级工程师 13 人，中级职称 26 人；具有博士学位者 26 人，平均年龄 40. 2 岁。研究人员中，国家“重大新药创制”重大科技专项总体专家组专家 1 人，山西省“百人计划”引进人才 1 人，山西省新兴产业领军人才 1 人，国家自然基金会评专家有 2 人，山西省学术技术带头人 2 人，山西省中青年拔尖人才 1 人，山西省优秀青年学术带头人 2 人。

重点实验室共有书籍 205 册，其中标准类 51 本、教材类 52 本、综合类 44 本、资源类 15 本、化学类 24 本、药剂类 15 本、药理类 4 本。山西大学图书馆截止到 2014 年，现有纸质文献 361. 7 万册（件），电子图书 2 535（GB），中外文数据库 56 个，自建数据库 13 个，还收藏有一定数量的光盘、缩微资料、视听资料等多种载体文献。山西大学图书馆馆藏线装书 1 万多种，13 万余册，其中不乏孤本与稀见之本。以明清刻本为大宗，其中地方文献和文集尤具特色。

实验室共有仪器设备 500 余台（件），价值两千余万元。其中大型仪器有超高效液相色谱仪串联质谱仪 1 台，超高压液相色谱仪 1 台，高效液相色谱仪 4 台，中压制备色谱仪 1 台，全波长多功能酶标仪 1 台，微透析系统 1 台，脑立体定位仪1台等。

实验室研究方向有3个:①中药功效成分发现与解析。以山西大宗药材和中药注射剂为研究对象,采用天然药物化学和化学生物学技术手段,发现中药功效物质,构建提取分离纯化新技术,表征解析活性成分的化学结构,明确其理论性质,探索应用前景;②功效物质药理评价及作用机制。以山西中药材资源和独优中成药品种为对象,采用先进药理学技术手段,从中药饮片、提取部位、化合物三个化学成分清晰程度不同层次,对中药的有效性和毒性进行系统评价,探讨其作用机制,利用动物学学科基础,探索构建果蝇、线虫、蝗虫等药物筛选模型,为快速发现中药功效物质提供技术平台;③功效成分的代谢分析与中药质量评控。以山西优势药材资源和独优经典国药品种为对象,采用药代动力学和代谢组学技术方法,进行中药体内药物过程及代谢分析,追踪中药在机体内的吸收分布代谢轨迹,发现药物进入机体后经生物酶转化的代谢物质,开展药效学——药动学相关性分析,阐明中药药效成分,明确药代标志物与内源性药效标志物,构建基于功效成分的中药含量测定分析方法,为提升中药质量标准、研发活性成分更明确的现代中药提供基础。

重点实验室自2003年成立以来,承担国家级、省部级及横向项目150余项,经费2 800万元。发表文章200余篇,其中SCI文章50余篇。申请专利30项,授权专利19项。

地址:山西省太原市坞城路92号中医药现代研究中心
邮编:030006
电话:0351-7019297　传真:0351-7011202
E-mail:qinxm@ sxu. edu. cn
网址:http://actcm. sxu. edu. cn/

（秦雪梅）

山东省高校生物医学工程技术重点实验室　山东省高校生物医学工程技术重点实验室是于2011年7月由山东省教育厅批准建设的“十二五”高校重点实验室,是山东省民办医学院校唯一一个省级重点实验室,隶属于齐鲁医药学院。

实验室实行学术委员会指导下的主任负责制,学术管理实行学术委员会负责制,行政管理实行主任负责制。学术委员会由校内外专家教授组成,指导实验室的建设方案与学术研究的发展方向,协助制定实验室中长期发展规划及年度工作计划,监督及评价实验室及其研究人员工作进展、财务开支及业绩考核等。实验室行政管理扁平化,管理体制完善,设有主任1人,科研和行政副主任各1人,综合部主任1人,分工明确,各司其职。管理机制、体制的建立健全有效保障了实验室的高效运行。研究团队共有科研人员52人,其中泰山学者特聘教授1人、高级职称30人、博士11人。

自2011年以来,在山东省教育厅的管理指导下,齐鲁医药学院在重点实验室软硬件建设方面先后投入建设经费2 000万余元,用于引进人才、场地建设以及仪器设备购置。重点实验室现有三重四极杆液质联用仪、低温超速离心机、荧光定量PCR仪、荧光倒置显微镜、超高效液相色谱仪、超低温冰箱等大中型仪器设备50余台套,其中价值十万元以上仪器设备27台套,

新建研究室及仪器室7个、十万级净化细胞室1个、校企合作GMP工程研发中心1个。目前实验室仪器设备总值832.96万元,实验室使用面积2 800余平方米。

现有专业图书2 000余本,涵盖分子生物学、细胞生物学、免疫学、药物成分、药物化学、药理、药物制剂、医学新材料等众多领域;此外,还有人文社科类图书100余本和18种生命科学、基础医学、药学相关杂志。

重点实验室主要开展运动医学、基因组编辑与免疫细胞治疗、遗传标志物及生物制药技术等方面的研究,建设期内承担科研项目155项,发表论文293篇,其中SCI收录论文31篇,中文核心60篇,申请专利17项,出版教材26部。2015年,在重点实验室基础上,参与申报并获批“十二五”山东省高校中医药抗病毒协同创新中心;2016年,申报获批山东省十三五高等学校科研创新平台——“山东省高校基因诊断和个体化医疗工程技术研发中心”,2018年获批淄博市校城融合计划项目平台——“淄博市基因编辑与细胞应用研究平台”,获得200万经费支持。经过各级创新平台建设,学校逐步形成了以免疫检查点机制与干细胞分化发育为特色的科研团队,并在省内首次将基因编辑T淋巴细胞治疗肿瘤推向Ⅰ期临床试验,相关领域研究实力和水平不断提高。2016年与约翰霍普金斯大学公共卫生学院组建精准表观医学实验室。

目前重点实验室科研方向有3个:

(1)分子生物学及细胞制剂药物:拥有细胞培养室、组织切片室、生物信号处理实验室、生物实验室、免疫学实验室等,主要仪器设备有细胞培养箱、ESCOLB2-3B1超净工作台、奥林巴斯IX51荧光倒置显微镜、酶标仪、细胞显微摄像录像系统、超纯水系统、超低温冰箱、高速冷冻离心机、石蜡包埋机、德国LEICA-RM2235半自动切片机、电子漂烘仪、德国LEICA-TP1020全自动脱水机、酶联免疫检测仪、荧光显微镜、全自动生化分析仪等仪器设备。本方向与山东百福基因科技有限公司合作申请并获批“PD-1基因缺陷型T淋巴细胞制剂”专利,并正推向临床研究。

(2)药物制剂及传递技术:拥有药物制剂及传递技术、生物医学材料及生物制药技术两个研究室,一个校企合作工程中心“海藻生物质医用材料及制品应用研发工程中心”,以及药物分析实验室、药物化学实验室、药物制剂室等。“海藻生物质医用材料及制品应用研发工程中心”符合GMP标准,可用于海藻酸盐等医用材料的研发和生产。开展的工作有药物制剂新技术开发、药物新剂型的设计与研发,如:片剂、胶囊剂、液体制剂、缓控释制剂、靶向制剂等剂型的设计与研

发，中药指纹图谱研究，天然多糖类药用高分子材料研究、药物代谢动力学研究及药物安全性评价研究等。

(3)生物医学材料及生物制药技术：设有生物传感技术研究室与分子生物学研究室等；拥有全自动生化分析系统、凝胶成像系统、荧光光谱分析系统、高效液相色谱仪、原子吸收分光光度计、火焰分光光度计、超净工作台、恒温培养箱及恒温摇床等设备。开展的研究工作有基因的克隆、基因的真核与原核表达、蛋白质纯化、蛋白质性质的光谱分析、Western blotting、Northern blotting、Southern blotting、pull-down、微量元素的定量定性检测、细胞基因的敲除、酵母单双杂交、药物的纯化、小分子化合物与药物作用的传感器构建、电化学工作站相关研究以及其他相关的分子生物学技术等。

参与完成的"全民健身一体化智能平台的构建"项目2018年获山东省科技进步奖二等奖。该研究构建的平台可以对体育资源进行归纳分析，整合出全民健身系统建设的策略，本实验室研究了多种免疫调节药物的作用机制，承担了运动员营养配方的开发。"金属硫蛋白功能解析与开发利用"项目2018年获山东省高等学校科学技术奖三等奖。该研究揭示了金属硫蛋白的核心功能与其结构的关系，为金属硫蛋白及相关产品药物的开发提供了技术和理论支持，有重要的环保意义。

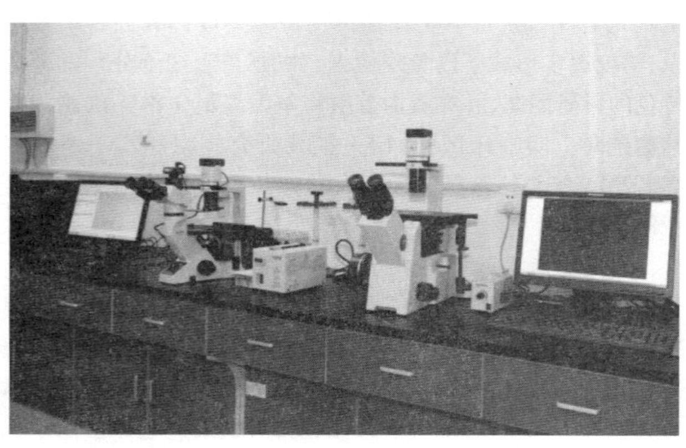

荧光倒置显微镜

地址：山东省淄博经济开发区姜萌路2018号
邮编：255300
电话：0533-2829319　传真：0533-2829166
E-mail：wql_zcq@126.com

（王清路）

天然药物活性组分与药效国家重点实验室　"天然药物活性组分与药效国家重点实验室"前身为"现代中药"教育部重点实验室，依托于中国药科大学，早期可追溯至建校之初的生药学课程(1936年)和生药学系(1947年)，历史悠久、积淀深厚。2003年，依托于生药学国家重点学科申请的"现代中药"教育部重点实验室获批立项，经过7年的建设，2010年通过教育部评估。2011年，以"现代中药"教育部重点实验室为主体，整合学校优势资源，申请"天然药物活性组分与药效"国家重点实验室，获科技部批准立项建设，实验室于2013年通过科技部验收，于2017年通过科技部评估。现任实验室学术委员会由13名专家学者组成，学术委员会主任为张伯礼院士，依托单位中国药科大学，校长为来茂德教授，实验室主任为李萍教授。

实验室主要目标是面向国家重大需求，针对重大疾病，以我国丰富的天然药物与中药资源为研究对象，深入探索天然药物的关键科学与核心技术问题，构建基于天然药物的创新药物研发理论与方法体系，以期为新药研发模式的转变和创新提供支撑，为我国抢占国际天然药物研究的科学制高点奠定坚实的基础。

实验室现有研究人员64人，技术和管理人员13人。研究队伍中有中国工程院院士1人、德国科学院院士1人、国家杰出青年科学基金获得者5人、教育部长江学者特聘教授4人、国家千人计划(含青千)入选者7人、国家万人计划入选者3人、国家优秀青年基金获得者5人，组成了1个国家自然科学基金委创新研究群体、1个教育部创新团队、5个江苏省科技创新团队，逐步建立起一支老中青相结合、结构合理、具有创新能力的科研队伍。

在建设期内，中国药科大学支持实验室6 091.09万元，构建了化学测试、细胞分子生物学、系统生物学及实验动物中心等公用平台，拥有500Hz核磁共振仪、四级杆飞行时间液质联用系统、三重四级杆液质联用系统、气相色谱-液质联用系统、高分辨共聚焦显微镜、纳米荧光光谱分析系统、高通量测序仪、流式分选仪等大型仪器设备，公共平台仪器基于LIMS网络化数字化开放系统，实现统一管理，高效运行开放。

实验室秉承"精业济群"的校训和"求真、务实、创新"的团队精神，在学术委员会指导和实验室领导集体的努力下，准确把握国际天然药物发展趋势，瞄准肿瘤、心脑血管、代谢性疾病等重大慢性复杂性疾病，聚焦天然药物与中药研究领域的关键科学问题，围绕天然活性物质发现、生物功能和成药性三个研究方向，建立了天然产物分离与鉴定、(类)天然产物设计与合成、(类)天然产物生物合成/转化、中药"等效成分群"发现、活性成分(群)靶标发现与作用机制、分子病理诊断、药动学-药效学、靶向递药系统、中药质量标准等系列研究平台。明确两个定位：①拓展单成分创新药物研发理论与方法，重点突破天然产物成药性及可获得性瓶颈；②根据慢性、多基因复杂疾病的临床治疗需要和病理机制，充分挖掘确有疗效天然药物与中药的作用特点与规律，探索多成分现代组合药物研发理论与方法，逐步形成独具特色的创新理论与高端研究平台。

实验室成立以来在理论创新、技术突破、平台建设、人才队伍等方面取得了显著成绩，国际竞争力日益提升。天然药物基础理论与方法创新研究取得重要进展：在单成分创新药物研究领域保持优势，建立了"天然产物制备分离/结构识别一体化”等系列关键技术，突破了天然产物可获得性瓶颈；创立了细胞药代动力学研究理论和方法学体系，为靶点位于细胞内的药物和靶向制剂的研发与评价提供了前瞻性的药代支撑体系。在多成分组合药物研发领域形成了特色与领先优势，遵循中医药整体观和系统生物学，创立了中药“等效成分群”研究理论与方法学体系，为源于天然药物和中药的组合药物研发提供了理论与方法学支撑，推动了中药质量评价从“单成分、指标成分、局部评价”模式向“多成分、等效成分群、整体评价”的中药特色模式跨越。

国家重大科研攻关与创新能力进一步增强：实验室成立以来新增科研任务 301 项，合同经费总额 4.27 亿元；主持的国家重大新药专项、国家自然科学基金药学领域课题数量位居全国高校前列；获授权发明专利 295 项、授权软件著作权 6 项；获中国 CFDA 新药证书 2 本，通过美国 FDA 认证品种 2 个，获 CFDA 临床批件 17 件，11 个临床前研究品种获得国家重大新药专项资助；获国家及省部级科技奖励 11 项，其中“中药及天然药物活性成分分离新技术研究与应用”2015 年获国家科技进步奖二等奖。另外，实验室还获得何梁何利科技进步奖 1 项、教育部自然科学/科技进步一等奖 2 项、省级科学技术一等奖 5 项等。研究成果在 *Nat Nanotechnol*、*Nat Cell Biol*、*J Am CollCardiol*、*Cell Metab* 等 SCI 期刊上发表论文 1641 篇，其中影响因子 10.0 以上的论文 30 篇。实验室作为我国药学创新人才培养的摇篮，输送大批药学高端人才，先后获全国百篇优秀博士论文 1 篇、提名奖 2 篇，获江苏省优秀博士论文 13 篇、优秀硕士论文 11 篇。

经过多年的建设和发展，实验室已形成明显的特色与优势，在国内外中药与天然药物研究领域具有领先地位。今天的天然药物活性组分与药效国家重点实验室，正朝着建设国际知名的人才与科技创新高地的目标努力迈进。

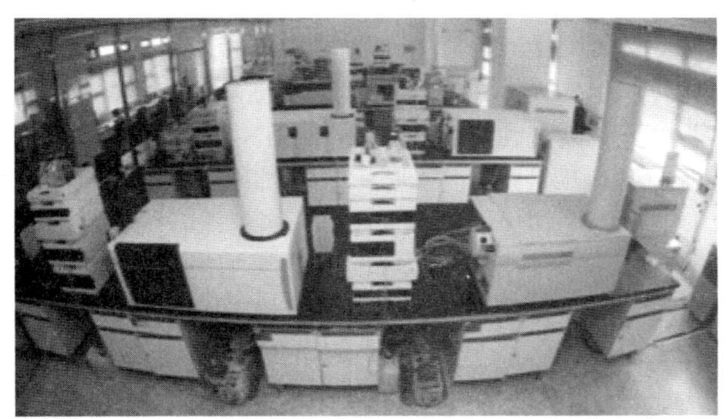

液质联用实验室

地址：江苏省南京市鼓楼区童家巷 24 号　邮编：210009
电话：025-83271203
传真：025-83271203，83271220
E-mail：sklnm_cpu@126.com
网址：http://sklnm.cpu.edu.cn

（李五俊）

浙江大学药学院药物分析与药物代谢研究室　浙江大学药学院药物分析与药物代谢研究室由我国近代毒物分析奠基人和开拓者黄鸣驹教授创建于 1924 年，后经严济祥、刘志强和曾苏教授等几代人的努力，已经发展成为多学科交叉的研究室。2007 年药物分析学成为国家重点（培育）学科，下设①药物代谢分析：2009 年获得国家科技部“临床前药物代谢动力学技术平台”；②中药分析：2008 年获得国家中医药管理局三级科研实验室；③手性药物分析；④药物波谱分析。

研究室现有教授 3 人，“百人计划”研究员 1 人，副教授 4 人，讲师 2 人，博士后 2 人，实验技术人员 3 人，其中国家杰出青年基金获得者 1 人、国家百千万人才工程 1 人、国家药典委员会委员 1 人，兼任 *Drug Metab Dispo*、*Phytomed*、*Curr Pharm Anal*、药学学报、中国药学杂志、*Acta Pharm Sin B* 编委和 *J Pharm Anal*、药物分析杂志、*J Chin Pharm Sic*、《中国现代应用药学》副主编。

截至 2016 年 12 月 31 日，全馆实体馆藏总量已达 615.8 万册，包括线装古籍 18 万余册。近年来，浙江大学图书馆还大力加强网络化和数字化文献资源的建设，目前引进的中外文数据库已覆盖学校所有学科范围，截至 2016 年，共订购各类文献数据库 478 个，中外文电子图书 346.5 万册，中外文电子期刊 8.9 万种。实验室装备了三重四级杆液质联用仪三台、UPLC 和 HPLC 八台、冷冻高速离心机等 30 多台套。

实验室主要研究方向有 6 个。①药物的转运与代谢：应用细胞和分子生物学技术，结合现代仪器分析方法，研究药物转运和 ADME、药酶诱导与抑制作用以及代谢性药物相互作用的机制；②稳定高表达转基因细胞系的建立：采用克隆与重组技术，构建单转和多转药物代谢酶和转运体的细胞系，建立快速、高通量的化合物 ADME 特性筛选模型，研究蛋白相互作用和转录后修饰机制；③表观遗传与肿瘤发生发展和耐药的关系：阐明肿瘤中药物转运体和代谢酶表达异常与肿瘤发生发展和耐药的表观遗传修饰机制，发现和确证生物标志物和新靶点，并发展逆转肿瘤耐药性的治疗方案；④药物质量控制及稳定性研究：采用现代分析手段，研究化学药、中药、生物技术药物的质量控制方法，制订药品的质量标准，研究药品的稳定性；⑤临床前药物代谢动力学研究：按照新药临床前药物代谢动力学研究技术要求，应用 Caco-2 细胞、稳定高表达转基因细胞、人源化重组代谢酶、微粒体、肝肠原位模型和整体动物等模型，进行化学药、中药、生物技术药物等候选药物的临床前药物代谢动力学研究，获得新药申报资料；⑥手性药物代谢与分析：采用手性色谱等方法，分离与测定对映体杂质，建立生物体液中药物对映体的分离与定量测定方法，研究药物对映体的 ADME 和药理作用的立体选择性机制。

近十年来该研究室承担了国家自然科学基金重点项目、国家重大新药创制-临床前药物代谢动力学技术平台、973 和 863 课题、国家自然科学基金等国家和省部级项目 50 余项，在 SciTransl Med、Nat Commun、BiochemPharmacol、Drug Metab-

Dispo、BiochimBiophysActa、Brit J Pharmacol 等发表论文 300 余篇，获新药临床批件和国家发明专利授权 12 项，出版《药物代谢学》《手性药理学和手性药物分析》等著作 9 部。获得了多项省部级以上奖励："杭白菊抗心肌缺血中药新药的开发研究"2008 年获浙江省科技进步二等奖；"中药代谢分析技术平台建立与应用"2010 年获浙江省科学技术奖二等奖；"手性药物分析与手性药物代谢"2012 年获浙江省科学技术奖二等奖；"ADMET 成药性评价关键技术和模型研究"2014 年获教育部科学进步二等奖。"中药有毒成分物质基础、体内过程及其应用研究"2015 年获浙江省科技进步二等奖。

2015 年该研究室成为浙江大学药学院药物代谢和药物分析研究所。

地址：浙江省杭州市余杭塘路 866 号　邮编：310058

电话：0571-88208408　传真：0571-88208408

E-mail：yuls@ zju. edu. cn

（周　慧）

创新药物与高效节能降耗制药设备国家重点实验室　创新药物与高效节能降耗制药设备国家重点实验室由江西江中制药（集团）有限责任公司科研技术中心、江西本草天工科技有限责任公司中药固体制剂制造技术国家工程研究中心和江西中医药大学现代中药制剂教育部重点实验室的基础上整合建设的，2015 年 9 月经科技部批准建立的第一个江西省企业国家重点实验室，依托于江西江中制药（集团）有限责任公司和江西本草天工科技有限责任公司管理。江西中医药大学是江西本草天工科技有限责任公司的第一大股东，带有部分管理权。

实验室现有科研人员 96 人，其中国家药典委员会委员 2 人、享受国务院特贴专家 4 人、具有高级职称或博士学位人员 56 人。研究人员中正高级职称有 10 人，副高级职称有 23 人，中级职称有 42 人。研究队伍涵盖了机械设计与制造、药物制剂、药物化学、药物分析、药物代谢动力学、药理学以及分子生物学等各专业门类，知识结构合理，既有承担国家重大项目、经验丰富的专家，也有科研思维活跃、朝气蓬勃的青年学术骨干。实验室还从国内外大学、科研机构和企业引进杰出人才作为实验室客座教授。采取"合作、开放、服务、共赢"的运行机制，旨在开发具有自主知识产权的创新药物和高效节能降耗制药设备，打造创新药物和先进制药设备研发基地和区域创新发展引领阵地，提高我国医药产业的国际竞争力。

实验室有场地面积 6 000m^2，其中办公面积 900m^2，实验面积 3 900m^2，中试基地 1 200m^2，共有科研仪器设备 518 台（套），设备总值 4 116 万元。实验室水、电、网络设施完善，拥有 150 千瓦发电机组 1 套，投资 175 万元建设了高性能计算机集群 1 套，投资 800 万元建设了中试基地 1 个。

江西江中制药（集团）有限责任公司和江西本草天工科技有限责任公司都建有图书资料室，重点实验室可利用江西中医药大学图书馆，目前该图书馆纸本图书 126 余万册，购置和自建电子资源数据库 40 余个。

重点实验室下设：中药化学研究室、药物代谢研究室、药物分析研究室、药物制剂研究室、药效及安评研究室、制药设备研究室、化药研究室、保健品研究室、大型精密仪器中心和中试生产基地等。科研方向有 3 个：①创新药物研究：通过创新药物发现研究、创新药物活性以及新型给药系统关键技术研究等创新药物研究与开发，建立创新药物研发平台；②高效节能制药设备的研究及制造工艺应用研究：根据中药制药工艺过程工程原理和规律，设计开发和改造高效、低碳、适宜性好的中药制药装备，并进行产业化研究，建立制药设备研发平台；③食疗健康产品开发及产业化关键技术研究：根据传统中医理论，通过对药食同源物质的筛选，从中富集或分离出功能性成分，并在此基础进行组合，功能性食品配比和研发，在感官评定的基础上开展效果评价，最终得出确实有健康效果又能达到食品风味要求的食疗健康产品并进行产业化，建立食疗产品研发平台。

国家重点实验室共承担国家省部级科研项目 126 项，其中国家级项目 48 项，申请专利 139 件，获国家和省市奖励 30 项；企业连续 6 年被南昌高新技术开发区管理委员会授予"十佳创新企业"、南昌市"知识产权先进单位"，以及全省科技工作先进单位、省"六个一"工程优秀科技创新研发平台和"创新药物与高效节能降耗制药设备协同创新中心"的称号。我们立足服务江西的同时，与全国 20 多个省市近 200 家企业有着合作关系，联合申请国家大项目，合作开发产品，解决企业核心技术问题，为行业的技术进步做了大量的工作。为此，获得国家发改委授予的"国家高技术产业化十年成就奖"。2016 年 7 月，依折麦布片获得新药临床批件；2017 年 3 月，"珍稀濒危和大宗常用药用植物资源调查"获得中国中西医结合学会科学技术奖一等奖；2017 年 5 月，"中药吊篮式循环提取与 MVR 浓缩技术集成研究"获得江西省科学技术进步奖二等奖；2017 年 11 月，"中药五类新药杧果叶素及杧果叶素胶囊"获新药注册受理通知书；2017 年"表柔比星脂质体新药研究"项目获得国家重大新药创制资助。实验室已发表论文 33 篇，其中被 SCI 收录 14 篇，国家核心期刊发表 17 篇；申请专利共 8 项，申报新型中药生产工艺及装备相关发明专利 6 项，专利技术转让 9 项。2016 年 2 月中国中医出版社出版了由重点实验室杨明教授编著出版的《中药药剂学》。

地址：江西省南昌市兴湾大道 818 号　邮编：330004

电话/传真：0791-87118658

E-mail：bctg2008@ 163. com

（冯育林）

冬虫夏草繁育与产品研发国家中医药管理局重点研究室　冬虫夏草繁育与产品研发国家中医药管理局重点研究室（以下简称"重点研究室"）于 2015 年 1 月由国家中医药管

理局批准建立，是首个冬虫夏草重点研究室。

研究室依托于深圳市东阳光实业发展有限公司东阳光药业研究院管理。该研究院拥有2 100余名研发人员，其中有40多名外籍和海归专家，100余名博士，1 200余名硕士，涉及化学、药学、生物学和毒理学领域，建设有符合欧美质量标准的GLP和GMP实验室，2017年研发经费约10亿元，研发项目300多个。

研究室冬虫夏草研发团队人员168名，其中博士5名，硕士50余名，具有微生物及生化药学、食品科学、生物化工、中药学、植物保护学、药理学、药代动力学、药剂学等与冬虫夏草产品研发相关的专业背景。人员含及冬虫夏草相关领域的多个研究方向，及国内外真菌学和中医药领域的院士和知名同行专家，并建立主任、副主任及委员等21名组成的学术委员会。

重点研究室总面积达7300余平方米，其中办公用房约600m^2（包括办公室和会议室），科研用房约6 700m^2，全部采用网络信息化管理；主要仪器设备建有2 400m^2 人工气候室、自然光照系统，低温冻干机8台、液质联用仪20台、核磁共振仪2台、高效液相色谱仪400多台，气相色谱仪40多台，以及XRD衍射仪、拉曼光谱仪以及在线晶型粒径分析仪等多种世界顶级、配套的实验设备和检测仪器。

研究室拥有自主知识产权的冬虫夏草规模化繁育技术，设有繁育工艺研究室、药理毒理研究室、化学研究室、分析研究室、制剂研究室。主要研究方向为冬虫夏草繁育技术研发、冬虫夏草药效物质基础研究，以及冬虫夏草深加工产品研发。

研究室承担了“2015年国家工信部提升与保障项目——冬虫夏草规模化生产基地建设”“2013年国家工信部扶持项目——仿生态培植冬虫夏草产业化生产基地”“2015年中医药行业科研专项——大宗中药材冬虫夏草野生与人工繁育品的品质比较研究”等省部级以上科研项目5个。建立了冬虫夏草企业标准2项、地方标准2项。研究室申请专利83项（其中境外专利5项）；发表论文57篇，其中SCI 7篇；主持研究的“冬虫夏草繁育关键技术研究及其产业化应用”项目，于2016年和2017年先后获得“东莞市科技进步一等奖”和“广东省科学技术进步一等奖”，此项目符合国家对濒危中药材技术发展的大方向，项目的成功是冬虫夏草繁育科学技术的一次里程碑式的进步，推动了真菌、寄主昆虫、侵染和成草等技术的发展，有利于保护野生冬虫夏草资源和恢复青藏高原的生态环境。

研究室的发展规划是：在初步解决冬虫夏草资源问题的前提下，今后几年里，围绕解决困扰冬虫夏草产业发展的几个重大问题：①冬虫夏草疗效及其作用机制；②更有效辨别冬虫夏草优劣、真伪；③开发价格合理、多元化的产品，满足不同人群需求。将从科学角度入手，以《中医药法》实施为契机，在中医药管理局的指导和协调下，具体实施以下举措：①优化繁育技术，进一步解决冬虫夏草资源问题；②加强冬虫夏草物质基础及质量标准研究；③深入开发冬虫夏草防治重大疾病（不孕不育、抗肿瘤辅助治疗）复方产品，开发临床优效产品满足人民群众的临床需求，建成具有人才优势、平台优势、产品转化优势的中药材大品种开发示范性重点研究室。

地址：广东省东莞市长安镇上沙区振安中路368号东阳光科技园　邮编：523871

电话：0769-85315888，88615888　传真：0769-85370223

E-mail：Info@ hecpharm. com

（李文佳）

陕西省中药基础与新药研究重点实验室　陕西省中药基础与新药研究重点实验室是2008年经陕西省教育厅、陕西省科技厅联合批准，以陕西中医药大学为依托建立的省级重点实验室。

实验室现有固定人员28人，其中高级职称19人，占67.9%，中级职称9人，占32.1%，平均年龄38.6岁；具有博士学位者22人，占78.6%，硕士学位者3人；非本校毕业24人，占85.7%。技术队伍包括了中药资源学、药物化学、环境工程学、制药工程学、中药药剂学、药理学和临床中药学等学科的专业人员，多学科交叉融合，为实验室的持续发展提供了有力的支撑。

实验室装备有AB SCIEX Qtrape三重四级杆-线性离子阱质谱仪，Waters2695高效液相色谱仪，Waters600高效液相色谱仪，日立L-2000（双泵）高效液相色谱仪，日立L-2000（单泵）高效液相色谱仪，CS-9301PC双波长飞点扫描仪，UV-2550紫外可见分光光度计，F-4500荧光分光光度计，16导生理记录仪，动物血球分析仪，智能血液凝聚仪，药物稳定性试验仪等仪器设备，总值为2 228余万元，5万元以上设备79件，能够满足三个方向科学研究的需要。

重点实验室下设有4个研究室、中心仪器室及SPF级动物实验室，总建筑面积约1 200m^2。

实验室立足陕西，面向全国，着眼陕西特色资源，紧紧围绕中药基础研究中存在的关键科学问题和中药制药过程中的共性关键技术，现已形成三个较为稳定的研究方向。（1）中药复方药效物质基础及作用机制研究：以经典名方为研究对象，采用现代基因组学、蛋白组学、代谢组学等技术和方法开展中药复方药效物质基础及作用机制研究，阐明中药复方的药效物质、作用机制、方剂配伍规律等科学内涵。重点研究范围包括：①研究复方配伍关系和组方规律，确定治疗疾病的物质基础，阐明作用机制，为中药防治疾病提供现代科学依据，指导临床合理用药，提高制剂临床疗效；②以药探理，阐明中医药理论的科学本质，丰富和创新临床中药学、方剂学、中医基础学、中药制剂学和中医临床学科的内容；③筛选先导化合物，为新药研究及中药大品种二次开发提供技术支撑；（2）中药制备过程中共性关键技术研究：以目前中药制剂普遍存在的液体药剂澄明度差，口服固体制剂生物利用度低的共性问题，以陕西中医学院制药厂的主打品种固肠止泻丸、益视口服液、天麻眩晕宁及实验室自主开发的产品秦七风湿滴丸、龙脉宁滴丸、健脑益智胶囊等为研究对象，采用膜分离技术、固体分散技术、环糊精包合技术、超微粉碎技术、磷脂复合技术等，以解决中药制剂在制备过程中存在的吸潮、澄明度差、生物利用度低等共性问题。其研究成果对于提高中药制剂的临床疗效及新技术在中药复方制剂制备中的推广应用起到一定的示范带动作用。(3)中药新制剂与新剂型的开发研究：以陕西历代医药学名家的名方、临床经方、民间验方为研究对象，遵循“源于临床，回归临床”的新药研发模式，在中医药理论的指导下，以提高临床疗效为目标，以现代先进的科学技术和手段为依托，将数理统计学、分子生物学、药代动力学等多学科交叉融合，进行中药新药与新剂型的开发研究，建立中药新制剂的工艺及质量评价体系，为中药新药整体水平的提高奠定基础。

围绕上述研究方向，近年来承担科技部“十一五”“十二五”科技支撑项目 4 项、国家自然科学基金 19 项，陕西省科技厅重大专项 15 项，其他科研课题 65 项，累积科研经费 1 800 余万元。通过基础到开发的系列研究，目前已初步建立起了一套中草药筛选、研究和开发应用的创新体系，形成了中药基础与新药研究开发与生产平台，能够自主研究、设计和开发面向高新技术领域的高附加值的中药新剂型，为中药现代化搭建技术平台。实验室近年来先后获得陕西省科学技术一等奖 1 项，二等奖 8 项，陕西省高等学校科学技术一等奖 6 项，二等奖 7 项，咸阳市科学技术一等奖 2 项；近三年发表 SCI 收录期刊论文 49 篇，CDCD 收录期刊论文 135 篇，编写教材专著 36 部，获得国家科技部中青年科技创新领军人才 1 人、国家“万人计划”科技创新领军人才 1 人，国家教育部“新世纪优秀人才支持计划”入选者 2 人，陕西省青年科技领军人才 1 人，陕西省青年科技奖 3 人，陕西省青年科技新星 5 人。

实验室全面、坚决地贯彻“开放、流动、竞争、协作”的运行管理方针，定期发布和受理相关开放研究课题的申请，提供仪器、设备支持，对创新性强的研究课题，减免实验费用。开展经常性的学术交流活动和学术研讨活动，把实验室办成培育新思想、新成果和新人才的科技创新基地。(1)实验室设备面向国内同行业开放，特别是对省内同行业和西部地区同行业实行优惠政策，免收或减免仪器设备运行费用，并设立实验室开放基金，促进陕西省中药基础与新药开发研究学术的繁荣和发展。(2)加强国际交流与合作，根据实验室的学科发展方向和研究课题，每年邀请有国际影响的学者来实验室讲学或合作研究，派出研究人员去国外相关领域实验室进行短期访问和研究。在国际上建立 2 ~ 3 个较为稳定的合作研究伙伴。

地址：陕西西咸新区西咸大道陕西中医药大学
邮编：712046
电话：029-38185180　传真：029-38185168
E-mail：winter180@ 163. com

（燕　子）

中国医学科学院医学生物学研究所　中国医学科学院医学生物学研究所(简称研究所)建于 1958 年，是集医学科学研究、生物制品研制和研究生教育为一体的国家级公益型研究所，是国家医学创新体系和国家公共卫生体系的重要组成部分。长期致力于医学病毒学、免疫学、分子生物学技术、医学遗传学、分子流行病学、以灵长类动物为主的实验动物及动物实验技术的基础和应用研究；研发与生产各类预防用生物制品、免疫制品和基因工程产品；是北京协和医学院硕士和博士培养点。

研究所是国内最早一批专门从事生物制品研发、生产的国家级科研院所，立足于服务国家卫生战略任务，着眼社会健康需求，以市场与应用为导向，实施了系列国家儿童免疫规划疫苗的产业化，为国家传染病防控与突发公共卫生事件应急处理提供了核心技术储备和疫苗产能保障。

自 1962 年起，研究所先后实施了脊髓灰质炎系列疫苗、甲型肝炎系列疫苗、肠道病毒 71 型灭活疫苗等的规模化生产，为国家免疫规划提供了安全、有效的疫苗。基于产学研一体化的格局，具备有效的产业技术支持和后续开发能力。

研究所围绕国家重大传染病防控体系建设需求，瞄准国际医学生物学科技前沿，逐步建立起了疫苗研发从实验室研究、临床前研究、临床研究、中试放大、产业化生产、上市后再评价的全产业链自主创新疫苗研制体系。先后承担了国家自然科学基金、国家高技术研究发展计划(863 计划)、国家重点基础研究发展计划(973 计划)、国家重大新药创制、传染病重大科技专项和国家科技支撑计划等重大科研任务，形成了以研发重大传染病疫苗为特色的科技研发基础，在疫苗产业关键技术、核心技术和创新疫苗品种方面取得了一定的成果和储备。

目前研究所已培养了一支实力雄厚的人才队伍，形成了由学位教育、学历教育、继续教育和在职培训组成的综合人才培养方式。在应用基础研究领域建立了结构和学科分布合理的人才梯队，现有正研 31 名，副研 43 名，博士生导师 15 名，硕士生导师 33 名，其中入选国家“百千万人才工程”人选 2 名，卫生部有突出贡献的中青年专家 3 名，涵盖多个相关学科，为生物所在基础与应用研究、中试、产业化生产等方面提供了优秀的专业技术人才支持。

研究所设有：中心实验室、疫苗研究室、生物制品一至九室、分子生物学研究室、分子免疫实验室、病毒免疫学研究室、医学遗传学研究室以及疫苗诊断技术实验室等。此外，还是我国最早开展灵长类动物研究和应用的研究机构之一，具有丰富的灵长类动物资源和长期的动物实验技术积累。主要开展以灵长类动物为主的饲养繁育、质量控制、实验动物及动物实验技术及标准化研究，建立人类疾病动物模型，开展药物（疫苗）的药效学以及药代动力学、毒理学等研究。获批建设的"国家昆明高等级生物安全灵长类动物实验中心"将作为我国传染性疾病发现、控制、预防研究的重要基础平台，成为国家生物安全的重大科技基础设施和重要技术储备，并在全球共同应对人类重大和突发传染性疾病威胁的工作中发挥积极作用。

通过国家修购基金的支持，研究所近期增加了全自动高内涵成像分析系统、动物标记物实时观测系统、全自动蛋白印迹定量分析系统、胚胎操作工作站、抗原变异定量检测系统和单分子检测系统等，价值达四千五百多万元，为基础研究和生物制品研制奠定了良好的硬件基础。按照国家2010版GMP标准投资新建的"昆明疫苗产业化基地"，拥有多条符合GMP标准的生产线，为实现多个创新疫苗的规模化生产提供了有力的保证。

现有图书资料包括：中外文图书1.4万余册、中外文期刊1200余种5万余册；中文电子图书470万种、外文电子图书245万种、中文电子期刊2.75万种，外文电子期刊9.34万种；外文数据库54个以及中文数据库15个（包含医科院数据库）。

建所以来，研究所承担了各类国家级、省部级、国际国内合作项目420余项，并与国内外许多研究机构及实验室建立了良好的合作关系，相应领域的研究处于国内外先进水平；荣获国家级科研成果奖18项，省部级科研成果奖60项，中国医学科学院及市级科研奖项27项，其中"中国不同民族永生细胞库的建立和中华民族遗传多样性的研究"获2005年国家自然科学奖二等奖；"Sabin株脊髓灰质炎灭活疫苗"获2015年云南省科学技术奖（科技进步奖）特等奖；"EV71灭活疫苗（人二倍体细胞）"获2016年云南省技术发明奖特等奖；近十年共申请专利184项，获专利授权86项；在国内外学术刊物发表论文925篇，其中SCI收录221篇。研究所研究生教育、培养工作始于八十年代初，为北京协和医学院（清华大学医学部）研究生培养点，一直承担北京协和医学院研究生教育、教学任务。现有博士生导师13人，硕士生导师42人，在校生140余人。至今已培养毕业博士、硕士研究生600余人名。2019届毕业生就业率达到100%。研究所研究生培养注重以病毒性疫苗研发为中心的特点，已形成以生物制品学为基础，其他学科相互交叉、渗透，相互促进的学科建设模式和人才培养格局，有力支撑研究所产学研一体化发展。通过研究生创新能力培养模式改革、精品课程建设、社会实践基地建设等系列措施，着力提升研究生培养质量，为国家医学领域输送高素质的专门人才。

研究所将以奉献人类健康事业为使命，以共创人类健康财富为追求，进一步提高创新程度和技术水平，力争成为承担国家重大传染病防控任务的重要基地，在国家应对突发性公共卫生事件方面发挥重要的作用，为社会、为人类创造更加卓越的价值。

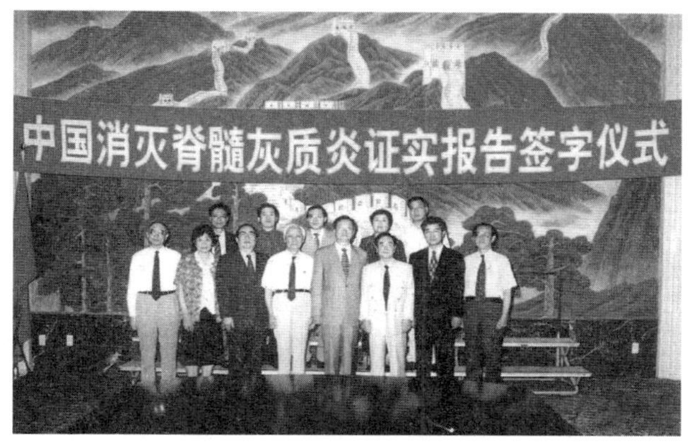

中国消灭脊髓灰质炎证实报告签字仪式

地址：云南省昆明市茭菱路935号医学生物学研究所
邮编：650118
电话：0871-68334521　传真：0871-68334483
E-mail：212@imbcams.com.cn

（汤　洋）

中山大学广东省中药上市后质量与药效再评价工程技术研究中心　广东省中药上市后质量与药效再评价工程技术研究中心（以下简称"中心"）是中山大学从事中药研究的专门机构。其前身是广州现代中药质量研究开发中心，于2002年由广州市科技局立项，中山大学发文成立，被列为广州中药现代化标志性工程。中心2006年与广州市医药工业研究院共同组建了"华南创新中药研究开发与技术服务平台"（被列为2006年广东省粤港关键领域重点突破项目），建立了完善的创新中药研发与科技服务体系；2007年与广东环球制药有限公司联合组建了"创新药物研究开发基地"（被列为广东省教育部产学研结合示范基地）；2007年与广州市医药工业研究院联合组建了"广州创新药物研发公共服务平台"（广州市经贸委立项）；2010年被广东省科技厅认定为广东省国际科技合作基地（认定编号2010JD027）；2015年10月广东省中药上市后质量与药效再评价工程技术研究中心获得广东省科技厅认定。

中心现有研究人员21名，其中高级职称9人，中级职称9人，中心主任为苏薇薇教授，建立了完善的创新中药研发平台（包括中药有效成分的分离与药理活性筛选、工艺研究、质量研究、药代动力学研究、药效及作用机制的研究、中试放大等），装备了多能提取、超临界萃取、大孔树脂分离、膜分离（无机陶瓷膜、有机膜）、冷冻干燥、喷雾干燥等制药设备和薄层扫描、高效液相、液质联用仪等具国际水准的分析仪器，建立了完善的全方位技术服务体系，能够为广东省的医药企业提供高水平的技术服务。

中心在药物分析学、药理学、植物学3个专业招收硕士研究生；在药物分析学、植物学和生理学等3个专业招收博士研究生、博士后。迄今为止，中心已培养博士后 13 人、博士生 39 人、硕士生 153 人，在人才培养方面取得了突出成绩。仪器设备：中心拥有 3 100 万元的仪器设备固定资产，如液质联用仪、气质联用仪、超高速液相色谱仪等具有国际水准的进口仪器设备。图书资料、中外文期刊的种类 3 000 多种；5 800 多册及 10 多个数据库。

主要科研方向有以下两个。

(1)中药大品种现代评价新模式研究及应用

中药是中医治疗疾病的主要手段，中药的国际化成为中医药走向国际市场的关键环节。然而，目前我国临床上的绝大部分中成药的基础研究存在着明显的局限性：化学物质基础和药效物质基础不明确，作用靶点与机制不清晰，组方内涵未能科学地解释清楚，质量控制水平仍有很大的提升空间等。这些缺陷严重阻碍了中药走向国际市场。中心以中药大品种为研究对象，采用国际先进的现代生物学技术与手段，结合中国传统医学与药学特点，开展中药大品种的现代评价。现已对复方血栓通胶囊、口炎清颗粒、参芪扶正注射液、丹红注射液、脑心通胶囊、脑栓通胶囊等中药大品种进行了现代评价。其中复方血栓通胶囊指纹图谱的研究，通过了科技成果鉴定，达到国际先进水平；并申报了国家发明专利“复方血栓通制剂 HPLC 指纹图谱的构建方法及其标准指纹图谱”。“众生牌”复方血栓通制剂指纹图谱质量控制技术成功地解决了该药标准化的核心问题，保证了广东省名牌产品“众生牌”复方血栓通胶囊安全有效，也将在防止假冒、辨别优劣、提高质量标准等方面发挥显著的社会效益，

研究特色是：①采用国际先进的 UFLC-Triple TOF-MS/MS 技术，实现中药大品种全化学成分的在线分离、鉴定，阐明其化学物质基础；②采用指纹谱效学技术，阐明中药大品种化学成分的药效贡献，构建生物活性色谱指纹图谱，最终阐明其药效物质基础；③基于差异组分药理权重，多层次科学解析中药大品种的组方科学内涵；④采用网络药理学技术，将网络靶标筛选与生物学验证相结合，深入阐晰中药大品种的作用机制。

中心在中药质量控制方面，处于国内的前列，早期完成了广东省和广州市联动的重大攻关课题“广东名优中成药指纹图谱的示范研究”，有 6 项成果通过了鉴定，达到国际先进水平；完成了国家药典委员会下达的课题“田基黄注射液指纹图谱的研究”，并已通过了验收。上述成果解决了中药质量标准化的核心问题，成为今后中药质量评价和质量控制的新手段，为中药打入国际市场提供了技术支撑，具有良好的经济效益和社会效益。在新药质量研究、质量标准制订及修订方面，已为企业进行质量标准的制订及质量标准的提升工作超过 200 项。复方血栓通胶囊的质量标准已列入最新版的中国药典，化橘红的质量标准已进入美国药典。

(2)创新药物及大健康产品的研发

中心在创新药物的研究开发方面同样具有深厚的基础和丰硕的成果：对岭南道地药材化橘红进行系统研究，包括对其基原进行分子鉴定，对生态环境、种植技术、采收加工技术及药效、药效物质基础、药效特点及作用机理、安全性等进行系统研究，使其资源得到保护和利用，取得了巨大的社会及经济效益。同时研发了具有自主知识产权的化学一类新药柚皮苷，外周性镇咳药；是广东省乃至全国“十二五”期间在“重大新药创制”领域取得的标志性成果。另一新药是尖吻蝮蛇凝血酶，止血药。获得了国家重大新药创制专项、国家自然科学基金、广东省应用型科技研发重大专项等政府资助。中心还对岭南特色中药田基黄、陈皮、猴耳环、山银花等进行研究，现已研发出五类新药 2 项(红珠胶囊、田基黄总黄酮)，其中化橘红转化为了现代制剂红珠胶囊，期望这个药物在儿童、成年人和老年人群体都能使用。目前该药物的作用机制、成分、安全性等方面的研究都已完善，具有止咳祛痰的功效。如今，化州当地已形成超过十万亩的规范化种植基地，带动了广东省尤其是化州市中药材种植以及中成药生产等相关产业链的全面发展。

中心已获得中国发明专利授权 71 件，已获国际发明专利授权 7 件；获新药临床批件 4 件；发表 SCI 论文 115 篇；出版专著 8 部。获得广东省科学技术一等奖 3 项，中国专利优秀奖 2 项。“岭南特色中药化橘红谱效学质量控制新模式研究及应用”2013 年获广东省科学技术一等奖；“中药注射剂产品升级中的重大共性、关键技术研究与产业化”2016 年获广东省科学技术一等奖；“中药大品种复方血栓通胶囊基于多学科核心关键技术的研究及推广应用”2017 年获广东省科学技术一等奖。“一种口炎清颗粒的质量控制方法及应用”2013 年获国家知识产权局颁发的“中国专利优秀奖”。专利“一种化痰止咳的药物及其生产方法”2016 年获国家知识产权局颁发的中国专利优秀奖。

中心于 2017 年被全国总工会评为“全国五一巾帼标兵岗”。2019 年广东省中药上市后质量与药效再评价工程技术研究中心被授予广东省五一劳动奖状。

地址：广州市海珠区新港西路 135 号中山大学测试大楼 4 楼

邮编：510275

电话：020-84110808　E-mail：pweiyu929@126.com

（彭　维）

大理大学药物研究所　大理大学药物研究所成立于 2003 年 3 月，以国家级突出贡献专家(享受国务院政府特殊津贴)、全国优秀教育工作者(获“五一”劳动奖章)、全国优秀科技工作者、云南省特级劳动模范李树楠教授的研究平台与成果为基础建立而成，并由李树楠教授担任所长，主要开展美洲大蠊系列药物产业化发展相关的研究工作，为昆虫药物社会化与产业化发展做出了积极的贡献。

2008 年姜北教授担任所长后，根据学校发展状况与实际

需要，开始对药物研究所的研究方向与功能进行调整，目前已逐步发展成为大理大学药学学科的重要支撑性科研机构—药物研究所。除有一定量专职科研人员外，许多人员均由大理大学相关部门及药化学院的教学科研人员兼职组成，现有人员42人，其中正高职26人，副高职9人，近90%人员具有博士学位。

以药学、医学、生物学、生态学、民族学等学科为依托，药物研究所努力夯实基础、积极调整思路、不断探索改革运行机制，为全面发展带来了新的机遇，结合大理大学的发展规划与区位优势，药物研究所明确了以云南，特别是滇西地区特色性药用植物研究、滇西特有少数民族医药研究为主要方向的发展策略，积极创建了滇西代表性植物样本库，构建了植物药与民族药活性物质基础研究、药用植物组织培养与分子生物学研究、植物共附生微生物研究、抗严重危害性寄生虫病药物筛选、二级生物安全实验室等多个功能性科研平台，以及校外药用植物种植基地。先后获得了“云南省高校滇西药用植物开发利用创新团队”“云南省高校滇西药用植物资源开发利用工程研究中心”“滇西药用植物与白族药开发利用创新团队”等发展建设项目，联合开展了云南省三江并流区域生物多样性保护与利用创新团队、媒介生物学创新团队、真菌多样性保护与利用创新团队的建设工作；并与上海交通大学、云南中医药大学联合创建了“滇西民族医药协同创新中心”。结合学校分析测试中心、药学GMP固体制剂中试车间等平台，目前药物研究所在科研工作的特色、能力、水平等各方面均有较大的提高，特别是在云南黄芪属植物、重楼属植物、龙胆属植物研究开发以及白族医药挖掘等方面成效显著。同时，积极加强与地方政府及企业的联系，不断提升服务社会的能力，发挥好研究所在滇西大健康产业与药用植物资源开发过程中的科研支撑与引领作用，目前已为剑川、云龙、漾濞等地特色中药材产业化发展提供指导与帮扶，并与大理药业、腾冲药业等多家制药企业建立了产学研合作关系。

仪器设备借助大理大学分析测试中心拥有400兆核磁共振仪、液质联用仪、激光共聚焦扫描显微镜、电感耦合等离子体发射光谱仪、流式细胞仪等一系列大型仪器设备、药学GMP固体制剂中试车间等平台，以及学校分析测试中心，为药物研究所科研任务的完成提供了保证。

图书资料大理大学图书馆成立于2001年10月，是在原大理医学院、大理师范高等专科学校、云南电视大学大理分校和大理工业学校图书馆基础上合并组建的综合性大学图书馆。由古城校区图书馆和下关校区图书馆组成，馆舍总面积2.22万平方米，馆藏图书达439.35万册。馆藏印刷型文献累计达到208.26万册，电子图书231.09万册，年订购中外文纸本报刊448种，订购和自建各类文献数据库34个。基本涵盖该校所有学科专业，又以教育科学、医学、药学、生命科学为馆藏重点，并收藏有一定数量的体现地方特色的南诏大理地方文化研究资料和民族医药文献。初步建成印刷型文献资源、数字资源和网络虚拟资源兼备的文献保障体系。2005年获云南省教育厅“先进图书馆”称号，2010年和2015年获云南省图书馆学会先进集体称号。

该所自成立以来长期致力于药物的开发研究，取得丰硕的研究成果。截至2019年底，药物研究所科研人员共主持国家自然科学基金45项、国际合作项目2项、其他课题近百项；发表科研论文600余篇，其中SCI论文168篇；主编或参编《白族惯用植物药》《白族药用植物图鉴》《大理苍山植物药物志》《大理苍山常见药用植物图鉴》等21部专著教材；主办国际学术会议1次；联合培养博士研究生8人，培养硕士研究生133人。

获奖情况李树楠教授关于美洲大蠊系列药物产业化发展相关的研究工作获得云南省科技进步奖一等奖1项（源于昆虫美洲大蠊的系列新药发现与创制及产业化示范，2018年），二等奖1项（美洲大蠊提取物注射液的研究及产业化，2012年），获批3个新药，其中康复新、心脉隆、肝龙等3个新药已实现产业化，美蠊胶囊已成功转让，取得巨大的经济效益和社会声誉。此外，姜北教授领衔的“大理及周边地区惯用民族植物药研究”项目分别获云南省卫生科技成果三等奖（2015年）、大理白族自治州科学技术二等奖（2016年），为大理大学药学学科的全面发展与博士点建设，开发云南，尤其是滇西地区丰富的药用植物资源与民族医药文化奠定了坚实的基础，对促进大健康产业发展做出了积极的贡献。

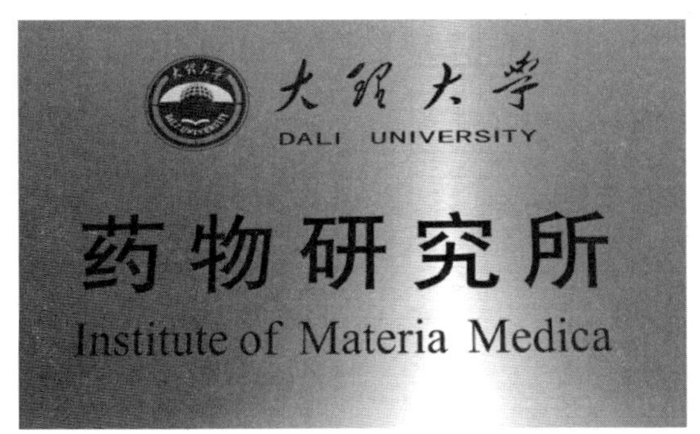

地址：云南省大理市下关雪人路　邮编：671000
电话：0872-2257259　传真：0872-2257401
E-mail：dldxywyjs@163.com
网址：http://dldxywyjs.dali.edu.cn

（姜　北、肖朝江、董　相）

药学教育

Pharmaceutical Education

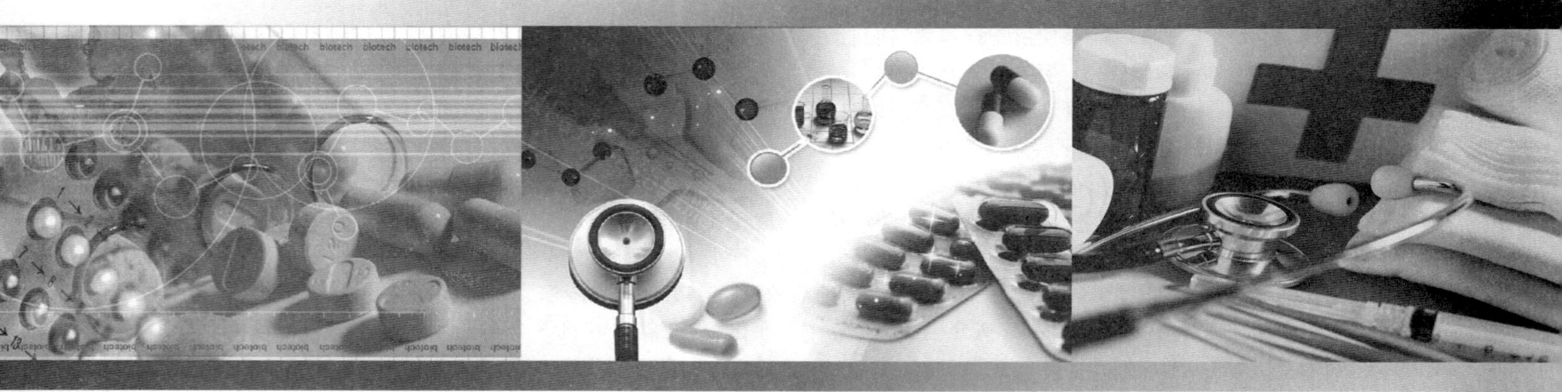

高等药学教育

药学院校(系)

2017 年设置药学相关专业的高等院校概况 截至 2017 年底,全国设置药学相关专业(共 15 个专业:药学、临床药学、药物制剂、药物化学、药物分析、药事管理、中药学、中药制药、中药资源与开发、海洋药学、中草药栽培与鉴定、藏药学、蒙药学、制药工程、生物制药)的普通高等院校 464 所(见表 1),其中综合院校 141 所,医药院校 103 所,理工院校 103 所,师范院校 67 所,农业院校 28 所,民族院校 10 所,财经院校 10 所,林业院校 2 所。

464 所本科院校的地区分布:华北地区 57 所(其中北京市 12 所、天津市 13 所、河北省 16 所、山西省 10 所、内蒙古自治区 6 所);东北地区 47 所(其中辽宁省 18 所、吉林省 14 所、黑龙江省 15 所);华东地区 146 所(其中江苏省 34 所、浙江省 23 所、上海市 10 所、安徽省 25 所、山东省 32 所、江西省 10 所、福建省 12 所);华中地区 81 所(其中河南省 28 所、湖南省 22 所、湖北省 31 所);华南地区 37 所(其中广东省 19 所、广西壮族自治区 15 所、海南省 3 所);西南地区 57 所(其中重庆市 9 所、贵州省 15 所、四川省 18 所、云南省 13 所、西藏自治区 2 所);西北地区 39 所(其中陕西省 17 所、甘肃省 10 所、青海省 2 所、宁夏回族自治区 4 所、新疆维吾尔自治区 6 所)。

464 所本科院校的管理体制分布:教育部主管 35 所,工业和信息化部主管 2 所,卫计委主管 1 所,国家民委主管 6 所,国务院侨办主管 2 所,新疆生产建设兵团主管 2 所,解放军原总后勤部主管 3 所,省、自治区、直辖市主管 413 所。

表 1 2017 年设置有药学相关专业的普通高等院校(464 所)

学校名称	主管部门	学校类型	所在地	专业设置	专业创建年份
安徽大学	安徽省	综合	安徽	生物制药(生命科学学院)	2016
安徽工程大学	安徽省	理工	安徽	生物制药(生物与化学工程学院)	2015
安徽工业大学	安徽省	理工	安徽	制药工程(化学与化工学院)	2008
安徽科技学院	安徽省	理工	安徽	药学、药物制剂、中药学(食品药品学院);生物制药	2001
安徽理工大学	安徽省	理工	安徽	药学(医学院);制药工程(化学工程学院)	2001
安徽农业大学	安徽省	农业	安徽	生物制药(生命科学学院)	2002
安徽师范大学	安徽省	师范	安徽	生物制药(生命科学学院)	2015
安徽新华学院	安徽省	综合	安徽	药学、药物制剂、制药工程(药学院)	2006
安徽医科大学	安徽省	医药	安徽	药学、临床药学、中药学(药学院)	1997
安徽医科大学临床医学院	安徽省	医药	安徽	药学(药学系)	2005
安徽中医药大学	安徽省	医药	安徽	药学、药物制剂、药物分析、中药学、中药资源与开发、制药工程、生物制药(药学院)	1974
安康学院	陕西省	综合	陕西	制药工程(化学化工学院)	2015
安阳师范学院	河南省	师范	河南	制药工程(化学化工学院)	2007
蚌埠学院	安徽省	理工	安徽	制药工程、生物制药(生物与食品工程学院)	2005
蚌埠医学院	安徽省	医药	安徽	药学、药物分析、临床药学(药学院)	2001
宝鸡文理学院	陕西省	师范	陕西	制药工程(化学化工学院)	2003
北方民族大学	国家民委	民族	宁夏	制药工程(化学与化学工程学院)	2007
北华大学	吉林省	综合	吉林	药学(药学院)	2002
北京城市学院	北京市	综合	北京	药学、中药学(生物医药学部)	2006
北京大学	教育部	综合	北京	药学(医学部药学院)	1941
北京化工大学	教育部	理工	北京	制药工程(生命科学与技术学院)	2000
北京理工大学	工业和信息化部	理工	北京	制药工程(化工与环境学院)	2002
北京联合大学	北京市	综合	北京	制药工程(生物化学工程学院)	2000
北京师范大学	教育部	师范	北京	药学(化学学院)	2015
北京石油化工学院	北京市	理工	北京	制药工程(化学工程学院)	2007
北京协和医学院	卫计委	医药	北京	药学	2015
北京中医药大学	教育部	医药	北京	药学、中药学、中药制药(中药学院)	1960
北京中医药大学东方学院	河北省	综合	河北	中药学、中药制药、中草药栽培与鉴定(中药系)	2005
滨州学院	山东省	综合	山东	生物制药(生物与环境工程学院)	2016
滨州医学院	山东省	医药	山东	药学、制药工程、生物制药(药学院);中药学	2004
亳州学院	安徽省	综合	安徽	制药工程(中药学院);中药学	2016
常熟理工学院	江苏省	综合	江苏	生物制药(生物与食品工程学院)	2014
常州大学	江苏省	理工	江苏	药学、制药工程(制药与生命科学学院)	2002

（续表）

学校名称	主管部门	学校类型	所在地	专业设置	专业创建年份
常州大学怀德学院	江苏省	综合	江苏	制药工程（机械与化学工程系）	
长春工业大学	吉林省	理工	吉林	制药工程（化学工程学院）	2002
长春工业大学人文信息学院	吉林省	理工	吉林	制药工程（制药工程系）	2007
长春科技学院	吉林省	综合	吉林	中药学（医药学院）	
长春中医药大学	吉林省	医药	吉林	药学、药物制剂、中药学、中药制药、中药资源与开发、制药工程、生物制药（药学院）；药事管理（管理学院）	1980
长沙学院	湖南省	理工	湖南	生物制药（生物与环境工程系）	2013
长沙医学院	湖南省	医药	湖南	药学、药物制剂、药物分析（药学院）	2002
长治医学院	山西省	医药	山西	药学（药学系）	2002
巢湖学院	安徽省	师范	安徽	生物制药（化学与材料工程学院）	2014
成都理工大学	四川省	理工	四川	制药工程（材料与化学化工学院）	2002
成都大学	四川省	综合	四川	药学、制药工程（药学与生物工程学院）	2003
成都医学院	四川省	医药	四川	药学、药物制剂（药学院）；生物制药（生物医学系）；中药学	1993
成都中医药大学	四川省	医药	四川	药学、药物制剂、中药学、中药资源与开发、制药工程（药学院）；藏药学（民族医药学院）	1959
重庆大学	教育部	综合	重庆	药学、制药工程（化学化工学院）	2002
重庆第二师范学院	重庆市	师范	重庆	药物分析	2017
重庆工商大学	重庆市	综合	重庆	制药工程（环境与资源学院）	2010
重庆科技学院	重庆市	理工	重庆	制药工程（化学化工学院）	2010
重庆理工大学	重庆市	理工	重庆	药学、制药工程（药学与生物工程学院）	2003
重庆文理学院	重庆市	综合	重庆	制药工程（材料与化工学院）	2008
重庆医科大学	重庆市	医药	重庆	药学、临床药学、药物制剂（药学院）；中药学、中药制药（中医药学院）	1996
承德医学院	河北省	医药	河北	中药学（中药学系）	2002
赤峰学院	内蒙古自治区	综合	内蒙古	药学（医学院）	2007
滁州学院	安徽省	师范	安徽	制药工程（材料与化学工程学院）	2011
川北医学院	四川省	医药	四川	药学（药学院）	2010
大理大学	云南省	综合	云南	药学、临床药学、药物制剂（药学与化学学院）	1997
大连大学	辽宁省	综合	辽宁	中药学（医学院）；制药工程（生命科学与技术学院）	2000
大连理工大学	教育部	理工	辽宁	药学、制药工程（制药科学与技术学院）	2002
大连民族学院	国家民委	民族	辽宁	制药工程（生命科学学院）	2010
大连医科大学	辽宁省	医药	辽宁	药学、临床药学（药学院）；生物制药（基础医学院生物技术系）	1993
大连医科大学中山学院	辽宁省	医药	辽宁	药事管理（管理学院）	2013
大庆师范学院	黑龙江省	综合	黑龙江	生物制药（生物工程学院）	2012
德州学院	山东省	综合	山东	制药工程、生物制药（医药与护理学院）	2011
第二军医大学（海军军医大学）	中国人民解放军原总后勤部	医药	上海	药学、中药学（药学院）	1949
第三军医大学（陆军军医大学）	中国人民解放军原总后勤部	医药	重庆	药学（药学院）	2007
第四军医大学（空军军医大学）	中国人民解放军原总后勤部	医药	陕西	药学（药学系）	2000
电子科技大学中山学院	广东省	综合	广东	生物制药	2015
东北农业大学	黑龙江省	农业	黑龙江	制药工程（生命科学学院）	2003
东北师范大学	教育部	师范	吉林	药学（生命科学学院）	2014
东北师范大学人文学院	吉林省	综合	吉林	中药资源与开发	2004
东南大学	教育部	综合	江苏	化工与制药类（制药工程）（化学化工学院）	2001
东南大学成贤学院	江苏省	综合	江苏	药事管理、制药工程（化学与制药工程系）	2007
佛山科学技术学院	广东省	综合	广东	药学（医学院）	2005
福建农林大学	福建省	农业	福建	中药资源与开发（蜂学学院）；制药工程（植物保护学院）	2003
福建医科大学	福建省	医药	福建	药学、临床药学、药物制剂、药物分析、生物制药（药学院）	2000
福建中医药大学	福建省	医药	福建	药学、药物制剂、中药学、制药工程（药学院）	1988
福州大学	福建省	理工	福建	制药工程（化学学院）	2001

（续表）

学校名称	主管部门	学校类型	所在地	专业设置	专业创建年份
阜阳师范学院	安徽省	师范	安徽	生物制药	2015
复旦大学	教育部	综合	上海	药学（药学院）	1936
甘肃农业大学	甘肃省	农业	甘肃	中草药栽培与鉴定（农学院）	2003
甘肃医学院	甘肃省	医药	甘肃	中药学（中医药系）	2016
甘肃中医药大学	甘肃省	医药	甘肃	药学、药物制剂、中药学、中药资源与开发、中草药栽培与鉴定、中药制药（药学院）；藏药学（藏医学院）	1985
赣南医学院	江西省	医药	江西	药学、中药学、制药工程（药学院）	2005
广东工业大学	广东省	理工	广东	制药工程（轻工化工学院）	2003
广东海洋大学	广东省	农业	广东	制药工程（理学院）	2002
广东药科大学	广东省	医药	广东	药学、临床药学、药物制剂、药物化学、药物分析、药事管理、制药工程（药科学院）；中药学、中药制药、中药资源与开发、中草药栽培与鉴定（中药学院）；海洋药学、生物制药（生命科学与生物制药学院）	1978
广东医科大学	广东省	医药	广东	药学、中药学（药学院）	2003
广西大学	广西壮族自治区	综合	广西	制药工程、生物制药（化学化工学院）	2004
广西科技大学	广西壮族自治区	理工	广西	药学（医学院）；制药工程（生物与化学工程学院）	2004
广西民族大学	广西壮族自治区	民族	广西	中药制药、制药工程（化学化工学院）	2006
广西民族师范学院	广西壮族自治区	师范	广西	制药工程（化学与生物工程系）	2009
广西师范大学	广西壮族自治区	师范	广西	制药工程（化学与药学学院）	2006
广西师范大学漓江学院	广西壮族自治区	综合	广西	制药工程（理学系）	
广西医科大学	广西壮族自治区	医药	广西	药学、临床药学、中药资源与开发（药学院）	2001
广西中医药大学	广西壮族自治区	医药	广西	药学、药物制剂、制药工程、临床药学、中药学、中药资源与开发（药学院）	1974
广西中医药大学赛恩斯新医药学院	广西壮族自治区	医药	广西	药学、药物制剂、中药学	2002
广州医科大学	广东省	医药	广东	药学、临床药学（药学院）	2003
广州中医药大学	广东省	医药	广东	药学、药物制剂、中药学、中药制药、中药资源与开发、制药工程（中药学院）	1975
贵阳学院	贵州省	综合	贵州	制药工程（食品与制药工程学院）；药学	1999
贵阳中医学院	贵州省	医药	贵州	药学、药物制剂、中药学、中药制药、中草药栽培与鉴定、制药工程、生物制药、中药资源与开发（药学院）	1975
贵阳中医学院时珍学院	贵州省	医药	贵州	中药学	2005
贵州大学	贵州省	综合	贵州	药物制剂、制药工程、药学（药学院）；中草药栽培与鉴定（农学院）	2002
贵州大学明德学院	贵州省	综合	贵州	制药工程（化学工程系）	
贵州工程应用技术学院	贵州省	师范	贵州	制药工程	2015
贵州理工学院	贵州省	理工	贵州	制药工程、生物制药（制药工程学院）	
贵州民族大学	贵州省	民族	贵州	药学、中药资源与开发、制药工程（民族医药学院）	2006
贵州师范学院	贵州省	师范	贵州	制药工程	2012
贵州医科大学	贵州省	医药	贵州	药学、药物制剂、中药学、临床药学（药学院）；药事管理（医药卫生管理学院）	1973
贵州医科大学神奇民族医药学院	贵州省	医药	贵州	药学（药学系）	2005
桂林医学院	广西壮族自治区	医药	广西	药学、临床药学、药物制剂（药学院）	1976
哈尔滨理工大学	黑龙江省	理工	黑龙江	制药工程（化学与环境工程学院）	2004
哈尔滨商业大学	黑龙江省	财经	黑龙江	药学、中药学、制药工程（药学院）	1976
哈尔滨师范大学	黑龙江省	师范	黑龙江	制药工程（化学化工学院）	2009
哈尔滨医科大学	黑龙江省	医药	黑龙江	药学、临床药学、药物制剂、药物分析、中药学（药学院）	2001
海南大学	海南省	综合	海南	药学（海洋学院）；化工与制药类（制药工程）（材料与化工学院）	2003
海南师范大学	海南省	师范	海南	制药工程（化学与化工学院）	2003
海南医学院	海南省	医药	海南	药学、中药学、海洋药学、临床药学（药学院）	2001
邯郸学院	河北省	师范	河北	制药工程（化学化工与材料学院）	2013
杭州师范大学	浙江省	师范	浙江	药学（医学院）；制药工程（材料与化学化工学院）	2001
合肥工业大学	教育部	理工	安徽	制药工程（生物与医学工程学院）；药学	1996

（续表）

学校名称	主管部门	学校类型	所在地	专业设置	专业创建年份
合肥师范学院	安徽省	师范	安徽	制药工程（化学与化学工程学院）；生物制药	2011
河北北方学院	河北省	医药	河北	药学、药物制剂、制药工程（药学系）；中药学（中医学院）	2002
河北大学	河北省	综合	河北	药学、药物制剂、中药学（药学院）	1996
河北工业大学	河北省	理工	天津	制药工程（化工学院）	1998
河北工业大学城市学院	河北省	理工	天津	制药工程	2005
河北科技大学	河北省	理工	河北	药学、药物制剂、制药工程（化学与制药工程学院）	1993
河北科技大学理工学院	河北省	理工	河北	药学类（药学、药物制剂）、化工与制药类（含制药工程）（工学二部）	2003
河北农业大学	河北省	农业	河北	中药学（农学院）；制药工程（生命科学学院）	2003
河北师范大学	河北省	师范	河北	药学（化学与材料科学学院）	2010
河北医科大学	河北省	医药	河北	药学、临床药学、药物制剂、药物分析、药物化学（药学院）	1972
河北中医学院	河北省	医药	河北	中药学、中药资源与开发、药学（药学院）；制药工程	2013
河池学院	广西壮族自治区	综合	广西	制药工程（化学与生物工程学院）	2010
河南城建学院	河南省	理工	河南	生物制药（生命科学与工程学院）	2012
河南大学	河南省	综合	河南	药学、临床药学、药物制剂、中药学（药学院）	1958
河南大学民生学院	河南省	财经	河南	药学、药物制剂（医学院）	2005
河南工业大学	河南省	理工	河南	制药工程（生物工程学院）	2011
河南科技大学	河南省	理工	河南	药学（医学院）；制药工程（化工与制药学院）；生物工程类（含生物制药）（食品与生物工程学院）	2003
河南科技学院	河南省	师范	河南	制药工程（化学化工学院）	2002
河南科技学院新科学院	河南省	理工	河南	制药工程（化学工程系）	2011
河南理工大学	河南省	理工	河南	药学（医学院）	2012
河南农业大学	河南省	农业	河南	药物制剂（牧医工程学院）；中药学（农学院）；制药工程（植物保护学院）	2002
河南师范大学	河南省	师范	河南	制药工程（化学化工学院）	2010
河南中医药大学	河南省	医药	河南	药学、药物制剂、中药学、中药制药、中药资源与开发、制药工程（药学院）	1959
河西学院	甘肃省	综合	甘肃	药学（医学院）	2014
菏泽学院	山东省	综合	山东	制药工程、生物制药（药物科学与技术系）	2009
黑龙江八一农垦大学	黑龙江省	农业	黑龙江	制药工程（生命科学技术学院）	2004
黑龙江大学	黑龙江省	综合	黑龙江	制药工程（化学化工与材料学院）；生物制药（生命科学学院）	2002
黑龙江中医药大学	黑龙江省	医药	黑龙江	药学、药物制剂、药物分析、中药学、中药制药、中药资源与开发、制药工程（药学院）	1972
湖北大学	湖北省	综合	湖北	药学（生命科学学院）；制药工程	2012
湖北第二师范学院	湖北省	师范	湖北	生物制药（化学与生命科学学院）	2014
湖北工程学院	湖北省	综合	湖北	药学（生命科学技术学院）	2011
湖北工业大学	湖北省	理工	湖北	制药工程（食品与制药工程学院）；生物制药	2000
湖北科技学院	湖北省	综合	湖北	药学、药物制剂、临床药学（药学院）	1996
湖北理工学院	湖北省	理工	湖北	药学（医学院）	2004
湖北民族学院	湖北省	民族	湖北	中药学（中医药学院）；制药工程（化学与环境工程学院）；生物制药（生物科学与技术学院）	2002
湖北民族学院科技学院	湖北省	理工	湖北	中药学（中医药学院）；制药工程（化学与环境工程学院）	2005
湖北医药学院	湖北省	医药	湖北	药学、中药制药、制药工程（药学院）；中药学	2002
湖北医药学院药护学院	湖北省	医药	湖北	药学、制药工程	2005
湖北中医药大学	湖北省	医药	湖北	药学、药物制剂、中药学、中药制药、中药资源与开发、制药工程（药学院）	1971
湖南科技大学	湖南省	综合	湖南	制药工程（化学化工学院）	2008
湖南科技大学潇湘学院	湖南省	综合	湖南	制药工程	2010
湖南科技学院	湖南省	综合	湖南	制药工程（化学与生物工程学院）	2009
湖南理工学院	湖南省	理工	湖南	制药工程（化学化工学院）	2002
湖南理工学院南湖学院	湖南省	理工	湖南	制药工程（建筑与化学工程系）	2005
湖南农业大学	湖南省	农业	湖南	中药资源与开发（园艺园林学院）	2005
湖南师范大学	湖南省	师范	湖南	药学（医学院）；制药工程（化学化工学院）	2002
湖南师范大学树达学院	湖南省	师范	湖南	药学（医学系）、制药工程（理工系）	2004
湖南医药学院	湖南省	医药	湖南	药学、中药学（药学院）	2015

（续表）

学校名称	主管部门	学校类型	所在地	专业设置	专业创建年份
湖南中医药大学	湖南省	医药	湖南	药学、药物制剂、中药学、中药资源与开发、制药工程（药学院）	1975
湖南中医药大学湘杏学院	湖南省	医药	湖南	药学、药物制剂、中药学、制药工程（药学部）	2005
湖州师范学院	浙江省	师范	浙江	制药工程（生命科学学院）	2004
湖州师范学院求真学院	浙江省	师范	浙江	制药工程（生命科学系）	2005
华北理工大学	河北省	综合	河北	药学、药物制剂、中药学（药学院）	1998
华北理工大学冀唐学院	河北省	医药	河北	药学（药学系）	2005
华东理工大学	教育部	理工	上海	药学、药物制剂、制药工程（药学院）	1952
华南理工大学	教育部	理工	广东	制药工程（化学与化工学院）；生物制药（生物科学与工程学院）	1997
华南农业大学	广东省	农业	广东	制药工程（材料与能源学院）	2004
华侨大学	国务院侨办	综合	福建	药学（生物医学学院）；制药工程（化工学院）	2003
华中科技大学	教育部	综合	湖北	药学（同济医学院药学院）、生物制药（生命科学与技术学院）	1972
怀化学院	湖南省	综合	湖南	制药工程（化学与材料工程学院）、生物制药（生物与食品工程学院）	2004
淮北师范大学	安徽省	师范	安徽	制药工程（化学与材料科学学院）	2016
淮海工学院	江苏省	理工	江苏	药物制剂、制药工程（药学院）	2002
淮南师范学院	安徽省	师范	安徽	生物制药（生物工程学院）	2014
淮阴工学院	江苏省	理工	江苏	制药工程（化学工程学院）	2002
黄冈师范学院	湖北省	师范	湖北	制药工程（化工学院）	2002
黄河科技学院	河南省	理工	河南	药学、药物制剂（医学院）	2004
黄淮学院	河南省	师范	河南	制药工程（化学化工系）	2014
黄山学院	安徽省	师范	安徽	制药工程（化学化工学院）	2004
吉林大学	教育部	综合	吉林	药学、临床药学（药学院）；药物制剂、制药工程、生物制药（生命科学学院）	1993
吉林大学珠海学院	广东省	综合	广东	药物制剂、中药学、制药工程（化学与药学系）；药物分析	2006
吉林化工学院	吉林省	理工	吉林	药物制剂、制药工程、生物制药（化学与制药工程学院）	1997
吉林农业大学	吉林省	农业	吉林	中药学、中药资源与开发、药学（中药材学院）；制药工程（生命科学学院）	1958
吉林农业科技学院	吉林省	农业	吉林	药物制剂、中药学、中药资源与开发、中草药栽培与鉴定（中药学院）；制药工程（制药工程学院）	2004
吉林医药学院	吉林省	医药	吉林	药学、药物制剂、生物制药（药学院）	1986
吉首大学	湖南省	综合	湖南	制药工程（化学化工学院）；药学	2011
济南大学	山东省	综合	山东	药学、制药工程（医学与生命科学学院）	2002
济宁学院	山东省	师范	山东	生物制药	2015
济宁医学院	山东省	医药	山东	药学、药物制剂、中药学、制药工程、生物制药（药学院）	2000
暨南大学	国务院侨办	综合	广东	药学、中药学、生物制药、临床药学（药学院）；药学（国际学院）	2001
佳木斯大学	黑龙江省	综合	黑龙江	药学、药物分析、制药工程（药学院）	1976
嘉兴学院	浙江省	财经	浙江	药学（医学院）；化工与制药类（制药工程）（生物与化学工程学院）	2000
嘉应学院	广东省	综合	广东	药学（医学院）	2005
江汉大学	湖北省	综合	湖北	药学（医学院）	2012
江汉大学文理学院	湖北省	财经	湖北	药学	2015
江南大学	教育部	综合	江苏	制药工程、药学（药学院）	2003
江苏大学	江苏省	综合	江苏	药学、药物制剂、制药工程（药学院）	1998
江苏第二师范学院	江苏省	师范	江苏	生物制药（生命科学与化学化工学院）	2016
江苏师范大学	江苏省	师范	江苏	制药工程（化学化工学院）；生物制药（生命科学学院）	2002
江苏师范大学科文学院	江苏省	综合	江苏	制药工程	2007
江西科技师范大学	江西省	师范	江西	药学、药物制剂、制药工程（药学院）	2004
江西农业大学	江西省	农业	江西	制药工程（生物科学与工程学院）	2003
江西中医药大学	江西省	医药	江西	药学、药物制剂、中药学、中药制药、中药资源与开发、制药工程（药学院）；药学（经济与管理学院）	1973
江西中医药大学科技学院	江西省	医药	江西	药学、药物制剂、中药学、中草药栽培与鉴定、制药工程（药学系）	2005
荆楚理工学院	湖北省	理工	湖北	制药工程（化工与药学院）	2005
锦州医科大学	辽宁省	医药	辽宁	药学（药学院）	2002
井冈山大学	江西省	综合	江西	药学（基础医学与药学院）	1993
九江学院	江西省	综合	江西	药学、药物制剂（医学部）；制药工程	1998

（续表）

学校名称	主管部门	学校类型	所在地	专业设置	专业创建年份
凯里学院	贵州省	综合	贵州	制药工程(化学与材料工程学院)；药学	2011
昆明理工大学	云南省	理工	云南	制药工程(生命科学与技术学院)	2000
昆明学院	云南省	综合	云南	药学(医学院)；生物制药	2004
昆明医科大学	云南省	医药	云南	药学、临床药学、药物制剂(药学院)	1996
昆明医科大学海源学院	云南省	医药	云南	药学(药学系)；中药学	2005
兰州大学	教育部	综合	甘肃	药学、临床药学(药学院)	1959
兰州理工大学	甘肃省	理工	甘肃	制药工程(生命科学与工程学院)	2004
乐山师范学院	四川省	师范	四川	制药工程	2015
丽水学院	浙江省	师范	浙江	生物制药(生态学院)	2012
辽宁大学	辽宁省	综合	辽宁	制药工程(药学院)	2003
辽宁何氏医学院	辽宁省	医药	辽宁	药学、制药工程(药学院)；药事管理	2011
辽宁科技学院	辽宁省	理工	辽宁	制药工程(生物医药与化学工程学院)	2004
辽宁师范大学	辽宁省	师范	辽宁	药学、药物化学(化学化工学院)	2004
辽宁医学院医疗学院	辽宁省	医药	辽宁	药学	2005
辽宁中医药大学	辽宁省	医药	辽宁	药学、药物制剂、中药学、中草药栽培与鉴定、制药工程、中药制药(药学院)	1973
辽宁中医药大学杏林学院	辽宁省	医药	辽宁	中药学、中药资源与开发、制药工程(药学系)；药事管理	2005
聊城大学	山东省	综合	山东	制药工程、生物制药(药学院)	2011
临沂大学	山东省	综合	山东	药学、制药工程、中药学(药学院)	2005
岭南师范学院	广东省	师范	广东	制药工程(化学化工学院)	2004
陇东学院	甘肃省	师范	甘肃	生物制药	2015
鲁东大学	山东省	综合	山东	生物制药	2015
洛阳师范学院	河南省	师范	河南	制药工程(食品与药品学院)	2016
绵阳师范学院	四川省	师范	四川	生物制药(生命科学技术学院)	2013
闵江学院	福建省	理工	福建	制药工程	2017
牡丹江师范学院	黑龙江省	师范	黑龙江	制药工程(生命科学与技术学院)	2009
牡丹江医学院	黑龙江省	医药	黑龙江	药学、药物制剂、制药工程(药学院)	2003
南昌大学	江西省	综合	江西	药学、临床药学(医学部)；制药工程(资源环境与化工学院)	2001
南昌大学科学技术学院	江西省	综合	江西	制药工程(理工学科部)	2005
南方医科大学	广东省	医药	广东	药学、临床药学、药物制剂(药学院)；中药学、中药制药、制药工程(中医药学院)	1951
南华大学	湖南省	综合	湖南	药学、药物制剂(药学与生命科学学院)；制药工程(化学化工学院)	2002
南华大学船山学院	湖南省	理工	湖南	药学、制药工程	2003
南京大学金陵学院	江苏省	综合	江苏	制药工程(化学与生命科学学院)	2016
南京工业大学	江苏省	理工	江苏	药学、药物制剂(药学院)；制药工程(生物与制药工程学院)	1996
南京工业大学浦江学院	江苏省	综合	江苏	药物制剂	2006
南京理工大学	工业和信息化部	理工	江苏	化工与制药类(含制药工程)(化工学院)	1997
南京理工大学泰州科技学院	江苏省	理工	江苏	制药工程(化工学院)	2006
南京林业大学	江苏省	林业	江苏	生物制药(化学工程学院)	2003
南京农业大学	教育部	农业	江苏	中药学(园艺学院)	1996
南京师范大学泰州学院	江苏省	师范	江苏	制药工程(化学与生物工程学院)	2009
南京医科大学	江苏省	医药	江苏	药学、临床药学(药学院)	2002
南京医科大学康达学院	江苏省	综合	江苏	药学、药物制剂(药学部)	2007
南京中医药大学	江苏省	医药	江苏	药学、药物制剂、中药学、中药制药、中药资源与开发、制药工程(药学院)；药事管理(卫生经济管理学院)	1960
南京中医药大学翰林学院	江苏省	综合	江苏	药学、药物制剂、药事管理、中药学、中药资源与开发、制药工程、生物制药	2007
南开大学	教育部	综合	天津	药学(药学院)	2002
南通大学	江苏省	综合	江苏	药学、药物制剂(药学院)	2005
南通大学杏林学院	江苏省	综合	江苏	药学(药学系)	
南阳理工学院	河南省	理工	河南	中药学(张仲景国医国药学院)	2008

（续表）

学校名称	主管部门	学校类型	所在地	专业设置	专业创建年份
南阳师范学院	河南省	师范	河南	制药工程（化学与制药工程学院）	2006
内蒙古工业大学	内蒙古自治区	理工	内蒙古	制药工程（化工学院）	2002
内蒙古科技大学包头医学院	内蒙古自治区	综合	内蒙古	药学（药学院）	2005
内蒙古民族大学	内蒙古自治区	综合	内蒙古	药物制剂、蒙药学（蒙医药学院）	1987
内蒙古农业大学	内蒙古自治区	农业	内蒙古	制药工程（生命科学学院）	2006
内蒙古医科大学	内蒙古自治区	医药	内蒙古	药学、临床药学、药物制剂、中药学、中药资源与开发、制药工程（药学院）；蒙药学（蒙医药学院）	1977
宁德师范学院	福建省	师范	福建	药学	2017
宁夏大学	宁夏回族自治区	综合	宁夏	制药工程（化学化工学院）	2002
宁夏理工学院	宁夏回族自治区	综合	宁夏	制药工程（文理学院）	2014
宁夏医科大学	宁夏回族自治区	医药	宁夏	药学、临床药学、中药学（药学院）	2002
平顶山学院	河南省	师范	河南	药学（医学院）	2012
莆田学院	福建省	综合	福建	药学（药学与医学技术学院）	2002
齐鲁工业大学	山东省	理工	山东	药物制剂、制药工程（化学与制药工程学院）	2002
齐鲁师范学院	山东省	师范	山东	制药工程	2015
齐鲁医药学院	山东省	医药	山东	药学、药物制剂、中药学（药学院）	2009
齐齐哈尔大学	黑龙江省	综合	黑龙江	制药工程（化学与化学工程学院）	2001
齐齐哈尔医学院	黑龙江省	医药	黑龙江	药学、中药学、药物制剂、临床药学、制药工程（药学院）	2003
钦州学院	广西壮族自治区	综合	广西	生物制药	2015
青岛大学	山东省	综合	山东	药学（药学院）	2002
青岛科技大学	山东省	理工	山东	药物制剂、制药工程（化工学院）	1997
青岛农业大学	山东省	农业	山东	药学、制药工程（化学与药学院）	2002
青海大学	青海省	综合	青海	药学、中药学（医学院）；制药工程（化工学院）	2001
青海民族大学	青海省	民族	青海	药学、药物制剂（药学院）	2002
清华大学	教育部	理工	北京	药学（药学院）	2009
曲阜师范大学	山东省	师范	山东	制药工程（化学与化工学院）	2011
曲靖师范学院	云南省	师范	云南	制药工程（化学与环境科学学院）	2016
泉州师范学院	福建省	师范	福建	制药工程（化工与材料学院）	2014
三峡大学	湖北省	综合	湖北	药学（医学院）；制药工程（生物与制药学院）	2010
三峡大学科技学院	湖北省	理工	湖北	制药工程	2015
厦门大学	教育部	综合	福建	药学（药学院）	2003
厦门华厦学院	福建省	综合	福建	制药工程	2015
山东大学	教育部	综合	山东	药学、制药工程、临床药学（药学院）	1925
山东大学威海分校	教育部	综合	山东	药学（海洋学院）	
山东理工大学	山东省	理工	山东	制药工程（生命科学学院）	2016
山东农业大学	山东省	农业	山东	中药资源与开发（农学院）；制药工程（农药方向）（植物保护学院）；制药工程（兽药方向）（动物科技学院）	2002
山东师范大学	山东省	师范	山东	制药工程（化学化工与材料科学学院）	2004
山东现代学院	山东省	综合	山东	药学（医学院）；中药制药	2016
山东中医药大学	山东省	医药	山东	药学、药物制剂、中药学、中草药栽培与鉴定、制药工程（药学院）	1976
山西大同大学	山西省	综合	山西	制药工程（化学与环境工程学院）	2014
山西农业大学	山西省	农业	山西	中药资源与开发（生命科学学院）；制药工程（农学院）	2005
山西医科大学	山西省	医药	山西	药学、临床药学、中药学、药物制剂（药学院）；生物制药（基础医学院）	1980
山西中医学院	山西省	医药	山西	药学、药物分析、中药学、制药工程、生物制药（中药学院）	2000
陕西服装工程学院	陕西省	理工	陕西	制药工程、生物制药（医药工程学院）	2011
陕西国际商贸学院	陕西省	财经	陕西	药学、药物制剂、中药学、制药工程（医药学院）	2002
陕西科技大学	陕西省	理工	陕西	药物制剂、制药工程（食品与生物工程学院）	1985
陕西科技大学镐京学院	陕西省	理工	陕西	药物制剂（医药工程学院）	2006
陕西中医药大学	陕西省	医药	山西	药学、药物制剂、中药学、中药制药、中药资源与开发、制药工程（药学院）	1978
商洛学院	陕西省	综合	陕西	制药工程（生物医药与食品工程学院）	2006
上海工程技术大学	上海市	理工	上海	药物化学、制药工程（化学化工学院）	2003

（续表）

学校名称	主管部门	学校类型	所在地	专业设置	专业创建年份
上海海洋大学	上海市	农业	上海	生物制药	2015
上海健康医学院	上海市	医药	上海	药学	2015
上海交通大学	教育部	综合	上海	药学、临床药学（药学院）	2000
上海理工大学	上海市	理工	上海	药物制剂、化工与制药类（医疗器械与食品学院）	2003
上海应用技术大学	上海市	理工	上海	制药工程（化学与环境工程学院）	2006
上海中医药大学	上海市	医药	上海	药学、中药学（中药学院）	1972
邵阳学院	湖南省	理工	湖南	制药工程（生物与化学工程系）	2014
绍兴文理学院	浙江省	师范	浙江	药学（化学化工学院）	2002
绍兴文理学院元培学院	浙江省	师范	浙江	药学（医药与健康系）	2005
深圳大学	广东省	综合	广东	药学（医学部）	2012
沈阳化工大学	辽宁省	理工	辽宁	制药工程（制药与生物工程学院）	2002
沈阳化工大学科亚学院	辽宁省	理工	辽宁	制药工程（化学工程系）	2005
沈阳农业大学	辽宁省	农业	辽宁	中草药栽培与鉴定（园艺学院）	2004
沈阳药科大学	辽宁省	医药	辽宁	药学、药物制剂、药物分析（药学院）；药物化学、制药工程（制药工程学院）；临床药学、生物制药（生命科学与生物制药学院）；中药学、中药制药、中药资源与开发（中药学院）；药事管理（工商管理学院）	1931
石河子大学	新疆生产建设兵团	综合	新疆	药学、中药学、制药工程、临床药学（药学院）	1984
石家庄学院	河北省	师范	河北	药物制剂、制药工程（化工学院）	2004
首都医科大学	北京市	医药	北京	药学、临床药学（化学生物学与药学院）；中药学（中医药学院）	2002
四川大学	教育部	综合	四川	药学、临床药学（华西药学院）；制药工程（化学工程学院）	1932
四川理工学院	四川省	理工	四川	制药工程、生物制药（化学工程学院）	2002
四川农业大学	四川省	农业	四川	药学、药物制剂（动物医学院）、中草药栽培与鉴定（农学院）	2002
四川文理学院	四川省	综合	四川	制药工程（化学化工学院）	2010
苏州大学	江苏省	综合	江苏	药学、中药学、生物制药（药学院）	1996
宿州学院	安徽省	综合	安徽	药学	2017
绥化学院	黑龙江省	综合	黑龙江	制药工程（食品与制药工程学院）	2007
塔里木大学	新疆生产建设兵团	综合	新疆	生物制药（生命科学学院）	2016
台州学院	浙江省	综合	浙江	制药工程（医药化工学院）	2002
太原工业学院	山西省	理工	山西	制药工程（化学与化工系）	2003
太原科技大学	山西省	理工	山西	制药工程（化学与生物工程学院）	2005
太原理工大学	山西省	理工	山西	药物制剂、制药工程（化学化工学院）	1996
泰山学院	山东省	综合	山东	制药工程（化学化工学院）	2011
泰山医学院	山东省	医药	山东	药学、临床药学、药物制剂、中药学（药学院）；制药工程（化学与制药工程学院）；生物制药（生命科学学院）	2002
泰州学院	江苏省	师范	江苏	制药工程、生物制药（医药与化学化工学院）	2015
天津大学	教育部	理工	天津	药学（药物科学与技术学院）；制药工程（化工学院）	1998
天津工业大学	天津市	理工	天津	制药工程（环境与化学工程学院）	2004
天津科技大学	天津市	理工	天津	制药工程（生物工程学院）	2001
天津理工大学	天津市	理工	天津	制药工程（化学化工学院）	2000
天津农学院	天津市	农业	天津	生物制药（基础科学学院）	2006
天津商业大学	天津市	财经	天津	药事管理、制药工程（生物技术与食品科学学院）	2001
天津天狮学院	天津市	综合	天津	药学	2015
天津医科大学	天津市	医药	天津	药学、临床药学、药物制剂（药学院）	1978
天津医科大学临床医学院	天津市	医药	天津	药学（法学药学系）	2005
天津中医药大学	天津市	医药	天津	药学、临床药学、药物制剂、中药学、中药制药、中药资源与开发、制药工程（中药学院）	1985
长白山大学	吉林省	师范	吉林	药物制剂、中药学、制药工程（制药与食品科学学院）	2000
铜仁学院	贵州省	综合	贵州	制药工程（材料与化学工程学院）	2010
皖南医学院	安徽省	医药	安徽	药学、药物制剂、制药工程、临床药学（药学院）	2003
皖西学院	安徽省	师范	安徽	药物制剂、制药工程（生物与制药工程学院）；中药学	2004

（续表）

学校名称	主管部门	学校类型	所在地	专业设置	专业创建年份
潍坊学院	山东省	综合	山东	制药工程（生物与农业工程学院）	2011
潍坊医学院	山东省	医药	山东	药学（药学院）；生物制药（生物科学与技术学院）	2004
温州大学	温州市	综合	浙江	生物制药（生命与环境科学学院）	2016
天水师范学院	甘肃省	师范	甘肃	生物制药（生物工程与技术学院）	2016
温州医科大学	浙江省	医药	浙江	药学、中药学、制药工程、临床药学、生物制药（药学院）	2001
温州医科大学仁济学院	浙江省	医药	浙江	药学、中药学（药学部）	2005
文山学院	云南省	师范	云南	制药工程	2014
梧州学院	广西壮族自治区	综合	广西	制药工程（化学工程与资源再利用学院）	2010
武昌理工学院	湖北省	理工	湖北	制药工程（生命科学学院）；药学	2011
武汉大学	教育部	综合	湖北	药学、生物制药（药学院）	1993
武汉东湖学院	湖北省	理工	湖北	生物制药（生命科学与化学学院）	2013
武汉工程大学	湖北省	理工	湖北	生物科学类（含药物制剂）、化工与制药类（含制药工程）（化工与制药学院）	1972
武汉工程大学邮电与信息工程学院	湖北省	理工	湖北	药物制剂、制药工程（化工与材料学部）	2005
武汉工商学院	湖北省	财经	湖北	生物制药（环境与生物工程学院）	2014
武汉科技大学	湖北省	理工	湖北	药学（医学院）	2004
武汉科技大学城市学院	湖北省	理工	湖北	药物制剂（医学部）	2012
武汉理工大学	教育部	理工	湖北	制药工程、生物制药（化工化学与生命科学学院）	2000
武汉理工大学华夏学院	湖北省	理工	湖北	制药工程、生物制药（化学与制药工程系）	2005
武汉轻工大学	湖北省	理工	湖北	药物制剂、制药工程、生物制药（生物与制药工程学院）	2002
武汉生物工程学院	湖北省	理工	湖北	中药学、制药工程、药学（药学院）	2005
西安交通大学	教育部	综合	陕西	药学、制药工程、临床药学（医学院）	1971
西安理工大学	陕西省	理工	陕西	制药工程（理学院）	2002
西安培华学院	陕西省	财经	陕西	药学（医学院）	2006
西安外事学院	陕西省	财经	陕西	药学	2015
西安医学院	陕西省	医药	陕西	药学、中药学（药学院）	1994
西北大学	陕西省	综合	陕西	制药工程（化工学院）	1937
西北大学现代学院	陕西省	理工	陕西	制药工程	2005
西北民族大学	国家民委	民族	甘肃	制药工程（化工学院）	2003
西北农林科技大学	教育部	农业	陕西	制药工程（植物保护学院）	2002
西北师范大学	甘肃省	师范	甘肃	制药工程（生命科学学院）	2002
西藏藏医学院	西藏自治区	医药	西藏	藏药学（藏药系）	2001
西藏大学	西藏自治区	综合	西藏	药学（医学院）	2005
西昌学院	四川省	综合	四川	制药工程	2015
西华大学	四川省	综合	四川	制药工程（食品与生物工程学院）	2002
西南大学	重庆市	综合	重庆	药学、制药工程（药学院）	2002
西南交通大学	教育部	理工	四川	制药工程（生命科学与工程学院）	2002
西南科技大学	四川省	理工	四川	制药工程（生命科学与工程学院）	2002
西南民族大学	国家民委	民族	四川	药学、药物制剂、中药学、制药工程（药学院）；藏药学（藏学学院）	2002
西南医科大学	四川省	医药	四川	药学、临床药学、中药学（药学院）	2001
厦门医学院	福建省	医药	福建	药学、生物制药、中药学（药学系）；海洋药学	2016
湘南学院	湖南省	理工	湖南	药学、制药工程（化学生物与环境工程学院）	2004
湘潭大学	湖南省	综合	湖南	药学（化学学院）；制药工程（化工学院）	2001
湘潭大学兴湘学院	湖南省	综合	湖南	制药工程（工程系）	2005
新疆农业大学	新疆维吾尔自治区	农业	新疆	药学（食品科学与药学学院）	2003
新疆农业大学科学技术学院	新疆维吾尔自治区	农业	新疆	药学（生物科学系）	2007
新疆医科大学	新疆维吾尔自治区	医药	新疆	药学、临床药学（药学院）；中药学（中医学院）	1978
新疆医科大学厚博学院	新疆维吾尔自治区	医药	新疆	药学	2015
新乡学院	河南省	理工	河南	制药工程（化学化工学院）	2007
新乡医学院	河南省	医药	河南	药学、药物制剂、临床药学（药学院）；生物制药	2002

（续表）

学校名称	主管部门	学校类型	所在地	专业设置	专业创建年份
新乡医学院三全学院	河南省	医药	河南	药学、药物制剂、制药工程（药学院）；生物制药（生命科学与技术学院）	
信阳农林学院	河南省	农业	河南	制药工程	2015
信阳师范学院	河南省	师范	河南	生物制药（生命科学学院）	2011
徐州医科大学	江苏省	医药	江苏	药学、临床药学、药物制剂（药学院）	2001
许昌学院	河南省	理工	河南	制药工程	2015
烟台大学	山东省	综合	山东	药学、制药工程（药学院）	2000
延安大学西安创新学院	陕西省	综合	陕西	制药工程（医学系）	2006
延边大学	吉林省	综合	吉林	药学类（药学、药物制剂）（药学院）	1976
盐城工学院	江苏省	理工	江苏	制药工程（化学化工学院）	2005
盐城师范学院	江苏省	师范	江苏	制药工程、生物制药（药学院	2005
燕京理工学院	河北省	综合	河北	制药工程（化工与材料工程学院）	
扬州大学	江苏省	综合	江苏	药学（医学院）；制药工程（化学化工学院）	2000
扬州大学广陵学院	江苏省	综合	江苏	制药工程（化工与医药系）	2007
宜宾学院	四川省	综合	四川	制药工程（化学与化工学院）	2008
宜春学院	江西省	综合	江西	药学、制药工程（化学与生物工程学院）	2002
右江民族医学院	广西壮族自治区	医药	广西	药学、中药学（药学院）	2003
玉林师范学院	广西壮族自治区	师范	广西	制药工程、生物制药（生物与制药学院）	2006
云南大学	云南省	综合	云南	制药工程（化学科学与工程学院）	2002
云南经济管理学院	云南省	财经	云南	药学、中药学	2015
云南民族大学	云南省	民族	云南	药物分析、制药工程（民族医药学院）	2009
云南农业大学	云南省	农业	云南	中草药栽培与鉴定（农学与生物技术学院）	2002
云南师范大学	云南省	师范	云南	制药工程（化学化工学院）	2010
云南中医学院	云南省	医药	云南	药学、药物制剂、中药学、中药资源与开发、中草药栽培与鉴定、制药工程（中药学院）	1978
枣庄学院	山东省	综合	山东	制药工程（生命科学学院）	2010
张家口学院	河北省	综合	河北	药学	2015
肇庆学院	广东省	综合	广东	制药工程（化学化工学院）	2003
浙江大学	教育部	综合	浙江	药学、药物制剂中药学（药学院）；制药工程（化学工程与生物工程学院）	1913
浙江大学城市学院	浙江省	理工	浙江	药学（医学院）	2005
浙江大学宁波理工学院	浙江省	理工	浙江	制药工程（生物与化学工程学院）	2005
浙江工业大学	浙江省	理工	浙江	药学、药物制剂、中药学、制药工程（药学院）；生物制药	1997
浙江海洋大学	浙江省	农业	浙江	药学、生物制药（食品与医药学院）	2005
浙江科技学院	浙江省	理工	浙江	制药工程（生物与化学工程学院/轻工学院）	2002
浙江理工大学	浙江省	理工	浙江	生物制药（生命科学学院）	2010
浙江农林大学	浙江省	林业	浙江	中药学（林业与生物技术学院）	2002
浙江万里学院	浙江省	理工	浙江	生物制药（生物与环境学院）	2014
浙江中医药大学	浙江省	医药	浙江	药学、药物制剂、中药学、中草药栽培与鉴定（药学院）；制药工程（生命科学学院）	1986
浙江中医药大学滨江学院	浙江省	医药	浙江	药学、药物制剂、中药学、制药工程	
郑州大学	河南省	综合	河南	药学、药物制剂（药学院）；制药工程（化学与能源学院）	1992
郑州工业应用技术学院	河南省	理工	河南	药学、药物制剂（药学院）	2001
郑州师范学院	河南省	师范	河南	中药资源与开发（生命科学学院）	2016
中北大学	山西省	理工	山西	制药工程（化工与环境学院）	2003
中国海洋大学	教育部	综合	山东	药学（医药学院）	1997
中国计量大学	浙江省	理工	浙江	药学（生命科学学院）	2004
中国石油大学胜利学院	山东省	理工	山东	药学	2017
中国药科大学	教育部	医药	江苏	药学、临床药学、药物制剂、药物化学、药物分析（药学院）；药事管理（国际医药商学院）；中药学、中药制药、中药资源与开发（中药学院）；海洋药学、生物制药（生命科学与技术学院）；制药工程（工学院）	1936
中国医科大学	辽宁省	医药	辽宁	药学、临床药学、药物制剂、制药工程（药学院）	2003
中南大学	教育部	综合	湖南	药学（药学院）；制药工程（化学化工学院）	1996
中南民族大学	国家民委	民族	湖北	药学、药物制剂、药物分析（药学院）；生物制药（生命科学学院）	2003

（续表）

学校名称	主管部门	学校类型	所在地	专业设置	专业创建年份
中山大学	教育部	综合	广东	药学（药学院）	1995
中山大学新华学院	广东省	综合	广东	药学（药学系）	2005
中央民族大学	国家民委	民族	北京	制药工程（生命与环境科学学院）	2002
周口师范学院	河南省	师范	河南	河南生物制药（生命科学与农学学院）	2016
遵义医学院	贵州省	医药	贵州	药物制剂、药学、临床药学、制药工程（药学院）	1997
遵义医学院医学与科技学院	贵州省	医药	贵州	药学、药物制剂、制药工程（药学系）	2003

科技部在中国药科大学调研新药创制科技重大专项工作 2017年2月24日，科技部党组书记、副部长王志刚到中国药科大学调研并主持新药创制专项实施工作座谈会。科技部、国家卫生计生委、江苏省科技厅、江苏省卫计委等部门相关负责同志，新药专项总体组专家、医药企业代表等一同参加调研。会议由王志刚书记主持。

会上，新药专项技术副总师陈凯先院士以《组织凝练重大研发任务，扎实推进新药专项实施》为题，汇报了新药专项自设立以来实施情况、工作重点以及问题建议。随后，中国药科大学校长来茂德及与会代表就"十三五"期间如何进一步优化重大专项组织实施、加强政策配给、切实保障形成重大标志性成果等工作进行了交流和讨论。

王志刚书记总结指出，科技创新是提高社会生产力和综合国力的战略支撑，国家在科技创新方面将持续加大推进力度，新药创制专项应该建立符合科技体制改革要求的管理体系，实现管理层级扁平化，提高工作效率，紧扣新药专项成果转化需求，促使重大专项的成果转化落地。

生命领域教育部重点实验室评估结果公布 2017年2月，教育部公布对生命领域的教育部重点实验室开展的五年定期评估结果，生命领域156个参评实验室中，细胞增殖与分化教育部重点实验室（北京大学）等26个实验室评估结果为优秀；茶叶生物化学与生物技术教育部重点实验室（安徽农业大学）等116个实验室评估结果为良好；其余实验室未通过定期评估。其中4所高校的药学类教育部重点实验室获评优秀（表2），18所高校的药学类教育部重点实验室获评良好（表3）。

表2 优秀类教育部重点实验室

实验室名称	依托单位
心血管药物研究	哈尔滨医科大学
中药标准化	上海中医药大学
靶向药物与释药系统	四川大学
方剂学	天津中医药大学

表3 良好类教育部重点实验室

实验室名称	依托单位
抗炎免疫药物	安徽医科大学
中草药物质基础与资源利用	北京协和医学院
中医内科学	北京中医药大学
中药材标准化	成都中医药大学
生物农药与化学生物学	福建农林大学
智能化递药	复旦大学
岭南中药资源	广州中医药大学
热带药用植物化学	海南师范大学
北药基础与应用研究	黑龙江中医药大学
中药资源与中药复方	湖北中医药大学
天然农药与化学生物学	华南农业大学
蒙医药研发工程	内蒙古民族大学
中医药经典理论	山东中医药大学
药用资源与天然药物化学	陕西师范大学
肝肾疾病病证	上海中医药大学
基于靶点的药物设计与研究	沈阳药科大学
民族药资源化学	云南民族大学
药物质量与安全预警	中国药科大学

广东药科大学第五临床学院挂牌 2017年2月28日，广东药科大学第五临床学院在清远中医院正式挂牌。广东药科大学校长郭姣、清远市副市长邵军出席挂牌仪式并分别致辞。出席仪式的领导和嘉宾还有清远市政协副主席陈建华、清远市中医院院长冯伟勋及学校、清远市中医院相关职能部门负责人。

郭姣在致辞中表示，随着医学模式和健康理念的转变，中医药的独特优势和生命力正日益显示出来，落实国家大力促进中医药事业发展的战略是我们共同的责任。我们既要传承好中医药，更要培养大批高水平的人才，推进中医药的创新。广东药科大学第五临床学院挂牌，是学校与清远市中医院整合优势资源，创新机制，共同提高中医药人才培养水平的举措。今后，双方将在中医学和中药学等方面的高层次人才、转化医学基地和鲜药工程研发中心建设、中医药创新研究和联合申报重大课题与成果等方面深入密切合作。

邵军指出，广东药科大学作为我国三所药科大学之一，是广东省培养高级医药卫生专门人才和新药研发、成果转化的重要基地，广东药科大学第五临床学院的成立，对深化市医疗体制改革，加快医疗卫生事业发展，有效地解决广大人民群众看病贵、就医难的问题，将起到积极的推动作用。希望双方能在中医药专业人才培养和科研战略合作方面进行深入合作，为培养高素质中医药人才，促进中医药技术发展，造福群众健康做出新的贡献。

广东药科大学推进省市共建高水平大学 2017 年 3 月 10 日，中山市委书记陈如桂到广东药科大学中山校区调研，考察校区建设总体规划情况，并与学校及广州医药集团共商政产学研合作，全力推进省市共建高水平大学工作。

广东药科大学校长郭姣介绍了学校的发展情况、办学特色和取得的成就，介绍了中山校区办学十多年来，专业涵盖药事管理、中药学、食品科学等方面，累计为社会输送毕业生 1.7 万多人。在谈及省市共建打造高地时，郭姣指出学校将围绕高层次人才培养、与香港大学战略合作、共建中山研究院、成立中医药产学研平台等方面，打造人才培养高地、科技创新高地、产业服务高地。中山市政府创新办主任吴月霞介绍了市政府与广东药科大学、广药集团就生物健康领域发展拟定了战略合作框架协议以及合作内容的情况。广州医药集团有限公司董事长李楚源介绍了广药集团是集科、工、贸于一体的大型企业集团，拥有上市公司广药白云山及成员企业近 30 家，居“中国制药工业百强榜”首位。

中山市委书记陈如桂高度评价三方的合作设想，表示将重点支持广东药科大学加快发展、创新发展、全面发展；支持广东药科大学与香港大学的合作，接下来要加紧对接、深化方案，结合中山健康产业平台、特色小镇、高水平大学建设等工作狠抓落实。通过政产学研合作，打造健康产业的教育高地、研究高地、服务高地，发挥政府、大学、企业三方的资源优势、人才优势、技术优势、市场开拓优势，引导推动多方合作，构建服务、引导高端产业落地集聚的平台载体和有效机制。

三方分别就进一步深化合作提出构想，将围绕共建生物医药公共研发平台、打造创新型生物医药产业化基地、开展健康医疗养生领域全面合作、探索适应新医改的医院药品物流服务合作模式、加强人才培育助力产业发展、打造粤港澳大湾区健康板块专场等方面，开展一系列合作。

2017 届广东省大学毕业生医药类校园招聘会在广东药科大学举办 2017 年 3 月 18 日，广东省人力资源研究会在广东药科大学组织举办了广东省 2017 届大学毕业生医药类现场校园招聘会，招聘会邀请了省内外 130 多家企事业单位与会，提供了 2 500 多个招聘职位，主要包括医药类、生物类、IT 类、营销类等，其中不乏重庆太极集团、连云港正大天晴药业有限公司、扬子江药业集团有限公司等知名企业单位，吸引了众多毕业生来参加。在招聘会现场，多家用人单位展位前排起了长龙。用人单位普遍认为，广东药科大学作为华南地区培养高级医药卫生专门人才和新药研发、成果转化的重要基地，拥有大批他们需要的专业对口人才，学生综合素质较高，动手能力强，能很好地满足他们的需要。

中国药科大学举办大学生知识产权知识竞赛 2017 年 4 月 18 日，中国药科大学第二届大学生知识产权知识竞赛决赛在江宁校区举办。校党委副书记、副校长王正华，省教育厅科技产业处副处长俞向东，省知识产权局专利信息服务中心战略部部长龚跃鹏，南京工业大学科技处副处长袁正英，校团委书记赵健，科技处副处长姚和权、孙立冰及学工处相关人员等参加活动。

大赛自启动以来，共有 370 余支团队，1 100 余名同学报名参加了比赛。通过预赛选拔，8 支队伍晋级决赛。中国药科大学通过举办大学生知识产权知识竞赛，搭建了学生主动了解知识产权的平台，提升了学生对知识产权的认知水平，增强了学生保护和运用知识产权的意识。

山西中医学院更名为山西中医药大学 2017 年 5 月，教育部批复同意山西中医学院更名为山西中医药大学。山西中医药大学系多科性本科学校，以本科教育为主，同时承担研究生培养任务，学校全日制在校生规模暂定为 1 万人。

山西中医学院的前身为 1978 年创办的山西医学院中医大学班，1989 年经原国家教委批准，正式成立山西中医学院，2001 年开始招收硕士研究生，是山西省人民政府与国家中医药管理局共建高校、教育部首批卓越医生（中医）教育培养计划改革试点高校。学校现有省部级以上重点学科 28 个，其中国家中医药管理局重点学科 12 个、山西省特色重点一级学科 1 个。

广东药科大学获创行世界杯中国站创新公益大赛总决赛冠军 2017 年 5 月，创行世界杯中国站创新公益大赛总决赛在北京国家会议中心举办。广东药科大学创行团队以“南粤大地”项目，从 212 支队伍中脱颖而出，获得创行世界杯中国站创新公益大赛总决赛冠军，成为首个获得创行世界杯中国站冠军的医药类高校。指导老师刘志挺同时获“2017 年度最佳指导老师”奖。

“南粤大地”中药渣转化增效资源化模式是以指导老师刘志挺自主研发的“无污染中药渣种植草菇技术”和“草菇废料发酵有机肥技术”为基础，创行团队提出“践行公益 + 商业”的理念，运用“道法自然，落叶归根”的自然法则，首次推出 CSO（中药渣转化增效资源化模式）物料循环模式，实现中药渣的多级利用。该模式是中药渣经过种植草菇一级利用后，草菇废料进入二级利用堆肥发酵有机肥，以有机肥种植中药材还归大地，对改善土地酸化板结状况、恢复土地自我能量循环功能以及从源头把关，提高中药材质量具有重大的现实意义，并从中引导中药行业与食用菌行业缔造全新的商业合作模式。

中国药科大学在 *Nature* 发表我国医药创新重大成果综述 2017 年 5 月 4 日，国际著名期刊 *Nature* 刊登中国药科大学国家药物政策与医药产业经济研究中心(NDPE)执行副主任、研究员、中国医药创新促进会执行会长宋瑞霖博士,NDPE副主任、研究员吴晓明教授等专家撰写的有关中国医药创新发展成就的综述文章。该文从生物医药产业创新政策、重大新药创制专项、医药创新研发投入、专利和文献产出、新药创新成果等角度对中国生物产业创新进行了系统阐述,在国际顶级期刊向世界介绍了中国新药创新的成果与进展。

《Nature》是世界上最权威的科学杂志之一,是以报道科学世界中的重大发现、重要突破为使命的综合性科学期刊。

中国药科大学与国家禁毒局开展交流合作 2017年5月21日—22日,中国药科大学党委书记徐慧、校长来茂德带队赴公安部禁毒局交流合作,与公安部禁毒局局长梁云、公安部禁毒情报技术中心主任韩旭光及公安部禁毒情报技术中心总工程师王优美等进行座谈。双方就禁毒关键技术相关科研合作、高层次人才培养等方面进行深入交流。双方希望以优势互补为原则,项目研究为纽带,开展关键技术研究、平台建设、人才培养方面的合作,共同促进国家禁毒事业发展。双方就建设禁毒关键技术联合实验室达成了一致意见。

广东药科大学建设"广东药科大学(顺德)科技园" 2017年6月5日,广东药科大学与顺德区人民政府举行共建"广东药科大学(顺德)科技园"签约仪式。副校长张陆勇,顺德区委常委、常务副区长王勇分别代表双方签约。双方将在顺德高新区共建科技园,通过整合顺德产业资源与学校科研、技术、人才等方面的优势,吸引更多的优秀生物医药企业(机构)落户顺德,优先为科技园导入生命健康相关产业及平台项目,推动生物医药产业在顺德区的集聚发展。此外,双方还将共同出资组建项目公司负责科技园的运营,并设立"广东药科大学(顺德)科技园产业引导基金"鼓励和支持社会资金加入。

谷晓红任北京中医药大学党委书记 2017年8月25日,教育部党组成员、部长助理、人事司司长刘大为在北京中医药大学宣布教育部党组的任免决定,谷晓红任北京中医药大学党委书记。教育部人事司、北京市委教育工委负责同志出席会议。

谷晓红,女,1962年10月生,1983年11月入党,1984年8月参加工作,北京中医药大学温病学专业硕士研究生毕业,教授、主任医师。2002年3月任北京中医药大学党委副书记,2013年11月任北京中医药大学副校长。

中国药科大学与安康市联合举办"中药配方颗粒标准化及产业化发展"高峰论坛 2017年8月7日,由中国药科大学、安康市人民政府主办,镇坪县人民政府、陕西安康普欣药业股份有限公司承办的"中药配方颗粒标准化及产业化发展"高峰论坛暨中国药科大学、陕西安康普欣药业股份有限公司"共建中药配方颗粒标准化工程技术研究中心"签约仪式在陕西省安康市举行。香港长江实业集团执行董事赵国雄,江苏省政协副主席范燕青,安康市委副书记、市长赵俊民,中国药科大学校长、德国科学院院士来茂德,国家药典委员会原副秘书长周福成,中国中医科学院中药所所长陈士林研究员,上海中医药大学首席科学家徐宏喜教授,江苏常州方圆制药有限公司董事长葛啸虎等近百位党政领导、医药专家学者、企业负责人出席高峰论坛。

赵俊民从生态环境、自然资源、区位交通、发展前景等方面简要介绍了"秦巴明珠"安康市的基本情况。他表示,论坛为安康学习借鉴国内外中药材产业发展先进理念提供了难得机会,将瞄准中药配方颗粒市场巨大需求,坚定不移地推动中药材产业发展提质增效,打造富民强市支柱产业,打响"安康药材"知名品牌,为中药材产业发展做出更大的贡献。

来茂德在致辞中指出,为认真贯彻落实中央关于脱贫攻坚的决策部署,深入学习领会习近平总书记的扶贫开发重要战略思想,学校积极推进陕西省安康市镇坪县的定点扶贫工作。陕西安康普欣药业作为学校在安康定点脱贫帮扶中牵线搭桥而引进的招商项目,引进了香港方圆药业投资有限公司(常州方圆制药有限公司)、中宇投资有限公司(香港)与安康华晔生物科技管理中心、安康市振兴实业(集团)有限公司合作,已在陕西安康正式落户。作为镇坪县最大的港资投资项目,该公司利用陕南秦巴山区丰富的中药材资源,致力于中药配方颗粒的产业化,对精准扶贫具有重要的现实意义和引导作用。在贫困地区积极探索推进"官产学研"结合模式,在地方政府牵头推动下搭建校地合作、校企合作平台,把高校的科研资源、人才资源、信息资源和贫困地区的自然资源有机结合,通过龙头企业引领,实现产业扶贫,共同推进中药产业科技创新和成果转化,让镇坪的优势中药材资源转变为地区经济发展的引擎,把绿水青山变成金山银山。

在圆桌会议上,专家就"中药配方颗粒药材原料保障中的关键问题""中药配方颗粒制备工艺与标准化""中药配方颗粒质量标准的关键科学指标"以及"标准配方颗粒在中药配方颗粒质量控制中的作用"等议题深入讨论,为"巴山药乡"的中药材发展和产业扶贫工作把脉开方。

来茂德与陕西安康普欣药业股份有限公司董事长葛菁女士共同签署了"共建中药配方颗粒标准化工程技术研究中心"合作协议。双方拟合作在学校江宁校区联合建设"中药配方颗粒标准化工程技术研究中心",旨在汇集全国有志于中药配方颗粒研究的专家学者,为中药配方颗粒的健康发展协同创新,逐步将其建设成有特色的国家级工程技术中心或工程实验室。

8日下午,陕西省省长胡和平在西安会见来陕出席中药配方颗粒标准化及产业化发展高峰论坛的香港长江实业集团执行董事赵国雄、江苏省政协副主席范燕青、中国药科大学校长来茂德、常州方圆制药董事长葛啸虎等嘉宾。胡和平省长表示，陕西是中药资源大省和全国重要的中药材原产地，着力深化中医药供给侧结构性改革，努力建设中医药强省。他希望各方与陕西加强中医药合作的同时，进一步拓展合作领域，实现优势互补、共赢发展。

↗ "海峡两岸药学教育与文化交流周"活动在中国药科大学举行 2017年9月2日—6日，"海峡两岸药学教育与文化交流周"活动在中国药科大学举行，来自台湾大学、台北医学大学、中兴大学、高雄医学大学、虎尾科技大学、南台科技大学、大叶大学、中正大学的台湾高校师生代表团69人，访问学校并参加教育与学术交流活动。

孔令义副校长致欢迎辞，他强调此次的校际交流活动搭建起了一个相互交流的平台，让海峡两岸高校师生进一步加深了解和增进友谊，是一次难得的相互学习机会。港澳台事务办公室主任徐晓媛介绍了学校与台湾高校合作交流的历史及现状。

交流期间，召开了海峡两岸药学及药物开发专家交流研讨会，中国药科大学许风国教授、尤启冬教授和来自台湾大学的药学院副院长忻凌伟教授、台北医学大学药学院许秀蕴院长、中兴大学生医工程研究所张建忠教授、南京诺瑞特研发部刘飞总经理等一批专家学者针对两岸的药学教育规划和药物开发、产学结合等进行了深入的交流和探讨。在访谈环节，师生分享了在教育理念、人才培养、学习生活以及专业差异等方面的认知和体验。台湾高校师生代表团一行参观了位于中国药科大学江宁校区的江苏省药学博物馆、药用植物园和GMP实训中心，玄武门校区的江苏省药物代谢动力学重点实验室、天然药物活性组分与药效国家重点实验室以及先声药业。作为文化体验项目，代表团还参观了中山陵景区和南京博物院。

此次交流活动是教育部2017年对台教育交流计划的项目落实，活动增进了两岸高校师生的互相了解和学术交流，有助于增强台湾师生对大陆教育、文化与历史的认同感。

↗ 中国药科大学入选教育部直属高校精准扶贫精准脱贫十大典型项目 2017年10月，教育部公布第二届直属高校精准扶贫精准脱贫十大典型项目，中国药科大学《"中药配方颗粒"产业精准扶贫项目》再次入选。自定点帮扶陕西省镇坪县以来，学校党委始终高度重视定点扶贫工作，在国务院扶贫办、教育部的领导下，因地制宜，立足长远，紧扣产业扶贫，积极发挥药学行业优势，通过架鹊桥、引资本、强产业，为"巴山药乡"续开扶贫新良方，促成投资10亿元的"中药配方颗粒项目"落户安康国家高新区镇坪飞地园区。全校上下用心用情，精准把脉、精准施策、精准推进、精准落地，走出了一条"政产学研"结合的扶贫新路，学校已连续两届入选该项目。

↗ 教育部科技司到中国药科大学调研 2017年10月19日，教育部科技司司长雷朝滋到中国药科大学调研工作，校党委书记徐慧，校长来茂德，副校长孔令义，校党委副书记、纪委书记付恒升及相关职能部门负责人陪同调研并参加座谈。

雷朝滋一行考察了恒瑞医药－中国药科大学联合实验室、江苏省肿瘤发生与干预重点实验室、药用辅料及仿创药物研发评价中心，听取了相关人员的介绍，详细了解学校科研平台、协同创新等方面的建设情况。

来茂德汇报了学校人才培养、科学研究、国际交流与合作、"双一流"建设、社会服务及对地方医药产业发展贡献的基本情况。孔令义、付恒升及学校相关部门负责人分别汇报了关于平台建设、科研经费等方面的工作情况。

雷朝滋肯定了学校近年来在人才培养、科学研究、社会服务等方面发展所取得的办学成绩，提出了"新时代，新思想"下高校在科研育人、"双一流"建设、协同创新等方面建设的要求。

↗ 中国药科大学国务院定点扶贫工作项目开工建设 2017年10月20日，由中国药科大学、陕西镇坪县以及方圆药业等"校、地、企"三方共同打造的重点扶贫项目——中药配方颗粒项目，在中国药科大学国务院定点扶贫单位陕西省安康市国家高新区镇坪飞地园区举行开工仪式。出席仪式的有江苏、陕西有关省市县领导，相关医药企业负责人。

中国药科大学党委徐慧书记与苏、陕有关省市县领导、相关医药企业负责人一起参加了镇坪飞地园区中药配方颗粒项目开工仪式，听取项目相关介绍。在此期间，徐书记还与安康市、镇坪县主要领导共同出席了镇坪县民营经济产品展评会暨招商引资项目签约仪式，并看望慰问学校赴镇坪挂职的2位扶贫干部。

镇坪飞地园区中药配方颗粒项目位于陕西省安康市国家高新区镇坪飞地园区，占地176亩，项目总投资10亿元，一期总投资6.8亿元。项目建成后，将形成年产500余味中药配方颗粒15亿袋，中药饮片3 000余吨的生产能力，年实现工业总产值达12亿元。该项目的实施，标志着学校国务院定点扶贫工作又迈出了坚实的一大步，在利用行业优势推进产业扶贫方面取得了新的突破。

↗ 中国药科大学举办江苏2018届医药类暨本校毕业生专场招聘会 2017年11月21日，由中国药科大学与江苏省高校招生就业指导服务中心联合主办的江苏省2018届医药类暨中国药科大学毕业生专场招聘会在南京博览中心火热举行。来自全国24个省（自治区、直辖市）的367家知名医药类企事业单位与毕业生零距离接触，用人单位招贤纳士，应届生们则挑选心仪单位。

本次专场招聘会吸引了广药集团、上药集团、天津医药集团、江苏恒瑞、正大天晴等国内众多医药工业百强单位。上海医药工业研究院、山东省药学科学院、四川省食品药品检验检测院等科研院所和高校也积极招纳优秀人才，众多单位拿出高薪和良好的福利待遇。据统计，2018 年中国药科大学将有 4 246 名毕业生。本次招聘会提供就业岗位 18 000 余个，比去年同期增加了 4 000 个岗位，供需比超过 4:1。

招聘会充分利用"互联网 + 就业"新模式，继续与江苏省高校招生就业指导服务中心共同开发建设就创业服务网络系统，建立毕业生求职意愿信息数据库和用人单位岗位需求信息数据库，充分利用微信平台、手机 APP、QQ 平台等新媒体手段，促进供求信息互联互通，实现各种平台信息更新同步共享，向毕业生精准送政策、送指导、送信息，为学生就业提供了有力保障。

"中国药科大学—南京医科大学"战略合作协议签约 2017 年 12 月 4 日，"中国药科大学—南京医科大学"战略合作协议签约仪式在中国药科大学江宁校区会议中心多功能厅举行。南京市委副书记龙翔，市委副秘书长邵建光，江宁区委常委、统战部部长陆蓉，江宁区副区长、高新园党工委书记缪秀梅，中国工程院院士、南京大学教授刘志红，中国工程院院士、中国药科大学教授王广基，中国药科大学党委书记徐慧教授、校长来茂德教授，南京医科大学党委书记王长青教授、校长沈洪兵教授等出席签约仪式。两校校领导、相关院部及职能部门负责人、师生代表等共同见证，签约仪式由副校长陆涛教授主持。

徐慧首先致辞，他指出医学与药学，相辅而行，相因而用，无医不能收药之效，无药不足以竞医之功，医药融合、携手并进是发展大健康产业、推进健康中国战略的必由之路，中国药科大学和南京医科大学均为医药卫生领域的知名高校，两校各具特色，互补性强，学科相近，地域相邻，具有进一步加强合作的现实基础和有利条件。战略合作协议的签署，不仅有利于双方在人才培养、资源仪器等方面实现共建共享，而且有利于打破药物研发与临床研究间的转化壁垒，进一步拓展医药新的交叉学科领域，还有利于推动驻地医药产业发展，孕育打造南京生物医药产业创新新高地。

王长青在讲话中，签约仪式既是两所高校合作迈入新时代的开始，更是贯彻落实党的十九大精神，助推教育强国、维护人民健康的重要举措。医大、药大同在方山下，两校的合作既有深厚的合作基础，又有成功的合作先例，两校战略合作正式从构想变成了现实。希望两校坚持医药融合，协同创新，积极探索高校合作新模式，开辟高校合作新路径。

中国药科大学校长来茂德和南京医科大学校长沈洪兵代表两校签署合作协议，双方决定在人才培养、学科与人才队伍、科学研究与学术交流、资源共享等方面开展全面、深入合作。

缪秀梅在讲话中表示，药大、医大两校强强联手开启全面战略合作，不仅是医药融合发展探索的新路径，更是江宁高新园生命科学产业发展的历史性重要时刻，两校签署战略合作协议必将进一步推动江宁生物医药产业不断壮大。江宁区委区政府将进一步推进高新园内涵品质建设，完善园区教育、医疗、商业等功能，营造更加宜居宜业的创新发展环境，并竭诚为两校的战略合作搭建平台、落实政策、提供服务。龙翔副书记代表南京市委、市政府对双方协议的签订表示祝贺。

签约仪式后还举办了首届学术论坛，中国工程院院士、南京大学刘志红教授，中国工程院院士、学校王广基教授及南京医科大学朱东亚教授分别为两校师生做题为《精准医学与肾脏疾病》《细胞药代动力学在新药及临床研究中的探索》《从药物靶标研究到新药发现》的学术报告。

中国药科大学召开推进"双一流"建设部署会 2017 年 12 月 15 日，中国药科大学"贯彻党的十九大精神新要求，推进'双一流'建设部署会"在江宁校区会议中心隆重召开。第十一届全国人大常委会副委员长、中国工程院院士桑国卫，原国家食品药品监督管理局局长邵明立，中国科学院院士陈凯先，中国工程院院士王广基，国家禁毒委员会办公室副主任王优美，工业和信息化部消费品工业司副司长吴海东等嘉宾出席活动，与来自政、商、学各界校友代表、学校领导班子成员及师生代表一道参加会议。副校长陆涛主持活动。

党委书记徐慧在致辞中指出，进入"双一流"建设，意味着学校肩上的责任更重了，作为高等药学教育的改革者和实践者，作为生物医药产业的重要参与者与奉献者，必须认真学习领会党的十九大精神，深刻领会蕴含其中的改革部署、改革要求，通过深度的交叉融合，加大学校在人才培养、科学研究、师资建设、社会服务、国际交流等方面改革力度，加快建立并完善充满活力、富有效率、更加开放、有利于学校学科发展的体制和机制，稳步提升学校整体实力。

桑国卫院士指出，学校经过 80 余年的建设发展，已成为在药学领域特色鲜明、享有国际声誉的知名学府，特别是今年 9 月，学校成功进入国家"双一流"建设高校行列，抓住了这一促进改革发展、提升内涵质量的历史性机遇。他希望学校深入学习好、领会好、贯彻好习近平新时代中国特色社会主义思想，切实把思想和行动统一到党的十九大精神上来；精准服务国家战略，对接医药行业需求，充分发挥学校的学科优势、科研优势、人才优势，加快建设世界一流学科，为实现医药大国向医药强国的转变贡献才智和力量；同时，落实新发展理念，强化顶层设计，进一步深化体制机制改革，努力探索和建设符合中国药科大学校情的特色"双一流"发展之路，在世界一流药学学科群和国际知名的高水平研究型大学建设的过程中迈出更加坚实的步伐。

国家禁毒委员会办公室王优美副主任表示，面对严峻复杂的毒情形势和日益繁重的工作任务，禁毒工作迫切需要专业技术力量参与到禁毒工作中来，中国药科大学作为我国最负盛名的药学特色大学，一定能为我国禁毒部门开展禁毒工作提供强有力的技术支撑。希望学校全体师生抓住国家“双一流”建设的机遇，结合国家的禁毒战略，发扬优良的办学传统，为中国的禁毒工作做出新的更大的贡献。

工业和信息化部消费品工业司吴海东副司长表示，中国药科大学历史悠久，八十多年来为国家培养了数以万计的业界精英，研发一批又一批惠及群众的良药。他指出，教育强国是中华民族伟大复兴的基础工程，加快“双一流”建设是实现高等教育内涵式发展的重要举措，希望学校以“双一流”建设为新的起点再出发。

随后，来茂德校长介绍了学校世界一流药学学科群建设方案，全面回顾了学校80余年事业发展在学科建设、人才培养、科研指标、国际化程度和协同创新工作等各方面取得的斐然成绩，指出学校现有的学科水平正是建设世界一流药学学科群的坚实基础。来校长指出，一流学科发展的定位是构建以药学为主导、多学科交叉融合、结构合理的学科体系，建设以药学和中药学为龙头学科，以化学、生物学和基础医学为支撑学科的世界一流药学学科群，同时，提升药学学科集群实力，在“重大疾病发病机制与药物靶标发现”“生物医药大数据与人工智能”“新药研发中的前沿技术”“上市后药物再评价与临床合理用药”“管理药学与智库建设”等5个领域建学科高原，在“原创药物发现与成药性评价”“天然药物活性物质与功能”等2个领域构筑世界一流学科高峰。

在专题报告环节，桑国卫、陈凯先、王广基、QS全球教育集团智库中国总监张巘分别为师生做题为《重大专项创新药物与ICH临床试验要求》《中药研究——传承与创新发展》《中药复杂组分体内过程分析新理论与新技术》《创建世界一流大学和一流学科》的精彩学术报告。

在座谈会环节，来自政、商、学各界的校友代表们齐聚一堂，共同为学校“双一流”建设过程中的生源质量、人才培养、师资队伍建设、国际化发展等各方面工作建言献策。

↗ 复旦大学药学院与附属浦东医院签约合作 2017年10月26日，上海市浦东医院质量大会暨第七届医院质量与安全管理东海论坛在复旦大学附属浦东医院行政楼隆重召开。复旦大学药学院王明伟院长与复旦大学附属浦东医院余波院长分别代表本单位签署战略合作协议，开启两院医教研的全面合作。附属浦东医院与药学院是复旦大学在浦东新区的两个二级院系，双方签约院系共建深度合作，是学校层面资源共享、开放创新与协同发展的体现，有利于实现基础与临床资源的优势互补，共同建设药物一致性评价、建设生物等效性研究技术平台，为推动精准医疗和新药创制、对接上海科创中心建设、推进学校“双一流”建设目标奠定基础。

↗ 全国十校发起成立“中国整合医学院联盟” 2017年8月18日，由全国10所医药学高校联合发起的“中国整合医学院联盟”在浙江杭州成立。10所高校含西医学6所、中医学2所、药学2所。

该联盟由这10所大学先后组建的4个整合医学研究院、2个整合药学研究院、1个整合医学院、1个整合药学院和1个整合营养学院共同组成，旨在通过互相交流办院思想和实践经验，推进整合医学和整合药学的科研、教学和临床的全面发展。

联盟主席由树兰医疗发起人、浙江大学李兰娟院士担任，副主席由南京中医药大学党委书记陈涤平教授和广东药科大学校长郭姣教授担任。联盟成员有中国工程院副院长、原第四军医大学校长樊代明院士；树兰整合医学研究院院长郑树森院士；南通大学原校长、南京中医药大学整合医学院院长(兼)顾晓松院士；中国药科大学原副校长、广东药科大学整合药学研究院院长(兼)王广基院士；中国中医科学院副院长、陕西中医药大学整合医学研究院学术委员会主任黄璐琦院士；上海中医药大学原校长、杭州师范大学整合药学研究院学术委员会主任陈凯先院士；陕西中医药大学校长刘力教授；重庆医科大学副校长邓世雄教授；上海交通大学医学院副院长胡翊群教授；同济大学整合营养学院李宁教授；沈阳医学院院长肖纯凌教授；杭州师范大学整合药学研究院院长谢恬教授。秘书长由树兰(杭州)医院(浙江大学国际医院)副院长寿张飞教授担任。

中国工程院院士樊代明在会上表示，整合医学最终目的是使患者受惠，提高诊断治疗水平、提高疗效，成立中国整合医学院联盟成立正是培养国内或缺的整合医学人才，以促进中国的整合医学科技成果转化，应用于临床为目的。

南京中医药大学创立了中国首家整合医学院，党委书记陈涤平在谈及未来医学人才培养新模式时指出，他们以九年制的学生作为主要培养对象，在培养模式上，把中医、西医思想政治教育、临床和有关医学人文并重，拓展模块、整合医学研究院强化模块，科研教育、海内外留学模块等六个模块有机结合，充分提升学生的整合医学能力，致力于培养具有中医药特色的，引领未来医学发展整合医学高层次的人才。

广东药科大学同时成立了整合药学院和整合研究院，采取医学与药学的结合、中药与西药的结合、试验与临床、研究与产业的模式培养复合型人才。校长郭姣指出，未来的药学发展应当以药为中心开展整个整合药学模块的教学改革，执行学、研、产一体化的人才培养模式，对新药研发的六个阶段，用医学的概念、人文的概念和药学研究的概念一体化来培养人才。

陕西中医药大学整合医学研究院校长刘力教授重点介绍了三个方面：陕西中医药大学的概况、学校整合医学教学的方法、学校附属医院成立整合医学中心如何切入实际等。他指出，整合医学难在整合，贵在整合，赢在整合，对未来发展表示信心满满。

杭州师范大学整合药学院院长谢恬教授认为整合药学、整合医学应该共同发展，适应新时期人类健康需求。他同时指出，医学科技工作者应该把循证医学和精准医学整合起来设计课题，中医和西医整合起来设计课题。

专家们充分介绍了各自整合医学办学经验，讨论整合医学院联盟的工作思路，在整合医学人才的培养方式上，进行了热烈的交流。

中国整合药学联盟在广东药科大学揭牌成立 2017 年 12 月 11 日，中国整合药学联盟成立大会暨整合药学高峰论坛在广东药科大学举办，中国整合药学联盟在该校揭牌成立。樊代明院士，王广基院士，国家卫生和计划生育委员会医药卫生科技发展研究中心副主任代涛，广东省食品药品监督管理局副局长严振，云浮市委副书记、市长王胜出席开幕式。

整合药学是通过药学大数据和关键技术平台整合的方式实现药剂学、药理学、药物化学、临床药学和药事管理学等学科的融合，打通医学与药学、中药与西药、实验与临床、研究与产业化之间的壁垒，实行学、研、产、医、药一体化的药学人才教育和创新药物研发体系。中国整合药学联盟是由国内外从事药学和大健康教育以及药物研发、生产、流通和应用的相关高校、研究院所、医药企业、医疗机构、行业协会自愿组成的开放式社会团体。包括高校、科研院所、企业、行业协会等 160 余家单位成为首届理事，樊代明院士为名誉理事长，陈香美院士为理事长，郭姣教授为常务副理事长。

沈阳药科大学入选辽宁省一流大学重点建设高校 根据辽宁省人民政府印发的《辽宁省统筹推进世界一流大学和一流学科建设实施方案》，确定了 22 所"辽宁省一流大学重点建设高校"(含 2 所部属高校)、43 个"一流学科"。沈阳药科大学入选"辽宁省一流大学重点建设高校"，药学、中药学两个一级学科入选辽宁省重点建设的"一流学科"。

自"双一流"建设开展以来，沈阳药科大学党委高度重视，学科国内外影响力不断提升。根据 ESI 2017 年 1 月发布的数据，学校国内排名第 88 位，世界排名第 1598 位，在全球高校和科研机构中位列前 0.298%。药理学(药学)与毒理学、化学和临床医学三个学科稳步进入全球前 1%。其中，药理学(药学)与毒理学国内排名第三，世界排名第 83 位，位列全球前 0.104%；化学国内排名第 89 位，世界排名第 854 位，位列全球前 0.72%；临床医学国内排名第 71 位，世界排名第 3601 位，位列全球前 0.906%。学校入选 ESI 全球前 1% 的学科数在省属高校中排名第一，药理学(药学)与毒理学是省属高校所有学科中最接近 ESI 全球前千分之一的学科。

此次入选"辽宁省一流大学重点建设高校及一流学科建设规划"，说明学校近年来在学科建设方面成效卓著，在建设教育强省和服务辽宁省区域经济和社会发展等方面发挥着重要作用。沈阳药科大学将以此为契机，进一步增强使命感和责任感，进一步凝练学科方向及特色，进一步整合好学科资源，全校上下一盘棋，不断提升学科建设水平，早日建成高水平大学和世界一流学科，为辽宁经济社会发展和国家医药事业进步做出新的更大的贡献。

沈阳药科大学《亚洲药物制剂科学》被 SCI 收录 2017 年 10 月，《亚洲药物制剂科学》(*Asian Journal of Pharmaceutical Sciences*，简称 AJPS)编辑部收到通知，经过严格评审，AJPS 从 2015 年第 1 期起被 SCIE(Science Citation Index Expanded)收录，是国内第一本被 SCIE 收录的药剂学学术期刊。

《亚洲药物制剂科学》(ISSN 1818-0876，CN21-1608/R)为亚洲药学联盟(AFPS)官方刊物，是由沈阳药科大学主办，Elsevier 联合出版全英文双月刊，创刊于 2006 年，2016 年入选中国科技期刊国际影响力提升计划 D 类资助项目；学术引证指标不断提升，Elsevier 公布的 2016 年影响因子已经上升至 3.86，在药学分类中排名第 17；同年 AJPS 被 ESCI 收录。

天津大学"真核生物酵母长染色体化学再造"入选 2017 年度"中国高等学校十大科技进展" 2017 年 12 月，由教育部科学技术委员会组织评选的 2017 年度"中国高等学校十大科技进展"经过高校申报和公示、形式审查、学部初评、项目终审等评审流程后在北京揭晓。"中国高等学校十大科技进展"的评选自 1998 年开展以来，至今已 20 届，评选活动对提升高等学校科技的整体水平、增强高校的科技创新能力发挥了积极作用，并产生了较大的社会影响。2017 年度天津大学元英进等团队的"真核生物酵母长染色体化学再造"入选。

基因组设计合成是对基因组进行全新设计和从头构建，能够按需塑造生命，开启从非生命物质向生命物质转化的大门，推动生命科学研究由理解生命到创造生命。基因组设计合成提供了深化理解生命进化、基因组与功能关系等基础科学问题的新思路。然而，基因组合成面临长染色体难以精准合成、合成染色体导致细胞失活等难题。天津大学元英进、深圳华大基因研究院杨焕明、清华大学戴俊彪等团队联合，经过 5 年多的探索，完成了 4 条酿酒酵母长染色体的化学全合成：创建了基因组缺陷靶点快速定位方法和多靶点片段共转化精确修复技术，解决了化学合成长染色体导致细胞失活的难题，实现了长染色体合成序列与设计序列的完全匹配。创建了多级模块化和并行式染色体合成策略，实现了由小分子核苷酸到真核长染色体的快速定制合成。构建了人工环形染色体，为当前无法治疗的染色体成环疾病发生机理和潜在治疗手段建立了研究模型。

该研究于2017年3月10日以长文形式发表4篇*Science*论文，引起国内外专家和媒体的极大关注，被*Science*，*Nature*，*Nature Biotechnology*，*Nature Reviews Genetics*，*Molecular Cell*等期刊发表专文高度评价。

↗ 复旦大学药学院召开《中国临床药学杂志》第六届编委会成立大会 2017年11月15日，《中国临床药学杂志》社在复旦大学药学院召开第六届编委会成立大会暨学术报告会。新任主编、中国工程院院士、国家肝癌科学中心主任王红阳教授，中国药学会编辑出版部戴罡主任，复旦大学药学院院长、国家新药筛选中心主任兼国家化合物样品库主任王明伟研究员，新任执行主编、复旦大学药学院程能能教授，《中国临床药学杂志》社王继鸣社长以及新一届编委会委员或代表等70余人参加了会议。复旦大学药学院党委书记陆伟跃教授到会祝贺。江西济民可信医药有限公司赞助并协办了本次会议。

复旦大学附属中山医院药剂科吕迁洲主任、杭州市第一人民医院院长林能明教授、郑州大学基础医学院院长张莉蓉教授和同济大学附属杨浦医院药学部余自成主任分别以“临床药学的价值与作用”“药师临床深度融合促进安全合理用药”“基于药物基因组学和表观遗传药理学的精准用药”和“德国的药学教育与药学实践”为题做学术报告。王红阳院士做了题为“肿瘤靶向治疗的挑战与机遇”的学术报告。

程能能教授主持《中国临床药学杂志》第六届编委会成立大会。戴罡主任代表主办单位中国药学会致辞，他从编辑队伍建设、数字化出版、学刊品牌化、集约化和国际化等多个视角对杂志未来的发展提出了要求，并宣读了中国药学会“关于同意《中国临床药学杂志》成立第六届编委会的函”和《中国临床药学杂志》第六届编委会组成人员名单。

承办单位复旦大学药学院王明伟院长在随后的致辞中畅谈了临床药学实践对医疗改革和“健康中国”战略的重要性，他表示药学院将一如既往地支持杂志的发展。新任主编王红阳院士在肯定《中国临床药学杂志》既往成绩的同时，指出要与时俱进，明确新时期的办刊方针和杂志定位，结合临床实践和读者需求设置新栏目、刊载新内容，坚定不移地迈向国际化进程。

程能能执行主编对《中国临床药学杂志》第五届编委会工作进行了总结，对目前存在的问题做了分析并提出了初步对策。新当选编委代表、南方医院刘世霆主任药师和南京医科大学药学院副院长陈芸教授在发言时分别从临床实践和学科特点讲述了临床药学内涵对专业办刊的指导意义。

↗ “第五届全国医药院校大学生实验技能竞赛”在中山大学举办 2017年11月8日—10日，由教育部高等学校药学类专业教学指导委员会、高等学校国家级实验教学示范中心联席会药学学科组共同主办，中山大学药学院承办的“第五届全国医药院校药学专业大学生实验技能竞赛”在中山市召开。来自全国94所高校的187名学生参赛，近500名师生代表参会。

大赛进行了实验技能理论测试和实验技能操作考核，比赛全程进行了现场视频和直播观摩，竞赛共评出特等奖20名，一等奖40名，二等奖60名以及三等奖，有力地推动全国实验教学的改革及人才培养模式的实践与创新。

↗ 2017全国药学院校教学学术研讨会在南京召开 2017年12月23日—25日，2017全国药学院校教学学术研讨会暨高等学校药学类专业青年教师教学能力大赛决赛在中国药科大学江宁校区举行。会议由教育部高等学校药学类专业教学指导委员会（以下简称“教指委”）、中国药学会药学教育专业委员会（以下简称“专委会”）主办。江苏省教育厅袁靖宇副巡视员，教指委、专委会主任委员姚文兵副校长，陆涛副校长，以及中国医科大学原副校长孙宝志教授，北京大学医学部副主任王维民教授和复旦大学、浙江大学、四川大学、沈阳药科大学等全国知名药学院校领导出席并做报告。来自全国57所高校的200余名代表参加本次会议，并参加和观摩教学能力竞赛决赛。

围绕“教学学术”主题，姚文兵、孙宝志、王维民、尤启冬等专家学者分别以“中国高等药学教育与人才培养的新进展”“如何以科学研究方法开展医学教育学术研究”“医学教育发展与临床专业认证的启示”“药物化学课程的教学研究与实践”等为题做大会报告，介绍我国高等医药教育发展前沿。研讨会设置了两个分会场，开展专题报告与交流讨论。在药学科学教育分会场，围绕药理学、药剂学和药物分析学等药学类专业核心课程的教学改革与研究，来自复旦大学、沈阳药科大学和中国药科大学的3位教学名师做了专题报告；在药学服务教育分会场，来自南京鼓楼医院、中国药科大学执业药师研究中心等的3位校内外专家分别解读了临床药学教育相关国际国内规范文件和发展前沿。与会代表围绕各自学科专业领域，开展了热烈讨论和充分交流。

会议期间，经药学专业青年教师教学能力大赛初赛，从57所高校139位教师中遴选出来的29所高校的42名教师，在智慧教室开展决赛的比拼。通过现场教学，参赛选手向专家评委、学生评委和观摩代表，展示了精巧的教学设计和娴熟的教学技艺。

在全国药学院校中开展教学学术的探讨并举办全国性、高规格的教师教学竞赛，有助于全国药学类专业教师树立起“学术不仅包括探究知识、整合知识和应用知识，还包括传播知识”的教学学术的理念，有利于进一步落实大学“立德树人”的根本任务、强化教学工作中心地位，持续提升我国药学人才培养质量。

↗ 2018年高等教育国家级教学成果奖获奖项目（药学）

一等奖

1. 服务健康中国的高等药学教育药师型人才培养体系的研究与实践

完成人：姚文兵，樊陈琳，徐晓媛，于锋，葛卫红，孙小丽，席晓宇，何聿娴

完成单位：中国药科大学

2. 以标准引领全球中医药教育——中医药教育标准的创建与实践

完成人：张伯礼，匡海学，郭宏伟，胡鸿毅，王键，王省良，吴勉华，余曙光，闫永红，刘红宁，范永升，石岩，李灿东，王平，高树中，宋柏林，牛阳，吕志平，安冬青，王占波，吴范武，卞华

完成单位：天津中医药大学，黑龙江中医药大学，上海中医药大学，安徽中医药大学，广州中医药大学，南京中医药大学，成都中医药大学，北京中医药大学，江西中医药大学，浙江中医药大学，辽宁中医药大学，福建中医药大学，湖北中医药大学，山东中医药大学，长春中医药大学，宁夏医科大学，南方医科大学，新疆医科大学，河北中医学院，华北理工大学，南阳理工学院

二等奖

1. 北京中医药大学中医拔尖创新人才培养实践探索25年

完成人：谷晓红，翟双庆，闫永红，孙红梅，焦楠，杨承芝，刘文娜，丁治国，张立平，宋京晶

完成单位：北京中医药大学

2. 中药学三类型多元化人才培养模式的构建与实践

完成人：彭成，傅超美，邓赟，裴瑾，王世宇，吕光华，任波，陈鸿平，何瑶，赵萱

完成单位：成都中医药大学

3. “药物研发链”与“专业课程链”双链融合的药学创新人才培养模式构建与实践

完成人：孙平华，高昊，丁克，李霆，林静，周海波，蔡绍晖，于沛

完成单位：暨南大学

4. “国际化示范学院”先行先试，建设本土一流国际化药学人才培养体系

完成人：Jay Siegel，赵康，冯翠玲，张玲，杜云飞，Robert Borris，Kenneth Woycechowsky，Kim Baldridge，陈海霞，王征，樊爱萍，Thomas Bader，Chang Chung

完成单位：天津大学

5. “一主线、双贯通、七结合”卓越中医药人才培养模式的研究与实践

完成人：郭宏伟，张浩，蒋希成，闫忠红，殷越，姜德友，杨炳友，陈晶，孟鑫

完成单位：黑龙江中医药大学

6. 教与学“同频共振”理念下中医药院校“两线五面”教学改革与实践

完成人：杜建强，朱卫丰，简晖，万红娇，钟凌云，叶青，肖笑飞，王素珍，彭琳，熊思思，周翔，路玲

完成单位：江西中医药大学

中国药科大学召开“双一流”建设动员会 2018年1月10日，中国药科大学“双一流”建设工作推进动员会在江宁校区会议中心召开。全体在宁校领导、校“双一流”建设领导小组成员、相关院部及职能部门负责人、药学和中药学部分学科学术带头人等参加了会议。会议由来茂德校长主持。

陆涛副校长首先介绍了学校在第四轮全国学科评估的总体情况，对照分项指标详细剖析药学和中药学学科的优势与不足，提出两个学科需进一步发扬优势、弥补劣势，为下一轮学科评估以及“双一流”建设验收打下坚实基础。随后，他详细介绍了学校“双一流”建设的总体目标、建设内容、年度计划以及具体实施方案，提出学校将聚焦“2+5”学科高峰和学科高原建设需求，着力打造一流公共实验平台，通过统筹建设和自主申报建设两种模式具体开展项目实施工作。

针对中国药科大学目前学科建设情况及要求，与会人员就公共平台统筹、科学研究定位、人才引进政策、机制体制创新等方面展开了充分讨论。

2017年教育部相继公布了“双一流”建设名单以及第四轮学科评估结果。中国药科大学进入一流学科建设高校行列，拟以药学、中药学为龙头学科，化学、生物学和基础医学为支撑学科，建设世界一流药学学科群。同时在第四轮全国学科评估中，药学学科获得了A+，中药学获得了B+的评估结果。未来，学校将加强中药学学科的建设水平，组建结构合理的创新团队，形成学科发展特色，认真梳理规划建设方案，大型仪器平台化、科学问题引导团队化，扎实推进“双一流”建设及学科发展水平。

李炜芳同志任沈阳药科大学党委副书记、校长 2018年1月26日，沈阳药科大学召开全校干部会议，辽宁省委组织部副部长赵建华，省委高校工委副书记、省教育厅党组成员李庆才，沈阳市委教科工委常务副书记齐舒出席会议。赵建华宣布省委决定，李炜芳同志任沈阳药科大学党委副书记、校长，免去毕开顺同志沈阳药科大学党委副书记、校长职务。会议由学校党委书记吴春福同志主持。

北京大学药学院研究成果入选2017年中国科学十大进展 2018年2月27日，2017年中国科学十大进展在北京发布，北京大学药学院国家重点实验室周德敏/张礼和团队研究成果“将病毒直接转化为活疫苗及治疗性药物”入选。

研究团队以流感病毒为模型，在保留病毒完整结构和感染力的情况下，仅突变病毒基因的一个三联遗传密码为终止密码，流感病毒就由致病性传染源变为预防性疫苗，再突变

多个三联码为终止密码，病毒就变为治疗性药物。此类疫苗的特点是保留了野生型病毒的全部抗原、感染活力和相同的感染途径，可以诱发人体产生强而广的体液免疫、鼻腔黏膜免疫以及T-细胞活化免疫应答，但感染人体后复制能力缺失。这种复制缺陷的活病毒疫苗在老鼠、雪貂和天竺鼠模型中得到验证，达到广谱、持久和高效的效果。该方法颠覆了传统灭活/减毒疫苗的理念，前者需改变病毒抗原结构去除其毒性，只能部分激发人体免疫力，所以需要多次接种。后者需要复杂的工艺处理方能保留病毒的完整结构，但仍具有弱的复制能力和潜在的致病性，安全隐患大。该方法将是研发活病毒疫苗的一种通用方法，并可针对几乎所有病毒。相关研究进展发表在2016年12月2日《科学》，并评述该进展为病毒疫苗领域的革命性突破。

四川大学华西药学院与四川省中医药科学院签约战略合作 2018年4月24日，四川大学华西药学院与四川省中医药科学院战略合作框架协议签约会在四川省中医药科学院党政会议室召开。四川省中医药科学院赵军宁院长、四川大学华西药学院秦勇院长代表各自单位签订了战略合作框架协议。四川省中医药管理局党组成员、米银军和人事教育处田芷柠出席会议并见证签约。

四川大学华西药学院党委书记黄园、副院长何勤、副院长宋振雷和王曙教授出席签约会。四川省中医药科学院党委副书记、纪委书记李述明、副院长易进海和各业务所中心负责人参加了签约会。会议由副院长易进海主持。米银军副局长希望双方以优势互补、资源共享、互利共赢为原则，在人才培养、科学研究、中医药新产品开发等方面早出成果，服务行业。

根据协议，双方将建立长期深度合作伙伴关系，探索构建院校有机融合的协同育人和学科发展模式，共同建立人才培养、科学研究、成果转化、社会服务等多元一体、互惠共赢的资源共享机制和合作平台，以快速提升院校在中药学领域的综合影响力，引领区域内中医药科技与产业发展。

四川大学华西药学院举办"探究式-小班化"教学竞赛 2018年11月30日，四川大学华西药学院"探究式-小班化"教学比赛在华西校区举办，竞赛主题为"基于不同类型智慧教室的'探究式-小班化'教学创新"。竞赛旨在遴选一批践行"以学为中心"教育理念，创新性地利用智慧教学环境，以多种方式激发学生投入学习的"探究式-小班化"教学改革的示范教师，加快高水平本科教育的建设步伐。

学院提出上课是第一责任，要重视教师教学能力的提升，打造"金课"，淘汰"水课"。比赛总评分由教案评分(20%)、专家评委评分(60%)和学生评委评分(20%)三部分组成。参赛老师结合智慧教室的功能、多媒体课件、视频，采用现场情景模拟、小组讨论、教学道具展示，将晦涩难懂的知识以有趣的方式传达给学生，或借助扫描二维码在手机上实时查看课件，并提交对问题的见解，实现教师实时掌握学生对知识点的掌握程度。

经过激烈角逐，来自天然药物学系的张丹老师荣获一等奖，学院领导及教学督导委专家对授课老师进行了点评，并为获奖选手颁发获奖证书。

四川大学华西药学院百年院庆 2018年9月28日，四川大学华西药学院迎来百年华诞，国内外校友、兄弟院校知名专家及华西药学院创始人米玉士博士(E. N. Meuser, 1880—1970)的家人应邀参加庆祝活动。校庆期间，召开了首届华西药学研讨会等学术活动，为药学领域的教育、科研、产业和法规多元化搭建交流平台，促进中国药学事业的发展。

9月26日，"华西药学研讨会药学教育座谈会"召开，华西药学院党委书记黄园教授主持座谈会，华西药学院副院长何勤教授、西安交通大学医学院药学院院长傅强教授、西南大学药学院院长胡昌华教授、新疆医科大学药学院院长李莉教授等西南地区院系的30多位知名专家参加会议。何勤副院长围绕华西药学院的办学基础、人才培养体系、教学质量保障体系、教学效果、评估情况等方面，以"华西药学院本科审核评估情况"为题，强调要从培养师资力量团队、提高教师科研能力、建设优质课程、重视学生实践和创新能力培养、充分利用科研资源培养本科生、整改实验教学和升级实验室等方面来提高本科教学的质量，展现了华西药学院对本科教学的重视。西南大学药学院院长胡昌华以"落实国标推动认证，加快药学专业建设"为题，以西南大学及其药学院的发展为例，提出没有一流的专业就没有一流的学科，要立足专业，构建"虚实结合"的教育体系，重视优质教育，探索"全英文"创新班，着重提高学生的国际化水平。专家们还围绕如何进行药学专业课程设置的问题以及专业认证的意义展开了深入讨论。

9月28日上午，"华西药学研讨会米玉士讲座"在四川大学华西校区体育馆隆重举行，大会由华西药学院张志荣教授主持，邀请中国工程院院士陈芬儿教授、中国科学院院士涂志强教授进行学术汇报，多位药学界知名学者出席并参与学术讨论。涂永强院士以"螺环吡咯烷手性催化剂的设计、合成、反应探索及在生物活性分子全合成中的应用"为题，报告了其团队从事手性配体(催化剂)研究的科研故事和历程。基于前期针对"螺杂季碳"结构单元的合成研究，近五年来，涂永强院士同其科研团队开展了基于螺环吡咯烷结构的手性小分子和金属配合物催化剂的设计、合成和应用研究，并取得了阶段性的胜利。陈芬儿院士做了题为"Asymmetric Synthesis of HMG-CoA Reductase Inhibitors [Stains]-Evolution of Synthetic Strategies to Streamlined Process"的报告，针对心脑血管疾病用药这一难题，分享他汀类药物工艺流程的优化经验，已开发了三种通用他汀类药物（阿托伐他汀、瑞舒伐他汀和匹伐他汀）的优化流线型工艺。

校庆期间，还召开了四川大学华西药学院校友座谈会，学院院长秦勇、党委书记黄园、党委副书记章程，学院老领导王锋鹏、魏德模、邓海林、张志荣以及重庆市政协科教文卫体委员会主任夏永鹏、上海医药集团总裁左敏等20余名嘉宾校友参加座谈。

"复旦—中科药学卓越人才培养试验班"创新本科生培养模式　2018年9月29日，第二期"复旦—中科药学卓越人才培养试验班"在复旦大学药学院晶晖厅举行面试选拔，复旦大学药学院院长王明伟、副院长张雪梅及精英班的各位导师担任评委，共有28名2017级药学本科生报名参加。经过分组面试和打分排序，最终遴选出12名同学加入第二期"复旦—中科药学卓越人才培养试验班"，通过与导师交流互选后进入实验室开展课余科研活动。

"复旦—中科药学卓越人才培养试验班"项目是复旦大学药学院与中国科学院上海药物研究所联合培养本科生的创新实践，通过强强联合，充分发挥双方在科研和教育方面的优势，以培养药学领域高素质复合型专业人才为目标，在培养模式、课程体系和教学管理等方面进行探索和创新。

刘晟任广东药科大学党委书记　2018年4月2日，广东药科大学在大学城校区行政楼学术报告厅召开校级领导任职大会。省委组织部副部长郑庆顺出席会议并宣布省委的任免决定：刘晟同志任广东药科大学党委委员、常委、党委书记，杨海涛同志因年龄原因不再担任学校党委书记。会议由校长、党委副书记郭姣主持。

郑庆顺介绍，刘晟同志有丰富的医学院校管理经验，统筹能力强，在惠州学院工作期间，工作思路开阔，认真履行主体责任，务实担当，在制定学校长期发展规划，申报首批应用型转型试点高校和省市共建本科高校，推进创新强校工程，加强人才队伍建设，推动放管服配套改革等方面成绩显著。学校班子成员坚决拥护省委的决定，全力支持刘晟书记的工作，落实党委领导下的校长负责制。

沈阳药科大学召开2018年辽宁省现代制药产业校企联盟理事会　2018年7月16日，以"共商、共建、共享、共赢"为主题的2018年辽宁省现代制药产业校企联盟第一次理事会会议在沈阳药科大学本部召开。省教育厅校企联盟工作办公室主任陈涛、沈阳药科大学副校长程卯生、科研处处长金泉源，中国医科大学、辽宁中医药大学、辽宁师范大学、东北制药集团股份有限公司、沈阳三生制药有限责任公司、丹东药业集团有限公司、辽宁迈迪生物科技股份有限公司等29家联盟成员单位代表，学校研究生院、教务处、招生就业处、继续教育学院等部门负责人参加了此次会议。

会议推选程卯生为联盟理事长，增补中国科学院大连化学物理研究所、辽宁省中医药研究院、本溪国家中成药工程技术研究中心有限公司3家研究机构为副理事长单位。新增沈阳同联集团有限公司、大连麦琪克生物有限公司、沈阳启迪三好街科技园运营有限公司等5家单位成为理事单位并举行了加盟签约仪式。

各成员单位围绕加强联盟内部建设、服务县域经济发展、校企间共建教育实践基地、推进联盟校际间教学融合及协同创新等工作进行了深入的讨论。

辽宁省现代制药产业校企联盟成立于2017年4月，是辽宁省试点建设的15家校企联盟之一。联盟现已集聚包括高等院校、中等职业学校、制药企业和科研院所在内的45家成员单位，已发展成为涵盖新药研发、临床研究、药品生产等医药产业技术链全要素，集教育、科研、人才培养、产业为一体的协同创新体。

沈阳药科大学与河北省食品药品监督管理局签署战略合作协议　2018年7月17日，河北省食品药品监督管理局与沈阳药科大学战略合作协议签订仪式在南校区行政楼318会议室举行。河北省食品药品监督管理局党组书记、局长丁锦霞，副局长王金龙，沈阳药科大学党委书记吴春福、校长李炜芳、副校长程卯生、宫平等出席签约仪式。双方相关部门负责人及河北省药品生产企业代表参加仪式。仪式由程卯生主持。

校长李炜芳介绍了学校的发展建设情况，学校建校已有87年，为国家培养了7万余名药学专门人才，毕业生遍布全国各地，为祖国医药事业的发展做出了老牌名校应有的贡献。丁锦霞表示，京津冀协同发展战略及雄安新区的设立都给予了河北省更多机遇，同时也面临去产能调结构转动能的挑战，本次战略合作的签署，既为省内医药企业搭建技术和人才交流的平台，也是调结构转动能的重要举措之一。

签署战略合作协议标志着政校合作进入了实质上、深层次、战略性的新的发展阶段。会上，华北制药股份有限公司、石药集团股份有限公司等7家药品生产企业代表分别结合企业发展情况和未来发展规划，探讨了与沈药已有的合作情况以及未来企业对人才、技术的需求和重点合作方向。其中，河北省校友会会长、秘书长、年轻校友代表随队回到母校，汇报了自身企业的发展情况，分享了校友会平台在推动校友互助合作和校友企业发展中所起到的重要作用。

首届东北地区药学院院长高峰论坛在沈阳药科大学举行　2018年9月20日，"首届东北药学院院长高峰论坛"在沈阳药科大学（南校区）药学院举行。本次论坛由沈阳药科大学药学院主办，来自中国医科大学药学院、辽宁大学药学院、大连理工大学制药科学与技术学院、哈尔滨医科大学药学院、哈尔滨医科大学（大庆）药学院、延边大学药学院、辽宁中医药大学药学院、锦州医科大学药学院、佳木斯大学药学院、辽宁何氏医学院药学院、长春中医药大学药学院、吉林医药学院、北华大学药学院等13个单位共16位院长出席会议。

与会院长就如何进行高等药学人才培养和科学研究新要求、如何提供更为优质的药学服务进行发言，就各校药学生培养特色和发展趋势互相交流，展开讨论。

沈阳药科大学党委书记徐凤翔带队赴中国药科大学学习考察 2018年10月17日，沈阳药科大学党委书记徐凤翔、校长李炜芳、党委副书记侯延林、副校长宋少江及有关职能部门负责人等一行7人到中国药科大学学习考察。中国药科大学党委书记徐慧、校长来茂德、副校长陆涛、副校长孔令义及有关部门负责人参加会见座谈，并参观了公共仪器平台和细胞与分子生物学实验平台。

座谈会上，徐慧回顾了两校密切的交流合作和友好往来，对两校共同为祖国药学教育事业做出贡献充满信心。来茂德介绍了中国药科大学的基本情况及近年来的主要工作和所取得的成果，表示愿意加强两校合作，互相学习、共同提高。徐凤翔对中国药科大学近年来的发展给予了高度赞赏，并表达了学理念、转观念、取真经、谋发展的真切愿望，希望两校各单位、各部门之间密切联系、加强沟通、推动工作。围绕沈阳药科大学提出的全面绩效考核、人才引进与培养政策、中青年师资队伍建设、“双一流”建设、科研成果转化以及激励措施等主题，中国药科大学人事处、研究生院、科技处的负责人分别进行了情况介绍。

学习考察结束后，徐凤翔提出要认真学习中国药科大学的办学理念、管理经验和拼搏精神，正视和分析好学校目前发展中存在的问题，通过学习考察，激发全校教职工解放思想谋发展的主动性和创造性。

清华大学药学院在*Cell*发文揭示疫苗佐剂研制新靶点 2018年9月27日，*Cell*在线发表了清华大学药学院张永辉课题组题为《甲羟戊酸通路是新的疫苗佐剂制药靶点》的药学研究论文，首次发现甲羟戊酸通路可作为新型疫苗佐剂的理性设计药物靶点，并阐述了具体的分子作用机制。

甲羟戊酸通路是被广泛研究的代谢通路，已有他汀类及双膦酸类药物被广泛应用于降胆固醇及抗骨质疏松。张永辉团队通过系统的药学研究，发现亲脂性的他汀类药物以及理性设计的双膦酸类药物在小鼠中都有很好的佐剂效果，并揭示其作用机制与胆固醇的调节无关。该团队继而发现，这些药物的佐剂作用机理不同于作为危险信号，激活免疫细胞的传统佐剂机制，而是一定程度上通过影响抗原递呈细胞中小G蛋白的翻译后异戊烯化修饰，从而提高抗原在抗原递细胞中的停留时间，从而提高抗原递呈能力而产生佐剂效应。甲羟戊酸通路的抑制剂能够增强了机体Th1和细胞毒性T细胞的免疫应答，在多种肿瘤模型中表现出良好的抗肿瘤效果，且和免疫检查点抗体具有很好的协同作用。

该项药学研究是为数不多的基于已知临床疾病表型，发现药物设计新靶点并进行全新药物开发的案例。该研究让人们对古老的甲羟戊酸通路有了新的认识，同时也对疫苗佐剂的研发以及癌症免疫疗法具有一定的借鉴意义。

清华大学药学院张永辉研究员长期从事甲羟戊酸通路研究，为论文的核心通讯作者。该研究得到了清华大学许多其他小组的协助，清华大学免疫学研究所石彦教授和刘万里教授、胡小玉教授在免疫机制研究、生物测试方面，邓海腾教授在蛋白组学方面及肽/MHC复合物定量研究方面提供了大量的指导和帮助。石彦教授和刘万里教授为本论文的共同通讯作者。张永辉课题组2016级博士生夏赟为文章第一作者、张永辉课题组博士后谢永华以及2015级博士生于正森为本文并列第一作者。

清华大学药学院与生科院合作在*Nature*发文报道细胞“感知”机械力的精巧分子机器结构与机制 2018年1月22日，*Nature*期刊以长文形式在线发表了清华大学药学院肖百龙与生科院李雪明课题组题为《Piezo1离子通道的结构与机械门控机制》的研究论文，他们解析了哺乳动物机械门控Piezo1离子通道的高分辨率三维结构，揭示了其参与机械力感受与传递的关键功能位点，进而首次提出了Piezo通道以类似杠杆原理进行机械门控的精巧工作机制。该研究对理解生物机体如何将机械力刺激转化为电化学信号这一基本生命过程具有重要意义。

清华大学肖百龙和李雪明博士为本论文共同通讯作者。肖百龙课题组赵前程博士、2015级生科院博士生周珩、2016级药学院博士生池少鹏以及2013级生科院博士生王燕峰为本文并列第一作者。北京生命科学研究中心董梦秋博士及其课题组的博士生王建华，清华大学王佳伟研究员以及肖百龙课题组的耿洁、吴坤、刘文豪、张廷鑫也参与了部分研究工作。

清华大学药学院主办2018精准医疗与政策峰会 2018年9月21日，由清华大学药学院主办、世界经济论坛第四次工业革命中心支持的“精准医疗与政策峰会”在清华大学顺利召开。大会邀请了100余位中外政府代表，知名学者，大型医药和医疗公司运营与研发高管，生物技术、医疗大数据以及人工智能等领域创业公司创始人，资深医生和医疗服务机构管理者，医疗保险行业代表，投资人以及非营利机构代表等在内的相关领域人士出席。

科技部社会发展科技司生物技术与医药处处长张兆丰，北京大学常务副校长、医学部主任詹启敏，美国国家医学科学院院长 Victor Dzau，丹麦药品管理局局长 Thomas Senderovitz，赛默飞世尔中国区主席 Tony Acciarito，国家中医药管理局原副局长任德权，以及世界银行中国医疗改革卫生专家李玲等出席会议并发表主题演讲。

清华大学药学院院长丁胜和世界经济论坛精准医疗项目负责人 Genya V. Dana 在开幕式上致辞，精准医疗是科技革命关注的一个重点，需要更多全球性对话及利益相关方密切合作，逐步完善技术与政策。张兆丰处长在致辞中表示，人类正步入精准医学、个性化医疗的大时代，中国政府高度重视精准医学发展，正在通过一系列创新驱动的政策战略促进领域内的发展。

北京大学常务副校长、医学部主任詹启敏在大会主旨演讲中指出，精准医学是医学自身发展的必然趋势，是公众追求更高层面的健康需求的结果。靶向药物、生物治疗、基因组学、大数据、分子诊断与影像等技术领域的发展已经让精准医学崭露头角，然而对发病机制、新药研发、临床路径、规范指南、市场价格与法律伦理等环节的持续探索也不断对精准医疗领域的发展提出新挑战。

大会还分别设立了"精准医疗如何影响社会"及"精准医疗创新生态"的专题座谈，各界专家对精准医疗在隐私保护、有效性与效益、数据使用与整合、健康医疗系统设置等方面的优势与挑战进行讨论。

↗ 清华大学药学院主办"新时代中药传承与创新、药物创新与监管科学研讨会" 2018 年 4 月 10 日，由清华大学药学院主办的"新时代中药传承与创新、药物创新与监管科学研讨会"在清华大学顺利召开。来自美国 FDA、国家卫生健康委、国家药监局、国家中医药管理局以及北京市卫计委、北京市药品监督管理局有关领导、两院院士、相关兄弟院校及研究机构负责人、医药企业高管等百余位中外嘉宾参加会议。

原国家食品药品监督管理局局长邵明立在致辞中表示，"健康中国"已经上升至国家战略，开展医药领域的课题研究和理论探索，对于推动我国监管科学发展、推进传统中药的现代化和国际化意义重大。原国家食品药品监督管理局副局长、中国药学会理事长孙咸泽在致辞中提到，改革开放以来，我国医药创新体系不断加强，成为全球第二大医药市场，在药品监管上有了更大的空间需要研究来填补。原国家食品药品监督管理总局副局长、原国家中医药管理局副局长任德权强调，中医药作为中华文明的重要组成部分，正在逐渐与现代科技相融合，清华大学应发挥自身优势，联合校内外、国内外有优势的单位，共同推进中医药数字化、信息化的创新性转化和发展。中国科学院院士陈凯先在会上指出，清华大学立足于新百年学科建设和世界一流大学建设，应发挥学校在教育和科研领域的积累和优势，响应国家重大战略需求，以人才培养和学术研究为主要内容，推动我国中药及药物监管科学的学科发展进步。

在分会场的圆桌会议上，相关专家分别围绕"中药传承与创新""药物创新与监管"两个主题，对现代中药的机遇和挑战、国内外新的药品监管理念及模式、新技术与新方法的科学监管，以及两大研究院发展优势和发展战略等进行了探讨。

↗ 2018 年—2022 年教育部高校药学类专业教指委第一次全委会暨新时代药学教育改革发展研讨会召开 2018 年 12 月 20 日，2018 年—2022 年教育部高等学校药学类专业教学指导委员会第一次全体委员会议暨新时代药学教育改革发展研讨会在四川省乐山市召开。会议由 2018 年—2022 年教育部高等学校药学类专业教学指导委员会（简称"药学类教指委"）和中国健康传媒集团共同主办。来自全国 100 多所医药类相关院校的专家学者和骨干教师近 300 人参加本次会议。

开幕式上，国家药品监督管理局人事司段慧萍副司长代表医药行业主管部门讲话。教指委主任委员、中国药科大学副校长姚文兵教授宣读了《教育部关于成立 2018—2022 年教育部高等学校教学指导委员会的通知》以及药学类教指委委员名单。开幕式由教指委副主任委员、沈阳药科大学原党委书记吴春福教授主持。

在大会报告环节，主任委员姚文兵做了题为《立足健康中国，加快建设高质量药学教育》的报告；中国工程院姚新生院士做了题为《科技创新、创办"双一流大学"重在人才培养》的报告；成都中医药大学副校长彭成教授做了题为《中药学三种类型人才培养模式的改革与实践》的报告；先声药业集团政策事务部总经理罗兴洪做了题为《以努力者为荣，以奋斗者为本》的报告。报告环节由教指委副主任委员、安徽医科大学党委书记李俊教授主持。

随后教指委召开第一次工作会议，姚文兵首先传达了全国教育大会会议精神及陈宝生部长在新时代本科教育工作大会和教育部教学指导委员会成立会议上的讲话精神，表示药学类教指委将在教育部的领导下，全面贯彻党的教育方针，落实立德树人根本任务，集聚全体委员的智慧，扎根中国大地办一流药学本科教育，在推动我国高等药学教育改革发展中发挥好研究、咨询、指导和推动作用。

会上，全体委员对副秘书长人选和秘书处机构设置进行了审议，对《2018—2022 年教育部高等学校药学类专业教学指导委员会五年工作要点》进行了研讨和表决，商讨了 2019 年药学类教指委工作重点和任务分工。会议就药学类教指委未来五年的工作，在八个方面达成共识，即构建工作愿景和方略，明确工作目标和定位；加强组织建设，严格制度建设；积极开展教学研究，培育优秀教学成果；推进药学类专业认证评估，强化专业质量文化建设；建设一流课程，编用一流教材；加强教师教学能力培养，建设优秀教师队伍；开展学生创新创业活动，将创新创业融入人才培养全过程；加强实践基地建设，推进全方位协同育人。

2018 年—2022 年教育部高校药学类专业教指委名单

主任委员

姚文兵　中国药科大学

副主任委员

崔一民　北京大学
吴春福　沈阳药科大学
宋恭华　华东理工大学
杨　波　浙江大学
李　俊　安徽医科大学
陈建国　华中科技大学

秘书长

樊陈琳　中国药科大学

委　员

叶　敏　北京大学
刘　刚　清华大学
赵　明　首都医科大学
李月明　南开大学
赵广荣　天津大学
段宏泉　天津医科大学
张淑秋　山西医科大学
宋晓亮　长治医学院
包保全　内蒙古医科大学
汪　晴　大连理工大学
魏敏杰　中国医科大学
夏焕章　沈阳药科大学
裴　瑾　吉林大学
孙建平　哈尔滨医科大学
张雪梅　复旦大学
徐菁利　上海工程技术大学
孔令东　南京大学
印晓星　徐州医科大学
徐晓媛　中国药科大学
许　钒　安徽中医药大学
俞昌喜　福建医科大学
蒋丽萍　南昌大学
刘新泳　山东大学
章亚东　郑州大学
陈子林　武汉大学
吴基良　湖北科技学院
胡长平　中南大学
唐圣松　湖南医药学院
胡文浩　中山大学
陈燕忠　广东药科大学
刘叔文　南方医科大学
韦锦斌　广西医科大学
陈　旭　桂林医学院
张俊清　海南医学院
杨俊卿　重庆医科大学
何　勤　四川大学
沈祥春　贵州医科大学
宋流东　昆明医科大学
郭增军　西安交通大学
阎亚平　陕西师范大学
余建强　宁夏医科大学
王建华　新疆医科大学
柴逸峰　海军军医大学
葛卫红　南京鼓楼医院
冯　锋　江苏省食品药品职业技术学院

2018 全国药学院校教学学术研讨会暨临床药学专业青年教师教学能力大赛决赛闭幕　2018 年 7 月 28 日—30 日，教育部高等学校药学类专业教学指导委员会（以下简称“教指委”）、中国药学会药学教育专业委员会（以下简称“专委会”）在新疆乌鲁木齐举办 2018 全国药学院校教学学术研讨会暨高等学校临床药学专业青年教师教学能力大赛，会议由新疆医科大学承办。

教育部高教司农林医药处副处长高斌，江苏省教育厅副巡视员袁靖宇，新疆医科大学党委常委、副校长、第一附属医院院长贾文霄教授，教指委、专委会主任委员、中国药科大学副校长、新疆医科大学副校长姚文兵教授，及企业代表丽珠集团副总裁傅道田博士，复旦大学、浙江大学、四川大学、中国药科大学、沈阳药科大学等全国知名药学院校领导出席研讨会并做报告。来自全国 76 所高校近 200 名代表参加本次会议，并观摩教学能力竞赛决赛。

开幕式上，贾文霄教授代表新疆医科大学致欢迎辞，姚文兵主任委员代表教指委和专委会讲话，并向参赛青年教师提出殷切希望和要求。高斌副处长在会上传达了陈宝生部长关于新时代全国高等学校本科教育工作会议讲话精神，并预祝会议顺利召开。围绕“教学学术”主题，袁靖宇副巡视员、姚文兵教授、傅道田博士、教指委秘书长、中国药科大学徐晓媛研究员等专家学者分别以“我们需要什么样的高等教育”“扎根中国大地办一流药学本科教育——药学院校落实新时代全国高校本科教育工作会议精神的思路与举措”“生物医药发展及药学创新人才需求”“《药学类专业教学质量国家标准》解读”等为题做大会报告，介绍改革开放 40 年我国高等教育发展沿革，一流药学本科教育发展，企业在精准医疗生物医药发展对人才的需求，解读《药学类专业教学质量国家标准》。会议由教指委副秘书长、沈阳药科大学教务处处长夏焕章教授主持。

另外，研讨会设置了两个分会场，开展专题报告与交流讨论。在药学科学分会场，围绕“学习贯彻全国高校本科教育工作会议精神”，来自四川大学、山东大学和中国药科大学的 3 位专家代表做了专题报告；在药学服务教育分会场，来自哈尔滨医科大学、南京鼓楼医院、新疆医科大学附属第一医院等的 3 位专家代表以“思政育人、医教协同在临床药学学科专业建设中的思考”为主题做了专题报告。期间，药学类专业和临床药学专业优秀教学改革案例进行了汇报。与会代表围绕各自学科专业领域，开展了热烈讨论和充分交流。两个分会场分别由专委会副主任委员、浙江大学药学院院长杨波教授和复旦大学药学院副院长张雪梅教授主持。

会议期间，经 2018 年临床药学专业青年教师教学能力大赛初赛，从 34 所高校 78 位教师中遴选出来的 25 名教师，在新疆医科大学临床教学楼开展决赛的比拼。通过现场教学，参赛选手凭借扎实的教学基本功，向专家评委、学生评委和观摩代表，展示了精巧的教学设计和娴熟的教学技艺。大赛共评选出特等奖 5 名、一等奖 8 名和二等奖 9 名。

北京大学药学院完成国际同行现场评议 2018 年 11 月 13 日—15 日，北京大学药学院开展了国际同行现场评议工作。北京大学学科办邀请了来自美国耶鲁大学的 Yung-Chi Cheng 教授、北卡罗来纳大学 Leaf Huang 教授、南加州大学 Wei-Chiang Shen 教授、加州大学洛杉矶分校 Cunyu Wang 教授、佐治亚州立大学 Peng George Wang 教授、密歇根州立大学 Shaomeng Wang 教授和北京大学前沿交叉学科研究院汤超教授，全方位考察药学院药学学科的总体发展情况，分析药学院发展的优势和劣势、机遇和挑战。

13 日的会议由北京大学医学部学科办主任韩鸿宾主持，专家组与北京大学学科办主任张平文等学科办人员就评估工作进行了细致的交流后，听取了北京大学及医学部相关部处领导对人事、学科、研究生教育、科研的政策介绍会。北京大学医学部人事处处长戴清、北京大学学科办副主任伊成器、北京大学医学部研究生院院长徐明、北京大学科研部副主任杨凌春汇报，专家们随时提出疑问，通过本部及医学部相关领导的解答，了解学校对药学院的管理政策。

14 日上午的会议由北京大学医学部副主任张宁主持，北京大学常务副校长、医学部主任詹启敏介绍了药学院情况，希望专家组对药学院的学科发展提出宝贵的建议，帮助药学院更好的发展。药学院院长周德敏进行了学院总体情况的大报告，从学科总体情况、科学研究、人才培养、社会服务、学院发展挑战等方面详细介绍了药学学科的历史、现状与特色。化学生物学主任李中军、药物化学系主任张亮仁、药学院副院长兼天然药物学系副主任叶敏、药学院党委副书记兼药剂学系主任吕万良、分子与细胞药理学系支部书记黄卓、药事管理与临床药学系主任史录文、药学实验教学中心副主任胡新，分别代表系、中心进行了汇报。

北京大学于 2013 年起启动了国际同行评议工作，邀请国际知名专家、学者为学校的学科发展状况把脉诊断。国际同行评议是国际院校为检查本校各学科在科研、教学和发展方面的优势和劣势，相对国际地位等方面而定期开展的国际同行评议活动，旨在了解现状、发现差距、明确发展方向、优化资源配置和投入、促进各学科的健康发展。评议专家在前期阅读评估材料的基础上，需要到评估院系进行现场评议，通过充分的走访、参观、座谈等交流活动，从而深入了解文字、数字材料以外的信息和情况。北京大学药学院是北京大学医学部第一家进行国际评估的学院。本次评估对深入了解北京大学药学院药学学科发展的现状与水平，准确把握学科发展方向，促进学科内涵式发展，将起到积极的促进作用。

北京大学药学院召开中德天然药物学术研讨会 2018 年 9 月 18 日—20 日，由北京大学药学院天然药物及仿生药物国家重点实验室主办的“中德天然药物”国际学术研讨会在北京大学药学院召开。本次会议的主题为天然药物在抗耐药性肿瘤及抗耐药性病原菌中的作用。会议由天然药物及仿生药物国家重点实验室和德国科学教育部 DFG 联合资助，由北京大学药学院林文翰教授和德国杜塞尔多夫大学 Peter Proksch 教授联合主持。来自杜塞尔多夫大学等研究机构的 12 位药学教授和 22 位博士研究生与 10 多位中国高校与研究单位的学者参加了本次会议。

本次会议由学术汇报、墙报展示及实验室参观三部分组成，以中德双方的教授为引导性报告，双方研究生以口头报告和墙壁形式针对海洋活性天然产物的发现，海洋化合物在抗肿瘤耐药和抗耐药病原菌专题等方面进行了深入交流。会议以学术专题为导向，研究生报告为主体，为国际交流建立的新形式，为我国年轻学者了解国际研究生的培养形式提供了平台，并为进一步开展中德在海洋天然药物领域的合作提供了机会。在墙报展示环节，中外研究生交流热烈，每一位参展研究生在自己精心制作的海报前耐心地给参观者讲述自己的工作成果。会议期间，海洋天然药物化学课题组成员陪同德方友人参观了药学院部分实验室，同时参观了具有中国特色的中药标本馆。

“北京大学—慕尼黑大学科学论坛：药物创新分论坛”召开 2018 年 11 月 22 日，“北京大学—慕尼黑大学科学论坛：药物创新分论坛”学术会议在北京大学药学院 241 会议室举行。来自德国慕尼黑大学、复旦大学、同济大学和北京大学的专家学者和药学院师生 80 余人参加了会议，北京大学药学院院长周德敏教授、副院长叶新山教授、分子药剂学北京市重点实验室主任张强教授，化学院吕华教授；慕尼黑大学 Angelika Vollmar 教授、Martin Biel 教授；复旦大学药学院副院长王建新教授、副院长李聪教授等 8 位专家做了精彩的学术报告。

周德敏教授与到会中外学者分享了将病毒转化为活疫苗的研究新成果；Angelika Vollmar 教授报告了天然产物作为新先导结构的巨大潜力及其作为化学工具用于识别肿瘤生

物学中靶标的成功案例；张强教授报告了纳米药物的细胞转运和纳米生物学的研究新成果；王建新教授报告了干细胞在组织工程和临床转化研究成果；Martin Biel 教授报告了重组 AAV 载体用于人 CNGA3 连锁全色盲的基因补充治疗研究成果；叶新山教授报告了基于多糖抗癌疫苗的研究成果；李聪教授报告了一种纳米激动剂调节血脑屏障的完整性以及协同化学药物治疗脑胶质瘤的研究成果；吕华教授报告了蛋白质-聚合肽偶联物的研究成果。本次学术论坛报告内容，反映了当今国际上生物医药领域前沿学术水平和科研成果。

本次科学论坛属于第四届中德科学论坛是《北京大学-慕尼黑大学建立 LMU-CHAN 学术网络谅解备忘录》中学术交流的重要组成部分，会议为期 3 天时间，分别在北京大学英杰交流中心举办了主场会议、北京大学相关学院和医院举办了学术分论坛。

药学领域国家重点实验室联盟成立 2018 年 1 月 19 日—20 日，第六届药学领域国家重点实验室发展与交流学术年会暨药学领域国家重点实验室联盟成立大会在中国药科大学玄武门校区科研楼三楼报告厅召开。科技部基础司郭志伟副司长，中国科学院前沿科学与教育局张永清副局长，江苏省科技厅景茂副巡视员，国家自然科学基金委医学科学部吴镭处长，中国科学院上海药物研究所蒋华良院士、中国科学技术大学田志刚院士、中国药科大学王广基院士、中国科学院自动化研究所田捷研究员，以及来自全国药学领域 32 个国家重点实验室的主任和代表 100 多人出席了会议。

中国药科大学校长来茂德教授代表会议主办方致欢迎辞；药学领域国家重点实验室联盟代表李佳研究员介绍了联盟的筹备情况。景茂副巡视员、张永清副局长、郭志伟副司长先后致辞，祝贺联盟成立并提出希望要求。田志刚院士、蒋华良院士和田捷研究员分别以“NK 细胞与肿瘤免疫治疗”“原创药物研发新策略、新方法和新技术”和“多模态分子影像与肿瘤精准成像”为题作医药发展战略报告。药学领域国家重点实验室联盟的成立，有利于推动开展共性重大科学问题和战略方向的联合研究。

教育部专题报道中国药科大学定点扶贫工作 2018 年 2 月 13 日，教育部门户网站以《中国药科大学发挥药学优势推进精准扶贫》为题，报道中国药科大学国务院定点扶贫工作情况。自 2012 年被确定为国务院定点扶贫单位、对口帮扶陕西省安康市镇坪县以来，学校党委高度重视，立足长远，因地制宜，紧扣产业扶贫，从整体规划到项目实施，从短期“补血”到长期“造血”，从单向帮扶到双优互补，从学校搭台到群英共扶，探索出了一个经验可复制，内容接地气、政产学研相结合的扶贫新模式。

中国药科大学与东南大学签署战略合作框架协议 2018 年 3 月 28 日，中国药科大学与东南大学在东大九龙湖校区正式签署战略合作框架协议。这是中国药科大学加快转型发展、建设多学科高水平研究型大学的一件大事，是两校深入推进产学研合作，助力南京生物医药产业转型升级的重要举措，也是我国药学教育界携手同行推进健康中国战略的典范。中国药科大学党委书记徐慧、校长来茂德、副校长孔令义、总会计师吴应宇，东南大学党委书记左惟、校长张广军、常务副校长王保平、副校长吴刚、金保昇，以及两校相关院部系和职能部门负责人出席签约仪式。仪式由东南大学常务副校长王保平主持。

东南大学党委书记左惟在致辞中指出，当今新兴学科发展越来越呈现出交叉融合的态势，理工交叉、医工交叉、药工交叉、文理交叉等逐渐成为新增长点。因此，在“双一流”建设中大力推进深层次、高质量的校际合作，强力互补、合作共赢、共同发展显得尤为重要。未来两校不仅可以深入开展医工结合、药工结合方面的合作，发挥各自优势，促进双方在新兴、前沿学科的交叉融合，形成发展合力，还可以深化学校治理结构改革，交流办学经验、理念与做法。他希望两校共同努力，进一步深化合作内容，拓展合作创新平台，培养出更多行业领军人才，创造出更多一流科技成果，共同发展，共同进步，强力推动“双一流”建设。

中国药科大学党委书记徐慧在致辞中指出，药大与东大渊源深厚，联系紧密，在高层次人才队伍、国家重点实验室建设和医药专业学生实践实训等方面有着密切的合作。两校在生物医药领域具有进一步加强深度合作的现实基础和巨大潜力，有利于融汇东大先进管理，推进教学科研合作，突出“生物医药”这一合作主题做足文章，发挥各自优势，优化学科交叉融合布局，打造学科交叉融合平台，全面提升两校创新能力和核心竞争力。

来茂德和张广军分别代表双方在战略合作框架协议上签字，标志着两校合作进入实质上、深层次、战略性的新发展阶段。两校将以“优势互补、互联互信、互惠互利、共同发展”为原则，围绕“双一流”建设，着力在人才培养、学科与人才队伍、科学研究与学术交流、资源共享等方面开展深度合作。在人才培养方面，探索联合培养本科生、硕士研究生、博士研究生的工作机制，协商确定课程互相开放，共建共享，学生互换，学分互认；在学科与人才队伍方面，开展基于学科交叉、项目合作的人才交流，支持教授、教师互聘；在科学研究与学术交流方面，通过医工结合，引导相关学科带头人在药理与毒理学、化学、环境工程、生物医学工程、临床医学以及生物大数据等多学科领域开展深度合作，在国家重大重点项目方面开展联合申报；在资源共享方面，在科技平台、队伍建设、图书资料、信息库、知识库等方面建立共享机制，更好地服务国家医药卫生事业和经济社会发展。

中国药科大学 3 项支部活动在教育部高校“两学一做”

展示中获奖 2018 年 4 月，教育部思想政治工作司公布了第二届全国高校“两学一做”支部风采展示活动的评选结果，中国药科大学有 3 项支部活动获奖。其中理学院本科生党支部申报的“周恩来的十条家规”被评为全国学生党支部微党课十大精品作品之一；中药学院 2017 级硕士生第一党支部申报的“以药喻廉 做合格党员”被评为全国学生党支部微党课十五大优秀作品之一；中药学院辅导员办公室党支部申报的“创新创优让‘两学一做’乐享其中”被评为全国教师党支部推荐展示二十五大特色作品之一。

第二届全国高校“两学一做”支部风采展示活动以习近平新时代中国特色社会主义思想为指导，推动高校基层党支部在“两学一做”学习教育中发挥主体作用。此次展示活动共有来自 788 所高校的 2 352 个党支部申报微党课、工作案例、推荐展示成果。经学校推荐、专家遴选、网上公示，共确定微党课、工作案例和推荐展示三大类各 20 项精品、30 项优秀和 50 项特色成果。

↗ 国家卫健委调研中国药科大学 2018 年 4 月 3 日，国家卫生健康委科教司司长杨青一行在江苏省卫生健康委副主任朱岷等陪同下，到中国药科大学就“重大新药创制”科技重大专项实施情况开展专题调研。中国药科大学党委书记徐慧、校长来茂德、中国工程院院士王广基、副校长陆涛及相关职能部门负责人和部分专家出席座谈会，会议由徐慧书记主持。

来茂德校长从学校的基本情况、专项执行情况等方面进行了工作汇报，重点介绍了学校在实施新药重大专项的重要举措、取得的代表性成果以及综合性新药研究开发技术大平台为医药企业提供的优质服务，全面展示了学校的新药研发能力。

杨青司长对学校新药重大专项实施取得的成效给予肯定，指出新药重大专项“十三五”规划在机制体制和研发重点上，进一步体现任务聚焦调整和资源集聚的特点，充分发挥已建成平台体系的作用，将资助的重点转移到重大产品、关键技术和临床需求等定向领域。他对学校的新药创新能力印象深刻，指出中国药科大学应充分发挥人才、学科、科研等方面优势，加快研制具有国际影响力的医药新产品。双方对新药研发、组织管理等问题也进行了深入讨论。

↗ 中国药科大学举办首届港澳学子中华医药夏令营 2018 年 6 月 12 日—26 日，第一届港澳学子中华医药夏令营活动在中国药科大学举行，来自香港大学、香港浸会大学、澳门大学、澳门科技大学的港澳高校师生代表团一行 47 人应邀访问参加一系列教育交流活动。

为期 2 周的夏令营活动中，港澳学子通过模拟药房实训、GMP 中心实训对中国药科大学的药学与临床药学教育与课程体系有了进一步了解；通过中药学知识讲座及药用植物园学习和标本制作体验了神奇的中药魅力；通过徐晓媛研究员所做的中国药学教育报告、茅宁莹副教授的中国药事管理报告以及李伟老师的中国医疗改革报告，了解内地医药体制与教育概况。张春凤教授所做的中药学报告、胡庆华副教授做的药理学报告则为港澳学生讲述了精彩“药”的故事。

代表团还参访了先声药业研究院、精准医疗百家汇及鼓楼医院等，了解内地医疗设施及医药企业的发展。期间，港澳师生还参加了民俗学习、文艺交流、篮球友谊赛等互动。此次交流活动为教育部 2018 年内地与港澳高校师生教育交流项目，活动加深了学校与港澳师生的互相了解和学术交流，有助于增强港澳师生对内地教育、文化与历史的认同感。

↗ 中国药科大学与国家药监局药审中心签订合作框架协议 2018 年 7 月 13 日下午，国家药品监督管理局药品审评中心与中国药科大学在南京签订合作框架协议，双方在前期合作的基础上携手探索新药审评技术的现代化提升路径，助力科学、高效的药品审评审批体系再上新台阶。双方将进一步发挥中国药科大学在人才培养、科学研究方面的学术优势和药品审评中心在审评科学、推进改革方面的丰富经验，承担起维护公众的生命健康和用药安全的重大责任。

校长来茂德，药品审评中心主任、党委书记许嘉齐分别讲话，对中国药科大学和药品审评中心再次合作充满期待。根据药品技术审评工作的需求，中国药科大学提供相关的技术支撑和条件，共同构建以大数据分析和人工智能技术为技术核心的信息中心——“中国新药研发数字病理信息中心”也拟落户中国药科大学。

在推动新药研发和监管的药物评审环节中，作为临床前新药药效毒性评价“金标准”的病理学分析已成为瓶颈。中国新药研发数字病理信息中心拟通过云平台搭建毒理病理数字切片存储平台，建立中国新药开发的数字病理储存库，加强审评病理资料的规范化，并在此基础上探索新药研发临床前病理大数据分析和人工智能数据挖掘的技术方法，在病理学家的共同参与下，构建自适应的图像自动分析评价体系，推动新药审评监管中创新工具研究的完成，协助新药审评中心展开药物评价技术规范化、标准化体系的完善。

↗ 中国药科大学获批“国家中药材加工技术研发专业中心” 2018 年 9 月，农业农村部公布 2018 年新增国家农产品加工技术研发专业中心名单，中国药科大学工学院曹崇江教授研究团队联合江苏茅宝葛业有限公司申报的“国家中药材加工技术研发专业中心”获批立项。

国家中药材加工技术研发专业中心将紧抓产业共性和关键技术，瞄准结构调整和产业升级，关注中药材加工高新技术手段在企业的实际应用，侧重对于新技术研发和集成，满足中药材加工市场需求，解决中药材加工企业的现实问题，攻克技术难关，加快成果转化，严格规范管理，不断提升创新能力，为促进乡村振兴、全面建成小康社会做出应有贡献。

中心还将利用中国药科大学现有资源，联合中国药科大学相关学科优势团队，力争成为中国药科大学中药材加工领域开展重大原创性研究、培养和汇聚领军人才、开展高水平产学研合作的重要基地，支撑中国药科大学双一流学科的发展。

"中国药科大学-日照经济技术开发区"产学研合作框架协议签约 2018年9月19日，"中国药科大学-日照经济技术开发区"产学研合作框架协议签约仪式在中国药科大学玄武门校区学术交流中心205会议室举行。中国药科大学校长来茂德，副校长孔令义，日照经济技术开发区工委书记杜江涛，工委委员、党群工作部部长郑悦，党政办公室主任于海忠，生物医药科技产业园主任张宁，城投集团董事长刘玉一，山东元泰生物工程有限公司董事长高祥友及中国药科大学相关职能部门和院部负责人出席签约仪式。签约仪式由副校长孔令义主持。

孔令义和郑悦代表双方签署产学研合作框架协议。双方决定在人才培养、科研平台、资源共享等方面开展全面深入的合作。此次"产学研合作框架协议"的签订，标志着双方在平台建设、技术创新、人才培养等方面建立起更加深入和全面的战略合作关系，学校将全力以赴确保各项合作项目顺利实施。

来茂德校长从历史沿革、学科建设、科研实力、社会服务、协同创新等方面介绍了学校的概况。杜江涛书记在讲话中表示，日照经济技术开发区高度重视生物医药产业发展，高起点、高标准规划建设了生物医药科技产业园，出台了支持生物医药产业发展的系列政策，聚集了一批生物医药骨干企业。经过双方的密切配合，必将构建政产学研的全方位合作体系，为日照建设全国一流的生物医药产业园区提供有力支持。

中国药科大学与大理大学签署药学学科建设合作框架协议 2018年10月29日，中国药科大学与大理大学药学学科建设合作协议在大理大学举行，中国药科大学党委副书记、副校长王正华，大理大学党委书记段林、校长王华等出席。

王正华副书记和王华校长分别代表中国药科大学和大理大学签署《药学学科建设合作框架协议》。全面加强两校战略合作，提升大理大学学科专业建设水平，增强为滇西经济社会发展服务的能力，是中国药科大学贯彻落实中央扶贫开发工作会议精神、教育部定点扶贫滇西有关部署的要求。两校本着"互惠互利、合作共赢"的原则，在学科及学位点建设、师资队伍建设、人才培养、科研合作等方面开展合作。大理大学将紧紧抓住此次合作契机，加强学校人才培养、学科学位点、科学研究等方面的建设。

中国药科大学党委书记出席教育部教育脱贫攻坚新闻发布会 2018年12月28日，教育部在北楼二层报告厅召开介绍教育脱贫攻坚工作进展新闻发布会，中国药科大学党委书记金能明出席发布会，介绍中国药科大学定点扶贫工作并答记者问。

金能明介绍了学校定点帮扶镇坪所做工作及取得的成效，学校按照教育部党组的部署和要求，坚持"真扶贫、扶真贫、真脱贫"，围绕镇坪资源禀赋，充分发挥中国药科大学学科、人才、技术和信息优势，重点推进教育扶贫、科技扶贫、产业扶贫、智力扶贫，规定动作做足做实，自选动作做优出彩，切实推动镇坪县扶贫脱贫工作。经过6年努力，镇坪县贫困发生率从2014年的24.9%，下降到2018年的1.03%，低于国家3%的标准。

清华大学成立中药研究院和药品监管科学研究院 2018年4月10日，由清华大学药学院在其主办的"新时代中药传承与创新、药物创新与监管科学研讨会"上，宣布成立清华大学"中药研究院"和"药品监管科学研究院"并举行揭牌仪式。两大研究院的创立旨在发挥自身优势推进中药现代化研究和监管科学两大领域发展，推动行业创新与升级。

随着《"健康中国2030"规划纲要》明确提出要促进医药产业发展，加强医药技术创新，"健康中国"已经上升至国家战略，开展医药领域的课题研究和理论探索，对于推动我国监管科学发展、推进传统中药的现代化和国际化意义重大。"中药研究院"和"药品监管科学研究院"，将以人才培养和学术研究为主要形式，推动我国中药及药物监管科学的学科发展进步，服务于医药产业健康发展。

清华大学中药研究院由清华大学药学院牵头发起，旨在结合自身优势与科研布局，努力打造跨学科、多融合、有特色的国际领先的中药研究平台。研究院将依托清华大学在药学、化学、化学工程、生命科学、基础医学、信息科学、材料科学以及组织工程学等交叉领域的学术积累和人才优势，让现代生命科学的研究方法技术与传统中药研究理论相结合，将信息化、数字化手段融入中药传统工艺中，从而运用现代科学技术促进中药理论与实践的发展。为支持研究院建设与发展，研究院还成立首届科学顾问委员会，由任德权教授、陈可冀院士、陈凯先院士、俞梦孙院士、王广基院士、黄璐琦院士等组成。

清华大学药品监管科学研究院将以建设"国际一流的监管科学研究机构，推动监管科学学科发展"为目标，输送专业、拥有国际视野的复合型人才；搭建高端、多方共融的交流平台；打造权威、具有国际影响力的国家级智库；提供科学、符合中国发展需求的监管建议，最终实现"推动中国药物监管科学研究，服务健康中国高质量发展"的使命与愿景。研究院同期成立科学技术委员会，由国内外药品审评专家及活跃于一线的著名专家学者担任委员。

新时代医学教育改革发展大会在北京大学举行 2018年5月16日，新时代医学教育改革发展暨全国医学教育发展中心成立大会在北京大学举行。会议研究部署了新时代医学教育改革发展工作，提出推动加快构建高水平医学人才培养体系。全国政协原副主席韩启德等出席会议，教育部副部长林蕙青出席会议并讲话。

林蕙青指出，面向新时代，医学教育要紧紧抓住全面实施健康中国战略、科技革命、医教协同发展医学教育事业、医学在学科发展中地位作用显著提升等重大机遇，在理念、模式、内容、方法、管理等方面全面推进改革创新。一要抢抓机遇，主动服务。医学院校要增强主动服务意识，做到谋划发展与服务主战场更加紧密，人才培养与行业需求更加紧密，社会服务与医改需要更加紧密。二要优先发展，重点建设。要在“双一流”建设中加强对医学学科和医学教育的重点支持，加强对高校附属医院的建设、支持和指导。三要狠抓质量，提升水平。坚持德育为先、能力为重、教师为要、评价为基，不断提升人才培养水平。四要深化体制机制改革创新。加快推动综合性大学医学教育管理体制机制改革，内部改革重在体制机制优化，保障医学教育整体性发展，大力促进医学与其他学科的交叉融合；外部改革重在优化资源汇聚，广泛争取各方面优质资源，创造条件支持医学教育实现新发展。新时代医学教育的改革发展更需要医学教育界形成合力，全国医学教育发展中心要高站位、聚重点、广辐射，为共同研究、共同谋划、共同交流、共同推动医学教育改革发展提供大平台。

↗ 中国药科大学药学院入选教育部“三全育人”综合改革试点院 2018 年 10 月 26 日，教育部办公厅发布《教育部办公厅关于公布首批“三全育人”综合改革试点单位名单的通知》，经报送单位推荐、专家审议、结果公示，遴选产生 5 个“三全育人”综合改革试点区、10 个“三全育人”综合改革试点高校、50 个“三全育人”综合改革试点院（系）。首批“三全育人”综合改革试点建设周期为 2 年，自 2018 年 10 月至 2020 年 10 月。其中，中国药科大学药学院入选“三全育人”综合改革试点院（系）。

“三全育人”综合改革试点工作主要以习近平新时代中国特色社会主义思想为指引，全面贯彻落实全国高校思想政治工作会议精神，深入学习贯彻习近平总书记在北京大学师生座谈会上的重要讲话精神，推动实施高校思想政治工作质量提升工程，强化基础、突出重点、建立规范、落实责任，一体化构建内容完善、标准健全、运行科学、保障有力、成效显著的高校思想政治工作体系，形成全员全过程全方位育人格局，切实提高工作亲和力和针对性，着力培养德智体美全面发展的社会主义建设者和接班人，着力培养担当民族复兴大任的时代新人。

专业建设

↗ 2017 年本科药学相关专业新增备案和审批名单 2018 年 3 月 15 日，教育部以教高函〔2018〕4 号文公布“2017 年度普通高等学校本科专业备案和审批结果”，药学相关专业的备案及审批情况如下。

药学（专业代码：100701，学位授予门类：理学，修业年限：4 年）新增备案 6 个：江南大学、南通大学杏林学院、宿州学院、宁德师范学院、中国石油大学胜利学院、凯里学院

中药学（专业代码：100801，学位授予门类：理学，修业年限：4 年）新增备案 6 个：皖西学院、亳州学院、湖北医药学院、成都医学院、昆明医科大学海源学院、云南经济管理学院；撤销专业点 1 个：重庆邮电大学

中药制药（专业代码：100805T，学位授予门类：理学，修业年限：4 年）新增备案 2 个：辽宁中医药大学、山东现代学院

生物制药（专业代码：083002T，学位授予门类：工学，修业年限：4 年）新增备案 6 个：兰州大学、浙江工业大学、安徽科技学院、合肥师范学院、新乡医学院、湖北工业大学、昆明学院

制药工程（专业代码：081302，学位授予门类：工学，修业年限：4 年）新增备案 1 个：闽江学院

海洋药学（专业代码：100707T，学位授予门类：理学，修业年限：4 年）新增备案 1 个：厦门医学院

药物分析（专业代码：100705T，学位授予门类：理学，修业年限：4 年）新增备案 3 个：重庆第二师范学院、吉林大学、珠海学院

临床药学（专业代码：100703TK，学位授予门类：理学，修业年限：5 年）新增审批 5 个：上海交通大学、中南大学、兰州大学、暨南大学、海南医学院；调整修业年限 1 个：西安交通大学临床药学专业修业年限由 4 年调整为 5 年。

↗ 2017 年本科药学相关专业撤销名单 2018 年 3 月 15 日，教育部以教高函〔2018〕4 号文公布“2017 年度普通高等学校本科专业备案和审批结果”，重庆邮电大学中药学专业（专业代码：100801，学位授予门类：理学，修业年限：4 年）撤销。

↗ 17 所高校制药工程专业完成工程教育专业认证 截至 2017 年底，教育部高等教育教学评估中心和中国工程教育专业认证协会共认证了全国 198 所高校的 846 个工科专业，其中华东理工大学等 17 所高校的制药工程专业通过专业认证，标志着这些专业的质量实现了国际实质等效，进入全球工程教育的“第一方阵”。

2016 年，我国正式加入国际工程教育《华盛顿协议》组织，标志着工程教育质量认证体系实现了国际实质等效，工程专业质量标准达到国际认可，成为我国高等教育的一项重大突破。作为《华盛顿协议》正式成员，中国工程教育认证的结果已得到其他 18 个成员国（地区）认可。通过认证专业的

毕业生在《华盛顿协议》相关国家和地区申请工程师执业资格或申请研究生学位时，将享有当地毕业生同等待遇，为中国工科学生走向世界提供了国际统一的“通行证”。同时，认证结果在行业及企业内有较高的权威性，在部分行业工程师资格考试或能力评价中享有不同程度的减免和优惠。

2017 年制药工程专业通过工程教育专业认证名单：华东理工大学、合肥工业大学、大连理工大学、常州大学、昆明理工大学、北京化工大学、南京工业大学、浙江工业大学、四川大学、上海工程技术大学、福建农林大学、郑州大学、河北科技大学、吉林化工学院、江苏大学、武汉工程大学、广东工业大学。

2017 年高校设置本科药学相关专业的专业点情况 截至 2017 年底，高等院校设置药学的本科专业点为 229 个，临床药学的本科专业点为 47 个，药物制剂的本科专业点为 103 个，药物化学的本科专业点为 6 个，药物分析的本科专业点为 17 个，药事管理的本科专业点为 13 个，中药学的本科专业点为 99 个，中药制药的本科专业点为 22 个，中药资源与开发的本科专业点为 34 个，海洋药学的本科专业点为 4 个，中草药栽培与鉴定的本科专业点为 15 个，藏药学的本科专业点为 4 个，蒙药学的本科专业点为 2 个，制药工程的本科专业点为 288 个，生物制药的本科专业点为 87 个。

开办药学专业的高校（229 个）：安徽科技学院、安徽理工大学、安徽新华学院、安徽医科大学、安徽医科大学临床医学院、安徽中医药大学、蚌埠医学院、北华大学、北京城市学院、北京大学、北京师范大学、北京协和医学院、北京中医药大学、滨州医学院、常州大学、成都大学、成都医学院、成都中医药大学、赤峰学院、川北医学院、大理大学、大连理工大学、大连医科大学、第二军医大学、第三军医大学、第四军医大学、东北师范大学、佛山科学技术学院、福建医科大学、福建中医药大学、复旦大学、甘肃中医药大学、赣南医学院、广东药科大学、广东医科大学、广西科技大学、广西医科大学、广西中医药大学、广西中医药大学赛恩斯新医药学院、广州医科大学、广州中医药大学、贵阳学院、贵州医科大学神奇民族医药学院、贵阳中医学院、贵州大学、贵州民族大学、贵州医科大学、桂林医学院、哈尔滨商业大学、哈尔滨医科大学、海南大学、海南医学院、杭州师范大学、合肥工业大学、河北北方学院、河北大学、河北科技大学、河北科技大学理工学院、河北师范大学、河北医科大学、河北中医学院、河南大学、河南大学民生学院、河南科技大学、河南理工大学、河南中医学院、河西学院、黑龙江中医药大学、湖北大学、湖北工程学院、湖北科技学院、湖北理工学院、湖北医药学院、湖北医药学院药护学院、湖北中医药大学、湖南师范大学、湖南师范大学树达学院、湖南中医药大学、湖南中医药大学湘杏学院、华北理工大学、华北理工大学冀唐学院、华东理工大学、华侨大学、华中科技大学、黄河科技学院、吉林大学、吉林农业大学、吉林医药学院、吉首大学、济南大学、济宁医学院、暨南大学、佳木斯大学、嘉兴学院、嘉应学院、江汉大学、江汉大学文理学院、江南大学、江苏大学、江西科技师范大学、江西中医药大学、江西中医药大学科技学院、井冈山大学、九江学院、凯里学院、昆明学院、昆明医科大学、昆明医科大学海源学院、兰州大学、辽宁何氏医学院、辽宁师范大学、锦州医科大学、辽宁医学院医疗学院、辽宁中医药大学、临沂大学、牡丹江医学院、南昌大学、南方医科大学、南华大学、南华大学船山学院、南京工业大学、南京医科大学、南京医科大学康达学院、南京中医药大学、南京中医药大学翰林学院、南开大学、南通大学、南通大学杏林学院、内蒙古科技大学包头医学院、内蒙古医科大学、宁德师范学院、宁夏医科大学、平顶山学院、莆田学院、齐齐哈尔医学院、青岛大学、青岛农业大学、青海大学、青海民族大学、清华大学、三峡大学、厦门大学、山东大学、山东大学威海分校、山东现代学院、齐鲁医药学院、山东中医药大学、山西医科大学、山西中医学院、陕西国际商贸学院、陕西中医药大学、上海健康医学院、上海交通大学、上海中医药大学、绍兴文理学院、绍兴文理学院元培学院、深圳大学、沈阳药科大学、石河子大学、首都医科大学、四川大学、四川农业大学、苏州大学、宿州学院、泰山医学院、天津大学、天津天狮学院、天津医科大学、天津医科大学临床医学院、天津中医药大学、皖南医学院、潍坊医学院、温州医科大学、温州医科大学仁济学院、武昌理工学院、武汉大学、武汉工程大学、武汉科技大学、武汉生物工程学院、西安交通大学、西安培华学院、西安外事学院、西安医学院、西藏大学、西南大学、西南民族大学、西南医科大学、湘南学院、湘潭大学、新疆农业大学、新疆农业大学科学技术学院、新疆医科大学、新疆医科大学厚博学院、新乡医学院、新乡医学院三全学院、徐州医学院、烟台大学、延边大学、扬州大学、宜春学院、右江民族医学院、云南经济管理学院、云南中医学院、张家口学院、长春中医药大学、长沙医学院、长治医学院、浙江大学、浙江大学城市学院、浙江工业大学、浙江海洋学院、浙江中医药大学、浙江中医药大学滨江学院、郑州大学、郑州工业应用技术学院、中国海洋大学、中国计量学院、中国石油大学胜利学院、中国药科大学、中国医科大学、中南大学、中南民族大学、中山大学、中山大学新华学院、重庆大学、重庆理工大学、重庆医科大学、遵义医学院、遵义医学院医学与科技学院。

开办临床药学专业的高校（47 个）：安徽医科大学、重庆医科大学、大理大学、大连医科大学、福建医科大学、广东药科大学、广西医科大学、广西中医药大学、广州医科大学、桂林医学院、贵州医科大学、哈尔滨医科大学、海南医学院、河北医科大学、河南大学、湖北科技学院、吉林大学、暨南大学、昆明医科大学、西南医科大学、兰州大学、南昌大学、南方医科大学、南京医科大学、内蒙古医科大学、宁夏医科大学、齐齐哈尔医学院、山东大学、上海交通大学、山西医科大学、沈阳药科大学、石河子大学、首都医科大学、四川大学、泰山医学院、天津医科大学、天津中医药大学、温州医科大学、皖南医学院、西安交通大学、新乡医学院、新疆医科大学、徐州医科大学、中南大学、中国药科大学、中国医科大学、遵义医学院。

开办药物制剂专业的高校(103个):安徽科技学院、安徽新华学院、安徽中医药大学、成都医学院、成都中医药大学、大理大学、福建医科大学、福建中医药大学、甘肃中医药大学、广东药科大学、广西中医药大学、广西中医药大学赛恩斯新医药学院、广州中医药大学、贵州医科大学、贵阳中医学院、贵州大学、桂林医学院、哈尔滨医科大学、河北北方学院、河北大学、河北科技大学、河北医科大学、河南大学、河南大学民生学院、河南农业大学、河南中医学院、黑龙江中医药大学、湖北科技学院、湖北中医药大学、湖南中医药大学、湖南中医药大学湘杏学院、华北理工大学、华东理工大学、淮海工学院、黄河科技学院、吉林大学、吉林大学珠海学院、吉林化工学院、吉林农业科技学院、吉林医药学院、济宁医学院、江苏大学、江西科技师范大学、江西中医药大学、江西中医药大学科技学院、九江学院、昆明医科大学、辽宁中医药大学、牡丹江医学院、南方医科大学、南华大学、南京工业大学、南京工业大学浦江学院、南京医科大学康达学院、南京中医药大学、南京中医药大学翰林学院、南通大学、内蒙古民族大学、内蒙古医科大学、齐鲁工业大学、齐鲁医药学院、齐齐哈尔医学院、青岛科技大学、山东中医药大学、山西医科大学、陕西国际商贸学院、陕西科技大学、陕西科技大学镐京学院、陕西中医药大学、上海理工大学、沈阳药科大学、石家庄学院、四川农业大学、太原理工大学、泰山医学院、天津医科大学、天津中医药大学、长白山大学、皖南医学院、皖西学院、武汉工程大学邮电与信息工程学院、武汉科技大学城市学院、武汉轻工大学、西南民族大学、新乡医学院、新乡医学院三全学院、徐州医学院、延边大学、云南中医学院、长春中医药大学、长沙医学院、浙江大学、浙江工业大学、浙江中医药大学、浙江中医药大学滨江学院、郑州大学、郑州工业应用技术学院、中国药科大学、中国医科大学、中南民族大学、重庆医科大学、遵义医学院、遵义医学院医学与科技学院。

开办药物化学专业的高校(6个):广东药科大学、河北医科大学、辽宁师范大学、上海工程技术大学、沈阳药科大学、中国药科大学。

开办药物分析专业的高校(17个):安徽中医药大学、蚌埠医学院、重庆第二师范学院、福建医科大学、广东药科大学、哈尔滨医科大学、河北医科大学、黑龙江中医药大学、桂林大学、佳木斯大学、山西中医药大学、沈阳药科大学、云南民族大学、长沙医学院、中国药科大学、中南民族大学、珠海学院。

开办药事管理专业的高校(13个):北京中医药大学、大连医科大学中山学院、东南大学成贤学院、广东药科大学、贵州医科大学、辽宁何氏医学院、辽宁中医药大学杏林学院、南京中医药大学、南京中医药大学翰林学院、沈阳药科大学、天津商业大学、长春中医药大学、中国药科大学。

开办中药学专业的高校(99个):安徽科技学院、安徽医科大学、安徽中医药大学、北京城市学院、北京中医药大学、北京中医药大学东方学院、滨州医学院、亳州学院、成都医学院、成都中医药大学、承德医学院、大连大学、第二军医大学、福建中医药大学、甘肃医学院、甘肃中医药大学、赣南医学院、广东药科大学、广东医科大学、广西中医药大学、广西中医药大学赛恩斯新医药学院、广州中医药大学、贵阳中医学院、贵阳中医学院时珍学院、贵州医科大学、哈尔滨商业大学、哈尔滨医科大学、海南医学院、河北北方学院、河北大学、河北农业大学、河北中医学院、河南大学、河南农业大学、河南中医学院、黑龙江中医药大学、湖北民族学院、湖北民族学院科技学院、湖北医学院、湖北中医药大学、湖南医药学院、湖南中医药大学、湖南中医药大学湘杏学院、华北理工大学、吉林大学珠海学院、吉林农业大学、吉林农业科技学院、济宁医学院、暨南大学、江西中医药大学、江西中医药大学科技学院、昆明医科大学海源学院、辽宁中医药大学、辽宁中医药大学杏林学院、临沂大学、南方医科大学、南京农业大学、南京中医药大学、南京中医药大学翰林学院、南阳理工学院、内蒙古医科大学、宁夏医科大学、齐鲁医药学院、齐齐哈尔医学院、青海大学、山东中医药大学、山西医科大学、山西中医药大学、陕西国际商贸学院、陕西中医药大学、上海中医药大学、沈阳药科大学、石河子大学、首都医科大学、苏州大学、泰山医学院、天津中医药大学、长白山大学、皖西学院、温州医科大学、温州医科大学仁济学院、武汉生物工程学院、西安医学院、西南民族大学、西南医科大学、厦门大学、新疆医科大学、右江民族医学院、云南经济管理学院、云南中医学院、长春科技学院、长春中医药大学、浙江大学、浙江工业大学、浙江农林大学、浙江中医药大学、浙江中医药大学滨江学院、中国药科大学、重庆医科大学。

开办中药制药专业的高校(22个):北京中医药大学东方学院、北京中医药大学、长春中医药大学、重庆医科大学、辽宁中医药大学、天津中医药大学、山东现代学院、沈阳药科大学、陕西中医药大学、南京中医药大学、南方医科大学、江西中医药大学、湖北中医药大学、湖北医药学院、黑龙江中医药大学、河南中医学院、甘肃医学院、贵阳中医学院、广州中医药大学、广西民族大学、广东药科大学、中国药科大学。

开办中药资源与开发专业的高校(34个):安徽中医药大学、长春中医药大学、成都中医药大学、东北师范大学人文学院、福建农林大学、甘肃中医药大学、广东药科大学、广西医科大学、广西中医药大学、广州中医药大学、贵州民族大学、贵州中医学院、河北中医学院、河南中医学院、黑龙江中医药大学、湖北中医药大学、湖南农业大学、湖南中医药大学、吉林农业大学、吉林农业科技学院、江西中医药大学、辽宁中医药大学杏林学院、南京中医药大学、南京中医药大学翰林学院、内蒙古医科大学、山东农业大学、山东中医药大学、山西农业大学、陕西中医药大学、沈阳药科大学、天津中医药大学、云南中医学院、郑州师范学院、中国药科大学。

开办海洋药学专业的高校(4个):广东药科大学、海南医学院、厦门医学院、中国药科大学。

开办中草药栽培与鉴定专业的高校(15个):北京中医药大学东方学院、甘肃农业大学、甘肃中医药大学、广东药科大学、贵阳中医学院、贵州大学、吉林农业科技学院、江西中医药大学科技学院、辽宁中医药大学、山东中医药大学、沈阳农业大学、四川农业大学、云南农业大学、云南中医学院、浙江中医药大学。

开办藏药学专业的高校(4个):成都中医药大学、甘肃中医药大学、西藏藏医学院、西南民族大学。

开办蒙药学专业的高校(2个):内蒙古民族大学、内蒙古医科大学。

开办制药工程专业的高校(288个):安徽工业大学、安徽理工大学、安徽新华学院、安徽中医药大学、安康学院、安阳师范学院、蚌埠学院、蚌埠医学院、宝鸡文理学院、北方民族大学、北京化工大学、北京理工大学、北京联合大学、北京石油化工学院、滨州医学院、亳州大学、常州大学、常州大学怀德学院、成都理工大学、成都大学、成都中医药大学、滁州学院、大连大学、大连理工大学、大连民族学院、德州学院、东北农业大学、东南大学、东南大学成贤学院、福建农林大学、福建中医药大学、福州大学、赣南医学院、广东工业大学、广东海洋大学、广东药科大学、广西大学、广西科技大学、广西民族大学、广西民族师范学院、广西师范大学、广西师范大学漓江学院、广西中医药大学、广州中医药大学、贵阳学院、贵阳中医学院、贵州大学、贵州大学明德学院、贵州工程应用技术学院、贵州理工学院、贵州民族大学、贵州师范学院、哈尔滨理工大学、哈尔滨商业大学、哈尔滨师范大学、海南大学、海南师范大学、邯郸学院、杭州师范大学、合肥工业大学、合肥师范学院、河北北方学院、河北工业大学、河北工业大学城市学院、河北科技大学、河北科技大学理工学院、河北农业大学、河北中医学院、河池学院、河南工业大学、河南科技大学、河南科技学院、河南科技学院新科学院、河南农业大学、河南师范大学、河南中医学院、菏泽学院、黑龙江八一农垦大学、黑龙江大学、黑龙江中医药大学、湖北大学、湖北工业大学、湖北民族学院、湖北民族学院科技学院、湖北医药学院、湖北医药学院药护学院、湖北中医药大学、湖南科技大学、湖南科技大学潇湘学院、湖南科技学院、湖南理工学院、湖南理工学院南湖学院、湖南师范大学、湖南师范大学树达学院、湖南中医药大学、湖南中医药大学湘杏学院、湖州师范学院、湖州师范学院求真学院、华东理工大学、华南理工大学、华南农业大学、华侨大学、怀化学院、淮北师范大学、淮海工学院、淮阴工学院、黄冈师范学院、黄淮学院、黄山学院、吉林大学、吉林大学珠海学院、吉林化工学院、吉林农业大学、吉林农业科技学院、吉首大学、济南大学、济宁医学院、佳木斯大学、嘉兴学院、江南大学、江苏大学、江苏师范大学、江苏师范大学科文学院、江西科技师范大学、江西农业大学、江西中医药大学、江西中医药大学科技学院、荆楚理工学院、九江学院、凯里学院、昆明理工大学、兰州理工大学、乐山师范学院、辽宁大学、辽宁何氏医学院、辽宁科技学院、辽宁中医药大学、辽宁中医药大学杏林学院、聊城大学、临沂大学、岭南师范学院、洛阳师范学院、闽江学院、牡丹江师范学院、牡丹江医学院、南昌大学、南昌大学科学技术学院、南方医科大学、南华大学、南华大学船山学院、南京大学金陵学院、南京工业大学、南京理工大学、南京理工大学泰州科技学院、南京师范大学泰州学院、南京中医药大学、南京中医药大学翰林学院、南阳师范学院、内蒙古工业大学、内蒙古农业大学、内蒙古医科大学、宁夏大学、宁夏理工学院、齐鲁工业大学、齐鲁师范学院、齐齐哈尔大学、齐齐哈尔医学院、青岛科技大学、青岛农业大学、青海大学、曲阜师范大学、曲靖师范学院、泉州师范学院、三峡大学、三峡大学科技学院、厦门华厦学院、山东大学、山东理工大学、山东农业大学、山东师范大学、山东中医药大学、山西大同大学、山西农业大学、山西中医学院、陕西服装工程学院、陕西国际商贸学院、陕西科技大学、陕西中医药大学、商洛学院、上海工程技术大学、上海理工大学、上海应用技术学院、邵阳学院、沈阳化工大学、沈阳化工大学科亚学院、沈阳药科大学、石河子大学、石家庄学院、四川大学、四川理工学院、四川文理学院、绥化学院、台州学院、太原工业学院、太原科技大学、太原理工大学、泰山学院、泰山医学院、泰州学院、天津大学、天津工业大学、天津科技大学、天津理工大学、天津商业大学、天津中医药大学、长白山大学、铜仁学院、皖南医学院、皖西学院、潍坊学院、温州医科大学、文山学院、梧州学院、武昌理工学院、武汉工程大学、武汉工程大学邮电与信息工程学院、武汉理工大学、武汉理工大学华夏学院、武汉轻工大学、武汉生物工程学院、西安交通大学、西安理工大学、西北大学、西北大学现代学院、西北民族大学、西北农林科技大学、西北师范大学、西昌学院、西华大学、西南大学、西南交通大学、西南科技大学、西南民族大学、湘南学院、湘潭大学、湘潭大学兴湘学院、新乡学院、新乡医学院三全学院、信阳农林学院、许昌学院、烟台大学、延安大学西安创新学院、盐城工学院、盐城师范学院、燕京理工学院、扬州大学、扬州大学广陵学院、宜宾学院、宜春学院、玉林师范学院、云南大学、云南民族大学、云南师范大学、云南中医学院、枣庄学院、长春工业大学、长春工业大学人文信息学院、长春中医药大学、肇庆学院、浙江大学、浙江大学宁波理工学院、浙江工业大学、浙江科技学院、浙江中医药大学、浙江中医药大学滨江学院、郑州大学、中北大学、中国药科大学、中国医科大学、中南大学、中央民族大学、重庆大学、重庆工商大学、重庆科技学院、重庆理工大学、重庆文理学院、遵义医学院、遵义医学院医学与科技学院。

开办生物制药专业的高校(87 个):安徽大学、安徽工程大学、安徽科技学院、安徽农业大学、安徽师范大学、安徽中医药大学、蚌埠学院、滨州学院、滨州医学院、常熟理工学院、巢湖学院、成都医学院、大连医科大学、大庆师范学院、德州学院、电子科技大学中山学院、福建医科大学、阜阳师范学院、广东药科大学、广西大学、贵阳中医学院、贵州理工学院、合肥师范学院、河南城建学院、河南科技大学、菏泽学院、黑龙江大学、湖北第二师范学院、湖北工业大学、湖北民族学院、华南理工大学、华中科技大学、怀化学院、淮南师范学院、吉林大学、吉林化工学院、吉林医药学院、济宁学院、济宁医学院、暨南大学、江苏第二师范学院、江苏师范大学、兰州大学、昆明学院、丽水学院、聊城大学、陇东学院、鲁东大学、绵阳师范学院、南京林业大学、南京中医药大学翰林学院、钦州学院、山西医科大学、山西中医学院、陕西服装工程学院、塔里木大学、上海海洋大学、沈阳药科大学、四川理工学院、苏州大学、泰山医学院、泰州学院、天水师范学院、天津农学院、潍坊医学院、温州大学、温州医科大学、武汉大学、武汉东湖学院、武汉工商学院、武汉理工大学、武汉理工大学华夏学院、武汉轻工大学、新乡医学院、新乡医学院三全学院、厦门医学院、信阳师范学院、盐城师范学院、玉林师范学院、长春中医药大学、长沙学院、浙江工业大学、浙江海洋学院、浙江理工大学、浙江万里学院、中国药科大学、中南民族大学、周口师范学院。

2018 年高校本科药学相关专业新增和审批名单

药学(专业代码:100701,学位授予门类:理学,修业年限:四年)新增备案 3 个:亳州学院、菏泽学院、广西大学。

药学(专业代码:100701,学位授予门类:理学,修业年限:二年,第二学位)新增备案 1 个:清华大学。

药物分析(专业代码:100705T,学位授予门类:理学,修业年限:四年)新增备案 1 个:淮海工学院。

药物化学(专业代码:100706T,学位授予门类:理学,修业年限:四年)新增备案 2 个:南开大学、长治学院。

中药学(专业代码:100801,学位授予门类:理学,修业年限:四年)新增备案 6 个:中央民族大学、河北外国语学院、长治医学院、潍坊医学院、山东现代学院齐、鲁理工学院。

中药资源与开发(专业代码:100802,学位授予门类:理学,修业年限:四年)新增备案 2 个:信阳农林学院、滇西应用技术大学。

中药制药(专业代码:100805T,学位授予门类:工学,修业年限:四年)新增备案 1 个:河北中医学院。

中草药栽培与鉴定(专业代码:100805T,学位授予门类:理学,修业年限:四年)新增备案 1 个:吉林农业大学。

制药工程(专业代码:081302,学位授予门类:工学,修业年限:四年)新增备案 1 个:商丘师范学院。

生物制药(专业代码: 083002T,学位授予门类:工学,修业年限:四年)新增备案 5 个:东北大学、北京石油化工学院、扬州大学、台州学院、广州大学。

临床药学(专业代码:100703K,学位授予门类:理学,修业年限:五年)新增审批 3 个:蚌埠医学院、济宁医学院、广东医科大学。

2018 年高校本科药学相关专业撤销名单

药学(专业代码:100701,学位授予门类:理学,修业年限:四年)撤销 1 个:山西大学。

药物制剂(专业代码:100702,学位授予门类:理学,修业年限:四年)撤销 1 个:山西大学。

中药学(专业代码:100801,学位授予门类:理学,修业年限:四年)撤销 1 个:浙江大学。

中药资源与开发(专业代码:100802,学位授予门类:理学,修业年限:四年)撤销 2 个: 安徽农业大学、广西中医药大学。

广东药科大学新增生物信息学本科专业 2018 年 3 月,根据《教育部关于公布 2017 年度高等学校本科专业设置备案或审批结果的通知》(教高〔2018〕4 号),广东药科大学获批生物信息学本科专业,该专业将于 2019 年开始招生。至此全校本科专业增至 45 个。

生物信息学本科专业属理学门类中的生物科学类,学制 4 年,授予工学学位。该专业是生命科学与技术、数理科学、统计学、信息科学与技术交叉的交叉复合型专业,培养适应社会与经济发展需要,掌握生命科学与技术、数理科学、统计学、信息科学与技术、生物信息学的基本理论、知识和技能,能在教学、科研、高新技术产业及其相关领域从事人才培养、科学研究、技术开发以及管理等方面的复合型人才。

沈阳药科大学增设康复治疗学专业 2018 年 3 月,教育部、教育厅公布了 2017 年度普通高等学校本科专业备案和审批结果,沈阳药科大学申请增设的“康复治疗学”(四年制,理学学士学位)本科专业成功获得教育部备案。至此,学校本科专业已达 21 个。

近年来,学校积极响应“健康中国”发展战略,主动适应国家医药健康产业发展需求,确定了“以药学为中心,以药学和健康多相关专业与学科为支撑”的学科专业发展战略,面向大健康领域设置了多个本科专业。“康复治疗学”本科专业是学校增设的又一健康相关本科专业,其成功开设进一步拓展了学校大健康办学领域。

沈阳药科大学 3 个专业入选省首批一流本科教育示范专业 2018 年 12 月,辽宁省教育厅公布了普通高等学校首批一流本科教育示范专业遴选结果,沈阳药科大学药学、药物制剂、制药工程 3 个专业成功入选。

一流本科教育示范专业建设项目是辽宁省加快建设高水平本科教育，推动高等教育内涵式发展，全面提高人才培养能力的重要举措之一。药学、药物制剂、制药工程3个专业是沈阳药科大学最早设置的本科专业。经过近70年的建设与积淀，3个专业在人才培养模式改革、教学团队培育、课程体系建设和人才培养效果方面均取得了突出的成绩，集中体现了学校的办学优势和办学特色，先后入选国家级特色专业。

《药学类专业教学质量国家标准》解读会举办 2018年5月5日，《药学类专业教学质量国家标准》解读会在中国药科大学江宁校区大礼堂举行，本次解读会由教育部高等学校药学类专业教学指导委员会（以下简称"教指委"）主办。来自中国药科大学及北京大学、复旦大学、浙江大学、四川大学、沈阳药科大学等全国近200所高校的700多位参会代表围绕"如何正确理解和推广使用药学类专业教学质量国家标准"齐聚一堂、畅所欲言，共商全面提高药学高等教育质量新路径。

"质量为王，标准先行"，教育标准建设是提高教育质量的基础工程。《药学类专业教学质量国家标准》解读会是继教育部发布《普通高等学校本科专业类教学质量国家标准》（以下简称"《国标》"）后首家召开的全国范围内的《国标》解读会。大会受到教育部、江苏省教育厅高度重视。江苏省教育厅袁靖宇副巡视员参加了会议并讲话。教育部高等学校药学类专业教学指导委员会主任委员、中国药学会药学教育专业委员会主任委员、副校长姚文兵教授做重要报告。

教指委徐晓媛研究员解读了《药学类专业教学质量国家标准》。制药工程专业教学协作组组长、华东理工大学校长助理、药学院院长宋恭华教授解读了《制药工程专业教学质量国家标准》。教指委委员、徐州医科大学副校长印晓星教授解读了《临床药学专业教学质量国家标准（院校部分）》，临床药学专业教学协作组组长、南京鼓楼医院药学部主任葛卫红主任药师解读了《临床药学专业教学质量国家标准（医院基地部分）》。

本次解读会设置了药学类专业、临床药学专业和制药工程专业分会场。药学类专业分会场分别由浙江大学、西南大学、温州医科大学做了关于药学类专业国标落实及专业认证工作的交流报告；临床药学专业分会场分别由哈尔滨医科大学、中国药科大学和首都医科大学做了关于临床药学专业国标落实及专业认证工作的交流报告；制药工程专业分会场分别由合肥工业大学和中国药科大学做了关于制药工程专业国标落实及专业认证工作的交流报告。来自全国各高校参会代表、各专业负责人根据各校办学情况对照《国标》各项标准，检验是否达到合格标准、基本要求。

中国药科大学6部教材获2018年省重点教材 2018年12月，省教育厅公布2018年江苏省高等学校重点教材立项建设名单。中国药科大学申报的9部教材中有3部新编教材、3部修订教材获得重点教材立项，分别是王志祥主编的《制药工程学（第三版）》、姚文兵主编的《生物化学（第八版）》、邵蓉主编的《中国药事法理论与实务（第2版）》、陈亚东主编的《基础化学》、孔令义主编的《中药化学》和李萍主编的《中药分析学》。此次全省共遴选确定立项建设的重点教材504部，其中修订教材204部，新编教材300部。

教材与师资建设

清华大学发布"健康中国"频道及两大系列课程 2018年1月6日，由清华大学药学院主办的2018年清华大学药学战略发展研讨会在清华大学中央主楼接待厅举行。百余位来自医药与生物技术领域的政府要员、知名学者、杰出科学家、医药企业高层、投资界人士以及医药行业主流媒体等嘉宾参加会议。在本次研讨会上，清华大学药学院宣布将与中文慕客平台学堂在线（xuetang. com）合作共建"健康中国"频道，并同时发布了"创新药物研发与产业化"和"监管科学"两大系列课程。

中国中药协会会长房书亭，国家食品药品监督管理总局法制司司长徐景和，国家新药研究和开发专家委员会委员陈凯先院士，沈阳药科大学校长毕开顺，清华大学副校长施一公院士等出席会议并发表致辞。嘉宾们在致辞中表示，我国药品研发正在紧跟时代脚步进入从仿制药向创新药升级的新时代，清华大学也在逐步用实践回应"新时期、新目标、新使命"的召唤，努力推动中国从制药大国向制药强国的转变。清华大学副校长施一公院士在致辞中回顾了清华大学药学的发展史。清华大学药学院的建立，是清华大学在大生命学科领域继生命科学学院、医学院后高举的第三面大旗，更是秉承母校使命，以响应国家需求为目标而立足、发展。

清华大学药学院丁胜院长宣布将与中文慕课平台学堂在线共建"健康中国"频道，频道计划于3月份正式上线，由清华大学药学院与学堂在线共同设计优质课程，让科学的健康知识走出"象牙塔"以普惠大众。"健康中国"频道将主要涵盖三个层面的内容，一是面向普通公众，免费为大众提供健康知识科普，旨在普及健康知识和观念；二是为医药相关专业师生、医药企业和相关机构等专业人士提供更丰富的专业学习资源并搭建互动交流平台，为健康教育助力；三则为需要进修学历学位的用户提供一个更高效的学习平台和渠道。此外，"健康中国"频道还将引进一些国外的精品课程，以期为公众提供更丰富的学习、教育资源。

本次研讨会还发布了"创新药物研发与产业化"系列精品课程，课程将同时面向高校师生、医药企业研发及管理人员以及医药投资领域人士等，并已邀请多位具有丰富实操经验的企业家、高校专家、创业者、知名律师和风投公司合伙人等重量级讲师，围绕综述、新药开发、临床申报和研究、专利保护和转让以及商业运营五大模块共14个主题展开授课。

清华大学药学院已与UCSF-斯坦福监管科学与创新卓越中心(CERSI)达成战略合作伙伴关系并签署意向书,共同开展项目合作推动监管科学这一新兴领域的发展,包括合作共建监管科学在线教育课程、药物监管全球问题微型课程等,并为学员提供CERSI监管科学体验项目以及博士后研究员项目等交流机会,未来还将深入合作开发转化医学硕士项目等。

全国高等医药教材建设研究2018年年会在北京举行 2018年11月3日,中国高等教育学会医学教育专业委员会与人民卫生出版社共同主办的"全国高等医药教材建设研究暨人民卫生出版社专家咨询2018年年会"在北京会议中心隆重举行。全国政协、国家卫生健康委员会、教育部、中宣部(国家新闻出版广电总局)、国家中医药管理局等委部局领导,14位医药卫生界院士,各行业学会协会领导,全国医药院校、科研院所领导专家,人卫社战略合作伙伴,人卫社领导员工,以及新闻媒体记者等1000多人出席本次会议。

第十二届全国政协副主席、中国科协名誉主席、中国科学院院士韩启德教授,国家卫生健康委员会副主任王贺胜,教育部副部长林蕙青,中国高等教育学会医学教育专业委员会会长、北京大学原常务副校长柯杨教授,中国医学科学院、北京协和医学院原院校长、中国工程院院士刘德培教授等出席会议并讲话。海军军医大学附属东方肝胆外科医院院长、中国科学院院士吴孟超教授,复旦大学附属中山医院、上海市心血管病研究所名誉所长、中国工程院院士陈灏珠教授分别为会议开幕式发来视频讲话,祝贺大会开幕。人民卫生出版社董事长、党委书记郝阳编审致辞。大会开幕式由人民卫生出版社总编辑杜贤编审主持。

人民卫生出版社分别与全国医学教育发展中心、白求恩公益基金会、腾讯公司举行了战略合作协议签署仪式。会上还举行了人卫本科系列教材表彰仪式、中国临床决策辅助系统人卫助手系列专家委员会成立仪式和首届人卫慕课在线开放课程建设比赛颁奖仪式。

大会学术交流阶段由哈尔滨医科大学原校长、中国工程院院士杨宝峰教授,中国科学院院士、华中科技大学同济医学院附属同济医院外科学系主任陈孝平教授分别主持。北京清华长庚医院执行院长、中国工程院院士董家鸿教授做题为《智慧医疗推动医疗变革》的报告,上海交通大学医学院附属国际和平妇幼保健院院长、中国科学院院士黄荷凤教授做题为《医学创新》的报告,全国医学教育发展中心常务副主任、北京大学医学部副主任王维民教授做题为《中国临床医学专业十年回顾与展望》的报告,四川大学华西临床医学院/华西医院常务副院长万学红教授做题为《从诊断学教材编写看人才培养体系建设》的报告。

7个分会场的领导和专家结合深入学习贯彻落实党的十九大精神及上午大会领导讲话精神,围绕国家卫生健康工作、医学教育工作、医学专业出版工作的重点和焦点,围绕医学教育精品出版、医学学术原创精品、医学科普精品出版、中医药精品出版、高等药学教育、国际出版、数字融合七个主题进行了深入研讨和广泛交流,30余位专家做了专题报告。

本届会议召开恰逢人民卫生出版社建社65周年。会议期间,还举办了展览展示,展示了人卫社65年来特别是党的十八大以来取得的重要成绩,以及在教育、学术、科普、考试、中医药、药学、国际、数字等方面的创新发展成果,并重点展示了人卫社打造的以五年制本科临床医学专业"干细胞"教材为主的中国医学系列本科教材和人卫社近年来数字出版融合发展取得的新成就。

与会领导和专家高度赞扬了人卫社的系列改革发展成就和为行业发展所做出的杰出贡献,充分肯定了人卫社搭建的"全国高等医药教材建设研究暨人民卫生出版社专家咨询年会"这一平台,经过19年的精心打造,会议水平不断提高,成为高等医药教育的品牌盛会。一致希望人卫社充分发挥医药卫生专业出版的资源优势和品牌优势,传授医学知识、传递医学信息、传扬医学科技、传播医学文化、传承医学文明,继续打造更多更好的精品教材、精品图书、精品数字产品和平台;希望通过"全国高等医药教材建设研究暨人民卫生出版社专家咨询年会"这一高端学术交流平台,为高素质的医药卫生人才培养,为新时期卫生健康、医学教育、人才培养、文化繁荣和科技发展做出新的更大贡献。

14门本科药学类课程被评为2018年国家精品在线开放课程 经专家评议与公示,教育部决定认定北京大学"慕课问道"等801门课程为2018年国家精品在线开放课程,其中南开大学"健康导航与科学用药"等14门本科药学类课程获评。国家精品在线开放课程认定是深入推进信息技术与教育教学深度融合的课程内容、教学模式与教学方法改革,打造具有高阶性、创新性和挑战度的"金课"的重要举措。认定为"国家精品在线开放课程"的课程,自认定结果公布始,应面向高校和社会学习者开放,并提供教学服务不少于5年。

教育部将通过使用评价、定期检查等方式,对国家精品在线开放课程的在线运行、教学服务、实际应用、教学效果等进行跟踪监督和管理。

2018年国家精品在线开放课程(本科/药学类)

课程名称	课程负责人	课程团队其他主要成员	主要建设单位	主要开课平台
健康导航与科学用药	张京玲	金大庆、杨亮、刘瑜、沈烨婷	南开大学	智慧树
中医药与中华传统文化	彭崇胜	王梦月、沈琦、邱明丰、李晓波	上海交通大学	智慧树
中国功夫与经络	王颖、王宾	吴志坤、冯金瑞、徐仰才	上海中医药大学	智慧树

（续表）

课程名称	课程负责人	课程团队其他主要成员	主要建设单位	主要开课平台
中药学	杨柏灿	朱国福、王海颖、潘颖宜、袁颖	上海中医药大学	人卫慕课
药理学	镇学初、张慧灵	毛新良、许国强、王燕	苏州大学	爱课程（中国大学 MOOC）
工业药剂学	周建平	吴正红、祁小乐、丁杨、吴琼珠	中国药科大学	爱课程（中国大学 MOOC）
生物制药工艺学（技术与基础）	高向东	郑珩、何书英、孔毅、劳兴珍	中国药科大学	爱课程（中国大学 MOOC）
药用植物学	王旭红	吴刚、缪媛媛、谢国勇、王龙	中国药科大学	智慧树
药物化学	黄剑东	郑碧远	福州大学	爱课程（中国大学 MOOC）
生活药学	林清强	王正朝、林新棋、林秋莺、范勇	福建师范大学	爱课程（中国大学 MOOC）
药，为什么这样用？	关志宇	叶菁、颜冬梅、姜宜妮、朱卫丰	江西中医药大学	智慧树
中药炮制学	钟凌云	龚千锋、于欢、祝婧、黄艺	江西中医药大学	智慧树
中药鉴定学	陈随清	王利丽、杨晶凡、郑岩、付钰	河南中医药大学	爱课程（中国大学 MOOC）
药物分析	李乐	唐辉、韩博、刘政江	石河子大学	学堂在线

↗ 5 个药学类教师团队入选“首批全国高校黄大年式教师团队” 2018 年 1 月 3 日，教育部公布首批 201 个“全国高校黄大年式教师团队”，中南民族大学等 5 所高校的药学类教师团队入选“首批全国高校黄大年式教师团队”。创建“全国高校黄大年式教师团队”是教育部党组贯彻党的十九大精神，落实习近平总书记对黄大年同志先进事迹重要指示精神的重要举措，旨在引导广大教师持续向黄大年同志学习，以团队建设形成长效机制，使崇敬典型、争做先进成为教育系统的常态。自活动启动以来，各地各校高度重视、认真组织、扎实推进黄大年式教师团队创建活动，深入学习黄大年同志心有大我、至诚报国的爱国情怀，教书育人、敢为人先的敬业精神，淡泊名利、甘于奉献的高尚情操，涌现了一批成绩突出的团队。教育部要求，各地各校要以“全国高校黄大年式教师团队”为示范，切实推进高校教师团队建设，打造高素质专业化创新型的高校教师队伍，为加快“双一流”建设，实现高等教育内涵式发展奠定基石。

首批全国高校黄大年式教师团队名单（药学类）

所在高校	团队名称	团队负责人
中南民族大学	民族药学教师团队	梅之南
天津医科大学	药理学教师团队	余　鹰
中国医科大学	药理学教师团队	魏敏杰
安徽医科大学	药学教师团队	陈飞虎
山东中医药大学	“科教协同，传承与创新并重”中药学教师团队	张永清

学位与研究生教育

↗ 全国第四轮学科评估结果公布（药学、中药学） 2017 年 12 月 28 日，教育部学位与研究生教育发展中心发布全国第四轮学科评估结果，来自全国各大高校和科研院所的 7450 余个参评学科评估结果正式揭晓。第四轮学科评估共有 512 个学位授予单位的 7450 余个学科申请参与第四轮学科评估，高校参评率达 88%，具有博士一级授权的学科参评率达 96%。

第四轮学科评估于 2016 年 4 月正式启动，与前几届学科评估不同的是，本轮学科评估结果按照百分位确定等级，淡化分数和名次，具体包括：结果分为 ABC 三类共九档；不公布分数且不排名次；仅公布排位前 70% 的数据。相关学科第四轮学科评估的详细结果如下。

“药学”一级学科（学科代码 1007），具有“博士授权”的高校共 41 所，本次参评 37 所；部分具有“硕士授权”的高校参加了评估；参评高校共计 104 所。结果如下。

序号	学校代码	学校名称	评选结果
1	10023	北京协和医学院	A +
2	10316	中国药科大学	A +
3	10001	北京大学	A
4	10163	沈阳药科大学	A
5	10335	浙江大学	A
6	10246	复旦大学	A −
7	10248	上海交通大学	A −
8	10422	山东大学	A −
9	10558	中山大学	A −
10	10610	四川大学	A −
11	90030	海军军医大学	A −
12	10025	首都医科大学	B +
13	10226	哈尔滨医科大学	B +
14	10251	华东理工大学	B +
15	10285	苏州大学	B +
16	10423	中国海洋大学	B +
17	10486	武汉大学	B +
18	10487	华中科技大学	B +
19	10533	中南大学	B +
20	90032	空军军医大学	B +
21	10055	南开大学	B
22	10062	天津医科大学	B
23	10159	中国医科大学	B
24	10183	吉林大学	B
25	10312	南京医科大学	B
26	10337	浙江工业大学	B
27	10366	安徽医科大学	B
28	10459	郑州大学	B
29	10573	广东药科大学	B
30	10698	西安交通大学	B

（续表）

序号	学校代码	学校名称	评选结果
31	12121	南方医科大学	B
32	10089	河北医科大学	B－
33	10162	辽宁中医药大学	B－
34	10184	延边大学	B－
35	10228	黑龙江中医药大学	B－
36	10315	南京中医药大学	B－
37	10343	温州医科大学	B－
38	10384	厦门大学	B－
39	10559	暨南大学	B－
40	10631	重庆医科大学	B－
41	10760	新疆医科大学	B－
42	10063	天津中医药大学	C＋
43	10161	大连医科大学	C＋
44	10291	南京工业大学	C＋
45	10295	江南大学	C＋
46	10299	江苏大学	C＋
47	10313	徐州医科大学	C＋
48	10344	浙江中医药大学	C＋
49	10541	湖南中医药大学	C＋
50	10598	广西医科大学	C＋
51	10660	贵州医科大学	C＋
52	10730	兰州大学	C＋
53	10057	天津科技大学	C
54	10114	山西医科大学	C
55	10403	南昌大学	C
56	10441	山东中医药大学	C
57	10560	汕头大学	C
58	10570	广州医科大学	C
59	10633	成都中医药大学	C
60	10661	遵义医学院	C
61	10678	昆明医科大学	C
62	11066	烟台大学	C
63	10010	北京化工大学	C－
64	10247	同济大学	C－
65	10369	安徽中医药大学	C－
66	10427	济南大学	C－
67	10472	新乡医学院	C－
68	10507	湖北中医药大学	C－
69	10572	广州中医药大学	C－
70	10613	西南交通大学	C－
71	11065	青岛大学	C－
72	11079	成都大学	C－

“中药学”一级学科(学科代码1008)，具有“博士授权”的高校共24所，本次参评22所；部分具有“硕士授权”的高校参加了评估；参评高校共计43所。结果如下。

序号	学校代码	学校名称	评选结果
1	10228	黑龙江中医药大学	A＋
2	10268	上海中医药大学	A＋
3	10063	天津中医药大学	A－
4	10315	南京中医药大学	A－
5	10026	北京中医药大学	B＋
6	10316	中国药科大学	B＋
7	10412	江西中医药大学	B＋
8	10633	成都中医药大学	B＋
9	10163	沈阳药科大学	B
10	10344	浙江中医药大学	B
11	10559	暨南大学	B
12	10572	广州中医药大学	B
13	10023	北京协和医学院	B－
14	10162	辽宁中医药大学	B－
15	10199	长春中医药大学	B－
16	10369	安徽中医药大学	B－
17	10507	湖北中医药大学	B－
18	10471	河南中医药大学	C＋
19	90030	海军军医大学	C＋
20	90032	空军军医大学	C＋
21	10441	山东中医药大学	C＋
22	10343	温州医科大学	C
23	10662	贵阳中医学院	C
24	10716	陕西中医药大学	C
25	10735	甘肃中医药大学	C
26	10025	首都医科大学	C－
27	10393	福建中医药大学	C－
28	10541	湖南中医药大学	C－
29	10600	广西中医药大学	C－
30	12121	南方医科大学	C－

中国药科大学研究生海外基地建设卓有成效 2017年4月11日，中国药科大学应邀在江苏省学位与研究生教育工作会议做《中国药科大学海外基地建设的探索与思考》经验介绍。研究生院常务副院长邵蓉教授在报告中从研究背景、探索与实践、意义与思考等三个方面介绍了学校药学硕士专业学位研究生海外基地建设情况，获得教育厅及省内其他高校的认可，来自全省70多所单位的分管研究生工作校领导、研究生院（部、处）负责人共150余人参加会议。过去一年间学校扎实推进专业学位研究生海外基地建设，目前已经在美国建立3个海外基地。江苏省教育厅在全国省级学位委员会工作会议、教育厅官网、《学位与研究生教育》等权威杂志上多次肯定学校海外基地建设成效。

首届全国药学类研究生学术论坛举办 2017年5月21日，首届全国药学类研究生学术论坛在中国药科大学江宁校区会议中心举行，此次论坛是江苏省研究生培养创新工程立项资助的研究生学术交流项目，由全国药学专业学位研究生教育指导委员会、中国药学会药学教育专业委员会和全国药学类研究生学术联盟主办，中国药科大学和江苏省现代药物领域研究生创新与学术交流中心承办。论坛以“创新创业‘药’争先”为主题，来自澳门大学、北京大学、上海交通大学、沈阳药科大学、广东药科大学和中国药科大学等全国42所高校和科研院所的近300名专家学者和研究生出席了本次论坛。

中国药科大学药学院院长郝海平教授、丽珠医药股份有限公司丽珠制药厂厂长徐晓先生、中国药科大学研究生院常务副院长邵蓉教授分别就《肝肠代谢调控与远程靶标发现》《企业营运中的创新》《我国药品创新激励政策现状与发展》进行专题报告，从政、产、学、研各方面为同学们提供了多视角的观点和启发。

本届论坛征文活动共收到来自全国61所高校的340篇论文投稿。为体现研究生在论坛中的主体作用，两个阶段的评审由知名专家学者和高年级研究生、博士生共同完成。论文评审分为通讯评议和答辩评审两个阶段，经过专家通讯评议，共有40篇优秀论文入围答辩评审环节；各组专家从论文的规范性、科学性、价值性和创新性以及现场汇报的流畅性等角度进行了评判，共评出一等奖4名，二等奖8名，三等奖12名，优秀奖16名。

中国药科大学两项研究生教育改革成果奖获奖 2017年7月，江苏省学位委员会、江苏省教育厅公布了2017年江苏省研究生培养创新工程研究生教育改革成果评选结果，中国药科大学陆涛教授领衔完成的项目《基于面向"行业需求、学科前沿、国际一流"理念的药学类研究生课程改革的实践》和邵蓉教授领衔完成的项目《基于校企融合的药学硕士专业学位"5同"培养模式的构建与实践》，经过形式审查、省外专家通讯评议、复评答辩、审核批准等程序从全省55项申报成果中脱颖而出，获得二等奖。

《基于面向"行业需求、学科前沿、国际一流"理念的药学类研究生课程改革的实践》秉承面向行业需求、面向学科前沿、面向国际一流的教育理念，将课程教学目标从"坚实基础"的单一重心拓展到"坚实基础、学科前沿、国际视野"的多元重心，以能力培养为核心，以创新能力培养为重点，大力推行课程改革和创新。

《基于校企融合的药学硕士专业学位"5同"培养模式的构建与实践》基于协同理念，通过校企深度合作，构建"5同"培养模式，规范药学硕士专业学位研究生的培养，避免了药学硕士专业学位研究生与学术学位研究生培养的趋同问题、学校和企业合作过程中"两张皮"现象，同时也实现了专业学位研究生在企业实践过程中的规范化实践。

全国药学专业学位研究生教指委赴辽宁检查指导药学专硕培养 2017年7月4日—6日，全国药学专业学位研究生教育指导委员会秘书处组织委员赴沈阳药科大学、中国医科大学和大连医科大学检查指导研究生培养工作。国家食品药品监督管理总局周福成主任、沈阳药科大学宋少江教授、四川大学黄园教授、吉林省学位办马丽红主任、中国药科大学邵蓉教授及秘书处的工作人员参与本次活动。

在沈阳药科大学，专家组实地考察了沈阳药科大学与沈阳军区总医院联合建立的药学硕士研究生培养基地。基地负责人从沈阳药科大学-沈阳军区总医院人才培养合作历程、沈阳军区总医院临床药学与合理用药工作介绍、基地建设条件和人才培养模式、人才培养成果等四个方面，对基地的建设情况进行了汇报。专家组对实践基地建设的相关文件、实践过程、实践考核、临床药学领域硕士学位论文等材料进行了核验，对研究生专业实践的工作场所、工作状态等进行了现场考察，从基地条件、管理制度、人才培养、合作成果等方面对基地建设情况进行现场打分。

在中国医科大学，专家组听取了药学院负责人的汇报，对学校药学硕士专业学位研究生课程设置情况、实践基地及实验室建设情况、师资队伍建设及教学科研考核与评价机制、研究课题和专业技能训练等进行检查和指导，并考察了药学院实验室。

在大连医科大学，药学院负责人就药学硕士专业学位授权点的师资队伍建设、人才培养、办学情况等进行了汇报，专家组从课程设置、专硕招生宣传政策、实践基地建设、培养规范等方面给予了指导。

此次检查指导工作旨在帮助培养单位规范药学硕士专业学位研究生的培养，提高药学硕士专业学位授权点办学水平。

中国药科大学研究生赴香港访学交流 2017年7月4日—8日，研究生院选派29名博士、硕士研究生赴香港中文大学和香港大学进行访学交流，并参加由香港中文大学和新加坡国立大学联合承办的"12th PharmSci@ Asia Symposium"论坛。该校3位同学在论坛上做了全英文口头报告，另有11位同学进行了墙报展示，并与来自香港中文大学、新加坡国立大学、中山大学、北京协和医学院等多所学校的研究生进行交流。

研究生代表团先后访问了香港中文大学药剂学院、香港大学中医药学院和香港大学李嘉诚医学院药学系。期间，同学们参加了香港中文大学药剂学院举办的暑期工作坊，参观香港大学药房、实验室和文化长廊，并与港大师生在药学前沿研究、科研思路、研究生学习等方面进行深入交流。

中国药科大学新增药学专硕研究生实践教育海外基地 2017年7月29日，中国药科大学—香港澳美制药厂有限公司共建药学硕士专业学位研究生实践教育海外基地签约仪式在香港元朗举行。香港澳美制药厂有限公司董事长陈泽阳、总经理张志燕、我校研究生院常务副院长邵蓉教授及香港澳美制药厂首批专业学位研究生指导教师等出席了签约仪式。

香港澳美制药厂有限公司是香港最大规模的GMP认证药品生产商，在中国内地和美国建立了生产基地，该公司一直注重践行社会责任，先后在北京大学、中国药科大学、香港中文大学设立奖学金。本次签约基地是澳美制药第一个研究生实践基地，企业将为每个赴基地实践的专业学位研究生指派专门的指导教师，提供良好的学习实践保障。

全国药学专业学位研究生教指委赴广州检查指导药学专硕培养 2017年9月20日—22日，全国药学专业学位研究生教育指导委员会秘书处组织委员赴广州医科大学、广东药科大学和南方医科大学及中山大学指导研究生培养工作。国家食品药品监督管理总局周福成主任、四川大学黄园教授、中山大学黄民教授、中国药科大学邵蓉教授及秘书处的工作人员参与本次活动。

在广州医科大学，药学院负责人从学院概况、师资队伍建设情况、药学专业学位研究生培养方案、实验室及实践基地建设情况、教学科研考核与评价机制、未来建设规划等方面向专家组全面系统的汇报了药学专业学位的建设情况。专家组就专业学位研究方向、与学术型学位差异化教学管理、招生规模、毕业答辩标准等方面进行了质询，并现场审阅了人才培养方案，与相关课题组负责人、研究生代表等进行了沟通和交流。

在广东药科大学，专家组听取了药学院负责人的汇报，对学校药学硕士专业学位研究生课程设置、企业定制型培养、导师考核机制、专业学位硕士与学术学位硕士的纠偏机制等给予了指导。

在南方医科大学，专家组听取汇报后对学校充分利用附属医院优势发展药学专业学位教育的特色给予了肯定，并就生源质量、培养目标、课程设置、过程管理等方面提出了建设性指导和建议。对药学专业学位研究生培养的相关文件、实践过程、中期考核等材料进行了现场检查，并到药学院实验中心对研究生培养的实验平台进行了现场考察。

在中山大学，专家组实地考察了中山大学与中山大学附属第一医院联合建立的药学硕士研究生培养基地。基地负责人介绍了实践基地的基本情况，然后从导师队伍、资金投入、组织机构、实践指导、合作成果等五个方面对药学硕士实践基地建设情况进行了汇报。专家组就过程管理等方面提出了建设性指导和建议，对实践基地研究生培养的相关文件、实践过程、中期考核等材料进行了现场检查，并现场考察了中山一院药学部。

中国药科大学检查研究生海外基地 2017年10月23日—27日，中国药科大学研究生院副院长张永泽带队赴美国新泽西州的药学硕士专业学位研究生海外基地检查，药学院孙敏捷教授及相关工作人员一同前往。

在美国奥斯达药业，张永泽副院长介绍了中国药科大学药学硕士专业学位研究生基地联合培养的情况，孙敏捷教授作为校内导师代表介绍了学校药剂学科办学情况、奥斯达专业实践学生情况以及与奥斯达合作的校内导师情况。双方就学生的实践时间、实践生活保障、校内外导师合作培养等问题进行了深入交流，并实地考察奥斯达药业的研发中心、学生宿舍等场所。奥斯达总裁Ron先生表示，奥斯达药业从2006年起与中国合作培养研究生，至今已培养上百人，愿为推动中国药学事业与国际接轨合作双赢。

在华海药业（美国）公司，张永泽副院长一行参观了公司新址，随后与华海药业的负责人共同为基地揭牌。华海药业郭晓迪博士介绍了华海药业（美国）公司及华海药业在中国分公司的情况，张永泽副院长和孙敏捷教授分别介绍了学校研究生教育和华海实践学生、校内导师情况。随后双方就学生实践地点、签证办理、实践时间、校内外导师如何合作分工指导学生、海外基地学生管理制度等进行了交流，重点讨论了学生各实践环节的安排和要求。

从2015年开始，中国药科大学研究生院积极建立海外基地，开展国际联合培养，及时让研究生掌握学科专业领域前沿知识、提高跨文化交流能力、开阔国际视野，不断完善药学专业学位研究生国际化培养体系。

中国药科大学2017年博士后基金实现新突破 根据中国博士后科学基金会公布的中国博士后基金面上资助项目评审结果，中国药科大学2017年博士后共获得39项基金资助，资助金额达429.4万元。其中国家自然科学基金项目9项，江苏省自然科学基金3项，中国博士后基金特别资助3项，均取得历史性突破。

首届药学专业学位教学案例编写培训会举办 2017年11月11日，由全国药学专业学位研究生教育指导委员会（以下简称"教指委"）主办、宜春学院承办的第一届药学专业学位教学案例编写培训会在江西宜春举办。全国药学专业学位研究生教育指导委员会秘书长邵蓉、宜春学院副校长李明斌、教育部学位与研究生教育发展中心中国专业学位案例中心项目主管李征博、中国药科大学研究生院副院长张永泽等参加会议。来自全国33所药学硕士专业学位研究生培养单位共计70余人参加了培训。

本次培训旨在培养单位老师在案例入库的工作中继续提升编撰水平，提供更多编写者原汁原味的编写思路，为药学专硕培养提供更多更好的案例。

教育部学位与研究生教育发展中心项目主管李征博做了题为"案例中心发展与规划"的报告，阐述了案例教学的起源、优势与目的以及案例中心的发展概况；中国药科大学研究生院副院长张永泽向与会代表介绍了药学硕士专业学位案例编写规范、案例入库标准、案例评选方法等；特邀嘉宾江西财经大学胡海波教授以"Double rainbow: Word is world"为题做报告，介绍了案例的开发与写作。随后，来自沈阳药科大学、成都医学院、中国药科大学的4位首批入库案例作者代表现场分享了案例编写和案例教学的经验。邵蓉秘书长对会议进行了总结，希望各位老师在今后教学讨论中，以问题为导向，提高学生的参与度，从而更好地在课堂中引用案例教学。

↗ 南开大学药学学科入选天津市高校第五期重点学科 2017年5月，药学学科成功入选天津市高等学校第五期重点学科名单。天津市重点学科根据高等教育发展战略与社会重大需求，择优确定并重点建设的培养创新人才、开展科学研究的重要基地，在高等教育学科体系中居于骨干和引领地位。南开大学药学院着力培养生物医药领域拔尖创新人才，建设具有国际水平的生物医药教学科研队伍，凝练学科优势和办学特色，有力提升了南开药学学科在国内外的地位和影响力。

↗ 北京大学药学院司龙龙博士获第十二届"中国大学生年度人物" 2017年5月4日，由中央宣传部、教育部、共青团中央、人民日报社共同指导，人民网、大学生杂志社、中国大学生在线和光明日报教育部联合主办的"第十二届中国大学生年度人物评选"活动结果揭晓，北京大学药学院博士生司龙龙成功入选。本次活动旨在深入贯彻落实全国高校思想政治工作会议精神和《中共中央国务院关于加强和改进新形势下高校思想政治工作的意见》精神，围绕落实立德树人根本任务，积极培育和弘扬社会主义核心价值观，深入挖掘和宣传表彰大学生先进典型，在全社会营造促进大学生健康成长的良好环境。

司龙龙为药学院2012级化学生物学专业直博生，曾荣获"2016年度北京大学学生年度人物"、研究生国家奖学金、北京大学学术类"创新奖"、北京大学"学习优秀奖"、北京大学"优秀科研奖"、北京大学"学术十杰"、北京大学医学部"学术之星"一等奖等奖励荣誉。2016年，在导师周德敏教授的指导下，他在科研工作中取得重大突破，以基因密码子拓展为依托，选择流感病毒为切入点，发明了一种可以控制病毒复制从而将病毒转化成疫苗的技术，有望颠覆研发病毒疫苗的手段，成就病毒疫苗的革命，开启未来疫苗医药的新起点。鉴于颠覆性和创造性，这项研究成果于12月2日在国际顶级学术期刊《科学》(Science)发表。他作为(共同)第一作者和参与作者共发表学术论文20余篇(总影响因子大于120)，并成功申请了10项国内外发明专利。

↗ 广东药科大学临床医学学科首次进入ESI前1% 2017年5月12日，ESI(Essential Science Indicators)最新公布的数据显示，广东药科大学临床医学学科实现历史性突破，首次进入ESI排名全球前1%。数据显示，学校临床医学学科近十年发表的ESI论文共242篇，总被引频次为1874次，篇均被引频次7.74次，高被引论文2篇。临床医学总被引频次进入该学科ESI排名全球前1%的机构数为3936个，广东药科大学临床医学学科进入ESI排名全球前1%，充分表明学校在临床医学学科领域已经具备较高的科研质量和良好的发展潜力。

↗ 北京大学药学院成立博士后学术联盟 2017年10月10日上午，北京大学药学院博士后学术联盟成立会召开，院长周德敏教授，副院长叶新山教授，医学部人事处博士后管理办公室程晓英老师，药学院博士后管理工作相关老师王铁军、宋书香、宋颂、王珣和药学院在站博士后参加了会议。会议由王珣老师和王玥博士主持。

周德敏院长首先祝贺博士后学术联盟成立，并欢迎各位新进站博后的到来。叶新山副院长为大家分享了近年来国内外博士后形势的新变化，并鼓励大家努力工作，增强科研自信与文化自信。2017年博士后中期考核优秀的杨林洁博士、陈伊凡博士、徐恒福博士代表在站博士后分享了关于科研工作、基金申请方面的经验。自2017年1月，医学部改进博士后政策后，药学院积极推进博士后招收和在站博士后培养工作。年度已进站博士后42名，还有5名正在办理进站手续，极大地扩充了药学院的科研队伍，对药学学科建设起到了有利的促进作用。

↗ 复旦大学药学院举办首届博士后论坛 2017年10月12日，复旦大学药学院首届博士后论坛举行。复旦大学药学院院长、博士后流动站站长王明伟研究员参加论坛并讲话，他希望博士后研究人员开拓国际视野，提高研究质量，为学校的双一流建设做出应有的贡献。

中国科学院上海药物研究所沈竞康研究员应邀做学术报告。他以选择性C-Met抑制剂、ATP竞争性m-TOR激酶抑制剂及乙酰化识别蛋白BRD4抑制剂为例，介绍了自己在靶向抗肿瘤药物研究领域的实践心得，并深入剖析了中国医药行业产能大、市场份额小和创新能力不足的现状，提出必须摒弃跟踪式创新，通过竞争性创新来培育原始创新能力。

国泰君安证券与复旦大学药学院联合培养的在站博士后杨四分做了题为"Introduction to industry research"的演讲，介绍了行业研究的内容框架、主要分析方法和常用案例模型，即将出站的盛源、刘钰山和亓云鹏博士做了各自研究内容与创新成果的成果汇报。

↗ 北京大学药学院严格把关研究生论文质量 2018年3月12日和4月23日，北京大学药学院分别组织了2场次毕业研究生论文审查。论文审查专家由各专业博导硕导组成，对论文形式和内容均进行了认真初审，提出了修改意见。

学院自2016年起对研究生毕业论文进行形式审查，取得了良好的效果。为全程保障研究生培养质量，学院加大研究生论文审查力度，由此前只审查不参加匿名评阅研究生的论文扩展到全体申请毕业的研究生论文，对于需要大修的匿名评阅论文，修改后经过导师确认，再次提交给学院内专家审核，合格后送匿名评阅。经过这一环节的审核，参加盲评同学中仅有4名(5%)评阅意见中出现"修改后重新送审",而去年有9名(12%)同学首轮盲评没有通过,首轮评审不通过率明显下降。同时,对于不参加匿名评阅的论文,学院的初审环节,在导师审核基础上,对论文质量进行了进一步的审查,起到了双重把关作用,对于被提出"大修"的论文,要求学生认真修改后得到导师确认,再次经学院专家审核,方能进行答辩前的论文评阅。经过审查发现,博士生论文质量整体较好,硕士生论文质量尚待进一步提升,一些论文工作量明显不够,被建议充实内容。

毕业论文质量是研究生培养质量评价的重要一环,学院毕业研究生论文审查从最初的形式审查,到今天的形式和内容双审查,一定程度上保证了毕业研究生论文质量。这项工作得到学院导师的大力支持和理解,完善了研究生培养质量保证体系,强化了过程管理。

↗ 药学专业学位研究生教指委赴四川指导工作 2018年1月16日—18日,全国药学专业学位研究生教育指导委员会(简称"教指委")组织委员赴成都医学院、电子科技大学和四川大学指导药学专业学位研究生培养工作。中国药科大学副校长陆涛教授、沈阳药科大学宋少江教授、四川大学黄园教授、山东大学方浩教授、中国药科大学研究生院常务副院长邵蓉教授及秘书处的工作人员参与本次活动。

教指委副主任委员陆涛教授指出,目前全国有107家药学硕士专业学位研究生培养单位,培养水平参差不齐,教指委巡查既是年度工作任务,也是督促各培养单位明确专硕培养目标,重视专硕培养,全力迎接2018年专项评估。成都医学院药学院副院长许小红教授从学院概况、师资队伍建设、药学专业学位研究生培养方案、实验室及实践基地建设、教学科研考核与评价机制、未来建设规划等方面向专家组全面系统的进行了汇报。专家组在专业领域设置、招生规模、基地建设、课程体系等方面提出建议,并现场审阅了人才培养方案、研究生各培养环节材料。

在电子科技大学,医学院药学系主任童荣生教授从办学理念、师资队伍建设、基地与实验室建设、人才培养、质量保障、规划与思考等方面向专家组汇报了学校药学专业学位授权点的相关工作开展情况。专家组针对课程、培养方案设置、实践基地等内容进行了更加深入的了解,与导师及学生代表进行了讨论交流。专家组还考察了药学专业学位研究生实践教学基地。

在四川大学,专家组与药学院各学科负责人在如何避免专硕与学硕趋同培养、学生实践、招生录取方式、课程设置等方面进行了深入的交流和探讨。陆涛教授和邵蓉教授分别为药学院师生带来题为《抗肿瘤一类创新药物FN-1501研究》和《药品审评审批与创新仿制激励政策》的学术报告。此次检查指导工作,较好地规范了药学硕士专业学位研究生的培养,提高了专业学位授权点办学水平。

↗ 中国药科大学新增生物学一级学科博士学位授权点

2018年2月,国务院学位委员会下发《国务院学位委员会关于下达2017年动态调整撤销和增列的学位授权点名单的通知》(学位〔2018〕3号),由国务院学位委员会第三十四次会议审议批准,中国药科大学经动态调整增列生物学一级学科博士学位授权点。

近年来,学校依托江苏高校优势学科工程二期项目建设、"十三五"江苏省重点学科建设,整合学科资源、凝练学科方向、发挥学科优势、突出学科特色,以学科发展带动学校发展,努力构建现代药学学科体系,建设世界一流药学学科群。通过不断优化学科布局,目前学校拥有药学、中药学和生物学3个一级学科博士点;药学、中药学、基础医学、化学、生物学和生物医学工程6个一级学科硕士点;药学硕士、中药学硕士、工程硕士(制药工程领域)、应用统计硕士、公共管理硕士等5个专业学位硕士点。以药学为主导、多学科交叉融合的现代药学学科体系逐步形成,为学校"双一流"建设提供有力支撑。

↗ 广东药科大学新增两个工学硕士学位点 2018年3月,国务院学位委员会办公室公布了新增学位授权审核结果,广东药科大学新增两个工学硕士学位点。由生命科学学院牵头申报的"生物工程"学术型硕士学位点及由医药化工学院牵头申报的"工程"专业型硕士学位点授权获批。其中,新增的生物工程学硕士授予点,为广东省首个生物工程学硕士点。新增的工程学专业硕士授予点包括了制药工程、化学工程、软件工程3个领域。新增两个工学硕士学位点,使该校"以药为主,药医结合,药工融合,多学科协调发展"的学科专业布局得到进一步优化和完善。

此次工学门类的学科建设将促进学校化学、化工、材料、制药工程、生物工程、信息工程、食品工程等相关领域的发展,对提升工学学科影响力、拓宽硕士研究生培养空间、提高学校工学专业人才培养质量将起到积极的作用。

↗ 中国药科大学ESI学科排名跃升 2018年3月15日,根据公布ESI最新学科排名,中国药科大学"生物与生物化学"学科国际排名为989名,首次进入ESI世界前1%;"药理学与毒理学"学科国际排名为69名,居国内高校第一。至此,学校共有4个学科进入ESI世界前1%,分别是:药理学与毒理学、化学、临床医学及生物与生物化学。其中,"药理学与毒理学"学科国际排名比上期上升3名,第5次进入千分之一。

在"药理学与毒理学"前100名中,内地有7所高校:中国药科大学(69名)、浙江大学(70名)、北京大学(72名)、沈阳药科大学(80名)、上海交通大学(83名)、复旦大学(84名)及北京协和医学院(89名)。

中国药科大学召开第三届中美药学类研究生学术论坛 2018 年 5 月 26 日—27 日，第三届中美药学类研究生学术论坛在中国药科大学江宁校区经管文楼 111 报告厅举行，本科生、研究生和留学生代表等共 200 余人参加了本次会议。本次学术论坛以“跨越国界的药物科学视野”为主题，汇聚中国药科大学、美国太平洋大学、加利福尼亚大学旧金山分校、南京医科大学等全球一流高校学者及学生代表参会，共同就中美药学科学发展展开深入探讨。

开幕式上，国际交流合作处处长徐晓媛、研究生院副院长许风国分别致辞，介绍了学校办学历史、院校特色以及会议主题，中国药科大学研究生会主席孙圆圆、美国太平洋大学学生代表黄英博、加利福尼亚大学旧金山分校学生代表 Christine Bowman、Jasleen Sodhi 分别介绍了各自研究生组织发展和学生间国际交流情况。

论坛期间，16 位该领域的专家学者先后进行了学术汇报，包括：《Sigma 受体拮抗剂作为神经损伤诊断剂的临床转化》（美国药学科学家协会主席 Christopher R. McCurdy）、《使用 3D 打印技术创建控释药物输送系统》（美国太平洋大学李霄凌教授）等。此外，论坛还设置展报环节，由国内外各高校学生自主展示和探讨最新研究进展，力求拓宽师生科研视野，搭建一个共享、共建的药物创新交流平台。

5 月 27 日下午，美国药学科学家协会主席 Christopher McCurdy、美国佛罗里达大学教授 Bonnie A. Avery、美国太平洋大学副院长李霄凌、美国加州大学旧金山分校教授郭苏及学生代表一行应邀前往麒麟科创园南京圣和药业股份有限公司新总部及研发中心参观，了解圣和药业现阶段公司经营状况、重点产品、发展规划及企业文化等，为美国师生深入了解中国优秀企业。

本次会议极大地提高了学校研究生国际学术研讨交流水平，拓宽了师生的国际视野，对提升中国药科大学师生学术热情起到较好的推动作用。

中国药科大学获两项江苏省研究生教育改革成果奖 2018 年 7 月，江苏省学位委员会、江苏省教育厅公布 2018 年江苏省研究生培养创新工程研究生教育改革成果评选结果，中国药科大学陆涛教授领衔完成的项目《服务国家医药创新战略，培养药学类国际化拔尖创新人才的实践探索》和邵蓉教授领衔完成的项目《提升生源质量，助推“双一流”建设，“4S 创新模式”的构建与实践》，经过专家材料评审、复评答辩评审、社会公示、省教育厅审定等程序获得二等奖。此次全省共有 24 项成果获奖，其中一等奖 7 项，二等奖 17 项。中国药科大学是全省为数不多的同时获得 2 个奖项的研究生培养单位。

《服务国家医药创新战略，培养药学类国际化拔尖创新人才的实践探索》以培养具有国际化视野和全球胜任力的药学拔尖创新人才为目标，以提升研究生教育国际化水平为抓手，通过实施营造国际化学术氛围、打造国际化培养经历、创造国际化实训通道，在研究生国际化培养的理念、形式、途径上做出转变，积极探索具有药学特色的国际化拔尖创新人才培养的新模式，不断开创药学类高校国际化教育的新局面。《提升生源质量，助推“双一流”建设，“4S 创新模式”的构建与实践》运用“辩证统一”和“系统观”的思维，以开放的心态主动变革，不断加强自身内涵建设，积极创新实践，构建以宣传（Spreading）、制度（System）、选拔（Selection）和激励（Stimulation）四个创新为支撑的“1 核 4 环 20 + 举措”的系统工程，有效提升研究生生源质量。

中国药科大学与公安部建立“全日制硕士专业学位研究生培养基地” 2018 年 10 月 30 日，中国药科大学与公安部禁毒情报技术中心“全日制硕士专业学位研究生培养基地”建成仪式隆重举行。国家禁毒办副主任、公安部禁毒情报技术中心主任韩旭光，国家禁毒办副主任、公安部禁毒情报技术中心总工程师王优美，中国药科大学原党委书记徐慧，副校长陆涛，药学院党委书记张仕英等出席仪式。

王优美总工程师与陆涛副校长共同签署合作协议，韩旭光主任与陆涛副校长共同为“中国药科大学硕士专业学位研究生培养基地”揭牌。

韩旭光主任强调，基地的建立是双方深入贯彻落实习近平总书记等中央领导同志关于禁毒工作重要指示精神，不断提升公安禁毒工作科学化水平的重要举措；是继“国家禁毒办—中国药科大学禁毒关键技术联合实验室”成立以来，深入推进禁毒工作科学发展的一件大事，希望共建的基地打造成高水平的禁毒人才培养“摇篮”，培养出大量满足实战需求、适合禁毒工作的优秀禁毒科技人才，成为新形势下我国禁毒工作新的、强有力的“杀手锏”，推动双方合作向纵深不断发展。

陆涛副校长表示，此次合作协议的成功签署是双方依托“联合实验室”在人才培养方面的进一步实质性合作，必将促进双方更加紧密的交流与互动。双方将以培养禁毒高层次应用型人才为目标，实现双方优势资源互补，强强联合。充分发挥国家禁毒办在政策、信息方面的资源优势和中国药科大学在药学领域的科研师资优势，深化合作；加强禁毒专业人才的规模化培养，对提升禁毒工作科技化水平，实现我国禁毒工作的科学化发展做出贡献。

全国第十二届医药学学位与研究生教育年会召开 2018 年 12 月 7 日，全国第十二届医药学学位与研究生教育学术年会在南京召开，教育部学位管理与研究生教育司司长洪大用，教育部学位与研究生教育发展中心主任黄宝印，中国学位与研究生教育学会医药科工作委员会主任委员、联盟理事长詹启敏院士、江苏省教育厅副厅长潘漫等参加开幕式，医药学学位与研究生教育战线 800 名代表参加会议。

洪大用围绕新时代研究生教育历史使命，加快教育强国建设，推动医学学位与研究生教育改革做了重要发言。他指出，医学教育是国家教育体系的重要组成部分，具有中国特色的标准化的临床医学人才培养模式在逐步完善。我国建立了医学研究生质量保障体系，加强医校协同、推动学科专业结构的调整、促进多学科交叉的人才培养、优化博士培养结构、加强师资队伍建设并改革研究生培养体制建设以促进医教协同，更加深化培养改革，提高高层次人才培养质量提供了重要保障。

黄宝印指出，专业学位评估需要强化"立德树人"成效考察，以人才培养为核心、以培养过程和学业质量为核心，增加师生"德才"评价、创新能力评价、社会贡献力评价，强调实践应用能力，坚持中国特色，构建新的专业学位指标评价体系。他介绍，专业学位质量认证完善了研究生教育质量保障体系，提供了检验人才培养成效的有效途径，助力院校落实"立德树人"根本任务，培养社会主义建设者与接班人。总体思路为全面贯彻落实习总书记在党的十九大报告、北京大学师生座谈会、全国教育大会的重要讲话精神，建立以公益性为导向的高质量认证品牌提供了重要保障。

国际交流

2017 年新增药学类中外合作办学一项 为加强高等教育的国际交流与合作，提升国际化办学水平，2017 年经教育部批准，石家庄学院与韩国又石大学举办"制药工程专业本科教育项目"。

项目名称：石家庄学院与韩国又石大学合作举办制药工程专业本科教育项目

办学地址：河北省石家庄市高新技术开发区珠峰大街 288 号

中方教育机构法定代表人：王俊华

中方：石家庄学院

外方：Woosuk University，Korea（韩国又石大学）

办学层次：本科学历教育

学制：4 年

每期招生人数：90 人（在石家庄学院招生规模内统筹安排）

招生起止年份：2018 年—2022 年（每年 1 期）

招生方式：纳入国家普通高等教育招生计划，参加全国普通高等学校统一入学考试，并符合相关招生录取规定和要求

开设专业或课程：制药工程（专业代码：081302H）

颁发证书：中方——普通高等教育本科毕业证书、学士学位证书

外方——공학사학위증서（제약공학과）（赴外方学习 1 年者）

审批机关：教育部

批准书编号：MOE13KR2A20171844N

批准书有效期：2026 年 12 月 31 日

北京大学药学院召开中韩生物学研究研讨会 2017 年 1 月 9 日，在基金委中韩国际交流项目的支持下，由北京大学天然药物及仿生药物国家重点实验室汤新景教授和韩国西江大学 Kyubong Jo 教授共同组织的中韩生物研究研讨会在重点室报告厅顺利召开，座谈会首先由张礼和院士作开场致辞。韩方参与人员包括韩科院 DaeRo Ahn 教授、成均馆大学 JungHeon Lee 教授、淑明女子大学 Kwang-Il Lim 教授、西江大学 Hyunsoo Lee 和 Kyubong Jo 教授和首尔大学 DaeHong Jeong 教授，中方人员包括张礼和院士、周德敏教授、叶新山教授、张亮仁教授、杨振军教授、杜权教授、汤新景教授、刘涛教授等老师和同学。会议就各位教授在核酸、蛋白质、糖、基因治疗、药物输送以及生物成像纳米材料等方面的研究进行了广泛而深入的交流。

叶新山教授作闭幕致辞，并代表药学院对中韩之间更多更为积极的学术交流与合作表示鼓励与支持，以期促进两国生物科学技术共同发展。

"感知江苏高校行"国外师生团访问中国药科大学 2017 年 1 月 6 日，参加由江苏省教育厅主办的"感知江苏高校行"体验活动的国外师生团到中国药科大学访问交流，来访团成员包括来自美国、澳大利亚、荷兰等国中学的 40 名学生和 6 名带队老师。

中国药科大学国际交流合作处处长徐晓媛对来访师生表示热烈欢迎，史志祥副处长向师生们详细介绍了我校的办学历史、教学科研、留学生教育、奖学金体系及英文授课专业建设等方面的情况。来访师生参观了校内的江苏药学博物馆、国家实验教学示范中心、GMP 实训中心及模拟药房，并围绕"中国医改 10 年"进行了专题讨论。

南澳大学代表团访问广东药科大学 2017 年 2 月 28 日，南澳大学投资有限公司总裁 Stephen Rodda 博士等一行访问广东药科大学，副校长张陆勇会见了来访客人。双方就开展药物临床试验、国际合作办学、产学研等方面的交流合作项目进行了深入探讨。学校国际交流与合作处、科技处、科社处、教务处、附属第一医院和护理学院等部门和单位负责人参加了会见活动。

张陆勇介绍了学校办学特色、科研情况、国际交流与合作等方面情况，希望通过与南澳大学合作，推动学校人才培养和科研合作的国际化进程。附一院院长潘宣向代表团介绍了医院的基本情况，希望就南澳大学将职业工作经验与理论学习相结合的教学方法加强交流。Stephen Rodda 博士展示了南澳大学的办学概况、人才培养、成果转化本情况，表示

双方在临床药学、科研与社会服务等方面有很多契合之处,希望通过本次来访促成两校在药学临床试验、科技成果转化等领域的交流与合作。双方在大学城校区就在护理学等专业的合作办学与产学研合作项目进行洽谈,并达成初步合作意向,并表示将进一步加强联系,落实合作实施细节,并参观了校健康学院、护理学院、临床医学院实训中心及大学城健康产业孵化基地。南澳大学建立于1991年,是澳大利亚5所主要的理工大学之一。是南澳最大的大学。该大学被澳大利亚政府指定的高等教育品质保证委员会(CQAHE)列为澳大利亚一流大学。学校设有本科课程和研究生课程,提供290个获得国际认可的学位课程。

↗ 中国药科大学举办第十五届"中外文化交流周" 2017年5月22日上午,中国药科大学国际交流合作处、校团委、外语系与南京大学海外教育学院联合主办,外语系英语专业教研室和学生会承办的中国药科大学第十五届"中外文化交流周"开幕式在经管文楼111报告厅隆重举行。校总会计师吴应宇,校党委宣传部部长陈卫忠、校团委书记赵健、学工处处长张宝玲、教务处副处长王欣然、外语系主任张国申、党总支书记纪乃旺,南京大学海外教育学院副院长赵文书教授以及外语系师生、来自南京大学和南京审计大学的留学生参加了开幕式。该校"中外文化交流周"每年举办一次,邀请国外专家学者、留学生与外语系师生开展交流,为中外文化交流提供良好的平台,培养学生跨文化素养,提高学生英语语言沟通与应用能力。本届中外文化交流周邀请了南京大学和南京审计大学来自美国、法国、加拿大、澳大利亚、意大利、波兰、比利时等11个国家的13名留学生,交流内容丰富,形式多样。

↗ 中国药科大学举行与密歇根大学本科生联合培养"2+2"双学位项目签约仪式 2017年5月26日,中国药科大学与密歇根大学本科生联合培养"2+2"双学位项目签约仪式在中国药科大学江宁校区会议中心多功能厅举行。密歇根大学药学院院长James T Dalton教授,中国药科大学校长来茂德、副校长孔令义、药学院院长郝海平、理学院院长钟文英、科技处处长姚和权、国际交流合作处处长徐晓媛、教务处副处长王欣然等出席签约仪式。

密歇根大学是美国药学教育的领先者,中国药科大学是中国药学教育的领先者,三年来中国药科大学积极推进中美药学院校联盟共同实施的Pharm D.项目,通过此项2+2项目为两校后期合作提供了更多空间。

↗ 复旦大学药学院在美Pharm D.学生回学院参加座谈 2017年6月2日,在美攻读Pharm D.学位的王思晨、唐至佳和钱蔚琳3位同学应蔡卫民主任邀请,回到学院和老师座谈,交流他们在美学习心得。副院长侯爱君教授主持了会议,学办常英老师、临床药学教研室副主任相小强副研究员和马国副教授参加了座谈。王思晨同学受国家留学基金委(CSC)药学博士专业学位(Pharm D.)师资培养项目资助,于2015年赴美国密歇根大学攻读PharmD学位,而唐至佳和钱蔚琳则在CSC资助下分别于2014年和2015年赴内布拉斯加大学医学中心攻读Pharm D.学位。各位同学首先汇报了他们各自的学习进展,随后和老师们交流了美国PharmD培养的一些先进经验和中美临床药学教育的差异,同时也聊了一些他们生活中的趣事。最后,侯院长向同学们介绍了学院加快临床药学学科发展的各种举措,鼓励同学们在美好好学习,学成后回来报效祖国和母校,同时也表示学校会为同学们创造各种条件帮助他们在复旦施展所学。

迄今为止,复旦药学院已有8位同学在美或即将赴美攻读Pharm D.学位,他们的学成归国将极大提高复旦临床药学队伍的实力和国际化。

↗ 中美药学院校联盟及Pharm D.项目召开总结会 2017年6月23日下午,中美药学院校联盟及Pharm D.项目总结会在中国药科大学召开。留学基金管理委员会秘书处美大处项目主管王国鹏,中国药科大学副校长姚文兵、副校长孔令义、国际处处长徐晓媛,复旦大学药学院副院长侯爱君、临床药学专业负责人蔡卫民,北京大学赵帼英,四川大学药学院杨俊毅、时蕾,沈阳药科大学教务处处长夏焕章以及派出学生等参加了会议。

留学基金管理委员会秘书处美大处项目主管王国鹏表示,留学基金委对该项目也非常重视,投入了大量的资金和人力资助5所院校。Pharm D.项目为我国培养重要的临床药师师资,对我国后期的临床药师的培养,临床药学教学体系的建立和发展都有巨大作用。5所院校的代表分别汇报交流了Pharm D.项目以及各校同中美药学院校联盟院校的合作情况。张露等4名派出到密歇根大学药学院的学生集体汇报了在校学习情况,以及该校临床药学专业的课程设置等相关内容;派出至明尼苏达大学药学院的彭可睿,派出至俄亥俄州立大学的林妍分别汇报了所在大学的学习及课程情况。留学基金委代表和各个院校代表积极探讨了后期中美药学院校联盟的发展和扩大,以及Pharm D.项目总结和后期发展的建议。

↗ 诺贝尔化学奖得主Ada Yonath教授访问复旦药学院 2017年3月18日,2009年诺贝尔化学奖得主、以色列魏茨曼科学研究所Ada E. Yonath教授到访复旦大学药学院,与学院师生进行座谈。药学院院长王明伟研究员向Yonath教授介绍了药学院的基本概况,Yonath教授与本科生、研究生和青年教师代表进行了交流,就与会人员的提问一一作答。Yonath教授是著名的结构生物学家,她以A bright future for antibiotics, environmental issues and the microbiome为题做了精彩的学术报告,她的成长经历、对科学的热爱、对青年的期许以及她多次到访中国的不同感受让大家获益良多。Yonath教授在王院长的陪同下参观了国家化合物样品库。

伦敦大学学院药学院访问团访问中国药科大学 2017年6月20日至22日，英国伦敦大学学院药学院院长Duncan Craig教授、教学副院长Michael Munday教授、临床药学讲师Terry Ng等一行访问中国药科大学。孔令义副校长亲切接待并与来访客人座谈，国际交流合作处处长徐晓媛、教务处副处长王欣然参加座谈，同时参加座谈的还有来自复旦大学药学院、四川大学华西药学院、北京大学药学院的代表。

徐晓媛处长首先汇报了双方最新的合作进展情况，并就下一阶段双方重点合作任务提出了建议。伦敦大学学院是中国药科大学重要的国外合作伙伴之一，也是中英药学院校合作的重要桥梁，代表团为学校师生做了“英国临床药学教育概况”“伦敦大学学院的教学和科研”等报告，与校基础医学与临床药学学院具体洽谈了临床药学专业的合作事宜，双方明确了项目联络人并将于近期开始课程对接，积极推进项目开展。

中国药科大学举办第一届生物统计国际学术研讨会 2017年7月11日—12日，由中国药科大学主办、理学院承办的中国药科大学第一届生物统计国际学术研讨会在武门校区成功举办。来自国内外的生物统计专家、高校教师代表、医药企业代表、学生代表等150多人参加了会议。

会议开幕式由美国统计学会院士、美国MD Anderson癌症研究中心教授袁鹰主持。陆涛副校长在致辞中对中国药科大学第一届生物统计国际学术研讨会的召开表示热烈祝贺，对参会的海内外生物统计专家学者表示诚挚欢迎，并对我校的历史沿革和办学体系做了详细的介绍。理学院院长、大会主席钟文英在讲话中强调，希望通过此次会议荟萃生物统计各领域的学术成果，促进我校生物统计学科与国际接轨，加强海内外学术交流与合作。

美国科学院院士Little做大会主旨演讲，介绍了当今生物统计前沿研究问题。在为期两天的会议中，包括美国科学院院士1人，美国统计学会院士3人，国家药审中心评审专家8人，教育部统计教指委委员3人等国内外专家围绕“生物统计学科发展前沿问题”主题，分享了各自在生物统计学研究中的最新成果，共作了13场报告。此次会议有助于加强与国内外生物统计顶尖院校的联系，促进与相关科研机构合作，推动生物统计学科的快速发展。

宫颈癌疫苗研发者与广东药科大学签约开展合作研究 2017年7月11日，世界上首支预防宫颈癌疫苗Garcasil的研发者、澳大利亚健康与医学科学院院长、澳大利亚两院院士、转化研究所基金会主席伊恩·弗雷泽（Ian Frazer）教授访问广东药科大学，受聘为该校客座教授，并与该校附属第一医院签署合作备忘录，共同开展包括HPV（即人乳头瘤病毒）相关头颈部肿瘤研究和抗HPV病毒药物的研发。

校长郭姣对弗雷泽院士的来访表示热烈欢迎，并介绍了学校的基本概况及发展前景，并为弗雷泽院士颁发了客座教授聘书。弗雷泽院士以Vaccines and immunotherapy for HPV associated cancers为题作了学术讲座，介绍了其研究的最新进展，并与师生进行了互动。随后，弗雷泽院士与广东药科大学附一院签署合作备忘录，将与附一院建立院士合作基地，开展高层次研究人才培养，并成立中澳病毒肿瘤免疫联合研究所，开展人乳头瘤状病毒相关头颈部肿瘤的分子流行病学调查和易感基因研究、人乳头瘤状病毒治疗性疫苗和基于多肽的抗HPV病毒药物的研发等一系列合作。来访期间，弗雷泽院士还参观了广东省代谢病中西医结合研究中心、学校与番禺区政府共建的广州大学城健康产业孵化基地。

弗雷泽院士开发的宫颈癌疫苗目前接种人数达1.25亿以上，每年至少使20万以上的妇女免于罹患宫颈癌。弗雷泽院士为此获得杰出澳大利亚人奖、澳大利亚医疗委员会金奖、澳大利亚勋章民事司的授勋等级、欧洲专利局发明者大奖等14个奖项，2004年被评为澳大利亚科学院院士，2011年被英国评为伦敦皇家协会会员（院士），2013年被爱丁堡大学授予荣誉科学博士。

墨西哥尤卡坦自治大学代表团访问广东药科大学 2017年9月12日，墨西哥尤卡坦自治大学校长何塞·威廉姆斯博士率该校副校长、国际处处长等一行7人到广东药科大学访问交流，校长郭姣、副校长张陆勇会见了来访客人。双方就如何在中医药教育、师生互派等方面开展实质性合作进行了深入交流。

郭姣从学校建设、科研发展、合作交流三个方面介绍了学校近期取得的成绩，希望在双方签订合作备忘录的基础上，借助一带一路战略的良好契机，实现两校的友好合作。何塞·威廉姆斯希望两校通过开展师生互换工作促进两校的国际化发展，并愿为传播中医药文化积极搭建平台，双方就如何在中医药文化展中开展具有两校特色的展示活动、互派研究人员访问交流、建立中药资源研究中心等方面的合作进行了深入探讨。

诺贝尔化学奖得主Michael Levitt教授访问复旦药学院 2017年10月30日下午，2013年诺贝尔化学奖获得者、美国斯坦福大学结构生物学教授Michael Levitt博士访问复旦大学药学院，与药学院院长、国家新药筛选中心主任兼国家化合物样品库主任王明伟研究员，潘俊常务副院长、付伟教授和邵黎明教授等亲切交流。Levitt教授与研究生和青年教师代表进行了座谈互动，介绍了其研究历程，并用亲身经历勉励大家善动脑筋，勇于挑战，坚守务实，不断超越。

↗ 广东药科大学访问东南亚、南亚高校 2017年11月27日—12月4日，广东药科大学校长郭姣率国际交流与合作处、药学院、护理学院、医药信息工程学院的负责人，组团出访东南亚、南亚"一带一路"沿线国家越南、柬埔寨和斯里兰卡，先后访问了越南芽庄大学、大南大学，柬埔寨金边皇家大学、诺顿大学和斯里兰卡凯拉尼亚大学等高校及斯里兰卡华侨华人联合会。

代表团与越南芽庄大学就海洋药学、临床护理、计算机科学等专业开展科学研究、人才培养、师资培训、短期交流学生、语言进修、合作申请国际合作项目等方面的合作进行了深入探讨，并对两校建立长期合作关系，发挥各自优势，共同促进发展达成共识；与越南大南大学重点交流了推动长短期交流学生、语言进修、合作申请国际合作项目等方面的合作。与柬埔寨规模最大、历史最悠久、学科最齐全的综合性公立大学——柬埔寨金边皇家大学，就人才合作培养、科研合作及产学研转化等方面展开深入交流及讨论，就共建中医药孔子学院的可行性进行了商谈；与柬埔寨诺顿大学就人才交流与合作、教学科研合作、两校学生交流等方面进行了深入讨论，达成合作共识，并签署了合作备忘录。代表团拜访了斯里兰卡华侨华人联合会，就临床医学、药学、护理和计算机等专业留学生招生合作、在斯里兰卡公立医院联合开办中医专科、进行护理、计算机等技术人才职业培训和传染病（登革热）防治等议题交换了意见，并初步达成合作意向；与斯里兰卡凯拉尼亚大学就传统医药学、计算机等学科建设、人才培养及科研合作方面进行了深入交流，表示将在传统医药学领域开展深层次合作。本次出访在"一带一路"倡议的背景下，旨在扩大文化教育交流，积极推进与东南亚、南亚国家大学的友好关系，为学校创新发展开辟新的交流渠道。

↗ 沈阳药科大学举办中日韩四校研讨会 2017年11月22日—24日，沈阳药科大学举办中日韩四校研讨会，来自韩国Kyung Hee University（以下简称KHU）Young Sup Lee教授等3人，日本Hokuriku University（以下简称HU）Tohru Daikoku教授等2人，温州医科大学王朝杰院长等4人及沈阳药科大学百余位师生参加四校学术研讨会。本届会议主题为"研究与实践：整合药学教育"。

沈阳药科大学与韩国庆熙大学、日本北陆大学于2007年签订三方交流协议，三校轮流举办三校共同教育研讨会及学生交流活动。研讨会在沈阳药科大学国际交流处国际会议厅举办，国际研讨会为四校提供了科研教育合作平台，相信与会的各位专家演讲将会十分精彩，各方以研讨会为纽带，加强学术交流与合作，提升科学研究水平。

↗ 广东药科大学承办第五届世界中西医结合大会 2017年12月7日—10日，由中国中西医结合学会主办、广东药科大学、广东省中西医结合学会承办的第五次世界中西医结合大会在广东省观澜湖国际会议中心召开。本次大会以"弘扬结合医学成果，服务人类健康"为主题汇聚了来自中、美、英、德等十几个国家和地区的两千余名专家。

国家卫生计生委副主任、国家中医药管理局局长王国强出席大会并讲话，从法律法规、顶层设计、教育体系、科学研究、人才队伍等方面，详细解读了我国中西医结合医学研究的现状与机遇。王国强指出，我们应坚持尊重差异、和谐共生的理念，尊重世界各国在推动中西医结合发展的做法和经验，尊重世界各国推进传统医学与现代医学发展的理念和行动，尊重各个医学体系在维护和促进人类健康中的价值和作用。

本次大会共2600余人参会，其中有6位两院院士，来自28个国家的国外学者150余人，来自全国各地的国内学者2400余人，就中西医结合医学的历史、前沿技术、不同专科领域内的临床和基础研究进展，展开充分的交流和研讨。

大会同期颁发了"2017年度步长杯中国中西医结合学会科学技术奖"，共有一等奖7项、二等奖15项、三等奖18项、科普奖3项。大会首次设立"中西医结合终身成就奖"，陈可冀院士、吴咸中院士、沈自尹院士被授予"终身成就奖"荣誉称号。

↗ 复旦大学药学院推选亚洲青年领袖游学营营员 2017年11月20日，第七届亚洲青年领袖游学营（新加坡2018）申请者答辩会在复旦大学药学院科研楼晶辉厅举行，共选拔出5名来自本科和硕士的优秀学生参营。该游学营秉持"读万卷书，行万里路"的理念，吸引世界各地顶尖学府的学生代表齐聚新加坡，通过授课及游览环节感受和体验多元文化。活动包括主题游学探索、社会实践、知识讲座、学术问答、小组讨论以及成果展示等形式。

↗ 2018年新增温州医科大学与韩国全南国立大学合作举办药学专业博士学位教育项目

项目名称：温州医科大学与韩国全南国立大学合作举办药学专业博士学位教育项目

办学地址：浙江省温州瓯海区茶山高教园区

法定代表人：李校堃

中外合作办学者：

（中方）温州医科大学

（外方）Chonnam National University，Korea（韩国全南国立大学）

办学层次和类别：外国（境外）博士学位教育

学制：3年

每期招生人数：博士研究生20人

招生起止年份：2019年—2022年（每年1期）

招生方式：自主招生

开设专业或课程：药理学（专业代码：100701H）

颁发证书：

（中方）无

（外方）Doctor of Philosophy（in Pharmacy）药学博士
审批机关：教育部
批准书编号：MOE33KR1A20181963N
批准书有效期：2025 年 12 月 31 日

诺贝尔化学奖得主 R. Henderson 教授访问复旦药学院 2018 年 11 月 22 日，2017 年诺贝尔化学奖得主、剑桥大学教授、英国医学研究委员会分子生物学实验室首席研究员 Richard Henderson 教授和夫人、分子生物学实验室结构生物学家 Jade Li 博士以及分子生物学实验室冷冻电镜设施主管陈少霞博士访问复旦大学药学院，受到王明伟院长和潘俊常务副院长等的热情接待。

Henderson 教授一行首先在晶晖厅与药学院本科生和研究生代表进行座谈，并回答大家的提问。他的科研经历、对科学的热爱和对青年的期许亲切感人，令人获益良多，他殷切勉励复旦学子勇于挑战、敢于创新。

丹麦皇家科学院院士 Jens Juul Holst 教授访问广东药科大学 2018 年 1 月 17 日—19 日，丹麦皇家科学院院士、丹麦自然科学院院士、哥本哈根大学诺和诺德基金会基础代谢研究中心科学主任、哥本哈根大学生物医学系副主席 Jens Juul Holst 教授应广东药科大学"海外名师项目"邀请前来访问讲学。

Jens Juul Holst 教授是 GLP-1 的发现者及第一位阐明机制的科学家，其科研工作的重点是胰腺和肠道的调节多肽以及它们在消化道和代谢功能上起到的调节作用。Jens Juul Holst 教授做了题为《肠促胰岛素在糖尿病发病中起到的作用》的学术报告，系统介绍了他及团队在肠道内分泌激素治疗学上几十年的研究，从 GLP-1 的发现、鉴别、功能研究，以及催生出的 GLP-1 受体激动剂与 DDP-4 抑制剂在治疗 2 型糖尿病上的成功，介绍了 GLP-1 受体激动剂与胰岛素联合治疗糖尿病的临床试验设计与优势，并对肠道内分泌激素的临床应用前景进行了展望。科技处、国际交流与合作处相关人员及各学院相关专业的教师和研究生共 120 多人参加了报告会。

Jens Juul Holst 教授与广东药科大学代谢病研究团队进行了学术交流，校长郭姣教授向其颁发客座教授聘任仪式。双方对在代谢性疾病上的研究展开热烈的讨论，表达了今后在糖脂代谢性疾病的动物模型研究、临床试验研究以及基础机制研究等方面开展更多国际交流与合作的愿望。

澳大利亚联邦科与工业研究组织专家访问广东药科大学 2018 年 6 月 11 日—13 日，澳大利亚联邦科学与工业组织（CSIRO）制造业务部负责人 Paul Savage、高级研究科学家郝晓娟等专家一行 7 人对广东药科大学进行访问交流活动。期间，学校与 CSIRO 共同举办了"中澳生物医药国际研讨会"，Paul Savage 一行及广东药科大学相关省、部级实验室教师代表分别做了专题报告，各学院相关专业教师、研究生共 150 多人参加报告会。校长郭姣、副校长张陆勇会见到访专家，郭姣从创新创业、校企合作、省市共建等方面，介绍了学校取得的成绩，希望可以利用双方良好的平台，在产品合作研究、科研平台共建、学生培养等方面进行实质性合作，Paul Savage 博士介绍了 CSIRO 的科研成绩和国际影响力等情况。专家团参观了广东省代谢病中西病结合研究中心、广东省药物新剂型重点实验室、健康产业产学研孵化基地、中山市国家健康基地和中山校区，与食品科学学院和医药化工学院进行科研合作项目对接洽谈。双方就化妆品研发、高分子化合物合成、食品发酵等领域的研究进行了具体交流。

沈阳药科大学获批两项辽宁省高水平创新团队国（境）外培养项目 2018 年 11 月，辽宁省教育厅组织开展的 2018 年辽宁省高水平创新团队国（境）外培养项目评选结果揭晓并完成项目约谈工作。辽宁省共有 25 所高校 34 个项目获批，其中包含 5 个重点项目和 29 个一般项目。沈阳药科大学何仲贵教授负责的"基于前药自组装纳米递药系统实现抗肿瘤药物的高效联合递送"和潘英妮副教授负责的"具有肝保护作用天然药物的药效物质及作用机制研究"2 个项目获批，获批项目数量在全省高校排名并列第一。

辽宁省高水平创新团队国（境）外培养项目，是辽宁省为更好地服务国家战略、深化教育体制改革、一流大学与一流学科建设，由辽宁省教育厅面向辽宁省省（市）属普通本科高等院校组织实施的高水平创新团队国（境）外培养项目。通过此项目的开展，旨在切实提高我省高等教育服务辽宁全面振兴发展的能力，对于获批的团队将给予 20 万～30 万元的资助，以培养创新型、紧缺型、复合型人才和打造一批高水平创新团队，提升全省高校国际化水平和核心竞争力。

美国南加州大学药学院院长访问北京大学药学院 2018 年 4 月 14 日，美国南加州大学药学院 Vassilios Papadopoulos 院长和 Wei-Chiang Shen 教授到北京大学药学院访问交流。Vassilios Papadopoulos 院长做了《南加州大学药学院的任务与愿景》的报告。药学院院长周德敏教授、党委书记徐萍教授、化学生物学系夏青教授、天然药物学系马明研究员和 30 余名研究生听取了报告。

座谈会上，周德敏院长和徐萍书记进一步了解了南加州大学药学院的情况，简要介绍了北大药学院的现状，就学生培养模式、师资队伍建设及双方未来合作等问题进行了讨论；并对药事管理与临床药学系进行了参观，探讨如何开展药事管理专业合作研究。

中国药科大学代表团赴马来西亚招生访问 2018 年 1 月 8 日至 12 日，中药学院副院长寇俊萍教授等一行赴马来西亚招生访问。代表团先后赴古晋一中、三中、四中、国民科技大学、玛拉工艺大学、博特拉大学等学校访问宣讲，受到当地多家媒体的宣传报道。寇俊萍副院长分就学校基本情况、留学生培养、招生政策、奖学金设置等方面做了介绍，展示了学校在药学教育及科研方面的优势及取得的成绩，提出以“一带一路”倡议为契机，积极推进与马来当地学校的合作，欢迎当地优秀学生来华学习。代表团与古晋华中联盟洽谈“优质生源基地”建设，并达成初步合作共识，并与国民科技大学、玛拉工艺大学及博特拉大学就合作互访、短期项目等问题进行磋商。

此次访问是学校推进共建“一带一路”教育行动工作的重要部分，宣传了“留学药大”品牌，拓展了学校在“丝绸之路经济带”沿线国家的招生渠道，扩大学校教育整体影响力。

中国药科大学举办首届“国际高中校长论坛” 2018 年 4 月 11 日，中国药科大学首届“国际高中校长论坛”在江宁校区多功能厅召开，本次论坛共邀请来自蒙古、摩洛哥、哈萨克斯坦、法国、泰国、印尼、津巴布韦、加纳、阿根廷等 10 国 50 余名国际高中校长及代表来校交流讨论合作招生事宜。

开幕式上，陆涛副校长对各位国际高中校长及校方代表的到来表示欢迎，他指出中国药科大学是一所积极开放、积极合作的高水平大学，根据世界大学排名学校多门重点学科已达到国际顶尖水平，希望以此次论坛为契机加强合作，招收培养更多符合国际标准的优秀学生。国际交流合作处徐晓媛处长详细介绍了学校的办学历史、学科特色、药学教育及科研成果、国际交流合作、留学生培养、招生政策及奖学金设置等方面的基本情况。

来自蒙古、摩洛哥的 4 所高中校长代表发言，分别介绍了本国教育体系、各自高中学生情况以及汉语学习和来药大留学的前景，他们表示通过此次论坛对中国药科大学及中国药学教育有了全新的认识，回国后将积极宣传中国国药科大学，积极推进本国学校及相关机构与中国药科大学的交流合作，选派优秀学生来校交流学习。

在交流环节校方代表和国际高中校长代表就学生们关心的奖学金政策、短期语言项目等问题展开讨论。本次论坛共为国际高中教育界近距离观察、认识中国药学教育和中国药科大学，为提高学校国际知名度、打造“留学药大”品牌、吸引优质留学生来校学习提供了宝贵机会。

美国药学会主席访问中国药科大学 2018 年 5 月 28 日，美国药学会主席 Christopher R. McCurdy 教授、佛罗里达大学 Bonnie A. Avery 教授、美国太平洋大学药学院副院长 Xiaolin Li 来访中国药科大学。校长来茂德、副校长孔令义等会见 Christopher R. McCurdy 教授一行，并开展座谈交流。

来校长向来客介绍了中国药科大学的历史、科研、国际交流等基本情况。Christopher 主席也介绍了美国药学会的基本构成及发展态势。双方就科研合作，教师、学生交流等一系列议题达成一致意见。访问团参观了药学博物馆、学校药物代谢动力学重点实验室和天然药物活性组分与药效国家重点实验室，与实验室负责人就双方感兴趣的研究课题进行了探讨。

中国药科大学率团访问澳大利亚、新西兰高校和科研机构 2018 年 5 月 27 日—6 月 1 日，陆涛副校长带队访问澳大利亚莫纳什大学和新西兰奥克兰大学，研究生院常务副院长邵蓉、国际交流合作处处长徐晓媛和教务处副处长王欣然陪同出访。6 天中，代表团访问了澳大利亚莫纳什大学、沃尔特和伊丽莎·霍尔医学研究院（简称 WEHI 研究院）和新西兰奥克兰大学。

莫纳什大学药学院院长 Bill Charman 教授全天陪同访问团，药物科学研究所主任 Chris Porter 教授、教学副院长 Paul White 教授、科研项目主管 Karen McConalogue 博士等院领导围绕莫纳什大学药学院科研工作、药学科学和临床药学专业建设、学生培养、人事考核评价等主题做了专题报告，并与中国药科大学访问团开展深入交流与探讨。访问团还看望了在莫纳什大学的访问本科生和在读博士生，并听取了他们对两校学生交流项目的反馈和建议。

位于墨尔本的 WEHI 研究院是澳洲历史最为悠久的医学研究所，也是诺贝尔医学奖获得者和世界抗癌药物 Venetoclax 的诞生地。访问团一行与 WEHI 研究院副院长 David Vaux 教授、相关实验室和项目负责人进行座谈。双方重点就学生交流项目、药物化学领域科研合作等方面进行了深入交流，并确认将合作开展研究生实习项目，同时就设立联合实验室达成初步共识。

随后访问了奥克兰大学，副校长 Jennifer Dixon 教授切接待，表示奥克兰大学愿进一步加强两校在教学和科研领域的合作，计划派团队回访药大就相关议题作更深入探讨。访问团先后与奥克兰大学健康与医学科学部、理学部、药学院和商学院负责人座谈，并就合作办学、互派学生和科研合作等领域进行了广泛深入交流。双方达成了联合培养研究生项目、博士生访学、奥克兰大学学生短期交流等多项合作意向。

访问奥克兰期间，访问团还与奥克兰校友探讨了在新西兰最派客集团生物活性天然药物研究中心建立研究生海外实习基地的可行性。访问团还出席了中国药科大学澳新校友会成立周年庆暨 2018 年会，并分别与澳大利亚和新西兰校友进行座谈。

中国药科大学举办“一带一路、互利共赢”医药政策国际学术论坛 2018 年 6 月 18 日上午，“一带一路，互利共赢”医药政策国际学术论坛在中国药科大学江宁校区经管文楼 111 报告厅召开。副校长孔令义，浙江国邦药业有限公司董事长邱家军，国际交流与合作处处长徐晓媛，国际医药商学院院长马爱霞、党委书记朱红、副院长丁锦希及来自20个国家和地区的50余位医药行业精英、教师及留学生代表等共计200余人参加了论坛。

本次论坛以“一带一路，互利共赢”为主题，旨在增加“一带一路”沿线国家药物政策交流，促进医药产业结构调整和技术创新，提高产业竞争力。来自中国、俄罗斯、墨西哥的7位专家学者先后作了题为《中国药品进口注册改革新进展》《俄罗斯的注册程序和新政策》《中国高等药学教育的现状及国际合作趋势》《中国GMP认证取消对中国药企在国际竞争中的影响》《墨西哥当局进行卫生注册的政策》等报告。“一带一路”沿线国家的企业嘉宾还与中国药科大学留学生进行了座谈交流，嘉宾与留学生分别围绕当前我国医药行业变革、国际合作的趋势以及求学经历与未来规划踊跃发言。

第二届药学/中药学世界大学生创新创业暨实验教学改革大赛举办 2018年10月17日—19日，由国家级实验教学示范中心联席会和中国药科大学共同主办，天津大学药物科学与技术学院承办的“第二届药学中药学世界大学生创新创业暨实验教学改革大赛”在天津大学卫津路校区举行。此次大赛首次吸引了国外高校参赛，来自美国加州理工学院、美国普林斯顿大学、美国德州大学圣安东尼奥分校、美国加州大学圣迭戈分校、美国加州大学圣克鲁兹分校、德国吉森大学、荷南瓦格宁根大学以及国内知名医药类高等学校共70所高校近500名师生参赛。

18日上午举行了大赛开幕式。中国工程院院士、天津中医药大学中药学院院长刘昌孝教授，天津大学副校长王树新教授，国家级实验教学示范中心联席会副秘书长、北京大学实验室与设备管理部副部长周勇义，全国基础医学形态学实验室主任联席会会长、南方医科大学董为人教授，国家级实验教学示范中心联席会药学学科组组长、中国药科大学药学院尤启冬教授，天津大学药学院党委书记冯翠玲，中国药科大学教务处处长唐伟方，药学院党委书记张仕英，国家级实验教学示范中心联席会药学学科组副组长、药学院副院长李志裕、国家级实验教学示范中心联席会药学学科组副组长、上海中医药大学教学实验中心主任张彤教授以及其他受邀的各位领导和嘉宾出席开幕式。

天津大学副校长王树新介绍了天津大学的历史以及发展现状并预祝各位参赛代表取得好的成绩；刘昌孝院士在讲话中鼓励大学生要勇于创新创业、大胆实践，为推动我国医药事业发展贡献自己的力量；周勇义副部长从联席会在提升高校办学水平和人才培养质量，推进实验教学改革和实验室建设，促进创新型人才培养等方面进行了阐述；尤启冬教授从创新创业、实验教学改革对推动高等教育发展的意义以及大赛的概况进行了说明，希望以赛促教，以赛促学，推动创新创业教育，培养具有创新能力、核心竞争力的高素质人才。

本次大赛共分为创新创业药学组、创新创业中药学组、实验教改药学组、实验教改中药学组、国际组5个组别，共8个小组166个项目，经过近7个小时紧张激烈的比赛，圆满完成全部赛程。

本届大赛首次有6所国外知名高校参赛，大赛知名度和影响力进一步提升。与第一届大赛相比，参赛队伍由45所国内院校增加到了70所院校，参赛人员由300人左右增加到近500人。大赛打造了药学领域大学生创新创业成果交流、实验教学改革研讨的平台，对推动创新创业教育改革，进一步提高药学类拔尖创新人才培养质量具有重要的意义。

国际药事监管科学论坛暨首届教育者峰会举办 2018年11月2日，国际药事监管科学论坛暨首届教育者峰会在中国药科大学隆重召开，来自国内外32所高校、70余位药事监管领域的教育学者汇集一堂，共同探讨药事监管科学发展与人才培养。中国药科大学副校长陆涛教授出席大会，药事管理系陈永法教授主持会议。

由中国药科大学牵头组建的国际药事监管教育推行委员会（Committee for International Pharmaceutical Regulatory Science Education Promotion，CIPRSEP）正式成立，首批7个成员单位即中国药科大学、复旦大学、北京大学、沈阳药科大学、欧洲药事监管科学协会（TOPRO）、澳门大学、美国南加州大学的药事监管科学专业所在院系签署协议。研究生院常务副院长、药事管理系学科带头人邵蓉教授介绍委员会组建情况，指出该委员会是非营利性的教学研究与沟通平台，旨在推动全球监管科学教育者的积极交流与协作。

会议期间，围绕药事监管科学相关专业设置情况，由美国约翰霍普金斯大学、南加州大学、马里兰大学、佐治亚大学，欧洲药事监管科学协会（TOPRO）、乌德勒支大学、哥本哈根大学，韩国成均馆大学、延世大学、梨花女子大学，北京大学、西安交通大学、沈阳药科大学、澳门大学及中国药科大学等15所高校就各校的学科规划、课程设置、师资力量等进行专题介绍，为与会高校代表提供了丰富的办学经验与启发。

本次会议是江苏高校品牌专业建设工程资助项目之一，也是中国药科大学药事管理专业建设成果的重要展示，更是国内外药事监管学科的盛会。与会代表还围绕“产业发展背景下的药事监管学科发展”和“全球化背景下的国际化人才培养”两大主题，就监管科学与医药产业发展需求、医药产业全球化与监管科学人才培养的课程设计、国内外高校间深入协作等话题开展圆桌研讨。

首届国际药学院校发展论坛召开 2018年11月16日—17日，首届国际药学院校发展论坛在中国药科大学江宁校区召开，来自12个国家和地区的高校，包括美国密西根大学、美国明尼苏达大学、澳大利亚莫纳什大学、英国伦敦大学学院、荷兰莱顿大学、日本京都药科大学、韩国国立首尔大学、香港中文大学、澳门科技大学、北京大学、浙江大学、复旦大学、四川大学、山东大学、沈阳药科大学、中山大学、华中科技大学等逾40位顶级药学院院长齐聚中国药科大学，探索药学教育发展路径，共同交流国际药学的现状，直面“药学院校的科学研究与药学教育”主题，探讨国际药学未来发展所面临的机遇及挑战。江苏省教育厅国际合作与交流处处长贺兴初受邀参加本次会议，会议由中国药科大学副校长孔令义主持。

中国药科大学校长来茂德致辞，他表示首届国际药学院校发展论坛的主题是“药学院校的探索与教育”，论坛将会为各位世界知名院校的院长提供一个交流的平台，以深度剖析药学院校的新方向与挑战，代表们将深入探讨药物的发现、药学课程的改进、学生创新性的培养、临床药学实践的发展、师生的交换交流、学术与工业的合作及药学院校改革等热点话题。贺兴初处长表示，国际交流与合作已经纳入大学的第五大功能，药学教育全球化已成为国家发展和大学自身发展的必然趋势，只有置身于国际高等教育的大格局中，才能真正使中国的药学教育以一流的办学水平和鲜明的办学特色。

论坛上13位院长作主旨报告，报告围绕药学教育涉及的课程设置、管理模式、培训体系等方面，交流各院校经验，探讨国际共识与差异，吸引了世界各地500余位药学专业师生参加。在圆桌会议上，40多位药学院院长，就“药物发现与开发的创新研究模式”“未来药学人才的教育模式”“国际药学组织与合作”等议题各抒己见，并就“国际药学院校发展联盟”框架具体内容进行了细化讨论。

中美药学院校教育联盟讨论会召开 2018年11月16日，中国药科大学邀请中美药学院校教育联盟成员美国密西根大学、美国明尼苏达大学、美国俄亥俄州立大学、美国南加州大学、北京大学、复旦大学、四川大学、沈阳药科大学在中国药科大学召开联盟讨论会。

讨论会上，中国药科大学国际交流合作处处长徐晓媛总结近年的合作历程、项目派出学生情况，以及在联盟内部中美院校拓展的各种类型合作。联盟成立期间，中国药科大学同密西根大学合作了本科生2+2双学位项目，同俄亥俄州立大学合作了本科生毕业实习项目，明尼苏达大学为中国药科大学提供了师资培训，四川大学同外方学校合作“国际交流营”，沈阳药科大学同明尼苏达大学合作了线上课程。

随后，中美院校各代表纷纷总结各院校学生学习情况，返回国内任职意向等一系列问题。中方建议参加项目学生最后一年在国内医院轮转，同时双方提议明年联盟在美国明尼苏达大学召开全体会议。

中国药科大学组团赴法国、荷兰访问合作院校 2018年11月18日—25日，为满足学校高层次人才的需求和创建“双一流”院校的要求，中国药科大学徐慧教授率领基础医学与临床药学院院长郭青龙教授、药学院副院长狄斌教授、生命技术与科学学院教研室主任徐寒梅教授赴法国、荷兰访问合作院校，会见海外校友。

出访团访问了法国蒙彼利埃大学和法国国立蒙彼利埃高等化学学院。蒙彼利埃大学成立于1289年，是世界上最古老的大学之一。国立蒙彼利埃高等化学学院，是法国著名的工程师学院之一。此次访问，三方就科研合作、人才培养充分交流，商谈细节，并签署了合作协议。团队成员徐寒梅教授还就“肽类药物联合实验室”同对方达成合作。

法国昂热高等商学院隶属于法国贵族精英教学系统（大学校），是全球为数不多同时拥有美国商学院协会（AACSB国际）、欧洲质量改善系统（EQUIS）和英国工商管理硕士协会（AMBA）三大商科顶级认证的商学院，两校进一步就协议内容进行讨论，达成商学大学校项目、美业-管理硕士项目，并且邀请昂热高商的教授来中国药科大学进行化妆品短期讲学。

出访团还与国际药学联合会代表见面。国际药学联合会（International Pharmaceutical Federation，FIP）是在1865年德国召开欧洲药学大会的基础上成立的，一个以欧洲为主的非政府药学组织，是拥有85个国家和地区的100多个药学团体组成的世界性药学组织，会员人数已达50余万。中国药科大学2016年承办了FIP首届全球药学教育会议，此后每年参加年会。此次会谈，中国药科大学希望能够增强中国药科大学教授在该国际组织的参与度，增强同国际组织的联系，提高中国药科大学在国际性组织上的影响力。

访问团访问了荷兰莱顿大学。莱顿大学（Leiden University）成立于1575年，培养了笛卡尔、伦勃朗、斯宾诺莎等科学文艺巨匠和16位诺贝尔奖得主（洛伦兹、爱因斯坦、费米等）。中国药科大学与莱顿大学现已签署合作协议，建立访问学生项目。此次访问进一步推动了中国药科大学扩大同该校已有的项目规模，建立深度的合作关系，不仅拓展了中国药科大学学生出国留学的渠道，也增加国外学生来访中国药科大学的机会。访问团还看望了中国药科大学在莱顿大学交流学习的同学。

中国药科大学建设马来西亚招生联络处 2018年3月20日，马来西亚国民科技学院校长Anderson Voon、一带一路国际文化交流平台马来西亚中心执行董事杨程成及国际部区域董事Anna Danet Ka到中国药科大学访问，国际交流合作处处长徐晓媛，中药学院副院长寇俊萍等接待来宾。

双方签署了《中国药科大学与一带一路国际文化交流平台马来西亚中心关于设立马来西亚招生联络处的合作协议》，并举行授牌仪式。徐晓媛介绍了学校的办学历史、学科特色、药学教育及科研成果、国际交流合作、留学生培养、招生政策及奖学金设置等方面的基本情况，希望双方以“一带一路”倡议为契机，搭建交流合作平台，加深了解互信，推进双方多层次的合作。寇俊萍副院长介绍了学校中药学院专业教育以及科研现状，积极推行“中药走出去”的计划，可在师资培训、当地药用植物研究方面提供支持。

Anderson 校长和杨程成董事长表示，将积极推进马方学校及相关机构与中国药科大学的交流合作，选派优秀学生来校交流学习，增进中马两国相互了解和合作。双方就中马两方的各项教育科研合作达成初步共识，包括优质生源输送、短期游学项目、师资培训互访、海外实习基地建设等。

马来西亚招生联络处是该校第二个海外招生联络处，第一个海外招生联络处为 2017 年 12 月在印度建立的“中国药科大学印度加尔各答招生联络处”。

职业与继续教育

职业教育

2017 年全国食品药品职业教育教学指导委员会教学资源库工委会工作总结会召开 2018 年 1 月 8 日，全国食品药品职业教育教学指导委员会教学资源库工委会 2017 年工作总结会在广东食品药品职业学院召开，出席大会的有来自全国各地的行指委领导和嘉宾、专业教学资源库建设工作委员会委员。会议总结了资源库项目立项、建设情况和建设过程中存在问题以及改进措施，并对 2018 年工作计划要点进行介绍；各子课题负责人分别作“从 MOOC 走向 SPOC——食品加工技术专业教学资源库的建设与应用”“职业教育——药剂、药品经营与管理专业教学资源库建设情况”“搭建开放共享优质资源平台，助力协同创新优质专业建设——天津现代职业技术学院国家教学资源库应用汇报”的专题报告。此次会议为药学专业教学资源库的建设增强了续航的动力。

2017 年全国食品药品类职业院校“楚天科技杯”药物制剂技术专业技能大赛在南京举办 2018 年 1 月 12 日—1 月 14 日，由全国食品药品职业教育教学指导委员会主办、全国食药行指委技能竞赛工委会组织，南京市莫愁中等专业学校和中国药科大学高等职业技术学院承办的，2017 年全国食品药品类职业院校“楚天科技杯”药物制剂技术专业技能大赛在南京举办。此次大赛共有来自全国 40 所职业院校的 80 名选手参加。大赛不仅是对“专注、精确、极致、追求卓越”工匠精神的热烈呼应，也是对经济新常态下医药产业结构升级、技术更新换代和大众创业、万众创新的时代需求的及时回应，更是支撑“中国制造”走向“优质制造”“精品制造”，开启高职教育发展新时代的深度契合。对全国相关职业院校“深化产教融合、校企合作”人才培养改革起到巨大的推动作用。

本次大赛既是对我国食品药品类职业教育工作和教育教学水平的一次大检阅，也是对食品药品类职业教育改革和制度创新成就的一次集中展示。在培养和提高从业人员的专业素养，促进和规范行业的发展，发挥职业技能大赛工作在高技能人才培养、选拔和激励等方面具有重大意义。

两门专科高职药学类课程被评为 2018 年国家精品在线开放课程 经专家评议与公示，教育部决定认定北京大学“慕课问道”等 801 门课程为 2018 年国家精品在线开放课程，其中江苏医药职业学院“常见病用药指导”、重庆三峡医药高等专科学校“中药储存与养护”两门专科高职获评。国家精品在线开放课程认定是深入推进信息技术与教育教学深度融合的课程内容、教学模式与教学方法改革，打造具有高阶性、创新性和挑战度的“金课”的重要举措。认定为“国家精品在线开放课程”的课程，自认定结果公布始，应面向高校和社会学习者开放，并提供教学服务不少于 5 年。教育部将通过使用评价、定期检查等方式，对国家精品在线开放课程的在线运行、教学服务、实际应用、教学效果等进行跟踪监督和管理。

2018 年国家精品在线开放课程（专科高职/药学类）

课程名称	课程负责人	课程团队其他主要成员	主要建设单位	主要开课平台
常见病用药指导	熊存全、秦红兵	林莉莉、蒋立英、张琳琳	江苏医药职业学院	爱课程（中国大学 MOOC）
中药储存与养护	沈力	马羚、易东阳、李洁玉、贾晗	重庆三峡医药高等专科学校	重庆高校在线开放课程平台

2018 年职业教育国家级教学成果奖获奖项目（药学）

一等奖

基于产教融合的药学类人才“三药”职业特质培养模式建立与实践

完成人：任文霞，胡季强，许莉勇，崔山风，张佳佳，丁静，王华锋，赵黛坚，汪东平，杨欣欣，李博，罗国良

完成单位：浙江医药高等专科学校，浙江省医药行业协会，浙江华海药业股份有限公司，浙江英特集团股份有限公司

二等奖

1.“二元六向七步”中医药职业教育文化育人工程研究与实践

完成人：张立祥，郝炳金，郑民，周庆强，崔维响，李梅，王雷，王亭，董锡安，孙昌杰

完成单位：山东中医药高等专科学校，山东省莱阳卫生学校，烟台市中医医院，藏象集团股份有限公司（北京）

2."种养游"跨界融合培养高职复合型技术技能人才的创新与实践

完成人:李成忠,葛竹兴,唐春根,杭瑞友,张衡锋,胡永盛,孙燕,李勇军,夏礼祝,蒋洪,胡海婧,袁橙,赵子明,余乐,杨月琴,周霞,夏群,申倩,李鑫,王梦雨

完成单位:江苏农牧科技职业学院,江苏中药科技园,泰州田园牧歌旅游发展有限公司

3.创建医教协同育人机制,培养库区基层需要的医学人才

完成人:周建军,陈地龙,谭工,袁定明,孙萍,魏继文,沈力

完成单位:重庆三峡医药高等专科学校

4.基于"虚拟工厂"的食品药品类职业人才培养实践教学创新

完成人:项朝阳,汪小根,贺昉,段丹萍,庄义修,丁立,黄国平,唐润华,江雷,蔡树坚,秦斯民,康大力,宋卉,赵珍东,杨昭

完成单位:广东食品药品职业学院

5.基于民族中兽药产学研合作平台的协同创新育人实践

完成人:郁建生,张景春,杨政水,饶茂阳,袁波,张家俊,胡美忠,田耀平,谭子安,王小清,周继宏,张华琦,吴强,梁玉勇,汤永奎,杜秀园,梁浩,张新卓,周佳,罗杰,贾长青,张稳,肖雪峰

完成单位:铜仁职业技术学院,贵州梵净山生态农业股份公司,贵州启程生物科技有限公司

6.学校、企业、医院共建"四维度""七平台"药学专业复合型人才培养体系

完成人:朱照静,杨元娟,杨宗发,唐倩,徐倩,邱妍川,蒋红艳,夏培元,余军

完成单位:重庆医药高等专科学校,中国人民解放军陆军军医大学第一附属医院药学部,太极集团

7.组建跨境食品药品职教联盟,"四互一共"协作培养技术技能人才

完成人:翟玮玮,赵军,陶书中,安进,贾韶千,李媛

完成单位:江苏食品药品职业技术学院

8.跨界融合型服务外包人才培养体系创新与实践

完成人:严世清,冯瑞,杜梓平,孙建,张希军,李瑞丽,刘正,赵强,张勇

完成单位:苏州工业园区服务外包职业学院,苏州纳米科技发展有限公司,天演药业(苏州)有限公司,中国服务外包产教联盟

继续教育

中国药科大学召开国家执业药师发展研究中心工作规划专家研讨会 2017年1月3日下午,中国药科大学国家执业药师发展研究中心在玄武门校区学术交流中心205会议室召开专家研讨会。国家食品药品监督管理总局执业药师资格认证中心周福成主任、康震顾问,湖南省执业药师协会饶健会长,上海市执业药师协会彭建忠会长,复旦大学叶桦教授,澳门大学姚东宁博士以及中国药科大学尤启冬、陈永法、徐晓媛、章映欢、樊陈琳、席晓宇等专家参加了研讨会。会议由副校长姚文兵教授主持。

姚文兵副校长和陈永法教授分别介绍了国家执业药师发展研究中心的初步工作构想和2016年版《中国执业药师发展报告》编撰框架,与会专家就2017—2020年国家执业药师发展研究中心的中长期规划、2017年工作要点、课题研究指南发布、中国执业药师发展论坛、2016年版《中国执业药师发展报告》编撰框架以及如何调动多方力量更好地推动国家执业药师发展研究中心的正常运作等方面展开了广泛而热烈的讨论,形成了极有创造性和建设意义的共识。

国家执业药师发展研究中心通过举办全国性论坛、开展系统地科学研究、编撰执业药师蓝皮书、启动优秀执业药师培训计划等工作,将进一步发挥科学研究、教育服务以及舆论宣传等三大职能,建成为推动我国执业药师制度与队伍有序发展的智库和广大执业药师成长与发展的优质平台。

国家执业药师发展研究中心赴长沙市开展专题研讨 2017年2月19日—20日,为充分发挥国家执业药师发展研究中心在相关政策研究方面的推动作用,促进执业药师相关立法工作的快速展开,国家执业药师发展研究中心主任姚文兵教授带队,赴湖南省执业药师协会和老百姓大药房连锁股份有限公司开展专题调研工作。国家食品药品监督管理总局执业药师资格认证中心主任周福成、顾问康震,复旦大学叶桦教授,中国药科大学陈永法教授、章映欢院长、席晓宇老师,澳门大学姚东宁博士等参加了研讨会。湖南省执业药师协会会长饶健和老百姓大药房连锁股份有限公司董事长谢子龙参加研讨。

专家团队一行首先就《中国执业药师发展报告》(蓝皮书)的编撰部署进行了专题研讨,对编撰分工和具体部署达成了共识,为下一步快速有效、有条不紊地开展编撰工作打下了坚实的基础。专家团队一行在老百姓大药房连锁股份有限公司召开了专题研讨会,就如何合力推动执业药师队伍和社会药房建设、如何形成有力的议案提案等开展了积极讨论,在共同致力于社会药房法等相关立法建设和举办有影响力的执业药师发展论坛方面达成了共识。

此次赴湖南长沙行业单位的专家研讨工作,进一步扩大了国家执业药师发展研究中心的知名度和影响力,加深了与行业单位的密切合作与融合,对于合力推动我国执业药师队伍建设和药学服务水平提升将发挥重要作用。

中国药科大学成人高等教育药学专业被认定为省级重

点专业 2017年9月，按照《省教育厅关于开展成人高等教育重点专业（含精品资源共享课程）建设工作的通知》要求，经过专家评审、省教育厅审核通过，中国药科大学"药学"专业被认定为江苏省成人高等教育重点专业，"药物分析""药物化学"2门课程被认定为精品资源共享课程。

为促进江苏省成人高等教育专业建设水平和人才培养质量的整体提升，"十三五"期间，省教育厅计划在全省高等学校重点建设200个左右省级成人高等教育重点专业，每个重点专业至少建成2门主干课程作为精品资源共享课程。此次评选在全省118所开展学历继续教育的高等学校中，共评审出了63个重点专业和144个精品资源共享课程，中国药科大学申报的1个重点专业和2门精品资源共享课程全部审核通过。

↗ 江苏省举办第一届执业药师职业技能竞赛 2017年10月27日—28日，由江苏省总工会、江苏省人力资源与社会保障厅、江苏省食品药品监督管理局、江苏省执业药师协会联合主办的"江苏省第一届执业药师职业技能竞赛总决赛"在江苏教育频道演播大厅举行。

江苏省第一届执业药师职业技能竞赛历时5个月，各市通过比赛选拔出3名执业药师参加总决赛。总决赛围绕药学基础知识、中药材知识、药学服务知识等内容，通过笔试、知识竞赛等环节对参赛选手进行全面考核，获得第一名的选手将按相关程序申报"江苏省五一劳动奖章"。

执业药师是药学服务的直接实施者，是安全合理用药的最后一道关卡，本次大赛的举办将对执业药师队伍的建设起到更好的推进和宣传作用，让更多的人了解执业药师、关注执业药师、尊敬执业药师，不断提升执业药师的整体能力，为实现"健康中国"助力。

↗ 中国执业药师论坛在太原市召开 2017年12月2日—3日，，由国家食品药品监督管理总局执业药师资格认证中心、中国药科大学、中国医药物资协会共同筹办的"2017年中国执业药师论坛"于在山西省太原市举行。国家、各省（区、市）食品药品监督管理局主管执业药师工作的领导，各省（区、市）执业药师注册、培训机构以及执业药师协会负责人，高等医药院校领导及教学管理部门负责人，药品经营企业负责人，执业药师代表以及关注执业药师发展的各界人士400余人参加了论坛。

国家食品药品监督管理总局执业药师资格认证中心主任王平，中国药科大学副校长姚文兵，国家执业药师发展研究中心名誉主任、中国医药物资协会高级顾问周福成，国务院医改办督导处处长朱永峰，中国医药物资协会副会长、甘肃省执业药师协会会长杨贵元，山西省药师协会会长任晋斌，山西省食品药品监督管理局人事处处长高云征等出席开幕式。

本次论坛以"提升执业药师能力、服务公众健康"为主题，以"机遇、能力、责任"为关键词，设主论坛和两个分论坛。主论坛邀请了10位演讲嘉宾，分别做了《"十三五"国家药品安排规划与执业药师制度发展》《我国药品改革进展与思考》《药师的作用与培养》《对医药业创新与发展的思考》《药房转型发展与执业药师作用提升》《英国药事药学服务实践》《中西药结合药学服务》《2016中国执业药师发展报告解读》《国际药学联合会药学教育发展南京共识解读》《山西省药师队伍的建设与发展》等专题报告，这些报告从医药产业发展趋势、药师型人才培养以及药房专业化发展等方面为与会者传递了最新资讯与研究成果。分论坛则邀请了9位专家分别从药师培养与药学教育改革、药房转型发展与慢病管理两大主题展开，演讲内容紧扣主题，丰富生动。

此次论坛为推动实现《"十三五"国家药品安全规划》中关于执业药师配备与培养方面的具体要求，切实提升社会药店和执业药师队伍的专业水平，进一步凝聚各方力量共同致力于执业药师队伍和制度建设发挥了重要的推动作用。

↗ 全国县（区）级医疗机构药剂科主任药学服务高级研修班结业 2017年12月26日，由中国药科大学与丽珠医药集团合作举办的、首期全国县（区）级医疗机构药剂科主任药学服务高级研修班在结业。

提升医院药学工作者的药学服务能力与水平，树立终身学习的目标和学以致用，为患者提供优质的药学服务是改善和提高患者生活质量的迫切需求，研修班的举办顺应行业发展形势，必要及时。中国药科大学陆涛副校长和丽珠医药集团营销副总裁徐国祥为学员颁发结业证书。来自盐城市盐都区第四人民医院药剂科主任仇成军作为学员代表发言。

全国县（区）级医疗机构药剂科主任药学服务高级研修班是为基层医疗机构从事一线药学服务的专业人员搭建一个行业学习、交流的平台。

（编写人员：姚文兵　冯　锋　樊陈琳　王欣然　孙小丽　邵　蓉　许风国　张永泽　顾　洁　邬瑞斌　明广奇　章映欢　蒋宏民　柳　翠　徐云龙）

药物生产与流通

Drug Production, Supply and Distribution

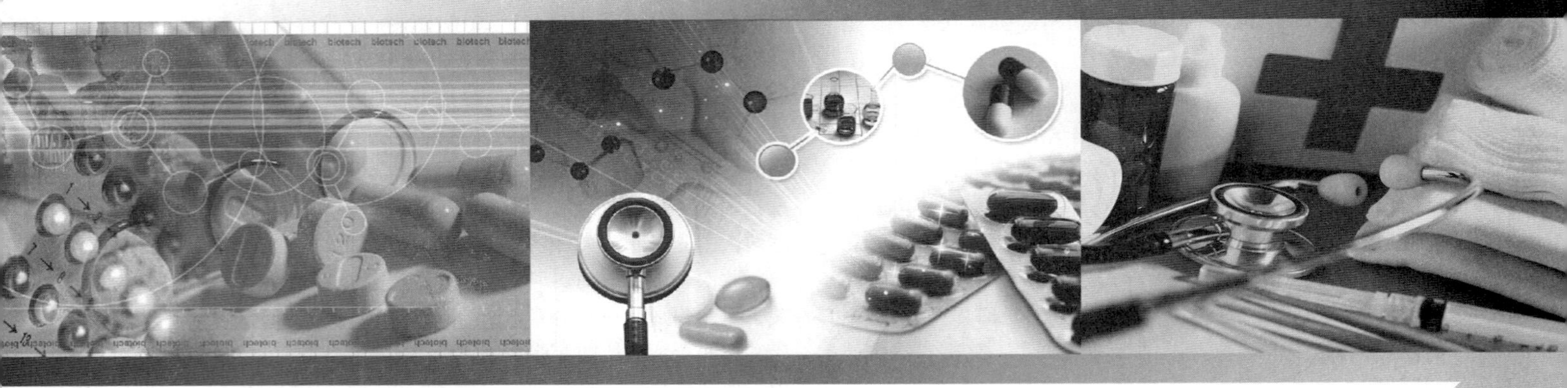

医药工业

2017 年概况 2017 年,医药产业发展态势整体向好,主营业务收入、利润总额保持较快增速,在保供应、稳增长、调结构等方面发挥了重要作用。以下所分析的医药产业运行情况包括化学药品原料药制造、化学药品制剂制造、中药饮片加工、中成药生产、生物药品制造、卫生材料及医药用品制造、制药专用设备制造和医疗仪器设备及器械制造八大子行业。

医药产业主营业务收入及增长情况 2017 年我国医药产业规模以上企业累计完成主营业务收入 29 826 亿元,同比增长 12.2%。从子行业来看,化学药品原料药制造、化学药品制剂制造、中药饮片加工、卫生材料及医药用品制造行业增速高于行业平均水平。其中,中药饮片加工实现主营收入 2 165 亿元,同比增长 16.7%,在子行业中增速最快;中成药生产、生物药品制造、制药专用设备制造和医疗仪器设备及器械制造行业增速均低于行业平均水平。其中,制药专用设备制造实现主营收入为 187 亿元,同比增长为 7.7%,为子行业中增速最低,见表 1。

表 1 2017 年子行业主营业务收入

各子行业	金额(亿元)	同比增长率(%)
化学药品原料药制造	4 992	14.7
化学药品制剂制造	8 341	12.9
中药饮片加工	2 165	16.7
中成药生产	5 736	8.4
生物药品制造	3 311	11.8
卫生材料及医药用品制造	2 267	13.5
制药专用设备制造	187	7.7
医疗仪器设备及器械制造	2 828	10.7
总计	29 826	12.2

医药产业利润总额及增长情况 随着医药产业结构调整不断深化,2017 年,我国医药产业规模以上企业实现利润总额 3520 亿元,同比增长 16.6%。利润增速高于主营业务收入增速,行业整体盈利水平得到提高。八子行业利润增长情况如下:化学药品制剂制造、生物药品制造行业利润总额增速突破 20%,分别达到 22.1% 和 26.8%。其他子行业利润总额增速小于行业平均水平。其中,制药专用设备制造利润总额实现 15 亿元,同比下降 8.1%,是八子行业中唯一一个利润出现负增长的子行业,见表 2。

表 2 2017 年医药产业子行业利润总额

各子行业	金额(亿元)	同比增长率(%)
化学药品原料药制造	436	13.7
化学药品制剂制造	1 170	22.1
中药饮片加工	153	15.1
中成药生产	707	10.0
生物药品制造	499	26.8
卫生材料及医药用品制造	214	14.4
制药专用设备制造	15	-8.1
医疗仪器设备及器械制造	325	6.9
总计	3 520	16.6%

销售利润率增长情况 从销售利润率来看,2017 年医药产业总体销售利润率 11.8%,比 2016 年下降 0.4 个百分点。化学药品原料药制造、中药饮片加工、制药专用设备制造、医疗仪器设备及器械制造的销售利润率分是 8.7%、7.1%、7.9% 和 11.5% 比 2016 年均有所提升,见表 3。

表 3 2017 年我国医药产业销售利润率

各子行业	利润率(%)	变化情况(±百分点)
化学药品原料药制造	8.7	0.1
化学药品制剂制造	14.0	-1.1
中药饮片加工	7.1	0.1
中成药生产	12.3	-0.2
生物药品制造	15.1	-1.8
卫生材料及医药用品制造	9.4	-0.1
制药专用设备制造	7.9	1.4
医疗仪器设备及器械制造	11.5	0.4
总计	11.8	-0.4

2017 年中国制药工业百强情况 按 2017 年度评选规则计算,中国制药工业百强企业合计销售规模(为企业工商合并数,以匹配全国制药工业统计口径)达 13 085 亿元,约占全国制药工业(化学原料药工业、化学药品制剂工业、生物制剂工业、中成药工业和中药饮片工业五子行业)产品销售收入的集中度则为 47.8%,见表 4。

表 4 2017 年度中国制药工业百强榜

位次	企业名称	位次	企业名称
1	广州医药集团有限公司	51	山西振东健康产业集团有限公司
2	修正药业集团	52	石家庄以岭药业股份有限公司
3	上海医药集团股份有限公司	53	江苏苏中药业集团股份有限公司
4	石药控股集团有限公司	54	远大医药(中国)有限公司
5	步长制药	55	石家庄四药有限公司
6	江西济民可信集团有限公司	56	葵花药业集团股份有限公司
7	天津市医药集团有限公司	57	浙江医药股份有限公司
8	康美药业股份有限公司	58	山东新华制药股份有限公司
9	天士力控股集团有限公司	59	东北制药集团股份有限公司
10	山东齐鲁制药集团有限公司	60	长春高新技术产业(集团)股份有限公司

（续表）

位次	企业名称	位次	企业名称
11	上海复星医药(集团)股份有限公司	61	四川好医生药业集团有限公司
12	江苏恒瑞医药股份有限公司	62	神威药业集团有限公司
13	辅仁药业集团有限公司	63	仁和药业股份有限公司
14	太极集团有限公司	64	九芝堂股份有限公司
15	哈药集团股份有限公司	65	宜昌东阳光药业股份有限公司
16	正大天晴药业集团股份有限公司	66	贵州益佰制药股份有限公司
17	四川科伦药业股份有限公司	67	天津红日药业股份有限公司
18	华润三九医药股份有限公司	68	哈尔滨誉衡药业股份有限公司
19	华北制药集团有限责任公司	69	江苏亚邦药业集团股份有限公司
20	云南白药集团股份有限公司	70	吉林敖东药业集团股份有限公司
21	江苏豪森药业集团有限公司	71	浙江仙琚制药股份有限公司
22	中国中药有限公司	72	成都康弘药业集团股份有限公司
23	丽珠医药集团股份有限公司	73	山东齐都药业有限公司
24	瑞阳制药有限公司	74	深圳市海普瑞药业股份有限公司
25	人福医药集团股份公司	75	京新控股集团有限公司
26	北京同仁堂股份有限公司	76	山东福牌阿胶股份有限公司
27	江苏济川控股集团有限公司	77	湖南景峰医药股份有限公司
28	绿叶生命科学集团	78	江西江中制药(集团)有限责任公司
29	江苏康缘集团有限责任公司	79	山东华鲁制药有限公司
30	联邦制药国际控股有限公司	80	翔宇药业股份有限公司
31	华东医药股份有限公司	81	华兰生物工程股份有限公司
32	东阿阿胶股份有限公司	82	贵州百灵企业集团制药股份有限公司
33	先声药业有限公司	83	施慧达药业集团(吉林)有限公司
34	华润双鹤药业股份有限公司	84	通化东宝药业股份有限公司
35	山东罗欣药业集团股份有限公司	85	金陵药业股份有限公司
36	悦康药业集团有限公司	86	亚宝药业集团股份有限公司
37	普洛药业股份有限公司	87	福安药业(集团)股份有限公司
38	江苏必康制药股份有限公司	88	山东金城医药集团股份有限公司
39	浙江康恩贝制药股份有限公司	89	黑龙江珍宝岛药业股份有限公司
40	马应龙药业集团股份有限公司	90	上海莱士血液制品股份有限公司
41	浙江华海药业股份有限公司	91	广西梧州中恒集团股份有限公司
42	李时珍医药集团有限公司	92	江苏恩华药业股份有限公司
43	北京嘉林药业股份有限公司	93	河南羚锐制药股份有限公司
44	华立医药集团有限公司	94	山东鲁抗医药股份有限公司
45	辰欣科技集团有限公司	95	北京天坛生物制品股份有限公司
46	浙江新和成股份有限公司	96	株洲千金药业股份有限公司
47	海口市制药厂有限公司	97	国药集团致君(深圳)制药有限公司
48	浙江海正药业股份有限公司	98	广东众生药业股份有限公司
49	亿帆医药股份有限公司	99	烟台东诚药业集团股份有限公司
50	深圳信立泰药业股份有限公司	100	浙江九洲药业股份有限公司

（来源:南方医药经济研究所）

说明:

1. 部分企业名称以其直报名称进行参评。

2. 部分企业要求以其子公司进行参评,故母公司不参评。

3. 扬子江药业集团未报数且为非上市企业,故未纳入评选。

评选规则:

1. 本次“2017 年度中国制药工业百强”评选时间跨度为 2017 年 1 月 1 日至 12 月 31 日。

2. 评选的统计指标口径为企业年度制药工业的销售收入金额(按中国会计准则统计)。

3. 参与评选的对象为中国境内注册(不含跨国制药企业在华子公司)、且以医药制造业为主营业务的医药工业企业,即在企业工商登记中,药品制造业务放于企业主营业务范围最前面的企业。如果评选企业含有医药商业或其他非医药类成分的,将剔除后再进行统计。

4. 评选对象以企业集团为统计单位进行计算。排名时以集团公司或上市公司优先统计,如果集团公司含上市公司部分的,则以集团公司优先统计;集团公司统计的范围为集团公司下属的全资子公司、直接或间接股权比例超过 50% 的控股公司,参股公司不在集团公司统计范围内。

5. 参与评选的对象不含制药机械和兽用药品制造企业。

6. 本次排行榜结果对应本评选规则,《医药经济报》拥有榜单最终解释权。

（董菊红　杨穗彬）

2018 年概况 2018 年我国医药工业发展的主要经济指标继续保持稳定增长，研发投入加大、科技成果突出，质量体系进一步健全，国际化水平提升。但受国内宏观经济结构调整、医改进入深水区等叠加因素影响，也面临着不少困难与挑战。

整体收入和利润保持两位数增长　医药工业增加值同比增长 9.7%，高于全国工业整体增速 3.5 个百分点。企业主营业务收入达到 25 840.0 亿元，同比增长 12.7%（注：对上年数做了调整），利润总额达到 3 364.5 亿元，同比增长 10.9%（注：对上年数做了调整），继续保持 2017 年以来两位数的增长速率。企业分化加剧，累计亏损企业数量运到 14.3%，同比增长 6.5%。各子行业中，主营业务收入增长最快的是化学药品制剂、卫生材料与医药用品以及生物药品制造，增速分别为 19.4%、11.7% 和 11.4%；利润增长最快的是医疗仪器设备及器械、卫生材料与医药用品、中药饮片加工制造，增速分别为 24.1%、16.7% 和 15.5%。

产业规模保持较快增长的主要原因：一是国内日益增长的健康需求促进购药金额的增加。2018 年 1 月—11 月，全国医疗卫生机构总诊疗人次达 75.4 亿，同比提高 3.3%。二是国家医保目录扩容，新增品种销售额实现快速增长。根据中国药学会 2018 年 6 月滚动年数据，对比 2009 版及 2017 版医保目录品种使用情况，整体金额增幅达 9.5%。2018 年 17 种抗癌药通过价格谈判纳入医保，销售金额也实现快速增长。三是原料药涨价使部分品种国内销售和出口额增加。医药工业各子行业主营业务收入和利润总额，见表 5、表 6。

表 5　2018 年子行业主营业务收入

各子行业	金额（亿元）	同比增长率（%）	比重（%）
化学药品原料药制造	3 843.3	10.4	14.9
化学药品制剂制造	8 715.4	19.4	33.7
中药饮片加工	1 714.9	11.2	6.6
中成药生产	4 655.2	6.2	18.0
生物药品制造（含基因工程药物和疫苗制造）	2 443.0	11.4	9.5
卫生材料及医药用品制造（药物辅料及包装材料）	1 784.7	11.7	6.9
制药专用设备制造	161.3	9.9	0.6
医疗仪器设备及器械制造	2 522.3	10.5	9.8
合计	25 840.0	12.7	100.0

表 6　2018 年医药工业各子行业利润总额

各子行业	金额（亿元）	同比增长率（%）	比重（%）
化学药品原料药制造	407.7	15.4	12.1
化学药品制剂制造	1 195.0	8.7	35.5
中药饮片加工	139.1	15.5	4.1
中成药生产	641.0	3.8	19.1
生物药品制造	445.4	13.0	13.2
卫生材料及医药用品制造	182.7	16.7	5.4
制药专用设备制造	4.4	－60.7	0.1
医疗仪器设备及器械制造	349.0	24.1	10.4
合计	3 364.5	10.9	100.0

创新环境持续改善，国产创新药进入收获阶段　获得多种来源支持，医药创新投入显著增加。一是企业研发投入增长。根据 A 股上市公司前三季度数据，287 家医药上市公司研发投入合计 223 亿元，较上年同期明显增长，其中恒瑞医药、复星医药研发投入超过 10 亿元。二是资本市场积极投资创新药企业。2018 年新药企业大额融资频现，多家企业融资超过 10 亿元；港交所允许未盈利的生物科技公司上市，年内已有 5 家国内生物科技企业获准上市，多家企业申报 IPO。三是政府资金采取多种方式支持医药创新。重大新药创制专项等国家科技计划继续实施，国家和地方纷纷设立股权投资基金，医药产业是重点支持领域。四是新税收政策进一步引导医药企业加大研发投入。所有企业研发费用税前加计扣除比例提高到了 75%，企业委托境外研发费用不得加计扣除的限制被取消。新药申报和获批大幅增长。全年国内企业共有 230 多个一类创新药申报注册（包括申报临床和申报上市），10 个一类新药获批上市，均为近年来新高。10 个获批上市的一类新药中 5 个为抗肿瘤药物，3 个为抗病毒药物，均围绕重大疾病治疗，针对未满足的临床需求。越来越多的具有自主知识产权的创新药获批上市，不仅有利于满足人民日益增长的健康需求，也促进了医药产业的转型升级，见表 7、表 8。

企业国际化步伐加快，医药出口向中高端迈进　2018 年医药出口继续保持了较快增长，规模以上医药企业实现出口交货值 2 031.7 亿元，同比增长 11.5%，增速比上年同期提高 0.4 个百分点。拉动出口增长的仍主要是化学原料药，但整体出口结构逐步升级，重要标志是在欧美发达国家的药品注册不断增多。2018 年共有 23 家企业的 91 个制剂品种获得美国 ANDA 批件（未含复星医药印度子公司），是 2017 年获批品种的 2 倍多，到 2018 年底，国内企业累计在美国注册的

表 7　2018 年获批生产的国产一类创新药

序号	产品名称	生产厂家	适应证
1	盐酸安罗替尼胶囊	正大天晴	肿瘤
2	注射用艾博卫泰	前沿生物	艾滋病
3	马来酸吡咯替尼片	恒瑞医药	肿瘤
4	重组细胞因子基因衍生蛋白	杰华生物	乙肝
5	丹诺瑞韦钠片	歌礼药业	丙肝
6	呋喹替尼胶囊	和记黄埔	转移性结直肠癌
7	特瑞普利单抗注射液	君实生物	黑色素瘤
8	信迪利单抗注射液	信达生物	霍奇金淋巴瘤
9	硫培非格司亭注射液	恒瑞医药	粒细胞减少症
10	罗沙司他胶囊	珐博进	肾病贫血

ANDA数量超过280个；共有6个制剂品种通过WHO预认证，到2018年底，累计25个制剂品种、50个原料药以及4个疫苗产品通过了该项认证。累计上百种新药在欧美发达经济体开展临床研究，除了一批大病用药外，有十几种新药拿到了约20项FDA孤儿药资格认定。

企业通过境外并购积极拓展国际市场。2018年医药行业多个境外并购项目超过5亿美元。在药品领域，企业通过并购获得产品和渠道，并购案例涉及抗肿瘤药、血液制品等多个方面。在医疗器械领域，并购金额创下了中资境外并购的新纪录，见表9。

表8　2018年申报上市的国产一类新药

序号	产品名称	生产厂家	适应证	申报时间
1	重组人乳头瘤病毒16/18型双价疫苗(大肠杆菌)	厦门万泰沧海	宫颈癌等	2018年3月
2	重组人血管内皮抑素注射液	江苏吴中医药	肺癌	2018年3月
3	注射用卡瑞利珠单抗	苏州盛迪亚	霍奇金淋巴瘤	2018年4月
4	母牛分枝杆菌疫苗	安徽智飞	结核病	2018年5月
5	重组结核杆菌融合蛋白(EC)	安徽智飞	结核菌感染鉴别等	2018年9月
6	替雷利珠单抗(PD-1)	百济神州	霍奇金淋巴瘤	2018年9月
7	对甲苯磺酰胺注射液	天津红日药业	非小细胞肺癌	2018年1月
8	可利霉素片	上海同联制药	抗感染	2018年1月
9	优替德隆注射液	成都华昊中天	肿瘤	2018年3月
10	注射用甲苯磺酸瑞马唑仑	江苏恒瑞	麻醉	2018年3月
11	马来酸艾维替尼胶囊	浙江艾森药业	肺癌	2018年6月
12	KW-136胶囊	北京凯因科技	丙肝	2018年6月
13	甲磺酸氟马替尼片	江苏豪森药业	白血病	2018年7月
14	赞布替尼胶囊	百济神州	R/R套细胞淋巴瘤	2018年8月
15	盐酸拉维达韦片	歌礼药业	丙肝	2018年8月
16	注射用磷丙泊酚二钠	宜昌人福药业	麻醉	2018年10月
17	甘露寡糖二酸胶囊	上海绿谷	阿尔茨海默病	2018年11月
18	注射用苯磺酸瑞马唑仑	宜昌人福药业	麻醉	2018年11月
19	依达拉奉右旋莰醇注射液	南京先声	脑卒中	2018年11月
20	对甲苯磺酸尼拉帕利胶囊	再鼎医药	卵巢癌	2018年12月
21	盐酸恩莎替尼	贝达药业	非小细胞肺癌	2018年12月

表9　2018年部分境外投资并购项目

序号	企　业	金　额	项　目
1	华西股份与海辰药业	3.69亿美元	收购意大利Nerviano Medical Sciences Group
2	翰宇药业	1.2～1.8亿欧元	收购德国AMWGmbH公司
3	哈药集团	3亿美元	收购GNC公司
4	华东医药	约1.69亿英镑	收购英国Sinclair Pharma plc公司
5	上海莱士(天诚国际)	9.4亿欧元	收购德国BiotestAG公司
6	绿叶制药	5.46亿美元	收购阿斯利康旗下药物思瑞康
7	远大医药和鼎晖投资	14亿美元	收购澳洲肝癌治疗器械生产商Sirtex Medical
8	蓝帆医疗	58.95亿元	收购新加坡柏盛国际公司

企业生产质量水平稳步提升　国家药品监督管理局组织实施了一系列监管制度改革，并不断扩充职业化检查员队伍，在各个环节加大监管力度，促进了产品准入门槛提高，全生命周期的药品质量管理得到加强，部分落后产品逐步淘汰。一是仿制药一致性评价全面推进，仿制药质量水平系统提升。仿制药一致性评价成为多数化学药企业的中心任务，投入大量资源开展药品质量研究。截至2018年底，国家药品审评中心(CDE)共受理一致性评价申请708个，涉及253家企业的205个品种，已通过评价的申请共有149个，涉及76个品种(含视同通过)。二是药品研发与生产质量管理日益规范。随着国家药品监督环境的变化，企业质量责任更加明确，质量意识得到加强，质量体系不断健全，严格执行质量管理规范、努力提高产品质量成为多数企业的自发行为。三是药品质量标准逐步与国际接轨。2018年国家药品监督管理局成为国际人用药品注册技术协调会(ICH)的管理委员会成员，并积极推进ICH指导原则在中国的转化实施，对国内企业开展国际注册、提升药品质量体系具有重要意义。

2018年中国制药工业百强情况　根据中国医药工业信息中心的统计和分析，2018年度百强榜上榜企业延续了一贯的强劲增长动力，主营业务收入规模达到8 395.5亿元，增速达11.8%，见表10。在百强企业的龙头带动作用下，医药工业企业保持了强劲的营收能力，发展动能充足。

表10 2018年度中国医药工业百强企业

位次	企业名称	位次	企业名称
1	扬子江药业集团有限公司	51	山东新华制药股份有限公司
2	广州医药集团有限公司	52	浙江华海药业股份有限公司
3	中国医药集团有限公司	53	浙江医药股份有限公司
4	修正药业集团股份有限公司	54	绿叶投资集团有限公司
5	华润医药控股有限公司	55	深圳市东阳光实业发展有限公司
6	上海医药(集团)有限公司	56	长春高新技术产业(集团)股份有限公司
7	上海复星医药(集团)股份有限公司	57	深圳信立泰药业股份有限公司
8	山东齐鲁制药集团有限公司	58	沈阳三生制药有限责任公司
9	辉瑞制药有限公司	59	山东睿鹰制药集团有限公司
10	江西济民可信集团有限公司	60	东北制药集团股份有限公司
11	拜耳医药保健有限公司	61	山西振东健康产业集团有限公司
12	石药控股集团有限公司	62	天津红日药业股份有限公司
13	中国远大集团有限责任公司	63	哈药集团有限公司
14	江苏恒瑞医药股份有限公司	64	悦康药业集团有限公司
15	四川科伦药业股份有限公司	65	江苏苏中药业集团股份有限公司
16	正大天晴药业集团股份有限公司	66	江苏奥赛康药业有限公司
17	山东步长制药股份有限公司	67	石家庄以岭药业股份有限公司
18	诺和诺德(中国)制药有限公司	68	辰欣科技集团有限公司
19	赛诺菲(杭州)制药有限公司	69	西安力邦医疗产业集团有限公司
20	上海罗氏制药有限公司	70	哈尔滨誉衡药业股份有限公司
21	天津市医药集团有限公司	71	上海创诺医药集团有限公司
22	珠海联邦制药股份有限公司	72	浙江仙琚制药股份有限公司
23	杭州华东医药集团控股有限公司	73	葵花药业集团股份有限公司
24	阿斯利康制药有限公司	74	仁和(集团)发展有限公司
25	鲁南制药集团股份有限公司	75	石家庄四药有限公司
26	华北制药集团有限责任公司	76	好医生药业集团有限公司
27	丽珠医药集团股份有限公司	77	江苏亚邦药业集团股份有限公司
28	人福医药集团股份公司	78	京新控股集团有限公司
29	西安杨森制药有限公司	79	成都倍特药业有限公司
30	江苏豪森药业集团有限公司	80	山东鲁抗医药股份有限公司
31	江苏济川控股集团有限公司	81	山西亚宝投资集团有限公司
32	新和成控股集团有限公司	82	惠氏制药有限公司
33	天士力控股集团有限公司	83	深圳市海普瑞药业集团股份有限公司
34	费森尤斯卡比(中国)投资有限公司	84	乐普(北京)医疗器械股份有限公司
35	云南白药集团股份有限公司	85	华兰生物工程股份有限公司
36	康恩贝集团有限公司	86	卫材(中国)投资有限公司
37	中美上海施贵宝制药有限公司	87	吉林敖东药业集团股份有限公司
38	江苏康缘集团有限责任公司	88	贵州益佰制药股份有限公司
39	南京先声东元制药有限公司	89	百特(中国)投资有限公司
40	瑞阳制药有限公司	90	安斯泰来制药(中国)有限公司
41	北京泰德制药股份有限公司	91	北京四环制药有限公司
42	北京诺华制药有限公司	92	成都康弘药业集团股份有限公司
43	赛诺菲(北京)制药有限公司	93	山东齐都药业有限公司
44	太极集团有限公司	94	安徽丰原集团有限公司
45	中国医药健康产业股份有限公司	95	神威药业集团有限公司
46	普洛药业股份有限公司	96	施维雅(天津)制药有限公司
47	中国北京同仁堂(集团)有限责任公司	97	贵州百灵企业集团制药股份有限公司
48	浙江海正药业股份有限公司	98	山东金城医药集团股份有限公司
49	华立医药集团有限公司	99	成都天台山制药有限公司
50	山东罗欣药业集团股份有限公司	100	福安药业(集团)股份有限公司

表 11　2018 年中国医药研发产品线最佳工业企业

位次	企业名称
1	江苏恒瑞医药股份有限公司
2	江苏豪森药业集团有限公司
3	正大天晴药业集团股份有限公司
4	浙江海正药业股份有限公司
5	上海医药集团股份有限公司
6	山东罗欣药业集团股份有限公司
7	四川科伦药业股份有限公司
8	瑞阳制药有限公司
9	四川百利药业有限责任公司
10	江苏奥赛康药业股份有限公司
11	鲁南制药集团股份有限公司
12	扬子江药业集团有限公司
13	常州四药制药有限公司
14	普洛药业股份有限公司
15	沈阳三生制药有限责任公司
16	江苏康缘药业股份有限公司
17	亚宝药业集团股份有限公司
18	悦康药业集团有限公司
19	浙江康恩贝制药股份有限公司
20	先声药业有限公司

表 12　2018 年中国医药工业最具投资价值企业(非上市)

位次	企业名称
1	修正药业集团股份有限公司
2	四川好医生药业集团有限公司
3	北京泰德制药股份有限公司
4	南京正科医药股份有限公司
5	安庆回音必制药股份有限公司
6	合肥立方制药股份有限公司
7	山东齐都药业有限公司
8	重庆康刻尔制药有限公司
9	天津药物研究院制药有限公司
10	成都百裕制药股份有限公司

表 13　2018 年中国医药工业最具成长力企业

位次	企业名称
1	江西济民可信集团有限公司
2	深圳华润九新药业有限公司
3	成都倍特药业有限公司
4	山西振东制药股份有限公司
5	石家庄四药有限公司
6	施慧达药业集团(吉林)有限公司
7	上海和黄药业有限公司
8	广东众生药业股份有限公司
9	天津市汉康医药生物技术有限公司
10	广东天普生化医药股份有限公司

(中国医药企业管理协会)

医药商业

2017 概况

医药商业购销情况　据统计,全国药品流通市场销售规模稳步增长,增速略有回落。2017 年全国七大类医药商品销售总值为 20 016 亿元,扣除不可比因素同比增长 8.4%,增速同比下降 2.0 个百分点。按销售品类分类,西药类销售居主导地位,销售额占七大类医药商品销售总额的 73.2%,其次为中成药类占 15.0%,中药材类占 3.1%,医疗器材类占 4.7%,化学试剂类占 1.2%,玻璃仪器类占 0.1%,其他类占 2.7%。(西药类包括化学药品制剂、化学原料药及其制剂、放射性药品、血清疫苗、血液制品和诊断药品等,但不包括化学试剂等)

据商务部 2017 年全国医药批发企业排序数据显示,前 100 位药品批发企业主营业务收入同比增长 8.4%,增速下降 5.6 个百分点。其中,4 家全国龙头企业主营业务收入同比增长 9.3%,增速下降 2.9 个百分点;30 家区域龙头企业(排名 5 ~ 34 位)主营业务收入同比增长 8.3%,增速下降 9.8 个百分点。

从市场占有率来看,药品批发行业集中度略有下降。2017 年,药品批发企业主营业务收入前 100 位占同期全国医药市场总规模的 70.7%,同比下降 0.2 个百分点。其中,4 家全国龙头企业主营业务收入占同期全国医药市场总规模的 37.6%,同比上升 0.2 个百分点;30 家区域龙头企业主营业务收入占同期全国医药市场总规模的 24.5%,同比下降 0.1 个百分点;排序最后一位的企业主营业务收入由 2016 年的 12.4 亿元增长到 2017 年的 13.6 亿元。

随着新医改政策的全面推行,药品流通行业竞争压力进一步加大,"两票制"政策实施迫使末端分销企业短期内直接向药品生产企业采购,造成大型分销企业对中小分销企业销售下降;医保控费、药占比限制等政策实施推动药品招标价格和用量持续下降,造成分销企业对医疗终端销售下降;加上大型企业销售渠道整合及业态结构调整尚未完成,最终导致其销售增速放缓。因此,大型药品批发企业积极通过兼并重组的外延式增长和积极开发终端市场的内生式增长方式,不断增强自身分销业务能力。

医药商业效益水平　2017 年,全国药品流通直报企业主营业务收入 14 620 亿元,扣除不可比因素同比增长 9.0%,增速同比下降 2.6 个百分点;实现利润总额 363 亿元,扣除不可比因素同比增长 10.9%,增速与上年持平;平均毛利率 7.2%,同比上升 0.2 个百分点;平均费用率 6.1%,同比上升 0.9 个百分点;平均利润率 1.7%,同比下降 0.1 个百分点;净利润率 1.5%,与上年基本持平。

表 14　2017 年度全国医药商业企业销售 100 强

位次	企业名称	位次	企业名称
1	中国医药集团有限公司	51	浙江晨元股份有限公司
2	华润医药商业集团有限公司	52	江西五洲医药营销有限公司
3	上海医药集团股份有限公司	53	海尔施生物医药股份有限公司
4	九州通医药集团股份有限公司	54	安徽省医药（集团）股份有限公司
5	广州医药有限公司	55	上海康健进出口有限公司
6	中国医药健康产业股份有限公司	56	河北金仑医药有限公司
7	华东医药股份有限公司	57	康祥药业股份有限公司
8	南京医药股份有限公司	58	福建省医药集团有限责任公司
9	康德乐股份（香港）有限公司	59	昆药集团医药商业有限公司
10	重庆医药集团）股份有限公司	60	湖南博瑞药业有限公司
11	瑞康医药股份有限公司	61	吉林省天和医药科技有限公司
12	安徽华源医药股份有限公司	62	安徽乐嘉医药科技有限公司
13	浙江英特集团股份有限公司	63	浙江恩泽医药有限公司
14	四川科伦医药贸易有限公司	64	浙江米益医药有限公司
15	民生药业集团有限公司	65	礼来贸易有限公司
16	云南省医药有限公司	66	山东康诺盛世医药有限公司
17	嘉事堂药业股份有限公司	67	东北制药集团供销有限公司
18	山东海王银河医药有限公司	68	浙江瑞海医药有限公司
19	石药集团河北中诚医药有限公司	69	湖南达嘉维康医药有限公司
20	中国北京同仁堂（集团）有限责任公司	70	山西亚宝医药经销有限公司
21	天津天士力医药营销集团股份有限公司	71	上海外高桥医药分销中心有限公司
22	广西柳州医药股份有限公司	72	泰州医药集团有限公司
23	鹭燕医药股份有限公司	73	山东康惠医药有限公司
24	哈药集团医药有限公司	74	北京双鹤药业经营有限责任公司
25	江西南华医药有限公司	75	重庆市万州区医药（集团）有限责任公司
26	同济堂医药有限公司	76	兰州强生医药有限责任公司
27	江西汇仁集团医药科研营销有限公司	77	浙江嘉信医药股份有限公司
28	陕西医药控股集团派昂医药有限责任公司	78	厦门片仔损宏仁医药有限公司
29	江苏省医药有限公司	79	云南医药工业销售有限公司
30	重庆桐君阁股份有限公司	80	山西康美徕医药有限公司
31	天津中新药业集团股份有限公司医药公司	81	浙江华通医药股份有限公司
32	回音必集团有限公司	82	辽宁汇明医药有限公司
33	浙江省医药工业有限公司	83	云南同丰区药有限公司
34	湖北人福医药集团有限公司	84	江苏恩华和润医药有限公司
35	天津医药集团太平医药有限公司	85	河南东森医药有限公司
36	修正药业集团营销有限公司	86	山东新华医药贸易有限公司
37	重庆长圣医药有限公司	87	广西柳州百草堂药业有限公司
38	创美药业股份有限公司	88	西安莱露堂药业集团有限责任公司
39	广州采芝林药业有限公司	89	就阳铸盈药业有限公司
40	江苏先声药业有限公司	90	牡月江博博医药有限责任公司
41	辽宁省医药对外贸易有限公司	91	西藏神或药业有限公司
42	云南东骏药业有限公司	92	南京华东医药有限责任公司
43	葵花药业集团医药有限公司	93	海南天祥药业有限公司
44	罗欣医药集团有限公司	94	河南省国药医药集团有限公司
45	江苏康缘医药商业有限公司	95	四川本草堂药业有限公司
46	青岛百洋医药股份有限公司	96	海南康宁药业有限公司
47	江苏省润天生化医药有限公司	97	宁波市鄞州医药药材有限公司
48	贵州康心药业有限公司	98	上海海吉雅医药有限公司
49	海南鲁海医药有限公司	99	兰州西城药业有限责任公司
50	齐鲁医疗投资管理有限公司	100	上海亿安医药有限公司

数据来源：商务部 2017 年药品流通行业运行统计分析报告

药品终端格局　2017 年药品零售市场销售规模达到 3 647 亿元，同比增长 8.0%，增速同比上升 0.5 个百分点，保持上升态势。“十三五”期间，医保控费、公立医院药品零差率、医保支付方式改革等医改政策的陆续实施，推动医疗机构处方外流，门诊特病、慢病定点药店医保结算试点，使患者向零售药店分流，给零售药店带来新的发展机遇。此外，据商务部公布数据，2017 年药品零售连锁企业百强销售合计 1 232 亿元，占零售市场的 30.8%，同比上升 1.7 个百分点。其中，前十强企业占百强企业的集中度为 56.7%，占同期零售市场规模的比重为 17.4%。

表 15　2017 年药品零售连锁企业销售额 100 强

位次	企业名称	位次	企业名称
1	国药控股国大药房有限公司	51	康泽药业连锁有限公司
2	中国北京同仁堂（集团）有限责任公司	52	杭州胡庆余堂国药号有限公司
3	云南鸿翔一心堂药业（集团》股份有限公司	53	仁和药房网北京医药科技有限公司
4	老百姓大药房连锁股份有限公司	54	青岛德信行惠友大药房有限公司
5	大参林医药集团股份有限公司	55	宁波四明大药房有限责任公司
6	重庆桐君阁大药房连锁有限责任公司	56	上海养和堂药业连锁经营有限公司
7	益丰大药房连锁股份有限公司	57	宁波彩虹大药房有限公司
8	上海华氏大药房有限公司	58	深圳市麦德信药房管理有限公司
9	湖北同济堂药房有限公司	59	山西荣华大药房连锁有限公司
10	辽宁成大方圆医药连锁有限公司	60	上海余天成药业连锁有限公司
11	漱玉平民大药房连锁股份有限公司	61	河北神威大药房连锁有限公司
12	云南健之佳健康连锁店股份有限公司	62	浙江天天好大药房连锁有限公司
13	贵州芝林大药房零售连锁有限公司	63	连云港康济大药房连锁有限公司
14	甘肃德生堂医药科技集团有限公司	64	广西一心医药集团有限责任公司
15	河南张仲景大药房股份有限公司	65	四川杏林医药连锁有限责任公司
16	河北华佗药房医药连锁有限公司	66	杭州华东大药房连锁有限公司
17	吉林大药房药业股份有限公司	67	四川圣杰药业有限公司
18	南京医药国药有限公司	68	杭州全德堂药房有限公司
19	重庆和平药房连锁有限责任公司	69	四川德仁堂药业连锁有限公司
20	成都百信药业连锁有限责任公司	70	福建惠好四海医药连锁有限责任公司
21	哈尔滨人民同泰医药连锁店	71	常州人寿天医药连锁有限公司
22	浙江瑞人堂医药连锁有限公司	72	北京医保全新大药房有限责任公司
23	石家庄新兴药房连锁股份有限公司	73	浙江华通医药连锁有限公司
24	贵州一树连锁药业有限公司	74	上海童涵春堂药业连锁经营有限公司
25	深圳中联大药房控股有限公司	75	湖南达嘉维康医药产业股份有限公司
26	重庆鑫斛药房连锁有限公司	76	海宁市老百姓大药房有限责任公司
27	柳州桂中大药房连锁有限责任公司	77	深圳市南北药行连锁有限公司
28	好药师大药房连锁有限公司	78	上海医药嘉定大药房连锁有限公司
29	江西黄庆仁栈华氏大药房有限公司	79	苏州雷允上国药连锁总店有限公司
30	天济大药房连锁有限公司	80	武汉马应龙大药房连锁有限公司
31	重庆市万和药房连锁有限公司	81	上海南汇华奉药店连锁总店
32	山东燕喜堂医药连锁有限公司	82	山东利民大药店连锁股份有限公司
33	上海第一医药股份有限公司	83	黑龙江泰华医药连锁销售有限公司
34	湖南千金大药房连锁有限公司	84	武汉东明药房连锁有限公司
35	杭州九洲大药房连锁有限公司	85	江西省萍乡市昌盛大药房连锁有限公司
36	安徽丰原大药房连锁有限公司	86	绵阳太极大药房连锁有限责任公司
37	四川太极大药房连锁有限公司	87	上海药房连锁有限公司
38	廊坊市百和一笑堂医药零售连锁有限公司	88	河南佐今明大药房健康管理股份有限公司
39	吉林省益和大药房有限公司	89	济宁新华鲁抗大药房有限公司
40	赤峰人川大药房连锁有限公司	90	浙江华联医药连锁有限公司
41	浙江震元医药连锁有限公司	91	北京嘉事堂连锁药店有限责任公司
42	怀化怀仁大药房连锁有限公司	92	上海得一大药房有限公司
43	苏州礼安医药连锁总店有限公司	93	杭州华东武林大药房有限公司
44	云南白药大药房有限公司	94	浙江英特怡年药房连锁有限公司
45	广州健民医药连锁有限公司	95	山西仁和大药房连锁有限公司
46	中山市中智大药房连锁有限公司	96	青岛国风大药房连锁有限公司
47	贵州一品药业连锁有限公司	97	西双版纳泊升药业有限责任公司
48	陕西众信医药超市有限公司	98	上海一德大药房连锁经营有限公司
49	江苏大众医药连锁有限公司	99	上海云湖医药连锁经营有限公司
50	山东立健药店连锁有限公司	100	嵊州市易心堂大药房有限公司

数据来源：商务部 2017 年药品流通行业运行统计分析报告

医药外贸情况 根据中国海关数据统计显示,2017 年中国医药进出口总额 1 167 亿美元,同比增长 12.64%。中药、西药和医疗器械三大类商品出口额同比分别为 8.25%、15.95%和 8.09%,西药增长速度最快。

其中,出口 608 亿美元,扭转去年下降局面,增长 9.44%,增幅达到近五年最高值,进口 559 亿美元,增长 16.34%,对外贸易顺差 49 亿美元,下降 34.60%。

整体来看,2017 年,国际市场需求上升,我国供给侧改革初见成效,医药出口量减价增,出口额稳步提升,同时,国内需求依旧保持较高的水平,进口保持较快增长。

表 16 2017 年我国医药出口情况(亿美元,%)

分类	出口		
	出口额	同比增长(%)	占比(%)
中药类	**36.4**	**2.07**	**6.0**
其中:保健品	2.41	-3.35	0.40
提取物	20.10	4.33	3.31
中成药	2.50	11.03	0.41
中药饮片	11.39	-2.2	1.87
西药类	**354.6**	**12.6**	**58.3**
其中:化学原料药	291.17	13.7	47.89
西成药	34.56	8.3	5.68
生化药	28.83	7.36	4.74
医疗器械类	**217.0**	**5.8**	**35.7**
总计	**608**	**9.4**	**100**

(南方医药经济研究所)

2018 年概况

医药商业购销情况 据统计,全国药品流通市场销售规模稳步增长,增速略有回落。2018 年全国七大类医药商品销售总值为 21 586 亿元,扣除不可比因素同比增长 7.7%,增速同比下降 0.7 个百分点。按销售品类分类,西药类销售居主导地位,销售额占七大类医药商品销售总额的 72.2%,其次为中成药类占 15.1%,医疗器材类占 4.8%,中药材类占 3.1%,化学试剂类占 0.7%,玻璃仪器类占 0.1%,其他类占 4.0%(西药类包括化学药品制剂、化学原料药及其制剂、放射性药品、血清疫苗、血液制品和诊断药品等,但不包括化学试剂等)。

据商务部 2018 年全国医药批发企业排序数据显示,前 100 位药品批发企业主营业务收入同比增长 10.8%,增速同比上升 2.4 个百分点。其中,4 家全国龙头企业主营业务收入同比增长 12.9%,增速同比上升 3.6 个百分点;前 10 位同比增长 14.2%,增速同比上升 5.5 个百分点;前 20 位同比增长 13.3%,增速同比上升 4.1 个百分点;前 50 位同比增长 11.5%,增速同比上升 2.5 个百分点。

从市场占有率来看,药品批发企业集中度有所提高。2018 年,药品批发企业主营业务收入前 100 位占同期全国医药市场总规模的 72.0%,同比上升 1.3 个百分点。其中,4 家全国龙头企业主营业务收入占同期全国医药市场总规模的 39.1%,同比上升 1.4 个百分点;前 10 位占 50.0%,同比上升 2.4 个百分点;前 20 位占 59.0%,同比上升 2.4 个百分点;前 50 位占 67.0%,同比上升 1.6 个百分点。

2018 年,随着药品购销"两票制"政策的全面推行,原有的药品流通市场结构、渠道布局及供应链关系都发生变化。全行业渠道逐步下沉,向终端客户聚焦,终端销售及服务收入的提升有力弥补了分销调拨收入的下降,从而带动行业整体毛利率提升。同时,医疗机构分级诊疗、医保控费、限制辅助用药、药价动态调整等医政政策的实施给企业发展带来深刻影响。大中型药品批发企业借助政策契机,深入调整业态结构,通过内生转型和外延并购,实现整体运营质量与效益双提升。当前行业规模效应逐渐凸显,全国性和区域性龙头企业销售增速普遍高于行业平均水平,行业集中度进一步提高。

医药商业效益水平 2018 年,全国药品流通直报企业主营业务收入 15774 亿元,扣除不可比因素同比增长 8.6%,增速同比下降 0.4 个百分点;实现利润总额 401 亿元,扣除不可比因素同比增长 9.0%,增速同比下降 1.9 个百分点;平均毛利率 8.2%,同比上升 1.0 个百分点;平均费用率 6.5%,同比上升 0.4 个百分点;平均利润率 1.9%,同比上升 0.2 个百分点;净利润率 1.6%,同比上升 0.1 个百分点。

药品终端格局 2018 年药品零售市场销售规模达到 3 919 亿元,同比增长 7.5%,增速同比减少 0.5 个百分点,增速下滑。随着各项政策的持续推进,零售药店迎来大洗牌,大整合,并购进程加速;而人口老龄化加剧、国民健康意识提升、处方药外流限制逐步取消等给药品零售市场带来新扩容,但增速将持续放缓。此外,据商务部公布数据,2018 年药品零售连锁企业百强销售合计 1 440 亿元,占零售市场的 36.7%,同比上升 5.9 个百分点。其中,前十强企业占百强企业的集中度为 55.4%,占同期零售市场规模的比重为 20.4%。

医药外贸情况 根据中国海关数据统计显示,2018 年中国医药进出口总额 1 149 亿美元,同比负增长 1.56%。中药、西药和医疗器械三大类商品出口额同比分别为 7.39%、4.03%和 8.88%,医疗器械增长速度最高。

其中,出口 644 亿美元,增长 5.96%,增速减少了 3.8 个百分点,进口 504 亿美元,同比下降 9.75%,对外贸易顺差 140 亿美元。

整体来看,2018 年,供给侧结构性改革驱动医药出口量价齐增,出口额稳中求进,与之相对的,医药进口量增价减,虽然国内需求依旧保持增长,但主要医药进口产品,如西药制剂、生化药的价格下降,进口额出现负增长。

表 17　2018 年度全国医药商业企业销售 100 强

位次	企业名称	位次	企业名称
1	中国医药集团有限公司	51	山东罗欣医药现代物流有限公司
2	上海医药集团股份有限公司	52	福建省医药集团有限责任公司
3	华润医药商业集团有限公司	53	海尔施生物医药股份有限公司
4	九州通医药集团股份有限公司	54	北京双鹭药业经营有限责任公司
5	广州医药有限公司	55	东北制药集团供销有限公司
6	深圳市海王银河医药投资有限公司	56	罗欣医药集团有限公司
7	瑞康医药集团股份有限公司	57	齐鲁医疗投资管理有限公司
8	南京医药股份有限公司	58	昆药集团医药商业有限公司
9	中国医药健康产业股份有限公司	59	上海康健进出口有限公司
10	华东医药股份有限公司	60	吉林万通药业集团药品经销有限公司
11	安徽华源医药股份有限公司	61	康泽药业股份有限公司
12	重药控股股份有限公司	62	浙江恩泽医药有限公司
13	浙江英特集团股份有限公司	63	山西亚宝医药经销有限公司
14	嘉事堂药业股份有限公司	64	重庆市万州区医药(集团)有限责任公司
15	云南省医药有限公司	65	厦门片仔癀宏仁医药有限公司
16	四川科伦医药贸易有限公司	66	吉林省天和医药科技有限公司
17	石药集团河北省中诚医药有限公司	67	浙江来益医药有限公司
18	中国北京同仁堂(集团)有限责任公司	68	泰州医药集团有限公司
19	天津天士力医药营销集团股份有限公司	69	四川合纵药易购医药股份有限公司
20	鹭燕医药股份有限公司	70	安徽乐嘉医药科技有限公司
21	广西柳州医药股份有限公司	71	礼来贸易有限公司
22	回音必集团有限公司	72	湖南达嘉维康医药有限公司
23	江西南华医药有限公司	73	山东康诺盛世医药有限公司
24	民生药业集团有限公司	74	西藏神威药业有限公司
25	同济堂医药有限公司	75	昆明滇虹药业销售有限公司
26	江西汇仁医药贸易有限公司	76	必康百川医药(河南)有限公司
27	哈药集团医药有限公司	77	浙江华通医药股份有限公司
28	陕西医药控股集团派昂医药有限责任公司	78	上海海吉雅医药有限公司
29	重庆桐君阁股份有限公司	79	四川本草堂药业有限公司
30	湖北人福医药集团有限公司	80	兰州强生医药有限责任公司
31	江苏省医药有限公司	81	辽宁汇明医药有限公司
32	天津中新药业集团股份有限公司医药公司	82	山东康惠医药有限公司
33	天津医药集团太平洋医药有限公司	83	湖南博瑞药业有限公司
34	修正药业集团营销有限公司	84	山东新华医药贸易有限公司
35	江苏先声药业有限公司	85	贵州科开医药有限公司
36	浙江省医药工业有限公司	86	浙江嘉信医药股份有限公司
37	江苏康缘医药商业有限公司	87	云南同丰医药有限公司
38	创美药业股份有限公司	88	海南天祥药业有限公司
39	青岛百洋医药股份有限公司	89	四川贝尔康医药有限公司
40	云南东骏药业有限公司	90	浙江英诺珐医药有限公司
41	葵花药业集团医药有限公司	91	西安藻露堂药业集团有限责任公司
42	江苏省润天生化医药有限公司	92	上海外高桥医药分销中心有限公司
43	重庆长圣医药有限公司	93	山西康美徕医药有限公司
44	浙江震元股份有限公司	94	兰州西城药业有限责任公司
45	罗氏(上海)医药贸易有限公司	95	云南医药工业销售有限公司
46	广州采芝林药业有限公司	96	江苏恩华和润医药有限公司
47	必康润祥医药河北有限公司	97	江苏澳洋医药物流有限公司
48	安徽省医药(集团)股份有限公司	98	浙江珍诚医药在线股份有限公司
49	江西省五洲医药营销有限公司	99	浙江瑞海医药有限公司
50	贵州康心药业有限公司	100	海南康宁药业有限公司

数据来源:商务部 2018 年药品流通行业运行统计分析报告

表 18　2018 年药品零售连锁企业销售额 100 强

位次	企业名称	位次	企业名称
1	国药控股国大药房有限公司	51	山东立健药店连锁有限公司
2	老百姓大药房连锁股份有限公司	52	江苏大众医药连锁有限公司
3	中国北京同仁堂(集团)有限责任公司	53	云南白药大药房有限公司
4	云南鸿翔一心堂药业(集团)股份有限公司	54	康泽药业连锁有限公司
5	大参林医药集团股份有限公司	55	青岛德信行惠友大药房有限公司
6	益丰大药房连锁股份有限公司	56	贵州正和祥药业有限公司
7	重庆桐君阁大药房连锁有限责任公司	57	杭州胡庆余堂国药号有限公司
8	甘肃众友健康医药股份有限公司	58	仁和药房网(北京)医药科技有限公司
9	上海华氏大药房有限公司	59	连云港康济大药房连锁有限公司
10	辽宁成大方圆医药连锁有限公司	60	黑龙江泰华医药集团有限公司
11	湖北同济堂药房有限公司	61	宁波四明大药房有限责任公司
12	漱玉平民大药房连锁股份有限公司	62	浙江英特怡年药房连锁经营有限公司
13	云南健之桂健康连锁店股份有限公司	63	上海养和堂药业连锁经营有限公司
14	好药师大药房连锁有限公司	64	宁波彩虹大药房有限公司
15	河南张仲景大药房股份有限公司	65	杭州全德堂药房有限公司
16	河北华佗药房医药连锁有限责任公司	66	杭州华东大药房连锁有限公司
17	吉林大药房药业股份有限公司	67	上海余天成药业连锁有限公司
18	重庆和平药房连锁有限责任公司	68	武汉马应龙大药房连锁有限公司
19	柳州桂中大药房连锁有限责任公司	69	浙江天天好大药房连锁有限公司
20	浙江瑞人堂医药连锁有限公司	70	深圳市万泽医药连锁有限公司
21	甘肃德生堂医药科技集团有限公司	71	广西一心医药集团有限责任公司
22	江西黄庆仁栈华氏大药房有限公司	72	四川圣杰药业有限公司
23	成都百信药业连锁有限责任公司	73	四川德仁堂药业连锁有限公司
24	哈尔滨人民同泰医药连锁店	74	浙江华通医药连锁有限公司
25	石家庄新兴药房连锁股份有限公司	75	湖南达嘉维康医药产业股份有限公司
26	贵州一树连锁药业有限公司	76	常州人寿天医药连锁有限公司
27	临沂市仁和堂医药(连锁)有限公司	77	北京德信行医保全新大药房有限公司
28	山东燕喜堂医药连锁有限公司	78	山西荣华大药房连锁有限公司
29	天济大药房连锁有限公司	79	上海得一大药房有限公司
30	深圳市南北药行连锁有限公司	80	上海医药嘉定大药房连锁有限公司
31	重庆鑫斛药房连锁有限公司	81	福建惠好四海医药连锁有限责任公司
32	南京医药国药有限公司	82	海宁市老百姓大药房有限责任公司
33	重庆市万和药房连锁有限公司	83	苏州雷允上国药连锁总店有限公司
34	湖南千金大药房连锁有限公司	84	湖北独活药业股份有限公司
35	上海第一医院股份有限公司	85	河南佐今明大药房健康管理股份有限公司
36	江苏润天医药连锁药房有限公司	86	四川杏林医药连锁有限责任公司
37	苏州礼安医药连锁总店有限公司	87	浙江华联医药连锁有限公司
38	杭州九洲大药房连锁有限公司	88	上海南汇华泰药店连锁总店
39	四川太极大药房连锁有限公司	89	十堰市用心人大药房连锁有限公司
40	安徽丰原大药房连锁有限公司	90	绵阳太极大药房连锁有限责任公司
41	广州健民医药连锁有限公司	91	易心堂大药房连锁股份有限公司
42	浙江震元医药连锁有限公司	92	青岛百洋健康药房连锁有限公司
43	深圳市麦德信药房管理有限公司	93	西双版纳迪升药业有限责任公司
44	怀化怀仁大药房连锁有限公司	94	山东利民大药店连锁股份有限公司
45	廊坊市百和一笑堂医药零售连锁有限公司	95	上海雷允上药业西区有限公司
46	成都泉源堂大药房连锁股份有限公司	96	武汉东明药房连锁有限公司
47	吉林省益和大药房有限公司	97	江西省萍乡市昌盛大药房连锁有限公司
48	中山市中智大药房连锁有限公司	98	云南省玉溪医药有限责任公司
49	贵州一品药业连锁有限公司	99	宜宾天天康大药房零售连锁有限责任公司
50	陕西众信医药超市连锁股份有限公司	100	北京嘉事堂连锁药店有限责任公司

数据来源：商务部 2018 年药品流通行业运行统计分析报告

表 19　2018 年我国医药出口情况表(亿美元,%)

分类	出口			分类	出口		
	出口额	同比增长(%)	占比(%)		出口额	同比增长7(%)	占比(%)
中药类	**39.1**	**7.39**	**6.1**	**西药类**	**368.8**	**4.03**	**57.3**
其中：保健品	2.47	2.45	0.39	其中：化学原料药	300.48	3.20	46.6
提取物	23.68	17.79	3.70	西成药	41.00	18.64	6.36
中成药	2.64	5.51	0.41	生化药	27.35	-5.13	4.25
中药饮片	10.31	-9.49	1.61	**医疗器械类**	**236.3**	**8.88**	**36.7**
				总计	**644**	**5.96**	**100**

(数据来源：中国医药保健品进出口商会)

统计资料

表20　2017年全部工业企业法人单位资产总额100强

位次	企业名称	位次	企业名称
※1	中国医药集团有限公司	※51	安徽丰原集团有限公司
※2	中国通用技术(集团)控股有限责任公司	※52	华立医药集团有限公司
※3	华润医药控股有限公司	※53	广州市香雪制药股份有限公司
※4	上海医药(集团)有限公司	54	诺和诺德(中国)制药有限公司
※5	四川蓝光发展股份有限公司	※55	哈尔滨誉衡集团有限公司
※6	康美药业股份有限公司	※56	江苏济川控股集团有限公司.
※7	上海复星医药(集团)股份有限公司	57	陕西必康制药集团控股有限公司
※8	天津市医药集团有限公司	58	浙江华海药业股份有限公司
※9	广州医药集团有限公司	※59	北京四环制药有限公司
※10	威高集团有限公司	60	贵州信邦制药股份有限公司
※11	天士力控股集团有限公司	※61	石家庄以岭药业股份有限公司
※12	人福医药集团股份公司	※62	江苏康缘集团有限责任公司
※13	石药控股集团有限公司	※63	山西振东健康产业集团有限公司
※14	修正药业集团股份有限公司	64	瑞阳制药有限公司
※15	扬子江药业集团有限公司	65	广东太安堂药业股份有限公司
※16	山东齐鲁制药集团有限公司	66	吉林紫鑫药业股份有限公司
※17	中国远大集团有限责任公司	※67	天津红日药业股份有限公司
※18	华邦生命健康股份有限公司	※68	长春高新技术产业(集团)股份有限公司
※19	新和成控股集团有限公司	※69	杭州华东医药集团控股有限公司
※20	四川科伦药业股份有限公司	※70	浙江海翔药业股份有限公司
※21	云南白药集团股份有限公司	※71	贵州益佰制药股份有限公司
※22	辅仁药业集团有限公司	※72	黑龙江珍宝岛药业股份有限公司
※23	吉林敖东药业集团股份有限公司	※73	深圳信立泰药业股份有限公司
※24	浙江海正药业股份有限公司	※74	广西梧州中恒集团股份有限公司
※25	华北制药集团有限责任公司	※75	悦康药业集团有限公司
※26	山东步长制药股份有限公司	※76	江西济民可信集团有限公司
※27	江苏恒瑞医药股份有限公司	※77	成都地奥制药集团有限公司
※28	中国北京同仁堂(集团)有限责任公司	※78	菏泽睿鹰制药集团有限公司
※29	哈药集团有限公司	※79	神威药业集团有限公司
※30	丽珠医药集团股份有限公司	※80	京新控股集团有限公司
※31	上海莱士血液制品股份有限公司	※81	九芝堂股份有限公司
※32	正中医药集团有限公司	82	浙江瀚叶股份有限公司
※33	沈阳三生制药有限责任公司	※83	湖南尔康制药股份有限公司
※34	珠海联邦制药股份有限公司	※84	普洛药业股份有限公司
※35	拜耳医药保健有限公司	85	赛诺菲(杭州)制药有限公司
※36	康恩贝集团有限公司	86	西安杨森制药有限公司
※37	深圳市东阳光实业发展有限公司	※87	先声药业有限公司
※38	乐普(北京)医疗器械股份有限公司	※88	费森尤斯卡比(中国)投资有限公司
※39	太极集团有限公司	※89	山东新华医药集团有限责任公司
40	健康元药业集团股份有限公司.	※90	深圳翰宇药业股份有限公司
※41	正大天晴药业集团股份有限公司	※91	烟台东诚药业集团股份有限公司
※42	绿叶投资集团有限公司	※92	华兰生物工程股份有限公司
43	辉瑞制药有限公司	93	阿斯利康制药有限公司
※44	深圳市海普瑞药业集团股份有限公司	※94	山东鲁抗医药股份有限公司
※45	东北制药集团股份有限公司	95	江苏豪森药业集团有限公司
※46	鲁南制药集团股份有限公司	96	浙江仙琚制药股份有限公司
※47	江西江中制药(集团)有限责任公司	97	恒康医疗集团股份有限公司
※48	浙江医药股份有限公司	※98	天圣制药集团股份有限公司
49	上海罗氏制药有限公司	※99	辰欣科技集团有限公司
※50	东宝实业集团有限公司	※100	山东罗欣药业集团股份有限公司

※表示该集团采用合并形式排名。

表 21　2017 年全部工业企业法人单位医药工业主营业务收入 100 强

位次	企业名称	位次	企业名称
※1	扬子江药业集团有限公司	51	浙江华海药业股份有限公司
※2	广州医药集团有限公司	※52	悦康药业集团有限公司
※3	修正药业集团股份有限公司	53	北京诺华制药有限公司
※4	中国医药集团有限公司	※54	太极集团有限公司
※5	华润医药控股有限公司	※55	中国通用技术（集团）控股有限责任公司
※6	上海医药（集团）有限公司	※56	浙江海正药业股份有限公司
※7	拜耳医药保健有限公司	※57	菏泽睿鹰制药集团有限公司
※8	山东齐鲁制药集团有限公司	※58	华立医药集团有限公司
9	辉瑞制药有限公司	※59	深圳信立泰药业股份有限公司
※10	江西济民可信集团有限公司	※60	山西振东健康产业集团有限公司
※11	上海复星医药（集团）股份有限公司	※61	石家庄以岭药业股份有限公司
※12	威高集团有限公司	62	江苏苏中药业集团股份有限公司
※13	中国远大集团有限责任公司	※63	上海创诺医药集团有限公司
※14	江苏恒瑞医药股份有限公司	※64	绿叶投资集团有限公司
※15	石药控股集团有限公司	※65	葵花药业集团股份有限公司
※16	山东步长制药股份有限公司	※66	浙江医药股份有限公司
※17	正大天晴药业集团股份有限公司	※67	沈阳三生制药有限责任公司
※18	四川科伦药业股份有限公司	※68	东北制药集团股份有限公司
19	诺和诺德（中国）制药有限公司	※69	山东新华医药集团有限责任公司
20	赛诺菲（杭州）制药有限公司	※70	深圳市东阳光实业发展有限公司
※21	天津市医药集团有限公司	※71	四川好医生药业集团有限公司
22	江苏豪森药业集团有限公司	※72	西安力邦医疗产业集团有限公司
23	上海罗氏制药有限公司	※73	长春高新技术产业（集团）股份有限公司
※24	珠海联邦制药股份有限公司	74	江苏奥赛康药业股份有限公司
※25	杭州华东医药集团控股有限公司	※75	天津红日药业股份有限公司
※26	丽珠医药集团股份有限公司	※76	仁和（集团）发展有限公司
※27	中国北京同仁堂（集团）有限责任公司	※77	九芝堂股份有限公司
※28	鲁南制药集团股份有限公司	※78	青峰医药集团有限公司
29	阿斯利康制药有限公司	※79	迪沙药业集团有限公司
※30	人福医药集团股份公司	※80	江苏亚邦药业集团股份有限公司
※31	云南白药集团股份有限公司	※81	贵州益佰制药股份有限公司
※32	中北制药集团有限责任公司	※82	辰欣科技集团有限公司
※33	天士力控股集团有限公司	83	惠氏制药有限公司
※34	江苏济川控股集团有限公司	※84	卫材（中国）投资有限公司
※35	辅仁药业集团有限公司	※85	百特（中国）投资有限公司
36	西安杨森制药有限公司	※86	吉林敖东药业集团股份有限公司
37	山德士（中国）制药有限公司	※87	成都倍特药业有限公司
※38	新和成控股集团有限公司	88	安斯泰来制药（中国）有限公司
※39	哈药集团有限公司	※89	哈尔滨誉衡集团有限公司
※40	山东罗欣药业集团股份有限公司	※90	山西亚宝投资集团有限公司
※41	费森尤斯卡比（中国）投资有限公司	91	浙江仙琚制药股份有限公司
※42	江苏康缘集团有限责任公司	※92	成都康弘药业集团股份有限公司
※43	先声药业有限公司	※93	京新控股集团有限公司
※44	康美药业股份有限公司	※94	黑龙江珍宝岛药业股份有限公司
45	瑞阳制药有限公司	※95	北京四环制药有限公司
46	北京泰德制药股份有限公司	※96	石家庄四药有限公司
47	赛诺菲（北京）制药有限公司	97	山东齐都药业有限公司
48	中美上海施贵宝制药有限公司	※98	安徽丰原集团有限公司
※49	普洛药业股份有限公司	※99	山东鲁抗医药股份有限公司
※50	康恩贝集团有限公司	100	海口市制药厂有限公司

※表示该集团采用合并形式排名。

表 22　2017 年全部工业企业法人单位利润总额 100 强

位次	企业名称	位次	企业名称
※1	中国医药集团有限公司	※51	先声药业有限公司
※2	华润医药控股有限公司	※52	九芝堂股份有限公司
※3	中国通用技术(集团)控股有限责任公司	※53	江西济民可信集团有限公司
※4	丽珠医药集团股份有限公司	※54	拜耳医药保健有限公司
※5	上海医药(集团)有限公司	※55	费森尤斯卡比(中国)投资有限公司
※6	康美药业股份有限公司	56	诺和诺德(中国)制药有限公司
※7	威高集团有限公司	57	浙江华海药业股份有限公司
※8	扬子江药业集团有限公司	58	山东泰邦生物制品有限公司
※9	修正药业集团股份有限公司	※59	成都康弘药业集团股份有限公司
※10	山东齐鲁制药集团有限公司	※60	广西梧州中恒集团股份有限公司
※11	上海复星医药(集团)股份有限公司	※61	石家庄四药有限公司
※12	石药控股集团有限公司	※62	哈药集团有限公司
※13	江苏恒瑞医药股份有限公司	63	江苏奥赛康药业股份有限公司
※14	云南白药集团股份有限公司	64	长春长生生物科技有限责任公司
※15	中国远大集团有限责任公司	※65	华邦生命健康股份有限公司
※16	正大天晴药业集团股份有限公司	※66	珠海联邦制药股份有限公司
※17	人福医药集团股份公司	67	辽宁成大生物股份有限公司
18	辉瑞制药有限公司	※68	神威药业集团有限公司
※19	广州医药集团有限公司	※69	黑龙江珍宝岛药业股份有限公司
20	健康元药业集团股份有限公司	70	北京双鹭药业股份有限公司
※21	新和成控股集团有限公司	※71	石家庄以岭药业股份有限公司
※22	北京四环制药有限公司	72	瑞阳制药有限公司
※23	辅仁药业集团有限公司	※73	贵州百灵企业集团制药股份有限公司
24	江苏豪森药业集团有限公司	※74	江苏康缘集团有限责任公司
※25	山东步长制药股份有限公司	※75	菏泽睿鹰制药集团有限公司
※26	吉林敖东药业集团股份有限公司	76	阿斯利康制药有限公司
※27	中国北京同仁堂(集团)有限责任公司	※77	湖南尔康制药股份有限公司
※28	四川蓝光发展股份有限公司	※78	天津红日药业股份有限公司
※29	深圳信立泰药业股份有限公司	※79	山东罗欣药业集团股份有限公司
※30	天士力控股集团有限公司	※80	葵花药业集团股份有限公司
※31	江苏济川控股集团有限公司	※81	桂林三金药业股份有限公司
※32	深圳市东阳光实业发展有限公司	※82	长白山制药股份有限公司
33	北京泰德制药股份有限公司	※83	仁和(集团)发展有限公司
34	甘李药业股份有限公司	※84	广州康臣药业有限公司
※35	鲁南制药集团股份有限公司	85	惠氏制药有限公司
※36	杭州华东医药集团控股有限公司	86	郑州安图生物工程股份有限公司
※37	乐普(北京)医疗器械股份有限公司	87	中美天津史克制药有限公司
※38	四川科伦药业股份有限公司	88	北京智飞绿竹生物制药有限公司
※39	长春高新技术产业(集团)股份有限公司	※89	广东众生药业股份有限公司
※40	绿叶投资集团有限公司	※90	贵州益佰制药股份有限公司
※41	沈阳三生制药有限责任公司	91	上海罗氏制药有限公司
42	赛诺菲(杭州)制药有限公司	92	山东达因海洋生物制药股份有限公司
※43	天津市医药集团有限公司	※93	山东未名生物医药股份有限公司
※44	上海莱士血液制品股份有限公司	※94	上海昊海生物科技股份有限公司
45	陕西必康制药集团控股有限公司	※95	辰欣科技集团有限公司
※46	东宝实业集团有限公司	※96	大冢(中国)投资有限公司
※47	康恩贝集团有限公司	97	海南海灵化学制药有限公司
48	北京嘉林药业股份有限公司	※98	卫材(中国)投资有限公司
※49	华兰生物工程股份有限公司	99	江苏恩华药业股份有限公司
50	漳州片仔癀药业股份有限公司	※100	百特(中国)投资有限公司

※表示该集团采用合并形式排名。

中国药学年鉴 CHINESE PHARMACEUTICAL YEARBOOK 2018-2019

表23　2017年全部工业企业法人单位研究开发费用100强

位次	企业名称	位次	企业名称
※1	扬子江药业集团有限公司	51	贝达药业股份有限公司
※2	江苏恒瑞医药股份有限公司	※52	江西济民可信集团有限公司
※3	正大天晴药业集团股份有限公司	※53	西安力邦医疗产业集团有限公司
※4	上海复星医药(集团)股份有限公司	※54	东北制药集团股份有限公司
※5	中国医药集团有限公司	55	深圳开立生物医疗科技股份有限公司
※6	山东齐鲁制药集团有限公司	※56	山东新华医药集团有限责任公司
※7	威高集团有限公司	※57	珠海联邦制药股份有限公司
※8	中国远大集团有限责任公司	※58	九芝堂股份有限公司
※9	石药控股集团有限公司	※59	京新控股集团有限公司
※10	先声药业有限公司	※60	哈药集团有限公司
11	江苏豪森药业集团有限公司	61	上海绿谷制药有限公司
※12	上海医药(集团)有限公司	62	江苏苏中药业集团股份有限公司
※13	华润医药控股有限公司	63	南京圣和药业股份有限公司
※14	四川科伦药业股份有限公司	64	甘李药业股份有限公司
※15	康美药业股份有限公司	65	上海微创医疗器械(集团)有限公司
※16	人福医药集团股份公司	※66	华兰生物工程股份有限公司
※17	丽珠医药集团股份有限公司	※67	华立医药集团有限公司
※18	天士力控股集团有限公司	※68	广东众生药业股份有限公司
※19	山东步长制药股份有限公司	※69	神威药业集团有限公司
※20	拜耳医药保健有限公司	※70	吉林敖东药业集团股份有限公司
※21	山东罗欣药业集团股份有限公司	71	山东齐都药业有限公司
※22	天津市医药集团有限公司	※72	山西振东健康产业集团有限公司
※23	广州医药集团有限公司	73	长春长生生物科技有限责任公司
※24	鲁南制药集团股份有限公司	※74	中国通用技术(集团)控股有限责任公司
※25	浙江海正药业股份有限公司	75	楚天科技股份有限公司
※26	深圳信立泰药业股份有限公司	76	江苏恩华药业股份有限公司
※27	新和成控股集团有限公司	※77	山东鲁抗医药股份有限公司
28	瑞阳制药有限公司	※78	四川好医生药业集团有限公司
※29	成都康弘药业集团股份有限公司	79	常州四药制药有限公司
※30	长春高新技术产业(集团)股份有限公司	80	北京世桥生物制药有限公司
31	浙江华海药业股份有限公司	※81	葵花药业集团股份有限公司
※32	青峰医药集团有限公司	82	中美上海施贵宝制药有限公司
※33	绿叶投资集团有限公司	※83	上海莱士血液制品股份有限公司
34	北京泰德制药股份有限公司	※84	福安药业(集团)股份有限公司
※35	杭州华东医药集团控股有限公司	※85	四川百利药业有限责任公司
※36	北京四环制药有限公司	※86	黑龙江珍宝岛药业股份有限公司
37	西安杨森制药有限公司	※87	成都倍特药业有限公司
※38	安徽丰原集团有限公司	88	桂林优利特电子集团有限公司
※39	普洛药业股份有限公司	※89	深圳翰宇药业股份有限公司
※40	浙江医药股份有限公司	90	北京万泰生物药业股份有限公司
※41	沈阳三生制药有限责任公司	※91	博雅生物制药集团股份有限公司
※42	海思科医药集团股份有限公司	92	浙江九洲药业股份有限公司
43	江苏奥赛康药业股份有限公司	※93	云南白药集团股份有限公司
44	华中药业股份有限公司	※94	成都苑东生物制药股份有限公司
45	礼来苏州制药有限公司	95	舒泰神(北京)生物制药股份有限公司
※46	康恩贝集团有限公司	96	吉林英联生物制药股份有限公司
※47	迪沙药业集团有限公司	97	郑州安图生物工程股份有限公司
※48	辰欣科技集团有限公司	※98	成都地奥制药集团有限公司
※49	贵州益佰制药股份有限公司	※99	上海景峰制药有限公司
※50	菏泽睿鹰制药集团有限公司	100	浙江仙琚制药股份有限公司

※表示该集团采用合并形式排名。

表 24　2017 年化学药品工业企业法人单位资产总额 100 强

位次	企业名称	位次	企业名称
※1	中国医药集团有限公司	※51	先声药业有限公司
※2	中国通用技术(集团)控股有限责任公司	※52	费森尤斯卡比(中国)投资有限公司
※3	华润医药控股有限公司	※53	山东新华医药集团有限责任公司
※4	上海医药(集团)有限公司	54	阿斯利康制药有限公司
※5	四川蓝光发展股份有限公司	※55	山东鲁抗医药股份有限公司
※6	上海复星医药(集团)股份有限公司	56	江苏豪森药业集团有限公司
※7	天津市医药集团有限公司	57	浙江仙琚制药股份有限公司
※8	广州白云山医药集团股份有限公司	※58	辰欣科技集团有限公司
※9	人福医药集团股份公司	※59	山东罗欣药业集团股份有限公司
※10	石药控股集团有限公司	※60	山东金城医药集团股份有限公司
※11	扬子江药业集团有限公司	61	浙江永太科技股份有限公司
※12	山东齐鲁制药集团有限公司	※62	上海创诺医药集团有限公司
※13	中国远大集团有限责任公司	※63	广东众生药业股份有限公司
※14	华邦生命健康股份有限公司	64	中美上海施贵宝制药有限公司
※15	新和成控股集团有限公司	65	礼来苏州制药有限公司
※16	四川科伦药业股份有限公司	※66	福安药业(集团)股份有限公司
※17	辅仁药业集团有限公司	※67	百特(中国)投资有限公司
※18	浙江海正药业股份有限公司	68	百家庄四药有限公司
※19	华北制药集团有限责任公司	※69	大冢(中国)投资有限公司
※20	江苏恒瑞医药股份有限公司	70	北京双鹭药业股份有限公司
※21	哈药集团有限公司	※71	上海景峰制药有限公司
※22	丽珠医药集团股份有限公司	※72	海思科医药集团股份有限公司
※23	珠海联邦制药股份有限公司	73	北京诺华制药有限公司
※24	拜耳医药保健有限公司	74	海口市制药厂有限公司
※25	深圳市东阳光实业发展有限公司	※75	江苏亚邦药业集团股份有限公司
26	健康元药业集团股份有限公司	76	北京嘉林药业股份有限公司
※27	正大天晴药业集团股份有限公司	77	广州康臣药业有限公司
※28	绿叶投资集团有限公司	※78	卫材(中国)投资有限公司
29	辉瑞制药有限公司	79	西南药业股份有限公司
※30	深圳市海普瑞药业集团股份有限公司	80	赛诺菲(北京)制药有限公司
※31	东北制药集团股份有限公司	81	江苏恩华药业股份有限公司
※32	鲁南制药集团股份有限公司	82	利君集团有限责任公司
※33	浙江医药股份有限公司	83	青州尧王制药有限公司
34	上海罗氏制药有限公司	84	美康生物科技股份有限公司
※35	安徽丰原集团有限公司	85	浙江九洲药业股份有限公司
36	诺和诺德(中国)制药有限公司	86	山德士(中国)制药有限公司
※37	哈尔滨誉衡集团有限公司	87	北京泰德制药股份有限公司
38	浙江华海药业股份有限公司	88	山东齐都药业有限公司
※39	北京四环制药有限公司	※89	杭州民生医药控股集团有限公司
40	瑞阳制药有限公司	90	成都地奥九泓制药厂
※41	杭州华东医药集团控股有限公司	91	常州四药制药有限公司
※42	浙江海翔药业股份有限公司	※92	重庆莱美药业股份有限公司
※43	深圳信立泰药业股份有限公司	※93	西安力邦医疗产业集团有限公司
※44	悦康药业集团有限公司	94	贝达药业股份有限公司
※45	菏泽睿鹰制药集团有限公司	95	惠氏制药有限公司
※46	京新控股集团有限公司	96	吉林省吴太感康药业有限公司
※47	湖南尔康制药股份有限公司	97	江苏奥赛康药业股份有限公司
※48	普洛药业股份有限公司	※98	江苏联环药业集团有限公司
49	赛诺菲(杭州)制药有限公司	99	北京赛升药业有限公司
50	西安杨森制药有限公司	100	安斯泰来制药(中国)有限公司

※表示该集团采用合并形式排名。

表25　2017年化学药品工业企业法人单位医药工业主营业务收入100强

位次	企业名称	位次	企业名称
※1	扬子江药业集团有限公司	※51	山东新华医药集团有限责任公司
※2	中国医药集团有限公司	※52	深圳市东阳光实业发展有限公司
※3	华润医药控股有限公司	※53	四川好医生药业集团有限公司
※4	广州白云山医药集团股份有限公司	※54	西安力邦医疗产业集团有限公司
※5	上海医药(集团)有限公司	55	江苏奥赛康药业股份有限公司
※6	拜耳医药保健有限公司	※56	迪沙药业集团有限公司
※7	山东齐鲁制药集团有限公司	※57	江苏亚邦药业集团股份有限公司
8	辉瑞制药有限公司	※58	辰欣科技集团有限公司
※9	上海复星医药(集团)股份有限公司	59	惠氏制药有限公司
※10	中国远大集团有限责任公司	※60	卫材(中国)投资有限公司
※11	江苏恒瑞医药股份有限公司	※61	百特(中国)投资有限公司
※12	石药控股集团有限公司	※62	成都倍特药业有限公司
※13	正大天晴药业集团股份有限公司	63	安斯泰来制药(中国)有限公司
※14	四川科伦药业股份有限公司	※64	哈尔滨誉衡集团有限公司
15	诺和诺德(中国)制药有限公司	65	浙江仙琚制药股份有限公司
16	赛诺菲(杭州)制药有限公司	※66	京新控股集团有限公司
※17	天津市医药集团有限公司	※67	北京四环制药有限公司
18	江苏豪森药业集团有限公司	68	石家庄四药有限公司
19	上海罗氏制药有限公司	69	山东齐都药业有限公司
※20	珠海联邦制药股份有限公司	※70	安徽丰原集团有限公司
※21	杭州华东医药集团控股有限公司	※71	山东鲁抗医药股份有限公司
※22	丽珠医药集团股份有限公司	72	海口市制药厂有限公司
※23	鲁南制药集团股份有限公司	※73	湖南尔康制药股份有限公司
24	阿斯利康制药有限公司	※74	上海景峰制药有限公司
※25	人福医药集团股份公司	75	西南药业股份有限公司
※26	华北制药集团有限责任公司	※76	大冢(中国)投资有限公司
※27	辅仁药业集团有限公司	77	礼来苏州制药有限公司
28	西安杨森制药有限公司	78	施维雅(天津)制药有限公司
29	山德士(中国)制药有限公司	79	北京嘉林药业股份有限公司
※30	新和成控股集团有限公司	※80	第一三共(中国)投资有限公司
※31	哈药集团有限公司	81	中美天津史克制药有限公司
※32	山东罗欣药业集团股份有限公司	82	施慧达药业集团(吉林)有限公司
※33	费森尤斯卡比(中国)投资有限公司	※83	江苏吴中医药集团有限公司
※34	先声药业有限公司	84	常州四药制药有限公司
35	瑞阳制药有限公司	※85	福安药业(集团)股份有限公司
36	北京泰德制药股份有限公司	86	上海勃林格殷格翰药业有限公司
37	赛诺菲(北京)制药有限公司	87	黑龙江澳利达奈德制药有限公司
38	中美上海施贵宝制药有限公司	※88	山东金城医药集团股份有限公司
※39	普洛药业股份有限公司	※89	江苏联环药业集团有限公司
40	浙江华海药业股份有限公司	※90	北京中关村四环医药开发有限责任公司
※41	悦康药业集团有限公司	91	江苏恩华药业股份有限公司
42	北京诺华制药有限公司	92	海南海灵化学制药有限公司
※43	中国通用技术(集团)控股有限责任公司	※93	海思科医药集团股份有限公司
※44	浙江海正药业股份有限公司	※94	杭州民生医药控股集团有限公司
※45	菏泽睿鹰制药集团有限公司	95	广州康臣药业有限公司
※46	深圳信立泰药业股份有限公司	96	青州尧王制药有限公司
※47	上海创诺医药集团有限公司	※97	华邦生命健康股份有限公司
※48	绿叶投资集团有限公司	※98	广东众生药业股份有限公司
※49	浙江医药股份有限公司	99	江西国药有限责任公司
※50	东北制药集团股份有限公司	100	浙江九洲药业股份有限公司

※表示该集团采用合并形式排名。

表 26　2017 年化学药品工业企业法人单位利润总额 100 强

位次	企业名称	位次	企业名称
※1	中国医药集团有限公司	51	中美天津史克制药有限公司
※2	华润医药控股有限公司	※52	广东众生药业股份有限公司
※3	中国通用技术（集团）控股有限责任公司	53	上海罗氏制药有限公司
※4	丽珠医药集团股份有限公司	54	山东达因海洋生物制药股份有限公司
※5	上海医药（集团）有限公司	※55	辰欣科技集团有限公司
※6	扬子江药业集团有限公司	※56	大冢（中国）投资有限公司
※7	山东齐鲁制药集团有限公司	57	海南海灵化学制药有限公司
※8	上海复星医药（集团）股份有限公司	※58	卫材（中国）投资有限公司
※9	石药控股集团有限公司	59	江苏恩华药业股份有限公司
※10	江苏恒瑞医药股份有限公司	60	乐普药业股份有限公司
※11	中国远大集团有限责任公司	※61	百特（中国）投资有限公司
※12	正大天晴药业集团股份有限公司	62	常州金远药业制造有限公司
※13	人福医药集团股份公司	63	赛诺菲（北京）制药有限公司
※14	广州白云山医药集团股份有限公司	※64	上海景峰制药有限公司
15	辉瑞制药有限公司	65	青岛黄海制药有限责任公司
16	健康元药业集团股份有限公司	66	苏州东瑞制药有限公司
※17	新和成控股集团有限公司	※67	西安力邦医疗产业集团有限公司
※18	北京四环制药有限公司	68	中美上海施贵宝制药有限公司
※19	辅仁药业集团有限公司	※69	哈尔滨誉衡集团有限公司
20	江苏豪森药业集团有限公司	70	西安杨森制药有限公司
※21	四川蓝光发展股份有限公司	71	北京协和药厂
※22	深圳信立泰药业股份有限公司	72	常州四药制药有限公司
※23	深圳市东阳光实业发展有限公司	73	贝达药业股份有限公司
24	北京泰德制药股份有限公司	※74	京新控股集团有限公司
※25	鲁南制药集团股份有限公司	※75	浙江海正药业股份有限公司
※26	杭州华东医药集团控股有限公司	※76	山东金城医药集团股份有限公司
※27	四川科伦药业股份有限公司	※77	普洛药业股份有限公司
※28	绿叶投资集团有限公司	※78	安徽丰原集团有限公司
29	四川双新制药有限公司	79	海口市制药厂有限公司
30	赛诺菲（杭州）制药有限公司	※80	福安药业（集团）股份有限公司
※31	天津市医药集团有限公司	81	北京赛升药业有限公司
32	北京嘉林药业股份有限公司	82	江苏天士力帝益药业有限公司
※33	先声药业有限公司	※83	江苏亚邦药业集团股份有限公司
※34	拜耳医药保健有限公司	84	美康生物科技股份有限公司
※35	费森尤斯卡比（中国）投资有限公司	85	安斯泰来制药（中国）有限公司
36	诺和诺德（中国）制药有限公司	※86	浙江医药股份有限公司
37	浙江华海药业股份有限公司	87	华熙福瑞达生物医药有限公司
38	石家庄四药有限公司	88	北京振东康远制药有限公司
※39	哈药集团有限公司	89	浙江仙琚制药股份有限公司
40	江苏奥赛康药业股份有限公司	90	山东齐都药业有限公司
※41	华邦生命健康股份有限公司	※91	浙江海翔药业股份有限公司
※42	珠海联邦制药股份有限公司	※92	山东新华医药集团有限责任公司
43	北京双鹭药业股份有限公司	※93	第一三共（中国）投资有限公司
44	瑞阳制药有限公司	※94	海思科医药集团股份有限公司
※45	菏泽睿鹰制药集团有限公司	95	海南中和药业股份有限公司
46	阿斯利康制药有限公司	96	吉林凯莱英医药化学有限公司
※47	湖南尔康制药股份有限公司	97	施慧达药业集团（吉林）有限公司
※48	山东罗欣药业集团股份有限公司	※98	江苏联环药业集团有限公司
49	广州康臣药业有限公司	※99	北京中关村四环医药开发有限责任公司
50	惠氏制药有限公司	※100	上海创诺医药集团有限公司

※表示该集团采用合并形式排名。

表 27　2017 年中成药工业企业法人单位资产总额 100 强

位次	企业名称	位次	企业名称
※1	广州医药集团有限公司	※51	西藏奇正藏药股份有限公司
※2	天士力控股集团有限公司	52	山西广誉远国药有限公司
※3	修正药业集团股份有限公司	53	兰州佛慈制药股份有限公司
※4	中国中药有限公司	※54	浙江佐力药业股份有限公司
※5	云南白药集团股份有限公司	55	西藏诺迪康药业股份有限公司
※6	吉林敖东药业集团股份有限公司	56	江苏苏中药业集团股份有限公司
※7	山东步长制药股份有限公司	57	云南植物药业有限公司
※8	中国北京同仁堂(集团)有限责任公司	58	特一药业集团股份有限公司
※9	华润三九医药股份有限公司	59	上海和黄药业有限公司
※10	康恩贝集团有限公司	※60	湖南汉森制药股份有限公司
11	东阿阿胶股份有限公司	61	山东宏济堂制药集团股份有限公司
※12	太极集团有限公司	62	正大青春宝药业有限公司
※13	江西江中制药(集团)有限责任公司	63	颈复康药业集固有限公司
※14	华立医药集团有限公司	64	康臣药业(内蒙古)有限责任公司
※15	广州市香雪制药股份有限公司	※65	上海雷允上药业有限公司
※16	江苏济川控股集团有限公司	66	浙江天皇药业有限公司天台分公司
17	陕西必康制药集团控股有限公司	67	内蒙古福瑞医疗科技股份有限公司
18	贵州信邦制药股份有限公司	68	重庆希尔安药业有服公司
※19	石家庄以岭药业股份有限公司	69	上海绿谷制药有限公司
※20	江苏康缘集团有限责任公司	70	金花企业(集团)阻伤有限公司
※21	山西振东健康产业集团有限公司	71	河南辅仁堂制药有限公司
22	广东太安堂药业股份有限公司	72	云南维和药业股份有限公司
23	吉林紫鑫药业股份有限公司	73	吉林省辉南长龙生化药业股份有限公司
※24	天津红日药业股份有限公司	74	鲁南厚普制药有限公司
25	广东一方制药有限公司	75	成都百裕制药股份有限公司
※26	贵川益佰制药股份有限公司	76	河北君临药业有限公司
※27	黑龙江珍宝岛药业股份有限公司	77	贵州健兴药业有限公司
※28	广西梧州中恒集团股份有限公司	78	广西玉林制药集团有限责任公司
※29	天津中新药业集团股份有限公司	79	云南生物谷药业股份有限公司
※30	江西济民可信集团有限公司	80	甘肃天水岐黄药业有限责任公司
※31	成都地奥制药集团有限公司	※81	万邦德制药集团股份有限公司
※32	神威药业集团有限公司	82	成都泰合健康科技集团股份有限公司
※33	九芝堂股份有限公司	83	贵州圣济堂制药有限公司
34	恒康医疗集团股份有限公司	84	重庆赛诺生物药业股份有限公司
※35	天圣制药集团股份有限公司	※85	朗致集团有限公司
※36	贵州百灵企业集团制药股份有限公司	86	陕西康惠制药股份有限公司
※37	仁和(集团)发展有限公司	87	黑龙江天宏药业股份有限公司
※38	成都康弘药业集团股份有限公司	88	河南福森药业有限公司
39	通化余马药业集团股份有限公司	89	四川光大制药有限公司
※40	葵花药业集团股份有限公司	90	山西德元堂药业有限公司
41	精华制药集团股份有限公司	91	丽珠集团利民制药厂
※42	株洲千金药业股份有限公司	92	广西金嗓子有限责任公司
43	云南三七科技有限公司	93	上海医药集团青岛国风药业股份有限公司
※44	桂林三金药业股份有限公司	94	养生堂药业有限公司
※45	青峰医药集团有限公司	※95	启迪古汉集团股份有限公司
※46	长白山制药股份有限公司	96	吉林华康药业股份有限公司
47	仲景宛西制药股份有限公司	97	贵阳新天药业股份有限公司
48	马应龙药业集团股份有限公司	98	四川升和药业股份有限公司
49	上海凯宝药业股份有限公司	99	宁波立华制药有限公司
50	集安益盛药业股份有限公司	100	山东凤凰制药股份有限公司

※表示该集团采用合并形式排名。

表 28　2017 年中成药工业企业法人单位医药工业主营业务收入 100 强

位次	企业名称	位次	企业名称
※1	广州医药集团有限公司	51	重庆希尔安药业有限公司
※2	修正药业集团股份有限公司	52	河北君临药业有限公司
※3	江西济民可信集团有限公司	53	云南植物药业有限公司
※4	山东步长制药股份有限公司	※54	江苏九旭药业集团
※5	华润三九医药股份有限公司	55	上海医药集团青岛国风药业股份有限公司
※6	中国中药有限公司	※56	西藏奇正藏药股份有限公司
※7	中国北京同仁堂(集团)有限责任公司	57	马应龙药业集团股份有限公司
※8	云南白药集团股份有限公司	58	四川好医生攀西药业有限责任公司
※9	天士力控股集团有限公司	59	仲景宛西制药股份有限公司
※10	江苏济川控股集团有限公司	60	精华制药集团股份有限公司
※11	江苏康缘集团有限责任公司	61	山西广誉远国药有限公司
12	东阿阿胶股份有限公司	62	山东仙河药业有限公司
※13	天津中新药业集团股份有限公司	63	颈复康药业集团有限公司
※14	康恩贝集团有限公司	64	康臣药业(内蒙古)有限责任公司
※15	太极集团有限公司	※65	湖南汉森制药股份有限公司
※16	华立医药集团有限公司	66	西安世纪盛康药业有限公司
※17	山西振东健康产业集团有限公司	67	云南盘龙云海药业有限公司
※18	石家庄以岭药业股份有限公司	68	河北万岁药业有限公司
19	江苏苏中药业集团股份有限公司	69	云南生物谷药业股份有限公司
※20	葵花药业集团股份有限公司	70	云南三七利技有限公司
※21	上海雷允上药业有限公司	71	集安益盛药业股份有限公司
※22	天津红日药业股份有限公司	72	四川依科制药有限公司
23	广东一方制药有限公司	73	广西万寿堂药业有限公司
※24	仁和(集团)发展有限公司	74	丽珠集团利民制药厂
※25	九芝堂股份有限公司	75	四川中方制药有限公司
※26	青峰医药集团有限公司	76	贵阳新天药业股份有限公司
※27	贵州益佰制药股份有限公司	77	湖北午时药业股份有限公司
※28	吉林敖东药业集团股份有限公司	※78	天圣制药集团股份有限公司
※29	山西亚宝投资集团有限公司	79	吉林一正药业集团有限公司
※30	成都康弘药业集团股份有限公司	80	昆明龙津药业股份有限公司
※31	黑龙江珍宝岛药业股份有限公司	※81	雷允上药业集团有限公司
※32	贵州百灵企业集团制药股份有限公司	82	上海津村制药有限公司
※33	神威药业集团有限公司	83	吉林省辉南长龙生化药业股份有限公司
34	陕西必康制药集团控股有限公司	84	内蒙古天奇中蒙制药股份有限公司
35	吉林华康药业股份有限公司	85	贵州三力制药股份有限公司
※36	广西梧州中恒集团股份有限公司	86	四川美大康药业股份有限公司
※37	成都地奥制药集团有限公司	87	云南楚雄天利药业有限公司
※38	长白山制药股份有限公司	88	江西银涛药业有限公司
※39	江西江中制药(集团)有限责任公司	89	广西玉林制药集团有限责任公司
40	贵州健兴药业有限公司	90	鲁南厚普制药有限公司
41	上海凯宝药业股份有限公司	※91	浙江佐力药业股份有限公司
※42	桂林三金药业股份有限公司	92	同溢堂药业有限公司
※43	江西青春康源集团有限公司	93	江西品信药业有限公司
44	上海和黄药业有限公司	94	山西太行药业股份有限公司
※45	株洲千金药业股份有限公司	95	广西金嗓子有限责任公司
※46	朗致集团有限公司	96	西安天一秦昆制药有限责任公司
47	上海绿谷制药有限公司	97	重庆赛诺生物药业股份有限公司
※48	广州市香雪制药股份有限公司	98	贵州圣济堂制药有限公司
49	正大青春宝药业有限公司	99	陕西方舟制药有限公司
50	山东凤凰制药股份有限公司	100	广东太安堂药业股份有限公司

※表示该集团采用合并形式排名。

表 29　2017 年中成药工业企业法人单位利润总额 100 强

位次	企业名称	位次	企业名称
※1	修正药业集团股份有限公司	51	浙江天皇药业有限公司天台分公司
※2	云南白药集团股份有限公司	52	特一药业集团股份有限公司
※3	广州医药集团有限公司	53	广西玉林制药集团有限责任公司
4	东阿阿胶股份有限公司	54	吉林省辉南长龙生化药业股份有限公司
※5	山东步长制药股份有限公司	55	山西德元堂药业有限公司
※6	吉林敖东药业集团股份有限公司	56	河北君临药业有限公司
※7	中国北京同仁堂(集团)有限责任公司	57	上海上药杏灵科技药业股份有限公司
※8	天士力控股集团有限公司	58	陕西方舟制药有限公司
※9	中国中药有限公司	59	广西金嗓子有限责任公司
※10	江苏济川控股集团有限公司	※60	湖南汉森制药股份有限公司
※11	华润三九医药股份有限公司	※61	广州市香雪制药股份有限公司
12	陕西必康制药集团控股有限公司	62	广西桂林滑石发展有限公司
※13	康恩贝集团有限公司	63	重庆希尔安药业有限公司
※14	九芝堂股份有限公司	64	浙江新光药业股份有限公司
※15	江西济民可信集团有限公司	65	武汉健民大鹏药业有限公司
※16	成都康弘药业集团股份有限公司	66	云南生物谷药业股份有限公司
※17	广西梧州中恒集团股份有限公司	67	贵州健兴药业有限公司
18	广东一方制药有限公司	※68	青峰医药集团有限公司
※19	神威药业集团有限公司	69	江西银涛药业有限公司
※20	黑龙江珍宝岛药业股份有限公司	70	河南福森药业有限公司
※21	石家庄以岭药业股份有限公司	71	云南维和药业股份有限公司
※22	贵州百灵企业集团制药股份有限公司	72	四川光大制药有限公司
※23	江苏康缘集团有限责任公司	73	陕西汉王药业有限公司
※24	天津红日药业股份有限公司	74	广东太安堂药业股份有限公司
※25	葵花药业集团股份有限公司	75	贵州三力制药股份有限公司
※26	桂林三金药业股份有限公司	※76	太极集团有限公司
※27	长白山制药股份有限公司	77	山东凤凰制药股份有限公司
※28	仁和(集团)发展有限公司	78	山东世博金都药业有限公司
29	上海和黄药业有限公司	※79	江苏九旭药业集团
※30	天津中新药业集团股份有限公司	80	吉林吉春制药股份有限公司
※31	贵州益佰制药股份有限公司	※81	朗致集团有限公司
32	康臣药业(内蒙古)有限责任公司	82	浙江维康药业股份有限公司
※33	华立医药集团有限公司	83	上海中华药业有限公司
※34	江西江中制药(集团)有限责任公司	84	兰州佛慈制药股份有限公司
※35	山西振东健康产业集团有限公司	85	河北万岁药业有限公司
※36	成都地奥制药集团有限公司	86	黑龙江天宏药业股份有限公司
37	马应龙药业集团股份有限公司	87	四川好医生攀西药业有限责任公司
38	上海凯宝药业股份有限公司	※88	浙江佐力药业股份有限公司
※39	西藏奇正藏药股份有限公司	89	成都第一制药有限公司
※40	天圣制药集团股份有限公司	90	哈尔滨乐泰药业有限公司
※41	株洲千金药业股份有限公司	91	南京同仁堂药业有限公司
42	江苏苏中药业集团股份有限公司	92	上海绿谷制药有限公司
43	丽珠集团利民制药厂	93	广西万通制药有限公司
44	精华制药集团股份有限公司	94	江西品信药业有限公司
45	成都泰合健康科技集团股汾有限公司	95	四川森科制药有限公司
46	正大青春宝药业有限公司	96	山东宏济堂制药集团股份有限公司
47	贵州圣济堂制药有限公司	97	重庆东方药业股份有限公司
48	山西广誉远国药有限公司	98	吉林海通制药有限公司
49	仲景宛西制药股份有限公司	99	国药集团宜宾制药有限责任公司
50	西藏诺迪康药业股份有限公司	100	沈阳双鼎制药有限公司

※表示该集团采用合并形式排名。

表30　2017年中药饮片工业企业法人单位资产总额100强

位次	企业名称	位次	企业名称
※1	康美药业股份有限公司	51	湖南省松龄堂中药饮片有限公司
2	北京同仁堂健康药业股份有限公司	52	衢州南孔中药有限公司
※3	江阴天江药业有限公司	53	北京东兴堂科技发展有限公司
4	云南白药集团中药资源有限公司	54	上海青浦中药饮片有限公司
5	北京康仁堂药业有限公司	55	重庆国光天然药业有限公司
6	四川恒康源药业有限公司	56	杭州蜂之语蜂业股份有限公司
※7	九州天润中药产业有限公司	57	厦门燕来福制药有限公司
※8	天津盛实百草中药科技股份有限公司	58	北京样威药业有限公司
9	北京协和制药二厂	59	甘肃伊真堂药业有限责任公司
10	吉林紫鑫初元药业有限公司	60	四川千方中药股份有限公司
11	甘肃天士力中天药业有限责任公司	61	江西江中中药饮片有限公司
※12	上海上药华宇药业有限公司	62	广州白云山星珠药业有限公司
13	北京同仁堂健康药业(福州)有限公司	63	北京冠城药业有限公司
※14	国药集团冯了性(佛山)药材饮片有限公司	64	上海德大堂国药有限公司
15	云南三七科技药业有限公司	65	吉林华润和善堂人参有限公司
※16	中山市中智药业集团有限公司	66	江西青春康源中药饮片有限公司
17	亳州市沪谯药业有限公司	67	浙江华方生命科技有限公司
18	龙宝参茸股份有限公司	68	上海养和堂中药饮片有限公司
19	培力(南宁)药业有限公司	69	江西广炅中药饮片有限公司
20	上海万仕诚国药制品有限公司	70	广西锦莹药业有限公司
21	云南鸿翔中药科技有限公司	71	辽宁祥云药业有限公司
22	安徽协和成药业饮片有限公司	72	甘肃陇脉药材有限公司
23	北京华邈药业有限公司	73	辽宁汉草堂中药有限公司
24	武义寿仙谷中药饮片有限公司	74	岷县顺兴和中药材有跟责任公司
25	陕西兴盛德药业有限责任公司	75	云南滇中药业有限公司
26	浙江景岳堂药业有限公司	76	绍兴震元中药饮片有限公司
27	四川新荷花中药饮片股份有限公司	77	江西宏洁中药饮片有限公司
28	浙江惠松制药有限公司	78	辽宁美罗君元药业有限公司
29	辽宁贵今生物医药有限公司	79	浙江赐富医药有限公司
30	上海康桥中药饮片有限公司	80	陇西千金药材有限公司
31	湖南福泰中药饮片有限责任公司	81	吉仁堂药业有限公司
32	金木集团有限公司	82	北京人卫中药饮片厂
33	药圣堂(湖南)制药有限公司	83	四川江油中坝附子科技发展有限公司
34	吉林敖东世航药业股份有限公司	84	吉林省宏久生物科技股份有限公司
35	上海虹桥中药饮片有限公司	85	北京卫仁中药饮片厂
36	北京同仁堂吉林人参有限责任公司	86	上海童涵春堂中药饮片有限公司
37	云南金九地生物科技有限公司	87	四川滋宁中药饮片有限公司
38	安徽美誉中药饮片有限公司	88	兰州旭康药业有限公司
39	樟树市庆仁中药饮片有限公司	89	海南寿南山参业有限公司
40	文山市苗乡三七实业有限公司	90	长春金荷药业有限公司
41	甘肃亚兰药业有限公司	91	辽宁可济药业有限公司
42	云南七丹药业股份有限公司	92	榆林市广济堂中药开发有限责任公司
43	广州市药材公司中药饮片厂	93	湖南省南国药都中药饮片有限公司
44	杭州华东中药饮片有限公司	94	浙江大德堂国药有限公司
45	上海雷允上中药饮片厂有限公司	95	嘉兴东方国药饮片有限公司
46	浙江佐力百草中药饮片有限公司	96	上海华济药业有限公司
47	泸州百草堂中药饮片有限公司	97	盘州市三特中药饮片有限公司
48	北京金崇光药业有限公司	98	北京市双桥燕京中药饮片厂
49	重庆国中医药有限公司	99	福建天人药业股份有限公司
50	云南新世纪中药饮片有限公司	100	宜宾仁和中药饮片有限责任公司

※表示该集团采用合并形式排名。

表31 2017年中药饮片工业企业法人单位医药工业主营业务收入100强

位次	企业名称	位次	企业名称
※1	康美药业股份有限公司	51	上海雷允上中药饮片厂有限公司
※2	江阴天江药业有限公司	52	浙江佐力百草中药饮片有限公司
3	北京同仁堂健康药业股份有限公司	53	文山市苗乡三七实业有限公司
4	北京康仁堂药业有限公司	54	甘肃亚兰药业有限公司
※5	上海上药华宇药业有限公司	55	四川滋宁中药饮片有限公司
※6	九州天润中药产业有限公司	56	福建承天药业有限公司
7	抚松县大自然生物工程有限公司	57	北京金崇光药业有限公司
8	安徽协和成药业饮片有限公司	58	绍兴震元中药饮片有限公司
9	云南白药集团中药资源有限公司	59	湖南福泰中药饮片有限责任公司
10	北京同仁堂健康药业(福州)有限公司	60	北京同仁堂吉林人参有限责任公司
※11	天津盛实百草中药科技股份有限公司	61	延边开城医药有限公司
12	北京华邈药业有限公司	62	辽宁美罗君元药业有限公司
13	云南三七科技药业有限公司	63	云南金九地生物科技有限公司
14	金木集团有限公司	64	上海青浦中药饮片有限公司
15	上海万仕诚国药制品有限公司	65	江西广员中药饮片有限公司
16	四川圣上大健康药业有限公司	66	江西瑞龙药业有限公司
17	四川新荷花中药饮片股份有限公司	67	上海德大堂国药有限公司
18	四川恒康源药业有限公司	68	北京松兰饮片有限公司
※19	国药集团冯了性(佛山)药材饮片有限公司	69	上海养和堂中药饮片有限公司
20	云南鸿翔中药科技有限公司	70	泸州百草堂中药饮片有限公司
21	亳州市沪谯药业有限公司	71	北京人卫中药饮片厂
22	北京协和制药二厂	72	成都欣福源中药饮片有限公司
23	吉林紫鑫初元药业有限公司	73	岷县顺兴和中药材有限责任公司
24	浙江惠松制药有限公司	74	厦门燕来福制药有限公司
25	陕西兴盛德药业有限责任公司	75	云南新世纪中药饮片有限公司
26	上海虹桥中药饮片有限公司	76	北京卫仁中药饮片厂
27	龙宝参茸股份有限公司	77	江西江中中药饮片有限公司
28	杭州华东中药饮片有限公司	78	江西顺福堂中药饮片有限公司
29	安徽美誉中药饮片有限公司	79	北京市双桥燕京中药饮片厂
30	药圣堂(湖南)制药有限公司	80	吉林华润和善堂人参有限公司
31	上海康桥中药饮片有限公司	81	江西彭氏国药堂饮片有限公司
32	培力(南宁)药业有限公司	82	浙江钱王中药有限公司
33	武义寿仙谷中药饮片有限公司	83	重庆国光天然药业有限公司
34	樟树市庆仁中药饮片有限公司	84	湖北思安药业有限公司
35	湖南省南国药都中药饮片有限公司	85	四川百顺药业有限公司
36	北京祥威药业有限公司	86	榆林市广济堂中药开发有限责任公司
37	吉林省华惠生物科技有限公司	87	北京东兴堂科技发展有限公司
38	湖南省松龄堂中药饮片有限公司	88	广州白云山星珠药业有限公司
39	衢州南孔中药有限公司	89	嘉兴东方国药饮片有限公司
※40	中山市中智药业集团有限公司	90	杭州蜂之语蜂业股份有限公司
41	广州市药材公司中药饮片厂	91	上海华济药业有限公司
42	甘肃天士力中天药业有限责任公司	92	四川江油中坝附子科技发展有限公司
43	宜宾仁和中药饮片有限责任公司	93	福建天人药业股份有限公司
44	吉林敖东世航药业股份有限公司	94	上海童涵春堂中药饮片有限公司
45	四川聚元中药饮片有限公司	95	四川辅正药业股份有限公司
46	四川千方中药股份有限公司	96	宁夏永寿堂中药饮片有限公司
47	浙江景岳堂药业有限公司	97	南宁市景昌中药饮片有限公司
48	江西青春康源中药饮片有限公司	98	江西宏洁中药饮片有限公司
49	广西锦莹药业有限公司	99	北京太洋树康中药饮片厂
50	云南七丹药业股份有限公司	100	重庆国中医药有限公司

※表示该集团采用合并形式排名。

表 32　2017 年中药饮片工业企业法人单位利润总额 100 强

位次	企业名称	位次	企业名称
※1	康美药业股份有限公司	51	长春金荷药业有限公司
※2	江阴天江药业有限公司	52	浙江佐力百草中药饮片有限公司
3	北京康仁堂药业有限公司	53	云南金九地生物科技有限公司
4	北京同仁堂健康药业股份有限公司	54	广西锦莹药业有限公司
5	北京同仁堂健康药业（福州）有限公司	55	北京金崇光药业有限公司
6	吉林紫鑫初元药业有限公司	56	云南七丹药业股份有限公司
7	北京协和制药二厂	57	甘肃陇脉药材有限公司
8	四川恒康源药业有限公司	58	陇西千金药材有限公司
9	云南鸿翔中药科技有限公司	59	吉林国安药业有限公司
※10	中山市中智药业集团有限公司	60	定西市天信药业有限责任公司
※11	天津盛实百草中药科技股份有限公司	61	柿林市广济堂中药开发有限责任公司
12	安徽协和成药业饮片有限公司	62	四川辅正药业股份有限公司
13	北京四方中药饮片有限公司	63	北京祥威药业有限公司
14	陕西兴盛德药业有限责任公司	64	北京人卫中药饮片厂
15	亳州市沪谯药业有限公司	65	湖南省松龄堂中药饮片有限公司
16	云南三七科技药业有限公司	66	云南白药集团中药资源有限公司
17	药圣堂（湖南）制药有限公司	67	樟树市庆仁中药饮片有限公司
18	四川新荷花中药饮片股份有限公司	68	江西宏洁中药饮片有限公司
19	金木集团有限公司	69	四川文龙药业有限公司
20	上海万仕诚国药制品有限公司	70	北京卫仁中药饮片厂
21	龙宝参茸股份有限公司	71	四川圣上大健康药业有限公司
22	浙江惠松制药有限公司	72	吉林华润和善堂人参有限公司
23	甘肃天士力中天药业有限责任公司	73	福建天人药业股份有限公司
24	上晦康桥中药饮片有限公司	74	广州市药材公司中药饮片厂
25	湖南福泰中药饮片有限责任公司	75	江西轩豪中药饮片有限公司
※26	九州天润中药产业有限公司	76	延边开城医药有限公司
27	武义寿仙谷中药饮片有限公司	77	泸州百草堂中药饮片有限公司
※28	国药集团冯了性（佛山）药材饮片有限公司	78	兰州旭康药业有限公司
29	江西江中中药饮片有限公司	79	北京市双桥燕京中药饮片厂
30	抚松县大自然生物工程有限公司	80	湖南省大豪药业有限责任公司
31	培力（南宁）药业有限公司	81	重庆国中医药有限公司
32	四川千方中药股份有限公司	82	上海青浦中药饮片有限公司
33	北京华邈药业有限公司	82	上海雷允上中药饮片厂有限公司
34	宜宾仁和中药饮片有限责任公司	84	上海养和堂中药饮片有限公司
35	安徽美誉中药饮片有限公司	85	四川聚元中药饮片有限公司
36	衢州南孔中药有限公司	86	四川百顺药业有限公司
37	上海虹桥中药饮片有限公司	87	甘肃天容堂药业有限公司
※38	上海上药华宇药业有限公司	88	甘肃蓉宝生物科技有限公司
39	江西瑞龙药业有限公司	89	辽宁美罗君元药业有限公司
40	福建承天药业有限公司	90	吉林绿波中药药业有限公司
41	成都欣福源中药饮片有限公司	91	吉林省华惠生物科技有限公司
42	北京同仁堂吉林人参有限责任公司	92	吉林省元力药业有限公司
43	北京东兴堂科技发展有限公司	93	延边长白山药业有限公司
44	甘肃亚兰药业有限公司	94	湖南省南国药都中药饮片有限公司
45	浙江景岳堂药业有限公司	95	岷县顺兴和中药材有限责任公司
46	厦门燕来福制药有限公司	96	重庆国光天然药业有限公司
47	文山市苗乡三七实业有限公司	97	四川江油中坝附子科技发展有限公司
48	浙江大德堂国药有限公司	98	江西广昃中药饮片有限公司
49	绍兴震元中药饮片有限公司	99	北京太洋树康中药饮片厂
50	杭州华东中药饮片有限公司	100	杭州蜂之语蜂业股份有限公司

※表示该集团采用合并形式排名。

表 33 2017 年生物药品工业企业法人单位资产总额 100 强

位次	企业名称	位次	企业名称
※1	中国生物技术股份有限公司	51	艾康生物技术(杭州)有限公司
※2	上海莱士血液制品股份有限公司	52	吉林亚泰生物药业股份有限公司
※3	正中医药集团有限公司	53	湖南圣湘生物科技有限公司
※4	沈阳三生制药有限责任公司	54	协和发酵麒麟(中国)制药有限公司
※5	东宝实业集团有限公司	55	广州诺诚生物制品股份有限公司
※6	长春高新技术产业(集团)股份有限公司	56	晋城海斯制药有限公司
7	深圳翰宇药业股份有限公司	57	武汉中原瑞德生物制品有限责任公司
8	烟台东诚药业集团股份有限公司	58	云南博浩生物科技集团股份有限公司
※9	华兰生物工程股份有限公司	59	辽宁依生生物制药有限公司
10	漳州片仔癀药业股份有限公司	60	上海联合赛尔生物工程有限公司
11	长春长生生物科技有限责任公司	61	江苏省健尔康医用敷料有限公司
※12	博雅生物制药集团股份有限公司	62	上海蓝怡科技股份有限公司
※13	上海吴海生物科技股份有限公司	63	艾美汉信疫苗(大连)有限公司
※14	山东未名生物医药股份有限公司	64	西安回天血液制品有限责任公司
15	甘李药业股份有限公司	65	北京四环生物制药有限公司
16	河北常山生化药业股份有限公司	66	浙江普康生物技术股份有限公司
17	玉溪沃森生物技术有限公司	67	康哲(湖南)制药有限公司
18	山东泰邦生物制品有限公司	68	浙江普洛康裕生物制药有限公司
19	常州千红生化制药股份有限公司	69	杭州澳医保灵药业有限公司
20	辽宁成大生物股份有限公司	70	瑞普(保定)生物药业有限公司
21	舒泰神(北京)生物制药股份有限公司	71	上海新兴医药股份有限公司
22	安徽安利生物工程(集团)股份有限公司	72	成都永安制药有限公司
23	郑州安图生物工程股份有限公司	73	广州白云山拜迪生物医药有限公司
24	四川远大蜀阳药业股份有限公司	74	宁波瑞源生物科技有限公司
25	武汉海特生物制药股份有限公司	75	葵花药业集团(唐山)生物制药有限公司
26	北京智飞绿竹生物制药有限公司	76	黑龙江迪龙制药有限公司
27	上海科华生物工程股份有限公司	77	北京三元基因药业股份有限公司
28	山西康宝生物制品股份有限公司	78	上海华新生物高技术有限公司
29	贵州泰邦生物制品有限公司	79	安徽宏业药业有限公司
30	珍奥集团股份有限公司	80	浙江伊利康生物技术有限公司
31	北京万泰生物药业股份有限公司	81	艾美卫信生物药业(浙江)有限公司
32	哈尔滨圣泰生物制药有限公司	82	上海赛伦生物技术股份有限公司
33	广东天普生化医药股份有限公司	83	成都康华生物制品有限公司
34	深圳市卫光生物制品股份有限公司	84	长春博迅生物技术有限责任公司
35	深圳市天道医药有限公司	85	江苏吴中医药集团有限公司苏州中凯生物制药厂
36	云南瑞宝生物科技股份有限公司	86	吉林海资生物工程技术有限公司
37	上海复旦张江生物医药股份有限公司	87	石药集团百克(山东)生物制药有限公司
38	黑龙江江世药业有限公司	88	宁波人健药业集团股份有限公司
39	北京世桥生物制药有限公司	89	通化康元生物科技有限公司
40	艾博生物医药(杭州)有限公司	90	深圳未名新鹏生物医药有限公司
41	武汉启瑞药业有限公司	91	成都圣诺生物制药有限公司
42	百泰生物药业有限公司	92	杭州海王生物工程有限公司
43	浙江我武生物科技股份有限公司	93	江苏金丝利药业股份有限公司
44	哈尔滨派斯菲科生物制药股份有限公司	94	浙江远力健药业有限责任公司
45	上海天士力药业有限公司	95	杭州澳亚生物技术有限公司
※46	同药集团有限公司	96	潍坊三维生物工程集团有限公司
47	北京星昊医药股份有限公司	97	温州市维日康生物科技有限公司
48	成都康弘生物科技有限公司	98	兰州大得利生物化学制药(厂)有限公司
49	厦门特宝生物工程股份有限公司	99	哈尔滨松鹤制药有限公司
50	山东先声生物制药有限公司	100	上海荣盛生物药业有限公司

※表示该集团采用合并形式排名。

表 34　2017 年生物药品工业企业法人单位医药工业主营业务收入 100 强

位次	企业名称	位次	企业名称
※1	中国生物技术股份有限公司	51	黑龙江江世药业有限公司
※2	沈阳三生制药有限责任公司	52	北京世桥生物制药有限公司
※3	长春高新技术产业(集团)股份有限公司	53	杭州远大生物制药有限公司
※4	华兰生物工程股份有限公司	54	北京四环生物制药有限公司
※5	东宝实业集团有限公司	55	协和发酵麒麟(中国)制药有限公司
6	甘李药业股份有限公司	56	瑞普(保定)生物药业有限公司
※7	上海莱士血液制品股份有限公司	57	成都康华生物制品有限公司
8	烟台东诚药业集团股份有限公司	58	黑龙江迪龙制药有限公司
9	长春长生生物科技有限责任公司	59	西安回天血液制品有限责任公司
10	山东泰邦生物制品有限公司	60	北京三元基因药业股份有限公司
11	漳州片仔癀药业股份有限公司	61	成都永安制药有限公司
※12	博雅生物制药集团股份有限公司	62	哈尔滨松鹤制药有限公司
13	河北常山生化药业股份有限公司	63	温州市维日康生物科技有限公司
14	舒泰神(北京)生物制药股份有限公司	64	长春博迅生物技术有限责任公司
※15	上海昊海生物科技股份有限公司	65	浙江普洛康裕生物制药有限公司
16	四川远大蜀阳药业股份有限公司	66	宁波瑞源生物科技有限公司
17	郑州安图生物工程股份有限公司	67	康哲(湖南)制药有限公司
18	辽宁成大生物股份有限公司	68	葵花药业集团(唐山)生物制药有限公司
19	深圳翰宇药业股份有限公司	69	楚雄和创药业有限责任公司
※20	山东未名生物医药股份有限公司	70	潍坊市康华生物技术有限公司
21	广东天普生化医药股份有限公司	71	浙江远力健药业有限责任公司
22	常州千红生化制药股份有限公司	72	湖南圣湘生物科技有限公司
23	安徽安科生物工程(集团)股份有限公司	73	上海欣科医药有限公司
24	贵州泰邦生物制品有限公司	74	上海新兴医药股份有限公司
25	北京智飞绿竹生物制药有限公司	75	艾美汉信疫苗(大连)有限公司
26	哈尔滨圣泰生物制药有限公司	76	湖北华龙生物制药有限公司
27	山西康宝生物制品股份有限公司	77	通化康元生物科技有限公司
28	武汉启瑞药业有限公司	78	杭州澳医保灵药业有限公司
29	武汉海特生物制药股份有限公司	79	北京星昊医药股份有限公司
30	艾博生物医药(杭州)有限公司	80	欧蒙(杭州)医学实验诊断有限公司
31	艾康生物技术(杭州)有限公司	81	深圳未名新鹏生物医药有限公司
32	江苏省健尔康医用敷料有限公司	82	上海赛伦生物技术股份有限公司
33	北京万泰生物药业股份有限公司	83	艾美卫信生物药业(浙江)有限公司
34	深圳市天道医药有限公司	84	昂德生物药业有限公司
※35	正中医药集团有限公司	85	安徽宏业药业有限公司
36	成都康弘生物科技有限公司	86	海南日中天制药有限公司
37	深圳市卫光生物制品股份有限公司	87	四川菲德力制药有限公司
38	玉溪沃森生物技术有限公司	88	兰州大得利生物化学制药(厂)有限公司
39	晋城海斯制药有限公司	89	杭州澳亚生物技术有限公司
40	上海复旦张江生物医药股份有限公司	90	辽宁科硕营养科技有限公司
41	云南瑞宝生物科技股份有限公司	91	上海天士力药业有限公司
42	浙江我武生物科技股份有限公司	92	上海高科生物工程有限公司
43	云南博浩生物科技集团股份有限公司	93	浙江伊利康生物技术有限公司
44	百泰生物药业有限公司	94	北京托毕西药业有限公司
45	山东先声生物制药有限公司	95	浙江普康生物技术股份有限公司
46	石药集团百克(山东)生物制药有限公司	96	浙江东成生物科技股份有限公司
47	上海蓝怡科技股份有限公司	97	湖南斯奇生物制药有限公司
48	上海华新生物高技术有限公司	98	云南绿宝香精香料股份有限公司
49	厦门特宝生物工程股份有限公司	99	宁波人健药业集团股份有限公司
50	上海联合赛尔生物工程有限公司	100	成都圣诺生物制药有限公司

※表示该集团采用合并形式排名。

表35 2017年生物药品工业企业法人单位利润总额100强

位次	企业名称	位次	企业名称
※1	中国生物技术股份有限公司	51	潍坊市康华生物技术有限公司
2	甘李药业股份有限公司	52	武汉中原瑞德生物制品有限责任公司
※3	长春高新技术产业(集团)股份有限公司	53	黑龙江迪龙制药有限公司
※4	沈阳三生制药有限责任公司	54	通化康元生物科技有限公司
※5	上海莱士血液制品股份有限公司	55	温州市维日康生物科技有限公司
※6	东宝实业集团有限公司	56	瑞普(保定)生物药业有限公司
※7	华兰生物工程股份有限公司	57	成都康华生物制品有限公司
8	漳州片仔癀药业股份有限公司	58	北京三元基因药业股份有限公司
9	山东泰邦生物制品有限公司	59	上海欣科医药有限公司
10	长春长生生物科技有限责任公司	60	上海蓝怡科技股份有限公司
11	辽宁成大生物股份有限公司	61	广州白云山拜迪生物医药有限公司
12	郑州安图生物工程股份有限公司	62	安徽宏业药业有限公司
13	北京智飞绿竹生物制药有限公司	63	葵花药业集团(唐山)生物制药有限公司
14	四川远大蜀阳药业股份有限公司	64	上海联合赛尔生物工程有限公司
※15	山东未名生物医药股份有限公司	65	宁波人健药业集团股份有限公司
※16	上海昊海生物科技股份有限公司	66	湖南圣湘生物科技有限公司
17	贵州泰邦生物制品有限公司	67	北京四环生物制药有限公司
※18	博雅生物制药集团股份有限公司	68	艾美汉信疫苗(大连)有限公司
19	山西康宝生物制品股份有限公司	69	成都圣诺生物制药有限公司
20	深圳翰宇药业股份有限公司	70	杭州澳医保灵药业有限公司
21	安徽安科生物工程(集团)股份有限公司	71	杭州远大生物制药有限公司
22	舒泰神(北京)生物制药股份有限公司	72	上海华新生物高技术有限公司
23	烟台东诚药业集团股份有限公司	73	晋城海斯制药有限公司
24	北京万泰生物药业股份有限公司	74	湖南斯奇生物制药有限公司
25	山东先声生物制药有限公司	75	江西浩然生物医药有限公司
26	哈尔滨圣泰生物制药有限公司	76	艾康生物技术(杭州)有限公司
27	常州千红生化制药股份有限公司	77	浙江普康生物技术股份有限公司
28	河北常山生化药业股份有限公司	78	杭州澳亚生物技术有限公司
29	浙江我武生物科技股份有限公司	※79	同药集团有限公司
30	百泰生物药业有限公司	80	北京世桥生物制药有限公司
31	上海科华生物工程股份有限公司	81	郑州伊美诺生物技术有限公司
32	深圳市天道医药有限公司	82	厦门特宝生物工程股份有限公司
33	深圳市卫光生物制品股份有限公司	83	北京星昊医药股份有限公司
34	武汉海特生物制药股份有限公司	84	辽宁科硕营养科技有限公司
35	康哲(湖南)制药有限公司	85	江苏省健尔康医用敷料有限公司
36	宁波瑞源生物科技有限公司	86	艾美卫信生物药业(浙江)有限公司
37	成都康弘生物科技有限公司	87	杭州华津药业股份有限公司
38	玉溪沃森生物技术有限公司	88	湖南康润药业有限公司
39	黑龙江江世药业有限公司	89	成都永安制药有限公司
40	长春博迅生物技术有跟责任公司	90	烟台澳斯邦生物工程有限公司
41	石药集团百克(山东)生物制药有限公司	91	海南日中天制药有限公司
42	艾博生物医药(杭州)有限公司	92	昂德生物药业有限公司
43	广东天普生化医药股份有限公司	93	兰州大得利生物化学制药(厂)有限公司
44	武汉启瑞药业有限公司	94	广州诺诚生物制品股份有限公司
45	云南博浩生物科技集团股份有限公司	※95	正中医药集团有限公司
46	上海复旦张江生物医药股份有限公司	96	浙江伊利康生物技术有限公司
47	西安回天血液制品有限责任公司	97	浙江远力健药业有限责任公司
48	上海新兴医药股份有限公司	98	山东泉港药业有限公司
49	上海赛伦生物技术股份有限公司	99	北京万特尔生物制药有限公司
50	协和发酵麒麟(中国)制药有限公司	100	江苏吴中医药集团有限公司苏州中凯生物制药厂

※表示该集团采用合并形式排名。

表36　2017年医疗仪器设备及器械工业企业法人单位资产总额100强

位次	企业名称	位次	企业名称
※1	威高集团有限公司	51	上海金塔医用器材有限公司
2	乐普(北京)医疗器械股份有限公司	52	石家庄亿生堂医用品有限公司
※3	上海凯利泰医疗科技股份有限公司	53	浙江千喜车业有限公司
4	上海微创医疗器械(集团)有限公司	54	鹰潭荣嘉集团医疗器械实业有限公司
5	北京利德曼生化股份有限公司	55	常州奥斯迈医疗器械有限公司
6	江西洪达医疗器械集团有限公司	56	上海卫康光学眼镜有限公司
7	北京九强生物技术股份有限公司	57	杭州康基医疗器械股份有限公司
8	江西益康医疗器械集团有限公司	58	宁波天益医疗器械股份有限公司
9	山东育达医疗设备有限公司	59	桂林紫竹乳胶制品有限公司
10	山东淄博山川医用器材有限公司	60	上海澳华光电内窥镜有限公司
11	深圳开立生物医疗科技股份有限公司	61	上海浦东金环医疗用品股份有限公司
※12	大博医疗科技股份有限公司	62	福建梅生医疗科技股份有限公司
※13	创生医疗器械(中国)有限公司	63	北京周林频谱科技有限公司
14	先健科技(深圳)有限公司	64	奥泰医疗系统有限责任公司
15	云南山灞图像传输科技有限公司	65	成都欧赛医疗器械有限公司
※16	宁波戴维医疗器械股份有限公司	66	武汉德骼拜尔外科植入物有限公司
17	松下电气机器(北京)有限公司	67	四川南格尔生物医学股份有限公司
18	迈克医疗电子有限公司	68	西诺医疗器械集团有限公司
19	桂林优利特电子集团有限公司	69	湖南平安医械科技有限公司
20	天新福(北京)医疗器材有限公司	70	浙江史密斯医学仪器有限公司
21	厦门艾德生物医药科技股份有限公司	71	上海太阳生物技术有限公司
22	江西三鑫医疗科技股份有限公司	72	大连JMS医疗器具有限公司
23	欧姆龙(大连)有限公司	73	杭州协合医疗用品有限公司
24	北京市春立正达医疗器械股份有限公司	74	杭州艾力康医药科技有限公司
25	康泰医学系统(秦皇岛)股份有限公司	75	浙江苏嘉医疗器械股份有限公司
26	江西科伦医疗器械制造有限公司	76	浙江伏尔特医疗器械股份有限公司
27	天津正天医疗器械有限公司	77	贝普医疗科技有限公司
28	天津瑞奇外科器械股份有限公司	78	辽宁开普医疗系统有限公司
29	东软医疗系统设备有限公司	79	浙江龙飞实业股份有限公司
30	旭化成医疗器械(杭州)有限公司	80	浙江天松医疗器械股份有限公司
31	桂林市啄木鸟医疗器械有限公司	81	上海力申科学仪器有限公司
32	辽宁垠艺生物科技股份有限公司	82	大连库利艾特医疗制品有限公司
33	鑫高益医疗设备股份有限公司	83	兰州西脉记忆合金股份有限公司
34	宁波永新光学股份有限公司	84	江西丰临医用器械有限公司
35	浙江好络维医疗技术有限公司	85	嘉兴凯实生物科技有限公司
36	瓦里安医疗设备(中国)有限公司	86	沈阳沈大内窥镜有限公司
37	湖州数康生物科技有限公司	87	杭州博拓生物科技股份有限公司
38	尼普洛(上海)有限公司	88	辽宁爱母医疗科技有限公司
39	北京市富乐科技开发有限公司	89	北京康祝医疗器械有限公司
40	四川西南国际医疗器械城投资管理有限公司	90	艾森生物(杭州)有限公司
41	浙江科惠医疗器械股份有限公司	91	浙江玉升医疗器械股份有限公司
42	上海奕瑞光电子科技股份有限公司	92	成都迪康中科生物医学材料有限公司
43	浙江巴奥米特医药产品有限公司	93	安图实验仪器(郑州)有限公司
44	北京谊安医疗系统股份有限公司	94	江西狼和医疗器械股份有限公司
45	肖特新康药品包装有限公司	95	浙江康康医疗器械有限公司
46	美艾利尔(上海)诊断产品有限公司	96	北京杰富瑞科技有限公司
47	北京超思电子技术有限责任公司	97	北京怡和嘉业医疗科技股份有限公司
48	重庆山外山血液净化技术股份有限公司	98	湖南省健缘医疗科技有限公司
49	北京理贝尔生物工程研究所有限公司	99	宁波禾采医疗器械有限公司
50	浙江拱东医疗器械股份有限公司	100	深圳市安保科技有限公司

※表示该集团采用合并形式排名。

表 37　2017 年医疗仪器设备及器械工业企业法人单位医药工业主营业务收入 100 强

位次	企业名称	位次	企业名称
※1	威高集团有限公司	51	江西升升药业股份有限公司
2	乐普(北京)医疗器械股份有限公司	52	北京市富乐科技开发有限公司
3	欧姆龙(大连)有限公司	53	安图实验仪器(郑州)有限公司
4	江西洪达医疗器械集团有限公司	54	宁波蓝野医疗器械有限公司
5	江西益康医疗器械集团有限公司	55	上海浦东金环医疗用品股份有限公司
6	上海微创医疗器械(集团)有限公司	56	兰州西脉记忆合金股份有限公司
7	北京博士伦眼睛护理产品有限公司	57	北京理贝尔生物工程研究所有限公司
8	深圳开立生物医疗科技股份有限公司	58	鑫高益医疗设备股份有限公司
9	桂林优利特电子集团有限公司	59	石家庄亿生堂医用品有限公司
10	山东育达医疗设备有限公司	60	浙江拱东医疗器械股份有限公司
11	北京九强生物技术股份有限公司	61	三贵康复器材(上海)有限公司
※12	上海凯利泰医疗科技股份有限公司	62	浙江科惠医疗器械股份有限公司
13	大博医疗科技股份有限公司	63	北京万生人和科技有限公司
14	瓦里安医疗设备(中国)有限公司	64	山东淄博山川医用器材有限公司
15	江西三鑫医疗科技股份有限公司	65	北京超思电子技术有限责任公司
16	天津正天医疗器械有限公司	66	贝普医疗科技有限公司
17	先健科技(深圳)有限公司	67	江西大福医疗科技股份有限公司
18	康泰医学系统(秦皇岛)股份有限公司	68	浙江好络维医疗技术有限公司
19	美艾利尔(上海)诊断产品有限公司	69	福建省洪诚生物药业有限公司
20	江西锦胜医疗器械集团有限公司	70	北京怡和嘉业医疗科技股份有限公司
21	宁波永新光学股份有限公司	71	杭州协合医疗用品有限公司
22	上海奕瑞光电子科技股份有限公司	72	常州奥斯迈医疗器械有限公司
23	厦门艾德生物医药科技股份有限公司	73	浙江灵洋医疗器械有限公司
24	尼普洛(上海)有限公司	74	武汉德骼拜尔外科植入物有限公司
25	北京市春立正达医疗器械股份有限公司	75	江西科伦医疗器械制造有限公司
26	宁波戴维医疗器械股份有限公司	76	奥泰医疗系统有限责任公司
27	天新福(北京)医疗器材有限公司	77	大连库利艾特医疗制品有限公司
28	北京利德曼生化股份有限公司	78	浙江苏嘉医疗器械股份有限公司
29	旭化成医疗器械(杭州)有限公司	79	宁波圣宇瑞医疗器械有限公司
30	上海金塔医用器材有限公司	80	江西丰临医用器械有限公司
31	上海太阳生物技术有限公司	81	浙江优特格尔医疗用品有限公司
32	桂林紫竹乳胶制品有限公司	82	上海澳华光电内窥镜有限公司
33	云南山灞图像传输科技有限公司	83	上海卫康光学眼镜有限公司
34	西诺医疗器械集团有限公司	84	浙江康康医疗器械有限公司
35	四川南格尔生物医学股份有限公司	85	艾森生物(杭州)有限公司
36	浙江巴奥米特医药产品有限公司	86	江西狼和医疗器械股份有限公司
37	杭州康基医疗器械股份有限公司	87	辽宁垠艺生物科技股份有限公司
38	创生医疗器械(中国)有限公司	88	松下电气机器(北京)有限公司
39	北京谊安医疗系统股份有限公司	89	金华市景迪医疗用品有限公司
40	宁波天益医疗器械股份有限公司	90	杭州博拓生物科技股份有限公司
41	天津瑞奇外科器械股份有限公司	91	上海泰雷兹电子管有限公司
42	桂林市啄木鸟医疗器械有限公司	92	浙江史密斯医学仪器有限公司
43	鹰潭荣嘉集团医疗器械实业有限公司	93	武汉中旗生物医疗电子有限公司
44	福建梅生医疗科技股份有限公司	94	温州市康莱方医用塑料有限公司
45	湖南平安医械科技有限公司	95	北京白象新技术有限公司
46	湖南省健缘医疗科技有限公司	96	浙江伏尔特医疗器械股份有限公司
47	东软医疗系统设备有限公司	97	天津市索维电子技术有限公司
48	大连 JMS 医疗器具有限公司	98	湖南康利来医疗器械有限公司
49	肖特新康药品包装有限公司	99	上海雄捷医疗器械有限公司
50	湖州数康生物科技有限公司	100	浙江优亿医疗器械有限公司

※表示该集团采用合并形式排名。

表 38　2017 年医疗仪器设备及器械工业企业法人单位利润总额 100 强

位次	企业名称	位次	企业名称
※1	威高集团有限公司	51	瓦里安医疗设备（中国）有限公司
2	乐普（北京）医疗器械股份有限公司	52	沈阳沈大内窥镜有限公司
3	上海微创医疗器械（集团）有限公司	53	贝普医疗科技有限公司
4	大博医疗科技股份有限公司	54	浙江巴奥米特医药产品有限公司
5	北京九强生物技术股份有限公司	55	常州奥斯迈医疗器械有限公司
6	山东育达医疗设备有限公司	56	杭州协合医疗用品有限公司
7	江西益康医疗器械集团有限公司	57	大连库利艾特医疗制品有限公司
8	深圳开立生物医疗科技股份有限公司	58	浙江千喜车业有限公司
※9	上海凯利泰医疗科技股份有限公司	59	宁波蓝野医疗器械有限公司
10	天新福（北京）医疗器材有限公司	60	浙江科惠医疗器械股份有限公司
11	杭州康基医疗器械股份有限公司	61	福建梅生医疗科技股份有限公司
12	先健科技（深圳）有限公司	62	浙江优特格尔医疗用品有限公司
13	松下电气机器（北京）有限公司	63	成都美创医疗科技股份有限公司
14	宁波永新光学股份有限公司	64	武汉德骼拜尔外科植入物有限公司
15	欧姆龙（大连）有限公司	65	浙江优亿医疗器械有限公司
16	厦门艾德生物医药科技股份有限公司	66	北京理贝尔生物工程研究所有限公司
17	北京市春立正达医疗器械股份有限公司	67	北京思达医用装置有限公司
18	天津美迪斯医疗用品有限公司	68	北京市富乐科技开发有限公司
19	康泰医学系统（秦皇岛）股份有限公司	69	湖南平安医械科技有限公司
20	浙江拱东医疗器械股份有限公司	70	浙江康康医疗器械有限公司
21	宁波戴维医疗器械股份有限公司	71	宁波明星科技发展有限公司
22	上海奕瑞光电子科技股份有限公司	72	杭州好克光电仪器有限公司
23	宁波天益医疗器械股份有限公司	73	宁波慈北医疗器械有限公司
24	上海金塔医用器材有限公司	74	嘉兴凯实生物科技有限公司
25	上海太阳生物技术有限公司	75	东软医疗系统设备有限公司
26	旭化成医疗器械（杭州）有限公司	76	浙江伏尔特医疗器械股份有限公司
27	浙江好络维医疗技术有限公司	77	杭州博拓生物科技股份有限公司
28	肖特新康药品包装有限公司	78	甘肃康视达科技集团有限公司
29	北京利德曼生化股份有限公司	79	登士柏牙科（天津）有限公司
30	创生医疗器械（中国）有限公司	80	艾森生物（杭州）有限公司
31	湖州数康生物科技有限公司	81	天津市索维电子技术有限公司
32	浙江天松医疗器械股份有限公司	82	江西洪达医疗器械集团有限公司
33	江西三鑫医疗科技股份有限公司	83	四川锦江电子科技有限公司
34	浙江苏嘉医疗器械股份有限公司	84	江西升升药业股份有限公司
35	西诺医疗器械集团有限公司	85	鑫高益医疗设备股份有限公司
36	北京谊安医疗系统股份有限公司	86	北京怡和嘉业医疗科技股份有限公司
37	天津正天医疗器械有限公司	87	北京康祝医疗器械有限公司
38	云南山灞图像传输科技有限公司	88	四川南格尔生物医学股份有限公司
39	杭州艾力康医药科技有限公司	89	湖南省健缘医疗科技有限公司
40	江西狼和医疗器械股份有限公司	90	江西大福医疗科技股份有限公司
41	兰州西脉记忆合金股份有限公司	91	杭州京泠医疗器械有限公司
42	美艾利尔（上海）诊断产品有限公司	92	桂林优利特电子集团有限公司
43	石家庄亿生堂医用品有限公司	93	成都欧赛医疗器械有限公司
44	桂林紫竹乳胶制品有限公司	94	杭州光典医疗器械有限公司
45	天津瑞奇外科器械股份有限公司	95	北京周林频谱科技有限公司
46	杭州圣石科技有限公司	96	桐庐优视医疗器械有限公司
47	桂林市啄木鸟医疗器械有限公司	97	上海东方顺宇科技有限公司
48	上海浦东金环医疗用品股份有限公司	98	兰州汶河医疗器械研制开发有限公司
49	成都迪康中科生物医学材料有限公司	99	浙江龙飞实业股份有限公司
50	辽宁垠艺生物科技股份有限公司	100	浙江莱达信息技术有限公司

※表示该集团采用合并形式排名。

表 39　2017 年卫生材料及医药用品工业企业法人单位资产总额 100 强

位次	企业名称	位次	企业名称
1	山东威高集团医用高分子制品股份有限公司	51	北京天地和协科技有限公司
2	威海洁瑞医用制品有限公司	52	九江华达医用材料有限公司
3	奥美医疗用品股份有限公司	53	浙江华光胶囊股份有限公司
4	苏州百特医疗用品有限公司	54	淄博华瑞铝塑包装材料有限公司
5	振德医疗用品股份有限公司	55	山东淄博民康药业包装有限公司
6	西安环球印务股份有限公司	56	绍兴易邦医用品有限公司
7	江西 3L 医用制品集团股份有限公司	57	四川天圣药业有限公司
8	浙江康德莱医疗器械股份有限公司	58	安吉县阳光医药用品有限责任公司
9	山西广生医药包装股份有限公司	59	浙江红雨医药用品有限公司
10	河南曙光健士医疗器械集团股份有限公司	60	湖北人福药用辅料股份有限公司
11	湖州金洁实业有限公司	61	江西春光药品包装材料股份有限公司
12	贝朗医疗(苏州)有限公司	62	贵州苗仁堂生物医药科技有限责任公司
13	九江昂泰胶囊有限公司	63	上海曹杨医药用品厂
14	江西科美医疗器械集团有限公司	64	上海申风医疗保健用品有限公司
15	上海卫生材料厂有限公司	65	浙江天成医药包装有限公司
16	四川汇利实业有限公司	66	黑龙江科伦药品包装有限公司
17	上海创始实业(集团)有限公司	67	日照三奇医疗卫生用品有限公司
18	武汉国灸科技开发有限公司	68	浙江景嘉医疗科技有限公司
19	烟台鑫汇包装有限公司	69	武义卫生用品有限公司
20	江西侨明医疗器械有限公司	70	绍兴港峰医用品有限公司
21	上海科邦医用乳胶器材有限公司	71	浙江硕华生命科学研究股份有限公司
22	江苏博生医用新材料股份有限公司	72	杭州江南世家药业有限公司
23	青岛益青生物科技股份有限公司	73	江西亚丰医材有限公司
24	江西富尔康实业集团有限公司	74	四川省遂宁市康达卫生材料有限公司
25	武汉智迅创源科技发展股份有限公司	75	上海医疗器械股份有限公司齿科材料厂
26	福建省百仕韦医用高分子股份有限公司	76	浙江省浦江县恩尔康胶囊有限公司
27	浙江海圣医疗器械有限公司	77	绍兴市永得利胶囊有限公司
28	浙江金石包装有限公司	78	浙江曙光科技有限公司
29	上海强生有限公司	79	湖北仙明医疗器械有限公司
30	银京医疗科技(上海)股份有限公司	80	广西玉林玉药胶囊有限公司
31	宁波兴亚橡塑有限公司	81	安吉县慧峰医用敷料有限责任公司
32	成都市新津事丰医疗器械有限公司	82	山东施普乐生物医药有限公司
33	费森尤斯卡比(广州)医疗用品有限公司	83	德清县杭翔玻璃制品有限公司
34	浙江益立胶囊股份有限公司	84	上海白云三和感光材料有限公司
35	江西蓝天玻璃制品有限公司	85	江西庐乐医疗器械集团有限公司
36	上海广得利胶囊有限公司	86	安吉宏德医疗用品有限公司
37	山东大正医疗医疗器械股份有限公司	87	上海久正医用包装材料有限公司
38	上海输血技术有限公司	88	广州从化信和气体有限公司
39	上海亚澳医用保健品有限公司	89	义乌市捷康医疗用品有限公司
40	辽宁爱尔创生物材料有限公司	90	上海久融塑料制品有限公司
41	上海金香乳胶制品有限公司	91	浙江华福医用器材有限公司
42	乐清市金泰实业有限公司	92	上海怡新医疗设备有限责任公司
43	绍兴福清卫生用品有限公司	93	湖南金寿制药有限公司
44	贵州苗药药业有限公司	94	江西江中医药包装厂
45	湖南省绿洲惠康发展有限公司	95	江西林全胶囊有限公司
46	天津市普光医用材料制造有限公司	96	绍兴富源气体有限公司
47	淄博兴华医用器材有限公司	97	山东博达医疗用品股份有限公司
48	黄石卫生材料药业有限公司	98	成都攀科医药包装有限公司
49	江西美宝利医用敷料有限公司	99	浙江安吉华埠实业有限公司
50	浙江润强医疗器械股份有限公司	100	浙江昂利康胶囊有限公司

表 40　2017 年卫生材料及医药用品工业企业法人单位医药工业主营业务收入 100 强

位次	企业名称	位次	企业名称
1	山东威高集团医用高分子制品股份有限公司	51	通化市东方医用氧气有限公司
2	奥美医疗用品股份有限公司	52	黄石卫生材料药业有限公司
3	振德医疗用品股份有限公司	53	德清县杭翔玻璃制品有限公司
4	威海洁瑞医用制品有限公司	54	上海申风医疗保健用品有限公司
5	苏州百特医疗用品有限公司	55	浙江邦立医药用品有限公司
6	西安环球印务股份有限公司	56	浙江润强医疗器械股份有限公司
7	四川汇利实业有限公司	57	淄博兴华医用器材有限公司
8	浙江康德莱医疗器械股份有限公司	58	湖南省绿洲惠康发展有限公司
9	江西 3L 医用制品集团股份有限公司	59	浙江华光胶囊股份有限公司
10	武汉国灸科技开发有限公司	60	浙江景嘉医疗科技有限公司
11	江西富尔康实业集团有限公司	61	黑龙江科伦药品包装有限公司
12	山西广生医药包装股份有限公司	62	江西江中医药包装厂
13	江西侨明医疗器械有限公司	63	浙江硕华生命科学研究股份有限公司
14	贝朗医疗(苏州)有限公司	64	湖南金寿制药有限公司
15	上海强生有限公司	65	上海金香乳胶制品有限公司
16	四川省遂宁市康达卫生材料有限公司	66	上海医疗器械股份有限公司齿科材料厂
17	贵州苗药药业有限公司	67	日照三奇医疗卫生用品有限公司
18	上海科邦医用乳胶器材有限公司	68	江西龙腾生物高科技有限公司
19	上海亚澳医用保健品有限公司	69	安吉县慧峰医用敷料有限责任公司
20	江苏博生医用新材料股份有限公司	70	宁波兴亚橡塑有限公司
21	江西春光药品包装材料股份有限公司	71	上海白云三和感光材料有限公司
22	成都市新津事丰医疗器械有限公司	72	上海曹杨医药用品厂
23	浙江金石包装有限公司	73	上海广得利胶囊有限公司
24	九江昂泰胶囊有限公司	74	湖北人福药用辅料股份有限公司
25	江西科美医疗器械集团有限公司	75	上海卫生材料厂有限公司
26	青岛益青生物科技股份有限公司	76	上海久正医用包装材料有限公司
27	绍兴福清卫生用品有限公司	77	江西格美医疗用品有限公司
28	九江华达医用材料有限公司	78	四川天圣药业有限公司
29	武汉智迅创源科技发展股份有限公司	79	成都攀科医药包装有限公司
30	江西美宝利医用敷料有限公司	80	天津市普光医用材料制造有限公司
31	银京医疗科技(上海)股份有限公司	81	广州从化信和气体有限公司
32	上海创始实业(集团)有限公司	82	浙江项氏盖业有限公司
33	河南曙光健士医疗器械集团股份有限公司	83	浙江省浦江县恩尔康胶囊有限公司
34	江西亚丰医材有限公司	84	浙江华福医用器材有限公司
35	费森尤斯卡比(广州)医疗用品有限公司	85	安吉县阳光医药用品有限责任公司
36	辽宁爱尔创生物材料有限公司	86	绍兴市永得利胶囊有限公司
37	淄博华瑞铝塑包装材料有限公司	87	浙江天成医药包装有限公司
38	上海输血技术有限公司	88	山东施普乐生物医药有限公司
39	烟台鑫汇包装有限公司	89	宁波市康家乐医疗器械有限公司
40	浙江海圣医疗器械有限公司	90	上海天圆药品包装材料厂有限公司
41	江西蓝天玻璃制品有限公司	91	杭州江南世家药业有限公司
42	乐清市金泰实业有限公司	92	贵州盛峰药用包装有限公司
43	福建省百仕韦医用高分子股份有限公司	93	江西庐乐医疗器械集团有限公司
44	绍兴易邦医用品有限公司	94	汕头医用塑料制品厂
45	山东大正医疗医疗器械股份有限公司	95	杭州浦健医疗器械有限公司
46	绍兴港峰医用品有限公司	96	上海久融塑料制品有限公司
47	北京天地和协科技有限公司	97	义乌市捷康医疗用品有限公司
48	安吉宏德医疗用品有限公司	98	安吉吉祥医疗用品有限公司
49	浙江红雨医药用品有限公司	99	浙江药联胶丸有限公司
50	浙江益立胶囊股份有限公司	100	山东淄博民康药业包装有限公司

表 41　2017 年卫生材料及医药用品工业企业法人单位利润总额 100 强

位次	企业名称	位次	企业名称
1	山东威高集团医用高分子制品股份有限公司	51	上海天圆药品包装材料厂有限公司
2	威海洁瑞医用制品有限公司	52	上海曹杨医药用品厂
3	奥美医疗用品股份有限公司	53	广西玉林玉药胶囊有限公司
4	苏州百特医疗用品有限公司	54	费森尤斯卡比(广州)医疗用品有限公司
5	振德医疗用品股份有限公司	55	天津市普光医用材料制造有限公司
6	武汉智迅创源科技发展股份有限公司	56	黑龙江科伦药品包装有限公司
7	上海科邦医用乳胶器材有限公司	57	乐清市金泰实业有限公司
8	武汉国灸科技开发有限公司	58	通化市东方医用氧气有限公司
9	山西广生医药包装股份有限公司	59	绍兴易邦医用品有限公司
10	江西 3L 医用制品集团股份有限公司	60	浙江邦立医药用品有限公司
11	湖州金洁实业有限公司	61	九江华达医用材料有限公司
12	浙江康德莱医疗器械股份有限公司	62	黄石卫生材料药业有限公司
13	江西侨明医疗器械有限公司	63	山东施普乐生物医药有限公司
14	福建省百仕韦医用高分子股份有限公司	64	宁波兴亚橡塑有限公司
15	江苏博生医用新材料股份有限公司	65	浙江省浦江县恩尔康胶囊有限公司
16	九江昂泰胶囊有限公司	66	绍兴市永得利胶囊有限公司
17	四川汇利实业有限公司	67	义乌市捷康医疗用品有限公司
18	上海创始实业(集团)有限公司	68	绍兴港峰医用品有限公司
19	江西富尔康实业集团有限公司	69	烟台鑫汇包装有限公司
20	山东大正医疗医疗器械股份有限公司	70	浙江红雨医药用品有限公司
21	江西春光药品包装材料股份有限公司	71	宁波市康家乐医疗器械有限公司
22	西安环球印务股份有限公司	72	金华科源医药包装材料
23	青岛益青生物科技股份有限公司	73	贵州盛峰药用包装有限公司
24	辽宁爱尔创生物材料有限公司	74	上海白云三和感光材料有限公司
25	北京天地和协科技有限公司	75	山东淄博民康药业包装有限公司
26	浙江海圣医疗器械有限公司	76	浙江药联胶丸有限公司
27	成都市新津事丰医疗器械有限公司	77	江西龙腾生物高科技有限公司
28	浙江硕华生命科学研究股份有限公司	78	江西格美医疗用品有限公司
29	贵州苗药药业有限公司	79	江西美宝利医用敷料有限公司
30	上海亚澳医用保健品有限公司	80	浙江天成医药包装有限公司
31	浙江益立胶囊股份有限公司	81	湖南金寿制药有限公司
32	贝朗医疗(苏州)有限公司	82	德清县杭翔玻璃制品有限公司
33	绍兴福清卫生用品有限公司	83	上海久正医用包装材料有限公司
34	浙江景嘉医疗科技有限公司	84	江西林全胶囊有限公司
35	四川省遂宁市康达卫生材料有限公司	85	广州从化信和气体有限公司
36	湖南省绿洲惠康发展有限公司	86	黑龙江省葵花包装材料有限公司
37	上海申风医疗保健用品有限公司	87	成都攀科医药包装有限公司
38	上海输血技术有限公司	88	北京康安高分子开发中心
39	江西科美医疗器械集团有限公司	89	杭州浦健医疗器械有限公司
40	安吉宏德医疗用品有限公司	90	浙江迈兹袜业科技有限公司
41	上海医疗器械股份有限公司齿科材料厂	91	杭州江南世家药业有限公司
42	浙江金石包装有限公司	92	日照三奇医疗卫生用品有限公司
43	浙江润强医疗器械股份有限公司	93	绍兴安迪斯医疗科技有限公司
44	浙江华光胶囊股份有限公司	94	浙江项氏盖业有限公司
45	淄博华瑞铝塑包装材料有限公司	95	安吉县慧峰医用敷料有限责任公司
46	河南曙光健士医疗器械集团股份有限公司	96	江西庐乐医疗器械集团有限公司
47	江西亚丰医材有限公司	97	贵州苗通生物医药开发有限公司
48	淄博兴华医用器材有限公司	98	汕头医用塑料制品厂
49	浙江曙光科技有限公司	99	山东博达医疗用品股份有限公司
50	四川天圣药业有限公司	100	绍兴富源气体有限公司

表 42 2017 年主要城市重点医院用药品种金额(前 200 名)

2017 年位序	2016 年位序	药品名称	用药金额(万元)	比 2016 年增减(%)
1	1	氯化钠	321 169.3	1.91
2	2	人血白蛋白	320 193.7	8.14
3	4	氯吡格雷	239 507.6	2.26
4	7	阿托伐他汀	220 887.9	8.08
0	12	紫杉醇	203 726.4	8.16
6	8	恩替卡韦	199 568.7	-1.72
7	3	单唾液酸四己糖神经节苷脂	197 036.8	-19.34
8	13	美罗培南	180 069.4	3.64
9	5	前列地尔	178 355.2	-14.49
10	9	泮托拉唑	177 327.9	-9.27
11	6	奥拉西坦	174 314.7	-15.53
12	10	磷酸肌酸	170 382.7	-10.89
13	19	地佐辛	163 360.1	20.72
14	11	兰索拉唑	155 287.0	-18.19
15	20	伏立康唑	150 717.0	11.47
16	24	莫西沙星	144 993.2	12.46
17	18	培美曲塞	142 482.1	4.22
18	22	人免疫球蛋白	140 834.0	8.54
19	26	哌拉西林+他唑巴坦,复方	140 673.6	11.49
20	16	氨基酸,复方	137 172.2	-3.43
21	32	头孢哌酮+舒巴坦,复方	131 833.1	13.90
22	21	多西他赛	131 179.2	0.68
23	17	奥美拉唑	130 211.1	-7.95
24	29	丙泊酚	127 513.4	5.09
25	27	胸腺肽 α_1	124 567.5	-0.81
26	15	鼠神经生长因子	122 405.0	-14.12
27	40	艾司奥美拉唑	121 558.3	22.46
28	35	布地奈德	119 558.6	11.30
29	36	替加氟+吉美嘧啶+奥替拉西,复方	117 109.8	9.08
30	28	左氧氟沙星	116 876.1	-4.81
31	44	氟比洛芬	115 536.7	20.91
32	31	依达拉奉	111 676.9	-5.06
33	37	瑞舒伐他汀	110 320.1	6.54
34	45	他克莫司	109 062.7	14.82
35	38	阿卡波糖	109 035.3	7.36
36	25	小牛血去蛋白提取物	108 675.5	-15.29
37	33	血凝酶	107 725.1	-2.87
38	47	利妥昔单抗	107 544.8	14.04
39	49	丁苯酞	107 028.8	14.52
40	23	辅酶 A+辅酶Ⅰ,复方	106 320.0	-17.59
41	14	胸腺五肽	106 099.9	-27.75
42	54	雷贝拉唑	105 546.4	14.39
43	30	氨溴索	104 231.1	-13.53
44	42	奥沙利铂	104 082.3	5,67
45	46	核糖核酸	100 984.2	6.41
46	56	肠内营养剂	96 101.5	7.19
47	58	卡培他滨	94 361.8	8.28
48	48	亚胺培南+西司他丁,复方	94 223.4	0.55
49	34	脑苷肌肽	92 767.9	-13.72
50	61	康莱特注射液	92 414.2	16.63

（续表）

2017 年位序	2016 年位序	药品名称	用药金额（万元）	比 2016 年增减（%）
51	53	拉氧头孢	91 015.8	-1.70
52	41	康艾注射液	89 404.7	-9.75
53	52	葡萄糖	89 120.7	-3.88
54	65	曲妥珠单抗	88 706.3	20.35
55	50	维生素，复方	87 120.7	-6.65
56	39	丙氨酰谷氨酰胺	86 613.4	-13.93
57	55	谷胱甘肽	86 254.4	-6.00
58	43	左卡尼汀	84 881.6	-13.07
59	59	头孢哌酮+他唑巴坦，复方	84 877.9	-1.51
60	57	重组人粒细胞集落刺激因子	82 831.7	-5.04
61	60	异甘草酸镁	81 965.4	-2.63
62	62	甘精胰岛素	81 815.4	5.34
63	51	丹参+川芎嗪，复方	79 065.4	-14.85
64	67	吗替麦考酚酯	76 717.4	7.37
65	102	碘克沙醇	75 637.3	32.04
66	64	氨氯地平	75 519.8	2.21
67	88	右美托咪定	73 405.3	16.60
68	76	腹膜透析液	73 014.1	8.62
69	86	亮丙瑞林	71 826.0	13.81
70	90	伊马替尼	70 334.8	14.45
71	117	胞磷胆碱	69 372.7	32.87
72	63	帕洛诺司琼	69 272.2	-6.25
73	75	苯磺顺阿曲库铵	68 661.7	1.99
74	66	长春西汀	68 250.5	-7.14
75	74	碘海醇	67 938.0	0.08
76	80	吉西他滨	67 027.0	2.45
77	70	奥曲肽	66 418.4	-5.60
78	105	替莫唑胺	65 464.6	16.78
79	89	奥氮平	65 312.8	4,26
80	110	戈舍瑞林	65 127.2	18.84
81	104	头孢他啶	65 072.8	14.31
82	72	托烷司琼	64 737.4	-6.30
83	84	头孢地尼	64 705.9	1.11
84	94	生长抑素	64 193.0	5.67
85	77	醒脑静注射液	64 161.6	-4.19
86	79	七氟烷	63 296.2	-3.75
87	91	硝苯地平	62 554.1	1.94
88	99	银杏叶提取物	62 467.6	7.20
89	87	甘草酸苷，复方	62 091.4	-1.47
90	71	桂哌齐特	61 709.9	-11.83
91	101	α-酮酸，复方	61 565.1	7.16
92	93	甲钴胺	60 887.6	0.00
93	97	头孢唑肟	59 873.0	2.00
94	69	注射用血栓通	59 820.7	-15.37
95	68	斑蝥酸钠+维生素 B_6，复方	59 559.2	-15.75
96	81	头孢替安	57 717.6	-10.56
97	144	贝伐珠单抗	57 309.4	30.93
98	114	二甲双胍	57 245.0	6.14
99	96	唑来膦酸	57 075.9	-3.88
100	116	骨化三醇	56 672.3	7.94

（续表）

2017 年位序	2016 年位序	药品名称	用药金额(万元)	比 2016 年增减(%)
101	78	曲克芦丁 + 脑蛋白水解物,复方	56 337.9	-15.86
102	115	头孢唑林	56 093.9	5.76
103	100	脂肪乳	55 913.2	-3.77
104	107	多烯磷脂酰胆碱	55 537.7	-0.77
105	95	头孢呋辛	55 477.1	-8.62
106	121	孟鲁司特	55 216.9	9.81
107	113	人促卵泡激素	54 828.5	1.07
108	82	转化糖 + 电解质,复方	54 799.1	-14.76
109	106	重组人促红细胞生成素	54 637.4	-2.39
110	150	乙酰半胱氨酸	54 615.1	30.16
111	112	美洛西林 + 舒巴坦,复方	54 002.8	-0.47
112	108	缬沙坦	53 696.3	-3.26
113	83	头孢西丁	53 050.2	-17.15
114	85	参芪扶正注射液	52 881.2	-16.82
115	137	卡泊芬净	52 782.0	17.14
116	147	重组人血小板生成素	52 321.6	23.68
117	103	头孢美唑	52 297.8	-8.22
118	109	乌司他丁	51 619.5	-6.08
119	155	利奈唑胺	51 602.6	27.32
120	92	头孢硫脒	51 253.6	-15.95
121	119	头孢孟多	51 127.3	0.33
122	135	脂肪乳 + 氨基酸 + 葡萄糖,复方	50 746.0	11.46
123	130	来曲唑	50 113.6	5.66
124	134	伊立替康	49 591.7	8.87
125	131	美托洛尔	49 227.6	5.72
126	124	乌苯美司	49 081.1	-0.23
127	122	阿奇霉素	48 947.4	-2.48
128	73	喜炎平注射液	47 662.4	-30.97
129	133	甲泼尼龙	46 843.2	1.84
130	120	胰岛素	46 727.9	-7.57
131	142	头孢米诺	46 516.0	5.60
132	161	熊去氧胆酸	46 398.9	18.11
133	132	消癌平注射液	46 298.0	-0.42
134	158	瑞芬太尼	46 252.7	16.12
135	118	哌拉西林 + 舒巴坦,复方	46 050.3	-11.19
136	154	碘佛醇	45 942.3	12.84
137	136	门冬胰岛素(预混)	45 685.0	0.92
138	141	万古霉素	45 632.5	2.99
139	123	比阿培南	45 355.8	-8.62
140	166	腺苷蛋氨酸	45 328.1	19.34
141	149	环孢素	45 184.7	7.54
142	156	氨氯地平 + 缬沙坦,复方	45 168.1	12.55
143	98	脾多肽	45 107.2	-23.03
144	129	硫辛酸	44 907.5	-6.45
145	383	聚乙二醇化重组人粒细胞集落刺激因	44 856.1	256.08
146	194	替加环素	44 816.8	38.56
147	146	玻璃酸钠	44 662.6	4.76
148	111	脂溶性维生素	44 341.1	-19.06
149	143	氨基葡萄糖	44 160.4	0.68
150	126	左氨氯地平	44 156.5	-9.33

（续表）

2017 年位序	2016 年位序	药品名称	用药金额(万元)	比 2016 年增减(%)
151	191	重组人生长激素	44 118.9	31.38
152	139	羟乙基淀粉	44 017.2	-1.17
153	140	曲普瑞林	43 336.2	-2.40
154	171	舒芬太尼	42 377.2	13.24
155	178	头孢曲松	42 072.4	18.56
156	164	匹多莫德	41 993.8	8.28
157	209	吉非替尼	41 957.0	41.10
158	189	利伐沙班	41 745.1	22.66
159	180	丙戊酸钠	41 679.2	17.65
160	179	艾司西酞普兰	41 617.2	17,28
161	160	低分子肝素钙	41 350.1	4.92
162	148	胎盘多肽	40 185.4	-4.85
163	172	比卡鲁胺	39 159.9	5.74
164	181	华蟾素胶囊	38 771,5	9.55
165	157	头孢克肟	38 731.2	-2.92
166	193	榄香烯	38 595.1	18.57
167	125	纳美芬	38 493.6	-21.36
168	162	曲美他嗪	38 376.0	-1.99
169	195	依诺肝素	38 211.1	19.35
170	173	碘普罗胺	37 977.5	2.98
171	138	鹿瓜多肽	37 716.8	-16.24
172	231	多柔比星	37 457.4	38.01
173	163	表柔比星	37 448.7	-3.61
174	165	乙酰谷酰胺 + 红花提取物,复方	37 439.3	-3,34
175	159	单硝酸异山梨酯	36 836.8	-6.70
176	186	地氯雷他定	36 759.8	6.54
177	182	布地奈德 + 福莫特罗,复方	36 759.8	4.52
178	177	白介素-11	36 545.4	2.24
179	174	厄贝沙坦	36 465.8	-0.30
180	168	骨肽	36 298.1	-3.22
181	175	依替米星	36 141.6	-0.96
182	152	门冬氨酸鸟氨酸	36 135.5	-12.29
183	151	腺苷钴胺	35 477.8	-14.12
184	197	黄体酮	34 932.3	9.82
185	153	奥硝唑	34 477.0	-15.40
186	183	氯沙坦	34 369.5	-2.23
187	145	香菇多糖	34 366.2	-20.00
188	176	多索茶碱	34 317.7	-5.05
189	170	小牛脾提取物	34 107.4	-8.97
190	184	氟康唑	34 107.0	-2.64
191	221	羟考酮	33 956.2	21.40
192	214	阿那曲唑	33 673.5	17.53
193	201	重组人Ⅱ型肿瘤坏死因子受体-抗体融	33 347.0	8.46
194	128	舒血宁注射液	33 166.9	-31.21
195	205	碳酸钙 + 维生素 D3,复方	32 926.5	8.63
196	212	左乙拉西坦	32 833.1	12.85
197	257	洛铂	32 539.5	44.42
198	204	碘帕醇	32 306.5	6.11
199	233	双环醇	32 196.5	20.30
200	258	硼替佐米	31 851.0	42.81

表 43　2014 年—2017 年通过制剂国际认证企业

企业名称	认证类型	认证时间	剂　型
安士制药(中山)有限公司	美国 cGMP	2015 年 6 月	片剂
北京费森尤斯卡比医药有限公司	欧盟(德国)GMP	2017 年 5 月	片剂
北京泰德制药股份有限公司	日本	2017 年 8 月	无菌注射剂
北京万辉双鹤药业有限责任公司	美国 cGMP	2014 年 11 月	片剂
北京亚宝生物药业有限公司	美国 cGMP	2015 年 6 月	片剂
参天制药(中国)有限公司	欧盟(芬兰)GMP	2015 年 12 月	小容量液体(眼用)
常州四药制药有限公司	美国 cGMP	2014 年 3 月	胶囊剂
常州制药厂有限公司	美国 cGMP	2016 年 10 月	片剂
重庆药友制药有限责任公司	美国 cGMP	2016 年 4 月	片剂
大连美罗大药厂	澳大利亚 TGA	2014 年 5 月	片剂
广东东阳光药业有限公司	欧盟(德国)GMP	2015 年 11 月	片剂、胶囊剂、颗粒剂、粉针剂
	美国 cGMP	2014 年 8 月	
	澳大利亚 TGA	2015 年 4 月	片剂
广州悦康生物制药有限公司	日本	2015 年 3 月	片剂、胶囊剂
桂林南药股份有限公司	WHO	2014 年 10 月	注射剂、片剂
国药集团致君(深圳)制药有限公司	欧盟(德国)GMP	2017 年 5 月	注射剂
	欧盟(西班牙)GMP	2016 年 11 月	片剂
	WHO	2016 年 8 月	注射剂
海南普利制药股份有限公司	欧盟(荷兰、法国、德国)GMP	2016 年 9 月	注射剂
	美国 cGMP	2016 年 1 月	
	WHO	2014 年 8 月	
杭州民生滨江制药有限公司	美国 cGMP	2014 年 11 月	片剂
杭州默沙东制药有限公司	澳大利亚 TGA	2016 年 1 月	注射剂、片剂
杭州中美华东制药有限公司	欧盟(德国)GMP	2017 年 5 月	片剂、胶囊剂
华北制药股份有限公司新制剂分厂	WHO	2015 年 4 月	注射剂
华北制药河北华民药业有限责任公司	日本	2014 年 1 月	注射剂
	欧盟(英国)GMP	2014 年 2 月	
费森尤斯卡比华瑞制药有限公司	欧盟(瑞典)GMP	2015 年 5 月	冻干粉针剂、注射剂
华润赛科药业有限责任公司	美国 cGMP	2016 年 10 月	片剂
华润紫竹药业有限公司	WHO	2016 年 1 月	片剂
华益药业科技(安徽)有限公司	欧盟(英国)GMP	2016 年 11 月	片剂、胶囊剂
江苏恒瑞医药股份有限公司	日本	2015 年 2 月	片剂
	欧盟(英国、德国、荷兰)GMP	2017 年 1 月	注射剂
	美国 cGMP	2017 年 10 月	胶囊剂
	美国 cGMP	2017 年 8 月	注射剂
	美国 cGMP	2015 年 11 月	吸入剂
江苏康缘药业股份有限公司	澳大利亚 TGA	2015 年 6 月	胶囊剂、软胶囊剂、丸剂、颗粒剂、片剂
江苏豪森药业股份有限公司	美国 cGMP	2016 年 11 月	注射剂
	美国 cGMP	2016 年 8 月	片剂
	日本	2016 年 1 月	注射剂
美罗药业股份有限公司	美国 cGMP	2016 年 8 月	片剂
	澳大利亚 TGA	2017 年 6 月	
齐鲁天和惠世制药有限公司	欧盟(德国)GMP	2015 年 1 月	冻干粉针剂
	美国 cGMP	2016 年 2 月	
	日本	2016 年 7 月	

（续表）

企业名称	认证类型	认证时间	剂　型
齐鲁制药(海南)有限公司	美国 cGMP	2016 年 11 月	冻干粉针剂、小容量注射剂
	欧盟(西班牙)GMP	2016 年 3 月	小容量注射剂
齐鲁制药有限公司	美国 cGMP	2015 年 8 月	注射剂、片剂
	澳大利亚 TGA	2016 年 5 月	粉针、小容量注射剂
	欧盟(英国)GMP	2017 年 2 月	
人福普克药业(武汉)有限公司	美国 cGMP	2015 年 11 月	片剂
	美国 cGMP	2016 年 6 月	软胶囊
山东达因海洋生物制药股份有限公司	澳大利亚 TGA	2017 年 3 月	软胶囊剂、颗粒剂
山东绿叶制药有限公司	欧盟(德国)GMP	2014 年 5 月	片剂
山东新华制药股份有限公司	欧盟(英国)GMP	2016 年 12 月	片剂
上海勃林格殷格翰药业有限公司	澳大利亚 TGA	2016 年 7 月	片剂
上海禾丰制药有限公司	WHO	2017 年 3 月	小容量注射剂
深圳华润九新药业有限公司	欧盟(法国)GMP	2014 年 5 月	粉针剂
	欧盟(西班牙)GMP	2017 年 4 月	粉针剂
深圳立健药业有限公司	欧盟(德国)GMP	2015 年 7 月	注射剂
深圳市海滨制药有限公司	欧盟(德国)GMP	2017 年 10 月	无菌粉针剂
深圳市天道医药有限公司	欧盟(波兰)GMP	2016 年 9 月	小容量注射剂
深圳信立泰药业股份有限公司	欧盟(德国)GMP	2015 年 4 月	片剂
石家庄以岭药业股份有限公司	欧盟(英国)GMP	2015 年 7 月	片剂、胶囊剂
	美国 Cgmp	2017 年 1 月	片剂
石药集团欧意药业有限公司	美国 cGMP	2015 年 9 月	片剂
四川汇宇制药有限公司	欧盟(英国)GMP	2015 年 7 月	冻干粉针剂、小容量注射剂
苏州中化药品工业有限公司	日本	2014 年 10 月	片剂
天津天士力圣特制药有限公司	欧盟(英国)GMP	2015 年 10 月	片剂、胶囊剂
通用电气药业(上海)有限公司	美国 cGMP	2016 年 11 月	注射剂
	欧盟(挪威)GMP	2016 年 4 月	
西安杨森制药有限公司	欧盟(比利时)GMP	2016 年 10 月	片剂、胶囊剂、口服混悬剂、栓剂、软膏剂
先声药业有限公司	欧盟(芬兰)GMP	2016 年 9 月	散剂
扬子江药业集团有限公司	欧盟(德国、荷兰)GMP	2015 年 3 月	片剂、胶囊剂
扬子江药业集团南京海陵药业有限公司	欧盟(德国)GMP	2014 年 5 月	片剂
扬子江药业集团江苏制药股份有限公司	欧盟(德国)GMP	2015 年 3 月	浸膏剂
悦康药业集团有限公司	欧盟(德国)GMP	2016 年 4 月	片剂、胶囊剂
浙江海正药业股份有限公司	欧盟(德国)GMP	2014 年 12 月	片剂、胶囊剂
	WHO	2015 年 12 月	
浙江华海药业股份有限公司	日本	2016 年 8 月	片剂、胶囊剂
	美国 cGMP	2016 年 3 月	
	WHO	2014 年 6 月	
	欧盟(德国、英国、意大利、奥地利、丹麦)GMP	2014 年 9 月	
浙江金华康恩贝生物制药有限公司	欧盟(德国)GMP	2015 年 10 月	片剂、胶囊剂
浙江京新药业股份有限公司	欧盟(德国)GMP	2015 年 7 月	片剂、胶囊剂
浙江永宁药业股份有限公司	美国 cGMP	2014 年 8 月	粉针剂
正大天晴药业集团股份有限公司	欧盟(德国)GMP	2014 年 6 月	片剂

表44　2018年全部工业企业法人单位资产总额100强

位次	企业名称	位次	企业名称
※1	中国医药集团有限公司	51	吉林紫鑫药业股份有限公司
※2	华润医药控股有限公司	※52	江苏济川控股集团有限公司
※3	上海医药(集团)有限公司	※53	华立医药集团有限公司
※4	上海复星医药(集团)股份有限公司	※54	哈尔滨誉衡药业股份有限公司
※5	深圳市东阳光实业发展有限公司	※55	长春高新技术产业(集团)股份有限公司
※6	天津市医药集团有限公司	56	陕西必康制药集团控股有限公司
※7	广州医药集团有限公司	※57	江西济民可信集团有限公司
※8	石药控股集团有限公司	※58	杭州华东医药集团控股有限公司
※9	天士力控股集团有限公司	※59	广州市香雪制药股份有限公司
※10	扬子江药业集团有限公司	※60	石家庄以岭药业股份有限公司
※11	人福医药集团股份公司	※61	黑龙江珍宝岛药业股份有限公司
※12	修正药业集团股份有限公司	※62	深圳信立泰药业股份有限公司
※13	新和成控股集团有限公司	※63	山西振东健康产业集团有限公司
※14	山东齐鲁制药集团有限公司	64	江苏豪森药业集团有限公司
※15	云南白药集团股份有限公司	※65	天津红日药业股份有限公司
※16	四川科伦药业股份有限公司	※66	悦康药业集团有限公司
※17	华邦生命健康股份有限公司	67	恒康医疗集团股份有限公司
※18	中国医药健康产业股份有限公司	68	贵州信邦制药股份有限公司
※19	中国远大集团有限责任公司	69	赛诺菲(杭州)制药有限公司
※20	吉林敖东药业集团股份有限公司	※70	浙江海翔药业股份有限公司
※21	江苏恒瑞医药股份有限公司	※71	烟台东诚药业集团股份有限公司
※22	浙江海正药业股份有限公司	※72	费森尤斯卡比(中国)投资有限公司
※23	华北制药集团有限责任公司	73	阿斯利康制药有限公司
※24	山东步长制药股份有限公司	※74	神威药业集团有限公司
※25	绿叶投资集团有限公司	※75	山东鲁抗医药股份有限公司
※26	丽珠医药集团股份有限公司	76	西安杨森制药有限公司
※27	北京四环制药有限公司	※77	华兰生物工程股份有限公司
28	辉瑞制药有限公司	※78	贵州益佰制药股份有限公司
※29	康恩贝集团有限公司	※79	京新控股集团有限公司
※30	乐普(北京)医疗器械股份有限公司	※80	成都地奥制药集团有限公司
※31	哈药集团有限公司	※81	山东睿鹰制药集团有限公司
※32	太极集团有限公司	※82	贵州百灵企业集团制药股份有限公司
※33	正大天晴药业集团股份有限公司	※83	山东罗欣药业集团股份有限公司
※34	沈阳三生制药有限责任公司	※84	山东新华制药股份有限公司
※35	拜耳医药保健有限公司	※85	普洛药业股份有限公司
※36	珠海联邦制药股份有限公司	※86	深圳翰宇药业股份有限公司
37	健康元药业集团股份有限公司	※87	辰欣科技集团有限公司
※38	江苏康缘集团有限责任公司	※88	南京先声东元制药有限公司
※39	鲁南制药集团股份有限公司	※89	石家庄四药有限公司
※40	中国北京同仁堂(集团)有限责任公司	※90	上海创诺医药集团有限公司
※41	深圳市海普瑞药业集团股份有限公司	91	浙江永太科技股份有限公司
※42	安徽丰原集团有限公司	※92	百特(中国)投资有限公司
※43	东北制药集团股份有限公司	※93	山东金城医药集团股份有限公司
※44	上海莱士血液制品股份有限公司	※94	九芝堂股份有限公司
45	诺和诺德(中国)制药有限公司	※95	上海景峰制药有限公司
46	上海罗氏制药有限公司	※96	成都康弘药业集团股份有限公司
※47	东宝实业集团有限公司	97	漳州片仔癀药业股份有限公司
48	浙江华海药业股份有限公司	※98	博雅生物制药集团股份有限公司
※49	海南海药股份有限公司	※99	葵花药业集团股份有限公司
※50	浙江医药股份有限公司	※100	仁和(集团)发展有限公司

※表示该集团采用合并形式排名。

表 45　2018 年全部工业企业法人单位医药工业主营业务收入 100 强

位次	企业名称	位次	企业名称
※1	扬子江药业集团有限公司	※51	山东新华制药股份有限公司
※2	广州医药集团有限公司	52	浙江华海药业股份有限公司
※3	中国医药集团有限公司	※53	浙江医药股份有限公司
※4	修正药业集团股份有限公司	※54	绿叶投资集团有限公司
※5	华润医药控股有限公司	※55	深圳市东阳光实业发展有限公司
※6	上海医药(集团)有限公司	※56	长春高新技术产业(集团)股份有限公司
※7	上海复星医药(集团)股份有限公司	※57	深圳信立泰药业股份有限公司
※8	山东齐鲁制药集团有限公司	※58	沈阳三生制药有限责任公司
9	辉瑞制药有限公司	※59	山东睿鹰制药集团有限公司
※10	江西济民可信集团有限公司	※60	东北制药集团股份有限公司
※11	拜耳医药保健有限公司	※61	山西振东健康产业集团有限公司
※12	石药控股集团有限公司	※62	天津红日药业股份有限公司
※13	中国远大集团有限责任公司	※63	哈药集团有限公司
※14	江苏恒瑞医药股份有限公司	※64	悦康药业集团有限公司
※15	四川科伦药业股份有限公司	65	江苏苏中药业集团股份有限公司
※16	正大天晴药业集团股份有限公司	66	江苏奥赛康药业有限公司
※17	山东步长制药股份有限公司	※67	石家庄以岭药业股份有限公司
18	诺和诺德(中国)制药有限公司	※68	辰欣科技集团有限公司
19	赛诺菲(杭州)制药有限公司	※69	西安力邦医疗产业集团有限公司
20	上海罗氏制药有限公司	※70	哈尔滨誉衡药业股份有限公司
※21	天津市医药集团有限公司	※71	上海创诺医药集团有限公司
※22	珠海联邦制药股份有限公司	72	浙江仙琚制药股份有限公司
※23	杭州华东医药集团控股有限公司	※73	葵花药业集团股份有限公司
24	阿斯利康制药有限公司	※74	仁和(集团)发展有限公司
※25	鲁南制药集团股份有限公司	※75	石家庄四药有限公司
※26	华北制药集团有限责任公司	※76	好医生药业集团有限公司
※27	丽珠医药集团股份有限公司	※77	江苏亚邦药业集团股份有限公司
※28	人福医药集团股份公司	※78	京新控股集团有限公司
29	西安杨森制药有限公司	※79	成都倍特药业有限公司
30	江苏豪森药业集团有限公司	※80	山东鲁抗医药股份有限公司
※31	江苏济川控股集团有限公司	※81	山西亚宝投资集团有限公司
※32	新和成控股集团有限公司	82	惠氏制药有限公司
※33	天士力控股集团有限公司	※83	深圳市海普瑞药业集团股份有限公司
※34	费森尤斯卡比(中国)投资有限公司	※84	乐普(北京)医疗器械股份有限公司
※35	云南白药集团股份有限公司	※85	华兰生物工程股份有限公司
※36	康恩贝集团有限公司	※86	卫材(中国)投资有限公司
37	中美上海施贵宝制药有限公司	※87	吉林敖东药业集团股份有限公司
※38	江苏康缘集团有限责任公司	※88	贵州益佰制药股份有限公司
※39	南京先声东元制药有限公司	※89	百特(中国)投资有限公司
40	瑞阳制药有限公司	90	安斯泰来制药(中国)有限公司
41	北京泰德制药股份有限公司	※91	北京四环制药有限公司
42	北京诺华制药有限公司	※92	成都康弘药业集团股份有限公司
43	赛诺菲(北京)制药有限公司	93	山东齐都药业有限公司
※44	太极集团有限公司	※94	安徽丰原集团有限公司
※45	中国医药健康产业股份有限公司	※95	神威药业集团有限公司
※46	普洛药业股份有限公司	96	施维雅(天津)制药有限公司
※47	中国北京同仁堂(集团)有限责任公司	※97	贵州百灵企业集团制药股份有限公司
※48	浙江海正药业股份有限公司	※98	山东金城医药集团股份有限公司
※49	华立医药集团有限公司	99	成都天台山制药有限公司
※50	山东罗欣药业集团股份有限公司	※100	福安药业(集团)股份有限公司

※表示该集团采用合并形式排名。

表46　2018年全部工业企业法人单位利润总额100强

位次	企业名称	位次	企业名称
※1	上海复星医药(集团)股份有限公司	※51	珠海联邦制药股份有限公司
※2	中国医药集团有限公司	※52	仁和(集团)发展有限公司
※3	华润医药控股有限公司	※53	成都康弘药业集团股份有限公司
※4	扬子江药业集团有限公司	※54	神威药业集团有限公司
※5	上海医药(集团)有限公司	55	山东泰邦生物制品有限公司
※6	山东齐鲁制药集团有限公司	※56	广州康臣药业有限公司
※7	石药控股集团有限公司	57	赛诺菲(杭州)制药有限公司
※8	江苏恒瑞医药股份有限公司	※58	山东睿鹰制药集团有限公司
9	辉瑞制药有限公司	59	江苏奥赛康药业有限公司
※10	中国远大集团有限责任公司	※60	深圳市海普瑞药业集团股份有限公司
※11	广州医药集团有限公司	※61	东宝实业集团有限公司
※12	正大天晴药业集团股份有限公司	62	健康元药业集团股份有限公司
※13	新和成控股集团有限公司	63	辽宁成大生物股份有限公司
※14	云南白药集团股份有限公司	※64	葵花药业集团股份有限公司
15	江苏豪森药业集团有限公司	※65	石家庄以岭药业股份有限公司
※16	中国医药健康产业股份有限公司	※66	浙江海翔药业股份有限公司
※17	修正药业集团股份有限公司	67	中美天津史克制药有限公司
※18	山东步长制药股份有限公司	※68	贵州百灵企业集团制药股份有限公司
※19	南京先声东元制药有限公司	69	郑州安图生物工程股份有限公司
※20	江苏济川控股集团有限公司	※70	拜耳医药保健有限公司
※21	北京四环制药有限公司	※71	百特(中国)投资有限公司
※22	深圳市东阳光实业发展有限公司	※72	江苏康缘集团有限责任公司
※23	鲁南制药集团股份有限公司	※73	哈药集团有限公司
※24	长春高新技术产业(集团)股份有限公司	74	赛诺菲(北京)制药有限公司
※25	深圳信立泰药业股份有限公司	75	北京智飞绿竹生物制药有限公司
※26	天士力控股集团有限公司	76	江苏恩华药业股份有限公司
※27	杭州华东医药集团控股有限公司	※77	安徽丰原集团有限公司
※28	沈阳三生制药有限责任公司	※78	辰欣科技集团有限公司
※29	绿叶投资集团有限公司	79	山西广誉远国药有限公司
※30	中国北京同仁堂(集团)有限责任公司	※80	博雅生物制药集团股份有限公司
31	北京泰德制药股份有限公司	※81	山东罗欣药业集团股份有限公司
※32	丽珠医药集团股份有限公司	82	惠氏制药有限公司
※33	乐普(北京)医疗器械股份有限公司	※83	黑龙江珍宝岛药业股份有限公司
※34	华兰生物工程股份有限公司	84	江中药业股份有限公司
※35	四川科伦药业股份有限公司	※85	广东众生药业股份有限公司
36	漳州片仔癀药业股份有限公司	※86	上海昊海生物科技股份有限公司
37	诺和诺德(中国)制药有限公司	87	上海微创医疗器械(集团)有限公司
※38	天津市医药集团有限公司	※88	卫材(中国)投资有限公司
39	甘李药业股份有限公司	89	浙江永太科技股份有限公司
※40	康恩贝集团有限公司	※90	长白山制药股份有限公司
※41	费森尤斯卡比(中国)投资有限公司	※91	桂林三金药业股份有限公司
※42	江西济民可信集团有限公司’	92	华熙福瑞达生物医药有限公司
※43	华邦生命健康股份有限公司	※93	烟台东诚药业集团股份有限公司
44	北京嘉林药业股份有限公司	94	海南海灵化学制药有限公司
45	陕西必康制药集团控股有限公司	※95	普洛药业股份有限公司
※46	吉林敖东药业集团股份有限公司	96	青岛黄海制药有限责任公司
※47	石家庄四药有限公司	97	大博医疗科技股份有限公司
48	上海罗氏制药有限公司	※98	浙江医药股份有限公司
49	北京双鹭药业股份有限公司	※99	华立医药集团有限公司
50	阿斯利康制药有限公司	※100	京新控股集团有限公司

※表示该集团采用合并形式排名。

表47　2018年全部工业企业法人单位研究开发费用100强

位次	企业名称	位次	企业名称
※1	江苏恒瑞医药股份有限公司	51	南京圣和药业股份有限公司
※2	上海复星医药(集团)股份有限公司	※52	山东新华制药股份有限公司
※3	扬子江药业集团有限公司	※53	乐普(北京)医疗器械股份有限公司
※4	正大天晴药业集团股份有限公司	※54	康恩贝集团有限公司
※5	中国医药集团有限公司	55	江苏恩华药业股份有限公司
※6	山东齐鲁制药集团有限公司	※56	四川百利药业有限责任公司
※7	中国远大集团有限责任公司	57	楚天科技股份有限公司
※8	南京先声东元制药有限公司	※58	成都倍特药业有限公司
※9	石药控股集团有限公司	※59	东宝实业集团有限公司
※10	上海医药(集团)有限公司	60	上海微创医疗器械(集团)有限公司
※11	华润医药控股有限公司	※61	上海景峰制药有限公司
12	北京泰德制药股份有限公司	※62	上海创诺医药集团有限公司
13	江苏豪森药业集团有限公司	※63	华兰生物工程股份有限公司
※14	人福医药集团股份公司	※64	东北制药集团股份有限公司
※15	四川科伦药业股份有限公司	65	江苏苏中药业集团股份有限公司
※16	天士力控股集团有限公司	66	甘李药业股份有限公司
※17	鲁南制药集团股份有限公司	67	常州四药制药有限公司
※18	浙江海正药业股份有限公司	※68	杭州民生医药控股集团有限公司
※19	新和成控股集团有限公司	69	山东齐都药业有限公司
※20	广州医药集团有限公司	※70	山东鲁抗医药股份有限公司
※21	山东步长制药股份有限公司	※71	成都苑东生物制药股份有限公司
※22	丽珠医药集团股份有限公司	※72	吉林敖东药业集团股份有限公司
※23	深圳市东阳光实业发展有限公司	※73	山西振东健康产业集团有限公司
※24	绿叶投资集团有限公司	※74	杭州华东医药集团控股有限公司
※25	北京四环制药有限公司	※75	葵花药业集团股份有限公司
※26	天津市医药集团有限公司	76	黑龙江澳利达奈德制药有限公司
※27	山东罗欣药业集团股份有限公司	77	浙江仙琚制药股份有限公司
※28	深圳信立泰药业股份有限公司	※78	福安药业(集团)股份有限公司
29	浙江华海药业股份有限公司	79	上海绿谷制药有限公司
※30	沈阳三生制药有限责任公司	※80	神威药业集团有限公司
※31	成都康弘药业集团股份有限公司	※81	西安力邦医疗产业集团有限公司
32	瑞阳制药有限公司	82	南京健友生化制药股份有限公司
※33	安徽丰原集团有限公司	※83	山西亚宝投资集团有限公司
※34	辰欣科技集团有限公司	※84	云南白药集团股份有限公司
※35	长春高新技术产业(集团)股份有限公司	85	成都天台山制药有限公司
※36	浙江医药股份有限公司	※86	中国北京同仁堂(集团)有限责任公司
37	西安杨森制药有限公司	※87	华立医药集团有限公司
38	华中药业股份有限公司	88	北京嘉林药业股份有限公司
※39	江苏康缘集团有限责任公司	89	海南普利制药股份有限公司
40	江苏奥赛康药业有限公司	90	郑州安图生物工程股份有限公司
※41	珠海联邦制药股份有限公司	※91	河北常山生化药业股份有限公司
※42	修正药业集团股份有限公司	92	北京智飞绿竹生物制药有限公司
※43	普洛药业股份有限公司	93	山东泰邦生物制品有限公司
※44	京新控股集团有限公司	※94	上海莱士血液制品股份有限公司
※45	青峰医药集团有限公司	95	舒泰神(北京)生物制药股份有限公司
46	贝达药业股份有限公司	※96	上海昊海生物科技股份有限公司
※47	江西济民可信集团有限公司	※97	深圳翰宇药业股份有限公司
※48	海思科医药集团股份有限公司	98	北京韩美药品有限公司
※49	江苏济川控股集团有限公司	99	海南海灵化学制药有限公司
50	礼来苏州制药有限公司	100	先健科技(深圳)有限公司

※表示该集团采用合并形式排名。

表48　2018年化学药品工业企业法人单位资产总额100强

位次	企业名称	位次	企业名称
※1	中国医药集团有限公司	※51	山东罗欣药业集团股份有限公司
※2	华润医药控股有限公司	※52	山东新华制药股份有限公司
※3	上海医药(集团)有限公司	※53	普洛药业股份有限公司
※4	上海复星医药(集团)股份有限公司	※54	辰欣科技集团有限公司
※5	深圳市东阳光实业发展有限公司	※55	南京先声东元制药有限公司
※6	天津市医药集团有限公司	56	石家庄四药有限公司
※7	广州白云山医药集团股份有限公司	※57	上海创诺医药集团有限公司
※8	石药控股集团有限公司	58	浙江永太科技股份有限公司
※9	扬子江药业集团有限公司	※59	百特(中国)投资有限公司
※10	人福医药集团股份公司	※60	山东金城医药集团股份有限公司
※11	新和成控股集团有限公司	※61	上海景峰制药有限公司
※12	山东齐鲁制药集团有限公司	※62	广东众生药业股份有限公司
※13	四川科伦药业股份有限公司	63	北京双鹭药业股份有限公司
※14	华邦生命健康股份有限公司	64	北京诺华制药有限公司
※15	中国医药健康产业股份有限公司	65	礼来苏州制药有限公司
※16	中国远大集团有限责任公司	66	湖南尔康制药股份有限公司
※17	江苏恒瑞医药股份有限公司	67	西南药业股份有限公司
※18	浙江海正药业股份有限公司	68	瑞阳制药有限公司
※19	华北制药集团有限责任公司	69	浙江仙琚制药股份有限公司
※20	绿叶投资集团有限公司	※70	海思科医药集团股份有限公司
※21	丽珠医药集团股份有限公司	71	赛诺菲(北京)制药有限公司
※22	北京四环制药有限公司	※72	福安药业(集团)股份有限公司
23	辉瑞制药有限公司	73	北京嘉林药业股份有限公司
※24	哈药集团有限公司	※74	江苏亚邦药业集团股份有限公司
※25	正大天晴药业集团股份有限公司	75	广州康臣药业有限公司
※26	拜耳医药保健有限公司	76	江苏恩华药业股份有限公司
※27	珠海联邦制药股份有限公司	77	美康生物科技股份有限公司
28	健康元药业集团股份有限公司	78	北京泰德制药股份有限公司
※29	鲁南制药集团股份有限公司	79	山东齐都药业有限公司
30	深圳市海普瑞药业集团股份有限公司	80	利君集团有限责任公司
※31	安徽丰原集团有限公司	81	浙江九洲药业股份有限公司
※32	东北制药集团股份有限公司	82	青州尧王制药有限公司
33	诺和诺德(中国)制药有限公司	83	贝达药业股份有限公司
34	上海罗氏制药有限公司	※84	重庆莱美药业股份有限公司
35	浙江华海药业股份有限公司	85	惠氏制药有限公司
※36	海南海药股份有限公司	※86	卫材(中国)投资有限公司
※37	浙江医药股份有限公司	※87	西安力邦医疗产业集团有限公司
※38	哈尔滨誉衡药业股份有限公司	88	北京康辰药业股份有限公司
※39	杭州华东医药集团控股有限公司	89	常州四药制药有限公司
※40	深圳信立泰药业股份有限公司	90	江苏奥赛康药业有限公司
41	江苏豪森药业集团有限公司	※91	江苏联环药业集团有限公司
※42	悦康药业集团有限公司	92	北京赛升药业股份有限公司
43	赛诺菲(杭州)制药有限公司	※93	杭州民生医药控股集团有限公司
※44	浙江海翔药业股份有限公司	94	成都地奥九泓制药厂
※45	费森尤斯卡比(中国)投资有限公司	95	安斯泰来制药(中国)有限公司
46	阿斯利康制药有限公司	96	中美上海施贵宝制药有限公司
※47	山东鲁抗医药股份有限公司	97	吉林省吴太感康药业有限公司
48	西安杨森制药有限公司	98	哈尔滨三联药业股份有限公司
※49	京新控股集团有限公司	99	葛兰素史克制药(苏州)有限公司
※50	山东睿鹰制药集团有限公司	※100	第一三共(中国)投资有限公司

※表示该集团采用合并形式排名。

表49　2018年化学药品工业企业法人单位医药工业主营业务收入100强

位次	企业名称	位次	企业名称
※1	扬子江药业集团有限公司	51	西南药业股份有限公司
※2	中国医药集团有限公司	※52	辰欣科技集团有限公司
※3	广州白云山医药集团股份有限公司	※53	西安力邦医疗产业集团有限公司
※4	华润医药控股有限公司	※54	哈尔滨誉衡药业股份有限公司
※5	上海医药(集团)有限公司	※55	上海创诺医药集团有限公司
※6	上海复星医药(集团)股份有限公司	56	浙江仙琚制药股份有限公司
※7	山东齐鲁制药集团有限公司	57	石家庄四药有限公司
8	辉瑞制药有限公司	※58	好医生药业集团有限公司
※9	拜耳医药保健有限公司	※59	江苏亚邦药业集团股份有限公司
※10	石药控股集团有限公司	※60	京新控股集团有限公司
※11	中国远大集团有限责任公司	※61	成都倍特药业有限公司
※12	江苏恒瑞医药股份有限公司	※62	山东鲁抗医药股份有限公司
※13	四川科伦药业股份有限公司	63	惠氏制药有限公司
※14	正大天晴药业集团股份有限公司	64	深圳市海普瑞药业集团股份有限公司
15	诺和诺德(中国)制药有限公司	※65	卫材(中国)投资有限公司
16	赛诺菲(杭州)制药有限公司	※66	百特(中国)投资有限公司
17	上海罗氏制药有限公司	67	安斯泰来制药(中国)有限公司
※18	天津市医药集团有限公司	※68	北京四环制药有限公司
※19	珠海联邦制药股份有限公司	69	山东齐都药业有限公司
※20	杭州华东医药集团控股有限公司	※70	安徽丰原集团有限公司
21	阿斯利康制药有限公司	71	施维雅(天津)制药有限公司
※22	鲁南制药集团股份有限公司	※72	山东金城医药集团股份有限公司
※23	华北制药集团有限责任公司	73	成都天台山制药有限公司
※24	丽珠医药集团股份有限公司	※74	福安药业(集团)股份有限公司
※25	人福医药集团股份公司	75	上海勃林格殷格翰药业有限公司
26	西安杨森制药有限公司	※76	上海景峰制药有限公司
27	江苏豪森药业集团有限公司	※77	海南海药股份有限公司
※28	新和成控股集团有限公司	78	礼来苏州制药有限公司
※29	费森尤斯卡比(中国)投资有限公司	79	江苏恩华药业股份有限公司
30	中美上海施贵宝制药有限公司	80	海南海灵化学制药有限公司
※31	南京先声东元制药有限公司	※81	海思科医药集团股份有限公司
32	瑞阳制药有限公司	※82	江苏联环药业集团有限公司
33	北京泰德制药股份有限公司	83	施慧达药业集团(吉林)有限公司
34	北京诺华制药有限公司	84	中美天津史克制药有限公司
35	赛诺菲(北京)制药有限公司	※85	广东众生药业股份有限公司
※36	中国医药健康产业股份有限公司	86	健康元药业集团股份有限公司
※37	普洛药业股份有限公司	※87	第一三共(中国)投资有限公司
※38	浙江海正药业股份有限公司	88	黑龙江澳利达奈德制药有限公司
※39	山东罗欣药业集团股份有限公司	※89	北京中关村四环医药开发有限责任公司
※40	山东新华制药股份有限公司	90	北京双鹭药业股份有限公司
41	浙江华海药业股份有限公司	※91	华邦生命健康股份有限公司
※42	浙江医药股份有限公司	※92	江苏吴中医药集团有限公司
※43	绿叶投资集团有限公司	※93	杭州民生医药控股集团有限公司
※44	深圳市东阳光实业发展有限公司	94	青州尧王制药有限公司
※45	深圳信立泰药业股份有限公司	95	常州四药制药有限公司
※46	山东睿鹰制药集团有限公司	96	乐普药业股份有限公司
※47	东北制药集团股份有限公司	97	广州康臣药业有限公司
※48	哈药集团有限公司	98	江西国药有限责任公司
※49	悦康药业集团有限公司	99	浙江九洲药业股份有限公司
50	江苏奥赛康药业有限公司	100	浙江金华康恩贝生物制药有限公司

※表示该集团采用合并形式排名。

表 50　2018 年化学药品工业企业法人单位利润总额 100 强

位次	企业名称	位次	企业名称
※1	上海复星医药(集团)股份有限公司	※51	安徽丰原集团有限公司
※2	中国医药集团有限公司	※52	辰欣科技集团有限公司
※3	华润医药控股有限公司	※53	山东罗欣药业集团股份有限公司
※4	扬子江药业集团有限公司	54	惠氏制药有限公司
※5	上海医药(集团)有限公司	※55	广东众生药业股份有限公司
※6	山东齐鲁制药集团有限公司	※56	卫材(中国)投资有限公司
※7	石药控股集团有限公司	57	浙江永太科技股份有限公司
※8	江苏恒瑞医药股份有限公司	58	海南海灵化学制药有限公司
9	辉瑞制药有限公司	※59	普洛药业股份有限公司
※10	中国远大集团有限责任公司	60	青岛黄海制药有限责任公司
※11	正大天晴药业集团股份有限公司	61	江苏天士力帝益药业有限公司
※12	广州白云山医药集团股份有限公司	※62	浙江医药股份有限公司
※13	新和成控股集团有限公司	63	西南药业股份有限公司
14	江苏豪森药业集团有限公司	※64	京新控股集团有限公司
※15	中国医药健康产业股份有限公司	65	北京协和药厂
※16	南京先声东元制药有限公司	66	苏州东瑞制药有限公司
※17	北京四环制药有限公司	67	吉林凯莱英医药化学有限公司
※18	深圳市东阳光实业发展有限公司	68	浙江仙琚制药股份有限公司
※19	鲁南制药集团股份有限公司	69	西安杨森制药有限公司
※20	深圳信立泰药业股份有限公司	※70	江苏亚邦药业集团股份有限公司
※21	杭州华东医药集团控股有限公司	※71	西安力邦医疗产业集团有限公司
※22	绿叶投资集团有限公司	※72	山东金城医药集团股份有限公司
23	北京泰德制药股份有限公司	73	上海强生制药有限公司
※24	丽珠医药集团股份有限公司	74	北京赛升药业股份有限公司
※25	四川科伦药业股份有限公司	75	常州四药制药有限公司
26	诺和诺德(中国)制药有限公司	※76	山东新华制药股份有限公司
※27	天津市医药集团有限公司	※77	海思科医药集团股份有限公司
※28	费森尤斯卡比(中国)投资有限公司	78	哈尔滨三联药业股份有限公司
※29	华邦生命健康股份有限公司	※79	江苏联环药业集团有限公司
30	北京嘉林药业股份有限公司	80	北京康辰药业股份有限公司
31	石家庄四药有限公司	81	浙江乐普药业股份有限公司
32	上海罗氏制药有限公司	82	山东齐都药业有限公司
33	北京双鹭药业股份有限公司	83	北京振东康远制药有限公司
34	阿斯利康制药有限公司	84	通化谷红制药有限公司
※35	珠海联邦制药股份有限公司	85	瑞阳制药有限公司
36	广州康臣药业有限公司	※86	上海创诺医药集团有限公司
37	赛诺菲(杭州)制药有限公司	87	贝达药业股份有限公司
※38	山东睿鹰制药集团有限公司	※88	北京中关村四环医药开发有限责任公司
39	江苏奥赛康药业有限公司	89	吉林省吴太感康药业有限公司
40	深圳市海普瑞药业集团股份有限公司	90	成都天台山制药有限公司
41	健康元药业集团股份有限公司	91	北京韩美药品有限公司
※42	浙江海翔药业股份有限公司	92	中美上海施贵宝制药有限公司
43	中美天津史克制药有限公司	93	浙江金华康恩贝生物制药有限公司
※44	拜耳医药保健有限公司	94	山东达因海洋生物制药股份有限公司
※45	百特(中国)投资有限公司	95	美康生物科技股份有限公司
※46	哈药集团有限公司	96	正大制药(青岛)有限公司
47	常州金远药业制造有限公司	97	黑龙江澳利达奈德制药有限公司
48	赛诺菲(北京)制药有限公司	※98	悦康药业集团有限公司
49	乐普药业股份有限公司	※99	上海景峰制药有限公司
50	江苏恩华药业股份有限公司	※100	一品红药业股份有限公司

※表示该集团采用合并形式排名。

表51　2018年中成药工业企业法人单位资产总额100强

位次	企业名称	位次	企业名称
※1	广州医药集团有限公司	51	吉林省集安市益盛药业股份有限公司
※2	天士力控股集团有限公司	52	云南植物药业有限公司
※3	修正药业集团股份有限公司	53	兰州佛慈制药股份有限公司
※4	中国中药有限公司	※54	浙江佐力药业股份有限公司
※5	云南白药集团股份有限公司	※55	西藏奇正藏药股份有限公司
※6	吉林敖东药业集团股份有限公司	56	上海和黄药业有限公司
※7	山东步长制药股份有限公司	57	西藏诺迪康药业股份有限公司
※8	华润三九医药股份有限公司	58	特一药业集团股份有限公司
※9	康恩贝集团有限公司	※59	山东福牌阿胶股份有限公司
※10	太极集团有限公司	60	江苏苏中药业集团股份有限公司
11	东阿阿胶股份有限公司	※61	湖南汉森制药股份有限公司
※12	江苏康缘集团有限责任公司	62	山东宏济堂制药集团股份有限公司
※13	中国北京同仁堂(集团)有限责任公司	63	正大青春宝药业有限公司
14	吉林紫鑫药业股份有限公司	64	烟台荣昌制药股份有限公司
※15	江苏济川控股集团有限公司	65	颈复康药业集团有限公司
※16	华立医药集团有限公司	66	重庆希尔安药业有限公司
17	陕西必康制药集团控股有限公司	67	上海绿谷制药有限公司
※18	江西济民可信集团有限公司	68	吉林省辉南长龙生化药业股份有限公司
※19	广州市香雪制药股份有限公司	69	内蒙古福瑞医疗科技股份有限公司
※20	石家庄以岭药业股份有限公司	70	贵州圣济堂制药有限公司
※21	黑龙江珍宝岛药业股份有限公司	71	成都百裕制药股份有限公司
※22	山西振东健康产业集团有限公司	72	河北君临药业有限公司
※23	天津红日药业股份有限公司	73	甘肃兰药药业有限公司
24	恒康医疗集团股份有限公司	74	云南特安呐制药股份有限公司
25	贵州信邦制药股份有限公司	75	贵州健兴药业有限公司
※26	天津中新药业集团股份有限公司	76	云南维和药业股份有限公司
※27	神威药业集团有限公司	77	鲁南厚普制药有限公司
※28	贵州益佰制药股份有限公司	78	广西金嗓子有限责任公司
※29	成都地奥制药集团有限公司	79	康臣药业(内蒙古)有限责任公司
※30	贵州百灵企业集团制药股份有限公司	80	万邦德制药集团股份有限公司
※31	九芝堂股份有限公司	81	广西玉林制药集团有限责任公司
※32	成都康弘药业集团股份有限公司	82	重庆赛诺生物药业股份有限公司
33	漳州片仔癀药业股份有限公司	83	云南生物谷药业股份有限公司
※34	葵花药业集团股份有限公司	84	康县独一味生物制药有限公司
※35	仁和(集团)发展有限公司	85	河北恒利集团制药股份有限公司
36	通化金马药业集团股份有限公司	86	山西德元堂药业有限公司
※37	山西亚宝投资集团有限公司	※87	朗致集团有限公司
※38	天圣制药集团股份有限公司	88	成都泰合健康科技集团股份有限公司
※39	青峰医药集团有限公司	89	丽珠集团利民制药厂
40	江中药业股份有限公司	90	陕西康惠制药股份有限公司
41	仲景宛西制药股份有限公司	91	四川光大制药有限公司
※42	株洲千金药业股份有限公司	92	贵州汉方药业有限公司
※43	桂林三金药业股份有限公司	93	黑龙江天宏药业股份有限公司
44	精华制药集团股份有限公司	94	贵阳新天药业股份有限公司
※45	长白山制药股份有限公司	95	河南福森药业有限公司
46	河南羚锐制药股份有限公司	96	四川好医生攀西药业有限责任公司
47	马应龙药业集团股份有限公司	97	吉林草还丹药业有限公司
48	山西广誉远国药有限公司	98	上海医药集团青岛国风药业股份有限公司
49	扬子江药业集团江苏龙凤堂中药有限公司	99	吉林海通制药有限公司
50	上海凯宝药业股份有限公司	100	吉林吉尔吉药业有限公司

※表示该集团采用合并形式排名。

表 52　2018 年中成药工业企业法人单位医药工业主营业务收入 100 强

位次	企业名称	位次	企业名称
1	广州医药集团有限公司	51	山东凤凰制药股份有限公司
※2	修正药业集团股份有限公司	52	河北君临药业有限公司
※3	江西济民可信集团有限公司	53	精华制药集团股份有限公司
※4	华润三九医药股份有限公司	54	重庆希尔安药业有限公司
※5	中国中药有限公司	※55	西藏奇正藏药股份有限公司
※6	山东步长制药股份有限公司	※56	普正药业集团股份有限公司
※7	江苏济川控股集团有限公司	57	上海医药集团青岛国风药业股份有限公司
※8	天士力控股集团有限公司	58	马应龙药业集团股份有限公司
※9	云南白药集团股份有限公司	59	正大青春宝药业有限公司
※10	康恩贝集团有限公司	60	上海绿谷制药有限公司
※11	江苏康缘集团有限责任公司	61	仲景宛西制药股份有限公司
※12	天津中新药业集团股份有限公司	62	康臣药业(内蒙古)有限责任公司
※13	太极集团有限公司	63	四川好医生攀西药业有限责任公司
14	东阿阿胶股份有限公司	64	四川中方制药有限公司
※15	中国北京同仁堂(集团)有限责任公司	65	成都百裕制药股份有限公司
※16	华立医药集团有限公司	※66	湖南汉森制药股份有限公司
※17	山西振东健康产业集团有限公司	※67	雷允上药业集团有限公司
※18	天津红日药业股份有限公司	68	河北万岁药业有限公司
19	江苏苏中药业集团股份有限公司	69	云南楚雄天利药业有限公司
※20	石家庄以岭药业股份有限公司	70	四川依科制药有限公司
※21	葵花药业集团股份有限公司	71	西安世纪盛康药业有限公司
※22	仁和(集团)发展有限公司	72	山西德元堂药业有限公司
※23	山西亚宝投资集团有限公司	73	云南盘龙云海药业有限公司
※24	吉林敖东药业集团股份有限公司	74	吉林省集安市益盛药业股份有限公司
※25	贵州益佰制药股份有限公司	75	鲁南厚普制药有限公司
※26	成都康弘药业集团股份有限公司	※76	天圣制药集团股份有限公司
※27	神威药业集团有限公司	77	贵州三力制药股份有限公司
※28	贵州百灵企业集团制药股份有限公司	78	云南生物谷药业股份有限公司
※29	长白山制药股份有限公司	79	贵阳新天药业股份有限公司
※30	九芝堂股份有限公司	80	吉林一正药业集团有限公司
※31	陕西必康制药集团控股有限公司	81	内蒙古天奇中蒙制药股份有限公司
※32	青峰医药集团有限公司	82	贵州圣济堂制药有限公司
33	吉林华康药业股份有限公司	83	万邦德制药集团股份有限公司
※34	黑龙江珍宝岛药业股份有限公司	※84	山东福牌阿胶股份有限公司
35	河南羚锐制药股份有限公司	85	扬子江药业集团江苏龙凤堂中药有限公司
36	贵州健兴约业有限公司	86	上海津村制药有限公司
※37	成都地奥制药集团有限公司	87	江西博士达药业有限责任公司
38	漳州片仔癀药业股份有限公司	88	广西金嗓子有限责任公司
39	江中药业股份有限公司	89	湖北午时药业股份有限公司
40	上海和黄药业有限公司	90	吉林省辉南长龙生化药业股份有限公司
※41	朗致集团有限公司	※91	浙江佐力药业股份有限公司
42	颈复康药业集团有限公司	92	广西玉林制药集团有限责任公司
※43	株洲千金药业股份有限公司	93	江西银涛药业有限公司
※44	广州市香雪制药股份有限公司	94	陕西海天制药有限公司
※45	桂林三金药业股份有限公司	95	陕西方舟制药有限公司
46	云南植物药业有限公司	96	西安碑林药业股份有限公司
※47	江苏九旭药业集团.	97	哈尔滨市康隆药业有限责任公司
48	山西广誉远国药有限公司	98	海南碧凯药业有限公司
49	上海凯宝药业股份有限公司	99	成都泰合健康科技集团股份有限公司
50	吉林紫鑫药业股份有限公司	100	丽珠集团利民制药厂

※表示该集团采用合并形式排名。

表 53 2018 年中成药工业企业法人单位利润总额 100 强

位次	企业名称
※1	广州医药集团有限公司
※2	云南白药集团股份有限公司
3	东阿阿胶股份有限公司
※4	修正药业集团股份有限公司
※5	山东步长制药股份有限公司
※6	江苏济川控股集团有限公司
※7	华润三九医药股份有限公司
※8	天士力控股集团有限公司
※9	中国中药有限公司
※10	中国北京同仁堂(集团)有限责任公司
11	漳州片仔癀药业股份有限公司
※12	康恩贝集团有限公司
※13	江西济民可信集团有限公司
14	陕西必康制药集团控股有限公司
※15	吉林敖东药业集团股份有限公司
※16	仁和(集团)发展有限公司
※17	成都康弘药业集团股份有限公司
※18	神威药业集团有限公司
※19	葵花药业集团股份有限公司
※20	石家庄以岭药业股份有限公司
※21	贵州百灵企业集团制药股份有限公司
※22	天津中新药业集团股份有限公司
※23	江苏康缘集团有限责任公司
24	山西广誉远国药有限公司
※25	黑龙江珍宝岛药业股份有限公司
26	江中药业股份有限公司
27	康臣药业(内蒙古)有限责任公司
※28	长白山制药股份有限公司
※29	桂林三金药业股份有限公司
30	上海和黄药业有限公司
※31	华立医药集团有限公司
※32	九芝堂股份有限公司
※33	西藏奇正藏药股份有限公司
※34	山西亚宝投资集团有限公司
※35	天津红日药业股份有限公司
※36	成都地奥制药集团有限公司
※37	株洲千金药业股份有限公司
38	精华制药集团股份有限公司
39	河南羚锐制药股份有限公司
40	贵州圣济堂制药有限公司
41	上海凯宝药业股份有限公司
42	江苏苏中药业集团股份有限公司
43	吉林紫鑫药业股份有限公司
44	浙江天皇药业有限公司天台分公司
45	山东宏济堂制药集团股份有限公司
46	马应龙药业集团股份有限公司
47	丽珠集团利民制药厂
48	仲景宛西制药股份有限公司
49	通化金马药业集团股份有限公司
50	广西金嗓子有限责任公司
51	广西玉林制药集团有限责任公司
52	贵州健兴药业有限公司
53	万邦德制药集团股份有限公司
※54	湖南汉森制药股份有限公司
55	西藏诺迪康药业股份有限公司
56	陕西汉王药业有限公司
57	河北君临药业有限公司
58	哈尔滨快好药业有限公司
59	吉林省辉南长龙生化药业股份有限公司
60	浙江维康药业股份有限公司
61	特一药业集团股份有限公司
62	山西德元堂药业有限公司
※63	天圣制药集团股份有限公司
64	成都第一制药有限公司
65	贵州三力制药股份有限公司
※66	江苏九旭药业集团
67	同溢堂药业有限公司
68	河南福森药业有限公司
69	重庆希尔安药业有限公司
70	鲁南厚普制药有限公司
※71	青峰医药集团有限公司
72	浙江泰康药业集团有限公司
73	四川美大康药业股份有限公司
74	广西桂林滑石发展有限公司
75	上海绿谷制药有限公司
※76	广州市香雪制药股份有限公司
77	贵州瑞和制药有限公司
※78	普正药业集团股份有限公司
79	广西万通制药有限公司
80	浙江新光药业股份有限公司
81	云南生物谷药业股份有限公司
82	四川好医生攀西药业有限责任公司
83	四川光大制药有限公司
84	山东凤凰制药股份有限公司
85	成都百裕制药股份有限公司
86	河北万岁药业有限公司
87	上海医药集团青岛国风药业股份有限公司
88	兰州佛慈制药股份有限公司
89	贵阳新天药业股份有限公司
90	正大青春宝药业有限公司
91	四川升和药业股份有限公司
92	哈尔滨市康隆药业有限责任公司
※93	山东福牌阿胶股份有限公司
94	陕西盘龙药业集团股份有限公司
95	厦门中药厂有限公司
96	吉林万通药业集团梅河药业股份有限公司
※97	朗致集团有限公司
98	山东世博金都药业有限公司
99	启东盖天力药业有限公司
100	漳州水仙药业股份有限公司

※表示该集团采用合并形式排名。

表54　2018年中药饮片工业企业法人单位资产总额100强

位次	企业名称	位次	企业名称
1	广东一方制药有限公司	51	泸州百草堂中药饮片有限公司
2	北京同仁堂健康药业股份有限公司	52	云南七丹药业股份有限公司
※3	江阴天江药业有限公司	53	广州市药材公司中药饮片厂
4	云南白药集团中药资源有限公司	54	衢州南孔中药有限公司
5	云南三七科技有限公司	55	上海青浦中药饮片有限公司
6	北京康仁堂药业有限公司	56	北京同仁堂吉林人参有限责任公司
※7	国药集团冯了性(佛山)药材饮片有限公司	57	文山华信三七股份有限公司
※8	天津盛实百草中药科技股份有限公司	58	北京金崇光药业有限公司
※9	九州天润中药产业有限公司	59	杭州蜂之语蜂业股份有限公司
10	甘肃中天药业有限责任公司	60	吉林华润和善堂人参有限公司
11	北京协和制药二厂	61	江西江中中药饮片有限公司
12	四川恒康源药业有限公司	62	北京人卫中药饮片厂
13	北京同仁堂健康药业(福州)有限公司	63	辽宁祥云药业有限公司
※14	中山市中智药业集团有限公司	64	湖南省松龄堂中药饮片有限公司
※15	上海上药华宇药业有限公司	65	北京同仁堂健康药业(辽宁)有限公司
16	湖北天济中药饮片有限公司	66	江西和盈药业有限公司
17	云南鸿翔中药科技有限公司	67	辽宁美罗君元药业有限公司
18	吉林长白山药业集团股份有限公司	68	四川天植中药股份有限公司
19	龙宝参茸股份有限公司	69	宇妥藏药股份有限公司
20	安徽协和成药业饮片有限公司	70	岷县顺兴和中药材有限责任公司
21	亳州市沪谯药业有限公司	71	普洱淞茂滇草六味制药股份有限公司
22	云南三七科技药业有限公司	72	上海德大堂国药有限公司
23	浙江景岳堂药业有限公司	73	云南养尊堂生物科技有限公司
24	四川峨眉仙山中药有限公司	74	甘肃陇脉药材有限公司
25	陕西兴盛德药业有限责任公司	75	四川中创药业有限公司
26	武义寿仙谷中药饮片有限公司	76	绍兴震元中药饮片有限公司
27	浙江惠松制药有限公司	77	浙江胡庆余堂本草药物有限公司
28	四川新荷花中药饮片股份有限公司	78	福建天人药业股份有限公司
29	金木集团有限公司	79	成都岷江源药业股份有限公司
30	湖南春光九汇现代中药有限公司	80	上海养和堂中药饮片有限公司
31	上海康桥中药饮片有限公司	81	漳州市聚善堂药业有限公司
32	吉林敖东世航药业股份有限公司	82	四川百顺药业有限公司
33	湖南福泰中药饮片有限责任公司	83	哈药集团世一堂中药饮片有限责任公司
34	成都康美药业生产有限公司	84	江西百仁中药饮片有限公司
35	信合援生制药股份有限公司	85	四川滋宁中药饮片有限公司
36	药圣堂(湖南)制药有限公司	86	陇西千金药材有限公司
37	四川金岁方药业有限公司	87	北京松兰饮片有限公司
38	浙江中医药大学中药饮片有限公司	88	江西宏洁中药饮片有限公司
39	北京东兴堂科技发展有限公司	89	北京卫仁中药饮片厂
40	天士力东北现代中药资源有限公司	90	兰州旭康药业有限公司
41	山西华元医药生物技术有限公司	91	上海童涵春堂中药饮片有限公司
42	上海虹桥中药饮片有限公司	92	海南寿南山参业有限公司
43	上海雷允上中药饮片厂有限公司	93	江西省玉山东港中药饮片有限公司
44	云南金九地生物科技有限公司	94	江西瑞龙药业有限公司
45	樟树市庆仁中药饮片有限公司	95	嘉兴东方国药饮片有限公司
46	甘肃亚兰药业有限公司	96	辽宁可济药业有限公司
47	杭州华东中药饮片有限公司	97	浙江大德堂国药有限公司
48	四川千方中药股份有限公司	98	湖南省南国药都中药饮片有限公司
49	浙江佐力百草中药饮片有限公司	99	贵州吉仁堂中药饮片有限公司
50	北京祥威药业有限公司	100	北京市双桥燕京中药饮片厂

※表示该集团采用合并形式排名。

表 55　2018 年中药饮片工业企业法人单位医药工业主营业务收入 100 强

位次	企业名称	位次	企业名称
1	广东一方制药有限公司	51	成都岷江源药业股份有限公司
※2	江阴天江药业有限公司	52	云南养尊堂生物科技有限公司
3	北京同仁堂健康药业股份有限公司	53	上海雷允上中药饮片厂有限公司
4	北京康仁堂药业有限公司	54	北京人卫中药饮片厂
※5	国药集团冯了性(佛山)药材饮片有限公司	55	绍兴震元中药饮片有限公司
6	云南白药集团中药资源有限公司	56	上海青浦中药饮片有限公司
※7	上海上药华宇药业有限公司	57	四川中创药业有限公司
※8	九州天润中药产业有限公司	58	北京同仁堂吉林人参有限责任公司
9	北京同仁堂健康药业(福州)有限公司	59	云南七丹药业股份有限公司
10	安徽协和成药业饮片有限公司	60	云南金九地生物科技有限公司
11	四川圣上大健康药业有限公司	61	福建承天药业有限公司
12	四川新荷花中药饮片股份有限公司	62	四川恒康源药业有限公司
13	四川峨眉仙山中药有限公司	63	云南三七科技药业有限公司
14	浙江惠松制药有限公司	64	江西和盈药业有限公司
15	云南鸿翔中药科技有限公司	65	甘肃亚兰药业有限公司
16	北京协和制药二厂	66	辽宁祥云药业有限公司
17	金木集团有限公司	67	吉林长白山药业集团股份有限公司
18	陕西兴盛德药业有限责任公司	68	江西瑞龙药业有限公司
19	甘肃中天药业有限责任公司	69	浙江佐力百草中药饮片有限公司
20	亳州市沪谯药业有限公司	70	庐州百草堂中药饮片有限公司
21	武义寿仙谷中药饮片有限公司	71	四川省天府神龙中药饮片有限公司
22	上海虹桥中药饮片有限公司	72	江西百仁中药饮片有限公司
23	云南三七科技有限公司	73	上海养和堂中药饮片有限公司
24	上海康桥中药饮片有限公司	74	昆明道地中药饮片厂
25	杭州华东中药饮片有限公司	75	北京金崇光药业有限公司
26	湖北天济中药饮片有限公司	76	北京松兰饮片有限公司
27	信合援生制药股份有限公司	77	岷县顺兴和中药材有限责任公司
28	四川金岁方药业有限公司	78	上海德大堂国药有限公司
29	龙宝参茸股份有限公司	79	山西华元医药生物技术有限公司
30	北京祥威药业有限公司	80	江西顺福堂中药饮片有限公司
31	广州市药材公司中药饮片厂	81	江西致和堂中药饮片有限公司
32	药圣堂(湖南)制药有限公司	82	江西江中中药饮片有限公司
33	樟树市庆仁中药饮片有限公司	83	成都欣福源中药饮片有限公司
34	宜宾仁和中药饮片有限责任公司	84	江西宏洁中药饮片有限公司
35	衢州南孔中药有限公司	85	北京卫仁中药饮片厂
36	湖南省南国药都中药饮片有限公司	86	浙江钱王中药有限公司
37	浙江景岳堂药业有限公司	87	文山华信三七股份有限公司
38	四川千方中药股份有限公司	88	北京市双桥燕京中药饮片厂
39	湖南省松龄堂中药饮片有限公司	89	四川辅正药业股份有限公司
※40	中山市中智药业集团有限公司	90	宇妥藏药股份有限公司
41	四川聚元药业集团有限公司	91	昆明轩庆生物科技有限公司
42	湖南福泰中药饮片有限责任公司	92	云南宗顺生物科技有限公司
43	四川天植中药股份有限公司	93	江西彭氏国药堂饮片有限公司
44	辽宁美罗君元药业有限公司	94	嘉兴东方国药饮片有限公司
45	四川滋宁中药饮片有限公司	95	哈药集团世一堂中药饮片有限责任公司
46	北京东兴堂科技发展有限公司	96	江西古方原中药饮片有限公司
47	浙江中医药大学中药饮片有限公司	97	杭州蜂之语蜂业股份有限公司
48	吉林敖东世航药业股份有限公司	98	浙江胡庆余堂本草药物有限公司
49	朝南春光九汇现代中药有限公司	99	北京太洋树康中药饮片厂
50	成都康美药业生产有限公司	100	江西广昊中药饮片有限公司

※表示该集团采用合并形式排名。

表56　2018年中药饮片工业企业法人单位利润总额100强

位次	企业名称	位次	企业名称
1	云南白药集团中药资源有限公司	51	北京四方中药有限公司
※2	江阴天江药业有限公司	52	绍兴震元中药饮片有限公司
3	广东一方制药有限公司	53	江西瑞龙药业有限公司
4	北京康仁堂药业有限公司	54	北京祥威药业有限公司
5	北京同仁堂健康药业股份有限公司	55	北京市双桥燕京中药饮片厂
6	吉林长白山药业集团股份有限公司	56	湖南省大豪药业有限责任公司
7	北京同仁堂健康药业（福州）有限公司	57	云南七丹药业股份有限公司
8	北京协和制药二厂	58	四川辅正药业股份有限公司
9	云南鸿翔中药科技有限公司	59	甘肃陇脉药材有限公司
10	安徽协和成药业饮片有限公司	60	北京金崇光药业有限公司
※11	天津盛实百草中药科技股份有限公司	61	云南金九地生物科技有限公司
※12	中山市中智药业集团有限公司	62	浙江景岳堂药业有限公司
13	陕西兴盛德药业有限责任公司	63	江西宏洁中药饮片有限公司
※14	国药集团冯了性（佛山）药材饮片有限公司	64	吉林市丰满区江南乡三佳子村
15	浙江惠松制药有限公司	65	四川天植中药股份有限公司
16	武义寿仙谷中药饮片有限公司	66	宜宾仁和中药饮片有限责任公司
17	四川新荷花中药饮片股份有限公司	67	江西吉安三力制药有限公司
18	湖北天济中药饮片有限公司	68	樟树市庆仁中药饮片有限公司
19	药圣堂（湖南）制药有限公司	69	北京人卫中药饮片厂
20	湖南福泰中药饮片有限责任公司	70	宇妥藏药股份有限公司
21	上海康桥中药饮片有限公司	71	嘉兴东方国药饮片有限公司
※22	上海上药华宇药业有限公司	72	哈药集团世一堂中药饮片有限责任公司
23	龙宝参茸股份有限公司	73	上海雷允上中药饮片厂有限公司
24	四川千方中药股份有限公司	74	杭州蜂之语蜂业股份有限公司
25	云南养尊堂生物科技有限公司	75	上海青浦中药饮片有限公司
26	江西江中中药饮片有限公司	76	上海养和堂中药饮片有限公司
27	四川滋宁中药饮片有限公司	77	吉林敖东世航药业股份有限公司
28	亳州市沪谯药业有限公司	78	上海药房股份有限公司
29	四川峨眉仙山中药有限公司	79	江西百仁中药饮片有限公司
30	四川金岁方药业有限公司	80	兰州旭康药业有限公司
31	成都康美药业生产有限公司	81	陇西千金药材有限公司
32	四川聚元药业集团有限公司	82	岷县顺兴和中药材有限责任公司
33	湖南春光九汇现代中药有限公司	83	湖南省松龄堂中药饮片有限公司
34	信合援生制药股份有限公司	84	四川百顺药业有限公司
35	上海虹桥中药饮片有限公司	85	文山华信三七股份有限公司
36	甘肃亚兰药业有限公司	86	云南宗顺生物科技有限公司
37	金木集团有限公司	87	辽宁美罗君元药业有限公司
38	福建承天药业有限公司	88	江苏亚邦中药饮片有限公司
39	北京同仁堂吉林人参有限责任公司	89	凉山新鑫中药饮片有限公司
40	成都岷江源药业股份有限公司	90	贵州三泓药业股份有限公司
41	衢州南孔中药有限公司	91	洪雅县瓦屋山药业有限公司
42	北京东兴堂科技发展有限公司	92	湖南省南国药都中药饮片有限公司
43	山西华元医药生物技术有限公司	93	四川省天府神龙中药饮片有限公司
44	杭州华东中药饮片有限公司	94	甘肃蓉宝生物科技有限公司
45	江西和盈药业有限公司	95	江西广昊中药饮片有限公司
46	成都欣福源中药饮片有限公司	96	浙江佐力百草中药饮片有限公司
47	泸州百草堂中药饮片有限公司	97	西昌晶康高技术产业开发有限公司
48	甘肃中天药业有限责任公司	98	江西省玉山东港中药饮片有限公司
※49	九州天润中药产业有限公司	99	四川中创药业有限公司
50	浙江中医药大学中药饮片有限公司	100	吉林华润和善堂人参有限公司

※表示该集团采用合并形式排名。

表 57 2018 年生物药品工业企业法人单位资产总额 100 强

位次	企业名称	位次	企业名称
※1	中国生物技术股份有限公司	51	协和发酵麒麟(中国)制药有限公司
※2	沈阳三生制药有限责任公司	52	海南通用同盟药业有限公司
※3	上海莱士血液制品股份有限公司	53	辽宁依生生物制药有限公司
※4	东宝实业集团有限公司	54	石药集团百克(山东)生物制药有限公司
※5	长春高新技术产业(集团)股份有限公司	55	山东先声生物制药有限公司
6	烟台东诚药业集团股份有限公司	56	蓝怡科技集团股份有限公司
※7	华兰生物工程股份有限公司	57	成都中核高通同位素股份有限公司
8	深圳翰宇药业股份有限公司	58	西安回天血液制品有限责任公司
9	博雅生物制药集团股份有限公司	59	成都康华生物制品股份有限公司
10	甘李药业股份有限公司	60	浙江普康生物技术股份有限公司
※11	上海昊海生物科技股份有限公司	61	艾美汉信疫苗(大连)有限公司
12	河北常山生化药业股份有限公司	62	厦门万泰沧海生物技术有限公司
13	五溪沃森生物技术有限公司	63	福州迈新生物技术开发有限公司
14	山东泰邦生物制品有限公司	64	上海新兴医药股份有限公司
15	辽宁成大生物股份有限公司	65	杭州澳医保灵药业有限公司
16	南京健友生化制药股份有限公司	66	北京四环生物制药有限公司
17	四川远大蜀阳药业有限责任公司	67	上海华新生物高技术有限公司
18	郑州安图生物工程股份有限公司	68	云南宏绿辣素有限公司
19	安徽安科生物工程(集团)股份有限公司	69	北京三元基因药业股份有限公司
20	舒泰神(北京)生物制药股份有限公司	70	成都永安制药有限公司
※21	未名生物医药有限公司	71	艾美卫信生物药业(浙江)有限公司
22	深圳市天道医药有限公司	72	瑞普(保定)生物药业有限公司
23	武汉海特生物制药股份有限公司	73	浙江天元生物药业有限公司
24	北京智飞绿竹生物制药有限公司	74	康哲(湖南)制药有限公司
25	贵州泰邦生物制品有限公司	75	浙江远力健药业有限责任公司
26	天士力生物医药股份有限公司	76	潍坊市康华生物技术有限公司
27	华熙福瑞达生物医药有限公司	77	浙江伊利康生物技术有限公司
28	山西康宝生物制品股份有限公司	78	上海赛伦生物技术股份有限公司
29	北京万泰生物药业股份有限公司	79	安徽宏业药业有限公司
30	广东天普生化医药股份有限公司	80	葵花药业集团(唐山)生物制药有限公司
31	湖北广济药业股份有限公司	81	湖州数康生物科技有限公司
32	哈尔滨圣泰生物制药有限公司	82	黑龙江迪龙制药有限公司
33	云南瑞宝生物科技股份有限公司	83	浙江普洛生物科技有限公司
34	深圳市卫光生物制品股份有限公司	84	深圳未名新鹏生物医药有限公司
35	珍奥集团股份有限公司	85	定西聚信生物工程有限责任公司
36	杭州中美华东制药江东有限公司	86	江苏吴中医药集团有限公司苏州中凯生物制药厂
37	黑龙江江世药业有限公司	87	长春博迅生物技术有限责任公司
38	百泰生物药业有限公司	88	上海荣盛生物药业有限公司
39	南岳生物制药有限公司	89	宁波人健药业集团股份有限公司
40	浙江我武生物科技股份有限公司	90	杭州海王生物工程有限公司
41	成都康弘生物科技有限公司	91	华润昂德生物药业有限公司
※42	同药集团有限公司	92	吉林海资生物工程技术有限公司
43	哈尔滨派斯菲科生物制药股份有限公司	93	潍坊三维生物工程集团有限公司
44	艾博生物医药(杭州)有限公司	94	宁波瑞源生物科技有限公司
45	北京世桥生物制药有限公司	95	兰州大得利生物化学制药(厂)有限公司
※46	山东科兴生物制品有限公司	96	杭州远大生物制药有限公司
47	艾康生物技术(杭州)有限公司	97	福建省闽东力捷迅药业有限公司
48	晋城海斯制药有限公司	98	邯郸康业制药有限公司
49	上海联合赛尔生物工程有限公司	99	福建华灿制药有限公司
50	湖南圣湘生物科技有限公司	100	北京托毕西药业有限公司

※表示该集团采用合并形式排名。

表 58　2018 年生物药品工业企业法人单位医药工业主营业务收入 100 强

位次	企业名称	位次	企业名称
※1	中国生物技术股份有限公司	51	湖北广济药业股份有限公司
※2	长春高新技术产业(集团)股份有限公司	52	北京世桥生物制药有限公司
※3	沈阳三生制药有限责任公司	53	上海联合赛尔生物工程有限公司
※4	华兰生物工程股份有限公司	54	黑龙江迪龙制药有限公司
※5	东宝实业集团有限公司	55	北京四环生物制药有限公司
6	甘李药业股份有限公司	56	云南瑞宝生物科技股份有限公司
7	烟台东诚药业集团股份有限公司	57	福建省闽东力捷迅药业有限公司
8	博雅生物制药集团股份有限公司	58	福州迈新生物技术开发有限公司
※9	上海莱士血液制品股份有限公司	59	蓝怡科技集团股份有限公司
10	郑州安图生物工程股份有限公司	60	北京三元基因药业股份有限公司
11	河北常山生化药业股份有限公司	61	成都中核高通同位素股份有限公司
12	山东泰邦生物制品有限公司	62	湖南圣湘生物科技有限公司
※13	上海昊海生物科技股份有限公司	63	安徽宏业药业有限公司
14	四川远大蜀阳药业有限责任公司	64	潍坊市康华生物技术有限公司
15	安徽安科生物工程(集团)股份有限公司	65	长春博迅生物技术有限责任公司
16	南京健友生化制药股份有限公司	66	瑞普(保定)生物药业有限公司
17	辽宁成大生物股份有限公司	67	浙江远力健药业有限责任公司
18	深圳市天道医药有限公司	68	成都永安制药有限公司
19	山东先声生物制药有限公司	69	楚雄和创药业有限责任公司
20	深圳翰宇药业股份有限公司	70	康哲(湖南)制药有限公司
21	北京智飞绿竹生物制药有限公司	71	宁波瑞源生物科技有限公司
22	贵州泰邦生物制品有限公司	72	深圳未名新鹏生物医药有限公司
23	广东天普生化医药股份有限公司	73	天士力生物医药股份有限公司
24	哈尔滨圣泰生物制药有限公司	74	桂林华诺威基因药业有限公司
25	华熙福瑞达生物医药有限公司	75	上海新兴医药股份有限公司
26	山西康宝生物制品股份有限公司	76	上海欣科医药有限公司
※27	山东科兴生物制品有限公司	77	西安回天血液制品有限责任公司
28	成都康弘生物科技有限公司	78	葵花药业集团(唐山)生物制药有限公司
29	艾康生物技术(杭州)有限公司	79	艾美汉信疫苗(大连)有限公司
30	玉溪沃森生物技术有限公司	80	湖州数康生物科技有限公司
31	晋城海斯制药有限公司	81	上海赛伦生物技术股份有限公司
32	舒泰神(北京)生物制药股份有限公司	82	艾美卫信生物药业(浙江)有限公司
※33	司药集团有限公司	83	江西浩然生物制药有限公司
34	艾博生物医药(杭州)有限公司	84	浙江普洛生物科技有限公司
35	深圳市卫光生物制品股份有限公司	85	华润昂德生物药业有限公司
36	石药集团百克(山东)生物制药有限公司	86	上海荣盛生物药业有限公司
※37	未名生物医药有限公司	87	成都欧康医药股份有限公司
38	北京万泰生物药业股份有限公司	88	江西生物制品研究所股份有限公司
39	杭州中美华东制药江东有限公司	89	四川欣美加生物医药有限公司
40	成都康华生物制品股份有限公司	90	北京托毕西药业有限公司
41	武汉海特生物制药股份有限公司	91	杭州澳医保灵药业有限公司
42	百泰生物药业有限公司	92	浙江普康生物技术股份有限公司
43	浙江我武生物科技股份有限公司	93	哈尔滨派斯菲科生物制药股份有限公司
44	黑龙江江世药业有限公司	94	浙江北生药业汉生制药有限公司
45	南岳生物制药有限公司	95	兰州大得利生物化学制药(厂)有限公司
46	海南通用同盟药业有限公司	96	云南绿宝香精香料股份有限公司
47	杭州远大生物制药有限公司	97	珍奥集团股份有限公司
48	上海华新生物高技术有限公司	98	浙江伊利康生物技术有限公司
49	哈尔滨松鹤制药有限公司	99	宁波人健药业集团股份有限公司
50	协和发酵麒麟(中国)制药有限公司	100	河南远大生物制药有限公司

※表示该集团采用合并形式排名。

表59　2018年生物药品工业企业法人单位利润总额100强

位次	企业名称	位次	企业名称
※1	中国生物技术股份有限公司	51	海南通用同盟药业有限公司
※2	长春高新技术产业(集团)股份有限公司	52	北京三元基因药业股份有限公司
※3	沈阳三生制药有限责任公司	53	瑞普(保定)生物药业有限公司
※4	华兰生物工程股份有限公司	54	黑龙江迪龙制药有限公司
5	甘李药业股份有限公司	55	上海欣科医药有限公司
6	山东泰邦生物制品有限公司	56	宁波人健药业集团股份有限公司
※7	东宝实业集团有限公司	57	湖南圣湘生物科技有限公司
8	辽宁成大生物股份有限公司	58	葵花药业集团(唐山)生物制药有限公司
9	郑州安图生物工程股份有限公司	59	湖州数康生物科技有限公司
10	北京智飞绿竹生物制药有限公司	60	桂林华诺威基因药业有限公司
11	山东先声生物制药有限公司	61	西安回天血液制品有限责任公司
12	博雅生物制药集团股份有限公司	62	上海华新生物高技术有限公司
13	四川远大蜀阳药业有限责任公司	63	江西生物制品研究所股份有限公司
※14	上海昊海生物科技股份有限公司	64	北京世桥生物制药有限公司
15	华熙福瑞达生物医药有限公司	65	安徽宏业药业有限公司
16	烟台东诚药业集团股份有限公司	66	杭州远大生物制药有限公司
※7	深圳市天道医药有限公司	67	福建省闽东力捷迅药业有限公司
18	贵州泰邦生物制品有限公司	68	江西浩然生物制药有限公司
19	百泰生物药业有限公司	69	晋城海斯制药有限公司
20	安徽安科生物工程(集团)股份有限公司	70	浙江普康生物技术股份有限公司
21	哈尔滨圣泰生物制药有限公司	71	上海荣盛生物药业有限公司
22	南京健友生化制药股份有限公司	※72	同药集团有限公司
23	浙江我武生物科技股份有限公司	73	上海联合赛尔生物工程有限公司
24	山西康宝生物制品股份有限公司	74	艾康生物技术(杭州)有限公司
25	玉溪沃森生物技术有限公司	75	成都中核高通同位素股份有限公司
26	北京万泰生物药业股份有限公司	76	湖南康润药业股份有限公司
27	成都康弘生物科技有限公司	77	艾美卫信生物药业(浙江)有限公司
28	黑龙江江世药业有限公司	78	珍奥集团股份有限公司
29	成都康华生物制品股份有限公司	79	浙江远力健药业有限责任公司
30	石药集团百克(山东)生物制药有限公司	80	杭州华津药业股份有限公司
※31	未名生物医药有限公司	81	湖南斯奇生物制药有限公司
32	舒泰神(北京)生物制药股份有限公司	82	北京百奥药业有限责任公司
33	深圳市卫光生物制品股份有限公司	83	北京四环生物制药有限公司
34	河北常山生化药业股份有限公司	84	成都永安制药有限公司
※35	山东科兴生物制品有限公司	85	成都欧康医药股份有限公司
36	康哲(湖南)制药有限公司	86	杭州澳医保灵药业有限公司
37	宁波瑞源生物科技有限公司	87	华润昂德生物药业有限公司
38	协和发酵麒麟(中国)制药有限公司	88	浙江伊利康生物技术有限公司
39	长春博迅生物技术有限责任公司	89	四川欣美加生物医药有限公司
40	武汉海特生物制药股份有限公司	90	兰州大得利生物化学制药(厂)有限公司
41	上海赛伦生物技术股份有限公司	91	北京万特尔生物制药有限公司
42	南岳生物制药有限公司	92	湖南福来格生物技术有限公司
43	上海新兴医药股份有限公司	93	英科隆生物技术(杭州)有限公司
44	潍坊市康华生物技术有限公司	94	哈尔滨松鹤制药有限公司
45	艾博生物医药(杭州)有限公司	95	杭州创新生物检控技术有限公司
46	福州迈新生物技术开发有限公司	96	宁波天润生物药业有限公司
47	广东天普生化医药股份有限公司	97	郑州伊美诺生物技术有限公司
48	杭州中美华东制药江东有限公司	98	杭州海王生物工程有限公司
49	湖北广济药业股份有限公司	99	江苏吴中医药集团有限公司苏州中凯生物制药厂
50	艾美汉信疫苗(大连)有限公司	100	蓝怡科技集团股份有限公司

※表示该集团采用合并形式排名。

表 60　2018 年医疗仪器设备及器械工业企业法人单位资产总额 100 强

位次	企业名称	位次	企业名称
1	乐普（北京）医疗器械股份有限公司	51	成都欧赛医疗器械有限公司
2	上海微创医疗器械（集团）有限公司	52	上海浦东金环医疗用品股份有限公司
※3	上海凯利泰医疗科技股份有限公司	53	上海力声特医学科技有限公司
4	江西洪达医疗器械集团有限公司	54	上海卫康光学眼镜有限公司
5	江西益康医疗器械集团有限公司	55	兰州西脉记忆合金股份有限公司
6	北京九强生物技术股份有限公司	56	北京周林频谱科技有限公司
7	北京利德曼生化股份有限公司	57	上海太阳生物技术有限公司
8	大博医疗科技股份有限公司	58	北京市富乐科技开发有限公司
9	创生医疗器械（中国）有限公司	59	武汉德骼拜尔外科植入物有限公司
10	泰普生物（中国）科学有限公司	60	湖南平安医械科技有限公司
11	先健科技（深圳）有限公司	61	浙江史密斯医学仪器有限公司
12	迈克医疗电子有限公司	62	福建梅生医疗科技股份有限公司
13	宁波戴维医疗器械股份有限公司	63	四川南格尔生物医学股份有限公司
14	天新福（北京）医疗器材股份有限公司	64	南昌百特生物高新技术股份有限公司
15	江西三鑫医疗科技股份有限公司	65	沈阳沈大内窥镜有限公司
16	天津正天医疗器械有限公司	66	杭州协合医疗用品有限公司
17	厦门艾德生物医药科技股份有限公司	67	辽宁开普医疗系统有限公司
18	北京博士伦眼睛护理产品有限公司	68	艾森生物（杭州）有限公司
19	北京市春立正达医疗器械股份有限公司	69	安图实验仪器（郑州）有限公司
20	松下电气机器（北京）有限公司	70	大连 JMS 医疗器具有限公司
21	桂林市啄木鸟医疗器械有限公司	71	贝普医疗科技有限公司
22	欧姆龙（大连）有限公司	72	嘉兴凯实生物科技有限公司
23	旭化成医疗器械（杭州）有限公司	73	杭州博拓生物科技股份有限公司
24	康泰医学系统（秦皇岛）股份有限公司	74	江西丰临医用器械有限公司
25	江西科伦医疗器械制造有限公司	75	宁波禾采医疗器械有限公司
26	杭州康基医疗器械股份有限公司	76	上海力申科学仪器有限公司
27	天津瑞奇外科器械股份有限公司	77	成都迪康中科生物医学材料有限公司
28	上海澳华光电内窥镜有限公司	78	浙江苏嘉医疗器械股份有限公司
29	辽宁垠艺生物科技股份有限公司	79	大连库利艾特医疗制品有限公司
30	山东中保康医疗器具有限公司	80	浙江天松医疗器械股份有限公司
31	鑫高益医疗设备股份有限公司	81	宁波蓝野医疗器械有限公司
32	浙江拱东医疗器械股份有限公司	82	辽宁爱母医疗科技有限公司
33	北京谊安医疗系统股份有限公司	83	四川西南医用设备有限公司
34	浙江科惠医疗器械股份有限公司	84	成都利尼科医学技术发展有限公司
35	费森尤斯卡比（南昌）医疗器械有限公司	85	湖南省健缘医疗科技有限公司
36	上海奕瑞光电子科技股份有限公司	86	山东瑞通高分子医疗器械有限公司
37	浙江巴奥米特医药产品有限公司	87	北京杰富瑞科技有限公司
38	尼普洛（上海）有限公司	88	上海诺诚电气股份有限公司
39	浙江好络维医疗技术有限公司	89	乐清市金泰实业有限公司
40	浙江千喜车业有限公司	90	北京白象新技术有限公司
41	上海金塔医用器材有限公司	91	北京怡和嘉业医疗科技股份有限公司
42	美艾利尔＜上海）诊断产品有限公司	92	北京康祝医疗器械有限公司
43	北京超思电子技术有限责任公司	93	辽宁爱尔创生物材料有限公司
44	宁波天益医疗器械股份有限公司	94	福建省洪诚生物药业有限公司
45	常州奥斯迈医疗器械有限公司	95	江西丰临医疗科技股份有限公司
46	石家庄亿生堂医用品有限公司	96	浙江优亿医疗器械有限公司
47	上海光电医用电子仪器有限公司	97	武汉中旗生物医疗电子有限公司
48	西诺医疗器械集团有限公司	98	杭州好克光电仪器有限公司
49	北京理贝尔生物工程研究所有限公司	99	安瑞医疗器械（杭州）有限公司
50	奥泰医疗系统有限责任公司	100	浙江微度医疗器械有限公司

※表示该集团采用合并形式排名。

表 61　2018 年医疗仪器设备及器械工业企业法人单位医药工业主营业务收入 100 强

位次	企业名称	位次	企业名称
1	乐普（北京）医疗器械股份有限公司	51	杭州协合医疗用品有限公司
2	欧姆龙（大连）有限公司	52	北京万生人和科技有限公司
3	江西洪达医疗器械集团有限公司	53	三贵康复器材（上海）有限公司
4	江西益康医疗器械集团有限公司	54	贝普医疗科技有限公司
5	上海微创医疗器械（集团）有限公司	55	辽宁爱尔创生物材料有限公司
6	北京博士伦眼睛护理产品有限公司	56	江西科伦医疗器械制造有限公司
7	天津正天医疗器械有限公司	57	乐清市金泰实业有限公司
8	北京九强生物技术股份有限公司	58	北京理贝尔生物工程研究所有限公司
9	山东中保康医疗器具有限公司	59	江西丰临医疗科技股份有限公司
10	大博医疗科技股份有限公司	60	福建省洪诚生物药业有限公司
※11	上海凯利泰医疗科技股份有限公司	60	杭州博拓生物科技股份有限公司
12	先健科技（深圳）有限公司	62	浙江灵洋医疗器械有限公司
13	江西三鑫医疗科技股份有限公司	63	上海澳华光电内窥镜有限公司
14	上海光电医用电子仪器有限公司	64	常州奥斯迈医疗器械有限公司
15	北京市春立正达医疗器械股份有限公司	65	武汉德骼拜尔外科植入物有限公司
16	泰普生物（中国）科学有限公司	66	石家庄亿生堂医用品有限公司
17	美艾利尔（上海）诊断产品有限公司	67	宁波圣宇瑞医疗器械有限公司
18	上海奕瑞光电子科技股份有限公司	68	大连库利艾特医疗制品有限公司
19	费森尤斯卡比（南昌）医疗器械有限公司	69	松下电气机器（北京）有限公司
20	厦门艾德生物医药科技股份有限公司	70	鑫高益医疗设备股份有限公司
21	杭州康基医疗器械股份有限公司	71	江西丰临医用器械有限公司
22	康泰医学系统（秦皇岛）股份有限公司	72	辽宁垠艺生物科技股份有限公司
23	尼普洛（上海）有限公司	73	浙江优特格尔医疗用品有限公司
24	桂林市啄木鸟医疗器械有限公司	74	浙江史密斯医学仪器有限公司
25	安图实验仪器（郑州）有限公司	75	兰州西脉记忆合金股份有限公司
26	北京利德曼生化股份有限公司	76	上海卫康光学眼镜有限公司
27	上海太阳生物技术有限公司	77	浙江舒友仪器设备有限公司
28	旭化成医疗器械（杭州）有限公司	78	浙江苏嘉医疗器械股份有限公司
29	天新福（北京）医疗器材股份有限公司	79	奥泰医疗系统有限责任公司
30	北京谊安医疗系统股份有限公司	80	艾森生物（杭州）有限公司
31	创生医疗器械（中国）有限公司	81	湖南康利来医疗器械有限公司
32	宁波戴维医疗器械股份有限公司	82	迈克医疗电子有限公司
33	西诺医疗器械集团有限公司	83	成都迪康中科生物医学材料有限公司
34	浙江巴奥米特医药产品有限公司	84	天津市索维电子技术有限公司
35	四川南格尔生物医学股份有限公司	85	温州市康莱方医用塑料有限公司
36	天津瑞奇外科器械股份有限公司	86	成都美创医疗科技股份有限公司
37	上海金塔医用器材有限公司	87	武汉中旗生物医疗电子有限公司
38	湖南省健缘医疗科技有限公司	88	心诺普医疗技术（北京）有限公司
39	宁波天益医疗器械股份有限公司	89	北京白象新技术有限公司
40	湖南平安医械科技有限公司	90	成都欧赛医疗器械有限公司
41	宁波蓝野医疗器械有限公司	91	宁波明星科技发展有限公司
42	福建梅生医疗科技股份有限公司	92	爱德（杭州）牙科设备有限公司
43	成都利尼科医学技术发展有限公司	93	成都市浩瀚医疗设备有限公司
44	浙江拱东医疗器械股份有限公司	94	上海雄捷医疗器械有限公司
45	上海浦东金环医疗用品股份有限公司	95	浙江优亿医疗器械有限公司
46	北京怡和嘉业医疗科技股份有限公司	96	沈阳沈大内窥镜有限公司
47	大连 JMS 医疗器具有限公司	97	浙江天松医疗器械股份有限公司
48	北京超思电子技术有限责任公司	98	上海正邦医疗科技有限公司
49	浙江科惠医疗器械股份有限公司	99	嘉兴凯实生物科技有限公司
50	欧蒙（杭州）医学实验诊断有限公司	100	浙江好络维医疗技术有限公司

※表示该集团采用合并形式排名。

表 62　2018 年医疗仪器设备及器械工业企业法人单位利润总额 100 强

位次	企业名称	位次	企业名称
1	乐普(北京)医疗器械股份有限公司	51	美艾利尔(上海)诊断产品有限公司
2	上海微创医疗器械(集团)有限公司	52	北京怡和嘉业医疗科技股份有限公司
3	大博医疗科技股份有限公司	53	湖南平安医械科技有限公司
4	北京九强生物技术股份有限公司	54	上海澳华光电内窥镜有限公司
※5	上海凯利泰医疗科技股份有限公司	55	嘉兴凯实生物科技有限公司
6	杭州康基医疗器械股份有限公司	56	浙江优亿医疗器械有限公司
7	江西益康医疗器械集团有限公司	57	北京思达医用装置有限公司
8	先健科技(深圳)有限公司	58	费森尤斯卡比(南昌)医疗器械有限公司
9	天新福(北京)医疗器材股份有限公司	59	成都利尼科医学技术发展有限公司
10	北京博士伦眼睛护理产品有限公司	60	北京理贝尔生物工程研究所有限公司
11	山东中保康医疗器具有限公司	61	浙江微度医疗器械有限公司
12	欧姆龙(大连)有限公司	62	尼普洛(上海)有限公司
13	天津正天医疗器械有限公司	63	浙江优特格尔医疗用品有限公司
14	厦门艾德生物医药科技股份有限公司	64	石家庄亿生堂医用品有限公司
15	北京市春立正达医疗器械股份有限公司	65	成都欧赛医疗器械有限公司
16	创生医疗器械(中国)有限公司	66	宁波明星科技发展有限公司
17	浙江拱东医疗器械股份有限公司	67	浙江千喜车业有限公司
18	桂林市啄木鸟医疗器械有限公司	68	浙江史密斯医学仪器有限公司
19	上海太阳生物技术有限公司	69	沈阳沈大内窥镜有限公司
20	松下电气机器(北京)有限公司	70	登士柏牙科(天津)有限公司
21	宁波戴维医疗器械股份有限公司	71	杭州好克光电仪器有限公司
22	康泰医学系统(秦皇岛)股份有限公司	72	北京谊安医疗系统股份有限公司
23	上海奕瑞光电子科技股份有限公司	73	上海诺诚电气股份有限公司
24	宁波天益医疗器械股份有限公司	74	湖南省健缘医疗科技有限公司
25	旭化成医疗器械(杭州)有限公司	75	大连库利艾特医疗制品有限公司
26	江西三鑫医疗科技股份有限公司	76	天津市索维电子技术有限公司
27	上海金塔医用器材有限公司	77	杭州光典医疗器械有限公司
28	西诺医疗器械集团有限公司	78	福建梅生医疗科技股份有限公司
29	泰普生物(中国)科学有限公司	79	宁波慈北医疗器械有限公司
30	常州奥斯迈医疗器械有限公司	80	杭州京泠医疗器械有限公司
31	上海光电医用电子仪器有限公司	81	四川南格尔生物医学股份有限公司
32	北京利德曼生化股份有限公司	82	四川锦江电子科技有限公司
33	江西洪达医疗器械集团有限公司	83	欧蒙(杭州)医学实验诊断有限公司
34	兰州西脉记忆合金股份有限公司	84	山东航维骨科医疗器械股份有限公司
35	浙江科惠医疗器械股份有限公司	85	上海淞行实业有限公司
36	浙江巴奥米特医药产品有限公司	86	湖南康利来医疗器械有限公司
37	浙江天松医疗器械股份有限公司	87	宁波美生医疗器材有限公司
38	浙江苏嘉医疗器械股份有限公司	88	北京超思电子技术有限责任公司
39	杭州博拓生物科技股份有限公司	89	兰州汶河医疗器械研制开发有限公司
40	浙江舒友仪器设备有限公司	90	桐庐优视医疗器械有限公司
41	天津瑞奇外科器械股份有限公司	91	安瑞医疗器械(杭州)有限公司
42	辽宁爱尔创生物材料有限公司	92	乐清市金泰实业有限公司
43	上海浦东金环医疗用品股份有限公司	93	鑫高益医疗设备股份有限公司
44	杭州协合医疗用品有限公司	94	宁波圣宇瑞医疗器械有限公司
45	贝普医疗科技有限公司	95	福建省洪诚生物药业有限公司
46	成都美创医疗科技股份有限公司	96	山东潍坊精鹰医疗器械有限公司
47	成都迪康中科生物医学材料有限公司	97	武汉德骼拜尔外科植入物有限公司
48	辽宁垠艺生物科技股份有限公司	98	上海申安医疗器械厂
49	宁波蓝野医疗器械有限公司	99	南昌华安众辉健康科技有限公司
50	安图实验仪器(郑州)有限公司	100	北京万生人和科技有限公司

※表示该集团采用合并形式排名。

表 63　2018 年卫生材料及医药用品工业企业法人单位资产总额 100 强

位次	企业名称	位次	企业名称
1	奥美医疗用品股份有限公司	51	湖南省绿洲惠康发展有限公司
2	振德医疗用品股份有限公司	52	天津市普光医用材料制造有限公司
3	苏州百特医疗用品有限公司	53	江西美宝利医用敷料有限公司
4	西安环球印务股份有限公司	54	黄石卫生材料药业有限公司
5	江苏省健尔康医用敷料有限公司	55	淄博华瑞铝塑包装材料有限公司
6	江西春光药品包装材料股份有限公司	56	浙江华光胶囊股份有限公司
7	江西 3L 医用制品集团股份有限公司	57	浙江红雨医药用品有限公司
8	浙江康德莱医疗器械股份有限公司	58	绍兴易邦医用品有限公司
9	山东侨牌集团有限公司	59	上海申风医疗保健用品有限公司
10	青岛华仁医疗用品有限公司	60	四川天圣药业有限公司
11	贝朗医疗(苏州)有限公司	61	杭州圣石科技有限公司
12	四川汇利实业有限公司	62	金华市景迪医疗用品有限公司
13	河南曙光健士医疗器械集团股份有限公司	63	湖北人福药用辅料股份有限公司
14	九江昂泰胶囊有限公司	64	黑龙江科伦药品包装有限公司
15	江西科美医疗器械集团有限公司	65	上海曹杨医药用品厂
16	上海卫生材料厂有限公司	66	吉林省宏久生物科技股份有限公司
17	上海创始实业(集团)有限公司	67	浙江硕华生命科学研究股份有限公司
18	湖州金洁实业有限公司	68	浙江景嘉医疗科技有限公司
19	武汉国灸科技开发有限公司	69	四川省遂宁市康达卫生材料有限公司
20	浙江海圣医疗器械有限公司	70	山东施普乐生物医药有限公司
21	江西侨明医疗器械有限公司	71	江西恒生实业有限公司
22	烟台鑫汇包装有限公司	72	江西亚丰医材有限公司
23	青岛益青生物科技股份有限公司	73	江西瑞济生物工程技术股份有限公司
24	江西富尔康实业集团有限公司	74	四川默森药业有限公司
25	江苏博生医用新材料股份有限公司	75	九江高科制药技术有限公司
26	桂林紫竹乳胶制品有限公司	76	浙江康雅卫生用品有限公司
27	武汉智迅创源科技发展股份有限公司	77	绍兴港峰医用品有限公司
28	成都市新津事丰医疗器械有限公司	78	杭州江南世家药业有限公司
29	江苏亚邦天龙医用新材料有限公司	79	浙江省浦江县恩尔康胶囊有限公司
30	浙江金石包装有限公司	80	安吉宏德医疗用品有限公司
31	上海强生有限公司	81	绍兴市永得利胶囊有限公司
32	浙江伏尔特医疗器械股份有限公司	82	兰溪市光大玻璃制品有限公司
33	杭州艾力康医药科技有限公司	83	上海白云三和感光材料有限公司
34	福建省百仕韦医用高分子股份有限公司	84	江西豫章药业有限公司
35	上海一品颜料有限公司	85	德清县杭翔玻璃制品有限公司
36	宁波兴亚橡塑有限公司	86	江西龙腾生物高科技有限公司
37	费森尤斯卡比(广州)医疗用品有限公司	87	广州从化信和气体有限公司
38	九江华达医用材料有限公司	88	湖南金寿制药有限公司
39	江西蓝天玻璃制品有限公司	89	山东博达医疗用品股份有限公司
40	浙江益立胶囊股份有限公司	90	浙江安吉华埠实业有限公司
41	山东大正医疗器械股份有限公司	91	江西林全胶囊有限公司
42	上海输血技术有限公司	92	浙江邦立医药用品有限公司
43	上海广得利胶囊有限公司	93	大英太极医疗器械有限公司
44	淄博恒舟铝塑包装材料有限公司	94	江西江中医药包装厂
45	绍兴福清卫生用品有限公司	95	贵州盛峰药用包装有限公司
46	北京天地和协科技有限公司	96	浙江迈兹袜业科技有限公司
47	杭州华威医疗用品有限公司	97	江西益普生药业有限公司
48	浙江润强医疗器械股份有限公司	98	陕西华瑞邦医疗科技股份有限公司
49	成都瑞琦科技实业股份有限公司	99	成都攀科医药包装有限公司
50	贵州苗药药业有限公司	100	浙江昂利康胶囊有限公司

表 64　2018 年卫生材料及医药用品工业企业法人单位医药工业主营业务收入 100 强

位次	企业名称	位次	企业名称
1	奥美医疗用品股份有限公司	51	浙江红雨医药用品有限公司
2	振德医疗用品股份有限公司	52	上海申风医疗保健用品有限公司
3	山东侨牌集团有限公司	53	山东大正医疗器械股份有限公司
4	苏州百特医疗用品有限公司	54	浙江邦立医药用品有限公司
5	江苏省健尔康医用敷料有限公司	55	德清县杭翔玻璃制品有限公司
6	西安环球印务股份有限公司	56	浙江润强医疗器械股份有限公司
7	武汉国灸科技开发有限公司	57	淄博恒舟铝塑包装材料有限公司
8	四川汇利实业有限公司	58	浙江益立胶囊股份有限公司
9	浙江康德莱医疗器械股份有限公司	59	湖南省绿洲惠康发展有限公司
10	贵州苗药药业有限公司	60	黑龙江科伦药品包装有限公司
11	江西 3L 医用制品集团股份有限公司	61	浙江华光胶囊股份有限公司
12	江西富尔康实业集团有限公司	62	江西恒生实业有限公司
13	贝朗医疗(苏州)有限公司	63	浙江景嘉医疗科技有限公司
14	四川省遂宁市康达卫生材料有限公司	64	杭州艾力康医药科技有限公司
15	上海强生有限公司	65	湖南金寿制药有限公司
16	江西侨明医疗器械有限公司	66	江西江中医药包装厂
17	上海一品颜料有限公司	67	杭州圣石科技有限公司
18	江苏博生医用新材料股份有限公司	68	安吉宏德医疗用品有限公司
19	桂林紫竹乳胶制品有限公司	69	宁波兴亚橡塑有限公司
20	成都市新津事丰医疗器械有限公司	70	上海广得利胶囊有限公司
21	江苏亚邦天龙医用新材料有限公司	71	江西瑞济生物工程技术股份有限公司
22	江西科美医疗器械集团有限公司	72	江西益普生药业有限公司
23	浙江金石包装有限公司	73	上海曹杨医药用品厂
24	九江昂泰胶囊有限公司	74	湖北人福药用辅料股份有限公司
25	九江华达医用材料有限公司	75	成都攀科医药包装有限公司
26	青岛益青生物科技股份有限公司	76	四川天圣药业有限公司
27	绍兴福清卫生用品有限公司	77	天津市普光医用材料制造有限公司
28	四川默森药业有限公司	78	广州从化信和气体有限公司
29	江西豫章药业有限公司	79	浙江华福医用器材有限公司
30	武汉智迅创源科技发展股份有限公司	80	杭州华威医疗用品有限公司
31	河南曙光健士医疗器械集团股份有限公司	81	大英太极医疗器械有限公司
32	费森尤斯卡比(广州)医疗用品有限公司	82	福建省百仕韦医用高分子股份有限公司
33	江西美宝利医用敷料有限公司	83	贵州盛峰药用包装有限公司
34	江西亚丰医材有限公司	84	吉林省宏久生物科技股份有限公司
35	青岛华仁医疗用品有限公司	85	宁波市康家乐医疗器械有限公司
36	上海创始实业(集团)有限公司	86	上海卫生材料厂有限公司
37	成都瑞琦科技实业股份有限公司	87	山东施普乐生物医药有限公司
38	淄博华瑞铝塑包装材料有限公司	88	上海天圆药品包装材料厂有限公司
39	上海输血技术有限公司	89	九江高科制药技术有限公司
40	金华市景迪医疗用品有限公司	90	汕头医用塑料制品厂
41	浙江海圣医疗器械有限公司	91	浙江省浦江县恩尔康胶囊有限公司
42	烟台鑫汇包装有限公司	92	杭州江南世家药业有限公司
43	浙江伏尔特医疗器械股份有限公司	93	绍兴市永得利胶囊有限公司
44	北京天地和协科技有限公司	94	浙江迈兹袜业科技有限公司
45	绍兴易邦医用品有限公司	95	山东博达医疗用品股份有限公司
46	黄石卫生材料药业有限公司	96	陕西华瑞邦医疗科技股份有限公司
47	绍兴港峰医用品有限公司	97	浙江昂利康胶囊有限公司
48	上海白云三和感光材料有限公司	98	绍兴安迪斯医疗科技有限公司
49	浙江硕华生命科学研究股份有限公司	99	浙江曙光科技有限公司
50	江西蓝天玻璃制品有限公司	100	江西林全胶囊有限公司

表 65　2018 年卫生材料及医药用品工业企业法人单位利润总额 100 强

位次	企业名称	位次	企业名称
1	奥美医疗用品股份有限公司	51	江西龙腾生物高科技有限公司
2	苏州百特医疗用品有限公司	52	四川默森药业有限公司
3	武汉国灸科技开发有限公司	53	江西恒生实业有限公司
4	浙江康德莱医疗器械股份有限公司	54	费森尤斯卡比（广州）医疗用品有限公司
5	江西 3L 医用制品集团股份有限公司	55	江西豫章药业有限公司
6	振德医疗用品股份有限公司	56	绍兴易邦医用品有限公司
7	贝朗医疗（苏州）有限公司	57	九江华达医用材料有限公司
8	江西侨明医疗器械有限公司	58	江西亚丰医材有限公司
9	武汉智迅创源科技发展股份有限公司	59	九江高科制药技术有限公司
10	江苏博生医用新材料股份有限公司	60	山东施普乐生物医药有限公司
11	杭州艾力康医药科技有限公司	61	江西瑞济生物工程技术股份有限公司
12	上海强生有限公司	62	四川天圣药业有限公司
13	成都市新津事丰医疗器械有限公司	63	上海天圆药品包装材料厂有限公司
14	江西春光药品包装材料股份有限公司	64	安吉宏德医疗用品有限公司
15	江西富尔康实业集团有限公司	65	陕西华瑞邦医疗科技股份有限公司
16	杭州圣石科技有限公司	66	上海曹杨医药用品厂
17	西安环球印务股份有限公司	67	浙江邦立医药用品有限公司
18	北京天地和协科技有限公司	68	上海白云三和感光材料有限公司
19	九江昂泰胶囊有限公司	69	永嘉县罗浮软包装厂
20	青岛益青生物科技股份有限公司	70	绍兴市永得利胶囊有限公司
21	四川汇利实业有限公司	71	浙江红雨医药用品有限公司
22	上海创始实业（集团）有限公司	72	烟台鑫汇包装有限公司
23	四川省遂宁市康达卫生材料有限公司	73	金华科源医药包装材料有限公司
24	浙江硕华生命科学研究股份有限公司	74	宁波市康家乐医疗器械有限公司
25	浙江伏尔特医疗器械股份有限公司	75	浙江省浦江县恩尔康胶囊有限公司
26	江苏省健尔康医用敷料有限公司	76	绍兴港峰医用品有限公司
27	江苏亚邦天龙医用新材料有限公司	77	吉林省宏久生物科技股份有限公司
28	桂林紫竹乳胶制品有限公司	78	浙江迈兹袜业科技有限公司
29	贵州苗药药业有限公司	79	成都攀科医药包装有限公司
30	青岛华仁医疗用品有限公司	80	金华市景迪医疗用品有限公司
31	浙江海圣医疗器械有限公司	81	北京康安高分子开发中心
32	上海申风医疗保健用品有限公司	82	湖南金寿制药有限公司
33	浙江金石包装有限公司	83	宁波兴亚橡塑有限公司
34	江西科美医疗器械集团有限公司	84	山东博达医疗用品股份有限公司
35	浙江益立胶囊股份有限公司	85	广州从化信和气体有限公司
36	山东大正医疗器械股份有限公司	86	德清县杭翔玻璃制品有限公司
37	绍兴福清卫生用品有限公司	87	兰溪市光大玻璃制品有限公司
38	湖南省绿洲惠康发展有限公司	88	江西益普生药业有限公司
39	成都瑞琦科技实业股份有限公司	89	天津市普光医用材料制造有限公司
40	浙江润强医疗器械股份有限公司	90	绍兴安迪斯医疗科技有限公司
41	河南曙光健士医疗器械集团股份有限公司	91	黑龙江省葵花包装材料有限公司
42	杭州华威医疗用品有限公司	92	贵州盛峰药用包装有限公司
43	山东侨牌集团有限公司	93	江西林全胶囊有限公司
44	上海输血技术有限公司	94	汕头医用塑料制品厂
45	浙江华光胶囊股份有限公司	95	安吉东来药用辅料有限责任公司
46	浙江景嘉医疗科技有限公司	96	美利泰格诊断试剂（嘉兴）有限公司
47	淄博华瑞铝塑包装材料有限公司	97	绍兴富源气体有限公司
48	江西美宝利医用敷料有限公司	98	义乌市捷康医疗用品有限公司
49	黑龙江科伦药品包装有限公司	99	黄石卫生材料药业有限公司
50	大英太极医疗器械有限公司	100	上海美达义齿制作有限公司

表 66　2018 年主要城市重点医院用药品种金额(前 200 名)

2018 年位序	2017 年位序	药品名称	用药金额(万元)	比 2017 年增减(%)
1	1	氯化钠	320 751.1	-0.13
2	2	人血白蛋白	306 581.7	-4.25
3	4	阿托伐他汀	241 128.2	9.16
4	3	氯吡格雷	239 240.4	-0.11
5	5	紫杉醇	216 764.7	6.40
6	8	美罗培南	187 101.1	3.90
7	13	地佐辛	186 271.6	14.03
8	6	恩替卡韦	182 488.8	-8.56
9	15	伏立康唑	171 720.3	13.94
10	10	泮托拉唑	168 923.1	-4.74
11	16	莫西沙星	162 392.0	12.00
12	17	培美曲塞	161 455.7	13.32
13	21	头孢哌酮十舒巴坦,复方	151 304.4	14.77
14	19	哌拉西林+他唑巴坦,复方	150 513.8	7.00
15	18	人免疫球蛋白	148 609.0	5.52
16	11	奥拉西坦	148 607.0	-14.75
17	27	艾司奥美拉唑	138 586.7	14.01
18	22	多西他赛	137 932.2	5.15
19	24	丙泊酚	135 810.2	6.51
20	20	氨基酸,复方	135 512.9	-1.14
21	31	氟比洛芬	134 332.1	16.27
22	28	布地奈德	132 901.1	11.16
23	53	曲妥珠单抗	131 072.5	47.76
24	34	他克莫司	130 212.1	19.39
25	41	雷贝拉唑	129 697.9	22.88
26	29	替加氟+吉美嘧啶+奥替拉西,复方	129 456.6	10.54
27	9	前列地尔	128 982.2	-27.68
28	7	单唾液酸四己糖神经节苷脂	126 885.7	-35.60
29	30	左氧氟沙星	126 566.8	8.27
30	37	利妥昔单抗	121 777.2	13.23
31	38	丁苯酞	121 749.8	13.75
32	23	奥美拉唑	120 486.1	-7.47
33	12	磷酸肌酸	118 513.9	-30.44
34	33	瑞舒伐他汀	118 446.2	7.37
35	35	阿卡波糖	115 783.8	6.19
36	14	兰索拉唑	115 065.1	-25.90
37	43	奥沙利铂	110 484.0	6.15
38	65	碘克沙醇	105 931.4	40.05
39	45	肠内营养剂	102 381.6	6.53
40	36	蛇毒血凝酶	100 849.6	-6.38
41	96	贝伐珠单抗	99 947.8	74.40
42	46	卡培他滨	98 831.7	4.74
43	141	聚乙二醇化重组人粒细胞集落刺激因子	98 270.9	119.08
44	32	依达拉奉	95 823.4	-14.20
45	47	亚胺培南+西司他丁,复方	93 055.4	-1.24
46	115	重组人血小板生成素	88 347.6	68.86
47	42	氨溴索	87 356.1	-16.19
48	62	甘精胰岛素	87 064.4	6.42
49	67	右美托咪定	86 433.9	17.75
50	52	葡萄糖	83 946.1	-5.81

（续表）

2018 年位序	2017 年位序	药品名称	用药金额(万元)	比 2017 年增减(%)
51	26	鼠神经生长因子	83 776.2	-31.56
52	72	胞磷胆碱	83 580.4	20.48
53	70	伊马替尼	83 116.9	18.17
54	64	吗替麦考酚酯	82 905.8	8.07
55	58	头孢哌酮 + 他唑巴坦,复方	82 508.4	-2.79
56	69	亮丙瑞林	82 394.8	14.71
57	44	核糖核酸	80 310.7	-20.47
58	68	腹膜透析液	79 073.4	8.30
59	59	重组人粒细胞集落刺激因子	79 004.9	-4.62
60	66	氨氯地平	77 859.6	3.10
61	81	戈舍瑞林	77 387.1	18.82
62	25	胸腺肽 α1	76 239.2	-38.80
63	48	脑苷肌肽	76 208.1	-17.85
64	50	拉氧头孢	75 582.0	-16.96
65	74	苯磺顺阿曲库铵	74 332.8	8.26
66	76	碘海醇	74 307.8	9.38
67	154	吉非替尼	73 929.5	76.20
68	79	替莫唑胺	72 992.8	11.50
69	61	异甘草酸镁	72 514.0	-11.53
70	55	丙氨酰谷氨酰胺	72 204.8	-16.64
71	56	谷胱甘肽	71 469.9	-17.14
72	63	丹参 + 川芎嗪,复方	71 329.4	-9.78
73	71	门冬胰岛素(预混)	71 211.1	1.45
74	142	替加环素	69 764.3	55.67
75	49	康莱特注射液	69 137.8	-25.19
76	82	头孢他啶	69 129.3	6.23
77	80	奥氮平	68 958.8	5.58
78	88	硝苯地平	67 318.5	7.62
79	51	康艾注射液	67 191.8	-24.85
80	87	七氟烷	66 079.5	4.40
81	39	辅酶 A + 辅酶 I,复方	65 908.0	-38.01
82	114	卡泊芬净	65 772.7	24.61
83	77	吉西他滨	65 633.7	-2.08
84	40	胸腺五肽	65 601.4	-38.17
85	84	头孢地尼	64 776.3	0.11
86	118	利奈唑胺	64 274.9	24.56
87	85	生长抑素	64 142.6	-0.08
88	93	头孢唑肟	64 057.0	6.99
89	78	奥曲肽	64 034.1	-3.59
90	54	维生素,复方	63 691.9	-27.35
91	97	二甲双胍	63 330.2	10.63
92	109	乙酰半胱氨酸	63 101.0	15.54
93	102	脂肪乳	63 064.5	12.79
94	75	长春西汀	62 475.6	-8.46
95	57	左卡尼汀	61 449.4	-27.61
96	101	头孢唑林	61 318.9	9.31
97	105	孟鲁司特	61 283.4	10.99
98	91	α-酮酸,复方	61 008.1	-0.90
99	106	人促卵泡激素	60 669.1	10.65
100	89	甘草酸苷,复方	60 576.0	-2.44

（续表）

2018 年位序	2017 年位序	药品名称	用药金额（万元）	比 2017 年增减（%）
101	92	甲钴胺	60 407.1	-0.79
102	83	托烷司琼	59 181.7	-8.58
103	94	注射用血栓通	59 125.0	-1.16
104	60	小牛血清去蛋白	58 186.7	-29.06
105	100	骨化三醇	58 164.2	2.63
106	121	脂肪乳 + 氨基酸 + 葡萄糖，复方	58 088.1	14.47
107	73	帕洛诺司琼	57 578.8	-16.88
108	123	伊立替康	57 526.6	16.00
109	155	利伐沙班	56 658.7	35.73
110	98	唑来膦酸	55 465.9	-2.82
111	131	瑞芬太尼	55 316.0	19.60
112	99	曲克芦丁 + 脑蛋白水解物，复方	55 221.7	-3.00
113	108	重组人促红细胞生成素	54 693.4	0.10
114	104	头孢呋辛	54 161.8	-2.37
115	103	多烯磷脂酰胆碱	53 441.0	-3.78
116	124	美托洛尔	52 528.1	6.70
117	143	玻璃酸钠	52 056.0	16.55
118	122	来曲唑	51 596.9	2.96
119	86	醒脑静注射液	51 206.7	-20.19
120	111	缬沙坦	50 993.0	-5.03
121	110	美洛西林 + 舒巴坦，复方	50 876.6	-5.79
122	147	重组人生长激素	50 379.0	14.19
123	171	多柔比星	50 376.4	34.49
124	112	头孢西丁	50 282.5	-5.22
125	136	腺苷蛋氨酸	49 995.4	10.30
126	156	丙戊酸钠	49 905.1	19.74
127	116	头孢美唑	49 388.6	-5.56
128	129	头孢米诺	49 310.5	6.01
129	152	头孢曲松	49 284.8	17.14
130	128	甲泼尼龙	49 014.5	4.64
131	168	依诺肝素	48 877.1	27.91
132	120	头孢孟多	48 838.4	-4.48
133	149	曲普瑞林	48 538.7	12.01
134	150	熊去氧胆酸	48 406.8	14.09
135	117	乌司他丁	48 335.5	-6.36
136	126	阿奇霉素	48 031.3	-1.87
137	137	环孢素	47 997.9	6.23
138	134	万古霉素	47 680.0	4.49
139	250	替诺福韦	47 648.4	97.82
140	151	舒芬太尼	47 604.3	12.33
141	157	艾司西酞普兰	47 427.1	13.96
142	264	多拉司琼	47 266.9	110.29
143	95	头孢替安	46 991.3	-18.58
144	133	碘佛醇	46 519.8	1.26
145	125	乌苯美司	46 367.8	-5.53
146	138	氨氯地平 + 缬沙坦，复方	46314.3	2.54
147	199	硼替佐米	45 708.9	43.51
148	107	转化糖 + 电解质，复方	45 528.8	-16.92
149	145	氨基葡萄糖	45 097.7	2.12
150	204	奥司他韦	44 058.5	47.39

（续表）

2018年位序	2017年位序	药品名称	用药金额(万元)	比2017年增减(%)
151	148	羟乙基淀粉	43 516.8	-1.14
152	205	埃克替尼	43 038.2	44.50
153	158	低分子肝素钙	42 662.1	3.17
154	192	重组人Ⅱ型肿瘤坏死因子受体—抗体融合蛋白	42 288.1	26.81
155	196	洛铂	42 271.2	29.91
156	183	黄体酮	41 884.0	19.90
157	146	左氨氯地平	41 581.1	-5.83
158	160	银杏叶提取物	41 212.9	3.62
159	161	比卡鲁胺	40 934.7	4.53
160	132	哌拉西林+舒巴坦,复方	40 805.2	-11.39
161	135	比阿培南	40 553.0	-10.59
162	176	布地奈德+福莫特罗,复方	40 522.2	10.24
163	169	碘普罗胺	40 402.6	6.39
164	119	头孢硫脒	40 003.6	-21.95
165	190	羟考酮	39 974.3	17.72
166	246	那曲肝素	39 252.1	58.78
167	90	桂哌齐特	39 096.1	-36.65
168	167	曲美他嗪	38 651.9	0.72
169	140	硫辛酸	38 584.5	-14.08
170	191	阿那曲唑	38 570.9	14.54
171	178	厄贝沙坦	37 957.0	4.09
172	166	纳美芬	37 727.9	-1.99
173	175	地氯雷他定	36 639.8	-0.33
174	130	消癌平注射液	36 491.9	-21.18
175	172	表柔比星	36 219.8	-3.28
176	300	索拉非尼	36 132.1	85.35
177	218	重组人凝血因子Ⅷ	36 015.7	30.22
178	162	华蟾素胶囊	35 782.4	-7.71
179	163	头孢克肟	35 752.5	-7.69
180	195	左乙拉西坦	35 551.9	8.28
181	203	帕瑞昔布	35 512.5	18.20
182	180	依替米星	35 437.5	-1.95
183	187	多索茶碱	35 333.0	3.47
184	194	碳酸钙+维生素D3,复方	35 322.3	7.28
185	174	单硝酸异山梨酯	35 163.6	-4.54
186	189	氟康唑	35 009.5	2.65
187	177	白介素-11	34 842.6	-4.66
188	200	雷珠单抗	34 296.1	9.28
189	185	氯沙坦	34 085.7	-0.83
190	197	碘帕醇	33 964.3	5.13
191	247	人纤维蛋白原	33 778.6	37.08
192	139	脾多肽	33 669.6	-25.36
193	173	乙酰谷酰胺+红花提取物,复方	33 371.8	-10.86
194	144	脂溶性维生素	33 048.7	-25.47
195	198	双环醇	32 829.4	1.97
196	652	阿比特龙	32 499.5	593.71
197	221	重组人血管内皮抑制素	32 203.2	18.48
198	181	门冬氨酸鸟氨酸	32 054.4	-11.29
199	184	奥硝唑	31 491.8	-8.66
200	309	非布司他	31 475.4	74.29

表 67　2015 年—2018 年通过制剂国际认证企业

企业名称	认证类型	认证时间	剂　型
安士制药(中山)有限公司	美国 cGMP	2015 年 6 月	片剂
北京费森尤斯卡比医药有限公司	欧盟(德国)GMP	2017 年 5 月	片剂
北京泰德制药股份有限公司	日本	2017 年 8 月	无菌注射剂
北京亚宝生物药业有限公司	美国 cGMP	2015 年 6 月	片剂
参天制药(中国)有限公司	欧盟(芬兰)GMP	2015 年 12 月	小容量液体(眼用)
常州四药制药有限公司	美国 cGMP	2014 年 3 月	胶囊剂
常州制药厂有限公司	美国 cGMP	2016 年 1 月	片剂
重庆药友制药有限责任公司	美国 cGMP	2016 年 4 月	片剂
美罗药业股份有限公司	美国 cGMP	2016 年 11 月	片剂
	澳大利亚 TGA	2017 年 12 月	片剂
广东东阳光药业有限公司	欧盟(德国)GMP	2015 年 11 月	片剂、胶囊剂、颗粒剂、粉针剂
	美国 cGMP	2017 年 8 月	
	澳大利亚 TGA	2015 年 4 月	片剂
广州悦康生物制药有限公司	日本	2015 年 3 月	片剂、胶囊剂
桂林南药股份有限公司	WHO	2018 年 10 月	片剂、注射剂
国药集团致君(深圳)制药有限公司	欧盟(德国)GMP	2017 年 5 月	注射剂
	欧盟(西班牙)GMP	2016 年 11 月	片剂
	WHO	2016 年 8 月	注射剂
海南普利制药股份有限公司	欧盟(荷兰、法国、德国)GMP	2016 年 9 月	注射剂
	美国 cGMP	2016 年 1 月	
	WHO	2018 年 11 月	
杭州民生滨江制药有限公司	美国 cGMP	2018 年 10 月	片剂
杭州默沙东制药有限公司	澳大利亚 TcA	2016 年 1 月	注射剂、片剂
杭州中美华东制药有限公司	欧盟(德国)GBP	2017 年 5 月	片剂、胶囊剂
华北制药股份有限公司新制剂分厂	WHO	2015 年 4 月	注射剂
华北制药河北华民药业有限责任公司	日本	2019 年 1 月	注射剂
	欧盟(英国)GMP	2017 年 8 月	
费森尤斯卡比华瑞制药有限公司	欧盟(瑞典)CMP	2015 年 5 月	冻干粉针剂、注射剂
华润赛科药业有限责任公司	美国 cGMP	2016 年 10 月	片剂
华润紫竹药业有限公司	WHO	2016 年 1 月	片剂
华益药业科技(安徽)有限公司	欧盟(英国)GMP	2016 年 11 月	片剂、胶囊剂
江苏恒瑞医药股份有限公司	日本	2015 年 2 月	片剂
	欧盟(英国、德国、荷兰)GMP	2017 年 1 月	注射剂
	美国 cGMP	2017 年 10 月	胶囊剂
	美国 cGMP	2017 年 8 月	注射剂
	美国 cGMP	2015 年 11 月	吸入剂
江苏康缘药业股份有限公司	澳大利亚 TGA	2015 年 6 月	胶囊剂、软胶囊剂、丸剂、颗粒剂、片剂
江苏豪森药业股份有限公司	美国 cGMP	2016 年 11 月	注射剂
	美国 cGMP	2016 年 8 月	片剂
	日本	2016 年 1 月	注射剂
美罗药业股份有限公司	美国 cGMP	2016 年 8 月	片剂
	澳大利亚 TGA	2017 年 6 月	
齐鲁天和惠世制药有限公司	欧盟(德国)GMP	2015 年 1 月	冻干粉针剂
	美国 cGMP	2016 年 2 月	
	日本	2016 年 7 月	

（续表）

企业名称	认证类型	认证时间	剂　型
齐鲁制药（海南）有限公司	美国 cGMP	2016 年 11 月	冻干粉针剂、小容量注射剂
	欧盟（西班牙）GMP	2016 年 3 月	小容量注射剂
齐鲁制药有限公司	美国 cGMP	2015 年 8 月	注射剂、片剂
	澳大利亚 TGA	2016 年 5 月	粉针、小容量注射剂
	欧盟（英国）GMP	2017 年 2 月	
人福普克药业（武汉）有限公司	美国 cGMP	2015 年 11 月	片剂软胶囊
	美国 cGMP	2016 年 6 月	
山东达因海洋生物制药股份有限公司	澳大利亚 TGA	2017 年 3 月	软胶囊剂、颗粒剂
山东绿叶制药有限公司	欧盟（德国）GMP	2016 年 5 月	片剂
山东新华制药股份有限公司	欧盟（英国）GMP	2016 年 12 月	片剂
上海勃林格殷格翰药业有限公司	澳大利亚 TCA	2016 年 7 月	片剂
上海禾丰制药有限公司	WHO	2017 年 3 月	小容量注射剂
深圳华润九新药业有限公司	欧盟（法国）GMP	2014 年 5 月	粉针剂
	欧盟（西班牙）GMP	2017 年 4 月	粉针剂
深圳立健药业有限公司	欧盟（德国）GMP	2015 年 7 月	注射剂
深圳市海滨制药有限公司	欧盟（德国）GMP	2017 年 10 月	无菌粉针剂
深圳市天道医药有限公司	欧盟（波兰）GMP	2016 年 9 月	小容量注射剂
深圳信立泰药业股份有限公司	欧盟（德国）GMP	2015 年 4 月	片剂
石家庄以岭药业股份有限公司	欧盟（英国）GMP	2015 年 7 月	片剂、胶囊剂
	美国 cGMP	2017 年 1 月	片剂
石药集团欧意药业有限公司	美国 cGMP	2015 年 9 月	片剂
四川汇宇制药有限公司	欧盟（英国）GMP	2015 年 7 月	冻干粉针剂、小容量注射剂
苏州中化药品工业有限公司	日本	2014 年 10 月	片剂
天津天士力圣特制药有限公司	欧盟（英国）GMP	2015 年 10 月	片剂、胶囊剂
通用电气药业（上海）有限公司	美国 cGMP	2016 年 11 月	注射剂
	欧盟（挪威）GMP	2016 年 4 月	
西安杨森制药有限公司	欧盟（比利时）GMP	2016 年 10 月	片剂、胶囊剂、口服混悬剂、栓剂、软膏剂
先声药业有限公司	欧盟（芬兰）GMP	2016 年 9 月	散剂
扬子江药业集团有限公司	欧盟（德国、荷兰）GMP	2015 年 3 月	片剂、胶囊剂
扬子江药业集团江苏制药股份有限公司	欧盟（德国）GMP	2015 年 3 月	浸膏剂
悦康药业集团有限公司	欧盟（德国）GMP	2016 年 4 月	片剂、胶囊剂
浙江海正药业股份有限公司	欧皿（德国）GMP	2014 年 12 月	片剂、胶蜓剂
	WHO	2015 年 12 月	
浙江华海药业股份有限公司	日本	2016 年 8 月	片剂、胶疲剂
	美国 cGMP	2016 年 3 月	
	WHO	2017 年 6 月	
	欧盟（德国、英国、意大利、奥地利、丹麦）GMP	2017 年 9 月	
浙江金华康恩贝生物制药有限公司	欧盟（德国）GMP	2015 年 10 月	片剂、胶囊剂
浙江京新药业股份有限公司	欧盟（德国）GMP	2015 年 7 月	片剂、胶囊剂
正大天晴药业集团股份有限公司	欧盟（德国）GMP	2017 年 12 月	片剂

（袁兴胡）

医院药学

Hospital Pharmacy

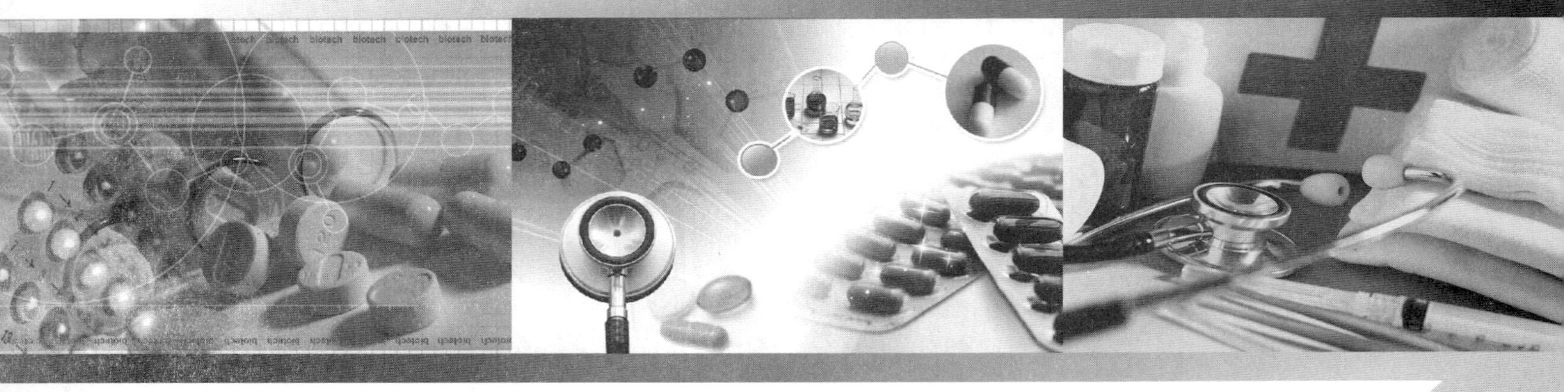

2017 年

医院药剂

药品批次信息化管理实践与分析 根据成本核算的要求，药品流通须遵循先进先出的原则，同时报表中不允许出现调价金额，张璨通过在药品信息系统中对药品实行批次管理，由收益报表向成本报表转变。针对药品的物资和医疗双重特性，结合医院的实际情况对原有医院 HIS 系统中的药品信息管理系统进行全面改造，完成从药库-药房-病人的药品完全批次管理。实行药品批次管理后，在药品信息管理和监控药品流通上更为精确，提高了工作效率以及患者用药的准确性，减少了在用药上的医患矛盾。在药品调价、退药等财务核算上更为准确，更能真实地反映药品的收益情况，为医院管理决策的调整提供更准确的数字依据。同时，确保不同批次药品能按照对应的价格销售及计入财务金额报表，贯彻药品零差率的政策。［药品批次信息化管理实践与分析［J］. 江苏卫生事业管理，2017，28(6)：74-76］（张　斌　葛卫红）

门诊药房处方实时审核强化管理的应用效果 为了探讨门诊药房处方实时干预审核强化管理的应用效果，辜雅莉等比较改进前、后组处方点评不合格情况（品种不当、剂量不当、疗程不当、联合用药不当、用法差错、医嘱问题、合计点评不合格率）、现场评价情况（高峰时间段单个处方审核时间、连续工作最长时间、科室开小差次数）。结果改进后剂量不当、疗程不当、联合用药不当、用法差错、医嘱问题、合计点评不合格率低于改进前（$P<0.05$）。改进后高峰时间段单个处方审核时间长于改进前，连续工作最长时间短于改进前，科室开小差次数低于改进前（$P<0.05$）。故从“人”“物”“环”“法”四个方面入手，通过现场观察、小组讨论等方法，分析存在的问题，进行验证，并提出了改进对策：①重视提高药师的执行力，人是处方审核的执行者，加强人的管理是关键，重视提高人的能动性是提高处方审核质量的关键；②重视实施审核的人力资源管理，通过增加人力资源配置，减轻工作负担，连续的高强度工作会导致精力消耗，缩短单个处方审核时间，会降低识别的处方错误问题率；③严格落实规则制度，能够避免药师被工作外问题分心；④通过激励制度督促药师重视处方的审核质量控制，从而在行动上提升工作效率；⑤流程的改善、优化，使流程更符合处方审核的特点，提升处方审核效率；⑥创造严谨认真、人性化工作氛围，环境也会影响人的行为，环境改造人、塑造人，不同医疗机构的工作氛围也存在显著差异，一个工作态度不认真的工作人员可能会影响整个团队；⑦人的工作状态维持时间在 40～50min，若超过这一时间段，则会出现注意力不集中情况，这是人的生理特点决定的，通过加强人的管理，连续工作后休息 5min，能够减轻大脑疲劳。门诊药房处方实时审核的强化管理可明显提升处方合格率和处方审核管理质量。［临床合理用药，2017，10(12C)：119-120］（张　斌　葛卫红）

利用条码技术在医院门诊药房建立中成药溯源系统 为了探讨利用药品监管码在医院门诊药房建立中成药溯源系统的可行性，以降低相似中成药调剂差错率。罗俊等将药品监管码嵌入医院信息系统（HIS），改造门诊药房处方调剂流程，在配药确认处增加监管码匹配、审核步骤；实施 6 个月后，中成药相似药品调剂差错下降，差错率从模式运行前的 0.052 3‰降为 0.018 1‰，下降了 65.4%。病人候药时间没有明显增加。利用药品监管码建立中成药末端溯源系统，可使药品溯源链得到完善，减少了门诊药房相似药品调剂差错事件。［中国药事，2017，31(12)：1 463-1 466］

（张　斌　葛卫红）

基于 HIMSS 6 级创建的 PIVAS 用药闭环管理模式 为了探讨并分享医疗信息与管理系统（HIMSS）6 级评审中药学部 PIVAS 用药闭环管理模式的信息化建设。涂颖秋等在 PIVAS 采用药品条码及 PDA 技术，实施“药品采购-药品验收入二级库-扫码上架-药品排药、贴签-药品核对-药品配置-药品打包装箱-扫描配送-病区接收”全过程的扫码，实现药品全程闭环管理，提高了无纸化水平，降低了 PIVAS 差错，更好地保障患者用药安全。PIVAS 药师将 PDA 技术融入于 PIVAS 整个工作过程。首先，对药品进行 PDA 扫码验收入 PIVAS 二级库，之后进行药品扫码上架。其次，药师采用 PDA 技术对药品进行排药、贴签、核对、配置、打包装箱等一系列过程。最后，药品扫码打包装箱后，对送药师傅工牌进行匹配扫码，扫码成功发送后再将药品配送至病区。病区扫码接收药品后，护士床旁执行时，使用 PDA 扫描患者腕带确认其身份，再扫描其药品的二维码信息，两者匹配成功后，才可完成给患者用药。护士通过系统确认给药完成后，医嘱的执行记录（执行人、执行时间）自动写回到医嘱系统，使医生、护士及药师等均可查见医嘱的执行状态，从而形成医嘱信息流的正向通路和反向传输环路。用药闭环管理使医院药品的使用管理全程可测量，信息全覆盖、可控制，应促进新型信息化技术在 PIVAS 领域的深度应用，以有效提高工作率、减少用药差错、提升 PIVAS 的药学服务整体水平。［现代医院，2017，17(11)：1 631-1 637］（张　斌　葛卫红）

药品不良反应

药品不良反应监测工作进展 2017年，按照习近平总书记对食品药品安全提出的“四个最严”要求，全国药品不良反应监测体系继续扩大监测覆盖面，优化预警体系，夯实企业主体责任，着力防范药品潜在的安全风险。相关工作取得新进展：进一步扩大药品不良反应监测网络覆盖面，完善药品不良反应监测体系。基层网络用户数量持续增长，全国药品不良反应监测网络已有34万余个药品生产企业、经营企业和医疗机构注册用户，可在线实时报送药品不良反应报告。2017年全国98.0%的区县报告了药品不良反应，较2016年增长0.3%，每百万人口平均报告数为1 068份。2017年继续拓展监测技术手段，与医疗机构合作开展哨点监测，已建立60余家哨点监测平台。进一步增强药品不良反应分析评价能力，及时采取风险管理措施。2017年，药品不良反应报告和监测工作有序开展。通过日监测、周汇总、季度分析等工作机制对国家药品不良反应监测数据进行分析评价，深入挖掘药品风险信号，并采取相应风险管理措施。全年共发布16期药品说明书修订公告（涉及47个/类品种）、3期《药品不良反应信息通报》（涉及10个品种）、12期《药物警戒快讯》（涉及50个/类品种）、2期产品召回和暂停销售的公告。进一步优化预警系统和评价模式，实现全国共享和分级审核。对重点关注的140余条药品不良事件聚集性信号及时进行处置，经评价对红花注射液等不良事件采取风险控制措施，做到早发现、早应对、早调查、早处置，进一步保障公众用药安全。进一步强化药品上市许可持有人主体责任，推动建立药品上市许可持有人直接报告药品不良反应制度。根据中共中央办公厅、国务院办公厅印发的《关于深化审评审批制度改革鼓励药品医疗器械创新的意见》（厅字〔2017〕42号），国家药品监督管理部门组织起草了《关于药品上市许可持有人直接报告不良反应事宜的公告（征求意见稿）》，拟对上市许可持有人开展药品不良反应报告、分析和评价工作提出进一步要求，提升风险管理能力和水平。

药品不良反应/事件报告情况 2017年全国药品不良反应监测网络收到《药品不良反应/事件报告表》142.9万份，较2016年降低了0.1%。2017年我国每百万人口平均报告数量为1 068份，与2016年持平。其中，新的和严重药品不良反应/事件报告43.3万份，较2016年增长了2.2%；新的和严重报告数量占同期报告总数的30.3%，较2016年增加了0.7%。2017年全国药品不良反应监测网络受到严重药品不良反应/事件报告12.6万份，严重报告数量占同期报告总数的8.8%，较2016年增加了1.6%。

按照报告来源统计，来自医疗机构的报告占88.0%，来自药品经营企业的报告占9.9%，来自药品生产企业的报告占1.8%，来自个人及其他的报告占0.3%。与2016年报告来源情况基本相同。

按报告人职业统计，医生占56.8%，药师占23.7%，护士占15.6%，其他职业占3.9%。与2016年报告人职业构成情况基本相同。

按报告涉及患者性别和年龄统计，男性和女性患者比例接近0.89∶1，女性略多于男性，性别分布趋势和2016年基本一致。14岁以下儿童患者的报告占9.9%，与2016年持平；65岁以上老年患者的报告占26.0%，较2016年有所升高。

按照怀疑药品类别统计，化学药品占82.8%、中药占16.1%、生物制品占1.1%，与2016年基本一致。

按照药品给药途径统计，2017年药品不良反应/事件报告中，静脉注射给药占61.0%、其他注射给药占3.7%、口服给药占32.0%、其他给药途径占3.3%。与2016年相比，静脉注射给药途径占比升高1.3%。

按ADR累及器官系统情况统计，2017年药品不良反应/事件报告中，累及器官系统排名前5位的是皮肤及其附件损害（27.6%）、胃肠损害（24.4%）、全身性损害（11.1%）、神经系统损害（9.1%）和心血管系统损害（4.1%）。化学药品、中药累及器官系统前5位排序与总体一致，生物制品累及系统前5位与总体有所不同，依次为皮肤及其附件损害（32.7%）、全身性损害（19.7%）、免疫功能紊乱和感染（10.2%）、胃肠损害（6.5%）和神经系统损害（5.2%）。

基本药物监测情况 2017年全国药品不良反应监测网络共收到国家基本药物不良反应/事件报告59.2万份（占总体报告的41.4%），较2016年减少0.2%，其中严重报告5.5万份，占9.2%。其中化学药品和生物制品占84.1%，中成药占15.9%。

（1）国家基本药物化学药品和生物制品情况分析

2017年全国药品不良反应监测网络共收到国家基本药物化学药品和生物制品不良反应/事件报告50.7万例次，其中严重报告5.3万例次，占10.6%。

按类别统计，报告数量排名前5位的分别是抗微生物药（47.7%）、心血管系统用药（8.6%）、抗肿瘤药（7.1%）、调节水电解质及酸碱平衡药（4.0%）、消化系统用药（3.9%）。

按ADR累及器官系统情况统计，2017年国家基本药物化学药品和生物制品不良反应/事件报告中，药品不良反应/事件累及器官系统排名前5位的是皮肤及其附件损害（27.7%）、胃肠损害（26.1%）、全身性损害（10.0%）、神经系统损害（9.0%）以及心血管系统损害（3.8%）。

（2）国家基本药物中成药情况分析

2017年全国药品不良反应监测网络共收到报告10.1万例次，其中严重报告8134例次，占8.1%。

2017年国家基本药物中成药部分六类中，药品不良反应/事件报告总数由多到少依次为内科用药、骨伤科用药、妇科用药、外科用药、耳鼻喉科用药、眼科用药，其中内科用药报告数量占86.8%。内科用药中排名前5位的分别是祛瘀剂、温理剂、开窍剂、清热剂、扶正剂，此五类药品报告占内科用药报告总数的89.9%。

2017年国家基本药物目录中成药部分药品不良反应/事件报告中，累及器官系统排名前5位的是皮肤及其附件损害（28.8%）、胃肠系统损害（23.9%）、全身性损害（14.4%）、神经系统损害（8.3%）、心血管系统损害（5.6%）。

化学药和生物制品监测情况 2017年药品不良反应/事件报告中，涉及怀疑药品157.1万例次，其中化学药品占82.8%、生物制品占1.1%。2017年严重不良反应/事件报告涉及怀疑药品16.1万例次，其中化学药品占87.8%、生物制品占1.6%。按性别和年龄统计，男性和女性患者比例接近0.88∶1，女性略多于男性；14岁以下儿童患者的报告占10.0%，65岁以上老年患者的报告占25.9%。2017年化学药品、生物制品涉及患者情况与总体趋势基本一致。

按照怀疑药品类别统计，化学药品例次数排名前5位的类别为抗感染药（占化学药品总例次数的42.3%），心血管系统用药（10.0%），肿瘤用药（7.3%），电解质、酸碱平衡及营养药（6.2%），神经系统用药（5.7%）。

2017年化学药品严重药品不良反应/事件报告中，最常见的药品类别是抗感染药，占32.9%，较2016年降低2.1%；其次是肿瘤用药，占26.0%，较2016年升高3.2%。2017年药品不良反应/事件报告涉及的生物制品中，抗毒素及免疫血清占31.3%，细胞因子占24.5%。

按剂型统计，2017年化学药品不良反应/事件报告中，注射剂占66.7%、口服制剂占30.3%；生物制品中注射剂占97.0%。

2017年化学药品、生物制品不良反应/事件报告情况与2016年相比未出现显著变化。在化学药品不良反应/事件报告总体排名及严重报告排名中，抗感染药继续居首位，但其构成比呈现连年下降趋势，提示临床对抗感染药使用管理措施效果进一步显现。在患者年龄分布中，老年患者报告比例继续缓慢升高，提示老年患者受基础疾病较多、机体代谢水平较差以及用药情况复杂等因素影响，易发生药品不良反应，应持续关注老年人群用药安全。在给药途径分布中，静脉注射给药构成比显著高于其他给药途径，提示我国注射剂使用比较广泛，仍需进一步加强注射剂使用管理和安全监测。

中药监测情况 2017年药品不良反应/事件报告中，涉及怀疑药品157.1万例次，其中中药占16.1%；2017年严重不良反应/事件报告涉及怀疑药品16.1万例次，其中中药占10.6%。

2017年中药不良反应/事件报告中，男性和女性患者比例接近0.85∶1。其中14岁以下儿童患者占7.7%，65岁以上老年患者占27.0%。2017年中药严重不良反应/事件报告涉及老年患者的报告比例为36.8%，高于老年患者在中药整体报告的比例。

2017年药品不良反应/事件报告涉及的怀疑药品中，中药例次数排名前10位的类别分别是理血剂中活血化瘀药（31.1%）、清热剂中清热解毒药（9.5%）、补益剂中益气养阴药（8.7%）、开窍剂中凉开药（8.2%）、解表剂中辛凉解表药（5.6%）、祛湿剂中清热除湿药（4.9%）、祛湿剂中祛风胜湿药（3.0%）、祛痰剂中清热化痰药（2.3%）、补益剂中补气药（1.7%）、理血剂中益气活血药（1.5%），排序与2016年一致。2017年中药不良反应/事件报告中，注射剂和口服制剂所占比例分别是54.6%和37.6%。2017年中药严重不良反应/事件报告的例次数排名前10位的类别与中药整体情况基本一致。

2017年中药不良反应/事件报告按照给药途径分布，静脉注射给药占54.0%，其他注射给药占0.6%，口服给药占39.4%，其他给药途径占6.0%，与2016年相比，总体给药途径分布无明显变化。2017年中药严重不良反应/事件报告按照给药途径分布，静脉注射给药占84.1%，其他注射给药占1.0%，口服给药占13.2%，其他给药途径占1.7%，与2016年相比，总体给药途径分布无明显变化。

2017年中药不良反应/事件报告数量比2016年略有下降。从药品类别看，主要涉及活血化瘀类、清热解毒类、益气养阴类、凉开类等中药；从严重报告涉及的给药途径看，静脉注射给药占比较高，提示仍需要继续关注中药注射剂的用药风险。

药品风险控制 根据2017年药品不良反应监测数据和评估结果，国家药品监督管理部门对发现存在安全隐患的药品及时采取了相应风险控制措施，以保障公众用药安全。

1. 发布红花注射液和喜炎平注射液2个产品召回和暂停销售的公告。

2. 发布《药品不良反应信息通报》3期，通报了关注麦考酚类药品的生殖毒性风险、关注氨甲蝶呤片的误用风险、关注含钆对比剂反复使用引起脑部钆沉积的风险，及时提示用药安全风险。

3. 发布注射用氨曲南、麦考酚类药品、复方甘草口服溶液等47个/类药品说明书的修订公告，增加或完善了说明书中的警示语、不良反应、注意事项、禁忌等相关安全性信息。

4. 发布《药物警戒快讯》12期，提示了来那度胺、阿普斯特、左乙拉西坦等国外药品安全信息56条，涉及50个（类）品种。

（张海霞　葛卫红）

临床药学

概述

2017年,临床药学在前期迅猛发展的基础上又增添了新的内涵。临床药师参与的药物治疗管理形式多样、广泛深入,近年来,药师门诊工作既包括药学多专科综合门诊,又涉及药学与临床医师、护理、营养等多学科联合开设的慢病管理整合门诊。处方前置审核、医嘱审核、用药重整的理念及行为已经融入药学服务的各个环节,特别是在老年多重用药管理中临床药师对用药方案的优化发挥了重要作用。临床药师参与临床路径的设计、实施以及评价,成为临床路径管理中不可缺少的学科专业力量。临床药师不但通过会诊解决临床疑难药物治疗中的问题,还将更多的努力集中于广泛的普通患者:通过开设药师门诊服务于慢病患者的药物治疗管理或解决专科患者的特殊用药问题;通过网络、微信等信息化平台管理特定的患者群,实现药师与患者的远程沟通交流及药物治疗管理;通过信息化和智能化实行处方前置审核,从源头上杜绝严重用药错误的发生,规范处方用药,在分级诊疗和医保控费方面发挥了重要作用;通过参与临床路径标准流程的设计制定及实施评价,更高效、更广泛地管理临床合理用药。临床药师根据目前新模式的要求,积极与临床沟通,推进对一些重点药品开展血药浓度监测并实时跟踪临床应用结果,发现异常数据研习病史、床边会诊并向主治医师提出个体化用药建议,对危重、疑难病例实施药学监护,直至病情转归。血药浓度监测(TDM)与差异化药学服务的有效结合使临床药学工作更为主动、更具时效。特别是这几年临床药师更加关注特殊人群的用药情况,对癌症患者开展了紫杉醇血药浓度监测、多西他赛联合奈达铂化疗中的血药浓度监测;对老年人开展了茶碱在老年慢性阻塞性肺疾病患者中的群体药动学研究;对儿童和新生儿开展了伏立康唑治疗药物浓度监测、三种新型抗癫痫药物(左乙拉西坦、拉莫三嗪、奥卡西平)血药浓度监测、丙戊酸血药浓度监测及万古霉素的群体药动学研究等。另外也开始建立和应用万古霉素PPK模型、西罗莫司的群体药代动力学模型、紫杉醇群体药动学模型评估药物的疗效及联合用药对临床疗效的影响因素,提出合理用药建议,确保用药安全有效。临床药师更多地利用药物经济学的方法评价药物临床使用的合理性,强调临床用药时,应从药物经济学的角度考虑,做到合理用药的同时减轻患者的经济负担。临床药师的药学服务既注重向个体化、精细化的方向深入,同时也不断向群体化、广泛服务的方向拓宽和发展。

为提高服务质量和行为规范性,临床药师除了不断开拓新的实践领域和工作模式外,还在探讨公正评价临床药师服务能力和服务质量的标准及遴选某些特定药学服务人才的考核认证方式。在临床药学人才培养方面,除了在职药师的规范化培训带教和教学管理的总结研究,还延伸至临床药学专业的在校学员带教、实习以及研究生培养中,达到临床药学专门人才培养的日益连贯化、规模化、常规化。(胡晋红)

药物监测及咨询服务

↗ 医院门诊药物咨询现状 自2002年《医疗机构药事管理暂行规定》提出临床药学技术人员应提供用药咨询服务以来,各地药物咨询室的工作蓬勃开展。张伟霞等通过门诊药物咨询室用药咨询记录的调研显示患者咨询复杂问题的数量及每次咨询的药品种类数均逐年增加。专业性比较强的咨询问题量虽逐年略有增加,但咨询内容还是以药品的供应(29.82%)及用法用量问题(22.85%)为主。总体上以内科就诊患者咨询问题为主,每年前三名均是心脏内科、消化科和内分泌科就诊过的患者。每年的咨询中涉及的药物种类都在60种以上,以中药居多,其次是降压药。结果表明在建立咨询药师的岗位职责和考核标准的同时,更要做好咨询药师人才的培养,医院药学部门可设立咨询药师准入门槛,通过多种途径加强对咨询药师综合素质的培养,提高药学服务质量。周博雅等通过调查研究全国108家医院医疗机构药学服务门诊开展情况显示电话接通率为100%,19.5%(21家)医院开立药学服务门诊;37.0%(40家)表示无药学收费服务或药学咨询门诊;43.5%(47家)医院设有门诊药学咨询窗口。结果表明目前我国各地均开展有不同形式的门诊药学服务,三级甲等医院开展的水平较高,个别医院的门诊药学服务收取相应的费用。从全国来看,门诊药学服务的范围有待普及,水平有待提高,对药师提供的专业技术服务需要有相应的收费来补偿,医疗机构以及国家医保对药学服务的投入需要增加,以发挥药师在合理用药中应有的作用,更好地利用有限的医疗资源保障人民健康。[中国医院药学杂志,2017,37(13):1 217-1 220;药品评价,2017,14(02):8-13]

(张晋萍 葛卫红)

↗ 三级医院临床药学服务现状及问题 席晓宇等采用面对面访谈的形式收集三级医院临床药学服务管理体系、硬件设施配备和专业人员配置等相关数据显示59.7%的样本医院建立了临床药师绩效考核制度;18.4%对临床药学服务收费;30.0%为临床药师提供专用办公地点;平均百张病床仅配备药学专业技术人员5.6人、临床药师0.43名;药学专业技术人员学历集中于本科(51.5%)及以下(28.7%),职称集中于初级(53.1%)和中级(33.4%);药品调剂仍是药学专业技术人员主要工作(67.4%)。表明我国三级医院临床药学服务制度建设、硬件设施配备及人员配置仍需进一步改善。周盈莹等采用电子邮件方式发放调研表,对区域内28

家医院进行临床药学工作开展现状调查显示共有专兼职临床药师312名,平均每家受访医院有7.32名专职临床药师和3.82名兼职临床药师;专职临床药师硕士学历、中级职称的比例均显著高于兼职临床药师($P<0.05$)。专职临床药师中经培训获得临床药师资质的共有144人(70.24%);13家具有国家卫计委临床药师培训基地资格的受访医院平均师资人数为3.77人,5家具有省级临床药师培训基地资格的受访医院平均师资人数为5.80人,1家具有国家卫计委临床药师师资培训基地资格的受访医院师资人数为5人。培训基地医院临床药学各项工作开展比例总体高于非培训基地医院。受访医院开展临床药学相关工作以参与日常医师查房、参与医嘱和处方点评、对抗菌药物进行专项点评、书写药方、药学信息服务、门诊药物咨询和药品不良反应监测的比例最高,均为100%,而以专家咨询门诊比例最低(10.71%),其他比例较低的项目有开设手麻科药房(28.57%)、社区药学服务(占57.14%)、药物基因组学检测(46.43%)和参与管理药物临床试验(53.57%)等。结果表明"三甲"综合性医院临床药师队伍建设有待加强,兼职临床药师还需加速转型,同时临床药学相关工作开展水平尚待进一步提高。[中国药学杂志,2017,52(19):1 746-1 752;中国药房,2017,28(24):3 341-3 346]　　(张晋萍　葛卫红)

基层医院临床药学工作现状　马卉等经过对基层中医院调查统计表示基层中医院相关药学人员普遍知识结构偏低、技术力量薄弱、药学信息更新速度慢,且临床药师主要工作范围在药房窗口。传统思维模式下,临床药师工作被动、无创新意识,不能够主动地向患者提供专业的临床药学服务。目前基层中医院的临床药学工作还处于低层次阶段,需要基层中医院管理人员提高认识、培养人才,医护人员提高自身专业素养、积累工作经验。最大限度地减少医疗事故发生,为中医临床工作提供有力保障。段元青针对基层医院开展临床药学工作表示基层医院开展临床药学工作的相关性法律法规不健全,临床药学工作的相关性人才缺乏,临床药师队伍缺乏以及实践性机会缺乏,是当前基层医院开展临床医学服务工作的问题和困境,因此增强在基层医院药师临床知识水平、促进临床药师充分掌握常用药品使用方法、增强临床药师药学思维模式培养有助于药学服务工作顺利开展,促使基层医院临床药学服务工作质量进一步提升。[中国中医药现代远程教育,2017,15(14):27-28;中国农村卫生,2017,16:72]　　(张晋萍　葛卫红)

JCI认证对提高我院门急诊药房的药学服务水平的影响　JCI(国际医院认证联合委员会)是JACHO(卫生组织认证委员会)下属的JCR(联合委员会资源部)的一个主要分支机构,JCI的宗旨是通过提供全球范围的认证服务和咨询服务中提高全球医疗机构的服务质量,确保医疗安全,它的理念是最大限度地实现医院"以患者为中心"的服务,为患者提供周到优质的服务。官玲花比较JCI认证前后医院门急诊药房的药品管理水平,药事管理制度,硬件、软件设施,服务流程,药学人员自身专业水平,病人满意度,处方合格率等方面的变化,JCI认证过程中,医院门急诊药房的药品管理更严格,药事管理制度更加完善,硬件、软件设施更先进,服务流程更合理,病人满意度从2014年(1月—8月)的平均值84.21%上升到2016(1月—8月)的平均值98.25%。处方合格率从2015年1月的88.32%上升到2016年8月的99.02%。JCI认证有利于提高医院门急诊药房的药学服务水平。[海峡药学,2017,29(10):284-286]　　(张　斌　葛卫红)

临床药学教育的现状　孙冠男等对本区域临床药师对临床药学专业教育认知的问卷调查显示多数被调查者认为我国的临床药学专业毕业生能够或者基本能够胜任临床药学工作,但临床药学教育还存在不足之处。他提出应统一临床药学教育学制设置,完善课程体系的构建,重视实践教学,制定合理的临床实践方案。罗玉晶等对临床药学教育的开设情况、招生就业情况以及课程设置情况三个方面调研表明,我国临床药学教育存在的主要问题包括临床药学教育培养规模不足与药师实际待遇地位边缘化的矛盾,以及课程设置与药学实践要求相脱节。对此我国临床药学人才培养对策应包括:①进一步完善与推进药学教育认证等相关制度;②教育规模应科学地加速扩大;③课程设置应突出临床药师实际工作中临床决策的辅助功能;④淡化临床药学本科毕业论文要求,推进专业学位人才培养。[天津药学,2017,29(6):58-60;中国大学教学,2017,5:89-92]　　(张晋萍　葛卫红)

患者及其家属对临床药师与药学服务的认知和需求　陈文衔等以问卷调查形式对在上海市区域内30家三级医院就医的患者及家属进行实地问卷调查显示患者及其家属对临床药师与药学服务认知不足,47.98%的患者和家属不知道临床药师;56.56%的患者和家属不知道临床药师与药房药师的区别;91.92%的患者和家属在遇到用药问题时,希望得到药师的专业帮助;90.41%的患者及其家属在住院时希望临床药师前来关心用药情况,提供药学监护;超过90%的患者及其家属欢迎、支持临床药师下临床,开展药学服务,并认为这样有助于疾病的治疗。这一结果表明应通过加强宣传、推进临床药师制建设等措施提高患者及其家属对临床药师与药学服务的认知,并通过提高临床药师的药学服务质量和水平来满足公众不断增长的健康服务需求。[中国医院药学杂志,2017,37(24):2 490-2 495]　　(张晋萍　葛卫红)

超说明书用药的管理　目前,我国各大医院超说明书用药现象普遍存在。虽然,我国先后出台了多部规范药品使用的法律法规,但在“超说明书用药”这一行为的管理上是滞后的。王颖等将超说明书用药分级为三类:第1类为偶然或者小剂量超出说明书标示的用法;第2类为常规性改变用法用量或给药途径等的用法;第3类为超适应证用药存在禁忌的用法;审批相应分级为医师再确认签名、医务科审批、药事会和伦理委员会审批;知情同意则分级为签署知情同意书、知情告知并记录在病历中以及口头告知。结果共收到13个科室的51份超说明书用药申请,其中16份属于审批的第2类,35份属于审批的第3类。最终42份超说明书用药通过了审批,9份未获审批。已获审批的超说明书用法在用药过程中未发生新的/严重的药品不良反应/事件;未发现未获审批的超说明书用药继续使用的情况。结果表明超说明书用药的分级管理办法可操作性强,较大程度地改善了临床医师超说明书用药不规范的现象。[中国药房,2017,28(10):1 306-1 310]

(张晋萍　葛卫红)

利用互联网平台的药学服务受到众多患者好评　利用网络平台实现远程临床药学服务,完成远程临床药学咨询、远程临床药学教学、患者药学服务及远程处方点评4个药学服务模块。利用本地数据管理系统及微信平台的药学服务方式,构建了妊娠期用药咨询服务平台,向患者提供及时便捷的药学服务。结果与结论妊娠期用药咨询服务平台的建立,协助临床药师对妊娠期用药咨询的患者进行了有效的管理;通过微信公众平台宣传妇产科用药的实践,研究信息传播方式,为合理用药宣传工作提出可行性建议;研发建立儿童医院用药问答微信平台,使家长搜索微信号或扫二维码添加为微信好友,以远程在线形式提问,临床药师每天轮流在线值班实时解答家长用药咨询。[中国药业,2017,26(1):91-93;中国临床药理学杂志,2017,33(15):1 500-1 502;中国药学杂志,2017,52(15):1 373-1 375;医药导报,2017,36(10):1 198-1 201]

(王　卓　胡晋红)

药学服务质量评价将有利于药学服务的规范性发展和质量持续改进　医院药师的服务质量究竟用哪些指标来评价,如何才能区分服务的质量高低,如何更好地发现问题、不断改进?这是药学服务发展中不可忽视的问题。秦静静等运用Delphi法建立了医院药师服务质量评价指标体系,形成3个一级指标,17个二级指标,分别从结构评价指标、过程评价指标、成效评价指标等方面全面评价药学服务的质量。黄文辉等通过总结临床药师在内分泌科药学监护的经验和技巧,设计了临床药物治疗追踪表,使用追踪表后,临床药师工作效率明显提高,患者平均住院日、均次住院费用、药占比明显降低,患者满意度显著增高。李慧伟、白颖等分别研究了对慢性阻塞性肺疾病患者药学服务对成本费用及满意度的影响和对临床药师干预永久性心脏起搏器植入术患者围术期抗菌药物使用的效果评价。杨丽娟等通过收集神经内科临床药师的工作记录,从用药干预、用药监护、用药咨询和患者教育四方面进行分析,总结临床药师开展药学服务的经验,提出临床药师药学服务质量提升策略分析。[医药论坛杂志,2017,38(12):19-21;中国药师,2017,20(1):102-103;抗感染药学,2017,14(7):1 323-1 324;中国医药,2017,12(11):1 624-1 627;中国药业,2017,26(6):78-80]

(王　卓　胡晋红)

重症患者利奈唑胺血药浓度监测　利奈唑胺是一种新型的唑烷酮类抗菌药物,临床多用于革兰阳性菌包括多重耐药肠球菌、葡萄球菌及肺炎链球菌等引起的感染。利奈唑胺为时间依赖性抗菌药物,已有研究显示,$AUC_{0\text{-}24}$/MIC在80~120为其PK/PD靶值。

重症感染患者的病生理条件可能影响利奈唑胺在体内的分布及排泄,因此,进行有效的血药浓度监测有助于利奈唑胺的有效使用。石浩强等通过建立的LC-MS/MS测定方法运用到临床患者的浓度测定发现,个体间浓度变异高达24.5%~42.4%。王晓娜等通过对脑膜炎患者脑脊液中利奈唑胺浓度的测定发现,利奈唑胺在用药后2.5h在脑脊液中达稳态,较血液中有延迟,且半衰期也较长,但由于利奈唑胺对血脑屏障的穿透率可达65%左右,大部分患者的脑脊液利奈唑胺在常规剂量下即可达到治疗浓度。而针对行CRRT治疗的脓毒症患者,屠越兴等发现,MIC≤2的CVVH患者及MIC≤1时的HVHF患者不需要调整剂量,而随着MIC值的增高,需要进行相应的调整,而TDM是药学监护的基础。[中国药师,2017,20(10):1 718-1 723;临床研究,2017,15(11):118-119;浙江医学,2017,39(22):1 988-1 990]

(罗雪梅　葛卫红)

替考拉宁的治疗药物监测进展　替考拉宁是继万古霉素之后的新型糖肽类抗生素,主要用于治疗各种革兰阳性菌感染,与万古霉素相比,肾毒性小,机体耐受更好。众多文献、实验显示,临床试验替考拉宁需要足量且个体化,2016年7月我国关于替考拉宁的《替考拉宁临床应用剂量专家共识》中也指出,$AUC_{0\text{-}24}$/MIC≥125,治疗重症感染时$AUC_{0\text{-}24}$/MIC≥345。

周丽娟等对纳入研究的95例肺炎患者进行回顾性分析发现,治疗初期较高的负荷剂量有助于缩短达有效谷浓度的时间,根据谷浓度监测结果,及时调整剂量进行个体化给药非常有必要。吕碧君等则通过前瞻性试验对纳入的重症肺炎患者进行替考拉宁浓度测定发现,替考拉宁谷浓度与细菌学有效率及肾毒性分别具有独立相关性,且目标浓度范围为9~17μg/mL。徐丙发则对替考拉宁的TDM进行了汇总,研究发现,老年患者及儿童患者使用替考拉宁需进行治疗药物监测以获得最大裨益,对于肾功能不全患者,替考拉宁受肾功能及体重影响较大，需要适当减少剂量，而对于低蛋白血症患者，由于替考拉宁的高蛋白结合率，应测定药物游离浓度可能更有意义。[中国医院药学杂志，2017，37(8)：771-775；中国医院药学杂志，2017，37(21)：2 167-2 172；中国医院药学杂志，2017，37(15)：1 536-1 539]

（罗雪梅　葛卫红）

肾移植患者西罗莫司血药浓度的测定　西罗莫司（雷帕霉素）是一种脂溶性大环内酯类抗生素，具有强大的抗增殖及免疫抑制作用。因其疗效好，低毒，副作用可逆，常在移植患者不耐受环孢素或他克莫司时作为替换治疗或辅助治疗。然而，西罗莫司仍然存在个体差异较大的情况，种族、年龄、饮食、遗传等均能影响其药动学参数，而密切监测患者血药浓度变化，及时调整剂量可以有助于进一步降低不良反应的发生率。

张雅迪等通过对410例次的肾移植患者西罗莫司血药浓度结果进行分析，西罗莫司目标浓度范围窄，有25.4%的患者浓度存在异常或不达标，原因可能来自患者的依从性（忘记服用）、日常饮食（高脂饮食），联合用药（CYP3A4酶抑制剂），基因多态性（CYP3A4，3A5，IL-10，ABCB1多态性等），血容量的影响及患者的病生理状态。张钰等通过对1[illegible]1例肾移植患者西罗莫司稳态浓度的测定，运用Phoenix NLME软件建立了西罗莫司的群体药动学模型，CL/F值为10.8L/h，V/F为1 011L，并采用Bootstrap法和可视化预测进行内部验证，评价结果表明模型预测结果可靠。[中国药学杂志，2017，52(19)：1 741-1 745；南京医科大学学报，2017，37(9)：1 193-1 199]

（罗雪梅　葛卫红）

2017年第七届全国治疗药物监测学术年会　2017年10月26至28日，“第七届全国治疗药物监测学术年会”在重庆隆重举行，本次年会由中国药理学会治疗药物监测研究专业委员会、重庆医科大学附属第一医院主办，《中国医院用药评价与分析》杂志社有限公司承办。来自美国西新英格兰大学药学院、阿肯色州立大学药学院、杜克大学医学院以及包括香港中文大学药学院在内的国内外药学界人士600余人相聚山城，共享学术盛宴。

会议期间，中日友好医院张相林教授、中南大学湘雅二院李焕德教授、北京大学翟所迪教授、西安交通大学附属第一医院董亚琳教授、重庆医科大学附属第一医院邱峰主任药师先后在大会上做了富有前瞻性、建设性的专题学术报告。

会议同时举办了2017国际临床药师论坛，美国西新英格兰大学药学院Evan T Robinson教授、孙树森教授，美国阿肯色州立大学药学院Keith M Olsen教授，美国杜克大学医学院程青教授，香港中文大学药学院李咏恩教授与参会药师就药学学科发展、实践工作等进行了交流对话。

同步举行的还有中国药理学会治疗药物监测研究专业委员会二届三次全体会议、TDM临床药师学组年会、TDM循证药学学组年会、儿科学组年会、医院药品风险管理学组年会、青年委员沙龙、临床药学学科建设论坛、TDM技术（分析/定量）论坛以及第三届药学微电影节等主题活动。

在为期2天的治疗药物监测学术年会中，数十位来自国内外的专家学者在TDM技术与应用、医院风险管理、循证药学方法与实践、药物治疗个体化干预、儿科 & 肿瘤科TDM及PK-PD与数学药理等领域进行深入的学术交流与探讨，会议成果丰硕。

（罗雪梅　葛卫红）

高剂量替加环素在感染性休克患者体内的药物监测　建立感染性休克患者替加环素检测方法，采用Ultimate AQ-C_{18}色谱柱（3.0mm×100mm，3μm），流动相为含0.2%甲酸，5mmol/L醋酸铵水溶液-乙腈，梯度洗脱方式，电喷雾离子化正离子扫描模式下，用于定量分析的离子对分别为m/z 586.4→513.3（替加环素）、m/z 338.2→296.0（利奈唑胺）。替加环素血药浓度在50.15～2 006ng/mL范围内线性关系良好，批内、批间RSD均小于15%，稳定性良好。11名感染性休克患者高剂量给药替加环素后，药物在体内的药峰浓度（c_{max}）和药时曲线下面积（$AUC_{0\text{-}12h}$））分别为（1.97±0.87）μg/mL和（9.10±3.58）mg·h/L。研究结果表明，多重耐药菌所致感染性休克患者给予高剂量替加环素后，虽给药剂量翻倍，较之于常规剂量给药的院内获得性肺炎重症患者其AUC数值并未明显增加，且略低于同等高剂量给药的脓毒血症患者，未达到预期杀菌效果，这可能由于感染性休克患者高血流动力学加快药物清除速率，以及感染综合征导致毛细血管通透性增加联合间隙水肿，药物的分布容积增加有关。综上所述，推荐在多药耐药所致感染性休克患者中使用替加环素的推荐剂量区间应为150～200mg，须对重症患者进行替加环素治疗药物浓度监测，并根据患者病程的不同阶段及时调整给药剂量。[中国药科大学学报，2017，48(6)：721-726]

（黄　瑾　胡晋红）

UPLC-MS/MS法测定人血浆中亚胺培南浓度　建立一种灵敏、快速、稳定的液相色谱-串联质谱（UPLC-MS/MS）法用于测定人血浆中亚胺培南（IMP）的浓度，并用于研究接受连续性肾脏替代治疗（CRRT）的患者体内IMP的药代动力学。血浆样品经乙腈沉淀蛋白后使用UPLC-MS/MS法分析。色谱柱为Phenomenex KinetexHILIC（100mm×2.1mm，2.6μm），流动相为0.1%甲酸、8mmol/L乙酸铵溶液-0.1%甲酸乙腈溶液，梯度洗脱，流速为0.3mL/min，柱温为40℃，进样器温度为4℃。质谱采用电喷雾离子源（ESI），扫描方式为正离子模式，多重反应选择离子监测（MRM）扫描，IMP定量离子对为m/z 300.0→m/z 142.0，内标（美罗培南）为m/z 384.1→m/z 141.1。结果：IMP浓度在0.1～80μg/mL范围内线性良好（$r>0.99$）。方法的日内、日间精密度的RSD

均小于6.1%，准确度在104.4%～115.3%之间，基质效应在111.0%～111.7%之间，回收率在86.3%～92.0%之间。IMP在CRRT患者体内的半衰期$t_{1/2}$为(3.56±1.29)h，药时曲线下面积(AUC)为(45.47±2.67)mg/L·h，表观分布容积(V)为(60.81±17.76)L，清除率(Cl)为(13.08±5.60)L/h，达峰浓度c_{max}为(14.98±8.68)μg/mL。本方法经验证，可用于测定人血浆中IMP的浓度。[药物分析杂志，2017，37(11)：2 076-2 081]　　（黄　瑾　胡晋红）

重症患者亚胺培南血药浓度监测结果的相关因素分析　收集109例重症患者基本临床资料与亚胺培南血药浓度，统计分析患者年龄、性别、剂量、连续性肾脏替代治疗(CRRT)、序贯性器官衰竭(SOFA)评分、急性生理学与慢性健康状况评分系统Ⅱ(APACHEⅡ)评分，以及肝肾功能情况对血药浓度和药动学/药效学(PK/PD)达标情况的影响。其中67例患者测定了谷浓度，平均浓度为(3.52±2.59)μg/mL，42例测定了40%T浓度，平均浓度为(13.28±6.46)μg/mL，总体PK/PD达标率为61.5%。不同剂量组间达标率有差异($P<0.05$)；不同浓度组间肌酐清除率(CLcr)、血肌酐(Scr)、尿素(UREA)、估算肾小球滤过率(e GFR)和谷丙转氨酶(ALT)差异具有统计学意义($P<0.05$)。提示肾功能情况对亚胺培南浓度影响较大，应根据患者总体情况制定个体化给药方案，以提高抗菌治疗的有效率。[药学与临床研究，2017，25(6)：489-492]　　（黄　瑾　胡晋红）

老年患者美罗培南血药浓度监测结果分析及药物动力学研究　25名老年患者静脉给予美罗培南0.5～1.0g，不同时间采集患者血样，用HPLC法测定血清药物浓度，根据浓度测定结果，结合成人群体药动学模型，计算药动学参数，根据简易数学模拟法计算T>MIC。25例老年患者给药后的药物动力学参数为c_{max}(46.2±24.4)μg/mL；$t_{1/2}$=(3.3±1.8)h，Cl=(8.7±5.0)L/h，V=(9.8±1.3)L，AUC=(148.2±75.4)μg·h·mL^{-1}。与文献报道的健康受试者比较，$t_{1/2}$明显延长，V明显减小，AUC明显增加($P<0.01$)。美罗培南在老年患者的药动学参数与文献报道健康受试者有较大差异，临床应用时应注意监测美罗培南血浓度。[中国药师，2017，20(3)：402-404]　　（黄　瑾　胡晋红）

重症监护病房患者美罗培南治疗药物监测队列研究　探讨基于治疗药物监测(TDM)的美罗培南个体化给药方案是否有助于提高药动学/药效学(PK/PD)达标率及抗感染疗效。纳入医院2015年1月—12月重症监护病房(ICU)使用美罗培南的患者共36例，分为干预组和对照组进行分析。干预组第4天美罗培南血药浓度为22.5μg/mL，对照组为17.5μg/mL。以最低抑菌浓度(c_{min})>8μg/mL为靶目标，干预组和对照组在第2天达标率均为22.2%，在第4天分别为100.0%和72.2%($P=0.015$)。以c_{min}>32μg/mL为靶目标，则干预组和对照组在第2天达标率均为0，在第4天分别为38.9%和5.5%($P=0.015$)。干预组和对照组临床治愈率分别为83.3%和72.2%，差异无统计学意义($P=0.437$)，失败率分别为16.7%，27.8%。干预组细菌清除率为88.9%，对照组为55.5%($P<0.05$)。ICU患者基于TDM的美罗培南个体化给药有助于提高PK/PD达标率和抗感染疗效。[医药导报，2017，36(10)：1 190-1 193]　　（黄　瑾　胡晋红）

高效液相色谱法测定人血浆中伏立康唑浓度及其应用　采用高效液相色谱法，建立一种简单、准确的测定人血浆中伏立康唑浓度的方法，并应用于临床伏立康唑血药浓度监测，以促进个体化用药。以酮康唑为内标，色谱柱：Waters Symmetry C_{18}柱(4.6mm×250mm，5μm)，流动相为乙腈-0.01mol/L醋酸铵溶液(50∶50)，流速1.0mL/min，紫外检测波长255nm，柱温40℃，进样量40μL。伏立康唑在0.1～20.0μg/mL范围内线性良好，r=0.999 7。定量下限为0.1μg/mL。伏立康唑高、中、低三个浓度的提取回收率分别是96.24%～101.61%、89.06%～93.55%、83.76%～108.87%。日内精密度RSD<9.44%，日间精密度RSD<5.56%。本方法测定患者的伏立康唑血浆药物浓度分别为6.36、4.98、0.54μg/mL。该方法灵敏度高，操作简便，结果准确，适用于伏立康唑血药浓度监测。[中国药物应用与监测，2017，14(4)：205-208]　　（黄　瑾　胡晋红）

中国汉族血液病患者CYP2C19基因多态性对伏立康唑初始稳态谷浓度的影响　研究CYP2C19基因多态性及生理病理等临床非遗传因素对伏立康唑在中国汉族血液病患者体内初始稳态血浆谷浓度(c_{ss})min的影响。采用高效液相色谱法(HPLC)检测患者体内(c_{ss})min，飞行时间质谱法(MALDI-TOF MS)对rs4244285、rs498689和rs12248560三个位点进行基因检测。采用非参数检验、Spearman秩相关检验及多重线性回归等统计学方法研究CYP2C19基因多态性及临床非遗传因素对(c_{ss})min的影响。结果共纳入了78名患者，(c_{ss})min变异系数达64.9%。CYP2C19基因多态性、年龄是造成(c_{ss})min个体间差异的影响因素，其中中间代谢型(IMs)及弱代谢型(PMs)患者较快代谢型(EMs)患者表现出更高的(c_{ss})min，IMs及PMs患者之间的(c_{ss})min差异无统计学意义($P>0.05$)；年龄与(c_{ss})min呈正相关。本研究为早期制定VRC个体化给药方案提供了临床依据，以达到提高VRC抗真菌疗效和促进患者预后的目的。[中国临床药理学杂志，2017，33(8)：694-698]　　（黄　瑾　胡晋红）

伏立康唑治疗药物浓度监测在重症监护病房患者抗真菌治疗中的应用　对诊断为侵袭性真菌病并使用伏立康唑

治疗的68例ICU患者进行回顾性分析，按照是否监测伏立康唑药物谷浓度（voriconazole trough concentration，c_{vmin}）将患者分为对照组（CON）及治疗药物浓度监测组（TDM），其中TDM组患者在伏立康唑治疗期间监测c_{vmin}，并根据c_{vmin}调整药物剂量，最后比较两组患者的治疗失败率和药物不良事件发生率。并进一步将：TDM组患者按照c_{vmin}水平分为3个亚组，分别为低于有效治疗浓度组c_{vmin}<1mg/L），达到有效治疗浓度组（c_{vmin}在1～4mg/L）和高于有效治疗浓度组（c_{vmin}>4mg/L）。比较不同亚组之间年龄、性别、白蛋白水平和持续肾替代治疗率之间的差异，寻找影响血药浓度的因素。结果和CON组相比，TDM组患者具有更低的治疗失败率，17% *vs* 3%，$P<0.01$；以及较低的药物不良事件发生率，23% *vs* 5%，$P<0.01$。3个亚组患者在性别、年龄、体重、白蛋白水平和APAPCHEII评分方面无统计学差异。与达到有效治疗浓度组及高于有效治疗浓度组的患者相比，低于有效治疗浓度组的患者持续肾替代治疗率明显升高，100% *vs* 52%，$P<0.05$及100% *vs* 29%，$P<0.05$。对于使用伏立康唑治疗侵袭性真菌病的ICU患者，尤其是那些同时接受CRRT治疗的患者，有必要进行治疗药物浓度监测，并根据c_{vmin}结果适当调整剂量，使药物浓度维持在有效治疗范围内，增加治疗成功率，同时降低药物不良反应的发生率。［中国抗生素杂志，2017，42（7）：604-610］

（黄　瑾　胡晋红）

↗ 伏立康唑治疗药物监测有效性和安全性的系统评价 系统检索Pub Med、Em Base、Cochrane Library、Clinicaltrials.gov、CNKI、万方和CBM数据库，检索日期截至2016年1月26日，对使用伏立康唑的患者进行治疗药物监测的有效性和安全性进行评价。纳入比较伏立康唑进行治疗药物监测与不进行治疗药物监测患者的随机对照试验或观察性研究，结局指标包括真菌感染相关病死率、治疗有效率、不良事件发生率、因不良事件停药发生率、肝毒性发生率、神经毒性发生率和视觉障碍发生率。两位研究者独立提取数据和进行质量评价，必要时采用荟萃分析对数据进行定量分析。共纳入1篇随机对照试验和1篇回顾性队列研究，共计169名患者，研究对象分别为成人和儿童，研究总体质量较高。对于有效性，没有研究报道真菌感染相关病死率。治疗药物监测能提高成人（$r=1.38$，95% CI：1.00～1.90，$P<0.05$）和儿童（$r=3.15$，95% CI：0.80～12.42，$P>0.05$）患者治疗有效率，但儿童患者差异无统计学意义；对于安全性，相比于非治疗药物监测组，成人患者治疗药物监测组有显著更低的因不良事件而停药的发生率（$r=0.21$，95% CI：0.05～0.95，$P<0.05$）；儿童患者治疗药物监测组有显著更高的不良事件发生率（$r=1.71$，95% CI 1.08～2.71，$P<0.05$），该结果可能与治疗药物监测组疗程更长有关。其余安全性指标差异均无统计学意义（$P>0.05$）。伏立康唑治疗药物监测虽然从药代动力学理论上能使患者获益，但仍需更多高质量的临床研究证实。［中国临床药理学杂志，2017，33（1）：80-83］

（黄　瑾　胡晋红）

↗ 伏立康唑在肾移植患者中的群体药动学研究 回顾性收集84例肾移植患者进行治疗药物监测的谷浓度和生理病理资料，利用Phoenix NLME软件建模，分析肾移植患者服用伏立康唑的群体药动学（PopPK）特征，并用VPC法和Bootstrap法进行内部验证，探究影响伏立康唑药动学参数的因素，为临床个体化给药提供依据。肾移植患者的伏立康唑的药动学特征符合一级消除一室模型，最终PopPK模型为：表观分布容积$V(L)=183.69\times[1+(HGB-98)\times0.016]\times\exp(\eta_V)$，清除率$Cl(L/h)=7.24\times[1+(ALB-36)\times0.037]\times\exp(\eta_{Cl})$。血红蛋白（HGB）对$V$有显著影响，白蛋白（ALB）对Cl有显著影响，所建PopPK模型较稳定，可以较好地描述肾移植患者伏立康唑的药动学特征。［中国医院药学杂志，2017，37（3）：221-226］

（黄　瑾　胡晋红）

↗ 液相色谱-串联质谱法同时测定血清中5个三唑类抗真菌药物浓度及其治疗药物监测应用 建立同时测定血清中5个三唑类抗真菌药物（氟康唑、伏立康唑、伊曲康唑、羟基伊曲康唑、泊沙康唑）浓度的液相色谱-串联质谱（LC-MS/MS）方法，并应用于临床三唑类抗真菌药物的治疗监测。50μL血清样品加入同位素内标，采用乙腈直接沉淀法处理样品后稀释进样分析。采用XSELECT CSH C_{18}（2.1mm×100mm，3.5μm）色谱柱进行色谱分离，流动相为0.1%甲酸10mmol/L乙酸铵水溶液-0.1%甲酸乙腈水溶液，梯度洗脱，流速为0.5mL/min，进样量5此，色谱分析时间5.5min；采用电喷雾离子源，反应监测模式，正离子扫描进行测定。5个三唑类抗真菌化合物的线性范围为0.02～20μg/mL，线性相关系数均大于0.998 6，各浓度的批内和批间相对标准差（RSD）<10.6%，提取回收率为80.5%～98.4%，方法准确度为87.4%～111.0%，收集临床ICU和血液科严重侵袭性真菌病20例接受伏立康唑治疗的患者，伏立康唑的血药浓度0.24～4.06μg/mL，个体间差异较大。本方法同时定量检测5个三唑类抗真菌药物的血药浓度，可应用于临床治疗药物监测。［药物分析杂志，2017，37（6）：1 038-1 045］

（黄　瑾　胡晋红）

↗ 儿童伏立康唑治疗药物浓度监测的临床意义 采集76例以常规推荐剂量静脉滴注或口服伏立康唑治疗侵袭性真菌感染患儿的血液标本共99份，应用高效液相色谱-质谱联用技术检测谷浓度，评估伏立康唑治疗药物浓度监测在儿童侵袭性真菌感染治疗中的作用。测定伏立康唑谷浓度中位值为0.784μg/mL（0.025～9.910μg/mL），其中44例（44.4%）达到目标浓度范围（1～5.5μg/mL），给药剂量与血药浓度之间缺乏相关性（$r=0.252$，$P=0.315$）。个体间和个体内血药浓度变异系数分别为97.0%和69.6%。患儿年龄分布2个月至14岁，年龄<6岁的患儿与年龄>6岁的患者相比，谷浓度要达到目标范围需要给予更高剂量的伏立康唑（每次6.1mg/kg *vs* 4.55mg/kg，$P<0.05$）。谷浓度<1μg/mL的患儿治疗失败率高于成功率（58.8% *vs* 46.5%），但差异无统计学意义（$P=0.390$）。5名患儿治疗中监测谷浓度<1μg/mL且疗效不佳，通过提高给药剂量使谷浓度达1μg/mL以上，最终治疗有效。2例谷浓度≥5.5μg/mL的患儿均出现肝功能异常。采用常规推荐剂量给药，部分儿童难以达到伏立康唑的目标浓度。伏立康唑血药浓度在个体间和个体内均有较大的差异。低龄儿童要达到有效的伏立康唑血药浓度，往往需给予更高的用药剂量。开展伏立康唑药物浓度监测不仅可以保障患儿用药的安全性和有效性，同时可为合理制订我国儿童的伏立康唑初始治疗方案提供研究数据。[中国医院药学杂志，2017，0(23)：2 387-2 390]　（黄　瑾　胡晋红）

UPLC-MS/MS 法测定卡泊芬净血浆浓度　建立UPLC-MS/MS法测定血浆中卡泊芬净的浓度。采用AQ C_{18}色谱柱（100mm×2.1mm，3μm），柱温40℃，流动相为甲醇和0.2%甲酸5mmol/L乙酸铵水溶液梯度洗脱，流速0.4mL/min，电喷雾离子化，正离子扫描模式下，卡泊芬净 m/z 547.5→538.5，罗红霉素 m/z 838.6→157.9（内标），分析时长6.5min。卡泊芬净在0.1～25μg/mL中呈良好的线性关系（$R^2=0.999\,5$）；定量下限为0.1μg/mL；提取回收率为59.08%；日内及日间RSD<15%、准确度、精密度、稳定性等均符合生物样品测定要求。低、中、高和定量下线浓度点的卡泊芬净提取回收率相一致。本方法操作简单、快捷、准确、灵敏度高且重现性良好，适用于临床上对卡泊芬净血药浓度的快速监测。[中国临床药理学与治疗学，2017，22(10)：1 133-1 137]

（黄　瑾　胡晋红）

HPLC快速测定胺碘酮及去乙基胺碘酮血药浓度的方法建立　建立高效液相色谱方法，监测血清中胺碘酮及去乙基胺碘酮的血药浓度。以决奈达隆为内标，血清经蛋白沉淀后采用Alltima C_{18}色谱柱（4.6mm×250mm，5μm）进行分析，以乙腈-100mmol/L磷酸二氢钠（磷酸调pH至3.0）(55∶45)为流动相，流速1.0mL/min，柱温30℃，检测波长241nm。并将测定结果和薄层扫描法的测定结果进行统计分析和比较。方法具有良好的专属性，血清中的内源性物质和临床常见合用药物不干扰测定；胺碘酮质量浓度在0.048～3.842μg/mL的范围内线性良好（$r=0.999\,6$），去乙基胺碘酮质量浓度在0.051～4.084μg/mL的范围内线性良好（$r=0.999\,8$）；胺碘酮和去乙基胺碘酮的最低检测限均为0.02μg/mL，定量限均为0.05μg/mL；准确度和精密度良好，相对回收率和绝对回收率均在97.5%～104.2%之间，日内精密度和日间精密度均小于8.0%；稳定性良好，在室温、冻融和冷藏（2～4℃）条件下胺碘酮和去乙基胺碘酮浓度的相对误差（RE）均小于±9%。方法学比较显示：新建的HPLC法和薄层扫描法的测定结果具有良好的相关性，且无显著性差异（$P>0.05$），但在<0.02μg/mL的低浓度区，2种方法有显著性差异（$P<0.05$），HPLC法测定结果高于薄层扫描法。该方法快速、简便，易推广，可作为血清中胺碘酮及去乙基胺碘酮的血药浓度监测方法。[药物分析杂志，2017，37(10)：1 763-1 768]

（黄　瑾　胡晋红）

急性肾衰竭患者药物中毒监护实例谈TDM工作模式改进　通过实例分析多种抗生素过量引发精神症状的移植肾衰竭病例的诊治过程及药学监护，探讨治疗药物监测工作如何与药学监护相结合才更具临床价值。分析实例中不良事件发生的原因、环节的疏漏及药学监护的缺位等问题，查找药师原有工作模式的不足，及时改进模式并实施。根据新模式要求，临床药师实时监测重点药品的临床应用，并积极沟通临床进行血药浓度监测；发现异常数据，药师研习病史，床边会诊，向主治医师提出药师建议；对危重、疑难病例实施药学监护，直至病情转归。该危重患者在规律血透下，血肌酐基本稳定；肺部感染痊愈；精神症状有所减轻。TDM与药学监护的有效结合使临床药学工作更为主动、更具时效，临床药师应发挥专业优势，提供差异化服务，确保用药安全有效。[中国药物应用与监测，2017，14(4)：247-250]

（黄　瑾　胡晋红）

特重度烧伤患者早期应用万古霉素的效果　回顾性分析重症医学科在2014年8月2日昆山爆炸事故中收治的15例特重度烧伤患者的资料，对其早期（伤后14d及其内）使用万古霉素持续静脉滴注（联合亚胺培南）治疗的效果进行统计分析。(1)分别在第3、6、10次给药前30min采用直接化学发光法监测万古霉素稳态血药浓度。(2)统计患者住院期间检出的革兰阳性菌分布及其对14种常见抗菌药物的耐药性。(3)统计患者治疗前后的血清降钙素原（PCT）、白细胞计数、中性粒细胞，以及烧伤早期抗感染疗效评级。(4)患者治疗前后血清AST、ALT、肌酐水平及治疗期间的不良反应情况。采用WHONET 5.5统计软件分析病原菌中革兰阳性菌分布情况，以及革兰阳性菌对14种常见抗菌药物的耐药情况。对数据行Wilcoxon秩和检验。结果(1)本组患者共进行了29次稳态血药浓度监测，万古霉素稳态血药浓度波动于4.3～42.1μg/mL，在第3、6、10次给药前监测中，稳态血药浓度达标比分别为1、3/14、2/7。(2)共分离到79株革兰阳性菌，其中金黄色葡萄球菌49株，占62.03%；溶血葡萄球菌9株，占11.39%；表皮葡萄球菌7株，占8.86%；屎肠球菌12株，占15.19%；粪肠球菌2株，占2.53%。前述葡萄球菌属细菌对青霉素类抗菌药物、红霉素及环丙沙星耐药率高，对利奈唑胺、替考拉宁及呋喃妥因耐药率低。前述肠球菌属细菌对红霉素、环丙沙星及庆大霉素耐药率高，对利奈唑胺和替考拉宁耐药率低。前述葡萄球菌属细菌对万古霉素均敏感，前述肠球菌属细菌检出 2 株抗万古霉素肠球菌。(3) 本组患者治疗前血清 PCT、白细胞计数和中性粒细胞为(8.1 ±7.5) ng/mL、(24 ±10) $\times 10^9$/L、0.898 ±0.029，均明显高于治疗后的(3.0 ±2.8) ng/mL、(12 ±5) $\times 10^9$/L、0.867 ±0.016 (Z 值分别为 -2.103、-3.237、-3.068，$P<0.05$ 或 $P<0.01$)。本组患者早期治疗后，显效 7 例、进步 5 例、无效 3 例，临床有效比 4/5。(4) 本组患者治疗前后 AST、ALT、肌酐水平差异无统计学意义（Z 值分别为 -0.057、-1.508、-1.363，P 值均大于 0.05)。治疗期间仅有 1 例患者肝肾功能指标出现了明显异常。特重度烧伤患者在烧伤早期积极合理地应用万古霉素清除了大部分革兰阳性菌，联合亚胺培南治疗控制了感染发展，但万古霉素治疗剂量应个体化并注意规律监测稳态血药浓度，根据结果及时用药调整，使其稳态血药浓度维持在有效安全范围内，从而提高万古霉素合理用药水平。[中华烧伤杂志，2017，33(4)：206-210]

（黄　瑾　胡晋红）

万古霉素在新生儿和小婴儿患者中的群体药动学研究

建立万古霉素在新生儿和小婴儿患者的群体药动学(PPK)模型，为临床个体化用药提供参考。收集 85 例新生儿科患者静脉注射使用万古霉素后的血药浓度数据和临床资料。将患者分为两组，模型组($n=71$)采用 Phoenix NLME™1.3 软件进行 PPK 分析，建立一房室药动学模型(个体间变异采用指数模型，个体内变异采用混合误差模型)，考察各协变量对参数 V 和 Cl 的影响。用拟合优度、自举法对最终模型的性能进行内部验证。采用验证组($n=14$)患者的血药浓度，计算平均预测误差(MPE)、平均绝对预测误差(MAE)、平均预测误差均方(MSPE)对最终模型进行外部验证。结果 PPK 最终模型为 $V(\mathrm{L})=3.167$，$\mathrm{Cl}(\mathrm{L/h})=0.413\times(\mathrm{WT}/3.32)^{0.747}\times(\mathrm{PNA}/25)^{0.402}\times e^{\eta \mathrm{Cl}}$，体质量(Wt)和产后日龄(PNA)对 Cl 有影响。拟合优度、自举验证的结果表明最终模型稳定、预测结果可靠。外部验证最终模型计算 MPE、MAE 和 MSPE 值分别为(-0.843 ±1.347)、(1.462 ±1.175)和(2.432 ±4.293) mg/L。血药浓度实测值和最终模型的个体预测值的决定系数 $R=0.955$，外部验证说明最终模型预测准确度较好。结论本研究建立的万古霉素新生儿和小婴儿患者的 PPK 模型预测能力和稳定性良好，可为其个体化给药方案的制订提供参考。[中国新药与临床杂志，2017，36(4)：215-220]

（黄　瑾　胡晋红）

新生儿万古霉素的群体药动学研究　回顾性收集医院新生儿患者 91 例，154 个万古霉素谷浓度数据，应用非线性混合效应模型(NONMEM)考察新生儿患者万古霉素群体药动学特征。采用一级消除的一室模型进行数据拟合，并引入生理成熟度模型考察体重和年龄对清除率的影响。采用自举法和正态预测分布误差法(NPDE)进行最终模型评价。在模型应用时，应用最终模型及参数估算值，结合 Monte Carlo 法模拟，评价 MIC 为 1mg/L 时不同孕周、日龄和血清肌酐水平的典型患儿在不同给药方案下的 $\mathrm{AUC}_{0\text{-}24h}/\mathrm{MIC}\geq 400$ 的比例。结果最终模型确定体重、矫正孕周和血清肌酐为影响清除率的主要因素。模型评价表明，模型参数估算可靠、模型稳定。此外，血清肌酐低水平(15μmol/L)组有 96% 的患儿在指南推荐给药方案下 $\mathrm{AUC}_{0\text{-}24h}/\mathrm{MIC}$ 未达标，可根据所建立的模型计算给药剂量。本研究建立的新生儿万古霉素群体药动学模型可为新生儿人群的万古霉素的个体化给药提供参考。[中国药学杂志，2017，52(16)：1 434-1 441]

（黄　瑾　胡晋红）

中国成年感染患者万古霉素群体药动学研究　收集来自 3 家医院的 128 例成年万古霉素治疗患者，研究其群体药动学(population pharmacokinetics，PPK)模型。共监测 235 个血清浓度，采用 Kinetica 软件的 PPK 模块中的一室静脉给药模型通过期望最大法(EM)和贝叶斯反馈拟合数据得到基础模型。利用逐步正向回归法研究消除速率常数(Kel 和 Vd)与患者个体协变量肌酐(Scr)、年龄(Age)、体质量(Wt)、性别(Sex)以及合并用药之间的关系，并拟合最终模型。利用内部自举法和外部验证法对模型进行评价。结果本研究中最终模型公式为 $\mathrm{Kel}=\theta1\times(\mathrm{Scr})^{\theta2}\times(\mathrm{Sex})^{\theta3}$，$V=\theta4\times(\mathrm{Scr})^{\theta5}\times(\mathrm{Age})^{\theta6}\times(\mathrm{Wt})^{\theta7}$ ($\theta_1=0.18$；$\theta_2=-0.19$；$\theta_3=-0.31$；$\theta_4=20.85$；$\theta_5=-0.52$；$\theta_6=-0.23$；$\theta_7=0.98$)。最终模型对应的 CL 和 Vd 群体典型值分别为 5.0L/h 和 66.9L，外部验证中贝叶斯预测平均误差分别为 0.8L/h 和 9L。本研究通过所建立的万古霉素 PPK 模型，较好地反映中国成年患者的万古霉素 PPK 特征，贝叶斯单点反馈误差较低，为提高治疗效果、减少不良反应以及实现个体化给药提供了重要的理论实验参考依据。[中国现代应用药学，2017，34(1)：101-106]

（黄　瑾　胡晋红）

高肌酐清除率重症患者万古霉素血药浓度监测分析

对 2016 年 3 月—12 月入住我院重症监护室使用并监测万古霉素血清谷浓度且肌酐清除率大于 120mL/min 的患者的一般资料、万古霉素血清浓度、疗效等临床信息进行统计分析。57 例患者、96 例次万古霉素血清谷浓度中，仅 21.88% (21/96) 达到目标浓度(15～20mg/L)，多重线性回归分析显示，肌酐清除率、给药剂量及血浆白蛋白为影响万古霉素血清谷浓度的主要因素($P<0.05$)，万古霉素达标者与未达标者病死率比较差异无统计学意义($P>0.05$)。高肌酐清除率重症患者万古霉素血清谷浓度临床达标率低，需密切监测血药浓度，及时调整治疗方案。[药学与临床研究，2017，25(6)：493-496]

（黄　瑾　胡晋红）

ICU患者血浆中去甲万古霉素浓度监测及临床用药相关性分析 采用HPLC-UV法测定去甲万古霉素的血药浓度，对2015年1～4月ICU病房患者105例次去甲万古霉素血药浓度监测结果进行研究和分析。30例次去甲万古霉素血浆谷浓度在治疗窗范围（10～20mg/L）内，占28.57%；49例次达到中毒浓度（>20mg/L），占46.67%。60岁以上组与40岁以下组比较，谷浓度有统计学差异（$P<0.05$）；肾功能中、重度损害组与肾功能正常组比较，谷浓度有统计学差异（$P<0.05$），且肾功能重度损害组中毒浓度比例达100%。去甲万古霉素血药浓度个体差异较大，应进行血药浓度监测，特别是对于老年及肾功能损害患者，应常规监测并实现个体化用药，以保证临床用药安全有效。［中国新药杂志，2017，26（2）：236-240］

（黄　瑾　胡晋红）

基于治疗药物监测制定万古霉素给药方案路径研究 建立基于治疗药物监测（TDM）的万古霉素给药方案路径，使其具有临床可操作性。系统研究了万古霉素TDM靶标、人群差异、输注方式和剂量决定因素，最终制定万古霉素给药方案制定的路径。血药浓度-时间曲线下面积/最低抑菌浓度（AUC/MIC）比谷浓度作为万古霉素TMD靶标更为准确，谷浓度10　～15mg/L可能是不足的。建立了根据患者特征选择不同方法进行万古霉素剂量计算的基本路径流程。简单计算方法结果粗略但简单快速，模型法需要借助软件和模型，结果准确度高，但相对复杂。特殊人群需要考虑其特殊特征参数。建立了基于TDM数据制定万古霉素给药方案的基本路径，可以提高临床可操作性，提供清晰的思路。［中国临床药理学杂志，2017，33（23）：2 484-2 488］

（黄　瑾　胡晋红）

基于《中国万古霉素治疗药物监测指南》对万古霉素药物治疗监测现状评价研究 基于2016年《中国万古霉素治疗药物监测指南》评价万古霉素血药浓度监测的现状，为临床合理有效的使用万古霉素提供依据。根据2016年7月《中国万古霉素治疗药物监测指南》的推荐标准，将2016年7月—12月出院的患者中所有使用万古霉素的住院病例进行回顾性调查，分析万古霉素血药浓度监测结果和抽血时间的关系。分析未进行万古霉素监测患者体重指数、肾功能状态和病情危重程度APACHE Ⅱ评分与急性肾损害的风险关系。使用万古霉素的病例为408例，其中进行血药浓度监测的有107例，监测率是26.2%，共监测197例次。其中76（38.58%）例次的抽血时间在给药后48～72h。未进行血药浓度监测的病例为301例，其中肥胖患者51例（16.94%），肾功能不全病例36例（11.96%），APACHE Ⅱ评分大于20的患者有86例（28.57%），而这些患者都应监测血药浓度。万古霉素血药浓度监测情况与指南推荐存在差距，尤其是肥胖、肾功能不全和重症患者应该加强监测。［中国药物警戒，2017，14（7）：435-438］

（黄　瑾　胡晋红）

替考拉宁血药浓度监测对肺炎患者用药方案的指导意义探讨 对95例肺炎患者的临床资料进行回顾性分析，探讨替考拉宁血药浓度监测（TDM）对肺炎患者用药负荷剂量、临床疗效和不良反应的指导意义。按替考拉宁负荷给药方式和剂量不同，分为3组，A组：负荷量400mg q 12h，静注3次，持续400mg qd；B组：负荷量400mg q 12h，静注2次，持续400mg qd；C组：负荷量400mg，q 12h，静注2次，持续200mg qd。采用高效液相色谱（HPLC）法检测血清谷浓度（c_{min}）。血常规、CRP、PCT、胸部CT、细菌学情况、ALT、AST、CLcr、BUN、PLT和ALP分别在治疗前、治疗7d进行检测。结果：A（14.74±5.25）、B（13.14±4.71）和C（15.36±7.08）3组间c_{min}比较，无显著差异（$P=0.409$），但A组和C组平均值总体比B组略高。3组患者首次c_{min}达到10～30mg/L的比率分别78.85%，68.18%，86.67%（$P=0.392$），但C组满足治疗范围的比例明显高于A组和B组。第4天根据c_{min}值调整剂量后，复测c_{min}，3组患者均能达到10～30mg/L。A、B和C3组间总有效率无显著差异（$P=0.848$），并极少有不良反应发生。结论：使用替考拉宁时，要规范给予负荷剂量，且有必要进行TDM监测，根据结果调整给药剂量，避免替考拉宁疗效不佳或不良反应发生。［中国医院药学杂志，2017，37（8）：771-775］

（黄　瑾　胡晋红）

基于治疗药物监测的重症患者哌拉西林他唑巴坦PK/PD研究 采用高效液相色谱法测定患者哌拉西林血药浓度，探索临床使用哌拉西林他唑巴坦的重症感染患者首次治疗药物监测（TDM）后的峰谷浓度及PK/PD参数达标情况。以建立的简易数学模拟法为基础，分别计算$fT_{>MIC}\geq 50\%$及100%的比例，并分析不同MIC值下各PK/PD目标值的达标情况。58例患者的首次谷浓度为（31.68±44.33）μg/mL，峰浓度为（206.59±101.37）μg/mL，有5例（8.6%）患者首次谷浓度超过5MIC，患者个体间变异较大；$fT_{>MIC}\geq 50\%$及100%的达标率分别为62.07%和36.21%。58例患者中7例确认为哌拉西林他唑巴坦耐药病原菌感染（MIC≥128μg/mL），当按耐药菌的最低MIC值（128μg/mL）计算时，其$fT_{>MIC}\geq 50\%$及100%的达标率仅为28.57%和0。有必要在重症感染患者中开展基于TDM的哌拉西林他唑巴坦个体化给药方案设计。［中国医院药学杂志，2017，37（17）：1 702-1 705］

（黄　瑾　胡晋红）

UPLC与HPLC测定人血浆中多索茶碱的比较 比较UPLC与HPLC分析多索茶碱血药浓度时灵敏度的差异。方法UPLC法的色谱柱为Kinetex C_{18}柱（100mm×2.1mm，1.7μm），HPLC法的为Diamonsil C_{18}柱（150mm×4.6mm，5μm），流动相均为甲醇-10mmol/L乙酸铵（25∶75），流速分别为0.3、1.0mL/min，检测波长均为274nm，进样量分别为10、20μL。结果与HPLC比较，UPLC法中多索茶碱的灵敏度提高了300倍，同时分析时间缩短1/3；UPLC法能够定量测定临床接受多索茶碱治疗40名患者的血浆药物浓度为0.163～12.8μg/mL，而其中8名患者的血药浓度低于1.0μg/mL，HPLC法无法准确测定。与HPLC比较，UPLC不仅能缩短分析时间，而且能大幅度提高分析方法的检测灵敏度，可满足临床治疗药物监测对分析方法的灵敏度需求。[华西药学杂志，2017，32(3)：281-283]　（黄　瑾　胡晋红）

卵巢癌化疗患者紫杉醇血药浓度监测的临床价值　研究卵巢癌患者化疗后，紫杉醇（PTX）血药浓度与疗效及不良反应的相关性。75例卵巢癌患者接受PT方案（紫杉醇-卡铂）一线化疗。于每周期PTX静脉输注开始后（24±6）h采集静脉血2次，采用胶乳免疫比浊法检测PTX浓度。根据PTX血药浓度的平均值，将75例患者分为≤25 h组、（26～30）h组和≥31 h组，回顾性分析PTX血药浓度与疗效及与不良反应间的相关性。结果≤25 h组、（26～30）h组、≥31 h组PTX血药浓度分别为（22.54±2.04）h、（28.62±1.87）h、（33.01±2.84）h，差异有统计学意义（$P<0.05$）。随着PTX血药浓度的升高，化疗的不良反应发生率增多，程度加强（$P<0.05$）。（26～30）h组的有效率（31.25%）高于≤25 h组（20%）（$P=0.02$），与≥31 h组有效率（33.33%）相比差异无统计学意义（$P=0.96$）。卵巢癌采用紫杉醇PTX血药浓度在（26～30）h的患者疗效好，且不良反应稍低。[肿瘤防治研究，2017，44(4)：268-271]　（黄　瑾　胡晋红）

肺栓塞患者华法林稳态血药浓度监测结果回顾分析　收集2013年10月至2016年9月于上海交通大学医学院附属新华医院呼吸科病房住院的103例肺栓塞患者的临床资料，分析肺栓塞患者华法林稳态血药浓度监测结果。华法林血药浓度测定采用高效液相色谱（HPLC）法，分析其在不同年龄、性别患者中的差异。结果103患者华法林稳态血药浓度平均值为（0.74±0.33）mg/L。华法林血药浓度随患者年龄的增加有升高趋势，但差异无统计学意义（$P>0.05$）。女性患者的华法林稳态血药浓度明显高于男性患者，差异有统计学意义[（0.84±0.45）mg/L比（0.65±0.33）mg/L]（$P<0.05$）。肺栓塞患者服用华法林后，血药浓度个体差异较大。及时监测肺栓塞患者华法林血药浓度有助于及时调整用药剂量，促进华法林个体化给药方案的实施。[中国医药，2017，12(7)：1 073-1 075]　（黄　瑾　胡晋红）

治疗药物监测在晚期食管癌多西他赛联合奈达铂化疗中的应用价值　多西他赛广泛应用于多种癌症治疗，但由于其个体药代动力学差异较大和治疗窗狭窄，个体间疗效和不良反应差异较大。本研究探讨晚期食管癌患者应用多西他赛联合奈达铂方案化疗过程中，进行治疗药物监测的意义。收集2014-07-01至2015-12-31南通大学附属肿瘤医院晚期食管癌患者72例，给予多西他赛75mg/m²，静脉滴入；奈达铂80mg/m²，静脉滴入，21d为1个周期。多西他赛静脉滴入结束前10min和静脉滴入结束后30～60min各采集静脉2mL，采用胶乳免疫比浊法检测血药浓度，对血药浓度结果进行药代动力学分析，得出血药浓度-时间曲线下面积（area under concentration-time curve，AUC）。根据多西他赛AUC值，分为高AUC组、正常范围AUC组和低AUC组。比较3组近期疗效，每2个周期结束评价近期疗效，并观察不良反应发生情况。结果3组有效率、临床获益率差异均无统计学意义，$P>0.05$。低AUC组Ⅲ+Ⅳ级白细胞减少发生率为11.76%，低于正常范围AUC组的42.86%，$P=0.033$；高AUC组Ⅲ+Ⅳ级血小板减少发生率为61.54%，明显高于正常范围AUC组23.81%，$P=0.020$。较正常范围AUC组贫血发生率52.27%，高AUC组贫血发生率（92.31%）明显升高，$P=0.015$。而恶心呕吐、口腔炎和体液潴留等不良反应发生率比较差异无统计学意义，$P>0.05$。多西他赛药代动力学参数AUC与晚期食管癌患者多西他赛联合奈达铂化疗所致血液学毒性严重程度密切相关，进行治疗药物监测值得在临床推广和应用。[中华肿瘤防治杂志，2017，24(3)：192-195]　（黄　瑾　胡晋红）

肾移植受者术后咪唑立宾血药浓度监测及肌酐清除率对其影响　建立肾移植受者术后咪唑立宾浓度的高效液相色谱串联质谱（HPLC-MS/MS）分析方法，测定咪唑立宾浓度并探讨肌酐清除率对咪唑立宾血药浓度的影响。HPLC色谱柱XDB-C_{18}（150mm×4.6mm，5μm）；流动相0.1%甲酸水溶液（A）-乙腈（B），梯度洗脱：0～2min 70% A，2～4min 40% A，4～7min 70% A；流速0.6mL/min；电喷雾离子源ESI负离子模式。肾移植受者术后口服咪唑立宾（100mg bid），在初次服药后第10日与第15日分别于服药前半小时和服药后3h测定血药浓度，观察肌酐清除率对药物浓度的影响。结果：目标化合物咪唑立宾与内标BA-TPQ的离子质荷比（m/z）分别为258.2→126.1和278→91.1。二者分离完全，保留时间分别为2.14min和2.74min，提取回收率稳定，日内、日间精密度RSD低于15%，血浆样品在低温环境中稳定。肾移植受者血药浓度监测表明，咪唑立宾浓度与肌酐清除率高度相关，随肌酐清除率降低而升高，不良反应可能与峰浓度高有关。肾移植术后监测咪唑立宾血药浓度，根据肌酐清除率调整给药剂量，有助于降低排异反应，减少不良反应的发生。[中国医院药学杂志，2017，37(19)：1 933-1 936]　（黄　瑾　胡晋红）

肾移植患者术后免疫抑制治疗中的吗替麦考酚酯药物暴露分析　纳入97例肾移植术后免疫抑制治疗患者，分析霉酚酸血浆浓度谷值为药物暴露标志的特征,参考国内外推荐治疗药物暴露靶值 1 ~3.5μg/mL,评估应用治疗药物监测开展个体化治疗必要性。统计分析运用 SPSS 20.0,就监测数据状态做正态分布图,采用完全随机设计的单因素方差分析不同条件下的监测结果。结果监测总样本及不同因素下样本的霉酚酸暴露数据状态符合正态分布,总样本计 526 例次的血药浓度(2.51 ±1.79)μg/mL,其中 332 例次达到推荐靶值范围,平均血药浓度为(2.08 ±0.71)μg/mL,达标率为 63.0%。不同因素下状态比较:男女两组间血药浓度无统计学差异($P>0.05$);中青年(18~64 岁)组和老年(65~77 岁)组间血药浓度有统计学差异($P<0.05$);不同给药剂量组两两进行比较,血药浓度无统计学差异($P>0.05$)。不同给药方案的影响,MMF + CsA + Pre 和 MMF + FK506 + Pre 组、MMF + CsA 组和 MMF + FK506 组、MMF + FK506 + Pre 组和 MMF + CsA 组、MMF + CsA + Pre 组和 MMF + FK506 组分别对比,血药浓度有统计学差异($P<0.05$)。吗替麦考酚酯临床治疗个体差异较大,影响药物暴露的因素涉及年龄、剂量和合并用药等,有必要实施治疗药物监测,进行个体化治疗。[中国药学杂志,2017,52(7):602-608] （黄　瑾　胡晋红）

↗ 肾移植患者西罗莫司的群体药代动力学模型研究　以 111 例肾移植术后采用西罗莫司进行免疫抑制治疗的患者为研究对象,回顾性收集患者常规监测的西罗莫司稳态血药浓度及相应的实验室检查数据,运用 Phoenix NLME 药动学软件建立西罗莫司的群体药动学模型,分析影响药动学参数的因素。最终模型采用 Bootstrap 法和可视化预测检查进行内部验证。西罗莫司符合一级消除动力学一室模型。发现红细胞比容对清除率有影响,碱性磷酸酶对分布容积有影响,获得的最终模型 Cl/F 值为 10.8 L/h,V/F 为 1011 L。Bootstrap 验证和可视化预测检查的评价结果表明模型预测结果可靠。本研究成功建立了肾移植患者西罗莫司的群体药动学模型,考察了年龄、体重、性别、合并用药以及各生化指标对模型的影响,为实现西罗莫司的临床合理用药提供参考。[南京医科大学学报:自然科学版,2017,37(9):1 193-1 199] （黄　瑾　胡晋红）

↗ 应用群体药动学模型考察联合用药对氨甲蝶呤药动学的影响　为建立儿童氨甲蝶呤(MTX)群体药动学(PPK)模型,考察联合用药对其药动学的影响,收集 294 例急性淋巴细胞白血病(ALL)患儿行大剂量 MTX 化疗后的血药浓度数据和临床资料。将患儿随机分为两组,模型组($n=245$)采用 NLME 程序进行 PPK 分析,建立二房室药动学模型,考察各协变量对参数 Cl_1、Cl_2、V_1 和 V_2 的影响。用拟合优度、自举法和正态化预测分布误差对最终模型的性能进行内部验证。采用验证组患儿($n=49$)的数据计算平均预测误差(MPE)、平均绝对预测误差(MAE)、平均预测误差平方(MSE)、平方预测误差(SPE)和均方根预测误差(RMSE)对模型进行外部验证。结果最终模型药动学参数的群体典型值为:V_1 = 20.51 L/m^2,V_2 = 2.95 L/m^2,Cl_1 = 6.81 L/(m^2·h),Cl_2 = 0.17 L/(m^2·h)。质子泵抑制剂(PPIs)、青霉素类药物、非甾体抗炎药(NSAIDs)分别使 MTX 清除率下降 20.5%、19.7%、13.1%。其他协变量与 MTX 清除率无显著相关性。最终模型的预测性能较好且优于基本模型。单用 MTX 患儿体内 MTX 清除率高于合用 PPIs、青霉素类药物、NSAIDs 患儿体内 MTX 清除率($P<0.05$)。本研究成功建立了 ALL 患儿 MTX 化疗后的 PPK 模型,模型结构表明合用 PPIs、青霉素类药物、NSAIDs 可使 MTX 的清除率降低。[中国新药与临床杂志,2017,36(2):79-87] （黄　瑾　胡晋红）

↗ 应用群体药动学-药效学结合模型评估大剂量氨甲蝶呤化疗后的骨髓抑制　收集 144 例急性淋巴细胞白血病(ALL)患儿行大剂量氨甲蝶呤(HDMTX)化疗的临床资料。以 MTX 血清药物浓度作为药动学指标,化疗 5d 后的白细胞计数减少率作为药效学指标,采用非线性混合效应建模法进行数据分析,建立群体药动学(PPK)-药效学(PD)模型评估大剂量氨甲蝶呤(HDMTX)化疗后的骨髓抑制效应,促进个体化用药。药动学模型选用二房室开放式模型,药效学模型选用带效应室的 SigmoidEmax 模型。用拟合优度(goodness-of-fit)、自举法(Bootstrap)和正态化预测分布误差(NPDE)对最终模型的预测性能进行验证。PPK-PD 最终模型参数的群体典型值分别为:V_1(中央室分布容积) = 15.46 L,V_2(周边室分布容积) = 1.95 L,Cl(表观清除率) = 4.76 L/h,Cl_2(周边室清除率) = 0.11 L/h,k_{e0}(效应室消除速率常数) = 0.003 6 h^{-1},EC_{50}(达最大效应一半时效应室浓度) = 0.87mg/L,γ(陡度因子) = 1.91,E_{max}(最大效应参数) = 79.87%。化疗期间的总碱化量(碳酸氢钠)对 MTX 的表观清除率有显著影响。拟合优度、自举验证和 NPDE 结果表明,最终模型稳定,预测结果可靠。本研究成功建立了用于评估 HDMTX 化疗后骨髓抑制程度的 PPK-PD 模型,可为临床优化给药方案提供帮助。[中国新药杂志,2017,26(19):2 306-2 314] （黄　瑾　胡晋红）

↗ 大剂量氨甲蝶呤血药浓度影响因素——1 050 例氨甲蝶呤血药浓度监测结果分析　探讨大剂量氨甲蝶呤应用于血液系统疾病中的血药浓度与患者病理生理状态的关系,发现影响药物体内消除的因素,为氨甲蝶呤群体药动学研究提供线索。并统计不良反应,为临床安全应用大剂量氨甲蝶呤提供依据。收集 2014 年 1 月至 2016 年 2 月共 1 050 例氨甲蝶呤血药浓度监测结果,全面收集病例信息,分析血药浓度与年龄、体重指数、给药剂量、输注时间、肝肾功能、尿量、尿 pH、白蛋白等因素的关系,并汇总分析不良反应发生情况。1 050 例氨甲蝶呤血药浓度的检测结果中,停药后 20 小时血药浓度 651 例(占 62.00%) < 1.0μmol/L,312 例(占

29.71%)在 1 ~ 5μmol/L,87 例(占 8.29%)≥5.0μmol/L。患者的年龄、体质量指数、给药剂量、输注时间、尿量、总胆红素水平、肌酐清除率以及白蛋白水平对血药浓度分布的影响具有统计学意义,而丙氨酸氨基转移酶水平、尿 pH 值对于血药浓度分布的影响没有统计学显著性。[临床药物治疗杂志,2017,15(5):22-26]　(黄　瑾　胡晋红)

↗ 茶碱在老年慢性阻塞性肺疾病患者中的群体药动学　收集 2014 年 4 月—12 月某院诊断为慢性阻塞性肺疾病应用茶碱治疗的 68 例老年患者的血药浓度监测数据及临床资料,运用非线性混合效应模型法(NONMEN)定量分析性别、年龄、体质量及肝肾功能等因素对药动学参数的影响,最终建立老年慢性阻塞性肺疾病患者中的群体药动学(PPK)模型。采用拟合优度、自举法和可视化检验对最终模型的性能进行内部验证。茶碱的药动学符合一室模型,最终模型公式为:$Cl = \theta_{Cl} \times (WT/63)^{\theta WT} \times \exp(\eta CL)$, $V = \theta_V \times \exp(\eta V)$,其中的协变量为体质量,模型 Cl 和 V 的群体典型值分别为 0.849 L/h,13.7 L。拟合优度、自举法和可视化检验的评价结果表明最终模型稳定,预测结果可靠。建立的 PPK 模型能较好地描述茶碱在老年慢性阻塞性肺疾病患者中的药动学特点,患者体质量对参数 CL 有显著性影响。[中国医院药学杂志,2017,37(11):1 069-1 073]　(黄　瑾　胡晋红)

↗ 基于 NONMEM 法建立紫杉醇群体药动学模型　收集 138 例接受紫杉醇(paclitaxel,PTX)治疗的肿瘤患者(建模组 105 例,验证组 33 例)210 个血样,HPLC 法测定紫杉醇血药浓度,PCR-RFLP 法检测 MDR1 C3435T。应用非线性混合效应模型(NONMEM)法,考察 MDR1 C3435T 基因多态性、合并用药及病理生理因素对紫杉醇药动学参数的影响,建立紫杉醇群体药动学(population pharmacokinetic,PPK)模型。对模型进行拟合优度诊断、自举法(Bootstrap)内部验证,正态预测分布误差法(NPDE)及外部验证考察模型预测能力。结果发现紫杉醇清除率(Cl)和表观分布容积(Vd)的群体典型值分别为 64.7 L/h 和 1 240 L,患者内生肌酐清除率(Cl)和给药速率显著影响紫杉醇清除率。最终模型 Bootstrap 法验证结果与模型计算值相符,拟合优度、准确度及精密度均优于最简模型。所建立的紫杉醇 PPK 最终模型稳定、有效,可结合 Bayesian 反馈法为临床优化给药方案提供科学依据。[中国医院药学杂志,2017,37(18):1 831-1 835]

(黄　瑾　胡晋红)

↗ 儿童三种新型抗癫痫药物血药浓度监测结果分析　收集 2015 年—2016 年度癫痫患儿的就诊基本信息,对左乙拉西坦、拉莫三嗪、奥卡西平等 3 种新型抗癫痫药物的给药剂量与浓度监测结果资料并进行统计分析。在奥卡西平给药平均剂量无明显差异的情况下,3 ~ 6 岁、6 ~ 10 岁、10 ~ 18 岁组患儿的奥卡西平平均血浓度明显高于 <3 岁组患儿($P<0.05$),不同年龄段患儿的拉莫三嗪给药平均剂量及平均血浓度之间的差异均无统计学意义($P>0.05$);<3 岁组患儿的左乙拉西坦平均血浓度明显高于 3 ~ 6 岁、6 ~ 10 岁、10 ~ 18 岁组患儿;且血药浓度在不同浓度范围的患儿的临床治疗有效率差异有统计学意义($P<0.05$)。可见,不同年龄段的癫痫患儿中,抗癫痫药物血药浓度个体间差异大,为保证患儿用药安全有效,有必要进行血药浓度监测,指导癫痫患儿的个体化药物治疗。[中国药师,2017,20(10):1 795-1 798]

(黄　瑾　胡晋红)

↗ LC-MS/MS 法同时检测人血清奥氮平与帕罗西汀的浓度　建立一种同时检测人体内奥氮平与帕罗西汀血清浓度的 LC-MS/MS 法。以乙酸乙酯为提取剂,奥氮平-D3 和帕罗西汀-D4 为内标,采用液-液萃取法处理血样,色谱柱:Agilent Eclipseplus C_{18}柱(100mm×4.6mm,5μm),流动相为甲醇-水体系(85∶15,含 5mmol/L 甲酸铵),流速为 0.5mL/min,采用电喷雾离子源(ESI),选择性正离子监测(MRM)分析,对方法进行验证,并应用于临床检测。结果奥氮平、帕罗西汀的线性范围分别为 1 ~ 150μg/L($R^2=0.999\,0$),0.5 ~ 250μg/L($R^2=0.998\,1$),4 个不同质控浓度水平(定量下限,低、中、高浓度)的批内($n=6$)和批间($n=3$)精密度 RSD 值均≤12.68%,提取回收率均 >67.63%。该方法血清用量少,灵敏度高,符合临床生物样本分析要求,可高效测定人体内奥氮平与帕罗西汀的血清浓度。[中国临床药学杂志 2017,26(3):168-172]

(黄　瑾　胡晋红)

↗ 帕利哌酮治疗精神分裂症的血药浓度与临床疗效研究　采用超高效液相色谱串联质谱法分别于治疗后 1、2 及 4 周末检测精神分裂症患者体内帕利哌酮血药浓度,探讨帕利哌酮治疗精神分裂症的血药浓度与剂量、临床疗效及副反应的关系。于基线期、治疗后 1、2 及 4 周末采用阳性与阴性症状量表(PANSS)评定疗效,治疗时出现的症状量表(TESS)评定副反应;于基线期和治疗后 4 周末行血常规、尿常规、肝肾功能、心电图及泌乳素检查。治疗后 1、2 及 4 周末的服药剂量分别为(7.24±1.50),(8.89±1.29)和(9.63±1.77),与相应时间的血药浓度(18.64±7.93),(25.44±10.71)和(27.65±13.89)呈正相关($P<0.05$);帕利哌酮血药浓度(30.91±17.99)与女性患者的血清泌乳素(117.9±50.66)相关($P<0.05$);未发现帕利哌酮血药浓度与 PANSS 减分率、TESS 量表以及体重增加值相关($P>0.05$);有效组与无效组间、出现锥外系反应组患者与未出现锥外系反应组间血药浓度比较差异皆均无统计学意义($P>0.05$)。帕利哌酮的血药浓度可能与服药剂量呈非线性正相关;帕利哌酮的血药浓度与女性患者的血清泌乳素水平呈正相关。[中国现代医学杂志,2017,27(4):126-130]　(黄　瑾　胡晋红)

720 例癫痫患儿丙戊酸血药浓度监测结果分析 采用均相酶放大免疫法测定720例癫痫患儿丙戊酸血药浓度并分析癫痫患儿丙戊酸(VPA)血药浓度监测结果。VPA有效血药浓度范围为40～100μg/mL,VPA高于有效血药浓度时总有效率明显降低,不良反应发生率明显增高(P均<0.01)。单用VPA的患儿中,<3岁组低于有效血药浓度的患儿比例较高,7～16岁组高于有效血药浓度的患儿比例较高(P均<0.01);口服溶液组低于有效血药浓度的患儿比例较高,普通片剂组高于有效血药浓度的患儿比例较高(P均<0.01)。联用其他抗癫痫药物的患儿(联用组)总有效率74.85%,低于单用VPA(单用组)的89.24%,且联用组VPA血药浓度高于有效血药浓度的患儿比例高于单用组(29.34% *vs* 9.36%,P均<0.01)。VPA的临床疗效、不良反应与血药浓度密切相关,但血药浓度受多种因素影响(年龄、剂型、联合用药等),临床上个体化给药时不能仅以血药浓度监测结果为依据,应综合考虑以确保患儿用药的安全有效。[儿科药学杂志,2017,28(10):37-39]
(黄　瑾　胡晋红)

丙戊酸钠与卡马西平血药浓度监测 2 608 例次结果分析 采用回顾性分析方法,收集2015年3月至2016年3月共计2 608例次丙戊酸钠(VPA)、卡马西平(CBZ)血药浓度监测(TDM)结果,探讨血药浓度与患者年龄、临床疗效、不良反应之间的关系。统计患者性别、年龄、临床诊断、用药情况、用法用量、最后一次服药时间、采血时间、血药浓度等相关资料,并进行比较分析。2 608例次TDM监测数据中,VPA 2205例次,CBZ 403例次;血药浓度在治疗窗范围内分别为1 123例次(50.93%),292例次(72.46%)。2 205例次VPA的TDM数据中单药治疗1 814例次(82.27%),血药浓度低于治疗窗下限790例次(43.55%),控制癫痫发作的总有效率为56.07%;在治疗窗内921例次(50.77%),总有效率为88.27%;高于治疗窗上限103例次(5.68%),总有效率为81.55%。259例次(64.27%)CBZ单药治疗中,血药浓度低于治疗窗下限58例次(22.39%),总有效率为48.28%;在治疗窗内195例次(72.29%),总有效率为79.49%;高于治疗窗上限6例次(2.32%),总有效率为83.34%。VPA联合其他抗癫痫药物治疗391例次,主要是与左乙拉西坦、拉莫三嗪等新型抗癫痫药物联用(87.21%)。不同患者年龄对VPA、CBZ血药浓度影响较为显著(P<0.05)。VPA、CBZ血药浓度个体差异大,其疗效及不良反应与血药浓度密切相关。血药浓度监测能为临床合理用药提供重要依据,对提高癫痫治疗的安全性和有效性具有重要指导意义。[中国药师,2017,20(6):1 074-1 078]
(黄　瑾　胡晋红)

服用中药粉末致治疗失败的癫痫患儿药学监护 1 例 临床药师参与1例服用中药粉末致治疗失败的儿童癫痫患者的治疗过程,采用治疗药物浓度监测(TDM)的方法测定中药粉末中含有的化学药成分、分析治疗失败原因、制定个体化给药方案,并对患儿长期用药进行指导,建立了儿童癫痫患者的药学监护方法及临床药师参与抗癫痫治疗的实践模式。TDMx显示中药粉末中含有苯巴比妥、苯妥英钠、卡马西平三种化学药成分,且三种成分均未达到有效治疗浓度,这是癫痫治疗失败的主要原因。临床药师结合儿童用药特点,制定了以拉莫三嗪逐渐替换中药粉末的治疗方案,对出院后长期用药进行宣教:①告知患者中药粉末并非真正的纯中药,而是至少含有三种传统抗癫痫化学药物的不合理组合,所以导致癫痫控制不佳,甚至发作愈加频繁;②遵嘱服用拉莫三嗪:25mg,每日1次;持续2周后调整为25mg,每日2次;持续2周后加量至37.5mg,每日2次;持续2周加量为50mg,每日2次;同时继续服用中药粉末,待拉莫三嗪达到有效治疗剂量及临床控制发作后,再逐渐减小中药粉末的剂量。中药粉末的剂量调整为:1平勺/次,3次/日,1周;1平勺/次,2次/日,1周;2周后减量为1平勺/次,1次/日,持续1周后停药。切莫随意增减药物及剂量,尤其不可突然停药,以免引起癫痫发作。随访效果良好。TDM为儿童癫痫临床治疗及个体化给药提供了有效的证据,是临床药师参与抗癫痫治疗及药学监护的有效手段。[儿科药学杂志,2017,28(4):42-45]
(黄　瑾　胡晋红)

药物经济学研究

应用 Markov 模型对厄贝沙坦和比索洛尔治疗高血压伴心衰的长期药物经济学评价 游如旭等引入Markov模型对厄贝沙坦与比索洛尔治疗高血压伴心衰进行药物经济学研究,评价高血压伴心衰安全有效、具有经济性的用药方案,指导临床合理用药。研究者建立厄贝沙坦与比索洛尔治疗高血压伴心衰的Markov模型,分别对厄贝沙坦与比索洛尔2种药物治疗高血压病患者无事件、非致死性心肌梗死、非致死性卒中和死亡的动态变化进行模拟。运用Markov模型进行回乘分析、队列模拟获得厄贝沙坦与比索洛尔治疗高血压伴心衰的长期效果与成本,同时对成本、效用值进行敏感度分析,找出临床相对较优的治疗药物。Markov模型成本-效果分析显示厄贝沙坦治疗方案的累计成本和健康结果分别为60 635.48元和6.22QALYs(质量调整生命年,Quality Adjusted Life Years),比索洛尔治疗方案的累计成本和健康结果分别为58 185.12元和6.17QALYs,厄贝沙坦治疗相对于比索洛尔治疗的ICER(增量成本效果比,Incremental Cost Effectiveness Ratio)为49 007.20元/QALYs。敏感度分析显示,各参数在设定的范围内变化不影响模型分析结论。结论:厄贝沙坦与比索洛尔治疗组相比,比索洛尔治疗组的成本效果优于厄贝沙坦治疗组，因此应优先选择比索洛尔作为高血压伴心衰患者的治疗药物，从而获得更优的经济学效益，使有限的医疗资源利用最大化。[中国药学杂志，2017，52(24)：2 209-2 213] （王　皓　李　俐）

↗ 我国中药药物经济学研究系统评价和质量评估 杨男等通过对国内公开发表的中药药物经济学研究性文献进行系统评价和质量评估，了解国内中药药物经济学的研究现状，分析目前研究存在的问题并提出改进建议。方法：制定文献检索策略及纳入排除标准；检索 CNKI、VIP、万方和 Sinomed四个中文数据库，从建库至 2017 年 1 月收录的中药药物经济学研究性文献；提取文献基本信息并进行统计；采用 BMJ guidelines 对文献进行质量评价。结果显示符合纳入标准的中药药物经济学文献共 304 篇。对发表时间、期刊、作者分布、基金资助、研究疾病、评价药物、研究设计、评价方法、成本测算、产出指标以及不确定性分析情况进行系统分析和质量评分，结果显示文献总体得分为 0.59。结论：目前中药药物经济学研究存在缺乏基金支持、质量总体偏低、研究视角不明确、研究设计缺乏依据、成本测算局限及错误、产出指标可比性差等问题。建议制定中药药物经济学评价指南，规范研究路径；建立合理的中药产出指标，增强临床可比性；加强临床和学术合作，提高研究质量。[中国研究型医院，2017，4(6)：50-58] （王　皓　李　俐）

↗ 药物经济学评价方法在临床药学中的应用 刘玉红对药物经济学评价方法在临床药学中的应用进行研究分析。她对所在医院呼吸科 2015 年 12 月至 2016 年 11 月接受诊治的社区获得性肺炎的 210 例患者进行了回顾性研究。随机分为两组，对照组为常规用药组，观察组为药师参与给药，比较两组在相关费用、住院时间、疗效、不良反应方面的情况。结果比较两组的药物和住院费用、住院时间，差异有统计学意义($P<0.05$)；比较两组的药占比、抗菌药占比、疗效、不良反应，差异无统计学意义($P>0.05$)；比较两组的成本-效果，观察组更具价值，差异有统计学意义($P<0.05$)。结论：在临床药学中运用药物经济学评价方法，在满足合理用药的要求下，减少药物和住院支出，缩短住院时间，对减轻患者经济负担、提高医疗质量、避免医疗资源浪费起积极作用。[现代医学与健康研究电子杂志，2017(7)：162] （王　皓　李　俐）

↗ 曲妥珠单抗辅助治疗早期 HER2 阳性乳腺癌的药物经济学评价 管文博从医疗保障部门角度对曲妥珠单抗辅助治疗早期 HER2 阳性乳腺癌进行药物经济学评价。为推进乳腺癌规范诊疗和医保政策制定提供依据和参考。研究者基于 HERA 临床试验，运用 Markov 模型模拟乳腺癌的发展。比较早期乳腺癌曲妥珠单抗 1 年辅助治疗组与观察组的成本效用，并进行经济学分析。结果显示若采用曲妥珠单抗辅助治疗。患者的期望生存年、质量调整生命年将分别延长 4.30 年、2.86 年，延长 1 年所需增加的医疗费用分别为 96 334 元、144 936 元。结论：在湖北省使用曲妥珠单抗辅助治疗早期 HER2 阳性乳腺癌具有较好的成本效用。湖北省或经济发展水平相当及较高的省市医保部门可以考虑将曲妥珠单抗纳入医保目录。[中国卫生经济，2017(11)：72-75] （王　皓　李　俐）

↗ 药品强制许可制度中应用药物经济学定量方法研究
药品强制许可制度是在危害公共健康的疾病暴发或重大疾病治疗药品昂贵不可负担时发挥作用的一种机制，其中重大疾病治疗的可负担性的衡量标准一直模糊不清，没有具体的标准与衡量方法。药物经济学作为衡量药物经济性的学科，在药品价格方面可以发挥一定的作用。方法：对国外药品强制许可成功案例进行分析，找出其判断药品价格是否可负担的方法，提出并分析将药品强制许可制度中，应用药物经济学方法衡量药品价格是否可负担的可行性。结果与结论：增量成本效果比与人均 GDP 比值可以用于药品价格的合理范围，科学定量地评价药品价格是否可负担，一方面可以运用在药物强制许可制度中；另一方面，也可促使企业主动降低药品的定价，有利于形成良性循环。但是由于国内药物经济学学科发展处于初级阶段，可能在实施时面临一定的困难。[中国药物评价，2017，34(2)：147-149] （王　皓　李　俐）

↗ 4 种长效钙拮抗剂治疗老年轻中度高血压药物经济学评价 刘艳秋等评价了 4 种常用国产长效钙拮抗剂治疗老年轻中度高血压的临床疗效。研究者选择某三级甲等医院 2015 年 11 月至 2016 年 5 月门诊就诊的轻中度老年高血压患者 400 例，分别采用硝苯地平控释片(A 组)、非洛地平缓释胶囊(B 组)、苯磺酸氨氯地平片(C 组)、马来酸左旋氨氯地平片(D 组)4 种药物进行治疗，并进行药物经济学成本-效果分析。结果显示 4 组患者治疗总有效率无显著性差异；成本-效果比分别为 1.70，1.03，0.96，3.20；与 A 组比较，B，C，D 组的增量成本-效果比分别为 -16.73，-0.18，63.38；敏感度分析与成本-效果分析的结果相一致。结论：4 种常用国产长效钙拮抗剂中，苯磺酸氨氯地平片治疗老年轻中度高血压最经济、合理、有效。[中国药业，2017，26(21)：77-79] （王　皓　李　俐）

↗ 药物经济学方法在腹腔感染药物治疗中的应用 张璐莹等构建决策树模型对厄他培南治疗复杂性腹腔感染进行成本-效果分析，结果：厄他培南与哌拉西林/他唑巴坦相比有效率略高，单次住院厄他培南较哌拉西林/他唑巴坦可节约 2 566 元，多治愈 1 位 cIAI 患者可节约卫生费用 33 966 元。敏感性分析显示厄他培南和哌拉西林/他唑巴坦的疗效会对结果产生较大影响，其他因素对结果影响不大，上述结论相对稳健。结论：厄他培南在治疗复杂性腹腔感染与哌拉西林/他唑巴坦相比是成本节约的，即厄他培南治疗复杂性腹腔感染具有经济性。陈巧燕等选择我院复杂性腹腔感染80例，随机分为亚胺培南组和莫西沙星组，分别给予亚胺培南西司他丁及莫西沙星抗感染治疗。评定临床效果，确定治疗成本，进行成本-效果分析。结果亚胺培南组治疗总有效率为95.0%，莫西沙星组治疗总有效率为92.5%，前者和后者近似，差异有统计学意义（$P>0.05$）。亚胺培南组治疗成本2 198.4元，莫西沙星组治疗成本2 967.6元。亚胺培南组和莫西沙星组C/E为23.14，32.08，亚胺培南组成本效果比低于莫西沙星组。敏感度分析：亚胺培南组和莫西沙星组C/E为20.82，28.87。提示亚胺培南西司他丁和莫西沙星在重症复杂性腹腔感染治疗中均效果显著，但前者成本低于后者，值得临床借鉴。冷冰等选取腹部厌氧菌感染患者63例，采用动态随机化法分为观察组（32例）和对照组（31例）. 观察组患者采用左奥硝唑氯化钠注射液1.0g、静脉滴注、1日1次；对照组患者采用左奥硝唑氯化钠注射液0.5g、静脉滴注、1日2次。比较两种给药方案在临床疗效、细菌清除率、安全性及药物经济学方面的差异. 结果：观察组、对照组患者的临床有效率分别为96.88%（31/32）、87.10%（27/31），两组的差异无统计学意义（$P>0.05$）；两组患者的细菌清除率均为100.00%；观察组、对照组患者的平均痊愈时间分别为（5.22 ± 1.47）、（5.87 ± 3.33）d，平均退热时间分别为（1.78 ± 1.60）、（2.77 ± 1.68）d，两组的差异均无统计学意义（$P>0.05$）。两组患者不良反应发生率的差异无统计学意义（$P>0.05$），不良反应类型为胃肠道反应、白细胞计数降低，未见其他不良反应。观察组和对照组C/E为27.08，45.25，观察组患者抗感染治疗方案的成本-效果比明显低于对照组，对照组的增量成本-效果比为 −134.73。提示左奥硝唑1.0g、1日1次的给药方案治疗腹部厌氧菌感染安全、有效、经济，具有较高的临床应用价值。［中国药物评价，2017（5）：386-389；海峡药学，2017，29（4）：232-233；中国医院用药评价与分析，2017，17（5）：601-603］

（林鸿举　吴新荣　胡晋红）

↗ 药物经济学方法在成人呼吸道感染药物治疗中的应用

李春梅等选取呼吸内科呼吸道感染患者140例。随机分为观察组（$n=70$，予以莫西沙星治疗）和对照组（$n=70$，予以左氧氟沙星治疗），对比两组患者用药后临床症状持续时间，临床疗效与成本，药物副作用发生率及生活质量评分等指标。结果观察组患者各症状持续时间及药物副作用发生率4.29%和14.29%，明显低于对照组，数据差异显著，$P<0.05$；观察组患者临床总有效率94.29%和82.86%，C/E为2.14和1.82，成本及生活质量评分明显优于对照组，差异有统计学意义（$P<0.05$）。提示莫西沙星治疗呼吸道感染的疗效确切，安全性较高。王淑珍选取呼吸内科收治的呼吸道感染患者100例，将其平均分成两组，实验组和对照组，每组50例。实验组的患者在治疗时服用莫西沙星，而对照组的患者在治疗时服用左氧氟沙星，比较两组患者服药后的临床治疗效果，用成本消耗情况，并随时记录患者用药后的不良反应情况。结果实验组有效率96%，对照组有效率86%，实验组成本102元，对照组196元，服用莫西沙星的实验组患者，治疗的时间与对照组相比，明显缩短，且患者未出现明显的不良反应，两组患者的差异非常明显。实验组患者的用药有效率较高，成本较低，与对照组的差异明显，两组比较有统计学意义（$P<0.05$）。结论与左氧氟沙星相比莫西沙星的治疗效果更为有效安全，且成本较低。管欣收集病例132例，71例患者联用抗菌药物，抗菌药物使用率为53.79%。不使用抗菌药物组有效率为67.21%，平均成本为154.55元；联用抗菌药物组有效率为76.06%，平均成本为250.94元；相比于不使用抗菌药物组，联用抗菌药物组治疗急性上呼吸道感染的增量成本-效果比（ICER）为1 089.15元。敏感性分析结果与基础分析结果一致。结论：相对于非抗菌药物治疗方案，蒲地蓝联用抗菌药物效果提高并不显著，综合考虑治疗成本可认为，使用抗菌药物治疗急性上呼吸道感染经济性较差。提示临床上在治疗急性上呼吸道感染时减少抗菌药物的不必要使用。郑佳映等采用回顾性研究方法，急性上呼吸道感染且用咽拭子试验分离出GAS呈阳性的患者71例，按用药方法不同分为A组（16例）、B组（30例）和C组（25例）。A、B、C组患者分别采用一次性肌内注射苄星青霉素（120万U）、口服青霉素V钾（约0.5g，q8h，疗程10d）、口服阿莫西林舒巴坦匹酯（1.0g，bid，疗程10d）3种治疗方案，观察临床疗效及细菌清除情况，并对3种方案进行经济学评价。结果：3组患者的治愈率分别为87.50%、90.00%、92.00%，细菌清除率分别为88.24%、87.88%、92.59%，差异均无统计学意义（$P>0.05$），采用最小成本分析法进行药物经济学评价。3种方案的成本分别为237.79、279.49、400.40元，其中C方案的治愈率和细菌清除率最高，但成本也最高。敏感度分析结果与最小成本分析结果一致。提示对于明确病原性细菌为GAS所致的反复发作的上呼吸道感染且有诱发风湿热风险的患者，肌内注射苄星青霉素可作为首选治疗方案；对于不愿接受注射用青霉素治疗且能保证用药时间的患者，可选择口服青霉素V钾；对于普通青霉素治疗效果不佳的患者，可选择口服阿莫西林舒巴坦匹酯。［临床医药文献电子杂志，2017，4（78）：3 711-3 712；临床医药文献电子杂志，2017，4（78）：15 264-15 265；中国药物评价，2017（5）：381-385；中国药房，2017，28（17）：2 322-2 325］

（林鸿举　吴新荣　胡晋红）

↗ 药物经济学方法在泌尿系统感染药物治疗中的应用

陈芙蓉选出90例泌尿系统感染的患者，随机分成两组，对照组和实验组，对照组选用左氧氟沙星治疗，实验组选用加替沙星序贯治疗，14天后观察两组的疗效，做出比较，并从经济学方面对这两种治疗方法做出评价。结果对照组的总有效率是77.8%，实验组的总有效率是95.6%，差异具有统计学意义（$P<0.05$）。实验组的抗菌效果优于对照组，实验组的细菌清除率为95.09%，对照组的细菌清除率为60.32%，差异具有统计学意义（$P<0.05$）。两组的不良反应并无明显差异（$P>0.05$）。加替沙星的成本也低于左氧氟沙星。提示加替沙星序贯治疗方法治疗泌尿系统感染有高疗效、低成本的优点，在临床上值得进一步推广与应用。谢春选取住院重症复杂性尿路感染患者60例，随机分为亚胺培南组和莫西沙星组，分别给予亚胺培南西司他丁和莫西沙星治疗。观察治疗前、后肝肾功能改变情况，记录不良反应发生情况，评定疗效，确定成本效果。结果：亚胺培南组治疗总有效率为96.7%，高于莫西沙星组的70.0%，差异有统计学意义（$P<0.05$）。两组治疗后肝肾功能均未发生改变。两组不良反应发生率比较，差异无统计学意义（$P>0.05$）。亚胺培南组治疗成本平均为5 355元，莫西沙星组治疗成本为5 130元；亚胺培南组（55.37）成本效果比低于莫西沙星组（73.2）；亚胺培南组（49.8）成本降低10%的成本效果比低于莫西沙星组（65.9）。提示亚胺培南西司他丁在重症复杂性尿路感染治疗中疗效显著，且治疗成本低，用药安全，优于莫西沙星。［现代医学与健康研究电子杂志，2017（4）：44；医学理论与实践，2017，30（10）：1 485-1 486］

（林鸿举　吴新荣　胡晋红）

药物经济学方法在皮肤感染药物治疗中的应用　白向荣等通过计算机检索PubMed、theCochraneLibrary、CNKI、CBM、万方等数据库。2名评价者独立通过数据提取表的方法提取数据结果。检索词为：①系统评价/Meta分析："达托霉素"AND（"系统评价"or"Meta分析"or"荟萃分析"）；②药物经济学研究："达托霉素"和"成本"。检索时间：各个数据库建库到2016年3月。结果共纳入8篇文献，4篇为系统评价，4篇为药物经济学研究。达托霉素的有效性和安全性研究显示，其与万古霉素无显著差异；经济学研究显示，达托霉素可以作为万古霉素的替代药物。提示通过对达托霉素治疗皮肤及软组织感染的评估发现，快速卫生经济技术评估工具可作为为医院的药物遴选提供参考。［实用药物与临床，2017，20（2）：232-235］　（林鸿举　吴新荣　胡晋红）

药物经济学方法在细菌感染药物治疗中的应用　杨远姗等将184例重症细菌感染患者按随机数表法分为观察组和对照组各92例，在基本相同的对症支持治疗基础上观察组给予比阿培南治疗，对照组采用美罗培南治疗，观察两组临床疗效、发热消退和白细胞计数恢复正常时间、细菌培养阳性率和细菌消除率、住ICU和总住院时间、药物费用及不良反应。结果观察组治愈率为50.0%、总有效率为90.2%、细菌消除率为90.1%，对照组则分别为46.7%、88.0%和89.7%，两组比较差异均无统计学意义（$P>0.05$）；观察组发热消退时间、白细胞计数恢复正常时间、住ICU时间、总住院时间分别为（5.6±2.5）d、（6.7±3.5）d、（4.6±0.5）d、（13.5±2.3）d，对照组则分别为（5.9±3.1）d、（6.4±3.7）d、（4.5±0.7）d、（13.3±2.5）d，两组比较差异无统计学意义（均$P>0.05$）；观察组14d疗程比阿培南药费比美罗培南减少1 900元，两组单纯药物费用比较差异有显著统计学意义（$P<0.01$）；观察组不良反应发生率为9.8%，对照组为10.9%，两组比较差异无统计学意义（$P>0.05$）。提示比阿培南和美罗培南治疗重症细菌感染均可取得良好疗效，且安全性好，但比阿培南比美罗培南费用便宜，具有更好的经济性，尤其适合基层医院推广应用。唐可京等采用非随机观察性研究，选取使用头孢哌酮/舒巴坦、亚胺培南/西司他丁或哌拉西林/他唑巴坦进行治疗的革兰阴性菌感染住院患者322例的抗菌药物治疗数据，采用成本效果分析进行经济学评价。结果本研究数据来源于一项大样本、非随机主动监测研究课题，原始数据组间协变量存在不均衡现象，采用倾向性评分匹配后，组间协变量不均衡现象得到显著改善。匹配后以目标抗菌药物成本进行经济学分析，头孢哌酮/舒巴坦VS亚胺培南/西司他丁时，头孢哌酮/舒巴坦每获得1%临床疗效、微生物疗效、综合疗效、30d生存率仅需39.15元、51.02元、52.61元、40.09元，而亚胺培南/西司他丁则需要75.54元、81.28元、83.39元、72.15元；头孢哌酮/舒巴坦VS哌拉西林/他唑巴坦时，头孢哌酮/舒巴坦每获得1%临床疗效、微生物疗效、综合疗效、30d生存率仅需36.94元、46.80元、48.40元、33.42元，而哌拉西林/他唑巴坦则需要99.99元、117.64元、121.21元、95.23元。四种成本效果分析均显示头孢哌酮/舒巴坦具有明显的经济学优势。在同等疗效下，头孢哌酮/舒巴坦成本约是哌拉西林/他唑巴坦和亚胺培南/西司他丁的1/3～1/2。采用疗效的95%可信限进行敏感性分析，结论仍然成立。提示头孢哌酮/舒巴坦在治疗革兰阴性菌（包括多重耐药菌）感染时更具有成本效果优势。宋月兰等选取院内感染住院患者90例，根据治疗药物的不同分为A组、B组与C组各30例，A组采用头孢哌酮舒巴坦钠治疗，B组采用头孢唑啉钠治疗，C组采用头孢地嗪钠。结果A组有效率为90.0%，B组有效率为70.0%，C组的有效率为100.0%，三组有效率对比差异有统计学意义（$P<0.05$）。三组的医疗成本对比差异有统计学意义（$P<0.05$）。A组的C/E值为26.80，B组为39.95，C组为35.22，C/E值对比差异有统计学意义（$P<0.05$）。提示头孢哌酮舒巴坦钠在院内感染治疗中的应用费用少，有效率高，从而有很好的成本效果。李洁等采用回顾性研究方法，将使用五水头孢唑林钠或头孢唑林钠治疗细菌感染的患者207例，其中五水头孢唑林钠组109例、头孢唑林钠组98例。两组患者分别给予相应的药物2g，bid，ivgtt，用药疗程不超过7d。对比两组患者的临床疗效、细菌学疗效及安全性，并对两种治疗方案进行药物经济

学评价。结果:五水头孢唑林钠组和头孢唑林钠组患者的临床有效率分别为89.91%和74.49%,差异有统计学意义($P<0.05$);细菌清除率分别为76.32%和72.13%,差异无统计学意义($P>0.05$)。两组患者用药期间均未见药物相关的不良反应发生。五水头孢唑林钠组和头孢唑林钠组方案的短期(7d)治疗成本分别为4 391.43元和3 396.19元,以临床有效率作为效果指标的成本-效果比分别为48.84、45.59,增量成本-效果比为64.55,小于我市人均国内生产总值。敏感度分析结果支持成本-效果分析结果。提示在该市现有经济条件下,使用五水头孢唑林钠治疗细菌感染较头孢唑林钠更具有成本效果优势。任玉红等为了研究注射用比阿培南治疗重症细菌性感染的效果及价值,选取2014年2月至2016年2月某市4所医院重症细菌性感染者366例,分为观察组和对照组,各183例,比较患者临床指标、实验室指标、细菌学指标,评价临床疗效、细菌学疗效和不良反应及成本-效果比、敏感度。结果全分析集(FAS)病例366例(观察组和对照组各183例),符合方案标准数据集(PPS)病例364例(观察组、对照组各182例);通过痰培养、血培养和尿培养共获得病原菌株192株,观察组可评价病例94例、对照组98例;FAS中,痊愈率、总有效率、各等级细菌清除率,观察组与对照组比较,差异无统计学意义;PPS中,与对照组比较,差异无统计学意义;不良反应发生率,与对照组比较,差异无统计学意义;成本-效果比观察组(46.33+21.95),对照组(94.59+44.80),敏感度分析观察组(39.38+18.66),对照组(80.40+38.08),抗菌药物成本、C/E、敏感度,与对照组比较,差异有统计学意义($P<0.05$)。提示注射用比阿培南治疗重症细菌性感染效果显著,经济实惠,符合当下效果与成本兼顾的理念,值得推广。[海南医学,2017,28(16):2 699-2 701;中华医院感染学杂志,2017,27(15):3 385-3 391;中国生化药物杂志,2017(7):342-343;中国药房,2017,28(29):4 050-4 053;中华医院感染学杂志,2017,27(6):1 232-1 235]

(林鸿举　吴新荣　胡晋红)

↗ 药物经济学方法在血液病真菌感染药物治疗中的应用　魏艳选择基于WalshTJ等发表的两项随机、双盲、国际多中心试验文献进行分析,本研究中初始经验性抗真菌治疗的给药时间、临床结局及占比,以及治疗失败原因等内容均来自这两篇文献。结合国内临床专家对疾病治疗过程中药物选择方面的意见,构建决策树模型,运用TreeAgePro2011软件分析卡泊芬净与伏立康唑作为初始经验性抗真菌药物分别治疗10d的成本效果。结果:卡泊芬净组患者的直接医疗费用低于伏立康唑组(52 826.71元 *vs* 58 246.70元),治疗成功率和患者生存率均高于伏立康唑组(分别为33.95% *vs* 25.63%、92.36% *vs* 91.87%)。无论是以治疗成功率还是以患者生存率为效果指标,卡泊芬净组的成本-效果比均小于伏立康唑组,且增量成本-效果比和敏感度分析结果均证实了此结果。提示对粒缺发热患者进行初始经验性抗真菌治疗,卡泊芬净比伏立康唑更具有成本效果优势。赵蔚回顾性分析了2014年1月至2015年12月某三甲医院收治的180例使用卡泊芬净或米卡芬净治疗恶性血液病合并侵袭性真菌病患者的临床资料,通过调查,汇总患者的病原学分布、感染部位、治疗效果、住院成本、影响疗效的危险因素及卡泊芬净与米卡芬净的使用情况等,同时运用SPSS21.0软件对数据进行统计学分析以达到研究目的。研究结果显示从180例恶性血液病合并侵袭性真菌病患者的送检标本中共分离出真菌75株,主要为念珠菌属和曲霉菌属,分别占69.34%和19.33%;主要感染部位为肺部,占93.88%;治疗总有效率为44.44%,侵袭性真菌病相关死亡率为15.00%。抗真菌治疗效果与三种及以上抗菌药物联合应用及患者肝功能状况呈负相关,是影响抗真菌治疗疗效的独立因素。抗真菌药物使用过程中出现的不合理现象主要为治疗时未给予负荷剂量以及维持剂量不合理,其中卡泊芬净不合理使用率为42.74%,米卡芬净不合理使用率为5.22%;本研究中药物使用均无不良反应发生,安全性良好。药物经济学研究采用成本-效果分析法,卡泊芬净组总成本为273 709.08元,米卡芬净组总成本为227 156.05元;卡泊芬净组和米卡芬净组的总有效率分别为35.00%和71.67%,以总有效率为判别标准,卡泊芬净组与米卡芬净组的C/E值分别为7 820.26和3 169.47,以总成本较小的米卡芬净组作为参照,△C/△E为-1 269.51,卡泊芬净组每下降1个疗效单位多花费1 269.51元,米卡芬净组比卡泊芬净组更具成本-效果优势,是治疗恶性血液病患者侵袭性真菌病的较优药物。以上结果表明恶性血液病合并侵袭性真菌病患者感染的病原菌以白色念珠菌为主;使用三种及以上抗菌药物及肝功能不全都是影响疗效的危险因素,应当避免滥用抗菌药物,以及重视肝功能不全患者的用药合理性及安全性。卡泊芬净和米卡芬净在恶性血液病患者中的不合理使用现象较普遍,用法用量及药物相互作用等问题应当引起重视,建议加强抗真菌药物使用的监管。提示卡泊芬净与米卡芬净用于治疗恶性血液病合并侵袭性真菌病时,米卡芬净是较为经济有效的药物。李佳佳等选取该院2012年1月至2016年9月收治的40例急性髓系白血病化疗后发生肺部侵袭性真菌感染的患者作为研究对象,观察患者使用伏立康唑治疗后的临床疗效。结果治疗后患者有效率为82.5%(33/40)。其中痊愈32.5%(13/40),显效22.5%(9/40),进步27.5%(11/40),无效17.5%(7/40)。此疗效与白血病患者的性别、年龄无关,与预后分层、化疗疗效有关。提示可选择伏立康唑治疗急性髓系白血病诱导化疗后肺部真菌感染,其效果显著,经济性较高,可推广使用。[中国药房,2017,28(14):1 888-1 891;河北北方学院,2017,02;中国老年学杂志,2017,37(7):1 661-1 663]

(林鸿举　吴新荣　胡晋红)

药物经济学方法在高血压药物治疗中的应用 李洁娜选取2014年1月至2015年06月期间广州医科大学附属第三医院收治的高血压患者90例为研究对象，按照随机数字表法分为氨氯地平组（$n=30$）、吲达帕胺（$n=30$）、贝那普利（$n=30$），在经济性方面，氨氯地平组费用显著高于吲达帕胺组、贝那普利组，且吲达帕胺组治疗费用最低。经敏感度分析，三组的费用、临床疗效可信度均较高。在高血压患者的临床治疗上，吲达帕胺的治疗成本最低，且疗效理想，为治疗高血压的最佳方案。李智等选取2015年1月至2016年2月大连市第三人民医院收治的168例高血压疾病患者作为研究对象，随机将其分为两组，对照组（常规美托洛尔治疗）84例，观察组（给予基因导向型美托洛尔个体化治疗）84例。观察组成本-效果比高于对照组，差异有统计学意义（$P<0.05$）。对高血压患者采取基因导向美托洛尔药物个体化短期治疗难以实现其经济学价值。冯芮华等于2011年9月至2012年10月，选取国家卫生与计划生育委员会公益性卫生行业科研专项资料中应用二联降压药物治疗的资料齐全且规范化管理满1年的高血压患者2 338例，分别是钙拮抗剂+血管紧张素转化酶抑制剂（ACEI）（1 559例）和钙拮抗剂+血管紧张素Ⅱ受体拮抗剂（ARB）（779例），建立Logistic回归模型，并计算高血压患者的倾向指数，以倾向指数为距离函数进行样本卡钳匹配，匹配后协变量在两组之间的分布达到很好的均衡；与钙拮抗剂+ARB[1 590.4（1 455.9）元]相比，钙拮抗剂+ACEI[569.4（1 513.7）元]的年人均成本较低（$P<0.05$）；无论是收缩压、舒张压下降率，还是血压控制率，钙拮抗剂+ACEI（45.2、52.7、6.9）的成本-效果较钙拮抗剂+ARB（116.1、131.4、18.3）下降2倍左右。钙拮抗剂+ACEI具有较好的成本-效果。王雪银选取医院2015年2月至2016年4月收治的62例高血压患者进行研究，按照随机分配的原则平均分为研究组（使用利尿剂）和对照组（不使用利尿剂）两组。应用利尿剂进行高血压的成本开销低，但是安全性较低，在临床上使用时还是应该加以注意。赵燕云对990例轻度原发性高血压患者采用区组随机化进行分组，A组330例给予氯沙坦，B组330例给予贝那普利，C组330例给予氨氯地平，疗程为8周。其中B组成本-效果分析最为合理。贝那普利治疗轻度原发性高血压的成本-效果最为合理。宋贵平选择2014年3月至2015年12月资料齐全且规范化管理满12个月的7 032例患者为研究对象进行成本-效果分析。所有患者的年人均成本219.02（533.03）元；舒张压下降率（10.06±9.58）%，成本-效果比21.94；收缩压下降率（10.65±8.64）%，成本-效果比20.73；ACEI与利尿剂的成本-效果比明显低于ARB、钙拮抗剂、β-受体阻滞剂的成本-效果比，差异显著（$P<0.05$）。利尿剂和ACEI在社区高血压人群规范化管理中成本-效果较好。夏宏鹏等以2015年2月13日至2016年10月8日朝阳二三四医院收治的高血压患者82例作为研究对象，遵循完全随机原则，分为两组。对照组（卡托普利治疗），观察组（硝苯地平控释片治疗）。治疗后，观察组成本-效果比为2.03，高于对照组（$P<0.05$），敏感性分析与上述结果一致。刘艳等采用调查问卷，对219例老年高血压患者进行依从性的追踪、随访调查，缬沙坦氨氯地平依从性比例达到52.94%，而缬沙坦组、苯磺酸氨氯地平组、缬沙坦联合氨氯地平组依从性比例分别为31.91%、35.71%、35.40%，且缬沙坦氨氯地平组的成本-效果比最低。缬沙坦氨氯地平具有药物经济学优势。玛尔江·巴哈提别克等以2014年1月至2016年6月治疗的原发性高血压患者为研究对象，纳入93例。A组（缬沙坦联合氨氯地平），B组（苯磺酸氨氯地平胶囊）。治疗3个周期后，A组患者治疗3个周期药物费用为611.4元，B组为508.5元。A组与B组患者成本效果（C/E）的比值分别为6.52与6.93，A组成本效果比值相对较低。缬沙坦联合氨氯地平综合优势更加突出。游如旭等建立厄贝沙坦与比索洛尔治疗高血压伴心衰的Markov模型，分别对厄贝沙坦与比索洛尔2种药物治疗高血压病患者无事件、非致死性心肌梗死、非致死性卒中和死亡的动态变化进行模拟。运用Markov模型进行回乘分析、队列模拟获得厄贝沙坦与比索洛尔治疗高血压伴心衰的长期效果与成本，同时对成本、效用值进行敏感度分析，找出临床相对较优的治疗药物。结果Markov模型成本-效果分析显示厄贝沙坦治疗方案的累计成本和健康结果分别为60 635.48元和6.22QALYs（质量调整生命年，Quality Adjusted Life Years），比索洛尔治疗方案的累计成本和健康结果分别为58 185.12元和6.17QALYs，厄贝沙坦治疗相对于比索洛尔治疗的ICER（增量成本效果比，Incremental Cost Effectiveness Ratio）为49 007.20元/QALYs。敏感度分析显示，各参数在设定的范围内变化不影响模型分析结论。结论厄贝沙坦与比索洛尔治疗组相比，比索洛尔治疗组的成本效果优于厄贝沙坦治疗组，因此应优先选择比索洛尔作为高血压伴心衰患者的治疗药物，从而获得更优的经济学效益，使有限的医疗资源利用最大化。[黑龙江医药，2017，30（06）：1 244-1 246；中国药物经济学，2017，12（8）：27-29；中国全科医学，2017，36（20）：4 523-4 528；世界临床医学，2017，（19）：89，92；现代实用医学，2017，29（12）：1 568-1 569，1 628；中国药物经济学，2017，14（02）：173-174；中国老年学杂志，2017，12（12）：11-13；北方药学，2017，37（5）：1 148-1 149；中国处方药，2017，15（07）：55-56；中国药学杂志，2017，52（24）：2 209-2 213

（黄琳琅　吴新荣　胡晋红）

药物经济学方法在冠心病、心绞痛药物治疗中的应用 田燕采用间接Meta分析的方法对丹参川芎嗪和参芎葡萄糖治疗冠状动脉粥样硬化性心脏病心绞痛进行分析；成本指直接医疗成本。以心绞痛改善率为效果指标，丹参川芎嗪与参芎葡萄糖的有效率分别为88.35%和94.15%，成本分别为3 864.45元和4 201.02元，增量成本-效果比为58.03。以心电图改善率为效果指标，丹参川芎嗪与参芎葡萄糖的有效率均为85.55%，成本分别为3 864.45元和4 210.81元。敏感性分析结果稳定。与参芎葡萄糖相比，丹参川芎嗪可能更具有成本-效果优势。马仙红等选取60例老年急性心肌梗死患者，随机数字表法分为两组，观察组患者（30例）常规治疗＋银杏达莫注射液治疗，对照组患者（30例）常规治疗＋丹参川芎嗪注射液治疗，根据单个药品的花费成本以及治疗有效率，计算成本/效果比，可知银杏达莫注射液的成本/效果比值明显小于丹参川芎嗪注射液，差异有统计学意义（$P<0.05$）。银杏达莫注射液成本/效果值较低。吕运权选择2014年2月至2017年1月诊治的隐匿型冠心病患者113例，将其分为3组，分别给予麝香保心丸（37例）、复方丹参滴丸（42例）及通心络胶囊（34例）治疗。麝香保心丸组、复方丹参滴丸组以及通心络胶囊组的成本效果比分别为159.51、127.79和252.88。以最低成本的复方丹参滴丸组为基线，麝香保心丸组及通心络胶囊组与之比较分析增量成本效果比分别为1 625.73及－2 681.53。复方丹参滴丸治疗隐匿型冠心病较麝香保心丸及通心络胶囊的费用支出更为经济。李秀珍采集流行病学前瞻性病例对照研究方法，分试验组（养心氏片）200例、对照组（脑心通胶囊）200例。在药物经济学成本效用比较上，90d观察期内养心氏片在生活质量调整方面其经济性优于脑心通胶囊。VAS评分改善方面养心氏片组经济性优于脑心通胶囊。养心氏片相对于脑心通胶囊经济优势相对明显。张静采用回顾性研究设计，搜集国内已发表的关于速效救心丸、复方丹参滴丸、通心络胶囊治疗冠心病心绞痛的安全性、有效性的相关文献，速效救心丸的治疗有效率较高，经济性较优。董淑杰等应用计算机检索PubMed、Embase、the Cochrane Library、Web of Science、CNKI和Sino Med等数据库，按照纳入排除标准筛选已发表的HTA报告、系统评价/Meta分析、RCT、药物经济学分析，并评价其研究质量。对RCT研究结果进行Meta分析，对其他研究结果进行定性分析。在经济性上，替格瑞洛比氯吡格雷和基因检测指导的抗血小板治疗更具有经济性。洪妍等基于替格瑞洛PLATO临床研究中患者转归情况和医疗资源使用情况，结合我国的成本和市场份额数据，构建预算影响分析模型，测算替格瑞洛纳入医保报销对医保基金的预期影响。在不计替格瑞洛和氯吡格雷的药品花费情况下，综合考虑所有相关住院事件发生率后，对于患者年人均住院费用中的基金支出，替格瑞洛为39 907元/（人·年），氯吡格雷为40 486元/（人·年），使用替格瑞洛将比氯吡格雷年人均节约579元的基金支出。如果替格瑞洛与氯吡格雷享受同等报销条件进入乙类医保目录，则第一年医保基金支出增加约6 600万元，占医保总支出的0.005 4%。如果替格瑞洛降价9%，报销替格瑞洛将会减少医保年度总支出，使用替格瑞洛可以节省患者基金年均住院支出，纳入替格瑞洛对医保基金影响微小。若替格瑞洛能适当降低价格，则可以减少医保年度总费用的支出。刘玲选取医院收治的58例冠心病患者，依据随机数字表法分组，各29例。研究组（国产硫酸氢氯吡格雷片），对照组（进口硫酸氢氯吡格雷片）。研究组药物经济学成本较低，差异有统计学意义（$P<0.05$）。国产硫酸氢氯吡格雷片经济学成本较低。蔡忠捷等采用抽签法将医院2017年3月—6月诊断为不稳定型心绞痛的住院患者随机分为依诺肝素组34例和那屈肝素钙组33例。依诺肝素组患者的治疗成本及成本/效果均比那屈肝素钙组低。依诺肝素组可减少不稳定型心绞痛的治疗成本，减轻患者的经济负担。高胜男等采用回顾性分析方法，选择2016全年收治的STEMI患者共133例，根据给予药物分为重组人尿激酶原组和阿替普酶组。重组人尿激酶原组的成本效果比为252.22元，阿替普酶组的成本效果比高于重组人尿激酶原组，为253.62元。增量成本效果比为145.48，敏感性分析与成本效果分析结果一致。重组人尿激酶原治疗STEMI具有成本效果优势。李晓华等随机选取参加注射用重组人尿激酶原Ⅳ期研究的急性ST段抬高型心肌梗死120例患者作为尿激酶原组，另外随机选取同期的应用注射用阿替普酶的60例患者作为阿替普酶组。两组受试者的药费、检查费及住院期间的总费用比较，差异无统计学意义（$P>0.05$）。成本-效果分析显示，两组间冠脉再通率没有统计学差异（$P>0.05$），采用最小成本分析法，尿激酶原组成本略低于阿替普酶组。尿激酶原总费用略低。杨霞等系统检索PubMed、Embase、The Cochrane Library、CNKI、CBM等数据库，以及国内外卫生技术品评估（HTA）机构官方网站。由2位评价者根据纳入与排除标准独立筛选文献、提取资料和评价质量后，对结果进行定性和定量分析。共纳入3篇Meta分析、29篇随机对照研究（RCTs）和9篇经济学研究。与安慰剂、阿昔单抗、替罗非班相比，依替巴肽更具经济学优势。［中国药物经济学，2017，12（01）：5-15；药物评价研究，2017，40（10）：1 449-1 452；中西医结合心脑血管病杂志，2017，18（06）：58-59，62；山西中医学院学报，2017，15（03）：282-285；内蒙古中医药，2017，5（07）：99-100；药物流行病学杂志，2017，26（7）：441-446；药品评价，2017，（8）：18-22，61；北方药学，2017，（07）：161-162；中国医药科学，2017，22（7）：7-10；中国新药杂志，2017，26（14）：1725-1728；临床药物治疗杂志，2017，15（04）：35-38；药物流行病学杂志，2017，（08）：513-520］

（黄琳琅　吴新荣　胡晋红）

↗ 药物经济学方法在心力衰竭药物治疗中的应用 潘金等选取2014年1月至2015年10月临沂市人民医院心内科收治的107例成人慢性心力衰竭住院患者，按照随机数字表法分为对照组（56例，脱落3例，共53例完成研究）和试验组（58例，脱落4例，共54例完成研究），对照组采用常规慢性心力衰竭临床路径管理方法，试验组采用临床药师参与的临床路径管理方法。试验组患者住院时间、药品费用、总住院费用、药占比均低于或低于对照组，但差异均无统计学意义（$P>0.05$）。付洁等使用Markov模型评价在标准方案中加用伊伐布雷定（简称“伊伐布雷定方案”）与标准方案的成本与效用，得到患者的终身总成本和质量调整生命年（QALY）。临床参数来自SHIFT中国亚组研究；与CHF相关的成本和效用数据来自我国国内发表的文献。对成本-效用分析结果进行单因素敏感度分析和概率敏感度分析。与标准方案相比，伊伐布雷定方案可以增加0.30 QALYs，同时总成本增加20 153.70元，其增量成本-效用比为67 189.50元/QALY。概率敏感度分析发现，当支付意愿阈值取我国3倍人均GDP（140 000元/QALY）时，伊伐布雷定方案具有成本效用的概率接近90%。伊伐布雷定方案与标准方案的心血管死亡率风险比是最敏感的模型参数。在我国CHF患者的治疗中加入伊伐布雷定较标准方案更具有成本效用。[中国药房，2017，31（23）：3 277-3 281；中国药房，2017，32（28）：4 470-4 474]

（黄琳琅　吴新荣　胡晋红）

药物经济学方法脑血管药物治疗中的应用　董维森等选取2014年8月至2015年8月我院神经内科收治的急性脑梗死患者98例，按随机数字表法分为对照组（常规治疗基础上给予舒血宁注射液10mL，ivgtt，qd，连用21d）和试验组（常规治疗基础上给予舒血宁注射液10mL，ivgtt，qd，7～10d后停用，改用银杏叶片1片，po，tid，累计用药21d），各49例。对照组和试验组的平均治疗成本分别为（7 060.9±234.8）元和（5 800.7±149.5）元，差异有统计学意义（$P<0.01$）。序贯疗法更具经济学优势。孙毅等采用前瞻性队列研究的试验方法，收集各中心2013年8月至2014年12月缺血性脑卒中患者，治疗组（银杏内酯注射液加常规治疗）354例；对照组（常规治疗基础上可使用其他活血化瘀类药物）180例；经济学指标：患者工作恢复率、成本效果比（CER）；以及不良事件发生率、严重程度，评估患者不同治疗方案的远期获益差异。出院后3、6、12个月，治疗组的工作恢复率均优于对照组，且差异显著（$P<0.05$）；出院后6、12个月，治疗组的CER均小于对照组（$P<0.05$）；两组不良反应发生率均较低。远期评估发现，银杏内酯注射液治疗脑卒中的更具经济性。倪冲等将在启东市人民医院腔隙性脑梗死患者分A组（使用丹参川芎嗪注射液）40例，B组（注射用血塞通）40例。治疗A组患者的治疗成本高于治疗B组患者，差异具有统计学意义（$P<0.05$）。使用丹参川芎嗪注射液治疗成本更高。临床上应根据此病患者的实际情况为其选择合适的药物进行治疗。何馨等采用回顾性的研究方法，根据不同用药方案及不同商品名注射用脑活素将急性缺血性脑病患者人群细分为：①常规药物组；②常规药物+注射用脑活素组；③常规药物+A注射用脑活素组；④常规药物+B注射用脑活素组。①组、②组、③组、④组成本-效果比分别为12 823.11元、7 561.98元、19 629.01元、12 287.57元；以第①组为对参照，增量成本-效果比分别为1 270.33、48 869.19、15 676.05。（常规药物+注射用脑活素组）临床疗效显著优于其他各组，增量成本-效果比最低，是治疗急性缺血性脑病最具经济性的脑蛋白用药方案。王凯计算机检索中国生物医学文献数据库、中国期刊全文数据库、中文期刊全文数据库和万方数据知识服务平台，收集在常规治疗基础上加用小牛血清去蛋白注射液或依达拉奉注射液治疗缺血性脑卒中的随机对照试验，利用间接比较的Meta分析对试验组（小牛血清去蛋白注射液）和对照组（依达拉奉注射液）治疗缺血性脑卒中的临床效果进行比较，本研究共纳入26篇文献，共计2 765例患者。最小成本分析结果显示，试验组与对照组的药物治疗费用分别为2 391.76元和3 761.24元，试验组与对照组费用差为1 369.48元，试验组具有经济性。小牛血清去蛋白注射液对比依达拉奉注射液在治疗缺血性脑卒中方面更具有经济性，但仍需大样本、高质量研究对其临床效果进行进一步验证。周丽华选取2014年6月至2016年3月鄂东医疗集团黄石市中心医院神经内科收治的急性脑梗死患者90例，采用随机数字表法分为对照组与试验组，每组45例。在常规治疗基础上，对照组患者给予注射用血塞通（冻干）治疗，试验组患者给予注射用血塞通（冻干）治疗7d后改用血塞通分散片治疗；两组患者均连续治疗14d。试验组患者总费用和药品费用少于对照组（$P<0.05$）。血塞通序贯疗法较血塞通静脉滴注的治疗总费用及药品费用更低，成本-效益更优。袁庆芳等将64例APCI患者随机分为观察组和对照组各32例，均给予常规对症治疗；观察组采用恩必普注射液联合敏使朗治疗，对照组采用敏使朗治疗，疗程为2周。观察组C/E为65.52，高于对照组的56.29，但差异没有统计学意义。恩必普注射液联合敏使朗且成本效益更好。孟欣选用丹参多酚酸盐注射液（丹参组）与川芎嗪注射液（川芎组）、阿托伐他汀钙片（阿托伐组）与瑞舒伐他汀钙片（瑞舒伐组）、阿司匹林肠溶片（阿司组）与阿司匹林肠溶片联用氯吡格雷片（阿+氯组），年龄C组住院总费用明显小于年龄B组。年龄A组患者中再诊组患者的住院总费用明显小于初诊组患者。中药注射液是丹参多酚酸盐注射液（丹参组）和川芎嗪注射液（川芎组），丹参组每人成本2 259.8元，川芎组每人成本521.4元，最小成本显示川芎组优于丹参组，并与敏感性分析结果一致；他汀类药物是阿托伐他汀钙片（阿托伐组）和瑞舒伐他汀钙片（瑞舒伐组），阿托伐组每人成本119.24元，瑞舒伐组每人成本89.6元，最小成本显示瑞舒伐组优于阿托伐组，并与敏感性分析结果一致；抗血小板药物是阿司匹林肠溶片（阿司组）和阿司匹林肠溶片联合氯吡格雷片（阿+氯组），阿司组每人成本6.05元，阿+氯组每人成本152.9元，最小成本显示阿司组优于阿+氯组，并与敏感性分析结果一致。从临床治疗缺血性脑卒中诊疗方案中的药物进行药物经济学分析，初步得到最优治疗用药方案。运用药物经济学分析方法证明了川芎组优于丹参组、瑞舒伐组优于

阿托伐组、阿司组优于阿 + 氯组。本研究结果为临床治疗药物的选择提供药物经济学依据。[中国药房,2017,(11):1 499-1 502;药物评价研究,2017,(6):759-763;当代医药论丛,2017,17(15):145-146;中国药物经济学,2017,(12):14-19;中国药物经济学,2017,12(11):9-14;实用心脑肺血管病杂志,2017,25(02):79-82;山东医药,2017,57(34):56-58;广东药科大学,2017(02):68] (黄琳琅 吴新荣 胡晋红)

↗ 药物经济学方法在 2 型糖尿病药物治疗中的应用 任国飞等运用最小成本分析法评价 4 种预混胰岛素(A 组:门冬胰岛素 30 注射液、B 组:赖脯胰岛素 25 注射液、C 组:精蛋白生物合成人胰岛素注射液预混 30R、D 组:精蛋白锌重组人胰岛素混合注射液)治疗 120 例新诊断 2 型糖尿病住院患者的疗效及经济性,结果四组的病情缓解率相近,但 B 组药品平均成本显著优于 A、C、D 组(689.41 元/人),提示赖脯胰岛素 25 注射液治疗新诊断 2 型糖尿病具有良好的临床疗效,经济学优势明显,是较好的糖尿病起始治疗方案。门鹏等运用系统评价方法分析利格列汀治疗 2 型糖尿病的经济学特性,其中利格列汀与安慰剂相比可显著降低 HbAlc(-0.62%)及空腹血糖(-1.01mmol/L)水平,利格列汀与格列苯脲相比可显著降低低血糖风险且发生心血管事件的相对危险度更低,可为患者节省医疗费用,具有良好的经济性。孙巧巧等将该院 136 例 2 型糖尿病患者随机分为 2 组,分别给予 A 组(盐酸二甲双胍 + 阿卡波糖)、B 组(盐酸二甲双胍 + 瑞格列奈)降糖治疗,结果发现 B 组总体有效率显著高于 A 组,并且 B 组成本-效果比较 A 组低(C/E,2.53),提示盐酸二甲双胍 + 瑞格列奈具有更高的药物经济学价值。林潭发等对 64 例中国 2 型糖尿病患者分别使用 2 种降糖方案:长效胰岛素 + 短效胰岛素每日多次胰岛素皮下注射(MDII)和胰岛素泵持续皮下胰岛素输注(CSII)的降糖效果及成本-效果进行分析,结果认为 2 种方案均可有效控制血糖,但与 MDII 耗材费用、血糖达标总费用少,更具经济性。杨俊茹对进口阿卡波糖片与国产阿卡波糖胶囊治疗 98 例 2 型糖尿病的临床疗效及成本效果进行评价,结果 2 组在控制血糖方面均效果显著,但国产阿卡波糖不良反应较少,人均总成本更低(294.5 ± 5.3 *vs* 482.2 ± 9.3)。于桂红将 60 例 2 型糖尿病患者随机分为观察组(给予国产阿卡波糖即卡博平)和对照组(给予进口阿卡波糖即拜唐苹),采用成本效果分析法对 2 种方案进行比较评价,结果 2 组治疗总有效率相当,但观察组 C/E 显著低于对照组(C/E,13.9),提示国产阿卡波糖治疗的药物经济学价值高于进口阿卡波糖,治疗 2 型糖尿病更为有效、经济。李长鑫回顾性比较了 2 组降糖方案(阿卡波糖 + 二甲双胍组,吡格列酮 + 二甲双胍组)治疗 146 例难治性2 型糖尿病患者的成本-效果,结论认为阿卡波糖 + 二甲双胍方案在控制餐后血糖方面具有显著优势,吡格列酮联合二甲双胍方案成本-效果比最佳(C/E,1.941)、更具经济优势,因此可在临床治疗中根据患者具体病情及经济情况针对性选择降糖方案。李亚军分析比较了西格列汀和吡格列酮治疗 120 例 2 型糖尿病患者的成本效果,治疗 12 周后,西格列汀组患者的体重指数和成本-效果比均明显小于吡格列酮组(C/E,23.38),提示西格列汀治疗 2 型糖尿病患者疗效显著且更符合药物经济学要求。郜勇分析了 4 种方案(A 组:格列齐特;B 组:二甲双胍;C 组:格列吡嗪;D 组:瑞格列奈)治疗 80 例 2 型糖尿病的降糖效果及成本-效果,结论认为二甲双胍为最经济(C/E,96.81),瑞格列奈为治疗效果最佳(总有效率 90%)。[中国药师,2017,20(03):503-505;药物流行病学杂志,2017,26(06):375-381;中国医药导刊,2017,19(08):820-824;汕头大学学报(自然科学版),2017,32(03):76-80;中国医药指南,2017,15(11):161-162;中国继续医学教育,2017,9(03):135-136;医学理论与实践,2017,30(22):3 338-3 340;航空航天医学杂志,2017,28(11):1 337-1 339;中国处方药,2017,15(01):27-28]

(彭玲玲 吴新荣 胡晋红)

↗ 药物经济学方法在消化道溃疡药物治疗中的应用 王文瑛选取胃溃疡患者 80 例,分析应用泮托拉唑与奥美拉唑进行治疗胃溃疡的药物经济学,泮托拉唑与奥美拉唑组成本效益比为分别 4.78 与 5.63,泮托拉唑的药物经济学价值更高。顾永红选取 84 例十二指肠溃疡患者,试验组使用泮托拉唑肠溶片 + 甲硝唑 + 阿莫西林 + 呋喃唑酮,对照组使用雷尼替丁 + 甲硝唑 + 阿莫西林 + 呋喃唑酮,疗程 4 周,试验组与对照组的成本效果比分别为 183.88 与 97.68,结果治疗十二指肠溃疡时雷尼替丁的药物经济学效果优于泮托拉唑。潘虹将 180 例幽门螺旋杆菌感染活动性胃溃疡患者分别给予泮托拉唑 + 克拉霉素片 + 阿莫西林胶囊、兰索拉唑 + 克拉霉素片 + 阿莫西林胶囊治疗,对比分析其临床疗效和成本效果,2 组成本效果比分别为 4.73 与 5.81,结果泮托拉唑治疗方案的成本效果明显优于兰索拉唑治疗方案。[临床医药文献杂志,2017,4(46):9 041-9 043;临床医学研究与实践,2017,20:35-36;临床合理用药,2017,10(4A):18-19]

(杨 晨 吴新荣 胡晋红)

↗ 药物经济学方法在消化道出血药物治疗中的应用 厉伟兰等对兰索拉唑和泮托拉唑治疗十二指肠溃疡并出血患者进行药物经济学分析,采用最小成本分析法,结果兰索拉唑治疗组和泮托拉唑治疗组的成本分别为 11 611.60 元、13 445.09 元,兰索拉唑治疗成本更低、经济性更好。范长生等对特利加压素与生长抑素治疗食管胃静脉曲张出血进行成本-效用分析,通过构建出血、不出血、再次出血、死亡 4 个疾病状态的离散仿真模拟模型,模型的转换概率来源于对文献的 Meta 分析,特利加压素出血控制率为 88.73%,生长抑素出血控制率为 85.79%,特利加压素再出血率为 14.73%,

生长抑素再出血率为15.80%，特利加压素死亡率为10.02%，生长抑素死亡率为11.92%，敏感性分析中，特利加压素出血控制率为73.23%，生长抑素出血控制率为70.75%，特利加压素再出血率为19.00%，生长抑素再出血率为19.32%，特利加压素死亡率为11.32%，生长抑素死亡率为12.79%，结果特利加压素与生长抑素相比，治疗食管胃静脉曲张出血每多获得1个质量生命年的成本为65 478.84元；敏感性分析结果显示，每多获得1个质量生命年的成本最高为110 289.46元，低于3倍人均GDP可接受标准，特利加压素治疗食管胃静脉曲张出血具有经济性。龚金红等评价血管活性药物治疗肝硬化致食管胃底静脉曲张破裂出血的药物经济性，共纳入文献10篇，结果显示，奥曲肽组的平均成本为3 889元，生长抑素组的平均成本为4 814元，奥曲肽组方案花费的成本较生长抑素组低，奥曲肽与垂体后叶素两组药物的平均成本分别为2 091元、210元，止血有效率分别为88.36%与67.20%，成本效果比分别为23.66与3.13，生长抑素组的平均成本为2 761元，垂体后叶素组的平均成本为744元，垂体后叶素组方案花费的成本较生长抑素组低，结论为垂体后叶素组方案最经济，奥曲肽低于生长抑素，临床应根据患者病情、经济情况和药品不良反应选择个体化的药物治疗方案。李莉等评价注射用泮托拉唑钠（潘妥洛克）和注射用艾司奥美拉唑钠（耐信）治疗上消化道出血药物的药物经济性，采用成本-效果分析法。结果以显效率为指标，增量成本效果比为916.33，注射用艾司奥美拉唑钠（耐信）组相对注射用泮托拉唑钠（潘妥洛克）组疗效每增加1%需9.16元的成本，以总有效率为指标，增量成本效果比为-4 395.91，表明注射用泮托拉唑钠（潘妥洛克）组相对于注射用艾司奥美拉唑钠（耐信）组增加效果的同时并没有额外成本增加，可见注射用泮托拉唑钠（潘妥洛克）具有成本效果优势。［中国医院药学杂志，2017，（37）21：2 173-2 175；中国医院药学杂志，2017，（52）9：782-786；中国药房，2017，28（2）：152-157；世界临床药物，2017，（38）09：608-613］

（杨　晨　吴新荣　胡晋红）

↗ 药物经济学方法在慢性肝炎药物治疗中的应用研究

焦放等对4种水飞蓟宾类药物治疗慢性乙型肝炎肝损伤的疗效和经济成本进行分析，将慢性乙型肝炎门诊患者144例随机分为水飞蓟宾片组（A组），复方益肝灵胶囊组（B组），水飞蓟宾葡甲胺片组（C组），当飞利肝宁胶囊组（D组），每组36例，观察各组患者用药4周前后ALT、AST等生化指标，统计各组治疗总有效率，计算疗程费用、成本效果及敏感度分析，结果显示4组C/E值分别为2.33、2.89、3.01和3.49，A组C/E值最低，为最优治疗方案。蔡耀评价阿德福韦酯与恩替卡韦治疗慢性乙型肝炎的药物经济学效果，运用成本-效果分析方法，结果显示阿德福韦酯组与恩替卡韦组治疗慢性乙型肝炎的总有效率分别为52.86%和90%（$P>0.05$），成本效果比分别为43.11%和69.07%（$P>0.01$），高疗效、低耐药性的恩替卡韦为治疗慢性乙型肝炎的较佳方案。陈平钰等评价聚乙二醇干扰素α-2a与普通干扰素对于不同基因型的中国慢性丙型肝炎患者的经济性，将慢性丙型肝炎患者分为基因1型和非基因1型，构建疾病进展Markov模型，比较聚乙二醇干扰素α-2a和普通干扰素的长期成本-效用，并对结果进行敏感性分析，结果显示聚乙二醇干扰素α-2a相较于普通干扰素，对于基因1型患者成本更低（183 631.14元 *vs* 212 703.42元）、效用更高（14.06 QALY *vs* 12.32 QALY），聚乙二醇干扰素α-2a更具有经济性，非基因1型患者，聚乙二醇干扰素α-2a成本更高（112 770.18元 *vs* 111 025.80元）、效用更高（15.01 QALY *vs* 14.51 QALY），增量成本-效用比3 488.76元/QALY（低于中国阈值），聚乙二醇干扰素α-2a更具有经济性，敏感性分析与基础分析一致，对于不同基因型中国慢性丙型肝炎患者，聚乙二醇干扰素α-2a均为更经济的治疗方案。朱凌云等评价两种治疗慢性乙型肝炎肝纤维化方案的成本-效果，将90例乙型肝炎肝纤维化患者随机分为恩替卡韦加复方鳖甲软肝组（A组）和恩替卡韦加复方鳖甲软肝片联合缬沙坦组（B组），疗程6个月，分别在治疗前后检测两组患者的肝纤维化指标、瞬时弹性成像，计算有效率，比较两种方案的成本-效果，结果A组成本-效果比为11 797，B组成本-效果比为11 031，恩替卡韦加复方鳖甲软肝联合缬沙坦组治疗慢性乙肝肝纤维化优于恩替卡韦加复方鳖甲软肝片组。常恩等评价叶下珠片联合拉米夫定治疗慢性肝炎的成本-效果，将274例慢性乙肝患者随机分为2组，对照组采用拉米夫定治疗，研究组采用叶下珠片联合拉米夫定治疗，成本-效果评价中，谷氨酸转氨酶复常率及乙肝病毒DNA转阴率C/E无明显差别（$P>0.05$），但达到相同效果的HBeAg转阴率研究组明显优于对照组，敏感度分析与上述研究结果无明显差异（$P>0.05$），叶下珠片联合拉米夫定用于慢性乙肝能明显改善患者的肝功能状态，在以HBeAg转阴率作为评价指标时，具有经济学效益。潘佳倩等通过检索PubMed、Web of Science等英文数据库近5年内公开发表关于乙肝防治方案药物经济学评价文献，对文献研究内容、研究结果进行系统述评，根据文献筛选标准，选入11篇已发表的研究文献，结果显示近5年内国际上关于乙肝防治方案的药物经济学评价文献都主要由决策树、马尔可夫模型、成本效果计算、敏感性分析和支付意愿分析构成的，各个部分相互关联，相互支持，以形成对多个乙肝防治方案的药物经济学对比评价，检索到的文献中5篇内容为对乙肝疫苗的药物经济学对比评价，其余为针对乙肝病毒治疗的药物经济学评价，在不同国家地区、不同人群、不同疾病状态下，各类抗乙肝病毒药的作用和效益也随之变化，在研究过程中受到多种因素和条件的制约，而药品价格和疾病进展概率往往是影响各治疗方案之间ICER的最大因素。［药物流行病学杂志，2017，（26）10：712-715；海峡药学，2017，（29）

10:45-46;中国新药杂志,2017,26(15):1 736-1 743;中国药事,2017,(31)03:258-262;临床合理用药杂志,2017,(10)04:17-19;药物流行病学杂志,2017,26(8):575-579]

(杨　晨　吴新荣　胡晋红)

药物经济学方法在抗肿瘤药物分析中的应用　曹瑞丽等统计2014年—2016年解放军第264医院抗肿瘤药销售金额分别为1 345 493.64、1 005 530.33、1 436 303.94元,2015年比2014年下降了25.27%,2016年比2015年增长了42.84%;抗代谢药的使用较多,其销售金额排序居第1位,其次为植物来源的抗肿瘤药、抗肿瘤激素类药物、抗肿瘤抗生素,传统抗肿瘤药如烷化剂等的销售金额较少且呈逐年递减的趋势;3年来,销售金额排序居前3位的药品包括卡培他滨片、替莫唑胺胶囊、注射用盐酸吉西他滨、替吉奥胶囊、多西他赛注射液。临床用药时,应从药物经济学的角度,合理使用抗肿瘤药,减轻患者的经济负担。[中国医院用药评价与分析,2017,44(13):662-666]

(黄琳琅　吴新荣　胡晋红)

药物经济学方法在妇科感染药物治疗中的应用　李小萍等将120例细菌性阴道炎按随机数字表法分为三组:A组(甲硝唑栓)、B组(保妇康栓)和C组(硝呋太尔制霉菌素阴道软胶囊),结果发现C组的总体有效率高于A、B组,且C组的成本效果比最低(C/E,0.85),提示硝呋太尔制霉菌素阴道软胶囊是在药物经济学考量下治疗细菌性阴道炎的最优化选择。竺佳探讨2种方案(保妇康与燥湿清毒饮)对231例宫颈炎合并人乳头状瘤病毒(HPV)感染患者的疗效与成本效果,结果燥湿清毒饮的临床疗效优于保妇康,但保妇康具有更优的增量成本-效果比(△C/△E,25.81),结论认为燥湿清毒饮治疗宫颈炎疗效较高,但从药物经济学角度来看性价比稍逊于保妇康,临床可根据患者的病情与经济情况个体化选择。段晓敏等通过纳入25篇文献系统评价了保妇康栓和硝呋太尔制霉菌素阴道软胶囊治疗妊娠合并外阴阴道假丝酵母菌病的经济性,结果保妇康栓组的总直接医疗成本显著低于硝呋太尔制霉菌素阴道软胶囊,治疗妊娠合并外阴阴道假丝酵母菌病的更具经济优势。卢岩等运用药物经济学决策树分析原理对保妇康栓与辛复宁治疗HPV感染的2种方案的成本-效果进行比较,结果发现相对于辛复宁,保妇康栓的HPV转阴率更高(63.05% *vs* 46.58%),且治疗总成本更低(630.09元 *vs* 850.83元),提示保妇康栓治疗HPV感染更加经济、有效。[中国医院用药评价与分析,2017,17(07):916-918;中华全科医学,2017,15(11):1 978-1 980;中国药学杂志,2017,52(13):1 183-1 187;中国循证医学杂志,2017,17(06):711-718]

(彭玲玲　吴新荣　胡晋红)

药物经济学方法在膜性肾病药物治疗中的应用　马静等选取2014年11月至2016年6月滨州医学院附属医院诊断为特发性膜性肾病(IMN)的患者125例,根据他克莫司给药前是否进行其代谢相关基因(CYP3A5 * 3)检测分为常规给药组(68例)和给药前基因检测组(57例),对两组治疗方案进行成本效果分析并引入决策树模型。结果两组治疗方案有效率的差异无统计学意义($P>0.05$),给药前基因检测组的C/E为21.71,低于常规给药组的22.14,结果显示IMN初始治疗中,给药前进行基因检测的治疗方案优于常规给药方案。[中国医院用药评价与分析,2017(17)11:1 477-1 480]

(刘艳艳　吴新荣　胡晋红)

药物经济学方法在免疫性肾小球疾病药物治疗中的应用　杨宁等回顾性分析大连医科大学附属第一医院2011年1月至2015年12月行肾活检证实为免疫性肾小球疾病并伴大量蛋白尿的患者60例,分为单用他克莫司组30例和他克莫司联合五酯胶囊组30例,采用蛋白尿缓解率、各个时间点蛋白尿缓解率以及药物副作用、治疗费用、成本效益比为评价指标。随访第3个月、6个月,联合五酯胶囊组蛋白尿缓解人数高于单用组($P<0.05$),副作用无差异($P<0.05$),单用组成本疗效比为41.01±7.80,高于联合五脂胶囊组的25.10±10.98,有统计学差异($P<0.05$)。显示他克莫司联合五酯胶囊可有效降低免疫性肾小球疾病蛋白尿,且具有较好药物经济学效益。[医学与哲学,2017(38)573:34-36,53]

(刘艳艳　吴新荣　胡晋红)

药物经济学方法在膀胱过度活动症药物治疗中的应用　范长生等采用成本效果分析法比较索利那新和托特罗定两种药物治疗膀胱炎过度活动症OAB的经济性,以平均减少24h排尿、平均减少24h尿急次数、平均减少24h尿失禁次数、平均减少夜尿次数、增加排尿量(mL)为效果指标,对国内外文献进行Meta分析。索利那新在这5项指标中的C/E均小于托特罗定,不良事件发生率为24.62%低于托特罗定28.02%,显示索利那新在治疗OAB上具有较好的经济性;但对于采用价格较低国产药物价格做敏感性分析时,出现成本较高效果较好的情况,多花费的成本多获得疗效是否具有经济性需要进一步的评价。[药品评价,2017(14)2:27-31,34-36]

(刘艳艳　吴新荣　胡晋红)

药物经济学方法在偏头痛药物治疗中的应用　唐茜选取200例2013年1月至2016年1月重庆医科大学附属第二医院收治的偏头痛患者随机分为5组,每组各40例,A组(酒石酸美托洛尔片)、B组(氟桂利嗪胶囊)、C组(酒石酸美托洛尔片+氟桂利嗪胶囊)、D组(头痛宁胶囊)、E组(都梁软胶囊),疗程均为5周。采用成本效果分析法并引入决策树模型进行药物经济学评价。5组的有效率分别为60.00%、72.50%、95.00%、45.00%、22.50%,总治疗成本分别为756.48元、765.26元、731.98元、857.17元、874.46元，C/E分别为12.61、10.56、7.71、19.05、38.86；其中C组的C/E最小。显示美托洛尔+氟桂利嗪方案在预防性治疗偏头痛更具成本效果优势，是预防偏头痛较佳的治疗方案。[中国药物经济学，2017，9：21-24]　（刘艳艳　吴新荣　胡晋红）

↗ 药物经济学方法在精神分裂症药物治疗中的应用　沈远等将50例2014年1月至2015年1月南京医科大学附属无锡市精神卫生中心收治的精神分裂症患者分为喹硫平组25例和奥氮平组25例，观察12周。治疗后两组阳性与阴性症状量表总分均较治疗前显著降低（$P<0.01$），组间差异无显著性（$P>0.05$）；治疗12周末喹硫平组总有效率为92.0%，奥氮平组为88.0%，总有效率及不良反应发生率的差异无显著性；喹硫平组总成本显著高于奥氮平组（$P<0.05$），但两组C/E分别为248.49±37.19和236.94±39.23，差异无显著性（$P>0.05$）。显示喹硫平与奥氮平治疗精神分裂症疗效显著且相当，但奥氮平稍具经济性。李永强把78例2014年11月至2016年6月洛阳荣康医院收治的老年精神分裂症患者随机分为两组，对照组39例（齐拉西酮）和观察组39例（利培酮片）。两组治疗前后组间、组内PANSS评分的差异无统计学意义（$P>0.05$），有效率的差异无统计学意义（$P>0.05$）；观察组C/E为27.70优于对照组32.57，差异有统计学意义（$P<0.05$）；不良反应发生率的差异无统计学意义（$P>0.05$），但对照组锥体外系反应多于观察组（$P<0.05$）。显示利培酮和齐拉西酮治疗老年精神分裂症疗效均安全有效，但利培酮比齐拉西酮更具经济学优势。何兆宇等用随机数字表法把84例2015年1月至2016年9月重庆市精神卫生中心收治的精神分裂症患者分为观察组40例（棕榈酸帕利哌酮注射液）和对照组44例（帕利哌酮缓释片），均治疗12个月，采用阳性与阴性症状量表PANSS评定疗效并进行成本效果分析。治疗第9、12个月末，观察组PANSS评分明显低于对照组，差异有极显著统计学意义（$P<0.01$），观察组总有效率明显高于对照组，两组不良反应发生率的差异无统计学意义（$P>0.05$）；观察组C/E为323.41明显低于对照组467.31，差异有统计学意义（$P<0.05$）。显示棕榈酸帕利哌酮注射液治疗精神分裂症1年的疗效较帕利哌酮缓释片显著，较具经济学优势。管欣等检索筛选国内数据库有关利培酮、奥氮平、喹硫平、齐拉西酮、阿立哌唑治疗首发精神分裂症的文献，通过单组率Meta分析获得有效率指标，构建决策树模型进行成本效果分析以及单因素敏感性分析和概率敏感性分析。根据增量成本效果分析结果，喹硫平、奥氮平、阿立哌唑为劣势方案被排除；齐拉西酮相比于利培酮的ICER为25 194.09元。敏感性分析与基础分析结果基本一致。提示临床治疗首发精神分裂症时可根据患者意愿支付值WTP选择最优方案，若WTP低于ICER优先使用利培酮，若高于ICER则优先使用齐拉西酮；就我国国情而言利培酮更具有经济性。[临床心身疾病杂志，2017(23)2：45-47；中国实用神经疾病杂志，2017(20)15：62-64；中国医院用药评价与分析，2017(17)6：792-795；中国新药杂志，2017(26)17：2 101-2 106]

（刘艳艳　吴新荣　胡晋红）

↗ 药物经济学方法在抑郁（障碍）药物治疗中的应用　杜彪等检索并筛选CNKI、VIP与万方医学数据库创库至2015年12月文拉法辛与艾司西酞普兰治疗抑郁症的相关文献，系统评价其药物经济学效果。以临床治愈率和汉密尔顿抑郁量表HAMD评分为结局指标，两药物的差异均无统计学意义（$P>0.05$），故采用最小成本法分析，文拉法辛与艾司西酞普兰治疗抑郁症的成本分别为772.03元、935.77元。显示文拉法辛与艾司西酞普兰治疗抑郁症的疗效相当，但文拉法辛方案更为经济。王海兵等构建为期1年的抑郁障碍决策树模型，采用成本效用分析评价4种药物（西肽普兰、帕罗西汀、舍曲林、氟西汀）与中成药舒肝解郁胶囊治疗原发性抑郁障碍的经济性，并采用单因素和概率敏感性分析结果的稳定性。1年期间，5种药物的成本分别为2 718.84元、3 126.60元、3 862.21元、4 234.12元、4 031.20元；获得的QALYs分别为0.721 1、0.703 2、0.721 7、0.713 6、0.713 8；西肽普兰的C/U值最低，为3 770.41，以西肽普兰为标准，计算其余4种药物的ICUR，帕罗西汀、氟西汀、舒肝解郁胶囊均为负值，舍曲林最高（1 905 617.00），超过2016年3倍人均GDP阈值（161 940.00元），故这5种药物治疗原发性抑郁障碍的经济性依次为西酞普兰、舍曲林、舒肝解郁胶囊、氟西汀、帕罗西汀；单因素敏感性分析不影响研究结论，概率敏感性分析影响研究结果判断。显示舒肝解郁胶囊的经济性次于西肽普兰与舍曲林，优于氟西汀和帕罗西汀，值得指南和临床推广。王海兵等对CNKI、WanFang Date、CJFD、PubMed建库至2016年12月舒肝解郁胶囊与另外4种干预措施（氟西汀、舍曲林、西酞普兰、帕罗西汀）治疗原发性抑郁障碍和继发性抑郁障碍的有关文献进行单组率Meta分析和网状Meta分析，构建决策树模型并采用成本效果分析评价5种药品的经济性。治疗原发性抑郁障碍，舒肝解郁胶囊的临床疗效0.769、(C/E)565.10优于氟西汀的临床疗效0.757、(C/E)634.35和帕罗西汀的0.766、(C/E)680.63，不良反应发生率最低；治疗继发性抑郁障碍，舒肝解郁胶囊的临床疗效（0.768）最高，C/E（565.83）最小，不良反应发生率最低，优于其他4种化学药品。显示舒肝解郁胶囊治疗原发性抑郁障碍和继发性抑郁障碍的临床疗效确切并具有一定的经济性。[中国药房，2017(28)11：1456-1459；中国药物经济学，2017，9：7-12；中国药物经济学，2017，8：19-24]

（刘艳艳　吴新荣　胡晋红）

↗ 药物经济学方法在多发性硬化药物治疗中的应用　李

红艳等检索 Medline、Embase、Pumbed、中国生物医学文献数据库与 CNKI 中干扰素(IFN)β-1α 与 IFNβ-1b 治疗复发缓解型多发性硬化(RRMS)的 RCT、回顾性或观察性试验，运用 Markov 模型分析法分析 IFNβ-1α 与 IFNβ-1b 治疗 RRMS 的成本效果。利用扩展残疾状态量表评分(EDSS)，划分疾病进展过程中的不同状态，根据文献中各状态间的转移概率、各状态的健康效用值，估算各状态所花的费用。结果 IFNβ-1α 组成本为＄169 059.436，质量调整生命年(QALYs)为 7.913，C/E 为＄21 364.771/QALY；IFNβ-1b 组成本为＄212 572.623，QALYs 为 7.912，C/E 为＄26 867.116/QALY。显示 IFNβ-1α 的成本效果比低于 IFNβ-1b，选择 IFNβ-1α 为延缓 RRMS 疾病进程的治疗药物可获得更大的经济学效益。[临床神经病学杂志，2017(30)4:241-244]　(刘艳艳　吴新荣　胡晋红)

↗ 药物经济学方法在类风湿关节炎药物治疗中的应用 肖敦明等采用 Meta 分析法检索并筛选 The Cochrane Library、PubMed、Science direct、CNKI、VIP 和 WanFang Data 数据库建库至 2016 年 11 月有关依那西普联合氨甲蝶呤 MTX 与 MTX + 安慰剂比较治疗类风湿关节炎 RA 的 RCT，构建决策树模型进行成本效果分析及敏感性分析。以 ACR50 为有效性指标，经过 1 年治疗后，依那西普 + MTX 组成本为 212 692 元，ACR50 为 66.4%，MTX + 安慰剂组成本为 572 元，ACR50 为 40.6%；依那西普 + MTX 的 ICER 为 818 295 元，敏感性分析显示结果稳健。显示依那西普 + MTX 治疗 RA 疗效优于 MTX，但成本过高不具有经济性优势。胡展红等根据 RA 疾病进展的规律，构建含多个健康状态的 Markov 模型，对早期活动性 RA 的氨甲蝶呤(MTX)单药治疗、MTX 联合益赛普及达疾病低活动度后的减药方案进行时间跨度为 10 年的成本效果分析，并对结果进行一元敏感性和概率敏感性分析。Markov 模型成本效果分析结果显示 MTX 联合益赛普达疾病低活动度后继续减半量维持半年为可接受的药物治疗方案；回乘分析结果显示 MTX 单药治疗的累计成本和健康结果分别为 31 598 元和 6.71QALYs，联合益赛普的累计成本和健康结果分别为 79 872 元和 6.93 QALYs，增量成本效果比为 219 427 元/QALY，联合益赛普达疾病低活动度后继续减半量维持半年的累计成本和健康结果分别为 86 879 元和 7.18QALYs，ICER 为 117 619 元/QALYs。显示早期活动性 RA 治疗方案中，联合使用益赛普达疾病低活动度后继续减半量维持半年比单用 MTX 更具有经济学优势。[中国循证医学杂志，2017(17)7:843-847；中国医院药学杂志，2017，3:258-263]　(刘艳艳　吴新荣　胡晋红)

↗ 药物经济学方法在呼吸系统疾病中的应用 邓佳等回顾性分析 323 例 2013 年 12 月至 2015 年 12 月湖南省妇幼保健院急性上呼吸道感染 AURTI 患儿，热毒宁组 115 例，痰热清组 101 例，利巴韦林组 107 例，均给药 3 天。热毒宁组和痰热清组的总有效率和不良反应发生率差异均无统计学意义($P>0.0125$)，且均优于利巴韦林组($P<0.0125$)；3 组 C/E 分别为 1.64、1.77、0.13，以利巴韦林组为基准，热毒宁组和痰热清组的 ICER 分别为 9.75 和 11.96。显示热毒宁注射液治疗小儿急性上呼吸道感染较痰热清注射液更具成本效果优势。谷红萍等把 2015 年 1 月至 2017 年 1 月浙江省余姚中医医院收治 CAP 住院患者 73 例随机分为对照组 36 例(左氧氟沙星)和治疗组 37 例(对照组基础上加用止嗽理肺汤加减)，以《中医病证论断疗效标准》为参照。两组初始治疗有效率差异无统计学意义，初始治疗愈显率差异有统计学意义，治疗组的抗生素应用时间小于对照组，不良反应发生率差异无统计学意义；以愈显率计算 C/E，治疗组为 16.48 ± 1.92 小于对照组的 20.23 ± 2.29($P<0.05$)。显示中西医结合治疗 CAP 更具经济性。[湖南中医药大学学报，2017(37)7:762-766；浙江中西医结合杂志，2017(27)11:960-962]

(刘艳艳　吴新荣　胡晋红)

↗ 药物经济学方法在消化系统疾病中的应用 黄塘娟等把 105 例 2016 年 1 月—8月广东省茂名市中医院急性阑尾炎患者随机分为对照组 50 例(西药抗炎和对症支持治疗)和实验组 55 例(对照组治疗基础上予肠痈消炎合剂)，均给药一周。两组临床总有效率分别为 82.0% 和 94.5%，两组不良反应发生率分别为 20.0% 和 7.3%，差异具有统计学意义($P<0.05$)；实验组 C/E 为 3.17 低于对照组 3.46。显示肠痈消炎合剂治疗急性阑尾炎的临床疗效显著，可有效改善临床症状，具有一定的临床价值。李智成等检索并筛选 MEDLINE、Wangfang data、CNKI、VIP 和 Cochrane 2002 年 1 月至 2017 年 1 月复方苦参注射液联合肝动脉灌注化疗栓塞术 TACE 治疗肝癌的相关文献，对最终纳入的 13 篇文献进行文献荟萃分析(Meta 分析)。采用固定效应模型得到合并缓解率为 56.16%，合并有效率为 78.00%。复方苦参注射液平均成本为 7 086 元，根据缓解率计算的 C/E 为 12 618，根据有效率计算的 C/E 为 9 084。显示复方苦参注射液联合肝动脉灌注化疗栓塞治疗肝癌的疗效值得肯定，其成本也易于被患者接受。[北方药学，2017(14)1:20-21；中国医院用药评价与分析，2017(17)11:1525-1 528，1 532]

(刘艳艳　吴新荣　胡晋红)

↗ 药物经济学方法在循环系统疾病中的应用 王海兵等选择国内 11 家医院 420 例冠心病心绞痛患者为研究对象，其中冠心静胶囊组 313 例，参芍胶囊组 107 例，治疗 4 周。以心绞痛症状疗效、中医症候疗效、硝酸甘油减停率、心电图有效率、Duck 评分改善和运动持续时间改善为疗效指标，进行成本效果分析并以药品价格为变量的单因素敏感性分析。冠心静胶囊组的心绞痛症状疗效、中医证候疗效优于参芍胶囊组，在硝酸甘油减停率、心电图有效率、Duck 评分改善和运动持续时间改善上两组疗效相当；冠心静胶囊组的 C/E 在心绞痛症状疗效、中医症候疗效、硝酸甘油减停率、心电图有效率、Duck 评分改善上均小于参芎胶囊组，仅运动持续时间改善上高于参芎胶囊组，显示冠心静胶囊治疗冠心病心绞痛的疗效确切，经济性优于参芎胶囊。侯新等检索并筛选 CNKI、Wangfang data、VIP、PubMed 建库至 2017 年的丹红注射液联合长春西丁治疗脑血管疾病的相关文献，应用 Meta 分析方法和成本效果法对最终纳入的 10 篇文献进行综合分析。观察组较对照组疗效明显[$OR = 3.67$，95% CI(2.45，5.51)，$P < 0.01$]，能明显改善神经功能缺损评分[MD = −3.17，95% CI(−4.89，−1.44)，$P < 0.01$]，明显降低 hs-CRP 水平[MD = −1.57，95% CI(−2.92，−0.22)，$P < 0.01$]及 IL-6 水平[MD = −1.11，95% CI(−1.72，−0.49)，$P < 0.01$]；两组不良反应率差异无统计学意义[$OR = 0.62$，95% CI(0.24，1.63)，$P = 0.33$]；对照组 C/E 为 134.35 ~ 201.52，低于观察组 200.38 ~ 312.66，观察组 ICER 为 341.88 ~ 1 171.07 元。显示联合应用丹红注射液和长春西丁在治疗缺血性脑血管病效果方面优于对照组同时未增加不良反应发生率，但成本较高，在临床应结合患者的情况选择用药方案。[中国药物评价，2017(34)1：62-66；世界中医药，2017(12)5：1 072-1 076]

（刘艳艳　吴新荣　胡晋红）

临床药师

临床药师提高高血压患者用药依从性的积极作用　目前，我国高血压患者用药依从性不高的问题普遍存在，临床药师对患者进行清楚、细致的用药教育是提高用药依从性的有效手段。张秀娟等对门诊老年高血压患者开展生活健康教育，制定最佳治疗用药以及指导合理用药，结果显示患者服药依从性与生活习惯得到改善，表明临床药师的干预可有效提高门诊老年高血压患者疗效及用药依从性，对改善不良生活习惯、高血压的防治有重要价值。叶凯宏等将高血压患者随机分为对照组与研究组，通过对患者健康知识指导、与医生共同制订用药方案、对患者进行治疗方案和用药教育显示患者用药依从良好率明显高于对照组，治疗后收缩压和舒张压均明显低于对照组。提示临床药师对高血压患者进行用药指导干预，可有效降低血压，提高患者的用药依从性。[医学理论与实践，2017，30(03)：453-454；中国药物经济学，2017，12(06)：151-153]　（张晋萍　葛卫红）

药师进行药物重整的实践　药物重整是目前西方国家在医疗保健领域正在逐步完善和规范化的一项工作，以保证患者用药的安全性，使患者得到应得治疗为目的，不必接受无关或不需要的治疗。闫雪莲等通过对本院临床药师参与老年医学科查房及医嘱审核的药学干预进行回顾性总结和分析显示，临床药师共干预老年医学科医嘱 993 例，涉及问题类型较多的是不良反应(ADR)相关问题(22.2%)、药物选择(20.5%)及用法用量(19.4%)等，涉及药物种类以心血管系统用药(25.8%)、内分泌系统用药(17.6%)、神经精神系统用药(12.3%)及抗感染药物(11.8%)居多。表明临床药师对老年人医嘱审核干预及药物重整，是避免用药相关问题的重要一环。吴淋淋等对慢性肾功能不全患者进行药物重整的实践显示有 22.50% 患者需进行药物重整，医嘱用药偏差主要包括用量错误、重复用药、溶剂错误和存在药物相互作用等。重整方案以停药为主(75.73%)，其次为改药(16.50%)和加药(7.77%)；有 87.38% 重整医嘱被医师采纳。结果表明与医师相比，临床药师可获得更详细、准确的药物治疗清单。通过临床药师的药物重整，可减少临床用药偏差，最大限度地保证患者用药安全。[临床药物治疗杂志，2017，15(12)：19-22；中国药房，2017，28(14)：2 002-2 005]

（张晋萍　葛卫红）

临床药师对 2 型糖尿病患者进行慢病管理的实践　宋秋萍将糖尿病患者分为对照组和观察组，结果显示观察组患者的用药依从性、血糖监测、饮食调整、加强锻炼等自我认知，遗传因素、肥胖、缺少运动、高热量食物、吸烟、肾病、视网膜病变、足坏死、神经病变等糖尿病认知相比于对照组，差异具有统计学意义($P < 0.05$)；观察组患者 BMI、FPG、2hPG、HbA1C、TG、TC、HDL-C、LDL-C、SBP、NBP 等指标改善程度优于对照组，差异具有统计学意义($P < 0.05$)。表明临床药师参与糖尿病慢病管理的效果显著，患者的自我管理水平、疾病认知水平均得到明显的提升，各项指标得到了显著改善。刘秀珍等将本院糖尿病患者分为对照组和观察组，观察组采取糖尿病治疗药物知识教育，定期随访实施药学监护和设立咨询台提供咨询服务。结果显示干预 9 个月后，观察组患者的药物知识知晓率、规律服药率、依从性分别为 89.0%、73.0%、86.0%，与对照组相比(76.0%、50.0%、51.0%)，差异有统计学意义($P < 0.05$)；观察组空腹血糖、餐后血糖、糖化血红蛋白与对照组比较，差异有统计学意义($P < 0.05$)；观察组质量调整生命年(0.714 5 年)高于对照组(0.641 5 年)。结果表明适宜的药学干预方法可以提高接受多药治疗 2 型糖尿病患者的临床疗效和生活质量。[中国处方药，2017，15(11)：32-33；现代医药卫生，2017，33(05)：691-693]

（张晋萍　葛卫红）

临床药师在癌痛规范化治疗中的作用　陈璐等为探索临床药师如何运用合作药物治疗模式(CDTM)参与癌性疼痛的治疗，更好地为临床癌痛治疗提供药学服务，使临床药师加入疼痛治疗团队，运用 CDTM 药学服务模式，充分利用药品不良反应、代谢排泄途径、药物相互作用、禁忌证等相关知识，结合患者具体情况，以说明书及相关文献为循证依据，协助临床医师制定个体化给药方案；为患者提供全程药学监护以确保止痛药物的治疗效果。得到结果：临床药师在CDTM模式下对123例进行了不同程度的用药干预，从调整滴定药物、选择维持药物、增减辅助用药、患者疼痛用药教育（心理干预）等多方面介入治疗环节；在此过程中临床药师提出的多项合理化建议为临床医生所接受，提高了止痛药物的治疗效果，降低或避免了药品不良反应。结果表明CDTM药学服务模式明确了临床药师在药学服务各环节中的作用与责任，临床药师在癌痛患者治疗团队中利用自身熟悉药学知识及药物特点等优势，协助临床医师使癌痛患者的止痛治疗效果得到了提升，同时也使药师和医师的专业特长得到了充分发挥。[中国药师，2017，20(01)：127-130]

（张晋萍　葛卫红）

临床药师对手术围术期预防性应用抗菌药物的干预作用　抗菌药物是围手术期预防感染的重要方法，抗菌药物的合理应用可减少术后的并发症和提高手术的治愈率，对手术效果的保障具有重要作用，以保证手术安全。临床应用抗菌药物在使用过程中需注意应用时机和疗程的长短，因此临床药师工作的开展尤为重要。林新云等对临床药师参与指导Ⅰ类切口围术期预防性应用抗菌药物情况的研究显示通过临床药师干预后，Ⅰ类切口手术预防性应用抗菌药物患者占比明显减少，抗菌药物选择合理患者占比明显提高，预防性应用抗菌药物患者给药时机不当占比明显下降，预防用药持续时间明显减少，差异均具有统计学意义（$P<0.05$）；此外干预后，平均使用抗菌药物时间、住院费用、住院抗菌药物费用均较干预前明显减少，差异均具有统计学意义（$P<0.05$）。结果表明临床药师对Ⅰ类切口手术预防性应用抗菌药物的干预效果显著，可明显加强抗菌药物的合理应用。安洪亮等对临床药师干预促进骨科Ⅰ类切口手术围术期的抗菌药物的合理使用情况的调研显示临床药师参与骨科Ⅰ类切口手术围术期抗菌药物的管理工作后，骨科Ⅰ类切口手术围术期抗菌药物预防使用率由84.74%下降至28.27%，抗菌药物使用强度（DDDs）由89.58下降至29.65；抗菌药物的品种选择、给药时间、用药疗程等均趋于合理。结果表明通过临床药师参与用药管理，医院骨科Ⅰ类切口手术围术期抗菌药物的使用合理性得到了有效改进。[中国现代药物应用，2017，11(22)：83-85；中国药业，2017，26(03)：68-71]

（张晋萍　葛卫红）

临床药师服务能力评价和认证考试　临床药师工作开展多年，临床药师的服务能力如何评价，其影响因素有哪些？杜成凤等采用方便抽样法，选取我国17省市38家"三甲"医院的712名临床药师进行药学服务能力及影响因素调查，并将调查结果进行单因素及多因素Logistic回归分析。单因素分析结果显示，临床药师与患者及医护人员的交流情况、患者的倾听态度、对工作前景的态度、对药学服务内涵的了解程度、医院药品供应及时性、渠道顺畅与否、药品协调流程是否及时对药学服务工作能否顺利开展有显著影响；多因素分析结果显示，与医师交流越好、越能理解药学服务的定义和内涵、对药师工作前景越看好的男性临床药师认为能开展好药学服务工作。美国等发达国家为了保证从事特定工作临床药师的专业技能和工作质量，美国专科药师委员会对8个专科临床药师采取考试认证的方式授予相关专业资质，对该做法的详细内容和具体标准的研究有利于我国相关临床药师岗位执业资质的考核与授权。[中国药房，2017，28(17)：2 436-2 440；中国医院药学杂志，2017，37(7)：571-574]

（王　卓　胡晋红）

对临床药学带教与教学管理不断总结经验　临床药师培训应该因材施教，针对学生的特点设计适合的带教方式。杨焕芝等提出可以仿照临床医师的查房，进行临床药师三级药学查房，并通过播放三级药学查房教学视频对临床药学专业本科生进行了教学和问卷，受到学生的普遍认可。传染病专科的临床药师培训模式具有其特殊性，探索建立结合专科特色，加强师资建设，并开展适合其专业和学员特点的带教模式，将为同专业的其他培训基地带教提供有益借鉴。急诊临床药师培养在国外比较成熟，虽然在国内刚刚起步，也有人开展了相应探索。专业型药学硕士培养在国内自2010年以来逐步扩大招生，但药学专业硕士的培养一直存在诸多不足，临床药师规范化岗位培训对专业型临床药学硕士的培养带来了很大启发和促进。[临床药物治疗杂志，2017，15(3)：86-88；卫生职业教育，2017，35(24)：66-67；抗感染药学，2017，14(1)：105-107；中国现代医生，2017，55(3)：133-136；中国药事，2017，31(12)：1 448-1 452]　（王　卓　胡晋红）

药师会诊是临床药师参与解决临床药物治疗问题的突出表现形式　随着临床药师队伍的成长和服务学科的日益全面，会诊面对的临床科室越来越广泛。总体来说，临床药师发挥作用最显著的，主要集中在疑难、复杂或危重症感染问题的处理。李璐奕等对70例药师会诊进行回顾性分析，发现会诊科室多达13个，其中60%集中于3个不同的重症监护病区，其主要会诊目的是帮助解决抗菌药物的选择、调整和停用。临床药师所提出的会诊建议中，全部被临床科室采纳的为50%、部分采纳的有37.14%、未采纳的有12.86%；临床药师会诊意见全部采纳及部分采纳的61例病例中，痊愈占31.1%、好转29.5%、效果不明显26.2%、死亡13.1%；杜鸣等回顾性分析临床药师参与144例多重耐药或泛耐药菌感染患者治疗的情况，会诊科室12个，ICU病区名列首位，临床药师会诊意见接受率84.72%，部分接受率

8.33%，全部接受的病例治疗总有效率为82.79%。张晋萍等回顾性分析了141例临床药师参与的感染性疾病病例，其中泌尿外科、肝胆外科以及神经外科会诊数量居前三位，会诊目的居前三位的为特殊用药会诊、药物治疗方案调整以及药物选择，分别占85.82%、74.62%和59.57%；会诊意见全部被采纳、部分被采纳以及未被采纳者分别占94.33%、0.71%及4.96%。苏丹等对236例临床药师参与的感染性病例进行了回顾性分析，会诊患者年龄分布中60岁以上老年人的比例占63.98%，会诊意见总体接受率占99.15%，多重耐药细菌（MDR）、广泛耐药细菌（XDR）、泛耐药细菌（PDR）总体治疗效果较好，总有效率为78.05%。总体认为，药学会诊对临床药师提出了更高的要求，要求药师具备扎实的抗感染药物应用基础和丰富的临床知识，药师在会诊过程中需充分掌握疾病特点，并查阅病程记录、检查检验结果、疾病的临床路径、专家共识和诊疗指南等，发挥专业特长［药学服务与研究，2017，17（3）：238-240；中国医院用药评价与分析，2017，17（3）：416-418；药学实践杂志，2017，35（1）：89-93；安徽医药，2017，21（10）：1 930-1 933］　（王　卓　胡晋红）

↗ 药师的药物治疗管理形式多样、日益广泛深入　药师门诊是学习国外同行经验，结合我国实际需求的临床药师新兴药物治疗管理模式。近年来，药师门诊欣欣向荣，工作形式灵活多样，既有药学多专科综合门诊，又有药学与临床医师、护理、营养等多学科联合开设的慢病管理整合门诊，在慢病药物治疗管理中发挥了明显的效果。医嘱审核、用药重整的概念已经融入药学服务的各个环节，不论针对门诊还是住院患者，尤其在老年多重用药管理中通过药师参与的综合评估，对用药方案的优化发挥了重要作用。各专科药师创新开展了多种多样的药物治疗管理模式。例如，肿瘤科患者的癌痛规范化治疗、肺吸入制剂治疗管理、糖尿病患者分级诊疗、冠心病患者全程化药学管理模式探讨。［医药导报，2017，36（5）：575-578］；医药导报，2017，36（6）：698-701；中国药房，2017，28（32）：4 580-4 584；药学服务与研究，2017，17（1）：54-57；中国药学杂志，2017，52（4）：323-326；中国药师，2017，20（1）：127-130；中国医院药学杂志，2017，37（15）：1 421-1 425；药学服务与研究，2017，17（6）：477-479；中国药师，2017，20（7）：1 286-1 288；海峡药学，2017，29（10）：228-231］

（王　卓　胡晋红）

↗ 临床药师在静脉用药调配中心（PIVAs）的工作现状　静脉用药调配中心PIVAs）的建立方便了审方工作的进行，有利于临床药师开展工作和发挥作用。然而到目前为止，对于临床药师在PIVAs的工作职能尚未有明确的界定，这显然不利于临床药师参与PIVAs开展工作。侯疏影等采用问卷调查方法对全国65家“三甲”医院PIVAs负责人进行调查，结果显示98.4%的受访者认为PIVAs需要配备临床药师，但受访者所在医院PIVAs临床药师实际配备情况并不理想；100%的受访者认为PIVAs临床药师需要具备医嘱审核及评价职能；超过95%的受访者认为PIVAs临床药师需要具备用药宣传教育职能及与临床沟通协作职能；仅42.9%的受访者认为PIVAs临床药师需要具备参与其他日常药品调配工作的职能。表明医院PIVAs配备经过专业培训的临床药师是十分必要的。PIVAs临床药师的主要职能应集中在医嘱审核及评价、用药宣传教育、与临床沟通协作三方面。王春晖等对本院抗肿瘤药物静脉配置不合理医嘱情况进行调查分析显示不合理医嘱主要为载体种类和载体量、给药剂量、顺序、时间和途径、配伍禁忌，以载体种类和载体量不合理。结果表明临床药师改善抗肿瘤药物的不合理应用，为医师临床治疗决策提供帮助，协助医师合理设计化疗方案，提高了药物治疗效果，规避了不良反应的发生。［中国药房，2017，28（06）：725-729；上海医药，2017，38（07）：65-71］

（张晋萍　葛卫红）

↗ 临床中药师全面起步发展在人才培养、岗位定位、服务模式等方面取得重要成果　庄伟等报道中药师参加神经内科中西医结合临床实践，探讨建立中药师参加临床实践的模式。认为中药师参加临床实践能够帮助医师、护士解决临床问题，保障患者安全用药。但建立中药师临床实践工作模式任重道远，面临的挑战还十分严峻。李德森等从高等院校培养现状、医院岗位培训现状、继续教育现状分析培养临床中药师所面临的问题，从岗位服务能力出发，就如何确定临床药师职责定位及提高培养质量进行理论探讨。李芳等也探讨了临床中药师在临床合理用药中的作用［北京中医药，2017，36（2）：169-172；中国药房，2017，28（36）：5 170-5 173；中国药物与临床，2017，17（2）：224-225］

（王　卓　胡晋红）

↗ 临床药师参与临床路径的设计、实施以及评价成为临床路径管理中不可缺少的学科专业力量　董艳等介绍了本院临床药师在脑梗死患者急性期临床路径中参与工作流程制定、分析评价等一系列管理过程的做法和效果研究；韩凤昭等考察了临床药师参与骨科临床路径中效果，发现同对照组比较，医疗成本降低，发挥了多学科协作的价值；魏丽娜等则根据临床路径合理用药评价标准，对医院电子病历系统中的所有临床路径病种进行药物合理性审核，发现了临床用药存在的共性问题，通过及时反馈，督促整改，提高了全院合理用药率，降低了临床路径治疗费用。［浙江中西医结合杂志，2017，27（11）：1 005-1 007；中南药学，2017，15（8）：1 164-1 167；中国药房，2017，28（23）：3 281-3 284；实用药物与临床，2017，20（3）：327-329］　（王　卓　胡晋红）

临床药学研究

表观遗传药理学在精准药学中的应用 表观遗传学的概念基于遗传学而来，不是单纯的体外在环境导致的甲基化和乙酰基化改变，也不是简单转录因子和 miRNA 等等基因调控，它指的是由非 DNA 变异而改变表型的"可遗传的"现象。表观遗传的方式很多，已知的有 DNA 甲基化、组蛋白修饰、染色体重塑和非编码 RNA 调控等。其中 DNA 甲基化和非编码 RNA 调控在临床药学的研究中占有相当重要的地位。

卞保祥等探讨 TFAP2E 基因甲基化状态与食管癌患者诊断及基于氟尿嘧啶类药物化疗疗效之间的关系。研究收集了 101 例病理学明确诊断的食管癌组织及 50 例癌旁正常组织，通过荧光定量甲基化特异性 PCR 检测组织甲基化率。对其中 75 例晚期患者接受基于氟尿嘧啶药物为基础化疗的疗效进行评价，并分析 TFAP2E 基因甲基化状态和临床病理资料及化疗疗效间的关系。发现 TFAP2E 基因甲基化和接受基于氟尿嘧啶化疗食管癌患者疗效相关，可能成为预测化疗效果的有效生物标志。

李钰等探讨长链非编码 RNA（lncRNA）RP11-770J1.3 和跨膜蛋白 25（TMEM25）对紫杉醇耐药人乳腺癌细胞株耐药性的影响。结果发现 lncRNA RP11-770J1.3 和 TMEM25 在 MCF-7/PR 中表达上调。与空白对照组和紫杉醇阴性对照组比较，干扰 lncRNA RP11-770J1.3 和 TMEM25 的表达可以提高 MCF-7/PR 对紫杉醇的药物敏感性，并下调耐药相关基因 MRP、BCRP、MDR1 及其编码产物 P-gp 的表达；与单独干扰 lncRNA RP11-770J1.3 或 TMEM25 比较，同时干扰 lncRNA RP11-770J1.3 和 TMEM25 的作用更加明显。因此得出结论 MCF-7/PR 中 lncRNA RP11-770J1.3 和 TMEM25 的表达上调，联合干扰 lncRNA RP11-770J1.3 和 TMEM25 的表达可以提高 MCF-7/PR 对紫杉醇的敏感性。袁超等收集了乳腺癌患者肿瘤组织及相应癌旁组织各 37 例，探讨 lncRNA H19 对人乳腺癌细胞 BT-474 赫赛汀抵抗的影响及可能的相关机制。结果发现乳腺癌组织中 H19 表达量显著高于癌旁组织，且与 HER2 的表达存呈正相关，体外干扰 H19 可下调乳腺癌细胞 HER2 的表达，并可通过抑制上皮间充质转化进程部分逆转乳腺癌细胞的赫赛汀抵抗。类似的研究还有：李玉椿等的"长链非编码 RNA H19 对骨肉瘤顺铂化疗敏感性的影响及机制"、刘健等的"下调 lncRNA HOTAIR 表达逆转人卵巢癌细胞株 SKOV3/DDP 顺铂耐药的实验研究"。

高峰等收集了 75 例急性药物性肝损伤患者治疗前后以及 30 例正常对照组血清，检测血清中 ALT、AST、miR-223 的表达水平，以探讨 miR-223 在急性药物性肝损伤患者血清中的表达及其临床意义。结论为 miR-223 表达升高与急性药物性肝损伤密切相关，在评价急性药物性肝损伤中具有应用价值。徐飞等则是探讨 circMTHFD2 调控 microRNA-124（miR-124）的表达在肺癌培美曲塞耐药发生过程中的作用。耐药细胞中 miR-124 的表达显著降低，下调 miR-124 表达会导致细胞对培美曲塞敏感性降低，而 miR-124 表达上调可以显著诱导细胞的凋亡。在耐药的细胞及组织中环状 RNA 表达明显上调，表达量上调的 circMTHFD2 可与 miR-124 结合。谢彬彬等发现丹参酮ⅡA 通过调控 miR30b-p53 介导的细胞凋亡信号通路诱导肝癌细胞凋亡。[中国现代应用药学，2017，34（3）：1 756-1 758；浙江大学学报（医学版），2017，46（4）：364-370；中华肿瘤防治杂志，2017，24（24）：1 712-1 717；中国老年学杂志，2017，37（24）：6 043-6 046；武警后勤学院学报（医学版），2017，26（10）：845-848；肝脏，2017，22（12）：1 123-1 125；临床肿瘤学杂志，2017，22（11）：961-967；中药材，2017，40（7）：1 718-1 721]（李丹滢　葛卫红）

药物代谢组学在精准药学中的应用 随着代谢组学的发展，Clayton 等于 2006 年提出了"药物代谢组学"（pharmacometabonomics）的概念：以代谢组学为平台，通过给药前生物样本的代谢轮廓分析预测给药后的药物反应表型。药物代谢组学同样以整体和动态的观点来认识、解释、进而预测个体对药物治疗的效应，它们的发展将有力推动个性化治疗，尤其是两者与中医学的辨证施治思想相结合，必将促进现代药物治疗水平的提升以及未来医疗模式向系统化转变，极大地促进中医药学科的现代化发展。

宋建江等收集 73 例冠心病不稳定心绞痛（UAP）患者，随机分为观察组 42 例和对照组 31 例，两组均采用常规治疗，观察组在此基础上静脉滴注丹参多酚酸盐注射液，14 天为 1 个疗程。采用超高效液相色谱仪与成分分析法分析两组患者治疗前后血清代谢差异物，并进行 PCA 分析潜在差异生物标记物。结果发现观察组治疗后较治疗前存在 5 种代谢差异物，其中色氨酸、9′-羧基-γ-生育酚含量升高，溶血磷脂、花生四烯酸及胆汁酸含量下降。因而他们的研究得出结论：丹参多酚酸盐注射液可从舒张血管、抗氧化、减轻炎症反应等多个方面起到辅助治疗 UAP 的作用。陈广柱等比较舒芬太尼和芬太尼麻醉对腹腔镜胆囊切除手术患者血糖和胰岛素水平的影响，两组患者根据术后 2h 的血清代谢产物能够形成明显的分类，两种药物血清代谢物谱存在明显的不同，并发现了 5 个同血糖和胰岛素密切相关的生物标志物。该研究对临床用药实践的指导意义为：舒芬太尼对患者的血糖和胰岛素影响较小，更适合胆囊切除手术患者麻醉，其机制可能同两种药物对糖代谢和胰岛素代谢的相关环节影响不同而密切相关。唐亮等利用非靶向气相色谱-质谱串联（NTGC-MS）平台研究二甲双胍治疗多囊卵巢综合征（PCOS）前后整体代谢物的改变。研究发现 PCOS 患者存在糖脂和氨基酸代谢异常；健康对照组与 PCOS 组存在 63 种代谢差异物，二甲双胍治疗前后存在 27 种代谢差异物；PCOS 主要存在丙氨酸,天冬氨酸和谷氨酸代谢、柠檬酸循环、丙酮酸代谢等通路的改变,二甲双胍能改善牛磺酸和亚牛磺酸代谢、丙氨酸,天冬氨酸和谷氨酸代谢等通路。从而得出结论二甲双胍能降低 PCOS 患者的体重并增强其 IS,能改善糖脂及氨基酸代谢异常;NTGC-MS 是研究 PCOS 整体代谢差异物、评估药物干预效果的有效工具。此外还有龚梦鹃等的"基于血清和肝代谢组学研究护肝片的保肝作用"。还有若干代谢组学的临床前研究结果也展示出一定的临床应用前景,且绝大部分研究均得到国家级课题的资助,将来该领域的研究成果将极大地丰富精准用药的内涵。[浙江中西医结合杂志,2017,27(12):1 026-1 031;临床麻醉学杂志,2017,33(12):1 185-1 188;中国糖尿病杂志,2017,25(12):1 064-1 072;中国药房,2017,28(34):4 776-4 780] (李丹滢 葛卫红)

群体药物动力学在精准药学中的应用 所有药物的药代动力学特性都存在着一定程度的变异性,弄清这些变异可以充分应用由于遗传、环境、生理或病理等因素所造成的药代动力学差异而调整剂量,提高药物治疗效果、群体药代动力学就是研究这种差异的。近年来群体药动学在特殊人群中的应用也越来越广泛。

夏文宏等采用非线性混合效应模型,建立雷腾舒的 PPK 模型,评估 PPK 对临床的安全性及有效性的影响。该模型能较好地拟合雷腾舒的血药浓度,参数估计稳健。研究发现血红蛋白水平越高,雷腾舒的清除率越高。药效方面,ACR20 与雷腾舒的体内暴露程度显著相关。安全性方面,雷腾舒体内暴露与不良反应、育龄妇女生殖系统不良反应相关性不显著。汪洋等以氨甲蝶呤血清药物浓度作为药动学指标,化疗 5 天后的白细胞计数减少率作为药效学指标,成功建立了用于评估大剂量氨甲蝶呤化疗后骨髓抑制程度的 PPK-FD 模型,为临床优化给药方案提供帮助。张钰等建立了肾移植患者西罗莫司的群体药动学模型,考察了年龄、体重、性别、合并用药以及各生化指标对模型的影响,为实现西罗莫司的临床合理用药提供参考。类似研究还有:陈权耀等的"基于 NONMEM 法建立紫杉醇群体药动学模型"、王瑞华等的"茶碱在老年慢性阻塞性肺疾病患者中的群体药动学"、林忠等的"中国成年感染患者万古霉素群体药动学研究"。

从发表的文章来看,群体药动学所涉及的药物还比较局限。但鉴于人类疾病的复杂性及临床用药的多样性,许多因素都可能会影响药物的药代动力学特征及其药效、安全性。尤其是一些特殊人群的药代动力学特征研究,如肝、肾功能损害患者、老年患者、孕妇及儿童患者等,情况更加复杂。群体药代动力学研究可根据患者的个体差异制定个体化给药剂量,在精准医疗模式下具有独特的优势。[上海医药,2017,38(23):70-75;中国新药杂志,2017,26(19):2 306-2 314;南京医科大学学报(自然科学版),2017,37(9):1 193-1 199;中国医院药学杂志,2017,37(18):1 831-1 835;中国医院药学杂志,2017,37(11):1 069-1 073;中国现代应用药学,2017,34(1):101-106] (李丹滢 葛卫红)

药物基因组学在精准药学中的应用 药物基因组学是从基因组角度探讨基因的遗传变异对药物治疗效果的影响。药物在人体内的吸收、分布、代谢、排泄和作用靶点,主要和蛋白质有关,这些蛋白质包括药物受体、转运体和代谢酶等。所有蛋白质都是由相应编码基因被调控基因调控后,经转录、翻译和翻译后修饰而来。这些编码基因发生突变可能导致蛋白质的氨基酸序列发生改变,随之引起蛋白质功能发生增强、减弱或缺失等变化,从而引起药物在人体内吸收、分布、代谢和排泄改变,或者引起药物与其作用靶点结合能力增强、减弱或消失,最终影响药物效应。除上述蛋白质编码基因外,调控基因发生突变后,调控能力变化也会影响药物效应。

与国际相比,我国的药物基因组学起步并不晚,该领域很多研究结论也已步入规范的临床实践阶段,新的基因多态性位点对药物代谢影响的研究相对较少。刘寅强等在常规 CYP2C9 及 VKORC1 检测的基础上,进一步探讨了 CYP2C18 基因多态性位点对瓣膜置换术后持续服用华法林抗凝治疗的 176 例云贵高原汉族患者术后服用华法林剂量的影响。结果发现该位点与华法林稳定剂量相关,可能是华法林稳定剂量个体差异的又一个重要影响因素。马凌云等探讨阳离子转运蛋白 2(OCT2)基因位点 A270S(rs316019)不同基因型与成年人使用万古霉素造成急性肾损伤(AKI)的关系。研究结果统计分析显示:年龄、体重指数和 A270S 基因多态性均为万古霉素导致 AKI 的风险因素。冯希振等探讨血小板内皮聚集受体 1(PEAR1)基因单核苷酸多态性与缺血性脑卒中患者氯吡格雷抵抗(CR)的关系。多因素回归分析后发现 rs41273215 位点 CC 基因型是 CR 独立危险因素,与中国汉族缺血性脑卒中患者 CR 的发生有关。钟兰等选择以奥沙利铂为主的一线化疗方案的胃癌患者 80 例,根据化疗效果分为化疗敏感者和化疗耐药者,分析 XRCC1 基因 Arg194Trp 位点多态性与化疗敏感性的关系。结果 XRCC1 基因 Arg194Trp 位点多态性与胃癌患者铂类药物化疗敏感性有关,检测 Arg194Trp 位点多态性可为胃癌化疗的个体化用药提供依据。其他类似研究还有:门琛等的"血管紧张素Ⅱ型受体 A1675G 基因多态性对氯沙坦降压疗效的影响"、欧阳后先等的"ADRA1B 基因多态性与精神分裂症奥氮平临床治疗效应关联分析"等。虽然新的研究不多,但由于 DNA 具有遗传稳定性,且检测技术成熟,相关法律法规健全,药物基因组学在临床药学实践的应用将越来越广。[重庆医学,2017,(35):4 974-4 976;中国临床药理学杂志,2017,33(23):2 387-2 389;中国老年学杂志,2017,37(23):5 834-5 836;山东医药,2017,57(8):5-8;江苏医药,2017,43(24):1 807-1 810;中国卫生检验杂志,2017,27(24):3 505-3 507] (李丹滢 葛卫红)

2018 年

医院用药监测

概况　11 月 24 日,在南京召开的第十八届中国药师周上,中国药学会发布了《中国药学会医院用药监测报告》(以下简称《报告》)。《报告》基于中国药学会全国医药经济信息网样本医院连续 5 年上报的药品采购数据,从样本医院的全部药品(除中药外)、基本药物目录药品、医疗保险目录药品三大类药品的品种数、金额、用量三个维度入手,运用统计学方法进行了深度挖掘与科学研究,分析了年度医院药品使用及近 5 年趋势变化,发现其呈现出 8 大特点。

一是全药品种数较为稳定。《报告》指出:在全药使用方面,2018 年样本医院在通用名层面配备的品种总数为 2 194 个,三级医院院均品种数占全样本总数的 27.8%,二级为 21.3%,三级医院品种数为二级医院的 1.3 倍。各级医院配备品种数 5 年变化不明显,但不同层级医院用药结构差异性较大,集中度较低。

二是全药采购"金""量"增速持续放缓。《报告》分析发现:近 5 年来,样本医院全药采购金额、采购量增速放缓。采购量增速在 2018 年略有回升,二级医院采购量增速显著高于三级医院,分级诊疗效果初显。2018 年药品日均费用(DDDc)为 12.72,DDDc 5 年复合增长率为 0.92%,三级医院增速显著高于二级医院。该趋势与医药工业主营业务收入基本一致。

三是分治疗领域用药结构较为稳定。《报告》按解剖学治疗学及化学分类系统(ATC 分类系统)对全药不同治疗领域品种的采购金额及用量占比情况进行分析发现,5 年内不同 ATC 分类采购金额占比变化幅度均 <2%,采购量占比变化幅度均 <1%。不同治疗类别药品占比较为稳定。5 年内金额占比增幅最高的类别为抗肿瘤及免疫调节剂,降幅最高的类别为消化系统及代谢药。5 年内用量占比增幅最高的类别为血液及造血系统药物,降幅最高的类别为全身用抗感染药物。

四是注射剂"金""量"占比不断下降。《报告》对全药不同剂型采购金额、用量占比情况进行分析发现,2018 年注射剂采购金额占比 63.66%,口服剂型采购量占比 68.73%,5 年来口服剂型金额占比、采购量占比略有上升,注射剂略有下降,用药结构在剂型层面趋于合理。

五是基药在疾病治疗中发挥重要作用。《报告》对 2012 版基本药物使用情况进行分析发现,基药采购量占比达到 32.36%。基本药物以 30% 的品种数、仅 12% 的采购金额保障了近 1/3 的临床用量,在疾病治疗保障方面发挥重要作用。

六是医保药品"金""量"增速回升明显。《报告》对 2017 版《国家基本医疗保险、工伤保险和生育保险药品目录》(以下简称医保目录)品种使用情况进行分析指出,医保以 86% 的品种数、82% 的采购金额保障了 87% 的临床用量。2017 年新版医保目录颁布之前,医保药品采购金额及采购量增速逐步放缓,趋于饱和;目录调整后,增速回升明显。

七是抗肿瘤及免疫调节剂为医保基金支付增量的主要流向。《报告》以 2017 年 7 月至 2018 年 6 月滚动年累计数据为基础,对比 2009 版及 2017 版医保目录品种使用情况后发现,整体品种数增幅达 9.39%,其中抗肿瘤及免疫调节剂占品种数增量的 35%。整体的金额增幅达 9.50%,其中抗肿瘤及免疫调节剂占增量绝对值的 61.84%,该治疗领域成为医保基支付增量的主要流向。

八是心血管病患者是医保目录调整最大受益者。《报告》对比了 2009 版及 2017 版医保目录品种使用情况后发现,其整体用量增幅达 2.57%,其中心血管系统药物占增量绝对值的 61.48%,该治疗领域的患者是 2017 版医保目录调整的最大受益群体。

药品不良反应

概述　2018 年全国药品不良反应监测网络收到《药品不良反应/事件报告表》149.9 万份。1999 年至 2018 年,全国药品不良反应监测网络累计收到《药品不良反应/事件报告表》1368 万份。2018 年全国药品不良反应监测网络收到新的和严重药品不良反应/事件报告 49.5 万份;新的和严重药品不良反应/事件报告占同期报告总数的 33.1%。新的和严重药品不良反应/事件报告比例持续增加,显示我国药品不良反应报告可利用性持续增加。2018 年全国药品不良反应监测网络收到严重药品不良反应/事件报告 14.9 万份,严重药品不良反应/事件报告占同期报告总数的 10.0%。2018 年我国每百万人口平均报告数为 1 119 份。2018 年全国药品不良反应/事件县级报告比例为 97.9%。按照报告来源统计,2018 年来自医疗机构的报告占 86.8%;来自药品经营企业的报告占 8.0%;来自药品生产企业的报告占 5.1%;来自个人及其他报告者的报告占 0.1%。按照报告人职业统计,医生占 55.2%,药师占 23.0%,护士占 15.3%,其他职业占 6.5%。2018 年药品不良反应/事件报告中,男女患者比为 0.86:1,女性略多于男性。14 岁以下儿童患者的报告占 9.8%;65 岁以上老年患者的报告占 27.7%。按照怀疑药品类别统计,化学药品占 83.9%、中药占 14.6%、生物制品占 1.5%。按照药品给药途径统计,2018 年药品不良反应/事件报告中，静脉注射给药占 60.0%、其他注射给药占 4.2%、口服给药占 32.2%、其他给药途径占 3.6%。2018 年报告的药品不良反应/事件中，累及器官系统排名前 5 位的分别为皮肤及其附件损害、胃肠损害、全身性损害、神经系统损害和心血管系统损害。

药品不良反应监测工作情况 从 1998 年到 2018 年，国家药品不良反应监测工作已走过 20 年历程。在此期间，国家药品监督管理局着力构建药品不良反应监测体系、完善相关法律法规、扩大监测覆盖面、建立以风险防控为主的预警机制，不良反应监测工作得到快速发展。2018 年，按照习近平总书记对食品药品安全提出的"四个最严"要求，秉承保障人民群众用药安全的主旨，药品不良反应监测工作取得新进展：

一是强化智慧监管，监测覆盖面进一步扩大。完善国家药品不良反应监测网络系统，开发建设持有人直接报告药品不良反应监测系统，监测覆盖面不断增大。2018 年全国 97.9% 的区县报告了药品不良反应，每百万人口平均报告数为 1 119 份，已实现十三五规划目标。继续拓展监测技术手段，与医疗机构合作建设了 150 余家监测哨点，为监测工作深入开展夯实基础。二是深入开展安全性评价，及时处置风险预警信号。根据监测数据分析评价结果，2018 年共发布药品说明书修订公告 33 期、停止吡硫醇注射剂、特酚伪麻片、磺胺索嘧啶片和特洛伪麻胶囊生产销售使用、发布《药物警戒快讯》12 期。继续优化预警系统，对重点关注的 150 余个药品不良反应事件聚集性信号及时进行处置，做到早发现、早应对、早调查、早处置，保障公众用药安全。三是夯实上市许可持有人药品安全主体责任。2018 年 9 月，国家药品监督管理局发布《关于药品上市许可持有人直接报告不良反应事宜的公告》(2018 年第 66 号)和《关于发布个例药品不良反应收集和报告指导原则的通告》(2018 年第 131 号)，进一步强化上市许可持有人药品安全主体责任，对上市许可持有人开展监测、报告、分析和评价提出具体要求。

基本药物监测情况 2018 年全国药品不良反应监测网络共收到《国家基本药物目录》(2012 版)收载品种的不良反应/事件报告 62.7 万份，其中严重报告 6.5 万份，占 10.4%。报告涉及化学药品和生物制品占 85.9%，中成药占 14.1%。《国家基本药物目录》(2012 版)化学药品和生物制品部分涉及 25 个类别共 317 个(类)品种。2018 年全国药品不良反应监测网络共收到药品不良反应/事件报告 55.1 万例次，其中严重报告 6.6 万例次，占 11.9%。2018 年国家基本药物化学药品和生物制品不良反应/事件报告，按照药品类别统计，报告数量排名前 5 位的分别是抗微生物药、心血管系统用药、抗肿瘤药、调节水电解质及酸碱平衡药、维生素矿物质类药；累及器官系统排名前 5 位的是皮肤及其附件损害、胃肠损害、全身性损害、神经系统损害以及心血管系统损害。《国家基本药物目录》(2012 版)中成药部分涉及内科用药、外科用药、妇科用药、眼科用药、耳鼻喉科用药、骨伤科用药 6 大类共 203 个品种。2018 年全国药品不良反应监测网络共收到药品不良反应/事件报告 90 607 例次，其中严重报告 7435 例次，占 8.2%。2018 年国家基本药物中成药部分 6 大类中，药品不良反应/事件报告总数由多到少依次为内科用药、骨伤科用药、妇科用药、外科用药、耳鼻喉科用药、眼科用药。2018 年国家基本药物监测总体情况基本保持平稳。

化学药品、生物制品监测情况 2018 年药品不良反应/事件报告中，涉及怀疑药品 159.7 万例次，其中化学药品占 83.9%，生物制品占 1.5%。2018 年严重不良反应/事件报告涉及怀疑药品 18.4 万例次，其中化学药品占 89.1%，生物制品占 2.0%。2018 年化学药品、生物制品不良反应/事件报告中，男女患者比为 0.86∶1，女性略多于男性。14 岁以下儿童患者的报告占 9.8%；65 岁以上老年患者的报告占 27.9%，严重报告中该比例为 32.2%。2018 年化学药品、生物制品涉及患者情况与总体构成基本一致。2018 年药品不良反应/事件报告涉及的化学药品中，例次数排名前 5 位的类别为抗感染药，心血管系统用药，肿瘤用药，电解质、酸碱平衡及营养药，神经系统用药。2018 年化学药品严重药品不良反应/事件报告中，报告数量最多的为抗感染药，占 33.3%；其次是肿瘤用药，占 26.1%。化学药品类别中，肿瘤用药的严重报告比例最高，为 34.0%，其次为免疫系统用药，为 23.4%。2018 年药品不良反应/事件报告涉及的生物制品中，抗毒素及免疫血清占 33.2%，细胞因子占 24.5%，血液制品占 5.7%。按剂型统计，2018 年化学药品不良反应/事件报告中，注射剂占 67.0%、口服制剂占 30.0%、其他制剂占 3.0%；生物制品中注射剂占 96.5%、口服制剂占 0.5%、其他制剂占 3.0%。在化学药品不良反应/事件报告总体排名中，抗感染药的报告数量继续居首位，但占化学药总体报告数量的比例呈连年下降趋势，然而其严重报告构成比较去年略有升高，提示抗感染药的使用风险仍需关注。肿瘤用药的严重报告构成比居首位，提示应关注肿瘤用药的相关风险。在患者年龄分布中，老年患者报告比例继续升高，提示应持续关注老年人群用药安全。

中药监测情况 2018 年药品不良反应/事件报告中，涉及怀疑药品 159.7 万例次，其中中药占 14.6%；2018 年严重不良反应/事件报告涉及怀疑药品 18.4 万例次，其中中药占 8.7%。2018 年中药不良反应/事件报告中，14 岁以下儿童患者占 7.6%，65 岁以上老年患者占 27.1%。2018 年药品不良反应/事件报告涉及的中药药品中，例次数排名前 5 位的类别分别是理血剂中活血化瘀药(29.7%)、清热剂中清热解毒药(10.2%)、开窍剂中凉开药(7.3%)、补益剂中益气养阴药(7.2%)、解表剂中辛凉解表药(5.4%)。2018年中药严重药品不良反应/事件报告的例次数排名前5位的类别分别是理血剂中活血化瘀药(41.2%)、补益剂中益气养阴药(13.7%)、开窍剂中凉开药(12.0%)、清热剂中清热解毒药(7.0%)、解表剂中辛凉解表药(4.4%)。2018年中药不良反应/事件报告按照给药途径分布,静脉注射给药占48.7%,其他注射给药占0.6%,口服给药占43.6%,其他给药途径占7.1%。2018年中药不良反应/事件报告数量略有下降。从药品类别看,主要涉及活血化瘀类、清热解毒类、凉开类、益气养阴类等。

抗感染药用药监测 抗感染药是指具有杀灭或抑制各种病原微生物作用的药品,包括抗生素、合成抗菌药、抗真菌药、抗病毒药等,是临床应用最为广泛的药品类别之一,其不良反应/事件报告数量一直居于首位,是药品不良反应监测工作关注的重点。2018年全国药品不良反应监测网络共收到抗感染药不良反应/事件报告52.2万份,其中严重报告4.9万份,占9.4%。抗感染药不良反应/事件报告占2018年总体报告的34.8%。2018年抗感染药不良反应/事件报告数量排名前3位的药品类别是头孢菌素类、喹诺酮类、大环内酯类,严重不良反应/事件报告数量排名前3位的药品类别是头孢菌素类、喹诺酮类、抗结核病药。2018年抗感染药不良反应/事件报告中,注射剂占80.3%,口服制剂占17.5%,其他剂型占2.2%,与药品总体报告相比,注射剂比例偏高。严重不良反应/事件报告中,注射剂占81.8%,口服制剂占17.3%,其他剂型占0.9%,与药品总体严重报告相比,注射剂比例偏高。2018年抗感染药不良反应/事件报告中,整体报告和严重报告的药品不良反应/事件累及器官系统情况,与抗感染药的整体报告相比,严重报告的全身性损害、免疫功能紊乱和感染、呼吸系统损害构成比明显升高。抗感染药整体药品不良反应/事件报告中,口服制剂累及器官系统前5位是胃肠损害、皮肤及其附件损害、神经系统损害、肝胆损害和全身性损害;注射剂累及器官系统前5位是皮肤及其附件损害、胃肠损害、全身性损害、免疫功能紊乱和感染、神经系统损害。抗感染药严重药品不良反应/事件报告中,口服制剂累及器官系统排名前5位的是肝胆损害、皮肤及其附件损害、胃肠损害、全身性损害、代谢和营养障碍;注射剂累及器官系统排名前5位的是皮肤及其附件损害、全身性损害、免疫功能紊乱和感染、呼吸系统损害、胃肠损害。近年来,抗感染药不良反应/事件报告占总体报告比例呈现持续下降趋势,提示临床加强抗感染药使用管理等措施取得一定实效,但其严重不良反应风险仍需继续关注。

心血管系统用药监测 心血管系统用药是指用于心脏疾病治疗、血管保护、血压和血脂调节的药品,包括降血压药、抗心绞痛药、血管活性药、抗动脉粥样硬化药、抗心律失常药、强心药和其他心血管系统药。近年来,心血管系统用药不良反应/事件报告数量及严重报告占比均呈现上升趋势,提示应对该类药品风险给予更多的关注。2018年全国药品不良反应监测网络共收到心血管系统用药的不良反应/事件报告12.9万例,占总体报告的8.6%;其中严重报告8 266例,占6.4%。按性别统计,2018年心血管系统用药不良反应/事件报告中,女性患者比男性患者高1.1个百分点;严重报告中,男性患者比女性患者高4.5个百分点。按年龄统计,2018年心血管系统用药不良反应/事件报告中,45~64岁与65岁及以上年龄组分别占43.9%和43.6%,远高于其他年龄组比例;严重报告中,65岁及以上年龄组占49.9%。2018年心血管系统用药不良反应/事件报告,数量排名前3位的药品类别是降血压药、抗心绞痛药、血管活性药,心血管系统用药严重报告,排名前3位的药品类别是抗动脉粥样硬化药、降血压药、抗心绞痛药。2018年心血管系统用药不良反应/事件报告中,注射剂占42.8%,口服制剂占56.8%,其他剂型占0.4%;严重报告中,注射剂占52.9%,口服制剂占46.8%,其他剂型占0.3%。2018年心血管系统用药不良反应/事件报告中,口服制剂累及器官系统排名前5位的是神经系统损害、胃肠损害、全身性损害、呼吸系统损害和皮肤及其附件损害;注射剂累及器官系统前5位是神经系统损害、皮肤及其附件损害、全身性损害、胃肠损害、血管损害和出凝血障碍。统计分析结果显示,65岁及以上年龄组心血管系统用药患者报告数量及严重不良反应/事件报告占比均明显高于总体报告中该年龄组患者水平,提示老年患者是心血管系统用药的主要群体,而且随着年龄的增长发生严重不良反应的比例显著升高。2018年心血管系统用药不良反应/事件报告中,涉及口服制剂的报告比例较注射剂高出14.0个百分点,提示心血管系统用药不良反应/事件报告更多来自口服给药途径。在该类药品口服制剂中,他汀类产品严重不良反应/事件报告数量最多,这可能与他汀类药品使用较多有关,他汀类药品除用于血脂代谢紊乱及相关心血管疾病的治疗,还用于此类疾病的预防,不排除其中存在的不合理、不规范使用情况,提示医务人员和患者应关注此类药品的风险。

肿瘤用药监测 临床使用的抗肿瘤药包括传统的烷化剂、抗代谢药、抗肿瘤抗生素等化学治疗药物,也包括新兴药物如分子靶向药物、免疫治疗药物等,我们密切关注这些抗肿瘤药的安全风险。2018年全国药品不良反应监测网络共收到肿瘤用药不良反应/事件报告8.0万例,占2018年总体药品不良反应/事件报告的5.3%。其中严重报告2.7万例,占肿瘤用药不良反应/事件报告的34.0%,占2018年总体严重不良反应/事件报告的18.2%。按性别统计,2018年肿瘤用药不良反应/事件报告中,女性患者多于男性,男女患者比为0.79∶1,严重报告男女患者比为0.77∶1。按年龄统计,2018年肿瘤用药不良反应/事件报告中,45~64岁年龄组报告例数最多，占53.0%，其次为65岁及以上组，占30.0%，严重报告情况类似。按剂型统计，2018年肿瘤用药不良反应/事件报告中，注射剂占87.2%，口服制剂占12.4%，其他剂型占0.4%；严重报告中，注射剂占89.5%，口服制剂占10.1%，其他剂型占0.4%。与2018年总体药品不良反应/事件报告相比，注射剂占比偏高。2018年肿瘤用药不良反应/事件总体报告累及器官系统的前5位为血液系统损害、胃肠损害、全身性损害、皮肤及其附件损害、血管损害和出凝血障碍，严重报告累及器官系统的前5位为血液系统损害、胃肠损害、全身性损害、血管损害和出凝血障碍、皮肤及其附件损害。总体而言，骨髓抑制、白细胞减少、粒细胞减少、血小板减少等血液系统损害，恶心、呕吐、腹泻等胃肠损害，以及发热、乏力等全身性损害是肿瘤用药最常见的不良反应/事件，严重报告中血液系统损害所占比例尤高。随着疾病谱的改变，肿瘤发生增多以及患者带癌生存时间延长，肿瘤用药使用增多，不良反应/事件的发生和报告相应增加。近年来，肿瘤用药的不良反应/事件报告数量以15%左右的年均增长速度逐年上升，严重报告的年均增长速度更高，肿瘤用药严重报告占总体严重报告的比例逐年递增。此外，肿瘤患者通常基础条件较差，发生严重不良反应/事件的风险较高，医生和患者均应重视可能的不良反应/事件，合理用药、适当预防、及时干预，尽量避免因严重不良反应/事件影响治疗。

老年人用药监测 2018年全国药品不良反应监测网络中65岁以上老年患者相关的报告占27.7%。2018年共收到老年患者严重报告占老年患者报告总数的11.5%，略高于2018年总体报告中严重报告比例。2018年老年患者药品不良反应/事件报告中，男女患者比为0.96:1。老年患者年龄分布情况，65~69岁老年患者报告占33.6%，70~74岁老年患者报告占25.1%。按照药品类别统计，化学药品占86.9%，中药占12.4%，生物制品占0.7%。化学药品排名靠前的是抗感染药、电解质、酸碱平衡及营养药、心血管系统用药、神经系统用药、肿瘤用药。中药排名靠前的是理血剂、补益剂、开窍剂、祛湿剂、清热剂。按照药品剂型统计，注射剂占68.3%，口服制剂占27.5%，其他制剂占4.2%。2018年老年患者药品不良反应/事件报告中，累及器官系统排名前5位的是胃肠损害、皮肤及其附件损害、全身性损害、神经系统损害、心血管系统损害。化学药品、中药累及器官系统排名前5位的与总体基本一致。2018年老年患者药品不良反应/事件报告占报告总数的27.7%；老年患者严重报告所占比例高于整体报告中严重报告的构成比，提示老年患者受基础疾病较多、机体代谢水平较差以及用药情况复杂等因素影响，发生药品不良反应的风险更大，因此应持续关注老年人群用药安全。从2018年的统计数据看，在药品分布上，老年患者用药的化学药品中，电解质、酸碱平衡及营养药、心血管系统用药、神经系统用药的构成比高于化学药总体报告中该分类的构成比，提示老年患者使用以上药品较多，不良反应发生情况较多。

药品风险控制 根据2018年药品不良反应监测数据和分析评价结果，国家药品监督管理局对发现存在安全隐患的药品及时采取相应风险控制措施，以保障公众用药安全。①发布停止生产销售使用吡硫醇注射剂、特酚伪麻片、磺胺索嘧啶片和特洛伪麻胶囊的公告。②发布含钆对比剂、甲巯咪唑片、双黄连注射剂等药品说明书的修订公告33期，增加或完善说明书中的警示语、不良反应、注意事项、禁忌等相关安全性信息。③发布《药物警戒快讯》12期，提示国外药品安全信息59条。

临床药师参与临床药物治疗

临床药师参与感染性疾病药物治疗 临床药师参与感染性疾病药物治疗相当普遍，主要集中于特殊部位感染或特殊合并疾病的感染患者，如各类外科手术术后感染、重症胰腺炎、肝脓肿、侵袭性肺曲霉病、糖尿病合并败血症患者、卒中后感染等；特殊人群发生的感染，如妊娠期、围产期、尿毒症合并感染、呼吸衰竭合并感染、肿瘤患者的感染等；以及特殊病原微生物所致严重感染。在1例少见的社区获得性MRSA感染的儿童急性血源性骨髓炎病例治疗中，临床药师通过查阅指南和文献，并结合患者病情和药物特点，分别在初始治疗方案、院内治疗及院外治疗阶段为治疗团队提供具体建议，发挥了重要的作用。此外，临床药师还应用PKPD理论进行个体化剂量建议，体现出了药学专业技术的特色。[海峡药学，2018，30(8)：82-84；中国临床新医学，2018，11(6)：561-564；药学实践杂志，2018，36(5)：461-463；中国药师，2019，22(2)：302-305；上海医药，2019，40(5)：71-73；中国处方药，2018，16(2)：47-48；临床药物治疗杂志，2018，16(5)：84-86；药学实践杂志，2018，86(1)：83-87；上海医院，2018，39(11)：82-83，97；现代医用影像学，2019，28(4)：919-920，923；国际医药卫生导报，2018，24(10)：1563-1565 肿瘤药学，2018，8(1)：112-116；海峡药学，2018，30(1)：225-227；中国医院用药分析与评价，18(4)：574-576；药学服务与研究，2018，18(5)：393-396；中国医院用药分析与评价，2018，18(10)：1 432-1 434；北方药学，2019，16(7)：191-192；中国药师，2018，21(8)：1 428-1 430；疾病药学服务与研究，2019，19(2)：129-132；中国医药导报，2018，15(17)：171-174]

（王　卓　胡晋红）

临床药师参与消化系统疾病药物治疗 消化科疾病内科治疗常用药物在应用中也存在许多临床药师干预的切入点，因此临床药师参与此类疾病治疗的案例报道较多。主要包括肝硬化、肝衰竭、抗生素相关性腹泻等，涉及的药物包括利尿剂、白蛋白、抑酸剂、营养制剂、微生态制剂等，主要解决的药物相关问题包括药品选择、不良反应分析与处理、剂量调整等。[中国药物滥用杂志，2018，24(4)：236-237，214；海峡药学，2018，30(3)：198-199；药学实践杂志，2018，36(5)：464-467；中国医院用药分析与评价，2018，18(3)：430-432]

（王 卓 胡晋红）

临床药师参与肿瘤患者药物治疗 临床药师协助医师为霍奇金淋巴瘤患者制定标准的 ABVD 化疗方案，在疾病进展后结合病情推荐了新药 PD-1 抑制剂，并在实际应用过程中分析和处理了由该药引起的不良反应。临床药师也在癌痛治疗方面发挥了较多的作用，特别是对肾功能不全等特殊患者镇痛药的调整[药学与临床研究，2018，26(5)：378-380；临床合理用药，2018，11(12C)：128-129；临床合理用药，2019，12(5B)：105-106]

（王 卓 胡晋红）

临床药师参与内分泌疾病药物治疗 临床药师参与内分泌系统疾病的药物治疗，可以解决特殊人群用药、重复用药、超说明书用药、药物相互作用、配伍禁忌、不良反应等方面的药物相关问题，涉及糖尿病、甲状腺疾病、骨质疏松等慢性疾病。药师还可以参与一些特殊患者的临床分析与处理，例如甲减相关性肾损害的诊断与鉴别、机制分析、患者教育；临床比较罕见的老年 B 型胰岛素抵抗综合征患者，由于与自身免疫因素密切相关，因此临床上除了及时考虑诊断外，在药物干预处理上，除了给予降糖的常规治疗外，更重要的是要制定个体化的免疫抑制治疗，主要包括糖皮质激素的剂量控制及联用合适的其他免疫抑制剂等。因此临床药师与医疗团队紧密结合，可以发挥重要的作用。[海峡药学，2018，30(11)：245-247；中国药师，2018，21(11)：2 002-2 005；中国药师，2018，23(3)：463-465]

（王 卓 胡晋红）

临床药师参与抗凝治疗及凝血相关疾病药物治疗 参与抗凝治疗是临床药师发挥作用比较经典的方向之一，尤其是在一些特殊患者的治疗中，由于混杂了其他复杂因素后，药师的参与更加重要。王金凤等在 91 例非瓣膜病房颤患者中比较了临床药师指导患者应用华法林的作用，临床药师干预组由临床药师进行患者的用药教育，告知患者影响华法林的药物、食物及其他因素，并加强患者服药和复诊、监测的管理，结果表明应用临床药师指导华法林抗凝治疗能够改变患者认知和行为状态，提高其治疗依从性及 INR 达标率，降低华法林抗凝的风险性。王华杰报道 1 例华法林引起皮肤病变患者，临床药师在接受患者电话咨询时怀疑可能是华法林引起的罕见不良反应。经过文献复习并仔细了解了患者的用药史，考虑华法林引起的皮疹可能与制剂中添加的染色剂有关，故建议患者更换了不同厂家的产品，并调整了剂量，之后患者未再出现皮肤症状。刘国栋等报道了 1 例临床药师参与急性肺栓塞患者药物治疗的案例，在溶栓和抗凝治疗过程中，临床药师利用所掌握的药学知识，适时对医师用药提出合理化建议，结合患者具体情况制订个体化药学监护方案，进行用药教育，提高了患者用药的依从性，提高了临床治疗效果和用药安全性。余凤玮等报道了临床药师参与 1 例肝衰竭患者治疗的过程。结合患者病情，临床药师对治疗方案的选择和临床疗效实施药学监护，通过循证证据分析肝衰竭患者持续使用维生素 K_1 的合理性及正确的给药途径。认为对于维生素 K_1 治疗无效的肝衰竭患者，不建议继续使用维生素 K_1。临床上不应将维生素 K_1 作为肝衰竭患者常规改善凝血功能的药物，需进行更广泛的实验室检查，全面评估维生素 K 水平，权衡利弊，谨慎用药。经过临床药师与医疗团队合作，使患者转危为安。[河北医学，2018，24(8)：1 404-1 408；饮食保健，2018，5(46)：74-75；中国医院用药分析与评价，2018，18(1)：136-138；中国医院用药分析与评价，2018，18(4)：572-573，576]

（王 卓 胡晋红）

临床药师参与中毒救治及高血压伴痛风且肾功能不全患者的药物治疗 临床药师在药物导致中毒病例的救治中发挥了重要的作用。杨安培报道 1 例临床药师参与高血压伴痛风且肾功能不全患者的治疗方案，临床药师与临床医师密切协作，重点分析肾功能不全对降压药物及对治疗痛风药物的影响，制订出符合患者实际需求的个体化治疗方案，发挥了临床药师应有的作用。[临床药物治疗杂志，2018，16(10)：90-92；海峡药学，2019，19(1)：241-242]

（王 卓 胡晋红）

药物利用评价与分析

我国不同地区阿片类镇痛药物在癌痛治疗中的使用情况及个人经济负担 了解我国不同地区阿片类镇痛药的使用情况与趋势，评估癌痛治疗吗啡临床需要量及满足临床需要的程度，评价个人药费可负担性，为我国合理使用阿片类镇痛药，提高癌痛控制水平和患者生活质量提出政策建议。采用回顾性分析方法，分析 2006 年—2016 年我国 7 个片区的阿片类镇痛药使用强度（MUD）及其各阶段年复合增长率（CAGR）。基于我国 7 个片区肿瘤登记数据和国际疼痛标准治疗指南，测算 2015 年不同地区的吗啡需要量。将药品价格以 DDD 值标化为限定日费用（DDC），采用改进后的

WHO/HAI标准调查法评价阿片类镇痛药用于癌痛治疗的个人药费可负担性。全国MUD从2006年的1.45DDD/10万人天增长至2016年的6.93DDD/10万人天，整体增长率呈现为前高后低。不同地区间MUD差异较大，且MUD极差有逐年加大趋势。2016年MUD最大地区为华南(9.67DDD/10万人天)，最小为西北(3.28DDD/10万人天)。2015年，全国吗啡等效当量实际使用量仅占癌痛治疗吗啡需要量的21.5%，华东(26%)和华南(36%)等地区高于西南(11%)和西北(12%)地区。各类阿片类镇痛药的DDC范围为10.80～848.88元，除吗啡注射剂外，其余药品的疗程自付费用均大于1d的日均可支配收入。我国阿片类镇痛药用于癌痛治疗整体使用不足，且不同经济水平的地区使用差异较大，癌痛患者长期使用镇痛药物治疗的个人药费负担较重。应全面加快推行癌痛规范化治疗示范病房和疼痛门诊，完善相应保障体系，合理引导广大城乡居民可负担的癌痛治疗药品价格，降低个人费用负担，提高癌症患者生存质量，使更多癌痛患者得到经济有效的治疗。［药物流行病学杂志，2019，28(6)：389-394］（黄　瑾　胡晋红）

我国阿片类镇痛药物临床使用现状分析　了解我国阿片类镇痛药物使用现况及变化趋势，及阿片类镇痛药物治疗中、重度疼痛的消耗充分性水平。采用回顾性分析方法，分析2006年－2016年我国阿片类镇痛药物的消耗频度(DDDs)及变化趋势；采用计算消耗量充足性测量(ACM)的方法测算我国全人群中、重度疼痛吗啡治疗需要量，评价我国阿片类镇痛药物治疗中、重度疼痛的消耗充分性，并与其他国家和地区进行横向比较。2006年—2016年，我国阿片类镇痛药物消耗频度(DDDs)从9.7亿DDDs增加到37.03亿DDDs，增速先快后缓，尤以2013年增长较为明显，2015年稍有下降。基于中国医院药品统计报告(CHPA)计算，反映我国阿片类镇痛药物治疗中、重度疼痛消耗充分性的ACM值，从2006年的0.003 4上升到2016年的0.010 2，国际相对水平一直处于“极差”。基于国际麻醉药品管制局(INCB)统计数据计算的ACM值，从2006年的0.004 9上升到2013年的0.011 6(国际相对水平仍为“极差”)，后持续走低。我国阿片类镇痛药物治疗中、重度疼痛消耗虽然一直在增长，但整体消耗不足，与国际消耗水平有较大差距，存在医务人员、患者、监管体系和社会文化等多层面的原因。应从加强医务人员培训和患者教育，通过大众媒体传播疼痛管理的正确科学理念，鼓励医患间交流与沟通，完善特殊药品监管体系，改进医疗卫生体制，平衡严格监管、防止滥用的目标与满足人民不断增长的对美好生活需要的目标等方面改进。［药物流行病学杂志，2018，27(6)：400-405］（黄　瑾　胡晋红）

我国门诊癌症患者阿片类镇痛药使用的现状研究　分析我国门诊癌症患者阿片类镇痛药的使用情况。从医院处方分析合作项目数据库中随机提取我国5个城市89家医院门诊癌痛患者2016年中40d的使用阿片类镇痛药处方数据，对其用药频度(DDDs)及限定日费用(DDC)、总费用等指标进行分析。共纳入13 803例患者的阿片类镇痛药处方，其中男8 522例，患者年龄分布在3～96岁。按照阿片类镇痛药使用人次由多到少的顺序排列依次为羟考酮及其复方制剂、曲马多及其复方制剂、可待因及其复方制剂、吗啡和芬太尼。羟考酮及其复方制剂的处方总金额和DDDs均最高。口服是最主要的给药途径，人次占比和金额占比分别为86.6%和83.3%。阿片类镇痛药使用的基本面比较合理，但是在部分药品使用方面与国外情况有所区别，其合理性需要通过处方点评等方法进行进一步研究。［药物流行病学杂志，2018，27(12)：819-822］（黄　瑾　胡晋红）

南京地区医保新增抗感染药物利用分析及医保支付费用预测　分析南京地区医保新增抗感染药物2014年—2016年的利用情况并预测其纳入医保后的医保支付金额。南京地区2014年—2016年医保新增抗感染药物及总抗感染药物的用药数据来自江苏省医药情报研究所。药物利用情况以用药金额、用药频度(defined daily doses，DDDs)、日均费用(defined daily cost，DDC)和B/A值表示。2014年—2016年医保新增抗感染药物的应用逐年增加，2016年DDDs达617.42千日，用药金额达1 723.86万元。3年来用药金额最高的类别均为抗细菌感染药物，DDDs最高的为小檗碱。3年来销售金额第一的品种均为替加环素，DDDs第一的品种是盐酸小檗碱片。大部分品种的DDC基本稳定。DDC值较高的达托霉素、替加环素和泊沙康唑，其B/A值均较低。假设均按南京市城镇职工医保报销，若DDDs不变，预测医保支付金额为853.39万元，若DDDs加倍，预测医保支付金额为1 706.79万元。南京地区医保新增抗感染药物2014年—2016年的利用基本合理，纳入“新医保”后，不会对医保支付造成很大负担。［中国抗生素杂志，2018，43(10)：1 305-1 311］（黄　瑾　胡晋红）

南京地区医保新增儿科药物利用分析及医保支付预测　分析南京地区34家医院2014年—2016年医保新增儿科药物的利用情况，探讨其使用现状及发展前景，并预测其医保支付金额。2014年—2016年南京地区医保新增儿科药物的用药数据来自江苏省医药情报研究所。药物利用情况以用药金额、用药频度(DDDs)、限定日费用(DDC)和排序比(B/A)表示。2014年—2016年南京地区医保新增儿科药物的利用情况呈增长趋势，说明这些药物越来越得到临床的认可，这也是这些品种纳入医保的原因之一。3年来用药金额和DDDs最高的均为营养药物。各医保新增儿科药物品种中，用药金额靠前的有小儿碳酸钙D_3颗粒、小儿复方氨基酸19AA-I注射液、健儿消食合剂等，DDDs排名靠前的有小儿

碳酸钙 D_3 颗粒、小儿对乙酰氨基酚溶液和小儿布洛芬混悬剂。所有品种连续 3 年 DDC 基本稳定。DDC 值高的小儿复方氨基酸 18AA-I 注射剂和小儿复方氨基酸 19AA-I 注射剂，其 B/A 值低。纳入"新医保"后，若 DDDs 不变，预测医保支付金额为3 243.96 万元。2014 年—2016 年南京地区医保新增儿科药物利用基本合理，纳入"新医保"后，不会对医保支付造成很大负担。[药物流行病学杂志，2018，27(3)：194-199]

（黄　瑾　胡晋红）

↗ 南京地区医保新增抗肿瘤药物利用分析及医保支付费用预测　分析南京地区 34 家医院 2014 年—2016 年医保新增抗肿瘤药物的利用情况，并预测其医保支付费用。2014 年—2016 年南京地区医保新增抗肿瘤药物及抗肿瘤药物的用药数据来自江苏省医药情报研究所。药物利用情况以用药金额、DDDs、DDC 和 B/A 值表示。新增抗肿瘤药物的利用情况，2015 年与 2014 年基本持平，2016 年显著增加。三年来用药金额最高的均为靶向药物，DDDs 最高的均为抗肿瘤中成药。销售金额排名靠前的品种为利妥昔单抗、参一胶囊、重组人血管内皮抑制素、曲妥珠单抗和吉非替尼。DDDs 排名靠前的为参一胶囊、吉非替尼、重组人血管内皮抑制素、厄洛替尼和达沙替尼。大部分药物的 DDC 值相对稳定。B/A 值较高的是参一胶囊、达沙替尼、吉非替尼和厄洛替尼。纳入"新医保"后，13 个品种的价格及 DDC 值降低，若 DDDs 不变，用药金额降至 87.94 百万元，预测医保支付金额为 4 770 万元。南京地区医保新增抗肿瘤药物的利用基本合理，纳入"新医保"后的降价，有助于降低整体用药金额和医保支付费用。[中国医院药学杂志，2018，38(11)：1 131-1 137]

（黄　瑾　胡晋红）

↗ 2014 年—2016 年南京地区 35 家医院免疫调节药物利用分析　了解南京地区免疫调节药物的最新应用情况和发展趋势，为临床合理使用免疫调节药物提供参考。根据江苏省医药情报研究所提供的南京地区 2014 年—2016 年免疫调节药物的销售数据，采用金额排序法和用药频度分析法，对本地区 35 家医院近三年免疫调节药物的销售金额、用药频度(DDDs)、限定日费用(DDC)、序号比值等指标进行回顾性统计分析。免疫抑制药销售金额排名前 3 位的药物是他克莫司、吗替麦考酚酯和环孢素，DDDs 排名前 3 位的药物是雷公藤总苷、他克莫司和吗替麦考酚酯，总销售金额和总 DDDs 均呈增长趋势，销售金额与 DDDs 的序号比值在 0.5～4.0 之间；免疫增强药销售金额排名前 3 位的药物是白细胞介素、乌司他丁和匹多莫德，DDDs 排名前 3 位的药物是白细胞介素、羧甲基淀粉钠和匹多莫德，总销售金额和总 DDDs 呈波动性，销售金额与 DDDs 的序号比值在 0.3～2.0 之间。南京地区免疫调节药物的应用现状基本符合当前患者的用药需求。建议治疗时根据药物的特点和患者实际情况实施个体化给药，避免滥用，保证临床用药安全、有效、经济的基本原则。[药物流行病学杂志，2018，27(5)：333-337]

（黄　瑾　胡晋红）

↗ 2013 年—2015 年南京地区 34 家医院乳腺癌内分泌治疗药物利用分析　评价南京地区部分医院乳腺癌内分泌治疗药物的应用现状及趋势。对南京地区 34 家医院 2013 年—2015 年乳腺癌内分泌治疗药物的品种、用量、销售金额、用药频度(DDDs)等进行回顾性统计及分析。南京地区乳腺癌内分泌治疗药物销售金额逐年增加，抗雌激素药物与芳香化酶抑制剂销售金额构成比 3 年基本恒定。3 年中，各种药物销售金额、DDDs 排序保持不变。阿那曲唑、来曲唑为各年度销售金额排序的前 2 位。他莫昔芬各年度 DDDs 均以明显优势稳居榜首，其次为来曲唑。原研药所占市场份额及 DDDs 明显高于仿制药。[重庆医学，2018，47(5)：667-670]

（黄　瑾　胡晋红）

↗ 南京地区 52 家医院 2014 年—2016 年糖皮质激素用药情况分析　了解 2014 年—2016 年糖皮质激素类药物在南京 52 家医院中的应用情况，评估其现状和趋势。利用 Stata 软件对南京市 52 家医院应用糖皮质激素类药物的销售金额、用量、用药频度(DDDs)等进行统计分析。2014 年—2016 年糖皮质激素类药物销售金额逐年上升，年增长率分别为 11.6% 和 9.7%。连续 3 年销售金额排名前 10 位的短效糖皮质激素约占 60%，中效糖皮质激素约占 22%。所有药物中吸入剂销售金额最多，其次为注射剂、片剂和乳膏剂。醋酸泼尼松片、地塞米松磷酸钠注射液和甲泼尼龙片 DDDs 连续 3 年居首位，与 2014 年相比地塞米松磷酸钠注射液和甲泼尼龙片 DDDs 分别下降 5.9% 和 6.3%。糖皮质激素类药物在南京地区医院应用广泛，其中金额占比较大的是短效吸入用糖皮质激素，临床最常用的是醋酸泼尼松片，长效地塞米松使用下降，临床选择中效口服制剂时更倾向于选择醋酸泼尼松片。[药物流行病学杂志，2018，27(6)：406-409]

（黄　瑾　胡晋红）

↗ 南京地区 33 家医院 2014 年—2016 年分子靶向抗肿瘤药应用分析　分析分子靶向抗肿瘤药的使用情况，为临床合理使用提供参考。采用回顾性调查方法，对南京地区 33 家医院 2014 年—2016 年分子靶向抗肿瘤药物的用药金额、用药频度(DDDs)、限定日费用(DDC)及排序比(B/A)进行分析。南京地区 33 家医院分子靶向抗肿瘤药销售金额由 2014 年的8 082.23 万元增加至 2016 年的 10 970.18 万元，增长了 35.73%。其中，单克隆抗体药的销售金额构成比逐年上升，酪氨酸激酶抑制药的销售金额构成比逐年下降。利妥昔单抗各年度销售金额均排名前列。吉非替尼连续 3 年 DDDs 排名第 1，DDDs 较高。大部分药物 DDC 相对稳定，B/A 值大于 1，销售金额与用药频度同步性总体较好。2014 年—2016 年南京地区分子靶向抗肿瘤药应用呈上升趋势，分子靶向药物越来越得到临床认可。[药物流行病学杂志，2018，27(4)：254-258]

（黄　瑾　胡晋红）

2014 年—2017 年杭州地区 12 家医院肺癌患者甘草酸制剂用药分析　了解肺癌患者甘草酸制剂的使用现状，分析其用药特点及趋势。对 2014 年—2017 年杭州地区 12 家医院各种甘草酸制剂的用药金额、用药频度及限定日费用等数据进行统计分析。2014 年—2017 年肺癌患者甘草酸类护肝药物的用药总金额总体呈上升趋势，与 2014 年相比，2017 年用药总金额上升了 18.58%，其中用药金额最高的是异甘草酸镁注射液；用药频度居首位的是甘草酸二铵胶囊；序号比大于 1 的为甘草酸二铵胶囊和复方甘草酸苷片；限定日费用值与用药频度相反，甘草酸二铵胶囊的限定日费用最低，限定日费用最高的为异甘草酸镁注射液。杭州地区 12 家医院 2014～2017 年肺癌患者甘草酸类护肝药物的用药金额逐年升高，安全有效、限定日费用较低的甘草酸类药物在临床使用中占优势。[药物流行病学杂志，2019，28(8)：535-537]

（黄　瑾　胡晋红）

2011 年—2016 年成都地区 21 家医院氟尿嘧啶类抗肿瘤药使用情况分析　评价 2011 年—2016 年成都地区 21 家医院氟尿嘧啶类抗肿瘤药的使用情况。调取成都地区 21 家医院 2011 年—2016 年氟尿嘧啶类抗肿瘤药的相关用药信息，统计分析药物剂型、使用金额、用药频度（DDDs）、限定日费用（DDC）及药品排序比（B/A）。2011 年—2016 年成都地区 21 家医院氟尿嘧啶类抗肿瘤药的总使用金额和 DDDs 逐年增长，替吉奥使用金额最高，卡培他滨次之，氟尿嘧啶 DDDs 最高，替吉奥次之。从使用金额排序来看，替吉奥连续 5 年排名均为第 1；从 DDDs 排序来看，卡培他滨连续 6 年排名均为第 4；氟尿嘧啶类抗肿瘤药的 DDC 及排序相对稳定，氟尿苷的 B/A 值为 1.00，表明其使用金额与 DDDs 的同步性较好。成都地区医院氟尿嘧啶类抗肿瘤药使用符合安全、有效、经济的原则。[中国药师，2018，21(7)：1 231-1 233]

（黄　瑾　胡晋红）

全国 192 家医疗机构 26 011 例创伤性颅内损伤患者的药物利用分析　了解创伤性颅内损伤患者的药物应用状况及用药特点，为促进创伤性颅内损伤患者的临床合理用药提供参考。采用金额排序分析和用药频度（DDDs）分析等方法，对全国 192 家医疗机构 2016 年 6 月 1 日至 2017 年 5 月 31 日期间创伤性颅内损伤住院患者电子病历中的人口统计学信息、诊断信息、药品信息等进行汇总、统计、分析。26 011 例创伤性颅内损伤患者中，男性占 72.4%，女性占 27.5%；31～50 岁者占总数的 57.0%；交通伤为最主要的致伤因素（占 33.8%），而高处坠落伤导致的住院时间最长、费用最多；诊断疾病占比排前 3 位的分别是未特指的颅内损伤（占 55.3%）、脑震荡（占 19.6%）、弥散性脑损伤（占 13.0%），而局部脑损伤的平均住院时间最长、平均住院费用和药品费用最高。使用金额排前3 位是神经系统药物（17 887.5 万元）、血液和造血器官药（6 149.6 万元）、全身用抗感染药（4 946.1 万元）。在神经系统药物中，脑保护药物金额和 DDDs 均居首位；不同损伤严重程度的患者中，使用脑保护药物组的平均药品费用及住院费用均显著高于未使用组（$P<0.05$），而两组的平均住院时间差异均无统计学意义（$P>0.05$）。在血液和造血器官药中，血液代用品和灌注液金额占比最高，其中的静脉注射液、静脉注射液添加剂、血液和相关制品分别占 35.51%、19.17%、17.17%。在全身用抗感染药中，金额排序前 3 位的分别是第三代头孢菌素类药物、碳青霉烯类药物、第二代头孢菌素类药物；DDDs 排序前 3 位的分别是第三代、第二代头孢菌素类药物和氟喹诺酮类药物。创伤性颅内损伤患者所用药物以神经系统药物、血液和造血器官药、全身用抗感染药为主，大多为对症治疗药物，总体使用基本合理，但仍存在脑保护药物滥用等问题。因此，对脑保护药物等的使用还需进一步加强管理和严格控制，从而进一步提高临床合理用药水平。[中国药房，2018，29(24)：3 441-3 446]　（黄　瑾　胡晋红）

全国多中心 564 711 例高血压患者 RAS 抑制剂药物利用分析　分析 2017 年全国 8 个城市口服 RAS 抑制剂的高血压患者特征和药品使用特征，为临床合理用药提供参考。基于 2017 年《医院处方分析项目》随机抽取的处方数据，采用 WHO 推荐的药物利用分析方法，对 ACEI 和 ARBs 使用情况进行分析。共抽得 8 个城市 101 家医院的 564 711 例的口服 ACEI 和 ARBs 类降血压药高血压患者。北京地区患者最多，占 26.20%。男女比例为 1.17。中位年龄 64 岁。老年患者占比 49.90%。患者主要于门诊购药，占 89.10%。处方科室以内科为主，占 89.40%。303 例患者存在潜在超适应证用药风险。ARBs 处方数量占 78.71%，处方金额占 83.05%。处方数量和处方金额最大的 3 种药品依次为：缬沙坦、厄贝沙坦和氯沙坦；其 PDD/DDD 值均大于 1：缬沙坦（1.32 ± 0.53）、厄贝沙坦（1.33 ± 0.87）和氯沙坦（1.70 ± 0.65）；合并肾病、肝病及同时合并肾病和肝病患者的 PDD/DDD 值高于患者平均水平。ARBs 是临床更常用的 RAS 抑制剂，特别是缬沙坦、厄贝沙坦和氯沙坦；仍须规范 ARBs 和 ACEIs 类药物的适应证，且重视高血压合并肾病、肝病患者的药物剂量管理。[中国医院药学杂志，2019，39(14)：1415-1419]

（黄　瑾　胡晋红）

聚乙二醇化重组人粒细胞集落刺激因子在妇科肿瘤中药物利用评价的建立与应用　了解聚乙二醇化重组人粒细胞集落刺激因子（PEG-rhG-CSF）在本院妇科肿瘤患者中的

使用情况，为合理使用 PEG-rhG-CSF 提供参考。参考国内外指南、药品说明书并结合专家咨询，建立妇科肿瘤放/化疗过程中 PEG-rhG-CSF 的药物利用评价(DUE)标准。用回顾性分析方法，通过医院病例检索系统随机抽取 2018 年 6 月—12 月入住我院妇科病房的 200 例患者，共计 965 例次使用 PEG-rhG-CSF 的病历。结果 PEG-rhG-CSF 的 DUE 标准包括用药适应证、用药过程和用药结果 3 部分，结果发现，本院 PE-GrhG-CSF 应用的不合理现象主要为用法用量不合理(97.29%)和用药适应证不合理(39.90%)。PEG-rhG-CSF 在妇科肿瘤中 DUE 标准的建立，可为临床医师和临床药师合理应用该药提供参考。[中国临床药理学杂志，2019，35(14)：1 518-1 521]

（黄 瑾 胡晋红）

↗ 基于加权 TOPSIS 法的盐酸莫西沙星注射液药物利用评价标准的建立与应用 建立基于加权 TOPSIS 法的盐酸莫西沙星注射液药物利用评价标准，为促进合理用药提供参考。参考盐酸莫西沙星注射液的药品说明书、临床应用指南和《抗菌药物临床应用指导原则》，建立基于加权 TOPSIS 法的盐酸莫西沙星注射液药物利用评价标准，评价 2017 年 1 月—6月广元市中医院应用盐酸莫西沙星注射液的归档病历 100 份。100 份病历中，相对接近度达 100% 的有 11 例(11.00%)，90%～99% 有 8 例(8.00%)，80%～89% 有 14 例(14.00%)，70%～79% 有 27 例(27.00%)，60%～69% 有 19 例(19.00%)，低于 60% 有 21 例(21.00%)。基于加权 TOP-SIS 法制订的盐酸莫西沙星注射液药物利用评价标准可用于其临床合理用药评价。[中国药业 2018，27(11)：84-87]

（黄 瑾 胡晋红）

↗ 基于加权 TOPSIS 法的注射用替加环素药物利用评价 建立基于加权优劣解距离法(TOPSIS)的替加环素药物利用评价细则，为临床合理使用替加环素提供参考。以注射用替加环素说明书为基础，参照相关规范及文献，建立基于加权 TOPSIS 法的替加环素药物利用评价细则，并以此为依据，对某院 2012 年—2017 年 100 例住院患者替加环素的使用情况进行评价。评价的 100 份病历中，与最优方案接近程度大于 70% 的 2 例(占比 2.0%)，接近程度 50%～70% 的 63 例(占比 63.0%)，接近程度 40%～50% 的 35 例(占比 35.0%)。基于加权 TOPSIS 法的替加环素药物利用评价方法可用于替加环素药物利用评价。评价结果显示替加环素不合理使用现象较为普遍，医院需加强管理，进一步规范替加环素的合理使用。[中国医院药学杂志，2019，39(4)：381-384]

（黄 瑾 胡晋红）

↗ 基于加权 TOPSIS 法的伏立康唑注射剂药物利用评价 探讨基于加权 TOPSIS 法的伏立康唑注射剂的药物利用评价方法，促进其合理应用。以伏立康唑注射剂药品说明书及国内外真菌治疗临床指南为依据，制定基于加权 TOPSIS 法的伏立康唑注射剂临床应用评价标准，并据此对我院 2017 年 1 月—6月使用了伏立康唑注射剂的 100 份出院病历进行回顾性评价。使用了伏立康唑注射剂的 100 份病历中，相对接近度大于 80% 的有 25 例(占 25%)，相对接近度在 60%～80% 区间的有 37 例(占 37%)；相对接近度小于 60% 有 38 例(占 38%)。基于加权 TOPSIS 法制定的伏立康唑注射剂临床应用评价方法可以用于该药的用药合理性评价，评价结果显示我院伏立康唑注射剂临床应用中仍存在较多不合理用药情况，需进一步加强管控。[中国药物警戒 2018，15(3)：186-189]

（黄 瑾 胡晋红）

↗ 比阿培南注射剂专项点评方法的构建及应用 建立一种比阿培南的药物利用评价标准和评价方法，为其他抗菌药物的专项点评提供借鉴。抽取某院 2017 年 7 月至 2018 年 6 月临床使用比阿培南的病历 271 份，采用基于限定日剂量(DDD)/限定日浓度(DDC)的药物利用评价方法和基于属性层次(AHM)的加权逼近理想解排序法(TOPSIS)分别评价比阿培南临床使用的合理性。基于 DDD/DDC 的药物利用评价结果显示，比阿培南临床使用剂量基本合理，存在超浓度给药的现象。全年均值显示，平均用药频度(aDDDs/aDDCs) = 0.673 0/2.692 2，药物利用指数(dDUI/cDUI) = 0.840 2/3.361 0，采用 DDC 评价某药临床使用合理性比 DDD 更敏感。基于 AHM 的加权 TOPSIS 法研究结果显示，271 份使用比阿培南的病历中，合理病历 110 份(40.59%)，基本合理病历 115 份(42.43%)，不合理病历 46 份(16.97%)。建立的评价方法可有效评价比阿培南临床使用合理性。[药物流行病学杂志，2019，28(6)：395-399]

（黄 瑾 胡晋红）

↗ 万古霉素的药物利用评价标准的建立 建立万古霉素药物利用评价标准(DUE)，优化临床用药的安全性和有效性。采用回顾性分析方法收集某院 2017 年—2018 年使用万古霉素的住院患者病例，参照国内外的药物利用评价标准，通过对患者的用药情况和血药浓度监测结果的分析，建立严格的 DUE 标准评价万古霉素使用的合理性。在 196 例患者中，用药指征、用法用量、药物相互作用等方面存在不合理现象，用药指征符合率为 27.5%，用法、用量及疗程符合率为 52.0%，药物相互作用项目的符合率为 33.1%。有 97 例患者进行了治疗药物监测，谷浓度达标率(10～20mg/L)为 42.3%。开展万古霉素药物利用评价，有利于提高万古霉素用药的合理性，改善患者的临床结局。[中国医院药学杂志，2019，39(16)：1 691-1 696]

（黄 瑾 胡晋红）

↗ 头孢匹罗药物利用评价标准的建立与应用 建立头孢匹罗药物利用评价(DUE)标准，为临床合理用药提供参考。

以头孢匹罗药品说明书为基础，参考相关规定及文献制定标准草案，经专家修订确定头孢匹罗 DUE 标准，依据此标准对本院 2016 年 1 月至 2017 年 12 月使用头孢匹罗的 131 例住院患者进行回顾性分析。结果：①用药指征，有适应证占 98.5%，无禁忌证占 100.0%；②用药过程，生命体征与实验室指标监测符合标准率为 55.0%，特殊人群用药符合标准率为 90.6%，用法用量符合标准率为 92.4%，联合用药符合标准率为 96.9%，药物相互作用符合标准率为 98.5%，溶媒、疗程符合标准率为 100.0%；③用药结果，治疗有效率为 81.7%，不良反应监测符合标准率为 92.4%；④管理指标，病程记录符合标准率为 98.5%，会诊、处方权符合标准率为 100.0%。本研究建立的头孢匹罗 DUE 标准可以为规范头孢匹罗在临床中的应用提供参考。［中南药学，2019，17（7）：1 155-1 159］

（黄　瑾　胡晋红）

基于循证医学方法的艾迪注射液超适应证药物利用评价　建立艾迪注射液超适应证用药标准，为临床合理使用该药提供参考。（1）建立标准：分析 2016 年某院艾迪注射液使用情况和主要适应证，制定检索策略，检索 The Cochrane Library、Pubmed、ELSEVIER、CNKI 等数据库，运用 GRADE profiler 3.6 软件对系统评价进行分析，运用 RevMan 5.3 软件对随机对照试验（RCT）进行 Meta 分析，对超适应证用药进行循证评价并建立标准。（2）依据该标准对抽取病历进行点评，提出问题并进行整改，比较干预前后效果。结果：文献检索后纳入 10 篇系统评价，4 篇 RCT。艾迪注射液联合某些化疗方案可用于胃癌、结直肠癌，不建议用于食管癌等疾病。依据以上标准干预我院艾迪注射液用药，取得了良好效果。基于循证医学方法建立艾迪注射液超适应证用药标准切实可行。［中国医院药学杂志，2019，0（6）：606-611］

（黄　瑾　胡晋红）

药物利用评价干预模式在提高急诊患者抗菌药物输液合理率中的成效分析　分析通过药物利用评价（DUE）干预模式对提高急诊患者抗菌药物输液合理的成效。采用回顾性调查法，抽取 2016 年 4 月—6 月间（干预前）静脉用左氧氟沙星的急诊处方 360 张作为对照组；另抽取 2017 年 4 月—6 月间静脉用左氧氟沙星的急诊处方 360 张作为第一轮干预后的观察组-1；再抽取 2018 年 4 月—6 月间静脉用左氧氟沙星的急诊处方 360 张作为第二轮干预后的观察组-2，比较采用 DUE 干预模式前后左氧氟沙星静脉用药的合理性，以及急诊静脉输液率和抗菌药物输液使用率的差异。干预后急诊静脉用左氧氟沙星的合理性评价项目（输液指征、适应证、给药剂量、给药频次及特殊病理生理状况）的用药合理性均高于干预前（$P<0.05$）；同时干预后急诊静脉输液率和抗菌药物输液使用率均低于干预前（$P<0.05$）。采用 DUE 干预模式可有效提高急诊抗菌药物输液的合理性，避免了过度输液原因的发生，确保了患者的用药安全。［抗感染药学，2019，16（4）：613-616］

（黄　瑾　胡晋红）

血嗜酸性粒细胞水平影响慢性阻塞性肺疾病急性加重患者使用全身糖皮质激素的药物利用评价　分析不同外周血嗜酸性粒细胞水平的慢性阻塞性肺疾病急性加重（AECOPD）患者全身糖皮质激素的应用情况，以指导临床合理用药。采用回顾性研究方法，以慢性阻塞性肺疾病全球创议（GOLD）最新发布的 AECOPD 管理推荐为评价标准，根据外周血嗜酸性粒细胞百分比水平（EOS）分成两组，EOS≥2.0% 为 EOS 观察组，EOS<2.0% 为 EOS 对照组，采用 SPSS19.0 统计分析软件进行数据处理，比较两组的全身糖皮质激素的使用比例及住院天数的差异，以及两组治疗前后第 1 秒用力呼气容积（FEV1）的差异。纳入本研究的 AECOPD 患者共 550 人次，其中 EOS≥2.0% 的患者有 193 人次，占 35.10%，EOS<2.0% 的患者有 357 人次，占 64.90%。使用全身糖皮质激素有 164 人次，占 29.82%，使用吸入糖皮质激素有 386 人次，占 70.18%。使用全身性糖皮质激素的 164 人次中 EOS 观察组有 45 人次，占 27.44%；EOS 对照组 119 人次，占 72.56%。EOS 观察组的平均住院天数更短，与 EOS 对照组比较，两组间差异有显著性，$P=0.04$。EOS 观察组在使用全身糖皮质激素后 FEV1 有改善，与治疗前比较差异有显著性，$P=0.04$。以最新 AECOPD 管理推荐为评价标准，在治疗 AECOPD 时，全身糖皮质激素存在使用过度和使用不足的现象；临床药师在指导临床用药和进行药物利用评价时，尽量采用国际上专业内认同的最新推荐意见，与临床医生共同推动合理用药。［中国临床药理学与治疗学，2019，24（1）：89-93］　（黄　瑾　胡晋红）

比阿培南药物利用评价标准的建立及应用　通过药物利用评价（DUE）方法评价某院比阿培南临床应用情况。为促进临床合理使用比阿培南提供参考。随机抽取 2015 年 7 月至 2017 年 6 月使用比阿培南的 187 例病历，依据建立的 DUE 标准进行回顾性分析。结果①用药指征：适应证符合标准率 98.4%，有禁忌证占 5.3%；②用药过程：实验室指标监测符合标准率 62.0%（生命体征、病原学、全血和白细胞、肝肾功能监测符合率标准分别为 100%、80.7%、82.%、82.9%），有用药相互作用的占 4.3%，用法用量、溶媒、特殊人群、疗程和联合用药符合标准率 100%；③用药结果：治疗有效率 85.6%，不良反应监测符合标准率 95.2%；④管理指标：病程记录符合标准占 95.7%。会诊、处方权符合率 100%。比阿培南的临床使用存在一定问题和不足，建立比阿培南 DUE 标准可用于规范比阿培南的临床使用。［中国临床药学杂志，2018，27（5）：338-342］　（黄　瑾　胡晋红）

注射用伏立康唑药物利用评价标准的建立和应用　建立注射用伏立康唑药物利用评价（DUE）标准，为临床合理用药提供参考。以注射用伏立康唑药品说明书为基础,参照相关规范、指南和文献,建立注射用伏立康唑 DUE 标准;并以此为依据,采用回顾性研究方法,对我院 2017 年 7 月至 2018 年 7 月 121 例使用注射用伏立康唑住院患者的用药指征、用药过程、用药结果、管理指标等进行综合评价分析。用药指征符合标准百分率为 66.9%(目标值为 90%);给药途径、溶媒选择、配制方法符合标准百分率为 100%(目标值为 100%);给药剂量和疗程符合标准百分率为 31.4% 和 81.0%(目标值为 95%);微生物送检率为 43.8%(目标值为 80%);用药有效率为 50.4%(目标值为 80%);使用权限管理符合标准百分率 73.6%(目标值 100%)。本研究所建立的 DUE 标准可用于评价和规范注射用伏立康唑的临床合理使用。[中国临床药理学与治疗学,2018,23(12):1 420-1 424]（黄　瑾　胡晋红）

↗ 华法林药物利用评价标准的构建及运用研究　建立华法林药物利用评价(DUE)标准,用于评价华法林临床使用的合理性,为临床合理使用华法林提供参考。参考华法林药品说明书、国内外华法林临床应用指南及专家共识,并按照 DUE 标准基本框架的构建原则,构建华法林 DUE 标准基本框架,结合专家咨询法,对标准进行修订完善,建立华法林 DUE 标准。设计调查表,按照排除和纳入标准收集使用的华法林病例资料,评估华法林使用情况。建立的华法林评价标准主要包括用药指征、用药过程、用药结果、不良反应及处理等 4 个方面及 11 个二级指标。应用结果显示某三甲医院使用华法林适应证选择基本合理,住院患者华法林给药频次较合理,为每天一次给药(用法、用量符合标准),未出现配伍禁忌。用药不合理主要表现为用药过程中患者的初始剂量的选择较少个体化给药(基因型检测占比仅为 6.67%),服用华法林 2 ~ 3d 后检测国际标准化比值(INR)的患者比例为 41.67%,以及 INR 值基本达到目标范围(2 ~ 3d)比例 36.67%。建立的华法林 DUE 标准,在实践中可用于发现临床用药过程中存在的问题和不足。[安徽医药 2018,22(11):2 257-2 261]（黄　瑾　胡晋红）

↗ 质子泵抑制剂临床应用的药物利用指数评价与分析　探讨采用药物利用指数(DUI)评价质子泵抑制剂(PPIs)临床用法用量的合理性,并结合病历进行用药合理性评价分析。利用医院 HIS 系统和医嘱系统统计各 PPIs 的用量和实际用药天数,计算 DUI;同时利用医院电子病历系统查阅有无超适应证用药、超禁忌证用药、PPIs 的用法用量、给药途径与方法以及疗程,采用 Excel 进行统计。DUI 的分布及大小与患者 PPIs 使用情况大体一致,DUI 的偏离程度与 PPIs 用法用量合理性评价结果基本吻合。DUI 可用来初步评价 PPIs 临床用法用量的合理性,再针对性的结合病历进行用药合理性评价将更全面。[中南药学,2018,16(4):548-552]（黄　瑾　胡晋红）

↗ 某院 1435 例单唾液酸四己糖神经节苷脂钠应用合理性分析　了解某院单唾液酸四己糖神经节苷脂钠(GM1)的使用情况,分析其使用合理性,为临床合理用药提供参考。采用回顾性分析方法,统计某院 2018 年 1 月—6 月住院患者的 GM1 使用情况,参照说明书及相关指南、共识进行合理性分析。某院 GM1 平均药物利用指数(DUI)为 1.22,使用量最多的为老年病科;1 435 例患者中,适应证不合理 242 例(16.86%),给药剂量不合理 150 例(10.45%),用药疗程不合理 206 例(14.35%),溶媒选择不合理 52 例(3.62%),配伍不合理 4 例(0.28%),联合用药不合理 16 例(1.65%)。GM1 的使用存在不合理现象,其中适应证、给药剂量、用药疗程不合理问题较为突出,应提高 GM1 使用的合理性。[药物流行病学杂志,2019,28(3):181-185]（黄　瑾　胡晋红）

↗ 盐酸法舒地尔注射液临床应用合理性与安全性评价　对某三级医院盐酸法舒地尔注射液的临床应用情况及安全性进行调查分析,以促进药物合理应用。随机抽取该院 2017 年 4 月 1 日至 2018 年 3 月 31 日使用盐酸法舒地尔注射液住院患者病例 197 例,记录用药信息及不良反应发生情况,根据说明书、指南及其他临床证据评价其用药的合理性。结果:197 例患者平均年龄(68.3 ± 14.7)岁,平均疗程(10.2 ± 5.6)d。药物利用指数 0.73。适应证符合说明书推荐 14 例(7.11%),有循证证据的超说明书应用 4 例(2.03%);不符合说明书、指南推荐及循证依据不足 179 例(90.86%)。存在给药频次不适宜 4 例(2.03%),疗程不适宜 26 例(13.20%)。用药期间记录不良反应 7 例,其中 4 例为轻度肝损害。盐酸法舒地尔注射液超说明书使用情况较为严重。在使用药物过程中,应注意监测肝功能,发现肝功能异常及时停药。[中国药师,2019,22(8):1 474-1 476]

（黄　瑾　胡晋红）

↗ 我院辅助药品加锁政策管理效果评价　分析我院辅助药品加锁政策管理效果,并对效果进行评价,为促进我院医生合理用药,为医院合理用药管理提供参考。使用间断时间序列方法对两组辅助药品 2013 年 1 月至 2017 年 1 月使用量月度数据进行分析,同时对加锁政策进行评价。研究结果发现,舒肝宁和血栓通注射液使用量都有下降趋势,都具有统计学意义($P < 0.05$)。单唾液酸四己糖神经节苷脂和钠钾镁钙葡萄糖注射液使用量有下降趋势,但下降并不明显,单唾液酸四己糖神经节苷脂针下降没有统计学意义($P > 0.05$)。加锁政策对药品使用量管理效果明显,可提高医生合理用药,但应针对不同药物进行分级别管理。[药物流行病学杂志,2018,27(8):533-536]（黄　瑾　胡晋红）

↗ 渴络欣胶囊辅助治疗糖尿病肾病的荟萃分析　系统评价渴络欣胶囊辅助治疗糖尿病肾病的临床疗效。检索中国期刊全文数据库(CNKI)、中文科技期刊全文数据库维普资讯(VIP)、万方数据知识平台、PubMed、EmBase、the Cochrane Library 发表的有关渴络欣胶囊辅助治疗糖尿病肾病的随机对照试验。检索时间为从建库至 2019 年 1 月。文献筛选、资料提取和纳入文献的偏倚风险评价均由 2 位研究者独立完成,结果采用 Cochrane 软件 RevMan5. 3 软件进行分析。7 项随机对照试验的 596 名糖尿病肾病患者纳入荟萃分析,其中 302 例患者采用渴络欣胶囊联合西药治疗,294 例患者采用常规西药治疗。渴络欣胶囊联合西药组在对患者肾功能的改善中,血清肌酐(Scr)[WMD = -4. 75,95% CI(-8. 23,-1. 28),P =0. 01],血尿素氮(BUN)[WMD = -29. 89,95% CI(-45. 07,-14. 71),P =0. 000 1],均优于单纯西药组,差异有统计学意义。此外,在西药常规治疗的基础上辅助应用渴络欣胶囊可以改善 DN 患者的 α1-MG、TC、TG、LDL-C、FBG、β2-MG、UAER、UTP 水平,起到肾脏功能保护作用。但对于患者 HDL-C、ALB 无改善作用。试验中没有报告不良事件。渴络欣胶囊作为辅助药物可改善糖尿病肾病患者肾功能,但仍需要高质量的临床试验进一步支持验证。[世界科学技术:中医药现代化 2019,21(1):65-73]

(黄　瑾　胡晋红)

黄芪注射液对改善大鼠脑缺血再灌注损伤影响的荟萃分析　评价黄芪注射液对大鼠脑缺血再灌注损伤后神经功能评分、脑梗死体积及 JNK3 蛋白表达的影响,以期为临床应用提供参考依据。搜索中国科技期刊数据库(VIP)、Medline 数据库、中国学术期刊全文数据库、Pubmed、万方数据库及中国生物医学文献数据库、中国临床试验注册中心以及其他相关文献中关于黄芪注射液对改善大鼠脑缺血再灌注损伤影响的随机对照试验,检索时间从 2005 年 10 月至 2017 年 10 月,并且根据 Cochrane 系统评价方法评估了研究的内容,并使用 Cochrane 协作网提供。Review Manager 5. 3 统计软件提供符合纳入标准的文献进行荟萃分析。共有 11 篇临床试验文献符合纳入标准,黄芪注射液对脑缺血再灌注损伤大鼠后神经功能评分的合并检验分析结果为 Z = 11. 44,合并后的 OR 值为 -1. 60 置信区间为(-1. 87,-1. 33)。黄芪注射液对脑缺血再灌注损伤大鼠后血清中 JNK3 蛋白表达的合并检验分析结果为 Z = 4. 34,合并后的 OR 值为 0. 09 可信区间为(0. 05,0. 13)。黄芪注射液对脑缺血再灌注损伤大鼠后血清中脑梗死体积的合并检验分析结果为 Z = 17. 17,合并后的 OR 值为 -12. 45 可信区间为(-13. 87,-11. 03)。黄芪注射液对改善大鼠脑缺血再灌注损伤后的神经功能评分、脑梗死体积和 JNK3 蛋白表达有显著的作用。[中国中医急症 2019,28(2):253-255]

(黄　瑾　胡晋红)

药物治疗盐敏感性高血压效果的系统评价和荟萃分析　系统评价临床药物治疗盐敏感性高血压的效果。计算机检索 PubMed、Embase、Cochrane Library、中国生物医学文献数据库、万方数据知识服务平台、维普中文期刊服务平台和中国知网数据库,搜集关于临床药物治疗盐敏感性高血压的随机对照试验(RCT),检索时限均从建库至 2018 年 12 月,由两位研究者独立筛选文献、提取资料,一位研究者评价纳入研究的偏倚风险后,采用 RevMan5. 3 软件进行荟萃分析,共纳入 16 个 RCT 研究,1 355 例患者。荟萃分析结果显示,血管紧张素转化酶抑制剂(ACEI)联合利尿剂能有效降低盐敏感性高血压患者 24 h 动态收缩压变异性[均数差(MD) = 4. 45,95% CI:3. 47 ~ 5. 43,P < 0. 001]和 24h 动态舒张压变异性(MD = 3. 71,95% CI:2. 83 ~ 4. 59,P < 0. 001);血管紧张素Ⅱ受体拮抗剂(ARB)联合利尿剂对盐敏感性高血压患者 24h 动态血压变异性无明显影响。单独使用利尿剂吲达帕胺可以降低盐敏感性高血压患者的收缩压(MD = -14. 70,95% CI:-18. 57 ~ -10. 83,P < 0. 001)和舒张压(MD = -8. 73,95% CI:-11. 57 ~ -5. 89,P < 0. 001);单独使用 ACEI 不能降低盐敏感性高血压患者收缩压(MD = 2. 20,95% CI:-1. 48 ~ 5. 88,P = 0. 240)和舒张压(MD = 2. 95,95% CI:1. 37 ~ 4. 54,P < 0. 001);氨氯地平联合二甲双胍对盐敏感性高血压患者有降压作用(RR = 1. 23,95% CI:1. 14 ~ 1. 33,P < 0. 001)。ACEI 联合利尿剂能有效降低盐敏感性高血压患者血压的变异性,氨氯地平联合二甲双胍以及单独使用吲达帕胺对盐敏感性高血压患者有降压作用。[中华医学杂志,2019,99(30):2 367-2 374]

(黄　瑾　胡晋红)

甘精胰岛素治疗糖尿病与恶性肿瘤发生风险的荟萃分析　系统评价糖尿病患者用甘精胰岛素治疗与恶性肿瘤发生风险的相关性。检索 PubMed 数据库、中国期刊全文数据库(CNKI)、万方数据库(Wanfang Data)、中文科技期刊全文数据库(VIP)建库至 2018 年 2 月的相关文献资料。按 Cochrane 系统评价方法进行文献筛选,将纳入的文献进行数据提取和质量分析后,采用 RevMan 5. 3 软件进行荟萃(meta)分析。共纳入 16 篇文献。分析结果显示,甘精胰岛素组发生恶性肿瘤的风险与安慰剂/其他降糖药组相似,差异无统计学意义[RR = 0. 98,95% CI(0. 83,1. 16),P = 0. 80]。进一步研究发现,甘精胰岛素组发生乳腺癌、结直肠癌和前列腺癌的风险均与安慰剂/其他降糖药组相似,差异无统计学意义(P > 0. 05)。甘精胰岛素未增加糖尿病患者乳腺癌、结直肠癌和前列腺癌等恶性肿瘤的发生风险。[药学服务与研究,2019,19(4):280-283]

(黄　瑾　胡晋红)

芪龙胶囊对缺血性疾病患者的疗效及血流变影响荟萃分析　系统比较评价芪龙胶囊对缺血性疾病患者的疗效及血流变影响。计算机检索 Cochrane 图书馆临床对照试验资料库、PubMed、EMBase、万方电子期刊、中国知网、中国科技期刊数据库、中国生物医学文献数据库,对纳入的文献进行质量评价与数据提取后，用 RevMan 5.3 软件对数据进行分析。共纳入5篇文献，包括555例患者，文献质量较高。Meta分析结果显示，芪龙胶囊对缺血性疾病患者的疗效相比对照组有显著性差异[WMD = 2.15，95% CI(1.35，3.43)，P = 0.001]，证明芪龙胶囊疗效更好。芪龙胶囊对高切、低切全血黏度的影响相比对照组均有显著性差异[WMD = -1.63，95% CI(-2.68，-0.58)，P = 0.002]、[WMD = -2.14，95% CI(-3.70，-0.57)，P = 0.007]，证明芪龙胶囊能显著降低高切、低切全血黏度。芪龙胶囊能显著降低缺血性疾病患者高切、低切全血黏度，对缺血性疾病患者有较好的疗效。[世界科学技术：中医药现代化，2019，21(5)：1007-1012]

（黄 瑾 胡晋红）

双碳青霉烯类抗生素治疗碳青霉烯类耐药菌感染的荟萃分析 系统评价双碳青霉烯类抗生素联用治疗碳青霉烯类耐药肠杆菌/肺炎克雷伯菌(CRE/CRKP)感染的疗效和安全性，以期为临床治疗提供循证参考。通过计算机检索 Cochrane、PubMed、Embase、中国生物医学文献数据库、中国知网、维普中文科技期刊数据库、万方数据库，收集有关双碳青霉烯类抗生素治疗碳青霉烯类耐药菌感染的研究，检索年限截至2018年1月。由2位研究者独立筛选文献、提取资料、评价质量，并评价纳入研究的质量后，采用 REVMAN 5.3 软件和 GRADE 软件进行数据分析。共纳入3篇英文文献，均为病例对照研究，合计212例患者。荟萃分析显示：双碳青霉烯类联用可降低28/30d死亡率(OR = 0.41，95% CI：0.21 ~ 0.79，P = 0.007)，改善临床疗效(OR = 2.07，95% CI：1.10 ~ 3.88，P = 0.02)，提高细菌清除率(OR = 2.05，95% CI：1.05 ~ 3.99，P = 0.04)。GRADE 系统推荐分级为低等级、弱推荐。双碳青霉烯类联用可增强对 CRE/CRKP 的抗菌作用。[中国感染与化疗杂志，2019，19(3)：300-305]

（黄 瑾 胡晋红）

不同剂量牛肺表面活性剂治疗新生儿呼吸窘迫综合征疗效的荟萃分析 系统评价不同剂量牛肺表面活性剂(calf pulmonary surfactant，CPS)治疗新生儿呼吸窘迫综合征(neonatal respiratory distress syndrome，NRDS)的安全性和有效性。检索中国期刊全文数据库(CNKI)、中文科技期刊全文数据库(VIP)、万方数据库(WanfangData)、Google 学术、PubMed、Cochrane Library、Embase 建库至2017年8月的相关文献，筛选不同剂量 CPS 治疗 NRDS 的随机对照研究。采用 RevMan 5.2 软件进行统计学处理。共纳入6篇文献(533例患者)。Meta 分析结果显示：应用 CPS 100mg/kg 治疗 NRDS 相对 70mg/kg，可有效降低患儿动脉二氧化碳分压[OR = -3.21，95% CI(-5.01，-1.41)，P = 0.000 5]，升高动脉氧分压[OR = 5.79，95% CI(4.05，7.52)，P < 0.000 01]和 pH 值[OR = 0.03，95% CI(0.00，0.05)，P = 0.02]，缩短辅助通气时间[OR = -0.64，95% CI(-1.30，0.10)，P = 0.02]、住院时间[OR = -2.31，95% CI(-3.94，-0.67)，P = 0.006]和氧疗时间[OR = -1.40，95% CI(-2.13，-0.66)，P = 0.02]，减少用药次数[OR = -0.27，95% CI(-0.38，-0.16)，P < 0.000 01]。CPS 70mg/kg 相对 40mg/kg，可降低患儿动脉二氧化碳分压[OR = -2.62，95% CI(-4.88，-0.35)，P = 0.02]和氧合指数[OR = -1.82，95% CI(-2.67，0.97)，P < 0.000 1]，促进胸片好转[OR = -0.20，95% CI(-0.39，-0.01)，P = 0.04]，缩短辅助通气时间[OR = -0.96，95% CI(-1.48，-0.45)，P = 0.000 2]、氧疗时间[OR = -3.50，95% CI(-4.20，-2.80)，P < 0.000 01]、住院时间[OR = -2.35，95% CI(-3.55，-1.14)，P = 0.000 1]，减少用药次数[OR = -0.23，95% CI(-0.39，-0.07)，P = 0.000 5]。应用 CPS40、70、100mg/kg 治疗 NRDS，患儿的治愈率、治疗费用和并发症发生情况均无显著性差异。证据表明，与40、70mg/kg CPS 相比，应用 100mg/kg CPS 治疗 NRDS 的疗效更显著。[药学服务与研究 2019，19(4)：275-279]

（黄 瑾 胡晋红）

重组人血管内皮抑制素联合 TACE 治疗中晚期原发性肝癌近期疗效的荟萃分析 系统评价重组人血管内皮抑制素(rhES)联合经导管肝动脉化疗栓塞(TACE)治疗中晚期原发性肝癌的近期疗效。计算机检索 PubMed、Elsevier、Cochrane Library、CBM、CNKI 和万方数据数据库，筛选有关 rhES 联合 TACE 治疗中晚期原发性肝癌的对照试验，年限为建库至2018年1月，使用 RevMan5.3 软件进行荟萃分析。共检索到文献458篇，最终纳入18篇，共948例患者，其中 rhES + TACE 组522例，TACE 组426例。根据 rhES 使用方法进一步分为术中栓塞组、肝动脉泵入组、静脉滴注组。荟萃分析显示，rhES + TACE 组的客观有效率(ORR)高于单纯 TACE 组，差异有统计学意义(RR = 1.59，95% CI：1.41 ~ 1.79，P < 0.05)。术中栓塞组、肝动脉泵入组、静脉滴注组 rhES + TACE 患者 ORR 均优于单纯 TACE 患者(术中栓塞组 RR = 1.63，95% CI：1.36 ~ 1.95；肝动脉泵入组 RR = 1.49，95% CI：1.24 ~ 1.79；静脉滴注组 RR = 1.69，95% CI：1.22 ~ 2.34)，差异均有统计学意义(P < 0.05)。化疗栓塞药物蒽环类和铂类亚组分析也显示，rhES + TACE 患者 ORR 均优于单纯 TACE 患者。rhES 联合 TACE 治疗中晚期原发性肝癌的近期疗效优于单纯 TACE，且亚组分析也得到相同结果。[中华肝胆外科杂志，2019，25(5)：358-362]

（黄 瑾 胡晋红）

尼达尼布治疗特发性肺纤维化疗效的荟萃分析 系统评价尼达尼布治疗特发性肺纤维化(IPF)的疗效。计算机检索 PubMed，EMbase，The Cochrane Library，CNKI，VIP 和 WanFang Data 数据库，搜集尼达尼布治疗 IPF 的随机对照试验(RCT)。由2位研究者独立进行文献筛选、资料的提取及纳入研究的偏倚风险,采用 RevMan 5.3 软件进行 Meta 分析。共纳入符合标准的4项 RCTs,共计1539例患者。Meta 分析结果表明,与安慰剂相比,尼达尼布治疗 IPF 患者的用力肺活量(FVC)基线改变差异有统计学意义[WMD=3.18,95% CI(2.96,3.41),$P<0.000\ 01$];FVC 年递减率差异有统计学意义[WMD=91.06,95% CI(75.67,106.45),$P<0.000\ 01$];血氧饱和度(SpO2)差异有统计学意义[WMD=0.28,95%(0.26,0.30),$P<0.000\ 01$];一氧化碳的弥散量(DLCO)差异有统计学意义[WMD=0.125,95% CI(0.02,0.21),$P=0.01$];圣乔治呼吸问卷(SGRQ)评分差异有统计学意义[WMD=-2.86,95% CI(-3.053,-2.67),$P<0.000\ 01$];IPF 急性加重率差异有统计学意义[WMD=0.66,95% CI(0.48,0.93),$P=0.02$]。尼达尼布治疗 IPF,可改善患者肺功能和生活质量,延缓病情进展。[中国新药杂志,2019,28(2):238-243]（黄 瑾 胡晋红）

丹参川芎嗪注射液辅助治疗急性脑梗死疗效与安全性的系统评价 系统评价丹参川芎嗪注射液辅助治疗急性脑梗死疗效与安全性,为临床安全、有效用药提供循证医学参考。系统检索中国期刊全文数据库(CNKI),万方数据库,中国生物医学文献数据库(Sino Med),Cochrane Library,EMbase,Pub Med,收集丹参川芎嗪注射液治疗急性脑梗死的临床随机对照试验(RCTs),检索时限均为建库至2018年4月,采用 Cochrane 风险评价表评价其研究质量,提取资料后通过 Rev Man 5.3 软件和 State 13.0 软件进行数据分析。进行文献质量评价后,共纳入30篇 RCTs 文献,累计3 233例患者。Meta 分析结果显示:在西医常规治疗的基础上,联用丹参川芎嗪注射液与对照组仅用西医常规治疗相比,在治疗急性脑梗死方面具有较好的疗效,可显著提高患者临床总有效率(RR=1.22,95% CI[1.18,1.27],$P<0.000\ 01$)和日常生活活动能力(MD=9.42,95% CI[8.12,10.72],$P<0.000\ 01$),改善患者神经功能缺损情况(MD=-3.99,95% CI[-4 89,-3.07],$P<0.000\ 01$)以及显著降低全血高切黏度、全血低切黏度、血浆黏度及纤维蛋白原水平等患者血液流变学指标($P<0.01$)。临床治疗急性脑梗死,在常规治疗的基础上联用丹参川芎嗪注射液辅助治疗可以显著提高其临床疗效且安全性好。但目前仍缺乏大型多中心临床随机试验对治疗结果的高质量证据支持。[中国中药杂志,2018,43(17):3 573-3 581]（黄 瑾 胡晋红）

丹参川芎嗪注射液辅助治疗肺源性心脏病疗效与安全性的系统评价 系统评价丹参川芎嗪注射液辅助治疗肺源性心脏病疗效与安全性,为临床安全、有效用药提供循症医学参考。系统检索中国期刊全文数据库、万方数据库、中国生物医学文献数据库(SinoMed)、Cochrane Library 和Embase、PubMed 数据库,收集丹参川芎嗪注射液治疗肺源性心脏病的临床随机对照试验(RCTs),检索时限均为建库至2018年1月,采用 Cochrane 风险评价表评价其研究质量,提取资料后通过 RevMan5.3 软件和 State 13.0 软件进行数据分析。共纳入21篇 RCTs 文献,累计2005例患者。Meta 分析显示:常规治疗的基础上,辅助丹参川芎嗪注射液比对照组仅用常规治疗,在治疗肺源性心脏病方面具有较好的疗效,可显著提高患者总有效率 RR=1.28,95% CI(1.21,1.35),$P<0.000\ 01$]和改善患者1s用力呼气容积(FEV1)、FEV1/FVC 值和肺动脉压(PAP)等肺功能指标,左心射血分数(LVEF)、心率和脑钠肽(BNP)等心功能指标,全血高切黏度、全血低切黏度和血浆黏度等血液流变学指标以及 PaO_2、$PaCO_2$ 等血气指标。结果揭示在常规治疗的基础上辅助使用丹参川芎嗪注射液治疗可以显著提高其临床疗效且安全性好,目前仍缺乏大型多中心临床随机试验对治疗结果的高质量证据支持。[中国医院药学杂志,2018,38(24):2 559-2 566]（黄 瑾 胡晋红）

参芪扶正注射液辅助化疗治疗大肠癌的 Meta 分析 系统评价参芪扶正注射液辅助化疗治疗大肠癌的临床效果及安全性。计算机检索知网、万方、中国生物医学库(CBM)、维普(VIP)、Medline、Cochrane 数据库和手工检索(时间截止至2017年4月),筛选符合纳入标准的随机对照试验(RCT),依据改良后的 Jadad 量表行质量评价,提取数据并采用 Review Manager5.3 进行 Meta 分析。最终21篇中文文献符合纳入标准,含高质量文献2篇,Jadad 平均得分2.5,纳入患者1,589例,Meta 分析结果显示试验组干预措施能改善生活质量[OR=3.32,95% CI(2.33,4.74),$P<0.000\ 01$];提高近期疗效[OR=1.68,95% CI(1.26,2.24),$P=0.000\ 4$];减少化疗不良反应的发生:如减少胃肠道反应[OR=0.33,95% CI(0.25,0.43),$P<0.000\ 01$],减少骨髓抑制反应[OR=0.33,95% CI(0.24,0.46),$P<0.000\ 01$]等;提高免疫功能:如增加 CD4/CD8 细胞比值[WMD=1.19,95% CI(0.24,0.41),$P<0.000\ 01$],增加 NK 细胞数量[WMD=1.72,95% CI(5.62,14.30),$P<0.000\ 01$]等。参芪扶正注射液辅助化疗治疗大肠癌的临床效果优于单纯应用化疗,但需要更多的高质量 RCT 来提高研究的水平。[中医药导报,2018,24(10):100-104]（黄 瑾 胡晋红）

基于 Meta 分析的参芪扶正注射液辅助常规化疗治疗非小细胞肺癌的系统评价 系统评价参芪扶正注射液联合常规化疗治疗中晚期非小细胞肺癌的临床疗效及安全性,为临床治疗与合理用药提供循证依据。计算机检索中国期刊全文数据库、中文科技期刊全文数据库、中国生物医学文献数据库、万方数据库、Pub Med 和 the Cochrane Library 等数据库,全面搜集参芪扶正注射液联合常规化疗治疗中晚期非小细胞肺癌的随机对照试验(对照组患者单用含顺铂化疗方案,观察组患者采用参芪扶正注射液联合含顺铂化疗方案),采用 Cochrane 风险评价表评价其研究质量,提取资料并通过 RevMan 5.3 软件进行数据整理,采用 STATA 15.0 软件进行文献荟萃分析(Meta 分析)。共纳入 41 篇文献,涉及 3 189 例患者。Meta 分析结果显示,观察组患者临床总有效率明显优于对照组,差异有统计学意义(RR = 1.23,95% CI = 1.12 ~ 1.35,Z = 4.35,$P < 0.000\ 1$)。此外,参芪扶正注射液还可提高患者的生活质量,降低化疗引起的白细胞计数降低、血小板计数降低、血红蛋白水平降低及恶心呕吐等不良反应,提高患者的免疫功能,且未见严重不良反应。参芪扶正注射液联合常规化疗对中晚期非小细胞肺癌有一定的治疗作用,且不良反应发生率低。但缺乏高质量的证据支持且样本量较小,尚需更多设计严谨的多中心、大样本的随机、双盲对照试验对研究结果予以进一步证实。[中国医院用药评价与分析,2018,18(9):1 153-1 159] (黄 瑾 胡晋红)

FOLFOX 方案辅助复方苦参注射液治疗胃癌疗效及不良反应系统评价 复方苦参注射液辅助化疗可提高抗肿瘤疗效。系统评价复方苦参注射液辅助 FOLFOX 方案对胃癌化疗疗效及不良反应。计算机检索 The Cochrane Library、EMbase、PubMed、中国知网、VIP、万方和 CBM 数据库,检索时限为自建库至 2018 年 10 月 29 日,试验组为 FOLFOX 方案化疗 + 复方苦参注射液,对照组为单用 FOLFOX 方案化疗,纳入符合标准的随机对照试验(randomized controlled trial,RCT),采用比值比(odds ratio,OR)作为 Meta 分析中的合并效应量。纳入 18 篇 RCT,共 1608 例患者。Meta 分析结果显示:试验组胃癌治疗有效率(OR = 2.31,95% CI:1.79 ~ 2.98,$P < 0.001$)和患者生存质量(OR = 3.20,95% CI:2.30 ~ 4.45,$P < 0.001$)高于对照组;试验组肝功能下降(OR = 0.27,95% CI:0.18 ~ 0.39,$P < 0.001$)、肾功能下降(OR = 0.33,95% CI:0.15 ~ 0.74,$P = 0.007$)、白细胞下降(OR = 0.30,95% CI:0.22 ~ 0.41,$P < 0.001$)、血小板下降(OR = 0.39,95% CI:0.25 ~ 0.60,$P < 0.001$)、血红蛋白下降(OR = 0.38,95% CI:0.24 ~ 0.59,$P < 0.001$)、恶心呕吐(OR = 0.43,95% CI:0.32 ~ 0.59,$P < 0.001$)和神经毒性(OR = 0.41,95% CI:0.24 ~ 0.69,$P < 0.001$)发生率低于对照组,且差异均有统计学意义。在单纯 FOLFOX 方案化疗基础上增加复方苦参注射液辅助治疗,可提高对胃癌疗效并减轻部分化疗不良反应。[中华肿瘤防治杂志,2019,26(12):881-887] (黄 瑾 胡晋红)

复方苦参注射液辅助治疗老年肿瘤患者胸腔积液疗效和安全性的系统评价 系统评价复方苦参注射液辅助治疗老年恶性肿瘤胸腔积液的疗效和安全性,为其临床应用提供循证参考。计算机检索 PubMed、EMBase、Medline、Cochrane 图书馆、中国期刊全文数据库、中文科技期刊数据库、万方数据库,收集顺铂注射液、注射用重组人白细胞介素(IL)-2 等药物联合复方苦参注射液(试验组)对比单独使用顺铂注射液、注射用重组人 IL-2 等药物(对照组)胸腔灌注治疗老年患者恶性胸腔积液的疗效(有效率、完全缓解率、生活质量改善率)和安全性(胸痛发生率、胃肠道不良反应发生率)的随机对照试验(RCT),对符合纳入标准的临床研究进行资料提取,并采用 Cochrane 系统评价员手册 5.1.0 进行质量评价后,采用 Rev Man 5.2 统计软件进行 Meta 分析。共纳入 7 项 RCT,合计 522 例患者。Meta 分析结果显示,试验组患者有效率[RR = 1.33,95% CI(1.20,1.48),$P < 0.001$]、完全缓解率[RR = 1.77,95% CI(1.40,2.24),$P < 0.001$]、生活质量改善率[RR = 4.61,95% CI(2.68,7.93),$P < 0.001$]均显著高于对照组,胸痛发生率[RR = 0.35,95% CI(0.21,0.59),$P < 0.01$]、胃肠道不良反应发生率[RR = 0.32,95% CI(0.20,0.51),$P < 0.001$]均显著低于对照组,差异均有统计学意义。顺铂、IL-2 等药物联合复方苦参注射液对比单独使用顺铂注射液、注射用重组人 IL-2 等药物胸腔灌注治疗老年恶性胸腔积液有助于提高有效率、完全缓解率提高患者生存质量;同时,可显著降低胸痛及胃肠道等不良反应的发生。[中国药房,2018,29(17):2421-2425] (黄 瑾 胡晋红)

参苓白术散加减辅助治疗胃癌疗效和安全性的 Meta 分析 系统评价参苓白术散加减辅助治疗胃癌的疗效和安全性。计算机检索 PubMed、EMbase、The Cochrane Library、CNKI、WanFang Data、VIP 和 CBM 数据库,搜集参苓白术散加减辅助治疗胃癌的随机对照试验(RCT),检索时限均从建库至 2018 年 7 月 31 日。由 2 名研究者独立筛选文献、提取资料并评价纳入研究的偏倚风险后,采用 RevMan 5.3 软件进行 Meta 分析。共纳入 14 个 RCT,包括 1 142 例患者。Meta 分析结果显示:与对照组相比,参苓白术散加减辅助治疗可提高胃癌患者的治疗有效率[RR = 1.55,95% CI(1.31,1.84),$P < 0.000\ 01$]和生活质量[RR = 1.70,95% CI(1.39,2.07),$P < 0.000\ 01$],并可减轻恶心、呕吐、腹泻等不良反应,但骨髓抑制方面两组间的差异无统计学意义。当前证据显示,参苓白术散加减治疗胃癌具有较好的疗效,可提高患者治疗有效率、生活质量,且降低部分化疗不良反应。受纳入研究数量和质量的限制,上述结论尚待更多高质量研究予以验证。[中国循证医学杂志,2019,19(4):457-463]

(黄 瑾 胡晋红)

脾多肽注射液辅助化疗治疗肿瘤的疗效与安全性 Meta 分析 系统评价脾多肽注射液辅助化疗治疗肿瘤的疗效与安全性,为临床治疗提供循证参考。计算机检索中国知网(CNKI)、万方期刊论文数据库、维普期刊数据库、中国生物医学文献数据库(CBM)、Medline、Embase 和 Cochrane Central Register of Controlled Trials(CENTRAL),收集脾多肽注射液辅助化疗治疗肿瘤的随机对照试验（randomized controlled trials，RCT），对符合纳入标准的临床研究进行资料提取，采用 Cochrane 系统评价员手册 5.0 版进行质量评价，采用 Rev Man 5.3 统计软件进行 meta 分析。共纳入 25 项 RCT，含计 2 055 例患者。Meta 分析结果显示，脾多肽注射液辅助化疗治疗肿瘤能显著提高有效率［OR = 1.85，95% CI（1.50，2.28），$P<0.000\ 01$］和生存质量改善率［OR = 4.55，95% CI（3.19，6.51），$P<0.000\ 01$］，同时还能降低白细胞、血小板、血红蛋白减少率和恶心呕吐、骨髓抑制、神经毒性等不良反应发生率，差异均有统计学意义。当前证据表明，脾多肽注射液辅助化疗治疗肿瘤疗效与安全性均较好。［中国现代应用药学，2019，0（8）：977-984］（黄　瑾　胡晋红）

纤溶酶原激活物辅助脑室引流治疗高血压脑出血疗效与安全性的系统评价　系统评价纤溶酶原激活物辅助穿刺引流治疗高血压脑出血的疗效与安全性。计算机检索 PubMed、EMbase、The Cochrane Library、CBM、CNKI、VIP 和 WanFangData 数据库，搜集关于纤溶酶原激活物辅助穿刺引流治疗高血压脑出血疗效与安全性的随机对照试验（RCT），检索时限均由建库至 2019 年 3 月。由 2 名研究者独立筛选文献、提取资料并评价纳入研究的偏倚风险后，采用 RevMan 5.3 软件进行 Meta 分析。共纳入 23 个 RCT，包括 1 560 例患者。Meta 分析结果显示：与空白对照或安慰剂相比，穿刺引流联用纤溶酶原激活剂尿激酶可提高临床疗效［RR = 1.36，95% CI（1.26，1.47），$P<0.000\ 01$］、缩短血肿清除时间［MD = −3.37，95% CI（−3.89，−2.85），$P<0.000\ 01$］、减少术后再出血率［Peto OR = 0.30，95% CI（0.18，0.51），$P<0.000\ 01$］、降低颅内感染发生率［Peto OR = 0.47，95% CI（0.25，0.87），$P = 0.02$］、减少死亡率［PetoOR = 0.45，95% CI（0.27，0.76），$P = 0.003$］，两组差异均有统计学意义。当前证据显示，高血压脑出血患者在穿刺引流颅内血肿时联合使用纤溶酶原激活物尿激酶可提高临床疗效，还可降低死亡率、减少再出血及颅内感染风险。受纳入研究数量和质量的限制，上述结论尚待更多高质量研究予以验证。［中国循证医学杂志，2019，19（9）：1 078-1 085］（黄　瑾　胡晋红）

犀角地黄汤辅助治疗脑出血随机对照试验的系统评价和 Meta 分析　系统评价犀角地黄汤辅助治疗脑出血的疗效和安全性。检索 PubMed，Embase，Cochrane Library，SincMed，中国知网、万方数据、维普网、中国临床试验注册中心（ChiCTR）从建库至 2018 年 7 月 19 日收录的中文及英文文献，获取犀角地黄汤辅助治疗脑出血的随机对照试验（RCT）。对纳入文献进行资料提取和偏倚风险评价，采用 RevMan 5.3 和 STATA 15.0 软件进行疗效及安全性评价，运用 GRADE 进行证据质量评价。最终纳入 8 篇文献，涉及 721 例脑出血患者，均为脑出血急性期。Meta 分析显示，犀角地黄汤联合常规治疗可以改善患者美国国立卫生院神经功能缺损量表（NIHSS）评分［WMD = −2.85，95% CI（−3.72，−1.98），$P<0.05$］。犀角地黄汤联合常规治疗有降低患者死亡率趋势，但差异无统计学意义［RR = 0.17，95% CI（0.02，1.31），$P = 0.09$］。犀角地黄汤联合常规治疗组不良反应发生率与常规治疗组比较差异无统计学意义［RR = 0.06，95% CI（0.00，1.06），$P = 0.06$］。研究结果未发现存在发表偏倚。证据质量均为低级。犀角地黄汤联合常规治疗可改善患者 NIHSS 评分，有降低患者死亡风险的趋势，且未显示不良反应。［中医杂志，2019，60（11）：943-948］

（黄　瑾　胡晋红）

黄芪注射液辅助治疗原发性肾病综合征的系统评价　系统评价黄芪注射液辅助治疗原发性肾病综合征的疗效及安全性。检索维普中文科技期刊数据库（VIP）、中国知网数据库（CNKI）、中国生物医学文献数据库（CBM）、万方数据库（Wangfang）、Pubmed、Cochrane 图书馆、Embase（自建库起至 2018 年 5 月），全面收集黄芪注射液辅助治疗原发性肾病综合征的临床随机对照试验，然后由 2 名研究者遵循 Cochrane 手册的要求独立地进行文献筛选、数据提取及文献质量评价。运用 RevMan5.3 软件进行数据处理。一共纳入 17 篇文献，包含 975 例患者，其中试验组 511 例，对照组 464 例，Meta 分析结果显示，黄芪注射液辅助治疗原发性肾病综合征在提高总缓解率［OR = 3.11，95% CI（1.93，5.01），$P<0.000\ 01$］、升高人血白蛋白［MD = 5.08，95% CI（3.92，6.25），$P<0.000\ 01$］、减少 24h 尿蛋白定量［MD = -1.11，95% CI（−1.46，−0.77），$P<0.000\ 01$］、降低总胆固醇［MD = −1.71，95% CI（−1.90，−1.51），$P<0.000\ 01$］、降低甘油三酯［MD = −0.13，95% CI（−0.22，−0.04），$P = 0.000\ 4$］均明显优于单纯西药治疗，其差异具有统计学意义。黄芪注射液辅助治疗原发性肾病综合征较单纯西药治疗具有明显优势，但受纳入文献的数量和质量的限制，以上结论仍需更多高质量的研究予以验证。［中医药临床杂志，2019，31（4）：700-706］

（黄　瑾　胡晋红）

氯丙嗪辅助治疗婴幼儿腹泻疗效和安全性的系统评价

系统评价氯丙嗪辅助治疗婴幼儿腹泻的疗效及安全性。检索 the Cochrane Library、Pub Med、Embase、中国期刊全文数据库、维普数据库及万方数据库等，收集氯丙嗪辅助治疗婴幼儿腹泻的随机对照试验（观察组干预措施为在常规治疗基础上加用氯丙嗪，对照组仅采用常规治疗或加用抗菌药物），检索时间均为建库至 2017 年 2 月。由 2 名研究者按照纳入与排除标准独立筛选文献、提取资料并评价纳入研究的偏倚风险，采用 Rev Man 5.3 软件进行文献荟萃（Meta）分析。纳入 14 篇文献，共 1 893 例患儿。Meta 分析结果显示，观察组患儿的有效率显著高于对照组（RR = 1.39，95% CI = 1.16 ~ 1.68，

$P<0.05$)，平均治愈时间(MD = －1.36，95% CI = －1.55～－1.17，$P<0.05$)、平均退热时间(MD = －1.09，95% CI = －1.63～－0.55，$P<0.05$)显著短于对照组，差异均有统计学意义。根据给药方式的不同及对照组干预措施的不同进行亚组分析的结果显示，与空白对照组、抗菌药物对照组比较，肌内注射氯丙嗪组患儿的有效率显著提高，平均治愈时间、平均退热时间显著缩短；与抗菌药物对照组比较，口服氯丙嗪组患儿的平均治愈时间、平均退热时间显著缩短，但总有效率未显著提高。在常规治疗基础上加用氯丙嗪可显著提高婴幼儿腹泻的有效率，缩短平均治愈时间和平均退热时间，且未见严重不良反应。但受纳入研究数量和质量所限，上述结论可能存在偏倚，需开展更多高质量研究予以验证。[中国医院用药评价与分析，2018，18(3)：295-299]

（黄　瑾　胡晋红）

↗ 静脉注射用人免疫球蛋白辅助治疗儿童脓毒症疗效的系统评价　系统评价静脉注射用人免疫球蛋白辅助治疗儿童脓毒症的疗效。采用 Cochrane 系统评价方法，搜索中国期刊全文数据库、PubMed 和 the Cochrane Library 等数据库，收集符合纳入标准的静注人免疫球蛋白用于儿童脓毒症的临床对照试验(观察组患儿给予静脉注射用人免疫球蛋白，对照组患儿无干预或给予安慰剂)，采用 RevMan 5.1 进行文献质量评价及荟萃分析(Meta 分析)。共纳入 18 篇文献，合计 5 904 例患儿。Meta 分析结果显示，观察组患儿的死亡率(15.85%)与对照组(15.76%)的差异无统计学意义(OR = 1.01，95% CI = 0.88～1.17，$P=0.86$)。亚组分析中，观察组早产儿患儿住院时间(62.25d)比对照组(64.16d)短 2.68d，差异有统计学意义(MD = －2.68，95% CI = －4.75～－0.61，$P=0.01$)。静脉注射用人免疫球蛋白不能降低儿童脓毒症死亡率，但可缩短早产儿患儿的住院时间。[中国医院用药评价与分析 2018，18(12)：1 606-1 609]（黄　瑾　胡晋红）

↗ 类固醇皮质激素辅助治疗重症肺炎的系统评价/Meta 分析方法学与报告质量评价　对类固醇皮质激素辅助治疗重症肺炎疗效及安全性的系统评价/meta 分析进行方法学与报告质量评价。检索 PubMed、Embase、Cochrane Library、中国知网、万方和维普数据库，检索皮质类固醇激素作为辅助手段治疗重症肺炎的系统评价/meta 分析，检索时间为建库至 2018 年 10 月 25 日。经 2 位评价员独立筛选文献、提取资料后，用系统评价的质量评价工具-2(A Measurement Tool to Assess Systematic Review-2，AMSTAR-2)评价纳入研究的方法学质量，用系统评价和 meta 分析优先报告的条目(Preferred Reporting Items for Systematic Reviews and Meta-Analyses，PRISMA)声明评价文献报告质量。共纳入 16 个系统评价/meta 分析，均为非 Cochrane 系统评价。AMSTAR-2 评价方法学质量方面，所有文献均无计划书；仅 1 篇文献说明了纳入研究类型的原因；8 篇文献未详细描述干预/对照措施的剂量、随访时间；3 篇文献未注明评价工具，且未对风险偏倚进行评价描述；6 篇文献未明确检验发表偏倚。PRISMA 评价报告质量方面，所有研究均无预先注册的研究方案以及注册号，13 篇文献未描述各个库检索的具体文献量，3 篇文献未详细展现其检索策略及排除原因，所有文献均未注明纳入研究的资金来源，仅 8 篇文献既报告了本研究有无资金资助又申明了其是否存在利益冲突。目前皮质类固醇激素辅助治疗重症肺炎疗效及安全性的系统评价/meta 分析研究较多，整体研究质量逐渐提高，但研究的共性问题比较突出，重症肺炎研究的干预时长、干预剂量各异，基线难以统一。建议加强对研究人员培训，规范研究流程，严格按照 PRISMA 声明进行文章报告；根据激素的剂量及应用时长进行亚组分析研究。[华西医学，2019，34(1)：74-81]

（黄　瑾　胡晋红）

↗ 冠心舒通胶囊辅助治疗不稳定型心绞痛疗效的 Meta 分析与试验序贯分析　系统评价冠心舒通胶囊辅助治疗不稳定型心绞痛的临床疗效，为临床治疗不稳定型心绞痛提供循证参考。计算机检索 PubMed、Embase、Cochrane 图书馆、中国生物医学文献数据库、中国知网、维普网、万方数据，检索时限均为建库起至 2018 年 10 月 11 日，收集冠心舒通胶囊联合西医常规治疗(试验组)对比西医常规治疗(对照组)治疗不稳定型心绞痛的随机对照试验，对符合标准的文献进行资料提取并采用 Cochrane 偏倚风险评估工具 5.1.0 进行质量评价后，采用 RevMan5.2 统计软件对心绞痛总有效率、心电图总有效率、血脂水平[总胆固醇(TC)、高密度脂蛋白胆固醇(HDL-C)、低密度脂蛋白胆固醇(LDL-C)、三酰甘油(TG)]、高敏 C 反应蛋白(hs-CRP)水平进行 Meta 分析；采用 TSA0.9 软件对心绞痛总有效率和心电图总有效率进行试验序贯分析。共纳入 11 项 RCT，合计 946 例患者。Meta 分析结果显示，试验组患者的心绞痛总有效率[RR = 1.24，95% CI(1.16，1.32)，$P<0.001$]和心电图总有效率[RR = 1.22，95% CI(1.11，1.34)，$P<0.001$]均显著高于对照组，试验组患者 TC[SMD = －1.55，95% CI(－1.81，－1.29)，$P<0.001$]、TG[SMD = －0.84，95% CI(－1.08，－0.60)，$P<0.001$]、HDL-C[SMD = 0.15，95% CI(0.06，0.25)，$P=0.001$]、LDL-C[SMD = －0.62，95% CI(－0.76，－0.48)，$P<0.001$]、hs-CRP[SMD = －2.54，95% CI(－3.88，－1.88)，$P<0.001$]改善程度均优于对照组；试验序贯分析结果提示证据可靠。冠心舒通胶囊联合西医常规治疗方案治疗不稳定型心绞痛可提高患者心绞痛总有效率、心电图有效率，改善患者血脂和 hs-CRP 水平。[中国药房，2019，30(7)：956-962]

（黄　瑾　胡晋红）

处方/医嘱审核

PIVAS药师对不合理医嘱干预现状调查 姬利红等采用文献分析与问卷调查相结合的方法。将《药品管理法》《处方管理办法》《静脉用药集中调配质量管理规范》等法律法规作为理论依据。以“静脉用药集中调配”“临床药师”为检索词，通过中国知网搜集并分析2013年1月至2018年5月期刊、博硕论文50余篇，并设计《PIVAS质量控制相关问题调查》问卷在河南省地区PIVAS发放。文献分析结果显示：药品说明书是静配中心药师在审核、判定医嘱过程中的主要依据，也是法定依据，法律法规也明确指出药师应审核医师开具的医嘱，对不合理医嘱有权利、有责任拒绝调配。通过调查发现，静配中心药师能够拒绝配置不合理医嘱，并对不合理用药与医师沟通。但是，药师在临床用药干预过程中存在着医师不认可医嘱判定结果，以及拒绝调整不合理医嘱的问题。针对静配中心药师在干预不合理医嘱过程中遇到的问题，静配中心应从加强审方药师管理，配备临床药师，优化医疗机构相关软件系统，规范干预流程，构建与临床和谐关系五个方面改善不合理医嘱干预成效。[中国合理用药探索，2019，16(07)：185-188+192]

（王景浩　杨倩之　吴新荣　胡晋红）

静脉用药处方/医嘱审核的质量管理 陈闻萍等通过对抗肿瘤药物的给药剂量、给药途径、溶媒的适宜性选择、联合用药输注顺序、给药时辰实施对医嘱审核的质量控制管理，使河北医科大学第四医院PIVAS抗肿瘤药物不合理医嘱审出率由2.31‰降低到0.67‰。李福英等将全医嘱规范化审核纳入基于质量控制的闭环管理中，对医嘱整个生命周期的各个环节进监控和反馈，使医嘱过程形成一个闭环链路，降低因不合理医嘱导致的用药差错。[现代医药卫生，2019，35(06)：948-950]　（王景浩　杨倩之　吴新荣　胡晋红）

静脉用药处方/医嘱审核模式优化 毛擎等收集安徽省立医院信息系统医嘱审核相关功能存在的问题，提取2016年5月—10月的不合理医嘱，于2016年11月利用信息技术对其进行持续改进与完善，再与2016年12月至2017年5月不合理用药医嘱进行对比统计分析。结果：住院医嘱审核系统改进前不合理医嘱干预成功率21.45%，改进后不合理医嘱干预成功率50.57%，差异有统计学意义($P<0.05$)。王亚峰等通过推行规范化培训，编写药学服务材料，细化工作制度；二次开发“智慧软件”，优化系统功能，提升审方效率；成立药学专业组，设置专科审方药师，开展全医嘱规范化审核并注重临床调研，创建了基于“药师+智慧软件”的静脉用药调配中心全医嘱审核药学服务模式。结果：使各临床病区用药医嘱的溶媒不合理医嘱率由10.6%下降至0.02%，给药时间和频次不合理率由43.7%下降至0.3%，临床满意度大幅提升，且PIVAS药师药学专业水平和综合能力也大幅提升，职称通过率达到96%。[实用医院临床杂志，2019，16(01)：87-89；医药导报，2019，38(03)：403-406]

（王景浩　杨倩之　吴新荣　胡晋红）

经过静脉用药处方/医嘱审核干预的对比分析 施辉等随机抽取江苏省启东市人民医院2017年10月至2018年5月两个样本科室的160条医嘱为研究对象，全部科室的医嘱进入静脉配置中心，开始实行全院性的静脉药物集中配置工作，由科室药师参与负责医嘱审核与药品调剂，另抽取2016年8月至2017年9月两个样本科室的160条医嘱为对照，采用传统静脉药物配置方法，，即于病区内进行药品调配，药品使用种类、剂量、配伍、溶媒等严格遵照用药医嘱，调配由护士负责，全程无药师干预。对比观察两个时段样本医嘱的不合理用药情况。结果：经药师参与医嘱审核与药品调剂，2017年10月至2018年5月样本医嘱不合理率(1.25%)显著低于2016年8月至2017年9月样本医嘱不合理率(4.38%)，差异有统计学意义($P<0.05$)。罗珠河选取惠州市中心人民医院未实施不合理医嘱干预期间(2016年1月—5月)的237 385条医嘱，以及实施不合理医嘱干预期间(2017年1月—6月)的238 643条医嘱进行统计分析，观察比较干预前后不合理医嘱发生情况(给药途径不合理、溶媒选择不合理、频次不合理、浓度不合理、配伍不合理、其他等)，以及比较不合理医嘱干预方法等相关知识考核成绩。结果：不合理医嘱发生情况，主要包括溶媒选择不合理、频次不合理、浓度不合理、配伍不合理、其他；干预后，不合理医嘱总处方数及溶媒选择不合理、频次不合理、浓度不合理、配伍不合理、其他等单独处方数均明显少于干预前($P<0.05$)。干预后，医务人员接受静脉用药医嘱相关知识培训后的考核成绩(93.33 ± 6.39)明显高于未干预的考核成绩(75.03 ± 7.86)分($P<0.05$)。罗秀等依据药品说明书、《新编药物学》《中国药典·临床用药须知(2015版)》、NCCN临床实践指南、抗肿瘤药物处方点评指南等，分析广西壮族自治区民族医院2017年抗肿瘤药物不合理医嘱，通过HIS系统及临床药学系统对2017年上半年抗肿瘤药物的应用情况进行回顾性评价，针对上半年出现的不合理医嘱类型，下半年通过临床药师查房、当面及电话沟通、反馈表、合理用药知识讲座、发放合理用药宣传手册等方式进行干预，将所得数据进行统计学处理并比较干预前后我院抗肿瘤药物不合理医嘱的变化情况及临床药师的干预效果。结果：共审核医嘱6 018份(干预前3 160份，干预后2 858份)，不合理用药医嘱372份，干预前277份(74.46%)，干预后95份(25.54%)。经干预后抗肿瘤药物不合理医嘱较前明显下降(干预前不合理率为8.77%，干预后为3.32%，$P<0.01$)。不合理医嘱类型主要

有:需避光药物未进行避光处理(20.70%);给药顺序不正确(29.30%);溶媒选择不适宜(28.23%);未按要求预处理(21.77%)等,干预前其发生率分别为1.93%、2.75%、2.44%、1.65%;干预后分别为0.56%、0.77%、0.98%、1.01%,较干预前均显著降低($P<0.01$)。孙玲将2017年1月至2018年12月期间在连云港市东方医院使用人血白蛋白注射液进行治疗的120例患者作为研究对象。在这120例患者中,在实施医嘱审核与处方点评前收治的患者有60例,在实施医嘱审核与处方点评后收治的患者有60例。医嘱审核及处方点评的方法如下。(1)参考人血白蛋白注射液的说明书及《美国医院联合会人血白蛋白注射液、非蛋白胶体溶液及晶体溶液使用指南》制订我院人血白蛋白注射液使用的管理制度及合理性评价标准。(2)对全院医护人员进行宣教。对开具的为患者使用人血白蛋白注射液进行治疗的处方进行重点审核。发现该药使用不合理的情况后,与医师进行及时沟通与讨论,并对人血白蛋白注射液的使用方案进行调整。(3)对2018年每个季度开具的处方进行点评,并将进行处方点评的结果在院内进行公告,让医务人员知晓。在实施医嘱审核与处方点评前收治的患者作为对照组,在实施医嘱审核与处方点评后收治的患者作为观察组。观察这两组患者人血白蛋白注射液的使用情况。结果:与对照组患者相比,观察组患者人血白蛋白注射液的人均使用量较少,其人血白蛋白注射液使用的平均时间较短,其人血白蛋白注射液使用不合理的发生率较低($P<0.05$)。[系统医学,2018,3(18):149-150+154;广州医药,2018,49(06):115-117;中国药物应用与监测,2018,15(04):227-229+235;当代医药论丛,2019,17(13):52-53]

(王景浩　杨倩之　吴新荣　胡晋红)

↗ 静脉药物处方/医嘱审核综合回顾分析　牛红娟等利用医院信息系统结合PASS合理用药审核软件,对2017年解放军总医院第五医学中心住院药房医嘱进行统计分析。审核依据为《中华人民共和国药典》(2015年版)、药品说明书和《新编药物学》(2017年版)的用药标准。结果:不合理用药医嘱共560份,其中,重复给药医嘱264份(占47.14%),用法与用量不合理医嘱254份(占45.36%),有配伍禁忌或相互作用医嘱20份(占3.57%);不合理用药医嘱主要涉及肝胆疾病用药(146份,占26.07%)、营养补充剂(104份,占18.57%)及消化系统用药(100份,占17.86%);不合理用药医嘱主要分布于感染科(70份,占12.50%)、放射治疗科(58份,占10.36%)及中西医结合科(55份,占9.82%)。洪鲜花收集金华市中心医院2016年7月—12月由专职审方药师审核出的不合理用药医嘱171例,以药品的法定说明书、《临床用药须知》《400种中西药注射液临床配伍应用检索表》以及相关文献和疾病治疗指南等为依据,进行分类、统计和分析不合理用药医嘱类型及其内容。结果:不合理用药医嘱类型有配伍不适宜,其次为单次或单日给药剂量错误、医嘱录入错误、溶媒选择错误、溶媒剂量错误、用法错误。王芬收集厦门大学附属第一医院2018年1月—6月合理用药软件拦截的不合理静脉用药处方938例,这些处方均被软件判定为6级不合理,对其进行分类,统计和分析。结果:不合理处方中,溶媒选用不当占35.39%,用法用量不当占20.26%,配伍禁忌占17.16%,超适应证用药占12.90%,输液滴速不合理占6.18%,录入错误占4.37%,系统错误拦截占3.74%。袁明清等参考《中华人民共和国药典》(2015版)、药品说明书及相关资料,利用审方软件,对智慧园PIVAS管理系统中2017年昆山市第一人民医院静脉用药医嘱进行合理性评价,对不合理用药医嘱进行分析。结果:2017年PIVAS共审核发现不合理用药医嘱352条,主要包括溶剂选用不当(113条,占32.10%)、用法与用量不当(87条,占24.72%)和药物浓度不当(69条,占19.60%)等。唐丽花等收集2017年1月1日至12月31日广西河池市人民医院静配中心共进行医嘱审核审出的6877条不合理医嘱,参照《临床常见不合理用药》《新编药物学》《药品注射液剂使用指南》《静脉药物用药实用手册》等静脉药物配置工具书,药品说明书及相关文献资料等,对药物的调配方法、给药途径、给药频率、溶媒选择、药物的相互作用、剂量、联合用药、药物配伍等进行对比分析,将不合理医嘱进行统计、归类、分析。结果:不合理医嘱主要有包括录入处方错误、医嘱下达不规范等其他类、给药剂量不适宜、溶媒选择不适宜、载体量不适宜、给药途径不适宜、配伍禁忌等。韩铁群等对内蒙古林业总医院静脉用药调配中心2013年12月至2016年12月药师审核医嘱反馈记录进行整理、统计,通过运用临床药学知识并查看药品说明书、《新编药物学》《中国国家处方集》及相关药学专著,对医嘱进行整理、统计、分析。结果:在医嘱反馈记录中,不合格医嘱共181份,配伍禁忌占29.28%,选错溶媒占25.41%,医嘱录入错误占20.99%,中西药混用占16.57%,药物用量错误占0.08%。通过与临床科室医师及时沟通与纠正,已纠正或停用不合格医嘱149份,纠正率达到82.32%。李培芳等查询2017年1月—12月中国科学技术大学附属第一医院信息系统(HIS)静脉用药医嘱审核结果与不合理用药干预数据,对数据进行统计分析。结果:2017年1月—12月共审核静脉用药医嘱130 688组,干预不合理用药982组,不合理用药占0.75%,干预成功525组,干预成功率53.46%。干预的不合理用药中,给药剂量不适宜构成比最高(36.96%),干预成功率最低(33.06%)。溶媒选择不适宜构成比9.67%,干预成功率最高(92.63%),溶媒用量不适宜干预成功率次之(80.00%)。于琨采集济南市第三人民医院PIVAS于2016年1月—12月不合理医嘱1229份,按照药品的说明书、《新编药物学》以及公开发表的文献与书籍,再结合《医院处方点评管理规范》等相关的管理规范进行分析。结果:不合理用药主要包括给药剂量不当、给药间隔不当、配伍禁忌、溶媒选择不当、给药次序不当。焦长丽选取2015年1月至2017年10月本院静脉药物调配中心执行的配液医嘱1 246 370条，药师审核发现2018条不合理医嘱，参照药品说明书、《中华人民共和国药典临床用药须知》《459种中西药注射剂配伍变化及临床应用检索表》《新编药物学（第17版）》及《临床静脉用药调配与使用指南》对不合理医嘱原因进行分析，在与医师进行有效沟通后，对不合理医嘱进行针对性干预。结果：2018条不合理医嘱中，以药物用法用量不合理最多，为776条，占比38.45%，其次分别为溶媒选择不合理456条（22.60%）、配伍禁忌207条（10.26%）、超说明书用药183条（9.07%）、医嘱录入错误135条（6.69%）、联合用药不合理121条（6.00%）、给药途径不合理79条（3.91%）、重复给药61条（3.02%）；经同步有效干预后，不合理医嘱的检出率下降64.63%。段利生收集临床药师审核楚雄彝族自治州人民医院2012年9月至2013年12月医师提交的675 288组输液处方，参考相应药品说明书及《中国药典·临床用药须知》，统计不合理医嘱并分析。结果：发现不合理医嘱324组，包括溶剂品种错误240组，超剂量用药32组，溶剂超量14组，未皮试13组，药物浓度较高11组，滴速过快10组，配伍禁忌2组等。王志强用回顾性分析方法，选取克拉玛依市第二人民医院静脉用药调配中心2018年1月—6月审核发现的不合理医嘱，参照药品说明书、《临床用药须知（2015年版）》《静脉用药集中调配质量管理规范》《抗菌药物临床应用指导原则》《中药注射剂临床指导原则》等相关资料对不合理医嘱进行评价、分析；借鉴《医疗机构处方专项点评指南》中静脉用药集中调配医嘱点评标准对医嘱审核记录中的不合理医嘱进行归类统计。结果：2018年1月—6月该院静脉用药调配中心共调配30121组成品输液，其中不合理医嘱327组，占总调配量的1.08%，不合理医嘱类型主要包括：溶媒选择不适宜、配伍禁忌、医嘱录入错误、用药频次不适宜、冲管液体开具不规范、用药疗程不适宜、超说明书用药等。高丽军等收集2017年1月—12月洛川县医院PIVAS开展静脉用药配置服务的病区患者静脉用药医嘱中不合理医嘱1 500条。通过查阅药品说明书、《临床合理用药》《新编药物学（第17版）》《静脉药物用药实用手册》等参考资料对收集的不合理处方进行分类、总结、分析。结果：该院2017年不合理医嘱中给药剂量不合理240条（占16.00%），给药频次不合理375条（占25.00%），溶媒选择不合理270条（占18.00%），溶媒用量不合理120条（占8.00%），配伍禁忌75条（占5.00%），用药疗程不合理180条（占12.00%），重复给药150条（占10.00%），其他90条（6.00%）。［中国医院用药评价与分析，2019，19（02）：137-139；临床合理用药杂志，2019，12（21）：105-107；北方药学，2019，16（07）：171-172；中国医院用药评价与分析，2019，19（03）：370-372；中外女性健康研究，2018（15）：97＋124；中国继续医学教育，2018，10（32）：129-131；医药导报，2019，38（03）：395-399；世界最新医学信息文摘，2019，19（61）：275＋278；海峡药学，2018，30（10）：255-256；中国药业，2018，27（18）：93-95；世界最新医学信息文摘，2019，19（47）：344-345；临床医学研究与实践，2019，4（09）：112-114］（王景浩　杨倩之　吴新荣　胡晋红）

静脉药物处方/医嘱审核阶段对比分析　许雪飞等对2013年—2017年广州医科大学附属第二医院PIVAS药师审核的不合理用药处方进行归类统计分析，从总不合理用药处方数、高警示药品不合理处方数及中药注射剂不合理处方数等方面评估干预效果。结果：2013年—2017年该院PIVAS药师共审核处方4 944 547张，发现不合理用药处方3 051张（占0.06%），其中药师干预成功的处方有2 960张，干预成功率为97.02%；不合理用药处方数呈逐年减少趋势，不合理用药处方占当年审核总处方数的比例也呈逐年降低趋势。静脉用药处方不合理用药主要表现为溶剂选择不合理、溶剂用量不当、给药浓度不合理、超剂量用药、存在配伍禁忌及重复用药等方面；经过药师干预，存在配伍禁忌处方的降幅最大，其次为重复用药处方和超剂量用药处方；总不合理用药处方数、高警示药品不合理处方数及中药注射剂不合理处方数逐年减少，干预效果显著。邵恒调取2015年—2018年六安市人民医院PIVAS接收的全部静脉用药医嘱，依据药品说明书、《新编药物学（第17版）》《中国国家处方集》及《440种常用注射药物配伍禁忌表》等，对静脉用药不合理医嘱进行干预并整理。结果：2015年—2018年，我院PIVAS接收的医嘱数逐年明显增加，与2017年比较，2018年不合理医嘱所占比例明显降低，差异有统计学意义（$P<0.05$）。不合理用药医嘱共3 237份，主要为用法与用量不适宜（1 457份，占45%）、溶剂不适宜（1 230份，占38%）。陈凯霞等采取非随机抽样的方式收集靖江市人民医院静脉配置中心2016年—2017年住院患者静脉用药不合理医嘱，结合药品说明书，处方管理办法，医院处方点评管理规范，《抗菌药物临床应用指导原则》《中成药临床应用指导原则》《抗肿瘤药物临床应用指导原则》以及国内外公开发表、出版的文献书籍等，对全院30个病区2016年—2017年不合理医嘱按不合理类型，涉及药物类型分类统计并综合分析，分析抗菌药物，抗肿瘤药物，中药注射剂，特殊科室特殊病人不适宜医嘱比例，以及审方药师临床干预后不适宜医嘱发生率的分析。结果：通过药师干预，明显降低静脉不合理医嘱率，由2016年的万分之16.57降至2017的万分之8.01。浦承启收集2016年和2017年云南省宣威市第一人民医院内科病房住院用药医嘱各450份，根据药品说明书并结合该院医嘱审核细则和标准，深入研究分析处方药物的溶媒、配伍禁忌、使用剂量以及给药频次。以上4项内容当中，有1项不符合医嘱审核标准规定，则判定为不合格医嘱。按照统计分析结果全面分析医嘱的合理性和不合理性。结果：2016年450份住院医嘱中，存在不合理用药情况37例（8.22%），其中溶媒选择不正确19例，溶媒用量不

合理8例，配伍禁忌5例，用药剂量不合理3例，给药频次不正确2例。2017年450份住院用药医嘱中，存在不合理用药情况11例(2.4%)，其中溶媒选择不正确4例，溶媒用量不合理3例，配伍禁忌2例，用药剂量不合理1例，给药频次不正确1例。罗建军等收集重庆市大足区人民医院PIVAS 2015年5月至2017年12月的不合理医嘱，根据药品说明书、《中华人民共和国药典·临床用药须知(2015版)》《CDR用药手册》《循证临床药物配伍》《432种静脉注射剂配伍指南》《静脉用药调配中心(室)教程》以及相关文献资料，对入选不合理医嘱进行统计分析。结果：不合理用药医嘱2 284份，占全部医嘱的0.90‰。不合理用药医嘱类型主要为溶媒不适宜、给药浓度不合理、配伍禁忌、给药剂量不合理、药品遴选不适宜；不合理用药医嘱率呈逐年下降趋势。饶夏莉收集2016年某院26个临床病区发送至PIVAS的静脉输液医嘱中的不合理医嘱，按月统计例数，审核医嘱时以《药物注射剂使用指南》《新编药物学(第17版)》《中国药典临床用药须知(2015年版)》《中药注射剂临床使用基本原则》、药品说明书为参考，同时辅以系统审方软件及文献数据库的相关研究资料。药师主要从溶媒选择、药物相互作用、给药剂量、药物的配置浓度、重复给药等方面对医嘱逐一审核，发现不合理医嘱实施干预。结果：该院PIVAS 2016年共计医嘱637 515组，其中不合理医嘱3 240组，占总医嘱的0.5%，在药师对不合理医嘱进行即时干预下，每个月医嘱合理率都保持在99%以上，且呈上升趋势。赵森等抽取大连大学附属中山医院2017年1月—12月所审查的骨科、肿瘤科、消化科、血液科、神经外科等29个科室39个病区的全部医嘱共计426 457条，其中不合理医嘱共计2254条，2018年1月制定《临床常用静脉用药注意事项》下发至临床，同时抽取2018年1月—8月的全部医嘱共计294 558条，其中不合理医嘱118条，参照药品说明书、《459种中西药注射剂配伍变化及临床应用检索表》《中国医师药师临床用药指南》等相关资料及文献，采用回顾性分析方法，对不合理医嘱进行统计、分析。结果：2017年不合理医嘱2 254条，占比0.53%，制定《临床常用静脉用药注意事项》后，不合理医嘱118条，占比0.04%。不合理医嘱主要原因为溶媒选择不合理，溶媒用量不合理。制订以科室为单位的《临床常用静脉用药注意事项》，下发至临床科室，用以指导临床用药的规范性，不合理医嘱率明显下降。[中国医院用药评价与分析，2019，19(04)：506-508+512；中国医院用药评价与分析，2019，19(07)：869-871；中国农村卫生，2018(24)：29；中国社区医师，2019，35(12)：9-10；安徽医药，2019，23(06)：1 247-1 249；湖北科技学院学报(医学版)，2018，32(04)：345-347；中国当代医药，2019，26(07)：177-179]

(王景浩　杨倩之　吴新荣　胡晋红)

新生儿肠外营养液医嘱审核的回顾分析　陈添等收集重庆医科大学附属儿童医院静脉用药调配中心(PIVAS)新生儿科2017年1月—12月药师审核的TPN医嘱，采用回顾性方法，参考药品说明书及《中华人民共和国药典(2015年版)》《中国医师/药师临床用药指南》《最新450种中西药物注射剂配伍禁忌应用检索表《实用儿科药物手册》和《儿科疾病用药备忘录》等资料，将不合理医嘱进行统计和分析。结果：34 592份新生儿科TPN医嘱中，不合理医嘱共计536份，占总医嘱的1.55%，不合理医嘱主要包括药物用法用量不适宜、超过药物浓度限制、药品种类选择错误、TPN张力不适宜、渗透压不适宜等。[现代医药卫生，2019，35(13)：2 077-2 079]

(王景浩　杨倩之　吴新荣　胡晋红)

静脉用抗肿瘤药的不合理医嘱审核分析　李丹收集2015年7月至2017年12月安阳市肿瘤医院静脉用药集中调配中心审核后拦截的168条抗肿瘤药静脉用药不合理医嘱，采用回顾性分析方法，结合药品说明书、《中华人民共和国药典(2015版)》《静脉药物配置中心与静脉药物治疗》《新编药物学(第17版)》及《中国国家处方集·化学药品与生物制品卷》等相关文献，对不合理用药医嘱进行统计和分类分析，并对结果进行总结说明。结果：168条抗肿瘤药静脉用药不合理医嘱中，溶剂种类选用错误医嘱最多(68条，占40.48%)，其次为溶剂量不合理(33条，占19.64%)、给药剂量不当(25条，占14.88%)、给药顺序不当(22条，占13.10%)及使用方法不当(15条，占8.93%)等。溶剂种类选用错误医嘱主要涉及吡柔比星、紫杉醇、环磷酰胺和多西他赛；溶剂用量不合理医嘱主要涉及氟尿嘧啶、长春瑞滨、环磷酰胺、卡铂和奈达铂；给药剂量不当医嘱主要涉及培美曲塞、表柔比星和雷替曲塞。王瑞收集2016年4月至2017年11月镇江市第一人民医院静配中心审核的抗肿瘤药物医嘱，记录抗肿瘤药物静脉配置不合理医嘱情况，以《静脉药物配置中心实用手册》为参照标准，分析药物静脉配置合理性，将配置不合理的医嘱选出记录，及时与临床医师沟通，分析配置不合理医嘱出现的原因，并采取针对性处理措施。结果：审核的8 940条抗肿瘤药物医嘱中，共有82条不合格(0.92%)，不合格的原因的包括用药量过大、浓度过高、药物配伍禁忌、溶媒不当、用药顺序不合理、给药途径错误、操作失误等。沙伟对邳州市中医院2016年12月至2017年11月开展的临床药师抗肿瘤辅助用药医嘱审核专项点评工作进行回顾性分析，统计问题抗肿瘤辅助用药医嘱数，针对抗肿瘤辅助用药审核和评价发现的问题干预，对干预后的效果进行评价。结果：抗肿瘤辅助用药医嘱审核专项点评工作中审核点评的医嘱数量为94份，涉及9种抗肿瘤辅助用药，以《新编药物学(第17版)》中的分类方法为依据统计抗肿瘤辅助用药的分布情况，其中以中药注射剂及其衍生物的应用范围最为广泛，以注射用灯盏花素、丹参川芎嗪注射液、参麦注射液、小牛脾提取物注射液的问题出现较多，比例分别为68.75%、56.52%、69.23%和66.67%。问题医嘱中存在的主要问题包括配伍不当、适应证不明确、给药途径不适宜、给药剂量较大等。[中国医院用药评价与分析,2018,18(10):1 407-1 408 + 1 411;世界最新医学信息文摘,2019,19(54):216 + 218;中国现代药物应用,2018,12(24):213-215]

（王景浩　杨倩之　吴新荣　胡晋红）

神经内科静脉用药不合理医嘱审核分析　王庆娥等抽取徐州医科大学附属医院 PIVAS 于 2016 年 7 月至 2017 年 6 月审核的神经内科住院患者静脉用药医嘱,依据药品说明书、《中华人民共和国药典(2015 年版)》《新编药物学(第 17 版)》《中国医师药师临床用药指南》《临床静脉用药调配与使用指南》《432 种静脉注射剂临床配伍应用检索表》等资料对不合理医嘱进行统计和分析。结果:总医嘱数为 96 464 例,不合理医嘱 797 例,占比 0.83%,其中不合理医嘱类型:溶媒量不正确(35.76%)、溶媒选择不当(26.98%)、超说明书剂量(14.05%)、医师录入错误(9.91%)、药物存在配伍不当(7.15%)、其他(6.15%)等。[临床合理用药杂志,2018,11(32):93-95]　（王景浩　杨倩之　吴新荣　胡晋红）

中心药房审核的静脉用药不合理医嘱分析　孙瑜婷收集 2016 年 7 月至 2017 年 8 月苏州科技城医院中心药房审核发现的静脉用药不合理医嘱 193 条,依据《中华人民共和国药典·临床用药须知》《400 种中西药注射剂临床配伍应用检索表》、药品说明书及相关文献资料等对医嘱的不合理用药类型、病区分布等进行统计分析。结果:中心药房审核发现的 193 条静脉用药不合理医嘱中,用法与用量不适宜医嘱最多(114 条,占 59.1%),其次为溶剂选择及溶剂量不合理(50 条,占 25.9%);不合理用药医嘱主要涉及肿瘤科、烧伤科、儿科及 ICU 等 13 个病区。[中国医院用药评价与分析,2018,18(10):1 412-1 414]

（王景浩　杨倩之　吴新荣　胡晋红）

三甲医院和社区医院门诊用药咨询情况　肖宁等收集北京某三甲医院和某社区医院 2017 年用药咨询问题,将咨询数量、咨询人员、咨询途径、药师团队进行对比。结果三甲医院的咨询数量为 5 347 例,明显高于社区医院的 2 185 例,用药专业问题比例为 39.37%,比社区医院(23.89%)大幅提高。咨询人员除患者外,医护人员的咨询,社区医院数量(19.63%)低于三甲医院(29.21%)。途径方面三甲医院包括:人工咨询、电话咨询、网站咨询、用药自助机咨询和微信咨询。而社区医院还停留在人工咨询和电话咨询上。三甲医院药师团队主要是临床药师、进修临床药师,并且针对疾病个体化为患者提供咨询服务。社区医院主要以门诊药师为主。社区医院应重视用药咨询工作,借鉴三甲医院的先进经验,学习国内外优秀的用药咨询模式,开拓有自我特色的优质的用药咨询服务。[海峡药学,2019,31(3):253-254]

（张志东　章正　吴新荣　胡晋红）

糖尿病用药的处方/医嘱审核　涂芳等抽取 2017 年 6 月 5 日—9 日北京市 22 家医院 440 090 张门急诊处方进行糖尿病相关不合理处方分析,结果发现糖尿病相关不合理处方数 665 张(2.0%)。其中,主要问题类型为用法用量不合理(394 张,59.20%),其次为适应证不合理(219 张,32.90%)和有禁忌证用药不合理(46 张,6.90%)。刘平收集 2017 年 1 月—12 月该院门诊药房口服降糖药消耗数据,进行合理性应用分析。统计结果发现门诊药房降糖类口服制剂品规共 23 个,其中胰岛素促泌剂消耗金额最高(705 268.6 元,35.62%),双胍类用量最多(39 986 盒,39.7%),认为该院门诊药房各种口服降糖药物使用基本合理。杨春霞等查阅 2017 年 6 月—8 月北京市顺义区医院 15 323 张门诊口服降糖药处方进行处方用药分析,结果发现口服降糖药联合用药处方数 9 304 张(60.72%),主要以二联用药为主(6 452 张,69.34%),用药频度排序前 3 位的为格列美脲、二甲双胍、阿卡波糖。作者认为口服降糖药用药基本合理。万红等收集 2015 年—2017 年该卫生中心口服降糖药物应用数据,并进行统计分析,结果发现医院口服降糖药物的销售金额呈增长趋势。其中,销售金额排序前 3 位的是阿卡波糖、二甲双胍和瑞格列奈;DDDs 排前 3 位的是二甲双胍、格列吡嗪、阿卡波糖。作者认为医院口服降糖药物应用基本合理,药师应做好个体化用药指导,保证药物使用的有效、经济、安全。[临床药物治疗杂志,2018,16(12):49-52;中国处方药,2019,17(17):62-63;中日友好医院学报,2018,4(32):225-226,230;中国药业,2019,11(28):105-107]

（彭玲玲　吴新荣　胡晋红）

心脑血管病用药的处方/医嘱审核　奚燕通过查阅高血压疾病的诊疗指南、临床路径等文献,以 CCB、ACEI、ARB、β 受体阻滞剂、利尿剂五类药物作为制定审方规则研究的主要用药,从适应证、用法用量、特殊人群、相互作用、不良反应、监护要点、患教要点等方面进行处方审核规则、审方差异要点的制定。作者认为,审方规则的制定主要解决药物临床使用的安全性和有效性,培养药师的审方思维对确保临床安全和合理用药非常必要,也能为临床如何正确选择同类药物提供参考。施向红等选取 2017 年 10 月—12 月该院 2 262 份门诊含阿托伐他汀钙片处方进行统计分析,结果发现 61 ~ 80 岁患者使用比例最高(56.63%),主要分布在心血管内科(43.37%)、神经内科(30.64%)和内分泌科(7.21%)。联合用药主要以四药联用(25.82%)和五药联用(24.23%)为主。不合理用药处方 436 份,其中诊断不规范或无诊断 187 份(42.89%),与适应证不符 103 份(23.62%),重复用药 88 份(20.18%),联合用药不适宜 40 份(9.17%)。作者认为该院阿托伐他汀钙片的临床使用仍有不规范现象,药师应加强处方审核,发现不合理用药处方,应拒绝调配,并及时与临床医师沟通,保障用药安全。袁进等随机抽取 2016 年 1 月—12

月该院心血管内科4308张门诊含抗高血压药物的处方进行回顾性研究，结果发现联用处方2 183份(50.67%)，以二联为主(1 420份,65.05%)，以含血管紧张素Ⅱ受体阻滞药的处方最多(1 636份,74.94%)，符合指南推荐方案的联用处方有1 627份(74.53%)，不合理联用处方有420份(19.24%)。作者认为指南未推荐的联用处方，其有效性和安全性有待进一步验证，应谨慎联用。李智等收集2016年7月—12月该院2 302例住院患者进行阿托伐他汀的使用评价，结果发现住院病人中阿托伐他汀的使用率为5.9%，其中男性高于女性，使用人群主要为心脑血管疾病，其次为肺部疾病和肾脏疾病。合理用药分析中有7例存在用法用量不适宜，提示临床医生在使用过程中应注意合理用药，防止药品不良反应的发生。乔丽梅等采用问卷调查方式对2017年1月至2018年1月该院心血管内科100例患者进行临床用药问题研究。结果发现总体用药不合理率为26.0%，其中主要不合理类型为抗菌药物使用不合理(7例,7%)、用药剂量不合理(6例,6%)及药物配伍不合理(5例,5%)。徐琳等抽取2017年1月至2018年6月某三级医院神经外科160例高血压性脑出血患者，进行术后辅助药物的使用分析，统计结果发现术后使用辅助药物品种为12种，合理使用率为0，主要问题以用法用量不适宜为主(46.25%)。另外，同一病例普遍存在使用多种辅助用药的现象。作者认为高血压性脑出血患者术后不合理使用辅助药物比较普遍，医院应制定科学合理、规范的监管措施与技术规范。王凤侠选取2017年1月—12月7 694张门诊抗高血压处方进行用药情况与不合理用药处方研究分析，结果发现单一用药处方5 308张(68.99%)、联合用药处方2 386张(31.01%)，男性处方所占比例高于女性，处方构成比最大的年龄段为46～60岁(35.72%)，CCB类药物构成比最高(34.20%)，硝苯地平控释片用药频率最高(15.26%)，CCB联合ARB用药频率最高，不合理用药处方100张(1.29%)，作者认为门诊抗高血压药物使用基本合理。杨晓娟等抽取2017年1月—6月该院3 934例住院患者曲美他嗪的使用情况进行合理性分析，结果发现60～80岁使用比例最高(46.06%)，男性多于女性，主要疾病类型为冠心病，主要集中于心血管内科；其中，合理病例1 252例(31.83%)，不合理病例2 682例(68.17%)。不合理用药主要表现为超适应证用药(1 163例,43.36%)、给药时机不适宜(1 180例,44.00%)、用法用量不适宜(220例,8.20%)、禁忌证用药(119例,4.44%)。孙林燕调取2017年该院曲克芦丁脑蛋白水解物注射液的应用数据进行统计分析，并随机抽取500份住院病历进行用药合理性分析。结果发现该药全年用量共45 440支，用量排名前三的科室分别是神经内科、急救部、血管外科。点评病历中，不合理病历数为126份(25.2%)；不合理用药的类型主要为适应证不适宜和用法用量不适宜。作者认为该院曲克芦丁脑蛋白水解物注射液临床应用不合理，药师应加强监管，促进临床合理应用辅助药物。陈华丽选取2013年—2017年该院心血管内科1 172例患者治疗资料进行不合理用药情况分析，结果发现治疗方案不合理84例(7.16%)，其中以抗生素最多(38.10%)，其次为降压药物(28.57%)和抗心律失常药物(13.10%)；不合理用药原因中，用量不合理最高(36.91%)，其次为联合配伍用药不合理(27.38%)和重复用药(20.24%)。张楠等选取2017年5月至2018年4月北京市朝阳区南部医联体心血管系统16 582张用药处方进行合理性评价，结果发现不规范处方1 146张(6.13%)，用药不适宜处方1 983张(10.60%)，其中用法用量不适宜、遴选的药品不适宜和存在药物相互作用为主要问题。作者认为开展药物使用评价及处方点评工作有助于发现典型问题，为社区医疗机构合理用药干预及持续改进提供参考。[中南药学,2019,6(17):941-945;中国药业,2019,14(28):94-96;中国药房,2018,15(29):2 114-2 118;安徽医药,2019,2(23):411-414;中国医药指南,2019,14(17):195-196;中国处方药,2019,3(17):53-54;中国处方药,2018,10(16):18-19;中国药房,2018,16(19):2 273-2 277;中国药物经济学,2018,9:48-64];中医药管理杂志,2018,20(26):14-16;药物流行病学杂志,2018,11(27):754-758]　　(彭玲玲　吴新荣　胡晋红)

使用质子泵抑制剂的处方/医嘱审核　聂晓静等抽取西安市中心医院2015年—2017年质子泵抑制剂使用的销售金额、用药频度(DDDs)、日均费用(DDC)、药品排序比(B/A)等指标，销售金额总体呈下降趋势，口服剂型PPIs的用药金额及构成比逐年下降，注射剂型PPIs的用药金额有所下降，构成比小幅增长；用药金额排前3位的科室分别为消化内科、血研所和普外Ⅱ科。注射用泮托拉唑、注射用兰索拉唑和奥美拉唑冻干粉的DDDs居前3位，DDC最高的为埃索美拉唑冻干粉，最低为奥美拉唑肠溶胶囊(20mg)。药品B/A值介于0.5～1.5。黄凌莉等随机抽取2017年5月某院预防性应用PPI的电子病历240份，从用药指征、用法与用量、给药时间、用药疗程及给药途径等多方面评估用药合理性，不合理用药病历126份，用药合理率52.5%，用药指征不适宜病历60份(占25.0%)，用法与用量不适宜病历46份(占19.2%)，给药途径不适宜病历4份(占1.7%)，用药疗程不适宜病历8份(占3.3%)，重复用药病历16份(占6.7%)。沈凯等从南通大学附属医院信息系统中筛选出2016年7月至2018年6月心内科3 380例使用注射用质子泵抑制剂的住院患者病历，对注射用质子泵抑制剂的用法与用量、溶剂选择及疗程等进行统计分析，其中使用注射用泮托拉唑钠(80mg)的患者3 165例(占93.64%)，使用注射用艾司奥美拉唑钠(40mg)患者215例(占6.36%)，不合理用药812例(占24.02%)，用药疗程不合理(430例，占12.72%)，用药指征不明确(277例，占8.20%)、用法与用量不合理(63例，占1.86%)和存在药物相互作用(42例，占1.24%)。郜娜随机抽查开封市中心医院2016年7月—9月和2017年7—9月使用PPI的住院病人病历各300份，2016年300份病历有132份不合理率为44%，无指征用药(29.1%)，剂型选择不合理(16.5%)，用法用量不合理(15.8%)，2017年不合理用药的病历下降至36份，不合理率为12%。席文立等随机抽查开封市中心医院2016年7月—9月和2017年7月—9月使用PPI的住院病人病历各300份，系统点评，2016年7月—9月300份病历不合理率为44%，无指征用药(29.1%)，剂型选择不合理(16.5%)，用法用量不合理(15.8%)；2017年7月—9月进行复查，不合理率为12%。范广辉选取2016年1月至2018年1月某院采用兰索拉唑注射剂治疗的患者80例分析其合理性，不合理率为33.75%，，包括联合用药不当5例(16.67%)、疗程不当8例(10.0%)、用量不当1例(3.33%)、用法不5例(16.67%)、溶媒选择不当4例(13.33%)、无适应证用药4例(13.33%)。疗程不当集中于消化内科，联合用药集中于心内科，用法不当集中于肿瘤科，用量不当集中于骨科，无适应证用药、溶媒选择不当等集中于消化内科。袁龙等通过HIS系统调取2017年1月—12月PPIs使用情况，对使用金额、用药频度、日均费用、口服和注射用PPIs使用情况及科室分布进行统计，并随机抽取PPIs使用金额排名前10位的科室出院患者病历各60份，其他科室43份，共643份病历，评价其合理性。门诊患者以口服PPIs为主，住院患者以注射PPIs为主，门急诊患者、住院患者PPIs使用金额占全院PPIs使用金额的28.23%和71.77%，住院患者使用PPIs合格率为80.87%，不合理使用PPIs存在的问题主要为无指征用药(30.89%)、超疗程用药(28.46%)、重复用药(18.70%)、药物使用级别过高(12.20%)、溶媒选择不适宜(4.07%)、潜在的药物相互作用(3.25%)、禁忌证用药(2.44%)。成岗依靠DDDs统计住院药房管理系统中2015年1月至2017年12月应用处方质子泵抑制剂应用情况，质子泵抑制剂的应用科室主要为胃肠科、肿瘤科以及肝胆胰腺科室，采用质子泵抑制剂预防应激性溃疡占全部应用例数的55.66%，口服用兰索拉唑、奥美拉唑以及泮托拉唑用药频度较高，不具备较高的用药合理性。陈潞梅在医院临床合理用药智能管理系统的医院自维护规则库中，依据临床中质子泵抑制剂的实际应用情况，对质子泵抑制剂在不同适应证下的用药剂量、联用情况、用于儿童时的年龄及禁忌等级等进行精细化设置以促进处方前置审核工作的开展，统计精细化设置后2018年1月—8月门诊处方中质子泵抑制剂处方的事后点评处方合格率、处方前置审核时药师干预问题处方成功率以及8个质子泵抑制剂中各审核项不合格处方率(审核类别包括相互作用临床诊断与用药不符重复给药用法不适宜等4项)。2018年1月—8月，质子泵抑制剂的事后点评处方合格率从81.94%逐渐升高至95.10%，处方前置审核时药师干预问题处方成功率从32.75%上升至91.01%，4项不合格处方率均逐月明显下降。周春燕等选取医院2016年1月—12月收治的使用PPIs住院患者375例，采用问卷调查的方式汇总使用情况，预防使用PPIs 260例(69.33%)，治疗用药115例(30.67%)，单纯静脉给药280例(74.67%)，先静脉给药后改为口服给药69例(18.40%)，PPIs为手术病例应激性溃疡169例(45.07%)，使用率最低为急性胰腺炎2例(0.53%)，合理用药223例(59.47%)，不合理用药152例(40.53%)。张晓兰等利用药物评估工具(DUE)回顾分析医院2015年1月—6月使用注射用质子泵抑制剂预防应激性溃疡的病例资料，干预一段时间后，采用最新修订的DUE标准回顾2017年1月—6月患者的使用情况，适应证符合率由47.3%提高至68.8%。[现代药物与临床，2018，33(10)：2 722-2 726；中国医院用药评价与分析，2018，18(11)：1 546-1 548；中国医院用药评价与分析 2019，19(04)：464-465 + 470；中国合理用药探索2019，16(06)：183-185 + 189；药学服务与研究 2019，19(01)：5-9；中西医结合心血管病电子杂志，2019，7(20)：184-185；中国药物经济学，2018，13(08)：21-25；医学理论与实践 2019，32(14)：2 274-2 275；中国药房，2019，30(07)：870-873；中国药业 2019，28(13)：81-83；实用临床医药杂志，2018，22(21)：98-101]

（彭玲玲　吴新荣　胡晋红）

使用保肝药品的处方/医嘱审核　董江南等收集辽宁省肿瘤医院2015年—2017年保肝药物的应用数据，对销售金额、用药频度(DDDs)、日均药费(DDC)及药品排序比(B/A)等进行统计和分析，此类药品销售金额及DDDs呈逐年增长趋势，其中注射用复方二氯醋酸二异丙胺和脱氧核苷酸钠注射液连续3年居前2位，注射用复合辅酶、异甘草酸镁注射液和注射用门冬氨酸鸟氨酸的DDC居前3位，B/A接近于1的药品包括注射用复方二氯醋酸二异丙胺、脱氧核苷酸钠注射液、注射用硫普罗宁和丁二磺酸腺苷蛋氨酸片。何文等对医院2018年3月住院患者的注射用门冬氨酸鸟氨酸适应证、用法用量、配伍溶媒等项目进行统计分析，共有258例患者使用注射用门冬氨酸鸟氨酸，排名前三位的科室为乳腺甲状腺中心、感染科病区、肝胆腔镜外科病区，适应证合理的科室占比60.1%，无适应证使用的科室主要为乳腺甲状腺中心、泌尿外科、肿瘤科，占比39.9%，37.8%次静脉滴注符合说明书要求。[现代药物与临床 2019，34(04)：1 232-1 237；中国药师，2019，22(07)：1 310-1 313]

（杨　晨　吴新荣　胡晋红）

使用肠内肠外营养制剂的处方/医嘱审核　吴华等对2017年使用丙氨酰谷氨酰胺注射液的6 248份病历进行点评，从2017年实施评分制处方点评模式后，肠外营养医嘱丙氨酰谷氨酰胺使用率分别从干预前65.1%降至41.1%，合理率从干预前55.5提升到78.7%，处方平均分逐渐提高。周婧等收集医院2017年肠内营养药品的用药医嘱，统计肠内营养药品的用药人次、能量用量和处方日能量（PDE）、用药途径。共纳入使用肠内营养药品的用药医嘱35 009人天，占比前3位的药品分别是TPF-D（32.76%）、TPF-T（22.65%）、TP（14.33%），TP的PDE为2 038 kcal/（人·天），TPF的PDE为1 048 kcal/（人·天），SP的PDE为732 kcal/（人·天），TPF-FOS的PDE为875 kcal/（人·天），TPF-D的PDE为905 kcal/（人·天），TPF-T的PDE为700 kcal/（人·天），用药人次居前3位的是急危重症科［11 144（人·天）］、老年科［7 291（人·天）］和综合科［4 037（人·天）］，PDE居前3位的科室是血液内科［1 866 kcal/（人·天）］、康复科［1 669 kcal/（人·天）］和消化内科［1 522 kcal/（人·天）］，急危重症科TP的PDE［6 374 kcal/（人·天）］存在显著异常。钱颖翔等对某三甲医院胃肠外科2017年1月—12月住院患者的PN处方进行回顾性分析，共收集838名患者，PN处方1 134张，其中维生素或微量元素成分缺失的处方150张（13.23%），磷酸盐选用不合理的处方110张（9.70%），胰岛素使用不适宜的处方82张（7.23%），复方氨基酸、维生素制剂选用不合理处方50张（4.41%），糖脂比不合理处方160张（14.11%），热氮比不合理处方61张（5.38%），阳离子浓度超标处方75张（6.61%）。［四川医学，2019，40（07）：733-735；中国药物评价，2018，35（05）：395-400；中南药学，2018，16（11）：1 626-1 630］　　　（杨　晨　吴新荣　胡晋红）

↗ **麻醉与精神用药的处方/医嘱审核**　收集医院2015年1月至2017年12月9 309张麻醉药品处方，对用药频度（DDDs）、日均费用（DDC）、药物利用指数（DUI）进行分析，销售呈相对稳定，2016年较2015年降低15.75%，2017年较2016年增长15.77%，盐酸舒芬太尼保持较高销售水平，枸橼酸舒芬太尼注射液（1mL∶50μg）销量持续增长，逐渐取代枸橼酸芬太尼注射液（2mL∶0.1mg），盐酸羟考酮缓释片逐渐取代盐酸羟考酮注射液。DDDs排名为枸橼酸舒芬太尼注射液（1mL∶50μg）＞枸橼酸芬太尼注射液（2mL∶0.1mg）＞瑞芬太尼，盐酸羟考酮缓释片DDDs处于持续增长，盐酸羟考酮注射液、盐酸哌替啶注射液、可待因片逐渐下降，其他药物DDDs浮动相对稳定。不合理用药指数（DUI）有下降趋势，枸橼酸舒芬太尼注射液（1mL∶50μg）、枸橼酸芬太尼注射液（2mL∶0.1mg）、瑞芬太尼的DUI一直处于较高水平。盐酸羟考酮注射液、阿桔片、盐酸哌替啶注射液的DDC值在2015年—2017年一直保持较高的趋势。马丽等对2015年—2017年咸阳市中心医院第二类精神药品的使用量、销售金额、用药频度（DDDs）、日均费用（DDC）、药品排序比（B/A）进行统计和分析。地佐辛注射液和右佐匹克隆片的销售金额连续3年均位居第1、2位，阿普唑仑片、劳拉西泮片、艾司唑仑片、右佐匹克隆片的DDDs连续3年位居前4位，苯巴比妥注射液的DDDs呈下降趋势。地佐辛注射液的DDC最高，苯巴比妥钠片最低。咪达唑仑注射液和盐酸曲马多缓释片的B/A均接近1，阿普唑仑片的B/A最大，地佐辛注射液的B/A最小。徐一美等回顾性收集苏州市中医医院门诊2016年1月至2017年12月的麻醉药品处方共826张，门诊使用麻醉药品大于60岁患者占比为72.8%，使用量排名前3的是硫酸吗啡缓释片、盐酸羟考酮缓释片和复方桔梗片，DDDs最高的是硫酸吗啡缓释片。麻醉药品处方合格率为98.7%，不合格原因主要为给药次数不合理和给药途径不合理。杨伟杰等对医院2014—2017年门诊患者9种第二类精神药品中口服制剂的使用情况进行回顾性分析，销售金额排名前二的为酒石酸唑吡坦片和盐酸曲马多缓释片；DDDs排名第1和第2的药品分别为阿普唑仑片和酒石酸唑吡坦片，2015年—2017年DDC排名前三的均为复方可待因口服溶液、盐酸曲马多缓释片和酒石酸唑吡坦片，阿普唑仑片B/A值均为4.00，艾司唑仑片B/A值均＞1.00，盐酸曲马多缓释片、酒石酸唑吡坦片和复方可待因口服溶液的B/A值均＜1.0。程璐等对2015年8月至2018年7月安徽省滁州市第一人民医院麻醉药品的销售金额、使用量、用药频度、限定日剂量、限定日费用和药品销售金额排序/用药频度排序（排序比）进行统计分析。枸橼酸舒芬太尼注射液的销售金额均居第1位（2015年8月至2016年7月、2016年8月至2017年7月、2017年8月至2018年7月分别为206 700.40、274 028.54、307 190.91元），销售金额呈逐年升高趋势，盐酸羟考酮缓释片（10mg）的销售金额均居第2位；盐酸吗啡注射液的用药频度值最高（分别为8 505.00、10 026.67、11 418.33），其次是枸橼酸芬太尼注射液和盐酸吗啡片，均呈逐年升高趋势；2015年8月至2016年7月、2016年8月至2017年7月、2017年8月至2018年7月医院各类麻醉药品的限定日费用变化较小，硫酸吗啡缓释片、芬太尼透皮贴剂（2.5mg）的排序比接近于1（2015年8月至2016年7月、2016年8月至2017年7月、2017年8月至2018年7月分别为1.12、1.00、1.10与0.80、0.82、1.00）。程小桂等选取2016—2017年各药房的麻醉药品、一类精神药品账册、登记本和处方，采用WHO推荐的限定日剂量（DDD）为测定单位，计算各麻醉药品、一类精神药品的用药频率（DDDs）和药物利用指数（DUI）。2016年使用的麻、精一药品共14种，2017年减少为11种，处方数女性为男性的2倍，其中使用最广泛的三种麻醉药品是芬太尼注射液、舒芬太尼注射液和瑞芬太尼注射液；问题处方数从2016年的36.22%降为2017年的0.89%，但同时出现了右上角标识错误、无临床诊断、修改处未签名盖章等新问题。2016年DUI＞1的麻醉药品有芬太尼透皮贴、芬太尼注射液。2017年DUI＞1的麻醉药品有芬太尼透皮贴、芬太尼注射液、硫酸吗啡缓释片。［天津药学，2018，30（04）：38-41；现代药物与临床，2019，34（05）：1 550-1 554；中国药物经济学，2019，14（03）：24-26＋31；中国临床药学杂志，2019，28（04）：296-298；中国医药2019，14（04）：591-594；中国处方药，2019，17（02）：1-4］（杨　晨　吴新荣　胡晋红）

处方/医嘱审核中的门诊其他系统用药分析 王子惠等抽取其所在2017年医院门诊维生素D类似物(阿法骨化醇及骨化三醇)处方65 535张,对其用法用量、适应证、禁忌证、用药合理性等情况进行点评分析。其中不合理处方共计4 595张,占7%,主要问题为无适应证用药或超说明书用药;用法用量基本合理。作者认为各临床科室应严格把握该类药品的适应证,对于肝肾功良好的患者,补充普通维生素D即可吸收代谢为维生素D类似物。临床药师要充分发挥作用,在病房开展工作,或通过新媒体平台加强药物的网络科普与宣教,使更多的患者受益。王妍等回顾性分析天津市儿童医院2017年含有孟鲁司特钠片(规格4mg/片)的处方728份。发现使用孟鲁司特钠的儿童中(2~5岁占69.37%;6月至1岁占比25.82%);6岁及以上占比6.81%。用药方案以联合支气管扩张剂居多,主要用于治疗小儿支气管炎、气管炎、肺炎等疾病。万胜利等随机抽取某三级甲等医院门诊涉及氨甲蝶呤片治疗类风湿关节炎的处方408张,对其用药情况进行统计与分析,处方总用药品种数为15种,处方平均用药品种数为3.82种;处方总金额为149 672.56元,处方平均金额为366.84元;处方平均氨甲蝶呤片用量为20.90片;氨甲蝶呤片单独使用共33例次;氨甲蝶呤片与其他药品联合应用共1 174例次,涉及55种药品,与氨甲蝶呤片联合应用例次数排序居前5位的药品分别为美洛昔康片、来氟米特片、硫酸羟氯喹片、甲泼尼龙片和瑞巴派特片,基本合理。洪健等抽取某专科结核医院门诊处方2 400张进行点评,其中结核诊断处方1 913张(79.71%),非结核诊断处方487张(20.29%);在1 913张结核病处方中,含有护肝药物的处方占结核病处方的61.58%,含有其他辅助用药的处方占结核病处方的15.58%。处方通用名使用率为100%,抗菌药物使用率和注射剂使用率分别为6.92%和4.67%。合理处方1 969张(82.04%),不合理处方431张(17.96%);不合理处方中,不规范处方320张(74.25%),用药不适宜处方111张(25.75%),超常处方0张。该院病种相对单一,单张处方药物品种多,药量大,金额高,结核病辅助用药金额占比高;抗菌药物和注射剂使用率低;门诊处方不合理现象普遍,不规范处方比率较高。窦成福等随机抽取该院2016年6月(整改前)及10月(整改后)处方各1 000张进行分析,发现2016年6月份整改前平均药品品种数为3.14种,整改后10月份下降至3.08种;2016年10月份处方合格率由6月份的94.2%上升到99%($P<0.01$)。抗菌药物使用率、注射剂使用率分别由2016年6月的16.7%、69.3%下降至10月的16.3%、58.1%(P均<0.01)。陈静等利用该医院信息管理系统调取698例含塞来昔布门诊处方进行用药分析。门诊698例使用塞来昔布患者中,男336例(48.1%),女362例(51.9%),平均年龄(63.3±19.0)岁;骨科开具处方数最多(512例,73.4%);处方诊断以骨关节炎最为多见(269例,38.5%);联合使用最多的药物为氨基葡萄糖(52例,7.4%)。门诊塞来昔布使用基本合理。[中国临床药理学杂志,2019,35(3):298-312;天津药学,2018,30(4):55-57;中国医院用药评价与分析,2018,18(12):1 679-1 680;安徽医药,2019,23(3):625-628;宁夏医科大学学报,2018,40(12):1 450-1 451;中国药物经济,2018,12:25-28]

(刘　潇　吴新荣　胡晋红)

处方/医嘱审核中的肿瘤相关用药分析 郭霞抽取某三甲医院13 285张静脉用抗肿瘤药方进行审核分析,发现其中不合理用药的医嘱共265张(1.99%),更正医嘱共204张(76.98%):溶剂选用不当、溶剂用量不当、给药频次不当、给药途径错误、配伍禁忌、给药顺序不当、执行医嘱错误,其中占比最高的类型为溶剂选用不当(39.62%),最低的类型为执行医嘱错误(1.13%)。李红等回顾性调查住院患者注射用抗肿瘤药物不合理用药医嘱283条,其中溶媒使用不合理医嘱共计216条,占不合理医嘱的比例高达76.3%。其中溶媒种类选用不合理医嘱139条,溶媒用量不合理医嘱77例。药师应加强对注射用抗肿瘤药物溶媒使用情况的干预,并及时将存在的问题反馈至临床科室,减少药品不良反应和用药事故的发生。罗密等抽取41例乳腺癌患者化疗病历200份,针对抗肿瘤辅助用药不合理情况采用PDCA(Plan-Do-Check-Act)循环方法分析原因,与科室讨论对策并实施,进行效果评价。该院乳腺癌化疗中抗肿瘤辅助用药不合理率从100%下降至43.33%($P<0.001$),患者不良反应发生率从80%下降至69.44%($P=0.018$)。运用PDCA循环可规范乳腺癌抗肿瘤辅助用药。孙燕芬等回顾性调查分析其三甲医院肿瘤病区180份恶性肿瘤化疗或放疗病历中抗肿瘤辅助药的合理性审核。发现抗肿瘤辅助用药分别占肿瘤科药品销售总额的35.66%、34.92%、34.11%。其中护胃抑酸药、止吐药、扶正祛邪中成药制剂销售额占比处于上升趋势,又以扶正祛邪中成药制剂销售金额最高,护胃抑酸药用药频度(DDDs)最高。180份病历中存在溶剂选择不当、联合用药不规范、超疗程用药等不合理现象。[中国实用医药,2019,14(18):118-119;西南国防医药,2018,28(8):772-774;中南药学,2019,17(7):1 151-1 155;中国实用医药,2018,13(30):191-193]

(刘　潇　吴新荣　胡晋红)

处方/医嘱审核中的神经专科相关用药分析 崔海珍等回顾性分析该院6 455例使用单唾液酸四己糖神经节苷脂钠(GM1)的病例,对适应证、疗程、给药剂量、药理作用相同药物联用、滴注速度及15例发生ADR/ADE的病例进行统计分析。其中超说明书用药情况分别为未标注滴速(91.49%)、联合1~3种药理作用相同药物(35.24%)、给药剂量不适宜(29.59%)、适应证不适宜(9.34%)。15例ADR/ADE病例中,引起ADR/ADE的因素有未标注滴速(100.00%)、联合1~2种药理作用相同药物(73.33%)、给药剂量不适宜

(33.33%)、适应证不适宜(13.33%)。陈沈珏等对另一家医院1 435例GM1应用进行合理性分析,平均药物利用指数为1.22,使用量最多的为老年病科;1 435例患者中,适应证不合理242例(16.86%),给药剂量不合理150例(10.45%),用药疗程不合理206例(14.35%),溶媒选择不合理52例(3.62%),配伍不合理4例(0.28%),联合用药不合理16例(1.65%)。两篇文章均发现GM1的使用存在不合理现象,其中输注速度、适应证、给药剂量、用药疗程不合理问题较为突出。张连军等分析江苏省荣军医院2013年—2017年选择性5-HT再摄取抑制剂(SSRIs)类抗抑郁药的使用情况,发现2013年—2017年SSRIs类抗抑郁药的销售金额呈上升趋势,艾司西酞普兰、舍曲林的销售金额与DDDs一直处于前列,氟伏沙明增长幅度最快。艾司西酞普兰的DDC相对较高,舍曲林和氟伏沙明的DDC相对较低。氟伏沙明的B/A值较高,其余各药物的B/A值接近于1,该院抗抑郁药的应用基本合理。[中国药物应用与监测,2018,15(4):236-238;药物流行病学杂志,2019,28(3):181-185;现代药物与临床,2019,34(3):834-837]

(刘 潇 吴新荣 胡晋红)

↗ 处方/医嘱审核中糖皮质激素的用药分析 张笑颖等对该院2015年—2017年住院患者使用糖皮质激素(口服剂型和注射剂型)的销售金额、用药频度(DDDs)、销售金额排序/DDDs排序的比值、临床科室使用等进行统计分析。发现该院糖皮质激素销售金额和使用人次呈上升趋势,销售金额由445 372.6元升至552 018.32元,人数由7 618人上升至10 563人;销售金额排序居前3位的药品分别为甲泼尼龙注射液、甲泼尼龙片和复方倍他米松注射液。DDDs排序前3位为地塞米松注射液、泼尼松片和甲泼尼龙注射液。其中疼痛科、重症医学科、肿瘤、胸心外科使用率较高,2017年分别为73.23%、51.23%和47.73%,而脊柱手足外科、重症医学科、儿科、呼吸内科等因选用甲泼尼龙多,销售金额高。糖皮质激素的销售金额与DDDs排序不一致,不同科室对品种选择有所差别。郭倩倩等统计2017年第4季度该院销售金额排序居前10位的糖皮质激素类药物,对使用上述10种药品的出院患者病历817份进行汇总分析。发现销售金额排序居前5位的糖皮质激素类药物为泼尼松龙注射液(2mL:10mg)、注射用甲泼尼龙琥珀酸钠(甲强龙,40mg)、布地奈德鼻喷雾剂[64μg/喷(1.28mg/mL)]、注射用甲泼尼龙琥珀酸钠(甲强龙,0.5g)、注射用甲泼尼龙琥珀酸钠(尤米乐,40mg);糖皮质激素类药物的主要给药途径为静脉滴注、雾化吸入和口服,主要用于呼吸系统疾病、自身免疫性疾病、肾脏疾病、严重感染或炎症反应等疾病的治疗;糖皮质激素类药物不合理应用类型主要为用法与用量不适宜、联合用药不适宜和药品选择不适宜等。[中国医药科学,2018,8(17):89-92;中国医院用药评价与分析,2018,18(11):1 549-1 554]

(刘 潇 吴新荣 胡晋红)

↗ 处方/医嘱审核中的抗精神病用药 吴忠晗等收集六安市第二人民医院2015年—2017年抗精神病药品的应用数据,对其用量、使用金额、用药频度(DDDs)、日均药费(DDC)及药品排序比(B/A)等进行统计和分析,使用金额排名前3位的为奥氮平片、利培酮分散片、阿立哌唑口腔崩解片;利培酮分散片、阿立哌唑口腔崩解片的DDDs始终居前两位;注射用甲磺酸齐拉西酮、氨磺必利片、奥氮平片的DDC始终居前3位;B/A接近1.00的药品包括富马酸喹硫平片和阿立哌唑片、氯氮平口腔崩解片、氟哌啶醇注射液、舒必利片、氟哌利多注射液、氯普噻吨片、盐酸氯丙嗪注射液、氟哌啶醇片、五氟利多片等。[现代药物与临床,2019,3(34)828-833]

(杨 晨 吴新荣 胡晋红)

↗ 处方/医嘱审核中的镇静催眠用药 丁华熳等抽取2011年—2016年浙江省11家医院镇静催眠药的使用数据,对销售金额、用药频度DDDs)和限定日费用(DDC)等进行回顾性统计分析,销售金额总体呈升高趋势,其中2016年镇静催眠药销售金额占药品总销售金额的比例最高,第3代镇静催眠药占据较大市场份额,其中唑吡坦的销售金额排序连续6年居第1位,阿普唑仑片、艾司唑仑片及氯硝西泮片的DDDs排序始终居前3位,注射用氯硝西泮、唑吡坦片的DDC排序始终靠前。第2代镇静催眠药具备明显优势,第3代镇静催眠药的使用稳步增长。中国医院用药评价与分析2019,19(04):466-470]

(杨 晨 吴新荣 胡晋红)

↗ 处方/医嘱审核中的镇痛用药 庄浩裕等依据WHO癌症三阶梯止痛原则以及NCCN、ESMO等权威指南、国家卫计委癌症疼痛诊疗规范2011年版,以限定日剂量(DDD)为指标的分析方法,对医院2017年6月1日至11月30日住院药房麻醉药品的8 303份有效处方进行统计分析。芬太尼透皮贴(4.2mg/贴)DDDs值最高,盐酸哌替啶注射液(100mg/支)DDDs值最小,硫酸吗啡缓释片(30mg/片)DUI值为1.14,盐酸羟考酮缓释片(40mg/片)为1.75,芬太尼透皮贴(4.2mg/贴)为1.18,芬太尼透皮贴(8.4mg/贴)为2.35。唐辉等应用医院管理信息系统回顾性分析山东大学附属省立医院2017年1月1日至12月31日住院应用地佐辛患者的临床资料和用药基本情况。临床资料包括性别、年龄、住院时间、住院科室、是否手术和术式,用药基本情况包括地佐辛的用药频次、给药途径和超剂量给药情况以及用药时间。选择地佐辛用量排名前10名的科室,每个科室随机选择200例患者,对纳入的2 000例患者地佐辛用药适应证、用药前疼痛评估和肝、肾功能不全情况进行合理用药评价。2017年1月1日至12月31日住院应用地佐辛的患者共27 091例,男16 173例、女10 918,平均年龄(47±14)岁,年龄分布主要集中在40~69岁(66.40%)。非手术患者用药3 124例,采用口服、外用、皮下注射等非说明书规定的其他途径给药147例(0.54%),超剂量给药20例(0.07%,肌内注射单剂量超过20mg者4例、静脉给药单剂量超过10mg者16例,用药时间>7d者4 118例(15.20%),其中1例患者用药时间最长达49d。地佐辛用量前10名科室抽取的2 000例患者中1 008例(50.40%)患者未进行疼痛评估,肝功能不全422例(21.10%)和肾功能不全177例(8.85%)患者均未进行剂量减量调整。周秀丽等对2017年6月至2018年12月163例癌痛患者的止痛用药资料进行回顾性分析汇总,统计各药物的DDDS、DUI、用药总天数和药物总用量等数据。患者以口服途径摄入镇痛类药物为主,硫酸吗啡缓释片(10mg)应用率最高,DDDS从低到高分别为非甾体抗炎药、第二阶梯镇痛药、强阿片类药物,这三类药物均为DUI<1;规范治疗后相比于治疗前,中、重度疼痛患者比例明显下降,无痛患者比例上升,163例癌痛患者用药后总显效率达89.57%。李玉竹等对大竹县人民医院药房治疗癌痛药物使用情况进行分析,非甾体抗炎药物中排名前7位的分别为:双氯芬酸钠缓释片、美洛昔康分散片、复方对乙酰氨基酚片、吲哚美辛肠溶片、对乙酰氨基酚片、布洛芬缓释片、阿司匹林片;阿片类药物的销售量最多为盐酸吗啡缓释片,其次为枸橼酸芬太尼注射液,磷酸可待因片销售量最少;按照DDDs排名,排在首位为盐酸吗啡缓释片,第二位是枸橼酸芬太尼注射液,第三位为盐酸哌替啶注射液,第四位为磷酸可待因片。[今日药学,2018,28(10):701-704;中国医药2019,14(08):1 241-1 244;河北医药2019,41(11):1 746-1 748+1 752;中国处方药2018,16(10):47-48]

(杨 晨 吴新荣 胡晋红)

中药注射剂处方/医嘱的点评分析 董玉娟等随机抽查2016年6月至2018年6月广东省第二中医院1 200份住院病历,对24个临床病区28个品种34个品规的中药注射剂使用情况进行回顾性点评与分析,用药合理率为31.48%,不合理用药主要涉及活血化瘀类(12个)、补益类(8个)、清热解毒类(4个)及其他类(4个)中药,主要表现为适应证不适宜、用法用量不适宜、溶剂选择及剂量不适宜和联合用药不适宜,建议采取行政干预与药学干预相结合的综合干预措施,逐步规范中药注射剂的临床应用。崔李平随机抽取焦作市第二人民医院2017年1月—12月26个科室共3 120份出院病历进行回顾性分析,1 193份使用中药注射剂病历中,不合理使用556份(46.61%),其中单次超剂量用药150份(12.57%),溶媒选择不适宜100份(8.38%),重复用药95份(7.96%),配制浓度不适宜77份(6.45%),超疗程用药64份(5.36%),适应证不适宜59份(4.95%),禁忌证11份(0.92%),建议医院通过行政手段进一步干预规范中药注射剂在临床的合理使用。覃春英等在东莞市凤岗镇凤岗人民医院2018年住院患者的门急诊处方中每季度随机抽取3种中药注射剂各50张处方,不合理处方有350张(58.33%),不合理处方分布科室为内科(43.43%)、普外科(30.29%)以及骨科(26.29%),包括疗程不适宜(6.57%)、中西药配伍不适宜(5.71%)、适应证不适宜(10.86%)、中药注射剂剂量不适宜(14.86%)、中药联合不适宜(17.14%)、溶剂剂量不适宜(20.00%)、溶剂选择不适宜(24.86%)。许志连等对杭州市中医院2016年6月的住院医嘱进行点评分析,604份病历使用中药注射剂,涉及9个品种,847条医嘱中不合理医嘱343条(40.50%),主要表现为适应证不适宜(34.99%)、重复用药(27.99%)、滴速未注明(24.49%)、给药剂量过大(4.96%)、给药途径不适宜(4.96%)、超疗程用药(2.04%)、溶媒不适宜(0.58%),建议健全各中药注射剂评价标准与合理用药点评。周淑娟随机抽取郑州市第六人民医院2016年每季度使用中药注射液剂的住院病历90份,共360份进行回顾性分析,不合理医嘱195条(54.17%),主要为使用前后未冲管72条(36.92%)、用法用量不适宜58条(29.74%)、适应证不适宜25张(12.82%)、溶媒选择不适宜(9.74%)、超说明书用药(5.64%)、联合用药不适宜(5.13%),建议加强医师对中药注射剂合理使用的培训,临床中药师参与查房、监测用药过程。崔李平等分别取焦作市第二人民医院2017年1月—6月(干预前)和2018年1月—6月(干预后)各500份使用中药注射剂的住院病历进行分析,中药注射剂的不合理率由71.20%降至40.20%($P<0.05$),中药注射剂费用占人均住院总费用比由12.95%降至8.02%($P<0.05$),ADR发生率由6.60%降至3.00%($P<0.05$),显示药师干预在中药注射剂的合理使用过程中可发挥重要作用。张明等选取在上海中医药大学附属龙华医院住院期间使用过丹红注射液的糖尿病患者,利用基本统计分析方法归纳,从中医辨证论治的角度观察丹红注射液在糖尿病患者中的使用情况。收集有效病例189例,以中医辨证施治为依据,仅1例患者存在出血倾向,不适用丹红注射液,其余患者用药均合理。建议临床使用丹红注射液的主要适应证为糖尿病患者出现肢体麻木等并发症。郭洪梅等回顾性调查2017年1月—12月使用注射用丹参多酚酸盐的出院病例1 268例,从患者性别、年龄、功能主治、疗程、溶媒、给药剂量、配伍用药等方面进行系统分析。注射用丹参多酚酸盐使用存在不合理,儿童用药1例,占0.08%;超功能主治518例,占40.85%;用药疗程不足或疗程过长1 205例,占95.03%;溶媒选择不合理9例,占0.71%,单次给药剂量不足549例,占43.30%,超药物浓度420例,占33.12%;配伍不合理97例,占7.65%。肖瑛统计并分析四川省成都市金堂县第一人民医院2017年使用注射用血塞通的住院患者的性别、年龄、科室、不合理用药情况。2017年使用注射用血塞通的患者共1 766例次,男女比例为0.77∶1;年龄以70~80岁居多;科室以康复科居多,有640例次(36.24%);诊断为脑梗死的患者使用例次最多,有507例次(28.71%);无适应证使用612例次(34.65%)。建议临床严格按药品说明书及

辨证论治法则用药。王丽萍等采用回顾性研究方法，对武汉大学人民医院 2016 年 1 月—12 月使用痰热清注射液的门急诊患者的性别、年龄、处方科室、不合理用药情况等进行统计分析。收集门诊处方 400 张，使用痰热清注射液的患者男性多于女性，男女比例为 1.22:1；患者以未成年人居多；使用科室和开具处方医生主要集中于儿科、急诊科、呼吸内科。处方诊断主要为上呼吸道感染（200 例），构成比为 50.00%。适应证不符的处方只有 1 张。张倩等采用回顾性研究方法，选取南京中医药大学附属医院信息系统数据库中 2013 年 1 月至 2015 年 12 月使用丹红注射液的 5 576 例高血压患者的基本资料和医嘱信息，运用频数统计和关联规则方法挖掘高血压患者的并发症关联情况，及丹红注射液与降压药物的联合用药规律，并针对联用频数较多的药物组合进行药物相互作用文献分析。高血压并发症关联统计结果显示：置信度最高的并发症为心肌病、心律失常、脑梗死和冠心病；联合用药关联统计结果显示：丹红注射液常与抗血小板药、调血脂药、脑血管疾病用药和各类降压药物等联用。其中美托洛尔和氨氯地平在与丹红注射液单项合并用药中联用频次排序前十，且均有开展药物相互作用深入研究的价值。李彦楠等基于医院信息系统大型集成数据仓库，提取使用复方苦参注射液的 65 岁以上老年患者电子医疗数据，基于频数与率，描述性分析人群一般特征、品种及联合用药等特征，并应用关联规则算法对联合用药规律进行探索，应用关联规则算法探索联合用药隐藏规律。来自全国范围 22 家三甲医院的 15 846 例使用复方苦参注射液的老年患者，平均年龄 72.76 岁，男性多于女性；主要由肿瘤科、消化内科入院；单次用药剂量以 10 ~ 20 mL 居多；用药疗程以 15d 及以上为主；临床上常用的联合药物类别包括免疫调节、抗肿瘤化疗、抗生素类、糖皮质激素、镇痛药等。建议开展复方苦参注射液老年人群临床用药及联合用药特征的前瞻研究。何春慧等利用江苏省海安市中医院美康合理用药系统选取 2017 年应用大株红景天注射液的住院病历 349 份，并结合病历系统就患者的性别、年龄、临床诊断、药品用法用量、溶媒的种类用量、疗程、是否联合应用其他活血化淤类中成药等数据应用 Excel 软件进行系统的点评分析。6 个科室 349 例患者应用大株红景天，男、女比例相当，用药辨病辨证 54 例；278 例应用氯化钠注射液作为溶媒，64 例应用果糖氯化钠作为溶媒，仅少数按说明书应用葡萄糖注射液作为溶媒；大多数使用疗程与说明书不相符；存在 5 例联合应用疏血通的现象。建议医院各部门联合加强监督与管理中药注射剂的合理使用。赵翠等调取吉林大学第一医院 2015 年 1 月至 2017 年 6 月期间使用注射用益气复脉（冻干）的老年住院患者住院医嘱，采取随机抽样方法，筛选部分患者医嘱，依据药品使用说明书，对其适应证、用法用量、用药疗程、适用溶媒的合理性进行有效分析。使用注射用益气复脉的老年住院患者 1 433 人，住院医嘱总数 1 516 例，超说明书用药医嘱 1 505 例，超说明书用药发生率为 99.27%。其中超说明书医嘱中超适应证（10.17%），超用法用量（10.83%），超疗程（99.40%），配伍禁忌（4.85%），超溶媒量（0.80%）。其中 4 个科室超说明书用药发生率为 100%，主要原因是超疗程和超用法用量。在此期间发生过 5 次不良反应事件，有 3 例属超说明书用药医嘱。注射用益气复脉（冻干）在本院老年住院患者中使用率相对较高，建议完善药品说明书，规范老年患者的用药。崔海珍等采用回顾性研究方法，收集吉林大学中日联谊医院 2016 年—2017 年使用血必净注射液的病例 1 078 例，从用药科室、适应证、疗程、给药剂量、溶媒和溶媒量、给药频次、滴速、冲管等方面进行统计分析。1 078 例中适应证不适宜 53.15%、给药剂量不适宜 0.93%、溶媒量不适宜 25.32%、给药频次不适宜 29.59%、未标注滴速 98.42%、未冲管 70.22%；用药科室主要集中在 ICU、急诊病房及呼吸科等。郭晓萍选取山西汾西矿业（集团）有限责任公司职工总医院 2017 年至 2018 年含丹参成分注射剂出库数据及不合理病历进行分析。含丹参成分注射剂使用量大，存在不合理使用病历 429 份，临床选药不适宜（如辨证用药和论治选药不当）占 11.7%，用法用量不适宜占 9.7%，违反说明书存在禁忌占 17.0%，联合用药不适宜占 55.7%，超疗程用药占 5.8%。姚超凡选取新沂市人民医院信息系统（HIS）中使用苦碟子注射液的病历，采用基本数据描述方法及关联规则对患者一般信息、临床诊断、医嘱情况进行统计分析。使用苦碟子注射液患者平均年龄为 68.65 岁，主要就诊心内科、神经内科、急诊科；临床上主要用于冠状动脉粥样硬化性心脏病、不稳定型心绞痛、脑梗死的治疗；单次用药剂量集中在 40 mL，占 94.20%；用药疗程平均 7.42d；临床使用多与抗血小板药物、质子泵抑制剂、血管舒张药等合用。王绚等选取江苏省 3 家大型三甲儿童专科医院信息系统（HIS）中使用过热毒宁注射液的患者信息，采用基本数据描述方法及关联规则对患者住院一般信息、诊断信息、临床用药信息、合并用药信息及药品不良反应（ADR）情况进行统计分析。热毒宁注射液用药患者多为 1 ~ 3 岁儿童，平均年龄为 1.89 岁，主要分布在感染性疾病科、呼吸科、神经内科；临床多用于手足口病（中医诊断为湿温）、呼吸道感染（中医诊断为外感高热）、抽搐癫痫等疾病的治疗；给药途径主要为静脉滴注，单次用药剂量集中在 4 ~ 10 mL，占 93.58%；用药疗程多集中在 4 ~ 7d；溶媒选择符合药品说明书者为 94.73%；临床使用多与外用喷剂、营养神经药物、支气管扩张剂、抗菌药物等合并用药；ADR 多发生于 4 岁以下儿童，在用药 30 min 内发生的占 68.54%；临床表现以皮肤及附件损害（39.27%）、全身性损害（29.45%）为主。高风等以全国 19 家大型三甲医院的使用过参芎葡萄糖注射液的 334 例 2 型糖尿病为研究对象，利用频数统计及关联规则分析其一般信息、合并疾病和联合用药。2 型糖尿病应用参芎葡萄糖注射液临床联合单个西药频次最高的是阿司匹林 164 例（49.10%）；联合单个中药频次最高的是疏血通注射液124例(37.13%);联合2种西药时,最常联合阿司匹林+二甲双胍组合(规则支持度为20.66%);联合2种中药时,最常联合灯盏细辛注射液+疏血通注射液组合(规则支持度为20.958%);常与降血糖药、抗血小板药、活血化瘀剂类药物联用。王惠霞采用回顾性方法,对兰州市第二人民医院2014年—2016年活血化瘀类中药注射剂的品种、销售金额、用药频度(DDDs)、日均费用(DDDc)等进行统计分析。2014年—2016年,本院活血化淤类中药注射剂销售金额在中药注射剂销售金额中占比较高(大于30%),临床应用品种变化不大(9~11种);2016年销售金额年增长率(-5.42%)明显低于2015年(11.63%)。注射用丹参临床选择性高(DDDs:2015年12 600,2016年6 600)且经济性好(DDDc:2015年32.70元,2016年28.46元;排序比:2015年5.00,2016年3.00)。本院活血化瘀类中药注射剂临床应用日趋合理,注射用丹参临床选择性高且经济性好,丹红注射液临床选择性高但经济性较差。[中国医院用药评价与分析,2019,19(2):226-228,231;中国中医药信息杂志,2019,26(8):125-129;黑龙江中医药,2019(3):189-190;中医药管理杂志,2018,26(16):8-11;安徽医药,2018,22(9):1 844-1 847;中国合理用药探索,2019,16(6):190-193;上海医药,2018,39(23):60-63;中国处方药,2018(9):45-47;中国药业,2019(11):102-104;现代药物与临床,2018,33(10):268-271;中国医院药学杂志,2019(12):1 300-1 305;长春中医药大学学报,2019,35(02):57-62;医学理论与实践,2018,31(19):116-117;中国医院药学杂志,2018,38(23):88-92;中国药物应用与监测,2019,16(02):44-47;中西医结合心脑血管病杂志,2019,17(12):1 672-1 349;中国药物评价,2019,36(4):305-308;中国医院药学杂志,2019,39(07):62-68;中华中医药学刊,2018,36(12):51-55;中国中医药信息杂志,2018(09):134-137]　(刘艳艳　赖水容　吴新荣　胡晋红)

↗ 处方/医嘱审核中儿童超说明书用药情况　雷玮成等回顾性调研2018年第4季度该院儿童肿瘤科用药医嘱,参照国家食品药品监督管理总局批准的最新药品说明书,结合患儿性别、年龄、药物种类和超说明书类别,对超说明书用药情况进行统计分析,并针对部分高频次的超说明书用药进行循证医学证据收集。共收集该院儿童肿瘤科病历234份,医嘱2 198条;超说明书用药医嘱1 297条(占59.01%);性别、年龄段及药物类别对超说明书用药发生率的影响不大。1 297条超说明书用药医嘱中,超适应证用药医嘱441条(占34.00%),超适宜人群用药医嘱512条(占39.48%),超剂量用药医嘱165条(占12.72%),超频次用药医嘱144条(占11.10%),超给药途径用药医嘱31条(占2.39%),禁忌证下用药医嘱4条(占0.31%)。列举了7种高频次的超说明书用药,其中4种有高级的相关证据支持,2种证据级别不高,1种证据不足。该院儿童肿瘤科超说明书用药发生率较高,但无理由超说明书用药发生率低。张惠玲等通过医院信息系统,检索2017年7月—12月福建省福州儿童医院使用含益生菌的门急诊处方,参照药品说明书,对患儿一般信息、药物使用情况和超说明书用药情况进行统计分析。共抽取儿童益生菌处方24 992张,涉及双歧杆菌乳杆菌三联活菌片(金双歧)、酪酸梭菌肠球菌三联活菌片(适怡)、双歧杆菌三联活菌散(培菲康)、枯草杆菌肠球菌二联活菌颗粒(妈咪爱)和地衣芽孢杆菌胶囊等5种益生菌制剂,其中双歧杆菌乳杆菌三联活菌片(金双歧)处方数排序居第1位(10 263张,占总处方数的41.07%);益生菌超说明书用药主要表现为超年龄段用药(14张,占0.06%)、超适应证用药(12 363张,占总处方数的49.47%),其中用于预防抗菌药物相关性腹泻处方共10 112张(占超适应证用药处方的81.79%)。益生菌在儿童中超说明书用药的发生率较高,其中大部分超适应证用药有循证医学依据。刘睿妮等调查分析近3年该院儿科住院患儿超药品说明书用药情况。分层随机抽取该院1 800例住院患儿的病例资料,判断超药品说明书用药处方。该院超说明书用药病历占比89.06%,超说明书用药医嘱占比48.01%,超说明书用药种类占比51.75%;超说明书用药主要类型中居前三位的是未提及儿童用药信息、超适应证、超剂量;超说明书用药发生率较高的为儿童及婴幼儿期;住院患儿超说明书用药发生率排名前三的药品类型为中成药、抗生素、呼吸系统药物。向晓琴等随机抽取该院2017年各月的门诊处方,依据药品说明书判断其用药医嘱是否超说明书,分析超说明书用药类型、各年龄段患儿及各类药品超说明书用药情况。共抽取2 400张处方,含用药医嘱6 165条,超说明书用药处方498张(20.75%),超说明书用药记录612条(9.93%)。超说明书用药类型中居前3位的为未提及儿童用药信息(50.33%)、超给药剂量(26.31%)和超年龄范围(14.54%)。超说明书用药发生率居前2位的年龄段为婴幼儿(16.52%)和新生儿(9.52%)。超说明书用药发生率居前2位的药品种类为中成药(88.57%)和皮肤科用药(22.96%)。该院儿科门诊超说明书用药较为普遍,应加强超说明书用药的监管,以促进儿童安全合理用药。李秀艳等回顾性随机抽取该院2016年7月1日至2017年6月30日儿童住院患者1 000例,依据药品说明书和相关文献,分析患者中药注射剂用药是否存在超说明书现象。1 000例住院患者中药注射剂医嘱2 301条,超说明书用药医嘱1343条,超说明书用药医嘱比例为58.37%,涉及使用药品7种。1 000例患儿中,中药注射剂超说明书用药为594例,比例为59.40%。该院中药注射剂在儿童住院患者中普遍存在超说明书用药情况,多数中药注射剂的说明书中儿童用药信息缺乏,故应进一步的规范中药注射剂说明书中儿童的用法用量,杜绝不必要的超说明书用药。吴敏芝等随机抽查2017年1月—12月广州医科大学附属第三医院新生儿科使用枸橼酸咖啡因注射液的住院患儿病历,分析枸橼酸咖啡因注射液的超说明书使用情况。共抽取了253份病历，发现枸橼酸咖啡因注射液的超说明书用药情况普遍存在，主要表现为超适应证、超适用人群、用法用量和用药疗程与说明书不符。应密切关注临床超说明书用药情况，及时进行干预与反馈，并逐步规范临床超说明书用药行为。张李巧等抽取2018年2月期间的552张眼科患者用药处方，分析超说明书用药的相关原因及其对策。抽查的552张处方中，涉及超说明书用药处方397张占71.92%，其中无儿童用药数据的眼科药物用于儿童的处方246张次占61.96%，儿童慎用处方72张次占18.14%，超适应证处方57张次占14.36%。眼科处方超说明书用药现象较为突出，主要原因是说明书中关于儿童用药安全性研究的信息书写不全，有待补充完善。汤小庆等对杭州市拱墅区中西医结合医院儿科门诊2017年12月所开具的处方中随机抽取800份，分析药品应用和超说明书用药情况。超说明书用药处方共232份，占29.00%。其中，超龄占45.26%，超适应证占43.53%，其他为超剂量、超给药途径；有11种药品超说明应用，主要为(左)西替利嗪、孟鲁司特钠和阿奇霉素。医院儿科门诊中超说明书用药情况较多，药师和医师需紧密配合，加强沟通，对循证医学依据和相关超说明书给药的异常反应进行收集，以便于医师制定合理的药物治疗措施，确保患儿用药安全。[中国医院用药评价与分析，2019，19(05)：612-615；中国医院用药评价与分析，2019，19(05)：609-615；临床医学研究与实践，2019，07：90-91；中南药学，2018，16(12)：1789-1792；儿科药学杂志，2019，25(06)：42-45；中国医药导报，2018，15(29)：129-132；抗感染药学，2018，08：1 310-1 312；中医药管理杂志，2018，26(17)：25-27]

(谢又佳　吴新荣　胡晋红)

↗ 处方/医嘱审核中治疗用药超说明书用药情况　张玉银等调查奥沙利铂超说明书用药情况，为临床奥沙利铂超说明书用药提供参考。回顾性调查2015年某院使用奥沙利铂住院患者，统计患者的主要肿瘤相关诊断。超适应证用药225例，占54%，涉及10个非适应证治疗，心胸外科、ICU、呼吸科超适应证比率最高，普外科、肿瘤科使用比较广泛，备案科室仅有肿瘤科。司徒冰等收集2016年1月至2017年3月于某院生殖医学中心接受辅助生殖助孕技术(ART)且使用E_2制剂[包括戊酸雌二醇片(EV)、雌二醇片/雌二醇地屈孕酮片复合包装(EP)、雌二醇凝胶(EG)]的门诊患者的病历资料，以药品说明书为标准，从适应证、用药途径、禁忌证、用法用量、疗程等方面对其合理性进行评价；同时通过电话或门诊等方式对上述患者进行随访，对其妊娠结局和不良反应发生情况进行汇总。共收集处方12 646张，使用EV、EP、EG、EV+EP的处方分别为7 222、3 912、181、1 331张；涉及超说明书用药的类型包括超适应证、超用药途径、超禁忌证，其超说明书用药率分别为100%、11.73%、43.60%。共涉及ART患者5 868例，新鲜胚胎移植和冻融胚胎移植者分别为439、5 429例，分别涉及处方720、11 926张，其上述E_2制剂超说明书用药率均为100%(使用EG的新鲜胚胎移植者除外)。截至2018年2月，使用EV、EP、EG、EV+EP的ART患者的抱婴率分别为85.29%、85.37%、86.36%、85.45%，且未见相关不良反应和出生缺陷的发生。该院生殖医学中心E_2制剂超说明书用药现象普遍，虽未提示相关安全风险，但临床仍需扩大样本量进行循证评价，并谨慎使用。王秋玲等调查某院2017年普瑞巴林超说明书用药情况，并进行循证评估，为临床合理用药提供参考。采用回顾性调查方法，对某院2017年普瑞巴林超说明书用药情况进行调查，并对超说明书使用的证据进行调研分级。某院2017年有71.5%的普瑞巴林为超适应证给药，其中用于纤维肌痛、脊髓损伤相关神经痛、癌痛辅助治疗的证据可靠，为Ⅰ级证据。用于三叉神经痛和围手术期镇痛的证据有一定的可靠性，为Ⅲ级证据。用于骨关节痛、头痛、骨折/外伤并无可靠证据支持。某院2017年有71.5%的普瑞巴林为超适应证给药，利用循证评价的方法对其证据进行分级、评估分析，可促进其合理应用，并为某院超说明书用药管理提供参考。李卫等统计广州市胸科医院2015年至2016年使用利奈唑胺住院患者的用药情况，按药品说明书判断其超说明书用药情况。共分析196条医嘱信息，其中超说明书用药占84.18%，利奈唑胺超说明书用药共涉及超适应证(56.90%)、超用法(25.86%)、超用量(1.38%)、超疗程(15.86%)，超说明书用药人数前3的科室为儿科、内一科、内四科。利奈唑胺超说明书用药情况较常见，均有指征和证据支持，但超用法用量和疗程尚无统一意见，需进一步形成高质量循证医学证据。万丹等回顾性调查该院2017年下半年住院患者地塞米松磷酸钠注射液超说明书用药情况，对超说明书用药进行分析，为规范超说明书用药行为提供有益的参考。随机抽取用药医嘱共640份，抽取使用该药频率较大的8个科室，每个科室随机抽取80份，根据药品说明书规定的内容，判断其是否为超说明书用药，参考国内外指南、文献等对超说明书用药进行合理性评价。抽样医嘱中发现超说明书用药医嘱共284条，占所抽取医嘱的44.4%。按类型主要分为以下几个方面：超溶媒药物117份(18.3%)，超给药途径109份(17.0%)，超适应证用药58份(9.1%)。虽然大部分超说明书用药有文献报道和证据支持，但还是缺乏可靠的循证医学证据，还是存在一定的安全隐患。成艳等调查和分析某基层医院门诊雾化吸入药剂超说明书用药的原因，为雾化吸入药剂规范管理提供参考。抽取2018年5月—12月间医院门诊处方28 578张，统计其患者性别与年龄、雾化吸入给药的药物品种、单独给药的例次、联合给药的例次、每日雾化吸入给药次数等数据，结合文献说明雾化吸入超说明书用药的风险，并提出管理建议。28 578张医院用药处方中，雾化吸入药剂处方208张占0.73%，其中女性患者接受雾化治疗者较多；雾化吸入专用药品和注射剂用于雾化吸入给药(超说明书用药)的频次各占50%，二联雾化吸入给药172例占82.69%。基层医院雾化吸入药剂超说明书用药占比较高，行政管理部门应加强雾化吸入药剂超说明书用药的规范管理，确保患者用药安全。蔡丹青等探讨医院抗肿瘤药物超说明书使用情况及合理性。方法提取医院2017年住院患者在院期间使用抗肿瘤药物的用药医嘱，根据药品说明书判定是否超说明书，并记录超说明书患者的基本信息、临床诊断、用药情况及超说明书类型等。结果医院现有抗肿瘤药物27种，其中超说明书使用的抗肿瘤药物有22种(81.48%)；超说明书类型包括超适应证(86.36%)、超剂量(27.27%)、超溶剂量(31.82%)、超途径(22.73%)、超溶剂品种(18.18%)、超频次用药(18.18%)；各类超说明书抗肿瘤药物分别为烷化剂(7.41%)、抗代谢药(18.52%)、抗肿瘤抗生素(14.82%)、植物来源的抗肿瘤药及其衍生物(22.22%)、抗肿瘤激素类(0)、其他(18.52%)；用药次数排序前5位的超说明书使用的抗肿瘤药物分别为丝裂霉素(21.74%)、氟尿嘧啶(6.32%)、环磷酰胺(4.31%)、紫杉醇(2.30%)和顺铂(0.43%)。医院大部分抗肿瘤药物存在超说明书使用现象，但大部分都有较强的科学用药依据，少部分为不合理用药。[甘肃医药，2019，38(02)：164-165；中国药房，2019，30(02)：264-268；药物流行病学杂志，2018，27(11)：747-758；中国药业，2018，27(23)：93-95；西南军医 2019，21(02)：177-180；抗感染药学 2019，16(01)：40-43；中国药业 2018，11：90-93]

（谢又佳　吴新荣　胡晋红）

↗ **处方/医嘱审核中辅助用药超说明书用药情况**　孙岩等回顾性分析本院注射用丹参多酚酸盐超说明书用药情况。从本院的HIS信息系统中调取2017年1月至2018年5月所有长期医嘱中使用注射用丹参多酚酸盐的老年患者(≥70岁)，共1 184人，随机抽取592人，其中男性患者358人，女性患者234人，长期医嘱共有842条。依据临床诊断对照药品说明书及相关文献对适应证、给药途径、给药方法、给药剂量、溶媒选择、药物配伍等方面进行评价分析。调查住院病例592份，其中超说明书用药患者203人(34.29%)，医嘱308条(32.70%)。其中超适应证用药119例(20.10%)，176条医嘱(20.90%)；无适应证用药130例(21.96%)，169条医嘱(20.07%)；超疗程6例(1.01%)；超溶媒类型及月量38例(6.42%)，57条医嘱(6.77%)；混合配伍16例(2.71%)。魏博南等利用医院HIS信息系统，调取某院2015年1月至2017年7月所有长期医嘱中使用康艾注射液的老年(≥60岁)病人，共1 148例，采用随机数字表法抽取574例，其中男性366例，女性208例，医嘱共779条。根据临床诊断对照药品说明书及相关文献对适应证、给药剂量、给药方法、给药途径、溶媒选择、配伍等方面进行评价。调查住院病例574份，其中214例(37.28%)282条医嘱(36.20%)存在超说明书用药情况。其中超适应证用药135例(23.52%)169条医嘱(21.78%)，给药剂量不足17例(2.96%)33条医嘱(4.24%)，超疗程4例(0.70%)4条医嘱(0.51%)，混合配伍27例(4.70%)36条医嘱(4.62%)，超溶媒类型及用量31例(5.40%)38条医嘱(4.88%)。老年病人使用康艾注射液超说明书用药现象明显，主要表现在疗程随意性大、超适应证用药，给药剂量不足，溶媒选择不适宜等。邝宇华等调取该院2018年1月—3月使用注射用红花黄色素的住院病历医嘱235份进行回顾性分析讨论。注射用红花黄色素存在超适应证、超剂量、溶媒选择不当等超说明书用药的现象。超适应证用药达207例，构成比88.09%；溶媒选择不当为173例，构成比73.62%；超剂量用药35例，构成比14.89%。赵英如等分析老年住院患者血必净注射液超说明书用药情况。调取该院2015年1月至2017年7月的住院医嘱处方中使用血必净注射液的患者病历508例，采用回顾性分析的方法，对照药品说明书，通过不同性别、不同年龄、不同超说明书用药类型以及患者所属的不同科室统计分析血必净注射液超说明书用药的具体情况。508例患者中，225例(44.29%)出现超说明书用药，720条用药医嘱中存在超说明书用药313条(43.47%)。男女患者在超说明书用药发生情况及超说明书用药医嘱发生情况比较差异无统计学意义($P>0.05$)。不同年龄段患者超说明书用药发生情况及超说明书用药医嘱发生情况比较差异有统计学意义($P<0.05$)，其中年龄>90岁的患者超说明书用药率和超说明书用药医嘱发生率显著高于60~69岁、70~80岁、81~90岁患者($P<0.05$)。超说明书用药医嘱的类型主要集中在超适应证(46.65%)、超剂量(29.39%)以及超溶媒(22.04%)。超说明书用药医嘱数量前5位科室分别为急诊内科(52.36%)、新干部病房十病区(50.98%)、ICU(29.73%)、胸外一科(94.44%)及肝胆胰外二科(16.48%)。该院血必净注射液超说明书情况普遍存在，医护人员在临床老年患者血必净注射液用药中，需要严格结合患者病情，并根据药品说明书使用药物，同时对用药不良反应进行严密监督。曹爱霖等调查第二军医大学附属长海医院前列地尔脂微球注射液的应用情况，分析其临床应用合理性，评价医院行政干预在促进临床合理用药中的作用。以2016年7月28日医院行政干预为界限，对2016年7月和8月共计1351例使用本品的患者，统计其所在科室、临床诊断、前列地尔的用法用量。本品在医院各科室广泛应用，65.41%的病例出现了超适应证用药的情况，99.85%的病例存在超说明书用法用量的情况，0.39%的病例出现了禁忌证用药的情况，医院行政干预前后结果近乎一致。超说明书应用本品的情况在临床广泛存在，应当引起临床重视，仅实施行政干预的效果较差。管晓敏等随机抽取2017年1~12月该院的360张住院患者处方，参考药品最新版说明书、国内外药品使用指南、临床最新循证医学证据，整理分析该院神经营养类辅助药物超说明书用药的统计结果。在360张处方中，超说明书用药处方246张，占总处方

数的68.3%。其中最常见的超说明书用药形式为超适应证用药，其次为超用法用量和超疗程用药，分别占超说明书总数的82.9%、26.0%、23.6%。在超说明书用药占比中，依达拉奉、奥拉西坦注射液和盐酸氟桂利嗪胶囊分别为69.3%、97.6%、100%。在超说明书用药过程中，不良反应发生率最高的是奥拉西坦注射液（27.8%），其次为吡拉西坦注射液（21.4%）、依达拉奉注射液（21.1%）。临床神经营养类辅助药物超说明书现象十分普遍，但是有其一定的合理性，不能一概而论。[天津药学，2018，30(06)：14-16；安徽医药，2019，23(07)：1 473-1 477；中南药学，2019，17(04)：626-629；医学综述，2018，24(18)：3 705-3 708；药学实践杂志，2019，11：90-93；中国当代医药，2018，25(27)：132-135]

（谢又佳　吴新荣　胡晋红）

老年住院医嘱用药分析　阮淑芳等回顾性分析某院67例抑郁症患者（>60岁）药物使用情况，结果发现患者平均年龄（69.28±6.61）岁，平均用药（5.15±3.60）种。抗抑郁药治疗以单药为主，二联用药多选择米氮平。有61位患者（91.04%）存在PIM，共涉及135例次药物的使用。135例次PIM中，涉及神经系统用药68例次（50.37%），精神药物40例次（29.63%）。提示老年抑郁症患者PIM发生率高，需加强对其不合理用药情况的评价。杜瑜等回顾性分析某院呼吸内科老年COPD患者住院医嘱206例，结果发现不适当处方中抗毒蕈碱药物用于慢性前列腺疾病（尿潴留的风险）的病例最多（占37.1%），重复用药及选择性COX-2抑制剂使用的不适当情况分别占11.3%和9.7%；START标准发现处方用药遗漏频度较高的前3位药物为血管紧张素转化酶抑制剂、β受体阻滞剂和他汀类药物，分别占25.7%、19.0%和14.3%。提示2014版STOPP/START标准评价用于评价老年人合理用药具有积极意义，值得引进到医院合理用药的评价系统。计紫超选取某院2013年4月18日至2018年4月18日在INRUD中国中心组临床安全用药监测网上报的老年患者108例抗感染药物用药错误报告进行分析，结果发现医生是引发用药错误的主要责任人，占91.67%。用药错误类型以用法用量错误居首位，占65.74%；其次是溶媒选择不当，占9.26%。错误原因以知识欠缺、培训不足居首位，占93.52%。发现用药错误的人员主要是药师，占92.59%。108例用药错误中以B级错误居首位，占71.30%；其次是C级错误，占23.15%。提示药师加强对医生合理用药的培训，确保老年患者的用药安全。[今日药学，2019，29(4)：263-266；中南药学，2019，17(5)：756-760；中国药物应用与监测，2019，16(3)：172-175]

（罗晓媛　吴新荣　胡晋红）

老年门诊处方用药分析　贾春伶等调取该院门诊老年就诊患者共30 266例，分析是否存在重复用药、不合理用药等。结果发现男女患者占比分别为40.18%、59.82%，患病率较高的疾病为皮肤疾病、血压病、骨关节疾病等，普遍存在睡眠障碍。老年患者疾病种类5种及以上者占54.98%。服药种类以西药为主，占70.96%。患者一次来院就诊2个科室者占58.79%，就诊3个及以上科室者占24.78%。单次来院取药5种及以上者占59.63%。>65岁患病人群患病种类和用药品种均非常显著多于<65岁人群，提示老年患者多重用药现状较为严重。檀崇斌选取450例老年心血管疾病患者（年龄≥65岁）分析其用药，结果发现潜在不适当用药（PIM）现象发生率约为15.11%，影响因素主要包括年龄、联合用药数、所患疾病数量、付费方式及是否接受抗栓治疗。提示门心血管疾病老年患者PIM的发生率较高，STOPP/START或是PIM筛查的有效工具。[人民军医，2019，62(4)：327329；中国处方药，2019，17(6)：55-56]（罗晓媛　吴新荣　胡晋红）

Beers标准分析老年患者用药情况　龚皓鸣等选取内科老年住院患者（年龄≥70岁）800例，以Beer标准（2015版）及中国老年人潜在不适当用药目录为依据，结合我院实际用药情况，判断老年患者PIM情况，结果发现老年住院患者平均年龄为（79.2±7.1）岁，平均用药数量为（15.3±6.5）种，其中360例存在PIM，提示老年住院患者PIM发生率较高，尤其应重视70～79岁年龄段、用药数量16～20种及GFR<30mL/min患者的用药。范红春等分析9 929张门诊老年患者（年龄≥65岁）质子泵抑制剂（PPIs）处方用药的合理性。结果发现9 929张PPIs处方中，潜在的不适当用药（PIM）有5 415例次（54.54%）存在老年患者PIM，164例次（1.65%）使用了需根据老年患者肾功能应避免或减量使用的非抗感染类药物，216例次（2.18%）使用了Beers标准以外的有潜在相互作用药物。提示PPIs在门诊老年患者使用中存在一定比例的PIM现象，医院有关部门可借鉴和运用Beers标准，以降低老年患者的用药风险。何淑莹等抽取2017年每个月第5、10、15、20天的门诊心血管内科老年患者处方，根据2015版Beers标准对处方用药进行评价。结果发现1 830例门诊患者中，男790例，女1 040例，平均年龄（74.7±10.1）岁，平均罹患疾病（3.3±2.9）种，平均联合用药（5.0±3.7）种，其中≥6种的患者372例（20.3%）。923例（50.4%）患者至少发生1种PIM。214例（17.6%）使用了老年患者避免使用的不适当用药，使用率较高的药物为苯二氮䓬类（BZDs），997例（81.8%）使用了老年患者应谨慎使用的药物，以利尿药多见，4例（0.3%）使用了老年患者应避免的非抗感染药物间相互作用。为促进老年人用药合理性，药师可参考Beers标准对临床医生及患者进行必要的宣教。邹奇锋通过对某院4 177例年龄≥65岁门诊老年患者处方用药情况进行统计分析，并对其存在的潜在不适当用药（PIM）情况进行评价。发现332例老年患者存在PIM，疾病相关性PIM有2例，543例使用了老年应慎用药物，提示门诊老年患者存在一定比例的PIM情况，临床医师应合理借鉴和

运用Beers标准，减少不合理用药数量。[复旦学报(医学版);209,46(2):205-211;抗感染药学,2019,16(7):1 115-1 117;中国现代药物应用,2019,13(8):153-155;福建医药杂志,2018,40(6):109-112] （罗晓媛　吴新荣　胡晋红）

儿童住院医嘱用药分析　蒋志平等收集2015年1月至2017年6月某院住院患儿不合理用药电子医嘱4 367例，对其类型、涉及的药物种类、具体品种进行统计，并采用帕累托图进行分析。结果发现不合理用药医嘱的主要类型为给药剂量不当(36.67%)、给药途径或方式不当(12.48%)、药物浓度不当(11.01%)、输液速度不当(10.76%)和溶媒选择不当或无(8.86%)。不合理用药医嘱涉及的主要药物种类为抗菌药物(22.46%)、电解质、维生素及营养药(15.18%)、呼吸系统用药(532例,12.18%)、消化系统用药(10.21%)、中成药(9.59%)和血液系统用药(7.67%)。提示应加强对临床医师安全合理用药知识培训、建立持续改进措施、保证临床用药安全。安娜等回顾性分析358例毛细支气管炎住院患儿的药物治疗情况，结果发现351例98.04%使用了支气管扩张剂，其中30.48%的患儿伴有过敏或哮喘史，98.32%使用了激素，其中仅26.99%的患儿伴有哮喘史或湿疹史，44.41%使用抗菌药物，其中48.43%的患儿伴有高危因素，85.47%使用抗病毒药物。提示支气管扩张剂、激素、抗菌药物、抗病毒药物在住院毛细支气管炎患儿中应用广泛。[中国药师,2018,21(9):1 616-1 619;中国药业,2018,27(19):86-89] （罗晓媛　吴新荣　胡晋红）

儿童门诊处方用药分析　刘艳等分析2017年某院儿科门急诊42 302张处方，发现处方不合理率为4.23%。未写临床诊断或临床诊断不全(42.68%)、用法与用量不适宜(20.93%)、适应证不适宜(17.13%)、药品剂型或给药途径不适宜(8.09%)是处方主要不合理因素。我院儿科处方合理率有待进一步提高。药师应根据不合理处方因素的类型制订针对性的解决办法，促进合理用药，保障患儿用药安全。范金玲随机抽取2017年10月—12月儿科门诊处方9 540张，对不合理处方进行整理和分析。结果发现不合理用药处方有316张，占调查处方的3.31%，主要为无适应证用药、药物选择不当、给药方案不合理等。提示儿科门诊用药存在不合理之处，需引起医师和药师的重视。黄忠华等统计某院儿童使用糖皮质激素类药物的处方共1 246张，结果发现患儿男770例，女476例;4～7岁使用糖皮质激素类药物比例较高，占43.50%;临床诊断为支气管炎的占31.22%;吸入用布地奈德混悬液的使用比例最高，占63.57%;不合理用药的主要原因为无适应证用药。提示医院儿科门诊糖皮质激素类药物的总使用率不高，但适应证还存在不合理现象。贺筱彬等随机抽取儿科门诊使用雾化吸入药物的处方3 600份，对雾化药物种类、处方诊断、联合用药和不合理处方进行统计与分析。结果发现医院儿科门诊雾化吸入药物处方中最常用药物是吸入性糖皮质激素。雾化处方的主要诊断为支气管炎。雾化联合用药比例为6.42%，雾化药物治疗不合理率为1.00%。提示儿科门诊雾化吸入药物中吸入性糖皮质激素的临床使用率偏高，还需进一步规范。[中国医院用药评价与分析,2019,19(2):243-245;深圳中西医结合杂志,2018,28(23):185-186;中国药业,2018,27(19):83-85;中国药业,2019,28(10):79-81] （罗晓媛　吴新荣　胡晋红）

儿童抗菌药物使用分析　桂环等收集某院使用万古霉素的314例住院患儿病历资料，对用药相关信息进行统计。结果发现初始给药剂量在10～20mg/kg的患儿占92.54%，治疗有效率为88.06%，不良反应主要为皮疹，其发生率为2.99%。病原学检查培养出革兰阳性菌株38株，暂未发现耐万古霉素肠球菌。血药谷浓度低于目标浓度范围下限的占66.67%。提示我们需要关注儿童血药谷浓度不达标的问题，分析影响万古霉素血药浓度的因素，更好地实行个体化治疗。东蕾等选取2018年某院使用碳青霉烯类抗菌药物的儿童患者350例，对其用药指征、用法与用量以及病原学检查等方面进行统计分析。结果发现使用品种主要为注射用美罗培南和注射用亚胺培南西司他丁钠。用药合理率为85.1%。不合理用药中越级使用12例，未按规定使用7例，未及时进行病原微生物送检13例，盲目使用碳青霉烯类抗菌药物8例，药物选择不合理的有5例，用法与用量不合理的有7例。缪春国选取急性上消化道感染的患儿60例，统计其患儿用药情况如药物类型、给药途径、不合理用药原因。结果发现常用药品种类有中成药(占28.33%)、抗病毒药物(占26.67%)、解热镇痛药物(占26.67%)、抗菌药物(占8.33%);给药途径主要为口服给药(56.67%)，糖皮质激素以雾化吸入为主占100.00%，抗组胺药物占100.00%，支气管扩张药物占100.00%，其他药物主要采用静脉给药占100.00%;不合理用药占15.00%，原因主要有用药方案不当(55.56%)、配伍禁忌(22.22%)、用法用量错误(11.11%)和重复用药(11.11%)。林康水等抽取2017年度儿科门诊处方10 800张，统计与分析其使用抗菌药物的处方数及其种类、给药途径、联合用药、不合理用药处方等相关因素。结果发现6 825张处方使用了抗菌药物(63.19%)，药物类别主要以头孢菌素类为主;口服给药54.46%，注射给药39.43%，外用给药6.11%;单一用药处方68.04%，二联用药处方31.96%，未见三联用药现象;抗菌药物使用不合理处方占3.78%。方思晓等收集432例急性支气管肺炎患儿的病例资料，分析该类患者用药情况，结果发现人均用药医嘱9.17条。不合理用药医嘱618条(15.60%)，不合理药物包括中药注射剂和抗菌药物，不合理类型以用法用量不适宜和给药途径不适宜为主。提示应加强抗菌药物和中药注射剂的使用管理。[中国医院用药评价与分析,2019,19

(7):865-868;医药导报,2018,37(9):1 061-1 064;抗感染药学,2019,16(7):1 148-1 150;抗感染药学,2019,16(2):210-213;中国药物警戒 2018,15(12):746-750]

(罗晓媛　吴新荣　胡晋红)

妊娠期妇女门诊处方用药分析　张延菲等随机抽取在我院 2015 年 1 月至 2017 年 12 月生产妇女的处方 1 076 例。对妊娠不同时期用药进行合理性评价。结果发现患者年龄在 21 ~30、31 ~34、35 岁及以上的分别为 528、343、205 例,患者妊娠期用药率高达 96.65%,其中孕早期、孕中期、孕晚期患者的药品使用率分别为 55.19%、99.42%、57.98% 例,涉及药品 137 种。用药频度前 3 的药品分类,孕早期分别为消化道和代谢方面的药物、扶正剂(中成药)、生殖系统的性激素和调节剂;孕中期分别为消化道和代谢方面的药物、泌尿生殖系统药和性激素、心血管系统药物;孕晚期分别为消化道和代谢方面的药物、血液和造血器官药物、除性激素和胰岛素外的全身激素制剂。妊娠早期存在不合理用药情况,主要药物为药物选择不适宜。提示产科患者妊娠期用药率较高,用药频度以孕中期最高,妊娠期用药存在一些不合理用药问题。朱亚珅选取 2016 年 2 月至 2017 年 4 月我院门诊妊娠患者处方 221 份进行点评,结果发现单张处方中的药品种类平均数为(1.29 ±0.97)种,所花费的金额平均为(76.89 ±0.18)元,用药不适宜是处方中的主要问题,提示可采用处方六项点评指标进行处方分析。[中国药房,2019,30(7):999-1 003;中国合理用药探索,2017,16(1):104-106]

(罗晓媛　吴新荣　胡晋红)

处方/医嘱审核中的前置审方综合分析　廖丽娜等应用 PDCA(Plan,Do,Check,Action)循环管理思想,通过采用刚性与柔性拦截相结合的处方审核模式、定期修改知识库规则、定期培训并考核审方药师等方法,处方前置审核系统顺利运行,处方前置审核工作在不断改进中推行,在 3 次 PDCA 循环中,不合理处方率明显降低,如在第 1 次 PDCA 循环后,中医科门诊不合理处方率由 2017 年 1 月的 22.0%(1 393/6 332)降至 2017 年 6 月的 7.4%(416/5 627);在第 2 次 PDCA 循环后,全院门诊不合理处方率由 2018 年 3 月的 4.87%(5 244/107 691)降至 2018 年 8 月的 2.21%(2 219/100 412);在第 3 次 PDCA 循环后,超疗程处方数占总处方数百分比由 2018 年 6 月的 16.97%(15 728/92 684)降至 2018 年 9 月的 5.55%(5 394/97 275)。运行的处方前置审核系统可对不合理处方进行有效的拦截和干预,采用 PDCA 循环管理可有效推进处方前置审核工作的开展。冯丽萍运用 PDCA 循环理论,通过计划、执行、检查、处理四个阶段,持续提高处方审核质量,比较 PDCA 循环前后处方前置审核系统出现的假阳性处方率和假阴性处方率。处方前置审核系统出现的假阳性处方率由高于 10% 下降到低于 5%,假阴性处方率由大于 5% 下降到小于 3%。PDCA 循环法用于持续完善医院处方前置审核系统的效果显著,有效提高了审方的质量,有利于处方前置审核工作顺利开展,保证合理用药。廖丽娜等对运行处方前置审核系统前后门诊用药情况进行统计分析。用处方前置审核系统后,处方超剂量用药从平均不合格处方率 7.10% 降到 0.14%,药物相互作用从平均不合格处方率 0.49% 降到 0.06%,窗口不合理处方干预流转单平均降低了 84%,门诊处方合格率由 2016 年的 79.31% 上升到 2017 的 97.79%。处方前置审核系统能够做到从源头上对医生不合格处方进行有效干预,提高临床合理用药水平,保障患者用药安全。王娟等收集 2017 年 6 月—12 月首都医科大学宣武医院采用前置审核系统进行门急诊处方点评的资料,与 2016 年 6 月—12 月未采用该系统进行门急诊处方点评的资料进行对比分析。门急诊处方总体合格率在从 2016 年的 96.19% 提高至 2017 年的 99.59%;2017 年使用前置审核系统后,系统中修改前处方合格率为 93.94%,修改后处方合格率为 99.93%;医师对该系统的满意度为 98.00%。处方前置审核系统提升了门急诊的合理用药水平,有助于药师工作转型。臧靖等阐述我院门急诊处方前置审核系统的总体设计、审核个性化指标等方面阐述该系统的核心技术及实现过程,统计 2017 年 1 月至 2018 年 5 月的处方合理率,采用间断序列时间分析(interrupted time serise,ITS),分析该系统实施后门诊处方合格率变化。处方前置审核系统在我院的实施实现了门诊处方的智能审核,2018 年 1 月审核系统开始上线,系统共审核处方 501 986 张,拦截不合格处方 31 161 张,处方合格率显著提升。门急诊处方前置审核系统在医院成功开展,提升了的合理用药水平,是值得考虑推广的医疗服务模式。李鑫等根据《医院处方点评管理规范(试行)》和医院处方点评经验,建立与完善的自主维护知识库在门诊处方前置审核中的应用,分析并评价知识库的建立与完善对 2017 年 2 月至 2018 年 1 月门诊处方审核及干预的影响。处方前置审核药师干预成功率和事后处方合格率呈上升趋势;而事中窗口药师流转单干预处方数和处方前置审核问题处方占比呈下降趋势。知识库的建立与完善可促进处方前置审核的顺利进行,提高处方质量,保障安全合理用药。陈潞梅等根据药品说明书、国内外最新的用药指南和专家共识设置精细化用法用量,多方面完善规则。选取第二军医大学长征医院 2016 年 12 月至 2017 年 8 月门诊全处方数据,分析比较设置前后平均处方不合格率、用法不适宜及超剂量不合格处方比例。设置后门诊平均处方不合格率为 19.17%,低于设置前门诊的 27.83%(P =0.019)。与设置前比较,设置后用法不适宜不合格处方比例、超剂量不合格处方比例下降(P < 0.05)。在医生开立处方时,前置处方审核系统运行精细化规则,实时拦截不合理处方,使门诊不合格处方率明显下降。金昭等建立事前审方信息系统,制定审方规则,规范审方流程及审方规则修订流程,对问题医嘱进行分级。提取事前审

方系统使用前2017年7月—9月医嘱数据为对照组，2018年7月—9月事前审方系统审核的医嘱数据作为观察组，比较两组问题医嘱数。统计并分析观察组问题医嘱及干预情况。对照组问题医嘱总数42 805条，占比14.86%；观察组问题医嘱总数22 290条，占比8.62%。观察组共审核医嘱258 708条，拦截问题医嘱912条，拦截成功895条，拦截成功率98.14%，其中系统设置自动拦截281条，药师干预拦截631条。拦截的问题医嘱中三级及以下问题医嘱598条（65.57%），其中以用法用量不适宜最多见；五级问题医嘱281条（30.81%），主要是高危药品的使用禁忌；四级问题医嘱33条（3.62%），主要是超单次或单日极量。医嘱事前审方信息系统具有明显的优越性，可减少问题医嘱并对其实现有效干预与拦截，显著提高了审方效率，有利于提升合理用药水平，保障患者用药安全。李新芳等介绍在医院信息系统中建立处方前置审核的实施方法，比较实施前（2014年—2015年）、实施后（2016年—2017年）不合理处方干预数据、处方合理率相关数据的变化，评价处方前置审核实施的效果。通过处方前置审核的实施，处方干预率由实施前的20.59%（11 467/55 692）升至实施后的100.00%（9 462/9 462），处方不合理率由实施前的6.39%（55 692/871 992）降至实施后1.49%（9 462/634 130）。处方前置审核的实施可提高处方合理性，促进医院合理用药。［中国药房，2019，30（5）：587-591；中国处方药，2019，17（6）：57-58；中国医院管理，2018，38（10）：23-25；临床药物治疗杂志，2018，16（9）：68-71；中国药学杂志，2019，54（5）：420-423；中国医院管理，2019，39（1）：62-64；中国医药导报，2018，15（32）：129-134；中国药师，2019，22（5）：898-901；中国医院用药评价与分析，2018，18（12）：1 709-1 711］

（黄琳琅　吴新荣　胡晋红）

处方/医嘱审核中的处方点评综合分析　杨飞翔回顾性分析处方点评前（2015年）、处方点评后第1年（2016年）及第2年（2017年）第一季度的门诊处方，样本量为每月选取2 500张，不合格处方平均占比逐年下降，2016为6.20%，2017为3.16%，不合理处方占比6.52%，不合理处方占比3.32%，数据比较差异有统计学意义（$P<0.05$）。2015年至2017年平均每个月纠纷发生率降低。实施处方点评对于提高处方质量，减少医患纠纷作用显著，同时可为医师处方开具提供规避模版，值得临床推广。朱阁范选取南阳市宛城区中医院2016年5月至2016年10月采取的常规药事管理方法作为对照组，2016年11月至2017年5月采取合理用药质询药事管理模式作为观察组，按照抽签法两组各抽取650份门诊药品处方作为研究对象。观察组门诊药品处方合格率为97.23%（632/650），高于对照组的75.08%（488/650），差异有统计学意义（$P<0.05$）；观察组中药注射剂应用不合理发生率为5.08%（33/650），Ⅰ类抗菌药物应用不合理发生率为3.23%（21/650），分别低于对照组的14.15%（92/650）和10.92%（71/650），差异有统计学意义（$P<0.05$）。合理用药质询应用于药事管理中可显著提高门诊药品处方合格率，减少中药注射剂及Ⅰ类抗菌药物应用不合理情况。周丹丹等选择2017年1月—12月门诊开具的147 800张处方，依照《处方管理办法》与本院的有关管理体制，对存有问题的处方内容按发生次数进行分类统计。经分析统计，合理处方所占比例为99.68%（14 732/14 780），不合理处方所占比例为0.32%（48/14 780），其中不规范处方所占比例为35.42%（17/48）、不适宜处方所占比例为33.33%（16/48），超常处方所占比例为31.25%（15/48）。药师在处方审核以及临床合理应用方面发挥的作用是不容忽视的，推行点评机制，协助药师树立责任意识，助力于合理用药进程。韩勇等随机分别抽取医院2015年、2016年、2017年门急诊处方64 092，69 972，74 172张，利用合理用药监测系统（PASS）与药学专业人员人工点评相结合，分析不合理处方出现原因，并通过用药教育、政策解读及行政干预等措施对用药不合理现象进行整改。3年门诊处方合格率依次为88.87%，95.60%，98.57%；不规范处方分别为4 328张（6.75%）、1 265张（1.81%）、426张（0.57%），用药不适宜处方分别为2 258张（3.52%）、1 578张（2.26%）、550张（0.74%），超常处方分别为545张（0.85%）、235张（0.34%）、88张（0.12%）。药师开展处方点评、用药教育、医疗政策解读、行政干预等措施可显著提高处方合格率，规范医疗行为，防止过度医疗，促进合理用药，确保医疗安全。叶根深等建立门诊药师初评处方，高年资药师再点评处方并反馈，形成门诊处方双重点评模式，回顾性分析蚌埠市第一人民医院2016年3月—9月份270份处方。初评组、再点评组合理处方分别为0份（0.00%）、50份（18.52%），差异有统计学意义（$x^2=55.102, P<0.001$）。两组不合理处方的科室总体分布差异无统计学意义（$x^2=5.597, P=0.976$）。再点评组完全认同初评结果的处方有199份（73.70%）；修正初评处方71份（26.30%），修正用药指征不适宜为用药指征适宜且发现新问题的有14份；对初评结果进行修正涉及的疾病主要为糖尿病22份（30.99%）、心血管疾病17份（23.94%）。该模式能提高处方点评质量，促进药师更好地开展处方点评。沈剑文等利用CMDS软件对医院2017年3月11日—20日的11 780张中成药处方进行合理性初步筛查，再由处方点评小组药师对软件发送的提示信息进行人工审核，判定不合理用药结果并对不合理用药提示信息进行分级调整。CMDS软件对2 411张中成药处方发送了3 560条不合理用药提示信息。经药师审核后判定，不合理用药处方共279张，不合理率为2.37%；其中92张处方的不合理用药提示信息被人工上调为重要提示级别。中成药电子处方基本合理，然而也存在禁忌证用药、重复用药等问题。目前，信息化技术用于中成药处方合理性审核仍处于初期摸索阶段，筛查结果仍不够准确，无效提醒较多，还需要药师结合临床实际情况人工审核后判定。随着软件升级及优化，CMDS软件初筛辅助药师人工审核将成为今后

中成药处方点评的重要模式。苏洽玉对2016年1月1日至2017年3月31日中山市东凤人民医院PASS监测出的不合理用药处方和医嘱进行统计分析。PASS共监测出问题处方和医嘱60 761份(占总处方和医嘱数700 824份的8.67%),PASS能实时监测临床用药动态,促进临床合理用药,减少药品不良反应发生,但仍存在一定的缺陷,需要不断完善和更新。陈萍萍选取2017年1月—12月广东医科大学附属第三医院的300份辅助用药病历作为对照组,这一阶段未实施PDCA循环管理,并择取2018年1月—12月广东医科大学附属第三医院300份辅助用药病历作为观察组,这一阶段实施PDCA循环管理,比较分析两组辅助用药规范情况。在临床辅助用药中,存在选用药品不适宜、配伍不当、注射剂浓度不合理、联合用药不合理、无适应证用药、给药途径及剂型不合理、用法用量不当、重复用药等辅助用药不规范问题,观察组在这些问题上的占比均低于对照组,临床辅助用药不规范率差异具有统计学意义($P<0.05$)。在医院辅助用药中,PDCA循环管理的应用可以使用药更加合理、更加规范,确保用药安全性及有效性。覃飞以2014年6月至2015年7月未行PDCA循环管理的246 187张处方为对照组,行常规药品管理。以2016年4月至2017年5月的246 915张处方作为观察组,行PDCA循环管理。按照相关药品用药准则,对比两组中不合理用药、处方执行情况。观察组超剂量给药、重复给药、给药频次不合理、配伍禁忌、超适应证用药发生率分别为0.09%、0.10%、0.09%、0.10%、0.10%,均低于对照组的0.35%、0.37%、0.38%、0.35%、0.36%,差异具有统计学意义($P<0.05$)。临床对药剂科应用PDCA循环进行药品管理,能有效减少不合理用药发生,提高药剂科药品管理效果。王楠等通过于北京积水潭医院建立了一套规范化的处方点评管理体系,西药处方合格率逐年上升,分别为2014年87.2%、2015年96.0%、2016年96.2%。因此,通过医院绩效管理等多元方式能够有效地督促改进不合理现象,对临床合理用药起到积极地推动作用且成效显著。[中国处方药,2018,16(11):49-50;河南医学研究,2018,27(18):3 321-3 322;中国处方药,2019,17(6):49-50;中国药业,2019,28(10):86-90;安徽医药,2019,23(1):196-201;中国药房,2018,29(16):2 278-2 282;中国医院用药评价与分析,2018,18(11):1 551-1 554;深圳中西医结合杂志,2019,29(13):192-193;中国现代药物应用,2018,12(18):124-125;临床药物治疗杂志,2918,16(11):26-29]

(黄琳琅　吴新荣　胡晋红)

↗ 处方/医嘱审核中的处方干预综合分析　黄麟杰等利用焦点循环管理法(FOCUS-PDCA)对湖北医药学院附属东风医院2015年1月(干预前)和6月(干预后)的门诊处方进行回顾性评价,采用FOCUS对存在的问题进行整理分析,制订解决方案,门诊处方不合格率由17.34%(366/2 110)下降到6.68%(115/1 700),与干预前对比,处方合理率明显得到提升($P<0.05$),FOCUS-PDCA可以有效地提高门诊处方的合理率,提升药学服务质量。付岩等收集宁夏医科大学总医院肿瘤医院2016年1月—12月事前干预的门诊不合理处方,进行分类、统计和评价,分析不合理发生的原因和避免措施。结果经统计,在403张事前干预的不合理处方中,不规范处方352张,用药不适宜处方44张,超常处方7张,医师接纳药师建议的共有327张,干预成功率为81.14%。吴启胜抽取2015年1月—12月间医院门诊临床开具的42张用药处方(实施药学管理前组),另抽取2016年1月—12月间医院门诊临床开具的42张用药处方(实施药学管理后组);比较两组处方不合理用药的发生率、不良事件的发生率以及患者对治疗服务的满意度差异。实施药学管理后组不合理用药的发生率及不良事件的发生率均低于实施药学管理前组,患者对治疗服务的满意度高于实施药学管理前组($P<0.05$)。樊萍等调取某大型三甲医院门诊药房2016年1月—6月与2017年1月—6月中关于他汀类药物的电子处方,比较加强药师对他汀类药物审核干预前后,对他汀类药物用药合理性进行统计和分析。通过实施提升药师对他汀类药物的审核干预综合技能的措施后,他汀类药物处方占抽查处方比例(%):处方的不合理率(2.57±0.11 *vs.* 1.47±0.25)、临床诊断与用药不符(0.68±0.16 *vs.* 0.62±0.08)、重复用药(0.33±0.05 *vs.* 0.06±0.02,$P<0.01$)、用法用量不适宜(0.73±0.21 *vs.* 0.43±0.16)及联合用药不适宜(0.94±0.09 *vs.* 0.37±0.12,$P<0.05$)等情况均较提升整改前均有所减少;他汀类药物不合理类型占他汀类药物总不合理处方比例(%):重复用药(12.65±1.84 *vs.* 4.16±1.95,$P<0.05$)及联合用药不适宜(36.75±4.01 *vs.* 24.79±7.06,$P<0.05$)等情况均较提升整改前均有所减少,而临床诊断与用药不符(26.67±6.61 *vs.* 42.38±3.61)、用法用量不适宜(23.95±4.86 *vs.* 28.66±7.80)的占不合理处方类型的总数略有上升,提示仍需实施持续性整改。刘丽凤选择2016年1月—12月开具的抗菌药物处方180份作为对照组,采用常规药学管理但不进行药学干预;选择2017年1月—12月开具的抗菌药物处方180份作为观察组,在常规药学管理基础上进行药学干预。观察组抗菌药物不合理用药发生率低于对照组,差异具有统计学意义($x^2=14.982\,7$,$P<0.05$)。观察组患者药物不良反应发生率5.00%低于对照组的17.22%,患者满意度93.89%高于对照组的82.78%,差异具有统计学意义($P<0.05$)。鹿艳等以2016年1月—9月为干预前组,以2017年1月—9月为干预后组,干预后辅助性用药的总金额大幅下降,目录内的脑苷肌肽注射液的用药金额持续下降,目录外的复方曲肽注射液的用药金额持续上升。辅助性用药规范化管理效果显著,控费明显。高茗等对比药师临床干预前后医保住院患者的临床用药资料(干预前4 124份,干预后6 104份),分析住院时长、药占比、医保自付费用。干预后,患者住院时长由干预前的(7.20±0.24)d缩短为(5.73±0.10)d,药占比由干预前的(38.48±

0.70)%降为(29.05 ±0.10)%，自付费用比例由干预前的(30.56 ±0.40)%降为(27.69 ±0.40)%，差异均有统计学意义($P<0.05$)。郑利光等采用多种用药干预措施促进临床合理用药，并采用回顾性统计方法，对2015年—2017年北京大学口腔医院(以下简称我院)药品使用情况进行统计与分析。2015年—2017年，该院药品总销售金额分别为3 130.81万、3 005.88万和2 804.34万元，药占比分别为3.26%、2.84%和2.29%；辅助用药销售金额分别为185.00万、116.25万和84.11万元，辅助用药销售金额占药品总销售金额的比例分别为5.91%、3.87%和3.00%，呈逐年降低趋势；国家基本药物销售金额分别为419.88万、433.54万和461.28万元，国家基本药物销售金额占药品总销售金额的比例分别为13.41%、14.42%和16.45%，呈逐年升高趋势；抗菌药物的使用以非限制使用级抗菌药物为主，其DDDs构成比分别为94.34%(182 428/193 369)、93.89%(191 028/203 461)和96.21%(225 440/234 317)，限制使用级抗菌药物的DDDs构成比分别为5.60%(10 838/193 369)、6.07%(12 358/203 461)和3.77%(8 843/234 317)，其中2017年大幅度降低。用药干预起到了降低患者药费负担、减少辅助用药的使用、促进国家基本药物的使用和提高抗菌药物品种使用合理性等作用，有效促进了临床合理用药。[安徽医药，2019，23(5)：1 024-1 027；中国当代医药，2019，26(17)：183-185 +189；抗感染药学，2018，15(6)：958-960；中国医院药学杂志，2018，38(19)：21；中国实用医药，2018，13(32)：152-153；中国药物滥用防治杂志，2019，25(1)：25-27；中国药业，2018，27(24)：120-121；中国医院用药评价与分析，2018，18(12)：1 675-1 677，1 680]

(黄琳琅　吴新荣　胡晋红)

↗ 处方/医嘱审核中的干预对比分析　方益姣选取2015年2月至2016年2月干预前门诊西药房4 000份处方为对照组，并选取2016年3月至2017年3月我院干预后门诊西药房4 000份处方为观察组，分析不合理用药处方发生原因，并行干预措施，比较两组处方不合理用药处方情况。结果观察组溶媒不合理、选药不合理、重复用药、药物联用不合理、用处方法不合理、用药剂量不合理发生率均低于对照组，差异有统计学意义($P<0.05$)。提示行干预对策后不合理用药处方减少，可提高用药安全性。冯爱萍等采用回顾性分析，对某院2016年1月取至2018年6月住院药房不合理用药医嘱干预记录情况进行统计分析。结果共记录不合理用药医嘱303条，干预后被采纳医嘱250条，占82.5%。不合理用药医嘱类型主要包括用法用量不合理、医嘱录入错误、重复给药、联合用药不合理、药物配伍不合理、药物浓度不合理、溶剂选择不合理、给药途径不合理。提示药师对医嘱进行审核和干预，可提高住院患者用药的安全性、有效性及合理性。金昭等应用PDCA循环管理方法作为干预措施，通过医院信息管理系统回顾性调查该院急诊干预前期(2015年)、干预期(2016年)、干预后期(2017年)所有处方信息，对干预前后急诊处方用药情况进行统计分析。结果：通过有效干预，急诊合格处方比例上升，抗菌药物使用比例降至40%以下。药物处方总费用下降，每张处方平均费用、用药品种数、注射剂使用率均下降。急诊抗菌药物处方总费用、每张处方平均费用、联合用药处方数下降。急性上呼吸道感染使用抗菌药物的处方比例下降。喹诺酮类药物处方数下降，其中静脉给药处方数降低。抗菌药物给药途径总体分布在干预前后无明显变化。结论：通过合理运用医院电子信息系统，医院多部门联动采取合理有效的干预措施加强处方监管，可获得显著成效，有利于促进急诊合理用药。杨梅梅等对2016年7月—12月门诊药师审核干预的处方进行回顾性分析。结果2016年7月—12月门诊药师共调剂处方1 668 438张，其中共干预处方21 069张，占总处方数的1.26%。在所干预的处方中，不规范处方8191张，占38.88%，用药不适宜处方11 221张，占53.26%，超常处方1 657张，占7.86%。提示药师应加强处方用药适宜性审核，不断完善处方干预标准，提高处方质量和合理用药水平，保障患者用药安全。[中国医药指南，2018，16(35)：58-59；中国处方药，2019，17(1)：47-49；药物流行病学杂志，2018，27(9)：604-610；实用医院临床杂志，2018，15(6)：130-133]

(林鸿举　吴新荣　胡晋红)

↗ 处方/医嘱审核中金额分析　储杰通过调取2016年—2017年该院门诊处方数量和金额、各主要科室全部药品使用情况、药品销售数量及销售金额等数据，对门诊中、西药使用品种、销售金额及销售数量等进行统计分析。结果：2016年—2017年，该院门诊中药处方数由63 662张升至68 880张，处方销售金额由12 036 324.75元升至12 576 093.30元；西药处方数由151 388张降至135 363张，处方销售金额由27 116 154.94元降至21 531 531.51元；中、西药合计销售金额排序居前3位的科室分别为普内科、中医科和普外科；销售数量排序居前3位的中药由活血止痛膏、利脑心片和参松养心胶囊变为活血止痛膏、复方鲜竹沥液和降脂通便胶囊；销售数量排序居前3位的西药由注射用腺苷钴胺、盐酸二甲双胍片和硝苯地平控释片变为瑞舒伐他汀钙片。提示该院西药常用药物为心血管疾病用药、内分泌系统用药、呼吸系统用药和神经系统用药，用药基本合理。[中国医院用药评价与分析，2018，18(10)：1 397-1 400]

(林鸿举　吴新荣　胡晋红)

↗ 处方/医嘱审核中门诊处方综合分析　李小兵等采用等距离抽样法从16家市属医疗机构的呼吸内科、普外科和感染科中抽取2017年8月23日和9月13日的门急诊处方1 600余张、住院医嘱300余份。对门急诊处方的3项核心指标(抗菌药物使用率、抗菌药物联合使用率、辅助用药使用率）及其中的不规范处方、不适宜处方及超常处方，住院医嘱中的特殊使用级或价格昂贵的抗菌药物及辅助药物等使用情况开展专项点评。结果：门诊处方抗菌药物使用率为9.28%（低于20%），急诊处方抗菌药物使用率为23.83%（低于40%）；抗菌药物联合使用率为3.04%，辅助用药使用率为5.02%；不合理处方率为21.03%，包括抗菌药物使用不合理、辅助用药使用不合理、临床诊断书写不全、适应证不适宜、遴选药品不适宜、给药途径不适宜、用法用量不适宜和联合用药不适宜等情况。住院医嘱碳青霉烯类、糖肽类、喹诺酮类、第三代头孢菌素类抗菌药物使用率分别为20.67%、3.33%、31.10%、30.03%；抗菌药物联合使用率为37.67%；使用特殊使用级抗菌药物的微生物标本送检率为87.08%；不合理医嘱率为49.67%，包括适应证不适宜、用药剂量不适宜、用药疗程不适宜、使用特殊使用级抗菌药物无会诊记录、使用特殊使用级抗菌药物无微生物标本送检记录、联合用药不适宜和使用抗菌药物无病程记录等情况。在点评工作中还发现各医疗机构的医院信息系统不统一，人工进行全处方集中点评效率较低，缺乏统一、权威的处方点评规则等问题。提示建立统一规范的处方集中点评规则，整合不同的医院信息系统，并通过信息化手段可以促进医疗机构整体用药水平。黄少锋等随机抽取本院信息管理系统2018年1月1日至12月31日门急诊就诊的患者有效处方482张，分析患者基本信息、用药处方类型分布情况。结果482张处方中，内科处方102张、占21.16%，急诊科处方95张、占19.71%，呼吸科处方76张、占15.77%，内分泌科处方58张、占12.03%，外科处方44张、占9.13%，儿科处方67张，占13.90%，五官科处方40张，占8.30%。其中处方量最多的为内科。合理处方389张（80.71%），不合理处方93张（19.29%），其中不合理处方分别为不规范处方15张、用药不适宜处方64张、超常处方14张，排名前三位不合理用药处方为重复用药、联合用药不适宜及适应证不适宜。提示该院门急诊用药存在较多问题，需加强本院门急诊处方的审核，促进门急诊用药更加合理化。卢海燕抽取2017年6月—12月我院10 000张门诊处方点评分析；其中男性患者5 908例、女性患者4 092例。结果：共有60张门诊处方错误，错误率为0.6%；其中，错误率最高的是用处方法不合理与用药的剂量不合理，错误率均为0.14%；错误率最低的是溶媒不合理，错误率为0.05%。经筛查发现的60张门诊错误用药处方来自泌尿科、皮肤科、骨科、内科、妇科、儿科、急诊科；其中，急诊科出现的门诊处方用药错误率最高。提示必须加强对门诊处方用药错误的干预。王永林等随机抽取杨凌示范区医院2016年8月至2017年1月门诊处方17 172张进行点评，对其中不合理用药处方进行统计和用药分析。结果：17 172张处方中，药品通用名使用率100.00%，抗菌药物使用率11.90%，急诊抗菌药物使用率21.40%，国家基本药物使用率42.33%，注射剂使用率18.36%，处方平均用药品种数2.31种，处方平均金额109.38元。不合理用药处方769张，占总抽查处方的4.48%，包括配伍或联用不合理处方（405张，占52.67%）、选药不合理（77张，10.01%）、药物应用不合理（235张，30.56%）、药物滥用（52张，6.76%）。提示建立合理用药监督机制，使医师、药师、医院管理部门三方面结合，才能减少门诊处方中的不合理用药现象。［中国药房，2018，29（18）：2 458-2 462；中国实用医药，2019，14（21）：127-128；中国医药指南，2018，16（27）：157-158；临床医学研究与实践，2018，3（34）：116-118］

（林鸿举　吴新荣　胡晋红）

处方/医嘱审核中帕累托方法的应用　李红燕等收集2017年1月—12月门诊西成药房调剂的处方及不合理处方。对处方进行分类统计，采用帕累托图分析主要原因。结果：全年处方共520 950例，其中不合理处方1 572例，占0.30%，成功干预1421例次，成功率90.39%。经帕累托图分析，不合理处方主要原因为开具处方未填写临床诊断或临床诊断书写不全，用法、用量不适宜，无特殊情况门诊、急诊处方药量超过7d和3d。干预失败的主要类型为对无特殊情况门诊和急诊处方药量超过7d和3d，用法、用量不适宜的处方。每月不合理处方百分比与干预月份呈负相关（$r=-0.604$，$P=0.038$），成功干预处方百分比与干预月份呈正相关（$r=0.588$，$P=0.044$）。提示调剂前处方干预提高了合理用药水平，保障患者的用药安全。李静等收集整理2017年该院病区的不合理用药医嘱，应用Pareto图分析导致不合理用药医属的主要、次要及一般因素。结果：2017年我院不合理医嘱共计1 925例，具体不合理因素可分为12类。Pareto图分析显示，不合理用药主要因素为给药剂量不当、给药途径不合理、药物浓度不当、输液速度不当，次要因素为溶媒选择不适宜、医嘱录入错误，一般因素为给药频次不合理、无适应证用药、重复给药、禁忌证用药、药物配伍问题或药物不良相互作用、遴选药品不适宜。提示利用Pareto图，针对不合理用药的因素，进行有效干预和药学服务，可提高医院合理用药水平。郭晓宁等汇总分析2018年1月—6月该院住院患者58 560条用药医嘱点评结果，应用帕累托图，分析导致医嘱不合理用药的主要因素、次要因素及一般因素。结果：58 560条医嘱中，422条医嘱（占0.72%）存在1种或1种以上不合理用药现象，不合理用药合计471例次。12项不合理用药类型中，溶剂及配制浓度不适宜、围术期用药不合理、给药剂量不当、疗程不适宜和药品剂型或给药途径不适宜为主要因素；超说明书用药、适应证不适宜为次要因素；联合用药不适宜、重复用药、选药不适宜、配伍不当和无指征用药为一般因素。提示采用帕累托图分析住院患者不合理用药情况，可直接发现主次要因素，便于有针对性地进行干预，提高合理用药水平。［河北医药，2018，40（23）：3 645-3 647＋3 652；儿科药学杂志，2019，25（6）：39-42；中国医院用药评价与分析，2019，19（4）：481-483］

（林鸿举　吴新荣　胡晋红）

↗ **处方/医嘱审核中社区处方综合分析** 韩凤等随机选取2016年10月至2017年9月北京市海淀区52家社区医院门诊处方62 690张，其中医改前(2016年10月至2017年3月)31285张，医改后(2017年4月—9月)31405张，按照处方点评标准进行点评与分析，比较医改前后各项数据变化情况。结果：医改后，北京市海淀区52家社区医院门诊处方平均用药品种数为(1.84 ± 0.04)种，明显少于医改前的(1.92 ± 0.04)种；平均注射剂使用率为(2.26 ± 0.58)%，明显低于医改前的(3.09 ± 0.54)%；上述差异均有统计学意义($P < 0.05$)。医改前后，北京市海淀区52家社区医院门诊处方平均金额、平均抗菌药物使用率、国家基本药物使用率和处方不合理率的差异均无统计学意义($P > 0.05$)。用法与用量不合理处方占不合理总处方数的比例最高，约为52%，且医改前后的差异无统计学意义($P > 0.05$)。提示通过比较医改前后门诊处方情况，可提高对门诊处方质量及加强合理用药水平的重视程度，以便及时发现问题，进而有针对性地制定相关措施，促进临床合理用药。黎黛清随机抽取华南农业大学医院门诊2016年处方，每月各100张，共计1 200张，对不合理处方进行统计分析。结果：不合理处方共94张，处方合理率为92.17%。不合理处方包括不规范处方20张(21.28%)，不适宜处方58张(61.70%)，超常处方16张(17.02%)。不合理处方主要集中在临床诊断与用药不符、联合用药不适宜、抗菌药物应用不合理等方面。提示该门诊处方总体用药情况较合理，但仍存在一些问题，应进一步加强处方管理，促进安全、有效、经济用药。韩凤等集中抽取2018年北京市16个区社区卫生服务中心门诊处共63 488张，按照处方点评标准进行点评，结果：不合理处方9 265张，处方不合理率为14.59%，各区域处方不合理率存在差异；不规范处方2 417张(占3.81%)，用药不适宜处方6630张(占10.44%)，超常处方218张(占0.34%)，主要涉及用法与用量不合理问题。提示对全市医师及药师进行集中培训，可以降低区域间处方点评不合理率。陈子豪等抽取北京市社区医院处方点评系统中东城区2014年1月至2016年12月专家点评的所有处方，分析就诊患者的年龄分布及处方诊断疾病种类等内容。结果：共获得63 751张处方，处方分析结果显示社区门诊就诊患者62.7%为60岁以上的老年患者。平均每处方用药1.9种，抗菌药物使用率为6.8%，注射剂使用率为3.3%，基本药物使用率为84.2%，药品通用名使用率为99.9%，处方平均用药金额为187.0元。不合理处方为6 511张，占处方数的10.2%。不合理处方中以用药不适宜情形占比较高(80.2%)。提示北京市东城区社区门诊处方用药情况较好，但不合理用药的情况仍然存在。张洁铭等采用随机数字表法，选取湖北省某市6个基层医疗卫生机构(2个社区卫生服务中心和4个乡镇卫生院)2014年1月至2016年12月的门诊处方，采用世界卫生组织(WHO)与国际合理用药网络(INRUD)共同开发的处方指标体系分析用药情况。结果：社区卫生服务中心和乡镇卫生院单张处方平均药品数均逐年下降，社区卫生服务中心分别为2.67、2.57、2.33种/张，乡镇卫生院分别为5.05、4.84、3.59种/张；在单张处方药品平均费用上，社区卫生服务中心逐年下降，分别为57.54、55.27、36.36元/张，乡镇卫生院逐年增加，分别为36.80、37.87、52.13元/张；在基本药物使用比例上，社区卫生服务中心分别为94.44%、90.32%、97.22%，乡镇卫生院分别为89.40%、91.25%、97.22%，均已接近WHO推荐标准；在抗菌药物使用上，社区卫生服务中心的抗菌药物处方率分别为49.42%、47.58%、45.46%，乡镇卫生院的抗菌药物处方率分别为41.90%、39.77%、43.46%，均超过WHO推荐标准；在激素使用上，社区卫生服务中心的激素处方率分别为6.38%、5.75%、5.17%，均在WHO推荐标准范围内，而乡镇卫生院的激素处方率分别为12.71%、9.90%、9.46%，已趋于WHO推荐标准范围内；此外，基层医疗机构处方使用前5位的药品均集中在抗菌药物上。提示湖北省该市6个基层医疗卫生机构的门诊处方趋于合理，但仍存在抗菌药物使用过多的情况，尤其是乡镇卫生院需要进一步加强管理和监督。[中国医院用药评价与分析，2018，18(11)：1 555-1 557；中国药事，2018，32(12)：1 716-1 719；中国医院用药评价与分析，2019，19(7)：884-886；中国医院管理，2018，38(12)：74-76；中国药房，2018，29(17)：2 425-2 428]

(林鸿举　吴新荣　胡晋红)

↗ **处方/医嘱审核中住院医嘱综合分析** 林莹随机抽取2017年1月—6月住院病历1020份，采用回顾性分析方法，结合患者病情和用药情况对抽查病历中的用药进行分析。结果：用药合理786份(占77.06%)，用药不合理244份(占23.92%)，主要问题有药物选择、用法与用量、联合用药、溶媒选择及抗菌药物使用等。周艺等选取六安市人民医院2015年1月至2017年12月住院患者注射用辅助用药的相关数据，并对销售金额、用药频度(DDDs)、日均费用(DDC)和排序比(B/A)等情况进行统计分析。结果：2015年—2017年注射用辅助用药的销售金额和构成比均逐年下降。神经系统用药的销售金额稳居第1位，中成药(理血剂)的DDDs在2016、2017年均最高。丹红注射液、参芪扶正注射液、鸦胆子油乳注射液的销售金额呈大幅下降趋势，前列地尔注射液、生脉注射液、脑苷肌肽注射液的销售金额呈逐年上升趋势。吡拉西坦氯化钠注射液、注射用血栓通(冻干)和木糖醇注射液的DDDs始终排前5位。丹红注射液和参芪扶正注射液的$B/A < 1.0$外，其余B/A值均> 1.0，整体DDC适中。提示六安市人民医院注射用辅助用药的使用大幅下降，管控成效显著，但仍需对性价比较差的辅助用药进行重点跟踪。孙瑜婷等收集2016年7月至2017年8月该院中心药房审核发现的静脉用药不合理医嘱193条，对医嘱的不合理用药类型、病区分布等进行统计分析。结果：我院中心药房审核发现的193条静脉用药不合理医嘱中，用法与用量不适宜医嘱最多（114条，占59.1%），其次为溶剂选择及溶剂量不合理（50条，占25.9%）；不合理用药医嘱主要涉及肿瘤科、烧伤科、儿科及ICU等13个病区。提示中心药房药师应加强静脉用药医嘱审核，做好处方干预工作，及时发现不合理用药医嘱，规范临床合理用药。黄献川等调阅福建医科大学附属漳州市医院肿瘤内科2016年全年3217例癌症病人病历中静脉输液治疗医嘱，从输液滴速、静脉高营养、输液顺序、间隔液、药品不良反应（ADRs）防治、配伍禁忌等方面，审核分析输液治疗医嘱的用药适宜性。结果：用药不适宜医嘱185条，其中输液滴速不合理63条（34.1%），静脉高营养不当48条（25.9%），ADRs防治措施不当33条（17.8%），输液顺序不当17条（9.2%），间隔液使用不当15条（8.1%），其他输液不当9条（4.9%）。提示该院肿瘤内科在输液治疗方面存在问题，需要加强临床药学监护工作，规范使用输液。牛红娟对2017年该院住院药房医嘱进行统计分析。结果：不合理用药医嘱共560份，其中，重复给药医嘱264份（占47.14%），用法与用量不合理医嘱254份（占45.36%），有配伍禁忌或相互作用医嘱20份（占3.57%）；不合理用药医嘱主要涉及肝胆疾病用药（146份，占26.07%）、营养补充剂（104份，占18.57%）及消化系统用药（100份，占17.86%）；不合理用药医嘱主要分布于感染科（70份，占12.50%）、放射治疗科（58份，占10.36%）及中西医结合科（55份，占9.82%）。张磊等抽取2018年1月—12月处方（每月100张处方）进行处方点评工作，根据点评内容填写不合理用药项目表，对不合理处方比例等情况进行分析统计。结果：不合理处方所占比例前三位分别是用量不适宜38张，占所有不合理处方比例为26.76%；药品选择不适宜31张，占21.83%；用药指征不明确26张，占18.31%。提示住院药房实施处方点评工作，能有效干预不合理用药，降低医疗费用，提高合理用药水平。［中国医药指南，2018，16（27）：34-35；现代药物与临床，2018，33（12）：3 371-3 375；中国医院用药评价与分析，2018，18（10）：1 412-1 414；药学服务与研究，2018，18（4）：270-274；中国医院用药评价与分析，2019，19（2）：137-139；中国老年保健医学，2019，17（3）：156-157］

（林鸿举　吴新荣　胡晋红）

门诊现状调查与用药咨询

↗ 药师门诊现状调查与分析　毕娟等采用互联网发放问卷的方式，对上海地区医疗机构中从事医药工作的人员进行问卷调查，了解上海地区各医疗机构开展药师门诊的现状。结果显示其中170家医疗机构（90.91%）开设了药物咨询窗口，但仅有48家（25.67%）开设了药师门诊。杜镇浩等对深圳宝安区医疗机构从事医药工作人员展开问卷调查。结果显示药师门诊开设时间较短，每周咨询次数较少。药师门诊主要集中在慢性病综合门诊和慢性病专科门诊；药师门诊出诊人员大多数是临床药师；单人独立门诊占比较大，药师门诊开设频次每周2～4次居多。绝大多数药师门诊不收取费用，且病人的就诊时间大多在30分钟以内。患者主要来源于医师转诊和导医推荐，大多数药师门诊的知晓率和就诊率不高，缺乏简单有效的记录咨询软件，且开展咨询工作时使用的信息支持工具也较为落后。提示药师门诊需要多途径大力宣传，同时加大信息支持工具的投入，为门诊药师提供发挥专业作用的平台，以便更好地开展药学服务。［药学服务与研究，2018，18（4）：261-264；心电图杂志，2019，8（1）：31-33］

（张志东　章　正　吴新荣　胡晋红）

↗ 药学门诊的认知程度与支付意愿　王楠等对天津市不同区域的3家三甲医院就诊门诊和住院的患者展开问卷调查，主要内容包括基本信息、用药情况和患者对药学门诊的认知程度与支付意愿。结果超过75%的患者对临床药师及药学门诊不了解或不太了解，35.3%的患者曾在用药咨询窗口/药学门诊进行过咨询，93.3%的患者认为药学门诊的开展对解决用药问题有帮助，且85.5%的患者表示愿意到药学门诊就诊咨询。在支付意愿方面，77.9%的患者表示愿意支付或视情况愿意支付，51.3%的患者选择按提供服务项目收费，24.7%的患者选择固定的费用；收费价格上，患者平均愿意支付（13.52±5.82）元，35.7%的患者选择参考医生挂号费。年轻患者与文化程度高的患者对药学门诊的认知程度与支付意愿较高。说明患者向药师咨询的意愿较强，由于对药学门诊的认知程度上总体偏低，要加大对药学门诊的宣传力度。建立合理的收费制度，体现药师的价值，从而促进药学门诊的持续发展。［天津药学，2019，31（3）：39-45］

（张志东　章　正　吴新荣　胡晋红）

↗ 门诊用药咨询的情况分析　韩书轩选取河南省伊川县人民医院2016年—2017年的300例门诊咨询者为研究对象，依照患者的年龄、药物咨询的种类、药物咨询的问题进行分类分析。咨询的患者中<18岁的占42%，18～60岁占22%，>60占36%。抗生素、心血管系统用药、消化系统用药为排名前3的咨询药物，其次为内分泌系统药物，五官、皮肤科药物，口腔药物，解热镇痛药物等。用法用量、药物名称价格及规格、不良反应为用药咨询排名前3的问题。加强门诊药房用药咨询工作是大势所趋，便于帮助前来咨询者答疑解惑，将业务素质水平提高，促进药房日常工作的有序进行。张金荣等对河南科技大学第一附属医院门诊药房2016年1月1日至2018年9月30日的药物咨询记录进行了分析。随着年处方数的增加，咨询人数无明显增加。18～40岁1 591

例,41~65 岁 4 561 例,>65 岁 3 215 例;咨询人员以患者为主,占 98.6%,医务人员占 1.4%;高中以上学历者居多,占 96%。咨询所涉及的药品中心脑血管系统、消化系统、内分泌系统等慢性疾病率咨询率较高,咨询内容中用法用量的频率最高,占 47.81%。其次为特殊剂型指导(14.13%),用药注意事项(13.66%),特殊人群(3.25%),药物不良反应(1.59%)等。近 3 年咨询率仅占 1.08% 。只有极少数患者会到咨询窗口问询。廖秋玲选取了 2015 年 1 月至 2017 年 12 月来宾市人民医院门诊药房接受用药咨询服务的 460 例记录进行回顾性研究。其中男 219 例,女 241 例,年龄 18~70 岁,平均(42.37±15.84)岁,对咨询所涉及的疾病种类和具体内容进行统计分析。结果显示用药咨询所涉及的疾病种类中最高频的前五位依次为心血管疾病、内分泌疾病、消化系统疾病、呼吸系统疾病、神经系统疾病,用药咨询所涉及的具体内容中最高频的前五位依次为用法用量、特殊人群用药、不良反应及禁忌证、药物相互作用、储存方式。张秀峰等分析了 2017 年 2 月 13 日到 2018 年 2 月 12 日内蒙古自治区妇女儿童保健医院门诊药房 725 例患者的用药咨询记录进行分析。457 例婴幼儿、儿童(年龄小于 12 岁),占总人数的 63.03%;217 例孕期、哺乳期妇女,占总人数的 29.93%;51 例其他患者,占总人数的 7.03%;从咨询问题种类上分析:184 例咨询药物适应证,占 25.38%,171 例咨询用法用量,占 23.59%,187 例咨询药品不良反应,占 25.79%;89 例咨询药物选择,占 12.28%;58 例咨询药物相互作用,占 8%;36 例咨询其他,占 4.97%。门诊药房药品咨询采用零距离服务的方式,能改善医患关系和减少医患纠纷,达到优化药物咨询服务质量的目的。吉建等对河南省洛阳正骨医院 2016 年门诊药房 1 132 份咨询记录进行分析,结果显示咨询者中,医务人员 96 例,占 8.48%,患者及其家属 1 036 例,占 91.52%。其中占比例较大的为>60 岁的患者及家属和孕妇及哺乳期患者及家属,分别为 43.53%、22.88%。由于是骨科医院,内部制剂的咨询者所占比例较大;由于医院的就诊患者老年人占较大比例,骨关节炎及骨质疏松是老年人的多发性常见疾病,风湿内科也是医院的特色科室,常用药物为维生素矿物类,骨代谢调节剂,非甾体类抗炎药,免疫类药物的咨询数量占绝大部分。药物咨询的内容主要有药物的用法用量和注意事项及禁忌证,其次是疗效、适应证及药物不良反应。门诊咨询者多为老年患者,常伴有一些基础疾病,医院为专业性较强的骨伤中医院药品种类较少,多为骨科类常用药,药师对于心脑血管系统类、消化系统类药物等知识了解较少,应不断改进和完善药物咨询服务,定期组织专业知识技能培训,学习临床合理用药知识,提高药师的业务水平。张雅莉等对长治市郊区人民医院 2017 年 1 月—12 月门诊用药咨询记录 335 条,对咨询对象、咨询药物种类、咨询内容进行统计分析。结果显示咨询对象中以患者或其家属最多(92.24%),咨询药物类别以心血管系统用药最多(32.84%),其次是内分泌系统用药(27.16%),与该院的性质有关。咨询内容中居前三位的依次是药物的用法用量(48.36%),药物不良反应及其注意事项(12.84%),药品的价格和医保分类(8.36%)。杨磊等对云南省大理市第一人民医院 2017 年 1 月 1 日至 2018 年 12 月 31 日的门诊用药咨询记录进行统计分析。运用帕累托图法回顾性分析了用药咨询中问题类型和咨询药物类别的分布。结果为药物咨询者身份中以患者及家属所占比例最高(占 87.25%),其次为护士及医生(占 11.74%);咨询者年龄分布多集中在 45~65 岁(占 57.89%)。咨询内容中,询问药物名称与成分所占比例最高(占 59.23%),其次为用法用量(占 10.74%)。咨询药物类别中以中成药类所占比例最高(占 23.83%),其次为心血管系统药物(占 15.10%)、消化系统药物(占 13.76%)。陈月等筛选 2017 年北京大学人民医院的药物咨询记录,共 21 468 例,运用帕累托图法对对咨询人员构成、咨询问题内容和咨询药品内容等进行分析。结果显示男性咨询人员占 41.49%,女性咨询人员占 58.51%;电话咨询占 31.22%,现场咨询占 68.78%。咨询问题内容中基本信息、用法与用量、特殊剂型指导、特殊人群用药及用药注意事项等为主要因素,遴选药品、患者教育及药物相互作用为次要因素。药品种类中,心血管系统用药、呼吸系统用药、抗感染药、中枢神经系统用药及专科用药等为主要因素,激素及其有关药物、影响变态反应和免疫功能的药物为次要因素。笔者所在医院药师为患者提供药物咨询服务能很好地解答在用药方面的诸多问题,通过帕累托图法的分析,咨询药师可更有针对性的提升药学服务技能,提供更优质的药学服务,促进临床合理用药。刘燕好等建立并运用药学门诊标准操作流程图及药学门诊就诊登记表,同时回顾性分析了惠州市第一妇幼保健院 2018 年 1 月—11 月药学门诊的 156 例就诊病例。建立适合自身情况的标准操作流程,门诊前准备、治疗方案评估、患者信息采集、提出用药建议、用药教育和指导、预约和随访。建立药学门诊就诊登记表就诊患者平均年龄(46.21±5.95)岁,年龄跨度大,最小 19 岁,最大 84 岁,年龄≥60 岁的共 41 例。咨询内容包含特殊人群用药管理门诊 95 例,其中妊娠期用药风险评估 71 例(45.5%)、哺乳期用药风险 24 例(15.4%);慢病管理门诊 33 例,其中药物重整 15 例(9.6%)、药物效果不佳 8 例(5.1%)、服药注意事项 8 例(5.1%)、其他 2 例(1.3%);疼痛管理门诊 28 例(17.9%)。通过使用标准操作流程图及药学门诊就诊登记表的方法,既能规范药师出诊工作,又能提高就诊意见采纳率和就诊质量。[海峡药学,2018,30(12):254-255;河南医学研究,2019,28(6):1 047-1 049;中国处方药,2019,17(5):37-38;世界最新医学信息文摘,2018,18(81):177.;中医药管理杂志,2018,26(17):195-197;基层医学论坛,2019,23(11):1 586-1 587;中国医药导刊,2019,21(5):310-315;中国医院用药评价与分析,2019,19(2):246-250;中国处方药,2019,17(6):1-3]　（张志东　章　正　吴新荣　胡晋红）

↗ 临床药师参与门诊窗口药学咨询 竺泉峰分析了所在医院门诊窗口药学咨询工作，综合分析医院 2016 年 1 月至 2017 年 12 月 1 469 例记录完整的用药咨询记录。结果显示：年龄 >65 岁占 52%；18～65 岁占 39.01%；<18 岁占 8.99%。咨询方式以药师窗口询问为主，2016 年咨询问题中，用法用量与一般知识问题占比为 47.36%（332/701），2017 年用法用量与一般知识问题占 39.16%（301/768），呈现出了明显的下降。与 2016 年比较，2017 年特殊患者、不良反应与注意事项和相互作用这三类咨询问题都有明显增长，这一结果显示临床药师参与门诊窗口药学服务后，患者所咨询问题的深度有了明显的上升。作者表示临床药师参与门诊窗口药学服务，可保障药物疗效，改善患者生活质量，进一步促进临床合理用药。［临床合理用药，2019，12（3A）：125-127］

（张志东　章正　吴新荣　胡晋红）

↗ 门诊药房开展合理用药咨询的效果 郑丹丹等收集 2017 年 7 月—12 月未开展合理用药咨询（对照组）以及 2018 年 1 月—6月医院门诊药房开展合理用药咨询后（观察组）的各 400 例患者，调查两组患者药品知识掌握情况、药物不良反应发生情况。合理用药咨询服务的内容包括：药物使用方法，药品使用时间，药品的储存，用药注意事项，药物不良反应。通过对比分析，得出观察组患者的药品知识知晓率高于对照组，同时不良反应发生率低于对照组。作者建议开展门诊用药咨询能使患者更清楚地掌握用药信息，减少用药风险，提高患者对医院的信任度，还能促进药师自我价值的实现。［中医药管理杂志，2019，27（13）：114-116］

（张志东　章　正　吴新荣　胡晋红）

↗ 药学门诊/用药咨询中的住院药房用药咨询 赵俊萍等采取问卷抽样调查的方式，对山西省儿童医院 2017 年 6 月至 2018 年 6 月医护人员 336 例及住院药房用药咨询记录 218 例资料进行了统计分析。经分析显示在药学专业知识方面病区医护人员咨询最多的是药物相互作用与药物溶媒的选择、滴注速度。药物管理知识方面咨询最多的是药品有效期及有特殊要求药品的贮藏。住院药房是药学部门与临床科室接触较为密切的部门，笔者建议通过开展用药咨询，减少临床药物相关差错，提高合理用药水平，，促进病区药品的合理使用和科学管理，从根源上降低用药错误的发生率，减少医疗纠纷，提高患者的用药安全。林建华采用回顾性调查方法对福建三明市第二医院 2017 年住院药房的用药咨询记录共 267 例进行统计分析，病区主要采用电话咨询，占 63.8%，用药咨询人群分布护士占 25%；医生占 40%；患者占 35%。咨询内容中专业性内容包括用药方法咨询（药物的选择、药物的疗效及适应证，药物的用法用量、用药方法）、药品的用药时间、时辰药理学、药物相互作用和配伍禁忌、药品储藏条件和有效期、服药期间的禁忌证、药物的不良反应及注意事项、特殊人群的用药、药品的规格、剂量、护士咨询配伍等。非专业性内容涉及药品的库存和药品的价格等。住院药房开展用药咨询服务，通过不断学习，定期总结，才能更好地解答问题，促进患者安全、有效、合理用药，加强医患沟通，提高患者治疗满意度，提高临床合理用药水平。［山西职工医学院学报，2019，29（2）：5-7；基层医学论坛，2019，23（13）：1 893-1 894］　（张志东　章　正　吴新荣　胡晋红）

↗ 药学门诊/用药咨询中的中药 & 中成药用药咨询 张晨收集北京市大兴区旧宫医院 2017 年门诊中成药咨询记录 1 237 例，从药品基本信息、用法与用量、不良反应、禁忌证、药物相互作用与联合用药、寻医问药、替代药品、妊娠期妇女中成药的选择、药品比较和错误用药后的处理方法等方面进行归纳、分析。咨询内容以药物基本信息为主（360 例，占 29.10%），其次为用法与用量（245 例，占 19.81%）、不良反应（136 例，占 10.99%）、妊娠期妇女中成药的选择（98 例，占 7.92%）和药物相互作用与联合用药（89 例，占 7.19%）。由于中成药成分较多且使用应符合中医辨证施治的原则，当患者问及药物相互作用，药品联用，替代药品等问题时，对中药师的专业知识要求更高。建议中药师不断学习专业知识，提高专业技能，才能为患者提供科学、严谨和专业的药学服务，及时解决患者在药物治疗中遇到的问题。王丽英等对德州市中医院 2017 年 5 月至 2018 年 5 月中药房收集的 600 例中药用药咨询进行分析。600 例中药用药咨询中，咨询问题主要集中在中药饮片及免煎颗粒使用方法、中西药联用、用药禁忌、中药识别，分别占比 46.8%、15.5%、13.2%、10.2%。反映出群众对中药的基本使用常识还不清晰，再服中药期间需忌口的食物不了解，此外对中药识别的问题专业性要求较高。时琳等首都医科大学附属北京中医医院的药师建立用药咨询中心，结合自身特色开展用药咨询工作。用药咨询的对象按较常见的人群主要分为一般人群，比如中、青年患者，以及特殊人群，包括老年患者、妊娠及哺乳期妇女、患儿父母和医护人员。笔者所在医院以中医见长，咨询中药问题的患者多。内容主要为中草药煎煮和服药方法，中成药的服用，服药禁忌等。西药用药咨询主要涉及用法用量，药物、食物相互作用，药物安全，有特殊装置药物的使用。胡欣燕等所在的首都医科大学附属北京中医医院是设立用药咨询中心的北京市市属医院中唯一一家中医医疗机构，该院用药咨询中心对每次患者用药咨询情况，都形成电子文档，以 Microsoft Office Access 数据库文件记录汇总。借助这个平台，可以实现与患者用药咨询需求相关的资料统计和分析，尤其是中药专业的用药咨询，对一些有共性的、患者常遇到的中药方面的药问题，形成统一的、确切的、公认一致的文字性材料。笔者回顾性分析了 2016 年 1 月—11 月的用药咨询记录，咨询药品基本信息占 32.3%，药品服药注意占 18.69%，此两类问题相加占到咨询问题总数的一半以上。单味中草药问题占 10%，其他还包括药物相互作用、中药汤剂、不良反应、相似药品替代、特殊人群用药等均在10%以下。李颜等对上海交通大学附属第六人民医院2015年1月至2016年5月间的用药咨询表进行分析,总计196人381个问题。结果咨询方式上以窗口面对面咨询为主,占85.3%。咨询对象中,医护人员为21.43%(42/196),患者及其家属为78.57%(154/196),咨询的内容方面煎药方法占50%以上,服药禁忌占10.5%,其次为服药方法(5.25%)和保存方法(4.72%),其他还包括药物功能主治,联合用药,饮片的毒性、不良反应或是否有某种饮片等。作者所在的医院药学部门设置有药物咨询窗口、药物咨询室及临床药师门诊,但由于综合性医疗机构的性质决定了上述药学服务以西药为主,而针对中草药的药学服务相对薄弱,因此采用了中草药房配发药窗口兼顾草药药物咨询的药学服务方式。[中国医院用药评价与分析,2018,18(11):1 576-1 581;临床医药文献杂志,2018,5(98):197-198;第二届临床中药学大会,2018.9;中国药师,2019,22(4):682-685;药学服务与研究,2018,18(4):281,295,303]

(张志东　章　正　吴新荣　胡晋红)

PDCA循环在门诊药房用药咨询中的应用　张永娜等将PDCA循环运用于门诊药房用药咨询中。回顾性比较分析了郑州大学附属肿瘤医院2017年7月—12月期间门诊药房运用PDCA循环前后药房的用药咨询情况。通过对咨询例数少的原因分析,发现主要原因为门诊无专门的药物咨询窗口,缺乏明显的咨询标识,药师自身水平参差不齐,药品种类繁多,患者文化差异大等,并制定相应的对策,使得咨询隶属从185例到323例,增幅74.6%。咨询问题主要集中在药品用法用量、药品不良反应、配伍禁忌及药物相互作用等方面。PDCA循环法在门诊药房用药咨询管理实践中应用效果显著,可作为提高药房管理质量的有效途径。[中国合理用药探索,2019,16(1):156-158]

(张志东　章　正　吴新荣　胡晋红)

QCC在提高药师门诊就诊人数中的应用　品管圈(QCC)是由同一部门人员自发地进行品质管理活动所组成的小组,以全员参与方式对工作场所的质量管理项目进行分析,解决存在的问题,以达到不断对自己的工作场所进行维护与改善的活动。佛山市南海区人民医院的雷露雯等,采用品管圈提高药师门诊就诊人数,发现患者对药师门诊认知度不足、对药师信任度不高以及药师自我宣传不足等原因,并采取多渠道加大宣传药师门诊,以及组织药师参与慢病管理培训以提高其沟通技巧及专业水平等措施,2018年上半年孕产妇用药咨询门诊就诊人数提升了219.23%,笔者以品管圈活动为载体,对药师门诊工作进行优化和持续改进,提高了该院药师门诊的就诊人数,成效显著,提示品管圈在进一步提升药师门诊及药师服务转型中的重要作用,对进一步开展工作有重要启示,可促进药学服务模式的转型。[今日药学,2019,29(4):270-273]

(张志东　章　正　吴新荣　胡晋红)

基于互联网的药学门诊/用药咨询　李晶等探索微信用药咨询服务模式,为儿科患者用药咨询提供更好的建议,选取2016年7月至2018年6月期间微信群接收的569例儿科用药咨询资料,分析药物类别及内容。结果提示涉及的药物排前3位的为呼吸系统用药28.65%、消化系统用药21.27%、维生素及矿物质缺乏用药12.56%。咨询内容分类依次前3位的分别为适应证31.46%、药物选择26.54%、用法用量21.09%。利用微信平台开展儿科用药咨询服务,家长、药师可通过发送文字、图片及语音等形式进行沟通,随时随地可实现精准用药咨询服务;家长咨询的范围不再局限于院内药品;家长可及时在微信群内反馈和咨询用药过程中发现的问题,有助于儿科药师开展儿童家庭用药的全程监护,是院内药学咨询服务的延伸与补充。许书慧等利用"问药师"平台进行用药咨询服务实践,收集本文作者于2017年10月至2018年7月在"问药师"平台上对502例关于儿童、孕期和哺乳期妇女用药咨询服务的数据进行分析。其中男性、女性分别为147(29.3%)、355(70.7%)例,年龄分布以20~40岁患者为主(291例,58.0%);同时用药1~2种、3~4种、5种及以上占比分别为45.4%、41.4%、13.2%,且同时服用5种及以上药物者均为儿童患者;儿童用药、哺乳期用药、孕期用药占比分别为42.0%、40.6%、17.4%,咨询药物的种类以抗菌药、中成药和抗病毒药占比最大,分别为25.6%、17.8%、12.1%,咨询的用药问题类型主要是药物适应证、用量与疗程、药物安全性与不良反应,占比分别为31.9%、17.5%、13.6%;不合理用药类型包括选药不合理、重复用药、无适应证用药,占比分别为44.1%、21.0%、14.9%;利用"问药师"平台为患者提供用药咨询服务,在纠正不合理用药的同时收到患者的良好反馈,提高以患者为中心的药学服务效果,不断提高药师专业能力沟通能力和人文素养。[抗感染药学,2018,15(9):1 492-1 495;中国药房,2019,30(3):421-427]

(张志东　章　正　吴新荣　胡晋红)

非计划妊娠女性用药咨询　刘小艳等收集了2014年10月8日至2017年12月31日首都医科大学附属北京妇产医院团结湖院区用药咨询记录,筛选出1339例非计划妊娠患者咨询记录。非计划妊娠女性的用药时间主要集中在孕0~4周(432例,32.26%)和>4~8周(411例,30.69%)。药物咨询内容主要为药物对胎儿的影响(1 173例,87.60%)。药物对胎儿影响咨询例次排序居前3位分别为抗感染药物(332例,28.30%)、中药(259例,22.08%)和避孕药(97例,8.27%)。非计划妊娠是个意外,在意外妊娠前后患者使用药物,在用药过程中多数患者并未获悉药物对胎儿生殖毒性方面的信息。临床药学人员,应本着科学的原则,从患者用药的孕周、使用药物的性质、药物使用的剂量和疗程，结合目前医学临床实践高级别的证据，综合评估药物对胎儿的影响，并把评估结果以通俗易懂的语言客观呈现给患者，以便于患者做出正确选择。[医药导报，2019，38(6)：800-802]

（张志东　章　正　吴新荣　胡晋红）

↗ 妊娠期妇女的用药咨询　李玲收集了大连市妇女儿童医疗中心2014年10月至2017年7月在门诊用药咨询窗口关于妊娠期用药咨询共602份。经分析，孕早期用药咨询占绝大多数，3～8周用药咨询占35.71%，0～2周用药咨询占25.58%，咨询最多药物种类为性激素类，其次为维生素及矿物质类、妇科外用药、中成药等。内容最多为药物不良反应，主要为药物对胎儿的不良影响，药品用法、使用剂量及疗程、储存方法及疗程也是妊娠期妇女咨询重点。由于妊娠期的特殊性，针对妊娠不同时期的用药应根据具体情况给予相应的建议，药师尽最大所能为妊娠期患者提供细致专业的药学咨询服务，使患者了解妊娠不同时期药物对胎儿的影响，指导选用对孕妇及胎儿安全的药物，指导患者在用药过程中遵循时间宜短不宜长，剂量宜小不宜大，能局部用药不全身用，能用单药避免联合，能用单纯制剂不选复合制剂原则。加强孕期教育，开展妊娠期课堂对妊娠期用药注意问题进行讲解，提高患者合理用药意识。[临床研究，2019，17(10)：65-66]

（张志东　章　正　吴新荣　胡晋红）

↗ 儿童用药咨询及回访效果　黄志毅等回顾性分析了2018年1月—6月厦门市妇幼保健院儿科用药咨询2 517次记录，结果显示在咨询药物内容中，用法用量为主要问题(78.06%)，其次是注意事项(11.69%)和适应证(3.06%)。咨询药物主要是抗微生物药物，其次是皮肤及五官科外用药。用药咨询患儿家属总理解率为96.65%。用法用量主要是由于医生会根据小儿的年龄和体表面积等调整剂量，与说明书上的标准用量有差别，此外还有一些特殊剂型的操作和使用。抗微生物药物咨询量大是由于儿童免疫系统发育不完善，易患感染及呼吸系统疾病。抗微生物药物咨询中以抗细菌药与抗病毒药为主且比例相近。建议制作用药宣传单以及教学视频、网络资源，向广大患儿家属宣传儿科合理用药常识，回访调查利于发现问题、持续改进，防止药物不良反应事件的发生。[临床合理用药，2019，12(6c)：106-108]

（张志东　章　正　吴新荣　胡晋红）

↗ 呼吸系统疾病用药咨询　周悦回顾性分析了福建省三明市中西医结合医院2017年1月至2018年1月在门诊开展用药咨询的呼吸系统疾病患者的咨询记录。518例患者中所患疾病主要是慢性阻塞性肺疾病、急性支气管炎及间质性肺病。药物种类方面咨询率较高的药物类目为抗菌类、糖皮质激素类和平喘类药物。咨询的知识内容主要包括药物不良反应(19.55%)，联合用药(10.34%)，药物机理(14.66%)，药物应用疗程(13.03%)，药物疗程(18.48%)。通过分析发现导致出现药物不良反应的药物种类主要为抗菌类药物、糖皮质激素类药物、免疫抑制剂及化疗类药物，分析其原由，可能和患者长时间对某些药物过于迷信，自身的用药未能遵照医嘱合理应用。咨询者大部分是老年人，需特别重视用药指导，加强健康宣教。[临床合理用药，2019，12(6A)：98-99]

（张志东　章　正　吴新荣　胡晋红）

↗ 移植药学门诊　马葵芬等介绍了浙江大学医学院附属第一医院移植药学门诊的建立过程并分析其运行效果。该院肾移植药学专科门诊是国内首个面向移植患者的收费药学门诊，服务对象主要是肾移植术后的慢病患者，前期通过微信调研确定服务范围、服务时间、收费标准。自2017年9月建立以来，共接待144位患者，就诊次数超过289次，每日平均就诊例次约5.8例。移植药学门诊的前100次门诊，共涉及患者31位，共处理101件药物相关问题，平均为每位患者处理3.25件。已处理完成的药物相关问题为87件，完成率为86.1%。共提出药学建议88条，总采纳率为92.0%。[今日药学，2018，28(12)：824-834]

（张志东　章　正　吴新荣　胡晋红）

处方点评

↗ 特殊使用级和碳青霉烯类药物处方点评　肖湘等人调取2015年—2017年某院应用特殊使用级抗菌药物的出院病历，共1 025份；分析患者基本情况、病原学送检情况、标本分布情况、抗菌药物品种和特殊使用级抗菌药物应用情况。结果：1 025例使用特殊使用级抗菌药物的住院患者中，949例送标本进行了细菌培养，病原学送检率为92.59%，送检标本共1 677份，分离出细菌830株，检出率较高的细菌依次为大肠埃希菌、肺炎克雷伯菌和铜绿假单胞菌等。1 025例患者共使用特殊使用级抗菌药物9个品种，以美罗培南、亚胺培南和万古霉素为主；用药时间为1～39d，平均4.98d；碳青霉烯类抗菌药物的用药频度最高，头孢吡肟的药物利用指数最高；联合用药的患者402例，占39.22%；不规范应用特殊使用级抗菌药物主要表现为无会诊、会诊人员非我院特殊使用级抗菌药物专家组成员及由无处方权限的医师开具。朱丽崧抽取2018年1月—12月间某院特殊使用级抗菌药物的临床使用的80例患者相关数据，统计其患者使用的药品名称、规格、用量、金额和科室分布，分析其抗菌药物的使用情况。结果：2018年医院特殊使用级抗菌药物的用量及其销售金额均以注射用美罗培南为最多，注射用亚胺培南西司他丁钠为最少；特殊级抗菌药物常被用于重症监护室、关节科、血液肿瘤科、急诊留观、综合内科、外科、康复科、脊椎科及创伤骨科，且除血液肿瘤科外，其余科室均为单一用药；在随机抽取的80例患者中，有细菌培养13例占16.25%，处方医生不具有高级专业技术职称16例占20.00%。李嘉莹回顾性分析了某院一年使用碳青霉烯类抗菌药物的患者100例，对其用药情况与病原学检查结果进行比较，对用药合理性进行评估与分析。结果：100例患者所使用的碳青霉烯类抗菌药物包括注射用美罗培南、注射用亚胺培南西司他丁钠，其中用药合理79例，用药合理率为79%。不合理用药21例，其中违反《抗菌药物临床应用管理办法》，越级使用碳青霉烯类抗菌药物的有6例；临床使用碳青霉烯类抗菌药物时，未及时进行病原微生物送检的有8例；未对病原菌致病性进行分析，未区分致病菌、定植菌与污染菌，盲目使用碳青霉烯类抗菌药物的有2例；未根据相关疾病指南经验性选用抗菌药物，药物选择不合理的有1例；未根据特殊人群病理生理特点及时调整给药剂量的有2例；未充分考虑碳青霉烯类抗菌药物药动学/药效学特点制订合理治疗方案，用法与用量不合理的有2例。方莎莎等人抽取某院2016年所有使用碳青霉烯类抗菌药物患者的病历资料，对抗菌药物使用情况、感染类型、病原学检查情况进行汇总统计，并对抗菌药物使用合理性进行评估，对使用不适宜问题进行分类。结果：共抽取383例患者的病历资料，女137例（35.78%）、男246例（64.22%），平均年龄为（59±12）岁，中位年龄为61岁。总送检率为95.30%（365/383）；按药物敏感试验结果选择用药者258例（67.36%）；亚胺培南西司他丁钠和比阿培南的药物利用指数分别是1.29和0.76；用药不适宜病历共60份（15.67%）。［中国医院用药评价与分析，2019，19（3）：359-361+364；抗感染药学，2019，16（5）：755-758；中国医院用药评价与分析，2019，19（1）：76-77+80；第二军医大学学报，2019，40（3）：341-345］ （梁虹艺　吴新荣　胡晋红）

门、急诊或住院医嘱点评　段自皞等人调取2014年—2017年六安市人民医院抗菌药物的相关用药信息，并从多个角度对抗菌药物的使用率、使用强度（AUD）、用药频度（DDDs）、日均费用（DDC）进行回顾性统计分析。结果：抗菌药物给药途径以静脉注射为主，2014年—2017年，抗菌药物使用率和AUD均下降，但各类品种选择结构有明显变化。总体上β-内酰胺类药物选用比例有所下降，但在住院患者抗菌药物中β-内酰胺类药物仍然DDDs及占比最高。第1、3、4代头孢的DDDs总体呈波动式下滑的趋势，只有第2代头孢的DDDs总体上呈上升的趋势，由于第3、4代头孢DDDs占比较少，第2代头孢取代第1代头孢的趋势比较明显，第2代头孢中头孢呋辛有取代头孢替安的趋势。β-内酰胺/β-内酰胺酶抑制剂复方制剂中哌拉西林他唑巴坦大幅增长，头孢哌酮钠舒巴坦钠、阿莫西林克拉维酸钾大幅下降。碳青霉烯类和头霉素类出现明显增长。单环β-内酰胺类氨曲南的DDDs出现大幅下降。氟喹诺酮类药物中的盐酸莫西沙星氯化钠注射液、大环内酯类中的阿奇霉素干混悬剂逐年增长较为迅速，抗真菌药物伏立康唑（国产）、替考拉宁和利奈唑胺DDDs均显著增加。於晓芳采用销售金额排序法和用药频度排序法，对2015年—2017年某院抗菌药物的使用数据进行统计和分析。结果：2015年—2017年，该院抗菌药物的销售金额及其占药品总销售金额的比例总体呈降低趋势，抗菌药物销售金额占药品总销售金额的比例保持在21%～25%之间，用药品种数少于50种，抗菌药物的使用基本合理，符合国家卫计委的相关规定。销售金额排序居前3位的抗菌药物类别分别是青霉素类、头孢菌素类和氟喹诺酮类；用药频度排序居前3位的药品分别为左氧氟沙星、氟康唑和莫西沙星。张慧慧等人采用Excel软件，对2015年—2017年我院抗菌药物销售金额、用药频度、限定日费用及药品销售金额排序/用药频度排序等指标进行统计分析。结果：2015年—2017年，我院抗菌药物销售金额占药品总销售金额的比例（12%～14%）符合相关要求，且总体呈下降趋势；销售金额排序、用药频度排序均居前5位的抗菌药物种类为头孢菌素类、青霉素类和氟喹诺酮类，其中头孢菌素类抗菌药物的销售金额排序、DDDs排序始终居第1位。崔嘉佳从某院信息系统收集原始资料，分析某院2017年—2018年该院抗菌药物不合理使用情况。结果：2017年—2018年该院抗菌药物使用600个处方中，不合理使用188个，不合理使用率为31.33%，其中门诊主要为综合内科，不合理使用率39.29%；其次为结核内科和外科，不合理使用率均为23.81%；再次为妇科，不合理使用率11.90%；最后为中西医结合科，不合理使用率1.19%。住院主要为结核内科，不合理使用率为65.38%；其次为综合内科、外科和妇科、中西医结合科，不合理使用率分别为12.50%、11.54%、10.58%。2017年—2018年我院抗菌药物不合理使用途径主要为不规范处方、不适宜处方及超常处方，其中门诊120个，住院123个，单张处方可能同时存在多个药物使用不合理。夏海建等随机抽取某区45家基层医院2016年3月1日—5日抗菌药物处方2 331张，统计并分析抗菌药物的给药途径、用药种类、使用级别、合理联用、适应证适宜性。结果：抗菌药物给药途径为静脉滴注的1 936例次，口服928例次，肌肉注射11例次；抗菌药物单用1 934例次（69.62%），2种抗菌药物联用821例次（29.55%），3种抗菌药物联用23例次（0.83%）；非限制使用级1 601例次（47.05%），限制使用级1 765例次（51.87%），特殊使用级37例次（1.09%）；抗菌药物不合理联用91例次；抗菌药物适应证不适宜860例次。卫生主管部门应高度重视，加强基层医师、药师、护师的合理用药培训，加强日常用药监管。赵绿英等人选取2016年2月至2018年2月某院门诊使用量排序居前10位的抗菌药物，对其使用状况进行统计分析。结果：2016年2月至2018年2

月该院门诊使用量排序居前10位的抗菌药物中，用药频度最大的为阿莫西林克拉维酸钾干混悬剂，最小的为注射用头孢替唑钠；限定日费用最高的为阿莫西林克拉维酸钾干混悬剂，最低的为左氧氟沙星胶囊；药物利用指数>1的只有阿莫西林克拉维酸钾干混悬剂。匡崇书抽取2017年1月—12月间门诊患者抗菌药物处方750张，分析其抗菌药物不合理用药处方的状况及不合理处方类型的原因。结果：750张抗菌药物处方中，35张处方存在抗菌药物用药不合理，其不合理抗菌药物处方的发生率为4.67%，不合理处方的具体类型有无指征用药（占28.57%）、选取溶媒不当（占17.14%）、用法用量不当（占11.43%）、药物间拮抗（占14.29%）、用药疗程不当（占5.71%）、重复用药（占17.14%）和选药不当（占5.71%）。喻萍采用回顾性研究的方法，随机抽取2017年下半年（7月—12月）门诊抗菌药物处方，运用Excel软件进行统计、分析和点评处方。结果：共抽查抗菌药物处方5 000张，合理处方4 588张，不合理处方412张，不合理处方构成比为8.24%；其中，不规范处方171张，不适宜处方238张，超常处方3张。李娜选取2016年11月门诊开具的12 566张处方，对所有处方中的抗菌药物使用情况进行统计分析。在12 566张抽查处方中，有2 064张门诊处方含有抗菌药物，门诊处方抗菌药物使用率为16.43%，抗菌药物单用处方1 729张（83.77%），二联处方332张（16.09%），三联处方3张（0.15%）。门诊使用抗菌药物的处方中，非限制性使用抗菌药物处方共计1544张（74.81%）。邓晓锋等人随机收集某院门诊抗菌药物处方10 000份，对其进行回顾性分析，并对抗菌药物的用药情况进行点评。结果门诊第一、二、三、四季度的处方合格率分别为99.16%、99.36%、99.42%、99.53%，分别有21、16、14、12份不合格处方，总合格率为99.37%。63份不合格处方中，药品剂型不适宜1份，占1.59%；联合用药不适宜1份，占1.59%；遴选药品不适宜2份，占3.17%；用法用量不适宜5份，占7.94%；适应证不适宜25份，占39.68%；用药不适宜23份，占36.51%；超常处方6份，占9.52%，主要以适应证不适宜、用药不适宜为主。63份不合格处方中，肾内科、儿科、泌尿系科不合格处方占比最多，分别为20.63%、17.46%、12.70%。林远雄等回顾性分析急诊科3 000张处方的临床资料，对抗菌药物使用率、各类抗菌药物使用情况、联合用药、给药途径分布、不合理用药等情况进行统计分析。结果：3 000张处方中，1 760张急诊内科处方，含抗菌药物处方902张，抗菌药物使用率为51.25%；1 240张急诊外科处方，含抗菌药物处方834张，抗菌药物使用率为67.26%；总抗菌药物使用率为57.87%（1 736/3 000）。抗菌药物以头孢菌素类、喹诺酮类使用率最高，分别为35.43%、30.07%，其他依次为青霉素类、硝基咪唑类、单环β-内酰胺类、大环内酯类等。1 736张抗菌药物处方中，单一用药1 413张、占81.39%，二联用药247张、占14.23%，三联用药76张、占4.38%。给药途径以静脉滴注为主，静脉滴注+口服、口服、外用等为辅。1736张抗菌药物处方中，不合理处方198张（11.41%），以遴选药品不适宜、无指征应用抗菌药物为主，其他少数为联合用药不适宜、重复给药、给药方案不合理、特殊人群用药不适宜。［现代药物与临床，2019，34（2）：534-540；中国医院用药评价与分析，2018，18（12）：1 681-1 683；中国医院用药评价与分析，2018，18（11）：1 543-1 548；临床医学研究与实践，2019，7（19）：106-108；中国药业，2019，28（11）：96-98；中国医院用药评价与分析，2019，19（2）：217-219；抗感染药学，2018，15（6）：956-958；中国药物经济学，2018，7（9）：36-38；中国处方药，2018，16（9）：43-44；中国现代药物应用，2018，12（18）：211-212；中国现代药物应用，2018，13（13）：157-159］

（梁虹艺　吴新荣　胡晋红）

↗ 围术期预防用药处方点评　杨少林等人采用回顾性方法，对2017年1月至2018年1月我院489例剖宫产术围术期预防性应用抗菌药物的情况进行统计分析。结果：489例剖宫产术围术期均预防性应用了抗菌药物；预防用药主要涉及头孢西丁、头孢唑林和克林霉素，其中联合用药2例（占0.41%）；预防性用药持续时间≤48 h的有217例（占44.38%）；术前30 min给药的有384例（占78.53%）；术中夹脐给药的有105例（占21.47%）；术中均无追加剂量。［中国现代药物应用，2019，19（3）：342-347］

（梁虹艺　吴新荣　胡晋红）

↗ 中成药处方的点评分析　陈光华等对2017年1月—6月川北医学院附属医院20 742张儿科门诊中成药处方采用临床用药决策支持系统软件筛查与人工点评相结合方式进行回顾性点评分析，不合理率0.81%，其中不规范处方占比4.19%，用药不适宜占比91.01%，超常处方占比4.80%。刘菲等对首都医科大学附属北京潞河医院2017年1月—12月27280张不合理的门诊中成药处方采用帕累托图法进行分析，中医科（22.0%）、心血管内科（16.0%）和呼吸内科（15.0%）所占比例最高，而药物遴选不符合辨证施治原则（36.58%）、超适应证用药（29.84%）和用法用量不适宜（16.42%）是产生不合理处方的主要因素。王岩等随机抽取首都医科大学附属北京世纪坛医院2017年1月—6月9 000张门诊中成药处方进行回顾性点评分析，不合格处方共816张（9.07%），其中重复用药（37.75%）、用法用量不适宜（21.94%）、联合用药不适宜（20.64%）显著高于遴选药品不适宜、临床诊断书写不全等其他不合理用药的比例。张敏等采用随机数字表法抽取社区卫生服务中心2017年1月至2018年6月1 000张中成药处方进行点评分析，西医执业医师开具的占83.70%，不合理用药率27.10%，其中用药及诊断不符42.44%、同类功效药物重复开具25.09%、用药剂量和方法不规范21.40%、疗程不适宜8.49%、配伍不合理2.58%。钟菊英对比浙江省立同德医院精神卫生中心2014年9月至2016年9月（实施不合理处方管理对策前）与2016年10月至2018年10月（实施后）中成药处方的不合理使用情况，不合理处方率由 0.96% 降至 0.21%($P<0.05$)，各类不合理处方（药物剂型选择不当、药物用法用量不当、药物适应证不明确、药物间存在配伍禁忌、禁忌证用药等）均显著降低，显示通过处方点评、药师及时干预、加强处方审核、系统培训医师等针对性措施，可有效降低不合理处方发生率。娄成龙等在 2017 年杭州市红十字会医院门诊中成药处方中每月随机抽取连续五个工作日、每日约 100 张进行回顾性点评分析，不合理处方 848 张（14.13%），其中不规范处方 639 张，用药不适宜处方 220 张，超常处方 27 张（同一张处方可能存在多种不合理情况）。周晓玲等抽取四川省成都市妇女儿童中心医院儿科门诊 2018 年 1 月—6月使用蒲地蓝消炎口服液的 700 张处方，分析其临床诊断、单次剂量、给药频率等合理性。医院儿科应用蒲地蓝消炎口服液最常见的诊断为上呼吸道感染（227 张，32.43%）、支气管炎（204 张，29.14%）和扁桃体炎（73 张，10.43%）；其给药频次符合药品说明书规定，但单次剂量偏大。建议医院加强对医师的培训，规范蒲地蓝消炎口服液临床使用。刘玲对盘锦市中心医院 2017 年 8 月至 2018 年 1 月含毒性成分中成药安脑丸的处方进行统计（用药科室、患者的年龄及用量、疾病类型以及合并用药情况）并分析。安脑丸处方用量在 4～10 盒的人数最多（846 例，88.49%），其中 4～9 盒 406 例（42.47%），10 盒 440 例（46.02%）；每日服用 1 丸的人数为 921 例（96.34%）；每张处方用药疗程多为 12～30d，870 例（91.00%），并且存在着超剂量超疗程以及禁忌配伍用药的情况。陈蓓蓉等采取回顾性处方评价方法，抽取 2017 年 5 月上海交通大学附属第六人民医院门诊各科室扎冲十三味丸处方共 663 张进行统计分析。5 月扎冲十三味丸不合理处方占比 15.84%。不合理用药比例居首为骨科。不合理处方中药物用法用量不合理占 67.62%，重复给药占 33.33%，适应证不适宜占 0.95%，有配伍禁忌的药物联用占 2.86%，疗程和用药时长问题占 2.86%，部分处方存在多项不合理。王诗卉等调取首都医科大学附属北京朝阳医院门诊 2018 年 1 月—10 月的血府逐瘀胶囊处方，对所有处方逐一进行点评并对患者性别、年龄、药物使用科室分布、服用剂量和疗程、临床诊断等情况回顾性分析。调取门诊血府逐瘀胶囊处方14 607 张，患者性别比例为男∶女（1.0∶2.8），年龄主要集中于 20～50 岁。使用科室主要集中在乳腺外科，用量占全院总用量的 63.43%。服用剂量规范合理的处方占总处方数的 99.74%。王彬焜等通过回顾性分析，抽取 2018 年 2 月—3月台州市立医院门诊使用活血化瘀类中成药处方，根据药品说明书等，判断是否为超说明书用药。医院门诊活血化瘀类中成药超说明书比例占 21.5%，主要以超适应证、超剂量和超疗程为主，妇产科、骨科和神经内科超说明书用药所占比例较高；西医开具的中成药超说明书用药处方远高于中医；而且不同职称医师，超说明书用药发生率不同。医院门诊活血化瘀类中成药超说明书用药的现象较普遍。康婉洁等找出国家现行四大标准中含雄黄中成药共 187 种，对其药品种类、性状、处方、用法用量以及注意事项进行相关统计。涉儿或儿科专用含雄黄中成药剂型不合理，含雄黄中成药中毒性药材数量亟待调整，涉儿或儿科专用含雄黄中成药疗程及年龄划分不明确，含雄黄中成药说明书及警示语不规范。建议完善含雄黄中成药标准，补充含雄黄中成药剂型、疗程、年龄划分以及说明警示等方面信息。陈光华等采用回顾性分析的方法，以适应证、用药频度（DDDs）、日均费用（DDC）、销售金额等为参数，分析 2015 年—2017 年川北医学院附属医院口服类抗肿瘤中成药的临床使用情况。2015 年—2017 年，口服类抗肿瘤中成药华蟾素片与华蟾素胶囊销售金额连续 3 年居一、二名，肝复乐胶囊销售金额增长速度最快，其用药频度（DDDs）也快速上升至第一，有 4 个药品的日均费用（DDC）出现不同程度下降。口服类抗肿瘤中成药临床应用存在高售价抗肿瘤中成药临床用量大、用药日均费用高、超说明书用药等问题。段露清等统计上海市浦东新区人民医院 2013 年—2016 年含毒性药材中成药的品种，并对其毒性成分、功效分类、用药金额、用药频度（DDDs）、处方合理性及药品不良反应（ADRs）等进行系统分析。本院含毒性药材中成药共 30 种，其中内科用药、肿瘤用药和外科用药居销售金额前 3 位。相较 2013 年，2016 年内科用药、肿瘤用药和外科用药销售金额分别上涨了 85.63%、70.82% 和 37.93%。痹祺胶囊始终位居销售金额前 3 名，2016 年 DDDs 增加显著。肾衰宁片、小儿豉翘清热颗粒使用强度也较前两年显著增加。含毒性药材中成药主要存在用量不当（46.73%）、适应证不适宜（29.17%）和重复用药（12.96%）等问题。涉及含毒性药材中成药的 ADRs 报告 13 份，占中成药 ADRs 报告的 13.98%。李国英等回顾性统计分析新疆医科大学第二附属医院 2014 年—2016 年降血压类中成药的品种、销售金额、用药频度（DDDs）及日均费用（DDC）等。2014 年—2016 年，降血压类中成药的销售金额、DDDs 呈逐年增长趋势，尤其是祛风剂中的牛黄降压丸、天麻定眩片、强力定眩片和补益剂中的六味地黄丸均位居前列，且 DDDs 排序也居前列。该院降血压类中成药应用结构基本合理，该类药物疗效确切、价格适中，符合我国当前的总体药品消耗趋势。[中国中医药信息杂志，2019，26(3)：130-133；河北医药，2019，41(7)：1 090-1 092；北京中医药，2019，38(2)：161-164；中国处方药，2019，17(7)：61-62；中医药管理杂志，2019，27(13)：61-62；中医药管理杂志，2019，27(9)：99-103；中国药业，2019，28(09)：97-99；中国医药指南，2018，16(30)：204-205；中国医药导报，2018(24)：168-171；中国临床药理学杂志，2019(11)：1 211-1 212；中医药管理杂志，2019，27(05)：112-115；时珍国医国药，2018，29(11)：203-205；中医药导报，2019，25(16)：48-51；药学服务与研究，2019，19(02)：63-68；西北药学杂志，2018(5)：706-709]

（刘艳艳　赖水容　吴新荣　胡晋红）

↗ 西药/联合中成药的处方的点评分析　黄玉普等对某三

甲综合性医院2017年10月9日—15日10 623张门诊处方进行点评分析，不合格率为7.22%，其中不规范处方2.04%，不适宜处方2.94%，超常处方2.24%；收集其中100名门诊取药患者的关怀指标信息，药师平均发药交代时间50.31s，患者对全部药品用法了解率94.00%。李歌平等选取扬州市第二人民医院2017年1月—5月12 645张门诊处方，中成药与西药联用处方2 356张(18.36%)，涵盖科室心脑血管、消化科、内分泌科、呼吸科、骨科以及妇产科，其中不合理处方373张(15.83%)，主要表现为中成药处方不适宜(7.89%)、重复用药或剂量叠加(4.33%)、盲目使用中药注射剂(3.61%)等。马雁军等采取随机抽样的方法抽取山西省儿童医院2016年门急诊处方10 400张，其中上呼吸道感染口服中成药、中西药联用处方1 334张。1 334张处方中，不合理联用处方223张，占16.7%；理化配伍禁忌110张，占49.3%；药理配伍禁忌82张，占36.8%；重复用药31张，占13.9%。[西南国防医药，2018，28(10)：949-951；中国处方药，2018，16(10)：43-44；中国药物与临床，2019，19(14)：2 458-2 459]　　(刘艳艳　赖水容　吴新荣　胡晋红)

↗ 中药饮片处方的点评分析　黑晓东抽取2016年1月至2017年1月天津市红桥区中医医院300张门诊中药饮片处方进行点评分析，不合理处方发生率33.33%，其中中医诊断无证型(30%)，中医诊断病名不规范(25%)，缺乏临床诊断(15%)，用药超7d未标明原因(15%)，重复用药或配伍禁忌(10%)，诊断与用药不相符(5%)；不合理处方的用药味数主要分布在2～10味(50%)与11～20味(20%)，建议加强处方管理各项工作，提高医院处方质量。黄官家等随机抽取2017年1月至2018年10月福建中医药大学附属第二人民医院184 800张门诊中药饮片处方进行点评分析，不合格率9.50%，其中不规范处方占比42.31%，用药不适宜处方占比31.32%，超常处方占比26.37%。李春兰对上海交通大学医学院附属苏州九龙医院2017年1月—12月18 624张门诊中药饮片处方进行点评分析，不合格处方存在省略脚注(35%)、使用西医诊断(30%)、用药剂量偏大(29%)、修改不规范(5%)以及配伍不合理(1%)等问题，部分处方同时存在上述两个或以上问题，建议完善相关监督工作与客观点评制度，提高医师用药能力。马诗瑜等随机抽取上海交通大学医学院附属瑞金医院2016年1月至2018年6月3 000张中药饮片处方进行点评分析，不合理处方54张(1.80%)，其中不规范处方(48.1%)均为临床诊断书写不全，不适宜处方主要是给药途径不适宜(40.7%)、用法用量不适宜(1.85%)以及联合用药不适宜(9.26%)，并对疑义处方的剂量争议、疑义处方反馈、十八反等应用情况进行探讨，建议加强临床医师相关知识培训，持续重点关注饮片点评工作中中药饮片剂量使用、临床诊断规范书写等。罗绮思对深圳市罗湖区中医院2018年3月—6月接收的164张存在问题的中药处方进行处方分析，超量(54.88%)与配伍禁忌(26.83%)发生率最高，问题处方主要来源于消化与肾病科、儿科、名中医科以及肿瘤与风湿科，经处方分析以及与来源科室沟通、修正后均满足中医药合理用药要求。关震平随机抽取北京中医药大学附属护国寺中医院2018年1月—12月6 125张中药饮片处方进行分析，不合理处方547张(8.93%)，其中有毒中药超量处方占54.1%，书写不规范占18.1%，单味药超量占10.6%，单张处方总剂量过大占6.8%，配伍禁忌(十八反十九畏)占6.2%，建议加强处方剂量使用与书写规范管理。黄轩随机抽取肇庆市第二人民医院2016年1月—12月780张门诊中药饮片处方进行点评分析，不合理处方247张(31.67%)，其中不规范处方197张(79.76%)，包括中医诊断不规范、未使用药品规范名称、未按要求标注药物调剂、煎煮等特殊要求、门诊处方超过7日用量未标明原因；不适宜处方50张(20.24%)，主要有适应证不适宜、用法不适宜、药物剂量不适宜、存在配伍禁忌或不良相互作用、重复用药、超常处方。孙德平等随机抽取重庆医科大学附属永川医院2017年5月至2018年2月1 000张门诊中药饮片处方进行合理性点评，比较点评前后数据，处方合格率从17.00%上升至87.00%，不规范处方中的中医诊断缺失率从70.00%下降至5.00%，特殊煎煮方式标注合格率从84.00%上升至100.00%；不适宜处方中的用药剂量无明显差异，未出现配伍禁忌，结果显示对中药饮片处方的合理性点评可逐步改善处方现状，提高处方合格率。张静宜等随机抽取河北省中医院2018年1月—9月1 150张门诊中药饮片处方进行点评分析，不合理处方50张(4.35%)，主要为用药剂量偏大/有误(16.00%)，药证不符(46.00%)，遴选药物不适宜(8.00%)，未标注特殊药物煎法(10.00%)，煎/服方法不适宜(10.00%)，疾病诊断太过笼统(6.00%)，建议医师认真对待不规范处方，重视处方点评工作，同时加强药师业务学习，提高专业技术水平。张志荣随机抽取如皋市中医院2017年1月—12月3 091张中药处方进行点评分析，不合理处方219张(7.1%)，其中用药不适宜处方45张(1.4%)，不规范处方174张(5.6%)。徐坤勇等对张家口市第一医院2016年1 054张门诊中药饮片处方进行点评分析，不合理处方502张(47.63%)，主要为超剂量用药(39.85%)、脚注不规范(17.74%)、诊断书写不规范(4.74%)、处方笺使用错误(3.04%)、未能体现"君臣佐使"特点(1.99%)、处方缺签章或签章不规范(0.76%)、重复用药(0.28%)、配伍禁忌(0.09%)等问题，建议完善电子处方软件系统。刘满花等采用列表分析法对比北京大学深圳医院2017年7月—12月(实施改进管理对策前)与2018年1月—6月(实施后)各600张免煎中药配方颗粒处方及120例患者情况，处方不合格率由4.33%降至7.17%($P<0.05$)，用量不当、用法不当、药物品种过多、配伍禁忌发生率分别由5.17%、4.17%、6.00%、3.50%降至2.33%、1.67%、2.83%、1.00%($P<0.05$)，患者

满意度由 87.50% 升至 97.50%（$P<0.05$），显示实施改进管理对策可有效减少免煎中药配方颗粒不合格处方及不合理用药事件的发生。初洁雯等对中山大学附属第八医院 2016 年 2 月—7 月 3 216 张中药饮片处方（实施中药处方点评前）与 2016 年 8 月至 2017 年 2 月 3 308 张处方（实施后）进行回顾性分析，临床用药不合理率由 9.86% 降至 1.09%（$x^2=244.983$，$P=0.000<0.05$），用法用量不适宜、适应证不适宜、重复用药、大处方、用药禁忌、配伍禁忌等均明显下降。王坤等运用上海中医药大学附属龙华医院自行研发的处方分析系统 PA，提取 2016 年 9 月 1 日至 2017 年 12 月 14 日本院门急诊使用生天南星的 626 张处方，对其适应证、用法与用量、联合用药、不良反应及注意事项等进行专项点评，并对点评结果进行统计分析。626 张处方中生天南星用法均为内服，涉及患者 131 例，年龄多为 50～80 岁，男性多于女性(80 例 *vs* 51 例)；涉及科室 14 个，处方数排序居前 5 位的依次为肿瘤一科、肿瘤三科、中外专家科、脑病科和外六科；使用生天南星的中医诊断主要为内科癌病、积聚病、石瘿病、瘰疬病和中风病；与生天南星联合应用的药物主要为清热药，其次为补气药和活血化瘀药，归肝经的药物最多，其次为归脾经和肺经；中医诊断缺失及诊断描述不规范的处方有 91 张（占 14.54%），生天南星使用时间≥28d 的处方有 145 张（占 23.16%）。建议临床使用生天南星应严格控制用药剂量，限制用药时间，防止药物在体内蓄积中毒。傅瑶等借助上海交通大学附属第六人民医院建立的审方系统，对本院骨科门诊出现问题较多的含有川乌、草乌等毒性饮片的具有潜在用药风险中成药的合理使用进行点评分析。中成药使用存在用法用量不适宜、联合用药不适宜和重复用药最多，占不合理处方比例分别为 30.62%、24.57% 和 20.99%。主要涉及盘龙七片、大活络胶囊、扎冲十三味丸等含有潜在用药风险的中成药联用，均为含有乌头类等有毒饮片的中成药；小金片和芪麝丸使用的适应证不适宜情况等。建议按药品说明书使用存在潜在用药风险的中成药。郑明井统计了福建省明溪县中医院 2015 年至 2017 年门诊中药饮片处方及使用了半夏的中药饮片处方，并对其进行一般性描述和回顾性分析。含半夏的中药饮片处方占门诊总中药饮片处方量的 19.54%；患者年龄分布情况随年龄增长呈高度集中趋势，半夏单剂量在《药典》规定范围 3～9g 的处方占比 96.48%，单剂量超范围使用处方占比 3.44%；本院门诊科室使用半夏的频次以中医内科门诊应用最多。建议临床辨证论治，规范中药半夏临床合理应用。洪利琴等调取如皋市中医院药品信息管理系统中 2013 年—2017 年的药品使用数据，对活血化瘀类中药饮片及其各亚类、各品种的使用量、销售金额及构成比等进行统计分析。活血化瘀类中药饮片使用量占中药饮片使用量的比例平均为（9.79±1.64）%，相对稳定；活血化瘀类中药饮片销售金额占中药饮片销售金额的比例下降幅度大；各亚类中，活血调经药的使用量构成比（57.42%～60.57%）、销售金额构成比（49.64%～57.64%）均最高，其次为活血止痛药；丹参、川芎的使用量排序均居前 2 位；除 2015 年外，其余各年红花的销售金额排序均居首位。活血化瘀类中药饮片使用量占中药饮片使用量的比例基本稳定，其销售金额占中药饮片销售金额的比例呈下降趋势，使用基本合理。崔婧等从中日友好医院信息系统中调取 2013 年—2017 年我院中医肿瘤科所使用中药饮片的相关数据，对中药饮片各年的使用量、销售金额、平均增长率、使用量排序居前 20 位的品种、销售金额排序居前 20 位的品种及用药频度（DDDs）、药物利用指数等指标进行回顾性统计分析。中医肿瘤科中药饮片各年的使用量、销售金额呈逐步升高趋势，年平均增长率分别为 8.16%、16.56%；DDDs 排序居前 5 位的品种相对稳定；使用量排序居前 20 位、销售金额排序居前 20 位的品种基本稳定。中医肿瘤科中药饮片的使用基本合理。何淑妍等应用 Excel2013 软件对广东省江门市中心医院 2015 年—2017 年解表类中药饮片的使用频次、功效分类、用药剂量等进行统计分析。2015 年—2017 年使用频率较高的解表类中药有柴胡、葛根、荆芥、防风，发散风热药的使用频次高于发散风寒药，平均用量连续 3 年超过药典规定剂量上限的品种有 5 个。解表类中药总体使用超量率 >50% 的占总品种数的 24.00%，未超量的占比为 28.00%。医院解表类中药部分饮片平均用量超过药典规定剂量，建议使用解表类中药时应仔细辨证，注意用药合理性，用药剂量需谨慎。邓义伟等通过湛江中心人民医院药品数据库收集整理 2015 年 1 月至 2018 年 12 月化痰止咳平喘类中药饮片的年销售量和销售额、各亚类的年用量以及年销售量排名情况。2015 年 1 月至 2018 年 12 月化痰止咳平喘类中药饮片年销售量、各亚类清化热痰药逐年递增，其年销售额也随着年销售量的增加逐年递增，但在中药饮片年用量中化痰止咳平喘类中药饮片年销售量占比上升较平缓；止咳平喘药和温化寒痰药的年用量均呈连年递减的趋势。化痰止咳平喘类中药饮片的用药使用情况基本合理。［中国处方药，2019，17（2）：49-50；深圳中西医结合杂志，2018，28（23）：60-62；中国处方药，2018，16（11）：50-51；中国医院药学杂志，2019，39（10）：1 089-1 094；中医药临床杂志，2019，31（5）：992-994；河南中医，2019，39（7）：1 109-1 112；中国实用医药，2019，14（24）：122-124；中国药业，2019，28（13）：86-88；中国当代医药，2019，26（16）：202-204；心血管外科杂志（电子版）：2018，7（3）：505-506；中国中医药信息杂志，2018，25（12）：123-125；中国现代药物应用，2019，13（9）：149-150；中国实用医药，2019，14（19）：142-143；中国医院用药评价与分析，2018（8）：1 112-1 115；中国药师，2019，22（05）：110-112；中国中医药现代远程教育，2018（17）：58-60；中国医院用药评价与分析，2018（8）：1 103-1 106；中国医院用药评价与分析，2018，18（10）：103-105+109］

（刘艳艳　赖水容　吴新荣　胡晋红）

药品监督管理

Drug Supervision and Administration

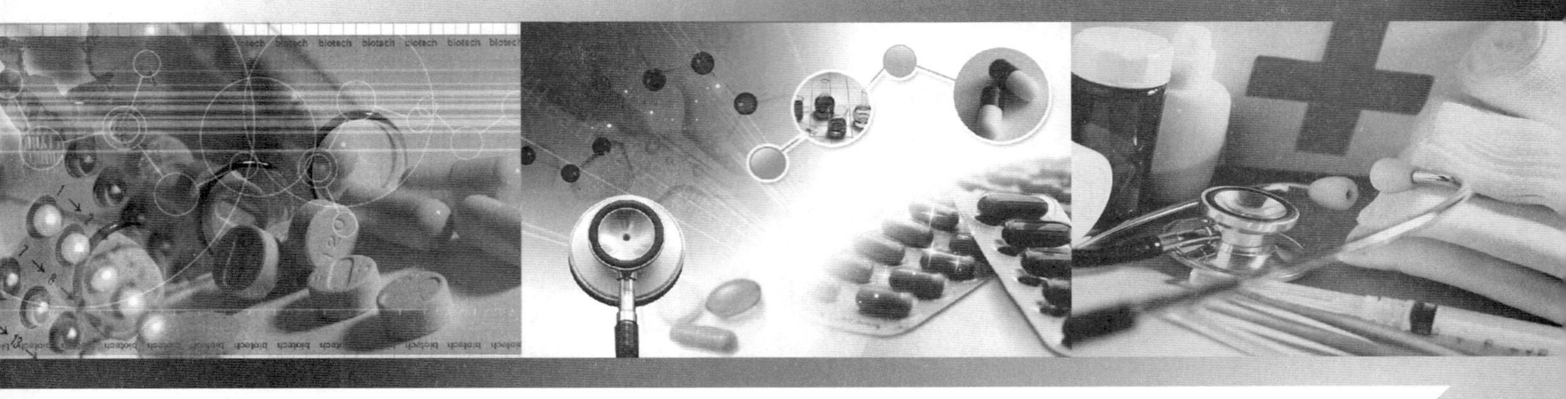

2017 年

药品监督管理

概况 2017 年，药品监督管理系统认真贯彻落实党的十九大精神，坚持以人民为中心，风险隐患排查、突出问题整治、深化审评审批制度改革鼓励医药产业创新，加强基层基础工作提高监管效能，落实各方责任构建共治共享格局，严肃查处各种违法违规行为，巩固和发展了食品药品安全稳定向好势头，让人民群众的获得感、幸福感、安全感更加充实、更有保障。药品监督管理各方面工作又迈上新台阶。

药品生产和经营许可 截至 2017 年 11 月底，全国共有原料药和制剂生产企业 4 376 家；共有药品经营许可证持证企业 47.2 万家，其中批发企业 1.3 万家，零售连锁企业 5 409 家，零售连锁企业门店 22.9 万家，零售药店 22.5 万家。

药品注册 2017 年在新药审批工作中共批准新药临床 734 件，新药证书及批准文号 20 件，共批准按新药申请程序申报临床申请 42 件；共批准仿制药临床申请 251 件，生产申请 224 件；共批准进口药品申请临床 316 件，上市 93 件；共批准药品补充申请 2 158 件，备案 546 件；共批准药品补充申请 4 251 件，备案 12 264 件；共批准直接接触药品的包装材料和容器生产申请 552 件，再注册申请 338 件，补充申请 62 件。

广告审批和查处 2017 年，全国共审批药品广告 1.2 万件。向工商行政管理部门移送违法药品广告 8 774 件。撤销药品广告批准文号 389 件。

药品不良反应/事件报告 2017 年全国药品不良反应监测网络收到《药品不良反应/事件报告表》142.9 万份，较 2016 年降低了 0.1%。其中，新的和严重药品不良反应/事件报告 43.3 万份，较 2016 年增长了 2.2%；新的和严重报告数量占同期报告总数的 30.3%，较 2016 年增加了 0.7 个百分点。2017 年我国每百万人口平均报告数量为 1 068 份，与 2016 年持平。按照报告来源统计，来自医疗机构的报告占 88.0%，来自药品经营企业的报告占 9.9%，来自药品生产企业的报告占 1.8%，来自个人及其他的报告占 0.3%。按报告人职业统计，医生占 56.8%，药师占 23.7%，护士占 15.6%，其他职业占 3.9%。按报告涉及患者年龄统计，14 岁以下儿童患者的报告占 9.9%，与 2016 年持平；65 岁以上老年患者的报告占 26.0%，较 2016 年有所升高。按照怀疑药品类别统计，化学药品占 82.8%、中药占 16.1%、生物制品占 1.1%，与 2016 年基本一致。按照药品给药途径统计，静脉注射给药占 61.0%、其他注射给药占 3.7%、口服给药占 32.0%、其他给药途径占 3.3%。与 2016 年相比，静脉注射给药途径占比升高 1.3%。2017 年药品不良反应/事件报告中，累及器官系统排名前 5 位的是皮肤及其附件损害（27.6%）、胃肠损害（24.4%）、全身性损害（11.1%）、神经系统损害（9.1%）和心血管系统损害（4.1%）。本年度全国药品不良反应监测网络共收到国家基本药物不良反应/事件报告 59.2 万份（占总体报告的 41.4%），较 2016 年减少 0.2 个百分点，其中严重报告 5.5 万份，占 9.2%。2017 年药品不良反应/事件报告涉及的怀疑药品中，化学药品例次数排名前 5 位的类别为抗感染药（占化学药品总例次数的 42.3%），心血管系统用药（10.0%），肿瘤用药（7.3%），电解质、酸碱平衡及营养药（6.2%），神经系统用药（5.7%）。按剂型统计，2017 年化学药品不良反应/事件报告中，注射剂占 66.7%、口服制剂占 30.3%；生物制品中注射剂占 97.0%。2017 年中药不良反应/事件报告数量比 2016 年略有下降。从药品类别看，主要涉及活血化瘀类、清热解毒类、益气养阴类、凉开类等中药；从严重报告涉及的给药途径看，静脉注射给药占比较高。根据 2017 年药品不良反应监测数据和评估结果，国家药品监督管理部门对发现存在安全隐患的药品及时采取了相应风险控制措施：发布红花注射液和喜炎平注射液 2 个产品召回和暂停销售的公告；发布《药品不良反应信息通报》3 期，通报了关注麦考酚类药品的生殖毒性风险、关注氨甲蝶呤片的误用风险、关注含钆对比剂反复使用引起脑部钆沉积的风险，及时提示用药安全风险；发布注射用氨曲南、麦考酚类药品、复方甘草口服溶液等 47 个（类）药品说明书的修订公告，增加或完善了说明书中的警示语、不良反应、注意事项、禁忌等相关安全性信息；发布《药物警戒快讯》12 期，提示了来那度胺、阿普斯特、左乙拉西坦等国外药品安全信息 56 条，涉及 50 个（类）品种。

中药品种保护 截至 2017 年 11 月底，共有中药保护品种证书 237 个，其中初次申报品种 110 个，同品种 12 个，延长保护期 115 个。

案件查处 2017 年食品药品监管部门共查处药品案件 11.2 万件，货值金额 3.3 亿元，罚款 4.0 亿元，没收违法所得金额 1.1 亿元，取缔无证经营 1 146 户，捣毁制假售假窝点 238 个，责令停产停业 1 569 户，吊销许可证 162 件，移交司法机关 1 951 件。2017 年共查处药品包装材料案件 318 件，货值金额 362.3 万元。

执业药师考试注册 2017 年度全国执业药师资格考试报考人数为 675 179 人，实际参考人数为 523 296 人，参考率 77.50%，合格人数 152 770 人，合格率为 29.19%。截止到 2017 年底，全国通过执业药师资格考试的总人数累计已达到 95.36 万人。2017 年 12 月底，全国执业药师注册人数为 408 431 人，注册于社会药房的执业药师 361 741 人，占注册总数的 88.6%。注册于药品批发企业、药品生产企业、医疗机构的执业药师分别为 35 139 人，3 634 人和 7 917 人。截止到 2017 年 12 月底，平均每万人口执业药师人数为 3.0 人。

（杨世民）

国务院印发《"十三五"国家药品安全规划》 2017年2月14日，国务院以国发〔2017〕12号文印发了《"十三五"国家药品安全规划》。（以下简称规划）。该《规划》的发展目标是到2020年，药品质量安全水平、药品安全治理能力、医药产业发展水平和人民群众满意度明显提升。具体有以下7点：①药品质量进一步提高。批准上市的新药以解决临床问题为导向，具有明显的疗效；批准上市的仿制药与原研药质量和疗效一致。分期分批对已上市的药品进行质量和疗效一致性评价。2018年底前，完成国家基本药物目录（2012年版）中2007年10月1日前批准上市的289个化学药品仿制药口服固体制剂的一致性评价；鼓励企业对其他已上市品种开展一致性评价；②药品医疗器械标准不断提升。制修订完成国家药品标准3 050个和医疗器械标准500项；③审评审批体系逐步完善。药品医疗器械审评审批制度更加健全，权责更加明晰，流程更加顺畅，能力明显增强，实现按规定时限审评审批；④检查能力进一步提升。依托现有资源，使职业化检查员的数量、素质满足检查需要，加大检查频次；⑤监测评价水平进一步提高。药品不良反应和医疗器械不良事件报告体系以及以企业为主体的评价制度不断完善，监测评价能力达到国际先进水平，药品定期安全性更新报告评价率达到100%；⑥检验检测和监管执法能力得到增强。药品医疗器械检验检测机构达到国家相应建设标准。实现各级监管队伍装备配备标准化；⑦执业药师服务水平显著提高。每万人口执业药师数超过4人，所有零售药店主要管理者具备执业药师资格、营业时有执业药师指导合理用药。对此，《规划》提出了以下5项主要任务：①加快推进仿制药质量和疗效一致性评价。食品药品监管部门加强对药品生产企业一致性评价工作的指导，制定完善相关指导原则，及时公布参比制剂信息，逐步建立我国仿制药参比制剂目录集；②深化药品审评审批制度改革。鼓励研发创新，完成药品上市许可持有人制度试点，及时总结经验、完善制度，力争尽快全面推开。鼓励具有临床价值的新药和临床急需仿制药研发上市，对具有明显临床价值的创新药及防治艾滋病、恶性肿瘤、重大传染病、罕见病等疾病的临床急需药品，实行优先审评审批。对创新药临床试验申请，重点审查临床价值和受试者保护等内容，加快临床试验审批。鼓励临床机构和医生参与创新药研发。对列入国家重点研发计划、科技重大专项的临床急需药品，实行优先审评审批。制定并定期公布限制类和鼓励类药品审批目录，及时公开注册申请信息，引导企业减少不合理申报；③健全法规标准体系。推动修订药品管理法。修订化妆品卫生监督条例。基本完成药品、医疗器械、化妆品配套规章制修订。对照国际先进水平编制《中华人民共和国药典（2020年版）》，化学药品标准达到国际先进水平，生物制品标准接近国际先进水平，中药（材）标准处于国际主导地位。提高药用辅料、药包材标准整体水平，扩大品种覆盖面，稳步提高民族药（材）标准；④加强全过程监管。严格规范研制生产经营使用行为，全面强化现场检查和监督抽验，加大执法办案和信息公开力度，加强应急处置和科普宣传；⑤全面加强能力建设。强化技术审评能力建设，强化检查体系建设，提升检查能力，规范开展药品、医疗器械、化妆品检查。强化检验检测体系建设。为了完成以上的目标任务，《规划》提出了4条保障措施：①加强政策保障；②合理保障经费；③深化国际合作；④加强组织领导。 （杨世民）

中共中央办公厅、国务院办公厅印发《关于深化审评审批制度改革鼓励药品医疗器械创新的意见》 2017年10月8日，中共中央办公厅、国务院办公厅印发了《关于深化审评审批制度改革鼓励药品医疗器械创新的意见》（以下简称《意见》）。《意见》针对当前药品医疗器械创新面临的突出问题，着眼长远制度建设，提出改革临床试验管理、加快上市审评审批、促进药品医疗器械创新和仿制药发展、加强药品医疗器械全生命周期管理、提升技术支撑能力加强组织实施6部分共36项改革措施。针对临床研究资源短缺的问题，《意见》提出临床试验机构资格认定改为备案管理。支持临床试验机构和人员开展临床试验。为满足临床急需药品医疗器械使用需求，《意见》提出加快临床急需药品医疗器械审评审批，对治疗严重危及生命且尚无有效治疗手段疾病以及公共卫生方面等急需的药品医疗器械，临床试验早期、中期指标显示疗效并可预测其临床价值的，允许可附带条件批准上市，上市后按要求开展补充研究。为提升罕见病患者所用药品及医疗器械可及性，《意见》明确由国家卫生计生委或由其委托有关行业协（学）会公布罕见病目录，建立罕见病患者登记制度。罕见病治疗药品医疗器械注册申请人可提出减免临床试验的申请。对境外已批准上市的罕见病治疗药品医疗器械，可附带条件批准上市。《意见》明确，严格药品注射剂审评审批。严格控制口服制剂改注射制剂，口服制剂能够满足临床需求的，不批准注射制剂上市。严格控制肌肉注射制剂改静脉注射制剂，肌肉注射制剂能够满足临床需求的，不批准静脉注射制剂上市。大容量注射剂、小容量注射剂、注射用无菌粉针之间互改剂型的申请，无明显临床优势的不予批准。《意见》明确建立上市药品目录集。新批准上市或通过仿制药质量和疗效一致性评价的药品，载入中国上市药品目录集，注明创新药、改良型新药及与原研药品质量和疗效一致的仿制药等属性，以及有效成分、剂型、规格、上市许可持有人、取得的专利权、试验数据保护期等信息。《意见》提出探索建立药品审评审批与药品专利链接制度、专利期限补偿制度、临床数据保护制度等一系列改革"组合拳"，并明确推动上市许可持有人制度全面实施，上市许可持有人对药品医疗器械研发、临床试验、生产制造、销售配送、不良反应报告等承担全部法律责任。《意见》要求完善技术审评体系和制度，加强审评检查能力建设，建设职业化检查员队伍。从医药产业参与国际竞争、促进人民群众健康的战略高度，立足产业实际，放眼国际市场，对深化审评审批制度改革做了积极、系统的制度设计，有利于鼓励创新，减少低水平重复，满足临床治疗需求，最终促进医药产业健康发展。《意见》提出推动上市许可持有人制度全面实施。及时总结药品上市许可持有人制度试点经验，推动修订药品管理法，力争早日在全国推开。允许医疗器械研发机构和科研人员申请医疗器械上市许可。《意见》明确，规范药品学术推广行为。药品上市许可持有人须将医药代表名单在食品药品监管部门指定的网站备案，向社会公开。医药代表负责药品学术推广，向医务人员介绍药品知识，听取临床使用的意见建议。医药代表的学术推广活动应公开进行，在医疗机构指定部门备案。禁止医药代表承担药品销售任务，禁止向医药代表或相关企业人员提供医生个人开具的药品处方数量。医药代表误导医生使用药品或隐匿药品不良反应的，应严肃查处；以医药代表名义进行药品经营活动的，按非法经营药品查处。（杨世民）

国务院办公厅关于进一步改革完善药品生产流通使用政策的若干意见 2017 年 2 月 9 日，国务院办公厅以国办发〔2017〕13 号发布了《关于进一步改革完善药品生产流通使用政策的若干意见》（以下简称《若干意见》）。《若干意见》对进一步改革完善药品生产流通使用有关政策提出了 17 条意见，涉及药品生产、流通、使用各个环节，是药品领域全链条、全流程的重大改革政策。《若干意见》坚持问题导向、标本兼治、综合施策，对于提高我国药品研发和创新能力、提高药品质量疗效、规范药品生产流通秩序、保障药品生产供应、促进合理用药、降低药品虚高价格、减轻全社会医药费用负担，以及促进医药产业供给侧结构性改革、加快产业转型升级、推进健康中国建设都具有非常重要的意义。在生产环节关键是提高药品质量疗效，促进医药产业结构调整。《若干意见》指出，要做好六个关键环节的工作。①严格药品上市审评审批，优化审评审批程序，推进信息公开；②加快推进已上市仿制药质量和疗效一致性评价，对通过一致性评价的药品给予政策支持；③有序推进上市许可持有人制度试点，鼓励新药研发；④加强药品生产质量安全监管，严厉打击制售假劣药品的违法犯罪行为；⑤加大医药产业结构调整力度，推动落后企业退出；⑥健全短缺药品、低价药品监测预警和分级应对机制，保障药品有效供应。在流通环节重点是整顿流通秩序，改革完善流通体制。《若干意见》提出七项要求。①推动药品流通企业转型升级，健全城乡药品流通网络；②推行药品购销“两票制”，争取到 2018 年在全国推开；③落实药品分类采购政策，降低药品虚高价格；④加强药品购销合同管理，违反合同约定要承担相应的处罚；⑤整治药品流通领域突出问题，依法严惩违法违规企业、医疗机构及相关责任人员，并记入不良信用记录；⑥建立药品价格信息可追溯机制，促进价格信息透明；⑦积极发挥“互联网 + 药品流通”的优势和作用，方便群众用药。使用环节改革调整利益驱动机制，回归药品治病本源，《若干意见》强调四项措施。①公立医院要优先使用国家基本药物，强化药物使用监管，促进合理用药；②进一步破除以药补医机制，严格控制医药费用不合理增长；③强化医保规范行为和控制费用的作用，大力推进医保支付方式改革，促使医疗机构主动规范医疗行为；④积极发挥药师在合理用药方面的作用。（杨世民）

公立医疗机构药品采购中推行“两票制”的实施意见

2017 年 1 月 9 日，国务院医改办、国家卫生计生委、食品药品监督管理总局、国家发展改革委工业和信息化部、商务部国家税务总局、国家中医药管理局联合印发了《关于在公立医疗机构药品采购中推行“两票制”的实施意见（试行）。在公立医疗机构药品采购中推行“两票制”，即药品从生产企业到流通企业开一次发票，流通企业到医疗机构开一次发票。《通知》明确，公立医疗机构药品采购中要逐步实行“两票制”，鼓励其他医疗机构推行“两票制”，综合医改试点省和公立医院改革试点城市的公立医疗机构要率先执行“两票制”，鼓励其他地区推行“两票制”，争取 2018 年在全国推开。《通知》要求，药品生产、流通企业销售药品应当按照发票管理的有关规定，开具增值税专用发票或者普通发票，发票的购、销方名称应当与随货同行单、付款流向一致、金额一致。流通企业购进药品应主动向生产企业索要发票。公立医疗机构在药品验收入库时必须验明票、货、账三者一致方可入库、使用。公立医疗机构不仅要向配送药品的流通企业索要、验证发票，还应当要求流通企业出具由生产企业提供的进货发票的证据，以便互相印证。鼓励有条件的地区使用电子发票，通过信息化的手段验证“两票制”。《通知》强调，切实加强“两票制”落实情况的监督检查，确保改革措施的落地落实。各省（区、市）药品集中采购机构要加强药品集中采购工作监督管理，对不按规定执行“两票制”要求的药品生产企业、流通企业，取消投标、中标和配送的资格，并列入药品采购不良记录。卫生计生、中医药行政部门要加强对公立医疗机构执行“两票制”的监督检查，对索票（证）不严、“两票制”落实不到位、拖欠货款、有令不行的医疗机构要通报批评，直到追究相关人员的责任。食品药品监督管理部门要将药品生产、流通企业实行“两票制”情况纳入对企业监督检查的范围，对涉嫌犯罪的，依法移送公安机关。税务部门要加强对药品生产、流通企业和医疗机构的发票管理，依法加大对偷逃税行为的稽查力度。（杨世民）

规范食品和药品重大违法犯罪案件信息的通报与发布

2017 年 4 月 18 日，国务院食品安全办会同中宣部、公安部、农业部、国家卫生计生委、海关总署、质检总局、食品药品监管总局、国家网信办、最高法、最高检等 11 个部门印发通知，就做好食品和药品重大违法犯罪案件信息的通报及发布工作提出要求。通知称，对于涉及婴幼儿、孕产妇等特定群体，以及疫苗、血液制品、注射剂、乳制品等高敏感性产品的重大违法犯罪案件，要规范信息通报和发布的程序，及时发布权威信息，主动回应社会关切。农业、质监、食药等食品和药品监管部门与公安机关、检察机关、海关缉私部门要建立案件查办信息互通机制，及时采取责令下架、封存、召回、销毁等措施，有效控制涉案产品的安全风险，保护公众利益。监管部门要支持新闻媒体舆论监督。新闻媒体关于食品和药品违法犯罪案件的报道应实事求是、表述严谨、措辞准确。未经核实，不得使用“毒”“致命”“致癌”等字样。对捏造事实、制造谣言，造成严重社会影响的，要依法追究有关人员法律责任。（杨世民）

国家食药监总局成为国际人用药品注册技术协调会成员　国际人用药品注册技术协调会，英文简称为ICH。最早由美国、欧共体和日本三方药品监管部门和行业协会于1990年共同发起成立。于2012年启动改革，于2015年12月由一个封闭的国际会议机制，转变成为在瑞士民法下注册的技术性非政府国际组织。ICH的基本宗旨是在药品注册技术领域协调和建立关于药品安全、有效和质量的国际技术标准和规范，作为监管机构批准药品上市的基础，从而减少药品研发和上市成本，推动安全有效的创新药品早日为患者健康服务。经过20多年的发展，ICH发布的技术指南已经为全球主要国家药品监管机构接受和转化，成为药品注册领域的核心国际规则制订机制。2017年5月31日至6月1日，国际人用药品注册技术协调会2017年第一次会议在加拿大蒙特利尔召开。会议通过了国家食品药品监督管理总局的申请，正式批准总局成为其成员。6月14日，经报国务院批准，国家食品药品监督管理总局局长毕井泉致函ICH管理委员会主席穆林博士，正式确认总局加入ICH，成为其全球第8个监管机构成员。（杨世民）

全国食品药品监督管理工作和表彰先进会议暨党风廉政建设工作会议　2017年1月12日—13日，全国食品药品监督管理工作和表彰先进会议暨党风廉政建设工作会议在京召开。会议传达学习了习近平总书记关于食品药品安全的最新重要指示，李克强总理的重要批示以及张高丽副总理、汪洋副总理批示精神。表彰了先进集体和先进工作者，总结2016年食品药品监管工作，研究部署2017年食品药品监管和党风廉政建设工作。国家食品药品监督管理总局局长、党组书记毕井泉做工作报告。中央纪委派驻纪检组组长李五四做党风廉政建设工作报告。毕井泉强调2017年要重点做好以下工作：①要聚焦群众关切开展突出问题大整治。对直接损害人民群众利益的突出问题，坚持露头就打，保持高压态势，重点整治食品、药品、医疗器械和化妆品生产销售中掺假造假等违法行为，严查各类“潜规则”；②要严守安全底线抓好风险隐患大排查。生产经营者要把好原料采购关、生产过程关、出厂检验关，防范运输、仓储、销售等各环节的风险隐患。监管部门要源头严防、过程严管、风险严控，把问题消灭在萌芽状态；③要坚持问题导向抓好质量安全大抽检。落实“双随机、一公开”，针对群众日常消费的大宗食品，重点检验农药兽药残留、非食用物质添加、添加剂滥用等问题。全面公开抽检结果，倒逼生产经营者落实主体责任，依靠市场机制实现优胜劣汰；④要以查办大案要案为重点强化违法案件大稽查。推动掺假使假行为入刑，加大对自然人的惩戒。对见利忘义、制假售假的违法行为，要集中力量查办大案要案，让败德违法者付出代价，形成震慑；⑤要围绕“放管服”推进审评审批体系大重建。优化药品医疗器械审评审批流程，加快推进药品质量和疗效一致性评价，提高效率，鼓励创新，促进食品药品产业供给侧结构性改革，提升食品药品供给质量安全水平；⑥要围绕提高监管效能推动基础基层工作取得更大进展。实施“十三五”规划，大力加强监管能力建设，实现“机器换人”。督促落实“四有责”，提高监管科学化水平；⑦要围绕职业化检查员队伍建设开展技能大培训。加大监管人员培训和考核，提高监管能力和水平，建立检查员分级管理制度，使检查员成为一个有希望、有前途、有发展空间的职业；⑧要落实各方责任努力构建共治共享大格局。加强统筹协调，强化督查考核，落实属地管理责任。深入开展“双安双创”工作，鼓励舆论监督，实行有奖举报，动员广大人民群众广泛参与。会议传达学习了中央纪委七次全会精神，2017年要继续落实全面从严治党主体责任，采取有效措施扎实抓好中央巡视整改任务落实，切实强化党内监督，严肃查处违纪违法案件。进一步抓好党风廉政建设和干部队伍建设，努力打造一支政治可靠、清正廉洁、业务精湛、作风优良的食品药品监管队伍，为保障人民群众饮食用药安全提供坚强有力的保障。会议还对食品药品监督管理系统的45个先进集体、23名先进工作者进行了表彰。国家食品药品监管总局副局长滕佳材主持会议并做总结讲话，副局长焦红、郭文奇出席会议。各省（区、市）及新疆生产建设兵团、计划单列市、副省级省会城市食品药品监管部门及食安办代表，受表彰先进集体和先进工作者，中央军委后勤保障部卫生局、总局机关各司局及直属单位代表参加会议。（杨世民）

全国药品注册管理工作会议　2017年3月23日，全国药品注册管理工作会在京召开，会议研究进一步全面贯彻落实《国务院关于药品医疗器械审评审批制度改革的意见》和全国食品药品监督管理暨党风廉政建设工作会议精神，总结过去一年的药品注册工作，研究部署2017年药品注册管理重点任务，进一步深入推进药品审评审批制度改革。总局主管领导出席会议并讲话，各省、市、自治区、直辖市食品药品监管部门分管药品注册工作的负责同志和总局各司局、直属事业单位的有关负责同志参加了会议。2017年的药品注册管理工作将继续按照国务院201544号文件的要求，以提高药品质量为核心，以提高审评效率和水平为重点，以鼓励创新为导向大力推进药品审评审批制度改革工作，重点做好下几个方面的工作：①深化改革，进一步鼓励药品创新；②加快推进药品质量和疗效一致性评价工作；③开展生产工艺信息登记、建立药品品种档案；④改革受理模式，加快推进电子通用技术文档（eCTD）系统建设逐步实现化学仿制药的网上集中申报；⑤进一步优化药品审评审批流程，进一步提高审评审批效率和水平，适应当前医药行业创新需要；⑥参照发达国家做法建立我国的上市药品目录集，引导仿制药进一步提升水平；⑦加强临床试验机构管理，释放临床试验资源，更好地服务企业开展仿制药质量和疗效一致性评价；⑧进一步推动药品上市许可持有人制度试点。（杨世民）

↗ 全国食品药品稽查工作会议 2017年3月23日—24日，全国食品药品稽查工作会议在北京召开。各省、自治区、直辖市及新疆生产建设兵团食品药品监管局分管负责人和稽查部门负责人，高法院、高检院、公安部相关同志，总局相关司局、直属单位负责同志参加会议。会议传达学习党中央、国务院对食品药品执法办案工作的要求，认真贯彻落实全国食品药品监督管理暨党风廉政建设工作会议精神，全面总结一年多来食品药品稽查工作，全系统共查办案件293 309件，没收违法所得2.4亿元，罚款23.9亿元，捣毁制假售假窝点683个，与2015年相比，案件数量下降了17%，但大要案数量明显增加，没收违法所得增加16%，罚款增加47%，充分发挥了稽查震慑作用，维护了食品药品安全稳中向好局面。会议要求，全国食品药品监管系统要围绕总局部署的任务，重点做好以下4项工作：①积极查办大案要案，让败德违法者受到惩治；②加强稽查执法协查协作，进一步提高办案质量和水平；③大力推进案件信息公开，严格案件审核；④加强稽查人员执法能力培训，规范稽查执法，激发办案积极性，进一步提升稽查队伍能力水平。（杨世民）

↗ 全国药品抽检工作会议 2017年2月24日，全国药品抽检工作会议在成都召开。各省（区、市）食品药品监督管理局相关负责人、承担国家药品抽检任务的各药品检验机构负责人、总局机关相关司局及直属单位负责人参会。会议学习贯彻全国食品药品监督管理工作会议精神，全面总结2016年药品抽检工作，部署2017年药品抽检重点任务。2017年，要从六个方面扎实做好药品抽检工作。①精心安排组织，完成国家药品抽检任务。2017年安排对138个临床使用量大、风险高的品种开展质量抽检和探索性研究。在抽样环节上，加大经营和使用等直接面向消费者的末端抽样的比例，在检查、探索性研究、重大问题报送、核查处置等方面也提出新的具体要求；②整合抽检资源，统筹做好药品抽检。形成国家抽检计划、各省抽检计划、地市抽检工作一盘棋，提高抽检效率；③严查重处，做好不合格药品处置和企业查处。对抽检不合格药品，及时控制产品风险，第一时间根据风险高低采取下架、封存、实施召回等措施；④推动社会共治，做好抽检信息发布工作。总局每周发布一期药品抽检信息通告，并对各地的药品抽检信息统一管理，抓取各省局发布的抽检信息，在总局网站同步发布，各地的不合格药品信息纳入统一数据库，供公众查询，接受大众监督；⑤鼓励改革创新，做好药品抽检管理。要不断创新抽检思路，进一步加大检查检验工作的联动，探索开展检查员抽样的工作机制，对既往抽检中发现的问题，要对企业整改落实情况开展“回头看”，对既往检出不合格药品的开展跟踪抽检，相关企业列入跟踪检查计划，既往抽检发现重大质量风险和问题的，列为重点检查对象，确保整改落实到位；⑥不断提升检验水平和发现问题能力。探索检验方法的成果转化，让检验成果转化为监管的手段。加强检验人员队伍建设，提高建立创新检验方法的能力。各检验机构要进一步完善自身的质量管理体系，确保检验数据的完整、可靠、可追溯。（杨世民）

↗ 全国食品药品监管法制工作会 2017年5月23日—24日，2017年全国食品药品监管法制工作会在北京召开。会议深入贯彻党中央国务院有关会议精神，全面落实党中央国务院有关法治政府建设的决策部署，按照全国食品药品监督管理工作和表彰先进会议暨党风廉政建设工作会议精神，关于食品药品监管工作的总体要求，总结2016年食品药品监管法制工作，研究当前和今后食品药品监管法治建设任务，部署2017年重点工作，全面加快推进食品药品监管法制工作。国家食品药品监管总局副局长焦红出席会议并讲话。2017年食品药品监管法制工作要做好五项重点任务：①加快健全食品药品监管法律体系。加快推进法律法规规章的制修订，加快推进司法解释制修订，加快推进地方立法，探索建立食品药品监管案例指导制度，加大规范文件的合法性审查清理力度；②深入开展执法监督工作。全力做好药品管理法执法检查工作，组织开展食品药品行政处罚案卷抽查考评，做好行政执法公示制度试点工作，开展法律法规实施评估工作；③加强复议诉讼工作。加强对行政复议应诉工作指导以及重大复杂行政复议和诉讼案件的研究交流；④稳步推进行政审批制度改革。认真做好“放管服”工作，稳步推进“双随机，一公开”工作；⑤全面开展普法宣传活动。全面落实“七五”普法规划，组织开展全国食品药品知识竞赛，组织食品药品普法宣讲团，总局还要加快推进法律顾问制度和公职律师制度。各省、自治区、直辖市，新疆建设兵团及计划单列市食品药品监管局分管负责人和法制部门负责人，总局相关司局，直属单位负责人参加了会议。（杨世民）

↗ 全国食品药品行政受理和投诉举报工作座谈会 2017年4月20日—21日，全国食品药品行政受理和投诉举报工作座谈会在江西南昌召开。会议传达学习了党中央、国务院对食品药品监管工作最新要求，认真贯彻落实全国食品药品监督管理工作和表彰先进会议暨党风廉政建设工作会议精神，总结一年来食品药品行政受理和投诉举报工作，深入分析形势，部署2017年重点工作。会议要求：行政受理工作要围绕食品药品审评审批改革全局，以窗口服务为基础，以信息化为保障，优化一个窗口受理；强化受理制度改革，服务行政相对人；持续推进"全口径、高标准、专业化、信息化"的受理目标；深入推动"互联网+政务服务"，推动行政受理服务效能稳步提升。投诉举报工作要坚持服务大局、创新监管、提升效能，围绕推动构建严密高效、社会共治的食品药品安全治理体系的目标，着力体系建设，为构建投诉举报"全国一盘棋"格局不懈努力。各省（区、市）、新疆生产建设兵团食品药品监督管理部门行政受理和投诉举报机构负责人，总局办公厅、稽查局有关负责人、受理和举报中心相关人员参加了会议。（杨世民）

药品注册受理工作调整 2017年11月7日，食品药品监管总局以（2017年第134号）发布了总局关于调整药品注册受理工作的公告。国家食品药品监督管理总局研究决定自2017年12月1日起，将现由省级食品药品监督管理部门受理、国家食品药品监督管理总局审评审批的药品注册申请，调整为国家食品药品监督管理总局集中受理。①调整范围，凡依据现行法律、法规和规章，由国家食品药品监督管理总局审评审批、备案的注册申请均由国家食品药品监督管理总局受理，包括新药临床试验申请、新药生产（含新药证书）申请、仿制药申请，国家食品药品监督管理总局审批的补充申请等；由省级食品药品监督管理部门审批、备案的药品注册申请仍由省级食品药品监督管理部门受理。②调整要求，上述调整自2017年12月1日起实施。药品注册申请可采取电子申报、邮寄或现场提交的方式提交申报资料，同时提交纸质文本和电子文档。2017年12月1日前，省级食品药品监督管理部门已签收资料但尚未受理或已受理但药物临床试验现场核查、研制现场核查、生产现场检查及抽样等工作尚未完成的注册申请，仍由省级食品药品监督管理部门组织完成相关工作。③资料提交，药品注册申请人应按照《药品注册管理办法》《药品注册申报资料的体例与整理规范》等有关规定填写申请表并准备申报资料。申请人应保证提交的纸质文本与电子文档内容一致。药品注册申请人可自行选择邮寄或现场提交申报资料，鼓励药品注册申请人通过邮寄方式提交申报资料。药品注册申请人应按照现行药品注册资料要求提交申请资料；提交新药临床试验申请的，还需提交与总局药审中心会议沟通意见建议以及申报资料补充完善的情况说明。④受理审查，总局药审中心收到资料当日或当场进行签收登记，在5个工作日内完成受理审查并做出审查决定。经审查符合规定的或者申请人完成补正资料后符合规定的，出具《受理通知书》《缴费通知书》；经审查不符合规定的，出具《补正资料通知书》或《不予受理通知书》。审查决定的通知书应在5个工作日内寄送药品注册申请人。⑤立卷审查，受理后总局药审中心对化学药品仿制药申报资料进行立卷审查，符合要求的，于45个工作日内完成立卷；不符合要求的，不予批准，并说明理由。⑥现场核查及注册检验，由国家食品药品监督管理总局食品药品审核查验中心统一组织全国药品注册检查资源实施现场核查。需要进行注册检验的或核查中认为需要抽样检验的，由检查部门按规定抽取样品送中国食品药品检定研究院或省级药品检验机构检验。核查报告和检验报告等，仍按现行规定报送总局药审中心。（杨世民）

仿制药质量和疗效一致性评价品种分类指导意见 2017年3月28日，食品药品监管总局以（2017年第49号）发布了《仿制药质量和疗效一致性评价品种分类指导意见》。主要内容如下。①原研进口上市品种。无须开展一致性评价，经国家食品药品监督管理总局审核确定发布后，可选择为参比制剂。②原研企业在中国境内生产上市的品种，经国家食品药品监督管理总局审核确定发布后，可选择为参比制剂。③进口仿制品种和国内仿制品种。上市前按照与原研药品质量和疗效一致原则申报和审评的，由企业提交申请，国家食品药品监督管理总局行政事项受理服务和投诉举报中心接收资料，国家食品药品监督管理总局药品审评中心审核并提出意见，报国家食品药品监督管理总局发布。上市前未按照与原研药品质量和疗效一致原则申报和审评的，需按有关规定开展一致性评价。④改规格、改剂型、改盐基的仿制品种。需按照国家食品药品监督管理总局发布的《仿制药质量和疗效一致性评价工作中改规格药品（口服固体制剂）评价一般考虑》《仿制药质量和疗效一致性评价工作中改剂型药品（口服固体制剂）评价一般考虑》《仿制药质量和疗效一致性评价工作中改盐基药品评价一般考虑》等指导原则开展一致性评价。⑤国内特有品种。由企业选择可重新开展临床试验证明其安全有效性，并参照《化学药品仿制药口服固体制剂质量和疗效一致性评价申报资料要求（试行）》提交申请，后续审核通过后视同通过一致性评价；企业未选择重新开展临床试验的，国家食品药品监督管理总局对外公布其缺乏有效性数据，不建议使用。（杨世民）

《中国上市药品目录集》发布 根据中共中央办公厅、国务院办公厅《关于深化审评审批制度改革鼓励药品医疗器械创新的意见》要求，为维护公众用药权益，提高药品质量，降低用药负担，鼓励药物研发创新，国家食品药品监督管理总局组织制定了《中国上市药品目录集》。2017年12月28日，国家食品药品监督管理总局29日发布了《中国上市药品目录集》。《中国上市药品目录集》是国家食品药品监督管理总局发布批准上市药品信息的载体，收录药品的范围包括：①基于完整规范的安全性和有效性的研究数据获得批准的创新药、改良型新药及进口原研药品；②按化学药品新注册分类批准的仿制药；③通过质量和疗效一致性评价的药品；④经总局评估确定具有安全性有效性的其他药品。收录药品的基本信息包括：药品的活性成分（中英文）、药品名称（中英文）、商品名（中英文）、剂型、给药途径、规格、参比制剂、标准制剂、治疗等效性评价代码、解剖学治疗学及化学分类系统代码（ATC代码）、药品批准文号/药品注册证号、上市许可持有人、生产厂商、批准日期、上市销售状态、收录类别等，供制药行业和医学界人员及社会公众了解和查询。本次发布的《中国上市药品目录集》收录了131个品种，203个品种规格，其中包括通过仿制药质量和疗效一致性评价的13个品种，17个品种规格。《中国上市药品目录集》在国家食品药品监督管理总局政府网站以网络版形式发布并链接药品审评报告、说明书、专利信息等数据库。（杨世民）

↗ 第十一届药典委员会成立 2017年8月29日，第十一届药典委员会成立大会暨第一次全体会议在京召开。全国人大常委会副委员长、第十届药典委员会主任委员陈竺出席会议，并向第十届药典委员会委员代表颁发感谢信。国家食品药品监督管理总局局长、第十一届药典委员会主任委员毕井泉为新一届药典委员会委员代表颁发聘书，并发表讲话。毕井泉要求，药典编制工作要贯彻以人民为中心的发展思想，服务于药品监管工作，服务于改革创新，服务于制药产业发展，鼓励好药，淘汰差药，识别劣药假药。要研究现代药的本质特征和传统药的本质特征，新药上市标准、橙皮书和药典之间的关系。药典修订要体现改革成果，为监管服务，破解掺假、造假的"潜规则"，堵住已发现和未发现的漏洞。毕井泉表示，药品标准工作责任重大，使命光荣。编制药典，是现代"悬壶济世"的功业，每一位药典委员都要把使命和责任铭刻在心。要坚持科学态度，勇于担当作为，加强制度建设，坚守清正廉洁的职业道德，以高度负责的精神圆满完成药典编制工作。第十一届药典委员会由405名委员组成，设执行委员会和26个专业委员会。（杨 悦）

↗ 关于药品技术转让有关事项 2017年2月22日，食品药品监管总局办公厅以食药监办药化管〔2017〕29号发布了《关于药品技术转让有关事项的通知》。该通知指出：2013年2月22日，原国家食品药品监督管理总局发布的《国家食品药品监督管理总局关于做好实施新修订药品生产质量管理规范过程中药品技术转让有关事项的通知》（国食药监注〔2013〕38号）是实施新修订药品生产质量管理规范（药品GMP）的过渡性文件。目前，药品GMP实施工作的过渡期已结束，相应的技术转让工作也应停止。《关于药品技术转让有关事项的通知》明确规定：自2017年3月1日起，已获国家食品药品监督管理总局批复授权的省级食品药品监管局停止按〔2013〕38号文的程序和要求受理药品技术转让注册申请。对于2017年3月1日前已受理并提交研究资料的药品技术转让注册申请，相关省级食品药品监管局继续按照〔2013〕38号文要求开展技术审评工作，各地要认真审查，严格把关，对不符合要求的，坚决不予审批，确保技术转让过程标准不降低。对于2017年3月1日前已受理但尚未提交研究资料的药品技术转让注册申请，相关省级食品药品监管局应按照《受理通知书》的要求，申请人必须在三年内完成相关技术研究工作并提交研究资料，逾期未提交的，相应技术转让注册申请直接不予批准。〔2013〕38号文停止执行后，企业之间的药品技术转让按照《药品技术转让注册管理规定》（国食药监注〔2009〕518号）的程序和要求申报补充申请，由国家食品药品监督管理总局进行审评审批。（杨 悦）

↗ 加强互联网药品医疗器械交易监管工作 2017年11月2日，总局办公厅以食药监办法〔2017〕144号文发布了关于加强互联网药品医疗器械交易监管工作的通知。对加强互联网药品、医疗器械交易监管工作有关事项予以规定。①落实监管责任。建立完善互联网药品、医疗器械交易服务企业（第三方）监管制度，按照"线上线下一致"原则，规范互联网药品、医疗器械交易行为。各地应按属地原则将平台网站纳入省级食品药品监管部门日常监督检查范围，监督平台企业落实入驻审查、产品检查、交易数据保存、配合检查等义务和责任，及时处理违法违规行为。②加大监督检查力度。各省级食品药品监管部门应将有互联网药品、医疗器械经营行为的企业列入重点检查对象，以互联网监测和投诉举报信息为重点线索，开展专项监督检查，查处利用互联网非法售药、经营医疗器械以及提供不真实互联网药品、医疗器械信息服务等违法违规行为。③强化投诉举报处理。各地食品药品监管部门要结合本地实际，广泛利用政府网站、微博、微信公众号等媒体加大网购药品、医疗器械安全等问题的警示宣传，引导公众正确消费；畅通网络、电话等投诉举报渠道，对查实的违法违规问题依法及时处理，并及时回复举报人。④严厉打击违法行为。各地食品药品监管部门应联合有关部门和单位探索建立互联网药品、医疗器械违法犯罪线索排查、违法认定、证据固定、依法查处的有效机制，继续加大对利用互联网非法制售药品、医疗器械等违法行为的打击力度。⑤大力推进信息公开。各地食品药品监管部门对办理的行政处罚案件的信息及时公开。⑥强化监管有效衔接。自《国务院关于取消一批行政许可事项的决定》（国发〔2017〕46号）发布之日起，总局不再受理互联网药品交易服务企业（第三方）审批的申请；发布之日前总局已受理的，将终止审批，并将申请材料退还申请人。省级食品药品监管部门应抓紧做好取消行政许可事项的衔接工作。（杨 悦）

总局关于鼓励药品创新实行优先审评审批的意见 2017年12月28日，食品药品监管总局以食药监药化管〔2017〕126号文发布了《关于鼓励药品创新实行优先审评审批的意见》。该意见明确优先审评审批的范围包括：（1）具有明显临床价值，符合下列情形之一的药品注册申请：①未在中国境内外上市销售的创新药注册申请；②转移到中国境内生产的创新药注册申请；③使用先进制剂技术、创新治疗手段、具有明显治疗优势的药品注册申请；④专利到期前3年的药品临床试验申请和专利到期前1年的药品生产申请；⑤申请人在美国、欧盟同步申请并获准开展药物临床试验的新药临床试验申请；在中国境内用同一生产线生产并在美国、欧盟药品审批机构同步申请上市且通过了其现场检查的药品注册申请；⑥在重大疾病防治中具有清晰的临床定位的中药（含民族药）注册申请；⑦列入国家科技重大专项、国家重点研发计划，以及由国家临床医学研究中心开展临床试验并经中心管理部门认可的新药注册申请。（2）防治下列疾病且具有明显临床优势的药品注册申请：①艾滋病；②肺结核；③病毒性肝炎；④罕见病；⑤恶性肿瘤；⑥儿童用药品；⑦老年人特有和多发的疾病。优先审评审批的程序：注册申请转入药审中心后，由申请人通过“申请人之窗”向药审中心提交优先审评审批的申请说明品种信息及纳入优先审评审批的理由。对申请人提交的优先审评审批申请，由药审中心每月组织专家审核论证，并将审核结果和理由以及拟定优先审评的品种具体信息予以公示。公示5日内无异议的即优先进入审评程序；对公示品种提出异议的，应在5日内向药审中心提交书面意见并说明理由；药审中心在10日内另行组织论证后做出决定并通知各相关方。对于临床急需、市场短缺的仿制药申请，自该品种公示之日起，不再接受活性成分和给药途径相同的新申报品种优先审评审批申请。药审中心对列入优先审评审批的药品注册申请，按照注册申请转入药审中心的时间顺序优先配置资源进行审评。（杨　悦）

调整部分药品行政审批事项审批程序的决定 2017年3月17日，国家食品药品监督管理总局关于调整部分药品行政审批事项审批程序的决定（国家食品药品监督管理总局令第31号）发布。经国家食品药品监督管理总局局务会议研究决定，将下列由国家食品药品监督管理总局做出的药品行政审批决定，调整为由国家食品药品监督管理总局药品审评中心以国家食品药品监督管理总局名义做出：①药物临床试验审批决定（含国产和进口）；②药品补充申请审批决定（含国产和进口）；③进口药品再注册审批决定。调整后的审批决定由国家食品药品监督管理总局药品审评中心负责人签发。申请人对审批结论不服的，可以向国家食品药品监督管理总局提起行政复议或者依法提起行政诉讼。药品监管相关规章中审批程序与本决定不一致的，按照本决定执行。本决定自2017年5月1日起施行。（杨　悦）

推进药品上市许可持有人制度试点工作有关事项 2017年8月15日，食品药品监管总局以食药监药化管〔2017〕68号文发布了总局关于推进药品上市许可持有人制度试点工作有关事项的通知。主要内容包括以下7项。①落实持有人法律责任。持有人负责药品生产销售全链条和药品全生命周期管理，对药品临床前研究、临床试验、生产制造、经销配送、不良反应监测等承担全部法律责任。②整合技术资源，促进专业化规模化生产。药品生产企业集团公司可以将各控股子公司的药品批准文号集中到集团公司持有，成为持有人。集团公司按各控股子公司生产加工能力将产品进行调配整合，使各子公司成为有特点、有优势、有规模的生产基地，集团公司对各子公司实行统一的质量管理体系，集团公司对所有上市的产品质量负全部责任。③允许持有人多点委托生产。在保证药品质量和疗效一致的前提下，允许持有人申请委托多个企业生产加工。持有人在获批首家生产后，可以再委托其他生产企业生产加工。委托加工的药品，必须处方、工艺、质量一致，由持有人承担全部法律责任。④允许持有人自行或委托销售药品。药品研发机构、科研人员作为持有人的，可以自行销售药品，但应具备药品管理法规定的药品经营的能力和条件。也可以委托代其生产的药品生产企业或者具有药品经营许可证的药品经营企业销售药品。⑤持有人应开展药物警戒和年度报告。持有人应当按照《药品不良反应报告和监测管理办法》的有关要求，开展药品不良反应监测，持续考察上市后药品的安全性和有效性，对已识别风险的药品及时采取风险控制措施，直接向食品药品监管部门报告临床中的不良反应和处置措施。持有人每年度结束后的20个工作日内，向食品药品监管总局报告药品生产、销售、处方、工艺、药物警戒、质量控制措施等情况。⑥试点区域内药品生产企业可参照试点内容管理。持有药品批准文号的药品生产企业，可申请参加持有人委托生产的试点，经省级食品药品监管部门同意后参照持有人的有关规定执行。所开展的药品委托生产的试行效果可纳入上市许可持有人工作总结。⑦完善两地药品监管责任。跨区域委托生产的两地食品药品监管机构要做好监管衔接。上市许可持有人所在地的省级食品药品监管部门要对受托生产的行为、持有人对上市后产品的管理等进行监管。受托生产所在地食品药品监管机构对生产过程和产品质量进行监管，在发生产品质量问题或严重不良反应时，两地监管机构协调一致，合力查处。（杨　悦）

药品注册受理审查指南（试行）发布 2017年11月30日，食品药品监管总局发布了药品注册受理审查指南（试行）的通告（2017年第194号）。通告指出：为落实《国务院关于改革药品医疗器械审评审批制度的意见》（国发〔2015〕44号），根据《关于调整药品注册受理工作的公告》（2017年第134号）要求，国家食品药品监督管理总局组织制定了药品注册受理审查指南(试行)。该指南包括:①化学药品注册受理审查指南(第一部分,注册分类1、2、3、5.1)(试行);②化学药品注册受理审查指南(第二部分,注册分类4、5.2)(试行);③治疗用生物制品注册受理审查指南(试行);④预防用生物制品注册受理审查指南(试行);⑤中药、天然药物注册审批受理审查指南(试行);⑥药品补充申请受理审查指南(试行);⑦进口药品再注册核准受理审查指南(试行);⑧进口药材批件核发受理审查指南(试行)。 (杨 悦)

调整原料药、药用辅料和药包材审评审批事项 2017年11月23日,食品药品监管总局以(2017年第146号)文发布了总局关于调整原料药、药用辅料和药包材审评审批事项的公告,对原料药、药用辅料和药包材审评审批事项做了规定。①药品注册申请人在中国境内提出的注册分类2.2、2.3、2.4、3、4、5类药品制剂申请所使用的原料药,以及各类药品注册申请所使用的药用辅料、药包材适用于本公告要求;②自本公告发布之日起,各级食品药品监督管理部门不再单独受理原料药、药用辅料和药包材注册申请,国家食品药品监督管理总局药品审评中心(以下简称药审中心)建立原料药、药用辅料和药包材登记平台(以下简称为登记平台)与数据库,有关企业或者单位可通过登记平台按本公告要求提交原料药、药用辅料和药包材登记资料,原料药登记资料主要内容:基本信息、生产信息、特性鉴定、原料药的质量控制、对照品、药包材、稳定性等。药用辅料登记资料主要内容:企业基本信息、辅料基本信息、生产信息、特性鉴定、质量控制、批检验报告、稳定性研究、药理毒理研究等。药包材登记资料主要内容:企业基本信息、药包材基本信息、生产信息、质量控制、批检验报告、稳定性研究、安全性和相容性研究等。获得原料药、药用辅料和药包材登记号,待关联药品制剂提出注册申请后一并审评。药审中心在收到资料后5个工作日内,对登记资料进行完整性审查。资料不齐全的,一次性告知所需补正的登记资料;资料符合要求的,由药审中心进行公示。对已受理未完成审评审批的原料药、药用辅料和药包材注册申请,由药审中心生成原料药、药用辅料和药包材登记号,并将申报信息导入上述登记数据表后对社会公示;③药品制剂申请人仅供自用的原料药、药用辅料和药包材,或者专供特定药品上市许可持有人使用的原料药、药用辅料和药包材,可在药品制剂申请中同时提交原料药、药用辅料和药包材资料,不进行登记;④药品制剂申请人可选用已有登记号的原料药、药用辅料和药包材进行研究,提出上市申请或者变更原料药、药用辅料和药包材申请。药品制剂与原料药、药用辅料和药包材不是同一申请人的,药品制剂申请人应当在申报资料中提供原料药、药用辅料和药包材上市许可持有人或者企业的授权使用书;⑤已获得登记号的原料药、药用辅料和药包材企业,应当严格按照国家有关要求进行管理,保证产品质量,并在获得登记号后按年度提交产品质量管理报告。 (杨 悦)

关于药物临床试验机构开展人体生物等效性试验的公告 2017年9月1日,国家食品药品监督管理总局国家卫生健康委员会关于药物临床试验机构开展人体生物等效性试验的公告(2017年第119号)发布。主要内容有:药品监督管理部门会同卫生行政部门已经认定具有药物临床试验机构资格的医疗机构619家,经认定的药物临床试验机构均可以开展人体生物等效性试验。药物临床试验机构开展人体生物等效性试验,其伦理审查和试验管理应当符合《涉及人的生物医学研究伦理审查办法》及相关指导原则中的要求、条件和程序,有效保护受试者的权益并保障其安全。注册申请人开展人体生物等效性试验前,应当将拟开展的人体生物等效性试验项目在国家食品药品监督管理总局指定的化学仿制药生物等效性与临床试验备案信息平台(网址:be. chinadrugtrials. org. cn)备案。注册申请人和药物临床试验机构应当遵循《药物临床试验质量管理规范》《药物Ⅰ期临床试验管理指导原则(试行)》及相关技术要求,确保人体生物等效性试验数据真实、完整、可靠,并对全部试验数据承担法律责任。现场检查未通过的,其数据在药品审评时将不被接受。该公告要求各省级药品监督管理部门负责对本行政区域内药物临床试验机构开展的人体生物等效性试验项目的监督,负责试验项目的现场检查。对试验数据真实、完整、可靠承担监督责任。 (杨 悦)

免于进行临床试验的体外诊断试剂临床评价资料基本要求(试行) 2017年11月3日,国家食品药品监督管理总局以(2017年第179号)文发布了《免于进行临床试验的体外诊断试剂临床评价资料基本要求(试行)》,自发布之日起施行。主要内容包括适用范围、基本要求、临床评价途径、试验方法、临床评价报告、其他评价资料共六章,描述了临床评价试验的基本要求及申报资料的相关要求。①突出了申请人主体责任。明确了申请人自行或委托其他机构或实验室在中国境内完成临床评价工作,试验过程由申请人进行管理,评价报告应由申请人(代理人)签章,试验数据的真实性由申请人负责。申请人可根据产品特点自行选择试验地点完成样本检测,检测地点的设施、试验设备、环境等应能够满足产品检测要求;②强调了样本来源追溯性的要求。评价用样本应为来源于人体的样本,样本来源应可追溯。评价用样本(病例)原始资料中应至少包括以下信息:样本来源(包括接收采集记录)、唯一且可追溯的编号、年龄、性别、样本类型、样本临床背景信息;对于试剂检测结果有明确疾病指向的产品,其纳入的病例应有临床明确诊断信息;③明确了临床评价的试验方法。可参考相关方法学比对的指导原则开展试验,并根据产品特点选择合适的统计学方法进行统计分析,以求得到客观可信的结果。 (杨 悦)

国家食品药品监督管理总局关于修改部分规章的决定 2017年11月17日,《国家食品药品监督管理总局关于修改部分规章的决定》(国家食品药品监督管理总局令第37号)发布。食品药品监管总局对涉及行政审批制度改革、商事制度改革等有关规章进行了清理,决定对以下规章的部分条款予以修改。(1)《药品经营许可证管理办法》(2004年2月4日国家药品监督管理局令第6号公布)①将第八条第四项中"2. 工商行政管理部门出具的拟办企业核准证明文件"修改为"2. 企业营业执照";②将第九条第四项中"2. 工商行政管理部门出具的拟办企业核准证明文件"修改为"2. 企业营业执照";③增加一条,作为第三十四条:"食品药品监督管理部门制作的药品经营许可电子证书与印制的药品经营许可证书具有同等法律效力"。(2)《互联网药品信息服务管理办法》(2004年7月8日国家药品监督管理局令第9号公布)将第十三条第一项"企业营业执照复印件(新办企业提供工商行政管理部门出具的名称预核准通知书及相关材料)"修改为"企业营业执照复印件"。(3)《药品生产监督管理办法》(2004年8月5日国家药品监督管理局令第14号公布)①将第五条第三项"工商行政管理部门出具的拟办企业名称预先核准通知书,生产地址及注册地址、企业类型、法定代表人或者企业负责人"修改为"企业营业执照,生产地址及注册地址、企业类型、法定代表人或者企业负责人";②将第二十八条第一款"注射剂、生物制品(不含疫苗制品、血液制品)和跨省、自治区、直辖市的药品委托生产申请,由国家食品药品监督管理总局负责受理和审批"修改为"药品委托生产申请,由委托双方所在地省、自治区、直辖市食品药品监督管理部门负责受理和审批";③删去第二十九条;④将第三十条改为第二十九条,并将其中"由委托方向国家食品药品监督管理总局或者省、自治区、直辖市(食品)药品监督管理部门提出申请"修改为"由委托方向省、自治区、直辖市食品药品监督管理部门提出申请";⑤增加一条,作为第五十九条:"食品药品监督管理部门制作的药品生产许可电子证书与印制的药品生产许可证书具有同等法律效力"。 (杨 悦)

《药物非临床研究质量管理规范》修订 2017年7月27日,国家食品药品监督管理总局令第34号发布了修订的《药物非临床研究质量管理规范》(以下简称《规范》)。《规范》从原45条增加到50条,删除了原《规范》中"监督检查"章节,新增"术语及其定义""实验系统""质量保证"和"委托方"章节。《规范》适用于为申请药品注册而进行的药物非临床安全性评价研究。药物非临床安全性评价研究的相关活动应当遵守本规范。以注册为目的的其他药物临床前相关研究活动参照本规范执行。《规范》针对以往实施的薄弱环节和存在的问题,借鉴国际通行做法,结合我国国情,进一步明确研究机构相关人员的职责,规定机构负责人应当确保研究机构整体工作的规范性,专题负责人负责批准试验方案和总结报告;强化研究委托方主体责任,设专章明确委托方评估研究机构、认可试验方案以及提供真实、可靠的受试物与对照品及其质量信息等职责。《规范》进一步丰富了与研究相关的管理要求,包括多场所研究的管理要求、对计算机化系统的管理要求、有关电子数据和电子签名的应用要求等;新增质量保证一章,以保障研究数据的真实、规范、完整。《规范》于2017年9月1日起施行,2003年8月6日发布的《药物非临床研究质量管理规范》(原国家药品监督管理局令第2号)同时废止。 (杨 悦)

药品注册审评专家咨询委员会管理办法(试行)发布 2017年3月2日,食品药品监管总局以2017年第27号文发布了总局关于发布药品注册审评专家咨询委员会管理办法(试行)的公告。为保障药品审评科学公正、提高药品审评工作的透明度,健全审评质量控制体系、充分发挥专家在制定药物研发技术指导原则、技术标准以及参与药品注册审评决策中的重要作用,国家食品药品监督管理总局组织制定了《药品注册审评专家咨询委员会管理办法(试行)》。专家咨询委员会的主要职责包括:①为药审中心在审评过程中遇到的技术问题提供日常咨询;②为药审中心制定药物研发技术指导原则、确定技术标准,处理新领域、新技术、新发现、新适应证等问题提供技术指导与技术决策建议;③为解决药审中心内部存在的审评争议和药物安全性、有效性、质量可控性评价等问题提供技术指导与技术决策建议;④针对药审中心审评团队与申请人存在的重大争议进行公开论证,形成最终技术决策建议;⑤为解决药品注册审评中涉及的重大公共利益问题或者重大、复杂科学与技术问题进行公开论证,提供专业技术意见或者技术决策建议;⑥其他与药品注册审评相关的技术指导与支持。咨询委员会委员任期4年,任期满后可重新聘任,原则上连续聘任不超过两次;专家咨询委员会实行动态调整,一般每2年调整一次,每次调整总人数的1/5~1/3,保障新、老专家咨询委员会委员的有序接替。 (杨 悦)

《食品药品安全监管信息公开管理办法》出台 2017年12月22日,国家食品药品监管总局出台了《食品药品安全监管信息公开管理办法》(以下简称《管理办法》)。食品药品安全监管信息公开应当遵循全面、及时、准确、客观、公正的原则。涉及国家秘密、商业秘密和个人隐私的不得公开。但是,经权利人同意公开的或者食品药品监督管理部门认为不公开可能对公共利益造成重大影响的商业秘密、个人隐私,可以公开。食品药品监督管理部门依职责建立食品药品安全监管信息公开清单,并及时公布、更新,接受社会监督。食品药品安全监管信息公开清单包括公开事项、具体内容、公开时限、公开部门等。《管理办法》明确了信息公开的范围:

①食品、药品、医疗器械、化妆品审评审批服务指南、产品(配方)注册证书(批件)、标签和说明书样稿等信息;②食品、药品、医疗器械、化妆品生产经营许可服务指南、生产经营许可证等信息;③保健食品、特殊医学用途配方食品、药品和医疗器械广告审查服务指南、审查结果等信息;④其他行政审批事项服务指南、批准文件等相关信息。食品药品监督管理部门依职责在其政府网站公开食品、药品、医疗器械、化妆品的备案日期、备案企业(产品)、备案号等备案信息。《管理办法》规定,食品药品监督管理部门主要负责人对食品药品安全监管信息公开工作负总责,建立健全监管信息公开工作机制,加快信息化建设;食品药品监督管理部门应当积极听取社会公众对监管信息公开工作的意见和建议,通过第三方评估、公众满意度调查等方式,了解监管信息公开工作的实效,加强和改进工作,确保执行到位;建立舆情收集和回应机制,通过多种方式开展食品药品安全监管信息公开的政策解读,及时回应社会关注。《管理办法》规范了监管信息公开的管理。食品药品监督管理部门应当建立监管信息公开考核制度,并纳入本单位的工作目标责任考核体系;建立监管信息公开更新、纠错机制,在接到有证据证明监管信息与事实不符、依照有关法律法规规定不得公开或者没有及时更新或者撤除的异议申请时,及时核实处理;按照《政府信息公开条例》的要求编制年度报告,并向社会公开;对在监管信息公开工作中取得突出成绩的单位和个人,应当给予表彰和奖励。同时,《管理办法》明确规定了六种违法违规情形,以及应当承担相应的行政责任。对造成严重后果,涉嫌犯罪的,还必须承担刑事责任。 (杨　悦)

↗ 印发食品药品行政处罚案件信息公开实施细则　为进一步保障公众的知情权、参与权、表达权和监督权,促进依法行政,根据《国务院关于印发2016年推进简政放权放管结合优化服务改革工作要点的通知》(国发〔2016〕30号)要求,2017年12月20日,食品药品监管总局制定了《食品药品行政处罚案件信息公开实施细则》。该细则对案件信息公开做了明确规定:食品药品监督管理部门适用一般程序做出的行政处罚决定,应当向社会主动公开行政处罚决定书。食品药品监督管理部门向社会主动公开行政处罚案件的处罚决定书,应当包括以下内容:①行政处罚案件名称、处罚决定书文号;②被处罚的自然人姓名、被处罚的企业或其他组织的名称、统一社会信用代码(组织机构代码、事业单位法人证书编号)、法定代表人(负责人)姓名;③违反法律、法规或规章的主要事实;④行政处罚的种类和依据;⑤行政处罚的履行方式和期限;⑥做出行政处罚决定的行政执法机关名称和日期。有下列情形之一的行政处罚案件信息,不予公开:①涉及国家秘密、商业秘密的信息;②公开后可能危及国家安全、公共安全、经济安全和社会稳定的信息;③法律、法规规定的其他不予公开的信息。对涉及商业秘密的行政处罚案件信息,经权利人同意公开的或者食品药品监督管理部门认为不公开可能对公共利益造成重大影响的,可以主动公开,并应当将公开理由告知权利人。主动公开行政处罚案件信息时,应该隐去以下信息:①自然人的肖像、身份证号码、家庭住址、通信方式、出生日期、银行账号、健康状况、财产状况等个人隐私信息;②法人或者其他组织的银行账号;③未成年人的姓名等可能推断出该未成年人的信息;④产品的生产配方、工艺流程、购销价格及客户名称等涉及商业秘密的信息;⑤法律、法规规定的其他应当隐去的涉及个人隐私等信息。《食品药品行政处罚案件信息公开实施细则》要求各级食品药品监管部门要主动缩短行政处罚案件信息公开的工作时限,应当自行政处罚决定书送达之日起7个工作日内公开行政处罚决定书。依据《中华人民共和国政府信息公开条例》的规定,公开时限最长不得超过20个工作日。食品药品监管总局进一步加强对行政处罚案件信息公开的考核工作,组织监测和评价各地行政处罚案件信息公开的工作情况,考核结果按照年度考核要求进行通报。 (杨　悦)

↗ 药品GMP飞行检查　2017年共开展药品GMP飞行检查57家次。涉及吉林、四川、福建等21个省(市),包括5家生物制品生产企业(含血液制品)、14家普通化学药品生产企业、28家中药制剂生产企业、7家中药饮片生产企业和3家中药提取物生产企业。在57家次飞行检查中,占比最高的是中药制剂生产企业,占全部飞行检查工作的49%。中药饮片占比约12%,普通化学药品占比约25%,生物制品占比约9%。全年飞行检查发现存在问题的共有39家企业,占比约68%,其中有27家问题严重的企业要求省局收回GMP证书或立案查处。2017年飞行检查针对中药制剂、中药饮片、中药提取物生产企业共派出30个检查组129人次对38家企业进行了飞行检查。其中全国评价性抽验探索性研究发现问题的有16家企业,信访举报的有12家企业,针对检查发现问题开展延伸检查的有8家企业,经研判发现风险较高的企业2家。38家中药类生产企业的飞行检查中共有29家企业不符合相关要求,其中21家企业被收回药品GMP证书,符合要求的共有7家企业,2家企业已无相关生产资质。

(杨　悦)

↗ 2016国家药物滥用监测年度报告　2017年8月11日,国家食药监管总局发布了《国家药物滥用监测年度报告(2016年)》。该报告分析了2016年我国药物滥用监测情况,对海洛因、合成毒品、医疗用药品以及新发生药物滥用情况进行了重点阐释,并通过比较近五年的监测数据,显示了我国药物滥用现状、特征以及流行趋势。2016年我国药物滥用监测数据呈现以下7个特点:①监测能力进一步提升,药物滥用形势总体可控;②合成毒品滥用程度远大于传统毒品,"冰毒"流行强度持续增强;③海洛因滥用势头得到进一步遏制,需关注较高的复发率;④医疗用药品滥用/使用形势稳定,吗啡制剂、含可待因复方口服液体制剂应持续监测;⑤青少年、低学历人群为高危人群,应加强针对性预防宣传教育;⑥药物滥用人群多,药物滥用情况严重;⑦关注新精神活性物质,部分品种滥用趋势增强。 (贾夏怡)

2017 非处方药转换为处方药品种汇总 根据《处方药与非处方药分类管理办法(试行)》的规定,2017 年国家食药监管总局组织论证和审定,将以下 5 个药品调出非处方药目录,按处方药管理,并修订了其说明书有关事项。具体情况见表 1。

表 1 2017 非处方药转换为处方药品种汇总表

序号	药品名称	更改事项	说明书修订事项
1	仙灵骨葆胶囊	非处方药转换为处方药	对仙灵骨葆口服制剂【不良反应】【禁忌】【注意事项】进行修订
2	仙灵骨葆片	非处方药转换为处方药	
3	复方酮康唑发用洗剂	非处方药转换为处方药	对复方酮康唑发用洗剂【不良反应】【禁忌】【注意事项】进行修订
4	复方酮康唑软膏	非处方药转换为处方药	对复方酮康唑软膏【不良反应】【禁忌】【注意事项】进行修订
5	酮康他索乳膏	非处方药转换为处方药	对酮康他索乳膏【不良反应】【禁忌】【注意事项】进行修订

(贾夏怡)

2017 药物临床试验数据核查结果 国家食药监管总局食品药品审核查验中心于 2017 年 7 月 21 日发布《药物临床试验数据核查阶段性报告》,公示了 2 033 个已申报生产或进口的待审药品注册申请开展药物临床试验数据核查结果。其中,申请人主动撤回的注册申请 1 316 个,占 64.7%;申请减免临床试验等不需要核查的注册申请 258 个,占 12.7%。在已核查的 313 个药品注册申请中,有 38 个注册申请的临床试验数据涉嫌数据造假,其中新药注册申请 16 个、仿制药注册申请 17 个、进口药注册申请 5 个。总局已发布公告,对其中 30 个注册申请做出不予批准的决定,并对其中涉嫌数据造假的 11 个临床试验机构及合同研究组织予以立案调查。总局通过建立相关制度,加强了技术审评环节对申请人的服务和指导,提高了审评效率。等待审评的药品注册申请已由 2015 年高峰时的 22 000 件降至 4 985 件。化学药和疫苗临床试验申请、中药各类注册申请已实现按时限审评。

(贾夏怡)

2017 中药保护品种汇总 根据《中药品种保护条例》的规定,2017 年国家食药监管总局共批准 20 个中药一级或二级保护品种。具体情况见表 2。

表 2 2017 中药保护品种汇总表

序号	药品名称	保护级别	保护期限	保护品种号	生产企业
1	结肠宁	2	自 2017 年 11 月 21 日起七年	无	九芝堂股份有限公司
2	降脂通络软胶囊	2	2017 年 8 月 23 日至 2024 年 2 月 26 日	ZYB20720170090	神威药业集团有限公司
3	麝香通心滴丸	2	自 2017 年 1 月 13 日起七年	无	内蒙古康恩贝药业有限公司圣龙分公司
4	丹黄祛瘀胶囊	2	自 2017 年 1 月 13 日起七年	无	吉林龙鑫药业有限公司
5	注射用红花黄色素	2	自 2017 年 1 月 13 日起七年	无	浙江永宁药业股份有限公司
6	和血明目片	2	自 2017 年 1 月 13 日起七年	无	西安碑林药业股份有限公司
7	健脾地芬诺酯颗粒	2	自 2017 年 1 月 13 日起七年	无	重庆希尔安药业有限公司
8	注射用红花黄色素	2	自 2017 年 1 月 13 日起七年	无	山西德元堂药业有限公司
9	红花逍遥片	2	2016 年 12 月 27 日至 2023 年 1 月 18 日	无	浙江康德药业集团股份有限公司
10	结石康胶囊	2	2016 年 11 月 7 日至 2022 年 6 月 20 日	ZYB20720160150	河南羚锐制药股份有限公司
11	云南白药	1	2016 年 11 月 7 日至 2025 年 8 月 18 日	ZYB11020160170	云南白药集团股份有限公司
12	云南白药胶囊	1	2016 年 11 月 7 日至 2025 年 8 月 18 日	ZYB11020160160	云南白药集团股份有限公司
13	丹蒌片	2	自 2017 年 7 月 18 日起七年	无	吉林康乃尔药业有限公司
14	百合固金片	2	自 2017 年 7 月 18 日起七年	无	广州诺金制药有限公司
15	红花逍遥片	2	2017 年 5 月 8 日至 2023 年 1 月 18 日	无	吉林吉春制药股份有限公司
16	苁蓉益肾颗粒	2	2017 年 1 月 20 日至 2023 年 11 月 26 日	ZYB20720170010	内蒙古兰太药业有限责任公司
17	腰痹通胶囊	2	2017 年 4 月 11 日至 2023 年 11 月 26 日	ZYB20720170030	江苏康缘药业股份有限公司
18	复方斯亚旦生发酊	2	2017 年 5 月 8 日至 2021 年 3 月 13 日	ZYB20720170040	新疆维吾尔药业有限责任公司
19	芪参益气滴丸	2	2017 年 6 月 20 日至 2023 年 11 月 26 日	ZYB20720170060	天士力制药集团股份有限公司
20	消渴清颗粒	2	2017 年 6 月 20 日至 2023 年 11 月 26 日	ZYB20720170050	天士力制药集团股份有限公司

(贾夏怡)

2017 年中药品种保护受理公示汇总 2017 年国家食药监管总局官网公示了 13 个中药品种保护受理情况，具体汇总见表 3。

表 3 2017 年中药品种保护受理公示汇总

序号	申请事项	品种名称	剂型	生产企业	受理日期
1	复审	妇乐胶囊	胶囊剂	江西南昌制药有限公司	2017-01-03
2	初次保护	龙香平喘胶囊	胶囊剂	山东华信制药集团股份有限公司	2017-01-06
3	初次保护	骨参片	片剂(薄膜衣)	武汉科兴医药科技开发有限公司	2017-01-24
4	初次保护	四磨汤口服液	合剂	湖南汉森制药股份有限公司	2017-02-22
5	初次保护	宣肺止嗽合剂	合剂	甘肃普安制药有限公司	2017-07-28
6	续保	清热祛湿颗粒	颗粒剂	广东一片天医药集团制药有限公司	2017-09-29
7	续保	丹鹿通督片	片剂	河南羚锐制药股份有限公司	2017-09-29
8	续保	清热祛湿颗粒	颗粒剂	广东众生药业股份有限公司	2017-09-29
9	续保	清热祛湿颗粒	颗粒剂	广东南国药业有限公司	2017-09-29
10	续保	培元通脑胶囊	胶囊剂	河南羚锐制药股份有限公司	2017-09-29
11	续保	清热祛湿颗粒	颗粒剂	特一药业集团股份有限公司	2017-10-09
12	续保	养血清脑丸	丸剂	天士力医药集团股份有限公司	2017-10-13
13	初次	复方丁香开胃贴	丸剂	湛江寸草制药有限公司	2017-11-14

（贾夏怡）

2017 年度金砖国家药品监管合作会议 2017 年 7 月 13 日—14 日，本年度金砖国家药品监管合作会议在郑州召开。会上，金砖国家监管机构的同行就最新的药品监管法规政策进行了交流，对药品注册和监管领域可能合作的方向和内容进行了探讨。自 2015 年金砖国家单独召开药品监管合作会议以来，各成员国在药品审评审批、监督检查、药物警戒、供应链安全等方面建立了合作机制，保障了各成员国人民的公众健康和用药安全。就我国而言，在深化药品审评审批改革背景下，总局于 2017 年 6 月作为正式成员加入国际人用药品注册技术协调会(ICH)，对药品生产、经营、使用全过程严格监管，重视药品质量和安全。（贾夏怡）

2017 年国家执业药师资格考试大纲部分内容调整 国家食药监管总局执业药师资格认证中心根据《国家执业药师资格考试大纲(第七版)》相关规定，调整了 2017 年执业药师资格考试药事管理与法规科目大纲部分内容。《考试大纲》中药事管理与法规科目涉及《中华人民共和国中医药法》《国务院关于修改 <疫苗流通和预防接种管理条例> 的决定》《关于进一步改革完善药品生产流通使用政策的若干意见》等法律法规的，按照新政策规定掌握。调整的具体内容如下：①在第一大单元第三小单元中，增加第四细目“国家改革完善药品生产流通使用政策”及要点“《关于进一步改革完善药品生产流通使用政策的若干意见》的主要内容”；②在第二大单元第二小单元第三细目中，将第三要点“药品电子监管的作用和基本要求”变更为“药品追溯体系的规定”；③在第四大单元第一小单元中，将第二细目“药品注册管理”变更为“药品注册管理与审评审批制度改革”，增加要点“药品医疗器械审评审批改革内容”；④在第六大单元第一小单元中，增加细目“中医药立法”及要点“符合中医药特点的管理制度和发展方针”“《中医药法》对中药保护、发展和中医药传承的规定”；将第六大单元第四小单元“中成药管理”变更为“中成药与医疗机构中药制剂管理”，增加要点“中药制剂配制和使用要求”“医疗机构中药制剂委托生产要求”；⑤在第七大单元第六小单元第一细目中，将“疫苗经营资质管理”“疫苗供应与销售范围和限制”“疫苗购销证明文件”“疫苗冷链管理要求”等四个要点，变更为“疫苗流通方式改革和采购、供应、配送要求”和“疫苗全程追溯制度和全程冷链储运管理制度”两个要点；⑥在第十大单元中，增加第五小单元“违反中医药法相关规定的法律责任”，增加“违反举办中医诊所、炮制中药饮片、委托配制中药制剂备案管理规定的法律责任”和“中药材种植过程中使用剧毒、高毒农药的法律责任”两个细目，增加“应当备案而未备案，或者备案时提供虚假材料的法律责任”“应用传统工艺配制中药制剂未依照规定备案或未按照备案材料载明的要求配制中药制剂的处罚”和“违法使用剧毒、高毒农药的法律责任”等三个要点。（贾夏怡）

省市药监动态

上海市召开本市药物创新联盟座谈会 2017 年 12 月 29 日，上海市食药监局召开了上海市药物创新联盟座谈会。14 家药品研发机构和生产企业及药监部门有关人员参会。会议宣贯了中共中央办公厅和国务院办公厅发布的《关于深化审评审批制度改革鼓励药品医疗器械创新的意见》。对其中与企业密切相关的内容，如优化临床试验审批程序、加强药品全生命周期管理、落实上市许可持有人法律责任等内容进行了重点解读。各参会单位围绕落实两办《意见》精神、推进MAH试点工作以及创新联盟2018年工作计划等进行讨论研究。在推进MAH试点工作方面，药品注册处介绍了国家食药监总局于2016年12月14至15日在杭州召开的"药品上市许可持有人相关配套文件研讨会"的具体情况，药品安监处介绍了药品上市许可持有人相关配套监管措施，提出跨区域监管等问题。（贾夏怡）

上海市食品药品检验所获科技部2017年国家重点研发计划立项 国家科技部于2017年12月公布了60个2017年国家重点研发计划项目，项目总金额达9.94亿元，聚焦于"中医药现代化研究"和"食品安全关键技术研发"两个领域。在40个"中医药现代化研究重点专项"中，由上海市食品药品检验所申报的《中药材外源性有毒有害物质检测及控制标准研究》和上海中医药大学与上海市食品药品检验所联合申报的《基于器官芯片技术的中药安全性有效性评价体系》成功获得立项。其中《中药材外源性有毒有害物质检测及控制标准研究》主要针对"有毒"中药材的安全性、有效性进行系统研究，主要涉及"有毒"中药材的药效物质、毒性成分、安全用药剂量尚未明确等问题。具体内容为：选择《中国药典》（2015版）收载的代表性"有毒"中药材，系统开展药效物质、量—时—毒—效关系、安全用药范围及可能的易感物质和易感机制研究。建立毒—效关系的中药质量控制标准，建立符合中医药特点的中药安全性评价模式和技术体系，为临床合理用药和建立有效的质量控制标准提供科学依据。

（贾夏怡）

湖北建立药品医疗器械研发创新提前介入机制 2017年湖北省食药监局建立药品医疗器械研发创新提前介入机制，将监管关口前提，服务重心前移，从研发初期开始为研发机构、个人提供政策法规和技术规范等全方位指导，推动企业规范高效地开展研发创新注册审批工作。具体内容如下：①简化药品注册审批程序。将药品批准文号地址变更与药品GMP认证两个独立许可事项"串联审批"调整为"并联审批"。企业同时递交两个申请，省食药监局一并受理、一次现场检查、一次抽样检验，一同审批。②建立"千万元项目挂牌帮办"制。各级食药监管部门指定专门机构和人员负责辖区内医药产业发展工作，形成上下联动的工作机制。③拓宽信息培训交流渠道。建立研发注册风险预警机制和培训交流机制。在门户网站和公众信息平台定期发布药品研发注册工作中易发多发的共性问题。与企业适时交流国内外产业政策，引导企业理性申报。④发挥桥梁纽带作用。针对药品研发创新提前介入过程中涉及的多部门问题，加强部门间的联系。对于企业提出的合法合理诉求，在省级职权范围内的及时解决，属国家权限的积极请示汇报。（贾夏怡）

安徽省"十大皖药"产业示范基地 2017年12月18日，安徽省食药监局举行"十大皖药"产业示范基地建设单位授牌仪式。安徽省是中药资源大省，中药材品种达3 578种，排名全国第6位。2016年至2017年安徽省共遴选出霍山石斛、灵芝、亳白芍、黄精、茯苓、断血流、宣木瓜、菊花（亳菊、滁菊、黄山贡菊）、丹皮和桔梗10个安徽特色道地药材品种和中国中药霍山石斛科技有限公司等28家产业示范基地建设单位。截至2017年12月，安徽共有"十大皖药"示范种植面积78 144.6亩，比2016年新增24 366.6亩，示范种植面积增加45.3%，辐射带动非示范基地"十大皖药"种植125 461.5亩。安徽省28家产业示范基地建设单位均注册有企业自有商标品牌，并涌现出了一批知名商标和品牌。"十大皖药"示范基地使得规范化种植规模迅速扩大，药材质量和品质得到有效提升。（贾夏怡）

云南省局推进食品药品行政执法与刑事司法"无缝衔接" 2017年云南省食药监局联合相关四部门出台《关于依法打击危害食品药品安全违法犯罪的指导意见》。该《指导意见》明确了食品药品监管、公安机关、检察院和法院等部门在行刑衔接工作中的职责，并就如何加强部门协作、食品药品违法案件证据收集、运用等方面做出规定，通过建立健全联动执法、联合调查、联合督办、信息共享等工作机制，打击危害食品药品安全的违法犯罪等，解决食品药品案件办理中行政执法与刑事司法衔接不畅，容易"脱节"等方面的难题。在加强部门协作方面，食品药品监管部门在监管过程中发现涉嫌犯罪的食品药品案件或线索，要及时移送给公安机关侦办，不得以行政处罚代替刑事处罚。公安机关要坚持"以打促管"的工作方针，主动拓展线索来源，加大对危害食品药品安全犯罪的立案侦办力度，做到有案必立、有案必查、查必有果。人民检察院应当依法批捕、起诉，从严把握对食品药品安全犯罪的相对不诉处理。人民法院应当依法从严掌握对食品药品安全犯罪适用缓刑、免予刑事处罚。对危害食品药品安全犯罪分子适用缓刑的，应当同时宣告禁止令，禁止其在缓刑考验期限内从事食品药品生产、销售及相关活动。要加大罚金和没收财产的适用与执行力度，采取追缴违法所得、收缴犯罪工具、销毁涉案物品等措施，尽可能摧毁食品药品安全犯罪的经济基础。（贾夏怡）

陕西省全面实施食品药品安全"黑名单"惩戒机制 陕西省食药监局于2017年10月24日出台《陕西省食品药品安全"黑名单"信息共享和联合惩戒办法（试行）》，实施食品药品安全"黑名单"信息共享和联合惩戒机制。"黑名单"信息将按照属地管理、分级负责的原则发布。被纳入"黑名单"者，将在多领域受到限制或惩戒。该《办法》明确，食品药品生产经营者或责任人员有以下违法情形之一的，将被纳入"黑名单"：①信用等级被食品药品监管部门评定为D级的；

②食药监管部门在审查办理行政许可事项时,发现因提供虚假证明、文件资料、样品或者采取其他欺骗手段取得许可证或批准证明文件的;③受到吊销许可证行政处罚的;④一年内累计两次因违反食品药品相关法律法规规定受到责令停产停业处罚的,或一年内累计三次受到行政处罚的;⑤食品药品生产经营的法人、直接负责的主管人员和其他直接责任人员,受到在法律法规规定期限内不得从事食品药品生产经营活动的行政处罚的;⑥受到刑事处罚的食品药品生产经营者和责任人员;⑦逾期未主动履行行政处罚决定的;⑧发生较大及以上食品药品安全责任事故的;⑨生产、销售假冒伪劣产品等侵害消费者合法权益,性质恶劣,被从重处罚的;⑩食品药品监管部门依法认定其他需要纳入"黑名单"的严重违法行为。（贾夏怡）

四川省首个药品上市许可持有人制度试点品种获国家批准 2017年12月四川新开元制药有限公司申报的化学药品原3.1类原料药帕瑞昔布钠经国家食药监管总局批准获得药品批准文号(国药准字H20170017),四川新开元制药有限公司成为四川首个药品上市许可持有人,并自行生产该品种。该品种为全国第2个获准参加试点的化学原料药品种,也是全国第3个在上市申请获得批准的同时获准成为持有人制度试点的品种。帕瑞昔布钠原料药为白色或类白色冻干块状物,化学名称为*N*-{[4-(5-甲基-3-苯基-4-异噁唑基)苯基]磺酰基}丙酰胺钠盐,临床上可用于中度或重度术后急性疼痛的治疗。（贾夏怡）

辽宁省七部门联合整治药品流通领域突出问题 2017年12月辽宁省食药监局会同六部门组成联合检查组,开展联合检查,整治药品流通领域突出问题。此次联合整治检查依据《辽宁省政府办公厅关于进一步改革完善药品生产流通使用政策的实施意见》,重点打击租借证照、虚假交易、伪造记录、非法渠道购销药品、商业贿赂、价格欺诈、价格垄断以及伪造、虚开发票等违法违规行为。2017年12月5日,检查组采取听取工作汇报与实地检查相结合方式,率先对中国医科大学附属盛京医院、沈阳市第一人民医院等2家医疗机构开展了监督检查,未发现伪造记录、非法渠道购销药品等问题。（贾夏怡）

《广东省药品上市许可持有人试点品种药品注册申请办理须知》印发 广东省食药监局于2017年11月3日发布了《药品上市许可持有人试点品种药品注册申请办理须知》,明确了3项重点要求,进一步规范广东药品上市许可持有人试点品种的申报工作:①对不同情形的试点情况提出相应申报路径及申报要求,创新申报程序,力争实现药品上市许可持有人申请与现有注册、生产监管相关法规的顺利承接;②明确持有人与受托生产企业双方责任划分,落实药品质量整个生命周期的系统监控;③大胆探索,在试点申报中要求企业报送品种档案及工艺信息登记表,建立产品的注册档案,为开展整个生命周期的监管提供依据。在药品安全保障方面,药品研发机构或科研人员申请成为药品上市许可持有人的,应提交《药品质量安全责任承诺书》,承诺在临床试验开展以及药品上市销售前,分别向省局提交与保险机构签订的药物临床试验保险合同、上市药品质量责任保险合同或者与担保人签订的符合《中华人民共和国担保法》的,有公证机构进行公证或者律师事务所进行见证的《担保协议》和《担保函》。（贾夏怡）

贵州省举办首届药物警戒大会 2017年10月31日至11月1日,贵州省召开首届药物警戒大会,大会主题为"大健康、大数据,迎接机遇与挑战;新形势、新任务,推动创新与发展",通过"药物警戒知识竞赛""药物警戒论坛"系列活动,促进深化审评审批制度改革新形势下贵州省药物警戒领域学术交流。参与药物警戒知识竞赛的贵州省各高校、医疗机构、药品生产经营企业、药品不良反应监测机构相关从业人员,经过各地初赛选拔,"现场PPT展示组"14位选手、"论文组"15位选手进入总决赛。11月1日,贵州省首届药物警戒大会药物警戒论坛召开,国内来自行政管理、医疗机构、科研院校等部门,具有药事管理、药品不良反应研究丰富经验的6名专家学者应邀现场做了《公立医院体制改革的形势下加强药事管理转变药学服务模式的思考》《肿瘤用药与药物警戒》《中国医院药物警戒系统(CHPS)的研究进展》演讲。（贾夏怡）

宁波市局"四结合"推进小药店、小诊所专项整治工作成效明显 2017年宁波市食药监局在辖区内"四结合"力推城乡接合部和农村地区药店、诊所药品质量安全专项整治工作,成效显著。"四结合"的具体内涵为:以落实责任为主线,注重与监管约谈相结合;以检查督查为抓手,注重与日常监管相结合;以查找问题为导向,注重与风险排查相结合;以综合治理为目标,注重与示范创建相结合。专项整治期间,全市共检查药店2 603家,核查药店自查整改报告2 603份,责令整改药店282家,立案查处药店18家;检查诊所2 658家,核查诊所自查整改报告2 598份,责令整改诊所256家,立案查处诊所28家。（贾夏怡）

广西推行"执业药师再次注册"事项网上智能化审批 广西食药监局利用"互联网+数据+政务服务"等现代信息技术手段,率先在全国推行"执业药师再次注册"事项网上智能化审批。自2017年10月24日起,凡涉及自治区食药监管局负责审批的"执业药师再次注册"事项,申请人可选择网上智能化审批。网上智能化审批以申请人信用承诺为基础,以"信任为先、过程监管、信用保障"为工作原则,主要具有

“省、简、便、捷”特点。系统自动生成的《广西壮族自治区食品药品监督管理局“执业药师再次注册”智能化审批决定书》和《执业药师注册证》电子版证件，与纸质证书具有同等的法律效力。（贾夏怡）

西北地区共建丝绸之路经济带重要区段食品药品安全屏障 2017年9月18日—19日，西北地区食药安全监管协作区第一次联席会议在甘肃省嘉峪关市召开，陕西、甘肃、宁夏、青海、新疆和新疆生产建设兵团食药监管局负责同志共同签署《西北地区食药安全监管协作备忘录》，标志着西北地区食药安全监管协作机制正式建立。协作区各成员单位将按照“区域协防、资源共享、优势互补、强化保障”的原则，充分发挥各方的职能和优势，强化相互衔接与配合，深化食品药品生产、流通、消费全过程监管，加强源头治理、质量追溯、检验检测、行刑衔接、稽查执法、应急处置、智慧监管、新闻宣传、人才培养等重点领域、重点环节的务实合作，建立突发事件应急处置、质量安全追溯体系、检验检测资源共享、省际联动监管执法、信息资源共享、产业发展、队伍建设等7个方面合作机制，合力打造丝绸之路经济带重要区段食品药品安全屏障。（贾夏怡）

浙江省获批全国首个中药新药及首个化药创新药上市许可持有人 2017年9月浙江康德药业集团股份有限公司自主研发申报的丹龙口服液经国家食药监管总局批准取得了新药生产批件，同时该公司获得药品上市许可持有人。这是我国实施药品上市许可持有人制度试点工作以来，发放的首个中药新药上市许可持有人文号。该品种亦是自总局药物临床试验数据自查核查以来我国获批的首个中药新药。丹龙口服液具有清热平喘，豁痰散瘀功能，用于中医热哮证的治疗。此外，2017年4月浙江医药股份有限公司新昌制药厂的苹果酸奈诺沙星原料药及其胶囊剂经总局批准取得了药品上市许可持有人制度试点品种，浙江医药股份有限公司新昌制药厂为本品上市许可持有人。苹果酸奈诺沙星是一种新型的无氟喹诺酮类抗菌药物，是我国实施药品上市许可持有人制度试点工作以来，获批的首个创新药。（贾夏怡）

山东省局实施三通道行政许可和并联审批 2017年山东省食药监局实施三通道行政许可和并联审批。三通道行政许可即在食品药品行政许可“常规通道”的基础上，增加“创新通道”和“快捷通道”。创新通道主要针对创新项目和创新产品，对进入创新通道的产品和项目，按照即来即办的原则，第一时间进入办理流程。快捷通道主要针对国家、省里的重点项目、优势品种(产品)升级改造，实行单独排队，优先办理，缩短审批时限。并联审批针对部分许可事项受审批流程(串联进行)限制，审批时间比较长，实施“串改并”审批。主要事项包括：药品生产企业整体搬迁或变更生产地址等涉及的《药品生产许可证》变更、药品注册补充申请和药品GMP认证；药品生产企业换发《药品生产许可证》和药品GMP认证；新开办中药饮片生产企业核发《药品生产许可证》和药品GMP认证等。（贾夏怡）

厦门市场监督管理局六举措深化“互联网+”监管方式 2017年厦门市场监管局六举措深化“互联网+”监管方式。涉及药品监管的内容主要如下：①编制《食品药品可追溯体系建设方案》，整合原有药品监管系统，推进食药追溯体系建设；②配发移动监管执法设备。向基层所配发了270台移动监管执法设备，实现执法全过程音视频同步记录、监督检查结果现场录入和文书开具、随时查收内网邮件支持移动办公、配合远程调度处置突发事件等功能。③推出微信公众号。联合消保委推出微信公众号(xmsxbw)正式上线，通过宣传、解读法律法规，发布维权指南和消费警示，提供最新消费动态，引导和服务消费者理性消费；④加大食药网络监管力度。（贾夏怡）

武汉市颁发首张“多证合一”食品药品经营许可证 继武汉市食药监管局和市政务服务办公室联合制订出台《武汉市食品药品经营许可“多证合一”实施办法(试行)》，2017年6月27日武汉市食药监局向武汉普安药房有限公司新华西路店颁发了全市首张“多证合一”《食品药品经营许可证》，标志着武汉市食品药品经营许可“多证合一”工作正式启动。办理手续简化为“一次申报、一窗受理、一并审查、一并发证”，递交材料最多19项(五证合一)，最少9项(二证合一)，办理时限最多15个工作日(包括药店的筹建和开办)，最少5个工作日(不包括药店筹建的多证合一申请)，只需一次现场检查。持证企业在武汉市区域以外，业务活动中需要单个产品类别许可证件的，各区行政审批局可凭其提交的《食品药品经营许可证》出具相应的单一许可证件。（贾夏怡）

《四川省食品药品安全监管业务档案管理办法》印发 四川省食药监局与四川省档案局于2017年3月23日联合印发了《四川省食品药品安全监管业务档案管理办法(试行)》。该《办法》明确了四川省食品药品安全监管业务档案工作实行“统一领导、分级管理”的原则和业务档案的管理体制、机构及职责；规定了各级食药监督管理部门在文件材料收集、整理、立卷、归档、保管、利用、移交、鉴定与销毁等方面的职责和任务；提出了食品药品安全监管业务文件材料归档范围、分类、保管期限划分、整理质量的具体标准和要求；依据有关规定对业务档案管理中出现的违法违纪行为进行处理，对业务档案管理工作中成绩显著的单位和个人，给予表彰和奖励。（贾夏怡）

西北首家地市级《中国医院药物警戒(CHPS)》监测哨点落户乌鲁木齐 2017年5月5日，乌鲁木齐市食药监局与新疆医科大学第五附属医院正式签订乌鲁木齐市《中国医院药物警戒系统(CHPS)》监测哨点建设合作项目,标志着西北地区首家地市级《中国医院药物警戒系统(CHPS)》监测哨点正式成立。哨点医院通过中国药物警戒系统(CHPS),实现医院药品不良反应信息自动采集、内部管理及自动上报,改变现有上报模式存在的上报过程复杂、报告信息不完整、报告随意性强、漏报率高等局限。通过药品不良反应规则知识库与搜索引擎技术实现医院药品不良反应处方事件的智能搜索与主动监测,充分发挥医院药品不良反应主管药师的作用,不断完善医院药品不良反应监测网络与管理体系,逐步建立兼顾药品、医疗器械、保化品等不良反应监测及高风险品种重点监测与再评价管理的统一信息服务系统,促进上市后药品安全监测与评价管理。 (贾夏怡)

江苏省苏州市食药监局在全省系统率先启动"法律顾问团"聘任工作 苏州市食药监局于2017年3月7日举行首届法律顾问团聘任仪式。苏州局率先在全省食药监系统启动法律顾问团选聘工作,从全市精通行政法、刑法、经济法等领域的律师事务所知名执业律师中进行遴选,最终确定两个律师事务所为该局法律顾问团。法律顾问团的职责包含:为重大行政决策、重要行政行为提供法律意见;参与立法项目的研究、论证和重要规范性文件的合法性审查工作,提供法律意见;代理行政诉讼和协助处理复议、疑难信访案件、投诉举报、政府信息公开申请等其他非诉讼法律事务;协助草拟、修改、审查重要的法律文书;审查重大合同;参与处理重大突发性、群体性事件涉及的法律事务;协助开展法制宣传教育等。 (贾夏怡)

晋陕豫三省三市食品药品安全监管合作共治 2017年11月24日,山西运城、陕西渭南、河南三门峡三市食品药品监督管理局共同签署《豫晋陕黄河金三角区域食品药品安全监管合作共治框架协议》。该《协议》明确三省三市的食品药品监管部门立足"3+3"区域合作发展的总目标,充分发挥各自优势和特点,整合监管资源,拓展合作领域,共同构筑区域内食品药品安全保障体系,促进区域内食品医药经济的持续健康发展。三市食药监管部门从以下三个方面加强合作。①依法行政,提高食品药品公共行政管理效能和水平,营造规范、统一、公平、开放的食品药品市场发展环境,确保人民饮食用药安全。②加强信息沟通、政策研究和监管专题合作,解决区域各方发展过程中所遇到的重大问题,增强区域合作的凝聚力提高区域合作的务实性。③致力以良好的公共行政服务促进区域食品药品行业的共同发展,为区域经济合作做出贡献。 (贾夏怡)

《福建省开展药品上市许可持有人制度试点工作实施方案》出台 福建省食药监局于2016年11月11日出台了《福建省开展药品上市许可持有人制度试点工作实施方案》,从总体思路和目标、试点内容、义务与责任、监督管理、保障措施等方面对福建省MAH试点工作做出全面阐述。该《试点方案》阐释了持有人申请或变更的情形,鼓励申请人通过参与其他企业或研发机构已获得临床批件药品的研发,参与持有批准文号生产企业仿制药质量和疗效一致性评价研究而获得持有人资格。凡获得药品上市许可人资格的研发机构和科研人员享受与药品生产企业同等待遇的政府奖励和扶持政策。在持有人申请或变更的情形方面,试点申请的主体为福建省行政区域内依法设立且能够独立承担药品质量安全责任的药品研发机构、药品生产企业,或者在福建省行政区域内工作且具有中华人民共和国国籍的科研人员可以作为药品注册申请人。持有本《试点方案》规定品种范围批准文号的生产企业可通过补充申请变更为该品种的持有人和受托生产企业。已受理药物临床试验申请、药品上市申请的药品,在规定的品种范围内,申请人可以提交补充申请,变更申请人及受托生产企业。 (贾夏怡)

特殊药品管理

停征麻醉、精神药品进出口许可证费 根据《财政部国家发展改革委关于清理规范一批行政事业性收费有关政策的通知》,自2017年4月1日起,食品药品监管部门停征相关费用。停征的费用包括:药品生产质量管理规范认证费、药品经营质量管理规范认证费、药品检验费、医疗器械产品检验费,麻醉、精神药品进出口许可证费、药品行政保护费、中药品种保护费。具体操作为:①属于停征收费项目,并已于2017年4月1日前发出缴费通知书的,应当足额征收,所收款项按照财政部门规定的渠道全额上缴国库。②属于停征收费项目,行政相对人预缴相关费用的,允许行政相对人申请退还相关费用,具体参照国家食品药品监督管理总局2015年第53号公告中的退费程序执行。 (贾夏怡)

快速审批通道助力IPV疫苗生产上市 国家食药监管总局于2017年8月23日批准了北京北生研生物制品有限公司的Sabin株脊髓灰质炎灭活疫苗(简称IPV疫苗)生产注册申请。IPV疫苗是采用世界卫生组织提供的Sabin株脊髓灰质炎Ⅰ、Ⅱ、Ⅲ型毒株,分别接种于非洲绿猴肾传代细胞(Vero细胞)培养后收获病毒液,经浓缩、纯化和灭活后,按一定比例混合制成的三价液体疫苗。IPV疫苗接种后可刺激机体产生抗脊髓灰质炎病毒的免疫力,预防由相应病毒毒株引起的脊髓灰质炎。该疫苗适用于2月龄(含)以上儿童的免疫接种。此次获批上市的IPV疫苗于2017年10月投

放市场。IPV 疫苗的上市有效缓解了我国脊髓灰质炎灭活疫苗短缺的局面。（贾夏怡）

2017 年兴奋剂目录公告 2017 年 1 月 20 日，国家体育总局、商务部、卫计委、海关总署及食药监局联合发布了 2017 年兴奋剂目录。相较于 2016 年兴奋剂目录，2017 年新增 25 个品种，删除 4 个品种。其中新增蛋白同化制剂品种 3 个，包括：5α-雄烷-2-烯-17-酮、1，4-雄烯二酮（雄甾-1，4-二烯-3，17-二酮）、19-去甲雄烯二醇。新增肽类激素品种 6 个，包括：成纤维细胞生长因子类（FGFs）、GATA 抑制剂类、K-11706、罗特西普、索特西普、转化生长因子-β（TGF-β）抑制剂类；删除肽类激素品种 3 个，包括：阿那瑞林、缺氧诱导因子-脯氨酸羟化酶抑制剂、成纤维细胞生长因子类（FG-Fs）。新增麻醉药品品种 1 个，尼克吗啡。新增刺激剂（含精神药品）品种 2 个，包括：利右苯丙胺、4-甲基己-2-胺（甲基己胺），删除 1 个刺激剂（含精神药品）品种，曲美他嗪。增加其他品种 13 个，包括：阿那瑞林、雄甾-3，5-二烯-7，17-二酮、非诺特罗、去甲乌药碱、茚达特罗、莫立司他、奥达特罗、丙卡特罗、瑞普特罗、罗沙司他（缺氧诱导因子-脯氨酸羟化酶抑制剂）、特布他林、曲美他嗪、维兰特罗。（贾夏怡）

生物制品管理

《疫苗储存和运输管理规范（2017 年版）》印发 2017 年 12 月 15 日，根据修订后的《疫苗流通和预防接种管理条例》和《关于进一步加强疫苗流通和预防接种管理工作的意见》，国家卫计委联合国家食药监管总局印发了《疫苗储存和运输管理规范（2017 年版）》。该《规范》共六章，总计二十六条，适用于疾病预防控制机构、接种单位、疫苗生产企业、疫苗配送企业、疫苗仓储企业的疫苗储存及运输管理。在疫苗储存、运输的设施设备方面，要求疾病预防控制机构、接种单位、疫苗生产企业、疫苗配送企业、疫苗仓储企业应当装备保障疫苗质量的储存、运输冷链设施设备。此外，疾病预防控制机构、接种单位的疫苗储存、运输管理应遵守《预防接种工作规范》；疫苗生产企业、疫苗配送企业、疫苗仓储企业的疫苗储存、运输管理应遵守《药品经营质量管理规范》。（贾夏怡）

《生物制品批签发管理办法》发布 国家食药监管总局于 2017 年 12 月 29 日发布修订后的《生物制品批签发管理办法》，规定自 2018 年 2 月 1 日起施行。该《办法》所称生物制品批签发，是指总局对获得上市许可的疫苗类制品、血液制品、用于血源筛查的体外诊断试剂以及食药监管总局规定的其他生物制品，在每批产品上市销售前或者进口时，指定药品检验机构进行资料审核、现场核实、样品检验的监督管理行为。未通过批签发的产品，不得上市销售或者进口。批签发申请人应当是持有药品批准证明文件的境内外制药企业。境外制药企业应当授权其驻我国境内办事机构或者我国境内企业法人作为代理人办理批签发。批签发产品应当按照总局核准的工艺生产。企业对批签发产品生产、检验等过程中形成的资料、记录和数据的真实性负责。批签发资料应当经企业质量授权人审核并签发。《办法》强化了企业主体责任，优化了批签发流程，明确了批签发方式，细化批签发的相关工作内容。（贾夏怡）

第二批干细胞临床研究备案机构 2017 年 11 月 28 日，为规范和促进干细胞临床研究，根据《干细胞临床研究管理办法（试行）》，国家卫计委和国家食药监管总局组织对申报干细胞临床研究机构备案材料进行复核，有 72 个机构符合干细胞临床研究备案机构条件，具体名单见表 4。

表 4 第二批干细胞临床研究备案机构汇总表

序号	机构名称	地区
1	北京医院	北京
2	首都医科大学附属北京口腔医院	北京
3	首都医科大学宣武医院	北京
4	首都医科大学附属北京天坛医院	北京
5	首都医科大学附属北京同仁医院	北京
6	首都医科大学附属北京安贞医院	北京
7	河北医科大学第二医院	河北
8	河北省人民医院	河北
9	秦皇岛市第一医院	河北
10	内蒙古科技大学包头医学院第一附属医院	内蒙古
11	中国医科大学附属第一医院	辽宁
12	中国医科大学附属盛京医院	辽宁
13	吉林大学第一医院	吉林
14	哈尔滨医科大学附属第一医院	黑龙江
15	哈尔滨医科大学附属第二医院	黑龙江
16	上海市第一人民医院	上海
17	上海市同济医院（同济大学附属同济医院）	上海
18	上海交通大学医学院附属瑞金医院	上海
19	复旦大学附属中山医院	上海
20	上海市第六人民医院	上海
21	同济大学附属第十人民医院	上海
22	上海市胸科医院	上海
23	江苏省人民医院	江苏
24	苏州大学附属第一医院	江苏
25	徐州医科大学附属医院	江苏
26	浙江医院	浙江
27	浙江大学医学院附属第一医院	浙江
28	浙江大学医学院附属邵逸夫医院	浙江
29	浙江大学医学院附属儿童医院	浙江
30	温州医科大学附属第一医院	浙江
31	温州医科大学附属眼视光医院	浙江
32	安徽医科大学第一附属医院	安徽

（续表）

序号	机构名称	地区
33	安徽省立医院	安徽
34	福建医科大学附属协和医院	福建
35	南昌大学第二附属医院	江西
36	山东大学齐鲁医院	山东
37	山东大学第二医院	山东
38	山东省立医院	山东
39	青岛大学附属医院	山东
40	青岛市市立医院	山东
41	烟台毓璜顶医院	山东
42	河南省人民医院	河南
43	武汉大学中南医院	湖北
44	华中科技大学同济医学院附属协和医院	湖北
45	华中科技大学同济医学院附属同济医院	湖北
46	十堰市太和医院	湖北
47	中南大学湘雅二医院	湖南
48	南华大学附属第二医院	湖南
49	广东省人民医院(广东省医学科学院)	广东
50	中山大学附属第一医院	广东
51	中山大学孙逸仙纪念医院	广东
52	南方医科大学南方医院	广东
53	广州医科大学附属第一医院	广东
54	广州医科大学附属第三医院	广东
55	中山大学附属第六医院	广东
56	广州中医药大学第一附属医院	广东
57	深圳市人民医院	广东
58	北京大学深圳医院	广东
59	海南省人民医院	海南
60	海南医学院第一附属医院	海南
61	海口市人民医院	海南
62	重庆医科大学附属儿童医院	重庆
63	重庆医科大学附属第二医院	重庆
64	四川大学华西口腔医院	四川
65	昆明市第一人民医院	云南
66	昆明市延安医院	云南
67	云南省肿瘤医院	云南
68	昆明医科大学第一附属医院	云南
69	昆明医科大学第二附属医院	云南
70	云南省第一人民医院	云南
71	宁夏医科大学总医院	宁夏
72	新疆医科大学附属第一医院	新疆

（贾夏怡）

进一步加强第二类疫苗流通监管促进疫苗供应工作 2017年9月1日，国家食药监管总局联合国家卫计委发布《关于进一步加强疫苗流通监管促进疫苗供应工作的通知》，该《通知》要求根据新修订的《疫苗流通和预防接种管理条例》，从下述5个方面规范第二类疫苗（以下称疫苗）冷链储存运输管理。①规范疫苗储运管理，提高疫苗配送效率。疫苗生产企业、疫苗配送企业、疫苗区域仓储企业储存和运输疫苗应当严格执行《药品经营质量管理规范》《疫苗储存和运输管理规范》的要求；各级疾病预防控制机构、接种单位储存和运输疫苗应当严格执行《疫苗储存和运输管理规范》及《预防接种工作规范》的要求。②各疫苗生产企业、配送企业、区域仓储企业、疾病预防控制机构、接种单位应当建立疫苗生产、储存、运输、使用全过程疫苗追溯体系，逐步实现疫苗最小包装单位生产、储存、运输、使用全过程可追溯。③加强疫苗有效期管理，防止过期疫苗进入使用环节。④进一步完善疫苗集中采购工作。各省级疾病预防控制机构应当尽快将疫苗采购纳入省级公共资源交易平台管理，按照公开透明、竞争择优、公平交易的原则实行网上集中采购。⑤加强疫苗流通监督检查。（贾夏怡）

2016年生物制品批签发年度报告 国家食药监管总局于2017年7月4日发布了2016年生物制品批签发年度报告。统计数据显示2016年共签发疫苗3 949批、约计6.46亿人份；血液制品4 025批，约计5 927.80万瓶；血筛试剂836批，约计8.78亿人份。批签发的疫苗和血筛试剂以国产制品为主，进口制品少于5%。血液制品因原料血浆不足，人血白蛋白临床供给存在50%以上缺口，依靠进口人血白蛋白补充，近年来不合格制品少。2016年仅有1批国产疫苗和2批进口人血白蛋白不符合规定。①2016年疫苗批签发概况：疫苗签发51个品种、共3 950批次，其中3 949批符合规定、1批不符合规定。拒签的1批疫苗(210 048人份)为长春长生生物科技股份有限公司生产的吸附无细胞百白破联合疫苗，不合格项目为无细胞百日咳疫苗效价测定；②2016年血液制品批签发概况：血液制品签发12个品种，4 025批次计5 927.802 0万瓶。其中2批不合格制品为奥地利BaxterAG生产的人血白蛋白，不合格项目为可见异物；③2016年血源筛查试剂签发概况：2016年中检院共签发血源筛查用体外诊断试剂836批约计8.78亿人份，涉及9个品种，24家生产企业。（贾夏怡）

进出口药品管理

调整进口药品注册管理有关事项 2017年10月10日，国家食药监管总局发布《关于调整进口药品注册管理有关事项的决定》(以下简称《决定》)，对进口药品注册管理部分事项进行调整。该《决定》取消了化学药品新药以及治疗用生物制品创新药在提出进口临床申请、进口上市申请时，应当获得境外制药厂商所在生产国家或者地区的上市许可的要求。《决定》规定，除预防用生物制品外，在中国进行国际多中心药物临床试验的，允许同步开展Ⅰ期临床试验，取消临床试验用药物应当已在境外注册，或者已进入Ⅱ期或Ⅲ期临床试验的要求；在中国进行的国际多中心药物临床试验完成后，申请人可以直接提出药品上市注册申请。《决定》自发布之日起实施,对于发布前已受理、以国际多中心临床试验数据提出免做进口临床试验的注册申请,符合《药品注册管理办法》及相关文件要求的,可以直接批准进口。 (贾夏怡)

进口药品目录中药用辅料进口通关有关事宜 国家食药监管总局于2017年2月20日发布《关于进口药品目录中药用辅料进口通关有关事宜的通告》。该《通告》的具体内容如下。①对于进口药品目录中的药用辅料,进口单位可凭药用辅料批准证明文件、营业执照复印件、装箱单、提运单、出厂检验报告书等资料,到口岸食药监管部门办理《进口药品通关单》。口岸食药监管部门应在《进口药品通关单》中注明"本品为药用辅料,非药品,无须进行口岸检验";②罗列了药用辅料批准所需的证明文件;③进口药用辅料《进口药品注册证》相关信息发生变更的,需提供任意一家使用该药用辅料的制剂企业按2016年第155号通告要求完成研究和评估后获得的药品补充申请批件或备案公示内容。 (贾夏怡)

蛋白同化制剂和肽类激素进出口管理办法 2017年11月21日,国家食药监管总局发布了修正后的《蛋白同化制剂和肽类激素进出口管理办法》。该《办法》共二十八条。具体内容涉及:①制定依据,《办法》的制定依据为《中华人民共和国药品管理法》《中华人民共和国海关法》《反兴奋剂条例》等法律;②各级食药监管部门的职责,国家对蛋白同化制剂、肽类激素实行进出口准许证管理;进口蛋白同化制剂、肽类激素,进口单位应当向所在地省、自治区、直辖市食药监管部门提出申请;③蛋白同化制剂和肽类激素进出口报送资料,例如,作为不同用途使用的蛋白同化制剂、肽类激素,进口或出口单位应报送的资料有药品进口申请表、购货合同或者订单复印件、进口单位的《药品经营许可证》《企业法人营业执照》《进出口企业资格证书》《对外贸易经营者备案登记表》)复印件等;④进出口蛋白同化制剂、肽类激素需要办理的手续及相关要求。 (贾夏怡)

2017食药监管总局停用的进口药品公告 2017年国家食药监管总局共发布4期公告勒令停止使用以下4个进口药品,具体内容见表5。

表5 2017年国家食药监管总局发布公告停止使用进口药品汇总表

中文名称	英文名称	规格	生产厂家	进口药品注册证号
单唾酸四已糖神经节苷脂钠盐注射液	Monosialotetrahexosylganglioside Sodium SaltInjection	20mg/2mL、100mg/5mL	阿根廷 TRB Pharma S. A.	H20120458(20mg/2mL);H20120459(100mg/5mL)
中长链脂肪乳/氨基酸(16)/葡萄糖(16%)注射液	Medium and Long Chain Fat Emulsion/AminoAcids(16)/Glucose(16%)Injection	1 250mL、1 875mL、2 500mL	德国 B. Braun Melsungen AG	—
ω-3鱼油中/长链脂肪乳注射液	ω-3-Fish Oil Medium and Long Chain Fat Emulsion Injection	100mL、250mL、500mL	德国 B. Braun Melsungen AG	H20140969(100mL);H20140970(250mL);H20140971(500mL)
雷贝拉唑钠原料药	RabeprazoleSodium	5kg/桶、25kg/桶、50kg/桶	印度 EnalDrugsPvt. Ltd.	H20160516、H20160521

(贾夏怡)

进口药品境外生产现场检查 2017年原国家食品药品监督管理总局共派出41个检查组148名检查员完成了51个品种的进口药品境外生产现场检查任务。检查品种剂型较多,其中加大了对化学药品制剂延伸检查力度。全年任务中包括化学药品36个,含注射剂、固体制剂、粉雾剂、原料药等,疫苗、血液制品、治疗用生物制品14个,植物药1个。全年境外检查药品包括申报生产、再注册、补充申请阶段及正常进口销售的产品。主要集中在欧洲、北美地区,对印度等国家的检查数量呈增长趋势。在51个开展现场检查的品种中,9个品种现场检查结论为不符合药品GMP要求或不通过,根据产品处于的不同阶段(上市前审评或已上市),都已经分别进行了处理。8个未开展现场检查的品种中,6个品种企业已主动采取风险控制措施,其余的列入下年度检查计划中。检查共发现缺陷项665项,其中严重缺陷27项,主要缺陷140项。问题主要集中在质量控制与质量保证、文件管理、无菌药品管理等方面。严重缺陷主要包括生产工艺不一致、重大变更未及时向我国申报,注册申报资料存在真实性问题,生产厂房设施、设备和生产操作行为等不能有效降低产品污染或混淆的风险,不能对不合格产品进行有效控制等方面。根据出现缺陷频次统计,质量控制与质量保证部分发现缺陷最多,共164项(占比24.7%);其次是文件管理部分,发现缺陷72项(占比10.8%),无菌药品附录部分发现缺陷61项(占比9.2%)。 (杨 悦)

药品标准化工作

全国食品药品科技标准工作会议 2017年2月23日—24日,全国食品药品科技标准工作会议在北京召开。会议总结2016年食品药品科技标准工作,分析当前形势并研究了2017年药品科技标准工作的重点任务。2016年全系统科技标准工作坚持服务于监管体系建设大局,推动监管方法手段创新，在顶层设计上不断加强，在制度建设上日趋完善，在"食品安全关键技术研发""药物一致性评价关键技术与标准研究"、食品安全国家标准制修订、提升检验检测能力、推进监管信息化建设等重点工作方面取得突破。2017 年的科技标准工作落实科技、标准、检验检测、信息化各项工作，为食品药品安全监管工作提供更高水准的技术支撑。服务监管重点工作做好技术支撑，推进科技标准基础工作大发展，加强系统内外的协调沟通。在推进技术支撑提高监管效能上，科技引领、标准管理、检验机构能力提升、信息化建设都是不可或缺的手段。（贾夏怡）

《体外诊断试剂注册管理办法修正案》 国家食药监管总局于 2017 年 2 月 8 日发布《体外诊断试剂注册管理办法修正案》，规定《修正案》自发布之日起施行。该《修正案》与原《体外诊断试剂注册管理办法》相比，主要有以下两大变化。①《修正案》第二十条第一款，由"国家食品药品监督管理总局负责体外诊断试剂产品分类目录的制定和调整"，修改为："本办法第十七条、第十八条、第十九条所述的体外诊断试剂分类规则，用于指导体外诊断试剂分类目录的制定和调整，以及确定新的体外诊断试剂的管理类别。②随着体外诊断技术的发展、使用量的增加，按照《体外诊断试剂注册管理办法》第十七条、第十八条、第十九条对体外诊断试剂进行分类时，部分产品的分类与其风险不匹配，例如任何与肿瘤辅助诊断相关的体外诊断试剂均作为第三类医疗器械管理，分类不尽合理。由于上述条款内容缺少调整空间，不能适应医疗器械监管要求，因而在《修正案》中加以修改完善。（贾夏怡）

《中成药通用名称命名技术指导原则》印发 2017 年 11 月 28 日，国家食药监管总局发布《关于发布中成药通用名称命名技术指导原则的通告》和《关于规范已上市中成药通用名称命名的通知》。以上文件提出中成药命名要坚持科学简明、避免重名，规范命名、避免夸大疗效，体现传统文化特色的原则。已上市中成药必须更名的 3 种情形：①明显夸大疗效，误导医生和患者的；②名称不正确、不科学，有低俗用语和迷信色彩的；③处方相同而药品名称不同，药品名称相同或相似而处方不同的。不予更名的 2 种情况有：①药品名称有地名、人名、姓氏，药品名称中有"宝""精""灵"等，但品种有一定的使用历史，已经形成品牌，公众普遍接受的，可不更名；②来源于古代经典名方的各种中成药制剂也不予更名。此外，对于说明书、标签的使用，《关于规范已上市中成药通用名称命名的通知》中也做出了规定。此外，自批准更名之日起 30 日内，生产企业应向所在地省级食药监部门备案更名后新的说明书、标签。（贾夏怡）

《药品生产质量管理规范（2010 年修订）》生化药品附录 国家食药监管总局于 2017 年 3 月 13 日发布了 2010 版 GMP 的配套文件《生化药品附录》（以下简称《附录》），自 2017 年 9 月 1 日起施行。该《附录》共九章，适用于原材料的前处理、提取、分离、纯化等原料（原液）及其制剂的制备和质量控制的全过程，分别从范围、原则、人员、厂房与设备、病毒去除/灭活及验证供应链管理、生产管理、质量管理、术语九个方面做出了详细的规定。《附录》所指生化药品是指从动物的器官、组织、体液、分泌物中经前处理、提取、分离、纯化等制得的安全、有效、质量可控的药品。主要包括：蛋白质、多肽、氨基酸及其衍生物、多糖、核苷酸及其衍生物、脂、酶及辅酶等（不包括生物制品附录所列产品）。《附录》要求药品生产企业应建立完善的质量管理体系，依据质量风险管理的原则，结合品种特点，明确从原材料采集至成品放行各阶段的质量管理责任，确保产品的安全有效、质量可控。（贾夏怡）

仿制药质量和疗效一致性评价工作中改规格药品（口服固体制剂）技术指南 2017 年 2 月 17 日，国家食药监管总局发布了《仿制药质量和疗效一致性评价工作中改规格药品（口服固体制剂）评价一般考虑》《仿制药质量和疗效一致性评价工作中改剂型药品（口服固体制剂）评价一般考虑》及《仿制药质量和疗效一致性评价工作中改盐基药品评价一般考虑》相关技术指南，上述文件分别从概述、评价内容、其他 3 个方面做出详细规定。①改剂型药品是指该剂型在美国、欧盟或日本均未获准上市，或无法确定同剂型参比制剂的药品。②对改规格药品的再评价是仿制药质量和疗效一致性评价的重要组成部分。首先应结合原研药品规格的上市情况，充分论证改规格的科学性、合理性和必要性。例如药品规格的变更应在其使用说明书规定的用量范围内，在适应证相同的情况下，不得改变药品原批准的用法用量或适用人群，其规格一般不得小于单次最小给药剂量，也不得大于单次最大给药剂量。③改盐基药品系指制剂中使用的原料药在美国、欧盟或日本均未获准使用或无法确定含有相同原料药的参比制剂的药品。包括改变已知盐类活性成分的酸根、碱基或金属离子，对游离形式药品成盐或把成盐药品改为游离形式等原料药与制剂。对改盐基药品的有效性和安全性评价应以被改盐基药品为对照，进行对比试验，并对二者在各项目的异同与优劣进行评价。（贾夏怡）

《仿制药质量和疗效一致性评价品种分类及研制现场核查等指导原则》发布 国家食药监管总局于 2017 年 5 月 16 日发布了《仿制药质量和疗效一致性评价研制现场核查指导原则》《仿制药质量和疗效一致性评价生产现场检查指导原则》《仿制药质量和疗效一致性评价临床试验数据核查指导原则》及《仿制药质量和疗效一致性评价有因检查指导原则》等具体指导原则，助力仿制药一致性评价工作顺利进行。具体情况见表 6。

表6 一致性评价相关指导原则汇总

文件名称	目的	基本要求	核查要点
《仿制药质量和疗效一致性评价临床试验数据核查指导原则》	对生物等效性试验和临床有效性试验等临床研究数据开展核查，确认其真实性、规范性和完整性	确保受试者的安全与权益得到保护、确保评价产品的一致性、确保数据的真实性、可靠性和临床试验开展的合规性	通用内容：人体生物等效性（BE）/人体药代动力学（PK）试验、临床有效性试验；专有内容：人体生物等效性（BE）/人体药代动力学（PK）试验
《仿制药质量和疗效一致性评价研制现场核查指导原则》	对药学研究情况（包括处方与工艺研究、样品试制、体外评价等）进行实地确证，对原始记录进行审查，确认申报资料真实性、一致性和数据可靠性，以及研制过程合规性的过程	真实性、一致性、数据可靠性、合规性	处方工艺研究与样品试制、药学研究与体外评价、委托研究
《仿制药质量和疗效一致性评价生产现场检查指导原则》	对申报品种的生产条件和能力及其动态生产过程进行检查，确认相关生产和质量控制活动与申报的处方、生产工艺、生产条件、质量标准的一致性，以及药品生产是否符合GMP要求	真实性、一致性、数据可靠性、合规性	一致性、物料系统、生产系统、质量控制与质量保证系统、数据可靠性
《仿制药质量和疗效一致性评价有因检查指导原则》	针对一致性评价工作中发现的问题、质疑、举报等情形开展的针对性检查	/	一致性评价的评审过程中发现的问题、一致性评价及其药品注册相关的举报问题、药品监督管理部门或一致性评价办公室认为需进行核查的其他情形

（贾夏怡）

《仿制药质量和疗效一致性评价受理审查指南》 2017年9月5日，国家食药监管总局发布《仿制药质量和疗效一致性评价受理审查指南（需一致性评价品种）》《仿制药质量和疗效一致性评价受理审查指南（境内共线生产并在欧美日上市品种）》的通告。该《指南》从适用范围、资料受理部门、申报资料基本要求、申请表审查要点、申报资料审查、受理审查决定6部分详细阐述了仿制药质量和疗效一致性评价受理审查相关要求。《指南》的试用范围为国产仿制药、进口仿制药。由国家食药监管总局行政事项受理服务和投诉举报中心负责接收和受理资料。受理流程为：申请人提交申报资料，总局受理和举报中心负责接收并受理资料，若资料符合要求，总局受理和举报中心出具《受理通知书》《缴费通知书》或接收通知书，并将资料移交至总局药品审评中心；若资料不符合要求，则出具《补正通知书》《不予受理通知书》或《不予接收通知书》并说明理由。（贾夏怡）

通过仿制药质量和疗效一致性评价的药品 国家食药监管总局于2017年12月29日审查发布了第一批符合仿制药质量和疗效一致性评价要求的药品申请品种目录，共17个品种，具体情况见表7。

表7 2017年12月份已批准通过仿制药质量和疗效一致性评价品种目录（第一批）

序号	受理号	品种名称	英文名	规格	剂型	适应证	企业	原批准文号	是否289基药目录*
1	CXHB 1700043	硫酸氢氯吡格雷片	Clopidogrel Bisulfate Tablets	75mg	片剂	氯吡格雷用于以下患者，预防动脉粥样硬化血栓形成事件：近期心肌梗死患者（从几天到小于35天），近期缺血性卒中患者（从7天到小于6个月）或确诊外周动脉性疾病的患者 急性冠脉综合征的患者 非ST段抬高性急性冠脉综合征（包括不稳定性心绞痛或非Q波心肌梗死），包括经皮冠状动脉介入术后置入支架的患者，与阿司匹林合用 用于ST段抬高性急性冠脉综合征患者，与阿司匹林联合，可合并在溶栓治疗中使用	深圳信立泰药业股份有限公司	国药准字H20120035	是
2	CYHB 1703361	盐酸帕罗西汀片	Paroxetine Hydrochloride Tablets	20mg	片剂	治疗各种类型的抑郁症，包括伴有焦虑的抑郁症及反应性抑郁症。常见的抑郁症状：乏力、睡眠障碍、对日常活动缺乏兴趣和愉悦感、食欲减退 治疗强迫性神经症。常见的强迫症状：感受反复和持续的可引起明显焦虑的思想、冲动或想象，从而导致重复的行为或心理活动 治疗伴有或不伴有广场恐怖的惊恐障碍。常见的惊恐发作症状：心悸、出汗、气短、胸痛、恶心、麻刺感和濒死感	浙江华海药业股份有限公司	国药准字H20031106	是

（续表）

序号	受理号	品种名称	英文名	规格	剂型	适应证	企业	原批准文号	是否289基药目录*
						治疗社交恐惧症/社交焦虑症。常见的社交焦虑的症状：心悸、出汗、气短等。通常表现为继发于显著或持续地对一个或多个社交情景或表演场合的畏惧，从而导致回避 治疗疗效满意后，继续服用本品可防止抑郁症、惊恐障碍和强迫症的复发			
3	CYHB 1703987	头孢呋辛酯片	Cefuroxime Axetil Tabltes	250mg	片剂	本品适用于治疗由敏感细菌引起的感染性疾病	国药集团致君（深圳）制药有限公司	国药准字H20000400	是
4	CYHB 1704624	利培酮片	Risperidone Tablets	1mg	片剂	急性和慢性精神分裂症	浙江华海药业股份有限公司	国药准字H20052330	是
5	CYHB 1704856	吉非替尼片	Gefitinib Tablets	0.25g	片剂	本品适用于治疗表皮生长因子受体酪氨酸激酶（EGFR-TK）基因具有敏感突变的局部晚期或转移性非小细胞肺癌（NSCLC）成人患者	齐鲁制药（海南）有限公司	国药准字H20163465	否
6	CYHB 1703363	福辛普利钠片	Fosinoprilsodi-umtablets	10mg	片剂	适用于治疗高血压和心力衰竭。治疗高血压时，可单独使用作为初始治疗药物，或与其他抗高血压药物联合使用。治疗心力衰竭时，可与利尿剂合用	浙江华海药业股份有限公司	国药准字H20064148	否
7	CYHB 1704627	厄贝沙坦氢氯噻嗪片	Irbesartanand Hydrochlorothiazide Tablets	厄贝沙坦150mg/氢氯噻嗪12.5mg	片剂	用于治疗原发性高血压 该固定剂量复方用于治疗单用厄贝沙坦或氢氯噻嗪不能有效控制血压的患者	浙江华海药业股份有限公司	国药准字H20058709	否
8	CYHB 1704044	瑞舒伐他汀钙片	Rosuvastatin Calcium Tablets	10mg	片剂	临床上适用于经饮食控制和其他非药物治疗（如：运动治疗，减轻体重）仍不能适当控制血脂异常的原发性高胆固醇血症（Ⅱa型，包括杂合子家族性高胆固醇血症）或混合型血脂异常症（Ⅱb型），也适用于纯合子家族性高胆固醇血症的患者，作为饮食控制和其他降脂措施（如LDL去除疗法）的辅助治疗，或在这些方法不适用时使用	南京正大天晴制药有限公司	国药准字H20080670	否
9	CYHB 1703366	厄贝沙坦片	Irbesartantablets	75mg	片剂	治疗原发性高血压。合并高血压的2型糖尿病肾病的治疗	浙江华海药业股份有限公司	国药准字H20030016	否
10	CYHB 1704195	厄贝沙坦片	Irbesartantablets	75mg	片剂	治疗原发性高血压。合并高血压的2型糖尿病肾病的治疗	海正辉瑞制药有限公司	国药准字H20000516	否
11	CYHB 1704196	厄贝沙坦片	Irbesartantablets	150mg	片剂	治疗原发性高血压。合并高血压的2型糖尿病肾病的治疗	海正辉瑞制药有限公司	国药准字H20040996	否
12	CYHB 1704197	厄贝沙坦片	Irbesartantablets	300mg	片剂	治疗原发性高血压。合并高血压的2型糖尿病肾病的治疗	海正辉瑞制药有限公司	国药准字H20040997	否
13	CYHB 1704618	赖诺普利片	Lisinopril Tablets	5mg	片剂	高血压：本品用于治疗原发性高血压及肾血管性高血压。可单独服用或与其他降压药合用 充血性心力衰竭：本品可与洋地黄或利尿剂相配合作为充血性心力衰竭的辅助治疗 急性心肌梗死：本品用于治疗急性心肌梗死后24小时内血流动力学稳定的患者，能预防左室功能不全或心力衰竭的发展并提高生存率。患者在合适的条件下应接受常规推荐的治疗如溶栓药、阿司匹林以及β-受体阻滞剂	浙江华海药业股份有限公司	国药准字H20094032	否
14	CYHB 1704619	赖诺普利片	Lisinopril Tablets	10mg	片剂	高血压：本品用于治疗原发性高血压及肾血管性高血压。可单独服用或与其他降压药合用 充血性心力衰竭：本品可与洋地黄或利尿剂相配合作为充血性心力衰竭的辅助治疗 急性心肌梗死：本品用于治疗急性心肌梗死后24小时内血流动力学稳定的患者，能预防左室功能不全或心力衰竭的发展并提高生存率。患者在合适的条件下应接受常规推荐的治疗如溶栓药、阿司匹林以及β-受体阻滞剂	浙江华海药业股份有限公司	国药准字H20094033	否

（续表）

序号	受理号	品种名称	英文名	规格	剂型	适应证	企业	原批准文号	是否289基药目录*
15	CYHB 1750001	富马酸替诺福韦二吡呋酯片	Tenofovir Disoproxil Fumarate Tablets	300mg	片剂	HIV-1 感染 慢性乙型肝炎	成都倍特药业有限公司	国药准字 H20163436	否
16	CYHB 1704621	氯沙坦钾片	Losartan Potassium Tablets	50mg	片剂	1. 原发性高血压 2. 对血管紧张素转换酶(ACE)抑制剂治疗不适用(尤其是有咳嗽或有禁忌证时)的成人慢性心力衰竭	浙江华海药业股份有限公司	H20070264	否
17	CYHB 1704622	氯沙坦钾片	Losartan Potassium Tablets	100mg	片剂	1. 原发性高血压 2. 对血管紧张素转换酶(ACE)抑制剂治疗不适用(尤其是有咳嗽或有禁忌证时)的成人慢性心力衰竭	浙江华海药业股份有限公司	H20143030	否

（贾夏怡）

药品注册受理审查指南（试行） 根据《关于调整药品注册受理工作的公告》要求，2017 年 11 月 30 日，国家食药监管总局公布了《关于发布药品注册受理审查指南（试行）的通告》。《药品注册受理审查指南（试行）》包括：①化学药品注册受理审查指南；②治疗用生物制品注册受理审查指南；③治疗用生物制品注册受理审查指南；④预防用生物制品注册受理审查指南；⑤中药、天然药物注册审批受理审查指南；⑥药品补充申请受理审查指南；⑦进口药品再注册核准受理审查指南；⑧进口药材批件核发受理审查指南。具体内容见表 8。

表 8　药品注册受理审查指南（试行）具体内容

类别	适用范围	资料受理部门	申报流程
化学药品注册受理审查指南（第一部分）	化学药品注册分类 1、2、5.1 类临床试验/新药生产（含新药证书）/上市申请；化学药品注册分类 3 类仿制药申请	国家食药监管总局药品审评中心	申请人向总局药审中心报送申报资料，药审中心签收资料并进行形式审查，若符合要求，药审中心出具《受理通知书》及《缴费通知书》并将资料移交药审中心立卷；若不符合，出具《补正通知书》或《不予受理通知书》并说明理由。
化学药品注册受理审查指南（第二部分）	化学药品注册分类 4 类仿制药申请；化学药品注册分类 5.2 类临床试验/上市申请		
治疗用生物制品注册受理审查指南	治疗用生物制品临床试验申请；治疗用生物制品新药生产（含新药证书）/上市申请		
预防用生物制品注册受理审查指南	预防用生物制品临床试验申请；预防用生物制品生产（含新药证书）/上市申请		
中药、天然药物注册审批受理审查指南	中药、天然药物新药临床试验申请；中药、天然药物新药生产（含新药证书）/上市申请；中药、天然药物仿制药申请		
药品补充申请受理审查指南	总局审批的药品补充申请事项；总局直接备案的进口药品补充申请事项		
进口药品再注册核准受理审查指南	进口药品有效期满后的再注册核准		
进口药材批件核发受理审查指南	首次进口药材批件核发；非首次进口药材批件核发		

（贾夏怡）

2017 修订药品说明书情况汇总 2017 年国家食药监管总局共发布 12 期公告对 12 个药品的说明书进行了修订，具体内容见表 9。

2017 仿制药参比制剂目录汇总 2017 年国家食药监管总局共发布 10 期仿制药参比制剂目录的通告，具体内容见表 10。

2017 颁布的药品补充检验方法汇总 2017 年国家食药监管总局共发布 3 期公告对沉香化气丸中松香酸检查项等 7 项、枫香脂中松香酸检查项等 2 项以及精制冠心片中金橙Ⅱ检查项等 3 项药品补充检验方法做出规定，具体内容见表 11。

2017 颁布的各类药品指导原则汇总 2017 年国家食药监管总局共发布 14 期通告对中成药通用名称命名技术指导

原则、细胞治疗产品研究与评价技术指导原则、中药资源评估技术指导原则、中成药规格表述技术指导原则、药物临床试验的一般考虑指导原则等做出了详细说明，具体情况见表12。

表9 2017修订药品说明书情况汇总

序号	药品名称	修订事项
1	生脉注射液	对生脉注射液说明书增加警示语，并对【不良反应】【禁忌】和【注意事项】项进行修订
2	复方脂溶性维生素注射剂［包括注射用脂溶性维生素(Ⅰ)、注射用脂溶性维生素(Ⅱ)、脂溶性维生素注射液(Ⅰ)、脂溶性维生素注射液(Ⅱ)、复方维生素注射液(4)］	对说明书【不良反应】【禁忌】【注意事项】等项进行修订
3	益母颗粒	对益母颗粒非处方药说明书【功能主治】和【禁忌】项进行修订
4	烟酸类调脂药品：烟酸缓释制剂(包括缓释片、缓释胶囊)、阿昔莫司制剂(包括胶囊、分散片)、维生素E烟酸酯制剂(包括胶囊、胶丸、软胶囊)、肌醇烟酸酯制剂(包括片、软膏)、甘露醇烟酸酯片〕	对说明书【注意事项】【药物相互作用】等项进行修订
5	麦考酚类药品〔包括：吗替麦考吩酯制剂(包括片、分散片、胶囊、干混悬剂、注射剂)、麦考酚钠肠溶片〕	对说明书增加黑框警告、并对【不良反应】【禁忌】等项进行修订
6	含木糖醇注射剂(包括木糖醇注射液、注射用木糖醇、木糖醇氯化钠注射液、复方氨基酸注射液(18AA-V)和门冬氨酸钾镁木糖醇注射液)	对说明书【不良反应】【禁忌】【注意事项】等项进行修订
7	茵栀黄口服制剂	对说明书【不良反应】和【注意事项】项进行修订
8	维生素K1注射液	对说明书增加黑框警告，并对【不良反应】【注意事项】等项进行修订
9	注射用硫酸普拉睾酮钠	对说明书增加警示语，并对【不良反应】【注意事项】等项进行修订
10	生脉注射液	对说明书增加警示语，并对【不良反应】【禁忌】和【注意事项】项进行修订
11	复方脂溶性维生素注射剂［包括注射用脂溶性维生素(Ⅰ)、注射用脂溶性维生素(Ⅱ)、脂溶性维生素注射液(Ⅰ)、脂溶性维生素注射液(Ⅱ)、复方维生素注射液(4)］	说明书【不良反应】【禁忌】【注意事项】等项进行修订
12	息伤乐酊、东方活血膏、天麻追风膏、外用万应膏、外用无敌膏	对说明书进行修订

（贾夏怡）

表10 2017仿制药参比制剂目录汇总

序号	文件名	文件号	发布时间	参比制剂数量(个)
1	总局关于发布仿制药参比制剂目录(第二批)的通告	2017年第46号	2017-03-20	33
2	总局关于发布仿制药参比制剂目录(第三批)的通告	2017年第65号	2017-04-28	27
3	总局关于发布仿制药参比制剂目录(第四批)的通告	2017年第67号	2017-04-28	33
4	总局关于发布仿制药参比制剂目录(第五批)的通告	2017年第89号	2017-06-09	49
5	总局关于发布仿制药参比制剂目录(第六批)的通告	2017年第88号	2017-06-09	35
6	总局关于发布仿制药参比制剂目录(第七批)的通告	2017年第115号	2017-07-21	97
7	总局关于发布仿制药参比制剂目录(第八批)的通告	2017年第116号	2017-07-21	285
8	总局关于发布仿制药参比制剂目录(第九批)的通告	2017年第160号	2017-10-13	4
9	总局关于发布仿制药参比制剂目录(第十批)的通告	2017年第161号	2017-10-13	284
10	总局关于发布仿制药参比制剂目录(第十一批)的通告	2017年第227号	2017-12-29	33

（贾夏怡）

表11 2017颁布的药品检验方法汇总表

序号	文件名	文件号	发布时间	补充检验物质
1	总局关于发布沉香化气丸中松香酸检查项等7项药品补充检验方法的公告	2017年第159号	2017-12-22	1. 沉香化气丸中松香酸;2. 接骨七厘散(丸)中苏丹红Ⅳ与松香酸;3. 小金丸(胶囊、片)中松香酸;4. 腰痛片中松香酸;5. 少腹逐瘀丸中松香酸与金胺O;6. 小儿化毒散(胶囊)中松香酸;7. 礞石滚痰丸中松香酸
2	总局关于发布枫香脂中松香酸检查项等两项药品补充检验方法的公告	2016年第201号	2017-01-04	1. 枫香脂中松香酸;2. 珍黄胶囊中黄芩植物组织
3	总局关于发布精制冠心片中金橙Ⅱ检查项等3项药品补充检验方法的公告	2017年第141号	2017-11-24	1. 精制冠心片中金橙Ⅱ;2. 跌打丸中808猩红;3. 通草药材及饮片中镁盐、铝盐、硫酸盐

（贾夏怡）

表 12　2017 颁布的各类药品指导原则汇总

序号	文件名	文件号	发布时间
1	总局关于发布中成药通用名称命名技术指导原则的通告	2017 年第 188 号	2017-11-28
2	总局关于发布细胞治疗产品研究与评价技术指导原则的通告	2017 年第 216 号	2017-12-22
3	总局关于发布中药资源评估技术指导原则的通告	2017 年第 218 号	2017-12-25
4	总局关于发布中成药规格表述技术指导原则的通告	2017 年第 219 号	2017-12-25
5	总局关于发布药物临床试验的一般考虑指导原则的通告	2017 年第 11 号	2017-01-20
6	总局关于发布结核分枝杆菌复合群耐药基因突变检测试剂注册技术审查指导原则的通告	2017 年第 25 号	2017-02-16
7	总局关于发布仿制药质量和疗效一致性评价工作中改规格药品（口服固体制剂）评价一般考虑等 3 个技术指南的通告	2017 年第 27 号	2017-02-17
8	总局关于发布已上市化学药品生产工艺变更研究技术指导原则的通告	2017 年第 140 号	2017-08-29
9	总局关于发布已上市中药生产工艺变更研究技术指导原则的通告	2017 年第 141 号	2017-09-11
10	总局关于发布细胞治疗产品研究与评价技术指导原则的通告	2017 年第 216 号	2017-12-22
11	总局关于发布中药资源评估技术指导原则的通告	2017 年第 218 号	2017-12-25
12	总局关于发布中成药规格表述技术指导原则的通告	2017 年第 219 号	2017-12-25
13	总局关于发布抗菌药物药代动力学/药效学研究技术指导原则的通告	2017 年第 127 号	2017-08-21
14	总局关于发布促黄体生成素检测试剂（胶体金免疫层析法）等 5 项注册技术审查指导原则的通告	2017 年第 213 号	2017-12-22

（贾夏怡）

药品检验工作

《红参药材及饮片中总还原糖检查项补充检验方法》发布　国家食药监管总局于 2017 年 2 月 24 日批准并发布《红参药材及饮片中总还原糖检查项补充检验方法》。主要检查项为红参药材及饮片中总还原糖。试液为碱性酒石酸铜甲液、碱性酒石酸铜乙液、乙酸锌溶液（0.219g/mL）、亚铁氰化钾溶液（0.106g/mL）。检验判断依据为红参药材及饮片以干燥品计算，含总还原糖以无水葡萄糖（$C_6H_{12}O_6$）计，不得过 30%。（贾夏怡）

药物临床试验数据自查核查注册申请　2017 年国家食药监管总局对 39 个已完成临床试验申报生产或进口的药品注册申请进行临床试验数据核查。在核查前，药品注册申请人自查发现药物临床试验数据存在真实性问题的，应主动撤回注册申请，国家食药监管总局公布其名单，不追究其责任。总局食品药品审核查验中心将在其网站公示现场核查计划，并告知药品注册申请人及其所在地省级食品药品监管部门，公示 10 个工作日后该中心将通知现场核查日期，不再接受药品注册申请人的撤回申请。此外，总局将对药物临床试验数据现场核查中发现数据造假的申请人、药物临床试验责任人和管理人、合同研究组织责任人从重处理，并追究未能有效履职的食品药品监管部门核查人员的责任。（贾夏怡）

国家药品抽验信息查询数据库正式上线　2017 年 1 月 12 日，国家药品抽验信息查询数据库正式上线，以方便社会各界查询国家药品抽验数据信息。该平台涵盖了 2016 年以来总局发布的国家药品抽验信息，此后将根据抽验情况及时更新。广大消费者、生产经营者、媒体等可以通过总局官网中数据查询“企业查询”栏目进行查询，了解相关不合格药品信息，包括药品品名、标示生产企业名称、药品规格、检品来源、检验依据、检验结果、不合格项目、检验机构名称、通告号等内容。（贾夏怡）

2016 年度口岸检验工作报告　国家食药监管总局于 2017 年 7 月 4 日发布了《2016 年度口岸检验工作报告》。2016 年度我国药品进口呈稳定增长趋势，19 个口岸药品检验机构共完成 40 882 批次进口药品的口岸检验工作，涉及 412 家进口单位，到岸货值超过 258 亿美元。报告从药品进口口岸检验的分布，进口药品的国家和地区、进口药品的类型、不合格品种等 4 个方面梳理了 2016 年度药品进口检验的基本情况。对现有进口药品的流程，药品口岸设置等情况进行了回顾。（贾夏怡）

新药审批

首个重组埃博拉病毒病疫苗获新药注册批准　2017 年 10 月 19 日，国家食药监管总局批准“重组埃博拉病毒病疫苗（腺病毒载体）”的新药注册申请。自 2015 年 1 月受理该品种临床试验申请后，总局立即启动了特别审批程序，成立专门工作小组，同步进行现场核查、技术审评和样品检验，同年 2 月 13 日即批准了该品种的临床试验。2017 年 4 月该品种正式申报生产注册，总局随即将该申请纳入优先审评程序，在技术审评过程中组织召开多次沟通交流会和专家会，针对申报注册过程中的问题与申请人进行充分的交流，为产品研发注册的顺利开展提供保证。2017 年 10 月 19 日，总局正式批准该品种的注册申请，同时发给新药证书和药品批准文号。（贾夏怡）

盐酸达拉他韦片和阿舒瑞韦软胶囊获批上市 国家食药监管总局于 2017 年 4 月 28 日发布公告批准盐酸达拉他韦片和阿舒瑞韦软胶囊进口上市，以上两种药品用于成人慢性丙型肝炎的联合治疗。达拉他韦和阿舒瑞韦软胶囊是百时美施贵宝公司研发的 DAA 类药。达拉他韦是一种选择性 HCV 非结构蛋白 5a 复制复合体抑制剂，对多个 HCV 基因型/亚型具有高度特异性，对宿主细胞的毒性较低。总局批准其与其他药物联合，用于治疗成人慢性丙型肝炎病毒感染。阿舒瑞韦软胶囊是选择性丙型肝炎病毒（HCV）非结构蛋白 3 蛋白酶抑制剂。总局批准其与盐酸达拉他韦片联合，用于治疗成人基因 1b 型慢性丙型肝炎。总局对盐酸达卡他韦片和阿舒瑞韦软胶囊提出了相关上市后监测与评价要求，批准的药品说明书包括了使用说明和服用该药物的潜在风险信息。（贾夏怡）

吉非替尼片等 3 个国产仿制药获批上市 2017 年 1 月 12 日，国家食药监管总局批准抗癌药吉非替尼片、抗艾滋病药依非韦伦片以及富马酸替诺福韦二吡呋酯片的国产仿制药品上市。总局批准的齐鲁制药（海南）有限公司生产的吉非替尼片、上海迪赛诺生物医药有限公司生产的依非韦伦片以及成都倍特药业有限公司生产的富马酸替诺福韦二吡呋酯片均为国内率先仿制成功的药品，与原研药的质量和疗效基本一致。总局同时批准了相应国产原料药的上市，实现了从原料药到制剂的国产化。（贾夏怡）

《中药新药用于肠易激综合征临床研究技术指导原则等 5 个临床研究技术指导原则》发布 国家食药监管总局于 2017 年 12 月 27 日发布了《中药新药用于肠易激综合征临床研究技术指导原则》《中药新药用于功能性消化不良临床研究技术指导原则》《中药新药用于咳嗽变异性哮喘临床研究技术指导原则》《中药新药用于类风湿关节炎临床研究技术指导原则》及《中药新药用于慢性心力衰竭临床研究技术指导原则》。其中《中药新药用于功能性消化不良临床研究技术指导原则》旨在为针对功能性消化不良而开发的中药新药的临床研究提供建议和指导。功能性消化不良患者的分型、临床表现、中医证候类型、治则治法等均各有不同，研究者应根据所研究药物自身的特点和临床定位，在临床前研究结果基础上，遵照药物临床试验质量管理规范相关要求，以科学的精神、严谨的态度，合理设计临床试验方案，以客观评价中药新药治疗功能性消化不良的有效性与安全性。（贾夏怡）

2017 国内空白新药汇总 2017 年国家食药监管总局共批准 5 个新药上市，分别为索磷布韦（索华迪）、维莫非尼（佐博伏）、人乳头瘤病毒疫苗（佳达修）、磷酸芦可替尼片（捷恪卫）和沙库巴曲缬沙坦钠片，具体内容见表 13。

2017 年批准的新药：生物制品、化学药品、中药，详见表 14，表 15 和表 16。

表 13　2017 国内空白新药汇总

药品名称	生产企业	批准时间	治疗疾病
索磷布韦（索华迪）	美国吉利德	2017 年 11 月	无干扰素治疗丙肝
维莫非尼（佐博伏）	瑞士罗氏制药	2017 年 3 月	黑色素瘤口服靶向药
人乳头瘤病毒疫苗（佳达修）	美国默沙东	2017 年 5 月	预防宫颈癌
磷酸芦可替尼片（捷恪卫）	瑞士诺华	2017 年 8 月	骨髓纤维化
沙库巴曲缬沙坦钠片	瑞士诺华	2017 年 7 月	慢性心衰

（贾夏怡）

表 14　2017 年批准的新药（生物制品）

药品名称	剂　型	规　格	批准文号	申请单位
人免疫球蛋白	注射剂	150mg/瓶（10%　1.5mL）	国药准字 S20170001	华兰生物工程重庆有限公司
人免疫球蛋白	注射剂	300mg/瓶（10%　3.0mL）	国药准字 S20170002	华兰生物工程重庆有限公司
23 价肺炎球菌多糖疫苗	注射剂	0.5mL/支，每 1 次人用剂量为 0.5mL，含 23 种肺炎球菌血清型荚膜多糖各 25μg	国药准字 S20170003	玉溪沃森生物技术有限公司
注射用重组特立帕肽	注射剂	200U（20ug）	国药准字 S20170004	上海联合赛尔生物工程有限公司
b 型流感嗜血杆菌结合疫苗	注射剂	每瓶为 0.5mL，每 1 次人用剂量为 0.5mL，含 b 型流感嗜血杆菌荚膜多糖应不低于 10μg	国药准字 S20170005	成都欧林生物科技股份有限公司
Sabin 株脊髓灰质炎灭活疫苗（Vero 细胞）	注射剂	每瓶 0.5mL，每 1 次人用剂量为 0.5mL。含脊髓灰质炎病毒抗原量Ⅰ型 15DU、Ⅱ型 45DU、Ⅲ型 45DU	国药准字 S20170006	北京北生研生物制品有限公司
人纤维蛋白原	注射剂	0.5g/瓶，复溶后体积为 25mL	国药准字 S20170007	山东泰邦生物制品有限公司
重组埃博拉病毒病疫苗（腺病毒载体）	注射剂	复溶后每瓶 0.5mL，每 1 次人用剂量 2 瓶，共 1mL，含表达埃博拉病毒包膜糖蛋白的重组复制缺陷型人 5 型腺病毒 8×1010VP	国药准字 S20170008	康希诺生物股份公司

（孙友松）

表 15　2017 年批准的新药（化学药品）

药品名称	剂　型	规　格	批准文号	申请单位
醋酸卡泊芬净	原料药	—	国药准字 H20170001	江苏盛迪医药有限公司
西甲硅油	原料药	—	国药准字 H20170002	江苏汉斯通药业有限公司
帕拉米韦氯化钠注射液	注射剂	100mL：帕拉米韦（按 $C_{15}H_{28}N_4O_4$ 计）0.15g 与氯化钠 0.9g	国药准字 H20170004	广州南新制药有限公司
富马酸替诺福韦二吡呋酯胶囊	胶囊剂	300mg	国药准字 H20170005	福建广生堂药业股份有限公司
膦甲酸钠乳膏	乳膏剂	10g：0.3g	国药准字 H20170006	海南海神同洲制药有限公司
醋酸阿托西班	原料药	—	国药准字 H20170007	成都圣诺生物制药有限公司
曲伏前列素	原料药	—	国药准字 H20170008	武汉武药制药有限公司
来那度胺胶囊	胶囊剂	25mg	国药准字 H20170009	北京双鹭药业股份有限公司
来那度胺胶囊	胶囊剂	5mg	国药准字 H20170010	北京双鹭药业股份有限公司
来那度胺胶囊	胶囊剂	10mg	国药准字 H20170011	北京双鹭药业股份有限公司
来那度胺	原料药	—	国药准字 H20170012	新乡双鹭药业有限公司
莫达非尼胶囊	胶囊剂	100mg	国药准字 H20170013	湘北威尔曼制药股份有限公司
莫达非尼胶囊	胶囊剂	200mg	国药准字 H20170014	湘北威尔曼制药股份有限公司
莫达非尼	原料药	—	国药准字 H20170015	湘北威尔曼制药股份有限公司
硼替佐米	原料药	—	国药准字 H20170016	江苏豪森药业集团有限公司
帕瑞昔布钠	原料药	—	国药准字 H20170017	四川新开元制药有限公司
左奥硝唑片	片剂	0.25g	国药准字 H20170018	湖南华纳大药厂股份有限公司
注射用艾普拉唑钠	注射剂	10mg（按 $C_{19}H_{18}N_4O_2S$ 计）	国药准字 H20170019	丽珠集团丽珠制药厂

（孙友松）

表 16　2017 年批准的新药（中药）

药品名称	剂　型	规　格	批准文号	申请单位
洋参龟灵口服液	合剂	每支装 10mL；每支装 20mL	国药准字 B20170001	山东润华药业有限公司
肝肾补颗粒	颗粒剂	每袋装 14g	国药准字 B20170002	三金集团湖南三金制药有限责任公司
复方太子参止咳益气散	散剂	每袋装 2g	国药准字 B20170004	武汉贝参药业股份有限公司
丹龙口服液	合剂	每支装 10mL	国药准字 Z20170001	浙江康德药业集团有限公司

（孙友松）

2018 年

药品监督管理

概况　2018 年，药品监督管理部门认真贯彻党中央、国务院决策部署，扎实推进机构改革，贯彻落实中央关于机构改革决策部署，科学谋划“三定”规定，在职能、机构、编制等各方面取得最大程度的优化，圆满完成国家药监局组建工作，为下一步履行监管职责打下良好基础。药品监督管理部门全力配合国务院调查组做好长春长生问题疫苗案件查处，会同有关部门对武汉生物效价不合格疫苗进行核查，积极稳妥开展后续处置工作。对全国药品安全风险隐患进行系统排查，对疫苗生产企业进行了全品种、全流程、全链条彻查，对血液制品等高风险产品实施全覆盖监督检查，对各类药品、医疗器械、化妆品生产企业开展针对性检查，逐一建立风险点台账，研究有针对性的化解措施，着力把风险消灭在萌芽状态。持续深化药品医疗器械审评审批制度改革，深入推进仿制药质量和疗效一致性评价。积极推进法规制度修订，《疫苗管理法（草案）》已提交全国人大常委会审议，《药品管理法》修订提速，药品专利期限补偿制度立法有序推进。职业化药品检查员队伍建设、智慧监管建设取得积极进展。成功当选国际人用药品注册技术协调会管理委员会成员，首次担任国际医疗器械监管机构论坛轮值主席。

药品生产和经营许可情况　截至 2018 年 11 月底，全国共有原料药和制剂生产企业 4 441 家。截至 2018 年 11 月底，全国共有《药品经营许可证》持证企业 50.8 万家，其中批发企业 1.4 万家；零售连锁企业 5 671 家，零售连锁企业门店 25.5 万家；零售药店 23.4 万家。

药品注册情况　2018 年在新药审批工作中国家局共批准新药临床 312 件，批准新药生产的新药证书及批准文号 25 件，批准文号 10 件；共批准按新药申请程序申报临床申请 8 件；共批准仿制药临床申请 58 件，生产申请 464 件；2018 年共批准进口药品临床申请 154 件，上市 90 件；2018 年国家局共批准药品补充申请 1 862 件。全国各省（区、市）局共批准药品补充申请 3 276 件，备案 12 648 件。

中药品种保护情况　截至 2018 年 11 月底，共有中药保护品种证书 192 个，其中初次品种 99 个，同品种 4 个，延长保护期 89 个。

投诉举报及案件查处情况　2018 年各级监管机构共受理药品投诉举报 6.4 万件，立案 3 556 件，结案 4 036 件。2018 年各级监管机构共查处药品案件 9.8 万件，货值金额

27.4 亿元，罚款 76.6 亿元，没收违法所得金额 20.0 亿元，取缔无证经营 1 037 户，捣毁制假售假窝点 148 个，责令停产停业 1 093 户，吊销许可证 197 件，移送司法机关 2 000 件。2018 年各级监管机构共查处药品包装材料案件 249 件，货值金额 126.4 万元。

药品不良反应报告和监测　2018 年，全国药品不良反应监测网络共收到 149.9 万份《药品不良反应/事件报告表》，其中新的和严重药品不良反应/事件报告 49.5 万份，占比为 33.1%。2018 年药品不良反应/事件中，14 岁以下儿童患者的报告占 9.8%，65 岁以上老年患者的报告占 27.7%。按药品给药途径统计，静脉注射给药占 60%，口服给药占 32.2%，其他注射给药占 4.2%，其他给药途径占 3.6%。化学药品严重药品不良反应/事件报告中，报告数量最多的为抗感染药，其次是肿瘤用药；严重报告比例最高的为肿瘤用药，其次为免疫系统用药。2018 年报告的药品不良反应/事件中，累及器官系统排名前 5 位的分别为皮肤及其附件损害、胃肠损害、全身性损害、神经系统损害和心血管系统损害。2018 年全国药品不良反应监测网络共收到《国家基本药物目录（2012 年版）》收载品种的不良反应/事件报告 62.7 万份，其中严重报告 6.5 万份，占 10.4%。报告涉及化学药品和生物制品占 85.9%，中成药占 14.1%。按照报告来源统计，2018 年来自医疗机构的报告占 86.8%，来自药品经营企业的报告占 8.0%，来自药品生产企业的报告占 5.1%，来自个人及其他报告者的比例为 0.1%。按照报告人职业统计，医生占 55.2%，药师占 23.0%，护士占 15.3%，其他职业占 6.5%，与 2017 年报告人职业构成情况基本相同。按照怀疑药品类别统计，化学药品占 83.9%、中药占 14.6%、生物制品占 1.5%；按照药品给药途径统计，2018 年药品不良反应/事件报告中，静脉注射给药占 60.0%、其他注射给药占 4.2%、口服给药占 32.2%、其他给药途径占 3.6%；2018 年全国 97.9% 的区县报告了药品不良反应，每百万人口平均报告数为 1 119 份，与医疗机构合作建设了 150 余家监测哨点；发布停止生产销售使用吡硫醇注射液、特酚伪麻片、磺胺索嘧啶片、特洛伪麻胶囊的公告。发布含钆对比剂、甲巯咪唑片、双黄连注射剂等药品说明书修订公告 33 期，增加或完善说明书中的警示语、不良反应、注意事项、禁忌等相关安全性信息。发布《药物警戒快讯》12 期。

执业药师资格考试及注册　2018 年度全国执业药师资格考试报考人数为 687 584 人，实际参考人数为 566 613 人，参考率 82.41%，合格人数约 7.99 万人，合格率约为 14.10%。截止到 2018 年底，全国通过执业药师资格考试的总人数累计达到 103 万人。截至 2018 年 12 月底，全国执业药师注册人数为 468 019 人。平均每万人口执业药师人数为 3.4 人。注册于社会药房的执业药师 418 576 人，占注册总数的 89.4%。注册于药品批发企业、药品生产企业、医疗机构的执业药师分别为 34 827 人、3 857 人、10 759 人。

（杨世民）

习近平对吉林长春长生生物疫苗案件作出重要指示

2018 年 7 月 23 日，中共中央总书记、国家主席、中央军委主席习近平对吉林长春长生生物疫苗案件作出重要指示指出，长春长生生物科技有限责任公司违法违规生产疫苗行为，性质恶劣，令人触目惊心。有关地方和部门要高度重视，立即调查事实真相，一查到底，严肃问责，依法从严处理。要及时公布调查进展，切实回应群众关切。习近平强调，确保药品安全是各级党委和政府义不容辞之责，要始终把人民群众的身体健康放在首位，以猛药去疴、刮骨疗毒的决心，完善我国疫苗管理体制，坚决守住安全底线，全力保障群众切身利益和社会安全稳定大局。

（杨世民）

李克强对吉林长春长生生物疫苗案件做出批示　2018 年 7 月 16 日，7 月 23 日，中共中央政治局常委、李克强总理就疫苗事件做出批示：此次疫苗事件突破人的道德底线，必须给全国人民一个明明白白的交代。国务院立刻派出调查组，对所有疫苗生产、销售等全流程全链条进行彻查，尽快查清事实真相，不论涉及哪些企业、哪些人都坚决严惩不贷、绝不姑息。对一切危害人民生命安全的违法犯罪行为坚决重拳打击，对不法分子坚决依法严惩，对监管失职渎职行为坚决严厉问责。尽早还人民群众一个安全、放心、可信任的生活环境。

（杨世民）

中央政治局常委会召开会议听取关于吉林长春长生公司问题疫苗案件调查及有关问责情况的汇报　2018 年 8 月 16 日，中共中央政治局常务委员会召开会议，听取关于吉林长春长生公司问题疫苗案件调查及有关问责情况的汇报。中共中央总书记习近平主持会议并发表重要讲话。会议强调，这起问题疫苗案件是一起疫苗生产者逐利枉法、违反国家药品标准和药品生产质量管理规范、编造虚假生产检验记录、地方政府和监管部门失职失察、个别工作人员渎职的严重违规违法生产疫苗的重大案件，情节严重，性质恶劣，造成严重不良影响，既暴露出监管不到位等诸多漏洞，也反映出疫苗生产流通使用等方面存在的制度缺陷。要深刻吸取教训，举一反三，重典治乱，去疴除弊，加快完善疫苗药品监管长效机制，坚决守住公共安全底线，坚决维护最广大人民身体健康。要完善法律法规和制度规则，明晰和落实监管责任，加强生产过程现场检查，督促企业履行主体责任义务，建立质量安全追溯体系，落实产品风险报告制度。对风险高、专业性强的疫苗药品，要明确监管事权，在地方属地管理的基础上，要派出机构进行检查。要加强监管队伍能力建设，尽快建立健全疫苗药品的职业化、专业化检查队伍。要提高违法成本，对那些利欲熏心、无视规则的不法企业，对那些敢于挑战道德和良知底线的人，要严厉打击，从严重判，决不姑息。对涉及疫苗药品等危害公共安全的违法犯罪人员，要依法严厉处罚，实行巨额处罚、终身禁业。要加强干部队伍建设，激励担当作为，切实履行职责，对失职渎职行为严肃问责。会议要求，各级党委和政府要落实习近平总书记的重要指示精神，深刻认识药品安全的敏感性和重要性，深刻吸取教训，落实监管责任，坚持疫苗质量安全底线。要健全问题疫苗处置后续工作机制，做好疫苗续种补种工作，稳妥有序开展赔偿工作，完善疫苗管理长效机制。（杨世民）

国务院组建国家市场监督管理总局 2018年3月24日，国务院以国发〔2018〕6号文件，发布了国务院关于机构设置的通知。根据党的十九届三中全会审议通过的《深化党和国家机构改革方案》、第十三届全国人民代表大会第一次会议审议批准的国务院机构改革方案和国务院第一次常务会议审议通过的国务院直属特设机构、直属机构、办事机构、直属事业单位设置方案，组建国家市场监督管理总局。改革市场监管体系，实行统一的市场监管，是建立统一开放竞争有序的现代市场体系的关键环节。为完善市场监管体制，推动实施质量强国战略，营造诚实守信、公平竞争的市场环境，进一步推进市场监管综合执法、加强产品质量安全监管，让人民群众买得放心、用得放心、吃得放心。方案提出，将国家工商行政管理总局的职责，国家质量监督检验检疫总局的职责，国家食品药品监督管理总局的职责，国家发展和改革委员会的价格监督检查与反垄断执法职责，商务部的经营者集中反垄断执法以及国务院反垄断委员会办公室等职责整合，组建国家市场监督管理总局，作为国务院直属机构。其主要职责是，负责市场综合监督管理，统一登记市场主体并建立信息公示和共享机制，组织市场监管综合执法工作，承担反垄断统一执法，规范和维护市场秩序，组织实施质量强国战略，负责工业产品质量安全、食品安全、特种设备安全监管，统一管理计量标准、检验检测、认证认可工作等。考虑到药品监管的特殊性，单独组建国家药品监督管理局，由国家市场监督管理总局管理。市场监管实行分级管理，药品监管机构只设到省一级，药品经营销售等行为的监管，由市县市场监管部门统一承担。不再保留国家工商行政管理总局、国家质量监督检验检疫总局、国家食品药品监督管理总局。

（杨世民）

国务院组建国家医疗保障局 为完善统一的城乡居民基本医疗保险制度和大病保险制度，不断提高医疗保障水平，确保医保资金合理使用、安全可控，统筹推进医疗、医保、医药"三医联动"改革，更好保障病有所医，组建国家医疗保障局。将人力资源和社会保障部的城镇职工和城镇居民基本医疗保险、生育保险职责，国家卫生和计划生育委员会的新型农村合作医疗职责，国家发展和改革委员会的药品和医疗服务价格管理职责，民政部的医疗救助职责整合。组建的国家医疗保障局，作为国务院直属机构。其主要职责是，拟订医疗保险、生育保险、医疗救助等医疗保障制度的政策、规划、标准并组织实施，监督管理相关医疗保障基金，完善国家异地就医管理和费用结算平台，组织制定和调整药品、医疗服务价格和收费标准，制定药品和医用耗材的招标采购政策并监督实施，监督管理纳入医保范围内的医疗机构相关服务行为和医疗费用等。为提高医保资金的征管效率，将基本医疗保险费、生育保险费交由税务部门统一征收。

（杨世民）

国家药品监督管理局挂牌 根据《中共中央关于深化党和国家机构改革的决定》《第十三届全国人民代表大会第一次会议关于国务院机构改革方案的决定》，组建国家药品监督管理局，由国家市场监督管理总局管理，不再保留国家食品药品监督管理总局。2018年4月10日，国家药品监督管理局举行揭牌仪式，国务委员王勇出席并讲话。王勇指出组建国家市场监督管理总局和国家药品监督管理局，是党中央着眼党和国家事业全局做出的重大决策。要充分认识深化市场监管机构改革的重要性和紧迫性，坚决把思想和行动统一到党中央决策部署上来，切实增强大市场、大监管理念，整合优化职能配置，破除体制机制弊端，奋力开创市场监管事业新局面。王勇强调，要全面加强党对市场监管工作的领导，牢固树立"四个意识"，坚定"四个自信"，深入抓好党风廉政建设，努力打造一支政治坚定、业务精通、作风优良、人民满意的市场监管队伍。要全面深化市场监管领域改革，强化综合监管执法，加强知识产权保护，鼓励竞争、反对垄断，持续优化营商环境，充分激发各类市场主体活力。要全面加强质量安全监管，大力实施质量强国战略，严厉打击质量安全违法行为，全面提升工业产品、食品药品、特种设备安全保障水平，坚决守住质量安全底线，让人民群众买得放心、用得放心、吃得放心。（杨世民）

国家药品监督管理局三定方案 2018年9月10日，中央机构编制委员会办公室公布了《国家药品监督管理局职能配置、内设机构和人员编制规定》（简称《"三定"方案》），明确国家药品监督管理局履行药品（含中药、民族药）、医疗器械和化妆品安全监督管理等10项主要职责，内设机构9个，行政事业编制216名。国家药品监督管理局的主要职责如下。①负责药品（含中药、民族药）、医疗器械和化妆品安全监督管理。拟订监督管理政策规划，组织起草法律法规草案，拟订部门规章，并监督实施。研究拟订鼓励药品、医疗器械和化妆品新技术新产品的管理与服务政策。②负责药品、医疗器械和化妆品标准管理。组织制定、公布国家药典等药品、医疗器械标准，组织拟订化妆品标准，组织制定分类管理制度，并监督实施。参与制定国家基本药物目录，配合实施国家基本药物制度。③负责药品、医疗器械和化妆品注册管理。制定注册管理制度，严格上市审评审批，完善审评审批服务便利化措施，并组织实施。④负责药品、医疗器械和化妆品质量管理。制定研制质量管理规范并监督实施。制定生产质量管理规范并依职责监督实施。制定经营、使用质量管理规范并指导实施。⑤负责药品、医疗器械和化妆品上市后风险管理。组织开展药品不良反应、医疗器械不良事件和化妆品不良反应的监测、评价和处置工作。依法承担药品、医疗器械和化妆品安全应急管理工作。⑥负责执业药师资格准入管理。制定执业药师资格准入制度，指导监督执业药师注册工作。⑦负责组织指导药品、医疗器械和化妆品监督检查。制定检查制度，依法查处药品、医疗器械和化妆品注册环节的违法行为，依职责组织指导查处生产环节的违法行为。⑧负责药品、医疗器械和化妆品监督管理领域对外交流与合作，参与相关国际监管规则和标准的制定。⑨负责指导省、自治区、直辖市药品监督管理部门工作。⑩完成党中央、国务院交办的其他任务。（杨世民）

国务院办公厅印发《深化医药卫生体制改革 2018 年下半年重点工作任务》 2018 年 8 月 20 日，国务院办公厅以国办发〔2018〕83 文印发了《深化医药卫生体制改革 2018 年下半年重点工作任务》。对推进药品供应保障制度建设做出如下明确规定。①调整国家基本药物目录，制定完善国家基本药物制度的指导性文件，推动优先使用基本药物。②配合抗癌药降税政策，推进各省（自治区、直辖市）开展医保目录内抗癌药集中采购，对医保目录外的独家抗癌药推进医保准入谈判。开展国家药品集中采购试点，明显降低药品价格。有序加快境外已上市新药在境内上市审批。③将鼓励仿制的药品目录内的重点化学药品、生物药品关键共性技术研究列入国家相关科技计划 2018 年度项目。④制定治理高值医用耗材和过度医疗检查的改革方案。制定医疗器械编码规则，探索实施高值医用耗材注册、采购、使用等环节规范编码的衔接应用。推进医疗器械国产化，促进创新产品应用推广。⑤加强全国短缺药品供应保障监测预警，建立短缺药品及原料药停产备案制度，合理确定储备规模，完善储备管理办法，建立储备目录的动态调整机制。建设国家、省两级短缺药品多源信息采集和供应业务协同应用平台。将短缺药供应保障能力提升项目列入支持重点。继续实施临床必需、用量小、市场供应短缺药品定点生产试点工作，组织开展小品种药（短缺药）集中生产基地建设。⑥制定零售药店分类分级管理的指导性文件，支持零售药店连锁发展，允许门诊患者自主选择在医疗机构或零售药店购药。（杨世民）

国务院办公厅印发《关于改革完善仿制药供应保障及使用政策的意见》 2018 年 4 月 3 日，国务院办公厅以国办发〔2018〕20 号发布了《关于改革完善仿制药供应保障及使用政策的意见》。从促进仿制药研发、提升仿制药质量疗效和完善支持政策 3 个方面提出了意见。（1）促进仿制药研发，重点解决高质量仿制药紧缺问题：①定期制定并公布鼓励仿制的药品目录，鼓励仿制临床必需、疗效确切、供应短缺的药品，鼓励仿制重大传染病防治和罕见病治疗所需药品、处置突发公共卫生事件所需药品、儿童使用药品以及专利到期前一年尚没有提出注册申请的药品。引导企业研发、注册和生产；②加强仿制药技术攻关，将鼓励仿制药品的关键共性技术研究列入国家相关科技计划；③研究完善与我国经济社会发展水平和产业发展阶段相适应的药品知识产权保护制度，充分平衡药品专利权人与社会公众的利益。（2）要突出问题导向，提升仿制药质量疗效：①加快推进仿制药质量和疗效一致性评价工作，细化落实鼓励企业开展一致性评价的政策措施；②提高药用原辅料和包装材料质量，开展相关标准制修订，加强研发，突破提纯、质量控制等关键技术；③提高工艺制造水平，推动解决制约产品质量的瓶颈问题。深化药品审评审批制度改革，优化审评审批流程。完善注册申请标准，提高仿制药质量安全水平和上市审评审批效率。加强药品质量监管，加快建立覆盖仿制药全生命周期的质量管理和质量追溯制度，严肃查处数据造假、偷工减料、掺杂使假等违法违规行为。（3）要完善支持政策，推动高质量仿制药尽快进入临床使用：①及时将仿制药纳入采购目录，启动采购程序，促进质量和疗效一致的仿制药与原研药平等竞争；②将质量和疗效一致的仿制药纳入与原研药可相互替代药品目录，在说明书、标签中予以标注，强化药师在药品调配中的作用；③加快制定医保药品支付标准，与原研药质量和疗效一致的仿制药和原研药按相同标准支付，促进仿制药替代使用；④明确药品专利实施强制许可路径，依法分类实施药品专利强制许可，鼓励专利权人自愿许可，必要时国家实施强制许可；⑤落实税收优惠政策和价格政策，鼓励地方结合实际出台支持仿制药转型升级的政策措施；⑥加快药品研发、注册、上市销售的国际化步伐，支持企业开展国际产能合作，建立跨境研发合作平台，推动仿制药产业国际化。（杨世民）

国务院办公厅发布《关于完善国家基本药物制度的意见》 2018 年 9 月 19 日，国务院办公厅以国办发〔2018〕88 号发布了《关于完善国家基本药物制度的意见》。该文件强化基本药物“突出基本、防治必需、保障供应、优先使用、保证质量、降低负担”的功能定位，全面带动药品供应保障体系建设，着力保障药品安全有效、价格合理、供应充分，缓解“看病贵”问题。促进上下级医疗机构用药衔接，助力分级诊疗制度建设，推动医药产业转型升级和供给侧结构性改革。《意见》从基本药物的遴选、生产、流通、使用、支付、监测等环节，明确了五个方面政策措施。（1）动态调整优化目录。优化基本药物目录遴选调整程序，综合药品临床应用实践、药品标准变化、药品新上市情况等因素，对基本药物目录定期评估、动态调整，调整周期原则上不超过 3 年。对新审批上市、疗效较已上市药品有显著改善且价格合理的药品，可适时启动调入程序。坚持调入和调出并重,优先调入有效性和安全性证据明确、成本效益比显著的药品品种;重点调出已退市的,发生严重不良反应较多、经评估不宜再作为基本药物的,以及有风险效益比或成本效益比更优的品种替代的药品。原则上各地不增补药品,少数民族地区可增补少量民族药。(2)切实保障生产供应。坚持集中采购方向,落实药品分类采购。做好上下级医疗机构用药衔接,推进市(县)域内公立医疗机构集中带量采购,推动降药价,规范基本药物采购的品种、剂型、规格,满足群众需求。鼓励肿瘤等专科医院开展跨区域联合采购。对易短缺基本药物,通过市场撮合确定合理采购价格、定点生产、统一配送或纳入储备等措施保证供应。(3)全面配备优先使用。坚持基本药物主导地位,明确公立医疗机构基本药物使用比例。实施临床使用监测,开展药品临床综合评价。深化医保支付方式改革,制定药品医保支付标准,引导合理诊疗、合理用药。(4)降低群众药费负担。按程序优先将基本药物纳入医保目录范围,逐步提高实际保障水平。鼓励地方探索降低患者负担的有效方式,最大程度减少患者药费支出。(5)提升质量安全水平。对基本药物实施全品种覆盖抽检,加强对基本药物生产环节的监督检查,强化质量安全监管。对通过一致性评价的药品品种,按程序优先纳入基本药物目录;逐步将未通过一致性评价的基本药物品种调出目录。 (杨世民)

依法从严对长春长生公司违法违规生产狂犬病疫苗做出行政处罚 2018 年 10 月 16 日,国家药监局和吉林省食药监局依法从严对长春长生公司违法违规生产狂犬病疫苗做出行政处罚。行政处罚决定书载明,长春长生公司存在以下八项违法事实:①将不同批次的原液进行勾兑配制,再对勾兑合批后的原液重新编造生产批号;②更改部分批次涉案产品的生产批号或实际生产日期;③使用过期原液生产部分涉案产品;④未按规定方法对成品制剂进行效价测定;⑤生产药品使用的离心机变更未按规定备案;⑥销毁生产原始记录,编造虚假的批生产记录;⑦通过提交虚假资料骗取生物制品批签发合格证;⑧为掩盖违法事实而销毁硬盘等证据。行政处罚决定书认定,上述行为违反了《中华人民共和国药品管理法》及其实施条例,以及《药品生产质量管理规范》《药品生产监督管理办法》《生物制品批签发管理办法》等法律法规和规章。依据行政处罚管辖有关规定,国家药监局和吉林省食药监局分别对长春长生公司做出多项行政处罚。国家药监局撤销长春长生公司狂犬病疫苗(国药准字S20120016)药品批准证明文件;撤销涉案产品生物制品批签发合格证,并处罚款 1 203 万元。吉林省食药监局吊销其《药品生产许可证》;没收违法生产的疫苗、违法所得 18.9 亿元,处违法生产、销售货值金额三倍罚款 72.1 亿元,罚没款共计 91 亿元;此外,对涉案的高俊芳等 14 名直接负责的主管人员和其他直接责任人员做出依法不得从事药品生产经营活动的行政处罚。涉嫌犯罪的,由司法机关依法追究刑事责任。 (杨世民)

印发国家基本药物目录(2018 年版) 2018 年 9 月 30 日,国家卫生健康委员会、国家中医药管理局以国卫药政发〔2018〕31 号文件发布了《关于印发国家基本药物目录(2018 年版)》的通知。该通知指出:为贯彻落实党中央、国务院部署和深化医药卫生体制改革重点任务要求,根据《国家基本药物目录管理办法》(国卫药政发〔2015〕52 号)等相关规定,有关部门对《国家基本药物目录(2012 年版)》进行了调整完善,形成了《国家基本药物目录(2018 年版)》。经国务院医改领导小组审核,报请国务院常务会议审议通过,现正式印发,自 2018 年 11 月 1 日起施行。2018 年版目录具有以下特点。(1)增加了品种数量,由原来的 520 种增加到 685 种,其中西药 417 种、中成药 268 种(含民族药),能够更好地服务各级各类医疗卫生机构,推动全面配备、优先使用基本药物。(2)优化了结构,突出常见病、慢性病以及负担重、危害大疾病和公共卫生等方面的基本用药需求,注重儿童等特殊人群用药,新增品种包括了肿瘤用药 12 种、临床急需儿童用药 22 种等。(3)进一步规范剂型、规格,685 种药品涉及剂型 1 110 余个、规格 1 810 余个,这对于指导基本药物生产流通、招标采购、合理用药、支付报销、全程监管等将具有重要意义。(4)继续坚持中西药并重,增加了功能主治范围,覆盖更多中医临床症候。(5)强化了临床必需,这次目录调整新增的药品品种中,有 11 个药品为非医保药品,主要是临床必需、疗效确切的药品。该通知要求地方各级卫生健康行政部门(含中医药主管部门)严格按照《国务院办公厅关于完善国家基本药物制度的意见》(国办发〔2018〕88 号)的相关要求,牵头做好《国家基本药物目录(2018 年版)》实施工作。 (杨世民)

《加快药学服务高质量发展的意见》发布 2018 年 11 月 28 日,国家卫生健康委、国家中医药管理局以医发〔2018〕45 号 文印发了《关于加快药学服务高质量发展的意见》(以下简称《意见》)。《意见》从 5 个方面提出了 14 项要求,促进药学服务的高质量发展。(1)进一步提高对药学服务重要性的认识。强调药学服务和药师队伍的重要性。《意见》指出:药学服务是医疗机构诊疗活动的重要内容,是促进合理用药、提高医疗质量、保证患者用药安全的重要环节。药师是提供药学服务的重要医务人员,是参与临床药物治疗、实现安全有效经济用药目标不可替代的专业队伍。要求各级卫生健康行政部门(含中医药主管部门)和各级各类医疗机构必须高度重视药学服务,适应新形势新要求,加快药学服务模式转变,加强药师队伍建设,探索构建适应人民群众需求的药学服务体系。(2)推进分级诊疗建设,构建上下贯通的药学服务体系。要求各地在构建医疗联合体、推进分级诊疗工作中，要将药学服务统筹考虑，纳入整体工作安排；加强医疗联合体内各医疗机构用药衔接，以基本药物为基础，实施统一采购、统一配送；促进药学服务向基层下沉，实现医疗联合体内药学服务连续化、同质化；探索慢性病长期处方管理。(3)加快药学服务转型，提供高质量药学服务。转变药学服务模式，进一步履行药师职责，提升服务能力；加强药学部门建设，重点强调公立医院不得承包、出租药房，不得向营利性企业托管药房；通过多种有力举措，促进临床合理用药。(4)加强药师队伍建设，充分调动药师队伍积极性。加强药学人员配备培养，使药学人员的数量和能力水平满足药学服务需要；深入落实临床药师制，进一步发挥临床药师作用；完善多种绩效考核管理机制，激发药师服务于患者、服务于临床的积极性。(5)积极推进"互联网＋药学服务"健康发展。落实国务院办公厅关于"互联网＋医疗健康"的文件要求，按照互联网诊疗的相关规定，加强电子处方规范管理，实行线上线下统一监管；探索提供互联网和远程药学服务；加快药学服务信息互联互通；探索推进医院"智慧药房"等。《意见》强调：卫生健康行政部门和各级各类医疗机构要认真落实本意见的工作部署，全面提高药学服务水平，促进药学服务高质量发展。国家卫生健康委和国家中医药局将加强工作指导和督导检查，对不履行药事管理职责，或违反有关规定的医疗机构进行通报批评、追踪整改，问题严重的，将追查有关单位和人员责任。 （杨世民）

《关于巩固破除以药补医成果持续深化公立医院综合改革的通知》 2018年3月5日，国家卫生计生委、财政部、国家发展改革委、人力资源社会保障部、国家中医药管理局、国务院医改办等六部门联合以国卫体改发〔2018〕4号文下发《关于巩固破除以药补医成果持续深化公立医院综合改革的通知》（以下简称《通知》）。《通知》要求，巩固完善公立医院补偿新机制。各地要对全部取消药品加成进行阶段性总结评估，中央财政在2018年—2020年继续安排资金支持县级和城市公立医院综合改革。地方各级财政要继续加大对公立医院综合改革的支持力度。全面落实医疗服务体系规划，推动分级诊疗制度建设。健全现代医院管理制度，严厉打击医药购销领域商业贿赂行为，坚决纠正医药购销和医疗服务中的不正之风。2018年，继续控制医疗费用不合理增长，逐步实现医疗费用增长与国民经济发展相协调。《通知》明确，要持续深化重点领域和关键环节改革，深化药品耗材领域改革，2018年，全国公立医院药占比（不含中药饮片）、百元医疗收入（不含药品收入）中消耗的卫生材料费用总体较上年持续下降，医疗服务收入（不含药品、耗材、检查、化验收入）占医疗收入的比例总体较上年持续上升。在前期取消药品加成并同步调整医疗服务价格基础上，通过规范诊疗行为，降低药品、耗材等费用，腾出空间，进一步优化调整医疗服务价格。贯彻落实改革完善药品生产流通使用政策，实行药品分类采购，鼓励跨区域和专科医院联合采购。2018年，各省份要将药品购销"两票制"方案落实落地，推进数据共享、违法线索互联、监管标准互通、处理结果互认。实行高值医用耗材分类集中采购，逐步推行高值医用耗材购销"两票制"。建立健全短缺药品供应保障体系和机制，更好满足临床合理用药需求。 （杨 悦）

国家药品监督管理局关于仿制药质量和疗效一致性评价有关事项的公告 2018年12月28日，国家药品监督管理局发布了关于仿制药质量和疗效一致性评价有关事项的公告（2018年第102号）。(1)严格评价标准，强化上市后监管。严格一致性评价审评审批工作，坚持仿制药与原研药质量和疗效一致的审评原则，坚持标准不降低，按照现已发布的相关药物研发技术指导原则开展技术审评。强化药品上市后监督检查，通过一致性评价的药品，纳入下一年度国家药品抽验计划，加大对相关企业的监督检查力度。(2)时间服从质量，合理调整相关工作时限和要求。《国家基本药物目录（2018年版）》已于2018年11月1日起施行并建立了动态调整机制，与一致性评价实现联动。通过一致性评价的品种优先纳入目录，未通过一致性评价的品种将逐步被调出目录。对纳入国家基本药物目录的品种，不再统一设置评价时限要求。化学药品新注册分类实施前批准上市的含基本药物品种在内的仿制药，自首家品种通过一致性评价后，其他药品生产企业的相同品种原则上应在3年内完成一致性评价。逾期未完成的，企业经评估认为属于临床必需、市场短缺品种的，可向所在地省级药品监管部门提出延期评价申请，经省级药品监管部门会同卫生行政部门组织研究认定后，可予适当延期。逾期再未完成的，不予再注册。(3)强化服务指导，全力推进一致性评价工作。深入贯彻落实国务院"放管服"改革要求，坚持引导、督导与服务并重，根据评价品种具体情况，分类处理、分别施策，进一步加大服务指导力度。建立绿色通道，对一致性评价申请随到随审，加快审评进度。企业在研究过程中遇到重大技术问题的，可以按照《药物研发与技术审评沟通交流管理办法》的有关规定，与药品审评机构进行沟通交流。进一步加强对重点品种、重点企业的指导，组织现场调研和沟通，帮助企业解决难点问题。(4)加强配套政策支持，调动企业评价积极性。充分发挥市场机制作用，激发企业开展一致性评价的积极性。通过一致性评价的品种，药品监管部门允许其在说明书和标签上予以标注，并将其纳入《中国上市药品目录集》；对同品种药品通过一致性评价的药品生产企业达到3家以上的，在药品集中采购等方面，原则上不再选用未通过一致性评价的品种。各地要在保证药品质量和供应的基础上，从实际出发完善集中采购政策；国家卫生健康委对《国家基本药物目录（2018年版）》中价格低廉、临床必需的药品在配套政策中给予支持，保障临床用药需求。 （杨 悦）

《中华人民共和国药典》2015 年版第一增补本发布 2018 年 6 月 27 日，国家药品监督管理局关于发布实施《中华人民共和国药典》2015 年版第一增补本的公告(2018 年第41 号)。该公告称，《中华人民共和国药典》2015 年版第一增补本已编制完成，现予发布，自 2019 年 1 月 1 日起施行。该增补本收载了《中国药典》2015 年版一部、二部、三部、四部增修订的品种和通则。其中一部收载新增药材 1 个，新增中成药 32 个，修订品种 112 个；二部收载新增品种 60 个，修订品种 136 个；三部收载新增品种 1 个，修订品种 43 个，新增通则 4 个，修订通则 2 个；四部修订通则 3 个，修订辅料品种 42 个。《药品红外光谱集》(第五卷)修订品种 1 个。《中国药典》2015 年版第一增补本已由中国医药科技出版社有限公司出版发行。（杨　悦）

全国食品药品监督管理暨党风廉政建设工作会议召开 2018 年 1 月 26 日—27 日，全国食品药品监督管理暨党风廉政建设工作会议在京召开。会议深入学习习近平新时代中国特色社会主义思想，贯彻落实党的十九大精神和党中央、国务院决策部署，传达李克强总理、张高丽副总理和汪洋副总理对食品药品安全工作的重要批示，研究部署 2018 年食品药品监管和党风廉政建设工作。国家食品药品监督管理总局党组书记、局长毕井泉做工作报告。2017 年，全系统认真贯彻落实党的十九大精神，坚持以人民为中心，风险隐患排查、突出问题整治、审批制度改革、基础能力建设、企业主体责任落实、社会共治共享等各方面工作又迈上新台阶。2018 年食品药品监管工作要以习近平新时代中国特色社会主义思想为指引，坚持以人民为中心，坚持稳中求进工作总基调，以提升食品药品安全保障水平为目标，启动实施食品安全战略，深入推进药品医疗器械审评审批制度改革，促进食品药品高质量发展，努力让人民群众饮食更加放心、用药更加安心、生活更加舒心。2018 年重点做好以下工作。(1)严防严管严控食品药品安全风险，着力解决非法添加、制假售假、虚假宣传以及校园食品安全等问题。(2)推动药品医疗器械高质量发展，落实上市许可持有人责任，启动注射剂再评价工作，推进仿制药质量和疗效一致性评价，建立企业直接报告不良反应制度。(3)加强生产经营企业的现场检查，督促企业按照批准的配方和工艺生产，保证生产过程符合良好操作规范。(4)抓好抽检监测和问题处置，在类别、项目、企业、区域和业态上实现全覆盖，提高抽检靶向性。(5)完善法律法规，推动食品药品掺假造假行为直接入刑、处罚到人。(6)推进“互联网 +”食品药品安全，创新监管方式，提高监管效率。(7)加快推进职业化检查员队伍建设，提升基层一线监管人员的专业能力，进一步提高监管工作保障水平。中央纪委派驻纪检组组长马奔，总局副局长焦红、孙咸泽、孙梅君、尚勇出席会议。各省(区、市)及新疆生产建设兵团、计划单列市、副省级省会城市食品药品监管部门及食安办代表，中央军委后勤保障部卫生局、总局机关各司局及直属单位代表参加会议。有关部委的代表应邀参加会议。（杨　悦）

全国药政工作会议 2018 年 10 月 15 日，全国药政工作会议在北京召开。国家卫生健康委副主任曾益新出席并讲话。曾益新指出，党中央、国务院对药品供应保障工作提出了更高要求，人民群众的用药需求和期望不断提升，新一轮机构改革对药政工作赋予了新任务，各级卫生健康行政部门要强化履职担当，加强机构和队伍建设，为药政工作再上新台阶创造条件。曾益新强调，药品供应保障制度建设的重点难点是狠抓落实，近期要做好七方面工作：(1)加快短缺药品供应保障体系建设；完善短缺药品应对机制，推动落实短缺药品直接挂网采购制度，建立失信经营者黑名单制度、短缺药品清单管理制度，各地要组织落实短缺药品供应保障工作督查考核和激励问责。(2)全面实施国家基本药物制度新政策；会议强调，各地要尽快研究制定具体措施，将国家基本药物制度实施情况纳入政府绩效考核体系，围绕新版国家基本药物目录制定基本药物配备使用、招标采购、监测评价、考核评估等配套文件并组织实施，全面推进基本药物制度落地。(3)全面落实药品采购“两票制”；各地卫生健康行政部门要全面落实药品采购“两票制”，督促医疗机构在药品验收入库时做好“两票”的留存备查工作，配合有关部门加强信息互联互通、打击过票洗钱等违法行为。(4)提高药品供应保障能力；提高药品供应保障能力，协同做好抗癌药品专项集中采购和国家药品集中采购试点工作，抓好仿制药供应保障及使用政策落实，推进药品使用监测。增强医疗机构药学服务能力，推动医疗机构总药师试点，加强药学人员继续教育，推动药事服务收费项目设置。(5)开展药品临床综合评价；遴选成立国家药品临床综合评价专家委员会，依托国家药物和卫生技术综合评估中心、国家临床重点专科医疗机构等单位，确立评价体系总体架构，以基本药物为重点，编制评价工作方案。建立综合评价基地，先遴选确定儿童用药、心血管病用药、抗肿瘤用药 3 个领域，选择部分地区临床药品评价基地，通过试点带动整体工作推进。研究建立综合评价结果产出的关联应用机制，特别是在基本药物遴选和动态调整、药品采购、临床合理使用等方面，让评价结果发挥基础支撑作用。(6)增强医疗机构药学服务能力；(7)推进国家药物政策体系和协调机制建设。推进国家药物政策体系和协调机制建设，在基本药物、短缺药品、仿制药和儿童用药、罕见病用药等供应保障及使用政策方面，发挥好协调牵头作用。会上，江苏、辽宁、山东 3 个省份卫生计生委交流了药政工作改革发展经验。药政司张锋副司长介绍了短缺药品监测预警、药品临床综合评价和药品使用监测工作情况，于竞进司长做了会议总结。（杨　悦）

全国食品药品稽查工作会议召开 2018 年 2 月 1 日—2 日，全国食品药品稽查工作会议在江苏省南京市召开。会议传达了全国食品药品监督管理暨党风廉政建设工作会议精神，安排了 2018 年食品药品稽查工作。国家食品药品监管总局副局长孙咸泽就做好 2018 年食品药品稽查工作提出要求。会议强调，当前食品药品安全仍处于风险高发期、矛盾凸显期，稽查执法面临形势依然严峻，2018 年全国食品药品稽查工作要牢固树立以人民为中心的发展思想，坚持以案件查办为核心，坚持改革创新，努力推动食品药品稽查工作不断创新发展，切实维护好人民群众饮食用药安全。(1)落实属地责任，加强基础建设和队伍建设，提升装备保障水平，夯实稽查执法工作基础。(2)是加强组织领导，高度重视稽查工作，切实保护、激发稽查人员工作热情。(3)聚焦案件查办主业，继续构建全国稽查"一盘棋"的大格局，加大案件协查力度。(4)加强队伍建设，提升学习本领、创新本领、办案本领，打击犯罪震慑违法，满足人民群众对美好生活的需要。2018 年要切实做到"一个聚焦，三个建设，四个到位"，即始终聚焦稽查办案；着力加强体系建设、能力建设、规范化建设；做到处罚到人落实到位、信息公开落实到位、指导协调落实到位、督办检查落实到位。 (向玉芳)

2018 年度全国药品不良反应监测工作会 3 月 26 日—27 日，国家药品不良反应监测中心在北京召开 2018 年度全国药品不良反应监测工作会。会议贯彻落实全国食品药品监督管理暨党风廉政建设工作会议精神，总结 2017 年全国药品不良反应监测工作，研究部署 2018 年重点工作任务。会上，国家药品不良反应监测中心还专题介绍了国家药品不良反应监测哨点联盟建设，2017 年药品不良反应病例报告信息复核情况，2017 年药品不良事件聚集性信号预警系统运行概况，以及 2017 年医疗器械、化妆品、药物滥用监测工作情况。2018 年的重点为以下 6 个方面：①全面贯彻中办、国办《关于深化审评审批制度改革鼓励药品医疗器械创新的意见》精神，进一步落实企业主体责任；②持续推进药品不良反应报告质量提升工作；③创新监测方法，扩大监测哨点联盟，完善主动监测系统；④完善信息化系统，启动监测系统二期项目建设；⑤继续推进基于风险的评价工作；⑥扎实推进医疗器械 100 个品种的重点监测工作。来自全国各省、自治区、直辖市、新疆生产建设兵团以及 15 个副省级城市药品不良反应监测中心负责人等 70 余人参加会议。 (杨 悦)

2018 年度国家药品标准提高工作座谈会 2018 年 7 月 17 日，国家药典委员会在北京了 2018 年度国家药品标准提高工作座谈会。会议的主要任务是按照"十三五"国家药品安全规划的任务分工和《中国药典》2020 年版编制大纲的要求，加快推进国家药品标准提高工作进程，全面总结药品标准提高工作经验，部署安排 2018 年度药品标准提高工作。会议通报了药品标准提高工作前期进展，安排部署 2018 年度药品标准提高工作。与会代表对化学药品标准和中药标准提高工作的完成进展和存在的主要问题进行了深入的分析。会议还专门邀请财务专家对课题经费预算和绩效评价进行了培训和答疑。会议期间，国家药典委还听取了与会代表对药品标准提高工作的意见和建议，并就组织征集研究用样品、构建标准管理系统、清理现有国家标准等工作设想和与会代表进行了沟通。承担国家药典委药品标准提高课题的 49 家承担单位的主要负责人、业务负责人及财务负责人共 100 余人参加了会议。 (杨 悦)

国家药监局印发《关于药品信息化追溯体系建设的指导意见》 2018 年 11 月 1 日，国家药监局以国药监药管〔2018〕35 号文发布了国家药监局关于药品信息化追溯体系建设的指导意见。指导意见明确以保障公众用药安全为目标，以落实企业主体责任为基础，以实现"一物一码，物码同追"为方向，加快推进药品信息化追溯体系建设，强化追溯信息互通共享，实现全品种、全过程追溯，促进药品质量安全综合治理，提升药品质量安全保障水平。该指导意见要求药品上市许可持有人、生产企业、经营企业、使用单位通过信息化手段建立药品追溯系统，及时准确记录、保存药品追溯数据，形成互联互通药品追溯数据链，实现药品生产、流通和使用全过程来源可查、去向可追；有效防范非法药品进入合法渠道；确保发生质量安全风险的药品可召回、责任可追究。药品上市许可持有人、生产企业、经营企业、使用单位各负其责。药品上市许可持有人、生产企业、经营企业、使用单位是药品质量安全的责任主体，负有追溯义务。药品上市许可持有人和生产企业承担药品追溯系统建设的主要责任，药品经营企业和使用单位应当配合药品上市许可持有人和生产企业，建成完整药品追溯系统，履行各自追溯责任。充分考虑药品上市许可持有人、生产企业、经营企业、使用单位的数量、规模和管理水平，以及行业发展实际，坚持企业建立的原则，逐步有序推进。指导意见提出了以下 6 项工作。(1)编制统一信息化追溯标准。结合药品信息化追溯体系建设实际需要，国家药品监督管理局规划确立药品信息化追溯标准体系，明确基本要求，发布追溯体系建设指南、统一药品追溯编码要求、数据及交换标准。(2)建设信息化药品追溯体系。药品上市许可持有人、生产企业、经营企业、使用单位应当按照质量管理规范要求对相关活动进行记录，记录应当真实、准确、完整、防篡改和可追溯，并应按照监管要求，向监管部门提供相关数据；要通过药品追溯系统实现追溯信息存储、交换、互联互通，为社会公众提供信息查询。(3)推进追溯信息互联互通。(4)拓展药品追溯数据价值。(5)建立数据安全机制。药品追溯各相关方面应从制度上、技术上保证药品追溯数据真实、准确、完整、不可篡改和可追溯。药品追溯数据记录和凭证保存期限应不少于五年。应明确专职部门及人员负责药品追溯数据管理，确保数据安全、防止数据泄露。(6)药品监督管理部门应指导和监督追溯体系建设。本指导意见适用于药品上市许可持有人、生产企业、经营企业、使用单位建立药品信息化追溯系统及药品监督管理部门的监督检查。

（杨　悦）

↗ 药品上市许可持有人直接报告不良反应 2018 年 10 月 10 日，国家药品监督管理局发布了药品上市许可持有人直接报告不良反应事宜的公告(2018 年第 66 号)。该公告的主要内容如下:(1)持有人应当建立健全不良反应监测体系。持有人是药品安全责任的主体，应当指定药品不良反应监测负责人，设立专门机构，配备专职人员，建立健全相关管理制度，直接报告药品不良反应，持续开展药品风险获益评估，采取有效的风险控制措施。(2)持有人应当及时报告药品不良反应。持有人应当建立面向医生、药师和患者的有效信息收集途径，主动收集临床使用、临床研究、市场项目、学术文献以及持有人相关网站或者论坛涉及的不良反应信息。境内发生的严重不良反应应当自严重不良反应发现或获知之日起 15 日内报告，死亡病例及药品群体不良事件应当立即报告，其他不良反应应当在 30 日内报告。持有人应当对严重不良反应报告中缺失的信息进行随访，对死亡病例开展调查并按要求提交调查报告。境外发生的严重不良反应应当自持有人发现或获知严重不良反应之日起 15 日内报告，其他不良反应纳入药品定期安全性更新报告中。(3)持有人应当报告获知的所有不良反应。持有人应当按照可疑即报原则，直接通过国家药品不良反应监测系统报告发现或获知的药品不良反应。报告范围包括患者使用药品出现的与用药目的无关且无法排除与药品存在相关性的所有有害反应，其中包括因药品质量问题引起的或者可能与超适应证用药、超剂量用药、禁忌证用药等相关的有害反应。(4)持有人应当加强不良反应监测数据的分析评价。持有人应当及时对发现或者获知的个例药品不良反应进行评价，定期对药品不良反应监测数据、临床研究、文献等资料进行评价；发现新的且严重不良反应、报告数量异常增长或者出现批号聚集性趋势等，应当予以重点关注；定期全面评价药品的安全性，识别药品潜在风险，研究风险发生机制和原因，主动开展上市后研究，持续评估药品的风险与获益。(5)持有人应当主动采取有效的风险控制措施。持有人应当根据分析评价结果，判断风险程度，制定积极有效的风险控制措施。发现说明书未载明的不良反应，应当及时进行分析评价。对需要提示患者和医务人员的安全性信息及时修改说明书和标签，开展必要的风险沟通；对存在严重安全风险的品种，应当制定并实施风险控制计划，采取限制药品使用，主动开展上市后研究，暂停药品生产、销售、使用或者召回等风险控制措施；对评估认为风险大于获益的品种，应当主动申请注销药品批准证明文件。公告强调各级药品不良反应监测技术机构要加强对持有人药品不良反应监测工作的技术审核，做好本行政区域内药品不良反应报告的收集、核实、评价、调查、反馈和上报。省级及以上药品不良反应监测技术机构应当对监测数据进行定期分析评估，组织对定期安全性更新报告和年度总结报告进行技术审核，开展不良事件聚集性信号的监测评价，开展不良反应报告的质量评估。省级药品监督管理部门承担属地监管责任。省级药品监督管理部门要高度重视持有人直接报告不良反应工作，制定年度监督检查计划，将监督检查纳入日常监管工作。组织对持有人及其代理人的药品不良反应监测工作开展日常检查，对其中隐瞒不报、逾期未报告、提供虚假报告等开展重点检查；对发现存在重大安全隐患或者违规行为的开展有因检查；对持有人委托开展药品不良反应监测工作的，组织对受托部门进行延伸检查。

（杨　悦）

↗ 药品上市许可持有人试点工作药品生产流通有关事宜 2018 年 7 月 11 日，国家药品监督管理局(国药监函〔2018〕25 号)对广东省食品药品监督管理局上报的《关于药品上市许可持有人试点工作在药品生产流通中有关问题及建议的请示》(粤食药监局注〔2018〕38 号)予以批复:内容如下(1)持有人委托生产过程中应将委托生产相关权利、责任等在委托生产书面合同及质量协议中予以明确。(2)持有人可自行销售所持有的药品。持有人的资质证明文件可作为产品销售的资质证明文件。持有人的药品销售活动应当符合药品经营质量管理规范(药品 GSP)要求，保证销售配送过程和质量管理体系持续合规。(3)持有人可委托合同生产企业或者药品经营企业销售所持有的药品。持有人应当对受托企业质量管理体系进行审计和评估，签订质量协议，规定双方的权利、义务和责任。质量协议至少包括双方委托责任划分以及产品采购、入库验收、储存养护、运输配送、售后服务和质量管理等内容。合同销售期间，持有人应当对销售配送过程进行监督和指导，确保合同销售的药品符合要求。

（杨　悦）

↗ 《中药饮片质量集中整治工作方案》印发 2018 年 8 月 31 日，国家药监局发布了《中药饮片质量集中整治工作方案》，决定在全国范围内开展为期一年的中药饮片质量集中整治。重点工作如下:(1)严厉查处中药饮片生产、流通使用环节违法违规行为。在生产环节，重点查处中药材进厂把关不严，使用掺杂使假、染色增重、霉烂变质的中药材生产中药饮片；超范围生产中药饮片；产能与销售数量不匹配，编造生产销售记录，不按规定进行进出厂检验，检验记录不真实；购买非法中药饮片改换包装出售；出租出借证照，将中药饮片生产转包给不法分子等违法违规行为。流通使用环节，重点查处为他人违法经营中药饮片提供场所、资质证明文件、票据等条件；对供货方资质审查不严格，或从非法渠道购进中药饮片并销售(或使用);非法分装、加工或贴签销售外购中药饮片;超范围经营毒性中药饮片等违法违规行为。(2)严厉查处不合格中药饮片。加大中药饮片抽检力度,提高对市场上中药饮片抽检覆盖率和针对性,重点抽检中药饮片掺杂使假、染色增重、霉烂变质、硫熏、农药残留等项目。各地应当结合行政区域内监管实际情况,制定抽检计划,针对重点区域和重点品种加大抽检频次。(3)严厉查处非法生产经营中药饮片的行为。坚决取缔无证生产经营中药饮片的非法窝点,严厉打击私切滥制等非法加工、变相生产中药饮片的行为,严厉打击不法分子无证经营中药饮片的行为。各级药品监管部门发现中药饮片生产经营中不符合 GMP、GSP 要求的,坚决采取责令整改、收回或撤销质量管理规范认证证书等处理措施,对存在严重违法违规行为的,坚决依法责令企业停止生产经营并立案查处,直至吊销《药品生产许可证》或《药品经营许可证》,涉嫌犯罪的,移送公安机关追究其刑事责任。凡是检验不合格的中药饮片,对其产品来源坚决一查到底。对于违法违规行为和检验不合格的产品,检查检验结果依法依规公开曝光。既要曝光违法违规的中药饮片生产经营企业,也要曝光不合格中药饮片的使用单位。对违法案件的处理,既要处罚违法的生产经营使用单位,也要依法追究单位直接负责的主管人员和其他直接责任人员的责任。

(杨　悦)

《接受药品境外临床试验数据的技术指导原则》发布 2018 年 7 月 6 日,国家药品监督管理局发布了《接受药品境外临床试验数据的技术指导原则》(以下简称《指导原则》)。《指导原则》对接受境外临床试验数据的适用范围、基本原则、完整性要求、数据提交的技术要求以及接受程度都做了明确规定。本指导原则适用于指导药品在中华人民共和国境内申报注册时,接受申请人采用境外临床试验数据作为临床评价资料的工作。本指导原则所涉及的境外临床试验数据,包括但不限于申请人通过创新药的境内外同步研发在境外获得的临床试验数据。在境外开展仿制药研发,具备完整可评价的生物等效性数据的,也可用于注册申请。《指导原则》要求,申请人应确保境外临床试验数据真实、完整、准确和可溯源,这是基本原则。其数据的产生过程,应符合国际人用药品注册技术协调会(ICH)药物临床试验质量管理规范(GCP)的相关要求。申请人应确保境外临床试验设计科学,临床试验质量管理体系符合要求,数据统计分析准确、完整。鉴于临床试验数据的完整性是接受注册申请的基本要求,《指导原则》明确在中国申请注册的产品,应提供境外所有临床试验数据,不得选择性提供临床试验数据。《指导原则》对于不同种类数据提交的要求进行了说明。在提交药品注册申请时,应按照《药品注册管理办法》的申报资料要求整理汇总境内外各类临床试验,形成完整的临床试验数据包。提交的数据应该包括生物药剂学、临床药理学、有效性和安全性资料数据。《指导原则》依据临床试验数据的质量,将接受临床试验数据分为"完全接受""部分接受"与"不接受"三种情况。完全接受:境外临床试验数据真实可靠,符合 ICH GCP 和药品注册检查要求;境外临床研究数据支持目标适应证的有效性和安全性评价;不存在影响有效性和安全性的种族敏感性因素。部分接受:境外临床试验数据真实可靠,符合 ICH GCP 和药品注册检查要求;境外临床研究数据支持目标适应证的有效性和安全性评价,但存在影响有效性和/或安全性的种族敏感性因素。境外临床试验数据外推至中国人群的有效性和安全性评价存在较大的不确定性。药品注册申请人应根据影响因素分析情况,与药审中心进行沟通交流后,有针对性地开展相应临床试验。不接受:境外临床试验数据在真实性、完整性、准确性和可溯源性方面存在重大问题,境外临床试验数据不能充分支持目标适应证的有效性和安全性评价的。对用于危重疾病、罕见病、儿科且缺乏有效治疗手段的药品注册申请,经评估其境外临床试验数据属于"部分接受"情形的,可采用有条件接受临床试验数据方式,在药品上市后收集进一步的有效性和安全性数据用于评价。(杨　悦)

2018 年中药品种保护工作 2018 年,国家药品监督管理局发布了"中药保护品种公告(延长保护期第 11 号)""中药保护品种公告(第 1 号)""中药保护品种公告(第 11 号)"及"中药保护品种公告(第 2 号)"。根据《中药品种保护条例》有关规定,对西安碑林药业股份有限公司等 5 家企业生产的 5 个中药保护品种继续给予保护(见表 17);批准山东华信制药集团股份有限公司龙香平喘胶囊等 7 个中药品种列为首家中药二级保护品种(见表 18),保护期限自公告日起七年。公告要求,同品种生产企业应按《中药品种保护条例》及有关规定申报同品种保护,逾期不申报的,应停止生产;若继续生产,国家药品监督管理局将按《中药品种保护条例》的有关规定进行查处。

表 17　2018 年继续保护的中药品种(延长保护期)

序号	药品名称	保护级别	保护期限	保护品种号	生产企业	发布日期
1	金嗓开音胶囊	2	2017 年 11 月 9 日—2024 年 2 月 26 日	ZYB20720170100	西安碑林药业股份有限公司	2018. 02. 24
2	通络生骨胶囊	2	2017 年 12 月 11 日—2024 年 2 月 26 日	ZYB20720170140	浙江海正药业股份有限公司	2018. 02. 24
3	百合更年安颗粒	2	2018 年 2 月 7 日—2023 年 11 月 26 日	ZYB20720180030	北京同仁堂科技发展股份有限公司制药厂	2018. 02. 24
4	复方益母胶囊	2	2018 年 2 月 7 日—2023 年 11 月 26 日	ZYB20720180040	翔宇药业股份有限公司	2018. 02. 24
5	片仔癀	1	2018 年 2 月 7 日—2024 年 9 月 15 日	ZYB11020180010	漳州片仔癀药业股份有限公司	2018. 02. 24

表 18　2018 年被列为首家中药二级保护品种名单

序号	药品名称	保护级别	保护期限	保护品种号	生产企业	发布日期
1	龙香平喘胶囊	2	2018 年 2 月 24 日—2025 年 2 月 24 日	ZYB2072017011	山东华信制药集团股份有限公司	2018.02.27
2	金天格胶囊	2	2018 年 2 月 24 日—2025 年 2 月 24 日	ZYB2072017012	金花企业（集团）股份有限公司西安金花制药厂	2018.02.27
3	四磨汤口服液	2	2018 年 2 月 24 日—2025 年 2 月 24 日	ZYB2072017013	湖南汉森制药股份有限公司	2018.02.27
4	灯盏花素滴丸	2	2018 年 2 月 24 日—2025 年 2 月 24 日	ZYB2072018002	南昌弘益药业有限公司	2018.02.27
5	骨参片	2	2018 年 2 月 24 日—2025 年 2 月 24 日	ZYB2072018005	武汉科兴医药科技开发有限公司	2018.02.27
6	抗病毒颗粒	2		ZYB2072018006	四川光大制药有限公司	2018.09.05
7	九味熄风颗粒	2		ZYB2072018007	江苏康缘药业股份有限公司	2018.11.05
8	归柏化瘀胶囊	2		ZYB2072018008	南京正大天晴制药有限公司	2018.11.05

（向玉芳）

《古代经典名方中药复方制剂简化注册审批管理规定》发布　2018 年 5 月 29 日，国家药品监督管理局联合国家中医药管理局发布了《古代经典名方中药复方制剂简化注册审批管理规定》（以下简称《规定》）。《规定》共 22 条，内容依次涉及经典名方目录、简化审批的条件、申请人资质、物质基准的申报与发布、经典名方制剂的注册程序及管理要求、各相关方责任等。重点内容有：①确定了“经典名方物质基准”这一统一表述，对汤剂而言，该经典名方物质基准又可称为“标准汤剂”或“标准煎液”；②经典名方制剂的受理审批程序应根据其自身特点予以合理设计。经典名方制剂的研制分“经典名方物质基准”研制与制剂研制两个阶段，但申请人在申报注册时仅按申请经典名方制剂上市的程序提交注册申请，无须提交“经典名方物质基准”注册申请；③质量控制方面，建立从药材源头到饮片、中间体、制剂全链条的质量控制措施，且整个过程需与“经典名方物质基准”比对；④非临床安全性研究方面，规定每个经典名方制剂申请人均需系统、深入地开展非临床安全性研究；⑤其他：将经典名方制剂申报主体仅限定为药品生产企业是适宜的，科研机构可参与相关研究工作。申报资料的受理、研制情况及原始资料的现场检查、生产现场检查、药品标准复核、抽样检验以及经典名方制剂上市后变更等的相关注册管理要求均按照国家有关规定执行。

（向玉芳）

2018 年《允许发布处方药广告的医学药学专业刊物名单》　2018 年 1 月 15 日，国家药品监督管理局发布了“总局关于公布允许发布处方药广告的医学药学专业刊物名单的通告（2018 年第 14 号）”。根据《中华人民共和国药品管理法》第五十九条规定，经审核，认定《神经病学与神经康复学杂志》等 5 个医学、药学专业刊物可以发布处方药广告，名单见表 19。

表 19　2018 年允许发布处方药广告的医学、药学专业刊物名单

序号	刊物中文名称	刊号	登记地	广告经营许可证号/营业执照统一社会信用代码
1	《神经病学与神经康复学杂志》	CN31-1927/R	上海	3100120130063
2	《骨科临床与研究杂志》	CN10-1396/R	北京	京西工商广字第 8084 号
3	《中国药物评价》	CN10-1056/R	北京	京西工商广登字 20170094 号
4	《中华临床营养杂志》	CN11-5822/R	北京	京东工商广字第 0342 号(1-1)
5	《中国合理用药探索》	CN10-1462/R	北京	京西工商广登字 20170172 号

（向玉芳）

《关于调整板蓝根泡腾片等 19 个品种管理类别的公告》　2018 年 5 月 8 日，国家药品监督管理局发布了“关于调整板蓝根泡腾片等 19 个品种管理类别的公告（2018 年第 16 号）”（见表 20），根据《处方药与非处方药分类管理办法（试行）》（国家药品监督管理局令第 10 号）的规定，经国家药品监督管理局组织论证和审定，板蓝根泡腾片等 18 种药品由处方药转换为非处方药；伤湿止痛膏已不符合目前乙类非处方药确定原则，由乙类非处方药转换为甲类非处方药。要求相关企业在 2018 年 7 月 6 日前，依据《药品注册管理办法》等有关规定提出修订药品说明书的补充申请报药品监督管理部门备案，并将说明书修订的内容及时通知相关医疗机构、药品经营企业等单位。非处方药说明书范本规定内容之外的说明书其他内容按原批准证明文件执行。药品标签涉及相关内容的，应当一并修订。自补充申请备案之日起生产的药品，不得继续使用原药品说明书。双跨品种的处方药说明书可继续使用。

表 20　19 个品种管理类别调整名单

序号	药品名称	规格(成分)	类别	备注
1	板蓝根泡腾片	每片重 3.5 克	乙类	双跨*
2	丹芎瘢痕涂膜	每支装 40 克	甲类	
3	儿宝颗粒	(1)每袋装 4.5 克(低蔗糖型);(2)每袋装 9 克(低蔗糖型)	甲类	
4	复方瓜子金颗粒	每袋装 7 克(相当于饮片 14 克)	甲类	
5	复方黄藤洗液	每瓶装 150 毫升	甲类	
6	复方罗汉果清肺糖浆	每瓶装(1)100 毫升(2)150 毫升	甲类	
7	葛根汤颗粒	每袋装 6 克	甲类	
8	金莲清热胶囊	每粒装 0.4 克	甲类	
9	麦味地黄胶囊	每粒装 0.35 克	甲类	双跨*
10	牛黄蛇胆川贝滴丸	每丸重 35 毫克	乙类	
11	蒲地蓝消炎片	(1)薄膜衣片每片重 0.35 克;(2)糖衣片片芯重 0.34 克	甲类	双跨*
12	清火栀麦丸	每袋装 0.8 克	甲类	
13	舒肝和胃丸	每袋装 6 克	甲类	
14	硫酸氨基葡萄糖胶囊	0.25 克(以硫酸氨基葡萄糖计)	甲类	
15	羟丙甲纤维素滴眼液	0.5%	甲类	
16	盐酸阿莫罗芬乳膏	0.25%	甲类	
17	盐酸布替萘芬喷雾剂	10 毫升:0.1 克	甲类	
18	右旋糖酐铁分散片	25 毫克(按铁计)	甲类	
19	伤湿止痛膏	—	甲类	

(向玉芳)

《关于调整化学仿制药长期稳定性研究申报资料要求的通告》　2018 年 8 月 30 日,国家药品监督管理局发布了"关于调整化学仿制药长期稳定性研究申报资料要求的通告(2018 年第 82 号)"。在调整《化学药品新注册分类申报资料要求(试行)》(国家食品药品监督管理总局通告 2016 年第 80 号)和《化学药品仿制药口服固体制剂质量和疗效一致性评价申报资料要求(试行)》(国家食品药品监督管理总局通告 2016 年第 120 号)关于稳定性试验的申报资料要求后,具体规定如下:化学仿制药上市申请及仿制药质量和疗效一致性评价申请时,在注册批生产规模符合要求的前提下,申报资料至少需要包括三个注册批样品 6 个月长期稳定性试验数据。(向玉芳)

《药物研发与技术审评沟通交流管理办法》发布　2018 年 9 月 30 日,国家药品监督管理局发布了《药物研发与技术审评沟通交流管理办法》(以下简称《办法》),自发布之日起执行。《办法》共 7 章 27 条,包括总则、沟通交流会议类型、沟通交流会议的提出与商议、沟通交流会议的准备、沟通交流会议的召开、沟通交流会议的延期或取消以及附则。本办法所指的沟通交流,系指在药物研发过程中,经申请人提出,由药审中心项目管理人员与申请人指定的药品注册专员共同商议,并经药审中心适应证团队同意,就现行药物研发与评价指南不能涵盖的关键技术等问题所进行的沟通交流。沟通交流的形式包括:面对面会议、视频会议、电话会议或书面回复。鼓励申请人与审评机构通过电话会议沟通。本办法规定的沟通交流会议适用于创新药物、改良型新药、生物类似药、复杂仿制药以及一致性评价品种等研发过程和注册申请中的沟通交流。本《办法》实行后,原食品药品监管总局于 2016 年 6 月 2 日发布的《药物研发与技术审评沟通交流管理办法(试行)》(2016 年第 94 号通告)同时废止。(向玉芳)

《调整药物临床试验审评审批程序的公告》　依据中共中央办公厅、国务院办公厅《关于深化审评审批制度改革鼓励药品医疗器械创新的意见》(厅字〔2017〕42 号),国家药品监督管理局于 2018 年 7 月 24 日发布了"关于调整药物临床试验审评审批程序的公告(2018 年第 50 号)",对药物临床试验审评审批的有关事项做出调整:在我国申报药物临床试验的,自申请受理并缴费之日起 60 日内,申请人未收到国家药品监督管理局药品审评中心否定或质疑意见的,可按照提交的方案开展药物临床试验。公告的具体事宜如下。(1)沟通交流会议的准备与申请:申请人在提出新药首次药物临床试验申请之前,应向药审中心提出沟通交流会议申请。申请人准备的沟通交流会议资料应包括临床试验方案或草案、对已有的药学和非临床研究数据及其他研究数据的完整总结资料。申请人应提交沟通交流会议申请表及沟通交流会议资料,并由药审中心对沟通交流会议资料进行初步审评,在沟通交流会议召开至少 2 日前,通过"申请人之窗"将初步审评意见和对申请人所提出问题的解答意见告知申请人。(2)沟通交流会议的召开:会议由药审中心工作人员主持,双方围绕药物临床试验方案就申请人提出的关键技术问题,以及已有资料和数据是否支持实施临床试验开展和受试者安全风险是否可控进行讨论,并为后续研究提出要求和建议,按《沟通交流办法》要求形成会议纪要。(3)临床试验申请的受理与审评审批:申请人应按照相关要求提交新药首次临床试验申请和申报资料，且在收到药审中心书面答复同意恢复意见后方可开展临床试验。对暂停临床试验通知书有异议且无法通过沟通交流解决的，可申请召开专家咨询会或专家公开论证会。(4)其他有关事项：对于已获准开展新药临床试验、变更临床试验方案等特殊情况的管理规定。（向玉芳）

《药物临床试验机构资格认定检查公告》 2018 年，国家药品监督管理局发布了 2 期“药物临床试验机构资格认定检查公告”(第 1 号)(第 2 号)及 2 期“药物临床试验机构资格认定复核检查公告”(第 1 号)(第 2 号)。根据《中华人民共和国药品管理法》《药物临床试验机构资格认定办法(试行)》，经资料审查和现场检查，认定北京中医药大学第三附属医院、天津市第五中心医院等 93 家医疗机构具有药物临床试验机构资格、首都医科大学三博脑科医院(北京三博脑科医院)等 21 家药物临床试验机构新增专业资格，发给《药物临床试验机构资格认定证书》。根据《中华人民共和国药品管理法》《药物临床试验机构资格认定办法(试行)》《药物临床试验机构资格认定复核检查工作方案》的有关规定，经现场检查、技术审核以及原国家食品药品监督管理总局、原国家卫生和计划生育委员会联合会审，认定北京医院普通外科、南京脑科医院神经内科等 22 家医疗机构及所列专业通过药物临床试验机构资格认定复核检查。（向玉芳）

加强药品集中采购和使用试点期间药品监管工作 2018 年 12 月 25 日，国家药品监督管理局发布了“关于加强药品集中采购和使用试点期间药品监管工作的通知(国药监药管〔2018〕57 号)”。通知内容主要有如下。(1)加强药品生产监管，加大对通过仿制药一致性评价品种特别是中标药品生产企业的现场检查力度，重点检查企业风险隐患排查责任落实情况、生产质量管理规范实施情况、数据真实可靠情况。(2)加强药品流通使用监管，积极推进中标品种生产企业按照《国家药监局关于药品信息化追溯体系建设的指导意见》(国药监药管〔2018〕35 号)要求，加快信息化追溯体系建设，确保在 2020 年底前实现中标品种全过程可追溯。(3)加强药品抽检和不良反应监测，对行政区域内通过仿制药一致性评价品种以及中标药品生产环节开展全品种覆盖抽检。(4)加快推进一致性评价工作，建立绿色通道，对一致性评价申请随到随审，加快审评进度。(5)实施创新驱动发展战略，助推药品高质量发展：加快落实仿制药一致性评价等政策，鼓励以临床价值为导向的药品创新，支持创新型企业创新能力建设。（向玉芳）

国家药监局发布《关于加强药品审评审批信息保密管理的实施细则》 2018 年 5 月 11 日，国家药品监督管理局发布《关于加强药品审评审批信息保密管理的实施细则》。细则的主要内容如下。(1)保密信息的范围：审评审批阶段申请人提交的信息和审评审批结束后的生产工艺、关键技术参数、技术诀窍、试验数据等属于商业秘密、技术秘密的信息和个人隐私信息；与审评审批工作相关的投诉举报信息；经国家药品监督管理局认定的其他保密信息等。(2)泄露保密信息的情形：擅自披露申请人技术资料或者其他商业秘密；擅自使用或者允许他人使用属于申请人商业秘密、技术秘密信息或个人隐私信息用于非工作目的；违反涉密会议管理规定使用不符合保密要求的电子设备设施、随意处置涉密资料；泄露参加审评会议的外部专家信息；散布会议讨论内容等。(3)对申请人为获取审评审批保密信息给药品审评审批工作人员造成人身伤害的，以及由于申请人的拉拢、腐蚀，致使药品审评审批工作人员受到组织处理、党纪政纪处分或刑事处罚的，可做出相应处理。(4)药品审评审批工作人员的行为规范。（向玉芳）

优化药品注册审评审批有关事宜 2018 年 5 月 17 日，国家药品监督管理局会同国家卫生健康委员会发布了“关于优化药品注册审评审批有关事宜的公告(2018 年第 23 号)”。有关事宜公告如下：(1)对纳入优先审评审批范围的注册申请，审评、检查、审批等各环节优先配置资源，加快审评审批。(2)对于境外已上市的防治严重危及生命且尚无有效治疗手段疾病以及罕见病药品，进口药品注册申请人经研究认为不存在人种差异的，可以提交境外取得的临床试验数据直接申报药品上市注册申请。(3)基于产品安全性风险控制需要开展药品检验工作。(4)取消进口药品再注册核档程序，进口药品再注册申请受理后，全部资料转交药审中心审评审批。(5)对《进口药品注册证》和《医药产品注册证》实施新的编号规则，进口药品再注册及补充申请获得批准后，不再重新编号。（向玉芳）

2018 年过度重复药品提示信息 按照《国务院关于改革药品医疗器械审评审批制度的意见》(国发〔2015〕44 号)和原国家食品药品监督管理总局《关于药品注册审评审批若干政策的公告》(2015 年第 230 号)要求，受国家食品药品监督管理总局委托，中国药学会对已获批上市药品在 2015 年—2017 年间的销售情况进行监测分析，并于 2018 年 9 月 18 日发布“关于发布第四批过度重复药品提示信息的公告”。按照过度重复通用名品种的筛选条件，共遴选出 297 个品种，涉及临床药理学和治疗学分类的 14 个大类、60 个亚类，与《关于发布第三批过度重复药品提示信息的公告》(国家食品药品监督管理总局公告 2018 年第 16 号)发布的药品目录相比，调入 7 个品种，调出 8 个品种。提示相关药品生产企业和研发机构，要充分了解市场供需状况，科学评估药品研发风险，慎重进行投资经营决策。建议各省、自治区、直辖市药品监督管理部门加强对相关药品注册申请的受理审查、研制现场核查和生产现场检查，对已经公布的过度重复药品品种，

主动做好宣传工作，引导企业理性研发和申报。（向玉秀）

省市药监动态

浙江省出版法定药用植物志 2018年6月7日，《法定药用植物志华东篇》(第一册)由科学出版社正式出版发行。浙江省食品药品检验研究院组织编写的第一册内容涵盖法定药用植物221种。该书在编写过程中参考历版《中国药典》，各省、自治区、直辖市中药材(民族药)标准、《中国植物志》《中国法定药用植物》及华东地区地方植物志，对华东地区有野生分布或较大量栽培的法定1 230种药用植物种类、基源植物种类、植物名和拉丁学名进行校对归纳。《法定药用植物志华东篇》包含法定药用植物的科属特征、科属特征成分、种属检索、植物形态、环境分布、收载标准、化学成分、药理作用、临床参考，以及用作药材的名称、性状、药用部位、性味归经、功能主治及用法用量等。部分种附有本草考证、近似种、混淆品等内容，专业涉及植物分类、化学、中药鉴定、中药分析、中药药理、中医临床等。同时，每一种植物都配有原植物及其花、果实的彩色照片。（贾夏怡）

江浙沪联合推行《江浙沪药品上市许可持有人跨省委托监管规定(试行)》 2018年5月23日，江苏省、浙江省、上海市药监局组织召开"江浙沪药品上市许可持有人制度跨省延伸监管协作专题研讨会"。会上，三地监管部门讨论并审议通过了《江浙沪药品上市许可持有人跨省委托监管规定(试行)》，明确江浙沪三地药监部门在开展药品上市许可持有人跨省委托生产、销售、药品不良反应监测等监管工作中，有关监管原则、职责分工、协作机制、信息通报、争议解决等内容。三地监管部门还共同签署了《江浙沪药品检查能力建设合作备忘录》。合作范围涉及药品GMP认证检查、委托生产现场检查和对药品上市许可持有人跨省委托开展的延伸检查。派出的检查员为三方经国家局聘任的药品GMP检查员。

（贾夏怡）

上海市执业药师网上许可新规定 自2018年6月1日起，上海市药监局在全国实行执业药师注册许可事项全程网上受理时间缩短为5个工作日，并在全国实现执业药师注册证送达免费邮寄业务。针对上述业务，上海市局业务受理中心自2018年4月1日在国家执业药师管理信息系统中开通了上海市执业药师注册"网上全程办理"功能，试运行效果良好。上海市局认证审评中心制订了新的执业药师办事指南，审批时间压缩了10个工作日。上海市局业务受理中心还专门开设了执业药师注册"最多跑一次"一网通办体验窗口。

（贾夏怡）

辽宁省21项食品药品行政许可全程网上审批 自2018年5月1日起，辽宁省药监局负责的药品生产企业许可等21项行政许可事项实行全程网上审批。申请人可按照公布的行政许可服务指南要求，登录辽宁政务服务网网上办事平台，通过用户注册、填报申请信息和提交电子申请材料等步骤进行网上申请，并对电子申请材料和数据的合法性、真实性、有效性负责。在申请阶段无须到辽宁省局行政服务窗口提交纸质申请材料。申请人可通过网上审批平台在线查询审批进度，按要求在网上提交补正材料、整改报告等电子材料。（贾夏怡）

江西省仿制药一致性评价工作 2018年5月24日，江西省青峰药业"恩替卡韦分散片"和"恩替卡韦胶囊"两个品种通过仿制药一致性评价并获得国家总局批件，成为国内首批通过一致性评价的恩替卡韦生产企业，也是江西省首家通过一致性评价的企业。恩替卡韦数《慢性乙型肝炎防治指南(2015年版)》推荐的治疗乙型肝炎的一线药物。江西省药监局采取鼓励政策、搭建产学研医平台、提升监管服务效能等措施以推进药品创新和仿制药一致性评价工作。例如南昌市药企在规定期限内通过一致性评价的每个品种可获得省市两级100万元至150万元的项目资金支持和补助，并享受税收、招标采购等优惠政策；江西省药企与南昌大学一附院、二附院等医疗机构合作交流平台，协调有关医疗机构优先承接江西省一致性评价项目；江西省药监局还将研究用对照药品一次性进口受理审批时限缩短为3个工作日。截至2018年底江西省在全国已通过仿制药一致性评价的批准文号省份排名中位列第5位。（贾夏怡）

南京市局四措并举推行药品采购"两票制" 2018年5月24日，南京市药监局采取4项举措推进"两票制"顺利实施。(1)以点带面协调推进。选择国控江苏、南京医药、省医药公司等企业先行试点，引导全市药品经营企业平稳度过适应期。(2)加强政策宣贯。争取社会各界理解支持，为推行"两票制"营造良好的社会和舆论氛围。(3)实行承诺制。强化企业主体责任意识，全市41家药品制剂生产企业、87家药品批发企业都已做出书面承诺，严格执行"两票制"票据管理有关要求。(4)开展"两票制"执行情况专项检查。将药品批发企业"两票制"执行情况纳入重点监管内容，把货、账、票、款、证的一致性作为重点检查内容。（贾夏怡）

江苏省2个国产抗癌新药上市 2018年江苏连云港市正大天晴药业自主研发的1.1类抗癌原研新药"盐酸安罗替尼"和恒瑞医药研发的生物创新药长效粒细胞集落刺激因子(G-CSF)"硫培非格司亭注射液"分别获得国家药监局上市批准。盐酸安罗替尼是正大天晴第一个按照国际研发流程和标准进行研发的创新小分子药，用于治疗晚期非小细胞型肺癌。恒瑞此次获批的硫培非格司亭注射液规格，属于长效G-CSF。该产品获得多个国家和地区化合物专利，并获得国家十二五“重大新药创制”科技专项支持。上述两药审评期间，因产品的创新性和临床优势，申报后即被药品审评中心纳入优先审评序列。（贾夏怡）

陕西省出台《注射剂风险控制指导原则》 2018年3月8日，陕西省食药监局出台了《注射剂风险控制指导原则》，旨在指导和规范注射剂生产过程中的风险控制，有效识别风险点，采取有针对性风险控制措施，确保注射剂质量。《指导原则》围绕全生产链条、关键环节控制、无菌保障水平等方面，针对企业容易忽视、执行过程中易发生的风险等问题，从以下8个方面制定出条款。主要包含：①人员培训的关键内容及培训方式；②厂房设施与设备的设计、计量、使用、维护与监测；③物料与产品的接收、贮存及信息传递；④厂房设施、设备、公用系统等确认与验证的范围、程度与周期以及验证结果的使用；⑤生产管理中的工艺来源、生产工序关键点及生产环境监测要求；⑥质量管理中的原辅料质量标准、偏差管理；⑦产品质量回顾；⑧产品质量信息分析评估。（贾夏怡）

广东省局出台《药品零售连锁企业管理办法》 2018年3月12日，广东省食药监局印发《药品零售连锁企业管理办法》，进一步规范药品零售连锁企业经营行为，保障公众用药安全。(1)加强处方药零售监管。执业药师审核、复核、调剂处方后应签名确认，其签名应经连锁企业备案并留档备查。未凭医师处方销售、调剂处方药、处方未经审核或执业药师未在职在岗履行处方复核职责销售处方药的，所涉及的连锁企业、执业药师将按相关规定依法进行处罚。属于“黑名单”范畴的，按照相关规定进行处理。(2)物流配送环节。连锁企业应按照《药品经营质量管理规范》及其附录的要求，建立符合药品经营和质量、追溯要求的、覆盖总部、配送中心（仓库）以及连锁门店的质量管理体系和计算机管理系统，实时控制并记录药品经营各环节和质量管理全过程，确保药品经营全过程可追溯，计算机管理系统应具备药品监管数据接口，并按要求及时将进、销、存数据上传至广东省药品电子监管信息系统。(3)结合“互联网+”模式销售药品。药品零售连锁企业总部可集中审核电子处方并统筹连锁门店之间调剂与配送药品，试点“网订店送”“网订店取”，实现“就近取药”“就近送药”，满足顾客用药需求。（贾夏怡）

《陕西省医疗机构药品监督管理办法实施细则（试行）》印发 2018年2月1日，陕西省食药监局印发《陕西省医疗机构药品监督管理办法实施细则（试行）》。该《实施细则》依据相关法律法规制定，共分为7个章节。分别从制度与人员、药品购进和验收、药品储存和养护、药品调配和使用、监督检查五大方面进行详细规定。《实施细则》要求全陕西省医疗机构应当于每年12月31日前向所在辖区食品药品监督管理部门提交药品质量管理年度自查报告。自查报告应当包括以下内容：①药品质量管理制度的执行情况；②医疗机构制剂配制的变化情况；③接受药品监督管理部门的监督检查及整改落实情况；④对药品监督管理部门的意见和建议；⑤药品不良反应监测情况。全陕西省医疗机构在购进、验收、储存、养护、调配及使用药品时应遵守本细则。实行两票制的公立医疗机构在药品验收入库时，必须验明票、账、货三者一致方可入库，不仅要向配送药品的流通企业索要、验证发票，还应当要求流通企业出具加盖印章的由生产企业提供的进货发票复印件，两张发票的药品流通企业名称、药品批号等相关内容互相印证，且作为公立医疗机构支付药品货款凭证，纳入财务档案管理。（贾夏怡）

海南省药品不良反应监测中心召开2018年药品严重不良反应病例讨论会 2018年8月23日，海南省药品不良反应监测中心在海口市召开2018年药品严重不良反应病例讨论会。会议邀请临床医学和药学专家对2018年度上报的死亡病例和个别严重病例进行分析讨论。专家们听取病例基本情况并重点从药品不良反应、药品质量、医疗操作、不合理用药、原患疾病、不恰当救治、偶合等方面进行讨论，给出了关联性评价，拓宽了监测人员对药品不良反应病例的分析、评价思路。（贾夏怡）

北京市药品检验所接受WHO-PQ认证首轮专家现场检查 2018年9月4日，世界卫生组织（WHO）技术专家对北京市药品检验所进行“WHO药品质量控制实验室预认证（WHO-PQ认证）”现场检查。WHO-PQ认证是世界卫生组织开展的一种药品检验实验室评估机制，目前全球共有46家实验室通过认证。北京市药品检验所是中国首批申请WHO-PQ认证的实验室，曾于2012、2013年3次接受WHO专家辅导。根据WHO药品质量控制实验室预认证有关规则和指南，WHO专家在为期3天的检查中对北京市药品检验所的质量管理体系及运行情况进行检查，针对设施条件、人员队伍、药品检查工作和实验室能力建设等提出改进意见。（贾夏怡）

福建省药品监督管理局举办2018年度第一期台湾药师大陆药事法规考试 2018年12月13日，福建省药监局在福州市举办2018年度第一期台湾药师大陆药事法规考试。本次考试共计7名台湾药师参加，其中有6名台湾药师考试合格并取得《福建自贸试验区台湾药师执业资格证书》。《中国（福建）自由贸易试验区总体方案》中指出鼓励台商来福建省投资发展医药产业并支持台商在福建省开办医药企业。举办本次考试规范了台湾药师在福建自贸试验区的执业行为。（贾夏怡）

山东省医疗机构药物滥用监测两项课题通过专家论证 2018年6月28日，由山东省药品不良反应监测中心承接的《多渠道药物滥用监测调查表设计及其填写规范研究》和《医疗机构药物滥用监测模式研究》项目课题结题会在济南召开。项目组分别汇报了：①多渠道药物滥用监测调查表设计及其填写规范；②医疗机构药物滥用监测模式研究项目研究背景、项目实施过程及项目研究取得的成果。山东省市级监测中心组织医疗机构对项目组提出的医疗机构药物滥用模式进行了试点应用，验证了医疗机构药物滥用监测模式的可行性，专家同意结题。（贾夏怡）

特殊药品管理

国家药监局关于停止生产销售使用特酚伪麻片和特洛伪麻胶囊的通知 2018年11月23日，国家药监局发布了《关于停止生产销售使用特酚伪麻片和特洛伪麻胶囊的公告》(2018年第92号)。文件要求各省、自治区、直辖市药品监督管理部门加强对相关药品生产企业的监督检查，督促企业排查特酚伪麻片和特洛伪麻胶囊销售流向，确保已上市销售药品于2018年12月31日前全部召回，并予以监督销毁；督促本行政区域内药品经营企业、使用单位落实停止销售和使用，并配合做好产品召回工作。特酚伪麻片和特洛伪麻胶囊生产企业名单见表21。

表21 特酚伪麻片和特洛伪麻胶囊生产企业名单

序号	通用名称	生产企业	批准文号
1	特酚伪麻片	丽珠集团丽珠制药厂	国药准字H10940182
2	特洛伪麻胶囊	石药集团欧意药业有限公司	国药准字H19990093

（贾夏怡）

《抗抑郁药的药物临床试验技术指导原则》发布 2018年2月14日，国家食药监总局组织制定并发布了《抗抑郁药的药物临床试验技术指导原则》(2018年第39号)。该《指导原则》主要适用于在我国研发的抗抑郁创新药，对确证性临床试验设计的考虑要点提出建议，供药物研发的申办者和研究者参考。与其他各类创新药研发有共性原则的内容，例如临床药理学研究、探索性临床试验、上市后研究的要求等，未涵盖于本指导原则的范畴。该《指导原则》主要由五部分组成，包含概述、基本原则、确证性试验设计考虑要点（研究目的、受试人群、对照药、合并治疗、数据管理和统计分析）、特殊考虑（特殊人群试验、增效治疗试验、数据和安全监察、客观检测指标的应用）、参考文献。此外，应用该《指导原则》时，需同时参考药物临床试验质量管理规范（GCP）、国际人用药品注册技术协调会(ICH)和其他国内外已发布的相关技术指导原则。（贾夏怡）

2018年兴奋剂目录公告 2018年1月26日，国家体育总局、商务部、国家卫计委、海关总署、国家食药监总局联合发布2018年兴奋剂目录。目录根据《反对在体育运动中使用兴奋剂国际公约》和《反兴奋剂条例》相关规定制定。其中，蛋白同化制剂和肽类激素的进出口管理按照《蛋白同化制剂和肽类激素的进出口管理办法》（国家食品药品监督管理总局海关总署国家体育总局令第9号）有关规定执行。兴奋剂品种详细情况见表22。

表22 2018兴奋剂品种情况

序号	类　别	数量/个
1	蛋白同化制剂品种	84
2	肽类激素品种	62
3	麻醉药品品种	14
4	刺激剂（含精神药品）品种	72
5	药品类易制毒化学品品种	3
6	医疗用毒性药品品种	1
7	其他品种	87

（贾夏怡）

生物制品管理

生物制品创新与发展座谈会 2018年11月7日，国家药监局组织召开生物制品创新与发展座谈会，会议邀请国内外生物制品领域企业代表和专家学者、行业协会成员参加，分析国内外生物制品产品的现状和趋势，挖掘我国生物制品监管工作中面临的问题及挑战。会上，参会企业结合自身研发注册经历，针对完善药品监管政策、优化审评审批流程、改进沟通交流方式、提高注册审评效率、促进技术标准与国际接轨等内容提出许多意见建议。与会人员一致认同企业是保证产品质量安全的第一责任人。一个负责任、有创新能力的企业，从产品的设计理念到研发过程都应该符合相关要求。（贾夏怡）

《当代生物技术药物研发现状和趋势》发布 2018年7月19日，国家药监局组织召开生物技术药物研发和产业发展状况报告会并分享了《当代生物技术药物研发现状和趋势》的专题报告。报告会介绍了国内外疫苗、抗体药物、细胞治疗、基因治疗领域国内外研发现状和进展情况。报告主题涉及监管中如何考量生物制品的特殊性，怎样在生物制品实验室阶段落实质量安全管理规范等。随着单抗药物、细胞疗法、组织工程、基因检测等新技术逐步应用于肿瘤、神经系统疾病、免疫性疾病以及罕见病的治疗，国家药监局在生物制品监管方面取得的进展包括：出台《细胞治疗产品研究与评价技术指导原则(试行)》《生物制品批签发管理办法》等规章制度;批准上市九价人乳头瘤病毒(HPV)疫苗、PD-1抗体药物、四价流感病毒裂解疫苗等。 (贾夏怡)

中欧疫苗监管交流讲座举办 2018年12月6日,国家药监局药品监管司举办了中欧疫苗监管交流讲座。讲座中葛兰素史克公司和赛诺菲巴斯德公司的企业专家解析欧盟疫苗生产的质量管理、疫苗产品的全程追溯和上市后质量监管领域的有关经验。参会企业结合自身疫苗管理经历,对欧盟疫苗上市许可持有人(MAH)质量责任与义务、欧美疫苗序列化监管、疫苗端到端追溯的实施、疫苗的包装和分销等内容进行了介绍。欧盟药品管理相关法律法规要求,疫苗上市许可持有人须建立一套可追溯系统并进行维护,以确保追溯单个疫苗及其起始原料和原材料(包括含有的与细胞或组织直接接触的所有成分)从采购、生产、包装、存储、运输到交付至使用该疫苗的医院、医疗机构或私人医疗执业机构的整个过程。该系统须包含充分的详细信息,能够将每种疫苗与使用该疫苗的患者联系起来。 (贾夏怡)

国家药监局关于发布可豁免或简化人体生物等效性(BE)试验品种的通告 2018年5月25日,国家药监局发布公告,确定了2018年底前需完成仿制药一致性评价品种目录中可豁免或简化人体生物等效性(BE)试验品种。根据《人体生物等效性豁免指导原则》申请豁免BE研究,采用药学方法评价一致性。申请人应自证药物的生物药剂学分类系统分类,申请生物药剂学分类系统中高溶解性-高渗透性药物类豁免的仿制制剂,渗透性数据可引用已公布参比制剂说明书中的信息作为支持性数据;申请生物药剂学分类系统中高溶解性-低渗透性药物类豁免的仿制制剂应与参比制剂处方完全相同,各组成用量相似。具体豁免品种见表23;可申请豁免人体BE品种见表24;可简化人体BE品种见表25;进行人体PK比较研究,评价安全性见表26。

表23 可豁免人体BE品种

序号	289目录编号	通用名称	规格	备注
1	108	口服补液盐散(Ⅰ)	已批准的所有规格	可豁免人体BE,不推荐参比制剂,需满足药学研究和评价要求
2	121	口服补液盐散(Ⅱ)	已批准的所有规格	
3	8	维生素B_6片	10mg	
4	9	维生素B_2片	5mg;10mg	
5	44	葡萄糖酸钙片	0.5g	
6	99	叶酸片	0.4mg	
7	20	碳酸氢钠片	0.3g;0.5g	
8	273	琥珀酸亚铁片	0.1g	可豁免人体BE,与参比制剂进行药学比较,评价一致性
9	141	硫酸亚铁片	0.3g	
10	217	氯化钾颗粒	已批准的所有规格	
11	99	叶酸片	5mg	
12	171	蒙脱石散	3g	
13	226	聚乙二醇4000散	已批准的所有规格	
14	12	对乙酰氨基酚片	0.5g	
15	262	对乙酰氨基酚颗粒	0.1g	

表24 可申请豁免人体BE品种

序号	289目录编号	通用名称	规格
1	134	酒石酸美托洛尔片	25mg;50mg
2	57	盐酸普萘洛尔片	10mg
3	286	左氧氟沙星片	0.5g
4	137	氟康唑片	50mg;100mg
5	81	氟康唑胶囊	50mg;100mg
6	4	甲硝唑片	0.2g
7	219	司坦夫定胶囊	已批准的所有规格
8	200	齐多夫定片	300mg
9	188	齐多夫定胶囊	100mg
10	205	磷酸可待因片	15mg;30mg
11	104	磷酸氯喹片	250mg
12	48	盐酸多西环素片	50mg;100mg
13	288	拉米夫定片	已批准的所有规格
14	53	盐酸雷尼替丁片	0.15g
15	10	盐酸雷尼替丁胶囊	0.15g
16	51	阿替洛尔片	25mg;50mg
17	6	异烟肼片	100mg;300mg

表 25　可简化人体 BE 品种

序　号	289 目录编号	通用名称	规　格	备　注
1	106	替硝唑片	0.5g	可豁免空腹 BE 研究
2	7	利福平胶囊	0.15g;0.3g	可豁免餐后 BE 研究
3	16	卡托普利片	12.5mg;25mg	
4	145	硝酸甘油片(舌下含片)	0.5 mg	
5	109	吲达帕胺片	2.5mg	
6	159	盐酸特拉唑嗪片	2mg	
7	155	乙酰唑胺片	0.25g	
8	161	氟哌啶醇片	2mg;4mg	
9	189	巯嘌呤片	25mg;50mg	
10	211	硫唑嘌呤片	50mg;100mg	
11	289	依非韦伦片	50mg;200mg;600mg	
12	1	复方磺胺甲噁唑片	100mg:20mg;400mg:80mg	
13	31	磺胺嘧啶片	0.2g;0.5g	

表 26　进行人体 PK 比较研究,评价安全性

序　号	289 目录编号	通用名称	规　格	备　注
1	76	枸橼酸铋钾颗粒	0.11g 铋	可选择与原食品药品监管总局公布的参比制剂进行。人体 PK 比较研究,仿制制剂人体铋吸收不应高于参比制剂
2	124	枸橼酸铋钾胶囊	0.3g/0.11g 铋	
3	195	枸橼酸铋钾片	0.3g/0.11g 铋	

（贾夏怡）

《关于临床试验用生物制品参照药品一次性进口有关事宜的公告》　2018 年 11 月 30 日,国家药监局决定对符合下列条件、用于临床试验参照药的生物制品,可予以一次性进口。可申请一次性进口的生物制品范围包括:①国内已经批准注册,但药品研发机构或者生产企业无法及时从国内市场获得的原研生物制品;②国外已上市、国内尚未批准注册但已获批开展临床试验的原研生物制品。国家药监局委托药品审评中心负责办理临床试验用生物制品参照药品一次性进口的受理、审查及审批。《关于研制过程中所需研究用对照药品一次性进口有关事宜的公告》(国家食品药品监督管理总局公告 2016 年第 120 号)、《生物类似药研发与评价技术指导原则(试行)》(国家食品药品监督管理总局通告 2015 年第 7 号)与本公告不一致时,以本公告为准。本公告自发布之日起实施。（贾夏怡）

表皮生长因子和鼠神经生长因子不纳入《2018 年兴奋剂目录公告》管理范围　2018 年 6 月 28 日,体育总局办公厅联合商务部办公厅、国家卫生健康委办公厅、海关总署办公厅及国家药品监督管理局联合发布通知(体科字[2018]46 号):表皮生长因子和鼠神经生长因子不纳入《2018 年兴奋剂目录公告》管理范围。该决定主要依据联合国教科文组织《反对在体育运动中使用兴奋剂国际公约》和国务院《反兴奋剂条例》的有关规定并综合考虑《兴奋剂目录》专家组意见。（贾夏怡）

《丙氨酸氨基转移酶测定试剂注册技术审查指导原则》出台　2018 年 1 月 8 日,国家食药监总局发布了《丙氨酸氨基转移酶测定试剂注册技术审查指导原则》(2018 年第 8 号)。丙氨酸氨基转移酶测定试剂用于体外定量测定人血清或血浆中的丙氨酸氨基转移酶的活性。丙氨酸氨基转移酶活性的测定方法有丙氨酸底物法、丙氨酸底物-丙酮酸氧化酶法和 2,4-二硝基苯肼法等。该《指导原则》用于指导注册申请人对丙氨酸氨基转移酶,测定试剂注册申报资料的准备及撰写,同时也为技术审评部门审评注册申报资料提供参考。该《指导原则》主要对适用范围、注册申报资料要求(综述资料、主要原材料的研究资料、主要生产工艺和反应体系的研究资料、分析性能评估资料、参考区间确定资料、稳定性研究资料、临床评价资料、产品风险分析资料、产品技术要求、注册检验报告)等方面进行详细规定。（贾夏怡）

《尿液分析试纸条注册技术审查指导原则》发布　2018 年 1 月 8 日,国家食药监总局发布了《尿液分析试纸条注册技术审查指导原则》(2018 年第 8 号)。尿液分析试纸条是指以化学显色反应为基本原理,利用尿液分析仪(包括全自动、半自动尿液分析仪)或目测分析,在医学实验室对人体尿液中的成分进行半定量或定性检测的试剂。该《指导原则》旨在指导注册申请人对尿液分析试纸条注册申报资料的准备及撰写,同时也为技术审评部门审评注册申报资料提供参考。申请人应依据产品的具体特性确定其中内容是否适用,若不适用,需具体阐述理由及相应的科学依据,并依据产品的具体特性对注册申报资料的内容进行充实和细化。尿液分析试纸条注册申报资料主要包含:①综述资料;②主要原材料研究资料;③主要生产工艺及反应体系的研究资料;④分析性能评估资料;⑤参考值(参考范围)确定资料;⑥稳定

性研究资料;⑦临床评价资料;⑧产品技术要求;⑨产品注册检验报告;⑩产品说明书。 (贾夏怡)

《同型半胱氨酸测定试剂注册技术审查指导原则》公布 2018年1月8日,国家食药监总局发布了《同型半胱氨酸测定试剂注册技术审查指导原则》(2018年第8号)。同型半胱氨酸测定试剂用于体外定量测定人血清或血浆中同型半胱氨酸的浓度。技术原理基于分光光度法,利用全自动、半自动生化分析仪或分光光度计,在医学实验室采用酶循环法进行同型半胱氨酸定量检验所使用的临床化学体外诊断试剂,根据测定方法可分为速率法和终点法两种。该《指导原则》旨在指导注册申请人对同型半胱氨酸测定试剂注册申报资料的准备及撰写,同时也为技术审评部门对注册申报资料的技术审评提供参考。该《指导原则》主要从适用范围、注册申报资料要求(综述资料、主要原材料的研究资料、主要生产工艺和反应体系的研究资料、分析性能评估资料、参考区间确定资料、稳定性研究资料、临床评价资料、产品风险分析资料、产品技术要求、注册检验报告)等方面进行详细规定。 (贾夏怡)

《胰岛素测定试剂注册技术审查指导原则》出台 2018年1月8日,国家食药监总局发布了《胰岛素测定试剂注册技术审查指导原则》(2018年第8号)。胰岛素测定试剂是指利用抗原抗体反应的免疫学方法对人血清、血浆或其他体液中的胰岛素进行体外定量检测的试剂。该《指导原则》用于指导注册申请人对胰岛素测定试剂注册申报资料的准备和撰写,同时为技术审评部门审评注册申报资料提供参考。申请人应依据产品的具体特性确定其中内容是否适用,若不适用,需详细阐述理由及相应的科学依据,并根据产品的具体特性对注册申报资料的内容进行充实和细化。胰岛素测定试剂注册申报资料主要包含:①综述资料;②主要原材料的研究资料;③主要生产工艺及反应体系的研究资料;④分析性能评估资料;⑤参考区间确定资料;⑥稳定性研究资料;⑦临床评价资料;⑧产品风险分析资料;⑨产品技术要求;⑩注册检验报告及产品说明书。 (贾夏怡)

《C-肽测定试剂注册技术审查指导原则》发布 2018年1月8日,国家食药监总局发布了《C-肽测定试剂注册技术审查指导原则》(2018年第8号)。C-肽测定试剂是指利用抗原抗体反应的免疫学方法对人血清、血浆或其他体液中的C-肽(C-Peptide)进行体外定量检测的试剂。该指导原则旨在指导注册申请人对C-肽测定试剂注册申报资料的准备及撰写,同时也为技术审评部门审评注册申报资料提供参考。该《指导原则》主要从适用范围、注册申报资料要求(综述资料、主要原材料的研究资料、主要生产工艺和反应体系的研究资料、分析性能评估资料、参考区间确定资料、稳定性研究资料、临床评价资料、产品风险分析资料、产品技术要求、注册检验报告)等方面进行详细规定。 (贾夏怡)

《载脂蛋白A1测定试剂等3项注册技术审查指导原则》发布 2018年1月8日,国家食药监总局发布关于载脂蛋白A_1测定试剂等3项注册技术审查指导原则的通告(2018年第9号)。三者分别为《载脂蛋白A_1测定试剂注册技术审查指导原则》《载脂蛋白B测定试剂注册技术审查指导原则》及《D-二聚体测定试剂(免疫比浊法)注册技术审查指导原则》。该《指导原则》用于指导注册申请人对载脂蛋白A_1测定试剂注册申报资料的准备及撰写,也为技术审评部门审评注册申报资料提供参考。 (贾夏怡)

《人表皮生长因子受体(EGFR)突变基因检测试剂(PCR法)注册技术审查指导原则》出台 2018年2月11日,国家食药监总局发布《关于发布人表皮生长因子受体(EGFR)突变基因检测试剂等4项注册技术审查指导原则》(2018年第36号)。四项《指导原则》均旨在指导注册申请人对申报资料的准备及撰写,也为技术审评部门对注册申报资料的技术审评提供参考。其中《人表皮生长因子受体(EGFR)突变基因检测试剂(PCR法)注册技术审查指导原则》是针对人表皮生长因子受体突变基因检测试剂的一般要求,申请人应依据产品的具体特性确定其中内容是否适用,若不适用,需具体阐述理由及相应的科学依据,并依据产品的具体特性对注册申报资料的内容进行充实和细化。 (贾夏怡)

《幽门螺杆菌抗原/抗体检测试剂注册技术审查指导原则》公布 2018年2月11日,国家食药监总局发布《关于发布人表皮生长因子受体(EGFR)突变基因检测试剂等4项注册技术审查指导原则》(2018年第36号)。其中《幽门螺杆菌抗原/抗体检测试剂注册技术审查指导原则》是针对幽门螺杆菌抗原抗体检测试剂的一般要求,申请人应依据产品的具体特性确定其中内容是否适用,若不适用,需具体阐述理由及相应的科学依据,并依据产品的具体特性对注册申报资料的内容进行充实和细化。 (贾夏怡)

《抗人球蛋白检测试剂注册技术审查指导原则》出台 2018年2月11日,国家食药监总局发布《关于发布人表皮生长因子受体(EGFR)突变基因检测试剂等4项注册技术审查指导原则》(2018年第36号)。其中《抗人球蛋白检测试剂注册技术审查指导原则》是针对抗人球蛋白检测试剂的一般要求,申请人应依据产品的具体特性确定其中内容是否适用,若不适用,需具体阐述理由及相应的科学依据,并依据产品的具体特性对注册申报资料的内容进行充实和细化。若申请人认为有必要增加本指导原则不包含的研究内容,可自行补充。 (贾夏怡)

《肠道病毒核酸检测试剂注册技术审查指导原则》发布 2018年2月11日，国家食药监总局发布《人表皮生长因子受体(EGFR)突变基因检测试剂等4项注册技术审查指导原则》(2018年第36号)。《肠道病毒核酸检测试剂注册技术审查指导原则》是针对肠道病毒核酸检测试剂的一般要求，申请人应依据产品的具体特性确定其中内容是否适用，若不适用，需具体阐述理由及相应的科学依据，并依据产品的具体特性对注册申报资料的内容进行充实和细化。

(贾夏怡)

《结核分枝杆菌特异性细胞免疫反应检测试剂注册技术审查指导原则》出台 2018年3月16日，国家食药监总局发布《结核分枝杆菌特异性细胞免疫反应检测试剂注册技术审查指导原则》(2018年第57号)。该《指导原则》是对申请人和审查人员的指导性文件。《指导原则》规定：针对结核病辅助诊断预期用途的，对于预期用途为结核分枝杆菌感染检测的申报试剂，申请人可以根据产品特性对不适用部分进行修订或补充其他的评价和验证。 (贾夏怡)

治疗霍奇金淋巴瘤的首个国产PD-1抗体药物信迪利单抗注射液获批上市 2018年12月24日，由信达生物制药(苏州)有限公司研发生产的信迪利单抗注射液(PD-1单抗)注册申请获得国家药监局批准。信迪利单抗注射液属于我国企业自主研发并拥有完全自主知识产权的1类创新药。该药品用于治疗经过二线系统化疗的复发或难治性经典型霍奇金淋巴瘤。霍奇金淋巴瘤属罕见的B细胞恶性淋巴瘤，对于复发/难治性经典型霍奇金淋巴瘤，目前缺乏有效的治疗方法和手段。信迪利单抗注射液为信达生物自主研发的重组全人源免疫球蛋白G(IgG4)型抗程序性死亡受体-1(PD-1)单克隆抗体，通过结合PD-1并阻断PD-1与PD-L1和PD-L2的结合，解除免疫抑制效应，激活T细胞功能，增强T细胞对肿瘤的免疫监视能力和杀伤能力，产生肿瘤免疫应答。临床数据显示，本品可为复发或难治性经典型霍奇金淋巴瘤患者带来明显的临床获益，安全风险可控。

(贾夏怡)

四价流感病毒裂解疫苗在中国获批上市 2018年6月8日，国家药监局分别批准了华兰生物疫苗有限公司及长春长生生物科技股份有限公司四价流感病毒裂解疫苗的生产注册申请。该疫苗属我国首个上市的四价流感疫苗，与三价流感疫苗共同防控季节性流感。此次获批上市的四价流感病毒裂解疫苗除包含普通三价流感疫苗的A1、A3、BV型病毒外，还包含BY型流感病毒(2017年—2018年我国流感季流行的主要病毒株)。该疫苗通过采用世界卫生组织推荐的流行毒株，经过鸡胚孵化培养收获病毒，结合灭活疫苗生产工艺制备而成，用于预防3岁及以上人群流感病毒的感染。

(贾夏怡)

进出口药品管理

国家药监局、海关总署增设吉隆、普兰药材进口边境口岸 2018年1月25日，国家食药监总局会同海关总署发布了《关于增设吉隆、普兰药材进口边境口岸的公告》(2018年第13号)，决定增设吉隆、普兰为药材进口边境口岸。(1)日喀则市食药监局和阿里地区食药监局分别承担吉隆口岸和普兰口岸的进口药材登记备案工作，其在办理进口药材登记备案时分别使用“日喀则市食品药品监督管理局药品登记备案专用章”和“阿里地区食品药品监督管理局药品登记备案专用章”。(2)日喀则市食药监局和阿里地区食药监局均与西藏自治区食品药品检验研究院建立进口药材登记备案和口岸检验的工作关系。(3)西藏自治区食品药品监督管理局应加强辖区内的进口药材监督管理工作，提高进口药材登记备案和口岸检验的信息化水平，定期汇总吉隆口岸、普兰口岸药材进口情况，并报告原国家食药监总局。

(贾夏怡)

国家药监局、海关总署增设济南航空口岸及长沙航空口岸为药品进口口岸 2018年6月12日，国家药监局海关总署发布《关于增设济南航空口岸为药品进口口岸的公告》(2018年第36号)及《关于增设长沙航空口岸为药品进口口岸的公告》(2018年第37号)，决定增设济南航空口岸和长沙航空口岸为药品进口口岸。具体内容如下。(1)自本公告发布之日起，除《药品进口管理办法》第十条规定的药品外，其他进口药品(包括麻醉药品、精神药品)可经由济南航空口岸和长沙航空口岸进口。(2)增加山东省食药监局和湖南省食药监局为口岸药品监督管理局，分别承担济南航空口岸和长沙航空口岸药品进口备案的具体工作。(3)增加山东省食品药品检验研究院和湖南省药品检验研究院为口岸药品检验所。自本公告发布之日起，山东省食品药品检验研究院和湖南省药品检验研究院开始分别承担济南航空口岸和长沙航空口岸的药品口岸检验工作。

(贾夏怡)

《关于药用原辅料进口通关有关事宜的公告》 2018年4月20日，国家药监局发布《关于药用原辅料进口通关有关事宜的公告》(2018年第8号)。主要内容如下。(1)对于进口原料药，进口单位可凭原料药批准证明文件、原产地证明、装箱单、提运单、货运发票、出厂检验报告书等资料，到口岸药品监管部门办理《进口药品通关单》。(2)五项原料药批准证明文件。(3)对于列入原国家食品药品监督管理局和海关总署联合发布的《关于调整〈进口药品目录〉有关商品名称及编号的公告》(2011年第104号)附件中的药用辅料,进口单位可凭药用辅料证明文件、原产地证明、装箱单、提运单、货运发票、出厂检验报告书等资料,到口岸药品监管部门办理《进口药品通关单》。口岸药品监管部门应在《进口药品通关单》中注明“本品为药用辅料,非药品,无须进行口岸检验”。未列入上述《进口药品目录》中的其他药用辅料不需办理《进口药品通关单》,进口通关相关事宜按照海关部门有关规定执行。(4)四项药用辅料证明文件。 (贾夏怡)

国家药监局关于暂停或恢复销售使用国外进口药品的公告 2018年5月31日,国家药监局发布《关于注销多潘立酮混悬液等5个药品注册批准证明文件的公告》(2018年第28号),西安杨森制药有限公司、上海强生制药有限公司、Merck Serono S. p. A. (Merck Serono S. p. A)、Janssen-Cilag International NV(Janssen-Cilag S. p. A.)及丹麦诺和诺德公司申请注销该企业个别药品批准证明文件。上述5个企业被注销注册批准证明文件品种目录见表27。

表27 注销注册批准证明文件的药品品种目录

序号	品种名称	批准证明文件号	规格	剂型	生产企业
1	多潘立酮混悬液	国药准字H10910084	1mL:1mg	口服混悬剂	西安杨森制药有限公司
2	小儿伪麻美芬滴剂	国药准字H20010605	15mL(每mL含:盐酸伪麻黄碱9.375mg、氢溴酸右美沙芬3.125mg)	滴剂	上海强生制药有限公司
3	注射用重组人生长激素	S20170040(进口药品注册证号)	8mg(24IU)	注射剂	Merck Serono S. p. A.
4	西美瑞韦胶囊	H20170349(进口药品注册证号)	150mg	胶囊剂	Janssen-Cilag International NV
5	门冬胰岛素注射液	国药准字J20150072	3mL:300单位(笔芯)	注射剂	丹麦诺和诺德公司

(贾夏怡)

《进口药品通关单》等7种监管证件实施联网核查 2018年10月29日,海关总署、国家药品监督管理局发布公告《关于<进口药品通关单>等7种监管证件实施联网核查的公告》(2018年第148号)。海关总署、国家药品监督管理局决定对《进口药品通关单》等7种监管证件实施电子数据联网核查。主要内容如下:自本公告发布之日起(1)在全国范围内实施麻精药品进出口准许证(包括麻醉药品进口准许、麻醉药品出口准许、精神药物进口准许、精神药物出口准许),进口医疗器械备案/注册证(包括医疗器械注册证、第一类医疗器械备案凭证),以及《进口特殊用途化妆品卫生许可批件》《进口非特殊用途化妆品卫生许可批件》电子数据与进出口货物报关单电子数据的联网核查。(2)在杭州、青岛海关开展《进口药品通关单》和蛋白同化制剂、肽类激素《药品进口准许证》《药品出口准许证》电子数据与进出口货物报关单电子数据的联网核查试点。(3)药监部门根据相关法律法规的规定签发上述证件,将证件电子数据传输至海关,海关在通关环节进行比对核查,并按规定办理进出口手续。联网核查实施前已签发的证件,企业可凭纸质证件在有效期内向海关办理进出口手续。(4)报关企业按照海关通关作业无纸化改革的规定,可采用无纸方式向海关申报。因海关和药监部门审核需要,或计算机管理系统、网络通信故障等原因,可以转为有纸报关作业或补充提交纸质证件。(5)企业可登录中国国际贸易“单一窗口”查询证件电子数据传输状态。 (贾夏怡)

《关于印发药品出口销售证明管理规定的通知》发布 2018年11月9日,国家药监局发布《关于印发药品出口销售证明管理规定的通知》(国药监药管〔2018〕43号)。具体内容包含:(1)各省(区、市)局按照《国务院办公厅关于印发进一步深化“互联网+政务服务”推进政务服务“一网、一门、一次”改革实施方案的通知》(国办发〔2018〕45号)和本通知要求,完善内部申请办事流程,压缩办理时限,推行网上受理和出证,为出口企业提供便利。信息化条件成熟的,可视情况逐步以电子提交代替纸质复印件申报。(2)各省市对出口药品生产企业加强监管,按照药品生产质量管理规范,严格把握检查标准和尺度,重点关注企业执行供应商审计和落实数据可靠性要求的情况。各省市为企业提供出证服务的同时,督促企业持续合规生产;发现不符合要求的,及时采取措施。(3)本规定自发布之日起施行,国家药监局《关于印发〈出具“药品销售证明书”若干管理规定〉的通知》(国药监安〔2001〕225号)同时废止。 (贾夏怡)

药品标准化工作

《药物非临床研究质量管理规范认证公告》 2018年4月10日,国家药监局发布《药物非临床研究质量管理规范认证公告(第1号)》(2018年第1号)。根据《中华人民共和国药品管理法》《药物非临床研究质量管理规范》(GLP)和《药物非临床研究质量管理规范认证管理办法》相关规定,国家食药监总局组织专家对旭和(天津)医药科技有限公司等10家机构进行了检查。该10家机构的单次和多次给药毒性试验(啮齿类)等试验项目经审核符合药物GLP要求。药物GLP认证目录见表28。

表 28　药物 GLP 认证目录

机构名称	试验项目	认证批件编号
旭和(天津)医药科技有限公司	1. 单次和多次给药毒性试验(啮齿类);2. 局部毒性试验;3. 毒代动力学试验	GLP17001089
黑龙江中医药大学(药物安全性评价中心)	1. 遗传毒性试验(微核);2. 局部毒性试验;3. 毒代动力学试验	GLP17002090
上海市食品药品检验所(药物安全评价中心)	生殖毒性试验(Ⅰ段、Ⅱ段)	GLP17003091
江苏省药物研究所有限公司(江苏省药物安全性评价中心)	1. 单次和多次给药毒性试验(啮齿类);2. 单次和多次给药毒性试验(非啮齿类);3. 生殖毒性试验(Ⅰ段、Ⅱ段、Ⅲ段);4. 遗传毒性试验(Ames、微核、染色体畸变);5. 局部毒性试验;6. 免疫原性试验;7. 安全性药理试验;8. 毒代动力学试验	GLP17004092
中国医学科学院医学生物学研究所	1. 单次和多次给药毒性试验(啮齿类);2. 免疫原性试验(仅限过敏试验)	GLP17005093
海南海医药物安全性评价研究有限责任公司(海南医学院海南省药物安全性评价研究中心)	1. 生殖毒性试验(Ⅲ段);2. 遗传毒性试验(小鼠淋巴瘤试验)	GLP17006094
湖北天勤生物科技有限公司武汉分公司	1. 单次和多次给药毒性试验(啮齿类);2. 单次和多次给药毒性试验(非啮齿类);3. 生殖毒性试验(Ⅰ段、Ⅱ段、Ⅲ段);4. 遗传毒性试验(Ames;微核;染色体畸变、小鼠淋巴瘤试验);5. 局部毒性试验;6. 免疫原性试验;7. 安全性药理试验;8. 毒代动力学试验	GLP17007095
云南省药物研究所(药物安全性评价中心)	毒代动力学试验	GLP17008096
成都华西海圻医药科技有限公司(国家成都新药安全性评价中心)	依赖性试验	GLP18001097
苏州药明康德新药开发股份有限公司	1. 生殖毒性试验(Ⅲ段);2. 遗传毒性试验(小鼠淋巴瘤试验)	GLP18002098

(贾夏怡)

《药物临床试验机构资格认定检查公告》　2018 年 7 月 17 日,国家药监局发布药物临床试验机构资格认定检查公告(第 1 号)(2018 年第 47 号)。经认定北京中医药大学第三附属医院、天津市第五中心医院等 87 家医疗机构具有药物临床试验机构资格,并发给《药物临床试验机构资格认定证书》。详情见表 29。

表 29　具备药物临床试验机构资格的医疗机构及认定专业(87 家)

医疗机构所在地	医疗机构名称	认定专业
北京	北京中医药大学第三附属医院	中医神经内科、中医心血管内科、中医消化内科、中医呼吸内科、中医骨伤、中医肿瘤、中医外科(乳腺)
	北京清华长庚医院	内分泌、神经内科、心血管内科、感染性疾病、重症医学、普通外科(血管、肝胆、胃肠、甲乳)、麻醉、骨科、整形外科、妇科、康复医学、皮肤与性病学
	北京优联耳鼻喉医院	耳鼻咽喉、眼科
天津	天津市第五中心医院	心血管内科、内分泌、骨科
	天津市武清区人民医院	心血管内科、消化内科、神经内科
河北	邢台市人民医院	肿瘤、呼吸内科、心血管内科、内分泌、泌尿外科
	河北燕达陆道培医院	血液内科
	华北理工大学附属医院	呼吸内科、神经内科、心血管内科、血液内科、内分泌、老年病
	石家庄市第一医院	心血管内科、肿瘤、呼吸内科、消化内科、血液内科、眼科
	河北省胸科医院	结核内科、肿瘤、呼吸内科、心血管内科
山西	临汾市中心医院	心血管内科、肿瘤
	长治医学院附属和平医院	血液内科、心血管内科、神经内科、呼吸内科、骨科、泌尿外科、麻醉、眼科、放射治疗、耳鼻咽喉、肿瘤、传染、普通外科、免疫学、内分泌、肾病内科
内蒙古	内蒙古自治区第四医院	结核病学
黑龙江	大庆市人民医院	心血管内科、神经内科、普通外科、康复
辽宁	沈阳爱尔眼视光医院	眼科
	沈阳市第一人民医院	心血管内科、神经内科、神经外科
吉林	通化市中心医院	呼吸内科、内分泌、消化内科、心血管内科、神经内科、肾病学、肿瘤、麻醉、耳鼻咽喉、中医、普通外科、神经外科、骨科、妇科、眼科
黑龙江	黑龙江省中医医院	中医肾病、中医心病、中医肺病、针灸、中医内分泌

（续表）

医疗机构所在地	医疗机构名称	认定专业
江苏	常州市肿瘤医院	肿瘤（肿瘤内科、肿瘤外科、肿瘤放疗、妇瘤、肿瘤介入、肿瘤核医学）
	连云港市中医院	肿瘤、内分泌、消化、呼吸、心血管内科、泌尿外科、骨伤、神经内科、康复、肛肠、肾内科
	苏州市立医院	呼吸内科、心血管内科、内分泌、生殖健康与不孕症、妇科、烧伤、肿瘤
	苏州大学附属儿童医院	小儿呼吸、小儿内分泌、小儿普通外科、小儿传染病、小儿心脏病、小儿血液病、小儿神经病学、小儿肾病、小儿骨科、小儿消化、小儿耳鼻咽喉、小儿烧伤整形、小儿免疫
	连云港市第二人民医院	呼吸内科、消化内科、神经内科、心血管内科、内分泌、老年病、普通外科（肝胆）、普通外科（胃肠）、CT 诊断、肿瘤、免疫学（风湿）、骨科、泌尿外科
	南京医科大学附属逸夫医院	呼吸内科、消化内科、神经内科、心血管内科、肾病学、内分泌、老年病、普通外科、骨科、泌尿外科、皮肤病、肿瘤、麻醉
	南通市第一人民医院	骨科、妇产、急诊医学、心胸血管外科、神经内科、内分泌、血液内科、肿瘤
	南京市江宁医院	呼吸内科、消化内科、神经内科、心血管内科、肾病学、内分泌、骨科、泌尿外科、小儿呼吸、肿瘤、麻醉、康复医学
	南京高新医院	Ⅰ期临床试验研究室（仅限于生物等效试验临床研究）
	南京市儿童医院	小儿胸心外科、小儿心脏病、小儿内分泌、小儿神经病学、小儿呼吸、小儿肾病、小儿免疫
	无锡市儿童医院	小儿呼吸、小儿心脏病、小儿血液病、小儿神经病学、小儿内分泌、儿童保健（儿童生长发育、儿童心理卫生、儿童康复）、小儿重症医学
浙江	金华市中心医院	放射治疗、免疫学、普通外科、呼吸内科、麻醉、内分泌、神经内科、肾病学、消化内科、心血管内科、血液内科
	瑞安市人民医院	妇科、传染、呼吸内科、内分泌、神经内科、心血管内科、血液内科、眼科、肿瘤、重症医学
	嘉兴市第一医院	内分泌、小儿呼吸、免疫学（风湿科）、呼吸内科、麻醉、泌尿外科、神经内科、肾病学、心血管内科、血液内科、肿瘤
	杭州市第三人民医院	皮肤、肿瘤、神经内科、泌尿外科、心血管内科、内分泌、肛肠
	树兰（杭州）医院	肿瘤、感染、心血管内科、血液内科、肝胆胰外科
安徽	蚌埠医学院第二附属医院	心血管内科、内分泌、肿瘤内科、普外科
	合肥市第二人民医院	呼吸内科（广德路院区、和平路院区）、内分泌（广德路院区、和平路院区）、心血管内科（广德路院区、和平路院区）、消化内科（广德路院区、和平路院区）、老年病（神经内科方向-广德路院区、心血管方向-和平路院区）、肾病学（广德路院区）、骨科（广德路院区）、泌尿外科（广德路院区、和平路院区）、介入放射学（广德路院区）、重症医学（广德路院区、和平路院区）、麻醉（广德路院区）、肿瘤（广德路院区、和平路院区）
	安徽省胸科医院	呼吸内科、肿瘤
	合肥市第一人民医院	呼吸内科、消化内科、心血管内科、肿瘤、普通外科（胃肠）、新生儿
福建	厦门大学附属心血管病医院	心血管内科、心脏大血管外科
	厦门市仙岳医院	精神病学
	厦门市妇幼保健院（厦门市林巧稚妇儿医院）、厦门市计划生育服务中心	计划生育、妇科、小儿呼吸
山东	日照市中医医院	中医骨伤、中医妇科、中医神经内科、中医心血管、中医呼吸内科、中医风湿免疫、中医肝病
	潍坊市中医院	中医内分泌、中医消化、中医心血管、中医肿瘤、中医骨伤、中医老年病、中医神经内科、中医泌尿外科、中医外科（乳腺甲状腺）
	威海市中心医院	呼吸内科、心血管内科、消化内科、神经内科、血液内科、骨科、内分泌、胸外科、肿瘤内科
	滕州市中心人民医院	呼吸内科、心血管内科、消化内科、神经内科、肾病学、神经外科、骨科、肿瘤、眼科
	济宁市精神病防治院	精神
	沂源县人民医院	呼吸内科、肾病综合内科、内分泌
	山东省立第三医院	呼吸内科、神经内科、心血管内科、内分泌
	菏泽市立医院	肿瘤、心血管内科、血液内科
河南	郑州大学第三附属医院	麻醉、妇科、产科、儿童康复；生殖健康与不孕症、小儿普通外科、小儿呼吸、小儿神经病学、小儿骨科、小儿泌尿外科、小儿血液病、医学影像（诊断）、普通外科（乳腺）、小儿消化
	河南大学淮河医院	呼吸内科、内分泌、普通外科、消化内科、神经内科、心血管内科、泌尿外科、眼科、肿瘤
	郑州大学第二附属医院	胸外科、妇科、产科、神经外科、脑血管病、肿瘤内科、心血管内科、麻醉疼痛、内分泌、呼吸内科
	新郑市人民医院	心血管内科、肿瘤内科、Ⅰ期临床试验研究室（仅限于生物等效性试验临床研究）
	河南（郑州）弘大心血管病医院	心血管内科、神经内科、Ⅰ期临床试验研究室（仅限于生物等效性试验临床研究）
	南阳南石医院	烧伤、神经内科、肿瘤

（续表）

医疗机构所在地	医疗机构名称	认定专业
湖北	鄂州市中心医院	心血管内科、肿瘤、神经内科、骨科、普通外科、麻醉
湖南	湖南省职业病防治院	妇科、职业中毒、尘肺、Ⅰ期临床试验研究室（仅限于生物等效性试验临床研究）
	岳阳市二人民医院	呼吸内科、消化内科、神经内科、心血管内科、肾病学、内分泌、骨科、泌尿外科、妇科、肿瘤
广东	珠海市人民医院	介入放射
	深圳市宝安区中心医院	呼吸内科、肾内科、内分泌、神经内科、普外、心内科
	惠州市中心人民医院	心血管内科、肾内科、血液内科、神经内科、内分泌、消化内科、肿瘤内科、眼科、神经外科、呼吸内科
	揭阳市人民医院（中山大学附属揭阳医院）	呼吸内科、神经内科、心血管内科、血液内科、肾病学、免疫学、普通外科、神经外科、胸外科、眼科、肿瘤、重症医学、医学影像（放射治疗）、医学影像（磁共振成像诊断）
	佛山市禅城区中心医院	神经内科、呼吸内科、心血管内科、肿瘤、小儿呼吸、普外科、脊柱外科、泌尿外科、麻醉、中医妇科
	深圳市南山区人民医院	疼痛、传染、康复医学、骨科（脊柱外科）、肾病学、消化内科、心血管内科、神经内科、内分泌、呼吸内科、眼科
重庆	重庆市公共卫生医疗救治中心（重庆市传染病医院）	艾滋病、肝病、结核病
四川	四川省肿瘤医院	肿瘤
	遂宁市中心医院	消化内科、呼吸内科、血液内科、心血管内科、骨科、泌尿外科、肿瘤、普通外科（乳腺、甲状腺）、皮肤性病
	广安市人民医院（四川大学华西医院广安医院）	呼吸内科、消化内科、心血管内科、肿瘤、泌尿外科、骨科、麻醉、传染
	核工业四一六医院	皮肤病、核医学、呼吸内科、泌尿外科
	成都市第五人民医院	内分泌、呼吸内科、肿瘤内科、老年病
	自贡市第四人民医院	肿瘤、泌尿外科、消化内科、内分泌
	自贡市妇幼保健院（自贡市妇女儿童医院）	妇科、中西医结合
	内江市第一人民医院	妇科、骨科、呼吸内科、神经内科、消化内科、心血管内科、肿瘤
	自贡市第一人民医院（自贡市传染病医院）	呼吸内科、内分泌、肾病学、肿瘤、神经内科、血液内科
	攀枝花市中心医院	普外科（除肝胆外）、泌尿科、肿瘤、儿科（小儿呼吸、小儿血液）、妇产
	德阳市人民医院	呼吸内科、消化内科、神经内科、心血管内科、肾病学、肿瘤、肝病、骨科、普通外科、麻醉
	成都大学附属医院	泌尿外科、内分泌
	岳池县人民医院	重症医学、呼吸内科、神经内科、肿瘤、神经外科、康复医学、内分泌
	成都市妇女儿童中心医院	小儿血液/肿瘤、小儿消化、小儿心血管内科、小儿重症医学、妇科
陕西	西安医学院第一附属医院	呼吸内科、神经内科、心血管内科、内分泌、肿瘤
	西安市胸科医院	结核内科、肿瘤内科、呼吸内科、Ⅰ期临床试验研究室（仅限于生物等效性试验临床研究）
	西安交通大学口腔医院	口腔医学
	西安高新医院	呼吸内科、神经内科、心血管内科、血液内科、肾病学
	延安大学咸阳医院	神经内科、心血管内科、呼吸内科、消化内科、神经外科、妇科、肿瘤外科
新疆	乌鲁木齐市第四人民医院	精神
	新疆医科大学第五附属医院	神经内科、内分泌、消化内科、心血管内科
	新疆医科大学第二附属医院	肿瘤、消化、神经内科、心内科、神经外科

（贾夏怡）

国家药监局关于中药饮片标签标识有关问题的复函

2018年8月30日，国家药监局办公室对湖北省药监局发布《关于中药饮片标签标识有关问题的复函》（药监办函〔2018〕200号）。复函的具体内容为：根据《中华人民共和国药品管理法》，中药饮片标签标识上标明的适应证或者功能主治应当符合国家药品标准的规定。中药饮片标签标识超出国家药品标准规定的适应证或者功能主治范围的，属于《中华人民共和国药品管理法》第四十八条第三款第（六）项规定的"所标明的适应证或者功能主治超出规定范围的"情形，应当按假药论处。

（贾夏怡）

《关于药物临床试验数据自查核查注册申请情况的公告》

2018年11月6日，国家药监局发布关于药物临床试验数据自查核查注册申请情况的公告（2018年第86号），国家药监局决定对收到的7个已完成临床试验申报生产的药品注册申请进行临床试验数据核查。经现场核查，7个已完成临床试验申报生产的药品其药物临床试验数据真实，不存在数据造假现象。详细内容见表30。

表 30　药物临床试验数据自查核查注册申请清单

省份	受理号	药品名称	申报人	分类
江苏	CYHS1700658	盐酸艾司氯胺酮注射液	江苏恒瑞医药股份有限公司	仿制
江苏	CYHS1700285	奥美拉唑干混悬剂(Ⅱ)	南京海纳制药有限公司;南京海纳医药科技股份有限公司	仿制
江苏	CYHS1700286	奥美拉唑干混悬剂(Ⅰ)	南京海纳制药有限公司;南京海纳医药科技股份有限公司	仿制
安徽	CYHS1390039	依非韦伦片	安徽贝克生物制药有限公司	仿制
安徽	CYHS1390040	依非韦伦片	安徽贝克生物制药有限公司	仿制
安徽	CYHS1390041	依非韦伦片	安徽贝克生物制药有限公司	仿制
甘肃	CYSB1700221	注射用 A 型肉毒毒素	兰州生物制品研究所有限责任公司	补充申请

（贾夏怡）

国家药监局关于停止生产销售使用吡硫醇注射剂的通知　2018 年 12 月 26 日,国家药监局发布《关于停止生产销售使用吡硫醇注射剂的通知》(国药监药管〔2018〕59 号)及《关于停止生产销售使用吡硫醇注射剂的公告》(2018 年第 99 号)。上述文件的具体内容为:各省(区、市)药监部门加强对相关药品生产企业的监督检查,督促企业排查药品销售流向,确保已上市销售的吡硫醇注射剂于 2019 年 1 月 15 日前全部召回,并予以监督销毁。督促本行政区域内药品经营企业、使用单位落实停止销售和使用的措施,并配合做好产品召回工作。

（贾夏怡）

2018 国家药监局关于注销 5 个药品注册批准证明文件的公告　2018 年 5 月 31 日,根据西安杨森制药有限公司等 5 家企业的申请,国家药监局决定注销多潘立酮混悬液等 5 个药品注册批准证明文件并发布《关于注销多潘立酮混悬液等 5 个药品注册批准证明文件的公告》(2018 年第 28 号)。被注销药品注册批准证明文件的 5 个药品详见表 31。

表 31　被注销药品注册批准证明文件的 5 个药品具体信息

品种名称	批准证明文件号	规格	剂型	生产企业	注销情形
多潘立酮混悬液	国药准字 H10910084	1mL:1mg	口服混悬剂	西安杨森制药有限公司	企业申请
小儿伪麻美芬滴剂	国药准字 H20010605	15mL(每 mL 含:盐酸伪麻黄碱 9.375mg、氢溴酸右美沙芬 3.125mg)	滴剂	上海强生制药有限公司	企业申请
注射用重组人生长激素	S20170040(进口药品注册证号)	8mg(24IU)	注射剂	Merck Serono S. p. A. (Merck Serono S. p. A)	企业申请
西美瑞韦胶囊	H20170349(进口药品注册证号)	150mg	胶囊剂	Janssen-Cilag International NV(Janssen-Cilag S. p. A.)	企业申请
门冬胰岛素注射液	国药准字 J20150072	3mL:300U(笔芯)	注射剂	丹麦诺和诺德公司(丹麦诺和诺德公司)	企业申请

（贾夏怡）

2018 通过仿制药一致性评价的药品　2018 年国家药监局发布批准通过仿制药质量和疗效一致性评价的药品40 种。2018 年 2 月 13 日,总局发布《关于瑞舒伐他汀钙片等 5 个品种通过仿制药质量和疗效一致性评价的公告》(2018 年第 20 号);2018 年 4 月 12 日,总局发布《关于阿莫西林胶囊等 7 个品种规格通过仿制药质量和疗效一致性评价的公告》(2018 年第 6 号);2018 年 5 月 21 日,总局发布《关于阿托伐他汀钙片等 12 个品种规格通过仿制药质量和疗效一致性评价的公告》(2018 年第 24 号);2018 年 7 月 23 日,总局发布《关于蒙脱石散等 16 个品种通过仿制药质量和疗效一致性评价的公告(2018 年第 49 号)。》具体品种目录见表 32。

表 32　2018 年已批准通过仿制药质量和疗效一致性评价品种目录

序号	受理号	品种名称	英文名	规格	剂型	企业	原批准文号	是否289基药目录
1	CYHB1703082	瑞舒伐他汀钙片	Rosuvastatin Calcium Tablets	5mg	片剂	浙江京新药业股份有限公司	国药准字 H20080482	否
2	CYHB1750006	瑞舒伐他汀钙片	Rosuvastatin Calcium Tablets	10mg	片剂	浙江京新药业股份有限公司	国药准字 H20080483	否
3	CYHB1704598	富马酸替诺福韦二吡呋酯片	Tenofovir Disoproxil Fumarate Tablets	0.3g	片剂	齐鲁制药有限公司	国药准字 H20173185	否
4	CYHB1704091	草酸艾司西酞普兰片	Escitalopram Oxalate Tablets	10mg	片剂	四川科伦药业股份有限公司	国药准字 H20080788	否
5	CYHB1750011	苯磺酸氨氯地平片	Amlodipine Besylate Tablets	5mg	片剂	江苏黄河药业股份有限公司	国药准字 H20083618	是
6	CYHB1704834	阿莫西林胶囊	Amoxicillin Capsules	0.25g	胶囊剂	珠海联邦制药股份有限公司中山分公司	国药准字 H44021351	是
7	CYHB1750013	阿奇霉素片	Azithromycin Tablets	0.25 g	片剂	石药集团欧意药业有限公司	国药准字 H10980218	是

（续表）

序号	受理号	品种名称	英文名	规格	剂型	企业	原批准文号	是否289基药目录
8	CYHB1750017	硫酸氢氯吡格雷片	Clopidogrel Bisulfate Tablets	25mg	片剂	深圳信立泰药业股份有限公司	国药准字 H20000542	是
9	CYHB1703441	马来酸依那普利片	Enalapril Maleate Tablets	5mg	片剂	扬子江药业集团江苏制药股份有限公司	国药准字 H32026568	是
10	CYHB1703442	马来酸依那普利片	Enalapril Maleate Tablets	10mg	片剂	扬子江药业集团江苏制药股份有限公司	国药准字 H32026567	是
11	CYHB1703389	厄贝沙坦氢氯噻嗪片	Irbesartan and Hydrochlorothiazide Tablets	150mg/12.5mg	片剂	南京正大天晴制药有限公司	国药准字 H20057227	否
12	CYHB1750014	阿奇霉素片	Azithromycin Tablets	0.5 g	片剂	石药集团欧意药业有限公司	国药准字 H20031081	否
13	CYHB1703359	奈韦拉平片	Nevirapine Tablets	0.2g	片剂	浙江华海药业股份有限公司	国药准字 H20030872	是
14	CYHB1703639	恩替卡韦分散片	Entecavir Dispersible Tablets	0.5mg	分散片	正大天晴药业集团股份有限公司	国药准字 H20100019	否
15	CYHB1704400	依非韦伦片	Efavirenz Tablets	0.6g	片剂	上海迪赛诺生物医药有限公司	国药准字 H20163464	是
16	CYHB1740002	左乙拉西坦片	Levetiracetam Tablets	0.25g	片剂	浙江京新药业股份有限公司	国药准字 H20143177	否
17	CYHB1750004	阿托伐他汀钙片	Atorvastatin Calcium Tablets	10mg	片剂	北京嘉林药业股份有限公司	国药准字 H19990258	否
18	CYHB1750005	阿托伐他汀钙片	Atorvastatin Calcium Tablets	20mg	片剂	北京嘉林药业股份有限公司	国药准字 H20093819	否
19	CYHB1750007	恩替卡韦分散片	Entecavir Dispersible Tablets	0.5mg	分散片	江西青峰药业有限公司	国药准字 H20100141	否
20	CYHB1750018	恩替卡韦胶囊	Entecavir capsule	0.5 mg	胶囊	江西青峰药业有限公司	国药准字 H20130011	否
21	CYHB1750010	草酸艾司西酞普兰片	Escitalopram Oxalate Tablet	10 mg	片剂	湖南洞庭药业股份有限公司	国药准字 H20143391	否
22	CYHB1750012	盐酸曲马多片	Tramadol Hydrochloride Tablets	50mg	片剂	石药集团欧意药业有限公司	国药准字 H10960106	否
23	CYHB1750015	奥氮平片	Olanzapine Tablets	10mg	片剂	江苏豪森药业集团有限公司	国药准字 H20010799	否
24	CYHB1750016	奥氮平片	Olanzapine Tablets	5mg	片剂	江苏豪森药业集团有限公司	国药准字 H20052688	否
25	CYHB1750009	蒙脱石散	Montmorillonite Powder	3g	散剂	先声药业有限公司	国药准字 H19990307	是
26	CYHB1740003	蒙脱石散	Montmorillonite Powder	3g	散剂	四川维奥制药有限公司	国药准字 H20093601	是
27	CYHB1740005	卡托普利片	Captopril Tablets	25mg	片剂	石药集团欧意药业有限公司	国药准字 H13021309	是
28	CYHB1740007	甲磺酸伊马替尼片	Imatinib Mesylate Tablets	0.1g	片剂	江苏豪森药业集团有限公司	国药准字 H20133200	否
29	CYHB1740010	蒙脱石散	Montmorillonite Powder	3g	散剂	扬子江药业集团有限公司	国药准字 H20053263	是
30	CYHB1740011	瑞舒伐他汀钙片	Rosuvastatin Calcium Tablets	10mg	片剂	浙江海正药业股份有限公司	国药准字 H20143338	否
31	CYHB1740012	瑞舒伐他汀钙片	Rosuvastatin Calcium Tablets	5mg	片剂	浙江海正药业股份有限公司	国药准字 H20143337	否
32	CYHB1750002	阿法骨化醇片	Alfacalcidol Tablets	0.5μg	片剂	重庆药友制药有限责任公司	国药准字 H10950134	是
33	CYHB1750003	阿法骨化醇片	Alfacalcidol Tabletst	0.25μg	片剂	重庆药友制药有限责任公司	国药准字 H10950135	是
34	CYHB1750020	苯磺酸氨氯地平片	Amlodipine Besilate Tablets	5mg	片剂	扬子江药业集团上海海尼药业有限公司	国药准字 H20020468	是
35	CYHB1750026	卡托普利片	Captopril Tablets	25mg	片剂	常州制药厂有限公司	国药准字 H32023731	是
36	CYHB1840004	头孢呋辛酯片	Cefuroxime Axetil Tablets	0.125g	片剂	国药集团致君（深圳）制药有限公司	国药准字 H20010116	是
37	CYHB1850004	头孢呋辛酯片	Cefuroxime Axetil Tablets	0.125g	片剂	成都倍特药业有限公司	国药准字 H20010025	是
38	CYHB1850005	头孢呋辛酯片	Cefuroxime Axetil Tablets	0.25g	片剂	成都倍特药业有限公司	国药准字 H20010026	是
39	CYHB1850006	阿托伐他汀钙片	Atorvastatin Calcium Tablets	10mg	片剂	浙江新东港药业股份有限公司	国药准字 H20133127	否
40	CYHB1850007	阿托伐他汀钙片	Atorvastatin Calcium Tablets	20mg	片剂	浙江新东港药业股份有限公司	国药准字 H20163270	否

（贾夏怡）

2018 修订药品说明书情况 2018 年国家药监局共发布 35 期公告对 77 个药品的说明书进行了修订，具体内容见表 33。

表 33 2018 药品的说明书修订汇总

序号	药品名称	公告号	修订事项
1	清热暗疮制剂非处方药	总局关于修订清热暗疮制剂说明书的公告（2017 年第 170 号）	对说明书中【不良反应】【禁忌】【注意事项】等项进行修订
2	清热暗疮制剂处方药	总局关于修订清热暗疮制剂说明书的公告（2017 年第 170 号）	对说明书中【不良反应】【禁忌】【注意事项】等项进行修订
3	治伤风颗粒非处方药	总局关于修订治伤风颗粒非处方药说明书的公告（2017 年第 168 号）	对说明书中【规格】【禁忌】【注意事项】等项进行修订
4	跌打万花油非处方药	总局关于修订跌打万花油等 32 种非处方药说明书的公告（2017 年第 175 号）	参照公告附件中提及的说明书范本进行修订

（续表）

序号	药品名称	公告号	修订事项
5	跌打镇痛膏非处方药	总局关于修订跌打万花油等32种非处方药说明书的公告(2017年第175号)	参照公告附件中提及的说明书范本进行修订
6	东乐膏非处方药	总局关于修订跌打万花油等32种非处方药说明书的公告(2017年第175号)	参照公告附件中提及的说明书范本进行修订
7	复方南星止痛膏非处方药	总局关于修订跌打万花油等32种非处方药说明书的公告(2017年第175号)	参照公告附件中提及的说明书范本进行修订
8	狗皮膏(改进型)非处方药	总局关于修订跌打万花油等32种非处方药说明书的公告(2017年第175号)	参照公告附件中提及的说明书范本进行修订
9	骨痛灵酊非处方药	总局关于修订跌打万花油等32种非处方药说明书的公告(2017年第175号)	参照公告附件中提及的说明书范本进行修订
10	骨友灵巴布膏非处方药	总局关于修订跌打万花油等32种非处方药说明书的公告(2017年第175号)	参照公告附件中提及的说明书范本进行修订
11	骨友灵贴膏非处方药	总局关于修订跌打万花油等32种非处方药说明书的公告(2017年第175号)	参照公告附件中提及的说明书范本进行修订
12	活血止痛膏非处方药	总局关于修订跌打万花油等32种非处方药说明书的公告(2017年第175号)	参照公告附件中提及的说明书范本进行修订
13	如意金黄散非处方药	总局关于修订跌打万花油等32种非处方药说明书的公告(2017年第175号)	参照公告附件中提及的说明书范本进行修订
14	伤科灵喷雾剂非处方药	总局关于修订跌打万花油等32种非处方药说明书的公告(2017年第175号)	参照公告附件中提及的说明书范本进行修订
15	伤湿止痛膏非处方药	总局关于修订跌打万花油等32种非处方药说明书的公告(2017年第175号)	参照公告附件中提及的说明书范本进行修订
16	麝香跌打风湿膏非处方药	总局关于修订跌打万花油等32种非处方药说明书的公告(2017年第175号)	参照公告附件中提及的说明书范本进行修订
17	麝香海马追风膏非处方药	总局关于修订跌打万花油等32种非处方药说明书的公告(2017年第175号)	参照公告附件中提及的说明书范本进行修订
18	麝香镇痛膏非处方药	总局关于修订跌打万花油等32种非处方药说明书的公告(2017年第175号)	参照公告附件中提及的说明书范本进行修订
19	麝香壮骨膏非处方药	总局关于修订跌打万花油等32种非处方药说明书的公告(2017年第175号)	参照公告附件中提及的说明书范本进行修订
20	麝香追风膏非处方药	总局关于修订跌打万花油等32种非处方药说明书的公告(2017年第175号)	参照公告附件中提及的说明书范本进行修订
21	麝香追风止痛膏非处方药	总局关于修订跌打万花油等32种非处方药说明书的公告(2017年第175号)	参照公告附件中提及的说明书范本进行修订
22	神农镇痛膏非处方药	总局关于修订跌打万花油等32种非处方药说明书的公告(2017年第175号)	参照公告附件中提及的说明书范本进行修订
23	十二味痹通搽剂非处方药	总局关于修订跌打万花油等32种非处方药说明书的公告(2017年第175号)	参照公告附件中提及的说明书范本进行修订
24	舒筋健络油非处方药	总局关于修订跌打万花油等32种非处方药说明书的公告(2017年第175号)	参照公告附件中提及的说明书范本进行修订
25	双虎肿痛宁喷雾剂非处方药	总局关于修订跌打万花油等32种非处方药说明书的公告(2017年第175号)	参照公告附件中提及的说明书范本进行修订
26	酸痛喷雾剂非处方药	总局关于修订跌打万花油等32种非处方药说明书的公告(2017年第175号)	参照公告附件中提及的说明书范本进行修订
27	特制狗皮膏非处方药	总局关于修订跌打万花油等32种非处方药说明书的公告(2017年第175号)	参照公告附件中提及的说明书范本进行修订
28	天和追风膏非处方药	总局关于修订跌打万花油等32种非处方药说明书的公告(2017年第175号)	参照公告附件中提及的说明书范本进行修订
29	透骨灵橡胶膏非处方药	总局关于修订跌打万花油等32种非处方药说明书的公告(2017年第175号)	参照公告附件中提及的说明书范本进行修订
30	无敌止痛搽剂非处方药	总局关于修订跌打万花油等32种非处方药说明书的公告(2017年第175号)	参照公告附件中提及的说明书范本进行修订
31	腰肾膏非处方药	总局关于修订跌打万花油等32种非处方药说明书的公告(2017年第175号)	参照公告附件中提及的说明书范本进行修订
32	一枝蒿伤湿祛痛膏非处方药	总局关于修订跌打万花油等32种非处方药说明书的公告(2017年第175号)	参照公告附件中提及的说明书范本进行修订

（续表）

序号	药品名称	公告号	修订事项
33	镇痛活络酊非处方药	总局关于修订跌打万花油等32种非处方药说明书的公告（2017年第175号）	参照公告附件中提及的说明书范本进行修订
34	正骨水非处方药	总局关于修订跌打万花油等32种非处方药说明书的公告（2017年第175号）	参照公告附件中提及的说明书范本进行修订
35	壮骨麝香止痛膏非处方药	总局关于修订跌打万花油等32种非处方药说明书的公告（2017年第175号）	参照公告附件中提及的说明书范本进行修订
36	含钆对比剂（钆喷酸葡胺注射液、钆双胺注射液、钆贝葡胺注射液、钆塞酸二钠注射液、钆特酸葡胺注射液、钆特醇注射液、钆布醇注射液）	总局关于修订含钆对比剂说明书的公告（2018年第2号）	对说明书增加警示语，并对【用法用量】【注意事项】等项进行修订
37	注射用赖氨匹林	总局关于修订注射用赖氨匹林说明书的公告（2018年第11号）	对说明书中增加警示语，并对【适应证】【不良反应】【注意事项】【儿童用药】等项进行修订
38	海珠喘息定片	总局关于修订海珠喘息定片说明书的公告（2018年第12号）	对说明书增加警示语，并对【不良反应】【禁忌】【注意事项】和特殊人群用药等项进行修订
39	精乌胶囊	总局关于修订精乌胶囊等4个品种药品说明书的公告（2018年第14号）	调出非处方药目录，按处方药管理；对说明书中【不良反应】【禁忌】及【注意事项】的具体要求做出规定
40	百乐眠胶囊	总局关于修订精乌胶囊等4个品种药品说明书的公告（2018年第14号）	由乙类非处方药调整为甲类非处方药；参照公告附件中提及的说明书范本进行修订
41	七宝美髯丸非处方药	总局关于修订精乌胶囊等4个品种药品说明书的公告（2018年第14号）	参照公告附件中提及的说明书范本进行修订
42	七宝美髯丸处方药	总局关于修订精乌胶囊等4个品种药品说明书的公告（2018年第14号）	对说明书中【不良反应】【禁忌】及【注意事项】的具体要求做出规定
43	心元胶囊	总局关于修订精乌胶囊等4个品种药品说明书的公告（2018年第14号）	对说明书中【不良反应】【禁忌】及【注意事项】的具体要求做出规定
44	藿香正气水	总局关于藿香正气水等3种药品转换为非处方药并修订非处方药说明书的公告（2018年第15号）	取消双跨类别，转换为非处方药；参照公告附件中提及的说明书范本进行修订
45	藿香正气口服液	总局关于藿香正气水等3种药品转换为非处方药并修订非处方药说明书的公告（2018年第15号）	取消双跨类别，转换为非处方药；参照公告附件中提及的说明书范本进行修订
46	藿香正气软胶囊	总局关于藿香正气水等3种药品转换为非处方药并修订非处方药说明书的公告（2018年第15号）	取消双跨类别，转换为非处方药；参照公告附件中提及的说明书范本进行修订
47	藿香正气滴丸	总局关于藿香正气水等3种药品转换为非处方药并修订非处方药说明书的公告（2018年第15号）	参照公告附件中提及的说明书范本进行修订
48	复方鲜竹沥液	总局关于藿香正气水等3种药品转换为非处方药并修订非处方药说明书的公告（2018年第15号）	参照公告附件中提及的说明书范本进行修订
49	甲巯咪唑片	总局关于修订甲巯咪唑片说明书的公告（2018年第17号）	对说明书中【不良反应】【禁忌】【注意事项】【孕妇及哺乳期妇女用药】等项进行修订
50	匹多莫德制剂（包括匹多莫德片、匹多莫德散、匹多莫德分散片、匹多莫德口服溶液、匹多莫德口服液、匹多莫德胶囊、匹多莫德颗粒）	总局关于修订匹多莫德制剂说明书的公告（2018年第30号）	参照公告附件中提及的说明书模板进行修订
51	通滞苏润江制剂	总局关于修订通滞苏润江制剂说明书的公告（2018年第33号）	对说明书增加警示语，并对【不良反应】【禁忌】【注意事项】和特殊人群用药等项进行修订
52	薄荷活络膏非处方药	总局关于修订薄荷活络膏非处方药说明书的公告（2018年第11号）	对说明书中【不良反应】【禁忌】和【注意事项】进行修订
53	葡萄糖酸钙注射液	总局关于修订葡萄糖酸钙注射液说明书的公告（2018年第13号）	对说明书中【禁忌】【注意事项】项进行修订
54	盐酸胺碘酮注射剂（包括注射用盐酸胺碘酮和盐酸胺碘酮注射液）	总局关于修订盐酸胺碘酮注射剂说明书的公告（2018年第10号）	对说明书中【不良反应】【禁忌】【注意事项】【孕妇及哺乳期妇女用药】【儿童用药】【老年用药】【药物相互作用】【药物过量】等项进行修订

（续表）

序号	药品名称	公告号	修订事项
55	长春胺缓释胶囊	总局关于修订长春胺缓释胶囊说明书的公告(2018年第9号)	对说明书中【不良反应】【禁忌】【注意事项】【孕妇及哺乳期妇女用药】【儿童用药】【老年用药】【药物相互作用】【药物过量】等项进行修订
56	参麦注射液	总局关于修订参麦注射液说明书的公告(2018年第14号)	对说明书增加警示语,并对【不良反应】【禁忌】和【注意事项】项进行修订
57	骨康胶囊	总局关于修订骨康胶囊说明书的公告(2018年第22号)	对说明书中【不良反应】【禁忌】【注意事项】等项进行修订
58	柴胡注射液	总局关于修订柴胡注射液说明书的公告(2018年第26号)	对说明书增加警示语,并对【不良反应】【禁忌】【注意事项】等项进行修订
59	双黄连注射剂〔双黄连注射液、注射用双黄连(冻干)、双黄连粉针剂〕	总局关于修订双黄连注射剂说明书的公告(2018年第31号)	对说明书增加警示语,并对【不良反应】【禁忌】和【注意事项】项进行修订
60	丹参注射剂〔丹参注射液、注射用丹参(冻干)、丹参滴注液〕	总局关于修订丹参注射剂说明书的公告(2018年第34号)	对说明书增加警示语,并对【不良反应】【禁忌】和【注意事项】项进行修订
61	天麻素注射剂(包括天麻素注射液、注射用天麻素)	总局关于修订天麻素注射剂说明书的公告(2018年第35号)	对说明书中【不良反应】【注意事项】和【儿童用药】项进行修订
62	清开灵注射剂〔清开灵注射液、注射用清开灵(冻干)〕	总局关于修订清开灵注射剂和注射用益气复脉(冻干)说明书的公告(2018年第42号)	对说明书增加警示语,并对【不良反应】【禁忌】和【注意事项】项进行修订
63	注射用益气复脉(冻干)	总局关于修订清开灵注射剂和注射用益气复脉(冻干)说明书的公告(2018年第42号)	对说明书增加警示语,并对【不良反应】【禁忌】和【注意事项】项进行修订
64	呋喃唑酮片	总局关于修订呋喃唑酮片说明书的公告(2018年第43号)	对说明书中【适应证】【禁忌】【儿童用药】【注意事项】等项进行修订,并增加【警示语】
65	重组人白介素-11注射剂〔包括注射用重组人白介素-11、注射用重组人白细胞介素-11、注射用重组人白介素-11(Ⅰ)〕	总局关于修订重组人白介素-11注射剂说明书的公告(2018年第44号)	对说明书中【不良反应】和【禁忌】项进行修订
66	血塞通注射剂〔血塞通注射液、注射用血塞通(冻干)〕和血栓通注射剂〔血栓通注射液和注射用血栓通(冻干)〕	总局关于修订血塞通注射剂和血栓通注射剂说明书的公告(2018年第46号)	对说明书增加警示语,并对【禁忌】和【注意事项】项进行修订
67	刺五加注射液	总局关于修订刺五加注射液说明书的公告(2018年第62号)	对说明书中警示语、【不良反应】【禁忌】和【注意事项】项进行修订
68	万通筋骨片	总局关于修订万通筋骨片说明书的公告(2018年第58号)	对说明书中【不良反应】【禁忌】和【注意事项】项进行修订
69	含可待因感冒药	总局关于修订含可待因感冒药说明书的公告(2018年第63号)	说明书【禁忌】【儿童用药】项进行修订
70	谷胱甘肽注射剂(包括:注射用还原型谷胱甘肽、注射用还原型谷胱甘肽钠、注射用谷胱甘肽)	总局关于修订谷胱甘肽注射剂说明书的公告(2018年第59号)	对说明书中【不良反应】【注意事项】项进行修订
71	都梁软胶囊非处方药	总局关于修订都梁软胶囊非处方药说明书范本的公告(2018年第60号)	参照公告附件中提及的说明书范本进行修订
72	追风透骨制剂(胶囊剂、片剂、丸剂)	总局关于修订追风透骨制剂和蒲地蓝消炎制剂处方药说明书的公告(2018年第77号)	对说明书增加警示语,并对【不良反应】【禁忌】和【注意事项】项进行修订
73	蒲地蓝消炎制剂(片剂、胶囊剂、口服液)处方药	总局关于修订追风透骨制剂和蒲地蓝消炎制剂处方药说明书的公告(2018年第77号)	对说明书增加警示语,并对【不良反应】【禁忌】和【注意事项】项进行修订
74	蒲地蓝消炎片(胶囊)非处方药	关于修订蒲地蓝消炎片(胶囊)非处方药说明书范本的公告(2018年第82号)	参照公告附件中提及的说明书范本进行修订
75	祖师麻注射液	关于修订祖师麻注射液说明书的公告(2018年第85号)	对说明书增加警示语,并对【不良反应】【禁忌】和【注意事项】项进行修订
76	拨云锭非处方药	关于修订拨云锭非处方药说明书范本的公告(2018年第90号)	参照公告附件中提及的说明书范本进行修订
77	盐酸溴己新注射剂(包括注射用盐酸溴己新、盐酸溴己新注射液、盐酸溴己新葡萄糖注射液)	关于修订盐酸溴己新注射剂说明书的公告(2018年第89号)	对说明书增加警示语,并对【适应证】【用法用量】【不良反应】【注意事项】【孕妇及哺乳期妇女用药】【儿童用药】【老年用药】等项进行修订

（贾夏怡）

2018 仿制药参比制剂目录 2018 年国家药监局仿制药质量与疗效一致性评价专家委员会审核共确定发布 8 批总计 230 个仿制药参比制剂。详见表 34。

表 34 2018 年仿制药参比制剂目录(第十二批到第十九批)

通告名称	通告号	发布时间	制剂数目
总局关于发布仿制药参比制剂目录(第十二批)的通告	2018 年第 31 号	2018 年 2 月 9 日	56 个
总局关于发布仿制药参比制剂目录(第十三批)的通告	2018 年第 38 号	2018 年 2 月 13 日	53 个
国家药品监督管理局关于发布仿制药参比制剂目录(第十四批)的通告	2018 年第 20 号	2018 年 4 月 27 日	29 个
国家药品监督管理局关于发布仿制药参比制剂目录(第十五批)的通告	2018 年第 49 号	2018 年 6 月 27 日	10 个
国家药品监督管理局关于发布仿制药参比制剂目录(第十六批)的通告	2018 年第 66 号	2018 年 7 月 23 日	17 个
国家药品监督管理局关于发布仿制药参比制剂目录(第十七批)的通告	2018 年第 84 号	2018 年 9 月 5 日	32 个
关于发布仿制药参比制剂目录(第十八批)的通告	2018 年第 111 号	2018 年 11 月 1 日	15 个
国家药品监督管理局关于发布仿制药参比制剂目录(第十九批)的通告	2018 年第 135 号	2018 年 12 月 25 日	18 个

(贾夏怡)

2018 颁布的各类药品指导原则 2018 年国家药局共发布 15 期公告并公布了 15 项各类药品指导原则。详细内容见表 35。

表 35 2018 颁布的各类药品指导原则汇总

序号	文件名	文件号	发布时间
1	总局关于适用国际人用药品注册技术协调会二级指导原则的公告	2018 年第 10 号	2018 年 1 月 25 日
2	总局关于发布慢性乙型肝炎抗病毒治疗药物临床试验技术指导原则的通告	2018 年第 29 号	2018 年 2 月 5 日
3	总局关于发布急性缺血性脑卒中治疗药物临床试验技术指导原则的通告	2018 年第 28 号	2018 年 2 月 5 日
4	总局关于发布药物遗传毒性研究技术指导原则的通告	2018 年第 50 号	2018 年 3 月 12 日
5	国家药品监督管理局关于发布省级中药饮片炮制规范修订的技术指导原则的通告	2018 年第 16 号	2018 年 4 月 17 日
6	国家药品监督管理局关于发布急性心力衰竭治疗药物临床试验技术指导原则的通告	2018 年第 10 号	2018 年 4 月 13 号
7	国家药品监督管理局关于发布化学药品与弹性体密封件相容性研究技术指导原则(试行)的通告	2018 年第 14 号	2018 年 4 月 16 日
8	国家药品监督管理局关于发布抗菌药物折点研究技术指导原则的通告	2018 年第 31 号	2018 年 5 月 25 日
9	国家药品监督管理局关于发布抗菌药物说明书撰写技术指导原则的通告	2018 年第 33 号	2018 年 5 月 25 日
10	国家药品监督管理局关于发布中药药源性肝损伤临床评价技术指导原则的通告	2018 年第 41 号	2018 年 6 月 12 日
11	国家药品监督管理局关于发布接受药品境外临床试验数据的技术指导原则的通告	2018 年第 52 号	2018 年 7 月 6 日
12	国家药品监督管理局关于发布生物等效性研究的统计学指导原则和高变异药物生物等效性研究技术指导原则的通告	2018 年第 103 号	2018 年 10 月 17 日
13	关于发布抗精神病药物的临床试验技术指导原则的通告	2018 年第 114 号	2018 年 11 月 6 日
14	总局关于发布膀胱过度活动症药物临床试验指导原则的通告	2017 年第 223 号	2017 年 12 月 25 日
15	总局关于发布慢性乙型肝炎抗病毒治疗药物临床试验技术指导原则的通告	2018 年第 29 号	2018 年 2 月 5 日

(贾夏怡)

药品检验工作

2018 颁布的药品补充检验方法 2018 年国家药品监督管理总局共发布 2 个文件共 5 项药品补充检验方法。具体情况见表 36。

表 36 2018 颁布的药品检验方法汇总表

文件名	文件号	发布时间	补充检验方法或物质
总局关于发布宫炎康颗粒中金胺 O 检查项等 3 项药品补充检验方法的公告	2018 年第 5 号	2018 年 1 月 15 日	宫炎康颗粒中金胺 O 检查项、藿香正气丸(加味藿香正气丸)中大腹皮植物组织检查项、蒲黄药材及饮片中柠檬黄、酸性黄 36 和金胺 O 检查项
国家药品监督管理局关于发布阿胶补血膏中牛皮源成分检查项等 2 项药品补充检验方法的公告	2018 年第 19 号	2018 年 5 月 11 日	阿胶补血膏中牛皮源成分检查项、阿胶补血口服液中牛皮源成分检查项

(贾夏怡)

国家药监局关于发布药品补充检验方法研制指南的通告 2018 年 1 月 9 日,国家食药监总局发布《药品补充检验方法研制指南》(2018 年第 7 号)。药品补充检验方法针对有掺杂、掺假嫌疑的药品。该《指南》依据《药品管理法实施条例》第五十三条规定制定，确定了研制范围，主要研制内容，并对方法确立、方法研制、方法复核、方法申报做出详细解释。在国家药品标准规定的检验方法和检验项目不能检验时，药品检验机构可以补充检验方法和检验项目进行药品检验；经国家食品药品监督管理总局批准后，使用补充检验方法和检验项目所得出的检验结果，可以作为食品药品监管部门认定药品质量的依据。主要研制内容为：①药品中非法添加化学物质的；②化学增重、染色、掺杂掺假的；③擅自添加着色剂、防腐剂、香料、娇味剂及辅料的；④未按批准的生产工艺生产从而影响药品质量的；⑤存在其他风险物质的。该《指南》还对药品补充检验方法研制技术要求、药品补充检验方法复核技术要求做出明确规定。药品补充检验方法应选择专属性强、重现性好、灵敏度高、快速简便、适合基层使用的方法。如药品检验常规使用的显微鉴别法、理化检查法、薄层色谱法、高效液相色谱法、气相色谱法、毛细管电泳法等检测方法。（贾夏怡）

《关于进口化学药品通关检验有关事项的公告》 2018年4月24日，国家药监局发布《关于进口化学药品通关检验有关事项的公告》(2018年第12号)。主要内容如下。(1)进口化学原料药及制剂(不含首次在中国销售的化学药品)在进口时不再逐批强制检验。口岸所在地药监部门在办理进口化学药品备案时不再出具《进口药品口岸检验通知书》，口岸药品检验所不再对进口化学药品进行口岸检验。(2)进口药品上市许可持有人须对进口药品的生产制造、销售配送、不良反应报告等承担全部法律责任，应确保生产过程持续合规，确保对上市药品进行持续研究，保障药品质量安全。进口药品上市许可持有人应当按照相关规定向中国食品药品检定研究院提交标准物质。(3)各级药监部门应当加强对进口药品的市场监督抽检，加大监督检查力度，发现违法违规行为的，严格依法查处。(4)口岸所在地药监部门应当按照相关规定向中国食品药品检定研究院报送进口药品备案信息汇总。(5)本公告发布之日前已经完成抽样的进口化学药品检验任务，各口岸药品检验机构继续按原规定开展检验工作。（贾夏怡）

加强化学仿制药注射剂注册申请现场检查工作 2018年5月11日，国家药监局发布《关于加强化学仿制药注射剂注册申请现场检查工作的公告》(2018年第20号)。公告内容如下。(1)自本公告发布之日起，对已由省级药品监管部门受理并正在国家药品监督管理局审评审批的化学仿制药注射剂注册申请，国家药品监督管理局将加大有因检查的力度，国家食品药品监督管理总局药品审评中心(以下简称药审中心)在严格审评的基础上，根据审评需要提出现场检查需求，由国家食品药品监督管理总局食品药品审核查验中心(以下简称核查中心)实施现场检查。(2)需要现场检查的情况包括：①注射剂的处方、工艺、内包材、生产设备发生变更，属于《已上市化学药品变更研究的技术指导原则(一)》《已上市化学药品生产工艺变更研究技术指导原则》规定的Ⅲ类变更或重大变更的情形的；②国产制剂的生产地点(生产线)发生变更的；③首次申报化学药注射剂型，相应生产线尚未生产过其他品种的；④审评过程发现真实性存疑等需要核实的；⑤收到真实性和可靠性问题投诉举报线索需要核实的。(3)核查中心将根据审评需要对化学仿制药注射剂注册申请开展现场检查，并通知注册申请人。检查重点包括注册申请人整体实施药品生产质量管理规范水平与申报品种无菌保证能力，以及品种申报时动态生产批次情况，包括生产批量等与申报资料的一致性、真实性等相关内容。必要时，核查中心可要求注册申请人在检查期间安排动态生产和抽样检验。(4)注册申请人发现相关化学仿制药注射剂注册申请内容存在不真实、不完整等问题的，可以在核查中心通知现场检查前申请撤回。通知现场检查后不再接受撤回申请。(5)对现场检查发现存在真实性问题甚至弄虚作假的，将依法严肃查处。（贾夏怡）

新药审批

《新药Ⅰ期临床试验申请技术指南》发布 2018年1月11日，国家食药监总局发布《新药Ⅰ期临床试验申请技术指南》(2018年第16号)。该《指南》阐述了新药在我国开展首次临床试验时需要向国家食品药品监督管理总局药品审评中心提供的信息。编制《指南》的目的是：①明确新药Ⅰ期临床试验的技术要求，提高Ⅰ期临床试验申报资料的质量；②通过规范Ⅰ期临床试验资料的数据要求，缩短新药研发周期，加快新药上市进程。该《指南》适用于创新药和改良型新药，包括化学药品和治疗用生物制品(细胞和基因治疗产品除外)。Ⅰ期临床试验申请的技术要求包含资料格式及内容、介绍性说明和总体研究计划、研究者手册、临床试验方案、药学研究信息、药理毒理信息、既往临床使用经验说明、境外研究资料等。（贾夏怡）

《创新药(化学药)Ⅲ期临床试验药学研究信息指南》发布 2018年3月9日，国家食药监总局发布了《创新药(化学药)Ⅲ期临床试验药学研究信息指南》(2018年第48号)。该《指南》旨在阐述支持创新药(化学药)进入Ⅲ期临床试验药学研究信息的相关要求。《指南》对创新药(化学药)Ⅲ期临床试验的生产工艺、质量控制、对照品、包装系统、稳定性等做出明确规定。除药品名称及结构外，须列明原料药关键的理化性质及生物药剂学性质，如溶解度、渗透性、BCS分类(如已确定)、引湿性、解离常数(pka)、分配系数(LogP/

LogD)等。涉及生产工艺及过程控制时须提供合成路线、工艺流程图以及工艺描述。工艺描述包括:①批量(范围);②各物料投料比例、合成操作和后处理操作,注明操作条件/参数(如时间、温度)和过程控制(简要描述分析方法)并列明用到的溶剂及催化剂等。《指南》还对制剂的剂型及产品组成及开发、生产、辅料及质量控制、对照品、包装系统、稳定性做出规定。创新药(化学药)Ⅲ期临床试验过程中须以列表方式提供Ⅲ期临床样品单位剂量的处方组成,明确辅料名称、用量、功能及其执行标准。对于特殊制剂(比如用到特定给药装置的吸入制剂、鼻喷剂等),Ⅲ期临床样品处方和给药装置应与商业化产品保持相似。 (贾夏怡)

↗ 《证候类中药新药临床研究技术指导原则》发布 2018年11月1日,国家药监局发布《证候类中药新药临床研究技术指导原则的通告》(2018年第109号)。该《指导原则》适用于以药品注册为目的的证候类中药新药临床试验的开展和有效性、安全性评价。《指导原则》旨在为证候类中药新药临床试验的开展和有效性、安全性评价提供基础性指导,其正文内容中的每一个原则性要求都可以随着学科进展、后续研究的不断深入以及证候类中药新药研究实践经验的积累,进一步丰富和发展为更详实具体的技术标准。《指导原则》在证候类中药新药的处方来源、临床定位、证候诊断、临床试验基本研究思路、疗程及随访、有效性评价和安全性评价、试验质量控制与数据管理、说明书撰写等方面着重就有关中医药特殊性的考虑提出了原则性的要求。有关临床试验的其他通则性要求,参照《中药新药临床研究一般原则》等相关技术指导原则执行。 (贾夏怡)

↗ 临床急需境外新药审评审批相关事宜 2018年10月23日,国家药监局联合国家卫健委组织发布了《临床急需境外新药审评审批工作程序》及申报资料要求。申报资格为近十年在美国、欧盟或日本上市但未在我国境内上市的新药并符合下述条件之一:(1)用于治疗罕见病的药品;(2)用于防治严重危及生命疾病,且尚无有效治疗或预防手段的药品;(3)用于防治严重危及生命疾病,且具有明显临床优势的药品列入专门通道审评审批的品种范围。国家药监局、国家卫健委按照上述品种范围,组织开展品种遴选。遴选按照"初步筛选、专家论证、公示、公布"程序进行。凡列入专门通道审评审批品种名单的,其在美国、欧盟或日本首次上市的持证商经研究认为不存在人种差异的,可按"沟通交流、申请、审评、审批"程序开展注册工作。国家药监局完成上市审批后,可根据技术审评需要开展临床试验数据核查。对已确认发生严重不良反应的药品,可以采取停止销售、使用的紧急控制措施并加强上市后不良反应监测与再评价工作。 (贾夏怡)

表37 2018年批准的新药

药品名称	剂型	规格	批准文号	申请单位
小儿多种维生素注射液(13)	注射剂	A瓶:4mL/瓶;每瓶含:维生素C 80mg,维生素A棕榈酸酯(以维生素A计)2 300IU,维生素D3 400IU,维生素B1(以硫胺素计)1.2mg,核黄素磷酸钠(以核黄素计)1.4mg,维生素B6 1mg,烟酰胺17mg,右泛醇5mg,维生素E7mg,维生素K1200μg;B瓶:1mL/瓶;每瓶含:叶酸140μg,生物素20μg,维生素B121μg	国药准字H20180001	内蒙古白医制药股份有限公司
盐酸安罗替尼胶囊	胶囊剂	8mg(按$C_{23}H_{22}FN_3O_3$计)	国药准字H20180002	正大天晴药业集团股份有限公司
盐酸安罗替尼胶囊	胶囊剂	10mg(按$C_{23}H_{22}FN_3O_3$计)	国药准字H20180003	正大天晴药业集团股份有限公司
盐酸安罗替尼胶囊	胶囊剂	12mg(按$C_{23}H_{22}FN_3O_3$计)	国药准字H20180004	正大天晴药业集团股份有限公司
奈韦拉平齐多拉米双夫定片	片剂	每片含奈韦拉平0.2g,齐多夫定0.3g和拉米夫定0.15g	国药准字H20180005	上海迪赛诺生物医药有限公司
注射用艾博韦泰	注射剂	160mg(以$C_{204}H_{306}N_{54}O_{72}$计)	国药准字H20180006	前沿生物药业(南京)股份有限公司
利多卡因凝胶贴膏	贴膏剂	每贴(14.0cm×10.0cm)含膏量14g,含利多卡因700mg	国药准字H20180007	北京泰德制药股份有限公司
达诺瑞韦钠片	片剂	100mg(以$C_{35}H_{46}FN_5O_9S$计)	国药准字H20180008	歌礼药业(浙江)有限公司
奥美沙坦酯氨氯地平片	片剂	每片含奥美沙坦酯20mg和苯磺酸氨氯地平5mg(以氨氯地平计)	国药准字H20180009	第一三共制药(上海)有限公司
小儿注射用多种维生素(13)	注射剂	A瓶1支,B瓶1支。A瓶每瓶含:维生素C 80mg,维生素A棕榈酸酯(以维生素A计)2300IU,维生素D3 400IU,维生素B1(以硫胺素计)1.2mg,核黄素磷酸钠(以核黄素计)1.4mg,维生素B6 1mg,烟酰胺17mg,右泛醇5mg,维生素E7mg,维生素K1 200μg;B瓶每瓶含:叶酸140μg,生物素20μg,维生素B12 1μg	国药准字H20180010	内蒙古白医制药股份有限公司
左乙拉西坦注射用浓溶液	注射剂	5mL:500mg	国药准字H20180011	成都天台山制药有限公司
马来酸吡咯替尼片	片剂	按$C_{32}H_{31}ClN_6O_3$计160mg	国药准字H20180012	江苏恒瑞医药股份有限公司
马来酸吡咯替尼片	片剂	按$C_{32}H_{31}ClN_6O_3$计80mg	国药准字H20180013	江苏恒瑞医药股份有限公司
氟曲马唑乳膏	乳膏剂	1%((1)10g:0.1g;(2)20g:0.2g)	国药准字H20180014	江苏远恒药业有限公司
呋喹替尼胶囊	胶囊剂	1mg	国药准字H20180015	和记黄埔医药(苏州)有限公司
呋喹替尼胶囊	胶囊剂	5mg	国药准字H20180016	和记黄埔医药(苏州)有限公司

（续表）

药品名称	剂 型	规 格	批准文号	申请单位
复方匹可硫酸钠颗粒	颗粒剂	每袋含匹可硫酸钠 10mg、氧化镁 3.5g 和无水枸橼酸 12.0g	国药准字 H20180017	辉凌制药（中国）有限公司
平衡盐冲洗液	冲洗剂	500mL	国药准字 H20180018	哈尔滨三联药业股份有限公司
氨氯地平叶酸片（I）	片剂	每片含苯磺酸氨氯地平 5mg（以氨氯地平计）与叶酸 0.4mg	国药准字 H20180019	深圳奥萨制药有限公司
氨氯地平叶酸片（II）	片剂	每片含苯磺酸氨氯地平 5mg（以氨氯地平计）与叶酸 0.8mg	国药准字 H20180020	深圳奥萨制药有限公司
盐酸乙酰左卡尼汀片	片剂	按 $C_9H_{17}NO_4$ 计 0.25g	国药准字 H20180021	四川海思科制药有限公司
盐酸乙酰左卡尼汀片	片剂	按 $C_9H_{17}NO_4$ 计 0.5g	国药准字 H20180022	四川海思科制药有限公司
罗沙司他胶囊	胶囊剂	20mg	国药准字 H20180023	珐博进（中国）医药技术开发有限公司
罗沙司他胶囊	胶囊剂	50mg	国药准字 H20180024	珐博进（中国）医药技术开发有限公司
关黄母颗粒	颗粒剂	每袋装 9g（相当于饮片 4.8g）	国药准字 Z20180001	通化万通药业股份有限公司
金蓉颗粒	颗粒剂	每袋装 8.5g（相当于饮片 42.5g）	国药准字 Z20180002	广州市康源药业有限公司
A 群 C 群脑膜炎球菌多糖疫苗	注射剂	复溶后每瓶 0.5mL，每 1 次人用剂量 0.5mL，含 A 群、C 群多糖各 50μg	国药准字 S20180001	华兰生物疫苗有限公司
重组细胞因子基因衍生蛋白注射液	注射剂	10μg/1.0mL/瓶	国药准字 S20180002	杰华生物技术（青岛）有限公司
重组人胰岛素注射液	注射剂	3mL：300IU（笔芯）	国药准字 S20180003	合肥天麦生物科技发展有限公司
硫培非格司亭注射液	注射剂	0.6mL：6mg	国药准字 S20180004	江苏恒瑞医药股份有限公司
狂犬病人免疫球蛋白	注射剂	每瓶含狂犬病抗体 200IU（2mL）	国药准字 S20180005	河北大安制药有限公司
四价流感病毒裂解疫苗	注射剂	每瓶（支）0.5mL。每 1 次人用剂量为 0.5mL，含各型流感病毒株血凝素应为 15μg	国药准字 S20180006	华兰生物疫苗有限公司
培集成干扰素 α－2 注射液	注射剂	0.15 mg/1.0 mL/支	国药准字 S20180008	北京凯因科技股份有限公司
23 价肺炎球菌多糖疫苗	注射剂	每瓶（支）0.5mL。每 1 次人用剂量 0.5mL，含纯化的 23 种血清型肺炎球菌荚膜多糖各 25μg	国药准字 S20180009	北京民海生物科技有限公司
破伤风人免疫球蛋白	注射剂	每瓶含破伤风抗体 250IU（2.5mL）	国药准字 S20180010	河北大安制药有限公司
ACYW135 群脑膜炎球菌多糖疫苗	注射剂	本品每 1 次人用剂量包含 1 瓶疫苗和 1 瓶稀释液。复溶后每瓶 0.5mL，每 1 次人用剂量 0.5mL，含 A、C、Y 及 W135 群荚膜多糖各 50μg	国药准字 S20180011	艾美卫信生物药业（浙江）有限公司
口服 I 型 + III 型脊髓灰质炎减毒活疫苗（人二倍体细胞）	口服溶液剂	0.5mL/瓶，5 人份/瓶	国药准字 S20180012	中国医学科学院医学生物学研究所
口服 I 型 + III 型脊髓灰质炎减毒活疫苗（人二倍体细胞）	口服溶液剂	1.0mL/瓶，10 人份/瓶	国药准字 S20180013	中国医学科学院医学生物学研究所
I 型 III 型脊髓灰质炎减毒活疫苗糖丸（人二倍体细胞）	丸剂	1g/粒	国药准字 S20180014	中国医学科学院医学生物学研究所
特瑞普利单抗注射液	注射剂	240mg（6mL）/瓶	国药准字 S20180015	苏州众合生物医药科技有限公司
信迪利单抗注射液	注射剂	10mL：100mg	国药准字 S20180016	信达生物制药（苏州）有限公司

（贾夏怡）

药学人物

Prominent Figures

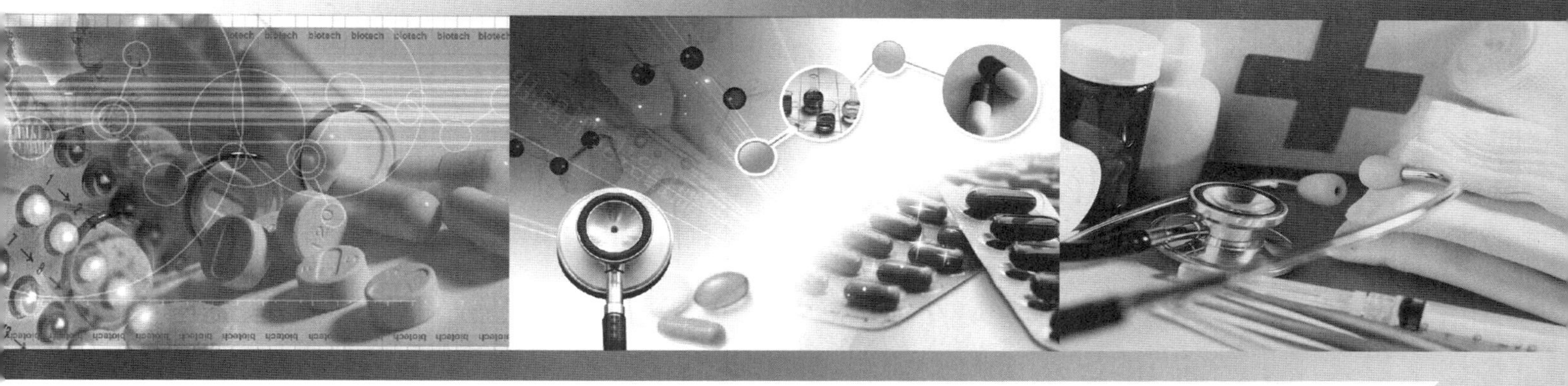

人物简介

李兰娟

——2017 年度国家科学技术进步奖特等奖

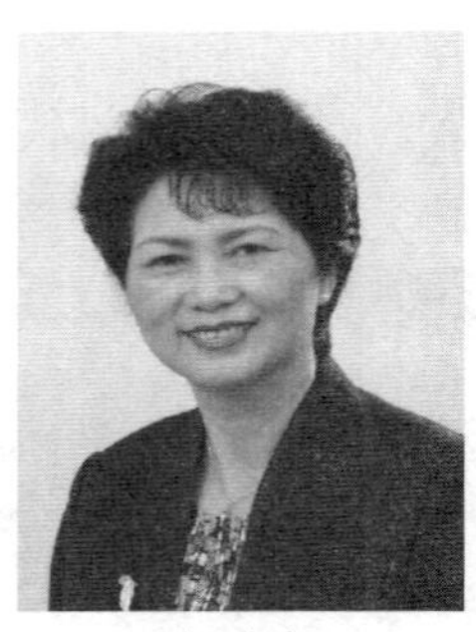
李兰娟

李兰娟，汉族，1947 年出生，感染病（传染病）学家，院士，浙江绍兴人。1973 年毕业于浙江医科大学，获学士学位。从事传染病临床、科研和教学工作 40 余年，2005 年当选中国工程院院士。现为传染病诊治国家重点实验室主任，感染性疾病诊治协同创新中心主任，兼任教育部科技委生物与医学学部主任，中华预防医学会副会长，中国卫生信息协会副会长，传染病重大专项副总师，国家卫计委人口健康信息化专家咨询委员会主任等；兼任中国医师协会感染科医师分会主任委员，中华预防医学会微生态学分会主任委员，国际血液净化学会理事，浙江省医学会会长，《中华临床感染病杂志》《中国微生态学杂志》《浙江医学》主编等学术职务。

李院士自 1986 年开始人工肝治疗肝衰竭研究，是我国人工肝事业的开拓者，创建独特有效的李氏人工肝系统，治疗重型肝炎肝衰竭，显著降低患者的病死率；1994 年始创立《感染微生态学》，从微生态角度来审视感染的发生、发展和结局，率先全面揭示肝病肠道微生态宏基因组变化规律，创立微生态干预防治重症肝病新策略，为感染防治提供崭新思路；近年来承担 SARS、手足口病、地震灾后防疫、甲型 H1N1 等传染病诊治研究任务，尤其在防控人感染 H7N9 禽流感救治研究中取得众多原创性成果，获国内外高度评价。

李院士主编出版了我国首部《人工肝脏》《感染微生态学》和教育部规划教材《传染病学》等专著 35 部；发表论文 400 余篇，其中在 *Nature*，*Lancet*，*NEJM* 等 SCI 收录杂志发表 200 余篇。

李院士承担国家"863""973"、国家自然科学基金重点项目等课题 20 余项；获发明专利 28 项；荣获国家科技进步奖特等奖 1 项，国家科技进步奖（创新团队）1 项，国家科技进步一等奖 2 项，国家科技进步二等奖 2 项，浙江省科技进步一等奖 6 项；获"全国优秀科技工作者"和"全国杰出专业技术人才"称号，何梁何利基金科技进步奖、光华工程科技奖、谈家桢科学奖临床医学奖等。李兰娟院士领衔，联合中国疾病预防控制中心、汕头大学等 11 家单位共同完成的"以防控人感染 H7N9 禽流感为代表的新发传染病防治体系重大创新和技术突破"项目，获得 2017 年度国家科学技术进步奖特等奖。

叶文才

——2017 年度国家科学技术进步奖二等奖

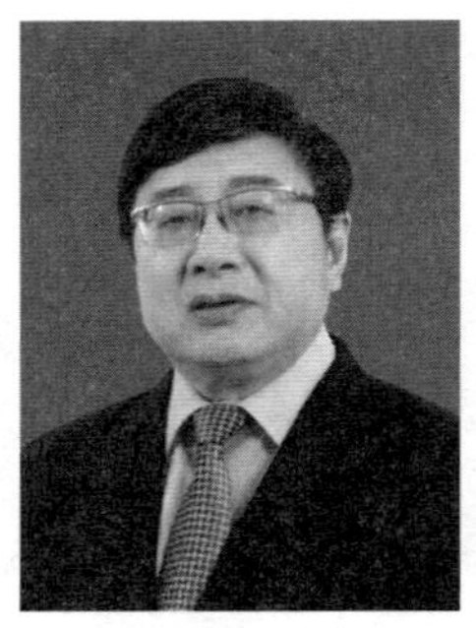
叶文才

叶文才，汉族，1962 年出生，安徽歙县人，教授、博士生导师，九三学社社员，现兼任国家药典委员会委员、中国植物学会植物化学与资源学专业委员会副主任委员、广东省药学会副理事长、广东省科协第九届委员会常务委员、广东省学位委员会委员、广东省高校设置评议委员会委员，广东省政协常务委员、广东省九三学社省委副主委，一个国家重点实验室及多个省部级重点实验室学术委员会委员。

叶文才教授 1983 年 7 月毕业于南京药学院（现中国药科大学）中药学专业，获学士学位；1983 年 8 月至 1988 年 10 月在安徽中医药高等专科学校任教；1988 年 11 月至 1997 年 7 月在中国药科大学天然药物化学教研室任教，先后任讲师、副教授；1997 年 8 月至 2001 年 10 月在香港科技大学化学系学习，获博士学位；2001 年 12 月起任中国药科大学教授、博士生导师；2002 年 8 月起在暨南大学药学院工作，先后担任暨南大学中药及天然药物研究所常务副所长，中药系主任，药学院副院长、院长。2014 年 10 月起任暨南大学副校长。

叶文才教授长期从事中药和天然药物活性成分、天然产物化学生物学、天然产物来源的创新药物等研究工作。先后主持了国家杰出青年科学基金、国家自然科学基金重点和面上、国家重大科技专项和科技支撑计划、教育部长江学者创新团队、广东省自然科学基金团队项目、广东省和广州市重大科技专项等科研项目 40 余项。已发表研究论文 700 余篇（其中 SCI 收录论文 400 余篇）、获授权国内外发明专利 31 项，获一类和五类中药新药临床研究批件各 1 项。讲授了多门本科生和研究生课程，培养硕士和博士研究生 100 余名。

叶文才教授获国家科技进步奖二等奖 1 项、广东省科学技术奖一等奖 2 项、中国专利优秀奖 1 项，先后获中国药学发展奖（人物奖）、国务院政府特殊津贴、广东省丁颖科技奖、国家杰出青年科学基金、教育部长江学者特聘教授、新世纪百千万人才工程国家级人选，并获全国模范教师、全国优秀科技工作者称号。《中药和天然药物的三萜及其皂苷成分研究与应用》项目获得 2017 年国家科学技术进步奖二等奖。

孙晓波

——2017 年度国家科学技术进步奖二等奖

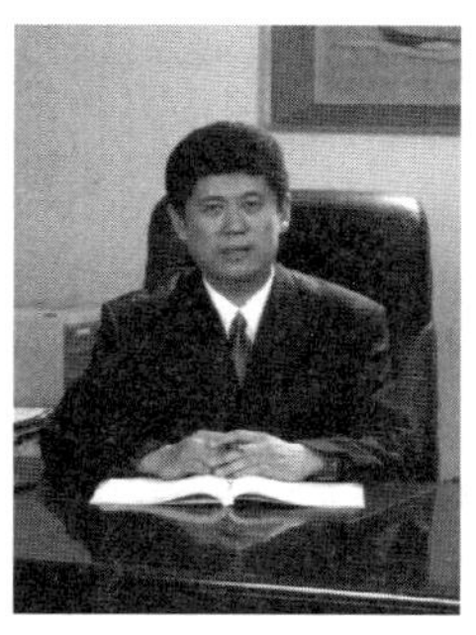
孙晓波

孙晓波，男，汉族，1958 年 5 月出生，研究员，博士生导师，中国医学科学院药用植物研究所所长。兼任国家发改委项目评审专家，国家科学技术奖评审专家，国家科技部项目评审专家，国家中医药管理局课题、成果评审专家，国家药监局新药、保健食品审评专家，国家自然基金中药学科评审专家，中华中医药学会中药资源专业委员会主任委员等。

孙晓波研究员在创新药物研究开发技术平台建设过程中，组织中国医学科学院药用植物研究所开展创新药物研究技术平台建设，完成了国家重大新药创制科技专项创新药物研究开发技术平台建设中适合中药复杂体系的中药创新药物研发关键技术研究。2013 年组建了“中药（天然药物）创新药物研发北京市重点实验室”，2015 年成立了“中药干预糖脂代谢紊乱性疾病药效评价重点研究室”。

针对心脑血管、肿瘤、糖尿病及并发症等重大疾病，孙晓波研究员充分发挥“中药及天然药物”在此类疾病中的独特疗效，将传统药物与现代化学技术结合，研制疗效显著的特色中药新药。

孙晓波研究员提出“中药材种植精准扶贫策略”。利用药用植物国家科技创新体系的技术、人才、重点开展针对贫困地区、革命先区、少数民族地区，形成以政府引导、企业主体、科技支撑、公司 + 农民落实到种植基地的模式，新增种植面积达 10 万亩，可期产值可达 3 亿元；建议“中药材大品种全产业链的开发模式”已有效的得以推广应用。

在中成药大品种二次开发的研究中，孙晓波研究员创立了“阿理疗法”得到业内的高度关注。已形成与多家企业大品种开发与产业化应用的新业态。企业的产品市场份额增速明显加快，产生明显的效益。理洫王（三七软胶囊），唯一软胶囊剂型，进入国家医保目录，企业被华润三九以 18.9 亿的高估值并购。

孙晓波研究员先后主持重大新药创制科技重大专项、国家自然科学基金、国家中医药管理局中医药行业专项等项目 20 余项；10 余项科研成果获国家或省部级科技奖励；主编著作及参与编写著作 10 部；发表论文 300 余篇，其中 SCI 收录论文 60 余篇；申请发明专利近 40 项；主持及参加的新药研制 30 余项。荣获 2016 年度“首都劳动奖章”，并多次被医科院评为先进工作者及优秀管理干部。孙晓波研究员及其研究团队主持完成的“中药大品种三七综合开发的关键技术创建与产业化应用”项目荣获 2017 年度国家科学技术进步奖二等奖。

高永吉

——2017 年度国家科学技术进步奖二等奖

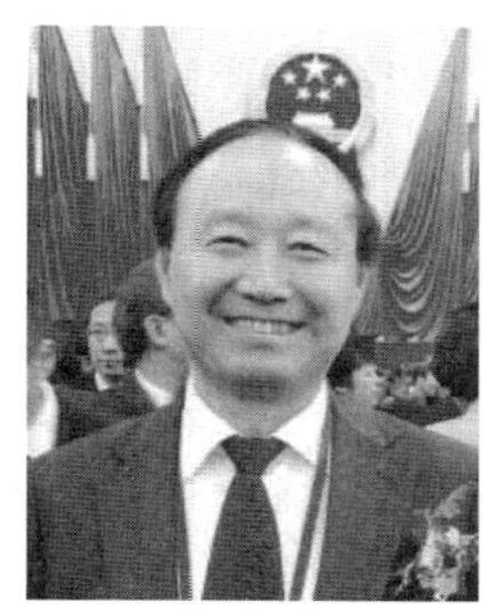
高永吉

高永吉，男，汉族，现迪沙药业副总经理。于 1979—1981 年在陕西师范大学化学系学习，毕业后留校从事实验教学和仪器分析工作；1985—1988 年在本系攻读有机化学专业硕士学位，师从刘谦光教授；1988—1993 年在本系从事有机化学教学和科研工作。1993 年 7 月以后分别在山东威海乐岛集团、青岛黄海制药有限责任公司和迪沙药业集团先后从事化工产品的开发、化学原料药、药物制剂等产品的研发、药品生产管理、质量管理等工作。在企业工作期间先后完成：橡胶补强剂白炭黑的技术开发，建了一套可生产不同规格型号白炭黑的生产工艺模型；作为主要研究者、组织者完成格列吡嗪、盐酸氟桂利嗪、坎地沙坦酯、洛索洛芬钠、匹伐他汀钙、阿折地平、硝苯地平缓释片等二十余个化学原料药、药物制剂的药学研发和药品注册工作；作为主要负责人承担了 10 多项国家和省部级科技攻关计划项目；组织完成了十余次 1998 版、2010 版药品 GMP 认证检查等。高永吉作为项目“坎地沙坦酯原料与制剂关键技术体系构建及产业化”第一完成人荣获 2017 年度国家科技技术进步奖二等奖。

周宏灏

——2018 年度国家科技进步奖二等奖

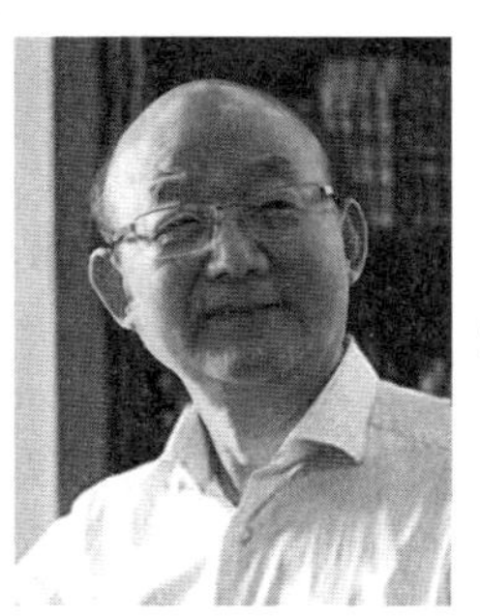
周宏灏

周宏灏，1939 年 5 月生，男，湖南长沙人，教授，博士生导师。1962 年毕业于武汉医学院医疗系；1995 年 3 月任湖南医科大学副校长；2002 年 2 月任中南大学临床药理研究所所长；2005 年 12 月当选为中国工程院院士。中国遗传药理学和药物基因组学学科的开拓者和带头人，个体化医学奠基人。兼任中南大学湘雅医学检验所所长、药理学国家重点学科首席教授，以及药品临床研究培训中心主任、临床药理国家培训中心主任，美国默沙东（Merck）国际临床药理奖学金评委（共 6 位评委）、国际药理学联合会（IUPHAR）遗传药理学和药物基因组学分会创始成员（Founding Member），国际药理学联合会药物代谢学会委员（Councillor）、中国药理学会常务理事、中国药物代谢专业委员会主任委员、湖南省药学会理事长、湖南省临床药理专业委员会主任委员以及 *Br J Clin Pharmacol*，*Current Pharmacogenomics*，

Asian J Durg Metab & Pharmacokin,*Acta Pharmacol Sin*,《中华医学杂志》等10余家杂志编委。

周宏灏院士长期从事遗传药理学和药物基因组学的教学、研究和转化,发现和阐明了遗传因素引起药物种族和个体差异的若干现象和机制及其规律,建立了有国家和民族特色的遗传药理学理论体系。周宏灏院士在New England Journal of Medicine等国际SCI期刊上发表300余篇论文,出版了《遗传药理学》中、英文专著和研究生教材5部、高等医药院校五年制和八年制《药理学》中、英文教材6部。

周宏灏院士于20世纪80年代在国际上率先发现和证实药物反应种族差异,由此促进了世界各国药政管理、新药开发和药物个体化应用等方面的革新。作为中国遗传药理学和药物基因组学的开拓者和奠基人,近30年研究了遗传因素引起药物反应种族和个体差异的现象和机制及其规律,建立了具有中国国家和民族特色的遗传药理学理论体系,并通过遗传药理学理论和临床实践的结合,建立了国家级的药物基因组创新技术服务平台和省部级的个体化用药基因检测中心,开发了世界上第一张针对具体疾病的个体化用药基因芯片,启动了中国以遗传药理学和药物基因组学为基础的个体化药物治疗。周宏灏院士还发现和证实了药物代谢酶活性的基因剂量效应和药物代谢酶基因剂量在药物相互作用中的调控作用,为个体化用药找到了基本规律;率先在中国提出将遗传药理学和药物基因组学理论和实验室成果应用于临床,启动了以遗传药理学为基础的"量体裁衣"个体化药物治疗。周宏灏院士在个体化药物治疗30年临床科研工作基础上,综合中南大学三所附属医院技术力量创立了中南大学湘雅医学检验所。"中南大学湘雅医学检验所"为第三方仲裁能力的非营利性检验机构。

周宏灏院士曾连续主持2项国家自然科学基金重点项目,完成3项美国中华医学基金项目和多项国家自然科学基金项目,近五年获科研经费3 000余万元。先后在《新英格兰医学杂志》《临床药物治疗学杂志》等国际知名期刊发表SCI收录论文200余篇(影响因子>7的30篇),被SCI引用3 000余次;曾获美国临床研究学会最高奖Henry Christian奖,中华医学科技奖和省部级一等奖5项;2018年由中南大学湘雅医院临床药理研究所所长周宏灏教授牵头,中南大学湘雅医院和湖南宏灏基因生物科技有限公司联合完成的"基于药物基因组学的高血压个体化治疗策略、产品与推广应用"项目被授予国家科技进步奖药物与生物医学工程组二等奖。

李校堃

——2018年度国家科技进步奖二等奖

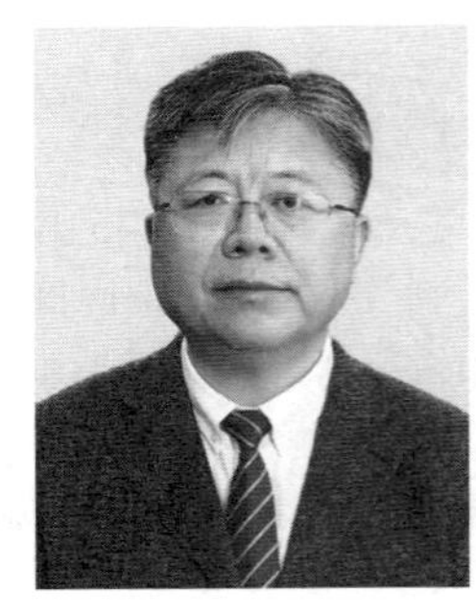

李校堃

李校堃,1964年2月生,男,陕西渭南人,教授、博士生导师,1987年毕业于白求恩医科大学(现吉林大学白求恩医学部),并获得医学学士学位;1992年从白求恩医科大学硕士毕业后进入暨南大学生物工程研究所工作;1996年获得中山医科大学医学博士学位;1999年至2005年担任暨南大学教育部基因组药物工程研究中心主任、特聘教授;2005年至2009年担任基因工程药物国家工程研究中心副主任;2005年至2012年担任温州医科大学药学院院长;2005年度入选教育部新世纪优秀人才;2008年度受聘为教育部长江学者奖励计划特聘教授;2013年至2015年担任温州医科大学副校长;2014年入选"万人计划"第一批教学名师;2015年至2018年担任温州大学校长;2018年担任温州医科大学校长、党委副书记;2019年11月当选为中国工程院院士。兼任浙江省第十三届人民代表大会教育科技文化卫生委员会副主任委员、中国生物工程学会常务理事、中国生物工程学会转化医学委员会主任委员、中国医药生物技术协会副理事长、*Biotechnology Journal*等杂志编委。

李校堃长期致力于以成纤维细胞生长因子为代表的基因工程蛋白药物的基础研究、工程技术和新药研发、临床应用和转化医学研究,在国际上首次将成纤维细胞生长因子开发为临床药物。科研领域主要聚焦以生长因子为代表的蛋白质药物基础理论研究与新药研发,尤其是成纤维细胞生长因子(FGFs)家族蛋白的功能、系统理论与新药研究。在国际上率先开发出多种促组织损伤与再生修复的一类新药和三类载药医疗器械,广泛应用于烧伤、难愈性溃疡、重大灾害性创伤和国防战伤救治;发现并系统阐明了FGFs家族蛋白与代谢疾病相关机制,提出"生长因子代谢轴"理论假说,为相关代谢疾病的诊治提供了新思路,为生长因子治疗代谢病的新药研发奠定了重要基础。

李校堃科研团队近10年来围绕上述创新研究在国际顶级学术期刊如*Cell*系列*Cell Metabolism*,*Molecular Cell*,*Cell Reports*,*Circulation*,*PNAS*,*JACC*发表高水平研究论文200余篇,他引超过2 000余次,其中有关FGF21对糖尿病的作用及其机制研究被列入*Cell Metabolism*全球十年十大科技突破;获国家发明专利39项,其中3项专利技术成功实现来产业转化;获国家基因工程一类新药临床批文2项;技术转让经费超过8 000万元。围绕生长因子FGFs研究,科研团队形成了成熟的技术研究体系和具有国际竞争力的人才梯队,拥有长江学者特聘教授1人;国家千人计划、国家优秀青年基金和科技部中青年学术领军人才等国家级人才6人,各类省级人才超过15人。

2010年,李校堃教授的发明项目"一类新药重组成纤维细胞生长因子关键工程技术及应用"》获国家技术发明二等奖;2012年,李校堃教授牵头完成的"氧化损伤是导致糖尿病心血管并发症的关键机制”荣获教育部2011年度高等学校自然科学奖二等奖；2016年，校长李校堃教授、肖健教授、张宏宇副教授的研究项目“中国人体表难愈合创面发生新特征与防治的创新理论与关键措施研究”被授予国家科技进步一等奖，他们三人作为主要完成人参与该项目；2017年，李校堃教授团队的研究成果“生长因子创新药物及其作用机制研究”获得教育部自然科学一等奖，该成果由温州医科大学独立完成，项目主要完成人为李校堃，黄志锋，林灼锋，肖健、王晓杰；2018年，李校堃教授团队的项目“我国原创细胞生长因子类蛋白药物关键技术突破、理论创新及产业化”荣获国家科技进步奖二等奖。

另外，其他奖项还包括2014年“中国人体表慢性难愈合创面发生新特征与防治关键措施研究”项目获北京市科学技术奖一等奖；2014年“糖尿病心血管并发症发生的关键机制及防治措施研究”项目获中华医学科技奖三等奖；2012年“氧化损伤是导致糖尿病心血管并发症的关键机制”项目获浙江省科学技术奖一等奖；2011年“温郁金规范化种植与新药开发”项目获温州市科技进步奖二等奖；2008年“一类新药重组成纤维细胞生长因子应用基础与工程技术研究”项目获中华医学科技奖一等奖；2007年“基因工程一类新药重组成纤维细胞生长因子（rFGF）系列产品的开发与应用”项目获中国药学会科技进步奖一等奖等。

段金廒

——2018年度国家科学技术进步奖二等奖

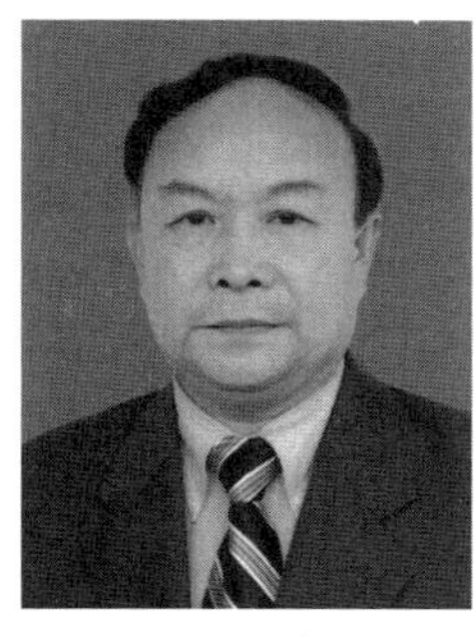

段金廒

段金廒，1956年10月生，男，宁夏中卫人，教授、博士生导师。1980年6月毕业于沈阳药学院，获药学学士学位；1980—1990年在宁夏药品检验所工作，1990年9月至1996年7月在中国药科大学攻读硕士、博士学位。毕业后留在中国药科大学工作，1999年调入江苏省中医药研究院，2005年调入南京中医药大学工作至今。先后任中国药科大学科技处副处长、江苏省中医药研究院（江苏省中西医结合医院）院长等职，南京中医药大学副校长。现任江苏省中药资源产业化过程协同创新中心主任、江苏省方剂研究重点实验室主任、江苏省方剂高技术研究重点实验室主任、江苏省理血方剂创新药物工程中心主任。兼任中国药科大学、江苏大学、英国女王大学、中国医科院药用植物研究所、长春中医药大学、陕西中医学院、甘肃中医学院等大学和科研院所教授。国务院学位委员会第六届学科评议组成员；中华人民共和国第十届药典委员会委员；中华中医药学会理事；中国自然资源学会理事；中国自然资源学会天然药物资源专业委员会主任委员；中药材GAP研究促进会（香港）副会长；国家自然科学基金委员会第十二届专家评审组成员；国家SFDA食品与药品评审专家组成员等。

近年来致力于中药资源及资源化学、方剂功效物质及中药配伍禁忌研究，作为国家“973”计划项目首席科学家，先后承担国家“973”计划、国家科技支撑计划、国家自然科学基金及省重大基础研究项目等20余项；在国内外发表学术论文406篇，其中SCI收录143篇，包括国际著名杂志 *Chemical Reviews*、*Journal of Proteome Research*、*Journal of Chromatography A*、*Molecular BioSystem*、*Plose One* 等，总影响因子318.7；主编或副主编专著5部；申请国家发明专利60余件，已授权专利30余件；以中药资源为原料研制开发中药新药5项，新药材原料及功能型产品生产批件3个，研究制（修）订国家、行业和企业产品和生产技术标准36项；培养硕、博士研究生50余名，培养博士后6名；获得国家科技进步二等奖2项、部省级科技奖6项；荣获全国优秀科技工作者、江苏省优秀科技工作者荣誉称号；江苏省“333高层次人才培养工程”第一层次培养对象及首批中青年科技领军人才；江苏省普通高等学校“青蓝工程”科技创新团队带头人；江苏省“六大人才高峰”培养对象；江苏省有突出贡献的中青年专家；江苏省“中药资源化学与方剂效应物质基础研究优秀人才集体”带头人；2004年起享受国务院政府特殊津贴。

段金廒教授以第一通讯作者发表学术论文521篇，SCI收录213篇，总影响因子561.7，最高影响因子45.6，总被引频次5 085次，H指数32，2014、2015年连续两年入选Elsevier中国高被引学者榜单；主编学术专著8部；作为总主编，主持编写出版了“中药资源与开发”专业本科系列规划教材，填补了该类教材空白；申请国家专利154项，已获授权87项，其中27项已转化应用；研制中药新药、新药材及功能性产品18个。

2012年段金廒教授团队完成的“中药资源化学研究体系建立及其应用”项目获国家科技进步二等奖；2019年段金廒教授带领的中药资源化学与资源循环利用科技创新团队牵头申报的“中药资源产业化过程循环利用模式与适宜技术体系创建及其推广应用”项目荣国家科学技术进步奖二等奖。

张卫东

——2018年度国家科技进步奖二等奖

张卫东，1966年生，男，教授、博士生导师，现任第二军医大学药学院副院长，国家杰出青年科学基金获得者，新世纪百千万人才工程国家级人选、“211”工程国家重点学科“药物化学”的学科带头人。1988年毕业于海军军医大学，药学学士。1988年到1991年攻读第二军医大学天然药物化学专业硕士，1995年到1998年攻读上海医药工业研究院天然药化专业博士。1998年到2000年在法国Paul Sabatier大学药

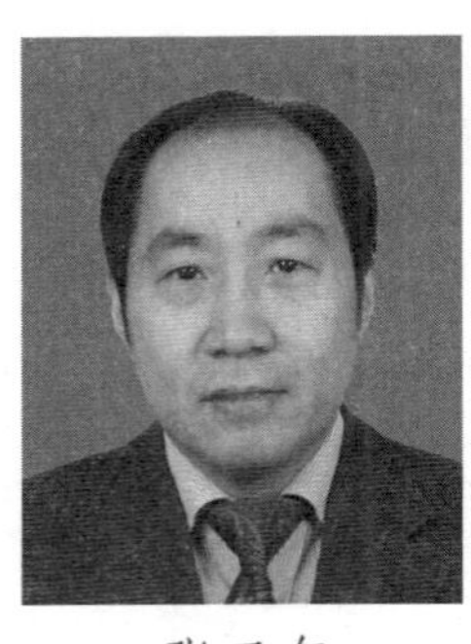
张卫东

学院做访问学者。自1991年起，在第二军医大学天然药物化学教研室离任助教、讲师、副教授、教授。2003年担任教研室主任，2016年起任第二军医大学药学院副院长至今。

张卫东教授研究领域为中药化学，研究方向包括中药复方药效物质基础及作用机制研究；中药和天然药物活性成分的提取分离、结构测定、结构修饰、生物转化、全合成和构效关系研究，并在此基础上开展新药开发的研究工作。

张卫东教授是国家药典委员会委员、第十届国家药典委员会天然药物专业委员会副主任委员、世界中医药学会联合会中药化学专业委员会副理事长、欧洲中医药文化促进会荣誉会长、上海市药学会天然药物化学专业委员会副主任委员、国家中药标准化工程中心副主任、上海活性天然产物制备工程中心主任、《中国药典》英文版副主编、国家药品监督管理局新药评审委员、国家自然科学基金委员会医学科学部专家评审组成员。担任 *Journal of Natural Products* 及《中国中药杂志》等国内外十多本重要学术期刊编委和审稿人。

张卫东教授主持承担国家杰出青年科学基金项目、国家自然科学基金重点项目、国家自然科学基金面上项目、"重大新药创制"国家科技重大专项、国家863计划、上海市中药现代化专项等多项国家和部省级科研项目。其中，联合卢森堡国立卫生研究院、挪威卑尔根大学共同申请的欧盟第七框架(FP7)中药国际合作项目"TCMCANCER"是欧盟批准的第一个中药研究项目，研究跨度4年(2009—2012)，受资助总额50万欧元，该项目的实施对推动中国与欧盟之间的医药学术交流合作和我国的中医药现代化进程具有重要意义。

先后荣获国家杰出青年基金(2007年)、"求是"杰出青年奖(2008年)、药明康德生命化学研究奖(2010年)、明治乳业生命科学杰出奖(2008年)、新世纪百千万人才工程国家级人选(2007年)、上海市优秀学科带头人(2007年)、教育部新世纪人才计划(2006年)，荣立个人二等功1次(2010年)，三等功2次(2000年，2002年)。以第一完成人获国家、军队、上海市科技奖励11项，包括国家科技进步二等奖(2010年)、上海市科技进步一等奖(2012年)、中华中医药学会科学技术一等奖(2008年)、上海市科技进步二等奖2项(2008年，2009年)、中国人民解放军科技进步二等奖2项(2000年，2008年)、中国药学会科学技术二等奖(2009年)；近五年在国内外权威杂志发表论文350多篇，其中在国际中药和天然产物顶级杂志 *Org Lett*、*Chem Comm*、*J Nat Prod*、*Phytochemistry* 等发表SCI论文259篇，单篇最高IF = 9.907，累积影响因子850 +，被 *Angew Chem Int Ed*、*Nat Prod Rep* 等国际顶级杂志累计引用2 000多次，十余次受邀在国际天然药物学术会议做大会主旨报告；出版中药学专著2部；申请发明专利55项(国际专利3项)，已获授权36项；获新药证书和临床批文9项。

张卫东教授团队研究成果"基于整体观的中药方剂现代研究关键技术的建立及其应用"，获得2018年度国家科技进步奖二等奖。

胡富强

——2018年度国家科学技术进步奖二等奖

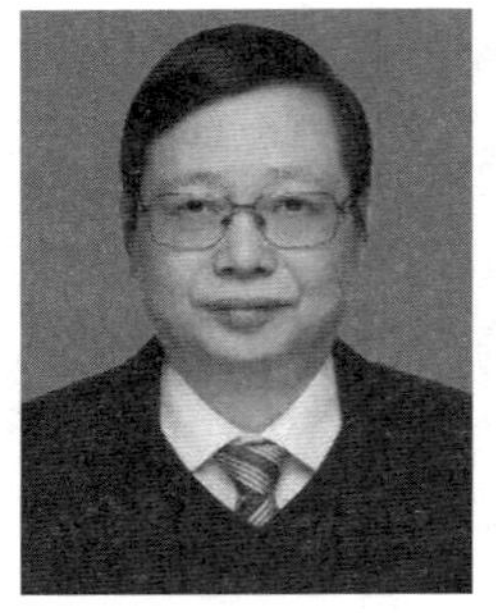
胡富强

胡富强，男，教授，博士生导师。1992—1996年浙江医科大学讲师，1996—1998年浙江医科大学副教授，1998—2003年浙江大学药学院副教授，2000—2001年日本岐阜药科大学访问学者，现任浙江大学药学院党委书记兼副院长，药物制剂技术国家地方联合工程实验室主任。兼任中国药学会药物制剂专业委员会副主委，中国颗粒学会生物颗粒专业委员会副主委，国家药品评审专家，《药学学报》编委。

胡富强教授主要从事分子药剂学研究，在药物分子靶向治疗、药物控制释放，以及药物制剂工程技术创新等方面研究，取得了一系列原创性科研成果及较大的社会经济效益。近五年正在主持的和结题的科研项目：国家自然科学基金项目"亚细胞结构靶向药物递释系统构建与评价"；重大新药创制国家科技重大专项"口服固体高端制剂共性技术国际化研究"的子课题"泮托拉唑钠肠溶胶囊生产与申报"；国家自然科学基金项目"肿瘤干细胞化学治疗的纳米给药系统设计与评价"；国家自然科学基金项目"细胞内环境响应释药系统的肿瘤基因治疗基础研究"；国家重大科学研究计划(973)课题"纳米技术改善难溶性药物功效的生物安全性研究"。

近5年来，发表SCI论文30余篇，论文总他引1 700余次，连续四年被ELSEVIER出版社列入药剂学中国高被引学者；获授权发明专利6项；参与制订《中国药典》标准2项；分别于2006年、2007年、2010年、2014年和2018年，获上海市科技进步奖一等奖、国家科技进步二等奖、教育部自然科学二等奖、浙江省科技进步一等奖(第一完成人)、国家科技进步二等奖(第一完成人)各1项；2015年获国家发改委批准建设"药物制剂技术国家地方联合工程实验室"；2018年所领导的团队被评为浙江大学第八届研究生"五好"导学团队，个人被评为浙江大学第九届"三育人"标兵、学院优秀共产党员等荣誉。

药物制剂技术国家地方联合工程实验室，组建于2015

年，主要依托于浙江大学药学院药物制剂研究所、药物信息研究所相关学科，联合浙江医药股份有限公司、浙江海正药业股份有限公司、浙江华海制药股份有限公司、杭州中美华东制药有限公司、江苏南方卫材医药股份有限公司等5家单位共建，胡富强教授任实验室主任。

实验室先后三次荣获国家科技进步奖，五次获得省部一等奖，并承担了国家“973”、国家“863”、国家重大“新药创制”专项等国家级项目50余项，获得国家新药证书15项、授权国家发明专利100余项，发表SCI收录论文500余篇，为提升中国制剂工业技术水平做出了重要贡献。2019年浙江大学药学院胡富强教授团队的项目“泮托拉唑钠及制剂关键技术研究与产业化”荣获2018年度国家科学技术进步奖二等奖。

杨胜勇

——2018年度国家自然科学二等奖

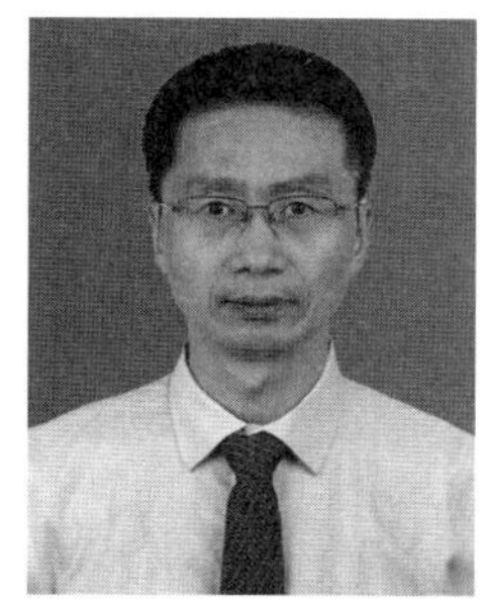
杨胜勇

杨胜勇，1968年生，男，教授，博士生导师，现四川大学生物治疗国家重点实验室教授。分别于1990年、1993年和1999年在四川大学获学士、硕士和博士学位。1999年至2001年，香港科技大学化学系博士后。2002年12月至2005年10月，加拿大Calgary大学*Research Scientist*。2005年10月通过985平台进入四川大学华西医院生物治疗国家重点实验室工作。受邀担任*Pharmacol & Pharm*，*ISRN Comput Biol*等国际期刊编委；国家创新药物重大专项、973、863、自然科学基金项目评审专家；中国计算机化学专业委员会委员；四川省药物化学专委会副主任委员；*J Am Chem Soc*、*J Med Chem*、*Proteins*、*J Chem Inf Model*、*J Theor Comput Chem*、*Eur J Med Chem*等国际学术期刊特邀审稿人。

主要研究方向：①药物分子设计新方法研究；②小分子靶向药物设计、合成与先导化合物优化研究；③化学生物学；④针对肿瘤等重大疾病的一类新药的研究与开发。至今已在*J Med Chem*、*Leukemia*、*Clin Cancer Res*、*J Am Chem Soc*、*Mol Cancer Ther*、*Drug Discov Today*等本领域顶级或重要刊物发表SCI论文260余篇。申请专利80余项，获授权专利30余项，包括11项国际专利；研发的6个候选新药已转让到国内大型制药公司，其中两个已进入临床试验；国家杰出青年科学基金获得者（2013年）；教育部创新团队带头人（2014年）；百千万人才工程国家级人选（2017年）；享受国务院政府特殊津贴专家（2018年）；四川省“天府万人计划”天府创新领军人才（2018年）；以第一完成人获教育部自然科学一等奖（2015年）、药明康德生命化学研究学者奖（2012年）等；2019年杨胜勇教授团队完成的“基于药效团模型的原创小分子靶向药物发现”成果荣获2018年度国家自然科学二等奖。

获奖人物名录

2017年度何梁何利基金科技奖 何梁何利基金2017年度颁奖大会10月25日在京举行。全国人大常委会副委员长张宝文出席大会并讲话，全国政协副主席、科技部部长万钢出席大会，何梁何利基金信托委员会主席朱丽兰做工作报告。本年度何梁何利基金最高奖——“科学与技术成就奖”授予彭士禄院士和黄旭华院士。共有52位获奖科学家获奖，唐志共等34名科学家荣获“科学与技术进步奖”，陈小武等16名科学家荣获“科学与技术创新奖”。其中生物医药领域获奖名单如下。

科学与技术进步奖

陈　薇	医学药学奖	军事医学科学院生物工程研究所
果德安	医学药学奖	中国科学院上海药物研究
刘奕志	医学药学奖	中山大学中山眼科中心
李云庆	医学药学奖	空军军医大学
李校堃	医学药学奖	温州大学
姜保国	医学药学奖	北京大学人民医院
王宁利	医学药学奖	首都医科大学院属北京同仁医院
张　学	医学药学奖	中国医学科学院基础医学研究所
赵铱民	医学药学奖	空军军医大学

科学与技术创新奖

郭　姣	产业创新奖	广东药科大学

2017年“吴杨奖” 12月17日，第十八届吴阶平—保罗·杨森医学药学奖（吴杨奖）在京揭晓，13位医药卫生领域优秀工作者获此殊荣。其中，生物医药领域人员获奖名单如下。

药学领域

王佑春	中国食品药品检定研究院
耿美玉	中国科学院上海药物研究所

2017年度求是杰出青年学者奖 2017年度求是杰出青年学者奖共10位青年学者获得该奖。其中生物医药领域的人员获奖名单如下。

李平平　中国医学科学院

第十届“谈家桢生命科学奖” 2017年11月18日，谈家桢生命科学奖十周年庆典暨颁奖大会在清华大学主楼举行。生物医药领域的人员获奖名单如下。

生命科学成就奖

邓子新　上海交通大学生命科学技术学院院长、武汉大学药学院院长、中国科学院院士

武维华　中国农业大学生物学院教授、中国科学院院士

临床医学奖

王宁利　北京同仁医院院长、北京市眼科研究所所长

张学军　安徽医科大学第一附属医院、复旦大学皮肤病研究所所长

生命科学产业化奖

李校堃　温州大学校长

生命科学创新奖

罗敏敏　清华大学生命科学学院教授

颉　伟　清华大学生命科学学院研究员

李红良　武汉大学基础医学院院长、教授

李国红　中国科学院生物物理研究所研究员

张令强　军事医学科学院放射与辐射医学研究所研究员

陈玲玲　中科院上海生科院生化与细胞所研究员

高　宁　北京大学生命科学学院教授

高彩霞　中国科学院遗传与发育生物学研究所研究员

傅向东　中国科学院遗传与发育生物学研究所研究员

第十一届“药明康德生命化学研究奖”　2017年12月9日，中国生命科学研究领域权威奖项，第十一届“药明康德生命化学研究奖”在北京公布评选结果，生物医药领域的人员获奖名单如下。

杰出成就奖获得者

吴一龙　广东省人民医院

卢煜明　香港中文大学化学病理学系

周德敏　北京大学药学院

科技成果转化奖

夏宁邵　厦门大学公共卫生学院

学者奖

于　君　香港中文大学医学院

仇子龙　中国科学院神经科学研究所

尤启冬　中国药科大学

祁　海　清华大学医学院

张　健　上海交通大学

张立新　华东理工大学

陈　忠　浙江大学医药学部

陈立功　清华大学药学院

陈俐娟　四川大学生物治疗国家重点实验室

杨子峰　广州医科大学附属第一医院

李校堃　温州大学

姜雪峰　华东师范大学

贾建平　首都医科大学宣武医院

黄　敏　中国科学院上海药物研究所

崔一民　北京大学第一医院

管又飞　大连医科大学

2017年度“康缘杯”中青年创新人才及优秀管理人才奖

中青年创新人才

高　伟　首都医科大学

马　民　暨南大学

孙桂波　中国医学科学院药用植物研究所

许海玉　中国中医科学院中药研究所

李　杰　中国中医科学院广安门医院

吴志生　北京中医药大学

高　昊　暨南大学

优秀管理人才

孙晓波　中国医学科学院药用植物研究所

刘　军　广东省中医院

胡镜清　中国中医科学院中医基础理论研究所

房　敏　上海市中医药大学附属岳阳中西医结合医院

李盛华　甘肃省中医院

2017年度中华中医药学会岐黄国际奖

Mainz University, Germany Thomas Efferth

托马斯艾佛斯（德国）　德国美因茨大学

University of Mississippi Ikhlas. A. Khan

依克拉斯可汗（美国）　密西西比大学

Journal of Ethnopharmacology Robert Verpoorte

罗伯特弗里波特（荷兰）　民族药理学杂志

第二十届中国药学会—施维雅青年药物化学奖（2017年）

陈越磊　中国科学院上海药物研究所

谭嘉恒　中山大学药学院

张　泉　南开大学药学院

柯博文　四川大学

孙业伟　暨南大学药学院

第五届中国药学会—施维雅青年医院药学奖（2017年）

邓　晟　中南大学湘雅医院

姜赛平　浙江大学医学院附属第一医院

孙　红　福建省立医院

孙世光　山东中医药大学第二附属医院

汤　静　上海交通大学附属第一人民医院

翁秀华　福建医科大学附属第一医院

吴逢波　四川大学华西医院

曾俊芬　武汉大学人民医院

第九届中国药学会—赛诺菲青年生物药物奖（2017年）

何红伟　中国医学科学院医药生物技术研究所

李　飞　中国科学院昆明植物研究所
刘　博　四川大学生物治疗国家重点实验室
刘　强　中国食品药品检定研究院
庞志清　复旦大学药学院
汪贻广　北京大学药学院
王慧媛　中国科学院上海药物研究所
于海军　中国科学院上海药物研究所

第二届中国药学会—以岭生物医药奖(2017 年)

创新奖

高　申　上海长海医院
梁争论　中国食品药品检定研究院
王佑春　中国食品药品检定研究院
徐兵河　中国医学科学院肿瘤医院
杨　波　浙江大学药学院

青年奖

高　昊　暨南大学中药及天然药物研究所
高　伟　首都医科大学中医药学院
莫　然　中国药科大学
汤新景　北京大学药学院
吴嘉瑞　北京中医药大学中药学院

2018 年度何梁何利基金科技奖　2018 年 11 月 6 日，2018 年度何梁何利基金颁奖典礼在京举行，共有 56 位科学家获奖。以下是医药生物领域 2018 年何梁何利基金获奖人名单。

科学与技术进步奖

丛　斌　医学药学奖　河北医科大学
黄晓军　医学药学奖　北京大学人民医院
瞿　佳　医学药学奖　温州医科大学
唐佩福　医学药学奖　中国人民解放军总医院
王建安　医学药学奖　浙江大学医学院附属第二医院
吴玉章　医学药学奖　陆军军医大学基础医学院免疫学教研室
于　君　医学药学奖　香港中文大学

科学与技术创新奖

吴蓓丽　青年创新奖　中国科学院上海药物研究所
张贵民　产业创新奖　鲁南制药集团股份有限公司

第十九届(2018)"吴杨奖"　第十九届吴阶平-保罗·杨森医学药学奖(吴杨奖)颁奖典礼暨报告会 11 月 24 日在复旦大学附属中山医院举行。15 位中国医药卫生领域的优秀工作者荣获该奖项。

特殊贡献奖

汤钊猷　复旦大学附属中山医院

基础医学领域

汤富酬　北京大学生命科学学院
杨正林　四川省人民医院

临床医学领域

李南方　新疆维吾尔自治区人民医院
柴宁莉　中国人民解放军总医院
冉丕鑫　广州医科大学呼吸疾病国家重点实验室
刘颖斌　上海交通大学医学院附属新华医院
范先群　上海交通大学医学院附属第九人民医院
唐佩福　中国人民解放军总医院

药学领域

张卫东　中国人民解放军海军军医大学
崔一民　北京大学第一医院
周德敏　北京大学医学部药学院
李亚平　中国科学院上海药物研究所

公共卫生领域

周红宁　云南省寄生虫病防治所
阚海东　复旦大学公共卫生学院

2018 年陈嘉庚青年科学奖　2018 年 5 月 30 日下午，2018 年度陈嘉庚科学奖及陈嘉庚青年科学奖颁奖仪式在中国科学院第十九次院士大会上举行。其中医药生物领域获奖人员名单如下。

生命科学奖

吴蓓丽　中科院上海药物研究所

第十二届光华工程科技奖　2018 年 5 月 30 日下午，第十二届光华工程科技奖颁奖大会在北京会议中心举行。其中医药生物领域获奖人员名单如下。

耿美玉　中科院上海药物研究所研究员
李校堃　温州医科大学校长

第十一届"谈家桢生命科学奖"　2018 年 11 月 19 日"谈家桢生命科学奖"在中南大学举行第十一届揭晓暨颁奖典礼。15 位生命科学研究人员分获成就奖、临床医学奖、产业化奖及创新奖。

成就奖

金　力　复旦大学
阎锡蕴　中科院生物物理研究所

临床医学奖

乔　杰　北京大学第三医院
瞿　佳　温州医科大学附属眼视光医院

产业化奖

郜恒骏　上海国家工程研究中心、上海芯超生物科技有限公司

创新奖

程　功　清华大学医学院
戴俊彪　中国科学院深圳先进技术研究院
黄志伟　哈尔滨工业大学生命科学与技术学院
刘　峰　中国科学院动物研究所
刘光慧　中科院生物物理所
刘　江　中国科学院北京基因组研究所
刘默芳　中科院上海生命科学研究院
舒跃龙　中山大学公共卫生学院
孙　强　中国科学院神经科学研究所
王宏伟　清华大学生命科学学院

2018 第十二届“药明康德生命化学研究奖”　2018 年 12 月 18 日，中国生命科学研究领域权威奖项，第十二届“药明康德生命化学研究奖”评选结果在北京揭晓。中山大学中山眼科中心刘奕志、中国人民解放军军事科学院军事医学研究院秦成峰、中国医学科学院肿瘤医院徐兵河和武汉大学生命科学学院宋保亮等四人荣获“杰出成就奖”，复旦大学附属中山医院周俭获“科技成果转化奖”，北京大学第一医院霍勇等 15 人获得“学者奖”。

杰出成就奖

刘奕志　中山大学中山眼科中心
宋保亮　武汉大学生命科学学院
秦成峰　中国人民解放军军事科学院军事医学研究院
徐兵河　中国医学科学院肿瘤医院

科技成果转化奖

周　俭　复旦大学附属中山医院

学者奖

王明贵　复旦大学附属华山医院
邓贤明　厦门大学生命科学学院
史炳锋　浙江大学化学系
刘　琦　同济大学生命科学与技术学院
刘颖斌　上海交通大学医学院附属新华医院
孙中生　中国科学院北京生命科学研究院
孙树洋　上海交通大学医学院附属第九人民医院
余志祥　北京大学化学与分子工程学院
苑克鑫　清华大学医学院
周佳海　中国科学院上海有机化学研究所
赵　强　中国科学院上海药物研究所
程　功　清华大学医学院
蔡　刚　中国科学技术大学生命科学学院
霍　勇　北京大学第一医院
魏霞蔚　四川大学华西医院/生物治疗国家重点实验室

2018 年度“步长杯”中华中医药学会岐黄国际奖

安娜·丽塔·比里亚　佛罗伦萨大学(意大利)
王　梅(音)　莱顿大学(荷兰)

2018 年度李时珍医药创新奖

李振江　神威药业集团有限公司
项目:现代中药制剂滑膜炎颗粒(胶囊)的研究及产业化
单位:神威药业集团有限公司　神威药业(张家口)有限公司
人员:李振江　陈　钟　信蕴霞　刘铁军　曹菊林　张特利　屈云萍　张岩岩　王　娇　周永妍

陈秀华　广东省中医院
项目:“岭南陈氏针法”的传承及应用研究
单位:广东省中医院
人员:陈秀华　陈全新　艾　宙　徐振华　李　颖　奎　瑜　王　聪　方　芳　黄彬城　马碧茹　谭　毅

2018 年度“康缘杯”中华中医药学会中青年创新人才及优秀管理人才奖

中青年创新人才奖

李　梢　清华大学
鄢　丹　首都医科大学附属北京世纪坛医院
吴嘉瑞　北京中医药大学
张加余　北京中医药大学
曹　岗　浙江中医药大学
江晓兵　广州中医药大学第一附属医院

优秀管理人才奖

王　顺　黑龙江省中医药科学院
冯兴中　首都医科大学附属北京世纪坛医院
王耀献　北京中医药大学东直门医院
胡鸿毅　上海中医药大学
郭兰萍　中国中医科学院中药资源中心

2018 年度“神威杯”中华中医药学会政策研究奖

项目:建立符合中医药特点的补偿机制探索与实践
单位:上海市卫生和健康发展研究中心(上海市医学科学技术情报研究所)　上海市中医药发展办公室
人员:金春林　李　芬　赵致平　王　瑾　苏锦英　陈　多　方欣叶

第二十一届中国药学会—施维雅青年药物化学奖(2018 年)

于丽芳　华东师范大学
李正球　暨南大学药学院
杨　友　华东理工大学药学院

姜正羽　中国药科大学药学院
董甦伟　北京大学药学院

2018 年“中国药学会优秀药师”

华国栋　北京中医药大学东方医院
戴媛媛　中国医学科学院肿瘤医院
刘美欣　天津市眼科医院
阎维维　天津市环湖医院
刘焕龙　河北医科大学第二医院
杜文力　河北医科大学第四医院
史美娟　山西中医学院附属医院
米清仙　太原市妇幼保健院
曲　龙　内蒙古民族大学附属医院
苏长海　鄂尔多斯市中心医院
毕宏岩　沈阳市口腔医院
张雪梅　丹东市中心医院
刘积威　长春市人民医院
姜　哲　延边大学附属医院
丛军兹　牡丹江医学院附属红旗医院
张力华　佳木斯市中心医院
卜书红　上海交通大学医学院附属新华医院
王　卓　上海长海医院
葛卫红　南京鼓楼医院
谢　龙　江苏省省级机关医院
方晴霞　浙江省人民医院
钟松阳　衢州市人民医院
沈爱宗　安徽省立医院
胡　伟　安徽医科大学第二附属医院
陈子春　宁德市医院
黄小红　福建省漳州市医院
卢庆红　江西省儿童医院
罗晓红　江西省妇幼保健院
司继刚　淄博市中心医院
邱　波　济南市第三人民医院
李　东　濮阳市油田总医院
杨玉玲　郑州市第七人民医院
师少军　华中科技大学同济医学院附属协和医院
吴金虎　武汉市第三医院
潘旭初　湖北省卫生界学会办公室
向大雄　中南大学湘雅二医院
范秀珍　邵阳学院附属第一医院
田　琳　中山大学附属第五医院
李庆南　汕头市中心医院
郑志华　广东省药学会
黄小鸥　广西中医药大学附属瑞康医院
曾　毅　贵港市人民医院
张　丽　海南省中医院
陈珊珊　儋州市人民医院
赵　语　重庆医科大学附属大学城医院
黄道秋　重庆三峡中心医院
杨　勇　四川省医学科学院四川省人民医院
曾明辉　邛崃市医疗中心医院
杨继红　贵州医科大学附属医院
黄　容　黔西南布依族苗族自治州人民医院
李松梅　云南省中医医院
余　巍　中国人民解放军成都军区昆明总医院
琼次仁　西藏自治区第二人民医院
刘　娜　西安交通大学第二附属医院
乔　逸　中国人民解放军空军军医大学第一附属医院
丁　丽　兰州市第二人民医院
靳子明　甘肃中医药大学附属医院
徐　萌　青海大学附属医院
杨小英　宁夏医科大学总医院
张志红　石嘴山市第一人民医院
李　丽　新疆维吾尔自治区职业病医院
高亚敏　新疆维吾尔自治区喀什地区第一人民医院
王晓波　中国人民解放军第二一〇医院
陈　漪　宁波市妇女儿童医院
吴秀萍　厦门市儿童医院
姜　山　青岛市第八人民医院
曹伟灵　深圳市罗湖区人民医院
刘晓霞　新疆生产建设兵团医院
唐细兰　爱尔眼科医院
刘职瑞　中国人民解放军陆军军医大学第一附属医院
刘　辉　中国人民解放军广州军区武汉总医院
陶　霞　上海长征医院

（袁兴胡）

学会与学术活动

Associations and Academic Activities

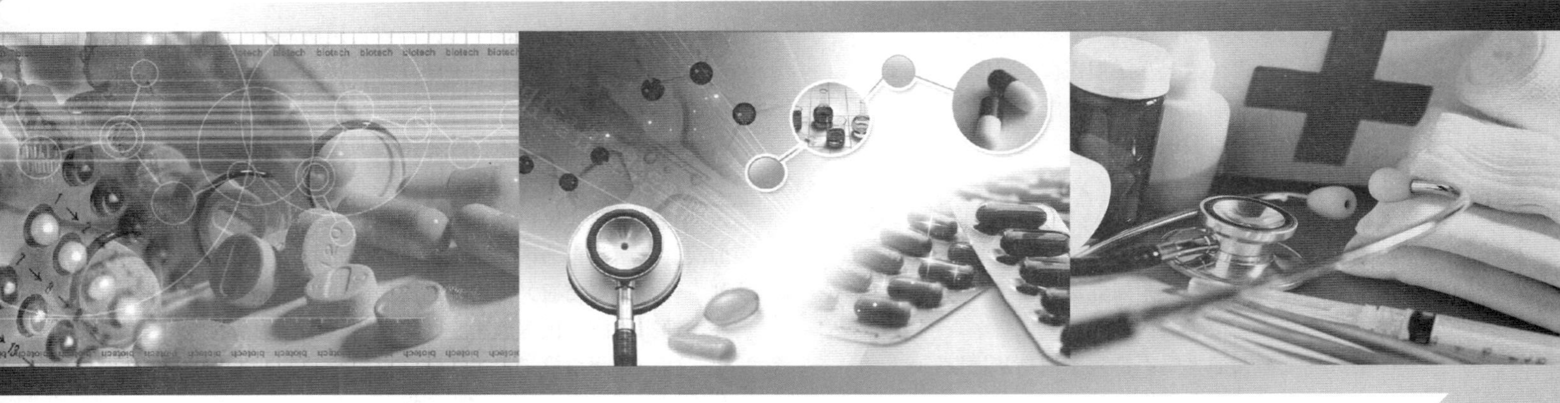

2017 年

↗ 2017 年中国药学大会暨第十七届中国药师周 由中国药学会主办，陕西省药学会、空军军医大学承办的 2017 年中国药学大会暨第十七届中国药师周，11 月 3 日—6 日在西安市隆重召开，大会主题是“推进药学事业创新发展共圆健康中国伟大梦想”；同期举办庆祝中国药学会成立 110 周年活动。十一届全国人大常委会副委员长、中国药学会名誉理事长、中国工程院院士桑国卫，国家食品药品监督管理总局副局长、中国药学会理事长孙咸泽，中国科协党组成员、书记处书记项昌乐，陕西省委常委、政法委书记、副省长杜航伟、国际药学联合会药学科学委员会主席入村达郎等领导和嘉宾出席大会并讲话。中国药学会理事、监事，各省市、自治区、直辖市食品药品监督管理部门及药学会负责人，以及科研院所、高等院校、医疗机构、医药企业专家学者 2 000 余人参加大会。会议播放了中国药学会“超越百年梦想，续写世纪华章”宣传片，回顾总结了学会 110 年发展历程和取得的辉煌成绩。学会历经 110 年风雨历程，已从成立之初仅有 27 名会员发展到目前拥有注册会员 12 万余人，高级会员 4 800 余人，下设 13 个工作委员会，28 个专业委员会，主办 27 种学术期刊，在国内外药学界具有广泛影响力的科技团体。学会获民政部 5A 级社会组织，两次获中国科协学会创新和服务能力提升工程优秀科技团体奖，连续 6 年获中国科协全国学会科普工作优秀单位。孙咸泽在致辞中回顾了学会走过的 110 年的光荣历程，号召全体会员深入学习贯彻党的十九大精神，投身决胜全面建成小康社会，深入了解创新药物研发趋势，推动我国由医药制造大国向医药创新强国转变，更快实现党中央提出的“健康中国”宏伟目标，夺取新时代中国特色社会主义伟大胜利，开启全面建设社会主义现代化国家新征程。中国科协党组书记处书记项昌乐代表中国科协向大会的召开及中国药学会成立 110 周年表示祝贺。他指出中国药学会是中国现代科技史上第一个学术团体，希望中国药学会推动学会改革向纵深发展，搭建更加广阔的学术交流平台，引领广大药学领域的科技工作者珍惜时代赋予的机遇，坚守科技创新使命，勇担医药创新发展的责任，不忘初心，攻坚克难，切实肩负起新时代赋予科技界的新使命、新责任，为建设健康中国，实现十九大绘制的宏伟蓝图做出更大的贡献。大会开幕式上颁发第十二届中国药学会科学技术奖 15 项，其中一等奖 3 项，二等奖 5 项，三等奖 7 项。同时表彰了 2017 年中国药学会优秀药师 71 名，颁发了第二届中国药学会-以岭生物医药奖 10 名、第九届中国药学会-赛诺菲青年生物药物奖 8 名、第五届中国药学会-施维雅青年医院药学奖 8 名，公布了首届中国药学会-以岭生物医药创新基金项目 6 项。大会邀请桑国卫院士做了题为《重大专项创新药物与 ICH 临床试验要求》的主旨报告，陈志南院士做了题为《“中国制造 2025”与个体化医疗》的主题报告。邀请 96 位专家在 15 个分会场做专题报告，并进行了论文交流，共评选出优秀论文 37 篇，其中一等奖 5 篇，二等奖 14 篇，三等奖 18 篇。与会专家就我国重大专项创新药物研发，药品监管改革与质量提升，药品质量安全与精确药物分析，中药新药创制与安全用药，创新药学服务模式等医药领域热点议题进行了研讨，并就学会创新服务能力提升、药学科技传播创新开展了交流。大会期间，召开了学会 24 届理事会第二次会议暨全体党员大会、中国药学会监事会第二次会议、2017 年全国医药经济信息网工作会议，举办了 2017 年中国药学会科普公益活动——走进西安交通大学。（杨世民）

↗ 第九届中国药师大会 由中国药师协会、国家卫生计生委合理用药专家委员会共同主办，云南省执业药师协会协办的第九届中国药师大会于 2017 年 9 月 22 日在昆明市召开。本次大会的主体是“医改、药师、责任”。来自全国部分省区市药师协会的领导和药师代表共计 400 余人参加了本次会议。原卫生部党组书记、部长高强，原国家食品药品监督管理总局副局长、中国执业药师协会会长张文周，国家卫生计生委体制改革司监察专员姚建红，云南省卫生计生委党组成员、省保健局局长白松，云南省食品药品监督管理局副局长邢亚伟，国家食品药品监督管理总局南方医药经济研究所所长林建宁，中国药师协会会长、国家卫生计生委合理用药专家委员会委员兼办公室主任张耀华，中国药师协会副会长陈济生、胡欣等领导出席大会开幕式。高强部长在演讲中指出：医师药师都是医务人员的重要组成部分，医师、药师岗位要分开，药师要在审核医师处方、促进合理用药方面发挥积极作用。他表示，药师的职责、水平、资质、条件要依靠法律来保障。对于加强药师的立法，完善一些法律的规定和措施，把药师队伍的建设纳入法制轨道，我们的社会团体应该广泛吸收社会的一些民意、民愿，向政府和人大机关反映社会的诉求，加快药师立法，使我们的药师队伍逐渐地发展壮大，在中国医药卫生体制改革中不断深化，推动中国医药卫生事业的发展不断加快，推动全民健康，健康中国的建设当中发挥应有的作用。姚建红专员、林建宁所长、首都医科大学附属北京朝阳医院院长助理刘丽宏、北京协和医院大内科主任张奉春、四川美康医药软件研究开发有限公司总经理赖琪、北京协和医院药剂科副主任朱珠、天津瑞澄大药房连锁有限公司总经理闵丽、青岛大学医学院附属医院药学部主任隋忠国，分别做了“十三五”期间医改任务聚焦”“我国医药经济运行趋势”“解密朝阳药学变革之路”“生物制剂——推动风湿疾病治疗进入新时代”“合理用药信息化的问题与探讨”“慢性病长期用药处方管理的国际比较研究”“慢病管理互联网 + 试点经验分享”“新医改控费模式下合理用药再探讨”专题报告。（杨世民）

2017 年第十一届中国药物制剂大会 2017 年 10 月 27 日—29 日，由中国药学会主办，中国药学会药剂专业委员会、中国药学会纳米药物专业委员会、国际控释协会中国分会、中国医药工业研究总院、复旦大学药学院、药物制剂国家工程研究中心、中国医药工业信息中心、上海市药学会承办的 2017 年第十一届中国药物制剂大会在上海召开。国家食品药品监督管理总局等有关部门领导、两院院士、高等院校、医疗机构、医药企业等国内外药物制剂专家学者共 1 400 余人参会。会议以“能级提升——药物制剂创新与产业化”为主题，旨在探讨我国药物制剂发展中面临的热点和难点问题，交流药物制剂领域的新成果、新经验。国家食品药品监督管理总局副局长、中国药学会理事长孙咸泽出席会议并致开幕词。美国北卡罗来纳大学教堂山分校药物工程及分子药剂系 Eshelman 讲座教授黄力夫、中国科学院上海硅酸盐研究所研究员施剑林、中国药学会药剂专业委员会名誉主任委员、北京大学药学院教授张强等专家分别做了题为“针对免疫治疗的一致性肿瘤微环境改造”“催化纳米医学：无毒纳米材料用于微环境相应的肿瘤治疗”“创新释药系统的研究和开发”的主题报告。大会设有基础药剂学论坛、工业药剂学论坛、青年药剂学工作者论坛。通过大会交流共评出优秀论文 22 篇，其中青年药剂学奖 6 名，优秀壁报奖 16 名。

（李友佳）

第 27 届全国医院药学学术年会暨第 77 届世界药学大会卫星会 2017 年 11 月 18 日—19 日，由中国药学会医院药学专业委员会主办、云南省药学会和昆明医科大学第一附属医院共同承办的第 27 届全国医院药学学术年会暨第 77 届世界药学大会卫星会在云南昆明召开。来自全国各地的 2 000 余名药学工作者参会。会议的主题是“安全用药与医院药学服务”，旨在对医院药学服务内涵，医院药师服务能力及药学服务社会化等方面进行探讨，促进临床合理用药和医院药学学科发展。中国药学会医院药学专业委员会主任委员、北京协和医院朱珠教授向大会汇报了专委会 2017 年的主要工作。国家卫生计生委医政医管局张文宝处长、国家卫生计生委药政司蔡丽萍处长、国家人社保社会保险事业管理中心徐延君巡视员、中国循证医学中心李幼平教授分别做了题为“加强药事管理转变药学服务模式”“健全药品供应保障制度”“医保药品谈判与支付方式改革”“医院药学未来发展的机遇分析”的会议特邀报告。会议特设 8 个分论坛，分论坛的研讨主题包括“多学科交流促医院药学发展”“药学服务价值研究与个体化药物治疗”“药师主导的临床研究”“文献研读 ABC：院长谈药师与药学服务”“调剂服务优化与创新”“特殊人群药学服务（妇、儿等）”“临床药师服务模式”“非公医疗药学（师）在医改下的转型”。（李友佳）

第九届药源性疾病与安全用药中国论坛 2017 年 3 月 30 日—4 月 1 日，第九届药源性疾病与安全用药中国论坛——妇女和儿童专题论坛在北京召开。本次论坛由药物不良反应杂志社、中国药理学会药源性疾病学专业委员会及首都医科大学宣武医院，中国老年保健医学研究会老年合理用药分会、合理用药国际网络中国中心组临床安全用药组及北京药理学会等单位联合主办。国内外 40 余名临床医学、临床药学以及科研和管理工作者参会。论坛聚焦儿科用药错误防范、社区常见儿科疾病、药源性儿童性早熟，在妇女人群安全用药领域就妇科肿瘤用药安全、围生期用药安全、绝经期骨质疏松用药安全等议题进行了研讨。会议期间，还进行了妇女和儿童合理用药教育微视频展播、优秀论文评选及中青年药师优秀论文报告评比等活动。（李友佳）

中国药学会第四届药物检测质量管理学术研讨会 2017 年 4 月 19 日—20 日，由中国药学会主办，厦门市药学会、厦门市食品药品质量检验研究院承办的中国药学会第四届药物检测质量管理学术研讨会在福建厦门召开。来自全国食品药品检验检测机构、科研院所、高等院校、医药企业领域的 300 余名代表参会。会议邀请中国食品药品检定研究院院长李波、北京中医药大学教授王志斌、国家药典委员会业务综合处副处长洪小栩、厦门特宝生物工程股份有限公司质量总监杨美花、岛津企业管理（中国）有限公司产品经理周逸舟、沃特世科技（上海）有限公司法规依从顾问冯薇等 6 位领导和专家，分别就《新时期药品检验检测工作的思考》《2020 年版药典编制方向和工作进展》《CNAS 认可药品质量控制检测实验室现场评审中常发现的问题分析》《基于药品生命周期的质量特性研究》《一致性评价中溶出度仪和串联液质的应用方案》《信息化背景下的实验室电子数据合规管理趋势》等内容做了特邀报告。研讨会收录论文 106 篇，集中论述检测实验室信息化体系发展现状及经验、药品生命周期中的质量管理及技术转移、药品上市许可持有人制度实施探讨、仿制药质量一致性评价、食品药品第三方检测平台建设、仪器设备及数据完整性、实验室认证认可、统计分析在质量管理的应用中需要解决的问题等方面。共评出优秀论文 24 篇，并在实验室管理和检测技术两个分会场进行了汇报。会议期间还召开了中国药学会第一届药物检测质量管理专业委员会第四次会议。（李友佳）

中华医学会临床药学分会 2017 年全国学术会议 2017 年 4 月 28 日—30 日，由中华医学会、中华医学会临床药学分会主办，厦门市医学会、厦门大学附属第一医院承办的中华医学会临床药学分会 2017 年全国学术会议在福建厦门召开。大会的主题是“质量、安全、创新”。国内外临床药学专家，中华医学会临床药学分会全体委员、青年委员，以及全国各地的临床药学工作者共 1 万余人参会。厦门市卫生计生委姚冠华主任出席开幕式并致辞。国家卫生计生委医疗管理服务指导中心赵靖处长、中国科学院上海药物研究所陈凯先院士、郑州大学第一附属医院的田鑫教授代替阚全程教授等分别做了题为“深化医改下的机遇和挑战”“抓住机遇,迎接挑战——创新药物研发的趋势与对策思考”“药物代谢与精准用药”的专题报告。会议宣布了2017年度“中华医学会临床药学分会优秀临床药师”及大会优秀论文、大会优秀组织奖评选结果。大会期间还举行了全国临床药师师资培训中心授牌仪式。（李友佳）

中国第八次麻醉药理学术会议 2017年4月28日—30日,由中国药理学会麻醉药理专业委员会、安徽医科大学麻醉学科系与《中国药理学通报》编辑部联合主办的“中国第八次麻醉药理学术会议”在安徽合肥召开。来自药理学界和麻醉学界专家、学者代表共700余人参会。会议特别邀请了国内外著名麻醉学、药理学专家和相关学科的专家报告共55场。与会代表探讨分析了麻醉学科中存在的技术难题以及应用新技术攻关应用的学科现状,提出了诸多麻醉领域的新理念、新思维及科研新进展。大会还在分会场专门开设了青年委员、青年医师与青年药师专题报告。会议收录论文投稿50余篇。（李友佳）

第十五届全国肿瘤药理与临床化疗学术会议 2017年4月28日—5月1日,由中国工程院医药卫生学部和中国抗癌协会抗癌药物专业委员会、中国药理学会肿瘤药理专业委员会联合主办,杭州市第一人民医院集团、浙江大学药学院联合承办的“第十五届全国肿瘤药理与临床化疗学术会议暨2017医学前沿论坛”在浙江杭州召开,会议旨在促进我国抗肿瘤药物研究和应用的交流。来自全国各地900余名代表参会。会议收录论文200余篇。会议特邀第二军医大学附属东方肝胆外科医院王红阳院士、山东省肿瘤医院院长于金明院士、上海药物所耿美玉研究员、美国得克萨斯大学西南医学中心专家傅阳心教授、英国普利茅斯大学李纪良教授等10位国内外专家就当前肿瘤基础、药物和临床治疗研究领域的新进展做了专题报告。会议设4个分会场,分别从抗肿瘤基础、药物、临床研究等主题展开报告和交流。与会代表就近年来肿瘤药理及临床肿瘤药物治疗的新进展、新动向进行了探讨。（李友佳）

2017年第九届紫禁城国际药师论坛 2017年5月5日—7日,由中国健康促进基金会、中关村卓益慢病防治科技创新研究院、美国卫生系统药师协会、日本病院药剂师协会、中日医学科技交流协会、《药品评价》杂志社、药学工具网联合发起的2017年第九届紫禁城国际药师论坛在京召开。论坛以“人类健康需求:药品药学药师”为主题,来自全球20余个国家和地区的药学、医学工作者近4 000人参会。会议期间揭晓了药师紫晶奖领英奖,经药师紫晶奖评审委员会投票,最终由黄仲义,孙忠实,王汝龙三位药学专家获得。大会设有21场分论坛、5场国际交流会,举办了4场专题讨论、4场比赛、壁报交流、图书展示、新产品新技术展览展示等活动。分论坛主题主要包括“多学科交融合作,抗击细菌耐药”“精准医学的后时代—药学实践”“药学服务标准化与服务收费”“智能药房与大数据挖掘”“特殊人群用药与风险管理—妇儿”“患者用药指导与健康教育”“不良反应监测与风险防范”“中日药学实践交流会—专科药师培养体系”“中美药学实践交流会—特殊人群用药”“药、护携手共筑用药安全网”“中欧药学实践交流会—药师与慢病管理”“药师的职业发展与居家药学服务”“处方、医嘱审核与信息化建设”“用药咨询标准化与管理”等。（李友佳）

2017中国国际药物信息大会暨第九届DIA中国年会 2017年5月22日—24日,2017中国国际药物信息大会暨第九届DIA中国年会在上海召开,年会以“恪守临床价值导向、引领药物研发新趋势”为主题。来自国内外的2 000余名药政法规、药物研发、健康产业的代表参会。本届年会的特别论坛题目为:新药研发中“恪守临床价值导向”的认知和实践,来自CFDA的杨志敏、FDA药品评价和研究中心(CDER)战略规划办公室主任Theresa Mullin博士、上海胸科医院肺癌中心主任陆舜教授、基石医药首席执行官江宁军博士、中国罕见病发展中心(CORD)国际事务部总监杨佩蓉博士作为特邀嘉宾就“临床价值”,“以患者为中心的新药研发”和“真实世界数据”这三个主题进行了讨论。会议还为参会者带来“DIAmond经典分会”与适合中小规模新型研发企业的“创新港”两大创新会议展览形式。会议报告和交流探讨的议题包括仿制药一致性评价带来的机遇和挑战、国外仿制药评价工作的启示和思考、仿制药研发过程中的问题和瓶颈、临床试验中风险管理的考量、成为最懂统计的医学事务专家、数据流程核查、纵览肿瘤药物开发的要点与热点等。（李友佳）

第三届中国安全药理学学术年会暨第六届安全药理学国际学术研讨会 2017年5月25日—28,第三届中国安全药理学学术年会暨第六届安全药理学国际学术研讨会在四川成都召开。会议由中国药理学会安全药理学专业委员会主办,中国食品药品检定研究院国家药物安全评价监测中心、国家成都新药安全性评价中心(成都华西海圻医药科技有限公司)共同承办。280余名国内外安全药理学研究和管理专业人员参会。研讨会以“把握安全药理学研究发展动向,全面提升安全药理学研究水平”为主题,聚焦新药安全药理学评价领域的研究进展。会议邀请国际安全药理学会主席WillRedfern博士,前主席Jean-PierreValentin博士、美国国家毒理研究中心陈闽军博士、日本杉山笃教授、安东贤太郎博士、山崎大树博士,CFDA药化注册司赵阳博士、国家药审中心药理毒理部部长王庆利教授、黄芳华博士，大会主席汪巨峰博士等国内外安全药理学专家就“国际安全药理学研究的进展和未来的发展趋势、安全药理学的国际国内政策法规、安全药理学的新技术新方法、儿科药物安全性评价、安全药理学研究常用研究模型、新模型、数据分析以及新药发现中的安全药理学”等方面做了专题报告。 （李友佳）

↗ 2017年全国合理用药大会——抗肿瘤药物大会 2017年5月26日—27日，由国家卫生计生委合理用药专家委员会、中国药师协会主办，中国临床肿瘤学会、北京大学肿瘤医院协办的“2017年合理用药大会—抗肿瘤药物大会”在北京召开。会议的主题是“合理用药，精准治疗”。国家卫生计生委合理用药专家委员会及抗肿瘤药物专业组的相关领导、专家及国内知名专家、相关医院的主管院长、肿瘤相关科室的临床医师及药师等代表参会。大会报告和探讨的主题包括：肿瘤规范化诊疗与合理用药、肿瘤治疗中的团队建设与多学科联合、肿瘤姑息治疗-守望生命质量与尊严、恶性肿瘤治疗现状与未来、晚期NSCLC中外指南的共识与差异、中国肺癌脑转移诊治专家共识（2017年版）、NCCN指南中国版：消化道最新指南及解读-药物治疗部分、中国结直肠癌诊疗规范与化疗药物进展、肿瘤靶向药物的药物经济学、骨与软组织肿瘤化疗与靶向治疗、中国卵巢癌BRCA突变研究、蒽环类药物在乳腺癌治疗中的规范使用、B细胞淋巴瘤靶向治疗的实践与体会等。 （李友佳）

↗ 第十四届全国抗感染药物临床药理学术会议和第二届全国细菌耐药监测大会 2017年7月1日—2日，由国家卫生计生委合理用药专家委员会、北京大学临床药理研究所、北京大学医学部、中国药师协会和中国药理学会临床药理专业委员会共同举办的“第十四届全国抗感染药物临床药理学术会议”和“第二届全国细菌耐药监测大会”在北京召开，会议同期还举办“第一届北大医学感染论坛”。来自全国各地临床、药学、微生物、感控、管理等多学科1 000余名代表参会。“第十四届全国抗感染药物临床药理学术会议”围绕抗感染药物的研发方向、病原体耐药机制研究、创新性抗感染药物审评动向、药代与药效学研究及其对临床治疗的指导作用、不同感染的特点和抗菌药物选择、药物相互作用研究等邀请国内外相关领域专家做专题报告。“第二届全国细菌耐药监测大会”围绕目前国内外开展抗菌药物合理应用、控制细菌耐药性增长的最新动向和进展做了报告和交流。国家卫生计生委李大川处长对我国抗菌药物管理政策进行了解读。国家卫生计生委合理用药专家委员会办公室副主任、全国细菌耐药监测网负责人刘晓琳做了题为“加强监测，遏制细菌耐药”的专题报告。欧洲临床微生物和感染疾病学会国际事务总监及抗生素耐药监测研究组主席Giuseppe Cornaglia教授介绍了欧洲细菌耐药性监测的情况。 （李友佳）

↗ 第七届全国药物毒理学年会 2017年7月4日—7日，由中国毒理学会毒理研究质量保证专业委员会、中国药学会药物安全评价研究专业委员会、中国药理学会安全药理专业委员会、中华中医药学会中药毒理学与安全性研究分会、中国毒理学会中药与天然药物毒理专业委员会、中国药理学会药物毒理专业委员会、中国毒理学会药物毒理与安全性评价专业委员会和中国毒理学会生殖毒理专业委员会、中国毒理学会遗传毒理专业委员会九家联合主办，由中国辐射防护研究院（药物安全性评价研究中心）承办的第七届药物毒理学年会在山西太原召开。来自全国各地近400名代表参会。会议的主题是：紧跟新药评价发展前沿，提高国民安全用药水平。与会专家与代表围绕生物标志物在医药领域的疾病诊断、药效检测以及毒性预测、药物心脏安全性评价、中药肝毒性问题、当前中药非临床安全性研究的技术要求、三维立体（3D）细胞模型、新药的安全性风险、儿科用药潜在毒性、放射性核素靶向治疗药物、遗传毒性评价等主题做了报告和交流探讨。 （李友佳）

↗ 第五届生物技术药物理化特性分析与质量研究技术研讨会 2017年7月18日—20日，第五届生物技术药物理化特性分析与质量研究技术研讨会在辽宁本溪召开。会议由中国药学会主办，中国药学会生物药品与质量研究专业委员会、辽宁省药学会、沈阳药科大学承办。来自中国食品药品检定研究院、国家药典委员会以及国内外生物制药企业、高等院校和科研院所的300余位从事生物制药研究开发和质量分析的代表参会。本次研讨会围绕生物技术药物药学研究、质量评价和GMP生产过程中所涉及的理化特性分析、生物活性检测和质量控制方法等内容进行了的研讨。专家报告所涉及的内容有中国药典二部转三部标准研究及思考、残余宿主DNA检测方法（Q-PCR试剂盒）的研制及标准化进展、重组融合蛋白药物的质量标准和活性研究、CAR-T细胞体外杀伤效力及RCL检测方法的研究进展、细胞培养工艺对蛋白质药物理化性质的影响、基于液-质联用技术对ADCs进行结构研究和特性鉴定、抗体特性分析与关键质量属性之间的关系、PD-1的生产及质量控制、临床阶段生物类似药的质控分析、实验室数据可靠性法规要求、生物制品样品制备、分离和表征研究的创新流程解决方案、最新ETD技术在融合蛋白、ADC药物等复杂生物制品中的深度应用、报告基因法测定某些抗体生物学活性方法的建立等。会议期间组织了相关技术培训。 （李友佳）

↗ 2017年全国药物流行病学学术年会 2017年7月19日—21日，由中国药学会药物流行病学专业委员会和甘肃省药学会药物流行病学专业委员会主办，甘肃省第二人民医院、药物流行病学杂志社、甘肃省医师协会/甘肃省医学会循证医学专业委员会协办的“2017全国药物流行病学专业委员会学术年会暨甘肃省药学学会药物流行病学专业委员会学术年会”在甘肃兰州召开。会议主题为“安全、有效、优化、精准”。来自全国各地的近300名药学、医学、流行病学和管理学等方面专家代表参会。报告主题包括药物研究的机遇与挑战、我国药品不良反应监测工作的发展历程,《中国药物流行病学研究方法学指南》解读、国际协作网络和中国对药物性肝损伤的研究现状、中国医药卫生改革的进展和我国重要的药物政策、开展的循证药物评价研究的方向和成果、全球药物经济学研究、中药药物经济学研究等。会议期间,召开了中国药学会药物流行病学专委会第一届青年委员会的成立会;举行了中国药学会药物流行病学专委会第三次全委会会议。大会还设立了药物安全性研究、药物经济学研究、药物治疗方案设计3个分会场。会议共收录论文160篇。

（李友佳）

↗ 世界中医药学会联合会中药鉴定专业委员会第四届学术年会 2017年8月4日—6日,世界中医药学会联合会中药鉴定专业委员会第四届学术年会在陕西咸阳召开。会议由世界中医药学会联合会主办,陕西中医药大学、黑龙江中医药大学等联合承办。会议围绕中药的“精准鉴定、科学评价”的主题,主要研讨了中药鉴定与质量标准研究、中药化学质量及质量标志物、中药多基原质量评价与安全性评价、中药资源深度开发、中国药典修订与美国中药发展等科学问题。来自国内外的20余名知名专家、近200名师生代表参会。会议收录论文100余篇。在主题报告会上,中国工程院院士刘昌孝研究员针对中药生物属性、制造过程及配伍理论等自身医药体系的特点,提出中药质量标志物的新概念,为中药质量控制提供了新的思路。中科院上海药物研究所果德安研究员、北京大学屠鹏飞教授、广西植物园主任缪剑华研究员、澳门科技大学周华教授4位特邀嘉宾,以及来自美国中药联商会、北京中医药大学、上海中医药大学、南京中医药大学、黑龙江中医药大学、成都中医药大学、西北大学等高校及科研院所中药鉴定领域内的专家学者分别做了的专题报告。（李友佳）

↗ 中华中医药学会医院药学分会换届暨2017年学术年会 2017年8月11日—13日,由中华中医药学会主办,医院药学分会、东直门医院、中国医学科学院肿瘤医院承办的中华中医药学会医院药学分会换届暨2017年学术交流会在北京召开。来自全国32个省市自治区或直辖市的委员候选人300余人参会。会议收录了83篇论文,内容涉及药事管理、合理用药、学术探讨、不良反应、实验研究等研究领域。国家中医药管理局法规司杨荣臣副司长对《中医药法》做了解析;成都中医药大学副校长彭成教授、中国医学科学院药用植物研究所所长孙晓波教授、北京中医医院院长刘清泉教授、河南中医药大学第一附属医院李学林主任药师、中日友好医院张相林主任药师、东直门医院曹俊岭主任药师等专家分别就新形势下的中药临床药学、创新驱动中医药发展—实现临床价值、有毒中药饮片的临床应用、中药临床药师培训基地建设交流、个体化用药、中药药事管理相关政策等专题作了15场主题报告。会议选举成立了中华中医药学会医院药学分会第六届委员会,召开医院药学分会2017年学术交流会。（李友佳）

↗ 第十五届全国生化与分子药理学学术会议 2017年8月16日—18日,由中国药理学会生化与分子药理学专业委员会主办,《中国药理学报》和《药学学报》编辑部协办的“第十五届全国生化与分子药理学学术会议”在吉林长春召开。来自全国各地共270余名药理学工作者参议。会议邀请了52位国内外专家做了大会报告或专题报告。报告主题包括“血管重塑的机制研究与调控药物发现”“阿尔兹海默病生物标志物与临床前评价的转化研究”“心肌损伤修复过程中细胞间信号转导的外泌体调控作用研究”“交感/肾上腺素受体激动致心脏急性损伤的机制与干预”“阿尔兹海默病的多靶点研究”“肿瘤微环境与抗肿瘤药物研究”“基于药物基因组指导的新药研究”“自闭症发病分子机制研究与药物靶标”“激动剂特异性调控δ阿片受体信号转导的机制研究进展”“肿瘤耐药细胞保护敏感细胞免受抗癌药物攻击的作用及机制”“清除衰老细胞-衰老相关疾病治疗的新靶点”“药物重定位的研究策略”“多功能纳米粒子在肝癌诊治一体化中的应用研究”等。会议展示了我国生化与分子药理学的研究成果,交流了肿瘤、心血管、神经等分子药理学方面的研究进展。大会期间,还召开了中国药理学会生化与分子药理学专业委员会全体委员会议和中国药理学会生化与分子药理学专业委员会青年委员会议。（李友佳）

↗ 第一届基层药学学术年会 2017年8月18日—19日,由中国药学会医院药学专业委员会主办,中国药学会医院药学专业委员会基层药学学组承办的第一届基层药学学术年会在广东深圳召开。来自全国各地的基层药师350余人参议。会议主题为“分级诊疗与基层药学服务标准化”。会议特邀了国家卫生计生委药政司李波处长、国家卫生计生委卫生发展研究中心傅鸿鹏主任、中国药学会医院药学专业委员会主任委员朱珠教授分别做了题为“基层医院药学建设”“药学相关医改政策解读”“慢病用药管理需要同质化的药师与药学服务”的专题报告。参会专家围绕医改政策、药事管理、基层药学服务、用药安全等做了主题报告报告;还围绕社区药学服务、医院药学信息化建设、审核处方工作标准化、基层药师职业价值等做了专题报告。会议同期举办了第十三期基层一线药师药学服务技能培训班,200余名基层药师接受了处方审核、发药交代、处方点评、差错防范、服务沟通、用药咨询、药品管理、慢病管理等药学服务知识与技能专项培训。（李友佳）

第16届中药全球化联盟大会 2017年8月18日—20日，由中药全球化联盟委员会主办，广东省中医院、广东省中医药学会承办的第16届中药全球化联盟大会在广州召开。来自世界10个国家和地区的90个大学、研究机构、学术组织和企业界约600名代表出席参会。国家中医药管理局局长王国强出席并致辞，他指出中药资源的可持续利用、中药产品的质量保障和中药产业的健康发展越来越受到国际国内以及社会各界广泛关注与高度重视。近年来，国家中医药管理局围绕中药资源的保护、利用和开发，加强中药传统炮制技术传承，聚焦中药质量安全保障，推进中药产业绿色发展、创新发展等方面开展了大量积极有效的工作。学术大会设立校长论坛、地区合作与法规、教育、中药资源、天然产物、临床研究、中医诊断、预防医学、针灸、多组分活性和机制研究、生物信息学理论和数据、教育、产学研国际合作等16个分会场，其中校长论坛是首次设立的。会议共展出壁报355篇，150多名学者进行了发言交流。 （李友佳）

2017年中国药学会药事管理专业委员会年会暨“践行‘健康中国’理念，促进药事持续发展”学术研讨会 2017年8月20日—22日，2017年中国药学会药事管理专业委员会年会暨“践行‘健康中国’理念，促进药事持续发展”学术研讨会在湖南长沙召开。会议由中国药学会药事管理专业委员会主办，湖南省药学会药事管理专业委员会承力，《中国药事》杂志及中国健康传媒集团协办。来自全国高等院校、药监、药检、医疗机构企事业单位近200名代表参会。会议特邀国家食品药品监督管理总局规划司及药品化妆品监管司、中国药学会药事管理专业委员会、国家药典委员会、北京秦脉医药科技发展有限公司、上海宝驰信医药科技股份有限公司、北京中卫保险经纪有限公司、北京大学药学院、沈阳药科大学工商管理学院等单位的专家、教授分别做了题为“规划引领创新，起步迈向制药强国”“中国药典编制工作改革思路与进展”“药品检查工作情况与思考”“中国医药产业发展”“制药行业信息化趋势”“医药行业风险管理”“药事服务与药师立法思考”“《中华医学百科全书》药事管理学卷编纂情况介绍”等主题报告。年会收录论文183篇，评出优秀论文42篇，9个单位获得优秀论文组织奖。会议设置了“药事管理学科发展青年论坛”“中药全产业链品质提升”“药物安全使用与监督管理”3个分会场，每个分会场邀请5位报告人和10位优秀论文获得者进行报告交流。 （李友佳）

2017年中国药物化学学术会议 2017年8月28日—29日，由中国药学会主办，清华大学药学院承办的“2017年中国药物化学学术会议”在北京召开，会议同期也举行了中欧药物化学研讨会。来自中国大陆及港澳台地区各大高校、研究所、医院和医药研发企业以及英国、美国和日本等国家的药物化学领域与会代表共1 500余人参会。会议的主题是“致力全球新药研究与开发——聚焦新分子、新技术、新疗法”，会议研讨内容涵盖了药物化学前沿领域及热点问题、细胞治疗研究进展以及化学生物学等多个交叉议题，交流了药物化学及相关领域的研究进展，分享了研究工作的成果和经验。大会共设置1个主会场、2个主题论坛以及7个分会场，分别以重要疾病新药前沿研究、药物分子设计新理论，新方法、细胞治疗研究进展（包含免疫、于细胞等）、药用材料、药物合成新方法与新工艺、化学生物学及相关领域以及天然药物（及中药）化学前沿研究等几大方面内容为核心议题开展了专题报告和研讨。大会共安排报告179个，其中特邀报告12个，分会场请报告71个，口头报告96个；此外还有135篇论文参加墙报展示交流。 （李友佳）

第六届肿瘤药学大会 2017年9月1日—3日，以“转型中的肿瘤药学服务”为主题的中国药学会医院药学专业委员会第六届肿瘤药学大会在广东广州召开。会议由中国药学会医院药学专业委员会主办，肿瘤药学学组、广东省药学会、中山大学肿瘤防治中心承办，旨在推动肿瘤药学工作，加强肿瘤临床药师的沟通与交流，促进合理用药，提升药师实践、科研能力及肿瘤专科药学服务水平。来自全国各大医疗机构长期从事基础研究、临床治疗及临床药学、药事管理等领域的知名医药学专家及临床药师等代表参会。大会邀请了8位专家分别做了题为“肿瘤药学学组十年工作回顾与展望”“Cancer Immuno therapy：Mechanisms and Progress”“探索鼻咽癌的转移机制”“化疗药物暴露防护指南的建立”“肿瘤用药安全体系构建与实施”“‘供给侧需求’下的肿瘤药学服务”“EGFR突变阳性晚期NSCLC治疗的思考”“纳米递药系统的特点和展望”的大会主题报告。随后，多位临床药师代表就加强肿瘤患者的科学用药管理，构建肿瘤用药的安全体系，提高药师对恶性肿瘤药物治疗的临床实践技能等方面做了专题报告。会议期间评选了会议优秀论文，举办了一场辩题为“肿瘤辅助用药使用宜严宜宽”的辩论赛。 （李友佳）

2017年国际药学研究生学术论坛 2017年9月8日—9日，由中山大学药学院承办的“2017年国际药学研究生学术论坛”在广州市召开。来自美国匹兹堡大学、香港中文大学、澳门大学、北京大学、浙江大学、中山大学等知名专家出席了本次论坛。会议交流形式分为研究生学术报告、专家报告和墙报三种。研究生报告由药理学、药剂学、药学化学、药物分析学、生药学和微生物与生化药学6个专题组成，由18名研究生进行了现场学术报告；来自美国匹兹堡的Christian A Fernandez教授和来自澳门科技大学的朱依谆教授分别做了专题报告；论坛期间展示了46份墙报并从中选出了10份“优秀墙报奖”。 （李友佳）

第二十八届全国儿科药学学术年会 2017年9月13日

—15 日，由中国药学会医院药学专业委员会主办，中国药学会医院药学专业委员会儿科药学专业组、《儿科药学杂志》与哈尔滨市儿童医院共同承办的“第二十八届全国儿科药学学术年会暨第九届全国儿科药学中青年药师论文报告会”在黑龙江哈尔滨召开。会议主题是“关注儿童 合理用药 药师在行动”，来自全国的 300 余名药师代表参会。中国药学会医院药学专委会主任委员朱珠教授、复旦大学附属儿科医院周文浩教授、苏州大学附属第一医院缪丽燕教授、河北省药学会张淑慧理事长等专家分别做了题为“从医改推动和患者需求，呼唤规范药学服务”“儿童基因组临床实践部署”“立足学科建设 提升药学服务专业技术水平”“药事管理与质量控制”等的大会报告。会议期间召开了中国药学会医院药学专委会儿科药学专业组六届二次全委会扩大会议，颁发了第 28 届全国年会投稿论文总数金银铜牌奖，举行了安科杯全国儿科中青年药师临床合理用药优秀示教范例征集暨儿科临床规范用药演讲大赛活动方案启动仪式，年会承办单位会旗交接仪式及相关学术讲座。（李友佳）

中华中医药学会中药临床药理分会 2017 年学术年会 2017 年 9 月 15 日—16 日，由中华中医药学会主办，中华中医药学会临床药理分会、江苏省中医院、中国中医科学院江苏分院承办的“中华中医药学会中药临床药理分会 2017 年学术年会”在南京召开。来自全国医疗机构、大学、科研院所及企业等 60 余个单位近 200 名代表参会。会议主题为“挑战、机遇、传承、创新”。中国中医科学院院长张伯礼院士等专家教授分别做了题为“中医药临床优势与评价”“中医药临床研究展望”“深入贯彻落实中医药法，推动古代经典名方发展”“中药新药临床研究监管的新变化”“药物临床试验数据现场核查解析”“新版中药临床研究指导原则的编制体会与工作启示”“临床试验机构建设与转型”“临床试验机构管理的若干问题”“中药临床研究项目实施的关键环节”“关于临床试验研究者 GCP 培训模式的思考”等的主题报告。大会围绕药物临床试验机构建设与转型、临床试验机构管理、中药临床研究项目实施的关键环节以及临床试验研究者 GCP 培训模式等方面进行了交流，传递了国际临床研究的新趋势、中药临床研究管理办法的新动向、中药临床研究的新方向等信息。会议期间，召开了“中华中医药学会临床药理分会青年委员会成立会议”。（李友佳）

岛津杯第十三届全国药物分析优秀论文评选交流会 2017 年 9 月 15 日—16 日由中国药学会药物分析专业委员会主办，《中国药学杂志》社、四川省食品药品检验检测院承办的《中国药学杂志》岛津杯第十三届全国药物分析优秀论文评选交流会在四川成都召开。会议的主题是：创新驱动精准药物分析、保驾护航药品质量安全。来自全国各省、市药品检验所、高等院校及医药研究院相关单位近 200 人参会。中国药学会药物分析专业委员会主任委员马双成研究员致辞并做了题为《我国药物分析科学现状与展望》的主题报告。会议特别邀请了多位国内知名专家学者做了有关药物分析学科的发展、仿制药一致性评价、天然药物的代谢动力学、微流控芯片、数字化标准物质平台等方面的专题报告。会议收录论文 169 篇，论文获奖代表分别在大会、分论坛、学生论坛上进行了交流。（李友佳）

2017 年第四届中国医药创新与发展高层论坛 2017 年 9 月 17 日—19 日，由中国药学会主办，安徽省药学会、安徽中医药大学和安徽省中医药科学院承办的 2017 年第四届中国医药创新与发展高层论坛在安徽合肥召开。论坛主题为“加快中医药发展扩大海内外影响”。来自全国 25 所中医药院校、科研机构、医药企业的 400 余人参会。论坛期间共进行了 21 场专题报告，中国科学院院士陈凯先、中国工程院院士刘昌孝等专家分别从“与时俱进、走向世界，推动中医药创新发展”“创新药物研究开发的难点和挑战”“基于中药的创新药物发现”“结构药剂学的制剂产品发展和创新”“中药活性成分及其作用机制研究”“中药和天然药物活性成分—我国新药创制的重要源泉”“中医药国际化的策略与实践”“真菌天然产物：从资源到应用”“中药炮制技术传承与创新发展策略”“中药显微鉴定的继承创新与求真”“基于本草学的现代中药学研究与应用”等主题做了报告。专题报告围绕国家创新驱动发展战略和科技助力精准扶贫工程，展示了我国在分子生药学、中药复方药代动力学、精准医疗等中医药领域的研究成果和技术。论坛期间研讨了中医药产业如何创新发展和优化升级，建立健全中医药管理体系和评价体系、标准体系等问题。（李友佳）

第三届药品安全与政策研究国际论坛 2017 年 9 月 25 日—26 日，第三届药品安全与政策研究国际论坛在陕西西安召开。此次会议是“一带一路”全球健康国际研讨会暨 2017 中华预防医学会全球卫生分会学术年会的分论坛之一，汇集了国内外药品安全与政策领域的学者，对学术与政策前沿的新进展进行了研讨。论坛由西安交通大学药品安全与政策研究中心、西安交通大学药学院与陕西省卫生改革发展研究中心共同承办。来自 20 余所国内外知名高校、科研机构及政府部门的专家学者代表共 200 余人参会。格罗宁根大学全球卫生系主任 Hans V Hogerzeil 教授就基本药物政策国际状况做了主题报告，他指出，基本药物“依然基本”，与中国新医改中“保基本、强基层、建机制”的基本原则相一致。西安交通大学药学院方宇教授就我国药物政策领域现需要解决的重点问题，提出应全面提高药品的可及性，加强药品创新与监管，服务健康中国建设。会议期间。10 余位专家学者从不同方面对药品安全与政策领域的现状、前沿研究工作与实践进行讲解，主题包括：高价基本药物的可负担性与可获得性，真实世界的药品安全研究，传统药物与主流医学体系的融合与冲突，药品管理法与药品监管，药品价格与药物经济学，药品合理使用与不良反应监测，临床药学循证评价与大数据研究，零差率政策效果与影响等。（李友佳）

第三届《药学学报》药学前沿论坛 2017 年 10 月 13 日—15 日，第三届《药学学报》药学前沿论坛在上海召开，论坛是《药学学报》中英文两刊编委会为配合"重大新药创制"国家科技重大专项的实施，推动中国创新药物研发而策划主办的学术年度会议。论坛由《药学学报》编委会、中国医学科学院药物研究所主办，中国科学院上海药物研究所、复旦大学、上海中医药大学、国家新药筛选中心、上海市药学会药理学专业委员会和上海市浦东新区工程师协会承办。来自国内外 130 多位著名专家学者出席，本届论坛参会代表共 800 余人。"十三五"国家科技重大专项技术负责人、国内外著名药学专家做了大会主旨报告；大会组委会委员、药学领域的杰青、长江学者、知名科学家和资深新药评审专家以及企业代表针对新药研发过程中先导化合物发现与修饰、药效研究、作用机制、体内代谢、质量控制、制剂剂型、临床药学和药物临床后评价等问题，做了报告和交流。论坛除 10 个专题大会报告外，还设有 9 个分会场：①药物设计与先导物发现；②药物分子靶标与作用机制；③药物质量控制与体内过程；④药物递送系统与新技术新方法；⑤中药现代化与分子生药学；⑥临床药学与药物临床研究；⑦生物技术药物分析与研究；⑧监管科学与新药创制；⑨青年论坛。论坛为参会的青年科研人员和青年学生提供了口头报告和墙报展讲的平台，并评选出 6 位优秀壁报奖获得者。5 家海内外公司代表在会上介绍了国际新药创制的新趋势、新策略、新技术、新方法、新手段和新设备等议题。论坛期间还召开了《药学学报》中、英文刊编委和青年编委工作会议，120 余人参会。（李友佳）

第十九届全国药学史本草学术研讨会 2017 年 10 月 13 日—15 日，中国药学会药学史专业委员会第十九届全国药学史本草学术研讨会暨 2017 年江苏省药学史专业委员会年会在江苏苏州召开。会议由中国药学会药学史专业委员会主办，江苏省药学会药学史专业委员会、南京中医药大学中医药文献研究所、中国中医科学院中国医史文献研究所联合承办。来自大陆和香港的专家学者 130 余人参会。会议收录论文 80 篇，涉及本草文献研究、本草考证研究、药学史研究、药学人物研究、方药理论研究、其他相关研究 6 个方面内容。大会主旨报告共有 6 场，南京中医药大学蔡宝昌教授等 6 位专家分别做了题为"构建可溯源中药材饮片质量控制体系是药学史和本草学术研究之应用""本草及本草学的概念辨析""如何阅读《证类本草》""北京协和医学院早期的中药研究""被遗忘的中医药博物馆""法国所藏两部《本草品汇精要》彩绘图谱与中药所藏本关系考"的主题报告。会议设立了本草考证与药学史两个分会场，分别有 16 位学者报告论文，报告内容涵盖本草正名探索，古本草中的药物考证、鉴别研究、加工炮制应用及现代研究进展，本草考证研究论文的分析、中国药学史研究的回顾与思考、药材标准的发展历史与修订、本草与方书古籍考证、吴门医派之本草发展述略、民国药学史研究等。（李友佳）

中国药学会医药知识产权研究专委会 2017 年学术年会

2017 年 10 月 15 日—16 日，由中国药学会医药知识产权研究专业委员会主办，正大天晴药业集团股份有限公司、中国药科大学国际医院商学院承办的"中国药学会医药知识产权专委会 2017 年学术年会"在江苏南京召开。国家食品药品监督管理总局药品化妆品注册管理司、国家知识产权局专利局医药生物发明审查部、中国药学会医药知识产权研究专委会委员及国内企业代表等近 200 人参会。会议以"加强知识产权保护，激发医药产业创新发展活力"为主题。国家食品药品监督管理总局药品化妆品注册管理司刘春处长介绍了深化药品审评审批制度改革的情况及成效，强调要想鼓励药品创新，必须做好药品生命周期各个环节管理制度的衔接；国家知识产权局专利局医药生物发明审查部姜晖处长介绍了药品审评审批相关的专利问题，并就国内外药品审批过程中涉及的 Bolar 例外原则、遏制期、反向支付等问题的背景和制度设置进行分析；中国药科大学国际医药商学院丁锦希副院长对中国药品试验数据保护制度的方案设计，以及药品上市目录集的框架构建做了汇报。与会代表就药品专利链接、药品专利期限补偿和药品数据保护等多项知识产权制度进行了探讨，评价了知识产权保护对于药品审评审批制度改革的促进作用，并对今后相关制度的实施提出意见。（李友佳）

中国药学会 2017 年制药工程专业委员会学术年会

2017 年 10 月 20 日—22 日，中国药学会制药工程专业委员会 2017 年学术年会在安徽合肥召开。本次大会由中国药学会制药工程专业委员会主办，中国医药包装协会、合肥工业大学、安徽省药学会制药工程专业委员会、安徽省医药包装协会共同承办。会议主题为：药改新政《关于深化审评审批制度改革鼓励药品医疗器械创新的意见》的挑战与机遇；制药工业能力升级——绿色和智能制药技术；新药新辅料与高端制剂以及药包材药用辅料关联审评政策解读。来自全国药品监管部门、高等院校、科研院所和国内外制药企业的 200 余位专家学者参会。工信部消费品司医药处王学恭处长，中国药学会制药工程专业委员会主任委员俞雄研究员，中国食品药品检定研究院张启明研究员，上海市食品药品检验所王彦所长，中山大学吴传斌教授，教育部"长江学者"特聘教授、合肥工业大学韩际宏教授，上海药品审评核查中心陈凤菊检查员，恒瑞医药股份有限公司药物研究院院长卢韵研究员和中国医药集团联合工程公司设计师刘元高级工程师等专家分别就新政策、新技术以及当前行业发展重点关注的“药包材关联审评审批制度”“绿色和智能制药技术”“高端制剂研发关键技术”“药物一致性评价”等问题做了报告与交流探讨。会议还设立了制药工程科技、药包材2个报告分会场报告。会议期间举办了制药工程专业案例版规划教材专家委员会会议和全国大学生制药工程研究征文比赛决赛大会。

（李友佳）

第十六届全国青年药师成才之路论坛 2017年10月21日—23日，由中国药学会医院药学专业委员会主办、黑龙江省药学会承办的“第十六届全国青年药师成才之路论坛’在黑龙江哈尔滨召开。论坛的主题是：患者用药安全与药师的责任。来自全国各地25省市共200余名药师代表参会。论坛收录论文222篇。大会分为专题报告、高端访谈、主题讨论和优秀论文交流等环节。在大会学术报告中，美国西英格兰大学药学院孙树森教授等专家分别从ADR监测、用药安全以及美国专科药师培养与认证方面进行报告。宋海沄主任介绍了我国药品不良反应的状况以及监测情况；赵志刚主任阐述了用药安全是药师的责任；孙树森教授阐述了美国专科药师培训以及美国专科药师认证的情况。8位专家分别就“如何开展药物合理应用科研研究”“T2DM与病人风险管理”“促进创新和获取优质、安全、有效和可负担的儿童药物”“中药药物警戒思考与实践”“医院药学文化与学科发展”“医改中药师作用的发挥”“医院药师如何迎接取消药品加成的挑战”“更年期联合门诊”等专题做了报告。在高端访谈环节，与会嘉宾围绕“十九大新时期，新征程中药师如何发挥作用”的议题展开了交流探讨。主题讨论环节以“创新实践——患者用药安全与药师的责任”为主题，围绕药学科普、不良反应监测、药学服务能力的提升、医疗体制改革等问题进行了交流。

（李友佳）

第七届全国药物分析大会暨第三届药物分析国际论坛

2017年10月26日—27日，由全国药物分析大会理事会主办，沈阳药科大学承办的“第七届全国药物分析大会暨第三届药物分析国际论坛”在辽宁沈阳召开。来自国内外60余所高校科研机构的近600位专家学者和青年学生参会。会议的主题是“共享创新成果、引领学科发展”，会议收录论文271篇、墙报100个。主会场上，来自天津药物研究院刘昌孝院士、清华大学罗国安教授、军事医学科学院钱小红研究员、中国科学院化学研究所陈义研究员、日本武库川女子大学萩中淳教授、韩国首尔国立大学权成园教授、中国科学院大连化学物理研究所许国旺研究员、东北大学王建华教授、岛津企业管理（中国）有限公司李强博士、美国夏威夷大学贾伟教授、海军军医大学柴逸峰教授、中国药科大学张尊建教授、沈阳药科大学李清教授等13位国内外药物分析领域的专家学者分别做了题为“PET在体分子显像技术在药代动力学研究中的应用”“药物分析的创新发展与展望”“The development and Application of Techniques for the Analysis of Protein Glycosylation”“表面等离子体共振成像方法与药物分析”“Preparation of molecularly imprintedpolymers for hydrophilic compounds by modified precipitation polymerization”“Evaluation of melatonin activity with sleep deprivation rodent model: explorationof wellbeing sleep”“基于质谱的代谢组学在精准医学研究中的应用”“多金属氧酸盐选择性吸附特定蛋白质的研究”“Nexera UC创新超临界流体色谱技术助力生物医药分析新发展”“Nexera UC创新超临界流体色谱技术助力生物医药分析新发展”“基于代谢组学的转化医学研究”“药物活性分析新方法研究与应用”“基于代谢组学的中医药联用减毒增效研究”和“基于多层次效应评价与作用物质表征的中药质量评价方法研究”等的大会报告。会议设立了5个分会场报告，主题分别为“药物质量评价”“药物安全性分析”“药物分析新材料与新技术研究”“精准分析药理学”以及“组学技术与转化医学”。

（李友佳）

第七届全国治疗药物监测学术年会 2017年10月26日—28日，由中国药理学会治疗药物监测研究专业委员会、重庆医科大学附属医院主办，《医院用药评价与分析》杂志社有限公司承办的第七届全国治疗药物监测学术年会在重庆召开。会议主题为：配合医改中药学内容，推动合理用药技术、临床药学务实开展。来自美国西新英格兰大学药学院、阿肯色州立大学药学院、杜克大学医学院以及包括香港中文大学药学院在内的国内外药学界人士共600余人参会。会议设1个主会场、5个分会场。大会主题报告的内容包括国内外治疗药物监测发展前沿及技术创新动态、药物个体化治疗研究成果及临床实践经验、循证药学及治疗药物监测指南制订和研究、治疗药物监测分析技术及组学技术、治疗药物监测政策、教育、药事管理研究等。会议期间同步举行了中国药理学会治疗药物监测研究专业委员会二届三次全体会议、TDM临床药师学组年会、循证药学学组年会、儿科学组年会、医院药品风险管理学组年会、青年委员沙龙、临床药学学科建设论坛、TDM技术（分析/定量）论坛以及第三届药学微电影节。

（李友佳）

第四届中国药物基因组学学术大会 2017年10月26日—28日，“第四届中国药物基因组学学术大会暨首届中国个体化用药-精准医学科学产业联盟大会、2017全球硬科技创新大会、生物技术论坛”在陕西西安召开。会议由西安市人民政府、中国药理学会药物基因组专业委员会和中国个体化用药-精准医学科学产业联盟主办，西北大学、国家微检测系统工程技术研究中心、陕西精准医学基因检测示范中心、陕西省国际医学交流促进会、陕西佰美基因股份有限公司以及西咸新区科联合承办。来自全国各地学者代表300余人参会。大会以“药物基因组助力未来健康”为主题，邀请了海内外专家做专题报告。与会嘉宾针对药物基因组学和精准医学领域最新的理念、技术和成果将进行专题讨论，交流在精准医学、个性化医疗、遗传咨询、生物医学大数据方面所取得的成就，同时对前沿技术应用与规范、健康产业发展与政策等特点问题进行了探讨，对精准医学在临床的实践和案例进行分享。（李友佳）

第十届全国临床中药学术年会 2017 年 10 月 27 日—30 日，由中华中医药学会主办，中华中医药学会中药基础理论分会、福建中医药大学承办的“第十次全国临床中药学学术年会”在福建福州召开。来自全国 23 所中医药院校、部分设置中医药专业的综合性大学、医学院校，国家药典委员会、中国中医科学院等研究机构以及医疗机构的专家学者、青年教师、研究生代表共计 250 余人参会，大会收录论文 143 篇。会议主题为“临床中药学、中医临床药学的整合、纳新、突破与发展”。学术专题报告会上，高学敏教授做了“关于‘中药基础理论分会’更名为‘临床中药学分会’的建议”主题报告。来自中国中医科学院杨洪军研究员等 21 位专家分别从“新中药”发现、“中药”与“中成药”的思考、中药资源保护与开发、中医药的发展应用及文化传播到中药基础理论研究等角度进行主题报告和学术交流探讨。（李友佳）

第二届中美双边药理学术会议 2017 年 11 月 2 日—4 日，由中国药理学会和美国药理学与实验治疗学学会共同主办、浙江中医药大学和浙江省药理学会联合承办的“第二届中美双边药理学术会议”在浙江杭州召开。来自中美两国的 220 余位从事药理学研究的专家和学者参会。会议设两个主题，一是分子药理学与新药发现，二是传统药物与天然药物对于疾病的治疗。会议收录论文摘要 120 余篇，研究主题包括分子药理及药物发现、中药及天然产物药物发现等。在“分子药理学与新药发现”的专题论坛会场上，美国加利福尼亚圣地亚哥大学 Paul Insel 教授、安徽医科大学魏伟教授、伯明翰亚拉巴马大学 Mary-Ann Bjornsti 教授、中科院上海药物所谢欣教授、密歇根州立大学 Rick Neubig 教授、山东大学孙金鹏教授、普度大学 John Tesmer 教授分别做了题为“GPCRomics: tissue and cellular GPCR expression identifies new therapeutic target”“Direction of new drug research: soft regulation of inflammatory immune responses”“SUMO conjugation-scha therapeutic target”“Argeting G protein-coupled receptors for the treatment of autoimmune diseases”“Identification of a novel target for cancer and anti-fibrotic therapy”“Arrestin mediated GPCR biased signaling and its application in new drug discover”“Rational design of GRK2 inhibitors for the treatment of heart failure”的专题报告。在“传统药物与天然产物对于疾病的治疗”的专题论坛会场上，CNPHARS 理事长张永祥教授、美国农业部毒性植物研究实验室 Benedict Green 教授、中国医学科学院药物所蒋建东教授、华盛顿州立大学 Mary F Paine 教授、河北医科大学附属以岭医院贾振华院长、北卡罗来纳格林斯伯勒大学 Nadja B Cech 教授、中国医学科学院药物研究所杜冠华教授分别做了题为“Pharmacological study on traditional Chinese medicine and natural product in China”“Drugs and natural products: from plants and livestock to human therapeutics”“Berberine is a new mechanism drug against energy metabolic disorder”“A systematic approach to select and evaluate natural products as precipitants of pharmacokinetic natural product drug interactions”“Study of Collateral disease research and translational medicine”“New approaches for identifying biologically active components of botanical natural products”“Salvianolic Acid A, a natural product obtained from Salvia miltiorrhiza alleviates diabetic complications”的专题报告。此外会议还设有青年科学家报告和壁报交流。（李友佳）

第六届全国眼科药学学术会议 2017 年 11 月 3 日—5 日，由中国药学会医院药学专业委员会主办、中国药学会医院药学专业委员会眼科药学学组、广州爱尔眼科医院共同承办的“第六届全国眼科药学学术会议”在广东广州召开。会议以“新常态下，眼科用药安全的机遇与挑战”为主题，探讨在新常态下如何安全、合理用药。来自全国各地近 300 名眼科药师和医师代表参会。会议通过大会报告、优秀论文评选、“药学技能大赛”评选等方式，对医院药学服务内涵、医院药师服务能力及眼科临床规范用药等方面内容进行探讨。大会报告的主题包括“屈光手术的治疗进展”“糖皮质激素类药物在眼底病中的应用”“智能时代药学服务思考”“药物引起眼部毒性”“眼表感染性疾病的治疗”“青光眼药物治疗的现状与发展”“具有自主知识产权的治疗白内障化学一类新药 ZOC2017217”“干眼症治疗进展和病例分享”“从医院的 HIS 系统谈眼科临床药学”“结膜下注射循证医学证据”“抗菌药物在眼科临床的合理应用”“糖尿病视网膜病变诊疗中的问题与对策”“眼内炎的治疗与病例分享”“眼用免疫抑制剂的种类及应用”“医嘱重整与处方精简”等。（李友佳）

第十三届海洋药物学术年会暨 2017 国际海洋药物研讨会 2017 年 11 月 6 日—8 日，第十三届海洋药物学术年会暨 2017 国际海洋药物研讨会在山东青岛召开。会议由中国药学会海洋药物专业委员会、青岛海洋科学与技术国家实验室、中国生物化学与分子生物学海洋分会、中国微生物学会海洋微生物学专业委员会、中国海洋湖沼学会药物学分会、中国药理学会海洋药物药理专业委员会联合主办，中国海洋大学海洋药物教育部重点实验室、山东省糖科学与糖工程重点实验室、国家海洋药物工程技术研究中心、青岛海洋生物医药研究院及青岛市药学会海洋药物专业委员会共同承办。

会议以“开拓深蓝生物资源，驱动海药源头创新”为主题．来自国内外560余名海洋药物领域的专家学者及研究生参会。会议期间，来自中国、美国、澳大利亚、德国、匈牙利、韩国、荷兰等国家和地区的知名学者28人应邀做了大会报告，有17人做了主题报告。大会还同时设立了海洋药物青年论坛和博士论坛，有36名学者做了相关报告。会议就海洋药物先导化合物发现、活性功能分子的大规模制备技术、候选药物及新药研究、海洋生物功能制品等相关学科领域的新进展新成果进行交流和探讨。（李友佳）

↗ 第十五届国际新药发明科技年会 2017年11月9日—11日，由百奥泰国际会议有限公司主办的“第十五届国际新药发明科技年会”暨“第一届国际生物医药工程大会”在陕西西安召开。来自50个国家的300余位代表参会。大会的主题是“从创新到转化医学”。会议设置了30多场分论坛，研讨主题包括：药物发现的基础研究（分子生物学，遗传学，免疫学，肿瘤学，药理学，病理学，生物信息学，纳米技术等）；药物化学；新的生物治疗和生物药物发现；天然产物及传统中医药；药物递送；生物标记物与个性化医学；新型抗癌药物、抗中枢神经系统疾病药物、新型抗感染药、心血管药物、消化呼吸泌尿代谢药物、抗疼痛、偏头痛和麻醉药的发现；临床试验、药品行政审批和市场开发；转化医学发展趋势与药物发现；药物发现综合服务、交易决策与业务发展以及国际项目的合作对接等。（李友佳）

↗ 中华中医药学会中药炮制分会2017年学术年会暨第二届雷公论坛 2017年11月10日—13日，由中华中医药学会主办，中华中医药学会中药炮制分会、王孝涛炮制传承工作室广东分室共同承办的“中华中医药学会中药炮制分会2017年学术年会暨全国第二届雷公论坛”在广州召开。来自全国中药炮制领域的知名专家学者、中药饮片行业的企业家、研究生等380余名代表参会。会议的主题为“科技炮制、创新炮制、绿色炮制”。大会主题报告题目包括“中药复方制剂走出国门的机遇与挑战”“被遗忘的中医药博物馆”“科技炮制、创新炮制、绿色炮制的内涵”“传统炮制与现代发展”“中药饮片概念及中药饮片1.0～4.0”等。与会专家与学者代表围绕饮片与非饮片的性质及关系、新饮片开发途径与可行性、传统饮片与新饮片的差异性、如何提高炮制的科技含量、实现绿色炮制、实现饮片的标准化生产、饮片与新饮片的研究与标准制订、生制饮片差异性、专属性标准研究、饮片与新饮片、非饮片的关系及发展前景、饮片分等级的意义、方法及质量控制、新饮片开发的途径与种类等10多个议题进行了交流探讨。（李友佳）

↗ 第七届全国妇产科药学大会 2017年11月17日—18日，由中国药学会医院药学专业委员会主办，中国药学会医院药学专业委员会妇产科药学学组、《中国药学杂志》社承办的第七届全国妇产科药学大会在云南昆明召开。会议的主题是“妇产科用药安全与药学服务社会化”。来自全国各地医院的临床药师、临床医师参会。大会通过学组工作总结报告、论文交流、案例评比等方式就妇产科用药安全性和如何将妇产科药学服务社会化进行探讨。昆明医科大学第一附属医院罗应伟院长对医疗现状和人才建设给予了期望，他认为健康的下一代需要从孕产妇安全用药做起，而这项重任离不开临床药师的共同努力。云南省卫计委妇幼处李楠处长阐述了在妇幼健康工作中取得的成绩和现存的困难，指出合理用药应贯穿妊娠期、哺乳期和婴幼儿全程，临床药师不可或缺。首都医科大学附属北京妇产医院阴赪宏院长介绍了近年来出生缺陷的控制进展，对于临床药师在其中起到的推动作用给予了肯定并提出医改过程中，药学部面临的巨大转变，向药师提出了更高要求，应专注于整个药学专业的发展方向，如提供用药咨询服务，发展精准药学检测及肿瘤药物个体化用药等。中国药学会医院药学专业委员会朱珠主委提到“健康中国”的发展战略，医生注重诊断和用药，而药师应注重药物相互作用、禁忌、个体化等，术业有专攻，共同保障孕妇安全。会议收录论文68篇和用药案例投稿15个。（李友佳）

↗ 2017中国生物制品年会暨第十七次全国生物制品学术研讨会 2017年11月20日—21日，2017中国生物制品年会暨第十七次全国生物制品学术研讨会在四川成都召开。会议由中国医药企业发展促进会、中国药学会生物药品与质量研究专业委员会、中华预防医学会生物制品分会、中国医药生物技术协会疫苗专业委员会、中国微生物学会生物制品专业委员会共同主办，成都生物制品研究所有限责任公司等单位承办，来自国内外的1 500余名代表参会。桑国卫院士、刘昌孝院士、林东昕院士、魏于全院士和王军志研究员分别做了题为“2018年专项创新药物与临床试验的设计与核查”“监管科学的研究进展”“食管癌的基因组改变与精准预防”“生物技术在抗衰老上的应用”“生物药‘十三五’方向及WHO生物制品标准化研究重点”的专题报告。会议设立了3个主题分会场，由55位专家分别在“新型疫苗研发与评价”“新型生物技术药研发与评价”“基因与细胞治疗”3个分会场进行报告。（李友佳）

↗ 2017年中国药品质量安全年会 2017年11月28日—29日，由中国食品药品检定研究院主办，深圳市药品检验研究院协办的主题为“确保药品安全，维护公众健康”的2017中国药品质量安全年会暨药品质量技术培训会在广东深圳召开。来自有关直属单位、各地药品医疗器械检验检测机构、生产企业、研发单位、高等院校和科研院所以及行业协会等1 300余人参会。国家食品药品监督管理总局药化监管司副司长张培培、医疗器械监管司副司长张琪、中检院监督中心朱炯、张欣涛分别做了题为“年度药品抽验状况发布与市场监管”“医疗器械抽检和上市后监管”“2016 年国家药品抽验质量状况报告”和“国家医疗器械抽验质量状况分析”的主题报告。会议同期举办中药、化药、生物制品、医疗器械、包装材料与药用辅料等 5 个分会，设置主题报告、专题报告、互动交流等环节，各领域专家学者对药品医疗器械质量安全相关问题进行了分析和研讨。（李友佳）

第六届定量药理学与新药评价国际会议 2017 年 12 月 1 日—2 日，由中国药理学会定量药理专业委员会主办，北京协和医院Ⅰ期临床研究室暨创新药物临床药代药效研究北京重点实验室承办的“第六届定量药理学与新药评价国际会议”在北京召开。来自美国食品和药物管理局、国家食品药品监督管理总局等药政管理机构，美国 Buffalo 大学、北京大学、复旦大学、上海中医药大学和中国药科大学等学术机构及制药企业界的知名学者和专家共 450 余人参会。会议共收到来自学术界、工业界学者投稿 Poster 共 57 份。会议主题为“定量药理学与新药研发：机遇和挑战”，设置了学术报告、圆桌讨论、夜间沙龙等环节。研讨专题内容包括：①系统药理学的研究进展；②基于模型的药物研发策略和药政监管：来自学界/企业/监管的观点和案例；③基于机制的药代动力学/药效模型，药代动力学/药效/疾病进展联合模型：研究案例；④基于机制的生理药代动力学研究和案例；⑤基于模型的转化医学研究和临床个体化用药；⑥定量药理学在种族差异评价中的应用；⑦定量药理学在仿制药生物等效性评价中的应用；⑧定量药理学中的新技术和新方法：适应性设计、基于模型的 Meta 分析与案例；⑨生物药物开发中的定量药理学。会议期间还召开了中国药理学会定量药理学专业委员会委员及青年委员工作会议。（李友佳）

2017 年中国执业药师发展论坛 2017 年 12 月 1 日—3 日，由国家食品药品监督管理总局执业药师资格认证中心、中国药科大学及中国医药物资协会联合主办的 2017 年中国执业药师论坛在山西太原召开。来自全国相关政府部门领导、专家学者、行业协会以及医药企业负责人、执业药师代表共 500 余人参会。论坛设“提升执业药师能力，服务公众健康”主论坛和“药师培养及药学教育改革”及“药店转型发展和慢病管理”两个专题分论坛。国家食品药品监督管理总局执业药师资格认证中心王平主任等 10 位专家分别做了题为“《十三五'国家药品安全规划》与执业药师资格制度发展”“我国药品改革的进展与思考”“药师的作用与培养”“对医药业创新与发展思考”“药店转型发展及执业药师作用提升”“英国药事药学服务实践”“中西药结合药学服务”“2016 中国执业药师发展报告解读”“国际药学联合会药学教育发展南京共识解读”“山西省药师队伍的建设与发展”的主题报告。分论坛上，9 位专家分别从药师培养与药学教育改革、药房转型发展与慢病管理两大主题展开汇报探讨。论坛期间发布了 2016 年版《执业药师发展报告》(蓝皮书)。（李友佳）

2018 年

2018 年中国药学大会 2018 年 9 月 17 日—20 日，由中国药学会、成都市人民政府、四川省食品药品监督管理局主办，四川省药学会、成都市食品药品监督管理局承办的“2018 年中国药学大会”在四川省成都市隆重召开。大会主题是深入学习贯彻习近平新时代中国特色社会主义思想和党的十九大精神，巩固改革开放成果，助力药物创新，争创世界一流学会。国家药品监督管理局局长焦红、全国政协教科卫体委员会副主任、中国药学会理事长孙咸泽，成都市人民政府市长罗强，四川省食品药品监督管理局局长鞠波等领导出席大会并讲话。中国药学会常务理事、监事，学会科技奖等获奖代表以及来自科研院所、高等院校、医疗机构、医药企业等领域专家学者 1 500 余人参加大会。孙咸泽在致辞中指出，改革开放以后我国医药行业进入高速发展期，中国医药市场已经成为全球第二大医药市场。中国药学会作为具有 111 年历史的学会，紧紧围绕党和国家事业发展大局，持之以恒团结带领药学界人士，深入开展学术交流活动，为推动我国药学事业发展、维护公众健康不懈努力。中国药学会将瞄准建设世界一流学会远大目标，全力推动新时代学会工作格局重塑、组织重构和流程再造，为繁荣和发展我国药学事业做出新贡献。焦红在讲话中指出，近年来，中国药学会积极主动服务国家药品审评审批制度改革，积极参加国家局专项工作，开展课题研究，取得了明显成绩，已成为在国内外药学界具有广泛影响力的科技团体。焦局长强调，为公众提供高质量的、安全有效的药品是我们的根本目标和共同的价值追求。希望中国药学会更好发挥交流平台作用，全面提高我国药学专家在国际舞台话语权和影响力；更好发挥智库作用，为提升完善中国药品科学监管贡献力量；更好发挥技术支撑作用，为仿制药质量与疗效一致性评价、医药创新和产业发展、持续提高药品质量等工作提供科技支撑。积极主动承担药学科普任务，全面提高全民科学素质。

从 2018 年起，国家药品监督管理局授权中国药学会对外发布过度重复药品提示信息。开幕式上中国药学会发布第四批过度重复药品提示信息，共包含 297 个通用名品种，涉及临床药理学和治疗学分类的 14 个大类、60 个亚类，均为临床多发病、常用药。开幕式上颁发中国药学会第十三届中国药学会科学技术奖 15 项，其中一等奖 2 项，二等奖 4 项，三等奖 9 项。中国生物技术股份有限公司杨晓明研究员等完成的“全球消灭脊灰行动计划关键疫苗(国家一类新药 sIPV 及 bOPV)的研发及应用”、北京中医药大学吴嘉瑞教授等完成的“基于大数据的中药注射剂上市后再评价及方法学研究”研究项目荣获一等奖。同时颁发了第三届中国药学会-以岭生物医药奖，5名专家荣获生物医药创新奖，6名学者荣获生物医药青年奖。大会邀请7位院士做大会报告，79位特邀专家在12个分会场做专题报告；大会收到论文518篇，108篇论文在分会场报告交流，共评选出优秀论文49篇，其中一等奖6篇，二等奖13篇，三等奖30篇。大会期间，分别召开了中国药学会24届理事会第十一次常务理事会议、中国药学会监事会第三次会议、中国药学会中药临床评价专业委员会成立大会等会议。（杨世民）

第十八届中国药师周大会 2018年11月24日，“第十八届中国药师周”在江苏省南京市开幕。本次大会由中国药学会主办，中国药科大学、江苏省药学会、南京药学会、中国药学会科技开发中心承办。全国政协教科卫体委员会副主任、中国药学会理事长孙咸泽，国家卫生健康委员会药物政策与基本药物制度司司长于竞进，国家药品监督管理局综合和规划财务司副司长巩建平，国家医疗保障局医药服务管理司副司长黄心宇，南京市人民政府副市长孙建友，江苏省科学技术协会党组成员、副主席冯少东等领导和嘉宾出席大会开幕式。国家有关部门领导、中国药学会有关领导、各地方分网及网员医院负责人、医疗机构药师、获奖代表及来自科研院所、高等院校、医疗机构、医药企业等领域的专家学者，新闻媒体记者等2 600人参加了本届大会。国际药学联合会(FIP)主席多米尼克乔丹先生为大会发来贺信，代表FIP向中国药学从业人员致以最热烈的祝贺。FIP首席执行官凯瑟琳·杜根女士特别通过视频向大会表示祝贺。大会发布了《中国药学会医院用药监测报告》。报告全面展示与分析了年度医院药品使用及近5年趋势特点，引发热烈反响。大会报告环节由中国药科大学校长来茂德主持。于竞进司长作题为《完善国家基本药物制度，健全药品供应保障体系》的专题报告，指导广大药学工作者理解和掌握新政策。大会颁发了2018年中国药学会优秀药师奖72名，中国药学会-施维雅青年医院药学奖8名；表彰了2018年在全国医药经济信息网发展和建设上有突出贡献的河北省药学会所属分网等10个“信息管理优秀单位”，王玉杰等10位“信息管理优秀个人”，北京大学肿瘤医院等142家“信息工作先进单位”，杜红等143名“信息工作先进个人”，河南省药学会等9个‘科技传播优秀单位”以及崔晨等687名全国医药经济信息网“药学科普之星”。大会期间，特邀专家在6个学术论坛——药学服务经典案例分享论坛、中药临床药学工作与实践论坛、医药政策与药学实践论坛、第三届中国药品安全论坛—科技传播与药学服务论坛、第一届医药信息研究与利用研讨会、药物临床应用与前沿发展论坛进行专题报告，就我国药学领域的热点议题进行深入研讨。大会同期举办了“安全用药共享健康”系列科普公益活动之“药师您好”科普文艺作品展演活动、“科学用药 科普扶贫”科普图片展，在中国药科大学开展了以“科海扬帆 梦想启航”为主题的中国药学会科普公益活动。（杨世民）

第十届中国药师大会 2018年9月8日，由中国药师协会、国家卫生计生委合理用药专家委员会联合主办，沈阳药科大学、北京医学奖励基金会、沈阳三生制药有限责任公司协办的“第十届中国药师大会”在沈阳召开。大会以“新时代 新机遇 新挑战”为主题，来自22个省区市(执业)药师协会的领导、管理人员和医疗机构、社会药店的药师代表、药学教育、药品生产企业代表，以及沈阳药科大学的在校学生共800余人参加了此次大会。原卫生部党组书记、部长高强、中国科学院院士陈凯先、原国家食品药品监督管理局副局长张文周、中国药师协会会长张耀华、国家卫生健康委员会医政医管局副局长焦雅辉、沈阳药科大学党组副书记、校长李炜芳等领导出席了开幕式。张耀华会长、焦雅辉副局长、李炜芳校长和谢启麟副秘书长在开幕式上致辞。大会分为主论坛和医院药学管理与实践、药学服务产业创新与居家药学服务、互联网医疗与大数据、妇科肿瘤治疗与临床药学实践四个分论坛。大会特邀原卫生部党组书记、部长高强和中国科学院院士陈凯先做报告。原卫生部党组书记、部长高强做大会报告时，对大会的主题“新时代 新机遇 新挑战”进行了全面的阐述，号召大家要认真履行药师职责，首先要保证临床使用的药品是合格的，其次是进行处方审核，杜绝不合理用药的现象，同时还要从事合理用药的广泛宣传教育，走到群众中去。陈凯先院士做了《新药研发的前沿动向和我国发展态势》的报告。陈院士回顾了药物研究技术的最新进展，包括基因编辑技术、CAR-T细胞治疗技术和癌症免疫疗法；介绍了我国新药研发的进展和成果，包括“重大新药创制”科技重大专项取得的成果，创新体系的建设，以及中药现代化发展情况。在国家鼓励“互联网+医疗健康”政策的大背景下，为鼓励和规范药师提供互联网药学服务的行为，保障药师互联网药学服务质量，维护患者互联网用药咨询权益，中国药师协会患者教育工作委员会、中国药学会医院药学专业委员会、广东省药学会、北京药学会和上海市药学会5家机构联合制定了《药师提供互联网科普与咨询服务的专家共识》，并在第十届中国药师大会上举行了发布仪式。《药师提供互联网科普与咨询服务的专家共识》提出了药师在互联网开展科普宣传和咨询服务应遵循的基本原则。本次药师大会为期一天半，30余位学者、专家带来了精彩的演讲与报告。2019年，“中国药师大会”已成功举办十届，得到了与会代表的充分肯定，已成为全国药学工作者研讨医药政策、交流学术经验的良好平台。（杨世民）

2018年第十二届中国药物制剂大会 2018年12月1日—2日，由中国药学会主办，中国药学会药剂专业委员会等单位承办的“第十二届中国药物制剂大会”在广州召开。会议以“新时代、新制剂、新发展”为主题，来自国内外药剂学领域的1 600余名代表参会。大会设立主论坛和分论坛。主论坛上5位院士、知名专家作主旨报告。中国工程院院士、药物制剂国家工程研究中心董事长侯惠民报告了智能制造在高端制剂（控释片）生产中的应用；得克萨斯大学奥斯汀分校教授Robert O. Williams从水难溶性药物制剂的基本情况，非晶态固体分散体（ASDs）的原理，ASDs生产工艺的种类、特点及选择，ASDs工艺的创新发展等方面报告了水难溶性药物制剂设计中选择；中国科学院院士、国家纳米科学中心主任、中国科学院高能物理研究所研究员赵宇亮围绕“变革性药物：智能纳米药物”的主题做了报告；国家卫生健康委员会科教司顾金辉处长从新药专项的概括、新药专项的实施成效和目前存在的问题三个方面，做了题为“推动新药创新，加强‘智’剂研究”的报告；四川大学华西药学院教授张志荣从生物大分子药物的发展情况和特点、大分子药物传递困难的原因、高效递释系统的关键因素、高效递释系统建设的总体目标、未来的研究工作计划等方面，向参会嘉宾介绍了生物大分子药物高效递释系统的研究情况，并介绍了多项研究进展。大会设立基础药剂学、工业药剂学、国际控释协会中国分会年会、医院药学、青年药剂学工作者和药剂学研究生6个分论坛。（李友佳）

↗ **2018年中国儿童安全用药大会** 2018年3月31日，由中国药理学会、中国农工民主党中央生物技术与药学工作委员会、泰州医药高新区、中国医药峰会组委会联合主办的“2018中国儿童安全用药大会暨儿童健康与新药研发论坛”在北京召开。来自全国350名医药学专家代表参会。会议以“我国儿童用药现状、问题与对策”为主题，倡导“孩子不是你的缩小版，儿童要用儿童药”，旨在提高对儿童安全用药的指导，为我国儿童医药的发展提出意见和建议。全国人大原常委会副委员长、国家“重大新药创制”科技重大专项技术总师桑国卫院士在讲话中指出：要始终坚持把儿童健康发展放在优先位置，推进儿童用药的优先供给。会议邀请了领域内相关领导及知名专家带来政策解读和行业知识专题讲座。原国家卫生计生委药政司刘嘉楠、国家药品审评中心首席科学家徐增军博士、中国医学科学院院药物研究院杜冠华研究员、中国工程院樊代明院士、北京儿童医院院长倪鑫依次为大会做了主题报告。与会专家学者表示：制约儿药发展，首当其冲在研发，儿童药的研发是所有药品研发中投入最大、耗时最长、临床试验最复杂的领域之一。中药药性相对温和，疗效比较确切，适合儿童敏感的体质，已成为儿童用药研究的新领域，中医药或成儿童药研发突破点。（李友佳）

↗ **第十届药源性疾病与安全用药中国论坛** 2018年3月31日—4月1日，由药物不良反应杂志社、中国药理学会药源性疾病学专业委员会等多家学术团体联合主办的“2018第十届药源性疾病与安全用药中国论坛”在北京召开。来自全国各省、自治区、直辖市的医药学工作者以及WHO国际药物监测合作中心和美国的专家近800人参加了会议。论坛以《“健康中国2030”规划纲要》为指导，“安全用药，健康中国”为主题，药源性疾病和用药安全为核心，重点关注该领域的新理念、新技术、互联网+用药安全教育，为医药学工作者提高临床合理用药水平提供了专业的学习交流平台。开幕式上，国家卫生健康委员会医政医管局张宗久局长、中国老年保健医学研究会老年合理用药分会主任委员王育琴教授、国家超级计算长沙中心的彭绍亮博士分别做了题为“大部制改革后的医药安全新形势”“中国药师在安全用药中的位置与作用”“天河超级计算机上的人工智能医生”的主题报告。大会主论坛上，北京大学公共卫生学院流行病与卫生统计学系詹思延教授等7位专家分别做了题为“大数据分析与安全用药”“药源性疾病：台湾某医院ADR通报、评估、改善及药害救助”“中药安全性研究进展与风险防控”“用药安全，人人有责”“药品安全与善治”“医教协同，我国药师型人才培养探索”“药源性急性肾损伤的早期预警及多学科团队工作模式初探”的主题报告。会议设立了9个分会场，分会场的研讨主题包括优秀论文交流和中华医学会《药物不良反应杂志》论文撰写培训，肿瘤与安全用药管理，社区安全用药，慢病与特殊人群患者安全用药管理，眩晕与安全用药管理，心血管、内分泌代谢疾病安全用药，肝脏、肾脏疾病安全用药，药物经济学、医改政策法规、卫生技术评估及“互联网+”，中医药全球化与用药安全。（李友佳）

↗ **中华医学会临床药学分会2018年全国学术会议** 2018年4月27日—29日，由中华医学会、中华医学会临床药学分会主办，山西省医学会、山西医科大学第二医院承办的“中华医学会临床药学分会2018年全国学术会议”在山西太原召开。来自全国31个省、自治区、直辖市、港澳台地区以及海外的近万名代表参会。大会设立1个主会场和18个分会场及8个卫星实场，会议投稿总数2680篇。在大会开幕式上，依次举行了吴阶平医学基金会临床药学专项基金启动签字仪式、《2018中国临床药学发展白皮书》发布仪式、《药师法》立法进程倡议三项活动。大会主论坛上，国家卫生健康委医政医管局张文宝处长等四位专家分别做了题为“医改下药师面临的机遇与挑战”“转型发展、协同创新——中国临床药学学科发展展望”“基因调控元件的功能表征和靶向治疗”“中药安全性关键技术研究与应用进展”的专题报告。分会场围绕药学服务信息化与人工智能，临床药师工作实践与经验交流，中药临床研究与创新，药师、医师、护师的互动，特殊患者的安全合理用药，合理用药与控费管理，药物经济学与临床用药评价，慢病管理与药学服务延伸，临床用药监测与管理，医改与药学服务，临床药师规范化培训及药事监管，临床药学专业人才培养及学科建设，麻精与高危药品管理等 18 个专题领域开展了共计 136 个学术专题报告；8 场卫星会上开展共计 15 个专题报告。会议还举办了优秀临床药师评选、优秀论文评选、壁报交流、全国临床药师辩论赛等多个学术活动。（李友佳）

中华中医药学会中药炮制分会第三届雷公论坛 2018 年 5 月 4 日—6 日，由中华中医药学会中药炮制分会主办、陕西中医药大学、辽宁中医药大学承办的“中华中医药学会中药炮制分会第三届雷公论坛”在陕西咸阳召开。来自全国各地的中药炮制专业专家学者以及医疗机构、中药饮片生产、智能制造等行业的 100 余名代表参会。本次论坛的主题为“中药饮片三智时代的开启”。辽宁中医药大学贾天柱教授等十位专家分别做了题为“饮片智能化生产线建立的思考”“规模化自动化与饮片产业创新”“白芍智能化生产线项目介绍”“中药饮片智能化生产”“中药饮片智能化生产现状及发展趋势”“开启中药饮片三智时代”“中药饮片产业自动化”“中药饮片质量可溯源质量体系的建立与实践”“必康制药智能制造”“中医药学术影响力评价——炮制专题”的大会报告。与会代表就自动化技术、智能制造技术在中药炮制学科的发展和中药饮片生产的方向及发展和实践等关键科学问题进行了交流与探讨。（李友佳）

2018 紫禁城国际药师论坛 2018 年 5 月 11 日—13 日，“2018 紫禁城国际药师论坛”在北京召开。本届论坛的主题为“患者用药安全与挑战——药师在行动”，来自 30 个国家及地区的 3 000 余名药学、医学专家学者参会。论坛上，80 余名嘉宾分享了各自的实践经验。大会还组织了多场药学实践交流会，通过国际合作课题、聘请国际顾问等形式，与英国、荷兰等国家相关社会团体及机构建立合作关系，为中国药师搭建了国际化的交流平台。会议设有 30 个分会场，立足药师岗位实践，通过药害预防与机制建立、医院用药安全管理、健康管理、慢病管理、特殊患者用药、人文影响力与依从性管理、中药合理用药与实践、药房自动化与用药安全、制剂包装研发与风险、药物治疗管理中的药师价值、老龄患者的用药监护暨抗凝药物选用的评价、药物风险评估与 ADR 数据库、基于 TDM 与基因检测的个体化治疗、常见疾病药学服务标准与路径建设、联手抗击多耐药菌、医疗保险、药物经济学与药学服务等专题会议，青年药师辩论比赛、第四届中国药师职业技能大赛、药科普、益万家”合理用药科普演说大赛等比赛，以及 Workshop 岗位实践技能分享等形式展开。（李友佳）

2018 年第八届药物毒理学年会 2018 年 5 月 11 日—15 日，由中国药学会药物安全评价研究专业委员会、中国药理学会安全药理学专业委员会等联合主办，中国食品药品检定研究院国家药物安全评价监测中心和江苏鼎泰药物研究股份有限公司共同协办的“2018 年（第八届）药物毒理学年会”在江苏南京召开。会议主题为“创新技术 评估风险 保障安全”。大会对最新的细胞治疗产品、肿瘤免疫药物、新型单抗、溶瘤病毒、纳米药物、幼龄动物评价技术、特殊途径给药评价技术、靶器官毒性评价技术、中药特点的安全性评价技术、安全药理评价技术、药物审评技术等药物非临床安全性评价的新产品、新技术、国际最新研究进展等进行了交流。各分会场就创新技术产品、小分子药物毒理、中药与天然药物、安全药理、药物审批技术及政策法规等内容进行了交流研讨。（李友佳）

中华中医药学会医院药学分会 2018 年学术年会 2018 年 5 月 18 日—20 日，“中华中医药学会医院药学分会 2018 年学术年会”在江苏南京召开。会议由中华中医药学会主办，中华中医药学会医院药学分会、江苏省中医药学会、江苏省中医院、北京中医药大学东直门医院共同承办。会议的主题为“基于本职、携手临床、服务患者”。来自全国 28 个省市自治区或直辖市近 400 名药学代表参会。会议围绕中药炮制的意义和化学变化、中药药源性肝损伤评价与风险防控、中药鉴别思维方法及痛点分析、中药与中医的关系、中药注射剂用药效益及风险评价、新形势下医院药学学科建设、中药临床评价方法、手机 APP 模式在中药调剂和煎药中的应用、药物经济学与合理用药、中药临床药师培训基地经验分享等专题作了 12 场主题报告。与会专家等就新形势下医院药学发展、“互联网 +”在中药煎药管理与质量控制的应用与实践、药师门诊的开设等热点问题进行了座谈与交流。（李友佳）

第二届中国中药资源大会 2018 年 5 月 22 日—23 日，“第二届中国中药资源大会——纪念李时珍诞辰 500 周年学术会”在湖北武汉召开。本次大会由中国药学会中药资源专业委员会等 9 家专委会联合主办，中国中医科学院中药资源中心等承办，600 多名专家学者围绕“发展中药农业，促进精准扶贫，保护中药资源，建设健康中国”的主题，共商中药资源开发利用与产业创新发展大计。中国工程院院士黄璐琦、邓秀新和南京中医药大学段金廒教授分别做了题为“以创新驱动中药农业的现代化”“柑橘资源发掘与利用”“中药资源循环利用模式创建与产业化实践”的特邀报告，12 位专家做了专题报告。大会设立“中药资源普查成果转化与资源评估、中药材生态种植及产业扶贫、中药及天然药物资源产业化与循环利用、中药资源保护与新产品开发”4 个分会场，50 余位专家做专题交流发言。（李友佳）

2018 中国国际药物信息大会暨第十届 DIA 中国年会 2018 年 5 月 23 日—25 日，“2018 年中国国际药物信息大会暨第十届 DIA 中国年会"在北京召开。会议由中国食品药品国际交流中心与美国药物信息协会(DIA)共同主办,共有2 000 余名代表参会。国家药品监督管理局局长焦红在开幕式致辞中表示,新组建的国家药品监督管理局要坚决贯彻党中央、国务院的战略部署,坚持以人民为中心,坚持深化审评审批制度改革,确保各项改革任务按时限落实到位。焦红强调,药品监管部门要加快监管创新,引导产业创新发展,只有强大的监管,才能造就强大的产业,进一步满足公众用药需求。在本次大会上,国家药品监督管理局药化注册司、器械注册司、国合司、药审中心、核查中心、评价中心、器审中心等部门负责人解读了深入推进药品医疗器械审评审批制度改革的有关情况。来自美国、欧盟、日本等国家和地区的药品监管部门专家和学者介绍了相关国家和地区药品医疗器械监管工作最新进展。来自中外产业界的专家交流了对全球监管法规的理解和实践经验。除全体大会外,本次会议还围绕行业热点问题设置了监管科学、治疗领域新突破、临床运营等 14 个专题、多个分会场。来自中外药品监管部门、技术机构的代表和来自产业界的代表参加了会议。（李友佳）

第三届中美药学类研究生学术论坛 2018 年 5 月 26 日—27 日,由中国药科大学主办的"第三届中美药学类研究生学术论坛"在江苏南京召开。论坛以"跨越国界的药物科学视野"为主题,来自中国、美国等高校学者及学生代表共 100 余人参会,共同探讨中美药学科学发展。来自美国药学科学家协会主席 Dr. Christopher R. McCurdy、美国太平洋大学李霄凌教授、中国药科大学叶慧副研究员三位专家分别做了题为"Sigma 受体拮抗剂作为神经损伤诊断剂的临床转化""使用 3D 打印技术创建控释药物输送系统""天然产物靶标发现的新策略"的大会报告。来自中美两国的研究生代表分别围绕由体外推测体内肝清除率的研究进展、一种新型的微管抑制剂——去氧鬼臼毒素、选择性 CDK8 抑制剂作为分子探针在发现癌症敏感性生物标志物中的应用、使用荧光纳米材料检测轻易转录因子、单羧酸转运蛋白肾脏表达的中性别差异的影响、亲脂性药物分布对预测肝脏清除率的影响、分层组装纳米复合材料用于消除癌细胞和癌干细胞样细胞以改善癌症治疗疗效等主题做了专题报告。（李友佳）

2018 年中国中药制剂大会 2018 年 6 月 22 日—24 日,"2018 年中国中药制剂大会暨世界中医药学会联合会中药新型给药系统专业委员会第九届学术年会""世界中医药学会联合会中药药剂专业委员会第十三届学术年会""中华中医药学会制剂分会第十九届学术年会"在江西南昌召开。大会由江西中医药大学、创新药物与高效节能降耗制药设备国家重点实验室承办。会议的主题是"新时代 新变革 新视野",来自 500 余名国内外从事中药与天然药物制剂研究、开发、生产、设备、辅料等领域的专家代表参会。国家药品监督管理局药品审评中心中药民族药药学部部长周跃华等 6 位专家做了引导报告。专题讨论以沙发会议形式,9 位专家在台上共同就"如何评价中药质量的稳定均一、针对投料原料的质量差异,怎样控制投料原料的质量一致,以保证所得制剂的稳定均一、如何从保证中药质量稳定均一的角度开展中药工艺变更研究(如干燥工艺、灭菌工艺等)、如何看待中药制药设备的更新对药品质量的影响、如何通过生产过程的控制保证中药质量的稳定均一、保证中药质量稳定均一的思路与建议"等议题与现场来宾进行了互动交流。上海药物制剂国家工程中心主任王浩等 7 位国内外专家分别为大会做了主题报告。此外,会议还设有以中药制剂新剂型新技术为主题的"基础论坛"、以中药产业新业态新模式为主题的"产业论坛"等 4 个分论坛,并举行了中药药剂学发展战略研讨的圆桌会议。（李友佳）

中国药学会第五届药物检测质量管理学术研讨会 2018 年 6 月 28 日—29 日,中国药学会第五届药物检测质量管理学术研讨会在江苏常州召开。会议由中国药学会主办,江苏省药学会、江苏省食品药品监督检验研究院承办。来自全国食品药品检验检测机构、科研院所、高等院校、医药企业领域的 230 余名代表参会。会议收到论文投稿 89 篇。大会邀请专家围绕"新版 ISO17025;2017 认可政策""检验报告的法律效力和责任承担""新版 ISO17025 的风险分析""新准则下管理体系文件转换实施构想""药包材相容性检测技术整体解决方案"等内容做了特邀报告。与会代表就实验室质量管理实践、检测实验室信息化发展现状及经验、药品生命周期中的质量管理及技术转移、药品上市许可持有人制度实施探讨、仿制药质量一致性评价、食品药品第三方检测平台建设、仪器设备及数据完整性、实验室认证认可、统计分析等在药品检测质量管理的应用中需要解决的热点难点问题展开交流。（李友佳）

第十五届全国抗感染药物临床药理学术会议和第三届全国细菌耐药监测大会 2018 年 6 月 30 日至 7 月 1 日,"第十五届全国抗感染药物临床药理学术会议"和"第三届全国细菌耐药监测大会"在北京召开。会议由国家卫健委合理用药专家委员会联合中国药师协会、北京大学医学部及北京大学临床药理研究所共同主办。来自全国各地临床、药学、微生物、感控、管理等多学科近 1 000 名代表参会。主会场上,抗感染领域的专家围绕我国抗菌药物相关政策介绍、提高医疗质量与抗菌药物合理用药实践、细菌耐药对经济的影响、抗菌药物感染新药介绍、2017 年全国细菌耐药监测结果发布、碳青霉烯类 MIC 分布和耐药现状、肠杆菌科细菌感染的诊断和治疗原则、病毒感染治疗研究进展、危重症感染治疗的思考、耐药阴性感染研究进展、结核分枝杆菌感染治疗进展、全球临床微生物学科发展等主题做了报告。会议还设置

了“临床药理与感染性疾病诊治”和“临床微生物与细菌耐药监测”两个分会场进行交流探讨。（李友佳）

第九届中国医院药学政策论坛 2018年7月20日—22日，由中国药师协会、中国医院协会、中国医药创新促进会和北京大学人民医院共同主办的“第九届中国医院药学政策论坛”在北京召开。全国各地医院药剂科、临床试验中心及医保办等药学相关领域的代表共计400余人参会。论坛主题为“中国医院改革和医院药学政策”，会议围绕临床试验机构管理制度改革、全面发展药学服务、发挥药师在医保支付方式改革/医保控费及医院合理用药中的作用，转变药师职能等议题进行专家解读与讨论。国家卫生健康委员会医政医管局李大川处长等五位专家分别做了题为“新时代药学服务新模式”“临床机构备案制下的GCP机构第三方评价及相关工作设想”“推动医药创新与医保支付制度改革”“对医院临床药师和药品的几点思考”“医改背景下的药学价值与应用——基层药学服务发展”的大会报告。会议设置4个分会场，分别围绕“临床机构备案制对医院按GCP高质量开展临床试验的影响、院内制剂市场转化的可能性、零差率背景下医保支付方式改革对药师职能转型的引导、医院合理用药与医保控费的价值作用及实例”等主题进行了交流和探讨。

（李友佳）

第六届生物技术药物理化特性分析与质量研究技术研讨会 2018年7月22日—24日，“中国药学会第六届生物技术药物理化特性分析与质量研究技术研讨会”在北京召开。会议由中国药学会主办，中国药学会生物药品与质量研究专业委员会承办。来自中国食品药品检定研究院、生物制药企业、高等院校和科研院所的320余名代表参会。本次研讨会有19位专家做专题报告，报告所涉及的内容有重组蛋白药物的制品相关蛋白分析。单克隆抗体的特性和可比性研究；生物药特性表征、工艺开发和质量控制中关键质量属性的分析和监测；复杂生物医药制品的深入表征方案；HPV疫苗的中和抗体评价方法研究；理化特性分析技术在百日咳疫苗质量控制检测中的应用；基于MOA的报告基因生物活性检测方法在加速单药和联合免疫治疗中的进展和应用；CAR-T细胞活性检测方法的开发和验证；生物制剂内毒素检测新技术-重组C因子内毒素检测试剂盒的开发和应用；抗体药物N-糖基化修饰质量控制方法研究；选择合适的色谱柱以进行完整蛋白表征等。会议报告专家与参会代表之间进行了互动交流，会议期间还组织了生物活性方法开发与验证、理化特性分析与QC两场技术培训。（李友佳）

世界中医药学会联合会中药鉴定专业委员会第五届学术年会 2018年8月3日—5日，“世界中医药学会联合会中药鉴定专业委员会第五届学术年会”在美国旧金山举行。会议由世界中医药学会联合会中药鉴定专业委员会、美国中药联商会主办，黑龙江中医药大学美国分校、世界中联中药专业技术人才培训美国基地承办。来自中外嘉宾及海内外中医药界人士200余人参会。会议主题为“中药质量与中药国际化”。主会场上，19位专家做了专题报告，报告主题包括中药资源的保护与利用，中医对突发传染性疾病的作用，基于中医方证代谢组学中药质量标志物发现技术，中药产品入口美国的最新法规，清热解毒中药的药效物质与质量控制，Discovery of synergistic combination in herbal medicines and their regulatory mechanism，花旗参在美国，药用植物保育学研究进展，北美被遗忘的中医药博物馆，内生真菌对药用植物及中药品质的影响，北美混淆中药综述，野山参性状鉴别新说，肉苁蓉系统研究与产业化推广应用，异地板蓝根和大青叶基因组DNA指纹图谱的建立，新时代的中药安全性与质量观，Quality Evaluation of American Ginseng and Microbial Transformation of Ginsenosides，美国中药规范化及专业化现状及未来发展，Discovery of quality markers to improve the safety and efficacy of Chinese Medicines by combining chemical, pharmacolo gical and multivariate analyses，中成药产品在加拿大的前景等。（李友佳）

世界中联中药上市后再评价专业委员会2018学术年会 2018年8月18日—19日，由世界中医药学会联合会中药上市后再评价专业委员会联合长春中医药大学主办，长春中医药大学附属医院承办的“世界中联中药上市后再评价专业委员会2018学术年会”在吉林长春召开。来自全国各地专家及学者代表300余人参会。会议以“发现科学价值，明确临床价值，实现市场价值”为主题。开幕式上，世界中医药学会联合会学术部主任潘平介绍了中药上市后再评价的现实意义，提出了新形势下中药上市后专业委员会发展的主要任务。大会主论坛上，中国医学科学院药用植物研究所孙晓波教授，长春中医药大学冷向阳教授，首都医科大学附属北京佑安医院中西医结合中心李秀惠教授，世界中联中药上市后再评价专业委员会首席研究员谢雁鸣分别做了题为“中药注射剂再评价的基本要求及方法学”“中医药临床试验数据管理与质量控制的实践与思考”“中草药相关肝损伤临床诊疗指南诊疗策略解读”“中药上市后再评价现状与发展趋势”的主题报告。会议开设了大数据与真实世界、中药临床药学、中药上市后再评价三个分论坛，围绕卫生政策、药品监管、价值重构、临床药学崛起等热点问题和产业趋势展开了研讨。（李友佳）

2018年中国药学会药物分析专业委员会学术年会和第八届全国药物分析大会 2018年8月19日—21日，由中国药学会药物分析专业委员会主办，《药物分析杂志》编辑部、中国药学会编辑出版部、西安交通大学、陕西省药学会药物分析专业委员会承办的“2018年中国药学会药物分析专业委员会学术年会和第八届全国药物分析大会”在陕西西安召开。来自全国255所高校、科研和药品检验机构的1 000余位专家学者和青年学生代表参会。2018年中国药学会药物分析专业委员会学术年会首次将“《药物分析杂志》普析通用杯第八届优秀论文评选交流会”“第八届全国药物分析大会”合并举办。大会主题为“创新精准药物分析，保障药品质量安全”。会议共收到论文244篇。中国科学院大连化物所张玉奎院士等14位专家学者做了大会报告，报告主题包括生物样品分离分析进展、药物分析技术在药品质量控制和药品风险评估中的作用、2D/CMC-中药注射液类过敏物分析及仪器开发、生物药发展趋势及质量分析要点、2020版《中国药典》编制大纲及药品标准未来发展方向、中医药现代化与精准医学研究、数字标准物质（DRS）的构建及在药物分析中的应用、基于微流控芯片的细胞共培养及其药物代谢分析方法研究、肠道菌介导的天然药物体内过程的关键技术研究、毛细管电泳/电色谱—质谱联用技术及其在药物分析中的应用等。年会设置了6个分会场，进行了165场分会报告以及百余张电子墙报展示。分会场围绕药物分析新技术、新方法、新材料，药物活性分析及药物安全性分析，组学及体内药物分析、药物分析信息学、精准医疗分析，药品标准、药品质量控制与安全评价等内容进行了交流。　（李友佳）

↗ **2018年中国药学会药事管理专业委员会年会暨学术研讨会**　2018年8月23日—25日，由中国药学会药事管理专业委员会主办，山东省药学会及山东大学齐鲁医学院承办的“2018年中国药学会药事管理专业委员会年会暨学术研讨会”在山东济南召开。会议主题为“实现药事管理理论、文化自信和药品智能制造”。原国家食品药品监督管理总局局长、中国药品监督管理研究会会长邵明立出席会议开幕式，来自全国80多家参会单位共计400余名代表参会。会议设立了大会主题报告和以“新形势下药事管理教育理论发展与实践”“药品智能制造”为主题的两个分会场报告。会议邀请加拿大卫生部药品管理专家李体茂处长做了北美药事管理的研究与探讨的报告，英国萨塞克斯大学Constantin Blome（康斯坦丁·布朗姆）教授做了以End to End Supply Chains in Pharma：New paradigm and future opportunities为主题的报告。年会共征集论文108篇，内容涉及医改、药学教育、国内外药事管理、智能制造的应用等。评选出优秀论文40篇，优秀组织单位9个。　（李友佳）

↗ **2018年儿童合理用药大会**　2018年9月8日—9日，由国家卫生计生委合理用药专家委员会、中国药师协会联合主办的“2018年儿童合理用药大会”在江苏南京召开。会议以“重视用药安全 保障儿童健康”为主题。国家卫生计生委合理用药专家委员会儿童用药专业组专家、全国儿童医院主管院长、相关科室负责人及专业技术人员、全国医疗机构儿科、药剂科等相关科室负责人及专业技术人员等行业内专家以及儿童健康事业的一线工作者1 600余人参会。会议设立了主论坛和分论坛。主论坛上，上海交通大学附属儿童医院陆权教授等三位专家分别做了题为“从《国家抗微生物治疗指南》剖析儿童抗菌药物的安全合理使用”“2014—2017年中国儿童及新生儿患者细菌耐药监测结果分析”“医疗辅助药品在儿科临床的规范管理与使用”的专题报告；与会专家围绕儿童超说明书使用的获益与风险、儿童用药不良反应监测、辅助性用药在儿科临床使用的规范管理、儿童消化系统疾病中成药使用规范、儿童合理用药、免疫低下伴感染用药、儿童用药安全性等等内容展开了报告和交流。会议设置了“儿童哮喘的合理用药”“中西医结合治疗”“PIVAS与合理用药”“儿童感染性疾病诊治”“精准医疗与药物基因组学”5个专题论坛。　（李友佳）

↗ **第三届中国临床合理用药大会**　2018年9月14日—16日，以“责任、创新、合理、安全”为主题的“第三届中国临床合理用药大会”在浙江杭州召开。会议由中国医药教育协会、中国医药教育协会临床合理用药专业委员主办，浙江大学医学院附属第二医院、浙江省药理学会承办。来自全国30个省份的各级医院主管药学工作的副院长、药学部负责人、临床药师、各级卫生计生委药政处（科）、医政处（科）负责人以及各医药高校、医药科研机构人员等1 800余位代表参会，160余位专家在大会上进行演讲和报告。大会前开展了“基层一线药师服务技能提升认证培训”“2018药学专科发展论坛-院长谈药学专科发展”“健康中国-合理用药钱江行”三场会前活动。会议以主题报告、分会场论坛、卫星会、成果展示宣传、直播等形式展开。来自英国圣安德鲁斯大学的Garry Taylor、美国哈佛医学院麻省总医院的Klaus van Leyen教授分别做了专题报告。会议设立了“互联网+”与药事管理论坛、医药教育改革与创新论坛、慢病诊治与用药管理实践论坛、MDT多学科协同用药管理论坛、抗感染药物管理与使用论坛、药科普.药健康论坛、高警示药品管理高峰论坛、药师智能决策信息化先锋论坛、医院合理用药与处方审核专家研讨会、TDM与基因检测指导下的个体化用药论坛、中药药学服务与实践论坛、儿童用药安全与风险管理论坛、肿瘤患者药物治疗管理论坛”等13个主题分论坛。　（李友佳）

↗ **2018年全国药物流行病学学术年会**　2018年9月18日—19日，“2018年全国药物流行病学学术年会暨四川省药学会药物流行病学专业委员会年会”在四川成都召开。会议由中国药学会主办，中国药学会药物流行病学专委会与四川省药学会药物流行病学专委会共同承办，四川省医学科学院四川省人民医院和药物流行病学杂志社协办。大会主题为“挖掘多源数据，促进合理用药”，来自全国各地的药物流行病学专业及相关专业的专家200余人参会。在年会开幕式上，中国药学会药物流行病学专业委员会主委詹思延教授等8位专家带来专题报告。报告题目包括“大数据与药品上市后评价”“基于真实世界数据的药品上市后安全检测与评价”“共同追求最适宜的药物治疗”“关于中药注射剂主要不良反应类型及救治方法的探讨”“基因多态性与抗抑郁药物个体化治疗的研究进展”“高危药品合理使用”“基于信息技术的触发工具在用药不良事件中的作用”“医改背景下我国药物政策的变迁”等。会议收到158篇会议征文，其中包括药品上市后再评价、循证药学、合理用药、药物警戒、大数据与药物评价等内容。（李友佳）

2018中国(澳门)传统医药国际合作论坛 2018年9月20日—21日，由澳门特区政府、国家中医药管理局主办，粤澳合作中医药科技产业园承办的“2018中国(澳门)传统医药国际合作论坛”在澳门召开。论坛以“粤港澳大湾区中医药产业发展及国际化”为主题，来自中国、美国、欧盟、东盟及葡语系国家和地区的行业监管机构权威人士、研发机构专家学者及企业高管等约500人参会。15位来自中国、德国、泰国、阿联酋等海内外传统医药行业专家学者围绕政策创新、市场融合、投资新机遇三大主题进行演讲。论坛设有主旨报告、专题报告、投融资论坛、商贸对接与交流、青年中医师交流沙龙等环节，与会嘉宾围绕与“传统医药、健康产业、国际合作、粤港澳大湾区”相关的政策、技术、市场发展、投融资策略等进行交流探讨。（李友佳）

第七届全国晶型药物研发技术学术研讨会 2018年9月26日—28日，以“新时代的晶体学与美好生活”为主题的“中国晶体学会第七届学术年会暨第七届全国晶型药物研发技术学术研讨会”在天津召开。来自全国各地高校、科研院所的800余位专家学者参会。会议共收到650余篇论文摘要。主会场上，中国科技大学教授钱逸泰等四位专家分别以“疱疹病毒衣壳颗粒及衣壳顶点复合体的三维结构研究”“低配位镧系单离子磁体”“氧化物超导材料的结晶化学”“计算机的材料发现”为题进行了大会报告。会议共设8个分论坛，分别是“大分子晶体学”“功能分子晶体”“多晶(粉晶)衍射”“非线性光学及激光晶体材料”“电子显微学”“药物晶体学”“极端条件晶体材料”“小角散射”以及“晶体学教育”。（李友佳）

第二十九届全国儿科药学学术年会 2018年10月10日—13日“第二十九届全国儿科药学学术年会暨第十届全国儿科药学中青年药师论文报告会”在江苏苏州召开。会议由中国药学会医院药学专业委员会主办，苏州科技城医院承办。来自全国儿科临床及药学专家等代表近460人参会，共收到论文投稿216篇。会议设置了特邀报告、主旨报告、专题报告及演讲比赛四个板块，共有18位儿科及相关领域的专家做了学术演讲。报告结束后，进行了儿科临床规范用药演讲大赛总决赛及第十届全国儿科药学中青年药师论文报告会。（李友佳）

第八届全国治疗药物监测学术年会 2018年10月11日—13日，“第八届全国治疗药物监测学术年会”在郑州召开。会议由中国药理学会治疗药物监测研究专业委员会、郑州大学第一附属医院、中日友好医院联合主办，800余名药学专家和学者参会。会议收到近200篇投稿论文。学术会议期间，中国药理学会杜冠华教授、郑州大学第一附属医院张晓坚主任、苏州大学附属第一医院缪丽燕副院长、中日友好医院药学部张相林教授等专家做了大会专题学术报告。报告内容反映了我国治疗药物监测及个体化用药、临床治疗及实践工作的新进展和新方向。主会场设置了主委论坛——药物治疗创新思想，北京协和医院梅丹等多位专家分享了药学各学术领域的发展现状和新进展。除主会场的主旨报告外，围绕着“治疗药物监测领域的最新进展和热点问题”，大会设立了11个分会场，包括定量药理、药品创新专讲、TDM临床药师、药物分析、神经精神、抗感染药物、儿童TDM、药品风险管理、TDM循证等分会场，采用了大会发言、病例讨论、实践论坛、Workshop、青委沙龙等多种交流形式。会议同期召开了第八届全国治疗药物监测专业委员会全体委员大会、2018国际临床药师实践论坛、第二十二届中国药理学会-施维雅青年药理学家奖颁奖仪式。（李友佳）

第四届《药学学报》药学前沿论坛 2018年10月12日—14日，“第四届《药学学报》药学前沿论坛”在北京召开，本届论坛是中国医学科学院药物研究所建所60周年系列学术活动。论坛由《药学学报》中英文刊编委会、中国医学科学院药物研究所共同主办，中国医学科学院药物研究所承办。来自国内外500余名代表参会。开幕式后，共八位专家做了大会报告，分别是：中国科学院上海药物研究所陈凯先院士做了“新药研发前沿动向和我国发展态势”的报告；美国亚利桑那大学丁欣欣教授做了“P450 and metabolic mechanisms of xenobiotic toxicity”的报告；厦门大学药学院张晓坤教授做了“核受体与药物开发”的报告；中国医学科学院、北京协和医学院药物研究所陈晓光研究员做了“小分子肿瘤免疫治疗药物研究”的报告；空军军医大学樊代明院士做了“反向药物研究”的报告；复旦大学药学院王明伟研究员做了“Integrating-yeast chemical genomics to mammalian cell pathway analysis”的报告；兰州大学基础医学院王锐院士做了“临床应用的多肽药物及其研发进展”的报告；中国医学科学院、北京协和医学院药物研究所庾石山研究员做了“珍稀濒危动物中药材的药效物质及其高技术代用品的研究”的报告。论坛还设有6个分会场，主题分别为药物设计与先导物发现、药物分子靶标与作用机制、药物质量控制与体内过程、药物递送系统与新技术新方法、中药现代化与分子生物药学、生物药物及相关技术。120多位专家学者做了专题学术报告。（李友佳）

↗ 第十八届全国神经精神药理学术会 2018年10月12日—14日，由中国药理学会神经精神药理学专业委员会主办，湖北省药理学会和华中科技大学承办的“全国神经精神药理学学术交流会议”在湖北武汉召开。来自国内高校和研究机构的神经精神药理学领域专家和学者300余人参加了本次会议。会议共收到论文摘要132篇。会议设置了大会特邀报告9个、专题报告41个、壁报交流41个，中、英文青年论文报告比赛42个。大会特邀报告中，华中科技大学陈建国教授探讨了“基于GABAA受体调节蛋白的焦虑症治疗新靶点研究”；澳门科技大学朱依谆教授介绍了“中药来源的单体益母草碱在神经精神疾病中的新作用”；中国科学院上海药物研究所赵强研究员做了题为“GPCR受体结构与功能研究”的报告；军事科学院军事医学研究院毒物药物研究所李锦研究员系统介绍了“药物成瘾的行为学特征及其神经生物学基础”；军事科学院军事医学研究院张永祥研究员介绍了“新药创制重大专项支持下的神经精神药物研发情况”；浙江大学陈忠教授介绍了“脑疾病新靶点研究的新策略”；中国科学院武汉物理与数学研究所徐富强研究员带来了题为“基于病毒的神经环路研究工具研发与应用”；北京大学库宝善教授围绕“兴趣——趣谈”做了报告；专业委员会主任委员、南京中医药大学胡刚教授做了题为“奋力开启中国神经精神药理学的新时代”的报告。本次会议分设四场专题报告，包括脑中风与脑损伤、神经退行性疾病、药物成瘾与精神疾病，其他学科与前沿交叉技术。会议期间召开了神经精神药理学专业委员会全体委员会议。（李友佳）

↗ 第28届全国医院药学学术年会暨第78届世界药学大会卫星会 2018年10月26日—28日，由中国药学会医院药学专业委员会主办，山西省药学会和山西医科大学第二医院共同承办的“第28届全国医院药学学术年会暨第78届世界药学大会卫星会”在山西太原召开，来自全国的近1 800名医院药学工作者参会。会议围绕“安全用药与医院药学服务”主题，对医院药学服务内涵，医院药师创新服务模式及医院药学发展方向等方面进行了探讨。大会报告环节，国家卫健委药物政策与基本药物制度司蔡畅处长，教育部长江学者特聘教授、第四军医大学唐都医院精准用药与创新药物研究中心招明高主任，北京大学第三医院翟所迪主任分别做了“凝神聚力、强化协同，共同做好药品保障供应工作”“延长雌激素替代治疗的新策略”“颠覆性技术对医院药学的影响”的报告。朱珠主任代表专委会回顾了2018年医院药学大事件及专委会工作要点。会议共设立了“多学科交流促医院药学发展”“妇儿风险用药预警与管理”“基层医疗机构药物治疗管理与实践”“调剂审方责任与流程标准化”“巴赛尔共识的中国声音”“非公医疗机构安全用药论坛”“药师与MDT”“药学门诊规范化建设与发展”“基于患者安全的国际评审标准实践”等9个分会场，围绕安全用药与医院药学服务，从学科发展和实践模式创新等进行了学术研讨。28日上午召开了“第78届世界药学大会卫星会”，中国药学会孙咸泽理事长做了“建设世界一流学会的思考”的学术报告。（李友佳）

↗ 第十一届亚太药物流行病学年会 2018年10月27日—29日，第十一届亚太药物流行病学年会（The ISPE’S 11th Asian Conference on Pharmacoepidemiology, ACPE 2018）在陕西西安召开。会议由国际药物流行病学学会和陕西省药学会共同主办。来自中国，澳大利亚，日本，韩国，欧洲，北美以及亚洲其他国家等200余位药物流行病学工作者参会。会议邀请了国际专家、学科带头人等本领域相关人员，通过全体会议，演讲，海报以及研讨会等方式，讨论了药物流行病学的关键问题，对大数据应用的国内外进展、方法学及数据利用研究、药物警戒、成果研究、比较成效研究和治疗风险管理等内容进行了交流和讨论。会议邀请了IQVIA全球早期访问和风险管理负责人Stella Blackburn教授和空军军医大学第一附属医院消化病医院吴开春教授做专题大会报告。会议还安排了专题报告、论文口头交流汇报以及壁报展示交流。6个专题报告的内容包括：①真实世界的证据或临床试验？我应该相信哪一个；②基于大型医疗数据库开展观察性药物效应研究的新进展，优势与局限性；③基于国家和国际多个数据库的药物流行病学研究的异质性和有效性：北美，欧洲和亚洲的经验；④亚太地区多国药物流行病学研究：分布式网络方法的应用；⑤药物流行病学在中国精准医学发展中的机遇；⑥评估药物安全性和有效性的真实世界数据和真实世界证据：在中国，日本和美国的演变，发展和观点。此次会议共收到168篇会议征文，其中包括药品上市后再评价、循证药学、合理用药、药物警戒、大数据与药物评价等内容。（李友佳）

↗ 2018第十六届国际新药发明科技年会 2018年11月7日—8日“第十六届国际新药发明科技年会暨2018年济南国际新药人才成果交流大会”在山东济南召开。会议主题为“聚焦生物医药前沿，驱动产业创新发展”，由国家外国专家局国外人才信息研究中心、济南高新区管委会共同主办。来自近30个国家和地区约300位专家、学者及国际制药500强企业高管、企业家、投资人、决策人等参会。开幕式上，美国维真生物公司首席商务官洪博博士、2014年诺贝尔生理学或医学奖得主，挪威科技大学教授爱德华莫泽博士分别做了题为“大脑中的空间与时间”“U-BITCIN系统蛋白质降解：在健康和疾病中的作用”的主题报告。主会场上，国内外专家分别围绕超分辨 PET-MRI 分子成像—药物发现的未来潜力，siRNA 治疗乙型肝炎病毒的发现与发展，全球药物发现的挑战与机遇，药物发现的突破性研究，二羟基苯基磺酰基索丹林衍生物作为肝靶向丙酮酸脱氢酶激酶抑制剂，丙酮酸脱氢酶复合物是前列腺癌的合法药物靶点吗，DNA 编码文库技术及其在创新药物发现中的应用，大规模并行单克隆抗体阵列（MabARayTM）实现癌症靶向发现，基于斑马鱼模型的创新药物：第三代 ALK 抑制剂等主题做了报告。大会还设置了 PK/PD，ADMET，体外效力和毒性，新剂型、药物递送和纳米技术，细胞和分子水平的药物发现，新生物标志物、大数据与药物发现，新抗癌药物，老年病的治疗与护理，糖尿病及其他代谢性疾病的药物研发与治疗，基因治疗与 RNAi 药物发现等多个专题分会场进行交流。（李友佳）

↗ **第十八届中药和天然药物学术研讨会** 2018 年 11 月 7 日—8 日，由中国药学会中药和天然药物专业委员会与湖北中医药大学共同主办，湖北中医药大学药学院与湖北省中医药学会中药分会共同承办的“第十八届中药和天然药物学术研讨会暨荆楚中医药传承创新与产业发展分论坛”在湖北武汉召开，来自全国各地近 300 位专家学者和师生代表参会。特邀中国工程院院士刘昌孝做了有关“中药质量标志物的理论、确定原则和研究途径”的报告。本次研讨会以大会报告、分会场论坛和壁报展阅三种形式开展，邀请了中药与天然药物专业领域知名专家围绕“中药和天然药物物质基础研究与开发”“大数据背景下的中药资源及开发利用”以及“荆楚中医药传承创新与产业发展分论坛”三大主题进行了研讨。湖北中医药大学黄必胜教授就“近红外光谱技术在矿物类中药质量控制中的应用”、吴和珍教授就“爵床抗血小板聚集活性成分及作用机制研究”、刘洪涛研究员就“功能寡糖的发现及其抑制代谢性疾病的药效机制研究”、刘义飞研究员就“基于基因组大数据的资源评价：从园艺作物到药用植物”等内容分别做了主题报告。（李友佳）

↗ **2018 年第三届世界中医药学会联合会网络药理学专业委员会** 2018 年 11 月 9 日—11 日，由世界中医药学会联合会网络药理学专业委员会主办，中山大学广东省中药上市后质量与药效再评价工程技术研究中心、广州回形针会议咨询有限公司承办的“2018 年第三届世中医学会联合会网络药理学专业委员会学术年会”在广州召开。来自国内外多所高校、科研院所的专家学者和企业代表共计 300 余人参会。会议主题为“网络药理学与智慧中医药”。14 位专家分别做了大会报告。报告主题包括网络药理学与智慧中医药，中药临床安全性评价与风险防控，基于网络药理学的中药协同作用研究，冠心病的中医临床基础转化研究，中药注射剂物质基础及药代动力学研究，Chemo-Bio-Metrics to identify clinically-relevant bioactives in Herbal Medicines as Future Quality Control Paradigm，基于临床大数据的新药发现与应用，基于整体观的中医药的现代基础研究，化橘红的综合评价及网络药理学研究，中医药组学计算与网络解析，网络药理学在中成药临床定位研究中的应用，整合药理学结合化学生物学揭示中药的作用机制，茵陈蒿汤抗肝纤维化机制的网络药理学与转录组学研究，三七多向药理学研究等。会议还设立了青年论坛和企业圆桌论坛，与会代表就中医药现代创新研究的新方法、新经验进行了交流探讨。（李友佳）

↗ **2018 中国药品质量安全年会暨药品质量技术培训会** 2018 年 11 月 13 日—14 日，由中国食品药品检定研究院主办，江苏省食品药品监督检验研究院、无锡市食品药品监督管理局、无锡市药品安全检验检测中心协办的“2018 中国药品质量安全年会暨药品质量技术培训会”在无锡召开。会议以“确保药品安全，维护公众健康”为主题，围绕国家药品医疗器械年度抽检数据，分析药械质量风险，搭建检验检测机构与企业交流平台，发挥国家抽检在上市后监管中的重要作用。来自全国药品和医疗器械检验检测机构、生产企业、科研机构近 1 200 人参会。国家药品监督管理局药品监管司副司长张培培以“落实问题导向 紧抓风险防控 服务药品监管”为主题做大会报告。中检院技术监督中心负责人介绍了 2017 年国家药品抽检质量状况，以药品国抽数据为基础，系统评价和分析了 2017 年我国药品质量状况，研究探寻可能影响药品内在质量的各种风险和问题。会议设中药、化药、生物制品、仿制药一致性评价、医疗器械、包装材料与药用辅料、体外诊断试剂等 7 个分会场。（李友佳）

↗ **2018 中国生物制品年会暨第十八次全国生物制品学术研讨会** 2018 年 11 月 15 日—16 日，由中国医药企业发展促进会、中国药学会生物药品与质量研究专业委员会、中华预防医学会生物制品分会、中国医药生物技术协会疫苗专业委员会等共同主办的“2018 中国生物制品年会暨第十八次全国生物制品学术研讨会”在云南昆明召开。来自国内外生物医药领域的专家学者及企业代表共计 2 000 余人参会。中国工程院马丁院士、国家药典委员会郭中平研究员、国家食品药品监督管理总局药品审评中心高晨燕研究员、中国食品药品检定研究院王军志研究员分别做了题为“宫颈癌防治理念新探索”“中国药典 2020 版增修订工作进展”“细胞治疗产品的研发现状和技术审评”“我国生物药监管科学发展概况及 WHO 标准化最新进展”的大会主题报告。除主会场外，会议还设置了“新型疫苗研发与评价”“新型生物技术药研发与评价”“基因与细胞治疗研发与评价”“生物制药投融资”和“生物制药工程与数字化信息化”五个分会场报告。近百位专家学者将围绕生物医药领域的研究进展，国内外相关领域的研究成果以及我国生物医药研发政策法规等开展学术交流与报告。（李友佳）

药学书刊

Pharmaceutical Publications

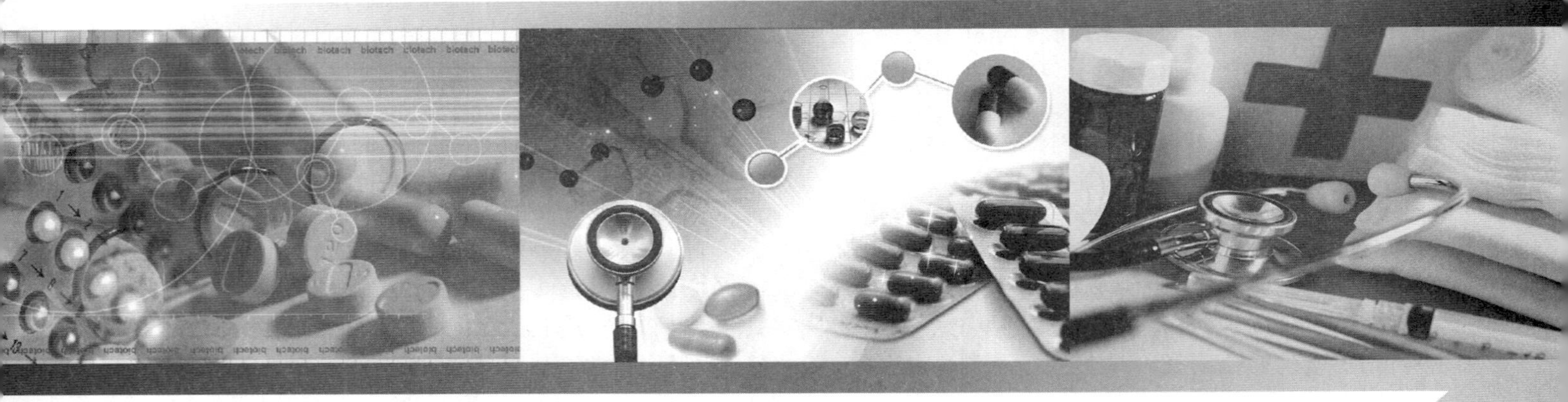

2017 年药学图书出版书目选录

“十三五”国家食品和药品安全规划解读
国家食品药品监督管理总局规划财务司 国家食品药品监督管理总局新闻宣传司 中国健康传媒集团 编制
中国医药科技出版社 100 页 大 32 开 15.00 元

“药”为你好:这么用药没毛病
《大众健康》杂志 编著
清华大学出版社 218 页 16 开 45.00 元

《本草纲目》彩色图鉴
[明]李时珍 原著
中国科学技术出版社 474 页 16 开 69.00 元

《本草纲目》药名词汇的认知研究
涂海强 著
浙江大学出版社 345 页 16 开 78.00 元

《本草纲目》中的食药养生秘方
薛丽君 主编
黑龙江科学技术出版社 196 页 16 开 39.80 元

《本草纲目》中药养生智慧大全
张俊莉 著
西安交通大学出版社 262 页 大 32 开 39.80 元

《神农本草经》浅释与验案实录
罗杰坤 邱新建 主编
人民卫生出版社 284 页 16 开 72.00 元

《证类本草》与宋代学术文化研究
周云逸 著
社会科学文献出版社 246 页 16 开 89.00 元

《中药学》速记速认口袋书
周友龙 余学庆 编著
北京科学技术出版社 231 页 小 32 开 24.00 元

100 首中成药临床巧用与解说
史欣德 主编
中国医药科技出版社 267 页 16 开 39.00 元

100 味贵细中药材选用(2 版)
曾宪策 曾 庆 编著
重庆出版社 442 页 16 开 58.00 元

1500 种中草药野外识别彩色图鉴
岳桂华 王柳萍 杨高华 主编
化学工业出版社 828 页 大 32 开 128.00 元

200 种中药材商品电子交易规格等级标准
龙兴超 郭宝林 主编
中国医药科技出版社 476 页 大 16 开 158.00 元

2017 国家执业药师考试 30 天冲刺跑(2 版,全 7 本)
国家执业药师资格考试研究组 编写
中国医药科技出版社 926 页 大 16 开 299.00 元

2017 国家执业药师考试百日通关宝典(2 版,全 7 本)
国家执业药师资格考试研究组 编写
中国医药科技出版社 2 415 页 16 开 447.00 元

2017 国家执业药师考试必备考点速记掌中宝(3 版,全 7 本)
宿 凌 张 宇 等 主编
中国医药科技出版社 1 334 页 32 开 193.00 元

2017 国家执业药师考试辅导用书(11 版,全 7 本)
宿 凌 王 建 陈有亮 等 主编
中国医药科技出版社 2 143 页 16 开 410.00 元

2017 国家执业药师考试复习精要(2 版,全 7 本)
左根永 季 晖 吴正红 等 主编
中国医药科技出版社 2 144 页 16 开 395.00 元

2017 国家执业药师考试高频易错考点随身记(2 版,全 7 本)
关 枫 王艳宏 徐艳霞 主编
中国医药科技出版社 2 318 页 大 32 开 277.00 元

2017 国家执业药师考试历年真题解析与避错(2 版,全 7 本)
国家执业药师资格考试研究组 编写
中国医药科技出版社 1 766 页 16 开 286.00 元

2017 国家执业药师考试强化训练题集(全 7 本)
张学顺 陈有亮 林 蓉 等 主编
中国医药科技出版社 1 770 页 16 开 396.00 元

2017 国家执业药师考试通关必做 2000 题(2 版,全 7 本)
左根永 郝国祥 贾 娴 等 主编
中国医药科技出版社 1 784 页 大 16 开 535.00 元

2017 国家执业药师考试习题与解析(9 版,全 7 本)
宿 凌 王 建 陈有亮 等 主编
中国医药科技出版社 1 966 页 16 开 609.00 元

2017 国家执业药师考试指南(7 版,全 7 本)
国家食品药品监督管理总局执业药师资格认证中心 组织编写
中国医药科技出版社 2 807 页 大 16 开 753.00 元

2017 国家执业药师考试指南精编版(2 版,全 7 本)
何 冰 都晓伟 刘佐仁 等 主编
中国医药科技出版社 3 397 页 32 开 229.00 元

2017 国家执业药师考试卓越速通宝典(全 7 本)
国家执业药师资格考试命题研究委员会 编写
科学出版社 1 584 页 16 开 337.20 元

2017 国家执业药师资格考试“梦想成真”系列丛书(全 7 本)
医学教育网 编
高等教育出版社 2 329 页 16 开 398.00 元

2017 国家执业药师资格考试超级辅导书(2 版,全 7 本)
李颖寰 王 建 陈 敬 等 编著
北京科学技术出版社 1 883 页 大 16 开 472.00 元

2017 国家执业药师资格考试辅导讲义(全 7 本)
陈 纭 翟华强 王晶娟 等 编著
人民卫生出版社 2 283 页 16 开 405.00 元
2017 国家执业药师资格考试辅导讲义同步练习题集(全 7 本)
陈 纭 张贵君 梅全喜 等 编著
人民卫生出版社 1 632 页 16 开 316.00 元
2017 国家执业药师资格考试考试大纲(7 版)
国家食品药品监督管理总局 制定
中国医药科技出版社 129 页 大 16 开 48.00 元
2017 国家执业药师资格考试全考点实战通关必备(3 版,全 7 本)
国家执业药师资格考试命题研究专家组 组织编写
人民卫生出版社 1 680 页 16 开 372.00 元
2017 国家执业药师资格考试要点轻松练(全 7 本)
朱鹏飞 段洪云 编著
中国原子能出版社 2 842 页 大 32 开 398.00 元
2017 国家执业药师资格考试专题精讲(全 7 本)
冯 楠 张 普 王奇君 等 主编
中央广播电视大学出版社 2 388 页 16 开 348.60 元
2017 年麻醉药理学进展
戴体俊 徐礼鲜 胡兴国 主编
人民卫生出版社 152 页 16 开 48.00 元
2017 用药咨询标准化手册丛书(全 13 本)哮喘用药咨询标准化手册
刘丽宏 赵志刚 宁 华 等 编
人民卫生出版社 1 265 页 32 开 133.00 元
2017 中公版国家执业药师资格考试学习用书:课堂实录(全 7 本)
中公教育执业药师考试研究中心 编著
世界图书出版公司 1 656 页 16 开 325.00 元
2017 中公版国家执业药师资格考试学习用书:随堂训练题(全 7 本)
中公教育执业药师考试研究中心 编著
世界图书出版公司 1 176 页 16 开 275.00 元
2018 丁震医学教育系列考试丛书:药学(师)应试指导及历年考点串讲
吕竹芬 杨 帆 主编
北京航空航天大学出版社 444 页 16 开 85.00 元
2018 丁震医学教育系列考试丛书:药学(士)应试指导及历年考点串讲
吕竹芬 杨 帆 主编
北京航空航天大学出版社 381 页 16 开 75.00 元
2018 丁震医学教育系列考试丛书:药学(中级)应试指导及历年考点串讲
吕竹芬 杨 帆 主编
北京航空航天大学出版社 464 页 16 开 88.00 元
2018 考研中医综合考点速记掌中宝:方剂学
郭美珍 主编
中国医药科技出版社 104 页 32 开 16.00 元
2018 考研中医综合考点速记掌中宝:中药学
牛 菲 主编
中国医药科技出版社 189 页 32 开 16.00 元
2018 考研中医综合真题集:中药学
临床医学综合能力(中医)命题研究专家组 编写
中国医药科技出版社 200 页 大 32 开 25.00 元
300 种口服中西药相生相克手册
高社光 王永春 王 婵 等 主编
中国中医药出版社 572 页 大 32 开 68.00 元
300 种野外中草药鉴别图谱:华南地区
李 薇 主编
科学出版社 300 页 32 开 49.00 元
600 种中草药野外识别高清图谱
刘春生 张丽霞 白贞芳 主编
化学工业出版社 572 页 大 32 开 85.00 元
800 种中草药彩色图鉴
李冈荣 编著
福建科学技术出版社 608 页 16 开 78.00 元
Access 中医药数据库教程
马星光 主编
中国中医药出版社 212 页 16 开 38.00 元
EUCAST 2017 欧盟药敏试验标准
刘玉庆 李璐璐 廖晓萍 等 编译
中国标准出版社 136 页 大 16 开 53.00 元
FDA 生物等效性标准
[美]余煊强 [美]李 冰 著
北京大学医学出版社 438 页 16 开 136.00 元
艾叶的研究与应用(3 版)
梅全喜 主编
中国中医药出版社 606 页 大 32 开 59.00 元
安神养心调理膏方
王凤岐 何渝煦 朱如彬 杨建宇 编著
科学技术文献出版社 246 页 16 开 30.00 元
八阵方
[明]张景岳 著
中国医药科技出版社 497 页 大 32 开 28.00 元
白及规范化栽培技术
王礼中 梁 泉 杨生超 编著
云南科技出版社 128 页 16 开 88.00 元
白天临证 夜间读书:方证辩证解伤寒
何庆勇 著
人民卫生出版社 358 页 16 开 58.00 元

白药之父:曲焕章
郑　阳　著
云南人民出版社　202 页　大 32 开　25.00 元

半积堂丸散撮要:影印本
张瑞贤　提要
北京科学技术出版社　442 页　16 开　158.00 元

备急千金要方
［唐］孙思邈　著
中国医药科技出版社　198 页　32 开　16.00 元

本草备要
［清］汪　昂　撰
人民卫生出版社　376 页　大 32 开　45.00 元

本草从新
李艳丽　徐长卿　点校
河南科学技术出版社　210 页　16 开　30.00 元

本草典籍选读
彭代银　主编
中国中医药出版社　168 页　16 开　29.00 元

本草纲目
［明］李时珍　著
漓江出版社　462 页　16 开　45.00 元

本草纲目
［明］李时珍　著
华龄出版社　214 页　大 32 开　28.00 元

本草纲目:金陵本(二十册)
［明］李时珍　著
中国医药科技出版社　5 578 页　大 16 开　8 000.00 元

本草纲目 125 种养生中药图册
王良信　于　敏　编著
中国医药科技出版社　256 页　16 开　35.00 元

本草纲目常用中草药彩色图鉴
谢　宇　主编
湖南科学技术出版社　497 页　大 32 开　58.00 元

本草纲目易知录
［清］戴葆元　撰
中国中医药出版社　982 页　16 开　198.00 元

本草经文献信息筛选
杨纪青　何永斌　孙维权　著
东南大学出版社　113 页　16 开　35.00 元

本草流芳
阿　莱　编著
北京联合出版公司　201 页　大 32 开　88.00 元

本草图经辑校本
［宋］苏　颂　编撰
学苑出版社　710 页　16 开　598.00 元

本草正
［明］张景岳　著
中国医药科技出版社　114 页　大 32 开　10.00 元

便携式临床药物手册
牟延光　王卫振　主编
山东科学技术出版社　362 页　小 32 开　38.00 元

辨症良方
［清］蒋杏桥　辑
中国中医药出版社　323 页　16 开　96.00 元

不孕不育调理膏方
王凤岐　宋世昌　杨建宇　编著
科学技术文献出版社　248 页　16 开　30.00 元

猜谜语识中草药
来一鸣　著
杭州出版社　116 页　32 开　60.00 元

参藏长白山
徐凤龙　著
吉林科学技术出版社　311 页　大 16 开　178.00 元

餐桌上的药菜
刘春生　王　海　主编
北京科学技术出版社　183 页　16 开　49.00 元

产前产后病效验秘方
胡小荣　主编
中国医药科技出版社　295 页　16 开　45.00 元

常见病草药偏方彩色图鉴
谢　宇　主编
湖南科学技术出版社　502 页　大 32 开　58.00 元

常见病传承老药方丛书(全 9 本)
蔡向红　主编
中国科学技术出版社　2 170 页　16 开　342.00 元

常见病方剂新用法(2 版)
兰水中　王士才　主编
河南科学技术出版社　459 页　大 32 开　45.00 元

常见病妙法良方
轩志程　主编
化学工业出版社　262 页　16 开　39.80 元

常见病遣方用药专家真传(2 版)
王士才　徐　恒　彭　堃　主编
河南科学技术出版社　310 页　大 32 开　28.00 元

常见病中成药新用法(3 版)
兰水中　王士才　廖仰平　主编
河南科学技术出版社　414 页　大 32 开　39.00 元

常见病中成药证治妙方
程爵棠　程功文　编著
河南科学技术出版社　412 页　大 32 开　45.00 元

常见病专家经典处方(4版)
王士才　廖士才　叶金汉　主编
河南科学技术出版社　409页　大32开　39.00元
常见传染病中医药防治方略
陈建杰　康向清　郁东海　主编
上海科学技术出版社　224页　16开　29.00元
常见毒性植物中药图鉴
杨军宣　张　毅　主编
科学出版社　163页　16开　100.00元
常见疾病临床药物应用指南(西药)
阚全程　张晓坚　主编
河南科学技术出版社　410页　16开　59.00元
常用保健中药及膳食配方
许东升　左　艇　主编
郑州大学出版社　234页　16开　43.00元
常用动物药材识别图鉴
李军德　主编
福建科学技术出版社　360页　大32开　58.00元
常用计算机辅助药物设计软件教程
张亮仁　主编
中国医药科技出版社　257页　16开　42.00元
常用中草药识别图鉴
谢　宇　周重建　主编
贵州科技出版社　230页　16开　68.00元
常用中草药识别图鉴
谢　宇　主编
湖南科学技术出版社　486页　大32开　48.00元
常用中药100味速记图卡
马　骥　袁立霞　主编
广东科技出版社　200页　32开　25.00元
常用中药功效与家庭种植技巧
郁东海　朱　江　顾建钧　主编
上海科学技术出版社　185页　16开　48.00元
常用中药及其活性成分手册
周春山　朱　华　谢练武　等　编著
化学工业出版社　580页　16开　198.00元
常用中药配伍与鉴别应用速查手册(2版)
祁公任　陈　涛　主编
化学工业出版社　538页　大32开　38.00元
常用中药养生图册
张贵君　主编
中国医药科技出版社　952页　小32开　88.00元
常用中药宜忌速查:详解350余味中药的宜忌病证(2版)
李兴广　主编
科学出版社　263页　16开　58.00元
常用中药饮片质量鉴定
刘　霞　主编
山西科学技术出版社　288页　16开　168.00元
常用壮药原色图谱
王国桢　覃文格　杨顺发　主编
广西科学技术出版社　161页　16开　36.00元
常用壮医药方剂与制剂
王国桢　覃文格　杨顺发　主编
广西科学技术出版社　152页　16开　25.00元
超临界萃取与药学研究
夏伦祝　汪永忠　高家荣　主编
化学工业出版社　396页　16开　98.00元
超药品说明书用药诉讼案例分析
唐　蕾　任　斌　符　忠　郑志华　主编
人民卫生出版社　530页　16开　68.00元
沉香的现代研究
戴好富　主编
科学出版社　257页　16开　98.00元
陈宝田教授时方临床应用
黄仕营　谢　炜　主编
科学出版社　227页　大32开　35.00元
成都中医药大学名老中医药专家学术经验选编
梁繁荣　主编
人民卫生出版社　854页　16开　178.00元
程氏释方
[明]程　伊　撰
中国中医药出版社　185页　16开　79.00元
程钟龄传世名方
张　煜　张玉苹　张清怡　主编
中国医药科技出版社　241页　16开　32.00元
虫蛇妙方(2版)
程爵棠　编著
河南科学技术出版社　305页　大32开　29.00元
传统医药
丁亚纯　刘洪沛　著
贵州人民出版社　102页　16开　12.50元
大国医长寿有“药”诀
雷雨霖　著
湖南科学技术出版社　252页　大32开　45.00元
大药学视野下的医院药学探索
苏琼华　郭海鸥　马培志　主编
郑州大学出版社　211页　16开　39.80元
大众养生调理膏方
王凤岐　宋世昌　杨建宇　编著
科学技术文献出版社　248页　16开　30.00元

单镇中药学术思想精粹
赵建平　主编
科学出版社　152 页　16 开　58.00 元

当代妇科妙方(4 版)
李世文　刘乙莹　康满珍　主编
河南科学技术出版社　324 页　大 32 开　29.00 元

当代骨伤科妙方(5 版)
李世文　康满珍　主编
河南科学技术出版社　382 页　大 32 开　35.00 元

当代妙方(7 版)
李世文　康满珍　主编
河南科学技术出版社　627 页　大 32 开　55.00 元

道地药材“黄金”图谱精粹
黄璐琦　主编
上海科学技术出版社　158 页　16 开　75.00 元

丁震医学教育系列考试丛书:药学(师)应试指导及历年考点串讲
吕竹芬　杨　帆　主编
人民卫生出版社　444 页　16 开　85.00 元

丁震医学教育系列考试丛书:药学(士)应试指导及历年考点串讲
吕竹芬　杨　帆　主编
人民卫生出版社　383 页　16 开　75.00 元

丁震医学教育系列考试丛书:药学(中级)应试指导及历年考点串讲
吕竹芬　杨　帆　主编
人民卫生出版社　464 页　16 开　88.00 元

冬虫夏草资源管理与产业可持续发展
生吉萍　著
中国农业大学出版社　243 页　大 32 开　46.00 元

冬虫夏草资源可持续发展研究
刘　昕　张古忍　著
科学出版社　485 页　大 16 开　398.00 元

毒理学(2 版)
姜岳明　唐焕文　刘起展　主编
人民卫生出版社　289 页　16 开　42.00 元

毒理学基础(7 版)
孙志伟　主编
人民卫生出版社　477 页　16 开　73.00 元

读过金匮要略
陈伯坛　著
中国中医药出版社　559 页　大 32 开　58.00 元

对症用药及误用辨别手册
梅峥嵘　编著
广东科技出版社　707 页　大 32 开　58.00 元

峨眉山常见药用植物彩色图谱
李策宏　主编
四川科学技术出版社　214 页　16 开　96.00 元

儿科用药指导手册
支立娟　陈圣洁　巩文艺　主编
中国医药科技出版社　372 页　16 开　58.00 元

发现本草之旅．壹
丁兆平　著
中国医药科技出版社　377 页　大 32 开　49.00 元

方剂入门
董汉良　主编
河南科学技术出版社　258 页　大 32 开　35.00 元

方剂学
武密山　主编
科学出版社　332 页　16 开　59.00 元

方剂学
邓中甲　主编
中国中医药出版社　357 页　16 开　49.00 元

方剂学(2 版)
李　冀　连建伟　主编
中国中医药出版社　330 页　32 开　29.00 元

方剂学课堂笔记
王　欣　主编
同济大学出版社　247 页　16 开　38.00 元

方剂学四易口诀
冷洪岩　石惠颖　主编
中国医药科技出版社　193 页　16 开　29.00 元

方剂学专论
李　冀　谢　鸣　主编
人民卫生出版社　285 页　16 开　59.00 元

房县中药志．第一卷
田万安　编著
湖北科学技术出版社　481 页　16 开　798.00 元

肺结核合理用药与食疗
尹国有　主编
金盾出版社　244 页　大 32 开　25.00 元

分子生药学(2 版)
刘春生　袁　媛　主编
中国中医药出版社　120 页　16 开　35.00 元

分子生药学专论
贾景明　刘春生　主编
人民卫生出版社　317 页　16 开　60.00 元

服对中药保安康
赵　峻　主编
青岛出版社　453 页　16 开　48.00 元

辅酶 Q_{10} 与健康
王永兵 主编
科学出版社 115 页 大 32 开 37.00 元
妇产科护士安全用药手册
雷兵团 孙丽明 主编
中国医药科技出版社 387 页 32 开 38.00 元
妇科调理膏方
王凤岐 宋世昌 杨建宇 编著
科学技术文献出版社 248 页 16 开 30.00 元
腹膜透析患者的药学监护
马 珂 卢晓阳、陈红梅 编著
浙江大学出版社 154 页 16 开 30.00 元
甘草实用栽培技术
肖盛元郭靖 张 浩 主编
中国科学技术出版社 114 页 大 32 开 14.00 元
高分子材料在纳米给药系统中的应用
孙少平 梁 娜 著
黑龙江大学出版社 189 页 16 开 39.00 元
高警示药品管理学
王秀琴 闫 荟 孙世光 主编
中国科学技术出版社 266 页 16 开 60.00 元
高血压合理用药知识(2 版)
杨 玺 编著
河南科学技术出版社 345 页 大 32 开 35.00 元
高血压药物治疗与调养(2 版)
张会明 主编
河南科学技术出版社 473 页 大 32 开 45.00 元
膏方妙用(2 版)
贾跃进 主编
河南科学技术出版社 252 页 大 32 开 25.00 元
跟王付学经方
王 付 编著
河南科学技术出版社 296 页 16 开 49.00 元
跟王付用经方
王 付 编著
河南科学技术出版社 344 页 16 开 58.00 元
跟着小神农学认药(全 8 本)
谢 宇 著
湖南科学技术出版社 2524 页 32 开 352.00 元
耿呈祥奇方妙治经验
耿呈祥 编著
山西科学技术出版社 363 页 大 32 开 30.00 元
枸杞优质丰产栽培
简在友 代 磊 编著
中国科学技术出版社 117 页 大 32 开 14.00 元
古典药物的科学化途径
王 台 编著
中国协和医科大学出版社 178 页 大 32 开 20.00 元
古今药酒配制 1000 方
田 燕 主编
河南科学技术出版社 651 页 16 开 98.00 元
骨伤科偏方验方精编
谢 艳 张云芳 赵治伟 等 主编
郑州大学出版社 367 页 16 开 69.00 元
固体制剂生产操作培训教程
程 静 主编
郑州大学出版社 239 页 16 开 51.00 元
观赏药用植物栽培技术
张天柱 主编
中国轻工业出版社 199 页 16 开 38.00 元
冠心病效验秘方
刘中勇 主编
中国医药科技出版社 155 页 16 开 25.00 元
广西壮族自治区壮药质量标准:2008 年版. 第一卷:汉壮双语
广西壮族自治区食品药品监督管理局 编
广西科学技术出版社 460 页 大 16 开 168.00 元
贵州民族药物彩色图谱丛书(全 5 本)
张敬杰 孙庆文 赵能武 等 主编
贵州科技出版社 1 308 页 16 开 400.00 元
国际制药一次性使用系统应用及技术指南
中国食品药品国际交流中心 组织编写
中国医药科技出版社 237 页 16 开 45.00 元
国家基本药物制度研究与探索
史录文 主编
中国协和医科大学出版社 330 页 16 开 85.00 元
国家基本医疗保险、工伤保险和生育保险药品目录
中华人民共和国人力资源和社会保障部
中国劳动社会保障出版社 265 页 16 开 56.00 元
国家基本医疗保险、工伤保险和生育保险药品目录(2017 年版)
中国法制出版社 226 页 大 32 开 25.00 元
国家抗微生物治疗指南(2 版)
何礼贤 肖永红 陆 权 徐英春 黎沾良 主编
人民卫生出版社 342 页 大 32 开 42.00 元
国家药典中药彩色图谱(上中下卷)
刘永新 编著
中医古籍出版社 494 页 大 16 开 660.00 元
国家药典中药实用手册(2015 版)
陈仁寿 主编

江苏凤凰科学技术出版社 838 页 大 32 开 68.00 元

国医大师验方秘方精选

张 勋 马烈光 主编

中国科学技术出版社 186 页 16 开 29.50 元

国医大师张志远用药手记

张志远 编著

中国医药科技出版社 294 页 16 开 39.00 元

国医大师朱良春全集,用药心悟卷

朱良春 著

中南大学出版社 384 页 16 开 148.00 元

孩子生病了 父母别慌、别急、别乱用药

曲 东 王 勇 著

电子工业出版社 205 页 大 32 开 48.00 元

海洋生物制品开发与利用

张玉忠 杜昱光 宋晓妍 主编

科学出版社 282 页 16 开 150.00 元

含毒性药材中药制剂合理用药实践

张 冰 主编

人民卫生出版社 150 页 32 开 20.00 元

航空药理学

[美]弗吉尼亚·沃特龄 著

中国科学技术出版社 130 页 16 开 35.00 元

合理使用治疗神经系统疾病的中药注射剂

罗玉敏 闵连秋 林晓兰 主编

中国医药科技出版社 385 页 大 32 开 45.00 元

何天有验方验案集

杜小正 主编

中国中医药出版社 418 页 大 32 开 39.80 元

河北省 30 种大宗道地药材栽培技术

杨太新 谢晓亮 主编

中国医药科技出版社 284 页 16 开 76.00 元

河北省药用观赏植物推荐名录

河北省农业厅 编

中国农业出版社 92 页 大 16 开 100.00 元

河北食品药品安全研究报告.2017

丁锦霞 主编

社会科学文献出版社 292 页 16 开 79.00 元

河南常见中药材栽培

高致明 张红瑞 主编

黄河水利出版社 169 页 16 开 36.00 元

鶴年堂製藥目錄 京都延齡堂贊公老藥鋪各種丸散膏丹價目:影印本

牛亚华 提要

北京科学技术出版社 482 页 16 开 790.00 元

呼吸系统疾病合理用药

邬时民 朱惠莉 主编

华东理工大学出版社 217 页 大 32 开 28.00 元

胡庆余堂丸散膏丹全集

金久宁 黄晶晶 校注

中国中医药出版社 259 页 32 开 35.00 元

胡希恕《金匮要略》学习笔记(2 版)

胡希恕 传授

中国中医药出版社 355 页 16 开 58.00 元

胡希恕金匮要略讲座:中日录音增补版

胡希恕 著

中国中医药出版社 355 页 16 开 59.00 元

胡希恕经方精义笔录

段治钧 编著

北京科学技术出版社 405 页 16 开 69.00 元

湖南省中医单方验方精选,儿科

杨军辉 胡方林 主编

人民卫生出版社 790 页 16 开 119.00 元

湖南省中医单方验方精选,妇科

朱传湘 刘文娥 主编

人民卫生出版社 660 页 16 开 108.00 元

湖南省中医单方验方精选,骨伤科

郭玉星 刘志华 主编

人民卫生出版社 260 页 16 开 49.00 元

湖南省中医单方验方精选,五官科

朱方晓 朱镇华 主编

人民卫生出版社 710 页 16 开 112.00 元

湖南省中医单方验方精选,针灸科

阳仁达 主编

人民卫生出版社 253 页 16 开 42.00 元

互联网医药法律问题研究

刘炫麟 主编

中国政法大学出版社 309 页 大 32 开 39.00 元

护理药理学

张莉蓉 王 鹏 主编

郑州大学出版社 506 页 16 开 67.00 元

护眼本草:食疗应用版

聂天祥 编著

中国中医药出版社 252 页 16 开 48.00 元

滬北海國奇方生生堂西洋藥局書 樂善堂妙藥全書 樂善堂藥單:影印本

牛亚华 提要

北京科学技术出版社 345 页 16 开 790.00 元

华中药市的崛起:一个发展人类学的个案研究

傅 琦 著

知识产权出版社 267 页 16 开 86.00 元

怀山药干燥技术

任广跃 著

科学出版社　215页　16开　98.00元

黄煌经方医话．临床篇

黄　煌　著

中国中医药出版社　242页　大32开　49.00元

黄煌经方医话．思想篇

黄　煌　著

中国中医药出版社　214页　大32开　49.00元

黄煌经方医话．云游篇

黄　煌　著

中国中医药出版社　123页　大32开　39.00元

黄芪实用栽培技术

闫梅霞　郭　靖　朴向民　主编

中国科学技术出版社　124页　大32开　14.00元

黄仕沛经方亦步亦趋录．续

黄仕沛　何莉娜　著

中国中医药出版社　404页　16开　66.00元

黄酮及黄酮醇的抗癌作用

张　强　著

化学工业出版社　143页　16开　98.00元

黄元御用药心法

李成文　刘　彬　主编

中国中医药出版社　263页　大32开　49.00元

虺後方:影印本

[明]喻　政　著

中医古籍出版社　66页　16开　280.00元

活人事证方 活人事证方后集

[宋]刘信甫　编著

中医古籍出版社　508页　大32开　38.00元

基因泰克:生物技术王国的匠心传奇

[美]Sally Smith Hughes　著

中国人民大学出版社　209页　16开　55.00元

基因突变检测技术与精准给药

周国华　宋沁馨　主编

江苏凤凰科学技术出版社　229页　16开　68.00元

基于结构的药物及其他生物活性分子设计:工具和策略: tools and strategies

[美]Arun K. Ghosh　[美]Sandra Gemma　原著

科学出版社　372页　16开　190.00元

计算机辅助药物设计

魏冬青　戴　昊　贾贵华　张永红　徐　沁　编著

上海交通大学出版社　416页　16开　98.00元

计算机辅助药物设计导论(2版)

付　伟　叶德泳　编著

化学工业出版社　272页　16开　58.00元

家庭实用中成药(2版)

郇宜俊　张宝华　杜大军　主编

人民卫生出版社　582页　16开　80.00元

家庭药膳速查全书

彭铭泉　主编

中国轻工业出版社　152页　16开　35.00元

家庭用药那些事儿

郑　姣　主编

人民卫生出版社　180页　32开　19.00元

甲状腺与血液症调理膏方

王凤岐　宋世昌　杨建宇　编著

科学技术文献出版社　250页　16开　30.00元

贾跃进论治失眠经验

吴秋玲　主编

科学出版社　169页　16开　68.00元

健脑药膳

田后谋　田艺嘉　编著

世界图书出版公司　358页　大32开　48.00元

降压降脂调理膏方

王凤岐　王军民　徐晓峰　贡　瑾　杨建宇　编著

科学技术文献出版社　250页　16开　30.00元

焦树德方药心得(上下册)

焦树德　著

中国医药科技出版社　477页　16开　69.00元

教你识别常见名贵中草药

陈建华　司静宇　主编

科学出版社　119页　大32开　20.00元

金匮要略

[汉]张仲景　撰

人民卫生出版社　120页　大32开　28.00元

金匮要略(2版)

姜德友　主编

科学出版社　314页　16开　59.00元

金匮要略(2版)

王新佩　贾春华　主编

中国中医药出版社　363页　16开　49.00元

金匮要略:汉英对照(1)

张仲景　著

上海三联书店　671页　16开　64.50元

金匮要略白话速学

肖碧跃　主编

化学工业出版社　269页　16开　59.00元

金匮要略方论

吕桂敏　周鸿飞　点校

河南科学技术出版社　205页　16开　30.00元

金匮要略理论与实践(2版)

姜德友　贾春华　主编

人民卫生出版社　322页　16开　62.00元

金匮要略浅解
刘中景　著
科学技术文献出版社　349 页　16 开　158.00 元

金匮要略汤证新解
蒋　健　朱抗美　主编
上海科学技术出版社　488 页　16 开　59.00 元

金匮要略译注
[汉]张仲景　著
上海古籍出版社　452 页　大 32 开　46.00 元

金匮要略语释
刘献琳　编著
山东科学技术出版社　292 页　16 开　39.80 元

金银花实用栽培技术
金银萍　李　伟　于　营　主编
中国科学技术出版社　125 页　大 32 开　14.00 元

经典经方本如此
贠克强　著
中国中医药出版社　268 页　大 32 开　49.00 元

经方．第 2 辑
李小荣　主编
中国医药科技出版社　124 页　16 开　18.00 元

经方传真(3 版)
冯世纶　张长恩　主编
中国中医药出版社　370 页　16 开　55.00 元

经方浅悟
董正平　著
中医古籍出版社　373 页　16 开　39.80 元

经方学用解读:教你学好用活中医古方(2 版)
王　付　编著
河南科学技术出版社　436 页　16 开　76.00 元

经方用药法律
吕志杰　著
人民卫生出版社　258 页　16 开　42.00 元

经穴养生就是特效药
石学敏　著
吉林科学技术出版社　356 页　16 开　49.90 元

经证证药录
[清]王继志　著　张宗祥　整理
中国医药科技出版社　422 页　大 32 开　59.00 元

精编《本草纲目》药物彩色图本
魏　锋　主编
人民卫生出版社　498 页　16 开　248.00 元

精编《神农本草经》药物彩色图本
魏　锋　主编
人民卫生出版社　374 页　16 开　188.00 元

精编中草药识别与应用图谱
徐鸿华　楼步青　黄海波　主编
广东科技出版社　1040 页　大 32 开　146.00 元

精神科常见病用药(2 版)
赵靖平　翟金国　主编
人民卫生出版社　445 页　32 开　79.00 元

精准医疗与药物治疗个体化实操手册
王拥军　赵志刚　主编
北京科学技术出版社　513 页　大 16 开　198.00 元

静脉麻醉药
叶铁虎　罗爱伦　主编
上海世界图书出版公司　304 页　16 开　150.00 元

静脉用药集中调配基础操作指南
米文杰　陈　迹　李　林　主编
人民卫生出版社　468 页　16 开　58.00 元

静脉用药集中调配基础管理与进阶实践
米文杰　刘向红　陈　迹　主编
人民卫生出版社　549 页　16 开　87.00 元

局部麻醉药
李士通　庄心良　主编
上海世界图书出版公司　298 页　16 开　150.00 元

菌根食药用菌研究
郭　尚　周　林　主编
中国农业科学技术出版社　258 页　16 开　60.00 元

康美·中国中药材价格指数报告(2016)
康美药业股份有限公司　编著
华南理工大学出版社　205 页　16 开　58.00 元

抗病毒植物药臭灵丹
张荣平　罗晓东　于浩飞　焦家良　主编
科学出版社　240 页　16 开　88.00 元

抗生素生产工艺培训教程
王　颖　主编
郑州大学出版社　174 页　16 开　38.00 元

抗衰老民族医药研究
王业玲　唐　丽　编著
中央民族大学出版社　542 页　16 开　138.00 元

抗肿瘤天然产物分子药理学
刘吉成　牛英才　编著
人民卫生出版社　218 页　16 开　40.00 元

抗肿瘤调理膏方
王凤岐　宋世昌　杨建宇　编著
科学技术文献出版社　249 页　16 开　30.00 元

抗肿瘤药物设计与发现:原著第 2 版
[英]Stephen Neidle　主编
化学工业出版社　571 页　16 开　188.00 元

科学煎服中草药
张军平　主编
中国中医药出版社　178 页　大 32 开　28.00 元
老年病药物治疗学
杨云梅　主编
人民卫生出版社　486 页　16 开　99.00 元
老药新用途(6 版)
李世文　康满珍　主编
河南科学技术出版社　575 页　大 32 开　53.00 元
老祖宗传下来的救命偏方
夏　梦　著
天津科学技术出版社　387 页　16 开　49.80 元
李元文配方颗粒治疗皮肤病经验
张丰川　付　蓉　主编
北京科学技术出版社　255 页　16 开　49.00 元
历代名医时方一剂起疴录
尤　虎　苏克雷　熊兴江　编著
中国中医药出版社　405 页　大 32 开　59.00 元
历代实用药方经典
宋金波　编著
湖北科学技术出版社　883 页　16 开　268.00 元
历代止痒方剂
唐宗湘　伍冠一　主编
东南大学出版社　490 页　16 开　96.00 元
立法 50 年:欧盟药品监管法律法规纲要,原则、程序、体系及特殊药品规制
郭　薇　编译
中国医药科技出版社　287 页　大 32 开　48.00 元
立法 50 年:欧盟药品监管法律法规纲要,原则、程序、体系及一般药品规制
郭　薇　编译
中国医药科技出版社　277 页　大 32 开　48.00 元
临床个体化用药
隋忠国　主编
人民卫生出版社　417 页　大 32 开　48.00 元
临床研究协调员工作指南
刘燕飞　胡夕春　主编
复旦大学出版社　91 页　大 32 开　22.00 元
临床药理学
黄　民　主编
中山大学出版社　274 页　16 开　55.00 元
临床药理学(2 版)
乔海灵　主编
高等教育出版社　309 页　16 开　48.60 元
临床药物学
闫倩倩　尹凤云　李云霞　王　伟　主编
吉林科学技术出版社　363 页　16 开　58.00 元
临床药物学
于新喜　著
世界图书出版公司长春有限公司　246 页　大 16 开　75.00 元
临床药物学
张　民　刘宗侠　李　婷　等　主编
天津科学技术出版社　505 页　16 开　68.00 元
临床药物学
刘巧巧　吕　佳　曲国俊　主编
天津科学技术出版社　577 页　16 开　50.00 元
临床药物学基础与治疗应用
管　贺　张银宝　孙丽翠　等　主编
黑龙江科学技术出版社　540 页　大 16 开　88.00 元
临床药物学新进展
周　健　杨永乾　张　琳　主编
天津科学技术出版社　508 页　16 开　88.00 元
临床药物应用速查
［美］Christopher P. Martin　［美］Robert L. Talbert　原著
郭　庚　译
北京大学医学出版社　401 页　大 32 开　68.00 元
临床药物治疗案例
宋沧桑　杜一民　主编
科学出版社　170 页　16 开　75.00 元
临床药物治疗学
方士英　赵　文　主编
中国医药科技出版社　261 页　16 开　38.00 元
临床药物治疗学(2 版)
王怀良　魏敏杰　主编
上海科学技术出版社　499 页　16 开　86.00 元
临床药物治疗学(案例版)(2 版)
姚继红　韩瑞兰　主编
科学出版社　414 页　16 开　79.80 元
临床药物治疗学-感染性疾病
颜　青　夏培元　杨　帆　吕晓菊　分册主编
人民卫生出版社　377 页　16 开　55.00 元
临床药物治疗学-老年疾病
王建业　胡　欣　分册主编
人民卫生出版社　570 页　16 开　80.00 元
临床药物治疗学-内分泌代谢疾病
母义明　郭代红　彭永德　刘皋林　分册主编
人民卫生出版社　488 页　16 开　69.00 元
临床药物治疗学-器官移植
陈　孝　王长希　刘懿禾　徐彦贵　分册主编
人民卫生出版社　346 页　16 开　55.00 元

临床药物治疗学-肾脏疾病
史　伟　杨　敏　分册主编
人民卫生出版社　370 页　16 开　55.00 元
临床药物治疗学-外科疾病
甄健存　廖　泉　蒋协远　分册主编
人民卫生出版社　563 页　16 开　78.00 元
临床药物治疗学-血液系统疾病
吴永佩　蔡映云　总主编
人民卫生出版社　394 页　16 开　56.00 元
临床药物治疗学-营养支持治疗
梅　丹　于健春　分册主编
人民卫生出版社　253 页　16 开　38.00 元
临床药物治疗学-肿瘤
于世英　杜　光　黄红兵　分册主编
人民卫生出版社　613 页　16 开　85.00 元
临床药物治疗学-总论
吴永佩　蒋学华　蔡卫民　史国兵　分册主编
人民卫生出版社　632 页　16 开　88.00 元
临床药学导论
马　国　蔡卫民　许杜娟　主编
科学出版社　344 页　大 16 开　78.00 元
临床中药学科服务手册:常用中药合理用药实践(全 5 本)
张　冰　邓　娟　主编
人民卫生出版社　1 233 页　32 开　132.00 元
临床中药学科服务手册:中西药联用合理用药实践
张　冰　主编
人民卫生出版社　149 页　32 开　20.00 元
临床中药学科服务手册:中药注射剂合理用药实践
张　冰　吴嘉瑞　主编
人民卫生出版社　118 页　32 开　19.00 元
临床专家方药经验集
施　杞　吴银根　主编
科学出版社　213 页　16 开　80.00 元
临床专家验方集
施　杞　吴银根　主编
科学出版社　263 页　16 开　80.00 元
临证用药纲目
何昌善　林绍彬　主编
中国医药科技出版社　1 545 页　大 16 开　960.00 元
灵验小药方
沈丕安　编著
上海科学普及出版社　196 页　16 开　48.00 元
灵芝,妙不可言
吴亭瑶　著
人民卫生出版社　222 页　大 32 开　39.00 元

灵芝的栽培与实验研究
马红梅　著
中国农业科学技术出版社　147 页　16 开　28.00 元
零起点学中药
王绪前　编著
中国医药科技出版社　162 页　16 开　30.00 元
岭南采药录考释
萧步丹　原著
湖北科学技术出版社　286 页　大 32 开　80.00 元
岭南特色活血化瘀药的现代研究与临床应用
方显明　赖祥林　主编
广东科技出版社　368 页　16 开　128.00 元
岭南药王
曾培杰　陈创涛　著
中国科学技术出版社　115 页　大 32 开　18.00 元
岭南中草药 DNA 条形码序列
黄志海　主编
中国医药科技出版社　333 页　16 开　108.00 元
刘河间传世名方
赵　艳　于华芸　张雪燕　主编
中国医药科技出版社　420 页　16 开　55.00 元
六经八纲读懂金匮要略
冯世纶　张长恩　主编
中国中医药出版社　243 页　16 开　45.00 元
六经头痛片二次开发研究
张铁军　王　磊　主编
科学出版社　502 页　16 开　198.00 元
龙猫药师漫话儿童用药安全
李晓蕾　编著
上海世界图书出版公司
215 页　16 开　45.00 元
龙湫本草. 第九辑
张掽发　宋纬文　主编
福建科学技术出版社　219 页　大 32 开　40.00 元
龙血竭
张荣平　王兴红　赵荣华　于浩飞　主编
人民卫生出版社　226 页　16 开　38.00 元
泸州市中草药图谱及民间药人(第二册)
张华安　吴贵阳　王　曙　主编
科学出版社　257 页　大 16 开　138.00 元
屡试屡效方
张锡纯　著
中国中医药出版社　478 页　大 32 开　55.00 元
麻醉药理基础
于布为　杭燕南　主编

上海世界图书出版公司　407 页　16 开　170.00 元

馬王堆漢墓帛書《五十二病方》集注

張　雷　編著

中医古籍出版社　632 页　16 开　168.00 元

漫画中医:第三册中药篇

罗大伦　宝金剑　于春华　编绘

中国科学技术出版社　203 页　16 开　39.00 元

漫画中医:第伍册方剂篇

罗大伦　宝金剑　于春华　编绘

中国科学技术出版社　197 页　16 开　39.00 元

慢病毒疫苗的开拓者:沈荣显传

李可宝　林跃智　李　妍　著

中国科学技术出版社　248 页　16 开　68.00 元

慢性病长期用药处方国际发展研究与借鉴

朱　珠　张海莲　主编

中国医药科技出版社　420 页　16 开　68.00 元

毛猴:四味中药的盛大相遇

水　伊　著

华语教学出版社　113 页　16 开　58.00 元

美国药品审评制度研究

袁　林　著

中国医药科技出版社　209 页　16 开　38.00 元

秘方验方妙治疑难病(3 版)

陈敖忠　主编

河南科学技术出版社　345 页　大 32 开　32.00 元

秘验古方:深宫女人的美容养生方

樊红雨　编著

陕西科学技术出版社　270 页　16 开　29.80 元

妙用食物治百病:老祖宗留下来的灵丹妙药

土荣华　主编

中国科学技术出版社　273 页　16 开　39.00 元

民间秘方治百病(4 版)

程爵棠　程功文　编著

河南科学技术出版社　364 页　大 32 开　32.00 元

民间偏方治百病:流传千年的养生智慧

土荣华　主编

中国科学技术出版社　279 页　16 开　39.00 元

民间土单方大全

李春深　编著

天津科学技术出版社　434 页　大 32 开　32.00 元

民间祖传秘方大全(3 版)

吴　静　陈宇飞　主编

北京科学技术出版社　843 页　大 32 开　48.00 元

民间祖传偏方

谢　普　编著

中医古籍出版社　390 页　16 开　68.00 元

民族药创新发展路径

朱兆云　主编

科学出版社　486 页　大 16 开　128.00 元

民族医药与方剂学

黄岑汉　覃道光　窦锡彬　唐汉庆　主编

广西科学技术出版社　284 页　16 开　68.00 元

名方妙用(4 版)

朱溅石　主编

河南科学技术出版社　388 页　大 32 开　33.00 元

名贵中草药快速识别图本

魏　锋　主编

人民卫生出版社　404 页　16 开　198.00 元

名贵中药材的识别与应用

罗兴洪　任晋生　主编

中国医药科技出版社　377 页　16 开　98.00 元

名贵中药养生堂(2 版)

王淑君　主编

科学出版社　107 页　16 开　30.00 元

名老中医偏方大全

李春深　编著

天津科学技术出版社　428 页　大 32 开　32.00 元

名师经方讲录．第六辑

李赛美　主编

中国中医药出版社　439 页　16 开　89.00 元

名医肝胆病良方验方

孙明瑜　陈兰羽　主编

化学工业出版社　225 页　16 开　49.80 元

名医药论辑义

侯树平　编

中国中医药出版社　407 页　大 32 开　39.00 元

名中医儿科病良方验案

袁立霞　主编

化学工业出版社　220 页　16 开　49.80 元

名中医妇科病良方验案

袁立霞　主编

化学工业出版社　326 页　16 开　49.80 元

名中医老年常见病特效方

李志更　岳利峰　马　培　主编

化学工业出版社　352 页　16 开　49.80 元

纳豆激酶:生物活性及其应用研究

陈杰鹏　徐　峰　主编

北京大学出版社　340 页　16 开　55.00 元

耐药性

[英]Carolie Green　著

华夏出版社　140 页　大 32 开　25.00 元

内经针灸类方语释
张善忱　张登部　编著
山东科学技术出版社　302 页　16 开　39.80 元
内科护士安全用药手册
冯　永　刘　尧　米　娜　主编
中国医药科技出版社　491 页　32 开　39.00 元
宁夏中宁枸杞种植系统
梁　勇　闵庆文　王海荣　主编
中国农业出版社　147 页　16 开　49.00 元
女人开心药典
佟　彤　著
湖南科学技术出版社　221 页　大 32 开　38.00 元
女性备孕期调理膏方
王凤岐　宋世昌　杨建宇　编著
科学技术文献出版社　250 页　16 开　30.00 元
女性产后调理膏方
王凤岐　宋世昌　杨建宇　编著
科学技术文献出版社　246 页　16 开　30.00 元
皮肤病常用中药药理及临床(2 版)
陈明岭　江海燕　主编
中国科学技术出版社　702 页　16 开　128.00 元
皮肤病性病专家经典处方(3 版)
胡晓军　陈友元　简亚平　主编
河南科学技术出版社　320 页　大 32 开　33.00 元
皮肤外用药物研究方法学
王　晖　主编
人民卫生出版社　310 页　16 开　66.00 元
脾胃调理膏方
王凤岐　何渝煦　杨建宇　编著
科学技术文献出版社　250 页　16 开　30.00 元
品读本草纲目
王绪前　主编
中国医药科技出版社　975 页　16 开　198.00 元
普外科疾病围术期药物的安全应用
李德爱　陈俊强　罗华友　黄　萍　主编
人民卫生出版社　771 页　大 16 开　139.00 元
岐州王氏验案辑要
王宏弟　著
山西科学技术出版社　310 页　大 32 开　28.00 元
千家妙方系列丛书(修订典藏版·全7本)
王惟恒　董海燕　吴延义　等　编著
中国科学技术出版社　1 074 页　大 32 开　136.50 元
千金方
李春深　编著
天津科学技术出版社　438 页　大 32 开　32.00 元
千金翼方
[唐]孙思邈　著
中国医药科技出版社　140 页　32 开　16.00 元
秦振华角药
陈　硕　主编
福建科学技术出版社　227 页　16 开　78.00 元
青蒿栽培
王良信　陈　君　盛晋华　编著
科学技术文献出版社　110 页　大 32 开　18.00 元
全国临床药师规范化培训系列教材(全 15 本)
阚全程　马金昌　总主编
人民卫生出版社　3339 页　16 开　595.00 元
全国中药炮制经验与规范集成:增修本
曹　晖　付　静　主编
北京科学技术出版社　1 181 页　大 16 开　498.00 元
全科处方案例点评,心血管疾病
陈世才　岳小林　纪智礼　总主编
北京大学医学出版社　293 页　16 开　69.00 元
全科用药指南(2 版)
张抗怀　主编
西安交通大学出版社　293 页　16 开　69.00 元
人参营养成分及功能因子
李平亚　主编
化学工业出版社　258 页　16 开　149.00 元
人工种植甘草质量调控研究基础
梁新华　著
宁夏人民出版社　134 页　16 开　38.00 元
任之堂学药记:当民间中医遇到神农传人
王德群　余　浩　著
中国中医药出版社　175 页　16 开　49.00 元
三七栽培学
崔秀明　杨　野　董　丽　等　编著
科学出版社　307 页　16 开　98.00 元
三七植物化学
陈纪军　曲　媛　杨晓艳　等　编著
科学出版社　352 页　16 开　128.00 元
三七质量分析与控制
胡旭佳　崔秀明　熊　吟　等　编著
科学出版社　309 页　16 开　98.00 元
热病:桑福德抗微生物治疗指南(第 46 版)
[美]David N. Gilbert　主编
中国协和医科大学出版社　273 页　大 32 开　60.00 元
山东省五年制高等职业教育药学专业教学指导方案:试行
山东省教育厅　制定
高等教育出版社　161 页　16 开　30.00 元

山西省中药材中药饮片标准(第一册)
山西省食品药品监督管理局　编
科学出版社　270 页　16 开　168.00 元
伤寒论类方汇参
左季云　编著
中国医药科技出版社　351 页　大 32 开　48.00 元
上海中医药发展史略
季伟苹　主编
上海科学技术出版社　517 页　16 开　98.00 元
上药真诀:中华道医精粹(上中下)
郑圆明　主编
华夏出版社　1 487 页　大 32 开　198.00 元
少儿健康调理膏方
王凤岐　宋世昌　杨建宇　编著
科学技术文献出版社　250 页　16 开　30.00 元
少数民族医药适宜技术选编(一)
王志勇　主编
中国中医药出版社　229 页　大 16 开　59.00 元
神经系统调理膏方
王凤岐　宋世昌　杨建宇　编著
科学技术文献出版社　248 页　16 开　30.00 元
神农本草经 本草三家合注
叶　磊　高亚慧　周鸿飞　点校
河南科学技术出版社　184 页　16 开　30.00 元
神农本草经:汉英对照Ⅰ、Ⅱ、Ⅲ
孙星衍　考据
上海三联书店　1 253 页　16 开　269.00 元
神农本草经汇笺
董　禹　主编
北京科学技术出版社　550 页　16 开　198.00 元
神农本草经疏(上下)
[明]缪希雍　撰
中医古籍出版社　743 页　大 32 开　75.00 元
神农本草经图考
王德群　主编
北京科学技术出版社　608 页　16 开　398.00 元
神农本草经药物解读:从形味性效到临床(1)
祝之友　主编
人民卫生出版社　224 页　16 开　42.00 元
神农本草经药物解读:从形味性效到临床(2)
祝之友　主编
人民卫生出版社　210 页　16 开　38.00 元
神农本草经赞
[清]　叶志诜　撰
中国中医药出版社　206 页　16 开　62.00 元
肾病合理用药与饮食调养
尹国有　主编
金盾出版社　291 页　大 32 开　29.00 元
生物药剂学与药物动力学
鲁卫东　张景勍　主编
科学出版社　283 页　16 开　65.00 元
生物药剂学与药物动力学(2 版)
林　宁　主编
中国中医药出版社　375 页　16 开　61.00 元
生物药剂学与药物动力学(2 版)
印晓星　杨　帆　主编
科学出版社　383 页　16 开　69.80 元
生物药物检测技术
杨元娟　主编
中国医药科技出版社　328 页　16 开　49.00 元
生物药物制剂技术
孔庆新　李思阳　主编
化学工业出版社　319 页　16 开　49.80 元
生物制药工程技术与设备
罗合春　编著
化学工业出版社　253 页　16 开　38.00 元
生物制药工艺技术
陈梁军　主编
中国医药科技出版社　301 页　16 开　49.00 元
生物制药实用技术
张正光　著
科学出版社　300 页　16 开　118.00 元
生物制药学
余　蓉　郭　刚　主编
科学出版社　295 页　16 开　58.00 元
生药学(2 版)
姬生国　高建平　主编
科学出版社　308 页　16 开　88.00 元
生药学(2 版)
王喜军　主编
中国中医药出版社　331 页　16 开　75.00 元
生药学(2 版)
张东方　主编
上海科学技术出版社　327 页　16 开　60.00 元
生药学(2 版)
魏庆华　主编
西安交通大学出版社　329 页　16 开　59.00 元
生药学实训与技能
徐嘉成　任　斌　主编
安徽大学出版社　151 页　16 开　40.00 元

生药学实验指导(3 版)
陈随清　主编
人民卫生出版社　145 页　16 开　21.00 元
失眠抑郁精神调理膏方
王凤岐　宋世昌　杨建宇　编著
科学技术文献出版社　248 页　16 开　30.00 元
师法经方衷中参西辑录
杨　华　主编
上海科学技术出版社　125 页　16 开　35.00 元
施秉中药材产业科技合作专项计划项目成果汇编
郑晓峰　黄　刚　付　燕　编
贵州科技出版社　163 页　16 开　48.00 元
石恩骏《神农本草经》发微
石恩骏　著
人民卫生出版社　273 页　16 开　59.00 元
实用方剂现代临床解惑
骆仙芳　主编
中国中医药出版社　387 页　16 开　75.00 元
实用方剂与中成药
赵宝林　陆鸿奎　主编
中国医药科技出版社　313 页　16 开　49.00 元
实用化学药品检验检测技术指南
张启明　陈桂良　宁保明　韩　鹏　主编
人民卫生出版社　330 页　16 开　128.00 元
实用临床药物手册
杜士明　罗　杰　胡怀明　主编
华中科技大学出版社　487 页　32 开　58.00 元
实用民间秘方
赵翎延　主编
山西科学技术出版社　732 页　16 开　99.00 元
实用药物学基础
邸利芝　邓庆华　主编
中国医药科技出版社　408 页　16 开　58.00 元
实用药物学基础与治疗
倪受东　等　主编
科学技术文献出版社　413 页　16 开　88.00 元
实用药学计算(2 版)
高　原　乐智勇　张先洲　主编
化学工业出版社　393 页　16 开　98.00 元
实用医药综合知识与技能
都慧慧　主编
山东人民出版社　412 页　16 开　42.00 元
实用中草药
吴德峰　主编
上海科学技术出版社　550 页　16 开　180.00 元
实用中成药荟萃
马少丹　阮时宝　编著
福建科学技术出版社　445 页　大 32 开　39.80 元
实用中药材栽培技术
王渭玲　盛晋华　王良信　编著
科学技术文献出版社　137 页　16 开　26.80 元
实用中医经典方荟萃
马少丹　苑述刚　主编
福建科学技术出版社　625 页　大 32 开　55.00 元
实用注射剂制备技术
张先洲　乐智勇　高　原　主编
化学工业出版社　351 页　16 开　189.00 元
实用壮药手册
黄杰之　黄绍琪　主编
广西科学技术出版社　92 页　16 开　42.00 元
食疗本草
[唐]孟　诜　著
江苏凤凰科学技术出版社　304 页　16 开　73.00 元
食疗本草
[唐]孟　诜　著
中国医药科技出版社　178 页　32 开　16.00 元
食疗小手册,四季养生药膳随手查
胡维勤　主编
黑龙江科学技术出版社　106 页　16 开　19.80 元
食品药品安全监管工作指南
顾振华　主编
上海科学技术出版社　659 页　16 开　98.00 元
食品药品执法办案常用手册
中国法制出版社　编
中国法制出版社　1 232 页　64 开　45.00 元
食品中抗菌药物残留的化学分析
[加]王　简　[加]James D. MacNeil　[英]Jack F. Koy　编著
中国农业出版社　343 页　大 16 开　128.00 元
世界新药概览(2014 卷)
药渡经纬信息科技(北京)有限公司
中国医药科技出版社　705 页　大 16 开　700.00 元
手绘 POP 设计:医药篇
王　猛　编著
辽宁科学技术出版社　160 页　16 开　48.00 元
首批国家级名老中医效验秘方
张丰强　郑　英　编著
中国医药科技出版社　375 页　16 开　56.00 元
水是最好的药(全 3 本)
[美]F. Batmanghelidj　著

天津科学技术出版社　556 页　16 开　105.00 元

思考中药:纯中医思维下的方药入门课

唐　略　著

学苑出版社　587 页　大 32 开　66.00 元

四川洪雅中草药名录

祝之友　张德鸿　主编

人民卫生出版社　334 页　16 开　152.00 元

孙桂芝虫类药疗癌医案集要

顾恪波　何立丽　吴　洁　主编

人民卫生出版社　401 页　16 开　55.00 元

孙思邈中医药学文化探源

田文棠　张光溥　许允贤　著

陕西师范大学出版总社　244 页　16 开　40.00 元

太和堂壽世方書 長沙同德泰丸散膏丹總目錄 天福堂丸散目錄:影印本

张瑞贤　提要

北京科学技术出版社　596 页　16 开　790.00 元

太平惠民和剂局方

[宋]太平惠民和剂局　原著

人民卫生出版社　291 页　16 开　48.00 元

太平惠民和剂局方

[宋]太平惠民和剂局　编

人民卫生出版社　422 页　大 32 开　49.00 元

汤头歌诀详解(2 版)

朱良春　缪正来　编著

中国中医药出版社　444 页　32 开　39.00 元

糖类药物研究与应用

王凤山　主编

人民卫生出版社　362 页　16 开　78.00 元

糖尿病患者合理用药

陈　艳　主编

金盾出版社　346 页　大 32 开　35.00 元

糖尿病效验秘方

张光荣　主编

中国医药科技出版社　135 页　16 开　36.00 元

糖尿病药物治疗与调养

张会明　璋　轶　主编

河南科学技术出版社　290 页　大 32 开　30.00 元

特效"穴位 + 中药"按摩

刘佑华　主编

人民卫生出版社　306 页　大 32 开　35.00 元

体内药物分析(3 版)

于治国　主编

中国医药科技出版社　330 页　16 开　49.00 元

天麻高效栽培

刘大会　主编

机械工业出版社　201 页　大 32 开　29.80 元

天麻实用栽培技术

吴连举　关一鸣　潘晓曦　主编

中国科学技术出版社　142 页　大 32 开　15.00 元

天然药物化学

刘修树　李　收　冯彬彬　主编

华中科技大学出版社　188 页　大 16 开　39.80 元

天然药物化学(2 版)

尹　莲　主编

中国中医药出版社　400 页　16 开　73.00 元

天然药物化学(3 版)

张雷红　杨　红　主编

中国医药科技出版社　255 页　16 开　42.00 元

天然药物化学:案例版(2 版)

杨世林　严春艳　主编

科学出版社　506 页　16 开　79.80 元

天然药物化学实验教程

李丽华　冯　薇　主编

中国医药科技出版社　127 页　16 开　29.00 元

天然药物学

祖炬雄　李本俊　主编

中国医药科技出版社　376 页　16 开　55.00 元

调阴阳防癌症药食补养全知道:跟着老中医掌握吃补真学问

李兴广　编著

青岛出版社　287 页　16 开　32.00 元

铁皮石斛栽培实用技术

段　俊　段毅平　编著

福建科学技术出版社　151 页　大 32 开　38.00 元

通脉养心丸药物经济学评价研究

程晓明　主编

复旦大学出版社　197 页　大 32 开　32.00 元

同仁堂藥目 北平宏仁堂樂家老鋪丸散膏丹價目 同濟堂參茸醪醴丸散膏丹價目表:影印本

牛亚华　提要

北京科学技术出版社　368 页　16 开　790.00 元

头痛眩晕效验秘方

王茂泓　主编

中国医药科技出版社　266 页　16 开　42.00 元

图解《本草纲目》一看就懂:典藏版

李兴广　主编

浙江科学技术出版社　255 页　16 开　39.00 元

图解常见病中药外治疗法

张　琳　编著

化学工业出版社　241 页　16 开　49.00 元

图解华佗神方祛百病

陈伟伟　编著

中医古籍出版社　216 页　16 开　39.00 元

图解千金方

[唐]孙思邈　原著

吉林科学技术出版社　559 页　16 开　69.90 元

图解千金方

陈伟伟　编著

中医古籍出版社　216 页　16 开　39.00 元

图解神农本草经

《图解经典》编辑部　编著

吉林科学技术出版社　541 页　16 开　69.90 元

图解汤头歌诀

陈伟伟　编著

中医古籍出版社　212 页　16 开　39.00 元

图说金匮要略

李赛美　主编

人民卫生出版社　247 页　16 开　56.00 元

图说三七高效栽培:全彩版

崔秀明　杨　野　刘迪秋　主编

机械工业出版社　170 页　大 32 开　35.00 元

外科护士安全用药手册

马洪芳　袁　林　主编

中国医药科技出版社　385 页　32 开　32.00 元

外科濟世經驗心法奇方:影印本

[宋]陳自明　編輯

中医古籍出版社　94 页　16 开　340.00 元

外用中成药皮肤不良反应评价

中华中医药学会　编

中国中医药出版社　4 页　16 开　20.00 元

王付方剂学用速记

王　付　编著

河南科学技术出版社　416 页　32 开　38.00 元

王付经方学用速记

王　付　编著

河南科学技术出版社　298 页　32 开　32.00 元

网上购药指导

刘华钢　主编

中国医药科技出版社　113 页　16 开　25.00 元

微生物菌剂技术研究与应用

陈申宽　候和平　主编

中国农业科学技术出版社　137 页　16 开　36.00 元

微生物耐药的基础与临床(2 版)

张卓然　张凤民　夏梦岩　主编

人民卫生出版社　752 页　16 开　123.00 元

围术期心血管治疗药

杭燕南　邓小明　王祥瑞　主编

上海世界图书出版公司　481 页　16 开　180.00 元

温病方证与杂病辨治:增订本

张文选　编著

中国医药科技出版社　591 页　16 开　98.00 元

吴又可雷丰传世名方

畅洪昇　段晓华　主编

中国医药科技出版社　214 页　16 开　29.00 元

吸入麻醉药

王祥瑞　俞卫锋　杭燕南　主编

上海世界图书出版公司　270 页　16 开　140.00 元

系统生物学与中药方剂现代研究

张卫东　主编

科学出版社　291 页　16 开　118.00 元

系统药代动力学

杨　凌　主编

科学出版社　339 页　16 开　128.00 元

鲜药的研究与应用(2 版)

郝近大　主编

人民卫生出版社　651 页　大 16 开　116.00 元

显效精方临床笔录(2 版)

张永祯　何　江　编著

化学工业出版社　294 页　大 32 开　36.00 元

现代化中医药常用术语英译

王　曦　包玉慧　周阿剑　主编

对外经济贸易大学出版社　94 页　大 32 开　19.80 元

现代实用药学基础与临床应用

赵文亭　编著

吉林科学技术出版社　309 页　16 开　88.00 元

现代药物合成

[美]Jie Jack Li　[美]Douglas S. Johnson　编

华东理工大学出版社　324 页　16 开　98.00 元

现代药物学

刘克令　徐　彬　吴丽娟　等　主编

科学技术文献出版社　392 页　大 16 开　128.00 元

现代药学概论

程振田　张之明　孟晓君　主编

天津科学技术出版社　375 页　16 开　30.00 元

现代药学基础与临床

刘义升　熊　跃　立　新　等　主编

吉林科学技术出版社　494 页　大 16 开　88.00 元

香港西药业的故事:从跨国鸦片中转站到屈臣氏大药房全球化

赵　粤　著

商务印书馆　207 页　大 32 开　68.00 元

消除女性烦恼速效方

孟　宏　王竹风　主编

青岛出版社　127 页　16 开　35.00 元

消化道恶性肿瘤合理用药指南
沈　琳　主编
人民卫生出版社　134 页　大 32 开　23. 00 元
小本草妙用养全家:实用版
土荣华　陈尚岳　编著
中国人口出版社　249 页　16 开　36. 80 元
小厨房大药房
杨建峰　主编
江西科学技术出版社　408 页　大 16 开　59. 00 元
小儿药证真诀
[宋]钱　乙　著
人民卫生出版社　115 页　大 32 开　26. 00 元
小偏方妙用养全家:实用版
土荣华　陈尚岳　编著
中国人口出版社　227 页　16 开　36. 80 元
小食小材胜小药:大医生的调心膳
董　峰　著
湖南科学技术出版社　235 页　16 开　39. 90 元
心脑血管调理膏方
王凤岐　徐晓峰　石镇东　叶秀珠　杨建宇　编著
科学技术文献出版社　250 页　16 开　30. 00 元
心内科门诊常用药速查
郑文科　田　盈　主编
人民卫生出版社　242 页　大 32 开　32. 00 元
心磐安:江南药镇·药香天下
陈新森　主编
西泠印社出版社　118 页　16 开　68. 00 元
心血管疾病用药相关问题:病例与评析
翟晓波　李晓蕾　著
世界图书出版公司　303 页　16 开　200. 00 元
新编常用临床药物手册
卢晓阳　饶跃峰　主编
人民卫生出版社　354 页　大 32 开　27. 00 元
新编简明药物手册(6 版)
焦万田　主编
河南科学技术出版社　887 页　大 32 开　99. 00 元
新编简明中成药手册(4 版)
戴德银　主编
河南科学技术出版社　689 页　大 32 开　80. 00 元
新编临床药物学
葛　洪　张国联　王　砚　等　主编
吉林科学技术出版社　489 页　大 16 开　88. 00 元
新编临床药物学
王军莲　么红英　冯海容　等　主编
天津科学技术出版社　557 页　16 开　68. 00 元
新编药物大全(4 版)
傅宏义　主编
中国医药科技出版社　1 198 页　大 16 开　289. 00 元
新编药物学
杜　婷　著
世界图书出版公司长春有限公司　172 页　16 开　49. 80 元
新编药物学
傅春升　等　编著
天津科学技术出版社　425 页　大 16 开　128. 00 元
新编药物学
陈苏婉　张　东　薛新余　主编
科学技术文献出版社　365 页　16 开　55. 00 元
新编药性歌括 400 味:配彩图(2 版)
乔　赟　谢英彪　卞玉凡　主编
河南科学技术出版社　376 页　大 32 开　48. 50 元
新编药学理论与临床
张海平　陈　红　王　芸　等　主编
吉林科学技术出版社　541 页　大 16 开　88. 00 元
新编中药速认图典
闫雪生　张会敏　主编
化学工业出版社　443 页　16 开　79. 00 元
新免疫抑制剂 isogarcinol 的发现及其作用机理研究
岑举人　著
中国农业科学技术出版社　141 页　16 开　68. 00 元
新药发现与开发(2 版)
陈小平　马凤余　主编
化学工业出版社　357 页　16 开　69. 00 元
新药发现与筛选
郭增军　主编
西安交通大学出版社　332 页　16 开　48. 00 元
杏林求真:跟诊王幸福老师嫡传实录(3 版)
李中文　整理
中国科学技术出版社　212 页　16 开　29. 50 元
杏林薪传:一位中医师的不传之秘(3 版)
王幸福　编著
中国科学技术出版社　262 页　16 开　29. 50 元
杏苑泽霖录:全国首批中医药博士后导师学术思想及临证经验集
张伯礼　黄璐琦　主编
人民卫生出版社　494 页　16 开　99. 00 元
性病效验秘方
傅　缨　主编
中国医药科技出版社　266 页　16 开　42. 00 元
徐宜厚皮肤科方药心悟
徐宜厚　编著

华中科技大学出版社　271 页　16 开　48.00 元
悬壶杂记:民间中医屡试屡效方:第 2 版
唐伟华　著
中国科学技术出版社　219 页　16 开　29.50 元
血管平滑肌细胞药理与临床
陈临溪　李兰芳　常福厚　主编
科学出版社　299 页　16 开　118.00 元
养生药膳
沈丕安　等　编著
上海科学普及出版社　154 页　16 开　39.00 元
养生中草药彩色图鉴
谢　宇　主编
湖南科学技术出版社　500 页　大 32 开　58.00 元
养血调经调理膏方
王凤岐　宋世昌　杨建宇　编著
科学技术文献出版社　248 页　16 开　30.00 元
药草芬芳:发现中医药之美
管　弦　著
人民出版社　327 页　大 32 开　39.00 元
药茶疗法治百病(2 版)
程爵棠　程功文　编著
河南科学技术出版社　348 页　大 32 开　32.00 元
药代动力学实验教程
钟国平　黄　民　主编
中山大学出版社　99 页　16 开　22.00 元
药店经营与管理(2 版)
梁春贤　俞双燕　主编
中国医药科技出版社　257 页　16 开　39.00 元
药店品管圈管理与实务
王淑玲　主编
中国医药科技出版社　364 页　16 开　89.00 元
药店药师中药训练手册
王锡国　段友朋　焦　伟　赵剑芳　编著
中国医药科技出版社　346 页　16 开　38.00 元
药剂学
朱照静　张荷兰　主编
中国医药科技出版社　402 页　16 开　59.00 元
药剂学
高　涛　臧文华　贾　琳　主编
延边大学出版社　226 页　16 开　39.80 元
药剂学
周四元　韩　丽　主编
科学出版社　509 页　16 开　89.00 元
药剂学
潘卫三　主编
化学工业出版社　496 页　16 开　58.00 元
药剂学
王春燕　刘连委　主编
重庆大学出版社　198 页　16 开　29.00 元
药剂学(2 版)
孟胜男　主编
上海科学技术出版社　402 页　16 开　70.00 元
药剂学(2 版)
吕立华　邓铁宏　胡容峰　主编
化学工业出版社　378 页　16 开　45.00 元
药剂学实验
陈　钢　田　燕　主编
科学出版社　157 页　16 开　35.00 元
药剂学实验教程
周玉波　主编
浙江大学出版社　103 页　16 开　29.00 元
药理实验教程(2 版)
张硕峰　孙文燕　主编
中国中医药出版社　131 页　16 开　26.00 元
药理学
沈祥春　陈晓红　主编
科学出版社　493 页　16 开　98.00 元
药理学
葛喜珍　刘建明　主编
化学工业出版社　294 页　16 开　42.00 元
药理学
孙　辉　夏明红　陈顺吉　主编
延边大学出版社　200 页　16 开　38.00 元
药理学
周湘华　主编
江苏大学出版社　380 页　16 开　68.00 元
药理学
吕圭源　主编
中国中医药出版社　398 页　16 开　55.00 元
药理学(2 版)
吴　铁　臧林泉　主编
科学出版社　629 页　16 开　99.90 元
药理学(4 版)
董　志　主编
人民卫生出版社　544 页　16 开　82.00 元
药理学(英文版)
殷　明　朱依谆　主编
人民卫生出版社　488 页　16 开　118.00 元
药理学理论与实践
张晓丹　主编
科学出版社　300 页　16 开　68.00 元

药理学实验与学习指导
朱玉泉　王会鑫　主编
西安交通大学出版社　143 页　16 开　20.00 元
药理学实验指导
潘徐丰　严　菲　吴　倩　主编
华中科技大学出版社　185 页　16 开　38.00 元
药理学实验指导(2 版)
柳玉萍　于　淼　主编
北京大学医学出版社　105 页　16 开　16.00 元
药理学释疑
段为钢　云宇著
科学出版社　180 页　16 开　33.80 元
药理学速记(2 版)
何红梅　主编
中国医药科技出版社　424 页　32 开　29.00 元
药理学习题集与实验报告
潘徐丰　严　菲　吴　倩　主编
华中科技大学出版社　123 页　16 开　26.00 元
药品 GMP 实务(2 版)
黄竹青　主编
西安交通大学出版社　326 页　16 开　43.00 元
药品安全监管实务
梁　毅　主编
中国医药科技出版社　228 页　16 开　30.00 元
药品安全知识读本
梅旭辉　主编
中国医药科技出版社　170 页　16 开　25.00 元
药品超说明书使用循证评价:2017 年版
赵志刚　费宇彤　主编
中国协和医科大学出版社　595 页　16 开　138.00 元
药品储存与养护技术(3 版)
秦泽平　张万隆　主编
中国医药科技出版社　235 页　16 开　37.00 元
药品分析与检验
汤俊梅　主编
化学工业出版社　224 页　16 开　38.00 元
药品价格形成机制研究
史录文　主编
中国协和医科大学出版社　448 页　16 开　114.00 元
药品鉴别与检查分析
轩书堂　主编
中国劳动社会保障出版社　224 页　16 开　26.00 元
药品生产质量管理工程
朱世斌　曲红梅　主编
化学工业出版社　271 页　16 开　39.00 元
药品生命周期管理:品牌价值的最大化利用
[美]Tony Ellery　[美]Neal Hansen　著
上海交通大学出版社　257 页　16 开　78.00 元
药品物资调度优化理论与方法
刘　明　曹　杰　著
科学出版社　250 页　16 开　99.00 元
药品与生命的奥秘
孙会丽　谢明德　编著
西南交通大学出版社　177 页　大 32 开　28.00 元
药品质量检测技术(2 版)
赵亚丽　主编
化学工业出版社　257 页　16 开　38.00 元
药膳食疗学
刘志勇　游卫平　简　晖　主编
中国中医药出版社　344 页　16 开　60.00 元
药师考点精编口袋书
胡志刚　主编
天津科学技术出版社　65 页　32 开　68.00 元
药师审方技能培训试题荟萃(上下)
陈万生　柴逸峰　主编
科学出版社　891 页　大 16 开　200.00 元
药食两用本草
濮存海　关志宇　周亚杰　主编
科学出版社　234 页　16 开　50.00 元
药食同源民族药:刺梨
高秀丽　主编
科学出版社　201 页　16 开　88.00 元
药食同源植物的鉴别与利用
陈先荣　王同德　王海波　主编
中国农业大学出版社　474 页　16 开　158.00 元
药事管理实务
段立华　主编
化学工业出版社　202 页　16 开　29.80 元
药事管理学(2 版)
翁开源　廖瑞斌　主编
科学出版社　329 页　16 开　59.80 元
药事管理学(2 版)
赵　琳　吴慧哲　主编
上海科学技术出版社　365 页　16 开　70.00 元
药事管理学(3 版)
杨　波　刘兰茹　杨书良　主编
化学工业出版社　330 页　16 开　49.00 元
药事管理与法规
杨家林　易东阳　王　强　主编
华中科技大学出版社　317 页　大 16 开　48.00 元

药事管理与法规
赵　宏　主编
中国医药科技出版社　262 页　大 32 开　32.00 元
药事管理与法规(3 版)
沈　力　吴美香　主编
中国医药科技出版社　306 页　16 开　49.00 元
药物的发现:品读药物背后的人和事
钱秀萍　毛文伟　徐　蓉　编著
上海交通大学出版社　281 页　16 开　68.00 元
药物分析
徐　宁　刘　燕　蔡兴东　主编
华中科技大学出版社　250 页　大 16 开　48.00 元
药物分析
曾青兰　主编
中国轻工业出版社　405 页　16 开　50.00 元
药物分析
周　勇　杜　娜　主编
化学工业出版社　325 页　16 开　45.00 元
药物分析
傅　强　吴　红　主编
科学出版社　438 页　16 开　98.00 元
药物分析(2 版)
周宁波　李玉杰　主编
化学工业出版社　268 页　16 开　35.00 元
药物分析(3 版)
梁述忠　王炳强　主编
化学工业出版社　231 页　16 开　36.00 元
药物分析(3 版)
于治国　主编
中国医药科技出版社　424 页　16 开　65.00 元
药物分析(3 版)
张　骏　方应权　主编
高等教育出版社　356 页　16 开　44.00 元
药物分析(3 版)
欧阳卉　唐　倩　主编
中国医药科技出版社　344 页　16 开　52.00 元
药物分析:案例版(2 版)
宋粉云　傅　强　主编
科学出版社　449 页　16 开　69.80 元
药物分析化学实务
汪敬武　陶移文　主编
化学工业出版社　446 页　16 开　59.80 元
药物分析技术
符秀娟　黄　艳　吕春晖　主编
重庆大学出版社　294 页　16 开　42.00 元
药物分析技术
张晓丹　主编
科学出版社　316 页　16 开　69.00 元
药物分析实验指导
张少华　主编
安徽大学出版社　114 页　16 开　33.00 元
药物分析学(2 版)
甄汉深　贡济宇　主编
中国中医药出版社　538 页　16 开　78.00 元
药物分析与检验(2 版)
徐亚杰　王笃学　林　锐　主编
化学工业出版社　257 页　16 开　38.00 元
药物合成反应(2 版)
张胜建　主编
化学工业出版社　267 页　16 开　38.00 元
药物合成反应(2 版)
刘鹰翔　主编
中国中医药出版社　355 页　16 开　69.00 元
药物合成反应(4 版)
闻　韧　主编
化学工业出版社　425 页　16 开　49.80 元
药物和医疗器械临床试验 GCP200 问
赵　戬　主编
人民卫生出版社　281 页　32 开　49.00 元
药物化学
张红东　樊轻亚　主编
郑州大学出版社　270 页　16 开　39.00 元
药物化学
杨炳川　鱼　江　主编
化学工业出版社　276 页　16 开　43.00 元
药物化学
仲继燕　刘连委　主编
重庆大学出版社　253 页　16 开　38.00 元
药物化学(2 版)
杨　波　徐　宁　主编
华中科技大学出版社　328 页　16 开　46.00 元
药物化学(2 版)
许　军　杨瑞虹　主编
西安交通大学出版社　415 页　16 开　49.00 元
药物化学(2 版)
马廷升　刘修树　主编
化学工业出版社　311 页　16 开　54.00 元
药物化学合成实验
雷海民　王鹏龙　主编
北京科学技术出版社　127 页　16 开　35.00 元

药物化学实验教程
李　菁　主编
中国医药科技出版社　119 页　16 开　28.00 元

药物化学实验教程
杜文婷　主编
浙江大学出版社　72 页　16 开　25.00 元

药物经济学
吴久鸿　主编
高等教育出版社　221 页　16 开　33.60 元

药物食物祛病宜忌手册
胡维勤　主编
江苏凤凰科学技术出版社　304 页　大 32 开　39.80 元

药物性肝病：原书第 3 版
［美］Neil Kaplowitz　［美］Laurie　DeLeve　主编
上海科学技术出版社　622 页　大 16 开　268.00 元

药物学
张士良　著
世界图书出版公司长春有限公司　165 页　16 开　52.80 元

药物学基础
张　冲　主编
科学出版社　313 页　16 开　40.00 元

药物学基础
沙　红　夏大华　主编
华中科技大学出版社　311 页　16 开　49.00 元

药物学基础
谢廷良　李　春　主编
人民卫生出版社　309 页　16 开　42.00 元

药物学基础
王　博　张嘉杨　主编
中国石化出版社　284 页　16 开　48.00 元

药物学基础(2 版)
孙艳平　主编
人民卫生出版社　219 页　16 开　37.00 元

药物学基础与临床应用
段红福　王媛媛　徐　霄　等　主编
吉林科学技术出版社　547 页　16 开　88.00 元

药物与临床
张富强　著
世界图书出版公司长春有限公司　230 页　大 16 开　72.80 元

药物与药理学
李文志　著
世界图书出版公司长春有限公司　238 页　16 开　72.50 元

药物制剂辅料与包装材料
关志宇　主编
中国医药科技出版社　218 页　16 开　36.00 元

药物制剂技术
张晓丹　主编
科学出版社　291 页　16 开　69.00 元

药物制剂技术及其发展探究
周伟华　著
科学技术文献出版社　198 页　16 开　58.00 元

药物制剂技术与药物分析检测训练教程
韩永萍　李可意　主编
化学工业出版社　311 页　16 开　49.00 元

药物制剂设备(2 版)
杨宗发　董天梅　主编
中国医药科技出版社　412 页　16 开　59.00 元

药物转运体基础与应用
武新安　主编
科学出版社　328 页　16 开　98.00 元

药性赋白话图解
王绪前　陈科力　编著
北京科学技术出版社　263 页　小 32 开　29.80 元

药性琐谈：本草习性精研笔记(2 版)
江海涛　编著
中国科学技术出版社　249 页　16 开　29.50 元

药学(师)资格考试同步题库
卫生专业技术资格考试研究专家组　编写
中国医药科技出版社　338 页　16 开　48.00 元

药学导论
陈子林　主编
科学出版社　194 页　16 开　49.80 元

药学分子生物学
谭树华　主编
中国医药科技出版社　401 页　16 开　58.00 元

药学服务理论与实务
陈永法　主编
东南大学出版社　338 页　16 开　40.00 元

药学服务实务
陈地龙　张　庆　主编
中国医药科技出版社　371 页　16 开　52.00 元

药学服务实务
陈　菲　主编
河南科学技术出版社　376 页　16 开　60.00 元

药学服务学
张嘉杨　李文丽　鲁群岷　主编
东南大学出版社　123 页　16 开　25.00 元

药学概论(2 版)
杨世民　李　华　主编
科学出版社　234 页　16 开　39.80 元

药学基础与临床应用
刘其平　翟　攀　陈　华　等　主编
科学技术文献出版社　499 页　16 开　98.00 元
药学金考点(2 版)
国家执业药师资格考试研究组　编写
中国医药科技出版社　453 页　32 开　48.00 元
药学科普知识读本,合理用药
上海市医学会　上海市医学会临床药学专科分会　组编
上海科学技术出版社　168 页　16 开　30.00 元
药学品管圈实务
王淑玲　主编
中国医药科技出版社　704 页　16 开　168.00 元
药学实验教程
钟方丽　陈　帅　主编
化学工业出版社　122 页　16 开　28.00 元
药学文献检索
乔晓强　主编
科学出版社　170 页　16 开　39.80 元
药学文献检索(2 版)
章新友　主编
中国中医药出版社　317 页　16 开　58.00 元
药学综合知识与技能
周铁文　主编
人民卫生出版社　332 页　16 开　56.00 元
药用高分子材料学(2 版)
刘　文　主编
中国中医药出版社　195 页　16 开　33.00 元
药用昆虫高效养殖与药材加工
李典友　高　松　高本刚　编著
河南科学技术出版社　279 页　大 32 开　36.00 元
药用微生物学基础(3 版)
陈明琪　主编
中国医药科技出版社　226 页　16 开　38.00 元
药用真菌肿瘤学:生物免疫化疗治肿瘤
陈康林　编著
中医古籍出版社　389 页　16 开　108.00 元
药用植物保育学
缪剑华　肖培根　黄璐琦　著
科学出版社　227 页　大 16 开　158.00 元
药用植物病虫害绿色防控技术
乔海莉　主编
电子工业出版　170 页　16 开　49.50 元
药用植物病虫害识别与防控(图)
陈　君　郭　昆　徐　荣　主编
电子工业出版社　11 页　全开　49.50 元
药用植物牡丹皮挥发油的研究
赵丹丹　著
黑龙江大学出版社　209 页　16 开　40.00 元
药用植物亲缘学导论
郝大程　肖培根　著
化学工业出版社　383 页　16 开　128.00 元
药用植物砂仁研究进展
高炳森　王　勇　李海龙　张俊清　主编
科学出版社　194 页　16 开　79.00 元
药用植物识别技术(2 版)
莫小路　曾庆钱　主编
化学工业出版社　291 页　16 开　45.00 元
药用植物图鉴
尚云青　主编
江苏凤凰科学技术出版社　255 页　大 32 开　39.80 元
药用植物学
彭学著　汪荣斌　主编
西安交通大学出版社　256 页　16 开　36.00 元
药用植物学
姚振生　主编
中国中医药出版社　458 页　16 开　58.00 元
药用植物学
高　宁　牛晓峰　主编
科学出版社　356 页　16 开　69.80 元
药用植物学
陆　叶　尹海波　主编
苏州大学出版社　394 页　16 开　75.00 元
药用植物学(2 版)
祝　峥　主编
上海科学技术出版社　297 页　16 开　52.00 元
药用植物学采药实习,北京分册
刘春生　主编
北京科学技术出版社　134 页　大 32 开　38.00 元
药用植物学实验
曾令杰　王旭红　主编
科学出版社　80 页　16 开　22.00 元
药用植物学英语阅读
史钰军　王慧中　主编
浙江工商大学出版社　272 页　16 开　55.00 元
药用植物资源学(2 版)
郭巧生　主编
高等教育出版社　409 页　16 开　45.60 元
药者仁心:医药职业道德案例读本
张云飞　编著
宁波出版社　180 页　大 32 开　28.00 元

野山参性状及分子鉴定技术
李桂生　著
科学出版社　161 页　大 16 开　150.00 元

叶橘泉近世国药处方集
叶橘泉　编著
中国中医药出版社　326 页　16 开　68.00 元

叶同仁丸散膏丹配制法释解
周超凡　王崇焕　重订
中国中医药出版社　195 页　大 32 开　29.00 元

叶同仁药膳本草经
周超凡　王崇焕　主编
中国中医药出版社　262 页　大 32 开　35.00 元

液体制剂生产操作培训教程
费　娜　主编
郑州大学出版社　224 页　16 开　39.00 元

一部成医:用方如神　独门心法
王树仁　编著
中医古籍出版社　499 页　16 开　78.00 元

一个厨房胜过半个药房:食物是更安全的药
陈奎声　刘士勋　编著
福建科学技术出版社　310 页　16 开　38.00 元

一家人的小药方丛书(全 8 本)
余瀛鳌　陈思燕　编著
中国中医药出版社　1 592 页　16 开　318.40 元

一味中药祛顽疾(6 版)
李世文　康满珍　主编
河南科学技术出版社　533 页　大 32 开　58.00 元

医道求真:第二辑,用药心得笔记
吴南京　著
中国科学技术出版社　246 页　16 开　29.50 元

医灯续传:一位中医世家的临证真经(2 版)
王幸福　编著
中国科学技术出版社　236 页　16 开　29.50 元

医疗机构药事管理学
陈吉生　马晓鹂　主编
中国科学技术出版社　285 页　大 16 开　78.00 元

医门锁钥:《伤寒论》方证探要(2 版)
樊正阳　编著
中国科学技术出版社　214 页　16 开　29.50 元

医药伦理学
周鸿艳　郝军燕　主编
中国医药科技出版社　193 页　16 开　29.00 元

医药人力资源管理(2 版)
曹世奎　主编
中国中医药出版社　298 页　16 开　49.00 元

医药商品储运管理
伍丽娜　崔立勋　主编
化学工业出版社　200 页　16 开　35.00 元

医药商品学
毛崇武　主编
西南交通大学出版社　288 页　16 开　45.00 元

医药商品学(2 版)
王雁群　主编
中国医药科技出版社　403 页　16 开　59.00 元

医药数据库系统原理与应用
杜建强　胡孔法　主编
中国中医药出版社　252 页　16 开　49.00 元

医药数理统计(3 版)
高祖新　刘更新　主编
中国医药科技出版社　187 页　16 开　29.00 元

医药物流与养护培训教程
丁　辉　主编
郑州大学出版社　229 页　16 开　45.00 元

医药新营销:制药企业、医药商业企业营销模式转型
史立臣　著
企业管理出版社　286 页　大 32 开　98.00 元

医药应用文写作(2 版)
廖楚珍　梁建青　主编
中国医药科技出版社　242 页　16 开　38.00 元

颐恒网校名师讲堂丛书:执业药师历年真题考点解析(全 2 本)
颐　恒　主编
辽宁科学技术出版社　1 022 页　16 开　160.00 元

疑难病秘验精方大全(2 版)
王惟恒　李　艳　主编
中国科学技术出版社　346 页　大 16 开　49.50 元

疑难杂症效验秘方系列:第二辑(全 9 本)
吴少桢　总主编
中国医药科技出版社　2 258 页　16 开　353.00 元

彝药化学
张志锋　青琳森　尚远宏　雨　田　主编
民族出版社　352 页　16 开　70.00 元

抑郁药不要
[美]Kelly Brogan　[美]Kristin Loberg　著
北京联合出版公司　241 页　16 开　45.00 元

疫苗:原书第 6 版(2 版,全 2 本)
[美]Stanley A. Plotkin　等　原著
人民卫生出版社　2 339 页　大 16 开　880.00 元

薏苡种质资源描述规范和数据标准
石　明　李祥栋　秦礼康　主编

中国农业出版社　66 页　16 开　30.00 元

银屑病寻医问药手册

刘　荣　王雪玲　主编

中国科学技术出版社　182 页　大 32 开　28.00 元

引爆药店成交率:专业化销售解决方案

范月明　著

云南科技出版社　178 页　16 开　66.00 元

用方配伍技巧(2 版)

王　付　编著

河南科学技术出版社　326 页　16 开　55.00 元

用药错误

张晓乐　刘　芳　主编

人民卫生出版社　426 页　16 开　78.00 元

俞根初传世名方

郭明章　主编

中国医药科技出版社　157 页　16 开　25.00 元

玉楸药解

[清]黄元御　著

中国医药科技出版社　98 页　大 32 开　20.00 元

郁仁存常用抗肿瘤药对

张　青　富　琦　主编

科学出版社　178 页　16 开　68.00 元

育宁堂颐世方书:光绪本·影印本

牛亚华　提要

北京科学技术出版社　491 页　16 开　790.00 元

育宁堂颐世方书:康熙本·影印本

牛亚华　提要

北京科学技术出版社　434 页　16 开　790.00 元

元胡止痛滴丸二次开发研究

张铁军　康海军　主编

科学出版社　453 页　16 开　188.00 元

源说中医药

何少初　张婉容　编著

中国中医药出版社　222 页　大 32 开　49.00 元

云当归

曲　媛　王　馨　辛延蓉　主编

云南科技出版社　214 页　大 32 开　37.00 元

云南省药学从业人员知识读本:2017 年版

李　琎　周建于　主编

云南科技出版社　243 页　16 开　45.00 元

孕妈的药方　天然的更好

李　军　主编

青岛出版社　103 页　16 开　32.00 元

恽铁樵临证各科与药学讲义

孟凡红　杨建宇　李莎莎　主编

中国医药科技出版社　327 页　大 32 开　29.00 元

张锡纯方歌括

肖战说　编著

中国医药科技出版社　286 页　大 32 开　25.00 元

张锡纯医学全集精编丛书:医学衷中参西录,方剂篇

张锡纯　原著

河南科学技术出版社　260 页　16 开　50.00 元

张锡纯医学全集精编丛书:医学衷中参西录,中药篇

张锡纯　原著

河南科学技术出版社　85 页　16 开　20.00 元

张锡纯医学全书:张锡纯经方讲习录

郑腾飞　胡蓝方　点校

学苑出版社　349 页　大 32 开　42.00 元

张锡纯医学全书:张锡纯医方精粹

郑腾飞　胡蓝方　点校

学苑出版社　328 页　大 32 开　39.00 元

张锡纯重剂医案精选

李成文　主编

人民卫生出版社　237 页　16 开　38.00 元

章次公药物学纲目

王羲明　主编

人民卫生出版社　380 页　16 开　79.00 元

张同泰丸散膏丹全录 苏州劳松寿堂丸散膏丹胶露目录:影印本

张瑞贤　提要

北京科学技术出版社　442 页　16 开　790.00 元

长沙药解

[清]黄元御　著

中国医药科技出版社　149 页　大 32 开　28.00 元

这样用药最安全

王　勇　主编

广东科技出版社　194 页　大 32 开　29.80 元

浙江省医院细菌耐药检测年鉴:2016

谢鑫友　俞云松　主编

浙江大学出版社　242 页　16 开　60.00 元

针药并用起沉苛,赖新生教授临证医案精选

李月梅　主编

中国中医药出版社　265 页　16 开　58.00 元

针药并用治头痛

何树槐　王淑兰　何　斌　编著

中国中医药出版社　293 页　大 32 开　38.00 元

针药济世:张吉

郭长青　张　宁　主编

中国中医药出版社　315 页　大 32 开　45.00 元

榛叶鞣质成分研究

杜　娟　著

黑龙江大学出版社　116 页　16 开　23.00 元

整合畜药学研究
程科军　李水福　主编
科学出版社　445 页　16 开　188.00 元
执业药师继续教育必修教材(2017)
张小平　主编
浙江科学技术出版社　314 页　16 开　30.00 元
植物提取物标准集(2017)
中国医药保健品进出口商会　编
中国商务出版社　251 页　16 开　280.00 元
制剂制备技术与实验教程
郭慧玲　主编
人民卫生出版社　164 页　16 开　29.00 元
制水系统操作培训教程
姜　辉　主编
郑州大学出版社　184 页　16 开　45.00 元
制药工程学专论
王　沛　主编
人民卫生出版社　270 页　16 开　59.00 元
制药工程原理与设备
杨俊杰　主编
重庆大学出版社　274 页　16 开　39.00 元
制药工艺学(2 版)
王　沛　主编
中国中医药出版社　384 页　16 开　63.00 元
制药工艺学(2 版)
元英进　主编
化学工业出版社　400 页　16 开　58.00 元
制药过程安全与环保
陈甫雪　主编
化学工业出版社　232 页　16 开　35.00 元
制药过程原理与设备(2 版)
姜爱霞　吴建明　主编
中国医药科技出版社　314 页　16 开　49.00 元
制药企业安全生产与健康保护(2 版)
邹玉繁　周代营　主编
化学工业出版社　204 页　16 开　29.80 元
制药设备使用与维护
杨成德　主编
化学工业出版社　279 页　16 开　48.00 元
制药业的新机遇与挑战
[美]Brian D. Smith　著
电子工业出版社　205 页　16 开　52.00 元
制药用水系统．英文版
张功臣　主编
化学工业出版社　436 页　大 32 开　198.00 元
中草药鉴别与应用
谢　普　编著
中医古籍出版社　402 页　16 开　68.00 元
中草药抗癌速查手册
路　臻　高楠楠　徐福田　主编
山西科学技术出版社　226 页　16 开　58.00 元
中草药实用图典
蒋　洪　宋纬文　编著
福建科学技术出版社　669 页　大 32 开　78.00 元
中草药速认图集(3 版)
谢　宇　主编
福建科学技术出版社　328 页　32 开　35.00 元
中草药图鉴:330 种中草药的特性与功效
吴剑坤　主编
江苏凤凰科学技术出版社　240 页　大 32 开　39.80 元
中草药野外识别手册(2 版,全 5 册)
潘超美　黄海波　主编
广东科技出版社　1 596 页　小 32 开　165.00 元
中成药临床应用指南,儿科疾病分册
马　融　主编
中国中医药出版社　447 页　16 开　108.00 元
中成药临床应用指南,皮肤病分册
杨志波　主编
中国中医药出版社　321 页　16 开　73.00 元
中成药临床应用指南,外科疾病分册
裴晓华　主编
中国中医药出版社　270 页　16 开　66.00 元
中成药临床应用指南,心血管疾病分册
胡元会　主编
中国中医药出版社　218 页　16 开　54.00 元
中成药临床应用指南,肝胆疾病分册
刘　平　主编
中国中医药出版社　196 页　16 开　48.00 元
中成药临床应用指南,耳鼻咽喉疾病分册
严道南　阮岩主编
中国中医药出版社　247 页　16 开　62.00 元
中成药临床应用指南,肾与膀胱疾病分册
何立群　主编
中国中医药出版社　287 页　16 开　70.00 元
中成药临床应用指南,风湿病分册
王承德　主编
中国中医药出版社　277 页　16 开　68.00 元
中成药临床应用指南,肛肠疾病分册
田振国　主编
中国中医药出版社　134 页　16 开　34.00 元

中成药上市后安全性医院集中监测技术规范
中华中医药学会　编
中国中医药出版社　13 页　大 16 开　15.00 元

中成药新用途(6 版)
李世文　康满珍　主编
河南科学技术出版社　1 495 页　大 32 开　48.00 元

中成药与西药临床合理联用研究
曹俊岭　李国辉　主编
北京科学技术出版社　1 043 页　大 32 开　120.00 元

中成药治疗手册
梁华梓　主编
金盾出版社　574 页　大 32 开　80.00 元

中国传统道地药材图典
曹　晖　王孝涛　主编
中国中医药出版社　330 页　大 16 开　198.00 元

中国儿童用药立法研究
史录文　王晓玲　主编
中国协和医科大学出版社　206 页　16 开　58.00 元

中国法定药用植物
赵维良　主编
科学出版社　454 页　大 16 开　238.00 元

中国仿制药蓝皮书:2016 版
中国医学科学院药物研究所　中国医药工业信息中心
中国食品药品检定研究所　编
中国协和医科大学出版社　116 页　32 开　25.00 元

中国分子中药学
余元勋　彭代银　鲍远程　何光远　主编
安徽科学技术出版社　438 页　大 16 开　98.00 元

中国居民用药安全指导
柯　俊　主编
中国医药科技出版社　242 页　大 32 开　25.00 元

中国奇方全书(2 版)
田风鸣　张成运　主编
科学技术文献出版社　536 页　16 开　68.00 元

中国人要用好中成药
裴　胜　编著
湖南科学技术出版社　224 页　大 32 开　49.80 元

中国三七产业年度发展报告(2015)
辛文锋　主编
中国医药科技出版社　261 页　16 开　43.00 元

中国食品药品安全社会共治:制度与评估
谢　康　刘　意　著
科学出版社　212 页　16 开　98.00 元

中国食品药品安全舆情年度报告(2017)
吴少祯　喻国明　主编
中国医药科技出版社　371 页　16 开　198.00 元

中国食品药品检验年鉴(2015)
中国食品药品检定研究院　组织编写
中国医药科技出版社　321 页　大 16 开　298.00 元

中国藤黄属植物化学成分及生物活性研究
徐宏喜　李西林　主编
上海科学技术出版社　367 页　16 开　149.00 元

中国香市:寮步沉香记事
刘松泰　著
华中科技大学出版社　174 页　大 32 开　49.00 元

中国药材产地生态适宜性区划(2 版)
陈士林　等　编著
科学出版社　789 页　16 开　298.00 元

中国药典分析检测技术指南
国家药典委员会　编著
中国医药科技出版社　874 页　大 16 开　498.00 元

中国药典中药材及混伪品彩色图谱(全 4 卷)
林余霖　编著
中医古籍出版社　562 页　大 16 开　690.00 元

中国药品安全风险治理
刘　鹏　著
中国社会科学出版社　200 页　16 开　56.00 元

中国药品安全治理现代化
胡颖廉　著
中国医药科技出版社　270 页　16 开　59.00 元

中国药品流通行业发展报告.2017
邓金栋　温再兴　主编
社会科学文献出版社　397 页　16 开　198.00 元

中国药品政策:改革的挑战和机遇
[英]Elias Mossialos　葛延风　等　著
中国发展出版社　252 页　16 开　50.00 元

中国药膳大辞典:2015 年版
长春中医药大学养生研究所　编纂
中医古籍出版社　949 页　16 开　186.00 元

中国药师海外游学札记
游一中　主编
人民卫生出版社　272 页　16 开　59.00 元

中国药师实用手册
王功立　主编
中国医药科技出版社　381 页　16 开　62.00 元

中国药物政策研究进展
傅鸿鹏　主编
中国协和医科大学出版社　376 页　16 开　98.00 元

中国药学文物图集
曹　晖　梁　峻　主编
暨南大学出版社　379 页　大 16 开　248.00 元

中国药用植物:第四辑(全5本)
叶华谷　易思荣　付绍智　等　主编
化学工业出版社　2 020页　大32开　395.00元
中国药用植物志.第九卷,被子植物门,双子叶植物纲
彭　华　主编
北京大学医学出版社　1 496页　大16开　780.00元
中国医药企业社会责任实施指南
李　祺　褚淑贞　郭云沛　主编
北京科学技术出版社　309页　16开　78.00元
中国医药卫生改革与发展相关文件汇编(2016—2017年)
中国药学会药事管理专业委员会　编
中国医药科技出版　802页　大32开　88.00元
中国医药物流发展报告(2016)
中国物流与采购联合会医药物流分会
中国财富出版社　201页　16开　120.00元
中国薏苡
段碧华　朱　怡　石　明　主编
中国农业科学技术出版社　224页　16开　50.00元
中国执业药师发展报告(2016)
姚文兵　王　平　周福成　主编
中国医药科技出版社　281页　16开　88.00元
中国中草药三维图典(第2册)
叶华谷　李书渊　曾飞燕　李楚源　刘运笑　主编
广东科技出版社　284页　大16开　128.00元
中国中医药年鉴(2016,学术卷)
《中国中医药年鉴》(学术卷)编辑委员会　编审
上海辞书出版社　536页　大16开　280.00元
中国中医药年鉴(2017,行政卷)
《中国中医药年鉴》(行政卷)编辑委员会　编审
中国中医药出版社　812页　大16开　398.00元
中国中医药年鉴(2017,学术卷)
《中国中医药年鉴》(学术卷)编辑委员会　编审
上海辞书出版社　542页　大16开　280.00元
中国中医药文化文献集(2000—2016)
毛嘉陵　主编
社会科学文献出版社　459页　16开　198.00元
中国中医药政策与立法研究
王　岳　邓　勇　主编
中国检察出版社　364页　大32开　78.00元
中国壮药图鉴.上册
朱　华　戴忠华　编著
广西科学技术出版社　847页　16开　360.00元
中华本草
沈丕安　编著
上海科学普及出版社　274页　16开　59.00元
中华传统保健药膳彩色图鉴
谢　宇　主编
湖南科学技术出版社　498页　大32开　58.00元
中华人民共和国食品药品法律法规全书(3版)
中国法制出版社　605页　大32开　89.00元
中华人民共和国药典2015年版二部(英文版)
国家药典委员会　编
中国医药科技出版社　1 765页　16开　1500.00元
中华人民共和国药典2015年版三部(英文版)
国家药典委员会　编
中国医药科技出版社　474页　16开　900.00元
中华人民共和国药典2015年版四部(英文版)
国家药典委员会　编
中国医药科技出版社　699页　16开　800.00元
中华人民共和国药典2015年版一部(英文版)
国家药典委员会　编
中国医药科技出版社　2 185页　16开　1 800.00元
中华人民共和国药典临床用药须知　化学药和生物制品卷(2015年版)
国家药典委员会　编
中国医药科技出版社　1 500页　大16开　598.00元
中华人民共和国药典临床用药须知　中药成方制剂卷(2015年版)
国家药典委员会　编
中国医药科技出版社　1 071页　大16开　436.00元
中华人民共和国药典临床用药须知　中药饮片卷(2015年版)
国家药典委员会　编
中国医药科技出版社　1 350页　大16开　446.00元
中华人民共和国中医药法:中英对照:Chinese-English
桑滨生　主编
人民卫生出版社　64页　大32开　18.00元
中华人民共和国中医药法解读:权威读本
黄　薇　主编
中国法制出版社　327页　大32开　39.00元
中华药酒配方大全
刘步平　陈宏斌　主编
化学工业出版社　360页　16开　56.00元
中华医学百科全书,药学,生物药物学
刘德培　陈志南　编
中国协和医科大学出版社　404页　大16开　310.00元
中华医学百科全书,药学,药事管理学
刘德培　边振甲　主编
中国协和医科大学出版社　368页　大16开　290.00元
中华医学百科全书,中医药学,中药鉴定学
刘德培　王喜军　主编

中国协和医科大学出版社　359 页　大 16 开　282.00 元

中华医学百科全书,中医药学,中药学

刘德培　高学敏　主编

中国协和医科大学出版社　351 页　大 16 开　280.00 元

中华医学百科全书,中医药学,中药制剂学

刘德培　乔延江　编

中国协和医科大学出版社　319 页　大 16 开　258.00 元

中西药禁忌速查纲目

刘明乐　李克荣　主编

人民卫生出版社　666 页　16 开　80.00 元

中药安全与合理应用导论

张　冰　主编

中国中医药出版社　198 页　16 开　39.00 元

中药不良反应与警戒概论(3 版)

张　冰　主编

中国中医药出版社　234 页　16 开　39.00 元

中药材活性成分化学结构图集

侯小涛　邓家刚　主编

北京科学技术出版社　1 189 页　16 开　980.00 元

中药材生产加工适宜技术丛书(2017,全 20 本)

周　涛　江维克　张春红　等　主编

中国医药科技出版社　2 387 页　16 开　418.00 元

中药材栽培与加工技术

徐文华　熊尚文　游力刚　主编

中国农业科学技术出版社　210 页　大 32 开　29.80 元

中药大辞典

苗明三　孙玉信　王晓田　主编

山西科学技术出版社　906 页　大 32 开　98.00 元

中药代谢化学

刘　斌　主编

北京科学技术出版社　507 页　16 开　70.00 元

中药分析实验

王淑美　彭　红　主编

中国中医药出版社　75 页　16 开　18.00 元

中药分析学专论

乔延江　张　彤　主编

人民卫生出版社　363 页　16 开　72.00 元

中药功效“快速”记忆:彩图版

吴中朝　主编

江苏凤凰科学技术出版社　191 页　32 开　25.00 元

中药功效趣味速记.漫画版

黄小方　陈露希　主编

中国医药科技出版社　367 页　大 32 开　39.80 元

中药固体制剂技术理论与实践

冯　怡　主编

中国中医药出版社　214 页　16 开　48.00 元

中药和天然药物有害残留物检测技术

季　申　王海南　主编

上海科学技术出版社　274 页　16 开　88.00 元

中药化学

武子敬　郭建军　主编

电子科技大学出版社　188 页　16 开　38.00 元

中药化学

何　昱　主编

科学出版社　330 页　16 开　59.80 元

中药化学(3 版)

匡海学　主编

中国中医药出版社　531 页　16 开　88.00 元

中药化妆品开发与应用

孙海峰　主编

人民卫生出版社　283 页　16 开　49.00 元

中药鉴定技术(3 版)

姚荣林　刘耀武　主编

中国医药科技出版社　408 页　16 开　59.00 元

中药鉴定学专论(2 版)

康廷国　王峥涛　主编

人民卫生出版社　334 页　16 开　68.00 元

中药经皮给药制剂技术(3 版)

梁秉文　刘淑芝　梁文权　主编

化学工业出版社　414 页　16 开　149.00 元

中药临床

谢新才　孙　悦　著

中国中医药出版社　601 页　大 32 开　88.00 元

中药临床试验设计实践

胡思源　马　融　主编

科学出版社　796 页　16 开　268.00 元

中药临床药师基本技能与实践

陆　进　杜守颖　主编

人民卫生出版社　334 页　16 开　55.00 元

中药炮制技术

陈秀瑗　吕桂凤　主编

中国医药科技出版社　254 页　16 开　39.00 元

中药炮制学专论(2 版)

蔡宝昌　龚千锋　主编

人民卫生出版社　297 页　16 开　59.00 元

中药配方颗粒质量研究

牛丽颖　主编

科学出版社　314 页　16 开　198.00 元

中药亲试记:《医学衷中参西录》全书

张锡纯　著

中国中医药出版社　278 页　大 32 开　33.00 元

中药入门
董汉良　裴新军　主编
河南科学技术出版社　527 页　大 32 开　68.00 元
中药生物技术
魏建和　陈建伟　主编
中国中医药出版社　200 页　16 开　35.00 元
中药食材与食疗养生
谢晓亮　裴　林　付正良　主编
中国医药科技出版社　414 页　16 开　78.00 元
中药调剂技术
王克荣　蒋爱品　主编
化学工业出版社　184 页　16 开　32.00 元
中药调剂技术(2 版)
黄欣碧　傅　红　主编
中国医药科技出版社　192 页　16 开　29.00 元
中药调剂与养护学(2 版)
杨梓懿　主编
中国中医药出版社　256 页　16 开　35.00 元
中药调剂员,初级
辛艳梅　主编
中国劳动社会保障出版社　152 页　16 开　24.00 元
中药新药开发学
李　江　主编
中国中医药出版社　374 页　16 开　63.00 元
中药新药研发学
傅超美　张永萍　主编
中国中医药出版社　266 页　16 开　52.00 元
中药学
高学敏　主编
中国中医药出版社　547 页　16 开　69.00 元
中药学(2 版)
彭　康　张明柱　主编
科学出版社　321 页　大 16 开　55.00 元
中药学(3 版)
陈信云　黄丽平　主编
中国医药科技出版社　292 页　16 开　45.00 元
中药学歌诀(4 版)
董明强　编著
河南科学技术出版社　243 页　32 开　25.00 元
中药学课堂笔记
王加锋　张一昕　主编
同济大学出版社　304 页　16 开　48.00 元
中药学四易口诀
石惠颖　冷洪岩　主编
中国医药科技出版社　270 页　16 开　49.00 元
中药学专论
钟赣生　杨柏灿　主编
人民卫生出版社　353 页　16 开　59.00 元
中药熏蒸疗法(2 版)
梅全喜　何庭华　主编
中国中医药出版社　376 页　大 32 开　38.00 元
中药养生堂(3 版)
吴圣贤　著
北京出版社　240 页　16 开　29.80 元
中药药剂学
张兆旺　主编
中国中医药出版社　577 页　16 开　68.00 元
中药药剂学
冯年平　主编
科学出版社　393 页　大 16 开　69.00 元
中药药剂学(2 版)
易东阳　刘　葵　主编
中国医药科技出版社　393 页　16 开　56.00 元
中药药剂学专论(2 版)
杨　明　傅超美　主编
人民卫生出版社　267 页　16 开　49.00 元
中药药理学实验教程(2 版)
王鑫国　主编
中国中医药出版社　189 页　16 开　36.00 元
中药药理学研究进展
梁日欣　杨洪军　主编
科学出版社　208 页　16 开　58.00 元
中药药理学专论(2 版)
孙建宁　彭　成　主编
人民卫生出版社　345 页　16 开　66.00 元
中药药事管理
谢　明　董　玲　主编
人民卫生出版社　302 页　16 开　46.00 元
中药药物代谢动力学
陈卫东　肖学凤　主编
北京科学技术出版社　340 页　16 开　58.00 元
中药药性学
郑虎占　彭　康　主编
人民卫生出版社　109 页　16 开　30.00 元
中药药学信息检索与应用
姚　毅　吴水生　主编
人民卫生出版社　432 页　16 开　58.00 元
中药饮片处方用名标准及编码指南
曹俊岭　华国栋　主编
人民卫生出版社　457 页　16 开　85.00 元
中药饮片生产技术
段　启　主编
广东高等教育出版社　266 页　16 开　89.00 元
中药应该这样吃:家庭中药宜忌全书
辛　海　主编
福建科学技术出版社　286 页　16 开　39.80 元

中药与中药方剂的编码及功效速查手册
吴培凯　徐美渠　主编
中国质检出版社　792 页　16 开　195.00 元

中药知识实用手册
冯培心　主编
黑龙江科学技术出版社　768 页　大 32 开　98.00 元

中药制剂检测技术(2 版)
卓　菊　宋金玉　主编
中国医药科技出版社　339 页　16 开　52.00 元

中药中成药解毒手册(5 版)
朱亚峰　主编
河南科学技术出版社　544 页　大 32 开　56.00 元

中药资源经济学研究
王　诺　杨　光　等　著
经济科学出版社　484 页　16 开　80.00 元

中药资源学
孟祥才　黄璐琦　张小波　路金才　编著
中国医药科技出版社　424 页　大 16 开　158.00 元

中药资源学
裴　瑾　主编
人民卫生出版社　235 页　16 开　55.00 元

中药资源学基础与应用
黄璐琦　王学勇　主编
人民卫生出版社　208 页　大 32 开　43.00 元

中医百病用药精选
王　超　王　博　编著
人民卫生出版社　481 页　16 开　63.00 元

中医百家药论荟萃(2 版)
王辉武　主编
重庆出版社　1 335 页　16 开　198.00 元

中医方剂大辞典:第八册(2 版)
彭怀仁　主编
人民卫生出版社　908 页　大 16 开　259.00 元

中医方剂大辞典:第七册(2 版)
彭怀仁　主编
人民卫生出版社　893 页　大 16 开　259.00 元

中医方剂讲用
韩仲成　韩文彪　编著
中国中医药出版社　499 页　大 32 开　58.00 元

中医方剂精编
刘长江　编著
中医古籍出版社　405 页　16 开　68.00 元

中医方证代谢组学研究进展(2017 年卷)
王喜军　主编
科学出版社　568 页　16 开　328.00 元

中医肺病方剂辞典
李建生　李成文　主编
中国中医药出版社　1 042 页　16 开　498.00 元

中医膏方辞典(2 版)
艾进伟　杨　军　主编
山西科学技术出版社　859 页　大 32 开　85.00 元

中医膏方实用手册
张念成　主编
北京科学技术出版社　327 页　大 32 开　39.00 元

中医各科必背方剂 100 首(2 版)
蔡春江　李　莉　王彦芝　主编
科学出版社　182 页　32 开　19.80 元

中医经典方剂药学研究
祁友松　主编
中国中医药出版社　524 页　16 开　98.00 元

中医经典入门方略
朱燕中　著
人民卫生出版社　310 页　16 开　49.00 元

中医类方衍化关系自动发现
朱　彦　高　博　崔　蒙　著
科学出版社　126 页　16 开　48.00 元

中医秘传疼痛灵验妙方大全(2 版)
王惟恒　李　艳　主编
中国科学技术出版社　296 页　大 16 开　49.50 元

中医名方类鉴
张均克　著
中国中医药出版社　301 页　16 开　79.00 元

中医名方临床集验
陈　川　范忠泽　主编
上海科学技术出版社　745 页　16 开　128.00 元

中医人生:一个老中医的经方奇缘(2 版)
娄绍昆　著
中国中医药出版社　978 页　大 32 开　138.00 元

中医特色贴敷疗法和处方
朱庆文　主编
化学工业出版社　262 页　16 开　49.80 元

中医特色熏洗疗法和处方
葛湄菲　朱庆文　主编
化学工业出版社　236 页　16 开　49.80 元

中医特效偏方验方 2000 首
王盛才　主编
化学工业出版社　278 页　16 开　39.80 元

中医养生的智慧:中药进补家庭使用全书
辛　海　主编
福建科学技术出版社　286 页　16 开　39.80 元

中医药补脾养胃
沈元良　编著
金盾出版社　332 页　大 32 开　33.00 元

中医药高等教育教学百问
彭代银　主编
中国医药科技出版社　222 页　16 开　30.00 元
中医药管理学
申俊龙　王高玲　主编
科学出版社　342 页　16 开　98.00 元
中医药基础化学实验(3 版)
衷友泉　万屏南　主编
中国协和医科大学出版社　322 页　16 开　49.00 元
中医药科研思路与方法
李　江　主编
中国中医药出版社　279 页　16 开　69.00 元
中医药膳食疗
范文昌　梅全喜　葛　虹　主编
化学工业出版社　300 页　16 开　59.00 元
中医药统计学与软件应用
史周华　何　雁　主编
中国中医药出版社　547 页　16 开　99.00 元
中医药外治探秘
刘应凯　著
学苑出版社　132 页　大 32 开　48.00 元
中医药文化传播丛书:养生小妙方
吴圣贤　著
北京出版社　213 页　16 开　29.80 元
中医药文化寻源:中原中医药文化遗迹考察记
许敬生　主编
河南科学技术出版社　494 页　16 开　298.00 元
中医药文献信息利用
刘　川　著
人民日报出版社　216 页　16 开　39.00 元
中医药物理实验(3 版)
章新友　主编
中国协和医科大学出版社　192 页　大 32 开　32.00 元
中医药学概论(2 版)
张东方　刘　涛　主编
上海科学技术出版社　307 页　16 开　65.00 元
中医药研究伦理体系构建与认证
王志勇　主编
人民卫生出版社　176 页　16 开　39.00 元
中医药与保健(3 版)
楼一层　刘　霞　主编
湖北科学技术出版社　191 页　16 开　50.00 元
中医药与中华传统文化
彭崇胜　编著
上海交通大学出版社　323 页　16 开　68.00 元
中医药政策学
申俊龙　汤少梁　主编
科学出版社　313 页　16 开　98.00 元
中医药知识工程
于　彤　陈华钧　姜晓红　编著
科学出版社　222 页　16 开　69.00 元
中医药治疗七种感染性疾病临床实践指南
张伯礼　黄璐琦　主编
人民卫生出版社　257 页　16 开　55.00 元
中医医理与方药
郁东海　康向清　李荣华　尚　云　主编
上海科学技术出版社　82 页　16 开　28.00 元
中医之术:本草方药·针灸推拿
孙　蓉　李晓宇　张亚囡　著
济南出版社　139 页　16 开　36.00 元
中医治病的智慧:传世名方家庭使用全书
张　林　编著
福建科学技术出版社　286 页　16 开　39.80 元
中医治验偏方秘方大全(3 版)
王惟恒　李　艳　主编
中国科学技术出版社　350 页　大 16 开　49.50 元
中医肿瘤治法与方剂
沈　涛　主编
人民卫生出版社　338 页　16 开　65.00 元
中振说本草
赵中振　著
中国中医药出版社　184 页　16 开　89.00 元
肿瘤科护士安全用药手册
冯　永　韩　梅　主编
中国医药科技出版社　419 页　32 开　39.00 元
重组人血管内皮抑制素研究与临床应用
孙　燕　主编
人民卫生出版社　426 页　16 开　99.00 元
周超凡临证用药经验集锦
周超凡　孙彩珍　主编
人民卫生出版社　733 页　16 开　150.00 元
朱丹溪传世名方
盛庆寿　主编
中国医药科技出版社　279 页　16 开　38.00 元
朱良春精方治验实录:增补修订本(3 版)
朱建平　等　整理
中国科学技术出版社　149 页　16 开　26.50 元
诸云龙针药结合治疗疑难病经验集
诸云龙　主编
人民卫生出版社　313 页　16 开　52.00 元
壮医药线点灸学
林　辰　主编
中国中医药出版社　116 页　16 开　40.00 元

2017 年药学期刊名录

2017 年药学期刊概览

名称	主办单位	创刊年份	刊期	主编	国内统一刊号(CN)	国际标准刊号(ISSN)	定价/期	出版地	网址	中国知网(2016) 综合影响因子	中国知网(2016) 复合影响因子
《安徽医药》	安徽省药学会	1997	月刊	徐恒秋	34-1229/R	1009-6469	15.00	合肥市	www. ahyyzz. cn	0.814	0.933
《安徽中医药大学学报》	安徽中医药大学	1981	双月刊	周美启	34-1324/R	2095-7246	10.00	合肥市	http://xuebao. ahtcm. edu. cn	0.617	0.877
《北方药学》	内蒙古自治区食品药品学会	2004	月刊	王玉杰	15-1333/R	1672-8351	12.00	呼和浩特市	www. nmgbfyx. com	0.198	0.262
《北京中医药》	北京中医药学会、北京中西医结合学会、北京市中药研究所	1982	月刊	赵　静	11-5635/R	1674-1307	12.00	北京市	http://www. bjtcm. net	0.417	0.701
《北京中医药大学学报》	北京中医药大学	1959	月刊	王永炎	11-3574/R	1006-2157	18.00	北京市	http://xb. bucm. edu. cn	1.072	1.658
《长春中医药大学学报》	长春中医药大学	1985	双月刊	冷向阳	22-1375/R	2095-6258	15.00	长春市	http://jlzyy. ccucm. edu. cn	0.734	1.049
《成都中医药大学学报》	成都中医药大学	1958	季刊	梁繁荣	51-1501/R	1004-0668	10.00	成都市	http://xuebao. cdutcm. edu. cn/	0.497	0.712
《当代医药论丛》	吉林省当代医药论丛杂志社有限公司	2003	半月刊	欣　格	22-1407/R	2095-7629	28.00	吉林市	www. ddyylczz. com		
《东方药膳》	湖南中医药大学	1995	月刊	谭兴贵	43-1461/R	1671-3591	6.00	长沙市			
《东南国防医药》	南京军区医学科学技术委员会	1986	双月刊	史兆荣	32-1713/R	1672-271X	15.00	南京市	http://dngfyy. paperopen. com/	0.564	0.631
《毒理学杂志》	北京市预防医学研究中心、北京大学医学部公共卫生学院	1987	双月刊	高　星	11-5263/R	1002-3127	8.00	北京市	http://www. dlxzzbjb. cn/	0.494	0.650
《儿科药学杂志》	重庆医科大学附属儿童医院、中国药学会儿科药学专业组	1995	月刊	李　秋	50-1156/R	1672-108X	9.00	重庆市	http://www. ekyxzz. com. cn	0.510	0.607
《福建医药杂志》	福建省医学会	1979	双月刊	林才经	35-1071/R	1002-2600	10.00	福州市	www. fjyyzz. cn	0.214	0.256
《福建中医药》	福建省中医药学会、福建中医药大学	1956	双月刊	李灿东	35-1073/R	1000-338X	10.00	福州市	http://zzs. fjtcm. edu. cn/	0.180	0.332
《甘肃医药》	甘肃省医学科学研究院	1982	月刊	夏小军	62-1076/R	1004-2725	7.00	兰州市		0.197	0.264
《广东药科大学学报》	广东药科大学	1985	双月刊	郭　姃	44-1733/R	2096-3653	10.00	广州市	http://branch. gdpu. edu. cn/xuebao/	0.624	0.849
《广西中医药》	广西中医药大学、广西中医药学会	1977	双月刊	唐　农	45-1123/R	1003-0719	4.50	南宁市	http://gxzy. chinajournal. net. cn	0.306	0.575
《广西中医药大学学报》	广西中医药大学	1998	季刊	唐　农	45-1391/R	2095-4441	6.00	南宁市	http://gszb. chinajournal. net. cn	0.280	0.451
《广州中医药大学学报》	广州中医药大学	1984	双月刊	王省良	44-1425/R	1007-3213	8.00	广州市	http://www. gzzyydxxb. cn/	0.852	1.388
《广州医药》	广州市第一人民医院	1970	双月刊	黄达德	44-1199/R	1000-8535	8.00	广州市	http://gzyy. cbpt. cnki. net	0.410	0.497
《贵州医药》	贵州省医药卫生学会办公室	1976	月刊	徐秀薮	52-1062/R	1000-744X	12.00	贵阳市	http://gzyi. chinajournal. net. cn	0.514	0.581
《国际生物制品学杂志》	中华医学会和上海生物制品研究有限责任公司	1978	双月刊	晏子厚	31-1962/R	1673-4211	6.00	上海市	http://www. ijbiol. com	0.165	0.213
《国际药学研究杂志》	军事医学科学院毒物药物研究所和中国药学会	1958	月刊	刘克良	11-5619/R	1674-0440	20.00	北京市	http://www. pharmacy. ac. cn	0.732	0.997
《国际医药卫生导报》	中华医学会和国际医药卫生导报社	1995	半月刊	钟国华	44-1417/R	1007-1245	15.00	广州市	http://www. imhgn. com	0.201	0.223
《国际中医中药杂志》	中华医学会和中国中医科学院中医药信息研究所	1978	月刊	曹洪欣	11-5398/R	1673-4246	12.00	北京市	http://gjzy. cintcm. com/	0.256	0.322
《国外医药抗生素分册》	中国医药集团总公司四川抗菌素工业研究所、中国医学科学院医药生物技术研究所	1980	双月刊	苟小军	51-1127/R	1001-8751	12.00	成都市	www. worldnotes. cn	0.395	0.452
《哈尔滨医药》	哈尔滨市医学会	1981	双月刊	孙　然	23-1164/R	1001-8131	9.00	哈尔滨市	www. hrbyybjb. cn	0.176	0.224
《海峡药学》	中国药学会福建分会	1988	月刊	张烁祥	35-1173/R	1006-3765	10.00	福州市	http://haix. chinajournal. net. cn	0.207	0.265
《河北医药》	河北省医学情报研究所	1972	半月刊	狄　岩	13-1090/R	1002-7386	8.00	石家庄市	http://hbyz. cbpt. cnki. net	0.646	0.744
《河北中医药学报》	河北医科大学	1986	双月刊	高维娟	13-1214/R	1007-5615	5.00	石家庄市	http://www. cnki. com. cn/Journal/E-E2-HZYX. htm	0.542	0.720
《黑龙江医药》	黑龙江省食品药品监督管理干部学校	1988	双月刊	邢艳萍	23-1383/R	1006-2882	8.80	哈尔滨市		0.188	0.237
《黑龙江医药科学》	佳木斯大学	1972	双月刊	江渭林	23-1421/R	1008-0104	15.00	佳木斯市		0.439	0.498
《黑龙江中医药》	黑龙江省中医药科学院	1958	双月刊	王　顺	23-1221/R	1000-9906	5.00	哈尔滨市	http://www. cnki. com. cn/Journal/E-E2-HLZY. htm	0.150	0.267
《湖北医药学院学报》	湖北医药学院	1982	双月刊	涂汉军	42-1815/R	1006-9674	10.00	十堰市	http://yyyx. cbpt. cnki. net	0.198	0.249
《湖北中医药大学学报》	湖北中医药大学	1999	双月刊	王　华	42-1844/R	1008-987X	10.00	武汉市	http://hbzyy. cnjournals. com/ch/index. aspx	0.561	0.829
《湖南中医药大学学报》	湖南中医药大学	1979	月刊	黄惠勇	43-1472/R	1674-070X	10.00	长沙市	http://210. 42. 176. 130/hnzyydxxb/ch/index. aspx	1.160	1.535
《华西药学杂志》	四川大学和四川省药学会	1986	双月刊	张志荣	51-1218/R	1006-0103	10.00	成都市	http://hxyo. cbpt. cnki. net	0.493	0.661

（续表）

名称	主办单位	创刊年份	刊期	主编	国内统一刊号（CN）	国际标准刊号（ISSN）	定价/期	出版地	网址	中国知网(2016) 综合影响因子	复合影响因子
《化工与医药工程》	中国石化集团上海工程有限公司	1980	双月刊	王江义	31-2101/TQ	2095-817X	15.00	上海市	http://www.cnki.com.cn/Journal/B-B2-YGCJ.htm	0.092	0.147
《淮海医药》	蚌埠市医学科学情报站和《淮海医药》编辑部	1983	双月刊	刘雪洁	34-1189/R	1008-7044	8.00	蚌埠市	http://www.cnki.com.cn/Journal/E-ED-HHYY.htm	0.170	0.219
《环球中医药》	中华国际医学交流基金会	2008	月刊	王永炎 张伯礼	11-5652/R	1674-1749	20.00	北京市	http://www.hqzyy.com/	0.627	1.029
《吉林医药学院学报》	吉林医药学院	1979	双月刊	蔡建辉	22-1368/R	1673-2995	11.00	吉林市	http://yuanjian.cnki.com.cn/CJFD/Detail/Index/JLDS	0.326	0.449
《吉林中医药》	长春中医药大学	1979	月刊	冷向阳	22-1119/R	1003-5699	10.00	长春市	http://jlzyy.ccucm.edu.cn	0.746	1.207
《家庭用药》	中国科学院上海药物研究所、上海市药理学会	2001	月刊	冯林音 黄慧飞	31-1845/R	1009-6620	10.00	上海市	www.shjtyy.com		
《家庭医药-就医选药》/《家庭医药-快乐养生》	广西科学技术协会	2002	上下半月刊	吴孟超	45-1301/R	1671-4954	8.00	南宁市	http://www.jtyy.com		
《家庭中医药》	中国中医科学院中药研究所	1993	月刊	张瑞贤	11-3379/R	1005-3743	12.00	北京市			
《江苏医药》	江苏省人民医院	1975	半月刊	黄　峻	32-1221/R	0253-3685	10.00	南京市	http://yiya.cbpt.cnki.net	0.401	0.461
《江苏中医药》	江苏省中医药学会、江苏省中西医结合学会、江苏省针灸学会	1956	月刊	黄亚博	32-1630/R	1672-397x	8.00	南京市	http://www.jstcm.com	0.467	0.861
《江西医药》	江西省医学会	1961	月刊	丁晓群	36-1094/R	1006-2238	10.00	南昌市	http://www.jxma.org	0.462	0.529
《江西中医药》	江西中医药大学和江西省中医药学会	1951	月刊	刘红宁	36-1095/R	0411-9584	8.00	南昌市	http://www.ajutcm.com	0.224	0.420
《江西中医药大学学报》	江西中医药大学	1988	双月刊	刘红宁	36-1331/R	2095-7785	10.00	南昌市	http://www.ajutcm.com	0.297	0.510
《解放军药学学报》	中国人民解放军总后勤部卫生部药品仪器检验所	1985	双月刊	聂凌云（代）	11-4227/R	1008-9926	15.00	北京市	http://www.jfjyxxb.cn	0.383	0.447
《解放军医药杂志》	北京军区医学科学技术委员会	1989	月刊	赵会懂	13-1406/R	2095-140x	15.00	石家庄市		1.509	1.657
《今日药学》	广东省药学会和中国药学会	1991	月刊	郑志华	44-1650/R	1674-229X	15.00	广州市	www.jinriyaoxue.com	0.478	0.561
《开卷有益求医问药》	天津市医药集团有限公司	1981	月刊	张　平	12-1216/R	1007-2950	8.00	天津市	www.tjyxzz.com		
《抗感染药学》	苏州市第五人民医院	2004	双月刊	丁龙其	32-1726/R	1672-7878	12.80	苏州市	http://www.aiph.org.cn	0.278	0.304
《辽宁中医药大学学报》	辽宁中医药大学	1999	月刊	杨关林 张立德	21-1543/R	1673-842X	10.00	沈阳市	http://lzxb.cbpt.cnki.net	0.597	0.996
《临床合理用药杂志》	河北省科学技术协会	2008	旬刊	马　智	13-1389/R	1674-3296	10.00	北京市		0.217	0.274
《临床药物治疗杂志》	北京药学会	2003	月刊	李大魁 翟所迪	11-4989/R	1672-3384	18.00	北京市	http://linchuangyaowuzhiliao.cntg.org.cn/	0.780	0.973
《临床医药实践》	山西医科大学第二医院	1974	月刊	李　保	14-1300/R	1671-8631	8.00	太原市	http://SXLC.chinajournal.net.cn	0.260	0.356
《临床医药文献杂志》电子版	中国医药科技出版社	2014	半周刊	李新刚	11-9355/R	2095-8242		北京市	http://www.cmacme.org.cn/		
《内蒙古中医药》	内蒙古自治区中医药学会、内蒙古自治区中蒙医研究所	1982	半月刊	苏根元 赛西娅	15-1101/R	1006-0979	6.00	呼和浩特市	http://www.nmgzyy.net	0.087	0.161
《南京中医药大学学报》（自然科学版）	南京中医药大学	1959	双月刊	范欣生	32-1247/R	1672-0482	12.00	南京市	http://xb.njutcm.edu.cn	1.033	1.691
《青岛医药卫生》	青岛市医学会	1972	双月刊	王者令	37-1249/R	1006-5571	8.00	青岛市	http://yuanjian.cnki.com.cn/CJFD/Detail/Index/QDYW	0.168	0.222
《青海医药杂志》	青海省医药卫生学会联合办公室	1958	月刊	王定邦	63-1018/R	1007-3795	8.00	西宁市	http://www.cnki.com.cn/Journal/E-ED-QHYZ.htm	0.077	0.092
《山东医药》	山东卫生报刊社	1957	周刊	田　伟 邱　源	37-1156/R	1002-266x	8.00	济南市	http://www.sdyy.cbpt.cnki.net	0.789	0.904
《山东中医药大学学报》	山东中医药大学	1977	双月刊	武继彪	37-1279/R	1007-659x	6.50	济南市	http://sdyx.chinajournal.net.cn	0.460	0.809
《山西医药杂志》	山西医药卫生传媒集团有限责任公司	1957	半月刊	董海原	14-1108/R	0253-9926	5.00	太原市	http://sxyy.cbpt.cnki.net	0.317	0.372
《上海医药》	上海医药行业协会	1979	半月刊	张永信	31-1663/R	1006-1533	10.00	上海市	http://www.cnki.com.cn/Journal/E-EC-SYIY.htm	0.347	0.459
《上海中医药大学学报》	上海中医药大学、上海市中医药研究院	1960	双月刊	陈凯先	31-1788/R	1008-861x	10.00	上海市	http://www.shzyyzz.com	0.825	1.190
《上海中医药杂志》	上海中医药大学、上海市中医药学会	1955	月刊	严世芸	31-1276/R	1007-1334	10.00	上海市	http://www.shzyyzz.com	0.693	0.996
《沈阳药科大学学报》	沈阳药科大学	1957	月刊	毕开顺	21-1349/R	1006-2858	20.00	沈阳市	http://www.syyd.cbpt.cnki.net	0.434	0.600
《时珍国医国药》	时珍国医国药杂志社	1990	月刊	肖　璜 周　虹	42-1436/R	1008-0805	15.00	黄石市	http://www.shizhenchina.com	0.514	0.811
《实用临床医药杂志》	扬州大学和中国高校科技期刊研究会	1997	半月刊	史宏灿	32-1697/R	1672-2353	10.00	扬州市		0.864	0.939
《实用药物与临床》	辽宁省药学会和中国医科大学附属盛京医院	1998	月刊	张成普	21-1516/R	1673-0070	10.00	沈阳市	http://lylc.cbpt.cnki.net/	0.738	0.887

（续表）

名称	主办单位	创刊年份	刊期	主编	国内统一刊号（CN）	国际标准刊号（ISSN）	定价/期	出版地	网址	中国知网（2016）	
										综合影响因子	复合影响因子
《实用医药杂志》	济南军区联勤部卫生部	1984	月刊	王正国 高春芳 蔡锦方	37-1383/R	1671-4008	8.00	济南市	http://qeyy. cbpt. cnki. net	0.245	0.293
《实用中医药杂志》	重庆医科大学中医药学院	1985	月刊	曹文富	50-1056/R	1004-2814	10.00	重庆市	http://ZYAO. cbpt. cnki. net	0.188	0.364
《食品与药品》	山东省生物药物研究院	1991	双月刊	凌沛学	37-1438/R	1672-979X	15.00	济南市	http://www. cnki. com. cn/Journal/B-B6-SDPK. htm	0.470	0.743
《食药用菌》	浙江省食用菌协会	1982	双月刊	蔡为明	33-1371/S	2095-0934	10.00	杭州市	http://mall. cnki. net/magazine/magalist/ZSYC. htm	0.586	0.700
《世界科学技术—中医药现代化》	中科院科技战略咨询研究院	1999	月刊	陈凯先	11-5699/R	1674-3849	58.00	北京市	www. wst. ac. cn	0.796	1.157
《世界临床药物》	上海医药工业研究院和中国药学会	1980	月刊	周斌	31-1939/R	1672-9188	26.00	上海市	www. jwph. com. cn	0.505	0.641
《世界中医药》	世界中医药学会联合会	2006	月刊	李振吉	11-5529/R	1673-7202	20.00	北京市	www. sjzyyzz. com	0.805	1.125
《首都食品与医药》	《首都食品与医药》杂志社	1994	半月刊	高　军	10-1288/R	1005-8257	15.00	北京市	http://mall. cnki. net/magazine/magalist/YYSD. htm	0.096	0.134
《数理医药学杂志》	武汉大学、中国工业与应用数学学会、医药数学专业委员会	1988	月刊	张选群 马建忠	42-1303/R	1004-4337	15.00	武汉市	http://slyy. chinajournal. net. cn	0.151	0.193
《天津药学》	天津市医药集团有限公司和天津市药学会	1989	双月刊	张　平	12-1230/R	1006-5687	10.00	天津市	http://tianjinyaoxue. cntg. org. cn/	0.589	0.739
《天津医药》	天津市医学科学技术信息研究所	1959	月刊	王贺胜	12-1116/R	0253-9896	10.00	天津市	http://www. tjyybjb. ac. cn	0.784	1.018
《天津中医药》	天津中医药大学、天津中医药学会、天津中西医结合学会	1984	月刊	张伯礼	12-1349/R	1672-1519	8.00	天津市	www. tjzhongyiyao. com	0.635	0.951
《天津中医药大学学报》	天津中医药大学	1982	双月刊	张伯礼	12-1391/R	1673-9043	6.00	天津市	www. tjzhongyiyao. com	0.596	0.793
《天然产物研究与开发》	中国科学院成都文献情报中心	1989	月刊	李伯刚 方　曙	51-1335/Q	1001-6880	35.00	成都市	http://www. trcw. ac. cn	0.751	1.041
《西北药学杂志》	西安交通大学、陕西省药学会	1986	双月刊	杨世民	61-1108/R	1004-2407	6.00	西安市	http://XBYZ. cbpt. cnki. net	0.957	1.121
《西部中医药》	甘肃省中医药研究院、中华中医药学会	1988	月刊	潘文	62-1204/R	1004-6852	8.00	兰州市	http://gszy. paperopen. com/	0.430	0.575
《西南国防医药》	成都军区医学科学技术委员会	1973	月刊	牛文忠	51-1361/R	1004-0188	15.00	成都市	http://www. cnki. com. cn/Journal/E-ED-XNGF. htm	0.401	0.453
《西藏医药》	西藏医学会	1975	双月刊	卢彦朝	54-1030/R	1005-5177	10.00	拉萨市	http://XZYY. cbpt. cnki. net	0.067	0.092
《现代药物与临床》	天津药物研究院和中国药学会	1980	月刊	邹美香	12-1407/R	1674-5515	40.00	天津市	www. tiprpress. com	0.972	1.118
《现代医药卫生》	重庆市卫生信息中心	1985	半月刊	杜晓锋	50-1129/R	1009-5519	18.00	重庆市	http://xdyy. jourserv. com	0.303	0.377
《现代中药研究与实践》	安徽中医药高等专科学校	1987	双月刊	胡世林 赵国胜	34-1267/R	1673-6427	10.00	芜湖市	http://jzzy. cbpt. cnki. net	0.497	0.685
《现代中医药》	陕西中医药大学	1981	双月刊	邢玉瑞	61-1397/R	1672-0571	8.00	咸阳市	http://xdzyy. sntcm. edu. cn/	0.221	0.415
《新疆中医药》	新疆维吾尔自治区中医药学会	1981	双月刊	周铭心	65-1067/R	1009-3931	10.00	乌鲁木齐市	http://www. cnki. com. cn/Journal/E-E2-XJZY. htm	0.155	0.269
《亚太传统医药》	中国民族医药学会、湖北省科技信息研究院	2005	半月刊	鄢良	42-1727/R	1673-2197	18.00	武汉市	www. aptm. com. cn	0.273	0.508
《亚洲传统医药》	沈阳药科大学	2006	双月刊	吴春福		1817-4337	60.00	沈阳市	http://asianjtm. syphu. edu. cn		
《亚洲社会药学》	沈阳药科大学与汉草坊医药有限公司	2006	季刊	黄泰康		1818-0884	60.00	沈阳市	http://asianjsp. syphu. edu. cn/		
《亚洲药物制剂科学》	沈阳药科大学	2006	双月刊	何仲贵	21-1608/R	1818-0876	OA 刊	沈阳市	https://ees. elsevier. com/ajps		
《药品评价》	江西省药学会	2004	半月刊	母义明 赵志刚	36-1259/R	1672-2809	15.00	北京市	http://www. cnki. com. cn/Journal/E-EC-YPPJ. htm	0.397	0.479
《药物不良反应杂志》	中华医学会	1999	双月刊	程经华 王育琴	11-4015/R	1008-5734	25.00	北京市	http://www. cadrj. com	0.411	0.428
《药物分析学报》英文版	西安交通大学	1985	双月刊	贺浪冲	61-1484/R	2095-1779	50.00	西安市	http://www. journals. elsevier. com/journal-of-pharmaceutical-analysis/	0.282	0.417
《药物分析杂志》	中国药学会	1951	月刊	金少鸿	11-2224/R	0254-1793	60.00	北京市	http://www. ywfxzz. cn	1.065	1.303
《药物流行病学杂志》	中国药学会	1992	月刊	詹思延 辛华雯 翟所迪	42-1333/R	1005-0698	12.00	武汉市	http://www. cnjpe. org	0.564	0.623
《药物生物技术》	中国药科大学、中国医药科技出版社、中国药学会	1994	双月刊	王　旻	32-1488/R	1005-8915	40.00	南京市	http://www. ywswjs. com	0.472	0.627
《药物评价研究》	中国药学会和天津药物研究院	1978	月刊	汤立达	12-1409/R	1674-6376	30.00	天津市	http://www. tiprpress. com	1.480	1.834
《药学服务与研究》	第二军医大学	2001	双月刊	胡晋红	31-1877/R	1671-2838	15.00	上海市	http://www. pcarjournal. net. cn	0.444	0.577
《药学教育》	中国药科大学、广东药学院、中国医药教育协会	1985	双月刊	吴晓明	32-1352/G4	1007-3531	10.00	南京市	http://jiaoyu. cpu. edu. cn/	0.595	0.607
《药学进展》	中国药科大学、中国药学会	1959	月刊	陈凯先	32-1109/R	1001-5094	30.00	南京市	http://www. cpupps. cn	0.783	1.106

（续表）

名称	主办单位	创刊年份	刊期	主编	国内统一刊号（CN）	国际标准刊号（ISSN）	定价/期	出版地	网址	中国知网(2016) 综合影响因子	复合影响因子
《药学实践杂志》	第二军医大学、中国药学会药事管理专业委员会	1983	双月刊	李捷玮	31-1685/R	1006-0111	16.00	上海市	http://www.yxsjzz.cn	0.452	0.620
《药学学报》(英文)	中国药学会和中国医学科学院药物研究所	2011	双月刊	蒋建东	10-1171/R	2211-3835	40.00	北京市	http://www.yxxb.com.cn:8081/apsb/EN/volumn/current.shtml	1.482	2.362
《药学学报》	中国药学会和中国医学科学院药物研究所	1953	月刊	王晓良	11-2163/R	0513-4870	40.00	北京市	http://www.yxxb.com.cn	1.165	1.535
《药学研究》	山东省食品药品检验所、山东省药学会	1982	月刊	李　军	37-1493/R	2095-5375	10.00	济南市	www.yaoxueyanjiu.com	0.535	0.672
《药学与临床研究》	江苏省药学会	1993	双月刊	谈恒山	32-1773/R	1673-7806	15.00	南京市	http://www.pcr.org.cn	0.584	0.708
《医药导报》	中国药理学会、华中科技大学同济医学院附属同济医院	1982	月刊	杜　光	42-1293/R	1004-0781	25.00	武汉市	www.yydbzz.com	0.595	0.720
《医药论坛杂志》	中华预防医学会、河南省医学情报研究所	1980	月刊	乔国祥	11-5479/R	1672-3422	10.00	郑州市	http://www.zgyylt.cn/	0.124	0.159
《医药前沿》	河北省疾病预防控制中心	2011	旬刊	崔　泽	13-1405/R	2095-1752	30.00	保定市	www.yyqyzz.net		
《云南医药》	云南省医学会	1958	双月刊	任国钧	53-1056/R	1006-4141	12.00	昆明市	http://www.cnki.com.cn/Journal/E-ED-YNYY.htm	0.097	0.120
《云南中医中药杂志》	云南省中医中药研究院、云南省中医药学会	1980	月刊	郑　进	53-1120/R	1007-2349	5.00	昆明市	http://www.cnki.com.cn/Journal/E-E2-YZYY.htm	0.221	0.436
《浙江中医药大学学报》	浙江中医药大学	1977	月刊	方剑乔	33-1349/R	1005-5509	10.00	杭州市	http://xuebao.zcmu.edu.cn	0.514	0.920
《中草药》	天津药物研究院、中国药学会	1970	半月刊	汤立达	12-1108/R	0253-2670	30.00	天津市	www.tiprpress.com	1.796	2.349
《中草药》英文版	天津药物研究院，中国医学科学院药用植物研究所	2009	季刊	刘昌孝	12-1410/R	1674-6384	35.00	天津市	www.tiprpress.com	0.829	1.010
《中成药》	国家食品药品监督管理局信息中心中成药信息站、上海中药行业协会	1978	月刊	陶建生	31-1368/R	1001-1528	32.00	上海市	www.zcyjournal.com	1.073	1.429
《中国处方药》	国家食品药品监督管理局南方医药经济研究所	2002	月刊	陶剑虹	44-1549/T	1671-945X	25.00	广州市	http://www.cpdrug.com/	0.185	0.241
《中国当代医药》	中国保健协会和当代创新（北京）医药科学研究院	1994	旬刊	王　霞	11-5786/R	1674-4721	20.00	北京市	www.dangdaiyiyao.com	0.339	0.412
《中国海洋药物》	中国药学会	1982	双月刊	管华诗	37-1155/R	1002-3461	16.00	青岛市	http://hyyw.journalsystem.net	0.546	0.672
《中国基层医药》	中华医学会和安徽医科大学	1994	半月刊	吴孟超 郑芙林	34-1190/R	1008-6706	10.00	淮南市	www.cjpmp.com	0.298	0.332
《中国抗生素杂志》	中国医药集团总公司四川抗菌素工业研究所、中国医学科学院医药生物技术研究所	1976	月刊	刘昌孝	51-1126/R	1001-8689	16.00	成都市	www.zgkss.com.cn	0.809	0.983
《中国临床药理学与治疗学》	中国药理学会	1996	月刊	孙瑞元	34-1206/R	1009-2501	12.00	芜湖市	www.cjcpt.com	0.773	0.991
《中国临床药理学杂志》	中国药学会	1985	半月刊	韩启德	11-2220/R	1001-6821	15.00	北京市	http://zhongguolinchuangyaolixue.cntg.org.cn/	1.263	1.458
《中国临床药学杂志》	中国药学会主办，复旦大学药学院	1992	双月刊	姚明辉	31-1726/R	1007-4406	10.00	上海市	http://lczz.cbpt.cnki.net	0.414	0.456
《中国疫苗和免疫》	中国疾病控制中心	1995	双月刊	赵　铠	11-5517/R	1006-916X	10.00	北京市	http://zgjm.cbpt.cnki.net	1.863	2.056
《中国民族民间医药》	云南省民族民间医药研究会	1992	半月刊	郑　进	53-1102/R	1007-8517	16.00	昆明市	www.mzmjyy.com	0.146	0.231
《中国民族医药杂志》	全国中医药图书情报工委会和内蒙古中蒙医研究所	1994	月刊	苏根元	15-1175/R	1006-6810	8.00	呼和浩特市	http://www.cnki.com.cn/Journal/E-E2-ZMYZ.htm	0.086	0.130
《中国生化药物杂志》	无锡锡报期刊传媒有限公司	1976	月刊	詹启敏	32-1355/R	1005-1678	15.00	无锡市	www.cbcpharm.com		
《中国生物制品学杂志》	中华预防医学会	1988	月刊	封多佳	22-1197/Q	1004-5503	15.00	长春市	http://www.zgswj.com.cn	0.426	0.516
《中国食品药品监管》	中国医药报社	2003	月刊	仵荣彬	11-5362/D	1673-5390	18.00	北京市	http://www.health-china.com/zzs/col431.html	0.085	0.187
《中国实验方剂学杂志》	中国医学科学院中药研究所、中国中西医结合学会中药专业委员会	1995	半月刊	吴以岭	11-3495/R	1005-9903	35.00	北京市	www.syfjxzz.com	1.015	1.389
《中国实用医药》	中国康复医学会	2006	旬刊	范欣慰	11-5547/R	1673-7555	20.00	北京市	http://www.zgsyyy.cn	0.209	0.268
《中国天然药物》(英文版)	中国药科大学和中国药学会	2003	月刊	吴晓明 孙汉董	32-1845/R	2095-6975	50.00	南京市	http://www.cjnmcpu.com/	0.767	1.225
《中国现代药物应用》	中国水利电力医学科学技术学会	2007	半月刊	郭　朋	11-5581/R	1673-9523	20.00	北京市	http://www.zgxdywyy.cn	0.219	0.274
《中国现代应用药学》	中国药学会	1984	月刊	张幸国	33-1210/R	1007-7693	40.00	杭州市	www.chinjmap.com	0.920	1.105
《中国现代医药杂志》	北京航天总医院	1999	月刊	王建国	11-5248/R	1672-9463	8.00	北京市	www.zgxdyyzz.com.cn	0.331	0.409
《中国现代中药》	中国中药协会、中国医药集团总公司、中国药材公司	1999	月刊	肖培根	11-5442/R	1673-4890	20.00	北京市	http://www.zgxdzy.net	0.684	0.926
《中国乡村医药》	中国农村卫生协会	1994	半月刊	朱宝铎	11-3458/R	1006-5180	8.00	北京市	http://www.crmp.cn	0.135	0.166

（续表）

名称	主办单位	创刊年份	刊期	主编	国内统一刊号（CN）	国际标准刊号（ISSN）	定价/期	出版地	网址	中国知网（2016）	
										综合影响因子	复合影响因子
《中国新药与临床杂志》	中国药学会、上海市食品药品监督管理局科技情报研究所	1982	月刊	陈凯先	31-1746/R	1007-7669	12.00	上海市	http://xyyl.cbpt.cnki.net	0.791	0.930
《中国新药杂志》	中国医药科技出版社、中国医药集团总公司、中国药学会	1991	半月刊	桑国卫	11-2850/R	1003-3734	30.00	北京市	http://www.newdrug.cn	0.840	1.090
《中国药店》	中国整形美容协会	1994	月刊	张　斌	11-4476/R	1009-5012	8.00	北京市	www.zgyd.org		
《中国药房》	中国医院协会、中国药房杂志社	1990	旬刊	胡　欣	50-1055/R	1001-0408	15.00	重庆市	http://www.china-pharmacy.com	0.867	1.006
《中国药科大学学报》	中国药科大学	1956	双月刊	彭司勋	32-1157/R	1000-5048	40.00	南京市	http://www.zgykdxxb.cn	0.721	0.921
《中国药剂学杂志（网络版）》	沈阳药科大学	2003	双月刊	张志荣		2617-8117		沈阳市	http://syphu-pd.com		
《中国药理学报》（英文版）	中国药理学会、中科院上海药物研究所	1980	月刊	丁　建	31-1347/R	1671-4083	80.00	上海市	http://www.chinaphar.com	0.975	1.570
《中国药理学通报》	中国药理学会	1985	月刊	魏　伟 李　俊	34-1086/R	1001-1978	30.00	合肥市	http://www.zgylxtb.cn/	1.637	2.072
《中国药理学与毒理学杂志》	军事医学科学院毒物药物研究所、中国药理学会和中国毒理学会	1986	月刊	张永祥	11-1155/R	1000-3002	20.00	北京市	http://202.38.153.236:81/Jweb_cjpt/CN/volumn/current.shtml	0.760	1.078
《中国药品标准》	国家药典委员会	2000	双月刊	张　伟	11-4422/R	1009-3656	12.00	北京市	http://ypbz.cnjournals.com	0.279	0.325
《中国药师》	国家食品药品监督管理局高级研修学院和武汉医药（集团）股份有限公司	1998	月刊	江德元 张生勇	42-1626/R	1008-049X	28.00	武汉市	http://www.zgys.org	0.651	0.766
《中国药事》	中国食品药品检定研究所	1987	月刊	桑国卫	11-2858/R	1002-7777	50.00	北京市	www.zhgysh.org	0.662	0.765
《中国药物化学杂志》	沈阳药科大学和中国药学会	1990	双月刊	张礼和	21-1313/R	1005-0108	20.00	沈阳市	http://zgyh.cbpt.cnki.net	0.288	0.359
《中国药物经济学》	中国中医药研究促进会	2006	月刊	刘国恩	11-5482/R	1673-5846	26.80	北京市	www.zgywjjxzz.com	0.154	0.198
《中国药物警戒》	国家食品药品监督管理局药品评价中心暨国家药品不良反应监测中心	2004	月刊	杨　威	11-5219/R	1672-8629	10.00	北京市	http://www.zgywjj.com	0.730	0.840
《中国药物滥用防治杂志》	中国药物滥用防治协会、军事医学科学院毒物药物研究所	1995	双月刊	李　锛	11-3742/R	1006-902X	18.00	北京市	http://zhongguoyaowulanyongfangzhi.cntg.org.cn/	0.409	0.478
《中国药物评价》	国家食品药品监督管理局主管、国家食品药品监督管理局信息中心	2011	双月刊	洪晓顺	10-1056/R	2095-3593	18.00	北京市	http://www.zgywpj.cn	0.445	0.550
《中国药物依赖性杂志》	北京大学、中国毒理学会	1992	双月刊	陆　林	11-3920/R	1007-9718	10.00	北京市	www.ywyb.cbpt.cnki.net	0.535	0.659
《中国药物应用与监测》	中国人民解放军总医院	2004	双月刊	郭代红	11-5227/R	1672-8157	9.00	北京市	http://www.cnki.com.cn/Journal/E-EC-YWYY.htm	1.031	1.162
《中国药物与临床》	中国医院协会	2001	月刊	董海原	11-4706/R	1671-2560	10.00	太原市	http://ywlc.chinajournal.net.cn	0.446	0.512
《中国药学》（英文版）	中国药学会	1992	月刊	张礼和	11-2863/R	1003-1057	40.00	北京市	http://www.jcps.ac.cn	0.527	0.691
《中国药学杂志》	中国药学会	1953	半月刊	桑国卫	11-2162/R	1001-2494	30.00	北京市	www.zgyxzz.com.cn	0.942	1.137
《中国药业》	重庆市食品药品监督管理局	1992	半月刊	刘　斌	50-1054/R	1006-4931	10.00	重庆市	www.zhongguoyaoye023.com	0.481	0.580
《中国医药》	中华医学会	2006	月刊	杨　泳	11-5451/R	1673-4777	12.00	北京市	http://www.chinamedicinej.com/	0.982	1.031
《中国医药导报》	中国医学科学院	1992	旬刊	田　玲	11-5539/R	1673-7210	20.00	北京市	www.yiyaodaobao.com.cn	0.829	0.971
《中国医药导刊》	国家食品药品监督管理局信息中心	1999	月刊	胡大一	11-4395/R	1009-0959	30.00	北京市	http://www.zgyydk.cn	0.479	0.546
《中国医药工业杂志》	上海医药工业研究院、中国药学会和中国化学制药业工业协会	1970	月刊	周伟澄	31-1243/R	1001-8255	20.00	上海市	www.cjph.com.cn	0.563	0.676
《中国医药技术与市场》	全国医药技术市场协会、北京世纪华健经贸有限公司	1993	双月刊	王明学			30.00	北京市	http://www.cntg.org.cn/newadd/中国医药技术与市场/index.html		
《中国医药科学》	海峡两岸医药卫生交流协会	2011	半月刊	詹洪春	11-6006/R	2095-0616	20.00	北京市	www.zgyykx.com/	0.409	0.479
《中国医药生物技术》	中国医药生物技术协会	2006	双月刊	蒋建东	11-5512/R	1673-713X	18.00	北京市	http://www.cmbp.net.cn	0.387	0.489
《中国医药指南》	中国保健协会	2003	旬刊	王宝群	11-4856/R	1671-8194	10.00	北京市	www.zgyyzn2004.com	0.135	0.175
《中国医院药学杂志》	中国药学会	1981	半月刊	张　玉	42-1204/R	1001-5213	18.00	武汉市	www.zgyyyx.com	1.094	1.264
《中国医院用药评价与分析》	中国医药生物技术协会、中国药房杂志社	2001	月刊	张相林	11-4975/R	1672-2124	12.00	北京市	http://yypf-china.com	0.547	0.627
《中国合理用药探索》	中国执业药师协会	2003	月刊	张耀华	10-1462/R	2096-3327	28.00	北京市	http://www.chinahlyy.com/	0.643	0.713
《中国制药信息》	中国化学制药工业协会和中国医药集团公司	1984	月刊	潘广成			20.00	北京市	http://www.cpia.org.cn/data-library/pharmaceutical/default.html		
《中国中药杂志》	中国药学会	1955	半月刊	张伯礼	11-2272/R	1001-5302	50.00	北京市	www.cjcmm.com.cn 或 www.中国中药杂志.com	1.614	2.211
《中国中医药科技》	中华中医药学会	1994	双月刊	陈可冀	23-1353/R	1005-7072	10.00	哈尔滨市	http://www.zgzyykjzzs.org.cn/	0.372	0.562
《中国中医药图书情报杂志》	中国中医科学院中医药信息研究所	1960	双月刊	崔　蒙	10-1113/R	2095-5707	20.00	北京市	http://tsqb.cintcm.com	0.322	0.412

（续表）

名称	主办单位	创刊年份	刊期	主编	国内统一刊号（CN）	国际标准刊号（ISSN）	定价/期	出版地	网址	中国知网(2016) 综合影响因子	中国知网(2016) 复合影响因子
《中国中医药现代远程教育》	世中联(北京)远程教育科技发展中心	2003	半月刊	杨建宇	11-5024/R	1672-2779	10.00	北京市	http://www.zgzyyycjy.com	0.187	0.336
《中国中医药信息杂志》	中国中医科学院中医药信息研究所	1994	月刊	叶祖光	11-3519/R	1005-5304	20.00	北京市	http://xxzz.cintcm.com	0.664	1.008
《中华中医药学刊》	中华中医药学会、辽宁中医药大学	1982	月刊	张立德	21-1546/R	1673-7717	10.00	沈阳市	http://zhzyyxk.cbpt.cnki.net	0.832	1.203
《中华中医药杂志》	中国中医药学会	1986	月刊	佘　靖	11-5334/R	1673-1727	60.00	北京市	www.zhzyyzz.com	0.915	1.366
《中南药学》	湖南省药学会	2003	半月刊	李焕德	43-1408/R	1672-2981	15.00	长沙市	http://znyx.cbpt.cnki.net	0.558	0.708
《中药材》	国家食品药品监督管理局中药材信息中心站	1978	月刊	元四辉	44-1286/R	1001-4454	35.00	广州市	http://zyca.chinajournal.net.cn	0.833	1.095
《中药新药与临床药理》	广州中医药大学，中华中医药学会	1990	双月刊	王宁生	44-1308/R	1003-9783	10.00	广州市	www.zyxy.com.cn	0.840	1.189
《中药药理与临床》	四川省中医药科学院和中国药理学会	1985	双月刊	赵军宁 杜冠华	51-1188/R	1001-859X	30.00	成都市	http://www.zyyl.cbpt.cnki.net	0.743	1.092
《中药与临床》	成都中医药大学	2010	双月刊	彭　成	51-1723/R	1674-926X	8.00	成都市	http://zylc.paperopen.com	0.350	0.519
《中医药导报》	湖南省中医药管理局、湖南省中医药学会、中华中医药学会	1995	半月刊	邵湘宁	43-1446/R	1672-951X	12.00	长沙市	http://zyydb.com	0.460	0.670
《中医药管理杂志》	中华中医药学会	1993	半月刊	曹正逵	11-3070/R	1007-9203	20.00	北京市	http://www.cnki.com.cn/Journal/E-E2-ZYYG.htm	0.132	0.167
《中医药临床杂志》	中华中医药学会	1988	月刊	王　键	34-1268/R	1672-7134	15.00	合肥市	http://ahlc.cbpt.cnki.net	0.339	0.558
《中医药通报》	中华中医药学会、厦门市中医药学会	2002	双月刊	杨叔禹	35-1250/R	1671-2749	10.00	厦门市	http://zyytbzz.cn	0.266	0.434
《中医药信息》	中华中医药学会、黑龙江中医药大学	1984	双月刊	匡海学	23-1194/R	1002-2406	6.00	哈尔滨市	http://zyyxx.hljucm.net	0.565	0.985
《中医药文化》	上海中医药大学、中华中医药学会	2005	双月刊	张智强	31-1971/R	1673-6281	10.00	上海市	http://www.shzyyzz.com/zyywhzz	0.174	0.315
《中医药学报》	中华中医药学会、黑龙江中医药大学	1973	双月刊	匡海学	23-1193/R	1002-2392	6.00	哈尔滨市	http://zyyxb.hljucm.net/ch/index.aspx	0.600	0.968
《肿瘤药学》	湖南省肿瘤医院、中南大学湘雅医学院附属肿瘤医院	2011	双月刊	任华益	43-1507/R	2095-1264	10.00	长沙市	http://www.zgzlyx.com	0.869	1.025

注:1.复合影响因子和综合影响因子数据源自 CNKI 网站:http://epub.cnki.net/kns/in/

2017 年 CSCD 收录的药学期刊

名　称	CSCD(2015-2016)
《北京中医药大学学报》	C
《毒理学杂志》	E
《国际药学研究杂志》	C
《华西药学杂志》	C
《解放军药学学报》	E
《南京中医药大学学报》	C
《沈阳药科大学学报》	E
《时珍国医国药》	E
《世界科学技术—中医药现代化》	E
《天然产物研究与开发》	C
《药物不良反应杂志》	E
《药物分析学报》英文版	C
《药物分析杂志》	C
《药学学报》(英文)	C
《药学学报》	C
《中草药》	C
《中成药》	E
《中国海洋药物》	C
《中国抗生素杂志》	E
《中国临床药理学与治疗学》	C
《中国临床药理学杂志》	C

（续表）

名　称	CSCD(2015-2016)
《中国生物制品学杂志》	E
《中国实验方剂学杂志》	E
《中国天然药物》(英文版)	C
《中国现代应用药学》	E
《中国新药与临床杂志》	E
《中国新药杂志》	C
《中国药科大学学报》	C
《中国药理学报》(英文版)	C
《中国药理学通报》	C
《中国药理学与毒理学杂志》	C
《中国药物化学杂志》	E
《中国药物依赖性杂志》	E
《中国药学》(英文版)	C
《中国药学杂志》	C
《中国医药工业杂志》	E
《中国中药杂志》	C
《中国中医药信息杂志》	E
《中华中医药杂志》	C
《中药新药与临床药理》	C
《中药药理与临床》	C

注:1.CSCD 收录与否数据源自:中国科学院文献情报中心:http://sciencechina.cn/cscd_source.jsp

2017 年北大核心收录的药学期刊

名　称	北大核心（2014 版）	北大核心（2017 版）—2018 年起适用
《北京中医药大学学报》	R2(6)	R2(6)
《毒理学杂志》	R1(20)	无
《广州中医药大学学报》	R2(19)	无
《国际药学研究杂志》	无	R9(16)
《华西药学杂志》	R9(12)	无
《江苏医药》	R(23)	无
《南京中医药大学学报（自然科学版）》	R2(17)	R2(15)
《沈阳药科大学学报》	R9(10)	R9(14)
《时珍国医国药》	R2(16)	R2(19)
《世界科学技术—中医药现代化》	R2(15)	R2(13)
《天津医药》	R(33)	R(28)
《天然产物研究与开发》	R2(9)	R2(16)
《药物分析杂志》	R9(6)	R9(3)
《药学学报》	R9(1)	R9(1)
《医药导报》	R(29)	R(27)
《中草药》	R2(2)	R2(1)
《中成药》	R2(7)	R2(8)
《中国海洋药物》	R9(16)	无
《中国抗生素杂志》	R9(14)	无
《中国临床药理学杂志》	R9(11)	R9(11)
《中国生化药物杂志》	R9(15)	无
《中国实验方剂学杂志》	R2(18)	R2(4)
《中国现代应用药学》	无	R9(5)
《中国新药与临床杂志》	R9(9)	R9(12)
《中国新药杂志》	R9(5)	R9(4)
《中国药房》	无	R9(15)
《中国药科大学学报》	R9(4)	R9(8)
《中国药理学通报》	R9(3)	R9(6)
《中国药理学与毒理学杂志》	R9(13)	R9(9)
《中国药物化学杂志》	无	R9(13)
《中国药学杂志》	R9(2)	R9(2)
《中国疫苗与免疫》	无	R1(15)
《中国医药工业杂志》	R9(8)	R9(10)
《中国医院药学杂志》	R9(7)	R9(7)
《中国中药杂志》	R2(1)	R2(2)
《中华中医药学刊》	无	R2(17)
《中华中医药杂志》	R2(8)	R2(7)
《中药材》	R2(3)	R2(10)
《中药新药与临床药理》	R2(12)	R2(14)
《中药药理与临床》	R2(13)	R2(12)

注:1. 北大核心收录与否数据源自《北大核心期刊目录 2014 版》;2.《北大核心期刊目录 2017 版》适用 2018—2022 年期刊

2017 年中信所药学期刊影响因子

名　称	中国科技核心	
	核心影响因子	拓展影响因子
《安徽医药》	0.613	1.676
《安徽中医药大学学报》	0.539	1.102
《北方药学》		0.878

（续表）

名　称	中国科技核心	
	核心影响因子	拓展影响因子
《北京中医药》	0.404	0.801
《北京中医药大学学报》	0.960	1.782
《长春中医药大学学报》	0.630	1.596
《成都中医药大学学报》		1.312
《当代医药论丛》		0.805
《东方药膳》		
《东南国防医药》	0.439	1.134
《毒理学杂志》	0.448	0.601
《儿科药学杂志》	0.371	1.091
《福建医药杂志》		0.674
《福建中医药》		0.395
《甘肃医药》		0.689
《广东药科大学学报》	0.440	0.874
《广西中医药》		0.756
《广西中医药大学学报》		0.814
《广州中医药大学学报》	0.734	1.678
《广州医药》		1.000
《贵州医药》		1.176
《国际生物制品学杂志》		0.218
《国际药学研究杂志》	0.631	1.031
《国际医药卫生导报》		1.003
《国际中医中药杂志》	0.237	0.624
《国外医药抗生素分册》		1.062
《哈尔滨医药》		1.132
《海峡药学》		0.744
《河北医药》	0.466	1.854
《河北中医药学报》	0.482	1.185
《黑龙江医药》		1.013
《黑龙江医药科学》		1.070
《黑龙江中医药》		0.407
《湖北医药学院学报》		0.450
《湖北中医药大学学报》	0.450	1.392
《湖南中医药大学学报》	0.982	2.607
《华西药学杂志》	0.443	0.676
《化工与医药工程》		
《淮海医药》		0.796
《环球中医药》	0.597	1.429
《吉林医药学院学报》		0.651
《吉林中医药》	0.690	1.400
《家庭用药》		0.007
《家庭医药-就医选药》/《家庭医药-快乐养生》		0.141
《家庭中医药》		0.053
《江苏医药》		0.977
《江苏中医药》	0.408	1.029
《江西医药》		0.903
《江西中医药》		0.525
《江西中医药大学学报》		0.587
《解放军药学学报》	0.332	0.539
《解放军医药杂志》	1.392	2.409

（续表）

名　称	中国科技核心	
	核心影响因子	拓展影响因子
《今日药学》		0.706
《开卷有益求医问药》		
《抗感染药学》		0.570
《辽宁中医药大学学报》	0.553	1.183
《临床合理用药杂志》		1.003
《临床药物治疗杂志》	0.658	1.371
《临床医药实践》		0.851
《临床医药文献杂志》电子版		0.699
《内蒙古中医药》		0.548
《南京中医药大学学报》(自然科学版)	0.951	1.896
《青岛医药卫生》		1.036
《青海医药杂志》		0.340
《山东医药》	0.620	1.587
《山东中医药大学学报》	0.405	0.779
《山西医药杂志》		1.099
《上海医药》		0.726
《上海中医药大学学报》	0.732	1.227
《上海中医药杂志》	0.639	1.034
《沈阳药科大学学报》	0.384	0.565
《时珍国医国药》		0.822
《实用临床医药杂志》		3.106
《实用药物与临床》	0.587	1.486
《实用医药杂志》		
《实用中医药杂志》		0.637
《食品与药品》	0.370	0.604
《食药用菌》		
《世界科学技术—中医药现代化》	0.687	1.101
《世界临床药物》	0.406	0.843
《世界中医药》	0.764	2.188
《首都食品与医药》		0.435
《数理医药学杂志》		1.066
《天津药学》		1.144
《天津医药》	0.613	1.275
《天津中医药》	0.583	1.091
《天津中医药大学学报》	0.510	0.010
《天然产物研究与开发》	0.673	0.911
《西北药学杂志》	0.873	1.389
《西部中医药》	0.370	1.209
《西南国防医药》	0.321	1.129
《西藏医药》		
《现代药物与临床》	0.820	2.053
《现代医药卫生》		0.974
《现代中药研究与实践》	0.420	0.682
《现代中医药》		0.793
《新疆中医药》		0.560
《亚太传统医药》		
《亚洲传统医药》简称(AJTM)		
《亚洲社会药学》		
《亚洲药物制剂科学》简称 AJPS		
《药品评价》		0.906

（续表）

名　称	中国科技核心	
	核心影响因子	拓展影响因子
《药物不良反应杂志》	0.647	0.797
《药物分析学报》英文版		0.191
《药物分析杂志》	0.900	1.270
《药物流行病学杂志》	0.524	0.980
《药物生物技术》	0.389	0.615
《药物评价研究》	1.313	2.269
《药学服务与研究》	0.382	0.823
《药学教育》		1.202
《药学进展》		0.882
《药学实践杂志》	0.407	0.728
《药学学报》(英文)	1.779	0.476
《药学学报》	1.200	1.469
《药学研究》		0.810
《药学与临床研究》	0.523	0.907
《医药导报》	0.526	1.120
《医药论坛杂志》		0.408
《医药前沿》		0.289
《云南医药》		0.281
《云南中医中药杂志》		0.721
《浙江中医药大学学报》	0.488	1.069
《中草药》	1.661	2.196
《中草药》英文版	0.800	0.788
《中成药》	0.948	1.541
《中国处方药》		0.946
《中国当代医药》		1.385
《中国海洋药物》	0.469	0.600
《中国基层医药》		1.242
《中国抗生素杂志》	0.638	1.140
《中国临床药理学与治疗学》	0.650	1.151
《中国临床药理学杂志》	0.964	2.828
《中国临床药学杂志》	0.414	0.716
《中国疫苗和免疫》	1.509	2.218
《中国民族民间医药》		0.688
《中国民族医药杂志》		0.358
《中国生化药物杂志》		2.219
《中国生物制品学杂志》	0.347	0.516
《中国食品药品监管》		0.242
《中国实验方剂学杂志》	0.892	1.448
《中国实用医药》		1.075
《中国天然药物》(英文版)	0.689	0.826
《中国现代药物应用》		1.175
《中国现代应用药学》	0.817	1.162
《中国现代医药杂志》		0.839
《中国现代中药》	0.582	0.903
《中国乡村医药》		0.547
《中国新药与临床杂志》	0.702	1.132
《中国新药杂志》	0.721	1.065
《中国药店》		
《中国药房》	0.681	1.637
《中国药科大学学报》	0.600	0.908

（续表）

名　称	中国科技核心	
	核心影响因子	拓展影响因子
《中国药剂学杂志》（网络版）		
《中国药理学报》（英文版）	0.897	1.009
《中国药理学通报》	1.494	2.378
《中国药理学与毒理学杂志》	0.726	1.020
《中国药品标准》		0.366
《中国药师》	0.546	1.239
《中国药事》	0.517	1.117
《中国药物化学杂志》	0.306	0.335
《中国药物经济学》		1.018
《中国药物警戒》	0.729	1.066
《中国药物滥用防治杂志》		0.573
《中国药物评价》		0.836
《中国药物依赖性杂志》	0.438	0.668
《中国药物应用与监测》	1.036	1.786
《中国药物与临床》		1.241
《中国药学》（英文版）	0.413	0.576
《中国药学杂志》	0.829	1.228
《中国药业》	0.350	1.383
《中国医药》	0.828	1.789
《中国医药导报》	0.591	2.082
《中国医药导刊》		1.974
《中国医药工业杂志》	0.490	0.722
《中国医药技术与市场》		
《中国医药科学》		1.460
《中国医药生物技术》	0.392	0.551
《中国医药指南》		0.922
《中国医院药学杂志》	0.921	1.903

（续表）

名　称	中国科技核心	
	核心影响因子	拓展影响因子
《中国医院用药评价与分析》		1.717
《中国合理用药探索》		
《中国制药信息》		
《中国中药杂志》	1.457	2.154
《中国中医药科技》		1.070
《中国中医药图书情报杂志》		0.748
《中国中医药现代远程教育》		0.757
《中国中医药信息杂志》	0.603	1.176
《中华中医药学刊》	0.767	1.492
《中华中医药杂志》	0.880	1.372
《中南药学》	0.533	0.799
《中药材》	0.699	1.124
《中药新药与临床药理》	0.766	1.107
《中药药理与临床》		1.222
《中药与临床》		
《中医药导报》	0.409	0.930
《中医药管理杂志》		0.906
《中医药临床杂志》		0.873
《中医药通报》		0.734
《中医药信息》		2.002
《中医药文化》		0.312
《中医药学报》		2.024
《肿瘤药学》	0.729	1.307

注：1. 拓展影响因子数据源自《2018 版中国科技期刊引证报告（扩展版）》；2. 核心影响因子数据源自《2018 版中国科技期刊引证报告（核心版）自然科学卷》

（赵　莉）

2018 年药学图书出版书目选录

"中医药 +"新思维
王　华　汤少梁　编著
南京大学出版社　247 页　16 开　60.00 元

《本草纲目》全本图典(全 20 册)
(明)李时珍　原著
陈士林　主编
人民卫生出版社　5 734 页　大 16 开　12 800.00 元

《本草纲目》要义
任犀然　编著
浙江工商大学出版社　266 页　大 32 开　52.00 元

《金匮要略》方治疗优势病证规律研究
宋俊生　主编
中国中医药出版社　594 页　16 开　158.00 元

《三级中医医院评审标准(2017 年版)》解读，药事管理部分
曹俊岭　孙洪胜　唐洪梅　主编
人民卫生出版社　184 页　16 开　36.00 元

《伤寒论》方新解
张博生　著
东南大学出版社　206 页　16 开　40.00 元

《神农本草经》十家注
李成文　相宏杰　主编
人民卫生出版社　399 页　16 开　68.00 元

《通俗伤寒论》名方讲用
沈元良　编著
中国中医药出版社　294 页　大 32 开　39.00 元

《中国药典》(2015 年版)　相关品种超高压液相方法分析
中国食品药品检定研究院　组织编写
中国医药科技出版社　369 页　大 16 开　168.00 元

《肘后备急方》全本校注
(晋)葛　洪　著
广东科技出版社　258 页　16 开　80.00 元

《肘后备急方》全本校注与研究
(晋)葛　洪　著
广东科技出版社　345 页　16 开　90.00 元

2017 年度新药报告：科睿唯安白皮书
科睿唯安　编
科睿唯安　70 页　大 32 开　7.00 元

2017 年度药品检查报告
国家食品药品监督管理总局食品药品审核查验中心组织编写
中国医药科技出版社　84 页　16 开　48.00 元

2018《执业药师考试通关题库 2000 题》系列丛书(全 7 本)
田　磊　钟　毅　祁小乐等　主编
中国中医药出版社　2 295 页　16 开　542.00 元

2018 国家执业药师考试 30 天冲刺跑：全图表版(3 版，全 7 本)
国家执业药师资格考试研究组　编写
中国医药科技出版社　926 页　16 开　295.00 元

2018 国家执业药师考试百日通关宝典(3 版，全 7 本)
国家执业药师资格考试研究组　编写
中国医药科技出版社　2 425 页　16 开　442.00 元

2018 国家执业药师考试必备考点速记掌中宝(4 版，全 7 本)
宿　凌　张　宇　周文斌等　主编
中国医药科技出版社　1 380 页　32 开　211.00 元

2018 国家执业药师考试辅导用书(全 7 本)
宿　凌　王　建　陈有亮等　主编
中国医药科技出版社　2 144 页　16 开　433.00 元

2018 国家执业药师考试复习精要(3 版，全 7 本)
左根永　吴正红　尹　莲等　主编
中国医药科技出版社　2 113 页　16 开　419.00 元

2018 国家执业药师考试教材精讲(全 7 本)
刘佐仁　何　冰　赵文静等　主编
中国医药科技出版社　1 802 页　16 开　248.00 元

2018 国家执业药师考试历年真题解析与避错(3 版，全 7 本)
国家执业药师资格考试研究组　编写
中国医药科技出版社　1 826 页　16 开　318.00 元

2018 国家执业药师考试同步题库(全 7 本)
余丞浩　吴春虎　总主编
中国医药科技出版社　1 520 页　16 开　486.00 元

2018 国家执业药师考试习题与解析(10 版，全 7 本)
杨世民　王　建　宿凌等　主编
中国医药科技出版社　2 080 页　16 开　631.00 元

2018 国家执业药师考试指南(全 7 本)
国家食品药品监督管理总局执业药师资格认证中心组织编写
中国医药科技出版社　2 820 页　大 16 开　772.00 元

2018 国家执业药师资格考试必背采分点(全 7 本)
蒋　妮　田　燕　张　旭等　主编
中国中医药出版社　2 420 页　32 开　273.00 元

2018 国家执业药师资格考试辅导讲义(全 7 本)
国家执业药师资格考试辅导用书编写组　组织编写
人民卫生出版社　2 287 页　16 开　431.00 元

2018 国家执业药师资格考试辅导讲义同步练习题集：解析版(全 7 本)
国家执业药师资格考试辅导用书编写组　组织编写
人民卫生出版社　1 712 页　16 开　359.00 元

2018 国家执业药师资格考试全考点实战通关必备(全 7 本)
刘　丹　刘恩钊等　主编
人民卫生出版社　1 748 页　16 开　386.00 元
2018 国家执业药师资格考试应试宝典(全 7 本)
钱韵文　汤以恒　江滨　主编
中国医药科技出版社　1 734 页　16 开　475.00 元
2018 年度中国医药市场发展蓝皮书
米内网　编著
广州标点医药信息股份有限公司　100 页　大 32 开　10.00 元
2018 执业药师考试考点速记突破胜经系列丛书(全 7 本)
颜建周　主编
中国中医药出版社　2 068 页　32 开　303.00 元
2019《执业药师考试通关题库 2000 题》系列丛书(全 7 本)
祁小乐　顾　琳　主编
中国中医药出版社　2 296 页　16 开　542.00 元
2019 国家执业药师资格考试必背采分点(3 版,全 7 本)
张　旭　主编
中国中医药出版社　2 437 页　32 开　279.00 元
2019 执业药师考试考点速记突破胜经系列丛书(全 7 本)
田　磊　颜建周　钟　毅等　编著
中国中医药出版社　2 068 页　32 开　303.00 元
300 种常用药物速查手册
(美)Jill M. Kolesar　(美)Lee C. Vermeulen　主编
天津科技翻译出版有限公司　318 页　16 开　118.00 元
320 种中药及其微量元素
王光宇　王义新主编
中国科学技术出版社　377 页　大 32 开　35.00 元
400 味中药超快速记忆法
邹德华　编著
中国医药科技出版社　445 页　大 32 开　39.00 元
800 种中药速查:超值彩图版
谢　宇　主编
中国科学技术出版社　422 页　小 32 开　29.80
FDA 行政管理指南
濮恒学　樊一桥　主编
中国医药科技出版社　486 页　大 32 开　69.00 元
FDA 监管程序手册
樊一桥　濮恒学　主编
中国医药科技出版社　375 页　大 32 开　59.00 元
FDA 美国医药产品现行生产质量管理规范　(CGMP)
康姗姗　主编
中国医药科技出版社　271 页　大 32 开　48.00 元
FDA 生物药剂学指南
药渡经纬信息科技(北京)有限公司　组织编写
中国医药科技出版社　336 页　大 32 开　58.00 元
FDA 特殊生物制品技术指南
梁　毅　主编
中国医药科技出版社　433 页　大 32 开　69.00 元
FDA 药理毒理学指南
药渡经纬信息科技(北京)有限公司　组织编写
中国医药科技出版社　466 页　大 32 开　68.00 元
FDA 药品与生物制品管理办法指南. 二
梁　毅　主编
中国医药科技出版社　303 页　大 32 开　58.00 元
FDA 药品与生物制品管理办法指南. 一
梁　毅　主编
中国医药科技出版社　415 页　大 32 开　69.00 元
FDA 医药产品现行生产质量管理规范指南汇编
康姗姗　主编
中国医药科技出版社　338 页　大 32 开　58.00 元
pH 响应聚合物胶束递送体系设计和构效关系
章莉娟　林文静　郭新东等　著
科学出版社　381 页　16 开　138.00 元
阿胶滋补大全
柴海强　李春芳　主编
中国中医药出版社　124 页　16 开　38.00 元
阿司匹林传奇:一枚小药片引出的大历史
(英)Diarmuid　Jeffreys　著
中国友谊出版公司　275 页　16 开　55.00 元
阿司匹林临床手册:医师版 100 问(3 版)
李小鹰　主编
中华医学电子音像出版社　266 页　大 32 开　50.00 元
阿佤山的健康智慧:佤族传统医药文化
王志红　谢　薇　杨　云　编著
民族出版社　302 页　16 开　70.00 元
癌痛的药物治疗规范
张智慧　姚文秀　金永东　主编
四川科学技术出版社　192 页　大 32 开　68.00 元
安徽省芜湖市药用植物资源
汪荣斌　彭华胜　主编
安徽科学技术出版社　677 页　16 开　165.00 元
安徽省岳西县药用植物资源
方成武　主编
安徽科学技术出版社　316 页　16 开　86.00 元
安全用药科普知识丛书. 一
江西省卫生和计划生育委员会　编
江西科学技术出版社　159 页　16 开　36.00 元
案例药理学
镇学初　林　芳　主编
人民卫生出版社　246 页　16 开　56.00 元

奥斯维辛的药剂师:维克托·卡佩休斯传
(英)Patricia Posner 著
新世界出版社 235 页 16 开 48.00 元

白族医药文化研究
吕跃军 著
云南科技出版社 446 页 16 开 148.00 元

百病草药偏方大全
陈 谦 编著
福建科学技术出版社 264 页 16 开 38.00 元

百草传奇:大自然的药物宝库
韩兴军 王潇怀 主编
山东科学技术出版社 280 页 大 32 开 29.80

百草妙方:中医药养生
李 浩 著
金盾出版社 304 页 16 开 68.00 元

百草园日记:当摄影师遇上中草药
白 薇 编著
中国医药科技出版社 169 页 16 开 58.00 元

百味本草的前世与今生
梁善勇 编著
山东科学技术出版社 261 页 16 开 48.00 元

百药品鉴:家庭常用中药甄选指南(2 版)
马 春 蒋爱品 李京生 主编
中国中医药出版社 203 页 大 32 开 48.00 元

百治百验效方集:精修版
卢祥之 编著
中国科学技术出版社 260 页 16 开 29.50

薄荷属植物研究与利用
李维林 梁呈元等 著
江苏凤凰科学技术出版社 318 页 16 开 135.00 元

保生大帝与海峡两岸中医药文化传播
肖林榕 郭双燕 主编
福建科学技术出版社 212 页 16 开 30.00 元

北方中药材栽培与加工
李晓霞 编著
山西科学技术出版社 192 页 16 开 38.00 元

北药识别
刘玉波 刘 刚 阎立波 主编
吉林科学技术出版社 116 页 16 开 39.00 元

被遗忘的古方.第一辑
钟相根 主编
中国医药科技出版社 236 页 16 开 36.00 元

本草备要:初刊本
(清)汪 昂 编撰
人民卫生出版社 237 页 大 32 开 52.00 元

本草纲目
吴中朝 主编
江苏凤凰科学技术出版社 622 页 16 开 128.00 元

本草纲目(全 4 卷)
(明)李时珍 著
中国书籍出版社 292 页 16 开 199.00 元

本草纲目:白话手绘图典本
(明)李时珍 著 光 子 编著
天津科学技术出版社 714 页 16 开 108.00 元

本草纲目白话解:彩图版
老中医养生堂 编著
福建科学技术出版社 682 页 16 开 98.00 元

本草纲目精编彩图版(全 3 册)
周 芳 路 臻 主编
福建科学技术出版社 560 页 16 开 498.00 元

本草纲目钧衡:影印本
(日)向井元秀 撰
北京科学技术出版社 418 页 16 开 780.00 元

本草纲目图考(上下卷)
王家葵 蒋 淼 胡颖翀 著
科学出版社 1816 页 16 开 1098.00 元

本草纲目养生大全
梅全喜 王成启 编著
中国中医药出版社 355 页 16 开 128.00 元

本草歌诀(4 版)
曾立昆 曾海莲 曾继山 编著
河南科学技术出版社 283 页 32 开 30.00 元

本草基因组学
陈士林 主编
科学出版社 363 页 16 开 99.00 元

本草权度
(明)黄济之 撰
中国中医药出版社 182 页 16 开 48.00 元

本草通串证图
(日)前田利保 著
北京联合出版公司 227 页 大 32 开 99.00 元

本草衍义
(宋)寇宗奭] 撰
中国医药科技出版社 249 页 16 开 46.00 元

本草药征
周祯祥 编著
人民卫生出版社 397 页 16 开 68.00 元

本草中国
宋 燕 主编
中华书局 267 页 16 开 58.00 元

痹证新型中药制剂的研发与应用
刘兴远　田建军　苗书虎等　主编
科学技术文献出版社　232 页　16 开　68.00 元
标杆:年度医药大健康品牌获奖案例
张继明　编著
光明日报出版社　279 页　16 开　98.00 元
标准物质国家计量技术规范和国家标准汇编
中国标准出版社　全国标准物质计量技术委员会　编
中国标准出版社　339 页　大 16 开　128.00 元
标准药性大字典
潘杏初　编
上海交通大学出版社　488 页　16 开　350.00 元
表观遗传学在中药研究中的应用
刘　亭　著
延边大学出版社　284 页　16 开　50.00 元
濒湖集简方
(明)李时珍　原著
中国中医药出版社　146 页　大 32 开　25.00 元
丙型肝炎直接抗病毒药物临床使用手册
王　琴　魏　来　编著
科学技术文献出版社　86 页　32 开　38.00 元
病证效结合中医药研究思路与实践
刘　平　主编
人民卫生出版社　339 页　16 开　112.00 元
补中益气汤的临床研究
郑文龙　主编
科学技术文献出版社　269 页　16 开　78.00 元
不可不知的安全用药细节
《保健与生活》杂志社　编
安徽科学技术出版社　230 页　16 开　36.00 元
步入《伤寒论》之门
温兴韬　著
人民卫生出版社　271 页　16 开　38.00 元
餐桌上的本草
沈钦荣　毛小明　主编
上海科学技术出版社　163 页　16 开　29.00 元
藏药甘扎嘎日传统应用与现代研究
刘　斌　热增才旦　著
中国藏学出版社　404 页　16 开　58.00 元
草木生春
张永平　著
西南交通大学出版社　122 页　大 32 开　48.00 元
茶饮与药酒方集萃(2 版)
邓　沂　吴玲燕　编著
人民卫生出版社　206 页　16 开　42.00 元
柴胡桂枝汤的临床研究
孙学东　姚　杰　姚　华　主编
科学技术文献出版社　231 页　16 开　68.00 元
常见病百家百方丛书:高脂血症百家百方(2 版)
温武兵　刘　鹏　李姝淳　编著
中国中医药出版社　250 页　大 32 开　29.80
常见病百家百方丛书:冠心病百家百方(2 版)
汤晓龙　编著
中国中医药出版社　288 页　大 32 开　29.80
常见病百家百方丛书:咳嗽百家百方(2 版)
黄庆田　胡怀强　郑齐等　编著
中国中医药出版社　284 页　大 32 开　29.80
常见病百家百方丛书:乙肝百家百方(2 版)
冯　磊　张　超　编著
中国中医药出版社　240 页　大 32 开　29.80
常见病百家百方丛书:痔病百家百方(2 版)
柳越冬　陶弘武　罗瑞娟　编著
中国中医药出版社　256 页　大 32 开　29.80
常见病家庭用药手册
张石革　主编
中国医药科技出版社　599 页　大 32 开　49.00 元
常见病药膳食疗
汪碧涛　王　丽　杨凤琼　主编
化学工业出版社　246 页　16 开　49.00 元
常见病用药指导
章立新　主编
上海交通大学出版社　243 页　16 开　38.00 元
常见病中成药疗法(3 版)
王育杰　王秀娟　主编
人民卫生出版社　784 页　大 32 开　78.00 元
常见病自疗历代名方选编
高雨田　高中山　编著
中国科学技术出版社　338 页　16 开　48.00 元
常见疾病临床药学监护案例分析,恶性肿瘤分册
陶　霞　臧远胜　主编
科学出版社　400 页　32 开　60.00 元
常见疾病临床药学监护案例分析,感染性疾病分册
祝德秋　张　磊　主编
科学出版社　269 页　32 开　60.00 元
常见疾病临床药学监护案例分析,神经内科分册
钟明康　董　强　主编
科学出版社　376 页　32 开　60.00 元
常见疾病临床药学监护案例分析,消化内科分册
杨婉花　钟　捷　主编
科学出版社　336 页　32 开　60.00 元

常见疾病临床药学监护案例分析,血栓性疾病分册
范国荣　袁忠祥　主编
科学出版社　395 页　32 开　60.00 元
常见疾病药店用药指导问题解答
叶晓红　叶富生　主编
天津科学技术出版社　413 页　16 开　78.00 元
常见疾病用药手册
刘　辉　主编
广东科技出版社　334 页　16 开　78.00 元
常见药用植物识别图鉴 230 种
任全进　刘兴剑　于金平　编
化学工业出版社　235 页　大 32 开　49.90
常见中草药毒副反应与合理应用(2 版)
赖祥林　赖昌生　主编
广东科技出版社　431 页　16 开　78.00 元
常见中草药应用速查:彩图版
路　臻　主编
湖南科学技术出版社　384 页　大 32 开　48.00 元
常见中成药用药指导
张　彪　主编
中国中医药出版社　304 页　16 开　65.00 元
常见中药原色图鉴
金亚明　著
江苏凤凰科学技术出版社　191 页　16 开　45.00 元
常用藏药材理化鉴定
谭　睿　主编
西南交通大学出版社　290 页　大 32 开　88.00 元
常用药酒配方大全
王盛才　主编
化学工业出版社　265 页　16 开　49.00 元
常用药食两用植物
路　祺　姜守刚　朱明华　主编
东北林业大学出版社　300 页　大 32 开　39.00 元
常用中草药及饮片图谱
林余霖　张　静　编著
中医古籍出版社　232 页　16 开　48.00 元
常用中草药识别歌诀
陶文元　方清茂　编著
四川科学技术出版社　260 页　小 32 开　15.00 元
常用中草药图谱 2700 种
叶华谷　编
化学工业出版社　470 页　16 开　199.00 元
常用中草药应用与识别:汉越对照
辛　宁　莫雪妮　主编
中国中医药出版社　250 页　16 开　199.00 元
常用中药临证速查掌中宝
任　磊　主编
中国中医药出版社　467 页　32 开　62.00 元
常用中药手绘彩色图谱. 第一部
李越峰　严兴科　主编
甘肃科学技术出版社　171 页　16 开　48.00 元
潮汕中草药图鉴
陈妙奎　编著
云南科技出版社　293 页　16 开　68.00 元
陈雷讲经方,妇科篇
陈　雷　主编
河南科学技术出版社　168 页　16 开　35.00 元
陈新谦新编药物学(18 版)
陈新谦　金有豫　汤　光　主编
人民卫生出版社　1197 页　大 16 开　198.00 元
程氏释方
(明)程　伊　编撰
人民卫生出版社　259 页　大 32 开　55.00 元
川派中医药名家系列丛书(26 本)
杨殿兴　沈其霖　常德贵等　主编
中国中医药出版社　5375 页　16 开　1602.00 元
传承:河南省非物质文化遗产代表性传承人实录,传统医药卷. 全 3 卷
管仁富　主编
河南大学出版社　789 页　16 开　205.00 元
创新药物非临床药效学研究与评价
王兴旺　著
吉林科学技术出版社　185 页　16 开　35.00 元
慈溪国医药探源
方印华　徐建华　编著
宁波出版社　337 页　大 32 开　45.00 元
大道无痕:新昌制药六十年(2 册)
浙江医药股份有限公司　编
中国文史出版社　1117 页　大 16 开　260.00 元
大黄治百病辑要
吕志杰　编著
中国医药科技出版社　404 页　16 开　68.00 元
大理特色中药材种植现状与前景
大理州食品药品检验所　编
云南人民出版社　233 页　16 开　68.00 元
傣药志
段宝忠　主编
云南科技出版社　634 页　16 开　298.00 元
傣医常用抗肿瘤傣药图文
李　祯　杨福梅　刀会仙　主编

云南民族出版社　294 页　16 开　125.00 元
单味中药疗法(5 版)
罗　仁　秦建增　主编
河南科学技术出版社　320 页　大 32 开　35.00 元
单味中药巧治病
樊红雨　主编
中国科学技术出版社　334 页　16 开　49.00 元
当代抗肿瘤妙方(5 版)
李世文　康满珍　主编
河南科学技术出版社　335 页　大 32 开　33.00 元
当代男科妙方(5 版)
李世文　康满珍　主编
河南科学技术出版社　297 页　大 32 开　30.00 元
当代细菌感染与抗菌治疗
贾　杰　主编
科学出版社　298 页　16 开　98.00 元
当代药用植物典(2 版,全 4 册)
赵中振　肖培根　主编
上海世界图书出版公司　2 218 页　大 16 开　2 792.00 元
当归质量研究
吴国泰　主编
中国科学技术出版社　316 页　大 32 开　58.00 元
道地药材品质保障技术研究
黄璐琦　主编
上海科学技术出版社　693 页　16 开　268.00 元
邓铁涛中草药与验方图谱
冼建春　邓中光　邱仕君　主编
福建科学技术出版社　313 页　大 32 开　48.00 元
滇南医药教育
红河卫生职业学院　编
云南人民出版社　389 页　16 开　60.00 元
典型药用植物内生菌探究
刘卫红　著
延边大学出版社　135 页　16 开　42.00 元
跌打损伤验方集成
窦志芳　主编
山西科学技术出版社　274 页　大 32 开　30.00 元
丁震医学教育系列考试丛书:药学(师)应试指导及历年考点串讲
吕竹芬　吴红卫　主编
北京航空航天大学出版社　495 页　16 开　88.00 元
丁震医学教育系列考试丛书:药学(士)应试指导及历年考点串讲
吕竹芬　吴红卫　主编
北京航空航天大学出版社　441 页　16 开　88.00 元
丁震医学教育系列考试丛书:药学(中级)应试指导及历年考点串讲
吕竹芬　吴红卫　主编
北京航空航天大学出版社　534 页　16 开　88.00 元
动物药理学
罗世民　代珍青　主编
江西高校出版社　210 页　16 开　35.20
毒理学学科发展报告:2016—2017
中国毒理学会　编著
中国科学技术出版社　348 页　16 开　98.00 元
毒品滥用与治理实证研究:以云南省为视角
莫关耀　著
中国人民公安大学出版社　275 页　16 开　68.00 元
敦煌遗书及古代医籍同名方集萃
李廷保　编著
兰州大学出版社　266 页　16 开　46.00 元
多巴胺基微纳米材料在生物医药中的应用
李　红　著
中国石化出版社　135 页　16 开　48.00 元
儿科护士安全用药操作手册
张志清　主编
人民卫生出版社　593 页　32 开　53.00 元
儿科临床用药咨询实例手册:首次以海量临床实例展现儿科药师药学服务
李智平　主编
中国协和医科大学出版社　396 页　大 32 开　62.00 元
二十四节气药膳养生
邓　沂　主编
中国中医药出版社　244 页　大 32 开　48.00 元
法定药用植物志,华东篇(全 2 册)
赵维良　主编
科学出版社　1275 页　大 32 开　826.00 元
方剂歌诀 394 首(2 版)
曹是褒　曹四豪　编著
广东科技出版社　388 页　32 开　42.00 元
方剂学
陈德兴　主编
上海浦江教育出版社　704 页　16 开　148.00 元
方剂学
郭美珍　主编
中国医药科技出版社　112 页　16 开　20.00 元
方剂学(2 版)
临床医学综合能力(中医)命题研究专家组　编写
中国医药科技出版社　220 页　大 32 开　28.00 元

方剂学(3 版)
贾　波　王均宁　主编
上海科学技术出版社　267 页　16 开　36.00 元
方剂学(4 版)
王义祁　主编
人民卫生出版社　279 页　16 开　49.00 元
方剂学核心考点速记
王绍辉　刘同祥　主编
中国医药科技出版社　251 页　大 32 开　22.00 元
方剂学考点速查速记
于华芸　平　静　主编
中国医药科技出版社　158 页　16 开　32.00 元
方剂学速学速记
刘西建　张　艳　编著
化学工业出版社　159 页　16 开　29.80
方剂学易考易错题精析与避错
窦迎春　刘西建　主编
中国医药科技出版社　143 页　16 开　29.00 元
方剂与中成药
王晓戎　主编
中国中医药出版社　281 页　16 开　62.00 元
方剂与中成药(3 版)
李建民　马　波　主编
人民卫生出版社　280 页　16 开　49.00 元
方药临证效验录
贺　哲　著
人民卫生出版社　250 页　16 开　52.00 元
方症会要
(清)吴玉榗　吴　迈　编撰
人民卫生出版社　245 页　大 32 开　50.00 元
房定亚风湿病专方专药要略
房定亚　张　颖　杨怡坤等　主编
北京科学技术出版社　355 页　16 开　69.00 元
仿制药一致性评价品种参比制剂遴选参考
楼金芳　梁锦锋　钱　璟　主编
浙江科学技术出版社　735 页　16 开　166
仿制药一致性评价政策研究
王青宇　著
科学技术文献出版社　144 页　16 开　42.00 元
非无菌制剂技术
刘竺云　主编
江苏大学出版社　437 页　16 开　65.00 元
分子生物学技术在中医药研究中的应用(3 版)
方肇勤　主编
上海科学技术出版社　313 页　16 开　68.00 元
风湿骨伤用药酒(2 版)
罗兴洪　赵　霞　主编
中国医药科技出版社　216 页　16 开　35.00 元
福建省中医药传统知识项目选编
周美兰　胡　娟　陈炬烽　主编
福建科学技术出版社　343 页　大 32 开　138.00 元
福建中医药大学校史:2008—2018
本书编委会　编纂
学苑出版社　339 页　16 开　108.00 元
福州高级科技专家名录,医药卫生卷(2 册)
福州市科学技术协会　编
福建科学技术出版社　580 页　16 开　115.00 元
辅行诀五脏用药法要阐幽躬行录:张大昌先生弟子个人专著
衣之镖　著
学苑出版社　272 页　大 32 开　49.00 元
辅助生殖技术超说明书用药经验集锦
徐　仙　主编
陕西科学技术出版社　314 页　大 32 开　48.00 元
妇产科护士安全用药操作手册
王淑梅　主编
人民卫生出版社　710 页　32 开　59.00 元
妇科常见病用药处方分析
张为远　冯　欣　主编
人民卫生出版社　420 页　16 开　72.00 元
妇人大全良方
(宋)陈自明　著
中国医药科技出版社　328 页　16 开　39.00 元
复方口服避孕药临床应用问答手册
徐　苓　著
中国协和医科大学出版社　144 页　小 32 开　40.00 元
覆载万安方
(日)梶原性全　撰
北京科学技术出版社
885 页　大 16 开　980.00 元
甘肃道地药用植物黄芪栽培及产后加工技术
尚虎山　张　明　主编
甘肃科学技术出版社　100 页　大 32 开　15.00 元
甘肃省中药配方颗粒标准(第一册)
甘肃省食品药品监督管理局　编
兰州大学出版社　298 页　大 16 开　220.00 元
甘肃中医药文化旅游产业发展策略研究
罗中华　著
研究出版社　206 页　16 开　39.80
肝病用药十讲(3 版)
尹常健　著
中国中医药出版社　386 页　大 32 开　48.00 元
肝脏病常用中药药理与临床
胡义扬　刘成海　主编
上海科学技术出版社　576 页　16 开　245.00 元
高风险用药人群循证用药手册,儿童分册
张伶俐　主编

人民卫生出版社　320 页　大 32 开　36.00 元

高级护理药理学

李小妹　陈立　主编

人民卫生出版社　466 页　16 开　92.00 元

高建忠读方与用方

高建忠　著

中国中医药出版社　230 页　16 开　68.00 元

高原用药指南

贾正平　王　荣　李文斌　主编

甘肃民族出版社　351 页　16 开　58.00 元

膏方的临床应用

张洪洲　主编

中医古籍出版社　248 页　大 32 开　38.00 元

跟着李时珍学认药(全 5 册)

谢　宇　裴　华　主编

湖北科学技术出版社　1 060 页　16 开　240.00 元

工业药物分析(3 版)

贺浪冲　主编

高等教育出版社　474 页　16 开　58.00 元

古方今用(5 版)

李世文　康满珍　刘　静　主编

河南科学技术出版社　470 页　大 32 开　48.00 元

古方校正·脉诀

佚　名　撰

西南交通大学出版社　206 页　大 32 开　68.00 元

古方药议. 影印本

(日)浅田宗伯　撰

北京科学技术出版社　484 页　16 开　880.00 元

古今药酒精粹

罗兴洪　赵　霞　黄亚博　主编

中国医药科技出版社　281 页　16 开　49.00 元

骨伤科中成药应用咨询

程少丹　主编

上海交通大学出版社　119 页　大 32 开　25.00 元

管蠡备急方. 影印本

(日)度会常光　撰

北京科学技术出版社　574 页　16 开　950.00 元

冠脉药物涂层球囊精选病例解析

葛均波　陈韵岱　主编

人民卫生出版社　287 页　16 开　118.00 元

光泽建昌帮中药加工与炮制

光泽县中药材行业协会　福建承天集团　编著

福建科学技术出版社　405 页　大 32 开　298.00 元

广东省医药发展蓝皮书(2017)

广东省人民政府发展研究中心　广东省产权交易集团　广东省药品交易中心　主编

南方日报出版社　293 页　16 开　88.00 元

广东省中药材标准. 第三册

广东省药品监督管理局　编

广东科技出版社　455 页　大 16 开　320.00 元

广西壮族自治区壮药质量标准. 第二卷:2011 年版(壮文)

广西壮族自治区食品药品监督管理局　编

广西科学技术出版社　702 页　大 16 开　98.00 元

广西壮族自治区壮药质量标准. 第三卷:2018 年版

广西壮族自治区食品药品监督管理局　编

广西科学技术出版社　171 页　大 16 开　230.00 元

贵州常用中药材种植及加工技术规范

周　涛　江维克　肖承鸿　主编

福建科学技术出版社　332 页　16 开　58.00 元

国际药品安全性评价策略:ICH 指导原则解读

(荷)Jan Willem van der Laan　(美)Joseph J. DeGeorge　主编

北京拂石医典图书有限公司　252 页　16 开　128.00 元

国际药学联合会(FIP)　医院药学未来发展的巴塞尔共识(2015 版)释义:中国思考与实践

翟所迪　郭代红　朱　珠　主编

北京大学医学出版社　526 页　16 开　130.00 元

国家医保药品手册. 2017 年

隋忠国　梅全喜　主编

人民卫生出版社　1128 页　16 开　138.00 元

国家执业药师考试精讲药事管理与法规(4 版)

国家执业药师考试精讲编写组　编

中国医药科技出版社　255　16 开　36.00 元

国家执业药师考试精讲中药学专业知识. 一(4 版)

国家执业药师考试精讲编写组　编

中国医药科技出版社　234　16 开　35.00 元

国家执业药师资格考试考试大纲. 2018(7 版)

国家食品药品监督管理总局　制定

中国医药科技出版社　129 页　大 16 开　49.00 元

国外新药速览

白秋江　黄正明　余传隆等　主编

科学出版社　948 页　大 16 开　398.00 元

国药字典:影印本

陈景岐　编

上海交通大学出版社　282 页　16 开　300.00 元

国医大师金世元中成药学讲稿

金世元　原著

人民卫生出版社　834 页　16 开　158.00 元

国医大师专科专病用方经验. 第 2 辑. 6 本

蔡铁如　宁泽璞等　主编

中国中医药出版社　2053 页　大 32 开　272.00 元

国医养生精华,救命奇方一本通

吴　凌　编著

陕西科学技术出版社　281 页　16 开　32.80

果仁妙方(2 版)
程爵棠　编著
河南科学技术出版社　340 页　大 32 开　32.00 元
哈尼族医药与风湿类疾病
邓　泽　主编
云南民族出版社　184 页　16 开　98.00 元
海南黎族常用药用植物现代研究
杨卫丽　刘　侠　潘　坤　著
中国原子能出版社　275 页　16 开　69.00 元
海洋药物产业发展现状与前景研究
庄军莲　张荣灿　编著
广东经济出版社　270 页　16 开　70.00 元
杭州市民间中医秘验单方及特色疗法
杭州市卫生和计划生育委员会　组织编写
浙江科学技术出版社　339 页　16 开　70.00 元
好药面面观:家庭用药须知
曾志海　主编
世界图书出版西安有限公司　521 页　大 32 开　56.00 元
何本立中药歌诀 500 首:绘图版
(清)何本立　原著　李成文　主编
河南科学技术出版社　335 页　16 开　68.00 元
何立人膏方十五讲
何立人　主编
上海科学技术出版社　198 页　16 开　198.00 元
河北省本草图鉴
付正良　周海平　林飞武　主编
河北科学技术出版社　904 页　大 32 开　600.00 元
河北省野生重点药用植物潜在分布区预测及其生态适宜性评价
赵建成　裴　林　李　琳　主编
中国医药科技出版社　289 页　16 开　78.00 元
河北省中药材标准:2018 年版
河北省食品药品监督管理局　编
河北科学技术出版社　550 页　大 16 开　360.00 元
河北食品药品安全研究报告. 2018
丁锦霞　主编
社会科学文献出版社　321 页　16 开　98.00 元
河西走廊主要药用植物栽培技术
田晓萍　主编
四川大学出版社　290 页　16 开　76.00 元
黑龙江省药品微生物检验
杨利红　张肖宁　娄志红　主编
黑龙江人民出版社　428 页　16 开　198.00 元
红学拾遗:《红楼梦》医药考辩
原所贤　暴连英　著
辽宁科学技术出版社　300 页　16 开　45.00 元
侯士良医药文集
侯士良　主编
河南科学技术出版社　483 页　大 32 开　78.00 元
胡希恕经方医学:六经入门讲记
马家驹　著
中国中医药出版社　181 页　16 开　48.00 元
胡希恕伤寒论方证辨证(2 版)
陈雁黎　主编
中国中医药出版社　217 页　16 开　48.00 元
湖北省食品药品监督管理年鉴(2018)
湖北省食品药品监督管理局　编
湖北省食品药品监督管理局　277 页　大 32 开　300.00 元
湖南省基本医疗保险、工伤保险和生育保险药品目录
湖南省人力资源和社会保障厅　编
中南大学出版社　298 页　16 开　50.00 元
湖湘大宗道地药材栽培技术
邵湘宁　张水寒　主编
人民卫生出版社　314 页　16 开　129.00 元
护理药理
于爱霞　主编
华中科技大学出版社　378 页　16 开　62.00 元
护理药理学(3 版)
姜国贤　主编
人民卫生出版社　282 页　16 开　46.00 元
护用药理学
李桂梅　王丽莉　孟　磊　主编
人民卫生出版社　259 页　16 开　55.00 元
护用药理学
张　庆　宋光熠　主编
中国医药科技出版社　365 页　大 32 开　49.00 元
护用药理学(4 版)
秦红兵　姚　伟　主编
人民卫生出版社　245 页　16 开　50.00 元
护用药理学基础
沙　红　严秀芹　主编
人民卫生出版社　244 页　16 开　38.00 元
化学原料药开发试验
顾　准　程　炜　主编
科学技术文献出版社　242 页　16 开　68.00 元
化学制药工艺学
孙国香　汪艺宁　主编
化学工业出版社　241 页　16 开　39.00 元
化学制药技术综合实训(2 版)
刘　郁　卜　伟　张念洁　主编
化学工业出版社　174 页　16 开　33.00 元
黄煌经方使用手册(3 版)
黄　煌　编著
中国中医药出版社　256 页　32 开　45.00 元
黄芪的现代质量研究
刘小花　秦　飞　主编

兰州大学出版社 258 页 16 开 39.00 元

黄芪生物学研究

陈贵林 主编

科学出版社 330 页 16 开 198.00 元

灰树花与天麻共发酵

吴天祥 编著

北京理工大学出版社 388 页 16 开 120.00 元

回医方药学

王 荣 龙一梅 主编

中国中医药出版社 280 页 16 开 55.00 元

活学活用本草纲目

郭文和 编著

湖北科学技术出版社 246 页 16 开 68.00 元

活学活用本草纲目菜部

周重建 刘立文 编著

湖北科学技术出版社 248 页 16 开 68.00 元

活学活用本草纲目虫鳞介部

朱 进 周重建 编著

湖北科学技术出版社 248 页 16 开 68.00 元

活学活用本草纲目谷豆部

周 芳 谢 宇 编著

湖北科学技术出版社 248 页 16 开 68.00 元

活学活用本草纲目果部

周重建 曾 真 编著

湖北科学技术出版社 248 页 16 开 68.00 元

活学活用本草纲目禽兽部

陈 艳 英欢超 编著

湖北科学技术出版社 248 页 16 开 68.00 元

活学活用家庭常用中草药

全霁红 谢 宇 编著

湖北科学技术出版社 245 页 16 开 68.00 元

活学活用临床常用中草药

任智标 路 臻 编著

湖北科学技术出版社 246 页 16 开 68.00 元

活学活用新版国家药典

宋 伟 周重建 编著

湖北科学技术出版社 246 页 16 开 68.00 元

霍列五效验单方

霍毅 霍筱薇 编著

中国医药科技出版社 221 页 16 开 45.00 元

基层 ICU 医生合理用药 200 问

李 荣 周玉生 何东林 主编

湖南科学技术出版社 180 页 大 32 开 48.00 元

基础药学服务

王 卉 袁海建 主编

南京大学出版社 248 页 16 开 45.00 元

基于生理的药物动力学(PBPK)建模与模拟:原理、方法及在医药工业中的应用

(印)Sheila Annie Peters 著

化学工业出版社 330 页 16 开 199.00 元

激素不同使用阶段的中医证候诊断和治疗指南

中华中医药学会 编

中国中医药出版社 9 页 大 32 开 20.00 元

吉林省志.1986—2000,中医药志

吉林省地方志编纂委员会 编纂

吉林文史出版社 533 页 大 32 开 298.00 元

吉林中医药年鉴(2017)

邱德亮 主编

吉林大学出版社 433 页 16 开 198.00 元

吉林中医药年鉴(2018)

邱德亮 主编

吉林大学出版社 446 页 16 开 198.00 元

吉林中医药年鉴:2013—2015

邱德亮 主编

吉林大学出版社 607 页 16 开 380.00 元

极简膏方治百病

胡鑫才 主编

中国医药科技出版社 199 页 16 开 36.00 元

极简新药发现史

彭 雷 编著

清华大学出版社 324 页 大 32 开 49.00 元

计算机辅助药物设计技术

杜士杰 著

中南大学出版社 285 页 16 开 30.00 元

家庭安全用药一本通(2 版)

王炳彦 董海原 编著

中国医药科技出版社 174 页 16 开 29.00 元

家庭科学用药指导

张 兴 高 蕾 杨鹏斌 编著

河南科学技术出版社 359 页 大 32 开 36.00 元

家庭医药常识

秦伯未 编

中国中医药出版社 188 页 大 32 开 25.00 元

家庭用药安全指南

王建平 蔡田恬 主编

浙江教育出版社 176 页 大 32 开 36.00 元

简明精神药理学

窦建军 刘德芳 刘力军 主编

中医古籍出版社 206 页 16 开 49.80

简明中药使用手册

阎 萍 王 燕 张 楠 主编

化学工业出版社 318 页 大 32 开 29.80

简帛医药词典
方成慧　周祖亮　编著
上海科学技术出版社　237 页　大 32 开　98.00 元

江西常见中草药图谱
饶　军　郑小吉　主编
中国医药科技出版社　200 页　16 开　69.00 元

结核耐多药的机制研究与结核病的诊疗
陈　皋　主编
天津科学技术出版社　185 页　16 开　68.00 元

巾帼风范：中国医药行业女企业家侧记
刘亚蜀　代　航　主编
同济大学出版社　205 页　16 开　98.00 元

金秀大瑶山经典瑶药图谱与歌谣
金秀瑶族自治县瑶医医院　金秀瑶族自治县瑶医药研究所　编
广西科学技术出版社　114 页　16 开　128.00 元

经典药方
江双乐　著
团结出版社　165 页　大 32 开　20.00 元

经方方证传真：胡希恕"以方类证"理论与实践
冯世纶　张长恩　主编
中国中医药出版社　293 页　16 开　79.00 元

经方薪传之方剂详解丛书：白虎汤
柳国斌　赵玉斌　郝向春　主编
学苑出版社　327 页　16 开　88.00 元

经方薪传之方剂详解丛书：葛根汤
李　刚　马建鑫　张　伟　主编
学苑出版社　385 页　16 开　88.00 元

经方薪传之方剂详解丛书：酸枣仁汤
王文举　詹继红　王　伟　主编
学苑出版社　304 页　16 开　88.00 元

经方薪传之方剂详解丛书：小柴胡汤
戚　艳　徐　峰　杨　燕　主编
学苑出版社　467 页　16 开　98.00 元

经方薪传之方剂详解丛书：小建中汤
姚军汉　张小平　夏　裕　主编
学苑出版社　362 页　16 开　88.00 元

荆楚医药
贾海燕　著
武汉出版社　261 页　16 开　34.80

精编药理学与临床药物治疗
刘　平　主编
吉林科学技术出版社　336 页　16 开　85.00 元

精编药物学
孙金山　主编
上海交通大学出版社　493 页　大 32 开　198.00 元

颈肩腰腿痛中医实效方药
赵　勇　主编
化学工业出版社　342 页　16 开　89.00 元

静脉用药集中调配实用护理技术
袁海燕　编著
天津科学技术出版社　158 页　16 开　68.00 元

酒精依赖的生物学机制及中医药防治途径的代谢组学研究
佟　欣　著
黑龙江人民出版社　226 页　16 开　48.00 元

救荒本草（全 3 册）
（明）朱　棣　撰　中国书店　986 页　16 开　226.00 元

救命之方：中国中青年易发疾病防治指南（2 版）
罗大伦　著
江西科学技术出版社　208 页　16 开　49.90

局方发挥：影印本
（元）朱震亨　撰
复旦大学出版社　1 册　大 16 开　260.00 元

菌物药治肿瘤
雷志勇　陈增华　编著
中医古籍出版社　196 页　大 32 开　39.00 元

坎坷与复兴：中医药文化论丛
彭　坚　著
人民卫生出版社　271 页　16 开　65.00 元

康美·中国中药材价格指数报告.2017
康美药业股份有限公司　编著
华南理工大学出版社　177 页　16 开　58.00 元

抗体药物研发态势分析报告
美国化学会　编
中国科学院文献情报中心　32 页　大 16 开　3.20 元

抗血栓治疗：新药与治疗策略
樊朝美　著
科学出版社　344 页　16 开　98.00 元

抗肿瘤经方临床应用手册
王立芳　著
中国中医药出版社　336 页　大 32 开　49.00 元

抗肿瘤中药现代研究与临床应用
徐宏喜　冯奕斌　朱国福　主编
上海科学技术出版社　884 页　16 开　350.00 元

科尔沁药用植物资源调查及遗传多样性研究
鲍布日额　著
内蒙古科学技术出版社　157 页　16 开　58.00 元

昆明市海口林场药用植物图鉴（全 2 册）
昆明市海口林场　主编
云南科技出版社　308 页　16 开　148.00 元

昆明市海口林场中药资源名录
昆明市海口林场　主编

云南科技出版社　136 页　16 开　89.00 元

兰科重要药用植物高效栽培与利用

斯金平　邵清松　俞巧仙等　编著

中国林业出版社　159 页　大 32 开　48.00 元

蓝莓花青素拮抗化学性肝损伤及相关机制研究

陈　健　刘东莉　著

中国原子能出版社　120 页　16 开　42.00 元

老年药物治疗手册

杨云梅　主编

浙江大学出版社　488 页　大 32 开　49.00 元

老中药铺

韩淑芳　主编

中国文史出版社　217 页　16 开　45.00 元

老中医家庭医药常识丛书：家庭医药基本常识

唐定波　编著

湖南科学技术出版社　345 页　16 开　30.00 元

老中医家庭医药常识丛书：中药药性歌诀·别名·炮制方法

唐定波　编著

湖南科学技术出版社　338 页　16 开　30.00 元

老中医家庭医药常识丛书：中医方剂汤头歌诀增续集

唐定波　编著

湖南科学技术出版社　244 页　16 开　30.00 元

老中医奇效小偏方（全 2 册）

王广尧　主编

吉林科学技术出版社　382 页　16 开　79.80

老祖宗传下来的老偏方（全 5 本）

王维恒　编著

中国科学技术出版社　1141 页　16 开　160.00 元

黎族常用草药图本. 第四册

钟捷东　编著

海南出版社　176 页　大 32 开　170.00 元

李梴中药歌诀 400 首：绘图版

（明）李　梴　原著　李成文　主编

河南科学技术出版社　271 页　16 开　58.00 元

李克绍中药讲习手记（2 版）

李克绍　著

中国医药科技出版社　300 页　16 开　55.00 元

李连达中药研究探索与实践

李连达　李贻奎　主编

北京科学技术出版社　245 页　16 开　49.00 元

李时珍《本草纲目》500 年大事年谱

王　剑　梅全喜　编著

人民卫生出版社　192 页　大 32 开　88.00 元

李时珍濒湖集简方

张梁森　重订

湖北科学技术出版社　124 页　32 开　30.00 元

李殊响对药对穴

李殊响　李凌霞　编著

山西科学技术出版社　285 页　大 32 开　32.00 元

理论中医学图说：中医药科学中的多学科交叉问题研究

冯前进　刘润兰　著

中国中医药出版社　205 页　大 32 开　99.00 元

历代中药炮制沿革

王秋红　张世臣　主编

中国中医药出版社　663 页　大 32 开　170.00 元

利伐沙班 100 问

朱　俊　主编

中华医学电子音像出版社　109 页　大 32 开　26.00 元

连锁药店执业药师基础训练手册

湖南省药师协会　老百姓大药房连锁股份有限公司　主编

湖南科学技术出版社　1 074 页　大 32 开　78.00 元

辽东地区药食同源植物生物特性及栽培技术研究

楚冬海　黄占波　贺凤伟　著

地质出版社　186 页　16 开　73.00 元

临床常用药理论与实践

王泽会　来庆国　郝黎明等　主编

科学技术文献出版社　203 页　大 32 开　128.00 元

临床常用药品药剂汇编

杨娉萍　主编

吉林科学技术出版社　322 页　16 开　68.00 元

临床常用药物学精粹

王　丽　编著

吉林科学技术出版社　458 页　大 32 开　125.00 元

临床常用中药炮制研究与应用

马传江　主编

人民卫生出版社　294 页　16 开　120.00 元

临床呼吸内科常见疾病诊疗和用药指导

黄晓颖　余维涛　田应平等　主编

科学技术文献出版社　408 页　16 开　108.00 元

临床基本药物手册（2 版）

李焕德　刘绍贵　彭文兴　主编

湖南科学技术出版社　1 115 页　32 开　78.00 元

临床精神药理学手册

（美）Alan F. Schatzberg　（美）DeBattista Charles　著

北京大学出版社　550 页　16 开　208.00 元

临床静脉用药调配与配伍速查（2 版）

侯　宁　主编

化学工业出版社　400 页　小 32 开　36.00 元

临床抗感染药物手册

戴德银　卢海波　刘洋主编

科学出版社　453 页　大 32 开　68.00 元

临床路径治疗药物释义,2018 版(全 28 册)
《临床路径治疗药物释义》专家组　编
中国协和医科大学出版社　17 644 页　16 开　4 567.00 元

临床前毒性试验的组织病理学:药物安全性评价中的解释与相关性
(英)Greaves　Peter　著
北京科学技术出版社　639 页　大 16 开　460.00 元

临床实用药物研究
刘洪强　李汉洪　崔　静　主编
科学技术文献出版社　714 页　16 开　88.00 元

临床实用药学
于喜昌　主编
吉林科学技术出版社　352 页　16 开　68.00 元

临床药理汇编
姜燕飞　主编
吉林科学技术出版社　289 页　16 开　68.00 元

临床药理学
高明奇　主编
国家开放大学出版社　277 页　16 开　42.00 元

临床药理学(2 版)
许小林　周晓辉　主编
江苏凤凰科学技术出版社　195 页　大 32 开　39.00 元

临床药理学(6 版)
李　俊　主编
人民卫生出版社　512 页　16 开　69.00 元

临床药理学:案例版(2 版)
罗健东　闵　清　主编
科学出版社　304 页　16 开　65.00 元

临床药理与药物治疗学
侯　征　主编
中国海洋大学出版社　223 页　16 开　58.00 元

临床药物速查手册(3 版)
陈　杰　杨　威　陈　孝　主编
广东科技出版社　788 页　32 开　68.00 元

临床药物学
陈　惠　编著
云南科技出版社　208 页　大 32 开　40.00 元

临床药物学
张国元　赵立春　谢　程　主编
天津科学技术出版社　585 页　16 开　88.00 元

临床药物学指南
刘灵改　陈　颖　向　羿　主编
天津科学技术出版社　456 页　16 开　88.00 元

临床药物应用
李　玲　阮　耀　马瑜红　主编
郑州大学出版社　311 页　16 开　52.00 元

临床药物应用分析
周晓明　张桂英　何茂蕾等　主编
科学出版社　226 页　16 开　128.00 元

临床药物应用与检测检验技术
曹春杰　吴开慧　王明玉等　主编
吉林科学技术出版社　418 页　16 开　65.00 元

临床药物治疗学
郭　勇　主编
科学技术文献出版社　382 页　大 32 开　128.00 元

临床药物治疗学
贺大伟　张　哲　纪　坤　主编
天津科学技术出版社　231 页　16 开　70.00 元

临床药学服务质量评价与管理策略
李　歆　编著
人民卫生出版社　245 页　16 开　43.00 元

临床药学综合知识与技能
刘　洁　朱永坤　韩胜利等　主编
科学技术文献出版社　538 页　16 开　108.00 元

临床医学诊疗与药剂应用
杨雪梅　常和平　主编
吉林科学技术出版社　199 页　16 开　48.00 元

临床医药与医学诊疗
刘　艳　常彦飞　何建斌　主编
吉林科学技术出版社　668 页　16 开　80.00 元

临床诊治与西药应用
栗艳婵　孟　曼　龙锦建　主编
延边大学出版社　289 页　16 开　45.00 元

临床中西医结合用药指导
郑丽亚　张智勇　王　影等　主编
科学技术文献出版社　311 页　16 开　88.00 元

临床中药汇编
朋汤义　汪永忠　主编
安徽科学技术出版社　616 页　16 开　180.00 元

临床中药炮制学(2 版)
张振凌　主编
中国中医药出版社　305 页　16 开　47.00 元

临床中药学(3 版)
张廷模　主编
上海科学技术出版社　354 页　16 开　48.00 元

临床中药学备要
常章富　编著
中国医药科技出版社　503 页　16 开　79.00 元

临床中药学理论与实践
张　冰　主编
人民卫生出版社　339 页　16 开　59.00 元

临床中药一字之差辨异同
祝之友　张德鸿　编著
人民卫生出版社　210 页　16 开　38.00 元
临证方药量效求真
仝小林　王　涵　主编
人民卫生出版社　293 页　16 开　69.00 元
灵芝:从神奇到科学(3 版)
林志彬　编著
北京大学医学出版社　231 页　大 32 开　42.00 元
灵芝孢子粉与健康
王永兵　主编
科学出版社　162 页　大 32 开　45.00 元
铃解串雅内编
赵学敏　纂辑
北京科学技术出版社　232 页　16 开　58.00 元
岭南药用植物图志(上下册)
马　骥　唐旭东　主编
广东科技出版社　848 页　大 16 开　596.00 元
龙血竭研究与开发
黄　超　王兴红　刘接卿等　著
科学出版社　128 页　16 开　68.00 元
泸州市中草药图谱(第三册)
张华安　吴贵阳　王　曙　主编
科学出版社　249 页　大 32 开　138.00 元
路边的本草记
薛　滨　编著
中国医药科技出版社　220 页　16 开　48.00 元
罗浮山中草药图鉴
周天来　主编
广东科技出版社　427 页　16 开　298.00 元
麻醉药品管理类法律法规. 全 2 册
魏光朴　主编
汕头大学出版社　138 页　大 32 开　59.60
马来西亚中医药现况
(马来)郑建强　吴椋冰　主编
广西科学技术出版社　97 页　大 32 开　68.00 元
脉药联珠精注/精译/精解
岳利峰　杨云松　张　华　主编
中国中医药出版社　260 页　大 32 开　39.00 元
脉症治方
(明)吴正伦　编撰
人民卫生出版社　246 页　大 32 开　52.00 元
慢性肾脏病新机制与新方药研究
何立群　主编
上海科学技术出版社　431 页　16 开　98.00 元
茂林方药
刘茂林　著
河南科学技术出版社　229 页　16 开　48.00 元
美国 FDA 药物临床试验与非临床研究警告信汇编:2008—2017
国家食品药品监督管理总局食品药品审核查验中心
上海药品审评核查中心　组织编译
中国医药科技出版社　1 083 页　大 16 开　238.00 元
美国儿科用药法律法规
蒋　蓉　主编
中国医药科技出版社　416 页　大 32 开　68.00 元
美国罕见病药物法律法规
蒋　蓉　主编
中国医药科技出版社　100 页　大 32 开　28.00 元
美国联邦食品、药品和化妆品法全编
石宝祥　主编
中国质检出版社
中国标准出版社　1126 页　大 16 开　220.00 元
美国药品监管启示
唐健元　主编
中国医药科技出版社　243 页　16 开　45.00 元
美国药师协会药物治疗管理服务
曾英彤　伍俊妍　郑志华　主译
中国医药科技出版社　211 页　16 开　58.00 元
美容养颜及妇科用药酒(2 版)
罗兴洪　赵　霞　主编
中国医药科技出版社　204 页　16 开　35.00 元
蒙药苏格木勒-3 汤对神经及心脏系统的保护作用及机制研究
安凤毛　王　羽　著
吉林大学出版社　122 页　大 32 开　28.00 元
蒙医药学研究
阿古拉　主编
内蒙古科学技术出版社　211 页　16 开　68.00 元
泌尿男性生殖系统肿瘤药物治疗学
孙忠全　祝　宇　凡　杰　主编
中国科学技术出版社　356 页　16 开　188.00 元
秘传药性记
(日)味冈三伯　撰
北京科学技术出版社　137 页　16 开　880.00 元
民国文献类编续编. 医药卫生卷(946-975,全 30 册)
民国时期文献保护中心　中国社会科学院近代史研究所　编
国家图书馆出版社　11458 页　大 32 开　8400.00 元
民族医药临床特色技术与应用,壮瑶苗侗分册
徐　宏　主编
广东科技出版社　201 页　大 32 开　36.00 元
民族植物学与中蒙两国蒙医药知识产权研究
吉日嘎拉　贺希格玛　著
中国商务出版社　368 页　16 开　68.00 元

名老中医教你用膏方:膏滋·调补·养生
唐博祥　主编
中国医药科技出版社　163 页　16 开　35.00 元
名师讲中药:四十年临床心悟(2 版)
王绪前　编著
北京科学技术出版社　235 页　16 开　49.80
名中医方药传真
黄　煌　史欣德　主编
中国医药科技出版社　739 页　16 开　188.00 元
名中医教你开药方.1(2 版)
全世建　编著
北京科学技术出版社　169 页　16 开　48.00 元
名中医教你开药方.2
张智龙　编著
北京科学技术出版社　201 页　16 开　39.80
明清香药史研究
孙灵芝　著
中国书籍出版社　200 页　16 开　49.00 元
纳米乳药物载体在皂苷类天然药物制剂研究开发中的应用
曹发昊　著
中国纺织出版社　178 页　16 开　48.00 元
南方常见典型野生药用植物速辨手册
伍贤进　刘光华　主编
西南交通大学出版社　90 页　大 32 开　48.00 元
南方中草药彩色图鉴
杨成梓　主编
化学工业出版社　611 页　16 开　128.00 元
脑卒中与中医药研究
张秋霞　赵　晖　主编
化学工业出版社　204 页　16 开　68.00 元
内科治疗用药酒(2 版)
罗兴洪　赵　霞　主编
中国医药科技出版社　232 页　16 开　39.00 元
内蒙古蒙药材标准:2015 年版.增补本
内蒙古自治区食品药品监督管理局　编著
内蒙古人民出版社　257 页　大 32 开　108.00 元
内蒙古蒙药材炮制规范:2017 年.增补版
内蒙古自治区食品药品监督管理局　编著
中国医药科技出版社　250 页　大 16 开　128.00 元
内蒙古自治区志,食品药品监督管理志
内蒙古自治区食品药品监督管理局　编
方志出版社　502 页　大 32 开　500.00 元
宁夏中药材标准:2018 年版
宁夏食品药品监督管理局　编
阳光出版社　171 页　大 16 开　168.00 元
农作物废弃物药用研究.Ⅰ,芒果叶、芒果核及其提取物芒果苷
邓家刚　主编
北京科学技术出版社　460 页　16 开　498.00 元
女性常见病特效秘方偏方
刘建平　编著
电子工业出版社　208 页　16 开　49.90
女性常见病用药与食疗
陈惠中　陈　斌　主编
金盾出版社　336 页　大 32 开　35.00 元
欧盟草药科学指南
沈阳药科大学国际食品药品政策与法律研究中心　辽宁省药品认证中心　联合翻译
中国医药科技出版社　130 页　大 32 开　35.00 元
拍案称奇:奇方妙法治验录
张存悌　卓同年　主编
中国中医药出版社　280 页　大 32 开　49.00 元
炮制工艺对中药半夏化学成分的影响研究
章艳玲　著
吉林科学技术出版社　160 页　16 开　48.00 元
炮炙大法
(明)缪希雍　著
中国医药科技出版社　316 页　16 开　78.00 元
皮肤病经方时方辨治心法
欧柏生　主编
中国医药科技出版社　261 页　16 开　42.00 元
皮肤病药浴疗法
刘　巧　主编
中国医药科技出版社　388 页　大 32 开　39.00 元
皮肤病中药面膜疗法
曾宪玉　主编
中国医药科技出版社　128 页　大 32 开　28.00 元
皮肤病中药渗透疗法
谭　城　闵仲生　主编
中国医药科技出版社　151 页　大 32 开　29.00 元
皮肤外科用药酒(2 版)
罗兴洪　赵　霞　主编
中国医药科技出版社　136 页　16 开　25.00 元
偏方治大病
李春深　编著
天津科学技术出版社　416 页　大 32 开　32.00 元
片仔癀基础研究与临床应用
陈可冀　主编
科学出版社　281 页　16 开　148.00 元
平乐正骨康复药膳
杜天信　郭艳幸　主编
中国中医药出版社　188 页　16 开　89.00 元
平乐正骨药物治疗学
张　虹　郭艳幸　杜天信　主编
中国中医药出版社　260 页　16 开　109.00 元

普洱民族民间药食指南
普洱市中医医院　编著
云南科技出版社　93页　16开　68.00元

启航:2018北京生物医药产业发展报告
北京生物医药产业发展报告编辑委员会　编
科学出版社　148页　大32开　138.00元

千年药都安国民间验方秘方
张玉欣　主编
中国中医药出版社　231页　16开　49.00元

羌族传统医药文化图文集
杨福寿　主编
四川民族出版社　178页　大32开　58.00元

秦漢簡牘醫方集注
張　雷　編著
中华书局　456页　大32开　66.00元

青少年中医药科普读本
徐王兵　主编
江西高校出版社　74页　16开　20.00元

清太医院代茶饮和五官科医方精选
李顺保　编著
科学技术文献出版社　284页　16开　78.00元

全国第四次中药资源普查云南省大姚县普查成果
袁理春　罗会英　杨子祥等　主编
云南民族出版社　258页　大32开　48.00元

全国第四次中药资源普查云南省大姚县药用植物资源
袁理春　罗会英　杨子祥等　主编
云南民族出版社　340页　大32开　120.00元

全国名老中医王晖病机类证方验
王　晖　陈霞波　主编
中国中医药出版社　243页　16开　69.00元

全科医师药物速查手册(3版)
焦万田　苑振亭　陈宜鸿　主编
河南科学技术出版社　992页　小32开　85.00元

全注全译本草纲目
(明)李时珍　著
中国华侨出版社　879页　16开　68.00元

热河满族常用药实用技术
曹　凯　谢利德　苏占辉　主编
中医古籍出版社　188页　16开　96.00元

热河满族医药
曹　凯　郭玉成　陈光晖　主编
中医古籍出版社　194页　16开　82.00元

人参　西洋参标准体系研究
赵景辉　主编
中国农业科学技术出版社　288页　16开　50.00元

人参、西洋参化感作用研究
张爱华　雷锋杰　张连学　著
化学工业出版社　240页　16开　98.00元

肉苁蓉对肠炎及肠癌小鼠模型的治疗作用研究
贾亚敏　著
中国海洋大学出版社　130页　大32开　30.00元

三明草药(第三辑)
宋纬文　主编
福建科学技术出版社　426页　16开　148.00元

三明名老药工炮制经验
宋纬文　主编
福建科学技术出版社　269页　16开　45.00元

三七产品加工
饶高雄　王承潇　高明菊　主编
科学出版社　214页　16开　88.00元

三七植物保护学
冯光泉　何月秋　刘迪秋　主编
科学出版社　303页　16开　138.00元

三七资源与育种学
金　航　张金渝　主编
科学出版社　173页　16开　88.00元

三因司天方解读
邹　勇　著
人民卫生出版社　186页　16开　38.00元

山草药指南.影印本
胡　真　编著
广东科技出版社　212页　大32开　62.00元

山东省乡镇卫生院基本药物可及性研究
尹文强　陈钟鸣　魏　艳　著
中国社会科学出版社　210页　16开　58.00元

山东食品药品监督管理年鉴(2018)
山东省食品药品监督管理局　编
方志出版社　480页　大16开　300.00元

山东中医药大学创校元老方药经验访谈录
王　欣　主编
中国医药科技出版社　259页　16开　65.00元

山居本草
(清)程履新　编撰
人民卫生出版社　596页　大32开　86.00元

山药加工综合利用技术
朱运平　著
中国农业科学技术出版社　202页　16开　60.00元

陕西道地药材
毛水龙　梁　刚　刘建书等　主编
西安交通大学出版社　575页　大32开　380.00元

上海市细菌耐药、抗菌药物应用和医院感染监测报告(2017年度)
衣承东　王明贵　主编
上海科学技术出版社　105页　16开　68.00元

上海市医药卫生系统科研成果选编(2017)
金春林　主编
上海交通大学出版社　267 页　16 开　69.00 元

上海中医药大学年鉴(2018)
《上海中医药大学年鉴》编纂委员会　编
上海浦江教育出版社　410 页　16 开　180.00 元

神经药理学王国的夸父:金国章传
高柳滨　李子艳　俞蕾平　著
中国科学技术出版社、上海交通大学出版社　178 页　16 开　64.00 元

神农本草经讲读(2 版)
宋永刚　著
中国中医药出版社　246 页　16 开　69.00 元

神农本草经药物解读:从形味性效到临床(3～4 两册)
祝之友　主编
人民卫生出版社　332 页　16 开　76.00 元

神农本草经译释
张瑞贤　张　卫　刘更生　主编
上海科学技术出版社　677 页　大 32 开　58.00 元

神农的百草园:本草思维方法
步瑞兰　主编
中国医药科技出版社　399 页　16 开　88.00 元

神农架中药资源图志. 全 6 卷
黄璐琦　詹亚华　张代贵　主编
福建科学技术出版社　3 384 页　大 16 开　2 800.00 元

神奇的药草:中医李时珍
Aman Chiu　著
外语教学与研究出版社　41 页　大 32 开　14.50

神奇的药物
王　琳　李成文　著
中国医药科技出版社　53 页　大 32 开　29.00 元

生化制药技术(2 版)
陈　晗　主编
化学工业出版社　229 页　16 开　39.80 元

生活中常用的 200 种道地药材
新家庭书架编委会　编
北京出版社　315 页　大 32 开　29.80 元

生活中的 2000 个实用偏方
新家庭书架编委会　编
北京出版社　287 页　大 32 开　29.80 元

生物技术药物研究开发和质量控制(3 版)
王军志　主编
科学出版社　1119 页　16 开　498.00 元

生物技术药物药剂学
汤　玥　尹莉芳　主编
人民卫生出版社　212 页　16 开　45.00 元

生物技术制药
李德山　主编
中国农业出版社　352 页　16 开　44.80 元

生物技术制药:案例版
黄泽波　主编
科学出版社　265 页　16 开　59.80 元

生物药剂学与药物动力学实训
刘　阳　邱妍川　主编
中国医药科技出版社　112 页　16 开　20.00 元

生物药物检测技术(2 版)
兰作平　主编
人民卫生出版社　448 页　16 开　66.00 元

生物医药及高性能医疗器械
凌沛学　王传栋　段崇刚　编著
山东科学技术出版社　263 页　16 开　68.80 元

生物制药工艺实训
张天竹　林凤云　刘　巧　主编
中国医药科技出版社　140 页　16 开　25.00 元

生物制药工艺学
陈　红　徐亚维　主编
电子科技大学出版社　184 页　16 开　38.00 元

生物制药工艺学实验指导
卢海啸　主编
广西师范大学出版社　123 页　16 开　20.00 元

生物制药技术发展及其分离方法研究
黄锁义　刘景陶　吴汉夔　编著
上海交通大学出版社　138 页　16 开　56.00 元

生物制药技术行业发展研究
康　伟　著
中国商务出版社　201 页　大 32 开　32.00 元

生物制药研发态势分析报告
美国化学会　编
中国科学院文献情报中心　37 页　大 16 开　3.70 元

生物制药专业英语
马　超　主编
知识产权出版社　230 页　16 开　56.00 元

生药学
包保全　王剑波　主编
科学出版社　330 页　16 开　75.00 元

生药学
汪中华　主编
四川大学出版社　368 页　16 开　66.00 元

十年一剑三仁汤:“天下最多湿热病”治验录
杨承岐　著
中国中医药出版社　159 页　16 开　45.00 元

十亿美元分子:追寻完美药物
(美)Barry Werth　著
上海科技教育出版社有限公司　407 页　16 开　65.00 元
石斛名医临床与食疗应用
杨明志　赵菊润　何　伟等　主编
四川科学技术出版社　211 页　16 开　96.00 元
实用儿科药物剂量速查手册(5 版)
李振芳　主编
中国医药科技出版社　509 页　大 32 开　58.00 元
实用静脉用药集中调配管理
陈　婷　方晴霞　主编
浙江大学出版社　236 页　16 开　49.00 元
实用抗癫痫个体化药物治疗手册
栾家杰　主编
安徽科学技术出版社　192 页　16 开　36.00 元
实用临床药物学
杨宝学　张　兰　主编
中国医药科技出版社　848 页　大 16 开　220.00 元
实用临床用药护理指导手册
丁淑贞　丁全峰　主编
中国协和医科大学出版社　423 页　16 开　66.00 元
实用临床诊疗与药学指南
李铭笙　刘　毅　常承芳等　主编
吉林科学技术出版社　756 页　16 开　88.00 元
实用临床中药学
段淑珍　李贞文　秦　波等　主编
科学技术文献出版社　249 页　16 开　68.00 元
实用皮肤科药物诊疗学
李　娜　马洪玲　员翠爱等　主编
科学技术文献出版社　248 页　16 开　68.00 元
实用伤寒论方证解析
王醴恩　编著
世界图书出版西安有限公司　247 页　16 开　58.00 元
实用畲药彩色图谱
华碧春　主编
福建科学技术出版社　358 页　16 开　158.00 元
实用药品检验技术
钟瑞建　主编
中国医药科技出版社　562 页　16 开　118.00 元
实用药物学基础
杨　晶　主编
中国轻工业出版社　337 页　16 开　46.00 元
实用药物学基础
陶平德　谢俊强　魏胜梅等　主编
中国海洋大学出版社　141 页　大 32 开　108.00 元
实用药物学基础(3 版)
丁　丰　张　庆　主编
人民卫生出版社　391 页　16 开　58.00 元
实用药物学与临床
郭成焕　编著
吉林科学技术出版社　285 页　大 32 开　125.00 元
实用药物应用与临床
郎丰山　著
天津科学技术出版社　395 页　16 开　128.00 元
实用药学基础与临床应用
栗慧玲　郭建平　王利霞等　主编
黑龙江科学技术出版社　170 页　大 32 开　88.00 元
实用制药知识与技术解析
盛伦武　高　尚　主编
湖南科学技术出版社　420 页　大 16 开　98.00 元
实用中药(3 版)
马维平　徐智斌　主编
人民卫生出版社　331 页　大 32 开　59.00 元
实用中药安全应用分析
王瑞芳等　主编
科学技术文献出版社　531 页　16 开　168.00 元
实用中药鉴定技术
张新华　著
天津科学技术出版社　453 页　16 开　68.00 元
实用中药学
刘德军　主编
中国中医药出版社　288 页　16 开　53.00 元
实用中医药基础(2 版)
赵珍东　主编
重庆大学出版社　343 页　16 开　58.00 元
实用中医药适宜技术
曾　莉　主编
江苏凤凰教育出版社　331 页　16 开　102.00 元
食品药品安全监控预警机制研究
周　俊　著
中国纺织出版社　210 页　16 开　69.00 元
食品药品监管信息化工程概论
张　震　宋桂成　张佩英　主编
电子科技大学出版社　428 页　16 开　78.00 元
食品药品科普知识读本
艾宝明　主编
内蒙古人民出版社　364 页　16 开　35.00 元
食品药品领域惩罚性赔偿与集体诉讼制度研究:一个法律经济学的视角
冯　博　著
法律出版社　204 页　大 32 开　42.00 元
食品药品审核查验年度报告(2017 年)
云南省食品药品监督管理局食品药品审核查验中心　著
云南科技出版社　40 页　16 开　25.00 元

食品药品塑料包装板材行业质量安全控制技术
李志辉　王　毅　主编
中国石化出版社　152 页　16 开　35.00 元
食物本草
(元)李杲　编辑
人民卫生出版社　567 页　16 开　110.00 元
食药本草. 第一辑
方文才　主编
云南科技出版社　182 页　大 32 开　48.00 元
食药本草应用精要
孟宪生　主编
辽宁科学技术出版社　491 页　16 开　98.00 元
世界虫草论坛(2011—2017)
李增智　孙长胜　主编
科学出版社　225 页　16 开　128.00 元
数据挖掘最新中医药治疗肝癌
付　烨　赵　旭　朱学明等　主编
天津科学技术出版社　217 页　16 开　48.00 元
双江傣医方药:[傣文]
双江拉祜族佤族布朗族傣族自治县中医医院　编
云南民族出版社　143 页　16 开　78.00 元
四川省县级医疗机构药品处方集
闫峻峰　董碧蓉　杨　阳　主编
中国协和医科大学出版社　1944 页　16 开　288.00 元
四川省中药材信息服务与购销指南
宁晓玲　陈　庆　主编
四川科学技术出版社　1228 页　大 32 开　310.00 元
四川食品药品监督管理年鉴(2018)
四川省食品药品监督管理局　编
四川省食品药品监督管理局　627 页　大 32 开　680.00 元
四川中医药年鉴:2017
四川省中医药管理局　四川年鉴社　编
四川大学出版社　506 页　大 32 开　368.00 元
四十来岁的老中医. 6,一位医学博士后的中药配方颗粒医案
陈守强　王丽婷　编著
济南出版社　252 页　16 开　56.00 元
苏沈良方
(宋)沈　括　苏　轼　撰
中国医药科技出版社　180 页　16 开　36.00 元
汤头歌诀
(清)汪　昂　著
中国医药科技出版社　93 页　16 开　13.00 元
汤头歌诀
(清)汪　昂　著
山西科学技术出版社　122 页　大 32 开　18.00 元
汤头歌诀白话解:彩图版
老中医养生堂　编著
福建科学技术出版社　527 页　16 开　8.00 元
汤头歌诀诵读:注音版
刘　华　胡文宝　主编
中国医药科技出版社　162 页　大 32 开　20.00 元
糖皮质激素临床的合理使用(2 版)
沈　悌　厉有名　主编
人民卫生出版社　163 页　大 32 开　32.00 元
天津市中医药研究院馆藏药用植物标本图谱
范玉强　陈景林　主编
天津科学技术出版社　396 页　16 开　150.00 元
天然产品加工工艺学
高锦明　杨　志　主编
西北农林科技大学出版社　120 页　16 开　24.00 元
天然药物化学
黄　静　袁叶飞　主编
科学出版社　335 页　16 开　75.00 元
天然药物化学
杨俊杰　吕平主编
化学工业出版社　257 页　16 开　42.00 元
天然药物化学
孔令义　主编
化学工业出版社　456 页　16 开　68.00 元
天然药物化学(2 版)
吴方评　李艳玲　主编
江苏凤凰科学技术出版社　260 页　大 32 开　49.00 元
天然药物化学(2 版)
冯卫生　吴锦忠　主编
中国医药科技出版社　335 页　16 开　60.00 元
天然药物化学(3 版)
吴剑峰　主编
人民卫生出版社　315 页　16 开　55.00 元
天然药物化学实验(2 版)
冯卫生　吴锦忠　主编
中国医药科技出版社　118 页　大 32 开　22.00 元
天然药物化学与药物管理
薛天乐　贾德文　曾　嘉　主编
云南科技出版社　307 页　16 开　98.00 元
天然药物学
吴立明　主编
化学工业出版社　339 页　16 开　79.00 元
天然药物学
郑小吉　主编
中国医药科技出版社　393 页　大 32 开　109.00 元
天然药物学(2 版)
赵庆年　主编
江苏凤凰科学技术出版社　270 页　大 32 开　52.00 元

天然药物学(3版)
沈　力　张　辛　主编
人民卫生出版社　360页　16开　83.00元
铁皮石斛优质生产实用技术彩色图说
邱道寿　编著
广东科技出版社　145页　大32开　36.00元
图解本草纲目
刘永新　编著
中医古籍出版社　230页　16开　48.00元
图解本草纲目:影响世界的东方药学巨典
(明)李时珍　原著
吉林科学技术出版社　675页　16开　89.90元
图解医用本草
林余霖　张　静　编著
中医古籍出版社　216页　16开　48.00元
图解中草药大全
刘永新　编著
中医古籍出版社　230页　16开　48.00元
土家族医药
朱国豪　杜　江　张景梅等　主编
中医古籍出版社　617页　16开　128.00元
王付经方使用手册:讲透260首经方
王　付　编著
河南科学技术出版社　384页　大32开　45.00元
王付五官疾病选方用药技巧
王　付　主编
河南科学技术出版社　265页　16开　58.00元
王立忠临证方药心悟
王立忠　主编
中国中医药出版社　299页　16开　58.00元
网络药理学
赵立春　著
江西科学技术出版社　231页　16开　42.50元
微生态制剂技术与应用
王秋菊　崔一喆　编著
化学工业出版社　208页　16开　58.00元
唯变不变:医药人的梦想接力(1988—2018)
王　海　余江舟　主编
中国商业出版社　289页　16开　88.00元
未来的医药什么样?
(英)Tom Jackson　著
安徽科学技术出版社　29页　大32开　30.00元
温病汤证新解
吴银根　唐斌擎　石克华　主编
上海科学技术出版社　279页　16开　45.00元
文山壮族苗族自治州药用植物.2册
云南省文山壮族苗族自治州卫生学校　主编
云南科技出版社　984页　大32开　398.00元
我国公立医院抗菌药物合理应用管理模式研究
董四平　孙　静　主编
人民卫生出版社　118页　16开　69.00元
我国中药产业发展策略研究
郝　刚　张　彪　著
吉林科学技术出版社　124页　16开　58.00元
无菌制剂技术
沙赟颖　主编
江苏大学出版社　176页　16开　34.00元
吴门医派中药炮制技艺
刘　逊　薛　满　于立伟等　主编
北京科学技术出版社　346页　大32开　69.00元
吴中中药材彩色图谱(上下册)
陆治平　王宏志　张一辉　主编
湖南科学技术出版社　833页　大32开　98.00元
五官科临床与用药
韦　祎　张达宁　陈　鹏　主编
吉林科学技术出版社　394页　16开　98.00元
五运六气体质辨识及选方用药指导:五脏生克制化辨证模式,体质篇
杜武勋　主编
上海交通大学出版社　397页　16开　88.00元
武汉南湖药用植物图鉴
杨新洲　杨光忠　主编
化学工业出版社　302页　16开　98.00元
武汉易见药用植物图谱
汪乐原　主编
中国医药科技出版社　270页　16开　70.00元
物理药剂学(2版)
吴　清　主编
中国中医药出版社　347页　16开　68.00元
西北主要药用作物生产实用技术问答
晋小军　编著
甘肃民族出版社　208页　16开　28.00元
吸入制剂药物治疗的药学监护
胡　欣　游一中　主编
人民卫生出版社　131页　16开　36.00元
锡林郭勒药用植物
刘金花　主编
中国原子能出版社　545页　16开　80.00元
现代毒理学
庄志雄　曹　佳　张文昌　主编
人民卫生出版社　1 239页　16开　230.00元
现代临床实用药物学
张　艳　毕晓伟　王艳等　主编
吉林科学技术出版社　470页　16开　40.00元

现代临床药剂学
王兆军　王文钰　夏海清等　主编
吉林科学技术出版社　518 页　16 开　88.00 元

现代临床药物学
王丽娟　刘　振　马志德等　主编
吉林科学技术出版社　867 页　16 开　88.00 元

现代实用临床中药学(3 版)
祁公任　陈　涛　主编
化学工业出版社　654 页　16 开　98.00 元

现代实用药物基础与治疗
张祥坤　主编
吉林科学技术出版社　389 页　大 32 开　48.00 元

现代血液科常见病与合理用药
朱　锋　编著
吉林科学技术出版社　469 页　大 32 开　125.00 元

现代药剂学
王振霞　谢　程　王丽军　主编
江西科学技术出版社　196 页　16 开　90.00 元

现代药物合理应用
李　红　主编
吉林科学技术出版社　426 页　16 开　90.00 元

现代药物基础与临床
薛卫强　刘春红　崔秀民等　主编
吉林科学技术出版社　382 页　大 32 开　125.00 元

现代药物临床应用精要
王利霞　郭雄民　张胜尽等　主编
云南科技出版社　186 页　大 32 开　88.00 元

现代药物学
刘克令　主编
科学技术文献出版社　443 页　大 32 开　128.00 元

现代药物学
吴一凡　孙丽静　韩亚琼　主编
吉林科学技术出版社　371 页　16 开　98.00 元

现代药物学基础与临床应用
何淼泉　孙　琴　王惠萍　主编
科学技术文献出版社　353 页　16 开　98.00 元

现代药物学基础与临床用药
崔光志　编著
吉林科学技术出版社　382 页　大 32 开　125.00 元

现代药物学与合理用药
郭　芳　主编
上海交通大学出版社　218 页　大 32 开　198.00 元

现代药物学与医学检验
孙巽华　董进郎　龙　进　主编
云南科技出版社　334 页　16 开　98.00 元

现代药物治疗学与药品安全应用
周丰涛　徐　艳　主编
金盾出版社　159 页　16 开　36.00 元

现代药学研究方法与技术
余建强　刘艳华　主编
四川科学技术出版社　376 页　16 开　68.00 元

现代中草药彩色图谱
黄克南　范丽丽　冯秋瑜　主编
化学工业出版社　1 176 页　大 32 开　228.00 元

现代中药药理与方剂学
董振飞　马　柯　张义敏　主编
吉林科学技术出版社　223 页　16 开　86.00 元

香豆素整合药学研究
李明凯　罗晓星　主编
科学技术文献出版社　201 页　16 开　68.00 元

香药广用
王　荣　主编
阳光出版社　172 页　大 32 开　26.00 元

消化系统疾病及药物治疗学
王海峰　于洪海　曹青青等　主编
吉林科学技术出版社　238 页　16 开　45.00 元

小檗碱
蒋建东　主编
科学出版社　172 页　大 32 开　38.00 元

小药工:中医传统手工制作活动
孔令谦　徐世杰　编著
化学工业出版社　118 页　16 开　48.00 元

效方选优
杨硕平　主编
科学出版社　130 页　16 开　35.00 元

写给药师们:如何运用 JCI 思维提升药学服务质量
贾月明　著
中国协和医科大学出版社　144 页　16 开　38.00 元

心律失常用药与食疗
陈惠中　陈　斌　主编
金盾出版社　141 页　大 32 开　15.00 元

心血管病的药物治疗新进展
朱　灿　宋　兵　张宇晨　主编
天津科学技术出版社　387 页　16 开　88.00 元

心血管病新药与临床应用
樊朝美　主编
科学出版社　728 页　16 开　198.00 元

心血管内科疾病用药技巧与介入治疗
马　凌　刘　燕　苏芳菊等　主编
科学技术文献出版社　418 页　16 开　108.00 元

心血管药物:2007—2016 年全球上市新药
陈　玲　张　静　主编
江苏凤凰科学技术出版社　159 页　16 开　130.00 元

心脏病药物治疗学(2 版)
杨杰孚　许　锋　主编
人民卫生出版社　1015 页　大 32 开　236.00 元

新编甘肃药用植物栽培
陈　垣　陈　杰　主编
甘肃科学技术出版社　211 页　大 32 开　28.00 元
新编临床药物学
于鲁志　姚　丽　李　智等　主编
吉林科学技术出版社　516 页　16 开　88.00 元
新编临床药物学
苏　州　主编
科学出版社　250 页　16 开　139.00 元
新编临床用药
李承文　编著
天津科学技术出版社　524 页　大 32 开　128.00 元
新编实用中医中药学
于喜昌　程　明　主编
吉林科学技术出版社　347 页　16 开　68.00 元
新编药物学
傅春升　编著
天津科学技术出版社　425 页　大 32 开　128.00 元
新编药物学临床与中药应用
杨伟丽　师红英　魏世强等　主编
黑龙江科学技术出版社　237 页　大 32 开　88.00 元
新编中草药图鉴
曲同宝　主编
江西科学技术出版社　438 页　16 开　68.00 元
新编中药 400 味速查手册(2 版)
苑振亭　焦万田　主编
河南科学技术出版社　416 页　大 32 开　49.00 元
新编中药成分学
许　军　孟繁浩　杨　明　主编
清华大学出版社　769 页　16 开　298.00 元
新刻全补医方便懦(全 3 册)
(金)李　杲　撰
复旦大学出版社　1 函　大 16 开　690.00 元
新全实用药物手册(4 版)
徐元贞　郭长升　卢飞舟　主编
河南科学技术出版社　1761 页　大 32 开　199.00 元
新时代中医药高等教育发展战略研究
张伯礼　王启明　卢国慧　主编
人民卫生出版社　403 页　16 开　80.00 元
新型药物制剂的开发与评价
丁　艳　李向仁　王　莹　著
吉林科学技术出版社　127 页　16 开　50.00 元
新兴污染物的分析、迁移转化与控制技术:以药物活性化合物为例
段艳平　陈　玲　代朝猛　著
科学出版社　189 页　16 开　75.00 元
新药化学全合成路线手册
陈清奇　主编
化学工业出版社　614 页　16 开　298.00 元
新药研发的跨学科知识与技能
贾　力　著
科学出版社　96 页　16 开　68.00 元
杏林绝活:中医药特色疗法操作规范
陈达灿　杨志敏　主编
中国中医药出版社　270 页　16 开　98.00 元
徐书专病特效方
徐　书　著
中国中医药出版社　186 页　16 开　48.00 元
选对膏方　调好体质
吴银根　唐斌擎　主编
人民卫生出版社　178 页　大 32 开　39.00 元
寻觅本草:一本中医人的中药鉴定手记
张宇静　著
人民卫生出版社　226 页　16 开　72.00 元
寻找百倍医药股:锁定未来十年的医药龙头股
凯恩斯　著
中国经济出版社　283 页　16 开　49.80 元
循证中医药
刘建平　商洪才　主编
人民卫生出版社　164 页　16 开　32.00 元
循证中医药学
张俊华　孙　鑫　主编
上海科学技术出版社　280 页　16 开　75.00 元
亚宝志:亚宝药业集团股份有限公司发展历程:1978—2015
许振江　鲁永勤　主编
山西人民出版社　837 页　大 32 开　780.00 元
眼科临床用药处方集
唐细兰　江乐平　主编
人民卫生出版社　518 页　大 32 开　49.00 元
养生保健用药酒(2 版)
罗兴洪　赵　霞　主编
中国医药科技出版社　185 页　16 开　32.00 元
养生特效药酒全书
李德俊　主编
化学工业出版社　207 页　大 32 开　39.80 元
瑶医临床验方集. 第一辑
金秀瑶族自治县瑶医医院　金秀瑶族自治县瑶医药研究所　编
广西科学技术出版社　74 页　16 开　36.00 元
瑶族盘王武术及瑶医瑶药诊疗技术
张冬洋　曾凡忠　著
湖北科学技术出版社　142 页　大 32 开　32.00 元
药,你用对了吗,病毒性肝炎用药
黄赵刚　主编
科学出版社　102 页　大 32 开　30.00 元

药,你用对了吗,风湿病用药
沈爱宗　主编
科学出版社　160 页　大 32 开　30.00 元
药,你用对了吗,高血压用药
夏　泉　主编
科学出版社　88 页　大 32 开　30.00 元
药,你用对了吗,呼吸系统疾病用药
严安定　祝　杨　主编
科学出版社　135 页　大 32 开　30.00 元
药,你用对了吗,神经系统疾病用药
汪永忠　李　颖　主编
科学出版社　139 页　大 32 开　30.00 元
药,你用对了吗,肾脏疾病用药
汪魏平　徐文科　主编
科学出版社　112 页　大 32 开　30.00 元
药,你用对了吗,消化系统疾病用药
汪燕燕　主编
科学出版社　141 页　大 32 开　30.00 元
药,你用对了吗,哮喘用药
沈爱宗　主编
科学出版社　72 页　大 32 开　30.00 元
药,你用对了吗,心血管系统疾病用药
石庆平　主编
科学出版社　118 页　大 32 开　30.00 元
药,你用对了吗,肿瘤用药
秦　侃　主编
科学出版社　150 页　大 32 开　30.00 元
药,用对了吗,女性生殖系统疾病用药
居　靖　主编
科学出版社　142 页　大 32 开　30.00 元
药材标准植物基源集
赵维良　主编
科学出版社　157 页　16 开　68.00 元
药材中红色黄金:西红花
饶君凤　著
吉林大学出版社　196 页　16 开　46.00 元
药草时钟
(德)Christe Henle 文　(德)Thomas　Muller 绘
江苏凤凰少年儿童出版社　35 页　16 开　22.50 元
药店保健品销售 36 记
赖　健　著
中华工商联合出版社　223 页　16 开　38.00 元
药店员工基础知识培训教程
周国辉　曹颜冬　主编
吉林科学技术出版社　134 页　16 开　19.00 元
药都安国中药验方集
张国伟　王全计　主编
郑州大学出版社　162 页　16 开　33.00 元
药都风云录
中共安国市委党史研究室　编
中共党史出版社　478 页　大 16 开　70.00 元
药都人物
杨小凡　著
人民文学出版社　253 页　大 32 开　36.00 元
药房里买得到的传世名方. 新版
宋敬东　编著
天津科学技术出版社　203 页　大 32 开　42.00 元
药房人员能力评估工具. 原书第 5 版
(美)Lee B. Murdaugh　美国卫生系统药师协会　主编
人民卫生出版社　664 页　16 开　150.00 元
药姑话药
胡亚伟　骆　兵　编著
四川科学技术出版社　473 页　16 开　168.00 元
药剂科管理规范与操作常规
李桂茹　主编
中国协和医科大学出版社　326 页　16 开　53.00 元
药剂配方设计
贾红圣　主编
吉林大学出版社　291 页　16 开　55.00 元
药剂学
郝智慧　主编
中国农业出版社　293 页　16 开　42.00 元
药剂学
丁　立　主编
中国医药科技出版社　348 页　大 32 开　59.00 元
药剂学
胡慧玲　主编
中国协和医科大学出版社　291 页　16 开　46.00 元
药剂学(2 版)
鄢海燕　刘元芬　主编
江苏凤凰科学技术出版社　337 页　大 32 开　62.00 元
药剂学(2 版)
张平平　侯飞燕　王　琳　主编
江苏凤凰科学技术出版社　348 页　大 32 开　65.00 元
药剂学(2 版)
杨　明　李小芳　主编
中国医药科技出版社　320 页　大 32 开　49.00 元
药剂学(3 版)
赵黛坚　常忆凌　主编
化学工业出版社　367 页　16 开　49.80 元

药剂学(3版)
李忠文　主编
人民卫生出版社　454页　16开　68.00元
药剂学实验(2版)
韩　丽　史亚军　主编
中国医药科技出版社　68页　大32开　20.00元
药剂学学习指导与习题集
周四元　韩　丽　主编
科学出版社　216页　16开　49.80元
药检人教您识中药
北京市药品检验所　著
北京科学技术出版社　290页　16开　128.00元
药检系统实验室文件化管理体系建立与维护
张河战　肖　镜　主编
科学出版社　108页　16开　42.00元
药酒·药浴·药粥
李春深　编著
天津科学技术出版社　438页　大32开　32.00元
药理学
王志亮　刘　丹　王会鑫　主编
华中科技大学出版社　321页　大16开　56.00元
药理学
刘浩芝　张维霞　主编
江苏凤凰科学技术出版社　377页　大32开　69.00元
药理学
金少举　马瑜红　主编
郑州大学出版社　369页　16开　49.00元
药理学
梁荣生　阮　耀　主编
科学出版社　438页　大32开　59.80元
药理学
陈洁忠　主编
郑州大学出版社　340页　16开　53.00元
药理学
秦红兵　康红钰　主编
中国医药科技出版社　356页　大32开　55.00元
药理学
姜国贤　高春艳　主编
西安交通大学出版社　361页　16开　59.00元
药理学
杨红芹　张　郴　刘　艺　主编
中国医药科技出版社　447页　大32开　79.00元
药理学
杨红霞　王　玲　罗　亚　主编
同济大学出版社　298页　大32开　59.00元
药理学
陈双秀　周　芳　主编
西安交通大学出版社　438页　大32开　69.00元
药理学(2版)
刘克辛　主编
人民卫生出版社　436页　16开　69.00元
药理学(2版)
马瑜红　叶宝华　主编
科学出版社　323页　16开　49.80元
药理学(2版)
杨俊卿　秦大莲　主编
科学出版社　448页　大16开　75.00元
药理学(2版)
王传功　王垣芳　主编
江苏凤凰科学技术出版社　285页　大32开　49.90元
药理学(2版)
许正新　葛晓群　李吉萍　主编
科学出版社　171页　大32开　46.00元
药理学(2版)
俞月萍　张　琦　王国康　主编
浙江大学出版社　309页　16开　52.00元
药理学(2版)
姜国贤　曹　红　主编
中国中医药出版社　332页　16开　65.00元
药理学(2版)
曾　南　周玖瑶　主编
中国医药科技出版社　458页　大32开　65.00元
药理学(2版)
王克威　主编
北京大学医学出版社　465页　16开　80.00元
药理学(3版)
秦红兵　苏湲淇　主编
高等教育出版社　340页　16开　48.00元
药理学(3版)
颜光美　主编
高等教育出版社　433页　大32开　68.00元
药理学(4版)
侯　晞　主编
人民卫生出版社　326页　16开　52.00元
药理学(4版)
李学军　余　鹰　陶　亮　主编
北京大学医学出版社　489页　16开　75.00元
药理学(9版)
杨宝峰　陈建国　主编
人民卫生出版社　496页　16开　79.00元
药理学:双色版
孙安琪　崔海鞠　翟科峰　主编
四川大学出版社　253页　16开　36.00元
药理学及毒理学实验指导
栾云鹏　李　琳　主编
高等教育出版社　114页　16开　18.00元

药理学教学法研究
姚婉霞　余建强　主编
阳光出版社　233 页　16 开　38.00 元
药理学实验(2 版)
周玖瑶　曾　南　主编
中国医药科技出版社　107 页　大 32 开　22.00 元
药理学实验教程(2 版)
闵　清　主编
科学出版社　138 页　16 开　35.00 元
药理学实验教程:英汉双语版
胡　浩　班　涛　主编
人民卫生出版社　212 页　16 开　42.00 元
药理学思维导图与学习指导
蒋苏贞　周玖瑶　主编
中国医药科技出版社　282 页　大 32 开　48.00 元
药理学学习指导与习题集
厉彦翔　王　卉　主编
江苏大学出版社　191 页　16 开　32.00 元
药理学学习指南
董　志　主编
人民卫生出版社　217 页　16 开　29.00 元
药品、疾病与社会
复旦大学历史学系　复旦大学中外现代化进程研究中心　编
上海古籍出版社　422 页　大 32 开　98.00 元
药品 GMP 管理教程
杨松岭　张之奎　主编
中国轻工业出版社　385 页　16 开　50.00 元
药品安全类法律法规
王金锋　主编
汕头大学出版社　138 页　大 32 开　29.80 元
药品安全知识科普宣传读本(全 9 册)
药品安全专家委员组　编写
中国医药科技出版社　341 页　32 开　72.00 元
药品补充检验方法汇编
国家食品药品监督管理总局科技和标准司　编著
中国医药科技出版社　68 页　16 开　25.00 元
药品储存与养护
舒　炼　鲁群岷　张　姣　主编
重庆大学出版社　183 页　16 开　29.00 元
药品储存与养护(3 版)
徐世义　宫淑秋　主编
人民卫生出版社　221 页　16 开　40.00 元
药品行政执法参考案例
张　秋　王月明　主编
知识产权出版社有限责任公司　525 页　16 开　99.00 元
药品检验基础
于　静　主编
人民卫生出版社　193 页　16 开　33.00 元
药品检验技术
刘　郁　岳金方　主编
化学工业出版社　266 页　16 开　48.00 元
药品经营管理法律实务(3 版)
李朝霞　主编
人民卫生出版社　254 页　16 开　48.00 元
药品经营质量管理规范现场检查指南,批发篇(2 版)
国家药品监督管理局高级研修学院　组织编写
中国人口出版社　602 页　16 开　180.00 元
药品上市许可持有人制度导读
杨　悦　著
中国医药科技出版社　255 页　16 开　48.00 元
药品生产技术
李丽娟　主编
人民卫生出版社　395 页　16 开　66.00 元
药品生产质量管理
刘竺云　王立中　主编
江苏大学出版社　254 页　16 开　45.00 元
药品生产质量管理实训
张慧梅　刘艺萍　刘应杰　主编
中国医药科技出版社　120 页　16 开　20.00 元
药品生物检定技术(2 版)
杨元娟　主编
人民卫生出版社　268 页　16 开　52.00 元
药品市场营销技术
刘黎红　乔德阳　主编
化学工业出版社　222 页　16 开　38.00 元
药品市场营销学(2 版)
汤少梁　主编
人民卫生出版社　236 页　16 开　52.00 元
药品市场营销学(3 版)
张　丽　主编
人民卫生出版社　284 页　16 开　46.00 元
药品消费心理学
徐传庚　张中社　主编
化学工业出版社　177 页　16 开　33.00 元
药品营销综合实训
付晓娟　王　韵　主编
中国医药科技出版社　112 页　16 开　20.00 元
药品专利之战
专利审查协作北京中心医药部　组织编写
知识产权出版社　252 页　16 开　68.00 元
药师进万家科普丛书:癌症用药手册
何光照　徐　珊　主编
学苑出版社　140 页　大 32 开　45.00 元
药师进万家科普丛书:常见精神疾病合理用药手册
瞿发林　谭兴起　主编

学苑出版社　363 页　大 32 开　58.00 元
药师进万家科普丛书:儿童常见疾病用药手册
黄兴兰　钱晓丹　主编
学苑出版社　123 页　大 32 开　42.00 元
药师进万家科普丛书:糖尿病合理用药手册
冷玉静　主编
学苑出版社　209 页　大 32 开　48.00 元
药师进万家科普丛书:胃肠道常见疾病合理用药手册
潘玉艳　主编
学苑出版社　147 页　大 32 开　45.00 元
药师进万家科普丛书:孕产期合理用药手册
奚彩萍　李　敏　刘二平　编著
学苑出版社　111 页　大 32 开　42.00 元
药食同源中药材药理研究与应用
程嘉艺　主编
辽宁科学技术出版社　186 页　16 开　54.00 元
药事管理学(2 版)
何　宁　胡　明　主编
中国医药科技出版社　282 页　大 32 开　45.00 元
药事管理与法规
姚中进　主编
中国医药科技出版社　301 页　大 32 开　59.00 元
药事管理与法规
李　梅　主编
人民卫生出版社　148 页　16 开　28.00 元
药事管理与法规
颜久兴　编
国家开放大学出版社　219 页　16 开　36.00 元
药事管理与法规(2 版)
王克荣　主编
中国中医药出版社　209 页　16 开　48.00 元
药事管理与法规(3 版)
周铁文　主编
人民卫生出版社　298 页　16 开　48.00 元
药事管理与法规(3 版)
万仁甫　主编
人民卫生出版社　350 页　16 开　58.00 元
药事管理与法规考点速记蓝宝书
医学教育网　著
云南科技出版社　104 页　16 开　20.00 元
药匙之言:诗语趣解药理
盛树东　编著
世界图书出版西安有限公司　556 页　大 32 开　39.00 元
药物比较与临床合理选择,肿瘤分册
童荣生　李　刚　陈　岷　主编
人民卫生出版社　435 页　16 开　78.00 元
药物创制范例简析
郭宗儒　主编
中国协和医科大学出版社　422 页　16 开　68.00 元
药物的故事
(美)Henry C. Fuller　著
天津科学技术出版社　244 页　16 开　49.80 元
药物分离与纯化技术
马　娟　主编
人民卫生出版社　267 页　16 开　52.00 元
药物分析
孟庆华　李广超　赵文峰　编
科学出版社　310 页　16 开　69.00 元
药物分析(2 版)
邹纯才　主编
江苏凤凰科学技术出版社　269 页　大 32 开　49.90 元
药物分析(2 版)
彭　红　文红梅　主编
中国医药科技出版社　325 页　大 32 开　50.00 元
药物分析(3 版)
孙　莹　刘　燕　主编
人民卫生出版社　407 页　16 开　62.00 元
药物分析简明教程
郑典元　沈　洁　主编
南京大学出版社　302 页　16 开　80.00 元
药物分析进展(2 版)
柳文媛　主编
江苏凤凰科学技术出版社　279 页　16 开　45.00 元
药物分析实训指导书
代德财　主编
海南出版社　155 页　16 开　40.00 元
药物分析实验(2 版)
彭　红　吴　虹　主编
中国医药科技出版社　100 页　大 32 开　22.00 元
药物分析学
董钰明　主编
清华大学出版社　662 页　16 开　99.80 元
药物分析学(2 版)
赵春杰　主编
清华大学出版社　595 页　16 开　79.80 元
药物合成原理与实例速成. 基础篇
郭孟萍　闻永举　编著
化学工业出版社　171 页　16 开　49.00 元
药物合成原理与实例速成. 实例篇
闻永举　郭孟萍　申秀丽　编著
化学工业出版社　242 页　16 开　59.00 元
药物合理应用与不良反应
黄清波　聂存玲　万海清　编著
西安交通大学出版社　221 页　16 开　60.00 元
药物化学
郭　丽　柴慧芳　主编

科学出版社　395 页　16 开　88.00 元

药物化学

鄢明　成志毅　编著

科学出版社　498 页　16 开　128.00 元

药物化学

吴小林　马永刚　主编

江苏大学出版社　334 页　16 开　52.00 元

药物化学

李淑敏　刘文娟　主编

中国科学技术出版社　240 页　大 32 开　45.00 元

药物化学

邓礼荷　主编

中国医药科技出版社　448 页　大 32 开　72.00 元

药物化学(2 版)

许　军　王润玲　李　伟　主编

清华大学出版社　493 页　16 开　79.80 元

药物化学(2 版)

徐　镰　李　菁　鲍真真　主编

江苏凤凰科学技术出版社　211 页　大 32 开　43.00 元

药物化学(2 版)

许　军　严　琳　主编

中国医药科技出版社　429 页　大 32 开　65.00 元

药物化学(3 版)

余卫国　主编

河南科学技术出版社　323 页　16 开　59.00 元

药物化学基础

林　洪　主编

人民卫生出版社　244 页　16 开　39.00 元

药物化学理论与实践

张晓丹　主编

科学出版社　312 页　16 开　69.00 元

药物化学实验(2 版)

许　军　严　琳　主编

中国医药科技出版社　103 页　大 32 开　22.00 元

药物缓释载体及超微粉药物的应用研究

谭盛男　汪　琢　王虹玲　编著

辽宁科学技术出版社　165 页　16 开　45.00 元

药物基因组学理论与应用

卢兹凡　李　萌　主编

科学出版社　256 页　16 开　118.00 元

药物检测技术

王　缨　历　娜　主编

中国石油大学出版社　218 页　16 开　39.00 元

药物检测技术(3 版)

甄会贤　主编

人民卫生出版社　428 页　16 开　59.00 元

药物检测技术实训

周　立　刘裕红　贾　俊　主编

西南交通大学出版社　177 页　16 开　28.00 元

药物检验技术(2 版)

梁　颖　主编

化学工业出版社　313 页　16 开　46.80 元

药物结构优化:设计策略和经验规则

盛春泉　李　剑　编著

化学工业出版社　329 页　16 开　128.00 元

药物经济学应用与案例

张　方　郭　莹　李九翔　主编

化学工业出版社　150 页　16 开　49.00 元

药物临床试验动态管理改革与创新

杨　悦　编著

中国医药科技出版社　350 页　大 32 开　68.00 元

药物临床试验机构管理实践(上下册)

蒋　萌　总主编

科学出版社　334 页　16 开　96.00 元

药物色谱分析的理论与应用

周　婕　杜　斌　主编

郑州大学出版社　338 页　16 开　58.00 元

药物使用精要

余传隆　黄正明　白秋江等　编著

科学出版社　297 页　16 开　120.00 元

药物学

刘　明　著

吉林科学技术出版社　132 页　16 开　100.00 元

药物学基础

孙艳平　吴丽萍　主编

人民卫生出版社　267 页　16 开　38.00 元

药物学基础实训指导

李翠琼　吕　颖　主编

西安交通大学出版社　80 页　16 开　18.00 元

药物应用护理

刘浩芝　陈绍敏　主编

人民卫生出版社　285 页　16 开　49.00 元

药物应用护理(2 版)

詹沛晶　主编

中国中医药出版社　352 页　16 开　69.00 元

药物与临床

赵志宇　著

吉林科学技术出版社　336 页　大 16 开　100.00 元

药物原理概论

尹述凡　编著

四川大学出版社　342 页　16 开　92.00 元

药物早期临床试验

王兴河　主编

北京科学技术出版社　248 页　16 开　88.00 元

药物制剂辅料与包装材料(3 版)

张亚红　主编

人民卫生出版社　293 页　16 开　55.00 元
药物制剂辅料与包装材料实训
邱妍川　刘　阳　刘应杰　主编
中国医药科技出版社　123 页　16 开　25.00 元
药物制剂工程(3 版)
陈燕忠　朱盛山　主编
化学工业出版社　368 页　16 开　49.00 元
药物制剂基础
解玉岭　主编
人民卫生出版社　396 页　16 开　58.00 元
药物制剂技术
朱玉玲　主编
郑州大学出版社　331 页　16 开　49.00 元
药物制剂技术(3 版)
张健泓　主编
人民卫生出版社　513 页　16 开　76.00 元
药物制剂设备(2 版)
朱国民　主编
化学工业出版社　257 页　16 开　45.00 元
药物制剂设备(3 版)
王　泽　主编
人民卫生出版社　299 页　16 开　55.00 元
药物制剂制备工艺及其新发展
陈三宝　郭孟萍　著
中国纺织出版社　281 页　16 开　79.00 元
药物制剂制备工艺与操作实训(2 版)
林凤云　马　激　韦丽佳　主编
中国医药科技出版社　200 页　16 开　35.00 元
药物治疗管理教学与实践手册
李　达　闫素英　主编
人民卫生出版社　237 页　16 开　49.00 元
药物中间体合成手册
孙昌俊　王晓云　田　胜　主编
化学工业出版社　868 页　16 开　248.00 元
药香制作技艺
时雅莉　著
北京美术摄影出版社　186 页　16 开　68.00 元
药性会元
于永铎　于永敏　尹玲慧　主编
辽宁科学技术出版社　142 页　16 开　36.00 元
药性字典:影印本
吴克潜　编
上海交通大学出版社　594 页　16 开　400.00 元
药学(师)应试指导及历年考点串讲
吕竹芬　吴红卫　主编
北京航空航天大学出版社　495 页　16 开　88.00 元
药学(师)应试指南
赵春杰　主编
中国科学技术出版社　507 页　16 开　99.00 元
药学(师)资格考试高频考点串讲
卫生专业职称考试研究组　编写
中国医药科技出版社　502 页　16 开　79.00 元
药学(师)资格考试拿分考点随身记(2 版)
刘隆臻　栾淑娟　主编
中国医药科技出版社　580 页　32 开　55.00 元
药学(士)应试指导及历年考点串讲
吕竹芬　吴红卫　主编
北京航空航天大学出版社　441 页　16 开　88.00 元
药学(士)应试指南
赵春杰　主编
中国科学技术出版社　458 页　16 开　99.00 元
药学(士)资格考试高频考点串讲
卫生专业职称考试研究组　编写
中国医药科技出版社　423 页　16 开　59.00 元
药学(士)资格考试拿分考点随身记(2 版)
刘隆臻　王小枚　主编
中国医药科技出版社　531 页　32 开　55.00 元
药学(中级)应试指导及历年考点串讲
吕竹芬　吴红卫　主编
北京航空航天大学出版社　534 页　16 开　88.00 元
药学(中级)应试指南
赵春杰　主编
中国科学技术出版社　530 页　16 开　99.00 元
药学(中级)资格考试高频考点串讲
卫生专业职称考试研究组　编写
中国医药科技出版社　507 页　16 开　79.00 元
药学(中级)资格考试拿分考点随身记(2 版)
刘隆臻　王小枚　主编
中国医药科技出版社　599 页　32 开　55.00 元
药学服务实务(2 版)
秦红兵　陈俊荣　主编
人民卫生出版社　355 页　16 开　58.00 元
药学服务与管理
刘　科　主编
天津科学技术出版社　207 页　16 开　68.00 元
药学基础化学实验(2 版)
廖昌军　明　新　邓晶晶　主编
西南交通大学出版社　211 页　16 开　38.00 元
2018 国家执业药师考试通关必备红宝书:药学金考点(3 版)
国家执业药师资格考试研究组　编写
中国医药科技出版社　459 页　小 32 开　49.00 元
药师考点精编口袋书
胡志刚　主编
天津科学技术出版社　65 页　32 开　68.00 元
药学考点精编口袋书
易哈佛考试教研中心　主编

天津科学技术出版社　257 页　32 开　68.00 元

药学考点精编口袋书

医考辅考试教研中心　主编

吉林科学技术出版社　239 页　32 开　88.00 元

药学文化概论(2 版)

卫　强　主编

安徽大学出版社　312 页　16 开　49.00 元

药学信息检索

谢志耘　主编

国家开放大学出版社　199 页　16 开　34.00 元

药学专业教学法

张晓丹　主编

科学出版社　287 页　16 开　69.00 元

药学专业立体化实训教程

陆艳琦　张卫　主编

郑州大学出版社　114 页　16 开　22.00 元

决胜 2018 国家执业药师资格考试:药学专业真题试卷解析(2015—2017)

药师在线教材编写组　组织编写

中国医药科技出版社　415 页　16 开　68.00 元

药学综合实验:汉英对照版

崔亚君　张　彤　主编

中国中医药出版社　128 页　16 开　35.00 元

药学综合知识与技能(2 版)

侯志飞　主编

化学工业出版社　265 页　16 开　42.00 元

药用动物高效养殖新技术

王凯英　主编

中国农业科学技术出版社　250 页　16 开　39.80 元

药用高分子

王者辉　主编

化学工业出版社　298 页　16 开　88.00 元

药用高分子材料(3 版)

姚日生　主编

化学工业出版社　283 页　16 开　46.00 元

药用基础实验化学(2 版)

吴培云　方　方　主编

科学出版社　352 页　16 开　79.00 元

药用微生物(2 版)

韩秋菊　主编

化学工业出版社　211 页　16 开　35.00 元

药用原辅料和包装材料关联审评改革

杨　悦　编著

中国医药科技出版社　247 页　大 32 开　55.00 元

药用植物草豆蔻研究进展

钟　霞　黄　艳　张俊清　主编

科学出版社　74 页　16 开　49.80 元

药用植物色彩图谱

郑玉光　宋军娜　楚　立　主编

科学出版社　238 页　16 开　69.00 元

药用植物山蒟杀虫活性研究与应用

董存柱　著

化学工业出版社　154 页　16 开　80.00 元

药用植物识别技术

宋新丽　彭　学　著　主编

人民卫生出版社　350 页　16 开　66.00 元

药用植物学

赵庆年　主编

江苏凤凰科学技术出版社　276 页　大 32 开　52.00 元

药用植物学

李淑珍　黄　平　王幼鹏　主编

天津科学技术出版社　266 页　大 32 开　59.00 元

药用植物学(2 版)

汪荣斌　丁　平　主编

中国中医药出版社　337 页　16 开　78.00 元

药用植物学(2 版)

严铸云　郭庆梅　主编

中国医药科技出版社　374 页　大 32 开　65.00 元

药用植物学(4 版)

郑小吉　金　虹　主编

人民卫生出版社　318 页　16 开　62.00 元

药用植物学基础(2 版)

袁国卿　主编

中国中医药出版社　199 页　16 开　48.00 元

药用植物学简明教程

严玉平　主编

中国中医药出版社　217 页　16 开　49.00 元

药用植物学野外实习手册

卢海啸　主编

广西师范大学出版社　317 页　16 开　48.00 元

药用植物学野外实习指导

林亲雄　刘新桥　主编

化学工业出版社　410 页　16 开　88.00 元

药用植物栽培技术(3 版)

宋丽艳　汪荣斌　主编

人民卫生出版社　269 页　16 开　45.00 元

药用紫珠属植物研究进展

董　琳　李海龙　李永辉等　主编

科学出版社　122 页　16 开　69.80 元

一味中药通便灵(2 版)

田　燕　蒋　妮　主编

河南科学技术出版社　288 页　大 32 开　58.00 元

医方考

(明)吴　崑　撰

中国医药科技出版社 307 页 16 开 53.00 元

医方求真:邓中甲临证制方旨要

由凤鸣 张晓丹 主编

人民卫生出版社 359 页 16 开 59.00 元

医疗保险促进医药费用控制研究

段迎君 著

山西经济出版社 262 页 大 32 开 28.00 元

医学衷中参西录

张锡纯 著

化学工业出版社 640 页 16 开 98.00 元

医药代表实战指南(2 版)

(美)David Uurrier (美)Jay Frost 著

电子工业出版社 175 页 16 开 56.00 元

医药行业大洗牌与药企创新

林延君 沈 斌 著

中华工商联合出版社有限责任公司 439 页 大 32 开 168.00 元

医药拉丁语(2 版)

李 峰 巢建国 主编

人民卫生出版社 221 页 16 开 42.00 元

医药企业管理

戴 宇 徐茂红 主编

人民卫生出版社 299 页 16 开 55.00 元

医药企业管理

都玉华 主编

中国中医药出版社 217 页 16 开 49.00 元

医药商品推销学

徐爱军 主编

中国中医药出版社 213 页 16 开 39.00 元

医药市场营销

陈 文 林丹霞 主编

中国医药科技出版社 274 页 大 32 开 48.00 元

医药市场营销:理论、方法与实践

秦 勇 张 黎 主编

人民邮电出版社 245 页 16 开 46.00 元

医药市场营销实务(3 版)

梁春贤 主编

河南科学技术出版社 230 页 16 开 45.00 元

医药市场营销实训

胡良惠 主编

中国医药科技出版社 104 页 16 开 18.00 元

医药市场营销学

官翠玲 主编

中国中医药出版社 244 页 16 开 55.00 元

医药市场营销学(2 版)

栾家杰 梁金华 徐 娟 主编

江苏凤凰科学技术出版社 242 页 大 32 开 45.00 元

医药市场营销学(2 版)

罗 臻 刘永忠 主编

清华大学出版社 242 页 16 开 49.80 元

医药数理统计(3 版)

候丽英 主编

人民卫生出版社 251 页 16 开 46.00 元

医药数理统计(2 版)

李秀昌 主编

人民卫生出版社 263 页 16 开 48.00 元

医药数理统计:案例版

张丕德 马洪林 主编

科学出版社 258 页 16 开 55.00 元

医药统计分析与 SPSS 软件应用

高祖新 言方荣 主编

人民卫生出版社 326 页 16 开 66.00 元

医药系统营销之道

王泓涛 著

中国纺织出版社 192 页 16 开 58.00 元

医药信息处理与分析

晏峻峰 占 艳 主编

人民邮电出版社 189 页 16 开 45.00 元

医药信息检索(3 版)

陈 燕 李现红 主编

人民卫生出版社 284 页 16 开 46.00 元

医药信息检索与利用

周晓政 主编

科学出版社 290 页 16 开 59.80 元

医药学拉丁语(4 版)

陈薇丽 主编

贵州科技出版社 249 页 16 开 35.00 元

医药应用概率统计(3 版)

高祖新 韩可勤 言方荣 主编

科学出版社 432 页 16 开 75.00 元

医药与人类社会

闫智勇 万 军 主编

西南交通大学出版社 140 页 16 开 28.00 元

医药院校教师教学手册

任 真 主编

中国中医药出版社 211 页 大 32 开 28.00 元

医药专业英语

房 静 王利华 主编

中国医药科技出版社 246 页 大 32 开 58.90 元

医院药房流程重组

王临润 李 盈 张国兵 主编

浙江大学出版社 193 页 16 开 88.00 元

医院药事管理

张志清 主编

人民卫生出版社　304 页　16 开　69.00 元

医院药学

安凤山　著

吉林科学技术出版社　304 页　16 开　88.00 元

医院药学概要

宋　梅　谢　燕　主编

江苏凤凰教育出版社　222 页　16 开　38.50 元

医院药学概要(3 版)

张明淑　于　倩　主编

人民卫生出版社　190 页　16 开　36.00 元

医中鸿儒　本草巨擘:李时珍传

王玉德等　著

华中科技大学出版社　279 页　16 开　42.00 元

胰腺癌化疗耐药机理研究

张　强　著

内蒙古大学出版社　255 页　16 开　42.00 元

彝药本草(第二卷)

张之道　著

云南科技出版社　169 页　大 32 开　238.00 元

彝药本草(上下卷)

张之道　许嘉鹏　孙文洁　著

云南科技出版社　381 页　大 32 开　386.00 元

彝医药理论与应用

王正坤　主编

云南科技出版社　440 页　16 开　298.00 元

易做实用的小偏方:食疗、外用速效小偏方大全

刘　红　主编

中国医药科技出版社　261 页　16 开　35.00 元

英汉中医药检验学词典

张绍轩　张绍辉　朱　姝等　主编

人民卫生出版社　346 页　16 开　65.00 元

营养药物概论

吉爱国　主编

科学出版社　316 页　大 32 开　168.00 元

永德县药用植物图鉴

杨维泽　鲁建旭　主编

云南科技出版社　402 页　大 32 开　160.00 元

用药不良反应及对策

安凤山　著

吉林科学技术出版社　302 页　16 开　88.00 元

用药护理

陈　群　主编

浙江大学出版社　443 页　16 开　68.00 元

用药护理

万进军　张海元　主编

湖北科学技术出版社　261 页　16 开　48.00 元

用药护理学习指导

陈　群　主编

浙江大学出版社　178 页　16 开　30.00 元

用药如用兵:中药配伍应用

冯建春　史原朋　王新昌　编著

中国中医药出版社　906 页　16 开　290.00 元

余大夫小偏方

余应伟　著

吉林科学技术出版社　294 页　16 开　49.90 元

袁成民方剂临证心得

袁成民　编著

济南出版社　238 页　16 开　60.00 元

原料药生产技术应用

顾　准　主编

化学工业出版社　240 页　16 开　39.80 元

月嫂药膳制作指南

彭铭泉　主编

四川科学技术出版社　228 页　32 开　32.00 元

云南省基本医疗保险、工伤保险和生育保险药品目录:2018 年版

云南省人力资源和社会保障厅　编

晨光出版社　294 页　16 开　56.00 元

郧西药用植物志(全 2 册)

官　春　主编

长江出版社　1548 页　大 32 开　680.00 元

孕产期防病用药指导

李兴春　王丽茹　主编

中国科学技术出版社　122 页　16 开　28.00 元

孕妇及乳妇安全合理用药读本

武谦虎　编著

江苏凤凰科学技术出版社　213 页　32 开　24.00 元

孕激素类药物的规范化临床应用

陈子江　主编

山东大学出版社　187 页　16 开　36.00 元

孕妈宝宝安全用药

卢晟晔　主编

青岛出版社　239 页　大 32 开　39.80 元

孕期中药安全使用初探

沈焕彬　著

武汉出版社　123 页　大 32 开　26.80 元

战略的中医药:国情分析和国策建议(上下册)

陈其广　著

社会科学文献出版社　690 页　16 开　136.00 元

张锡纯临证精华丛书(全 4 册)

刘　建　王立新　刘春龙　编著

中国中医药出版社　1139 页　大 32 开　176.00 元

张仲景常用中药新悟

宋永刚　著

中国中医药出版社　253 页　大 32 开　49.00 元

张仲景方方族(3 版)
郑承濬　丁晓刚　贺红莉等　主编
中国医药科技出版社　521 页　16 开　69.00 元
张仲景方剂临床应用(3 版)
侯勇谋　罗　伟　刘方洲等　主编
中国医药科技出版社　496 页　16 开　68.00 元
张仲景方剂实验研究(3 版)
彭　鑫　王洪蓓　主编
中国医药科技出版社　483 页　16 开　65.00 元
张仲景方剂学(3 版)
吕志杰　编著
中国医药科技出版社　485 页　16 开　68.00 元
张仲景理法方药临床应用
王振亮　著
中国中医药出版社　322 页　大 32 开　45.00 元
张仲景药物学(3 版)
周祯祥　李晶晶　主编
中国医药科技出版社　376 页　16 开　49.00 元
浙南本草新编,续编
甘慈尧　主编
中国中医药出版社　312 页　16 开　178.00 元
浙西南中药材资源收集评价与高效经营模式研究
刘跃钧　蒋燕锋等　著
中国林业出版社　208 页　大 32 开　48.00 元
珍稀名贵药材金线莲
邵清松　主编
中国农业出版社　158 页　16 开　58.00 元
证因方论集要
(清)汪汝麟　编撰
人民卫生出版社　228 页　大 32 开　50.00 元
知识产权制度对中国制药产业技术进步的影响研究
方中秀　著
中国财政经济出版社　202 页　16 开　42.00 元
执业药师考点精编口袋书
医考辅考试教研中心　主编
吉林科学技术出版社　54 页　32 开　88.00 元
植物茎叶化学成分的提取分离及活性研究
卫　强　著
安徽大学出版社　253 页　16 开　49.00 元
制剂单元操作与车间设计
何志成　主编
化学工业出版社　317 页　16 开　55.00 元
制药工程安全与环保概论
於建明　成卓韦　编著
科学出版社　471 页　16 开　150.00 元
制药工程工艺设计(3 版)
张　珩　主编
化学工业出版社　502 页　16 开　79.00 元
制药工程基础与专业实验(2 版)
吴　洁　熊清平　主编
南京大学出版社　234 页　16 开　39.00 元
制药工程设计
王　沛　主编
中国中医药出版社　282 页　16 开　56.00 元
制药工程原理与设备(2 版)
袁其朋　梁　浩　主编
化学工业出版社　286 页　16 开　45.00 元
制药工程原理与设备(2 版)
周长征　李学涛　主编
中国医药科技出版社　311 页　大 32 开　48.00 元
制药工程专业实验
张　奇　主编
化学工业出版社　164 页　16 开　29.00 元
制药工程专业实验
刘立华　主编
中国矿业大学出版社　236 页　16 开　29.80 元
制药工程专业实验
李　潇　洪海龙　主编
天津大学出版社　138 页　16 开　25.00 元
制药工程专业实验教程
李瑞芳　张贝贝　主编
科学出版社　143 页　16 开　36.00 元
制药工业:原料药制造排污许可证申请与核发技术规范解读
郭　斌　杜　昭　主编
化学工业出版社　244 页　16 开　68.00 元
制药工业三废处理技术(2 版)
王效山　夏伦祝　主编
化学工业出版社　351 页　16 开　78.00 元
制药工艺学
张秋荣　施秀芳　主编
郑州大学出版社　348 页　16 开　58.00 元
制药工艺学综合实验
陈敬华　史劲松　主编
科学出版社　174 页　16 开　39.00 元
赋能中国医药产业转型升级三部曲(全 3 本)
谭　勇　著
湖南科学技术出版社　1378 页　大 32 开　139.00 元
制药设备设计基础
韩　静　主编
化学工业出版社　205 页　16 开　35.00 元
制药设备使用与维护实训
刘应杰　韦丽佳　江尚飞　主编
中国医药科技出版社　180 页　16 开　30.00 元
制药设备与工艺设计(2 版)
张　珩　王存文　汪铁林　主编
高等教育出版社　388 页　16 开　46.90 元

制药生产实习指导，化学制药
何志成　主编
化学工业出版社　105 页　16 开　25.00 元

制药生产实习指导，药物制剂
何志成　主编
化学工业出版社　154 页　16 开　28.00 元

制药装备标准汇编
全国制药装备标准化技术委员会　中国标准出版社　编
中国标准出版社　566 页　大 16 开　285.00 元

治疗指南，抗生素分册（2 版）
（澳）治疗指南有限公司　编
化学工业出版社　573 页　32 开　69.00 元

治验三部曲，经方治验录
毛德西　主编
人民卫生出版社　225 页　16 开　45.00 元

中草药民间单方验方大全
孟文贤　主编
中国科学技术出版社　435 页　16 开　88.00 元

中草药配对与禁忌
李春深　编著
天津科学技术出版社　442 页　大 32 开　32.00 元

中草药全真图鉴
陈虎彪　杨　全　主编
福建科学技术出版社　503 页　16 开　128.00 元

中草药识别应用图谱（3 版）
冼建春　主编
福建科学技术出版社　629 页　小 32 开　68.00 元

中草药识别与应用
李春深　编著
天津科学技术出版社　432 页　大 32 开　32.00 元

中草药实用大全
李春深　编著
天津科学技术出版社　434 页　大 32 开　32.00 元

中草药速查速用彩色图鉴：详解版
庞　颖　主编
人民卫生出版社　276 页　大 32 开　49.80 元

中草药图谱与解析
李春深　编著
天津科学技术出版社　440 页　大 32 开　32.00 元

中草药栽培技术
张成霞　林向群　主编
中国农业出版社　353 页　16 开　54.00 元

中成药超说明书使用循证评价：2018 年版
王永炎　林丽开　主编
中国中医药出版社　173 页　16 开　59.00 元

中成药临床应用指南，气血津液疾病分册
唐启盛　主编
中国中医药出版社　208 页　16 开　52.00 元

中成药临床应用指南，糖尿病分册
仝小林　主编
中国中医药出版社　126 页　16 开　35.00 元

中成药临床应用指南，心血管疾病分册：修订版
胡元会　主编
中国中医药出版社　223 页　16 开　54.00 元

中成药学（2 版）
张金莲　主编
中国中医药出版社　300 页　16 开　61.00 元

中成药用药指导
张　兴　陶乔丽　赵文象等　编著
河南科学技术出版社　427 页　大 32 开　39.00 元

中国傣药志（下卷）
马小军　张丽霞　林艳芳　主编
人民卫生出版社　726 页　16 开　350.00 元

中国-东盟传统药物志（上下册）
邓家刚　侯小涛　主编
北京科学技术出版社　2000 页　大 32 开　3720.00 元

中国膏敷疗法（2 版）
张奇文　主编
中国医药科技出版社　587 页　16 开　138.00 元

中国临床药师成长实录
葛卫红　主编
人民卫生出版社　429 页　16 开　68.00 元

中国临床药物大辞典，化学药（上下卷）
余传隆　黄正明　修成娟　总主编
彭　成　白秋江　主编
中国医药科技出版社　3493 页　大 16 开　1295.00 元

中国临床药物大辞典，中药成方制剂（上下卷）
余传隆　黄正明　修成娟　总主编
彭　成　黄正明　主编
中国医药科技出版社　2928 页　大 16 开　1178.00 元

中国临床药物大辞典，中药饮片卷
余传隆　黄正明　修成娟　总主编
彭　成　黄正明　主编
中国医药科技出版社　1301 页　大 16 开　525.00 元

中国零售药店发展研究
刘忠良　代　航　主编
厦门大学出版社　222 页　16 开　80.00 元

中国民族医药发展与研究
“2018 全国民族医药高峰论坛暨内蒙古（通辽）第四届蒙医药产业博览会”论文集大会组委会　组织编写
中国医药科技出版社　313 页　大 16 开　150.00 元

中国名贵中药真伪鉴别
顺庆生　魏　刚　辛海量等　主编
四川科学技术出版社　150 页　大 32 开　118.00 元

中国三叶青资源研究与利用
彭　昕　王志安　主编

中国轻工业出版社　126 页　16 开　36.00 元

中国畜药植物图鉴. 上卷

梅旭东　沈晓霞　王志安等　编著

浙江科学技术出版社　456 页　大 32 开　300.00 元

中国石斛品汇集要

张廷模　冯德强　主编

中国医药科技出版社　642 页　16 开　198.00 元

中国糖尿病医方精选

高彦彬　主编

中国中医药出版社　560 页　大 16 开　138.00 元

中国药酒配方大全(7 版)

程爵棠　编著

河南科学技术出版社　706 页　大 32 开　88.00 元

中国药科大学年鉴. 2017

《中国药科大学年鉴》编辑委员会　编

中国医药科技出版社　433 页　大 32 开　46.10 元

中国药品流通行业发展报告. 2018

邓金栋　温再兴　主编

社会科学文献出版社　399 页　16 开　158.00 元

中国药品上市后抽验模式现状及问题研究

赵　巍　武志昂　著

辽宁大学出版社　116 页　16 开　28.00 元

中国药物新字典:影印本

江忍庵　编

上海交通大学出版社　1 册　16 开　300.00 元

中国药学教育简史

王海燕　著

哈尔滨工程大学出版社　130 页　16 开　35.80 元

中国药学年鉴. 2016

彭司勋　主编

中国医药科技出版社　501 页　大 32 开　320.00 元

中国药用植物. 第五辑(二十一 ~ 二十五,全 5 本)

叶华谷　易思荣　裴男才等　主编

化学工业出版社　2020 页　大 32 开　395.00 元

中国药用植物志. 第七卷,被子植物门,双子叶植物纲

艾铁民　主编

北京大学医学出版社　1344 页　大 16 开　720.00 元

中国医药卫生改革与发展相关文件汇编(2017—2018 年)

中国药学会药事管理专业委员会　编

中国医药科技出版社　684 页　大 32 开　98.00 元

中国执业药师发展报告(2017)

中国药科大学国家执业药师发展研究中心　编

中国医药科技出版社　202 页　16 开　88.00 元

中国制药工业发展报告(2018)

佘鲁林　温再兴　主编

社会科学文献出版社　418 页　16 开　198.00 元

中国中草药彩色图鉴大全集(上下册)

谢　宇　周重建　主编

湖南科学技术出版社　1765 页　大 32 开　168.00 元

中国中药资源发展报告. 2017

王国强　主编

中国医药科技出版社　300 页　大 32 开　75.00 元

中国中医药服务贸易政策研究

胡　凡　王秀兰　著

复旦大学出版社　206 页　大 32 开　25.00 元

中国中医药年鉴,行政卷(2018)

《中国中医药年鉴(学术卷)》编辑委员会　编审

中国中医药出版社　760 页　大 16 开　398.00 元

中国中医药年鉴,学术卷(2018)

《中国中医药年鉴(学术卷)》编辑委员会　编审

上海辞书出版社　550 页　大 16 开　280.00 元

中国中医药重大理论传承创新典藏

张伯礼　李振吉　主编

中国中医药出版社　580 页　大 32 开　198.00 元

中华人民共和国食品药品法典(4 版)

国务院法制办公室　编

中国法制出版社　640 页　16 开　98.00 元

中华人民共和国药典:2015 年版. 第一增补本

国家药典委员会　编

中国医药科技出版社　525 页　大 16 开　506.00 元

中华食疗本草

严仲铠　丁立起　主编

中国中医药出版社　592 页　16 开　298.00 元

中华文化视野下的中医中药:中医是一种生活方式

北京中华文化促进会　编

中国华侨出版社　493 页　大 32 开　68.00 元

中华新药物学大辞典. 影印本

吴卫尔　编

上海交通大学出版社　544 页　16 开　380.00 元

中华医学百科全书,药学,临床药学

李大魁　主编

中国协和医科大学出版社　317 页　大 16 开　255.00 元

中华医学百科全书,中医药学,中药资源学

陈士林　卷主编

中国协和医科大学出版社　287 页　大 16 开　240.00 元

中美产业创新能力比较分析:以生物医药产业为例

王晓珍　著

中国经济出版社　273 页　16 开　68.00 元

中小学生中医药文化读本(全 4 册)

施小墨　李　智　编著

北京出版社　328 页　16 开　56.00 元

中药材"毒"古今研究概评

国家药典委员会　编

中国医药科技出版社　369 页　16 开　138.00 元

中药材高效生产与销售技术

舒志明　主编

西北农林科技大学出版社　108 页　大 32 开　26.80 元

中药材高效液相色谱检定:《中华人民共和国药典》(2015 年版) 收载品种对应方法集

陈世忠　黄涛宏　主编

化学工业出版社　443 页　16 开　180.00 元

中药材鉴定图典(2 版)

赵中振　陈虎彪　主编

福建科学技术出版社　541 页　大 16 开　498.00 元

中药材生产加工适宜技术丛书(全 46 册)

黄璐琦　总主编

中国医药科技出版社　5325 页　16 开　1352.00 元

中药材生产先进实用技术丛书(全 8 册)

魏建和　刘　赛　徐常青等　主编

中国农业科学技术出版社　664 页　大 32 开　196.00 元

中药材无公害栽培生产技术规范

陈士林　董林林　李西文等　主编

中国医药科技出版社　492 页　16 开　158.00 元

中药材优质高效生产技术

李成忠　主编

中国农业出版社　139 页　大 32 开　19.80 元

中药材栽培实用技术

蒲高斌　主编

吉林科学技术出版社　161 页　16 开　32.00 元

中药成分分析方法与技术

张亚洲　著

知识产权出版社　215 页　16 开　60.00 元

中药储存与养护

李建民　刘　岩　主编

中国中医药出版社　172 页　16 开　36.00 元

中药储存与养护技术(2 版)

沈　力　主编

人民卫生出版社　111 页　16 开　32.00 元

中药传统鉴别术语图解

王锡国　罗贤义　主编

中国医药科技出版社　134 页　16 开　48.00 元

中药传统鉴定技术

梁永枢　张　翘　主编

化学工业出版社　304 页　16 开　80.00 元

中药大辞典:影印本

卫生报馆编辑部　编

上海交通大学出版社　530 页　16 开　350.00 元

中药方剂轻图典

臧俊岐　主编

黑龙江科学技术出版社　196 页　大 32 开　39.80 元

中药方剂学(4 版)

马　波　黄敬文　主编

人民卫生出版社　469 页　16 开　69.00 元

中药分离与纯化技术实训

朱仝飞　李　萍　主编

中国医药科技出版社　90 页　16 开　18.00 元

中药分析学(2 版)

张　丽　尹　华　主编

中国医药科技出版社　267 页　大 32 开　46.00 元

中药分析学实验(2 版)

张　丽　尹　华　主编

中国医药科技出版社　85 页　大 32 开　22.00 元

中药化学

冯卫生　主编

化学工业出版社　258 页　16 开　45.00 元

中药化学(2 版)

李医明　主编

上海科学技术出版社　392 页　16 开　55.00 元

中药化学(2 版)

郭　力　康文艺　主编

中国医药科技出版社　429 页　大 32 开　70.00 元

中药化学成分分析技术与方法

罗永明　饶　毅　主编

科学出版社　322 页　16 开　168.00 元

中药化学技术

方应权　主编

中国中医药出版社　288 页　16 开　57.00 元

中药化学技术(4 版)

吕华瑛　王　英　主编

人民卫生出版社　267 页　16 开　45.00 元

中药化学实验(2 版)

郭　力　康文艺　主编

中国医药科技出版社　140 页　大 32 开　26.00 元

中药化学实用技术(3 版)

杨　红　郭素华　主编

人民卫生出版社　256 页　16 开　48.00 元

中药鉴定技术

饶君凤　主编

浙江大学出版社　193 页　16 开　38.00 元

中药鉴定技术(2 版)

张习中　张晓霞　主编

江苏凤凰科学技术出版社　334 页　大 32 开　99.00 元

中药鉴定技术(2 版)

沈　力　李　明　主编

中国中医药出版社　457 页　16 开　99.00 元

中药鉴定技术(2 版)

张德胜　主编

中国中医药出版社　416 页　16 开　88.00 元

中药鉴定技术(4 版)

张钦德　主编

人民卫生出版社　621 页　16 开　108.00 元
中药鉴定技术(3 版)
李炳生　易东阳　主编
人民卫生出版社　268 页　16 开　49.00 元
中药鉴定学(2 版)
王喜军　主编
高等教育出版社　311 页　16 开　65.00 元
中药鉴定学(2 版)
吴啟南　朱　华　主编
中国医药科技出版社　362 页　大 32 开　92.00 元
中药鉴定学实验(2 版)
吴啟南　主编
中国医药科技出版社　144 页　大 32 开　28.00 元
中药临床药学概论
孙　丽　著
天津科学技术出版社　361 页　16 开　68.00 元
中药炮制的研究现状与发展思路
赵治勇　著
天津科学技术出版社　249 页　16 开　40.00 元
中药炮制技术
靳丽梅　主编
化学工业出版社　228 页　16 开　38.00 元
中药炮制技术
刘　波　主编
人民卫生出版社　407 页　16 开　58.00 元
中药炮制技术(2 版)
李逢菊　主编
中国中医药出版社　284 页　16 开　62.00 元
中药炮制技术(2 版)
张昌文　主编
中国中医药出版社　317 页　16 开　66.00 元
中药炮制技术(3 版)
张中社　龙全江　主编
人民卫生出版社　297 页　16 开　58.00 元
中药炮制技术项目化实训指导
李术钗　主编
科学出版社　128 页　16 开　45.00 元
中药炮制学(2 版)
陆兔林　主编
中国医药科技出版社　417 页　大 32 开　68.00 元
中药炮制学实验(2 版)
陆兔林　张朔生　主编
中国医药科技出版社　94 页　大 32 开　20.00 元
中药炮制学实验指导(2 版)
龚千锋　主编
中国中医药出版社　80 页　16 开　18.00 元
中药商品学(2 版)
李　峰　蒋桂华　主编
中国医药科技出版社　424 页　大 32 开　68.00 元
中药水浒:漫画中药一百单八将
吴少祯　主编
中国医药科技出版社　216 页　大 32 开　39.00 元
中药汤剂煎服必读
张　磊　编著
中医古籍出版社　118 页　32 开　19.80 元
中药汤头歌诀少儿诵读本
王凤丽　主编
中国中医药出版社　60 页　大 32 开　36.00 元
中药糖蛋白研究
薛慧清　冯前进　主编
科学出版社　159 页　16 开　88.00 元
中药提取物抗球虫研究
王宏伟　周变华　著
中国农业出版社　219 页　大 32 开　48.00 元
中药调剂技术
蔡兴东　主编
中国中医药出版社　208 页　16 开　47.00 元
中药调剂技术(2 版)
赵宝林　易东阳　主编
中国中医药出版社　225 页　16 开　48.00 元
中药调剂员,高级技师
林　静　张　晶　主编
中国劳动社会保障出版社　219 页　16 开　36.00 元
中药调剂员,三、四、五级
浙江省人力资源和社会保障厅　浙江省职业技能鉴定指导中心　组织编写
浙江科学技术出版社　243 页　16 开　36.50 元
中药调剂综合技能训练
赵珍东　邓晓迎　主编
化学工业出版社　99 页　16 开　25.00 元
中药文献检索(2 版)
章新友　主编
人民卫生出版社　234 页　16 开　45.00 元
中药信息学
王　耘　乔延江　主编
科学出版社　300 页　16 开　88.00 元
中药学
牛　菲　主编
中国医药科技出版社　190 页　32 开　20.00 元
中药学
任艳玲　姜开运　编著
中国中医药出版社　255 页　32 开　29.00 元

中药学
张安顺　著
吉林科学技术出版社　392 页　大 16 开　100.00 元
中药学
韩　峰　著
吉林科学技术出版社　285 页　大 16 开　88.00 元
中药学(2 版)
临床医学综合能力(中医)命题研究专家组　编写
中国医药科技出版社　206 页　大 32 开　28.00 元
中药学(2 版)
王　建　王诗源　主编
中国医药科技出版社　337 页　大 32 开　50.00 元
中药学(4 版)
杨德全　主编
人民卫生出版社　424 页　16 开　65.00 元
中药学核心考点速记
王绍辉　刘同祥　主编
中国医药科技出版社　307 页　大 32 开　28.00 元
中药学基础
周方敏　著
吉林科学技术出版社　144 页　16 开　100.00 元
2018 国家执业药师考试通关必备红宝书:中药学金考点(3 版)
国家执业药师资格考试研究组　编写
中国医药科技出版社　438 页　小 32 开　48.00 元
中药学考点速查速记
张　艳　主编
中国医药科技出版社　153 页　16 开　32.00 元
中药学实用知识与技能
刘　静　张嘉杨　廖　红　主编
中国石化出版社　167 页　16 开　38.00 元
中药学速记彩色图谱(全 4 册)
王满恩　主编
山西科学技术出版社　868 页　小 32 开　64.00 元
中药学速学速记
张　艳　刘西建　于华芸　主编
化学工业出版社　207 页　32 开　29.80 元
中药学易考易错题精析与避错
李明蕾　王加锋　主编
中国医药科技出版社　189 页　16 开　32.00 元
决胜 2018 国家执业药师资格考试:中药学专业真题试卷解析(2015—2017)
药师在线教材编写组　组织编写
中国医药科技出版社　415 页　16 开　68.00 元
中药药剂(2 版)
傅超美　刘　文　主编
中国医药科技出版社　416 页　大 32 开　65.00 元
中药药剂学
王　岩　主编
化学工业出版社　332 页　16 开　59.80 元
中药药剂学
田航周　卢海莎　丁娟娟　主编
四川大学出版社　299 页　16 开　39.50 元
中药药剂学
翟玉云　主编
吉林科学技术出版社　251 页　16 开　68.00 元
中药药剂学(2 版)
傅超美　主编
中国医药科技出版社　416 页　大 32 开　65.00 元
中药药剂学(4 版)
胡志方　易生富　主编
人民卫生出版社　470 页　16 开　68.00 元
中药药剂学课堂笔记
盛华刚　主编
同济大学出版社　287 页　16 开　58.00 元
中药药剂学实验(2 版)
傅超美　刘　文　主编
中国医药科技出版社　114 页　大 32 开　22.00 元
中药药剂学实验:双语版
冯年平　吴子梅　主编
科学出版社　118 页　16 开　40.00 元
中药药理学(2 版)
彭　成　彭代银　主编
中国医药科技出版社　314 页　大 32 开　50.00 元
中药药理学(3 版)
袁先雄　主编
人民卫生出版社　249 页　16 开　48.00 元
中药药理学实验基础教程
赵　晖　王　蕾　主编
化学工业出版社　122 页　大 32 开　48.00 元
中药药理与临床应用
孟　霞　李晓英　周利章等　主编
科学技术文献出版社　211 页　16 开　48.00 元
中药药理与应用(4 版)
冯彬彬　主编
人民卫生出版社　284 页　16 开　49.00 元
中药药物代谢研究方法与实践
苏　瑾　主编
吉林科学技术出版社　241 页　大 32 开　38.00 元
中药药效物质研究前沿:创新中药研发关键技术
王　毅　赵筱萍　主编
人民卫生出版社　532 页　16 开　168.00 元

中药饮片标准汤剂(第一卷)
陈士林　主编
科学出版社　518 页　大 16 开　198.00 元
中药饮片鉴别高清图谱
芦海生　刘春生　主编
化学工业出版社　428 页　32 开　89.00 元
中药用量与作用的关系刍谈
林上助　编著
湖北科学技术出版社　130 页　16 开　58.00 元
中药与方剂学(2 版)
王仲焕　主编
中国中医药出版社　399 页　16 开　84.00 元
中药与临床应用
张　凤　著
吉林科学技术出版社　140 页　16 开　48.00 元
中药知识产权保护专题
郑新建　主编
国家开放大学出版社　234 页　16 开　37.50 元
中药制剂分析
张　丽　主编
化学工业出版社　273 页　16 开　49.00 元
中药制剂工程学
杨　明　主编
化学工业出版社　199 页　16 开　45.00 元
中药制剂技术
张炳盛　刘丽宁　主编
中国中医药出版社　516 页　16 开　99.00 元
中药制剂技术
吴　杰　主编
中国中医药出版社　466 页　16 开　92.00 元
中药制剂技术(3 版)
汪小根　刘德军　主编
人民卫生出版社　533 页　16 开　78.00 元
中药制剂检测技术(3 版)
田友清　张钦德　主编
人民卫生出版社　474 页　16 开　72.00 元
中药制剂检测技术实训
牛晓东　张如超　主编
中国医药科技出版社　122 页　16 开　20.00 元
中药制剂检验技术(2 版)
夏苗芬　主编
河南科学技术出版社　263 页　16 开　49.00 元
中药制药专业中药制剂学习指导手册
周国辉　莫绍凌　主编
吉林大学出版社　239 页　16 开　21.00 元
中药质量生物评价
肖小河　王伽伯　刘昌孝　主编
人民卫生出版社　385 页　16 开　99.00 元
中药治病,边学边用
褚晨宇　编著
陕西科学技术出版社　400 页　16 开　35.00 元
中药注射剂大分子物质:理论与实践
段为钢　王振国　云　宇　主编
科学出版社　232 页　16 开　68.00 元
中药注射剂临床应用系统评价研究
吴嘉瑞　张　冰　主编
人民卫生出版社　552 页　16 开　108.00 元
中药注射剂现代化生产原理与应用
萧　伟　著
人民卫生出版社　353 页　16 开　89.00 元
中药资源学(2 版)
巢建国　裴　瑾　主编
中国医药科技出版社　138 页　大 32 开　24.00 元
中医膏方大全
轩志程　主编
化学工业出版社　251 页　16 开　49.00 元
中医膏方全书
周德生　吴兵兵　主编
湖南科学技术出版社　543 页　16 开　98.00 元
中医膏方学
张玉铭等　主编
中医古籍出版社　512 页　16 开　398.00 元
中医经典古籍集成,集验救急良方:影印本
(清)冼瑞圃　撰
广东科技出版社　213 页　大 32 开　62.00 元
中医经典古籍集成,岭南采药录:影印本
萧步丹　撰
广东科技出版社　181 页　大 32 开　53.00 元
中医经典古籍集成,岭南卫生方:影印本
(元)释继洪　辑
广东科技出版社　260 页　大 32 开　73.00 元
中医经典古籍集成,生草药性备要:影印本
(清)何克谏　撰
广东科技出版社　73 页　大 32 开　28.00 元
中医经典古籍集成,异物志:影印本
(东汉)杨孚撰　李剑　张晓红　选编
广东科技出版社　30 页　大 32 开　20.00 元
中医经典秘方大全
土荣华　牛林敬　编著
上海科学普及出版社　384 页　16 开　38.80 元
中医经典偏方大全
土荣华　牛林敬　编著
上海科学普及出版社　368 页　16 开　36.80 元
中医经典验方大全
土荣华　牛林敬　编著

上海科学普及出版社 388 页 16 开 38.80 元

中医临证经验方 121 首

秦世云 主编

人民卫生出版社 210 页 16 开 42.00 元

中医偏方全书

周德生 张雪花 主编

湖南科学技术出版社 837 页 16 开 118.00 元

中医外科古方集锦

李廷保 编著

兰州大学出版社 364 页 16 开 48.00 元

中医外治实用膏方:非物质文化遗产姚家膏药

姚玉健 姚 硕 著

江西科学技术出版社 358 页 16 开 169.00 元

中医现代奇效良方全书:珍藏本

肖国士 潘开明 陈向东 主编

湖南科学技术出版社 1205 页 16 开 158.00 元

中医养生膏方篇

于春泉 周志焕 范志霞 主编

中国医药科技出版社 190 页 16 开 41.00 元

中医养生药浴篇

于春泉 王泓午 王洪武 主编

中国医药科技出版社 182 页 16 开 38.00 元

中医药标准化基础知识与应用

国家中医药管理局中医药标准化工作办公室 组织编写

中国中医药出版社 218 页 16 开 56.00 元

中医药传统文化的德育功能

刘 毅 苏森森等 编著

西南财经大学出版社 173 页 大 32 开 48.00 元

中医药法律问题专题研究

王梅红 杨逢柱 主编

法律出版社 281 页 大 32 开 62.00 元

中医药防治骨质疏松症研究与应用

谢雁鸣 高景华 主编

人民卫生出版社 271 页 16 开 65.00 元

中医药工具书及网络信息资源检索实用指南

张如青 主编

上海科学技术出版社 266 页 16 开 76.00 元

中医药海外发展研究蓝皮书(2017)

徐建光 主编

上海科学技术出版社 252 页 16 开 98.00 元

中医药健康服务产业发展研究

孙 宁 编著

辽宁科学技术出版社 108 页 16 开 28.00 元

中医药健康旅游服务要求

世界中医药学会联合会发布

人民卫生出版社 14 页 大 16 开 18.00 元

中医药跨文化传通:英国地区的人类学考察和传播学分析

严暄暄 著

中国中医药出版社 261 页 大 32 开 69.00 元

中医药历史文化基础

金 虹 主编

中国中医药出版社 141 页 16 开 39.00 元

中医药临床新探索

邵蔚连 著

上海浦江教育出版社 167 页 大 32 开 35.00 元

中医药文化.第二册(一到八年级)(全 8 册)

中医药文化系列教材编写组 编著

上海科学技术出版社 708 页 大 32 开 232.00 元

中医药文化趣味读本

史卫东 主编

甘肃科学技术出版社 201 页 16 开 16.00 元

中医药文化校园普及读本(三到六年级)(全 4 册)

翟双庆 李骥 总主编

人民卫生出版社 292 页 16 开 96.00 元

中医药文化与健康.第一册(全 2 册)

熊春锦 张其成 主编

中国中医药出版社 128 页 大 16 开 46.00 元

中医药文化与我们的健康(全 4 册)

北京教育科学研究院 北京青少年科技创新学院 编

上海科学普及出版社 128 页 大 32 开 79.20 元

中医药学概论(3 版)

周少林 吴立明 主编

人民卫生出版社 393 页 16 开 66.00 元

中医药学概论(2 版)

朱 缨 钱善军 主编

江苏科学技术出版社 212 页 大 32 开 39.80 元

中医药英语阅读教程(上下册)

陈 怡 周亚东 主编

安徽大学出版社 441 页 16 开 79.80 元

中医药之路

蔡捷恩 著

科学技术文献出版社 336 页 16 开 78.00 元

中医医师处方

王佃亮 主编

中国协和医科大学出版社 799 页 32 开 63.00 元

中医用药:一部本草治万病

臧俊岐 主编

广东科技出版社 180 页 16 开 38.80 元

中医治癌实践录:治疗 37 种癌病 212 例的选方用药和追踪观察

陈炳忠 田应芳 编著

人民卫生出版社 209 页 16 开 40.00 元

中医中药临床与眼科传染病预防医学
张　红　卞　静　张　艺　著
吉林科学技术出版社　131 页　16 开　35.00 元

中医中药少儿读本
王凤丽　主编
中国中医药出版社　71 页　大 32 开　39.00 元

中医中药轶事珍闻
杨晓光　赵春媛　主编
中国中医药出版社　234 页　16 开　48.00 元

中医专方全书
瞿岳云　主编
湖南科学技术出版社　1203 页　16 开　158.00 元

肿瘤靶向治疗药物与临床应用
董　坚　主编
科学出版社　420 页　16 开　150.00 元

肿瘤病名中医良方验案
袁立霞　唐　玲　主编
化学工业出版社　334 页　16 开　69.00 元

肿瘤疾病药物治疗
何志春　解秀珍　郭　婕等　主编
科学技术文献出版社　373 页　16 开　48.00 元

肿瘤内科护士安全用药操作手册
王川平　主编
人民卫生出版社　568 页　32 开　52.00 元

肿瘤专科药师临床工作手册
李国辉　杨　珺　主编
人民卫生出版社　352 页　大 32 开　36.00 元

重症监护药物治疗学
(美)Thomas J. Johnson　主编
人民卫生出版社　322 页　16 开　55.00 元

重走李时珍采药之路
纪少波　刘莹莹　主编
山西科学技术出版社　180 页　16 开　35.00 元

注解雷公药性赋:注音版
宗先祯　主编
中国医药科技出版社　288 页　大 32 开　28.00 元

专利内生价值的评定:以中药专利组合为例
温　明　何　英　著
江苏大学出版社　196 页　16 开　48.00 元

走进中医:领略中医药文化的无穷魅力:文图版
中医中药中国行组委会　组织编写
中国中医药出版社　501 页　16 开　168.00 元

祖传祛病老偏方
陈甲荣　主编
山西科学技术出版社　278 页　16 开　28.00 元

2018 年药学期刊名录

2018 年药学期刊概览

名称	主办单位	创刊年份	刊期	主编	国内统一刊号(CN)	国际标准刊号(ISSN)	定价/期	出版地	网址	中国知网(2018)	
										综合影响因子	复合影响因子
《安徽医药》	安徽省药学会	1997	月刊	徐恒秋	34-1229/R	1009-6469	15.00	合肥市	www. ahyyzz. cn	0.735	0.824
《安徽中医药大学学报》	安徽中医药大学	1981	双月刊	周美启	34-1324/R	2095-7246	10.00	合肥市	http://xuebao. ahtcm. edu. cn	0.540	0.870
《北方药学》	内蒙古自治区食品药品学会	2004	月刊	王玉杰	15-1333/R	1672-8351	12.00	呼和浩特市	www. nmgbfyx. com	0.184	0.226
《北京中医药》	北京中医药学会、北京中西医结合学会、北京市中药研究所	1982	月刊	屠志涛	11-5635/R	1674-1307	12.00	北京市	http://www. bjtcm. net	0.612	0.872
《北京中医药大学学报》	北京中医药大学	1959	月刊	王永炎	11-3574/R	1006-2157	18.00	北京市	http://xb. bucm. edu. cn	1.091	1.525
《长春中医药大学学报》	长春中医药大学	1985	双月刊	冷向阳	22-1375/R	2095-6258	15.00	长春市	http://jlzyy. ccucm. edu. cn	0.809	1.079
《成都中医药大学学报》	成都中医药大学	1958	季刊	梁繁荣	51-1501/R	1004-0668	10.00	成都市	http://xuebao. cdutcm. edu. cn/	0.676	0.957
《当代医药论丛》	吉林省当代医药论丛杂志社有限公司	2003	半月刊	欣　桦	22-1407/R	2095-7629	28.00	吉林市	www. ddyylczz. com		
《东方药膳》	湖南中医药大学	1995	月刊	谭兴贵	43-1461/R	1671-3591	6.00	长沙市			
《东南国防医药》	南京军区医学科学技术委员会	1986	双月刊	史兆荣	32-1713/R	1672-271X	15.00	南京市	http://dngfyy. paperopen. com/	0.598	0.685
《毒理学杂志》	北京市预防医学研究中心、北京大学医学部公共卫生学院	1987	双月刊	高　星	11-5263/R	1002-3127	8.00	北京市	http://www. dlxzzbjb. cn/	0.413	0.521
《儿科药学杂志》	重庆医科大学附属儿童医院、中国药学会儿科药学专业组	1995	月刊	李　秋	50-1156/R	1672-108X	9.00	重庆市	http://www. ekyxzz. com. cn	0.588	0.640
《福建医药杂志》	福建省医学会	1979	双月刊	林才经	35-1071/R	1002-2600	10.00	福州市	www. fjyyzz. cn	0.189	0.233
《福建中医药》	福建省中医药学会、福建中医药大学	1956	双月刊	李灿东	35-1073/R	1000-338X	10.00	福州市	http://zzs. fjtcm. edu. cn/	0.229	0.498

（续表）

名称	主办单位	创刊年份	刊期	主编	国内统一刊号（CN）	国际标准刊号（ISSN）	定价/期	出版地	网址	中国知网(2016)	
										综合影响因子	复合影响因子
《甘肃医药》	甘肃省医学科学研究院	1982	月刊	夏小军	62-1076/R	1004-2725	7.00	兰州市		0.183	0.242
《广东药科大学学报》	广东药科大学	1985	双月刊	郭　姣	44-1733/R	2096-3653	10.00	广州市	http://branch.gdpu.edu.cn/xuebao/	0.665	0.918
《广西中医药》	广西中医药大学、广西中医药学会	1977	双月刊	唐　农	45-1123/R	1003-0719	9.80	南宁市	http://gxzy.chinajournal.net.cn	0.263	0.495
《广西中医药大学学报》	广西中医药大学	1998	季刊	唐　农	45-1391/R	2095-4441	12.80	南宁市	http://gszb.chinajournal.net.cn	0.365	0.526
《广州中医药大学学报》	广州中医药大学	1984	双月刊	王省良	44-1425/R	1007-3213	8.00	广州市	http://xb.zyxy.com.cn	0.995	1.433
《广州医药》	广州市第一人民医院	1970	双月刊	黄达德	44-1199/R	1000-8535	8.00	广州市	http://gzyy.cbpt.cnki.net	0.430	0.492
《贵州医药》	贵州省医药卫生学会办公室	1976	月刊	徐秀薮	52-1062/R	1000-744X	12.00	贵阳市	http://gzyi.chinajournal.net.cn	0.662	0.709
《国际生物制品学杂志》	中华医学会和上海生物制品研究所有限责任公司	1978	双月刊	晏子厚	31-1962/R	1673-4211	6.00	上海市	http://www.ijbiol.com	0.149	0.165
《国际药学研究杂志》	军事医学科学院毒物药物研究所和中国药学会	1958	月刊	刘克良	11-5619/R	1674-0440	20.00	北京市	http://www.pharmacy.ac.cn	0.702	0.990
《国际医药卫生导报》	中华医学会和国际医药卫生导报社	1995	半月刊	钟国华	44-1417/R	1007-1245	15.00	广州市	http://www.imhgn.com	0.191	0.201
《国际中医中药杂志》	中华医学会和中国中医科学院中医药信息研究所	1978	月刊	曹洪欣	11-5398/R	1673-4246	20.00	北京市	http://gjzy.cintcm.com/	0.288	0.357
《国外医药抗生素分册》	中国医药集团总公司四川抗菌素工业研究所、中国医学科学院医药生物技术研究所	1980	双月刊	苟小军	51-1127/R	1001-8751	12.00	成都市	www.worldnotes.cn	0.282	0.344
《哈尔滨医药》	哈尔滨市医学会	1981	双月刊	孙　然	23-1164/R	1001-8131	9.00	哈尔滨市	www.hrbyybjb.cn	0.159	0.206
《海峡药学》	中国药学会福建分会	1988	月刊	张炳祥	35-1173/R	1006-3765	10.00	福州市	www.fjhxyx.com	0.204	0.252
《河北医药》	河北省医学情报研究所	1972	半月刊	狄　岩	13-1090/R	1002-7386	8.00	石家庄市	http://www.hebimi.cn	0.777	0.858
《河北中医药学报》	河北医科大学	1986	双月刊	高维娟	13-1214/R	1007-5615	5.00	石家庄市		0.690	0.961
《黑龙江医药》	黑龙江省食品药品监督管理干部学校	1988	双月刊	邢艳萍	23-1383/R	1006-2882	16.00	哈尔滨市		0.165	0.206
《黑龙江医药科学》	佳木斯大学	1972	双月刊	江清林	23-1421/R	1008-0104	15.00	佳木斯市		0.182	0.226
《黑龙江中医药》	黑龙江省中医药科学院	1958	双月刊	王　顺	23-1221/R	1000-9906	5.00	哈尔滨市		0.193	0.326
《湖北医药学院学报》	湖北医药学院	1982	双月刊	涂汉军	42-1815/R	1006-9674	10.00	十堰市	http://yyyx.cbpt.cnki.net	0.170	0.223
《湖北中医药大学学报》	湖北中医药大学	1999	双月刊	王　华	42-1844/R	1008-987X	10.00	武汉市	http://hbzyy.cnjournals.com	0.667	0.943
《湖南中医药大学学报》	湖南中医药大学	1979	月刊	秦裕辉	43-1472/R	1674-070X	10.00	长沙市	http://210.42.176.130/hnzyydxxb/ch/index.aspx	1.261	1.571
《华西药学杂志》	四川大学和四川省药学会	1986	双月刊	张志荣	51-1218/R	1006-0103	10.00	成都市	http://hxyo.cbpt.cnki.net	0.582	0.684
《化工与医药工程》	中国石化集团上海工程有限公司	1980	双月刊	王江义	31-2101/TQ	2095-817X	15.00	上海市	www.cpessec.com	0.165	0.196
《淮海医药》	蚌埠市医学科学情报站和《淮海医药》编辑部	1983	双月刊	刘雪洁	34-1189/R	1008-7044	8.00	蚌埠市		0.205	0.256
《环球中医药》	中华国际医学交流基金会	2008	月刊	王永炎 张伯礼	11-5652/R	1674-1749	20.00	北京市	http://www.hqzyy.com/	0.703	1.053
《吉林医药学院学报》	吉林医药学院	1979	双月刊	蔡建辉	22-1368/R	1673-2995	11.00	吉林市	www.bjb.jlmu.cn	0.365	0.548
《吉林中医药》	长春中医药大学	1979	月刊	冷向阳	22-1119/R	1003-5699	10.00	长春市	http://qks.ccucm.edu.cn	0.834	1.190
《家庭用药》	中国科学院上海药物研究所、上海市药理学会	2001	月刊	冯林音 黄慧飞	31-1845/R	1009-6620	10.00	上海市	www.shjtyy.com		
《家庭医药-就医选药》 《家庭医药-快乐养生》	广西科学技术协会	2002	上下半月刊	吴孟超	45-1301/R	1671-4954	8.00	南宁市	http://www.jtyy.com		
《家庭中医药》	中国中医科学院中药研究所	1993	月刊	张瑞贤	11-3379/R	1005-3743	12.00	北京市			
《江苏医药》	江苏省人民医院	1975	月刊	黄　峻	32-1221/R	0253-3685	15.00	南京市	http://yiya.cbpt.cnki.net	0.505	0.561
《江苏中医药》	江苏省中医药学会、江苏省中西医结合学会、江苏省针灸学会	1956	月刊	黄亚博	32-1630/R	1672-397x	8.00	南京市	http://www.jstcm.com	0.569	0.858
《江西医药》	江西省医学会	1961	月刊	丁晓群	36-1094/R	1006-2238	10.00	南昌市	http://www.jxma.org	0.229	0.291
《江西中医药》	江西中医药大学和江西省中医药学会	1951	月刊	陈明人	36-1095/R	0411-9584	8.00	南昌市	http://www.ajutcm.com	0.271	0.441
《江西中医药大学学报》	江西中医药大学	1988	双月刊	陈明人	36-1331/R	2095-7785	10.00	南昌市	http://www.ajutcm.com	0.319	0.496
《解放军药学学报》	中国人民解放军总后勤部卫生部药品仪器检验所	1985	双月刊	聂凌云（代）	11-4227/R	1008-9926	15.00	北京市	http://www.jfjyxxb.cn	0.457	0.590
《解放军医药杂志》	解放军白求恩国际和平医院	1989	月刊	赵会懂	13-1406/R	2095-140x	15.00	石家庄市	http://mag.zgkw.cn/jfjyy	1.451	1.571
《今日药学》	广东省药学会和中国药学会	1991	月刊	郑志华	44-1650/R	1674-229X	15.00	广州市	www.jinriyaoxue.com	0.564	0.645
《开卷有益求医问药》	天津市医药集团有限公司	1981	月刊	张　平	12-1216/R	1007-2950	8.00	天津市	www.tjyxzz.com		
《抗感染药学》	苏州市第五人民医院	2004	月刊	丁龙其	32-1726/R	1672-7878	12.80	苏州市	http://www.aiph.org.cn	0.251	0.278
《辽宁中医药大学学报》	辽宁中医药大学	1999	月刊	石　岩	21-1543/R	1673-842X	10.00	沈阳市	http://lzxb.cbpt.cnki.net	0.752	1.100
《临床合理用药杂志》	河北省科学技术协会	2008	旬刊	马　智	13-1389/R	1674-3296	10.00	北京市		0.228	0.273
《临床药物治疗杂志》	北京药学会	2003	月刊	李大魁 翟所迪	11-4989/R	1672-3384	18.00	北京市	http://www.lcywzlzz.com	0.727	0.842
《临床医药实践》	山西医科大学第二医院	1974	月刊	李　保	14-1300/R	1671-8631	8.00	太原市	http://SXLC.chinajournal.net.cn	0.205	0.264

（续表）

名称	主办单位	创刊年份	刊期	主编	国内统一刊号（CN）	国际标准刊号（ISSN）	定价/期	出版地	网址	中国知网（2016）综合影响因子	中国知网（2016）复合影响因子
《临床医药文献杂志》电子版	中国医药科技出版社	2014	半周刊	王　镭	11-9355/R	2095-8242		北京市	http://www.cmacme.org.cn/		
《内蒙古中医药》	内蒙古自治区中医药研究所	1982	半月刊	杨广源	15-1101/R	1006-0979	6.00	呼和浩特市	http://www.nmgzyyzz.com/	0.117	0.177
《南京中医药大学学报》（自然科学版）	南京中医药大学	1959	双月刊	范欣生	32-1247/R	1672-0482	12.00	南京市	http://xb.njutcm.edu.cn	1.127	1.700
《青岛医药卫生》	青岛市医学会	1972	双月刊	王者令	37-1249/R	1006-5571	8.00	青岛市	http://qdyw.chinajournal.net.cn	0.190	0.247
《青海医药杂志》	青海省医药卫生学会联合办公室	1958	月刊	吴　捷	63-1018/R	1007-3795	8.00	西宁市		0.053	0.071
《山东医药》	山东卫生报刊社	1957	周刊	田　伟 赵家军	37-1156/R	1002-266x	18.00	济南市	http://www.sdyy.cbpt.cnki.net	0.912	1.021
《山东中医药大学学报》	山东中医药大学	1977	双月刊	武继彪	37-1279/R	1007-659x	6.50	济南市	http://sdyx.chinajournal.net.cn	0.554	0.861
《山西医药杂志》	山西医药卫生传媒集团有限责任公司	1957	半月刊	董海原	14-1108/R	0253-9926	5.00	太原市	http://www.sxyxqk.com	0.445	0.499
《上海医药》	上海医药行业协会	1979	半月刊	张永信	31-1663/R	1006-1533	10.00	上海市	www.上海医药杂志.com	0.385	0.498
《上海中医药大学学报》	上海中医药大学、上海市中医药研究院	1960	双月刊	陈凯先	31-1788/R	1008-861x	10.00	上海市	http://www.shzyyzz.com	0.831	1.149
《上海中医药杂志》	上海中医药大学、上海市中医药学会	1955	月刊	严世芸	31-1276/R	1007-1334	10.00	上海市	http://www.shzyyzz.com	0.821	1.149
《神经药理学报》	河北北方学院、中国药理学会	1984	双月刊	张丹参	13-1404/R	2095-1396	20.00	张家口市	www.actanp.com		
《沈阳药科大学学报》	沈阳药科大学	1957	月刊	毕开顺	21-1349/R	1006-2858	20.00	沈阳市	http://www.syyd.cbpt.cnki.net	0.493	0.653
《时珍国医国药》	时珍国医国药杂志社	1990	月刊	肖　璜 周　虹	42-1436/R	1008-0805	15.00	黄石市	http://www.shizhenchina.com	0.601	0.870
《实用临床医药杂志》	扬州大学和中国高校科技期刊研究会	1997	半月刊	史宏灿	32-1697/R	1672-2353	10.00	扬州市	http://www.jcmp.com.cn	0.758	0.812
《实用药物与临床》	辽宁省药学会和中国医科大学附属盛京医院	1998	月刊	张成普	21-1516/R	1673-0070	10.00	沈阳市	http://lylc.cbpt.cnki.net/	0.715	0.824
《实用医药杂志》	济南军区联勤部卫生部	1984	月刊	王正国 高春芳 蔡锦方	37-1383/R	1671-4008	8.00	济南市	http://qeyy.cbpt.cnki.net	0.294	0.352
《实用中医药杂志》	重庆医科大学中医药学院	1985	月刊	曹文富	50-1056/R	1004-2814	10.00	重庆市	http://ZYAO.cbpt.cnki.net	0.189	0.333
《食品与药品》	山东省生物药物研究院	1991	双月刊	凌沛学	37-1438/R	1672-979X	15.00	济南市	http://sdpk.cbpt.cnki.net	0.443	0.654
《食药用菌》	浙江省食用菌协会	1982	双月刊	蔡为明	33-1371/S	2095-0934	10.00	杭州市	http://mall.cnki.net/magazine/magalist/ZSYC.htm	0.704	0.784
《世界科学技术-中医药现代化》	中科院科技战略咨询研究院	1999	月刊	陈凯先	11-5699/R	1674-3849	58.00	北京市	www.wst.ac.cn	0.767	1.117
《世界临床药物》	上海医药工业研究院和中国药学会	1980	月刊	傅　毅	31-1939/R	1672-9188	26.00	上海市	www.jwph.com.cn	0.608	0.816
《世界中医药》	世界中医药学会联合会	2006	月刊	魏金明	11-5529/R	1673-7202	20.00	北京市	www.sjzyyzz.com	1.158	1.483
《首都食品与医药》	《首都食品与医药》杂志社	1994	半月刊	高　军	10-1288/R	1005-8257	15.00	北京市	http://www.sdyyzz.com.cn	0.089	0.114
《数理医药学杂志》	武汉大学	1988	月刊	张选群 马建忠	42-1303/R	1004-4337	15.00	武汉市	http://slyy.chinajournal.net.cn	0.164	0.209
《天津药学》	天津市医药集团有限公司和天津市药学会	1989	双月刊	张　平	12-1230/R	1006-5687	10.00	天津市	http://pharm.com.cn/kw	0.577	0.765
《天津医药》	天津市医学科学技术信息研究所	1959	月刊	王贺胜	12-1116/R	0253-9896	10.00	天津市	http://www.tjyybjb.ac.cn	0.704	0.824
《天津中医药》	天津中医药大学、天津中医药学会、天津中西医结合学会	1984	月刊	张伯礼	12-1349/R	1672-1519	8.00	天津市	www.tjzhongyiyao.com	0.656	0.955
《天津中医药大学学报》	天津中医药大学	1982	双月刊	张伯礼	12-1391/R	1673-9043	6.00	天津市	www.tjzhongyiyao.com	0.714	0.995
《天然产物研究与开发》	中国科学院成都文献情报中心	1989	月刊	李伯刚	51-1335/Q	1001-6880	35.00	成都市	http://www.trcw.ac.cn	0.881	1.142
《西北药学杂志》	西安交通大学、陕西省药学会	1986	双月刊	杨世民	61-1108/R	1004-2407	12.00	西安市	http://XBYZ.cbpt.cnki.net	1.063	1.219
《西部中医药》	甘肃省中医药研究院、中华中医药学会	1988	月刊	潘　文	62-1204/R	1004-6852	8.00	兰州市	http://gszy.paperopen.com/	0.548	0.685
《西南国防医药》	成都军区医学科学技术委员会	1973	月刊	牛文忠	51-1361/R	1004-0188	15.00	成都市		0.438	0.485
《西藏医药》	西藏医学会	1975	双月刊	王云亭	54-1030/R	1005-5177	10.00	拉萨市	http://XZYY.cbpt.cnki.net	0.065	0.077
《现代药物与临床》	天津药物研究院和中国药学会	1980	月刊	邹美香	12-1407/R	1674-5515	40.00	天津市	www.tiprpress.com	1.179	1.295
《现代医药卫生》	重庆市卫生信息中心	1985	半月刊	杜晓锋	50-1129/R	1009-5519	18.00	重庆市	http://www.xdyyws.com/	0.282	0.358
《现代中药研究与实践》	安徽中医药高等专科学校	1987	双月刊	叶文才 姚应水	34-1267/R	1673-6427	10.00	芜湖市	http://jzzy.cbpt.cnki.net	0.484	0.629
《现代中医药》	陕西中医药大学	1981	双月刊	文颖娟	61-1397/R	1672-0571	8.00	咸阳市	http://xdzyy.sntcm.edu.cn/	0.295	0.522
《新疆中医药》	新疆维吾尔自治区中医药学会	1981	双月刊	周铭心	65-1067/R	1009-3931	10.00	乌鲁木齐市		0.182	0.290

（续表）

名称	主办单位	创刊年份	刊期	主编	国内统一刊号（CN）	国际标准刊号（ISSN）	定价/期	出版地	网址	中国知网(2016)	
										综合影响因子	复合影响因子
《亚太传统医药》	中国民族医药学会、湖北省科技信息研究院	2005	月刊	鄢　良	42-1727/R	1673-2197	18.00	武汉市	www. aptm. com. cn	0.286	0.520
《亚洲传统医药》Asian Journal of Traditional Medicines（AJTM）	沈阳药科大学	2006	双月刊	吴春福		1817-4337	60.00	沈阳市	http://asianjtm. syphu. edu. cn		
《亚洲社会药学》	沈阳药科大学与汉草坊医药有限公司	2006	季刊	黄泰康		1818-0884	60.00	沈阳市	http://asianjsp. syphu. edu. cn/		
《亚洲药物制剂科学》Asian Journal of Pharmaceutical Sciences，简称AJPS	沈阳药科大学	2006	双月刊	何仲贵	21-1608/R	1818-0876	OA刊	沈阳市	https://ees. elsevier. com/ajps		
《药品评价》	江西省药学会	2004	半月刊	母义明 赵志刚	36-1259/R	1672-2809	15.00	北京市		0.353	0.420
《药物不良反应杂志》	中华医学会	1999	双月刊	王育琴	11-4015/R	1008-5734	25.00	北京市	http://www. cadrj. com	0.532	0.543
《药物分析学报》（英文版）	西安交通大学	1985	双月刊	贺浪冲	61-1484/R	2095-1779	50.00	西安市	http://www. journals. elsevier. com/journal-of-pharmaceutical-analysis/	0.246	0.439
《药物分析杂志》	中国药学会	1951	月刊	金少鸿	11-2224/R	0254-1793	60.00	北京市	http://www. ywfxzz. cn	1.049	1.281
《药物流行病学杂志》	中国药学会和武汉医药股份有限公司	1992	月刊	詹思延 辛华雯 翟所迪	42-1333/R	1005-0698	12.00	武汉市	http://www. cnjpe. org	0.723	0.800
《药物生物技术》	中国药科大学、中国医药科技出版社、中国药学会	1994	双月刊	王　旻	32-1488/R	1005-8915	40.00	南京市	http://www. ywswjs. com	0.580	0.704
《药物评价研究》	中国药学会和天津药物研究院	1978	月刊	汤立达	12-1409/R	1674-6376	30.00	天津市	http://www. tiprpress. com	1.201	1.460
《药学服务与研究》	第二军医大学	2001	双月刊	胡晋红	31-1877/R	1671-2838	15.00	上海市	http://www. pcarjournal. net. cn	0.504	0.568
《药学教育》	中国药科大学	1985	双月刊	吴晓明	32-1352/G4	1007-3531	10.00	南京市	http://jiaoyu. cpu. edu. cn/	0.535	0.567
《药学进展》	中国药科大学、中国药学会	1959	月刊	陈凯先	32-1109/R	1001-5094	30.00	南京市	http://www. cpupps. cn	0.478	0.776
《药学实践杂志》	第二军医大学、中国药学会药事管理专业委员会	1983	双月刊	李捷玮	31-1685/R	1006-0111	16.00	上海市	http://www. yxsjzz. cn	0.439	0.575
《药学学报》（英文）	中国药学会和中国医学科学院药物研究所	2011	双月刊	蒋建东	10-1171/R	2211-3835	40.00	北京市	http://www. yxxb. com. cn: 8081/apsb/EN/volumn/current. shtml	1.781	2.322
《药学学报》	中国药学会和中国医学科学院药物研究所	1953	月刊	王晓良	11-2163/R	0513-4870	40.00	北京市	http://www. yxxb. com. cn	1.304	1.736
《药学研究》	山东省食品药品检验所、山东省药学会	1982	月刊	李　军	37-1493/R	2095-5375	10.00	济南市	www. yaoxueyanjiu. com	0.502	0.707
《药学与临床研究》	江苏省药学会	1993	双月刊	谈恒山	32-1773/R	1673-7806	15.00	南京市	http://www. pcr. org. cn	0.596	0.768
《医药导报》	中国药理学会、华中科技大学同济医学院附属同济医院	1982	月刊	杜　光	42-1293/R	1004-0781	25.00	武汉市	www. yydbzz. com	0.790	0.949
《医药论坛杂志》	中华预防医学会、河南省医学情报研究所	1980	月刊	乔国祥	11-5479/R	1672-3422	10.00	郑州市	http://hyyx. cbpt. cnki. net	0.108	0.132
《医药前沿》	河北省疾病预防控制中心	2011	旬刊	崔　泽	13-1405/R	2095-1752	30.00	保定市	www. yyqyzz. net		
《云南医药》	云南省医学会	1958	双月刊	许勇刚	53-1056/R	1006-4141	12.00	昆明市	http://www. yxweb. com. cn	0.082	0.102
《云南中医中药杂志》	云南省中医中药研究院、云南省中医药学会	1980	月刊	郑　进	53-1120/R	1007-2349	5.00	昆明市	http://yzyy. chinajournal. net. cn	0.264	0.444
《浙江中医药大学学报》	浙江中医药大学	1977	月刊	方剑乔	33-1349/R	1005-5509	10.00	杭州市	http://xuebao. zcmu. edu. cn	0.605	0.956
《中草药》	天津药物研究院、中国药学会	1970	半月刊	汤立达	12-1108/R	0253-2670	50.00	天津市	www. tiprpress. com	2.048	2.590
《中草药》英文版	天津药物研究院，中国医学科学院药用植物研究所	2009	季刊	刘昌孝	12-1410/R	1674-6384	35.00	天津市	www. tiprpress. com	0.838	1.029
《中成药》	国家食品药品监督管理局信息中心中成药信息站、上海中药行业协会	1978	月刊	陶建生	31-1368/R	1001-1528	32.00	上海市	www. zcyjournal. com	1.097	1.428
《中国处方药》	国家食品药品监督管理局南方医药经济研究所	2002	月刊	陶剑虹	44-1549/T	1671-945X	25.00	广州市	http://www. cpdrug. com/	0.218	0.278
《中国当代医药》	中国保健协会和当代创新（北京）医药科学研究院	1994	旬刊	王　霞	11-5786/R	1674-4721	20.00	北京市	www. dangdaiyiyao. com	0.328	0.393
《中国海洋药物》	中国药学会	1982	双月刊	管华诗	37-1155/R	1002-3461	16.00	青岛市	http://hyyw. journalsystem. net	0.398	0.575
《中国合理用药探索》	中国药师协会	2003	月刊	张耀华	10-1462/R	2096-3327	28.00	北京市	http://www. chinahlyy. com	0.464	0.538
《中国基层医药》	中华医学会和安徽医科大学	1994	半月刊	吴孟超 郑芙林	34-1190/R	1008-6706	15.00	淮南市	www. cjpmp. com	0.330	0.353
《中国抗生素杂志》	中国医药集团总公司四川抗菌素工业研究所、中国医学科学院医药生物技术研究所	1976	月刊	刘昌孝	51-1126/R	1001-8689	16.00	成都市	www. zgkss. com. cn	0.923	1.162

（续表）

名称	主办单位	创刊年份	刊期	主编	国内统一刊号（CN）	国际标准刊号（ISSN）	定价/期	出版地	网址	中国知网(2016)	
										综合影响因子	复合影响因子
《中国临床药理学与治疗学》	中国药理学会	1996	月刊	孙瑞元	34-1206/R	1009-2501	12.00	芜湖市	www. cjcpt. com	0.965	1.165
《中国临床药理学杂志》	中国药学会	1985	半月刊	韩启德	11-2220/R	1001-6821	15.00	北京市		1.387	1.526
《中国临床药学杂志》	中国药学会主办，复旦大学药学院	1992	双月刊	王红阳	31-1726/R	1007-4406	12.00	上海市	http://www. chinesejcp. net	0.397	0.438
《中国疫苗和免疫》	中国疾病控制中心	1995	双月刊	赵　铠	11-5517/R	1006-916X	10.00	北京市	http://zgjm. cbpt. cnki. net	1.814	1.886
《中国民族民间医药》	云南省民族民间医药研究会	1992	半月刊	郑　进	53-1102/R	1007-8517	16.00	昆明市	www. mzmjyy. com	0.204	0.335
《中国民族医药杂志》	全国中医药图书情报工委会和内蒙古中蒙医研究所	1994	月刊	苏根元	15-1175/R	1006-6810	8.00	呼和浩特市		0.079	0.145
《中国生物制品学杂志》	中华预防医学会	1988	月刊	封多佳	22-1197/Q	1004-5503	15.00	长春市	http://www. zgswj. com. cn	0.430	0.501
《中国食品药品监管》	《中国医药报》社	2003	月刊	吴少祯	11-5362/D	1673-5390	20.00	北京市	http://www. cfdam-health. com/	0.109	0.234
《中国实验方剂学杂志》	中国中医科学院中药研究所、中华中医药学会	1995	半月刊	吴以岭	11-3495/R	1005-9903	48.00	北京市	www. syfjxzz. com	1.577	2.034
《中国实用医药》	中国康复医学会	2006	旬刊	姚树坤	11-5547/R	1673-7555	20.00	北京市	http://www. zgsyyy. cn	0.192	0.231
《中国天然药物》（英文版）	中国药科大学和中国药学会	2003	月刊	孙汉董 吴晓明	32-1845/R	2095-6975	50.00	南京市	http://www. cjnmcpu. com/	0.638	0.996
《中国现代药物应用》	中国康复医学会	2007	半月刊	郭　朋	11-5581/R	1673-9523	20.00	北京市	http://www. zgxdywyy. cn	0.224	0.272
《中国现代应用药学》	中国药学会	1984	月刊	郑裕国	33-1210/R	1007-7693	40.00	杭州市	www. chinjmap. com	1.159	1.321
《中国现代医药杂志》	北京航天总医院	1999	月刊	王建国	11-5248/R	1672-9463	8.00	北京市	www. zgxdyyzz. com. cn	0.316	0.409
《中国现代中药》	中国中药协会、中国医药集团有限公司、中国中药有限公司	1999	月刊	肖培根 黄璐琦	11-5442/R	1673-4890	20.00	北京市	http://www. zgxdzy. net	0.850	1.104
《中国乡村医药》	中国农村卫生协会	1994	半月刊	朱宝铎	11-3458/R	1006-5180	8.00	北京市	http://www. crmp. cn	0.134	0.166
《中国新药与临床杂志》	中国药学会、上海市食品药品监督管理局科技情报研究所	1982	月刊	陈凯先	31-1746/R	1007-7669	12.00	上海市	http://xyyl. cbpt. cnki. net	0.882	1.043
《中国新药杂志》	中国医药科技出版社、中国医药集团总公司、中国药学会	1991	半月刊	桑国卫	11-2850/R	1003-3734	30.00	北京市	http://www. newdrug. cn	0.896	1.112
《中国药店》	中国整形美容协会	1994	月刊	张　斌	11-4476/R	1009-5012	8.00	北京市	www. ydzz. com		
《中国药房》	中国医院协会、中国药房杂志社	1990	半月刊	马　劲	50-1055/R	1001-0408	15.00	重庆市	http://www. china-pharmacy. com	1.241	1.419
《中国药科大学学报》	中国药科大学	1956	双月刊	彭司勋	32-1157/R	1000-5048	40.00	南京市	http://www. zgykdxxb. cn	0.705	0.952
《中国药剂学杂志》（网络版）	沈阳药科大学	2003	双月刊	张志荣		2617-8117		沈阳市	http://syphu-pd. com		
《中国药理学报》（英文版）	中国药理学会、中科院上海药物研究所	1980	月刊	丁　建	31-1347/R	1671-4083	80.00	上海市	http://www. chinaphar. com	1.120	1.744
《中国药理学通报》	中国药理学会	1985	月刊	魏　伟 李　俊	34-1086/R	1001-1978	30.00	合肥市	http://www. zgylxtb. cn/	1.685	2.130
《中国药理学与毒理学杂志》	军事医学科学院毒物药物研究所、中国药理学会和中国毒理学会	1986	月刊	张永祥	11-1155/R	1000-3002	20.00	北京市	http://www. cjpt. ac. cn:81	0.587	0.816
《中国药品标准》	国家药典委员会	2000	双月刊	张　伟	11-4422/R	1009-3656	12.00	北京市	http://ypbz. cnjournals. com	0.318	0.356
《中国药师》	国家食品药品监督管理局高级研修学院和武汉医药（集团）股份有限公司	1998	月刊	江德元 张生勇	42-1626/R	1008-049X	28.00	武汉市	http://www. zgys. org	0.687	0.805
《中国药事》	中国食品药品检定研究所	1987	月刊	桑国卫	11-2858/R	1002-7777	50.00	北京市	http://zgys. cnjournals. org	0.512	0.634
《中国药物化学杂志》	沈阳药科大学和中国药学会	1990	双月刊	张礼和	21-1313/R	1005-0108	20.00	沈阳市	http://zgyh. cbpt. cnki. net	0.192	0.291
《中国药物经济学》	中国医药研究促进会	2006	月刊	刘国恩	11-5482/R	1673-5846	26.80	北京市	www. zgywjjxzz. com	0.178	0.217
《中国药物警戒》	国家食品药品监督管理局药品评价中心暨国家药品不良反应监测中心	2004	月刊	杨　威	11-5219/R	1672-8629	10.00	北京市	http://www. zgywjj. com	0.732	0.825
《中国药物滥用防治杂志》	中国药物滥用防治协会、军事医学科学院毒物药物研究所	1995	双月刊	李　锦	11-3742/R	1006-902X	18.00	北京市	http://cadapt. com. cn/	0.375	0.472
《中国药物评价》	国家食品药品监督管理局主管、国家食品药品监督管理局信息中心	2011	双月刊	洪晓顺	10-1056/R	2095-3593	18.00	北京市	http://www. zgywpj. cn	0.597	0.729
《中国药物依赖性杂志》	北京大学、中国毒理学会	1992	双月刊	时　杰	11-3920/R	1007-9718	10.00	北京市	http://www. ywyb. cbpt. cnki. net	0.363	0.547
《中国药物应用与监测》	中国人民解放军总医院	2004	双月刊	郭代红	11-5227/R	1672-8157	9.00	北京市	http://www. cnki. com. cn/Journal/E-EC-YWYY. htm	0.969	1.045
《中国药物与临床》	中国医院协会	2001	月刊	董海原	11-4706/R	1671-2560	10.00	太原市	http://ywlc. chinajournal. net. cn	0.535	0.610
《中国药学》（英文版）	中国药学会	1992	月刊	张礼和	11-2863/R	1003-1057	40.00	北京市	http://www. jcps. ac. cn	0.460	0.594
《中国药学杂志》	中国药学会	1953	半月刊	桑国卫	11-2162/R	1001-2494	30.00	北京市	www. zgyxzz. com. cn	1.008	1.191
《中国药业》	重庆市食品药品监督管理局	1992	半月刊	刘　斌	50-1054/R	1006-4931	10.00	重庆市	www. zhongguoyaoye023. com	0.563	0.641
《中国医药》	中国医师协会	2006	月刊	杨　秋	11-5451/R	1673-4777	12.00	北京市	http://www. chinamedicinej. com/	1.125	1.154
《中国医药导报》	中国医学科学院	1992	旬刊	王　青	11-5539/R	1673-7210	20.00	北京市	www. yiyaodaobao. com. cn	0.875	1.025

（续表）

名称	主办单位	创刊年份	刊期	主编	国内统一刊号（CN）	国际标准刊号（ISSN）	定价/期	出版地	网址	中国知网（2016）	
										综合影响因子	复合影响因子
《中国医药导刊》	国家食品药品监督管理局信息中心	1999	月刊	胡大一	11-4395/R	1009-0959	30.00	北京市	http://www.zgyydk.cn	0.562	0.624
《中国医药工业杂志》	上海医药工业研究院、中国药学会和中国化学制药业工业协会	1970	月刊	周伟澄	31-1243/R	1001-8255	20.00	上海市	www.cjph.com.cn	0.555	0.709
《中国医药技术与市场》	全国医药技术市场协会	1993	双月刊	黄美珠			OA刊/内刊	北京市	http://www.cpde.org.cn		
《中国医药科学》	海峡两岸医药卫生交流协会、二十一世纪联合创新医药科学研究院	2011	半月刊	詹洪春	11-6006/R	2095-0616	20.00	北京市	www.zgyykx.com/	0.376	0.427
《中国医药生物技术》	中国医药生物技术协会	2006	双月刊	蒋建东	11-5512/R	1673-713X	18.00	北京市	http://www.cmbp.net.cn	0.413	0.592
《中国医药指南》	中国保健协会	2003	旬刊	徐伟云	11-4856/R	1671-8194	10.00	北京市	www.zgyyzn2004.com	0.113	0.141
《中国医院药学杂志》	中国药学会	1981	半月刊	张　玉	42-1204/R	1001-5213	20.00	武汉市	www.zgyyyx.com	1.186	1.392
《中国医院用药评价与分析》	中国医药生物技术协会、中国药房杂志社	2001	月刊	张相林	11-4975/R	1672-2124	12.00	北京市	http://yypf-china.com	0.549	0.604
《中国合理用药探索》	中国药师协会	2003	月刊	张耀华	10-1462/R	2096-3327	28.00	北京市	http://www.chinahlyy.com/	0.464	0.538
《中国制药信息》	中国化学制药工业协会和中国医药集团公司	1984	月刊	潘广成			内刊免费	北京市	http://www.cpia.org.cn/data-library/pharmaceutical/default.html		
《中国中药杂志》	中国药学会	1955	半月刊	张伯礼	11-2272/R	1001-5302	50.00	北京市	www.cjcmm.com.cn 或 www.中国中药杂志.com	1.924	2.460
《中国中医药科技》	中华中医药学会	1994	双月刊	陈可冀	23-1353/R	1005-7072	10.00	哈尔滨市	http://www.zgzyykjzzs.org.cn/	0.438	0.595
《中国中医药图书情报杂志》	中国中医科学院中医药信息研究所	1960	双月刊	崔　蒙	10-1113/R	2095-5707	20.00	北京市	http://tsqb.cintcm.com	0.280	0.378
《中国中医药现代远程教育》	世中联（北京）远程教育科技发展中心	2003	半月刊	杨建宇	11-5024/R	1672-2779	15.00	北京市	http://www.zgzyyycjy.com	0.197	0.340
《中国中医药信息杂志》	中国中医科学院中医药信息研究所	1994	月刊	叶祖光	11-3519/R	1005-5304	20.00	北京市	http://xxzz.cintcm.com	0.714	1.000
《中华中医药学刊》	中华中医药学会、辽宁中医药大学	1982	月刊	石　岩	21-1546/R	1673-7717	10.00	沈阳市	http://zhzyyxk.cbpt.cnki.net	1.007	1.360
《中华中医药杂志》	中华中医药学会	1986	月刊	余　靖	11-5334/R	1673-1727	60.00	北京市	www.zhzyyzz.com	1.128	1.577
《中南药学》	湖南省药学会	2003	半月刊	李焕德	43-1408/R	1672-2981	18.00	长沙市	http://znyx.cbpt.cnki.net	0.630	0.758
《中药材》	国家食品药品监督管理局中药材信息中心站	1978	月刊	元四辉	44-1286/R	1001-4454	35.00	广州市	http://zyca.chinajournal.net.cn	0.893	1.169
《中药新药与临床药理》	广州中医药大学，中华中医药学会	1990	双月刊	王宁生	44-1308/R	1003-9783	10.00	广州市	www.zyxy.com.cn	0.994	1.393
《中药药理与临床》	四川省中医药科学院和中国药理学会	1985	双月刊	赵军宁 杜冠华	51-1188/R	1001-859X	30.00	成都市	http://www.zyyl.cbpt.cnki.net	0.837	1.138
《中药与临床》	成都中医药大学	2010	双月刊	彭　成	51-1723/R	1674-926X	8.00	成都市	http://zylc.paperopen.com	0.394	0.512
《中医药导报》	湖南省中医药管理局、湖南省中医药学会、中华中医药学会	1995	半月刊	邵湘宁	43-1446/R	1672-951X	16.00	长沙市	http://zyydb.com	0.466	0.679
《中医药管理杂志》	中华中医药学会	1993	半月刊	曹正逵	11-3070/R	1007-9203	20.00	北京市		0.116	0.153
《中医药临床杂志》	中华中医药学会	1988	月刊	王　键	34-1268/R	1672-7134	15.00	合肥市	http://ahlc.cbpt.cnki.net	0.356	0.568
《中医药通报》	中华中医药学会、厦门市中医药学会	2002	双月刊	杨叔禹	35-1250/R	1671-2749	60.00	厦门市	http://zyytbzz.cn	0.310	0.479
《中医药信息》	中华中医药学会、黑龙江中医药大学	1984	双月刊	匡海学	23-1194/R	1002-2406	6.00	哈尔滨市	http://zyyxx.hljucm.net	0.916	1.304
《中医药文化》	上海中医药大学、中华中医药学会	2005	双月刊	张智强	31-1971/R	1673-6281	10.00	上海市	http://www.shzyyzz.com	0.352	0.448
《中医药学报》	中华中医药学会、黑龙江中医药大学	1973	双月刊	匡海学	23-1193/R	1002-2392	6.00	哈尔滨市	http://zyyxb.hljucm.net/ch/index.aspx	0.711	1.054
《世界中医药杂志》（英文）	世界中医药学会联合会	2015	季刊	果德安 韩晶岩	10-1395/R	2311-8571	50.00	北京市	http://www.wjtcm.org/		
《肿瘤药学》	湖南省肿瘤医院、中南大学湘雅医学院附属肿瘤医院	2011	双月刊	任华益	43-1507/R	2095-1264	10.00	长沙市	http://www.zgzlyx.com	0.933	1.075

注：1. 复合影响因子和综合影响因子数据源自 CNKI 网站：http://epub.cnki.net/kns/in/

2018 年 CSCD 收录的药学期刊

名　称	CSCD	
	2017—2018	2019—2020
《北京中医药大学学报》	C	C
《毒理学杂志》	E	C
《国际药学研究杂志》	C	—
《华西药学杂志》	C	E
《解放军药学学报》	E	—
《南京中医药大学学报》	C	C
《沈阳药科大学学报》	E	E
《时珍国医国药》	E	E
《世界科学技术-中医药现代化》	E	E
《天然产物研究与开发》	C	C
《药物不良反应杂志》	E	E
《药物分析杂志》	C	C
《药学学报》	C	C
《中草药》	C	C
《中成药》	E	C
《中国海洋药物》	C	C
《中国抗生素杂志》	E	C
《中国临床药理学与治疗学》	C	E
《中国临床药理学杂志》	C	C
《中国生物制品学杂志》	E	E
《中国实验方剂学杂志》	E	C
《中国现代应用药学》	E	C
《中国新药与临床杂志》	E	E
《中国新药杂志》	C	C
《中国药科大学学报》	C	C
《中国药理学通报》	C	C
《中国药理学与毒理学杂志》	C	—
《中国药物化学杂志》	E	E
《中国药物依赖性杂志》	E	E
《中国药学杂志》	C	C
《中国医药工业杂志》	E	E
《中国中药杂志》	C	C
《中国中医药信息杂志》	E	E
《中华中医药杂志》	C	E
《中药新药与临床药理》	C	C
《中药药理与临床》	C	C
《药学学报》(英文)	C	C
《中国药理学报》(英文版)	C	C
《中国天然药物》(英文版)	C	C
《中国药学》(英文版)	C	C
《药物分析学报》(英文版)	C	C

注:1. CSCD 收录与否数据源自:中国科学院文献情报中心:http://sciencechina.cn/cscd_source.jsp

2018 年北大核心收录的药学期刊

名　称	北大核心(2017 版)
《北京中医药大学学报》	R2(6)
《毒理学杂志》	无
《广州中医药大学学报》	无
《国际药学研究杂志》	R9(16)
《华西药学杂志》	无
《江苏医药》	无

(续表)

名　称	北大核心(2017 版)
《南京中医药大学学报》(自然科学版)	R2(15)
《沈阳药科大学学报》	R9(14)
《时珍国医国药》	R2(19)
《世界科学技术-中医药现代化》	R2(13)
《天津医药》	R(28)
《天然产物研究与开发》	R2(16)
《药物分析杂志》	R9(3)
《药学学报》	R9(1)
《医药导报》	R(27)
《中草药》	R2(1)
《中成药》	R2(8)
《中国海洋药物》	无
《中国抗生素杂志》	无
《中国临床药理学杂志》	R9(11)
《中国生化药物杂志》	无
《中国实验方剂学杂志》	R2(4)
《中国现代应用药学》	R9(5)
《中国新药与临床杂志》	R9(12)
《中国新药杂志》	R9(4)
《中国药房》	R9(15)
《中国药科大学学报》	R9(8)
《中国药理学通报》	R9(6)
《中国药理学与毒理学杂志》	R9(9)
《中国药物化学杂志》	R9(13)
《中国药学杂志》	R9(2)
《中国疫苗与免疫》	R1(15)
《中国医药工业杂志》	R9(10)
《中国医院药学杂志》	R9(7)
《中国中药杂志》	R2(2)
《中华中医药学刊》	R2(17)
《中华中医药杂志》	R2(7)
《中药材》	R2(10)
《中药新药与临床药理》	R2(14)
《中药药理与临床》	R2(12)

注:1.《北大核心期刊目录 2017 版》适用 2018—2022 年期刊

2018 年中信所药学期刊影响因子

名　称	中国科技核心	
	核心影响因子	拓展影响因子
Asian Journal of Traditional Medicines		无数据
Asian Journal of Pharmaceutical Sciences		无数据
Acta Pharmaceutica Sinica B	1.101	1.265
Acta Pharmacologica Sinica	1.026	1.184
Chinese Herbal Medicines	0.654	0.760
Chinese Journal of Natural Medicines	0.531	0.670
Journal of Chinese Pharmaceutical Sciences	0.400	0.486
Journal of Pharmaceutical Analysis	0.246	
World Journal of Traditional Chinese Medicine	0.127	0.127
《安徽医药》	0.535	1.987
《安徽中医药大学学报》	0.475	1.149

（续表）

名　称	中国科技核心	
	核心影响因子	拓展影响因子
《北方药学》	1.035	
《北京中医药》	0.558	1.009
《北京中医药大学学报》	1.000	1.696
《长春中医药大学学报》	0.714	1.961
《成都中医药大学学报》	1.457	
《当代医药论丛》	0.919	
《东南国防医药》	0.494	1.270
《毒理学杂志》	0.392	0.512
《儿科药学杂志》	0.418	1.348
《福建医药杂志》	0.742	
《福建中医药》	0.472	
《甘肃医药》	0.785	
《广东药科大学学报》	0.560	0.915
《广西中医药》	0.822	
《广西中医药大学学报》	1.060	
《广州中医药大学学报》	0.850	2.095
《广州医药》	无数据	
《贵州医药》	2.000	
《国际生物制品学杂志》	0.173	
《国际药学研究杂志》	0.605	1.089
《国际医药卫生导报》	1.055	
《国际中医中药杂志》	0.271	0.747
《国外医药抗生素分册》	0.511	
《哈尔滨医药》	1.105	
《海峡药学》	0.846	
《河北医药》	0.528	2.581
《河北中医药学报》	0.557	1.458
《黑龙江医药》	1.283	
《黑龙江医药科学》	1.048	
《黑龙江中医药》	0.497	
《湖北医药学院学报》	无数据	
《湖北中医药大学学报》	0.542	1.780
《湖南中医药大学学报》	1.009	3.776
《华西药学杂志》	0.505	0.774
《化工与医药工程》	无数据	
《淮海医药》	1.119	
《环球中医药》	0.625	1.275
《吉林医药学院学报》	0.737	
《吉林中医药》	0.736	1.635
《家庭用药》	0.003	
《家庭医药-就医选药》/《家庭医药-快乐养生》	0.138/0.013	
《家庭中医药》	0.053	
《江苏医药》	1.329	
《江苏中医药》	0.499	1.250
《江西医药》	0.995	
《江西中医药》	0.623	
《江西中医药大学学报》	0.734	
《解放军药学学报》	0.379	0.701
《解放军医药杂志》	1.233	2.843

（续表）

名　称	中国科技核心	
	核心影响因子	拓展影响因子
《今日药学》	0.843	
《开卷有益求医问药》	无数据	
《抗感染药学》	0.841	
《辽宁中医药大学学报》	0.678	1.433
《临床合理用药杂志》	1.324	
《临床药物治疗杂志》	0.600	1.596
《临床医药实践》	无数据	
《临床医药文献杂志》电子版	无数据	
《内蒙古中医药》	无数据	
《南京中医药大学学报》（自然科学版）	0.990	2.043
《青岛医药卫生》	1.199	
《青海医药杂志》	0.361	
《山东医药》	0.700	1.816
《山东中医药大学学报》	0.496	0.951
《山西医药杂志》	1.923	
《陕西中医药大学学报》	1.034	
《上海医药》	1.050	
《上海中医药大学学报》	0.695	1.234
《上海中医药杂志》	0.744	1.301
《神经药理学报》	0.191	
《沈阳药科大学学报》	0.401	0.593
《时珍国医国药》	0.901	
《实用临床医药杂志》	4.021	
《实用药物与临床》	0.581	1.548
《实用医药杂志》	0.762	
《实用中医药杂志》	0.776	
《食品与药品》	0.404	0.621
《食药用菌》	无数据	
《世界科学技术—中医药现代化》	0.694	1.129
《世界临床药物》	0.553	1.173
《世界中医药》	0.976	3.082
《首都食品与医药》	0.724	
《数理医药学杂志》	1.314	
《天津药学》	1.168	
《天津医药》	0.559	1.363
《天津中医药》	0.610	1.287
《天津中医药大学学报》	0.609	1.259
《天然产物研究与开发》	0.777	1.029
《西北药学杂志》	0.948	1.590
《西部中医药》	0.494	1.565
《西南国防医药》	0.325	1.429
《西藏医药》	无数据	
《现代药物与临床》	无	3.086
《现代医药卫生》	1.028	
《现代中药研究与实践》	0.406	0.682
《现代中医药》	0.954	
《新疆中医药》	0.657	
《亚太传统医药》	无数据	
《亚洲社会药学》	无数据	
《药品评价》	1.279	

（续表）

名 称	中国科技核心	
	核心影响因子	拓展影响因子
《药物不良反应杂志》	0.511	0.808
《药物分析杂志》	0.932	1.272
《药物流行病学杂志》	0.688	1.207
《药物生物技术》	0.519	0.745
《药物评价研究》	1.011	2.353
《药学服务与研究》	0.415	1.061
《药学教育》	1.141	
《药学进展》	0.729	
《药学实践杂志》	0.357	0.780
《药学学报》	1.180	1.458
《药学研究》	0.788	
《药学与临床研究》	0.515	1.078
《医药导报》	0.697	1.501
《医药论坛杂志》	0.475	
《医药前沿》	0.351	
《云南医药》	0.368	
《云南中医中药杂志》	0.789	
《浙江中医药大学学报》	0.537	1.232
《中草药》	1.878	2.484
《中成药》	0.970	1.550
《中国处方药》	1.116	
《中国当代医药》	1.652	
《中国海洋药物》	0.337	0.420
《中国合理用药探索》	1.119	
《中国基层医药》	1.466	
《中国抗生素杂志》	0.758	1.241
《中国临床药理学与治疗学》	0.829	1.384
《中国临床药理学杂志》	1.054	3.104
《中国临床药学杂志》	0.320	0.767
《中国疫苗和免疫》	1.535	2.248
《中国民族民间医药》	无数据	
《中国民族医药杂志》	0.422	
《中国生化药物杂志》	无数据	
《中国生物制品学杂志》	0.378	0.552
《中国食品药品监管》	0.244	
《中国实验方剂学杂志》	1.436	2.044
《中国实用医药》	1.075	
《中国现代药物应用》	1.464	
《中国现代应用药学》	1.074	1.498
《中国现代医药杂志》	0.839	
《中国现代中药》	0.751	1.097
《中国乡村医药》	0.692	
《中国新药与临床杂志》	0.781	1.191
《中国新药杂志》	0.781	1.204
《中国药店》	无数据	
《中国药房》	0.974	2.699
《中国药科大学学报》	0.604	0.881
《中国药剂学杂志(网络版)》	无数据	
《中国药理学通报》	1.637	2.160
《中国药理学与毒理学杂志》	0.614	0.897

（续表）

名 称	中国科技核心	
	核心影响因子	拓展影响因子
《中国药品标准》	0.394	
《中国药师》	0.582	1.305
《中国药事》	0.404	0.980
《中国药物化学杂志》	0.205	0.261
《中国药物经济学》	1.124	
《中国药物警戒》	0.665	1.278
《中国药物滥用防治杂志》	0.559	
《中国药物评价》	1.064	
《中国药物依赖性杂志》	0.236	0.470
《中国药物应用与监测》	0.862	1.610
《中国药物与临床》	1.783	
《中国药学杂志》	0.896	1.288
《中国药业》	0.413	1.703
《中国医药》	0.961	1.909
《中国医药导报》	0.625	2.412
《中国医药导刊》	无数据	
《中国医药工业杂志》	0.497	0.744
《中国医药技术与市场》	无数据	
《中国医药科学》	1.662	
《中国医药生物技术》	0.664	0.582
《中国医药指南》	1.130	
《中国医院药学杂志》	0.967	2.065
《中国医院用药评价与分析》	0.431	1.915
《中国合理用药探索》	1.119	
《中国制药信息》	无数据	
《中国中药杂志》	1.750	2.505
《中国中医药科技》	1.115	
《中国中医药图书情报杂志》	0.715	
《中国中医药现代远程教育》	0.762	
《中国中医药信息杂志》	0.613	1.261
《中华中医药学刊》	0.941	1.798
《中华中医药杂志》	1.071	1.687
《中南药学》	0.564	0.888
《中药材》	0.725	1.157
《中药新药与临床药理》	0.882	1.268
《中药药理与临床》	1.219	
《中药与临床》	无数据	
《中医药导报》	0.403	0.989
《中医药管理杂志》	0.910	
《中医药临床杂志》	0.813	
《中医药通报》	0.859	
《中医药信息》	2.002	
《中医药文化》	0.432	
《中医药学报》	1.611	
《肿瘤药学》	0.838	1.307

注:1. 拓展影响因子数据源自《2019 版中国科技期刊引证报告(扩展版)》;2. 核心影响因子数据源自《2019 版中国科技期刊引证报告(核心版)自然科学卷》

（赵　莉）

药学记事

Events

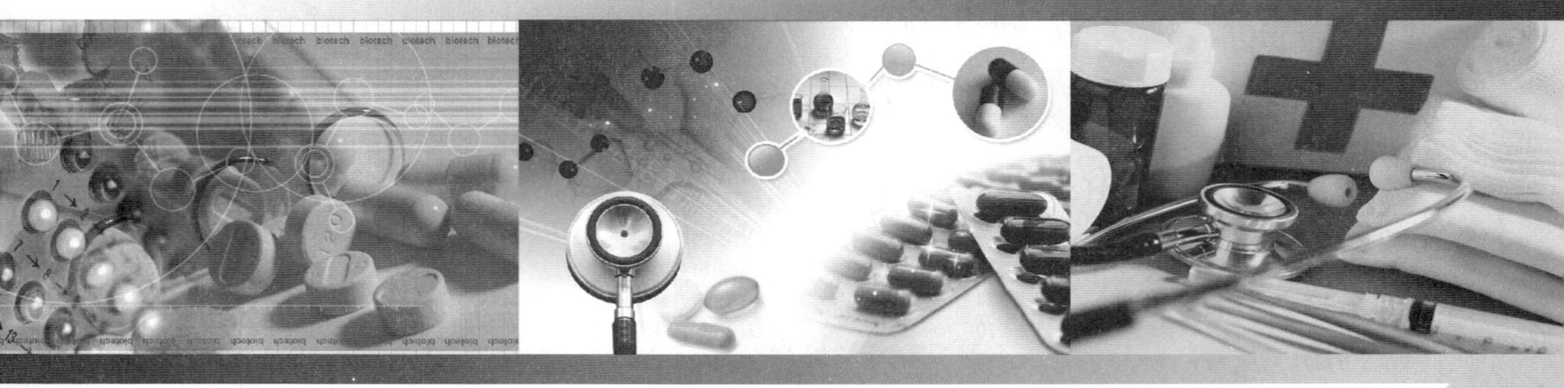

2017 年

1 月

9 日　2016 年度国家科学技术奖励大会在北京人民大会堂举行。中国中医科学院研究员、2015 年诺贝尔生理学或医学奖获得者屠呦呦，获得 2016 年度国家最高科学技术奖。

9 日　国家中医药管理局新闻办公室和中国中医药报社共同揭晓 2016 年中医药十大新闻。（详见附录）

9 日　受世界中医药学会联合会秘书处委托，由世界中联新媒体专业委员会和世界中医药网组织专家，评出 2016 年度世界中医药十大新闻。（详见附录）

9 日*　国务院印发《“十三五”深化医药卫生体制改革规划》（以下简称《规划》），部署加快建立符合国情的基本医疗卫生制度，推进医药卫生治理体系和治理能力现代化。

《规划》提出，要在 5 项制度建设上取得新突破。一是建立科学合理的分级诊疗制度。二是建立科学有效的现代医院管理制度。三是建立高效运行的全民医疗保障制度。完善筹资机制，深化医保支付方式改革，加快推进基本医保全国联网和异地就医直接结算，提高大病保险对困难群众支付的精准性。四是建立规范有序的药品供应保障制度。实施药品生产、流通、使用全流程改革，建设符合国情的国家药物政策体系，理顺药品价格，保障药品安全有效、价格合理、供应充分。五是建立严格规范的综合监管制度。

10 日*　国务院印发《“十三五”卫生与健康规划》（以下简称《规划》）。《规划》提出到 2020 年，覆盖城乡居民的基本医疗卫生制度基本建立，实现人人享有基本医疗卫生服务，人均预期寿命在 2015 年基础上提高 1 岁，超过 77.3 岁。

《规划》确定了卫生与健康领域要重点推进的 10 项工作任务。一是加强重大疾病防治，建立专业公共卫生机构、综合性医院和专科医院、基层医疗卫生机构“三位一体”的防控机制。二是推动爱国卫生运动与健康促进，推进健康城市和健康村镇建设，提高全民健康素养，增强人民体质。三是加强妇幼卫生保健和生育服务，保障妇女、儿童和青少年健康，有效降低孕产妇死亡率和婴儿死亡率。四是发展老年健康服务，推动医疗卫生与养老服务融合发展。五是维护好贫困人口、流动人口、残疾人等重点人群健康，促进健康公平。六是完善计划生育政策，改革完善计划生育服务管理，保持适度生育水平。七是提升医疗服务水平，保障医疗质量安全，基本建立符合国情的分级诊疗制度。八是加强中医药传承创新，健全中医药健康服务体系，推进中西医协调发展。九是加强卫生计生综合监督执法体系建设，强化食品药品安全监管。十是加快健康产业发展，支持社会力量以多种形式参与健康服务，满足人民群众多样化、多层次健康需求。

12 日—13 日　“全国食品药品监督管理工作和表彰先进会议暨党风廉政建设工作会议”在北京召开。人力资源和社会保障部、国家食品药品监督管理总局联合对食品药品监督管理系统的 45 个先进集体、23 名先进工作者进行表彰。

13 日*　国家食品药品监管总局批准抗癌药吉非替尼片、抗艾滋病药依非韦伦片以及富马酸替诺福韦二吡呋酯片的国产仿制药品上市。

14 日　由中华医学会主办、扬子江药业集团独家协办的中华医学科技奖（2016）颁奖大会在江苏省南京市召开，83 项医学科研成果和 1 位获奖人荣获 2016 年中华医学科技奖。全国人大常委会副委员长、中华医学会名誉会长陈竺出席颁奖典礼，并向获奖代表颁奖。

14 日　由中国健康传媒集团中国食品药品舆情监测中心主办、《中国医药报》社医药新闻部承办的首届舆情沙龙在北京召开。活动邀请了政府有关人员、业界专家、企业代表等各界人士出席，围绕“两票制”政策的推广开展了探讨。

16 日　中国民族医药学会第三次全国会员代表大会在陕西西安召开。大会修订《中国民族医药学会章程》，选举中国民族医药学会第三届理事会会长、副会长、秘书长等。许志仁当选会长。

17 日*　国家发展改革委印发《“十三五”生物产业发展规划》（以下简称《规划》）。《规划》提出发展目标为：创新能力显著增强，国际竞争力不断提升。研发投入占销售收入的比重显著提升，重点企业达到 10% 以上，形成一批具有自主知识产权、年销售额超过 100 亿元的生物技术产品，一批优势生物技术和产品成功进入国际主流市场，国际产能合作步伐进一步加快。产业结构持续升级，产业向中高端发展。生物技术药占比大幅提升，化学品生物制造的渗透率显著提高，新注册创新型生物技术企业数量大幅提升，形成 20 家以上年销售收入超过 100 亿元的大型生物技术企业，在全国形成若干生物经济强省、一批生物产业双创高地和特色医药产品出口示范区。

17 日*　在今日头条与中国互联网发展基金会共同主办的“端·政——当政务新媒体遇到 AI”大会上，国家食品药品监管总局获最具影响力政务头条号矩阵奖，甘肃省食品药品监管局获得最具突破力政务头条号矩阵奖，“南通食品药品监管”“阳泉食事药闻”获得最具影响力民生头条号称号，来自食药监管系统的多个政务头条号获得社会的高度认可。

18 日　“中国药学会产学研与创新工作委员会 2017 年工作会议”在北京召开，会议总结 2016 年工作，研究 2017 年重点工作。陈志南副理事长首先总结了产学研与创新工作委员会 2016 年重点工作情况。

注：* 为新闻事件报道日期。

25 日　由中国中医药报社推选的“2016 年度中国中医药新闻人物”揭晓，中医药高等学校教学名师群体（丁樱等 60 人）、中国民族医药学会国际交流与合作分会名誉会长李肇星当选。

2 月

21 日*　国务院印发《“十三五”国家食品安全规划》和《“十三五”国家药品安全规划》，明确了我国“十三五”时期食品药品安全工作的指导思想、基本原则、发展目标和主要任务，部署保障人民群众饮食用药安全。《“十三五”国家药品安全规划》提出，“十三五”期间，要实现药品质量进一步提高，分期分批对已上市的药品进行质量和疗效一致性评价；药品医疗器械标准不断提升，制修订完成国家药品标准 3 050 个和医疗器械标准 500 项；审评审批体系逐步完善，实现按规定时限审评审批；检查能力进一步提升，使职业化检查员的数量素质满足检查需要；监测评价水平进一步提高，药品定期安全性更新报告评价率达到 100%；检验检测和监管执法能力得到增强，药品医疗器械检验检测机构达到国家相应建设标准；执业药师服务水平显著提高，每万人口执业药师数超过 4 人，所有零售药店主要管理者具备执业药师资格，营业时有执业药师指导合理用药。规划提出了加快推进仿制药质量和疗效一致性评价、深化药品医疗器械审评审批制度改革、健全法规标准体系、加强全过程监管、全面加强能力建设等 5 项主要任务。

22 日*　国家食品药品监督管理总局日前发布《仿制药质量和疗效一致性评价工作中改规格药品（口服固体制剂）评价一般考虑》《仿制药质量和疗效一致性评价工作中改剂型药品（口服固体制剂）评价一般考虑》《仿制药质量和疗效一致性评价工作中改盐基药品评价一般考虑》。仿制药质量和疗效一致性评价工作稳步推进，口服固体制剂改规格、改剂型和改盐基药品有了各自的评价标准。

23 日　人力资源社会保障部印发《关于印发 < 国家基本医疗保险、工伤保险和生育保险药品目录（2017 年版）> 的通知》，正式公布 2017 年版国家基本医疗保险、工伤保险和生育保险药品目录。

24 日　首届岐黄中医药传承发展奖颁奖仪式在京举行。湖北中医药大学教授李今庸等荣获“岐黄中医药传承发展奖”，青海藏医药研究院多杰（藏族）等荣获“岐黄中医药传承发展奖青年奖”。该奖项由北京岐黄中医药文化发展基金会联合中国中医科学院共同设立，旨在鼓励弘扬中医药传统、发展中医药理论、钻研中医药典籍、创立中医药特色技法、传授中医药知识技能的优秀中医药研究人员。

3 月

5 日　第十二届全国人民代表大会第五次会议在北京人民大会堂开幕，会议听取和审议国务院总理李克强关于政府工作的报告。李克强总理在政府工作报告中强调，食品药品安全事关人民健康，必须管得严而又严。

17 日　国家食品药品监督管理总局发布《2016 年度药品审评报告》，对 2016 年全年的药品注册受理、审评和审批的总体情况进行了阐述，并分别对化学药品、中药和生物制品的受理、审评数据及审评时限进行了分析。（详见附录）。

22 日　“第八届全国中医药博士生学术论坛暨岐黄杯第八届全国中医药博士生优秀论文颁奖会议”在江西南昌举行。活动共收集论文 292 篇，40 位入围一、二等奖优秀论文的博士生进行了论文现场答辩，现场评出一等奖 18 名、二等奖 22 名、三等奖 60 名、最佳风采奖 3 名。活动由中华中医药学会、北京岐黄中医药文化发展基金会、《中华中医药杂志》社主办，江西中医药大学承办。

23 日　全国药品注册管理工作会在京召开，会议研究进一步全面贯彻落实《国务院关于药品医疗器械审评审批制度改革的意见》和全国食品药品监督管理暨党风廉政建设工作会议精神，总结过去一年的药品注册工作，研究部署 2017 年药品注册管理重点任务，进一步深入推进药品审评审批制度改革。

23 日—24 日　全国食品药品稽查工作会议在北京召开。会议传达学习党中央国务院对食品药品执法办案工作的要求，认真贯彻落实全国食品药品监督管理暨党风廉政建设工作会议精神，全面总结一年多来食品药品稽查工作，深入分析形势，部署 2017 年重点工作。国家食品药品监督管理总局副局长孙咸泽出席会议并讲话。

24 日　国家食品药品监管总局局长毕井泉会见了来访的比尔及梅琳达·盖茨基金会联席主席比尔·盖茨一行。双方回顾了近年来在药品监管领域的良好合作，并就进一步深化战略合作等进行了交流。总局相关单位负责同志参加了会见。

25 日　“中国药学会药物警戒专业委员会成立大会”在北京召开。中国药学会副理事长兼秘书长丁丽霞出席会议并讲话，中国药学会第一届药物警戒专业委员会委员出席了会议。大会由药物警戒专业委员会主任委员、国家食品药品监督管理总局药品评价中心主任杨威主持。丁丽霞介绍了药物警戒专业委员会的成立过程并宣读了委员名单，并为第一届专业委员会主任委员、副主任委员及委员颁发了聘书。

31 日　国家食品药品监督管理总局首批公职律师颁证仪式在京举行。首批 24 名公职律师获公职律师证书。总局

注：* 为新闻事件报道日期。

副局长焦红、司法部律师公证工作指导司司长周院生出席颁证仪式，并就加强公职律师工作提出要求。建立公职律师队伍是总局贯彻落实党中央、国务院关于全面推进依法治国战略部署，加强食品药品监管法治建设的重大举措。

31 日　国家中医药管理局公布了“中药材及饮片鉴别检验技术培训班”等 1 189 项 2017 年度国家级中医药继续教育项目。2017 年度国家级中医药继续教育项目分为知识技能类、学习提高类、前沿进展类 3 个类别。国家中医药管理局要求各主办单位要根据项目类别确定相应的培训对象，提高项目的针对性和实效性。

4 月

4 日　国家药监局召开座谈会听取业界对执业药师监管政策意见建议，听取了全国工商联医药业商会、中国医药商业协会、药品零售连锁龙头企业代表对执业药师配备使用和发展政策的意见建议，共同研究保障公众用药安全、促进药品零售行业发展相关政策措施。

7 日* 　国家食品药品监督管理总局局长毕井泉签署第 31 号总局令，公布《国家食品药品监督管理总局关于调整部分药品行政审批事项审批程序的决定》。自 2017 年 5 月 1 日起，药物临床试验、药品补充申请、进口药品再注册行政审批事项审批程序，调整为由国家食品药品监督管理总局药品审评中心以国家食品药品监督管理总局名义做出。这是总局为贯彻落实《国务院关于改革药品医疗器械审评审批制度的意见》（国发［2015］44 号）以及国务院有关行政审批制度改革精神，进一步加强药品注册管理，切实提高审评审批效率，更好地为申请人服务的又一重大举措。

10 日* 　国家食品药品监督管理总局发布仿制药质量和疗效一致性评价品种分类指导意见的通告，将仿制药质量和疗效一致性评价品种分为原研进口上市品种，原研企业在中国境内生产上市的品种，进口仿制品种，国内仿制品种和改规格、改剂型、改盐基的仿制品种及国内特有品种六大类，并分别提出了开展一致性评价的指导意见。原研进口上市品种、原研企业在中国境内生产上市的品种无须开展一致性评价，改规格、改剂型、改盐基的仿制品种需按照有关规定开展一致性评价，国内特有品种企业未选择重新开展证明其安全有效性临床试验的将不能使用。

24 日　“中日药品医疗器械研讨会”在京召开。国家食品药品监督管理总局副局长吴浈、日本厚生劳动省副大臣古屋范子出席会议并分别致辞。国家食品药品监督管理总局司、日本厚生劳动省相关负责人以及中日专家、企业家进行了经济交流。总局药化注册司副司长杨胜介绍了总局药品审评审批制度改革工作情况，总局医疗器械注册管理司副司长高国彪介绍了总局医疗器械审评审批制度改革工作情况，并回答了日方的提问。

18 日* 　2017 年全国药品不良反应监测中心主任座谈会在山东威海召开。此次会议是国家食品药品监督管理总局药品评价中心（国家药品不良反应监测中心）召开的首次以医疗器械不良事件监测和再评价为主题的座谈会。国家食品药品监督管理总局副局长焦红出席会议并讲话。

28 日　国家总局发布 2016 年《国家药品不良反应监测年度报告》（以下简称报告）。报告介绍了 2016 年我国药品不良反应监测工作总体进展、药品不良反应报告情况、风险控制措施情况以及重点提示关注五方面情况。

28 日　中国医药教育协会整合医学教育分会成立大会在西安召开。中国医药教育协会会长黄正明，中国工程院院士、中国工程院副院长樊代明，中国工程院院士顾晓松，中国工程院院士、北京大学医学部主任詹启敏，以及来自全国 80 多所高等院校、医疗机构、企业的 150 余位代表参会。大会由中国健康传媒集团董事长兼总经理吴少祯主持。

29 日　以“未来医学，赢在整合”为主题的第二届中国整合医学大会在西安召开，52 名两院院士、150 余名大学校长、逾 1 000 名医院院长与会共同探讨未来医学发展的趋势与方向。此次大会设立 1 个主论坛和 45 个分论坛与 300 多个讲座。7 位院士和专家分别就医学与整合、医学与教育、医学与文学、医学与医德、医学与工程、医学与营养、中医与西医、整合医学与医学研究等话题做主旨报告。

5 月

5 日* 　近日，国务院办公厅印发《深化医药卫生体制改革 2017 年重点工作任务》，强调 2017 年是全面贯彻落实全国卫生与健康大会精神和实施“十三五”医改规划的重要一年，是形成较为系统的基本医疗卫生制度框架的关键之年。要把 2017 年作为“工作落实年”，抓好已出台的各项重大改革举措的落地实施和督查评估。要着力完善政策体系，创新体制机制，基本建立分级诊疗、现代医院管理、全民医保、药品供应保障、综合监管 5 项基本医疗卫生制度框架。

16 日　中国药学会第二十四次全国会员代表大会开幕式在京隆重举行。国家食品药品监管总局局长毕井泉出席开幕式并发表讲话。

19 日　食品药品监管总局局长毕井泉会见了来访的美国食品药品管理局（FDA）药品审评与研究中心（CDER）战略

注：* 为新闻事件报道日期。

办公室主任、国际人用药品注册技术协调会(ICH)管理委员会主席特蕾莎·穆林博士一行。双方就通过监管改革促进药物创新、中国加入ICH等议题进行了交流。

23日　国家食品药品监管总局发布《2016年度食品药品监管统计年报》。年报显示,2016年共批准新药临床4011件,较2015年的606件有了大幅度增长。

24日　中国食品药品检定研究院黄宝斌副研究员、许明哲主任药师和成双红副主任药师与世界卫生组织专家合作,在国际知名出版集团John Wiley &Sons(英国)旗下的《药理学研究与展望》(Pharmacology Research & Perspectives)杂志上发表题为《补课——中国出台新政以确保仿制药的可互换性》的评论文章。这也是中国仿制药质量和疗效一致性评价相关政策首次登载于国际期刊。

27日　"全国创新争先奖"揭晓。首届"全国创新争先奖"共评选产生10个奖牌获奖团队、28名奖章获奖人选、254名奖状获奖人选。中国科学院上海药物研究所中药研究中心主任果德安、军事医学科学院放射与辐射医学研究所药毒理研究室主任高月、北京大学药学院天然药物学系主任屠鹏飞、江苏康缘现代中药研究院院长萧伟、中日友好医院院长王辰、中国科学院上海药物研究所学位评定委员会主任陈凯先、中国人民解放军总医院内科临床部肾脏病科名誉主任陈香美、中国中医科学院中药资源中心副主任郭兰萍等8位中医药、中西医结合领域科学家荣获全国创新争先奖状。

31日　国际人用药品注册技术协调会(ICH)2017年第一次会议在加拿大蒙特利尔召开。会议通过了中国国家食品药品监督管理总局的申请,总局成为国际人用药品注册技术协调会正式成员。

31日　国家食品药品监督管理总局发布《2016年度药品检查报告》。该报告包括中英文版,阐述了2016年药品检查情况及检查发现的主要问题,分析了各类检查发现的薄弱环节和潜在质量风险。

6月

22日　国家食品药品监管总局副局长孙咸泽一行在江苏省南京市、泰州市调研仿制药质量和疗效一致性评价工作,并召开座谈会听取企业的意见。他听取了江苏省食品药品监管局关于江苏省仿制药质量和疗效一致性评价工作进展情况的汇报,实地调研了扬子江药业、海辰药业、中国药科大学药用辅料及仿创药物研发评价中心、药代动力学重点实验室等,并与部分药品生产企业和医疗机构进行了座谈。

22日　国家食品药品监督管理总局局长毕井泉受国务院委托,向全国人大常委会报告药品管理工作情况时表示,我国目前基本消除了药品注册申请积压,等待审评的药品注册申请已由2015年高峰时的22 000件降至6 000件。化学药和疫苗临床试验申请、中药各类注册申请已实现按时限审评。

29日　国家食品药品监管总局副局长孙咸泽会见了来访的全球疫苗免疫联盟首席执行官塞斯·伯克利博士一行,双方就疫苗监管、中国疫苗参加世卫组织预认证及中国加入ICH后续工作等议题进行了交流。总局相关司局负责同志参加了会见。

7月

6日　世界卫生组织(WHO)传统医药合作中心在中国食品药品检定研究院揭牌。国家食品药品监督管理总局国合司司长袁林、WHO西太区主任申英秀、中检院副院长张志军、中检院中药民族药检定所所长马双成等出席揭牌仪式。

12日　由国家食品药品监督管理总局和商务部共同主办的"2017年发展中国家药品质量管理研讨班(部级)"在京举办。国家食品药品监督管理总局吴浈副局长出席开班仪式并致辞。研讨班主题是:合作共赢,共谋发展;开放交流,共享共建。来自柬埔寨、捷克、毛里求斯、巴拿马、塞舌尔、南苏丹、坦桑尼亚、乌干达、赞比亚9个国家的卫计委、国家药品监管机构的32名部、局级官员等参加研讨班。

13日　"2017年度金砖国家药品监管合作会议"在河南郑州召开。国家食品药品监督管理总局副局长吴浈出席会议并讲话,有关金砖国家药品监管机构和业界的代表等出席会议。

18—19日　"2017年全国药品不良反应监测中心主任座谈会"在山东威海召开。此次会议是国家食品药品监督管理总局药品评价中心(国家药品不良反应监测中心)召开的首次以医疗器械不良事件监测和再评价为主题的座谈会。国家食品药品监督管理总局焦红副局长出席会议并讲话。

21日　国家食品药品监督管理总局新闻宣传中心发布《全国食品药品科普状况调查(2017)》,解码我国公众对食品、药品、化妆品、保健食品和医疗器械的科普诉求。报告内容包括我国公众在食品药品方面的安全意识现状、对安全知识的需求情况、关注的重点、遇到的安全问题及获取相关安全知识的渠道等,并对调查结果进行了分析,建议进一步增强科普的针对性、实用性、权威性、可读性和可及性。

24日　"中日药品医疗器械研讨会"在京召开。国家食品药品监督管理总局副局长吴浈、日本厚生劳动省副大臣古屋范子出席会议并分别致辞。

注:* 为新闻事件报道日期。

8 月

13 日　国家食品药品监督管理总局副局长焦红会见了来访的美国国会能源和商业委员会名誉主席乔·巴顿和众议员莱昂纳德·兰斯一行。

17 日　国家食品药品监督管理总局发布《国家药物滥用监测年度报告(2016 年)》。报告显示,我国药物滥用监测能力进一步提升,药物滥用总体形势可控,但是冰毒流行强度持续加大,新精神活性物质滥用增多,海洛因滥用人群复发率高,青少年、低学历者为药物滥用高危人群,对其急需加强针对性预防宣传教育。(详见附录)

23 日　国家食品药品监管总局批准了北京北生研生物制品有限公司(以下简称北生研公司)的 Sabin 株脊髓灰质炎灭活疫苗(以下简称 IPV 疫苗))生产注册申请。这是继中国医学科学院医学生物学研究所的脊髓灰质炎灭活疫苗之后,我国企业自主研发的又一个新的脊髓灰质炎灭活疫苗产品。

29 日　"第十一届药典委员会成立大会暨第一次全体会议"在京召开。全国人大常委会副委员长、第十届药典委员会主任委员陈竺出席会议。国家食品药品监督管理总局局长、第十一届药典委员会主任委员毕井泉为新一届药典委员会委员代表颁发聘书,并发表讲话。

9 月

2 日　"2017 年(第 34 届)全国医药工业信息年会"在成都召开。中国医药工业信息中心重磅发布"2016 年度中国医药工业百强榜单"。扬子江药业集团有限公司、广州医药集团有限公司、修正药业集团股份有限公司位列百强榜单前三名。扬子江药业连续 3 年蝉联百强榜首,江西济民可信集团有限公司首次跃居百强第十位。

14 日　"第二届中国药品监管科学大会(2017)"在京召开。大会主题是"质量安全与创新发展"。国家食品药品监督管理总局副局长焦红出席会议并做主旨演讲。

17 日*　由中国药学会主办,安徽省药学会、安徽中医药大学和安徽省中医药科学院承办,合肥立方制药股份有限公司、安徽济人药业有限公司、安徽协和成药业饮片有限公司、安徽道地中药材品质提升协同创新中心协办的"第四届中国医药创新与发展高层论坛"在安徽省合肥市举办,论坛主题为"加快中医药发展扩大海内外影响"。国家食品药品监督管理总局副局长、中国药学会理事长孙咸泽,中国药学会监事长、中国科学院院士陈凯先,中国工程院院士刘昌孝,安徽省教育厅厅长李和平、省科技厅厅长宛晓春、省食品药品监督管理局局长徐恒秋,安徽中医药大学校长彭代银,以及来自全国各地的中医药专家、学者 400 多人参加了论坛。中国药学会副秘书长王爱国主持论坛开幕式。

22 日—23 日　由国家药品不良反应监测中心主办的"第六届中国药物警戒大会"在杭州召开。国家食品药品监督管理总局副局长吴浈出席大会。

25 日　国家食品药品监管总局局长毕井泉会见了来访的捷克卫生部部长米洛斯拉夫·路德维克一行。双方就加强药品监管领域合作等议题进行了交流。总局相关司局主要负责同志参加了会见。

10 月

8 日　中共中央办公厅和国务院办公厅联合印发《关于深化审评审批制度改革鼓励药品医疗器械创新的意见》(以下简称《意见》)。这是继 2015 年 8 月《国务院关于改革药品医疗器械审评审批制度的意见》之后,又一个深化药品医疗器械审评审批制度改革的纲领性文件,对我国医药产业创新发展具有里程碑意义。

10 日　2017 年"全国安全用药月"在北京启动。国家食品药品监督管理总局副局长孙咸泽出席启动仪式并致辞。

19 日　国家食品药品监督管理总局批准"重组埃博拉病毒病疫苗(腺病毒载体)"的新药注册申请,同时发给新药证书和药品批准文号。该疫苗是由我国独立研发、具有完全自主知识产权的创新性重组疫苗产品,由军事医学科学院生物工程研究所和康希诺生物股份公司联合研发。

27 日*　由中国药学会主办,中国药学会药剂专业委员会、中国药学会纳米药物专业委员会、国际控释协会中国分会、中国医药工业研究总院、复旦大学药学院、药物制剂国家工程研究中心、中国医药工业信息中心、上海市药学会承办的"2017 年第十一届中国药物制剂大会"于 10 月 27 日至 29 日在上海隆重召开。出席本次大会的有国家食品药品监督管理总局等有关部门领导、两院院士、高等院校、医疗机构、医药企业等国内外药物制剂专家学者共 1 400 余人。

11 月

2 日　"2017 年中国医药报通联工作会"在济南召开,来自全国各地食品药品监管系统新闻宣传部门代表、报社驻地机构人员及部分通讯员代表 90 人参会。

注:* 为新闻事件报道日期。

3日　由中国药学会主办，陕西省药学会、空军军医大学承办，江苏太平洋美诺克生物药业有限公司、石药控股集团有限公司、陕西康惠制药股份有限公司、西安国际医学中心有限公司协办的“2017年中国药学大会暨第十七届中国药师周”在古丝绸之路起点——历史文化名城西安市隆重召开，大会主题是“推进药学事业创新发展共圆健康中国伟大梦想”；同期举办庆祝中国药学会成立110周年活动。十一届全国人大常委会副委员长、中国药学会名誉理事长、中国工程院院士桑国卫等领导和嘉宾出席大会并讲话。中国药学会副理事长、理事、监事，各省市、自治区、直辖市食品药品监督管理部门及药学会负责人，获奖代表，以及科研院所、高等院校、医疗机构、医药企业专家学者2 000余人参加大会。大会开幕式由中国药学会副理事长兼秘书长丁丽霞主持。

4日　“2017年全国医药经济信息网工作会议”在西安市开幕。国家食品药品监管总局副局长、中国药学会理事长孙咸泽出席并讲话，来自全国各地的上千名医药界代表参会。

5日　由中国医药教育协会、中国医药教育协会整合医学教育分会主办，中国健康传媒集团、中国医药科技出版社协办的“2017中国整合医学教育论坛”在重庆举办。论坛由中国医药教育协会整合医学教育分会副会长兼秘书长、中国健康传媒集团董事长吴少祯主持，中国工程院副院长樊代明院士，中国工程院院士、北京大学副校长、北京大学医学部主任詹启敏，中国工程院院士、浙江大学医学院李兰娟教授出席。来自全国113所高等院校和临床教学单位的510余位专家代表共话整合医学。

8日　由电子政务理事会主办的“2017年政府网站精品栏目建设和管理经验交流大会”在成都召开。国家食品药品监管总局政府网站信息联动栏目荣获“信息公开类精品栏目奖”。2014—2017年，总局政府网站先后获得“公众互动”“移动客户端”“数据查询”“信息联动”4个精品栏目奖。

14日　“2017中国化学制药行业年度峰会”在厦门市举办。据悉，从2011年起该峰会已连续举办7届。本届峰会围绕“质量·诚信·品牌”举办主题论坛，内容涉及医保支付方式改革动态、宏观经济形势分析、药品审评制度改革和最新医药政策解读等，旨在持续推动行业品牌建设，强化企业“产品质量、社会责任”意识，促进医药企业健康发展。

24日　国家食品药品监督管理总局与香港食物及卫生局高层会议暨工作组第一次会议在深圳市召开。本次会议是总局与新一届香港特区政府食物及卫生局首次共同召开的年度高层会议，是落实总局局长毕井泉与香港食物及卫生局局长陈肇始今年8月底会晤后达成共识的具体举措。总局副局长吴浈、香港食物及卫生局副局长徐德义出席会议并讲话。

28日　“中国中药公司中药研究院成立大会暨中药产业发展高峰论坛”在北京举行。中国科学院院士陈可冀、中国工程院院士肖培根、国医大师金世元莅临会议。

12月

10日　“第四届两岸医药品安全管理及研发工作组年度高层会”在哈尔滨召开，来自台湾地区卫生福利主管部门及台湾地区食品药品监管机构的负责人参加了会议。国家食品药品监督管理总局吴浈副局长参加会议，黑龙江省副省长孙东升出席会议并致辞。

11日　国家食品药品监管总局局长毕井泉会见了来访的古巴驻华大使米格尔·安赫尔·拉米雷斯一行，双方回顾了中古两国近年来在药品监管领域的良好合作，并就进一步深化合作进行了交流。总局有关司局负责同志参加了会见。

（曹雪松）

2018年

1月

4日　国家食品药品监管总局发布《中国上市药品目录集》。这一我国首部上市的药品目录集，收录了131个品种，203个品规。同时以网络版（含专利信息数据库、数据保护信息库、市场独占期数据库和审评审批/核查/检验报告数据库）形式发布并实时更新，每年年末发布年度电子版，以方便公众查询及下载。

4日*　备受医药行业瞩目的仿制药质量和疗效一致性评价工作取得阶段性成果——首批17个品规通过仿制药质量和疗效一致性评价，标志着我国全面提升仿制药质量和疗效工作稳步推进。开展仿制药质量和疗效一致性评价，对提升我国制药行业整体水平，保障药品安全性和有效性，促进医药产业升级和结构调整，增强国际竞争力，具有十分重要的意义。

8日　由国家食品药品监管总局推荐、中国食品药品检定研究院牵头申报的“艾滋病诊断、治疗和预防产品的评价关键技术建立与推广应用”项目，获得国家科学技术进步奖二等奖。

9日*　国家发改委印发《增强制造业核心竞争力三年行动计划（2018—2020年）》的通知，将“高端医疗器械和药品关键技术产业化”认定为九大重点领域之一。随后，国家发改委又制定了《高端医疗器械和药品关键技术产业化实施方案》，重点支持影像设备、治疗设备、体外诊断产品、植入介入产品、专业化技术服务平台5大类医疗器械发展。

注：*为新闻事件报道日期。

1月11日，国家中医药管理局新闻办公室和《中国中医药报》社共同揭晓2017年中医药十大新闻。分别是：党的十九大提出"坚持中西医并重，传承发展中医药事业"；《中华人民共和国中医药法》7月1日正式实施，国粹有了国法保障；屠呦呦获国家最高科学技术奖，中医药科技创新取得新突破；第三届国医大师和首届全国名中医评选表彰，中医药高层次人才发展格局初步构建；第四届全国少数民族医药工作会议召开，少数民族医药工作成就显著；中药材产业扶贫行动计划启动，助力打赢精准脱贫攻坚战；十二部门发布《关于促进中医药健康养老服务发展的实施意见》，中医药健康服务形成新亮点；中医中药中国行第三阶段活动启动，全面提升公民中医药健康文化素养；中医药"一带一路"发展规划发布，中医药走出去再上新台阶；山东威海推广中医优势病种收付费方式改革，中医药参与深化医改取得新进展。

15日—16日　2018年全国中医药工作会议在京召开。国家卫生计生委主任李斌发表讲话。国家卫生计生委副主任、国家中医药管理局局长王国强作工作报告。

17日　国家食品药品监管总局召开医疗器械审评审批制度改革专家座谈会，听取医疗器械领域全国人大代表，全国政协委员，临床和科研一线的专家学者，中国生物医学工程学会、中国生物材料学会、中国医疗器械行业协会和部分企业代表的意见建议。国家食药监总局全面推进医疗器械审评审批制度改革，贯彻落实中办、国办印发的《关于深化审评审批制度改革鼓励药品医疗器械创新的意见》，强化审评质量管理体系建设，不断提高审评审批质量和效率。鼓励产品创新研发，批准9个创新产品上市。全面推进医疗器械分类、标准工作，强化临床试验监督管理，加强审评员、检查员队伍建设，强化企业落实主体责任，医疗器械监管各项工作稳步推进，审评审批制度改革不断深入。

19日*　在科技部的推动指导下，"药学领域国家重点实验室联盟"（以下简称"联盟"）在江苏省南京市成立，32家联盟成员单位的100多位代表参加联盟成立会议。据联盟理事长、中科院上海药物研究所副所长、新药研究国家重点实验室主任李佳研究员介绍，联盟是在药学领域国家重点实验室发展与交流学术年会、医药产业国家重点实验室创新战略联盟的基础上，由新药研究国家重点实验室等学科国家重点实验室发出倡议，得到省部共建国家重点实验室、企业国家重点实验室、军民共建国家重点实验室以及港澳伙伴国家重点实验室的积极响应，共同发起成立的非法人学术联合体。

23日　在瑞士日内瓦召开了世界卫生组织（WHO）第52届药品质量标准专家委员会会议，会议审定并通过了江苏省无锡市药品检验检测中心起草修订的阿莫西林三水酸原料国际药典标准，该项标准将被收录于2018年版《国际药典》。中国食品药品检定研究院国际合作高级顾问、WHO国际药典委员会委员金少鸿表示，中国药检机构参与国际药品质量标准制定、修订工作的能力已经得到WHO的认可。

22日　由中国健康传媒集团组织评选的"2017年度《中国医药报》十大新闻"揭晓。它们分别是：习近平对食品安全工作做出重要指示，李克强做出批示；国务院印发"十三五"国家食品和药品安全规划；药品医疗器械注册申请数据造假入刑；医疗器械分类管理新机制建立；国家食品药品监管总局加入ICH；10部门联合加强食品安全谣言防控与治理，9部门联合开展食品、保健食品欺诈和虚假宣传专项整治；14部门出台关于提升餐饮业质量安全水平的意见；中办、国办印发《关于深化审评审批制度改革鼓励药品医疗器械创新的意见》；国内首个具有自主知识产权的埃博拉病毒病疫苗获批；《网络餐饮服务食品安全监督管理办法》《医疗器械网络销售监督管理办法》发布。

31日　国家食品药品监管总局、科技部联合印发《关于加强和促进食品药品科技创新工作的指导意见》。旨在通过加强监管科技创新，提升监管技术水平，促进食品药品产业创新发展，推动供给侧结构性改革。优化创新布局，只有监管部门、高校、科研院所、企业等共同发力，方能形成创新合力。针对优化科技创新布局，从加强食品药品监管科技创新、提升食品药品领域科技创新支撑能力、建立完善科研支撑网络、引领企业提升技术创新能力四大方面提出了细化要求。

2月

1日　工信部、国家卫生计生委、国家发改委、国家食品药品监管总局联合印发的《关于组织开展小品种药（短缺药）集中生产基地建设的通知》提出，要结合药品供应保障需求和集中生产基地的全国布局，选择认定5家左右企业（集团，下同）建设小品种药集中生产基地；到2020年，实现100种小品种药集中生产和稳定供应。

5日　国家食品药品监管总局会同海关总署近日发布的《关于增设吉隆、普兰药材进口边境口岸的公告》明确，为贯彻落实"一带一路"倡议，根据《药品管理法》，经国务院批准，同意增设西藏吉隆、普兰口岸为药材进口边境口岸。两部门同时发布通知，规范吉隆、普兰口岸药材进口工作有关事宜。

5日　在中国工程院院士陈君石、中国工程院院士黄璐琦、中国科协全国首席科学传播专家李大魁等十几位知名食品药品安全专家和30多名食品药品监管及科普工作管理部门负责人的见证下，国家食品药品监管总局与中国科协合作框架协议签订仪式在中国食品药品检定研究院举行。国家食药监总局副局长尚勇、中国科协党组副书记徐延豪出席并签署合作框架协议书。

9日*　工业和信息化部发布了新的国产装备扶持目

注：*为新闻事件报道日期。

录，即《首台(套)重大技术装备推广应用指导目录(2017年版)》。2018年，包括医用成像设备、临床检验仪器、超声手术设备、医用高能射线设备、医用高频仪器设备、冷冻手术设备、手术导航和控制系统、骨科用有源器械等9类32种国产医疗装备将直接受益于这一政策。

12日　国家食品药品监管总局公布2018年立法计划，全年立法项目共36部。国家食药监总局发布通知指出，为贯彻落实党的十九大精神，国家食药监总局坚持围绕中心、服务大局、突出重点、协调推进，以2020年基本建成科学完备的食品药品安全法律制度体系为目标，根据《国家食品药品监督管理总局立法程序规定》，制定2018年立法计划，经局务会议审议通过，予以公布。

13日*　由中国医药生物技术协会等单位共同主办的“2017年中国医药生物技术十大进展评选”在浙江桐庐揭晓结果：国际首个重组埃博拉病毒病疫苗研发成功并获准上市等10个技术创新性突出、经济效益或社会效益显著、推动行业科技进步作用明显的进展，在评选活动中脱颖而出，榜上有名。

22日　国家卫生计生委发布医药卫生领域国家科技重大专项最新进展和成果，其中传染病专项最新成果为两项体外诊断(IVD)产品。这两项产品研发成果被认可为重大创新、重大突破。复旦大学附属中山医院在肝癌早诊早治、预测复发转移技术上获得重大突破，其研发的“7种微小核糖核酸肝癌检测试盒”，仅需采集0.2mL的血浆即可诊断肝癌，填补了临床尚无有效监测甲胎蛋白阴性肝癌方法的空白，灵敏度和特异性均达80%以上。另一项“全自动循环肿瘤细胞分选检测系统”，以国际上首次检测到的“外周血中干细胞样循环肝癌细胞”为基础，成功研制出全球首台原型机和检测试剂盒。这两项全球首创且具有完全自主知识产权的技术，已分别实现上市或签约转化。

28日*　为深入贯彻教育部有关教育教学改革和我国医药卫生体制改革精神，进一步落实《国家中长期教育改革和发展规划纲要》(2010—2020年)，适应行业发展需要，满足教育部专业培养目标和全国高等院校培养应用型、创新型药学人才的需求，在教育部、国家卫生计生委、国家食品药品监管总局的支持下，中国医药科技出版社组织全国高等医药院校众多知名专家教授，编撰了两套精准对接行业需求的药学专业精品教材，同时配套数字化教学资源，满足新形势下信息化教学需求。

3月

5日*　2017年度，国家食品药品监管总局共承办全国人大代表建议、全国政协委员提案441件，较2016年增加57件。其中，承办全国人大代表建议(议案)269件，较2016年增加30件；承办全国政协委员提案172件，较2016年增加27件。近五年来，国家食药监总局共承办全国人大代表建议、全国政协委员提案1921件。其中，承办全国人大代表建议(议案)1187件；承办全国政协委员提案734件。上述建议提案已全部按时完成办理工作。据悉，这些建议提案内容集中在深化药械审评审批制度改革，加强药械生产流通监管，加快食药领域立法等方面，充分反映了代表委员高度关注食药监管、体察民情、反映民意的履职尽责和参政议政水平。

6日*　国家食品药品监管总局发布《总局关于适用国际人用药品注册技术协调会二级指导原则的公告》，决定适用5个国际人用药品注册技术协调会(ICH)二级指导原则，以鼓励药品创新，推动我国药品注册技术标准与国际接轨，加快药品审评审批，加强对药品全生命周期管理。

9日　中国药学会举行“2018年度中国药学会药学网络大讲堂——药品质量管理与用药安全管理(第一期)”。本次大讲堂的主题是“药品质量管理与用药安全管理”。中国药学会理事长、第十三届全国政协教科卫体委员会副主任、原国家食品药品监督管理总局副局长孙咸泽，中国药学会副理事长、中国食品药品检定研究院党委书记、院长李波以及中国药学会抗肿瘤药物专业委员会主任委员、国家癌症中心副主任、中国医学科学院肿瘤医院副院长石远凯亲临直播现场，为全国各地医药学工作者进行了网络直播授课。全国共有近361个网络节点3600余人和现场100余人的医药学科技工作者参加了在线和现场学习。

23日*　国家发改委、财政部等六部门联合下发《关于巩固破除以药补医成果持续深化公立医院综合改革的通知》，部署巩固完善公立医院补偿新机制、全面落实医疗服务体系规划、持续深化重点领域和关键环节改革等八项工作。

23日　《2017年度药品审评报告》正式发布，基本情况、药品审评审批制度改革工作进展、审评通过的重点品种进行了全面回顾与总结，并对2018年药审工作进行展望。2017年，我国批准上市药品394个(以药品批准文号计)。其中，化学药品369个，中药民族药(以下简称中药)2个，生物制品23个；国产药品278个，进口药品116个。国产药品中化学新药28个，中药新药1个，生物制品10个，化学仿制药238个，中药仿制药1个。

25日　中国药学会药物警戒专业委员会成立大会在北京召开。中国药学会副理事长兼秘书长丁丽霞出席会议并讲话，中国药学会第一届药物警戒专业委员会委员出席了会议。大会由药物警戒专业委员会主任委员、国家食品药品监督管理总局药品评价中心主任杨威主持。丁丽霞介绍了药物警戒专业委员会的成立过程并宣读了委员名单，并为第一届专业委员会主任委员、副主任委员及委员颁发了聘书。

注：*为新闻事件报道日期。

26日　国家药品不良反应监测中心在北京召开2018年度全国药品不良反应监测工作会。会议贯彻落实全国食品药品监督管理暨党风廉政建设工作会议精神，总结2017年全国药品不良反应监测工作，研究部署2018年重点工作任务。

4 月

2日　国务院做出《关于在海南博鳌乐城国际医疗旅游先行区暂停实施〈医疗器械监督管理条例〉有关规定的决定》（以下简称《决定》），明确在海南博鳌乐城国际医疗旅游先行区内，原由国务院食品药品监督管理部门对第二类、第三类医疗器械进口批准的权限，下放至海南省人民政府。

3日　国家卫健委科教司司长杨青到中国药科大学就"重大新药创制"科技重大专项实施情况开展专题调研，中国药科大学党委书记徐慧、校长来茂德、中国工程院院士王广基、副校长陆涛等参加座谈会。

10日*　李克强总理在上海考察时，特意来到跨国制药企业——上海罗氏制药有限公司。该公司是瑞士罗氏制药公司的药品及诊断产品生产基地，在中国跨国制药公司中抗肿瘤业务排名第一。上海罗氏制药是首个落户张江的中外合资企业。李克强说："希望你们在中国继续扩大投资，把根扎牢，中国开放的大门只会越来越大。扩大开放不仅是中国经济发展转型的内在需求，更是持续改善民生的惠民之举。"

10日*　根据《中共中央关于深化党和国家机构改革的决定》《第十三届全国人民代表大会第一次会议关于国务院机构改革方案的决定》，组建国家市场监督管理总局，作为国务院直属机构；组建国家药品监督管理局，由国家市场监督管理总局管理，不再保留国家食品药品监督管理总局。

10日　国务委员王勇出席国家市场监督管理总局和国家药品监督管理局揭牌仪式。他强调，要坚持以习近平新时代中国特色社会主义思想为指导，全面落实党的十九大、十九届二中、三中全会和全国"两会"精神，扎实有序推进机构改革，全力做好新时代市场监管和药品监管工作，为满足人民美好生活需要、促进经济高质量发展做出更大贡献。

10日　由清华大学药学院在其主办的"新时代中药传承与创新、药物创新与监管科学研讨会"上，宣布成立清华大学"中药研究院"和"药品监管科学研究院"并举行揭牌仪式。

11日　中国药科大学召开首届"国际高中校长论坛"，来自蒙古、摩洛哥、哈萨克斯坦、法国、泰国、印尼、津巴布韦、加纳、阿根廷等10国50余名国际高中校长及代表来校交流讨论合作招生事宜。

11日*　由国药励展主办的包括第79届全国药品交易会、第79届中国国际医疗器械（春季）博览会、第80届中国国际医药原料药/中间体/包装/设备交易会、第七届中国健康营养博览会等展会在内的tHIS健康产业领袖峰会亮相上海国家会展中心，每天吸引十余万名来自世界各地的专业观众前往观展。

12日*　原国家食品药品监管总局执业药师资格认证中心发布通告，公布2018年执业药师资格考试药事管理与法规科目大纲调整内容。通告指出，药事管理与法规科目考试内容中，涉及全国人民代表大会常务委员会审议通过的法律、国务院发布的行政法规及相关规定、国家卫生主管部门和药品监管部门发布的部门规章及相关规定的，将按照新政策法规的规定考查。

17日*　教育部正式公布了2017年度普通高等学校本科专业设置备案和审批结果，上海健康医学院获批创办"医疗产品管理"本科新专业（专业代码：120412T）。据了解，这是全国首个医疗器械管理类的本科专业。

27日　药品审评中心发布按照ICH技术指导原则要求组织制定的《药物临床试验期间安全性数据快速报告标准和程序》，以推动《关于适用国际人用药品注册技术协调会二级指导原则的公告》的贯彻落实。《标准和程序》明确，申请人获准开展药物（包括化药、中药及生物制品）临床试验后，对于临床试验期间发生的（包括中国境内和境外）所有与试验药物肯定相关或可疑的非预期且严重的不良反应（以下简称"非预期严重不良反应"），以及本标准和程序规定的其他情形，都应按照本标准和程序在规定的时限内向国家药品审评机构进行快速报告。

28日　国家药品监督管理局有条件批准用于预防宫颈癌的九价人乳头状瘤病毒疫苗（以下简称HPV疫苗）上市。HPV疫苗是全球首个把癌症作为适应证列入说明书的疫苗。我国批准的九价HPV疫苗由6型、11型、16型、18型、31型、33型、45型、52型、58型HPV的主要衣壳蛋白组成的病毒样颗粒经高度纯化、混合制成。至此，全球已经上市使用的所有HPV疫苗品种在我国均有供应，能更好地满足公众对疫苗接种的不同需求，为宫颈癌的预防提供了新的有效手段。

5 月

1日　我国以暂定税率方式将包括抗癌药在内的所有普通药品、具有抗癌作用的生物碱类药品及有实际进口的中

注：*为新闻事件报道日期。

成药进口关税降为零。此外,将对已纳入医保的抗癌药实施政府集中谈价和采购,对未纳入医保的抗癌药实行医保准入谈判,切实降低百姓抗癌药品费用负担。

3 日* 由北京长江药学发展基金会和中国药学会联合举办的 2017 年度中国药学发展奖颁奖大会在京举行。中国食品药品检定研究院王军志研究员等 24 位在药学领域做出突出贡献,并取得重大科技成果的专家学者,分别获得创新药物奖、康辰骨质疏松医药研究奖、食品药品质量检测技术奖、临床医学研究奖等奖项。中国工程院院士桑国卫、中国工程院院士黄璐琦、中国食品药品检定研究院院长李波、国家药典委员会秘书长张伟等向获奖者颁奖。

3 日* 中国食品药品检定研究院发布的《2017 年度口岸检验工作报告》(以下简称《报告》)显示,2017 年我国药品进口呈稳定增长趋势,20 个口岸药品检验机构共完成 46 385 批次进口药品的口岸检验工作,检验批次同比增长 13.5%,共检出 101 批次不合格药品,不合格率为 0.22%。

5 日 亚洲医疗器械法规协调会(AHWP)2018 年第一次技术委员会会议在北京召开。本次会议由 AHWP 主办,国家药品监督管理局承办,中国医疗器械行业协会协办。AHWP 成立于 1997 年,成员包括 30 个国家和地区,宗旨是致力于促进亚洲及其他国家和地区医疗器械法规协调,是由监管部门和企业组成的区域性医疗器械技术法规交流平台。本次会议对 AHWP 有序开展医疗器械技术法规协调具有重要的推动作用。AHWP、技术委员会及 9 个工作组负责人以及 AHWP 咨询专家共 50 余人参加了会议。

5 日 《药学类专业教学质量国家标准》解读会在中国药科大学举行,全国近 200 所高校的 700 多位代表参,共商全面提高药学高等教育质量新路径,这是教育部发布《普通高等学校本科专业类教学质量国家标准》后首家召开的全国范围内的解读会。

6 日 以"民族瑰宝 时代机遇"为主题的"第四届北京中医药科学与文化大会"举办。国医大师、首都医科大学附属北京中医医院柴嵩岩教授,中国工程院院士、中国中医科学院常务副院长黄璐琦等中医药专家,围绕中医药文化传承话题展开深入探讨。同时,"一草一目"大型中医药弘扬传承项目正式启动。该项目将重点开展"一草一目"中医专家库建立、优质野生中药材合理应用、中医药下基层等活动,从多角度助力中医药事业发展。

8 日 国家药典委员会与中国健康传媒集团战略合作框架协议签约仪式在京举行。国家药典委员会秘书长张伟、党委书记薛光华,中国健康传媒集团董事长吴少祯出席签约仪式。国家药典委员会与中国健康传媒集团开展战略合作,旨在更好地贯彻落实党中央关于食品药品安全"四个最严"中关于加快建立"最严谨标准"的要求,更严谨地规范以《中国药典》为主的国家药品标准的发布及宣贯程序,加强药品标准制修订工作,健全国家药品标准体系。

8 日 亚洲医疗器械法规协调会(AHWP)2018 年第一次技术委员会会议在北京召开。本次会议由 AHWP 主办,国家药品监督管理局承办,中国医疗器械行业协会协办。本次会议分闭门会议和开放会议两个阶段。闭门会议重点研讨 AHWP 的发展目标、三年工作规划,以及能力建设和技术法规协调等,如电子标签、体外诊断试剂监管、上市后监管、临床评价、质量管理体系、标准和医疗器械唯一标识(UDI)等,同时还研讨了人工智能医疗器械、3D 打印定制式医疗器械前沿产品等问题。

16 日 新时代医学教育改革发展暨全国医学教育发展中心成立大会在北京大学举行,全国政协原副主席韩启德等出席会议,教育部副部长林蕙青出席会议并讲话。

17 日 国家市场监督管理总局、国家标准化管理委员会批准发布《基于微阵列芯片的遗传性耳聋基因检测方法》等 390 项国家标准。此次发布的国家标准涉及公共安全、社会民生等多个方面,与经济社会发展和百姓生活紧密相关。

23 日 2018 年中国国际药物信息大会暨第十届 DIA 中国年会在北京国际会议中心举办,国家药品监督管理局局长焦红出席。中国国际药物信息大会暨 DIA 中国年会,由中国食品药品国际交流中心与美国药物信息协会(DIA)共同主办,至今已成功举办十届,影响力不断扩大,搭建了国内外药品监管政策和经验分享、产业创新发展信息交流传递和增进友谊的良好平台,对促进我国药品监管领域的国际交流合作,推进制药行业创新发展发挥了重要作用。

24 日 国家药品监督管理局联合国家卫生健康委员会召开疫苗工作媒体见面会。药品监管部门、疾控部门有关工作人员和专家,以及媒体记者齐聚中国食品药品检定研究院,围绕疫苗全程追溯体系建设、不良反应监测、批签发情况、疫苗的安全性和有效性以及五联疫苗替代接种方案等内容进行沟通交流,旨在引导公众正确认识疫苗、科学接种。

31 日 日前,国家药品监管局公布 12 家首批被遴选为国家化妆品不良反应监测评价基地的医疗机构名单。

这 12 家医疗机构为:中国人民解放军空军总医院、中国医科大学附属第一医院、上海市皮肤病医院、中国医学科学院皮肤病医院、浙江大学医学院附属第二医院、福建医科大学附属第一医院、江西省皮肤病专科医院、山东省皮肤病医院、武汉市第一医院(武汉市中西医结合医院)、中山大学附属第三医院、海南省皮肤性病防治中心(海南省皮肤病医院)、新疆维吾尔自治区人民医院。

6 月

1 日 国家药品监督管理局发布了《古代经典名方中药

注:* 为新闻事件报道日期。

复方制剂简化注册审批管理规定》(以下简称《管理规定》),明确来源于古代经典名方中药复方制剂的申请上市,不需提供药效学研究及临床试验资料,仅需提供药学及非临床安全性研究资料。这意味着,来源于历代医家临床智慧结晶的经典名方制剂走向市场的步伐越来越快。

1日　药品审评中心与国家儿童医学中心(首都医科大学附属北京儿童医院)签署战略合作协议。根据协议,未来3年,双方将围绕我国儿童用药说明书规范化管理,儿童用药适宜剂型和规格开发,提高我国儿童药物临床研究质量,以及培养跨学科研究型人才等方面开展密切合作。

4日　国家药品监督管理局公布《2018年药品跟踪检查计划》,明确检查要点,并对各地药监部门落实属地监管责任提出要求。

5日　药品审评中心与中国外商投资企业协会药品研制和开发行业委员会(RDPAC)在京召开专题座谈会,就落实《关于适用国际人用药品注册技术协调会(ICH)二级指导原则的公告》要求,实现临床试验过程中严重非预期不良反应通过E2B格式传输,听取业界意见和建议。

7日　在日本神户举行的国际人用药品注册技术协调会(ICH)2018年第一次大会上,中国国家药品监督管理局当选为ICH管理委员会成员。

8日　国家药品监督管理局分别批准华兰生物疫苗有限公司及长春长生生物科技股份有限公司四价流感病毒裂解疫苗的生产注册申请——我国首个四价流感病毒裂解疫苗获准上市。

12日　国家药品监督管理局局长焦红赴中国医药集团进行调研。焦红首先来到国药中生生物技术研究院实验室,了解一线科研人员的工作情况和研究进展,之后深入北京生物制品研究所生物制品有限公司脊髓灰质炎灭活疫苗生产车间考察疫苗生产情况。焦红听取了国药集团及其子公司中生集团生产经营情况汇报,结合药品医疗器械审评审批制度改革工作,与国药集团各子公司主要负责人就药品医疗器械研发、生产、经营、使用环节有关问题进行了讨论交流。

15日　国家药品监督管理局批准纳武利尤单抗注射液(英文名:Nivolumab Injection)进口注册申请。这是我国批准注册的首个以PD-1为靶点的单抗药物,对解决我国肿瘤患者临床用药的可及性问题具有积极意义,也将有力推进我国肿瘤免疫治疗领域发展。

20日　国务院总理李克强主持召开了国务院常务会议,确定加快已在境外上市新药审批、落实抗癌药降价措施、强化短缺药供应保障。

22日　在国务院新闻办召开的国务院政策例行吹风会上,国家药品监督管理局局长焦红介绍,加快境外上市新药审评审批工作取得积极进展,简化境外上市新药审批政策效果初步显现。4月12日至今,有7个防治严重危及生命疾病的境外新药在中国获批上市。

23日　由台州市人民政府、中国药科大学、浙江省食品药品监管局和中国药品监督管理研究会共同主办的第四届中国医药产业发展与监管论坛在台州举行。本届论坛以"智造·品质·创新"为主题,旨在紧扣我国健康产业发展战略规划,围绕药品供给侧结构性改革和审评审批制度改革,把脉医药产业发展趋势,提升药品监管水平,深化产学研合作,推动医药传统产业转型升级和高质量发展。20家全国百强药企在内的制药企业代表、国内外专家学者、行业协会代表等400余人参加论坛。

26日*　云南特色彝族药物"痛舒胶囊"获得美国食品药品管理局(FDA)批复,获准在美开展Ⅱ期临床研究,成为我国第一个获美国FDA批准进入临床研究的民族药。美国FDA具有国际公认最严格的药品审批与监管体系,中药、民族药在美国FDA的注册是中医药进入国际主流医药市场的重要有效途径。"痛舒胶囊"获美国FDA批准在美进行Ⅱ期临床研究,是我国民族医药现代化、国际化迈出的关键一步。

7月

4日　2018全国药店周暨第13届中国制药工业百强年会在昆明召开,国家药品监督管理局副局长徐景和出席会议。

10日*　我国首个自主研发的抗艾滋病新药——艾博韦泰长效注射剂获国家药品监督管理局批准上市。该药是全球首个抗艾滋病长效融合抑制剂,拥有全球原创知识产权。

11日　在天津召开的智能中药高峰论坛上,天津中医药大学、中国中医科学院、天士力集团等院校和企业共同启动"中药智造十年行动计划"。该行动致力于中药智能制造核心技术的研发与应用,并通过制定具体实施方案及路径,推动行业形成统一行动规划及相关标准。

17日　国家市场监管总局党组书记、副局长毕井泉会见了来访的世界卫生组织总干事谭德塞博士一行。双方表示,愿进一步加强药品监管领域的合作,为全球公共卫生事业做出更大贡献。

22日*　国家药监局负责人通报长春长生生物科技有限责任公司违法违规生产冻干人用狂犬病疫苗案件有关情况。根据举报提供的线索,7月5日　国家药监局会同吉林省局对长春长生公司进行飞行检查;7月15日,国家药监局会同吉林省局组成调查组进驻企业全面开展调查。7月15日,国家药监局发布了《关于长春长生生物科技有限责任公司违法违规生产冻干人用狂犬病疫苗的通告》。已查明,企业编造生产记录和产品检验记录,随意变更工艺参数和设

注:*为新闻事件报道日期。

备。上述行为严重违反了《中华人民共和国药品管理法》《药品生产质量管理规范》有关规定，国家药监局已责令企业停止生产，收回药品 GMP 证书，召回尚未使用的狂犬病疫苗。国家药监局会同吉林省局已对企业立案调查，涉嫌犯罪的移送公安机关追究刑事责任。

23 日* 正在国外访问的中共中央总书记、国家主席、中央军委主席习近平对吉林长春长生生物疫苗案件做出重要指示指出，长春长生生物科技有限责任公司违法违规生产疫苗行为，性质恶劣，令人触目惊心。有关地方和部门要高度重视，立即调查事实真相，一查到底，严肃问责，依法从严处理。要及时公布调查进展，切实回应群众关切。中共中央政治局常委、国务院总理李克强做出批示要求，国务院立刻派出调查组，对所有疫苗生产、销售等全流程全链条进行彻查，尽快查清事实真相，不论涉及哪些企业、哪些人都坚决严惩不贷、绝不姑息。对一切危害人民生命安全的违法犯罪行为坚决重拳打击，对不法分子坚决依法严惩，对监管失职渎职行为坚决严厉问责。尽早还人民群众一个安全、放心、可信任的生活环境。国务院调查组赶赴吉林，开展长春长生违法违规生产狂犬病疫苗案件调查工作。

25 日* 世界卫生组织发布关于中国狂犬病疫苗事件的媒体声明指出：世卫组织完全支持中国国家药品监督管理局扣留问题批次狂犬病疫苗、使其不能进入市场的行动。

30 日* 国务院总理李克强主持召开国务院常务会议，听取吉林长春长生生物科技有限责任公司违法违规生产狂犬病疫苗案件调查进展汇报，要求坚决严查重处并建立保障用药安全长效机制。

8 月

3 日 世界卫生组织（WHO）发布消息，呼吁中国公民继续使用质量有保证的疫苗以预防疾病。WHO 同时指出，虽然长春长生生物科技有限责任公司的事件绝不应发生，但监管机构及时查出异常情况，以及迅速有力应对这一事实，体现了监管部门体系监管和现场检查能有效保护人民健康。WHO 指出，接种疫苗是世界上预防疾病与死亡最有效和最具成本效益的公共卫生干预措施之一。过去 40 年间，中国扩大免疫规划从根本上改变了中国公共卫生进程。

4 日 由中国医药工业信息中心主办的 2018 年（第 35 届）全国医药工业信息年会在上海开幕。第十三届全国政协常委、中国农工民主党中央委员会专职副主席兼秘书长曲凤宏出席大会并致辞。工业和信息化部、国家卫生健康委、国家药品监管局等相关部门负责人，中国科学院院士陈凯先，中国工程院院士侯惠民、杨胜利、李松、宁光等出席大会。会议发布了 2017 年度中国医药工业百强企业榜单。扬子江药业集团有限公司、广州医药集团有限公司、修正药业集团股份有限公司位列前三。扬子江药业连续四年蝉联百强榜首。

16 日 中共中央政治局常务委员会召开会议，听取关于吉林长春长生公司问题疫苗案件调查及有关问责情况的汇报。中共中央总书记习近平主持会议并发表重要讲话。会议指出，这起问题疫苗案件发生以来，习近平总书记高度重视，多次做出重要指示，要求立即查清事实真相，严肃问责，依法从严处理，坚决守住安全底线，全力保障群众切身利益和社会稳定大局。在党中央坚强领导下，国务院多次召开会议研究，派出调查组进行调查，目前已基本查清案件情况和有关部门及干部履行职责情况。会议强调，疫苗关系人民群众健康，关系公共卫生安全和国家安全。

16 日 国家药品监督管理局有条件批准治疗复发或转移性乳腺癌新药马来酸吡咯替尼片（艾瑞妮）上市。马来酸吡咯替尼片属于我国自主研发的创新药，通过优先审评审批程序获准上市。马来酸吡咯替尼是不可逆性人表皮生长因子受体 2（HER2）、表皮生长因子受体（EGFR）双靶点的酪氨酸激酶抑制剂，其作用机理为与细胞内 HER2 和 EGFR 激酶区的三磷酸腺苷（ATP）结合位点共价结合，阻止肿瘤细胞内 HER2 和 EGFR 的同质和异质二聚体形成，抑制其自身的磷酸化，阻断下游信号通路的激活，从而抑制肿瘤细胞生长。

21 日 为贯彻落实中办、国办《关于深化审评审批制度改革鼓励药品医疗器械创新的意见》，进一步推进医疗器械监管创新发展，加快建立符合中国特色的医疗器械监管科学体系，国家药品监督管理局、中国生物材料学会在京联合召开医疗器械监管科学研讨会。多位院士、专家和企业代表、监管人员立足我国医疗器械产业和监管实际，聚焦创新与安全，谋划我国医疗器械监管科学体系，围绕监管科学与创新发展的主题，就科技前沿动态、产品研发创新、审评审批制度改革、上市后监管等方面的科学问题进行了深入研讨。

23 日 由国家中医药管理局、国家民委、国家药品监督管理局等 13 部门联合制定的《关于加强新时代少数民族医药工作的若干意见》正式印发，明确了支持少数民族医药工作发展的重点领域和政策举措。

30 日 国办印发了《深化医药卫生体制改革 2018 年下半年重点工作任务》（以下简称《工作任务》），进一步明确 7 方面 50 项改革重点任务，推动医药卫生体制改革向纵深发展。

31 日* 国家市场监管总局、国家卫生健康委联合发布《医疗器械不良事件监测和再评价管理办法》。这是国家市场监管总局组建以来发布的第一号总局令。

注：* 为新闻事件报道日期。

9 月

1 日　“中国人民大学食品安全治理协同创新中心药品监管与法律研究所成立仪式暨首届中国药品安全治理青年学者论坛”在京举行。

6 日　由国家药品监督管理局指导、中国药品监督管理研究会主办、中国健康传媒集团等单位支持的“第三届中国药品监管科学大会(2018)”在京开幕。大会聚焦“新时代　新目标　新征程——药品科学监管助推健康发展”主题,针对药品监管科学发展进行多角度、多方位深入研讨。

8 日　2018 第五届诺贝尔奖获得者医学峰会在海口市举行。峰会以学术为接口,以产业为龙头,重点围绕肿瘤治疗创新、生物医药发展等热点话题进行交流探讨。诺贝尔奖获得者医学峰会”自 2014 年开始举办以来,通过诺奖医学峰会、诺奖中国行、诺奖大师公开课等多种形式,致力于搭建人才学术交流平台,提升我国医药学国际化水平。本届峰会由中华中医药学会、中国化学制药工业协会、中国高科技产业化研究会、海南省卫计委、海南省商务厅、中国国际科技交流中心、诺贝尔奖得主国际科学交流协会(ISSCNL)联合主办,峰会期间举办的中美院士高峰对话、国际肿瘤研究、动态基因专题、区块链技术与医疗健康产业等多个论坛上,专家学者就目前相关领域的发展进行了深入探讨。

10 日*　中央机构编制委员会办公室公布《国家药品监督管理局职能配置、内设机构和人员编制规定》(以下简称《“三定”规定》),明确国家药品监督管理局履行药品(含中药、民族药,下同)、医疗器械和化妆品安全监督管理等十余项主要职责,内设机构 9 个,行政事业编制 216 名。

10 日　受国家药品监督管理局委托,由中国食品药品检定研究院主办的世界卫生组织(WHO)国际植物药监管合作组织第二工作组会议在上海召开。来自中国、沙特阿拉伯、马来西亚、泰国和中国香港地区从事植物药监管的官员及专家参加研讨会

10 日　“第五届诺贝尔奖获得者医学峰会暨全球生物医药创新论坛”在成都中国西部国际博览城召开,5 位诺贝尔奖获得者、多位中外院士及近百位生物技术与医药领域专家参加。

14 日　由中国食品药品国际交流中心(CCFDIE)主办的“第九届中国医疗器械监督管理国际会议”在福建省福州市海峡国际会展中心开幕。国家药品监督管理局副局长徐景和出席会议并讲话。本届会议紧密结合当前医疗器械监管重点,围绕“加强医疗器械全生命周期管理,注重产品质量安全和创新发展”主题,来自美国、日本、新加坡等国家和地区的医疗器械监管部门和业界专家,分享相关国家和地区医疗器械法规和监管新举措、新发展、新进步。本届会议还围绕当前医疗器械行业热点问题,设置了人工智能与软件、医疗器械临床评价、医疗器械网络安全、医疗器械生物学评价、医疗器械创新技术与产品等 13 个分会场。国内外医疗器械业界专家学者,围绕当前医疗器械的热点话题和前沿技术等进行沟通和交流。

17 日　国家药品监督管理局在医疗器械技术审评中心举办中美医疗器械监管交流会。会议邀请美国 FDA 医疗器械与放射健康中心(CDRH)主任杰弗里·舒润博士就美国优化医疗器械上市前审批、加强医疗器械上市后不良事件监测和未来工作展望等工作进行了介绍。中美双方还围绕创新医疗器械审评思路,强化医疗器械全生命周期监管等内容进行了讨论交流。国家局有关司局、直属单位主要负责人和有关人员,15 个省(市)监管部门有关人员共 200 余人参加。国家药品监督管理局局长焦红、副局长徐景和一同出席交流活动,并在会前与舒润博士一行就医疗器械审评审批制度改革等工作进行了交流。

18 日　中国药学大会在四川省成都市开幕。本次大会由中国药学会、成都市人民政府、四川省食品药品监管局共同主办。大会深刻学习贯彻习近平新时代中国特色社会主义思想和党的十九大精神,巩固改革开放成果,助力药物创新。

20 日　国家药品监督管理局副局长徐景和会见了来访的全球疫苗免疫联盟(GAVI)首席执行官伯克利一行,徐景和介绍了国家药品监督管理局机构改革和职能情况。他表示,党中央国务院高度重视疫苗药品监管工作,正在进一步研究改革和完善疫苗管理体制,将采取更加坚决的措施强化疫苗监管,全力确保疫苗安全。

21 日　由清华大学药学院主办、世界经济论坛第四次工业革命中心支持的“精准医疗与政策峰会”在清华大学召开。

25 日　国家市场监督管理总局召开党组扩大会议。中央组织部干部四局局长钟海东同志宣布了中央关于任命张茅同志为国家市场监督管理总局党组书记的决定。会议由张茅同志主持。

26 日　2018 年全球监管科学技术学术研讨会在中国食品药品检定研究院举行。本次大会的主题是“数据科学时代下的膳食补充剂和植物药的风险/效益”。国家药品监督管理局副局长徐景和、全球监管科学研究机制主席 William (Bill) Slikker Jr. 出席会议并讲话。徐景和表示,党中央、国务院高度重视药品监管工作。近年来,国家药品监管部门围绕“创新、质量、效率、透明、能力”五大主题,出台了一系列政策法规,不断创新药品监管新理念、新方法和新技术,深入推进药品医疗器械审评审批制度改革,加大药品监管改革力度,医药产业创新发展迸发出强劲活力,一批创新药品医疗器械上市,进一步满足了人民群众的健康需求。为期两天的会议上,来自美国、加拿大、意大利、新加坡、日本、韩国、印度、巴西、比利时、澳大利亚等多个国家和地区的专家学者,将围绕全球监管需求、挑战与机遇,新兴技术与数据分析,毒

注:* 为新闻事件报道日期。

性和安全性评估等全球监管科学技术发展面临的难点、热点问题集思广益。

28 日　国家药品监督管理局与国家中医药管理局举行交流座谈会，就进一步加强中药质量监管，推动中医药高质量发展共商合作大计。国家药监局党组书记、副局长李利，局长焦红，副局长陈时飞，国家中医药管理局党组书记、副局长余艳红，局长于文明出席座谈会。双方一致认为，保障中药质量疗效、维护人民群众用药安全有效，是国家药监局和国家中医药局的共同责任。长期以来，药品监管部门与中医药主管部门在政策上强化协同，在工作上相互支持，在制定中药标准、推进中药品种保护等方面开展了广泛合作，取得了不少成绩和经验。

28 日　四川大学华西药学院迎来百年华诞，学院召开华西药学研讨会等活动庆祝百年院庆。

10 月

8 日　国家药品监督管理局发布《药物研发与技术审评沟通交流管理办法》（以下简称《办法》），以规范申请人与药品审评中心（以下简称“药审中心”）之间的沟通交流。

11 日　2018 年中欧药品工作组会议在浙江杭州召开。国家药品监督管理局副局长陈时飞、欧盟委员会食品和健康产品总司副总司长马丁·塞尔出席会议，国家药监局相关司局负责人、浙江省食品药品监管局相关人员和产业界代表参会。陈时飞表示，近年来，随着中欧全面战略合作伙伴关系的发展，双方的合作朝着更深入的领域推进。在药品监管方面，中国政府一直高度重视与欧盟委员会的交流与合作，双方签署《对话与磋商机制》，相继建立药品、医疗器械和化妆品工作组，定期召开会议，并开展与产业界的对话，推动各项合作付诸实施并持续深化。

16 日　“2018 中国化学制药行业年度峰会”在江苏举办。会议期间发布了由中国化学制药工业协会、中国医药商业协会、中国非处方药物协会、中国医药企业发展促进会、国药励展展览有限责任公司共同组织推荐的“2018 中国化学制药行业优秀企业和优秀产品品牌”榜。其中包括 2018 中国医药行业企业集团十强、2018 中国化学制药行业优秀企业品牌、2018 中国化学制药行业优秀产品品牌及 2018 中国化学制药行业特设奖，共 4 大板块 28 个奖项。百余家在 2017 年业绩良好、品牌竞争力强和新药研发创新表现突出的国内知名医药企业上榜。

16 日*　国家药品监督管理局局长焦红一行赴中检院大兴新址检查指导工作，听取中检院工作汇报，并就中检院下一步工作提出要求。焦红先后来到生物制品检定所、化学药品检定所和标准物质与标准化管理中心的实验室，详细了解了疫苗批签发、生物制品国家抽验、国家药品抽验、进口药品检验以及标准物质的制备、管理等工作情况。随后，焦红主持召开座谈会，与中检院领导班子、相关部门负责同志进行了座谈。

19 日　2018 年度吴阶平医药创新奖揭晓——教育部“长江学者”特聘教授、中国药科大学副校长孔令义，首都医科大学附属北京天坛医院常务副院长王拥军，教育部“长江学者”特聘教授、华中科技大学附属协和医院王琳，教育部“长江学者”特聘教授、国家杰出青年基金获得者、复旦大学附属华山医院副院长毛颖，中国医学科学院北京协和医院李太生，中国中医科学院首席研究员、望京医院院长朱立国六位专家，基于在医药创新中的多项前沿成果获奖。

25 日*　《国家基本药物目录（2018 年版）》由国家卫生健康委员会正式发布，于 11 月 1 日起施行。2018 年版《目录》共收录 685 种药品，涉及 1110 余个剂型，1810 余个规格。

31 日*　世界顶级权威医学杂志《柳叶刀》全文刊登了中国自主研发的 Firehawk（火鹰）冠脉西罗莫司靶向洗脱支架系统在欧洲进行的大规模临床试验研究结果，表明其既具有普通药物支架的疗效，又保持了金属裸支架的长期安全性。这是《柳叶刀》创刊近 200 年来首次报道中国医疗器械相关研究。

11 月

1 日　《中华人民共和国药品管理法（修正草案）》在中国人大网公布，公开征求社会各界意见，征求意见截止时间为 2018 年 12 月 1 日。中国人大网公布的《关于〈中华人民共和国药品管理法（修正草案）〉的说明》指出，吉林长春长生公司问题疫苗案件发生后，党中央、国务院要求吸取教训，举一反三，抓紧完善相关法律法规，加快完善疫苗药品监管长效机制。

7 日　国家药品监督管理局组织召开生物制品创新与发展座谈会，听取国内外生物制品领域企业代表和专家学者、行业协会相关人士的意见建议，深入了解国内外生物制品产品的现状和趋势，客观分析我国生物制品监管工作中面临的问题及挑战，共同探讨如何加强和改进监管工作。国家药监局局长焦红出席会议并讲话，国家药监局副局长陈时飞主持会议。座谈会上，与会代表认为，国家药监局坚决贯彻落实党中央、国务院要求，积极推进中办、国办《关于深化审评审批制度改革鼓励药品医疗器械创新的意见》，加强药品质量安全监管。

7 日　全球健康药物研发中心（Global Health Drug Dis-

注：* 为新闻事件报道日期。

covery Institute，GHDDI）入驻仪式在北京举行。北京市市长陈吉宁、清华大学校长邱勇、“盖茨基金会”联席主席比尔·盖茨及清华大学药学院院长、全球健康药物研发中心主任丁胜出席了GHDDI入驻仪式并共同为研发中心新址揭牌。

15日　国家药品监督管理局局长焦红在捷克出席中国-中东欧药品监管合作论坛并发表主旨演讲。来自捷克、中国、斯洛伐克、克罗地亚、黑山、拉脱维亚、立陶宛、匈牙利、波兰等9个国家的药品监管机构负责人参加论坛，捷克卫计委副部长普利姆拉、我驻捷克使馆有关负责同志等出席。焦红表示，捷克是“一带一路”沿线的重要国家，也是中国重要的贸易伙伴。中国-中东欧国家药品监管合作论坛是2017年李克强总理签署的《中国-中东欧国家合作布达佩斯纲要》中的一项重要内容，此次论坛的顺利举行，是中国-中东欧合作的又一进展。

16日—17日　首届国际药学院校发展论坛在中国药科大学江宁校区召开，来自12个国家和地区的包括美国密西根大学、澳大利亚莫纳什大学、英国伦敦大学学院、日本京都药科大学、香港中文大学、澳门科技大学、北京大学、复旦大学等逾40位药学院院长参加会议，500多名师生参加论坛学习。

16日—18日　“2018年中国药学会药物经济学专委会学术年会暨第二届华西药物政策与药物经济学论坛”在四川成都召开。

17日　由世界中医药学会联合会主办，意大利中华医药学会、意大利国家针灸学会承办的第十五届世界中医药大会在意大利首都罗马举行。预计该大会将吸引30多个国家和地区约1200名专家学者、政府官员、企业家出席。

21日　联合国副秘书长、联合国艾滋病规划署执行主任西迪贝致信国家药监局，高度评价我国加入世界卫生组织国际贸易药品认证计划（COPP），与药品专利池组织签署《谅解备忘录》，颁布《药品出口销售证明管理规定》等举措，认为这是中国政府在提升全球药品尤其是抗反转录病毒药品可及性进程中的一个里程碑式成就。国家药监局加入COPP，与药品专利池组织签署《谅解备忘录》及发布《关于印发药品出口销售证明管理规定的通知》等举措，对于为世界提供更多可负担起的、高质量药品具有重要意义，同时，也为国内企业的国际化提供了制度保障，这将有利于促进药品产业的创新发展。

12月

4日　以“融合新举措　共享新商机”为主题的2018两岸企业家峰会年会在福建省厦门市召开。中共中央政治局常委、全国政协主席汪洋同志到会并发表重要讲话。本届峰会年会期间举办了综合合作交流、资讯通信、能源及环保节能、金融、中小企业及青年创业、生物科技与健康照护、现代服务业暨文化创意、智能制造及装备产业等八个产业合作推动小组专题论坛。生物科技与健康照护产业合作推动小组专题论坛主题为“融合交流、共享明天”。在两岸企业家峰会大陆方面理事长郭金龙以及台湾方面理事长萧万长等见证下，该专题论坛举办了两岸健康照护及生物科技策略联盟成立仪式及多个两岸合作项目签约仪式。中国药学会理事长、全国政协教科卫体委员会副主任孙咸泽出席两岸企业家峰会年会，作为两岸企业家峰会生物科技与健康照护产业合作推动小组陆方副召集人，与台方副召集人台北医科大学讲座教授胡幼圃共同主持了生物科技分论坛。

4日　《中国临床药物大辞典》首发式暨新闻发布会在京举办。《中国临床药物大辞典》被列为“十三五”国家重点出版物规划项目，是一部大型综合性医药类工具书，可供广大医务工作者，以及从事医药科研、生产、经营、教学、网络信息和监管的人员查阅使用，中国健康传媒集团中国医药科技出版社出版发行。

5日　由中国食品药品检定研究院主办、江西省药品检验检测研究院承办的“2018年国家药品抽检质量分析报告现场交流评议会”在南昌召开，来自全国药品检验机构的500余人参会。

6日　为了落实加快推进《中华人民共和国疫苗管理法》制定工作，进一步完善疫苗监管长效机制，充分借鉴国际疫苗监管经验，稳步提高疫苗监管水平，国家药品监督管理局组织召开了中欧疫苗监管交流讲座，听取来自两家国际知名疫苗生产企业有关专家的经验分享，深入了解欧盟疫苗生产的质量管理、疫苗产品的全程追溯和上市后质量监管领域的有关经验。讲座由中国食品药品国际交流中心协助举办，国家药品监督管理局有关司局、直属单位和相关企业共70余人参加了讲座。

6日　日前，我国首个原创抗艾滋病新药艾可宁（艾博韦泰）产业项目签约仪式暨新闻发布会在济南市举行。发布会上，齐河县政府与前沿生物药业股份有限公司签约共建艾可宁产业基地，标志着我国首个原创抗艾滋病新药将在齐河县实现产业化。据悉，该项目投资14亿元，计划2022年建成投产。

7日　全国第十二届医药学学位与研究生教育学术年会在南京召开，教育部学位管理与研究生教育司司长洪大用，学位与研究生教育发展中心主任黄宝印，中国学位与研究生教育学会医药科工作委员会主委詹启敏院士等参加开幕式，医药学学位与研究生教育战线800名代表参加会议。

9日　我国工业领域最高奖项——第五届中国工业大奖评选揭晓。12家企业、11个项目获中国工业大奖；20家企业、16个项目获中国工业大奖表彰奖；14家企业、10个项目

注：* 为新闻事件报道日期。

获中国工业大奖提名奖。医药企业斩获三大奖项：成都康弘药业集团股份有限公司的国家一类新药康柏西普眼用注射液研制项目获中国工业大奖。先声药业有限公司的抗风湿关节炎1.1类新药艾拉莫德及其制剂的研发与产业化项目、深圳微芯生物科技有限责任公司的国家一类新药西达本胺产业化项目获中国工业大奖提名奖。

17日* 国家药品监督管理局有条件批准首个国产PD-1单抗——特瑞普利单抗注射液(商品名:拓益)上市。这是我国企业独立研发、具有完全自主知识产权的生物制品创新药品,用于治疗既往标准治疗失败后的局部进展或转移性黑色素瘤。

20日 由中国健康传媒集团和中国中医科学院中药资源中心主办的中国中药高质量发展研讨会在乐山市召开。研讨会吸引近400名中医药产业和学界人士参与,多位行业专家深入探讨中药如何实现高质量发展。中国健康传媒集团董事长吴少祯出席会议并致辞。

20日 2018—2022教育部高等学校药学类专业教学指导委员会第一次全体委员会议暨新时代药学教育改革发展研讨会在四川省乐山市召开,全国100多所医药类相关院校的专家学者和骨干教师近300人参加会议。

21日* 在国家市场监督管理总局的统一部署下,国家药品监督管理局开展了药品质量安全监管工作调研。国家药品监督管理局共派出5个调研组,由局领导分别担任组长,分赴海南、山东、天津、河北、辽宁、上海、浙江、四川等地开展调研。中共中央办公厅、国务院办公厅印发《关于深化审评审批制度改革鼓励药品医疗器械创新的意见》,为药品监管改革进一步指明了方向。调研组要求企业要切实履行主体责任,强化产品全生命周期管理,保障产品质量安全,并进一步落实国务院"放管服"改革要求,为企业提供更便捷更优质的政务服务,鼓励企业结合药品审评审批制度改革,提高企业研发和创新能力,助推医药产业高质量发展。

21日* 由信达生物制药(苏州)有限公司研发生产的PD-1单抗——信迪利单抗注射液(Sintilimab Injection)注册申请获得国家药品监督管理局批准,用于治疗经过二线系统化疗的复发或难治性经典型霍奇金淋巴瘤。信迪利单抗注射液属于我国企业自主研发并拥有完全自主知识产权的1类创新药,获得国家重大新药创制和重点研发计划项目支持,通过优先审评审批程序获准上市。

(曹雪松)

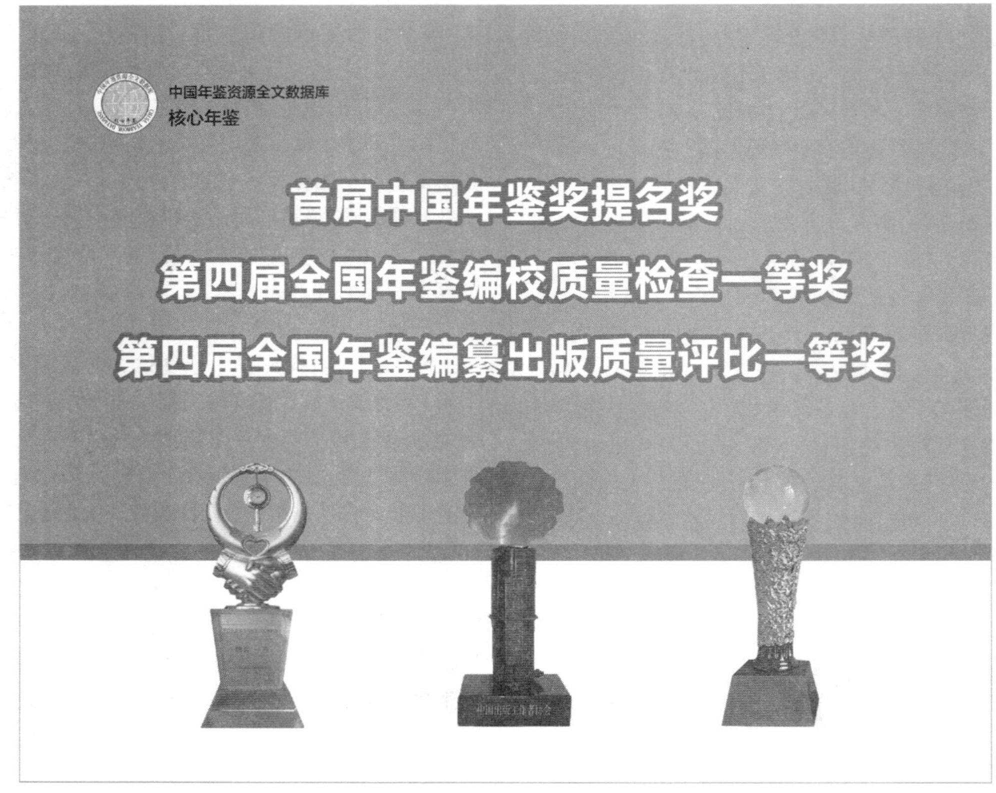

注:*为新闻事件报道日期。

附 录

Appendix

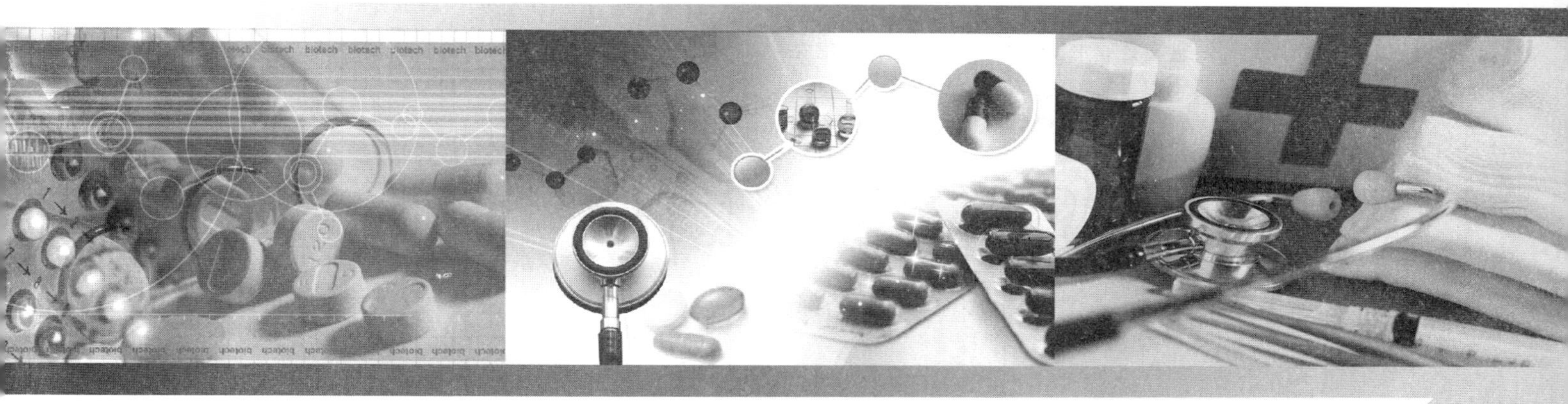

国家药品不良反应监测年度报告(2017 年)

为全面反映 2017 年我国药品不良反应监测情况,提高安全用药水平,促进临床合理用药,更好地保障公众用药安全,依据《药品不良反应报告和监测管理办法》,原国家食品药品监督管理总局组织国家药品不良反应监测中心编撰《国家药品不良反应监测年度报告(2017 年)》。

一、药品不良反应监测工作进展

2017 年,按照习近平总书记对食品药品安全提出的"四个最严"要求,全国药品不良反应监测体系继续扩大监测覆盖面,优化预警体系,夯实企业主体责任,着力防范药品潜在的安全风险。相关工作取得新进展。

进一步扩大药品不良反应监测网络覆盖面,完善药品不良反应监测体系。基层网络用户数量持续增长,全国药品不良反应监测网络已有 34 万余个药品生产企业、经营企业和医疗机构注册用户,可在线实时报送药品不良反应报告。2017 年全国 98.0% 的区县报告了药品不良反应,较 2016 年增长 0.3 个百分点,每百万人口平均报告数为 1 068 份。2017 年继续拓展监测技术手段,与医疗机构合作开展哨点监测,已建立 60 余家哨点监测平台。

进一步增强药品不良反应分析评价能力,及时采取风险管理措施。2017 年,药品不良反应报告和监测工作有序开展。通过日监测、周汇总、季度分析等工作机制对国家药品不良反应监测数据进行分析评价,深入挖掘药品风险信号,并采取相应风险管理措施。全年共发布 16 期药品说明书修订公告(涉及 47 个/类品种)、3 期《药品不良反应信息通报》(涉及 10 个品种)、12 期《药物警戒快讯》(涉及 50 个/类品种)、2 期产品召回和暂停销售的公告。

进一步优化预警系统和评价模式,实现全国共享和分级审核。对重点关注的 140 余条药品不良事件聚集性信号及时进行处置,经评价对红花注射液等不良事件采取风险控制措施,做到早发现、早应对、早调查、早处置,进一步保障公众用药安全。

进一步强化药品上市许可持有人主体责任,推动建立药品上市许可持有人直接报告药品不良反应制度。根据中共中央办公厅、国务院办公厅印发的《关于深化审评审批制度改革鼓励药品医疗器械创新的意见》(厅字〔2017〕42 号),国家药品监督管理部门组织起草了《关于药品上市许可持有人直接报告不良反应事宜的公告(征求意见稿)》,拟对上市许可持有人开展药品不良反应报告、分析和评价工作提出进一步要求,提升风险管理能力和水平。

二、药品不良反应/事件报告情况

(一)报告总体情况

1. 2017 年度药品不良反应/事件报告情况

2017 年全国药品不良反应监测网络收到《药品不良反应/事件报告表》142.9 万份,较 2016 年降低了 0.1%。1999 年至 2017 年,全国药品不良反应监测网络累计收到《药品不良反应/事件报告表》1 218.2 万份。

2. 新的和严重药品不良反应/事件报告情况

2017 年全国药品不良反应监测网络收到新的和严重药品不良反应/事件报告 43.3 万份,较 2016 年增长了 2.2%;新的和严重报告数量占同期报告总数的 30.3%,较 2016 年增加了 0.7 个百分点。新的和严重药品不良反应/事件报告比例持续增加,显示我国药品不良反应报告可利用性持续增加。

2017 年全国药品不良反应监测网络受到严重药品不良反应/事件报告 12.6 万份,严重报告数量占同期报告总数的 8.8%,较 2016 年增加了 1.6 个百分点。

3. 每百万人口平均报告情况

每百万人口平均报告数量是衡量国家药品不良反应监测工作水平的重要指标之一。2017 年我国每百万人口平均报告数量为 1 068 份,与 2016 年持平。

4. 药品不良反应/事件县级报告比例

药品不良反应/事件县级报告比例是衡量我国药品不良反应监测工作均衡发展及覆盖程度的重要指标之一。2017 年全国药品不良反应/事件县级报告比例为 98.0%,较 2016 年增长了 0.3 个百分点。

5. 药品不良反应/事件报告来源

药品生产企业、经营企业和医疗机构是药品不良反应报告的责任单位。按照报告来源统计,2017 年来自医疗机构的报告占 88.0%,来自药品经营企业的报告占 9.9%,来自药品生产企业的报告占 1.8%,来自个人及其他的报告占 0.3%。与 2016 年报告来源情况基本相同。

6. 报告人职业

按报告人职业统计,医生占 56.8%,药师占 23.7%,护士占 15.6%,其他职业占 3.9%。与 2016 年报告人职业构成情况基本相同。

7. 药品不良反应/事件报告涉及患者情况

2017 年药品不良反应/事件报告中,男性和女性患者比例接近 0.89∶1,女性略多于男性,性别分布趋势和 2016 年基本一致。14 岁以下儿童患者的报告占 9.9%,与 2016 年持平;65 岁以上老年患者的报告占 26.0%,较 2016 年有所升高。

8. 药品不良反应/事件报告涉及药品情况

按照怀疑药品类别统计,化学药品占 82.8%、中药占 16.1%、生物制品占 1.1%,与 2016 年基本一致。

按照药品给药途径统计,2017 年药品不良反应/事件报告中,静脉注射给药占 61.0%、其他注射给药占 3.7%、口服给药占 32.0%、其他给药途径占 3.3%。与 2016 年相比,静脉注射给药途径占比升高 1.3%。

9. 药品不良反应/事件累及器官系统情况

2017 年药品不良反应/事件报告中,累及器官系统排名前5位的是皮肤及其附件损害(27.6%)、胃肠损害(24.4%)、全身性损害(11.1%)、神经系统损害(9.1%)和心血管系统损害(4.1%)。化学药品、中药累及器官系统前5位排序与总体一致,生物制品累及系统前5位与总体有所不同,依次为皮肤及其附件损害(32.7%)、全身性损害(19.7%)、免疫功能紊乱和感染(10.2%)、胃肠损害(6.5%)和神经系统损害(5.2%)。

(二)基本药物监测情况

1. 国家基本药物监测总体情况

2017年全国药品不良反应监测网络共收到国家基本药物不良反应/事件报告59.2万份(占总体报告的41.4%),较2016年减少0.2个百分点,其中严重报告5.5万份,占9.2%。其中化学药品和生物制品占84.1%,中成药占15.9%。

2. 国家基本药物化学药品和生物制品情况分析

《国家基本药物目录(基层医疗机构配备使用部分)》(2012版)化学药品和生物制品部分共包括25个类别,涉及317个(类)品种。2017年全国药品不良反应监测网络共收到国家基本药物不良反应/事件报告50.7万例次,其中严重报告5.3万例次,占10.6%。

2017年国家基本药物化学药品和生物制品报告按照类别统计,报告数量排名前5位的分别是抗微生物药(47.7%)、心血管系统用药(8.6%)、抗肿瘤药(7.1%)、调节水电解质及酸碱平衡药(4.0%)、消化系统用药(3.9%)。

2017年国家基本药物化学药品和生物制品不良反应/事件报告中,药品不良反应/事件累及器官系统排名前5位的是皮肤及其附件损害(27.7%)、胃肠损害(26.1%)、全身性损害(10.0%)、神经系统损害(9.0%)以及心血管系统损害(3.8%)。

3. 国家基本药物中成药情况分析

《国家基本药物目录(基层医疗卫生机构配备使用部分)》(2012版)中成药部分涉及内科用药、外科用药、妇科用药、眼科用药、耳鼻喉科用药、骨伤科用药6类共203个品种。2017年全国药品不良反应监测网络共收到报告10.1万例次,其中严重报告8 134例次,占8.1%。

2017年国家基本药物中成药部分六类中,药品不良反应/事件报告总数由多到少依次为内科用药、骨伤科用药、妇科用药、外科用药、耳鼻喉科用药、眼科用药,其中内科用药报告数量占86.8%。内科用药中排名前5位的分别是祛瘀剂、温理剂、开窍剂、清热剂、扶正剂,此五类药品报告占内科用药报告总数的89.9%。

2017年国家基本药物目录中成药部分药品不良反应/事件报告中,累及器官系统排名前5位的是皮肤及其附件损害(28.8%)、胃肠系统损害(23.9%)、全身性损害(14.4%)、神经系统损害(8.3%)、心血管系统损害(5.6%)。

监测数据分析显示,2017年国家基本药物监测总体情况基本保持平稳。

(三)化学药品、生物制品监测情况

1. 总体情况

2017年药品不良反应/事件报告中,涉及怀疑药品157.1万例次,其中化学药品占82.8%、生物制品占1.1%。2017年严重不良反应/事件报告涉及怀疑药品16.1万例次,其中化学药品占87.8%、生物制品占1.6%。

2. 涉及患者情况

2017年化学药品、生物制品不良反应/事件报告中,男性和女性患者比例接近0.88:1,女性略多于男性;14岁以下儿童患者的报告占10.0%,65岁以上老年患者的报告占25.9%。2017年化学药品、生物制品涉及患者情况与总体趋势基本一致。

3. 涉及药品情况

2017年药品不良反应/事件报告涉及的怀疑药品中,化学药品例次数排名前5位的类别为抗感染药(占化学药品总例次数的42.3%),心血管系统用药(10.0%),肿瘤用药(7.3%),电解质、酸碱平衡及营养药(6.2%),神经系统用药(5.7%)。

2017年化学药品严重药品不良反应/事件报告中,最常见的药品类别是抗感染药,占32.9%,较2016年降低2.1个百分点;其次是肿瘤用药,占26.0%,较2016年升高3.2个百分点。2017年药品不良反应/事件报告涉及的生物制品中,抗毒素及免疫血清占31.3%,细胞因子占24.5%。

按剂型统计,2017年化学药品不良反应/事件报告中,注射剂占66.7%、口服制剂占30.3%;生物制品中注射剂占97.0%。

4. 总体情况分析

2017年化学药品、生物制品不良反应/事件报告情况与2016年相比未出现显著变化。在化学药品不良反应/事件报告总体排名及严重报告排名中,抗感染药继续居首位,但其构成比呈现连年下降趋势,提示临床对抗感染药使用管理措施效果进一步显现。在患者年龄分布中,老年患者报告比例继续缓慢升高,提示老年患者受基础疾病较多、机体代谢水平较差以及用药情况复杂等因素影响,易发生药品不良反应,应持续关注老年人群用药安全。在给药途径分布中,静脉注射给药构成比显著高于其他给药途径,提示我国注射剂使用比较广泛,仍需进一步加强注射剂使用管理和安全监测。

(四)中药监测情况

1. 总体情况

2017年药品不良反应/事件报告中,涉及怀疑药品157.1万例次,其中中药占16.1%;2017年严重不良反应/事件报告涉及怀疑药品16.1万例次,其中中药占10.6%。

2. 涉及患者情况

2017年中药不良反应/事件报告中,男性和女性患者比例接近0.85:1。其中14岁以下儿童患者占7.7%,65岁以上老年患者占27.0%。2017年中药严重不良反应/事件报告涉及老年患者的报告比例为36.8%，高于老年患者在中药整体报告的比例。

3. 涉及药品情况

2017年药品不良反应/事件报告涉及的怀疑药品中，中药例次数排名前10位的类别分别是理血剂中活血化瘀药(31.1%)、清热剂中清热解毒药(9.5%)、补益剂中益气养阴药(8.7%)、开窍剂中凉开药(8.2%)、解表剂中辛凉解表药(5.6%)、祛湿剂中清热除湿药(4.9%)、祛湿剂中祛风胜湿药(3.0%)、祛痰剂中清热化痰药(2.3%)、补益剂中补气药(1.7%)、理血剂中益气活血药(1.5%)，排序与2016年一致。2017年中药不良反应/事件报告中，注射剂和口服制剂所占比例分别是54.6%和37.6%。2017年中药严重不良反应/事件报告的例次数排名前10位的类别与中药整体情况基本一致。

2017年中药不良反应/事件报告按照给药途径分布，静脉注射给药占54.0%，其他注射给药占0.6%，口服给药占39.4%，其他给药途径占6.0%，与2016年相比，总体给药途径分布无明显变化。2017年中药严重不良反应/事件报告按照给药途径分布，静脉注射给药占84.1%，其他注射给药占1.0%，口服给药占13.2%，其他给药途径占1.7%，与2016年相比，总体给药途径分布无明显变化。

4. 总体情况分析

2017年中药不良反应/事件报告数量比2016年略有下降。从药品类别看，主要涉及活血化瘀类、清热解毒类、益气养阴类、凉开类等中药；从严重报告涉及的给药途径看，静脉注射给药占比较高，提示仍需要继续关注中药注射剂的用药风险。

三、相关风险控制措施

根据2017年药品不良反应监测数据和评估结果，国家药品监督管理部门对发现存在安全隐患的药品及时采取了相应风险控制措施，以保障公众用药安全。

(一)发布红花注射液和喜炎平注射液2个产品召回和暂停销售的公告。

(二)发布《药品不良反应信息通报》3期，通报了关注麦考酚类药品的生殖毒性风险、关注氨甲蝶呤片的误用风险、关注含钆对比剂反复使用引起脑部钆沉积的风险，及时提示用药安全风险。

(三)发布注射用氨曲南、麦考酚类药品、复方甘草口服溶液等47个/类药品说明书的修订公告，增加或完善了说明书中的警示语、不良反应、注意事项、禁忌等相关安全性信息。

(四)发布《药物警戒快讯》12期，提示了来那度胺、阿普斯特、左乙拉西坦等国外药品安全信息56条，涉及50个(类)品种。

四、各论

(一)关注抗感染药的风险

抗感染药，是临床应用最为广泛的药品类别之一，其不良反应/事件报告数量一直居于首位，是药品不良反应监测工作关注的重点。此外，面对日益严峻的耐药问题，合理使用抗感染药已成为全社会的广泛共识。2017年全国药品不良反应监测网络共收到抗感染药不良反应/事件报告50.8万例，其中严重报告4.0万例，占7.9%。抗感染药不良反应/事件报告占2017年总体报告的35.6%。与2016年相比，抗感染药报告数量同期下降2.0%，严重报告同期增长19.2%。严重报告构成比较2016年增加了1.4个百分点。

1. 药品情况

2017年抗感染药不良反应/事件报告数量排名前3位的药品类别是头孢菌素类、喹诺酮类、大环内酯类，排名前3位的品种为左氧氟沙星、阿奇霉素、头孢曲松，与2016年相比，排名无变化。2017年抗感染药严重不良反应/事件报告数量排名前3位的药品类别是头孢菌素类、喹诺酮类、抗结核病药，排名前3位的品种是左氧氟沙星、头孢曲松、头孢哌酮舒巴坦，与2016年相比，排名未发生变化。

2017年抗感染药不良反应/事件报告中，注射剂占80.1%，口服制剂占17.6%，其他剂型占2.3%，与药品总体报告相比，注射剂比例偏高，与2016年的剂型分布基本一致。严重不良反应/事件报告中，注射剂占81.8%，口服制剂占17.6%，其他剂型占0.6%，与药品总体严重报告相比，注射剂比例偏高，与2016年相比，注射剂下降了0.3个百分点，口服制剂上升了0.3个百分点。

2. 累及器官系统情况

2017年抗感染药不良反应/事件报告中，整体报告和严重报告的药品不良反应/事件累及器官系统情况详见图8。与抗感染药的整体报告相比，严重报告中全身性损害、免疫功能紊乱和感染、呼吸系统损害的构成比明显升高。

抗感染药整体药品不良反应/事件报告中，口服制剂累及器官系统前5位是胃肠损害(40.9%)、皮肤及其附件损害(28.6%)、神经系统损害(6.7%)、肝胆损害(4.4%)和全身性损害(3.7%)；注射剂累及器官系统前5位是皮肤及其附件损害(44.2%)、胃肠损害(19.4%)、全身性损害(8.6%)、免疫功能紊乱和感染(5.7%)、神经系统损害(5.3%)。

抗感染药严重药品不良反应/事件报告中，口服制剂累及器官系统排名前5位的是肝胆损害(26.1%)、皮肤及其附件损害(21.9%)、胃肠损害(10.7%)、全身性损害(8.9%)、代谢和营养障碍(4.5%)；注射剂累及器官系统排名前5位的是皮肤及其附件损害(24.2%)、全身性损害(18.6%)、免疫功能紊乱和感染(11.4%)、呼吸系统损害(10.4%)、胃肠损害(8.6%)。

3. 监测情况分析及安全风险提示

2017年抗感染药不良反应/事件报告总数较2016年下降2.0%，严重报告数量较2016年增加19.2%。与2016年相比，2017年抗感染药不良反应/事件报告占总体报告比例下降了0.6个百分点；严重报告占总体严重报告比例下降了

0.9个百分点;严重报告构成比上升了1.4个百分点。近年来,抗感染药不良反应/事件报告占总体报告比例呈现持续下降趋势,提示临床加强抗感染药使用管理等措施取得一定实效,但其严重不良反应及不合理用药风险仍需继续关注。例如,头孢硫咪、氨曲南等部分时间依赖性抗菌药物在临床使用中存在给药间隔不合理现象,以增加单次给药剂量替代推荐的每日多次给药。对于时间依赖性抗菌药物,要维持一定的血药浓度,适宜的给药间隔可保持其疗效。每日用药次数若少于推荐的给药间隔,可能影响患者的治疗效果,如果增加单次给药剂量可能会给患者带来潜在的安全风险。

(二)关注注射剂的用药风险

2017年药品不良反应/事件报告涉及的药品给药途径分布中,注射给药占整体报告的64.7%,严重报告中涉及注射给药途径的占77.6%。

1. 药品情况

(1)化学药品注射剂

2017年化学药品注射剂总体报告数量和严重报告数量排名前5位的均是抗感染药,肿瘤用药,电解质、酸碱平衡及营养药,神经系统用药,心血管系统用药。

(2)中药注射剂情况

2017年中药注射剂报告数量排名前5位的是理血剂、补益剂、开窍剂、清热剂、解表剂。

2. 累及器官系统情况

注射剂不良反应/事件中,累及器官系统排名前5位的是皮肤及其附件损害(32.2%)、胃肠损害(18.4%)、全身性损害(13.2%)、神经系统损害(7.7%)、心血管系统损害(4.7%)。注射剂严重不良反应/事件中,累及器官系统排名前5位的是为全身性损害(21.0%)、皮肤及其附件损害(14.6%)、血液系统损害(13.2%)、呼吸系统损害(10.1%)、免疫功能紊乱和感染(8.1%)。

3. 监测情况分析及安全风险提示

注射剂具备起效快的特点,临床应根据疾病治疗需要或患者机体状况等因素合理选用。监测数据显示,注射剂不良反应/事件报告总体以过敏反应为主,严重报告占比相对较高。

(1)报告数量依然较多

按照药品给药途径统计,2017年药品不良反应/事件报告中,静脉注射给药占61.0%、其他注射给药占3.7%。与2016年同期相比,静脉注射给药途径占比升高1.3%,显示注射剂安全用药风险仍需关注。

(2)存在不合理使用的现象

国家药品监督管理部门先后发布76期《药品不良反应信息通报》,其中27期提示注射剂在临床使用存在不合理使用现象,主要表现为超剂量、超适应证、超适用人群用药;不合理长期用药;用药方法不当,如静脉给药浓度过高、滴速过快;未注意配伍禁忌,将存在配伍禁忌的药物混合配伍或使用同一输液器连续滴注;联合用药不当等,提示不合理使用仍是影响注射剂用药安全的重要因素之一。

(3)特殊人群用药风险

注射剂在特殊人群中使用风险相对较高。以儿童为例,2017年儿童药品不良反应/事件报告涉及的药品剂型分布中,注射剂占83.5%、口服制剂占12.7%、其他制剂占3.8%。儿童口服用药依从性差,使用注射剂相对较多。由于儿童脏器发育尚未完全,对药物更为敏感,耐受性较差,儿童注射用药风险值得关注。

(三)关注电解质、酸碱平衡及营养药的风险

电解质、酸碱平衡及营养药是指用于维持人体内环境恒定,保证细胞进行正常代谢和维持各脏器正常生理功能的药品,包括营养药、维生素类、电解质调节药、钙调节药、复方电解质输液及透析液、酸碱平衡调节药、微量元素与矿物质等,属于临床常用药品。近年来,该类药品不良反应报告总数极其严重报告占比均呈现上升趋势,提示我们需关注此类药品的安全风险。

2017年全国药品不良反应监测网络共收到电解质、酸碱平衡及营养药的不良反应/事件报告7.1万余例,占总体报告的5.0%;其中严重报告7 000余例,占9.8%,略高于化学药品严重报告构成比。与2016年相比,电解质、酸碱平衡及营养药报告数量上升6.4%,严重报告数量上升18.6%,严重报告构成比增加了1.0个百分点。

1. 药品情况

2017年电解质、酸碱平衡及营养药的不良反应/事件报告中,排名前3位的药品类别是营养药、维生素类和电解质调节药,排名前10位的品种为复方氨基酸(18AA)、氯化钾、维生素C、脂肪乳、复方氨基酸、复方脂溶性维生素、复方水溶性维生素、维生素B_6、丙氨酰谷氨酰胺和门冬氨酸钾镁。

2017年电解质、酸碱平衡及营养药不良反应/事件报告中,注射剂占88.8%,口服制剂占9.6%,其他剂型占1.6%;严重报告中,注射剂占97.5%,口服制剂占1.9%,其他剂型占0.6%。

2. 累及器官系统情况

2017年电解质、酸碱平衡及营养药不良反应/事件报告中,整体报告和严重报告的药品不良反应/事件累及器官系统情况详见图11,严重报告中全身性损害和呼吸系统损害的构成比较高。

该类药品总体报告中,口服制剂累及器官系统排名前5位的是胃肠损害(66.8%)、皮肤及其附件损害(11.9%)、神经系统损害(4.4%)、全身性损害(3.2%)和精神障碍(1.9%);注射剂累及器官系统排名前5位的是全身性损害(25.3%)、胃肠损害(20.9%)、皮肤及其附件损害

(20.9%)、神经系统损害(7.3%)和心血管系统损害(6.6%)。严重报告中,口服制剂累及器官系统排名前5位的是胃肠损害(30.1%)、皮肤及其附件损害(16.9%)、全身性损害(9.0%)、生殖系统损害(6.4%)和肝胆损害(5.6%),注射剂累及器官系统排名前5位的是全身性损害(41.3%)、呼吸系统损害(11.1%)、皮肤及其附件损害(9.8%)、心血管系统损害(9.7%)和胃肠损害(8.0%)。

3. 监测情况分析及安全风险提示

2017年电解质、酸碱平衡及营养药的不良反应/事件报告总数及严重报告比例与2016年相比均呈现上升趋势。数据分析显示,该类药品合并用药情况比较常见,存在合并用药的病例报告超过三分之一,严重报告中合并用药情况更加普遍。

2017年电解质、酸碱平衡及营养药不良反应/事件报告中,注射剂相关报告占其总数的88.8%,严重报告中注射剂相关报告比例高达97.5%,其严重不良反应主要表现为寒战、高热、呼吸困难、过敏样反应、过敏性休克等,提示该类药品安全性风险主要是其注射剂导致的严重过敏反应。

针对上述风险,国家药品监督管理部门已发布复方氨基酸(18AA)、复方脂溶性维生素注射剂等药品说明书修订公告和门冬氨酸钾镁注射剂、维生素 K_1 注射液等药品不良反应信息通报,警示公众关注该类药品注射剂的严重过敏反应风险及临床不合理用药情况。

(四)关注非处方药的用药安全

非处方药是指由国家药品监督管理部门公布的,不需要凭执业医师或执业助理医师处方,消费者可以自行判断、购买和使用的药品。非处方药简称OTC(Over the counter drug)。

2017年全国药品不良反应监测网络共收到非处方药不良反应/事件报告13.1万份,其中严重报告3 064份,占2.3%。非处方药的不良反应/事件报告占2017年总体报告数量的9.2%,严重报告占全部严重报告数量的2.4%。

1. 患者情况

2017年非处方药不良反应/事件报告中,男性和女性患者比例约为0.86:1。严重报告中,男性和女性患者比例约为1.02:1。患者年龄分布统计中,老年患者在严重报告中占比明显高于非处方药总体报告情况,提示应关注老年人群使用非处方药的安全性问题。

2. 品种情况

2017年非处方药不良反应/事件报告中,化学药品占56.0%,中成药占44.0%。

2017年非处方药化学药品报告按类别统计,报告数量排名前5位的是解热镇痛药、消化系统用药、呼吸系统用药、抗变态反应药、抗感染药(以局部用药为主),占非处方药化学药品报告的82.3%。2017年非处方药中成药报告按类别统计,报告数量排名前5位是清热剂、理血剂、祛湿剂、解表剂、止咳平喘剂,占非处方药中成药报告的69.5%。

3. 累及器官系统情况

(1)非处方药化学药品

2017年非处方药化学药品不良反应/事件报告中,累及器官系统排名前3位的是恶心、呕吐等胃肠损害(45.5%),皮疹、瘙痒等皮肤及其附件损害(16.4%),头晕、头痛等神经系统损害(12.9%)。

(2)非处方药中成药

2017年非处方药中成药不良反应/事件报告中,累及器官系统排名前3位的是恶心、呕吐等胃肠损害(41.8%)、皮疹、瘙痒等皮肤及其附件损害(28.3%)、头晕、头痛等神经系统损害(6.3%)。

4. 监测情况分析及安全风险提示

非处方药的不良反应/事件报告占2017年总体报告的9.2%。非处方药的不良反应/事件报告以一般报告为主,严重报告占非处方药报告的2.3%,严重报告构成比明显低于总体报告水平。非处方药不良反应/事件报告有47.8%来自药品经营企业,与总体报告来源分布明显不同,符合非处方药的流通特点。从年龄分布看,老年患者在严重不良反应报告中占比明显高于非处方药的总体报告占比,提示应关注老年人群使用非处方药的安全性问题。

(五)关注儿童用药安全

2017年全国药品不良反应监测网络共收到来自医疗机构报告123.7万份,其中0~14岁儿童患者相关的报告12.9万份,占10.5%,较2016年降低了0.1个百分点。2017年共收到来自医疗机构儿童严重报告8 354份,占儿童报告总数的6.5%,较2016年升高1.0个百分点,与2017年总体报告中严重报告比例趋势一致。

1. 儿童患者情况

2017年儿童药品不良反应/事件报告中,男性和女性患儿比为1.46:1,男性高于女性。2017年儿童药品不良反应/事件报告年龄分组情况见图13。

2. 品种情况

2017年儿童药品不良反应/事件报告中,化学药品及生物制品占87.3%,排名前3位的是抗感染药(73.0%),电解质、酸碱平衡及营养药(6.4%),呼吸系统用药(5.5%);中药占12.7%,排名前3位的是清热剂(38.0%)、解表剂(18.0%)、开窍剂(15.8%)。

2017年儿童药品不良反应/事件报告涉及的药品剂型分布中,注射剂占83.5%、口服制剂占12.7%、其他制剂占3.8%。

3. 累及器官系统情况

2017年儿童药品不良反应/事件报告中,累及器官系统情况详见图14。累及器官系统排名前3位的是皮肤及其附件损害(52.2%)、胃肠损害(19.8%)、全身性损害(7.8%)。化学药品、中药累及器官系统排名前3位的与总体一致,生物制品累及器官系统与整体排序有所差异,分别是全身性损害(42.3%)、皮肤及其附件损害(25.5%)、用药部位损害(11.4%),药品不良反应表现和整体情况基本一致。

4. 监测情况分析及安全风险提示

2017年儿童报告占来自医疗机构报告总量的10.5%,较2016年略有下降;儿童患者新的和严重报告所占比例均低于医疗机构报告整体情况。近年监测数据分析显示,儿童报告的性别构成中,男性患儿的比例高于总体报告水平。2017年儿童报告数据分析显示,化学药品中抗感染药占73.0%,较2016年降低3.5个百分点,仍明显高于总体报告化学药品中抗感染药的构成比;在剂型分布上,注射剂占83.5%,明显高于总体报告中注射剂的构成比。儿童监测数据与总体报告的差异,可能与儿童的疾病谱及自身特点有关,但仍需要加强关注。

五、有关说明

(一)本年度报告中的数据来源于国家药品不良反应监测数据库中2017年1月1日至2017年12月31日各地区上报的数据。

(二)与大多数国家一样,我国药品不良反应报告是通过自发报告系统收集并录入到数据库中的,存在自发报告系统的局限性,如漏报、填写不规范、信息不完善、无法计算不良反应发生率等。

(三)每种药品不良反应/事件报告的数量受到该药品的使用量和不良反应发生率等诸多因素的影响,故药品不良反应/事件报告数量的多少不直接代表药品不良反应发生率的高低或者严重程度。

(四)本年度报告完成时,其中一些严重报告、死亡报告尚在调查和评价的过程中,所有统计结果均为现阶段数据收集情况的真实反映,有些问题并不代表最终的评价结果。

(五)专业人士会分析药品与不良反应/事件的关联性,提取药品安全性风险信息,根据风险的普遍性或者严重程度,决定是否需要采取相关措施,如在药品说明书中加入安全性信息,更新药品如何安全使用的信息等。在极少数情况下,当认为药品的获益不再大于风险时,药品也会撤市。

(六)本年度报告不包含疫苗不良反应/事件的监测数据。

2017年度药品审评报告

2017年,国家食品药品监督管理总局(以下简称总局)认真贯彻中共中央办公厅、国务院办公厅《关于深化审评审批制度改革鼓励药品医疗器械创新的意见》(厅字〔2017〕42号,以下简称42号文件)和国务院《关于改革药品医疗器械审评审批制度的意见》(国发〔2015〕44号,以下简称44号文件)文件精神,以保证药品有效安全、满足公众临床用药需求为工作目标,在鼓励药物研发创新、提高药品质量方面开展了一系列工作,不断推进审评审批制度改革,坚持依法依规、科学规范审评,切实保护和促进公众健康。

一、药品注册申请审评审批完成情况

(一)审评审批总体完成情况

1. 批准上市药品情况

2017年,总局批准上市药品394个(以药品批准文号计),其中化学药品369个,中药民族药(以下简称中药)2个,生物制品23个;国产药品278个,进口药品116个;国产药品中化学新药28个,中药新药1个,生物制品10个,化学仿制药238个,中药仿制药1个;纳入优先审评审批品种53个,占13.5%。

2. 全年审评审批完成情况

根据总局《关于调整部分药品行政审批事项审批程序的决定》(局令第31号),在原有技术审评职能的基础上,国家食品药品监督管理总局药品审评中心(以下简称药审中心)承接药物临床试验、药品补充申请和进口再注册3项行政审批决定职能。2017年,药审中心完成审评审批的注册申请共9 680件(以受理号计,下同),其中完成审评的注册申请8 773件,完成直接行政审批(无须技术审评,下同)的注册申请907件。排队等待审评的注册申请已由2015年9月高峰时的近22 000件降至4 000件(不含完成审评因申报资料缺陷等待申请人回复补充资料的注册申请),中药、化药、生物制品各类注册申请基本实现按法定时限审评审批,基本完成了国务院44号文件确定的解决药品注册申请积压的工作目标。

3. 各类注册申请审评完成情况

药审中心完成新药临床试验(IND)申请审评908件,完成新药上市申请(NDA)审评294件,完成仿制药上市申请(ANDA)审评4 152件;审评通过批准IND申请744件(涉及373个品种),审评通过建议批准NDA 143件(涉及76个品种),审评通过建议批准ANDA 273件(涉及123个品种)。

(二)化药注册申请审评完成情况

1. 总体情况

药审中心完成审评的化药注册申请7 729件,其中完成化药ANDA 4 135件,占化药审评完成量的53%,基本解决了仿制药注册申请积压的问题。

2. 审评审批用时变化趋势

化药各类注册申请审评审批用时显著下降,其中,仿制药一致性评价(以下简称一致性评价)申请平均审评审批用时约为70个工作日,仅为法定时限的一半;IND申请首轮审评审批平均用时约为120个工作日,为法定时限的1.09倍,基本实现按法定时限审评审批。2. IND申请法定审评时限为90个工作日,审批时限为20个工作日,审评审批时限共计110个工作日。

3. 审评建议批准的情况

药审中心完成审评的化药NDA 236件,其中审评通过建议批准上市113件。完成审评的化药各类注册申请批准情况详见表1。

表 1　2017 年完成审评的化药各类注册申请批准情况

申请类型	完成审评情况(件)			
	建设批准	建设不批准	其他	合计
IND	481	7	54	542
验证性临床	419	92	85	596
NDA	113	35	88	236
ANDA	272	1 487	2 376	4 135
补充申请	1 366	187	222	1 775
进口再注册	171	17	49	237
一致性评价	/	52		
复审	/	156		
合计	/	7 729		

注:“其他”是指申请人主动申请撤回的注册申请、完成审评等待申请人补充完善申报资料的注册申请、非药审中心审评报送总局药化注册司的注册申请、送总局医疗器械审评中心的药械组合注册申请和关联制剂撤回的原料/辅料注册申请等,下同。

药审中心完成审评的化药 IND 申请 542 件,审评通过批准 IND 申请有 481 件,其中批准创新药临床试验申请 399 件(共涉及 170 个品种),较 2016 年创新药临床试验批准数量翻了一番。

药审中心审评通过批准创新药临床试验 170 个品种中,抗肿瘤药物、消化系统药物和内分泌系统药物较多,占全部创新药临床试验批准数量的 65%。

(三)中药注册申请审评完成情况

1. 总体情况

药审中心完成审评的中药注册申请 366 件,其中完成 IND 申请 62 件,完成 NDA 8 件,完成 ANDA 17 件。

2. 审评建议批准的情况

药审中心审评通过批准中药 IND 申请 36 件;审评通过建议批准中药上市申请 2 件。完成审评的中药各类注册申请批准情况详见表 2。

表 2　2017 年完成审评的中药各类注册申请批准情况

申请类型	完成审评情况(件)			
	建设批准	建设不批准	其他	合计
IND	36	6	20	62
NDA	1	0	7	8
ANDA	1	11	5	17
补充申请	106	31	83	220
进口再注册	6	17	7	30
复审	/	29		
合计	/	366		

药审中心审评通过批准临床试验的中药 IND 申请 36 件,涉及 13 个适应证领域,其中心血管、呼吸、精神神经较多,共占 47%。

(四)生物制品注册申请审评完成情况

1. 总体情况

药审中心完成审评的生物制品注册申请共 678 件,其中完成预防用生物制品 IND 申请(预防用 IND)62 件,完成治疗用生物制品 IND 申请(治疗用 IND)242 件,完成预防用生物制品 NDA(预防用 NDA)15 件,完成治疗用生物制品 NDA(治疗用 NDA)35 件。

2. 审评建议批准的情况

药审中心审评通过批准预防用 IND 40 件,批准治疗用 IND 187 件;审评通过建议批准预防用 NDA 8 件,建议批准治疗用 NDA 21 件。完成审评的生物制品各类注册申请批准情况详见表 3。

表 3　2017 年完成审评的生物制品各类注册申请批准情况

申请类型	完成审评情况(件)			
	建设批准	建设不批准	其他	合计
预防用 IND	40	3	19	62
治疗用 IND	187	12	43	242
预防用 NDA	8	4	3	15
治疗用 NDA	21	0	14	35
补充申请	218	11	59	288
进口再注册	25	0	4	29
复审	/	7		
合计	/	678		

药审中心审评通过批准生物制品 IND 申请 227 件。

二、药品注册申请受理情况

(一)总体受理情况

1. 总体情况

2017 年,药审中心接收新注册申请共 4837 件,其中需审评的注册申请 3 783 件(含一致性评价注册申请 71 件),直接行政审批的注册申请 1054 件。化药注册申请受理量为 3 870 件,占全部注册申请受理量的 80%,中药和生物制品注册申请分别为 335 件和 632 件。

2. 国产创新药受理情况

药审中心接收国产 1 类创新药注册申请 402 件(涉及 181 个品种),其中接收临床申请 379 件(涉及 171 个品种),上市申请 23 件(涉及 10 个品种)。按药品类型统计,化药 324 件(涉及 112 个品种),中药 2 件(涉及 1 个品种),生物制品 76 件(涉及 68 个品种),创新药的适应证主要集中在抗肿瘤、抗感染领域。

3. 进口药受理情况

药审中心接收进口药新药注册申请 259 件(涉及 133 个品种),其中接收 5. 1 类进口原研药注册申请 117 件(涉及 70 个品种),1 类进口创新药注册申请 75 件(涉及 37 个品种),接收进口药国际多中心临床申请 67 件(涉及 26 个品种),创新药的适应证主要集中在抗肿瘤、抗感染领域。

(二)化药注册申请受理情况

1. 总体情况

药审中心接收化药注册申请共 3 870 件,其中接收 IND 申请 480 件,接收 NDA 75 件,接收 ANDA 548 件。

2. 创新药受理情况

药审中心接收化药创新药注册申请 149 个品种,较 2016

年增长了66%,其中接收国产化药创新药注册申请112个品种,进口创新药注册申请37个品种。

3. 化药新药临床试验申请适应证

药审中心接收化药IND申请480件,其中接收国产化药IND申请347件,接收国际多中心临床试验申请133件。国产化药IND申请接收量较多的治疗领域为抗肿瘤药物、消化系统疾病药物和内分泌系统药物。国际多中心临床试验申请接收量较多的治疗领域为抗肿瘤药物、循环系统疾病药物和血液系统疾病药物。

(三)中药注册申请受理情况

药审中心接收中药注册申请335件,其中接收中药IND申请33件,接收中药NDA 1件,接收中药ANDA 7件。

(四)生物制品注册申请受理情况

药审中心接收生物制品注册申请632件,其中接收生物制品IND申请254件,接收生物制品NDA 50件。

三、优先审评与沟通交流情况

(一)优先审评

1. 优先审评品种纳入情况

根据总局《关于解决药品注册申请积压实行优先审评审批的意见》(食药监药化管〔2016〕19号),截至2017年底,药审中心共将25批423件注册申请纳入优先审评程序,其中具有明显临床价值的新药占比最大,共191件,占45%,儿童用药共47件。

2. 优先审评品种审评完成情况

截至2017年底,纳入优先审评程序的423件注册申请中已有272件完成审评,占比为64%。自纳入优先审评程序之日起,IND申请、NDA、ANDA首轮审评平均用时分别为39个工作日、59个工作日和81个工作日。

截至2017年底,共有110件注册申请通过优先审评程序得以加快批准上市(以通用名计算,共涉及57个品种),其中,2017年有50个品种。包括国产自主研发的创新药重组埃博拉病毒病疫苗、口服丙肝治疗用新药阿舒瑞韦软胶囊、非小细胞肺癌靶向药甲磺酸奥希替尼片、儿童抗癫痫用药左乙拉西坦注射用浓溶液、治疗乙肝和艾滋病的国产仿制药富马酸替诺福韦二吡呋酯胶囊等一批具有明显临床价值的药品通过优先审评程序得以加快、优先批准上市,为满足临床用药需求、降低用药费用、促进公众健康提供了有效保障。

(二)沟通交流情况

1. 沟通交流总体情况

为进一步为申请人提供便利,提高沟通交流的质量和效率,药审中心丰富了沟通交流渠道,形成了沟通交流会议、网络平台咨询(一般性技术问题)、电话咨询、邮件咨询和周三现场咨询的多渠道、多层次的沟通交流模式。2017年召开沟通交流会议321场,较2016年增长了172%;全年接收网络平台咨询5 881个,电话咨询超过上万次,邮件咨询数千次,每周三定期开展现场咨询。

2. 沟通交流会召开情况

自总局《关于发布药物研发与技术审评沟通交流管理办法(试行)的通告》(2016年第94号)发布以来,药审中心进一步加大了与申请人的沟通交流,截至2017年底,近3年共召开沟通交流会493场。

药审中心收到沟通交流会会议申请共840件,总体召开率为38%。其中Pre-IND会议和Ⅱ期后会议召开数量较多,共召开173场,占全年沟通交流会议召开总量的54%。各类沟通交流会议召开情况详见表4。

表4 2017年各类沟通交流会召开情况

会议类型	召开数量	申请数量	召开率/%
Pre-IND会议	97	302	32
IND会议	39	1239	28
Ⅰ期后会议	57	112	51
Ⅱ期后会议	76	128	59
Pre-NDA会议	52	159	33
合计	321	840	38

四、重要治疗领域品种情况

2017年,一批具有明显临床价值的创新药、临床急需药、专利到期药和我国首仿药通过技术审评建议批准上市。

抗肿瘤药物:

1. 甲磺酸奥希替尼片:为全球首个第三代晚期肺癌靶向药,适用于既往经表皮生长因子受体(EGFR)酪氨酸激酶抑制剂(TKI)治疗时或治疗后出现疾病进展,并且经检测确认存在EGFR T790M突变阳性的局部晚期或转移性非小细胞性肺癌(NSCLC)成人患者的治疗。肺癌是我国发病率和死亡率最高的恶性肿瘤,对于上述患者目前尚无有效的治疗药物,存在明确的临床急需。该药品针对上述患者具有较好的治疗效果,安全性可以耐受,为上述特定的患者人群提供了新的治疗选择。

2. 伊布替尼胶囊:为Bruton酪氨酸激酶(BTK)抑制剂,适用于治疗既往至少接受过一种治疗的套细胞淋巴瘤和慢性淋巴细胞白血病患者。该药品是全球首个全新作用机制的治疗慢性淋巴细胞白血病药物,为慢性淋巴细胞白血病患者带来更多的治疗选择。

3. 维莫非尼片:为一种小分子BRAF丝氨酸-苏氨酸激酶抑制剂,适用于治疗BRAF V600突变阳性的不能切除或转移性黑色素瘤。该药品是全球首个治疗恶性黑色素瘤的靶向药物,可有效提高患者用药的可及性。

4. 磷酸芦可替尼片:为小分子JAK1/JAK2激酶(Janus相关激酶)抑制剂,适用于治疗中危或高危的骨髓纤维化。骨髓纤维化是罕见的骨髓增殖性肿瘤疾病,目前国内尚无明确有效治疗手段,该药品为全球首个用于治疗骨髓纤维化药物，可有效提高患者用药的可及性。

抗感染药物：

5. 盐酸达拉他韦片、6. 阿舒瑞韦软胶囊、7. 西美瑞韦胶囊、8. 索磷布韦片、9. 奥比帕利片、10. 达塞布韦片：为直接抗丙型肝炎病毒（HCV）药物，适用于治疗成人慢性丙型肝炎（CHC）。我国约有 1 000 万丙型肝炎患者，上述药物批准上市有效解决了我国没有直接抗病毒药物的局面，为我国慢性丙肝患者提供了有效的突破性治疗手段。

11. 多替阿巴拉米片：为含有多替拉韦、阿巴卡韦和拉米夫定 3 种成分的新型抗人类免疫缺陷病毒（HIV）感染的固定剂量复方制剂，适用于治疗成人和 12 岁及以上的青少年的 HIV 感染。目前治疗艾滋病药物有不良反应发生率高、耐受性差、药物相互作用多等缺点，且长期服药存在耐药可能，该药品较已上市的治疗方案有一定的临床优势，为临床增加新的治疗选择。

风湿性疾病及免疫药物：

12. 枸橼酸托法替布片：为 Janus 激酶（包括 JAK3）选择性抑制剂，适用于治疗对氨甲蝶呤疗效不足或对其无法耐受的中度至重度活动性类风湿关节炎（RA）成年患者，可作为单药治疗，或者与氨甲蝶呤或其他非生物改善病情抗风湿药（DMARD）联合使用。该药品是全球首个口服治疗类风湿关节炎的靶向药物，将为风湿关节炎患者带来更多的治疗选择。

内分泌系统药物：

13. 达格列净片：为高选择性的人体肾脏钠葡萄糖共转运体（SGLT2）抑制剂，适用于Ⅱ型糖尿病患者单药治疗。该药品是全球首个全新作用机制的口服降糖药物，可有效提高患者用药的可及性。

循环系统药物：

14. 沙库巴曲缬沙坦钠片：为血管紧张素受体脑啡肽酶抑制剂，适用于治疗伴有射血分数降低的慢性心脏衰竭患者（心功能Ⅱ-Ⅳ级），以降低心血管死亡和心力衰竭住院的风险。该药品是近二十年来全球慢性心衰治疗领域的突破性创新药物，在减少心血管死亡、全因死亡、心衰住院（包括首次住院和全部住院），以及改善症状和患者报告结局方面，超过目前指南推荐的循证治疗，可为临床增加新的治疗选择。

皮肤五官药物：

15. 康柏西普眼用注射液：为国内首个适用于治疗继发于病理性近视的脉络膜新生血管引起的视力损伤的生物制品药物。由于城市化进程加快，用眼过度现象普遍存在，病理性近视引起的视力损伤并导致失明的发病人数呈上升趋势，该药品批准上市对有效提高此类病症患者的临床用药可及性具有积极意义。

16. 阿达木单抗注射液：为重组人免疫球蛋白（IgG1）单克隆抗体，新增适应证适用于需要进行系统治疗或光疗、并且对其他系统治疗（包括环孢素、氨甲蝶呤或光化学疗法）不敏感或具有禁忌证或不能耐受的成年中重度慢性斑块状银屑病患者。该药品为国内首个全人源的 TNFα 单抗，在抗药抗体产生及安全性方面具有一定优势，为临床带来一种更安全且有效的治疗选择。

神经系统药物：

17. 甲磺酸雷沙吉兰片：为选择性不可逆单胺氧化酶-B（MAO-B）抑制剂，适用于治疗原发性帕金森病。该药品在国外用于帕金森病早期的一线单药治疗，或与左旋多巴联用治疗中、重度帕金森病，可有效提高患者用药的可及性。

消化系统药物：

18. 艾普拉唑肠溶片：为首个国产质子泵抑制剂创新药，新增适应证适用于治疗反流性食管炎，为临床提供更多有效治疗选择，增加了临床可及性。

呼吸系统药物：

19. 丹龙口服液：为新的中药复方制剂，适用于治疗中医热哮证、支气管哮喘患者。该药品为我国上市许可持有人制度试点实施以来首个获批的中药新药品种，为哮喘病患者提供一种全新的安全有效的治疗方案，对提高患者的生存质量具有重要意义。

预防用生物制品（疫苗）：

20. 重组埃博拉病毒病疫苗（腺病毒载体）：为我国自主研发的重组埃博拉疫苗，也是全球首个 2014 基因突变型埃博拉疫苗。药审中心按照有条件批准程序完成了该疫苗上市申请的审评，该药品对于应对埃博拉疫情的公共卫生需求和完成国家战略储备具有重大意义。

五、主要工作措施及进展情况

（一）审评审批制度改革纵深推进

一是在 2016 年确立的以临床疗效为审评工作导向的基础上，以制度创新、流程再造为突破口，有破有立，逐步建立起以临床价值为导向，以适应证团队审评模式为核心的科学审评工作体系，形成了由项目管理人制度、适应证团队审评制度、沟通交流制度、专家咨询委员会与技术争议解决制度、优先审评制度、审评信息公开制度等组成的审评制度体系，组建了 38 个专家咨询委员会，建立起规范指导在前、沟通交流在中、审评决策在后的审评管理模式，加强审评环节的沟通和指导，申请人满意度不断提高。

二是审评体制机制问题逐步得到了改善。实现了两个统一集中受理，9 月实现仿制药一致性评价的集中受理，12 月实现总局审评审批、备案的注册申请的集中受理，统一并规范了受理工作，解决了一直存在的受理与技术审评分离的问题。为推动审评审批一体化，5 月 1 日起，药审中心承接临床试验等 3 项行政审批决定职能，这极大地提高了审评审批的效率，又落实了审评人员的责任，提升了审评人员的责任意识。实行了原辅包与制剂共同审评审批的管理制度，逐步建立起以制剂为核心、原辅包为基础的质量管理体系，药品上市许可持有人承担制剂质量主体责任的责任体系。

三是认真落实42号文件，积极推进改革临床试验管理，加快上市审评19项具体改革任务。建立了《中国上市药品目录集》制度，发布了首批纳入目录集的药物；发布首批包含9个专利到期、终止、无效且尚无仿制药申请的药品品种清单；起草《拓展性同情使用临床试验用药物管理办法》《接受境外临床试验数据的技术要求》《急需药品有条件批准上市的技术指南》《药物临床试验风险控制管理办法》《药品注射剂基本技术要求》《关于调整药物临床试验审评审批的公告》《化学原料药、药用辅料及药包材共同审评审批管理办法》，修订《药物研发与技术审评沟通交流管理办法（试行）》，完善《药品技术审评信息公开管理办法》，进一步探索了专利链接、专利补偿、数据保护等制度。此外，药审中心还积极配合总局应对马兜铃酸、莎普爱思、匹多莫德、羧甲基淀粉钠等紧急突发事件，探索并建立了应对突发事件的工作机制和处理流程。

（二）仿制药一致性评价工作取得突破性进展

完成首批52件一致性评价申请的审评工作，其中通过一致性评价药品共13个品种（17个品规）。8月药审中心正式承接一致性评价整体工作以来，全面梳理一致性评价工作的受理、立卷审查、审评流程，调整审评系统，制定受理审查指南和立卷审查技术标准；建立专业审评依据，包括生物等效性以及临床药理学审评模板的构建，统计学审评要点和模板的进一步完善，以及国际、国内指导原则的归类、整理和更新等。备案参比制剂6 028条，其中289品种备案3 141条，备案的企业数量695个。经详细调研、企业确认、专家讨论等，通过的164个参比制剂已分期分批向社会发布或即将发布。圆满完成口服固体制剂已备案参比制剂的遴选工作。生物等效性研究（BE）备案和豁免研究方面，截至2017年底，一致性评价BE备案共计309条，其中289品种182条，共计124家企业，73个品种；非289品种127条，共计84家企业，77个品种。共提出基于科学性研究可豁免体内BE的品种82个（2批），首批推荐49个品种可豁免或简化体内BE。此外，为保证一致性评价工作高效开展，在药审中心网站还设立专栏集中公开相关公告，解答咨询问题3 000余个，并梳理形成共性咨询问题解答，形成了《一致性评价百问百答》。

（三）ICH工作迈出坚实一步

2017年6月，总局成为国际人用药品注册技术协调会（ICH）成员，7月总局成立ICH工作办公室并设在药审中心。ICH工作办公室本年度开展了一系列工作。一是密切保持对话与往来，促进双方业务良好对接，就指导原则协调议题的处理、指导原则在中国的实施、转化与培训以及总局加入ICH管委会事宜等进行对话和磋商。二是派遣专家工作组（EWG）/执行工作组（IWG）专家36名参与国际指导原则的协调工作，11月代表团顺利参与了ICH日内瓦大会及专家组会议，出色地完成了各项出访任务，实现了预期工作目标，EWG专家在所在工作组的会议上的表现也获得各方认可和积极评价。三是规范ICH指导原则议题的处理工作，制定相关工作程序，针对ICH正在协调的27个指导原则，组织主办单位及外部协会成立了26个国内专家工作组，已组织处理的ICH指导原则协调议题共10个。四是深入研究指导原则在国内的转化实施，并组织开展研讨和培训工作，不断推进同国际标准接轨。

（四）审评科学基础实现重点强化

一是加快审评质量体系建设。组建48人的质量管理内审员队伍，制定《药品审评质量管理规范（试行）》，首次实现了中药、化药、生物制品全品种全部通过ISO9001质量管理体系认证；按照世界卫生组织（WHO）监管能力提升要求，WHO 2019国家认证标准完成了上市许可和临床试验监管两个模块的首轮自评估。二是加强审评技术指导原则体系建设。起草技术指导原则53个，系统梳理国外监管机构技术指导原则515个；依托新机制、新模式，与中国中医科学院西苑医院合作完成5个中药新药临床研究指导原则的制订工作，全面梳理中药技术指导原则和明确下一步制修订清单，加快完善符合中药特点的技术审评标准体系。三是加快审评信息化建设。建立药品品种档案登记平台；建立原料药、辅料、包材登记备案数据库，为下一步实现药物主控文件（DMF）制度奠定基础；推进药品电子通用技术文档（eCTD）建设，初步完成我国eCTD申报流程设计，起草《药品电子通用技术文档结构》《化学仿制药电子通用技术文档申报指导原则》。

（五）人事制度改革持续发力

进一步优化内设组织机构，增设合规处、临床试验管理处、数据管理处和党委办公室（纪检监察室）4个职能部门；多渠道持续引进人才，全年新进人员223人，引进首席科学家2人，针对部分高层次人才不愿意参加公开招聘的情况，首次探索采用直接选聘方式对某些紧缺岗位进行招聘；加强与外单位合作联系，先后与山东省局、北京市局和浙江省局签订战略合作协议，加大人员培训力度，开展审评能力相关实践培训。

六、2018年重点工作安排

2017年，药品审评工作取得了一定进展，但仍存在着一些问题：一是如何将鼓励创新要求落到实处，建立符合国情的审评审批体系，需要深入思考研究；二是审评队伍能力还不能完全适应新一轮全球科技革命、制药产业创新发展和转型升级的要求；三是由于历史原因，已经批准上市的部分药品中存在的疗效或质量隐患尚未彻底解决，药品全生命周期管理体系亟须建立。

2018年药审中心将紧密围绕总局工作部署，重点开展以下工作：

（一）落实重点工作部署，推动药品高质量发展。2018

年，药审中心将加强统筹协调，提高紧迫感，加快落实各项改革任务。积极推动药品注册管理办法修订，逐步建立科学、符合实际的现代药、传统药概念，以法治理念和要求指导药品审评工作。研究启动中药注射剂再评价工作，制定再评价技术指导原则。不断丰富药品品种档案，建立完善包括生产工艺、处方、原辅料包材、质量标准、说明书、上市后安全性信息、工艺变化等信息的数据库。全力以赴做好一致性评价工作，对应开展而未开展评价工作的品种，提前研究退出机制和处理措施，把工作做在前面。实时更新《中国上市药品目录集》，做好批准上市品种和通过一致性评价品种的信息公开工作。

（二）继续围绕42号文件要求，不断推进各项改革措施落地。推进前瞻性、先导性和探索性的重大前沿技术与审评工作的结合，激发制药企业创新活力，促进制药产业创新发展和转型升级，加快新药好药上市，更好地满足公众临床用药需求。接受境外临床试验数据，优化临床试验审评审批程序，制定拓展性临床试验管理办法，支持拓展性临床试验。加快上市审评，制定急需药品有条件批准上市技术指导原则，修订完善药品注射剂基本技术要求，完善原料药、药用辅料和包装材料共同审评审批管理程序。提升技术支撑能力，制定药品审评项目管理办法，完善药品审评资料管理规范，加强药品审评审批信息保密管理。

（三）加强基础建设，推进药品审评审批制度与国际接轨。加强国际合作，积极推进 ICH 相关工作。组织开展转化实施二级指南的相关事宜，完善 ICH 工作办公室的架构，建立符合 ICH 工作章程的相关工作制度，积极参与 ICH 国际协调和指导原则制定。继续推进建立注册申请受理、数据采集、评估、审评报告形成和审评过程管理的 eCTD 系统，尽早实现化学仿制药按 eCTD 要求电子申报和审评。

（四）扎实推进审评体系和能力建设，加强人才队伍建设和管理。继续落实典型项目政府购买服务试点，积极推进新形势下药审中心组织体系建设，加快完善机构设置、专业设置、部门层级设置，提升药品审评审批能力，建立完善现代化的药品审评体系。根据审评工作的实际需要，进一步提高招聘精细化程度，探索高层次人才引进新渠道和新模式，不断优化人才结构。加大人员培训力度，设计分层次、有针对性的培训体系；深入推进适应证团队建设，提高适应证团队工作的质量和效率。

2017 年度药品检查报告

前言

2017 年原国家食品药品监督管理总局组织开展药品注册生产现场检查、仿制药一致性评价现场检查、药品 GMP 跟踪检查、飞行检查、进口药品境外生产现场检查、流通检查及国际观察检查共计 751 项。

2017 年完成各类药品检查任务一览表

检查工作	检查企业数/品种数	派出组数	派出人次
药品注册生产现场检查	52	47	168
仿制药一致性评价检查	12	8	38
药品 GMP 跟踪检查	428	296	1234
药品飞行检查	57	55	183
进口药品境外生产现场检查	51	41	148
药品流通检查	67	62	202
国际观察检查	84	84	92
合计	751	593	2065

第一节　药品注册生产现场检查

按照《药品注册管理办法》（国家食品药品监督管理局令第 28 号）、《药品注册现场核查管理规定》等法规文件的要求，组织开展了药品注册生产现场检查、有因检查工作，同时根据《关于仿制药质量和疗效一致性评价工作有关事项的公告》（国家食品药品监督管理总局公告 2017 年第 100 号）开展了仿制药质量和疗效一致性评价的药学、生产现场检查工作。

一、检查基本情况

2017 年共有 68 个检查任务，共派出 47 个检查组 168 人次对 52 个品规进行了现场检查。完成现场检查报告 45 个，其中通过 42 个，占比 93. 3%；不通过 3 个，占比 6. 7%。

二、发现的主要问题

2017 年现场检查发现的问题中，申报资料不真实、数据无法溯源等数据可靠性问题已不再突出。这与 2017 年度注册生产现场检查任务大部分通过了临床试验数据核查、企业在研发过程中对数据可靠性问题普遍提高重视有一定关系。但是，批准上市前药品 GMP 符合性问题较多，说明企业在药品研发过程中质量管理体系建设比较薄弱，对药品 GMP 的符合性关注不够。2017 年度发现企业存在研发过程中生产质量管理规范执行不足、偏差及超标调查不充分、工艺验证不科学等问题。具体如下：

（一）中试或技术转移过程中药品 GMP 规范执行不足

目前大多数企业已意识到从研发到生产的技术转移需要进行质量管理，但仍存在不足。个别企业仍未将此过程纳入药品 GMP 体系之中，存在人员职责不清、生产部门对品种工艺知识理解不够、研发部门实施工艺验证未完全遵循药品 GMP 规定等现象。

（二）偏差、超标结果调查不充分

存在对偏差、超标结果未能及时调查，或者调查不深入、不全面，未能对产生的根本原因进行充分调查。特别是当发现稳定性试验数据偏离趋势的异常数据，未能引起足够重视，未及时开展调查，后期再查找原因变得十分困难。

（三）工艺验证不科学、不充分

部分企业对产品和工艺前期研究不足，对工艺理解不够，药品工艺验证方案设计不科学。工艺验证出现偏差不能按照药品 GMP 要求进行记录、分析，不能找到根本原因并制定纠正与预防措施。个别企业甚至把连续生产3批合格产品作为判定工艺验证合格的标准。

三、仿制药质量和疗效一致性评价的现场检查工作

2017年11月23日,原国家食品药品监督管理总局启动首批仿制药一致性评价品种的有因检查工作。首批现场检查的7个品种均在完成立卷审查的基础上开展,共派出6个检查组对7个品种的7家研制和生产单位进行了现场检查,涉及9个场地。同时本年度还对5个品种(涉及2家企业)的原研地产化产品进行了现场检查。具体检查品种见下表。

原研地产化现场检查品种

序号	检查品种	规格	检查企业
1	尼莫地平片	30mg	拜耳医药保健有限公司
2	阿卡波糖片	50mg;100mg	
3	利培酮片	1mg;2mg	西安杨森制药有限公司
4	盐酸氟桂利嗪胶囊	5mg	
5	多潘立酮片	5mg;10mg	

仿制药一致性评价现场检查品种

序号	检查品种	规格	检查企业
1	阿法骨化醇片	0.5μg;0.25μg	重庆药友制药有限责任公司
2	盐酸阿米替林片	25mg	湖南洞庭药业股份有限公司
3	草酸艾司西酞普兰片	10mg	湖南洞庭药业股份有限公司
4	阿莫西林胶囊	0.25g	浙江康恩贝生物制药有限公司
5	阿托伐他汀钙片	10mg;20mg	北京嘉林药业股份有限公司
6	苯磺酸氨氯地平片	5mg(按 $C_{20}H_{25}C_{1}N_{205}$ 计)	江苏黄河药业股份有限公司
7	恩替卡韦分散片	0.5mg	江西青峰药业有限公司

第二节　药品GMP跟踪检查

2017年药品GMP跟踪检查遵循"以风险为基础,以品种为主线"的原则,采取"双随机""回头看"等多种方式,在总结过去两年跟踪检查经验的基础上,综合分析国家抽验、不良反应监测等风险信号制定国家药品检查计划,并按计划开展药品GMP跟踪检查。

一、检查基本情况

根据《2017年国家药品检查计划》,2017年计划对315家风险较高的企业和150家"双随机"抽取的企业开展跟踪检查。其中有37家企业因未通过药品GMP认证、药品GMP证书被收回、无相应药品批准文号等原因不具备现场检查条件。全年共完成药品GMP跟踪检查428家(478家次),较2016年同比增长234%。对于跟踪检查发现问题的企业都已依法依规进行了处理。

2017年药品GMP跟踪检查结论为不符合的企业共37家,占8.6%,发告诫信的企业108家,占25%。

二、发现的主要问题

(一)总体情况

428家药品生产企业的检查发现药品GMP缺陷4339项,其中涉及药品GMP正文部分的缺陷共3512项,涉及计算机化系统附录的缺陷224项,涉及无菌药品附录的缺陷200项,涉及中药饮片的缺陷116项。

,在质量控制与质量保证部分发现的缺陷最多,共1205条,占全部缺陷的28%;其次是文件管理,占比16%;再次是设备,占比10%。

对提出缺陷的条款进行分析,频次超过20次的条款进行统计。

缺陷不符合最多的条款是第223条(药品检验),其次是第27条(人员培训),排第三位的是第266条(产品质量回顾分析),第四位的是第175条(批生产记录)、第五位的是第250条(偏差调查及预防措施)。

整体上看,当前我国药品生产企业存在的问题主要集中于以下几个方面:质量控制与质量保证、文件管理、设备、物料与产品、确认与验证、计算机化系统附录、厂房与设施、无菌药品附录、机构与人员、生产管理、中药饮片附录、确认与验证附录、取样附录及质量管理等。上述缺陷占全部缺陷的95%,其中前八项占比80%。常见的一些问题包括:

1. 药品检验操作不符合要求,部分分析方法未经确认,检验用对照品、标准物质和菌种管理不规范,相关检验记录管控不足,记录信息不全,追溯性差;

2. 培训管理不符合要求,培训计划和培训方案针对性不强,部分人员培训效果较差,GMP相关工作内容未进行培训;

3. 产品质量回顾规定不合理,回顾内容未涵盖产品关键信息,回顾数据与实际情况不一致,回顾发现的异常情况未采取相应措施;

4. 批记录信息不完整,可追溯性差,存在记录不规范、不及时等情况;

5. 偏差管理系统不能有效运行,一些偏差未开展偏差调查,部分偏差调查不充分;

6. 工艺规程中缺少部分操作的描述或描述不清晰,部分信息变更后未及时修订工艺规程;

7. 物料管理不规范,相关标识、记录信息不完整,可追溯性差,储存环境不符合要求;

8. 计算机化系统附录方面,主要是权限设置不合理,电子数据管理存在不足,审计追踪功能不完善等问题;

9. 无菌药品附录方面,在培养基模拟灌装试验和洁净区监测方面的问题比较集中,包括培养基模拟灌装试验不科

学、洁净区监控记录未纳入批生产记录中审核等。

通过对检查不符合的企业缺陷进行分析，导致不符合的主要问题包括：

1. 存在严重数据可靠性问题，包括修改系统时间后检测、关键数据无法溯源，原始记录、原始图谱、原始数据及计算过程缺失，检验原始记录内容不一致，恶意修改积分参数，套用图谱，生产和检验记录管理混乱，提前填写记录，未对分析仪器的计算机系统进行权限管理和有效控制等；

2. 质量管理体系不能有效运行，存在系统性问题。如人员资质和数量与生产要求不匹配，未对偏差、超标结果进行有效识别、调查，变更未执行变更控制程序等；

3. 物料质量控制不符合要求。如未按照《中国药典》(2015 年版)进行有效红外鉴别，物料账物不符等；

4. 未经注册批准擅自在处方中增加辅料，擅自修改关键工艺参数后生产；

5. 违法外购中药饮片进行分包装；

6. 产品质量不可控；

7. 实际生产工艺与注册申报工艺不一致。

(二)疫苗类生物制品生产企业检查情况

2017 年对持有药品 GMP 证书的疫苗生产企业进行了 100% 覆盖检查，除 1 家企业因搬迁停产及计划注销 GMP 证书未实施检查外，对剩余 39 家企业均进行了检查。

疫苗生产企业检查缺陷主要集中在质量控制与质量保证、文件管理、无菌药品附录、确认与验证、设备、物料与产品、机构与人员、生产管理部分。检查中发现的比较突出问题如下：

1. 在工艺验证的实施方面，存在没有确定产品的关键质量属性、关键工艺参数及范围等问题；

2. 无菌工艺模拟试验方面没考虑最差条件，起始点没有从无菌操作的第一步开始模拟；

3. 一些企业使用一瓶原液用于多批成品的配制，多次开瓶存在污染风险；

4. 使用佐剂的质量标准不能反映佐剂的性能，也未对佐剂配制工艺、性能确认；

5. 中间产品的配制和分装的均一性验证存在取样量不足的情况；

6. 一些企业因产品生产季节性，存在招聘临时人员从事质量控制工作的情况；

7. 一些企业未严格执行《中国药典》2015 年版规定，如减毒活疫苗主种子未进行全基因测序；

8. 一些企业年度质量回顾内容不全，没有将批签发不合格批次、撤检批次列入统计的情况。

(三)血液制品生产企业检查情况

2017 年对持有药品 GMP 证书的血液制品生产企业进行了 100% 覆盖检查，除 1 家因药品 GMP 证书被回收未实施检查外，其余 26 家血液制品生产企业均进行了跟踪检查。

血液制品生产企业缺陷主要集中在质量控制与质量保证、文件管理、设备、无菌药品附录、物料与产品、血液制品附录、计算机化系统附录、确认与验证部分。检查中发现的比较突出问题如下：

1. 部分企业在产品效期内铝离子含量有上升的趋势，企业未及时启动相关调查或调查不彻底；

2. 部分企业存在乙醇回收情况，相关研究不足；

3. 年度质量回顾报告未能指导后续改进、提升工作。

(四)四类专项产品检查情况

按照 2017 年检查计划，对棓丙酯系列产品、胞磷胆碱钠原料药、长春西丁注射剂和丹参注射剂等四类产品进行了跟踪检查，检查共发现缺陷 1 243 项，其中棓丙酯系列产品检查发现缺陷 365 项(包括严重缺陷 4 项、主要缺陷 31 项、一般缺陷 330 项)，胞磷胆碱钠检查发现缺陷 59 项(包括主要缺陷 6 项、一般缺陷 53 项)，丹参注射剂检查发现缺陷 486 项(包括主要缺陷 38 项、一般缺陷 448 项)，长春西丁注射剂检查发现缺陷 333 项(包括主要缺陷 26 项、一般缺陷 307 项)。

检查过程中针对一些企业对应产品在近期不生产的情况，检查组基于风险原则选择较高风险的产品进行检查。检查发现企业在偏差处理、变更控制、验证科学性、设备维护、记录完整性、数据管理规范性、年度产品质量回顾等方面的问题较突出。其中严重缺陷包括质量管理体系存在系统性问题、关键物料质量控制不符合要求、擅自改变处方后生产、存在较大污染与交叉污染的风险等。

(五)双随机检查情况

2017 年共对 141 家企业开展了双随机检查，共发现缺陷 1 283 项，其中严重缺陷 8 项，主要缺陷 122 项，一般缺陷 1 153 项。

整体上看，质量控制与质量保证部分的缺陷在各类生产企业的检查中缺陷均排第一位。根据生产企业类型的不同，缺陷不符合情况存在一定的差异。2016 年省认证企业、中药提取物生产企业和中药注射剂生产企业双随机检查的缺陷分布情况基本与整体缺陷分布情况一致。生化药品生产企业检查中，不符合生化药品附录的缺陷排第二位，主要是在供应链管理和避免交叉污染的措施方面存在不足。麻醉药品、精神药品和药品类易制毒类生产企业检查发现存在不符合《麻醉药品和精神药品生产管理办法》的情况，主要问题集中在特殊药品管控方面，包括检验剩余样品、生产过程不合格品的控制等。中药饮片生产企业检查发现的不符合条款中，居第二位的是中药饮片附录，主要问题包括购入药材检验、药材留样、药材养护、人员素质和操作规范性等方面。

第三节　药品飞行检查

按照《药品医疗器械飞行检查办法》规定，2017 年原国家食品药品监督管理总局对药品生产企业开展了飞行检查及相关延伸检查。

一、检查基本情况

2017年共开展药品GMP飞行检查57家次。涉及吉林、四川、福建等21个省(市),包括5家生物制品生产企业(含血液制品)、14家普通化学药品生产企业、28家中药制剂生产企业、7家中药饮片生产企业和3家中药提取物生产企业。

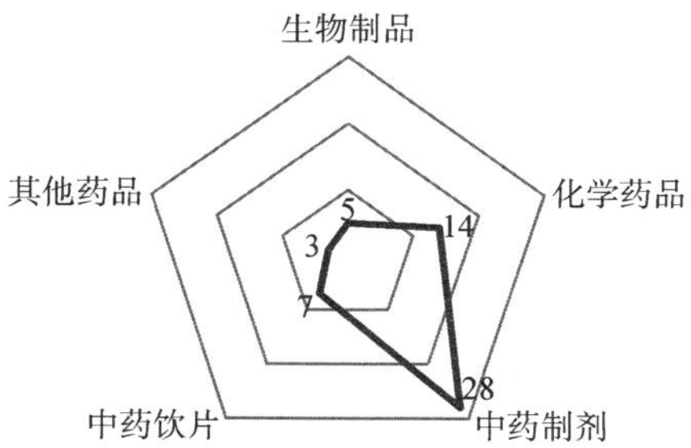

图3-1　药品飞行检查剂型分布情况

2017年开展的57家次飞行检查中,占比最高的是中药制剂生产企业,占全部飞行检查工作的49%。中药饮片占比约12%,普通化学药品占比约25%,生物制品占比约9%。全年飞行检查发现存在问题的共有39家企业,占比约68%,其中有27家问题严重的企业要求省局收回GMP证书或立案查处。

2017年飞行检查对中药类生产企业的检查较为集中,针对中药制剂、中药饮片、中药提取物生产企业共派出30个检查组129人次对38家企业进行了飞行检查。其中全国评价性抽验探索性研究发现问题的有16家企业,信访举报的有12家企业,针对检查发现问题开展延伸检查的有8家企业,经研判发现风险较高的企业2家。38家中药类生产企业的飞行检查中共有29家企业不符合相关要求,其中21家企业被收回药品GMP证书,符合要求的共有7家企业,2家企业已无相关生产资质。

二、发现的主要问题

(一)中药类企业发现的主要问题

1. 中成药生产企业

(1)不按处方标准投料。

检查发现该类违法违规的中成药生产企业只要求最终产品能够满足法定的质量控制标准,不考虑药品的安全性、有效性和患者的权益,主观故意不按处方标准投料生产。比如:

湖北康源药业有限公司,其一批鹿角胶的生产投料配方是熬骆驼皮时的上层白沫,再添加鹿皮熬制的胶,生产处方中未见鹿角。一批龟甲胶的生产投料配方是以单一杂皮胶和多种杂皮胶为主,再添加部分不合格胶,最后加入约5%的龟甲胶。

吉林省鑫辉药业有限公司生产藿香正气水,437批藿香正气水甘草浸膏的实际投料量只是标准投料量的18%,广藿香油的实际投料量仅是标准投料量的28%。

(2)违背法定制法,擅自改变工艺。

2017年飞行检查发现的该类问题集中体现在企业为了降低生产成本或使用不合格原药材投料将处方中部分应提取的中药材不按标准提取,而是粉碎后直接投料。问题举例如下:

炎可宁片的处方由五味药材组成,其中黄檗药材需单独处理——水煎煮三次,合并浓缩后加乙醇静置、滤过,回收乙醇,浓缩。企业均出于降低原药材成本、降低工艺生产成本的原因,将黄檗药材直接粉碎进入制剂工序投料,飞行检查发现三家企业存在上述问题。

清热解毒片在《中国药典》(2010版)第三增补本中,增加了栀子苷含量检测指标(≥0.6mg/片)。个别企业因生产投料的栀子药材不合格,故在正常生产外每批产品制剂工序还要单独添加栀子药材原粉,以保证最终产品检验栀子苷含量检测符合要求。

(3)为应对监督检查,编造相关记录文件。

2017年的飞行检查发现多家企业存在两套甚至三套物料账、物料出入库记录和生产批记录的情况。

湖北康源药业有限公司内部有三套账,真实的一套供企业内部使用,第二套是为应对抽检不合格预减轻处罚而设立的"低收率"账目,第三套是为应对市场反馈价格偏低而设立的"高收率"账目。

安徽济人药业有限公司存在二套物料账和批生产记录,一套是为了应对监督检查,其处方和生产工艺与注册标准完全一致,另一套是实际的批生产记录,与注册标准不一致。

2. 中药饮片生产企业

2017年,对中药饮片的飞行检查主要针对外购中药饮片直接进行分装、销售,购进中药材或炮制后的产品不按标准进行检验,以及染色、增重等问题。检查发现为应对监督检查,一些企业存在编造批生产记录和批检验记录的行为。

(1)外购饮片直接分装、销售。

亳州市豪门中药饮片有限公司中药饮片成品库中所有的饮片未建立物料库卡,保管员仅销售后建立了成品出入库分类账。西红花产品留样记录显示2016年10月以来企业共生产了3批西红花(161101、161201、170201),但企业无法提供3批产品的批生产记录。

安国路路通中药饮片有限公司熟地、黄精、酒苁蓉、酒萸肉、酒女贞子、酒大黄的生产需使用黄酒作为辅料,上述品种2016年以来均有正常生产,但企业生产用黄酒的《2017年辅料总账与分类明细账》与现场实物存在严重不符,且无法供货单位销售黄酒的增值税专用发票。

武山县医药公司所属的中药饮片生产企业,在《药品生产许可证》有效期到期后停止生产,并将厂房出让。但该企业相关人员继续直接采购中药饮片直接分装,套用企业停产前的生产批号,通过其上级医药公司进行销售。

(2)未按照标准对购入或销售的中药材、中药饮片进行全检。

不能提供对应药材检测设备使用登记记录。

缺少药材检验用对照品、毛细管柱,无对应项目检测能力，但仍出具全检报告。

（3）批生产记录不真实。

不能提供主要生产设备的使用日志，特定药材批生产记录显示用量与领料单显示用量相差5倍，部分生产用辅料批生产记录用量前后不一致。

批生产记录中员工签名不真实。

3. 中药提取物的生产备案

2017年选取了两家低价销售的藿香正气水生产企业进行飞行检查，同时延伸至三家甘草浸膏、广藿香油的中药提取物生产厂进行检查。发现企业还是有不同形式的违反《食品药品监管总局关于加强中药生产中提取和提取物监督管理的通知》（食药监药化监〔2014〕135号）的情况。具体问题如下：

四川禾邦旭东制药有限公司在2016年1月26日按规定对甘草浸膏、广藿香油进行外购提取物备案的同时，自2016年2月起即开始了私自进行甘草浸膏和广藿香油的提取。该企业还恶意编制其他中药提取物生产企业的票据，私刻其他中药提取物生产企业的出库专用章，编造相关的物料台账、批生产记录以应对监督检查。

广东同德药业有限公司尽管通过省食品药品监督管理局备案，但其不具备生产广藿香油的主要生产设备，而是在药材产地收购粗油，对不合格的广藿香油增加一道精制工序，经本企业中药提取车间再精制后进行销售。

（二）化学药品生产企业发现的主要问题

2017年共对14家普通化学药品生产企业进行了飞行检查，发现其中有7家企业存在问题。主要问题集中在以下几个方面：

1. 违反注册批准工艺生产

违法外购原料粗品生产本公司原料药。企业不能提供能够追溯原料药生产的起始物料来源记录，不能提供追溯药品生产、质量管理过程的相关记录。原料药无任何物料、生产、检验记录即放行销售，关键人员未履行职责。

2. 检测原始数据无法溯源，数据可靠性存在严重问题

随意开启、删除审计追踪日志。设备所用电脑系统时间可以修改，且系统日志中出现2016、2017年修改系统时间的记录；更改系统时间后进行有关物质检测。

部分超标调查处理不彻底，如超标结果调查描述到检验及取样过程无异常，但仍重新取样复检合格后放行。

3. 采用不合格原料生产药品

使用不符合《中国药典》2015年版标准的原料药生产片剂并上市销售；伪造、更换原料药生产企业标签，伪造原料药生产企业检验报告书；更换检验样品和留样样品，部分原料药进厂检验结果不真实；企业关键管理人员不能依法依规履职尽责，直接参与实施违法行为。

（三）生物制品生产企业发现的主要问题

2017年共对5家生物制品生产企业进行了飞行检查，发现其中有3家企业存在问题。主要问题集中在以下几个方面：

1. 过程控制数据或产品结果数据不真实

广州丹霞生物制药有限公司用于申报生产注册的9个批次的人血白蛋白长期稳定性考察3个月、6个月、加速试验6个月大部分铝离子实际检测结果高于《中国药典》规定的200μg/L的标准。该生物制品上市后持续稳定性考察铝离子检测结果与报告不一致，实际检测结果不符合标准，企业存在修改样品名、删除检测记录重新检测等问题。

杭州普济医药技术开发有限公司伪造中间品和成品检测数据、猪全血分离的血浆微生物限度检测数据、猪血冷藏车运输温度记录、纯化水系统验证微生物限度检测数据、培养基模拟灌装试验培养室温度监测数据、洁净区空气监测数据、上市批次的冻干工艺批生产记录等，并掩盖不合格产品真实原因的有关数据、篡改QC实验室计算机系统时间等。

2. 实际生产工艺与产品注册工艺不一致

产品实际生产工艺催化剂活化工序存在反复活化操作的行为与注册批准工艺不一致。

3. 使用不符合质量标准的原材料、中间体及半成品进行投料

采用微生物标准不合格的血浆进行试验批投料生产；采用乙醇残留量、细菌内毒素、凝固活力、微生物限度、纯度、氯化钡残留量不合格的中间体和pH值、蛋白浓度、酶活力不合格的半成品进行投料。

4. 生产工艺及批量变更未进行相关研究

催化剂精制工序由6 000分子量的超滤膜变更为10 000分子量的超滤膜包，无验证数据支持此变更；催化剂超滤工序中重复超滤，未进行相关验证研究；主体胶纯化及精制工序变更滤芯组合，由滤芯变更为滤饼，除菌过滤工序材质由PVDF变更为PES，未进行相关验证研究或验证数据不充分；溶解液批量由2万瓶变更至4万瓶，未进行相关验证研究。

5. 铝佐剂质量控制问题

未进行氢氧化铝佐剂对抗原吸附效果的检测，未开展佐剂氢氧化铝对产品质量影响的研究。氢氧化铝作为重要的辅料（佐剂）没有进行有效的质量控制。

第四节　进口药品境外生产现场检查

一、检查基本情况

2017年原国家食品药品监督管理总局共派出41个检查组148名检查员完成了51个品种的进口药品境外生产现场检查任务。

2017年境外检查品种剂型较多，其中加大了对化学药品制剂延伸检查力度。全年任务中包括化学药品36个，含注射剂、固体制剂、粉雾剂、原料药等，疫苗、血液制品、治疗用生物制品14个，植物药1个。全年境外检查药品包括申报生产、再注册、补充申请阶段及正常进口销售的产品。主要集中在欧洲、北美地区，对印度等国家的检查数量呈增长趋势。

二、发现的主要问题

对51个开展现场检查的品种中,9个品种现场检查结论为不符合药品GMP要求或不通过,根据产品处于的不同阶段(上市前审评或已上市),都已经分别进行了处理。8个未开展现场检查的品种中,6个品种企业已主动采取风险控制措施,其余的列入下年度检查计划中。

检查共发现缺陷项665项,其中严重缺陷27项,主要缺陷140项。问题主要集中在质量控制与质量保证、文件管理、无菌药品管理等方面。严重缺陷主要包括生产工艺不一致、重大变更未及时向我国申报,注册申报资料存在真实性问题,生产厂房设施、设备和生产操作行为等不能有效降低产品污染或混淆的风险,不能对不合格产品进行有效控制等方面。

根据出现缺陷频次统计,质量控制与质量保证部分发现缺陷最多,共164项(占比24.7%);其次是文件管理部分,发现缺陷72项(占比10.8%),无菌药品附录部分发现缺陷61项(占比9.2%)。常见问题包括:

1. 偏差管理系统不能有效运行,一些偏差未开展调查,部分偏差调查不充分。

2. 药品检验取样操作和记录不符合要求;未对纯化水生产过程数据进行监控和验证;检验数据、环境监测数据采用不便于趋势分析的方法保存。

3. 批生产记录信息不足,如缺少灌装后已灭菌剩余胶塞和铝盖的数量和去向。

4. 年度回顾报告不完整,如没有对趋势分析规定纠偏限、警戒限。

5. 生产工艺规程内容制定不完整,如:缺少部分工艺参数(乳化温度、剪切速度等、隧道灭菌烘箱停留的最长时限、氮气压力等)规定。

6. 无菌药品附录中培养基模拟灌装验证不科学的问题较集中,如验证频次不合理、最差条件未考虑生产线最多允许人数、储罐灭菌后放置时间等。

2017年境外检查中,企业出现检查不通过的主要问题包括:

1. 实际生产工艺、生产场地、检验项目等与注册申报不一致,或有重大变更等情况未向我国进行申报即已执行。如注射剂油相配制过程中,实际过滤方式、滤材与注册申报资料不一致;放行出口中国的产品未按进口注册标准进行有关物质检验及含量均匀度的测定;改变工艺处方;实际生产厂、生产地址与进口药品注册证标示的生产厂和生产地址不符等。

2. 存在严重数据可靠性问题。如多批次释放度检测图谱使用粘贴信息纸条进行复印伪造的材料作为提交注册审评的资料;现场检查无法提供原始检验记录;处方筛选样品试制批号与有关中间品、成品检验的批号不一致,同一批次样品试制记录、颗粒含量测定、释放度测定(成品)、含量测定(素片)批号不一致等。

3. 生产厂房设施、设备和生产操作行为等不能有效降低产品污染或混淆的风险。如注射水针配置灌装生产线与粉针制剂生产线(该生产线有激素类产品)位于同一车间,共用空气净化系统,企业未进行风险评估也未能采取有效防护措施以避免激素类产品对其他产品的污染;灌装操作人员需手工将胶塞压进铝盖,再将其放置于已灌装的三腔袋相应腔口;厂区内多处污水、垃圾;一般生产区防蚊虫措施不力,生产厂区常年高温(最高45℃),无降温措施,门窗不能密闭;纱窗多处破损,生产现场多处发现蚊虫;多处敞口投料或转料操作,无局部保护等。

4. 产品质量不可控制。在一项因进口检验细菌内毒素项目不合格启动的现场检查中发现企业重新检测该项目仍不符合规定未进行超标结果调查,未对产品及其所用原料药前后生产的相关批次进行风险评估;未按中国药典进行全检等。

第五节　药品流通检查

为进一步加强药品流通环节质量监管,规范药品经营秩序,2017年原国家食品药品监督管理总局组织了对药品批发企业的跟踪检查和对零售药店的检查。

一、检查基本情况

(一)任务概况

按照《2017年药品GSP跟踪检查计划》,全年共组织完成药品批发企业跟踪检查55家,涵盖广东、四川、湖北等20个省(自治区,直辖市)。为部署城乡接合部和农村地区药店诊所药品质量安全集中整治,还组织对辽宁、湖南、贵州3省12家零售药店进行了飞行检查。与2016年检查任务相比,本年度检查任务增加34%。检查情况见下表。

2016、2017年度药品流通检查任务量

年度	检查企业数(家)	派出人数(人次)
2016	50	77
2017	67	202
总计	117	206

(二)检查原则及检查范围

按照风险管控原则,本年度药品流通跟踪检查选择经营品种安全风险高、品种储存条件要求高、有国家药品抽检不合格、有过被投诉举报的药品批发企业进行跟踪检查,检查采取"双随机"方式,从全国药品批发企业中按不同类型随机抽取55家批发企业,从城乡接合部和农村地区药店中抽取12家零售药店进行了检查,具体情况见下表。

药品GSP检查范围

类别	企业数(家)
经营麻醉药品和精神药品(含复方制剂)	15
经营范围含生物制品、冷链药品	15
新开办企业	15
国家药品抽检不合格	5
被投诉举报	5
城乡接合部和农村地区零售药店	12
共计	67

（三）检查结果

依据《药品经营质量管理规范现场检查指导原则》，29家经营企业严重违反《药品经营质量管理规范》，结果判定为检查不通过。

1. 经营麻醉药品和精神药品（含复方制剂）的批发企业：3家检查不通过，占检查企业数15家的20%。

2. 经营范围含生物制品、冷链药品的批发企业：1家处于歇业状态，检查无结论，6家检查不通过，占检查企业数15家的40%。

3. 新开办批发企业：5家检查不通过，占检查企业数15家的33.3%。

4. 有国家药品抽检不合格的批发企业：2家检查不通过，占检查企业数5家的40%。

5. 有过投诉举报的批发企业：3家（其中1家处于GSP认证公示期间）检查不通过，占检查企业数5家的60%。

6. 城乡接合部和农村地区零售药店：10家检查不通过，占检查企业数12家的83.3%。

综上，药品批发企业跟踪检查不通过企业19家，不通过率34.5%。城乡接合部和农村地区零售药店飞行检查不通过企业10家，不通过率83.3%。与2016年检查情况对比，批发企业不通过率出现明显下降。对于检查不通过的企业，都已依法依规进行了处理。

二、发现的主要问题

（一）药品批发企业检查情况

本年度对药品批发企业的跟踪检查共发现缺陷436项，其中严重缺陷58项，主要缺陷330项，一般缺陷48项。

药品批发企业严重缺陷主要分布在总则、采购、计算机系统、销售等方面。药品批发企业主要缺陷主要分布在机构和质量管理职责、储存与养护、设施与设备、校准与验证等方面。药品批发企业一般缺陷主要分布在储存与养护、设施与设备、采购、人员与培训等方面。

1. 经营麻醉药品和精神药品（含复方制剂）的批发企业检查情况。

该类15家企业检查共存在缺陷115项，其中严重缺陷10项，分布在总则、计算机系统、质量管理体系，占全部缺陷的8.7%，主要缺陷90项，一般缺陷15项。

检查发现的缺陷较多存在于机构和质量管理职责、校准与验证、设施与设备、采购、计算机系统、人员与培训等方面。现场检查时，检查组除对企业经营符合GSP情况进行检查外，还对其特殊管理药品经营情况进行了针对性检查，必要时根据情况对下游进行了延伸检查。检查发现，大部分企业特药经营情况较好，主要存在一些个别问题，如：邮寄麻醉药品和精神药品未办理准予邮寄证明；不能提供特殊药品运输证明等。

2. 经营范围含生物制品、冷链药品的批发企业检查情况。

该类15家企业检查共存在缺陷115项，其中严重缺陷14项，分布在总则、计算机系统、采购，占全部缺陷的12.2%，主要缺陷94项，一般缺陷7项。

检查发现的缺陷较多存在于机构和质量管理职责、设施与设备、校准与验证、储存与养护、计算机系统、人员与培训等方面。由于此类企业经营冷藏、冷冻药品，检查组特别关注其冷链情况。企业存在共性问题包括：冷藏设施设备不符合要求；验证不符合规定；从事冷藏药品储存、运输人员操作培训不到位；部分温湿度记录缺失；冷库温湿度超标后不能及时报警和发送短信；冷藏药品运送过程未能记录温度数据等。

3. 新开办批发企业检查情况。

该类15家企业检查共存在缺陷132项，其中严重缺陷21项，分布在总则、采购、销售，占全部缺陷的15.9%，主要缺陷95项，一般缺陷16项。

检查发现的缺陷较多存在于储存与养护、设施与设备、机构和质量管理职责、人员与培训、采购等方面。新开办企业存在问题较前两类企业有所增加，严重缺陷比例上升，如深泽县医药药材公司永济批发部存在缺陷30项，其中严重缺陷9项，违反《关于整治药品流通领域违法经营行为的公告》（国家食品药品监督管理总局公告2016年第94号，以下简称94号公告）1—10项；重庆恩康医药有限公司存在缺陷9项，其中严重缺陷4项，违反94号公告第1、4、5、10项。新开办批发企业存在共性问题包括：未按包装标示的温度要求储存药品；未对库房温湿度进行有效监测、调控；堆垛不符合要求；药品、非药品未分开存放；温湿度监控数据不能合理备份；质量管理人员兼职或未在岗等。

4. 国家药品抽检不合格的批发企业检查情况。

该类5家企业检查共存在缺陷36项，其中严重缺陷4项，分布在总则、采购、计算机系统，占全部缺陷的11.1%，主要缺陷29项，一般缺陷3项。

检查发现的缺陷较多存在于机构和质量管理职责、储存与养护、设施与设备等方面。企业存在共性问题包括：设置岗位未制定岗位职责；药品质量档案填写内容不全；质量管理部门验收管理不到位；部分岗位未分配计算机系统操作权限；不同药品混品种码放；温湿度记录备份不符合要求；温湿度监测设施设备不符合规范要求等。

5. 被投诉举报的批发企业检查情况。

该类5家企业检查共存在缺陷38项，其中严重缺陷9项，分布于总则、质量管理体系文件、计算机系统、销售，占全部缺陷的23.7%，主要缺陷22项，一般缺陷7项。

检查发现的缺陷较多存在于储存与养护、总则、机构和质量管理职责等。此类企业严重缺陷比其他企业均高，且主要存在于总则部分。企业存在共性问题包括：涉嫌违法经营行为；存在虚假、欺骗行为；药品流向，温湿度监测数据、计算机系统数据等无法追溯；未按要求温度储存药品；未对温湿度进行有效监控；企业存在外部人员兼职行为；质量负责人未独立履行职责等。

(二)城乡接合部和农村地区零售药店检查情况

该类12家企业检查共存在缺陷91项,其中严重缺陷31项,分布于总则、采购与验收,占全部缺陷的34.1%,主要缺陷50项,一般缺陷10项。

检查发现的缺陷较多存在于陈列与储存、采购与验收、总则等方面。城乡接合部和农村地区零售药店检查不通过率为83.3%,严重缺陷比例最高。企业存在共性问题包括:未能提供购进药品的随货同行单、发票,不能追溯该药品的来源;中药饮片未标识生产企业、无外包装、无产地、无生产批号;超范围经营药品、涉嫌从非法渠道购进药品;处方药与非处方药未分区陈列、处方药开架销售;违规销售米非司酮片;伪造处方、计算机系统自动生成处方等。

综上,94号公告发布以来,各级药品监管部门对药品流通企业开展了多轮的飞行检查及跟踪检查(飞行检查形式),严厉打击流通领域违法违规行为,药品经营秩序有所改善。2016年,原国家食品药品监督管理总局对50家药品批发企业进行的飞行检查,其中38家存在严重缺陷,检查通过率仅为24%。本年度对55家批发企业进行检查,其中19家存在严重缺陷,检查通过率65.5%,企业经营行为日趋规范。随着检查力度不断加大,药品流通行业合规意识在逐步增强,违法违规现象逐渐减少。检查促进了行业良性竞争和健康有序发展,为公众用药安全提供有力保障。

第六节　国外机构GMP观察检查

根据国外药品监管及检察机构的通知,原国家食品药品监督管理总局对国外药品监管及检察机构对我国药品生产企业的现场检查进行了观察,以掌握我国药品生产企业产品出口及生产质量管理情况,掌握主要国际组织和国外药品监管机构检查情况,评估分析风险信号、为药品检查工作提供参考。

一、检查基本情况

2017年共组织完成国外观察检查84次,涉及企业81家,涵盖浙江、广东等23个省(市),其中浙江、广东、北京、河北、江苏、山东占60%,与上年度相比基本一致。

2017年检查观察涉及的检查机构包括美国食品药品管理局(US FDA)、世界卫生组织(WHO)、欧洲药品质量理事会(EDQM)、德国汉堡健康及消费者保护部(BGV)、巴西卫生监督局(ANVISA)、印度药物管制总局(DCGI)、英国药品与健康产品管理局(MHRA)、意大利药品管理局(AIFA)、泰国食品药品管理局、荷兰健康监察局(IGZ)、联合国儿童基金会(UNICEF)、欧洲药品管理局(EMA)、坦桑尼亚食品药品监督管理局、俄罗斯联邦国家药物和GMP研究院(FSI "SID&GP")和哥伦比亚药监局等15个国际组织或国外药品监管部门。其中发现9家制药企业存在严重缺陷,未通过国外监管/检查机构的现场检查(占比约11%)。

与2016年相比,发现严重缺陷的企业占比基本一致(均为11%)。在9家未通过检查的企业中,多数严重缺陷项均涉及数据可靠性问题(包括重复测试至合格、删除数据、选择性使用数据、试进样、记录不及时、记录不真实、数据和记录缺失、文件记录控制不足等),部分企业涉及检验方法错误、质量管理体系存在系统性缺陷、故意隐瞒阿莫西林合成中间体等问题。总体上,数据可靠性问题较为突出,这也是2017年国内企业接受国外检查发现严重缺陷的主要方面。对于未通过检查的药品生产企业,已经要求各地加强日常监管督促企业持续合规,同时将观察检查发现的问题,作为风险信号,在下一年度跟踪检查中也一并考虑加强跟踪。

2017年检查观察共涉及170个产品,包括98个原料药、26个口服固体制剂、33个注射剂、10个生物制品、3个其他产品。在84次检查中涉及原料药的检查共46次,约占全部检查次数的55%;涉及注射剂的检查15次,占比18%;涉及口服固体制剂的检查13次,约占全部检查次数15%;涉及生物制品的检查8次,占比10%。

不同检查机构检查药品类型分布情况

检查机构	药品类型					
	原料药	口服固体制剂	注射剂	生物制品	其他	合计
WHO	18	2	6	5	0	31
EDQM	16	0	0	0	1	17
美国FDA	26	6	9	0	2	43
德国BGV	11	6	1	0	0	18
巴西ANVISA	5	1	4	1	0	11
其他机构	22	11	13	4	0	50
合计	98	26	33	10	3	170

二、发现的主要问题

(一)整体情况分析

2017年国外观察检查工作共发现缺陷项1 071项,依据2010版中国GMP正文章节对缺陷项进行分类分析发现:质量控制与质量保证、文件管理、设备、厂房与设施、确认与验证、物料与产品六个类别的缺陷占了全部缺陷的88%。与2016年相比,"厂房与设施"部分缺陷由第6位上升至第4位,占比由9.1%增加至11.0%,呈现增长趋势,其余缺陷分布情况基本一致。

在国外药品 GMP 检查中，“质量控制与质量保证”部分共提出了 299 条缺陷，占总缺陷数的 27.9%，位居首位，主要问题集中在偏差处理与 CAPA、实验室计算机化分析仪器的管理、变更控制、产品质量回顾分析、超标/超趋势结果处理、微生物检验管理、检验相关物料管理、取样及实验室未遵循控制程序的规定。“文件管理”部分出现的缺陷居第二位，主要问题集中在记录完整性和可追溯性、文件完整性、文件的生命周期管理、记录操作四个方面。“设备”部分的缺陷居第三位，主要问题包括设备的使用与清洁、维护与维修、校准、设计选型安装改造、制水系统管理。“厂房与设施”部分的缺陷主要集中在降低污染和交叉污染的措施、厂房设施的生命周期管理、环境控制、人员进出控制。“确认与验证”方面的主要问题包括验证的科学性、验证管理、验证有效性。“物料与产品”部分出现的缺陷项集中在物料与产品标识、供应商管理、物料流程管理、放行管理、物料与产品标准的合规性等五个方面。

（二）部分国外药品监管/检查机构缺陷分布情况

尽管不同药品监管/检查机构对药品生产企业检查的重点存在一定差异，但通过对 2017 年国外观察检查中的缺陷情况分析发现缺陷分布情况基本一致。

与整体检查缺陷分布情况相同，WHO、EDQM 、US FDA 及德国 BGV 的检查发现在质量控制与质量保证、文件管理、设备、物料与产品、确认与验证、厂房与设施等六个部分出现的缺陷相对较多。

2017 年度中医药十大新闻

1. 党的十九大提出“坚持中西医并重，传承发展中医药事业”。

2.《中华人民共和国中医药法》正式实施，国粹有了国法保障。

3. 屠呦呦获国家最高科学技术奖，中医药科技创新取得新突破。

4. 第三届国医大师和首届全国名中医评选表彰，中医药高层次人才发展格局初步构建。

5. 第四届全国少数民族医药工作会议召开，少数民族医药工作成就显著。

6. 中药材产业扶贫行动计划启动，助力打赢精准脱贫攻坚战。

7. 十二部门发布《关于促进中医药健康养老服务发展的实施意见》，中医药健康服务形成新亮点。

8. 中医中药中国行第三阶段活动启动，全面提升公民中医药健康文化素养。

9. 中医药“一带一路”发展规划发布，中医药走出去再上新台阶。

10. 山东省威海市推广中医优势病种收付费方式改革，中医药参与深化医改取得新进展。

2017 年度世界中医药十大新闻

1. 习近平会见陈冯富珍总干事，并向世界卫生组织赠送针灸铜人。

2. 中国共产党第十九次全国代表大会召开，习近平在报告中指出，坚持中西医并重，传承发展中医药事业。

3.《中医药法》及配套法规正式实施，为全球中医立法提供中国方案。

4. 中医药“一带一路”前行步伐有力，“健康丝绸之路”全球共建共享。

5. 国际标准化组织 2017 年发布 16 个中医药国际标准。

6. 金砖国家卫生部长会议推进中医药海外发展。

7. 美国重要医学杂志报道针灸研究，针灸科学性不可否认。

8. 含马兜铃酸中药致肝癌事件引起广泛讨论。

9.《自然》杂志撰文评价中药经典名方不需临床试验引争议。

10. 全球中医互联网春节团拜会首秀，互联网凝聚世界数十万中医药人。

2017 年度十大卫生与健康新闻

1. 党的十九大明确健康中国战略。

2.《基本医疗卫生与健康促进法（草案）》首次提请审议。

3. 健康扶贫举措频出力度加大。

4. 公立医院综合改革探索运行新机制。

5. 爱国卫生运动确立新时期工作方针。

6. 全部省份接入国家异地就医结算系统。

7. 国务院批复同意设立“中国医师节”。

8. 改善医疗服务行动三年成效显著。

9.《中医药法》配套政策密集出台。

10. 国民营养计划开创大营养新格局。

2018 年度中医药十大新闻

1. 习近平考察粤澳合作中医药科技产业园，提出推进中医药产业化。

2. 屠呦呦作为中医药行业唯一代表，入选改革开放 40 年百名改革先锋。

3. 中医药扶贫深入推进，助力打赢脱贫攻坚战

4. 中国“藏医药浴法”成功列入人类非遗。

5. 纪念毛泽东西学中批示六十周年大会召开，中西医结合成果丰硕。

6. 国家中医药局与世卫组织签署合作备忘录，推动传统医学全球发展。

7. 国家中医药领军人才支持计划实施，99 名岐黄学者

选出。

8. 首批古代经典名方目录发布，中医药法配套文件逐步完善。

9. 首次全国中医药健康文化知识大赛举办，大赛参与度超过6000万人次。

10. 纪念李时珍诞辰500周年大会召开，各省积极推动中医药振兴发展。

2018年度世界中医药十大新闻

1. 习近平考察粤澳合作中医药科技产业园，指出要深入发掘中医药宝库中的精华，让中医药走向世界。

2. 第十五届世界中医药大会发布《罗马宣言》，确认"世界中医药日"。

3. 世卫组织发布新版《国际疾病分类》，有助于中医药融入主流医学。

4. 国家中医药管理局与世卫组织签署关于传统医学合作的谅解备忘录。

5. 陈竺获2018年舍贝里奖，屠呦呦获改革先锋称号，中医药获海内外肯定。

6. 联合国粮农组织总干事：中医药有助于建立更加可持续的世界。

7. 高水平国际会议在全球各地举办，促进中医药在更高层面走向世界。

8. 世界中医学专业核心课程教材（中英文版）发布。

9. "藏医药浴法"列入非遗名录。

10. 纪念李时珍诞辰500周年系列活动在全球举办。

2018年度十大卫生与健康新闻

1. 改革开放40年，卫生健康事业成就巨大。

2. 总书记高度重视，多部门携手防控儿童青少年近视。

3. 国家卫生健康委、国家医保局、国家药监局挂牌。

4. 健康扶贫三年攻坚行动全面实施，地方病防治专项三年攻坚行动方案发布，防治目标与脱贫攻坚任务同步完成。

5. 国家明确支持"互联网+医疗健康"发展。

6. 改善医疗服务给出新三年任务清单。

7.《关于加强公立医院党的建设工作的意见》印发。

8. 医改持续向纵深推进，药品领域政策措施密集出台。

9. 我国实施母婴安全和健康儿童两大行动计划。

10.《医疗纠纷预防和处理条例》施行。

2018年度中国中医药新闻人物

中国中医科学院研究员屠呦呦。

人物简介：屠呦呦，1930年生，浙江宁波人。中国中医科学院终身研究员兼首席研究员，博士生导师。

当选理由：改革先锋立潮头，青蒿一握济苍生。

2018年12月18日，庆祝改革开放40周年大会在北京人民大会堂隆重举行。屠呦呦作为中医药行业唯一代表，入选改革开放40年百名改革先锋，获颁改革先锋奖章。屠呦呦，一个响亮的名字，一个闪耀在改革开放历史长卷中的名字。她注定因为在时代大潮中高扬中医药振兴发展风帆被铭记，因为如灯塔般照亮万千科研工作者前行之路被铭记，因为从疟疾病魔手中夺回全球数百万生命被铭记。她是中医药科技创新的优秀代表，开启人类抗疟新纪元的奠基人。她用毕生心血诠释了一位改革先锋应有的作为与担当。面对挑战，她不惧，以一往无前、百折不挠的决心扛起了抗疟研究的重担；面对失败，她不馁，在无数挑灯伏案的夜晚向古籍钩玄，誓用经典驱动原创；面对成绩，她不骄，几十载春秋潜心钻研，彰显对中医药事业的赤子初心；唯有面对家人，她无言，奉献给"大家"的一生注定为"小家"留下些许遗憾。她开拓创新，成就斐然。青蒿一握，水二升，浸渍数千年，她的创新研究让中医药献给世界的礼物——青蒿素得以面世。她是第一位站上诺贝尔领奖台的中国籍科学家，她是国家最高科学技术奖的获得者，她让全世界领略中国女性、中国科学家与中医人的风采。从青蒿素到双氢青蒿素，从抗疟到红斑狼疮治疗，她始终奋战在科研一线，用青蒿素精神引领中医药科技创新发展。她鼓励创新，提携后进。对于年轻的科研工作者，她言传身教、殷殷嘱托，鼓励年轻人多考虑党和国家的需求，把中国的优势、把传统的东西和现代科学结合起来，多做创造性贡献。她将自己的科学信仰化为青蒿素研究道路上激励新生力量勇于创新的不竭源泉。她坚持创新，矢志不渝。因实验条件简陋而中毒倒下的是她，率先申请以身试药、只身前往疫区的还是她。纵使已经年过八旬，她炯炯的双眼中仍饱含着对中医药事业的一片赤忱。迎着"天时地利人和"的大好机遇，这位耄耋老人愈发坚定，要承担时代赋予的使命，用最尖端的现代科学技术把青蒿素研究做"透"，实现真正意义上的中西结合。改革创新的"接力棒"，已经交到我们年轻一代手中。浩渺星空中，"屠呦呦星"将继续指引我们前行。

索引

Index

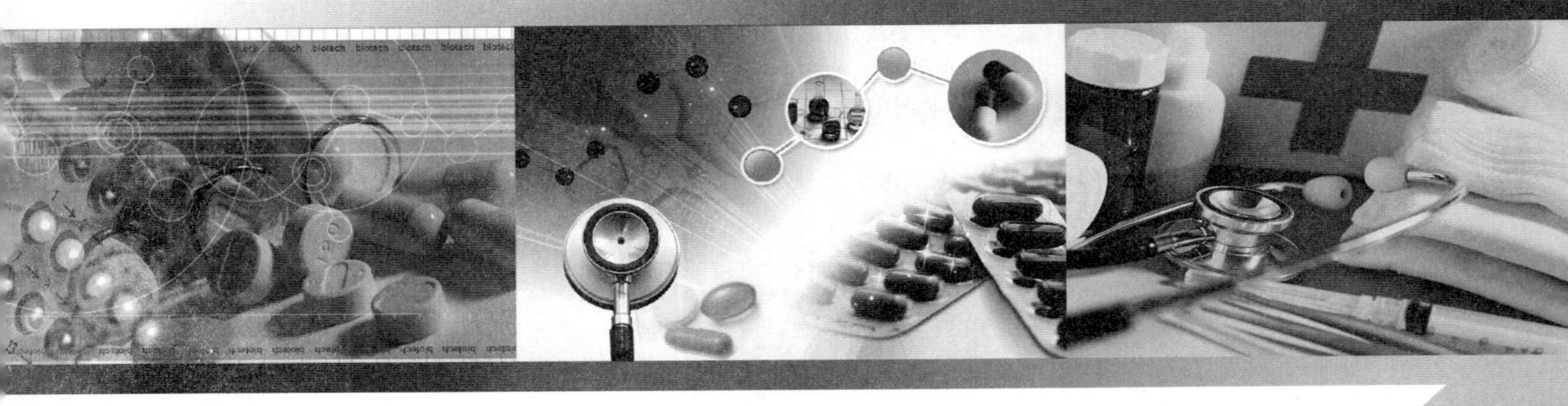

1980卷—2019卷企事业机构索引

科研、情报机构

H

Z

学　校

医药企业、药厂

药检、监察机构

医院药学部、药剂科

药品经营机构

1980 卷—2019 卷药学人物索引

图书在版编目(CIP)数据

中国药学年鉴. 第 34 卷,2018—2019/彭司勋主编. —北京：中国医药科技出版社,2021. 4

ISBN 978-7-5214-2373-0

Ⅰ. ①中… Ⅱ. ①彭… Ⅲ. ①药物学—中国—2018—2019 年鉴 Ⅳ. ①R9-54

中国版本图书馆 CIP 数据核字(2021)第 060521 号

中国药学年鉴(2018—2019)(第 34 卷)

编　　辑:《中国药学年鉴》编辑委员会

责任编辑:赵　敏　李　娜　郑　民

地　　址:南京市童家巷 24 号　邮编:210009

电　　话:025—83271478　83271458(传真)

出　　版:中国健康传媒集团　中国医药科技出版社

地　　址:北京市海淀区文慧园南路甲 2 号　邮编:100082

电　　话:010—62227427(发行)　010—62236938(邮购)

网　　址:www. cmstp. com

印　　刷:南京文博印刷厂

规　　格:889×1194mm　1/16

印　　张:正文:41　彩插:12

字　　数:1860 千字

版　　次:2021 年 5 月第 1 版

印　　次:2021 年 5 月第 1 次印刷

经　　销:全国各地新华书店

南京东汉文化传播有限公司(电话:025—83750085)

书　　号:ISBN 978-7-5214-2373-0

定　　价:**460. 00** 元

广告经营许可证号:3200004050738